张涤生颅颌面外科学

主编 穆雄铮 张志愿

浙江科学技术出版社·杭州

版权所有　侵权必究

图书在版编目（CIP）数据

张涤生颅颌面外科学 / 穆雄铮, 张志愿主编. —— 杭州：浙江科学技术出版社, 2023.12
ISBN 978-7-5739-1010-3

Ⅰ. ①张… Ⅱ. ①穆… ②张… Ⅲ. ①颅-外科学 ②口腔外科学 Ⅳ. ①R651.1②R782

中国国家版本馆CIP数据核字（2023）第240637号

书　　名	张涤生颅颌面外科学	
主　　编	穆雄铮　张志愿	

出版发行	浙江科学技术出版社
	杭州市体育场路347号　邮政编码：310006
	办公室电话：0571-85176593
	销售部电话：0571-85062597
	E-mail：zkpress@zkpress.com
排　　版	杭州兴邦电子印务有限公司
印　　刷	浙江海虹彩色印务有限公司

开　　本	880 mm×1 230 mm　1/16	印　张	63.25
字　　数	1 600千字		
版　　次	2023年12月第1版	印　次	2023年12月第1次印刷
书　　号	ISBN 978-7-5739-1010-3	定　价	780.00元

责任编辑　李骁睿		责任校对　张　宁　赵　艳　陈宇珊　李亚学	
责任美编　金　晖		责任印务　田　文	
封面设计　孙　菁			

如发现印、装问题，请与承印厂联系。电话：0571-85095376

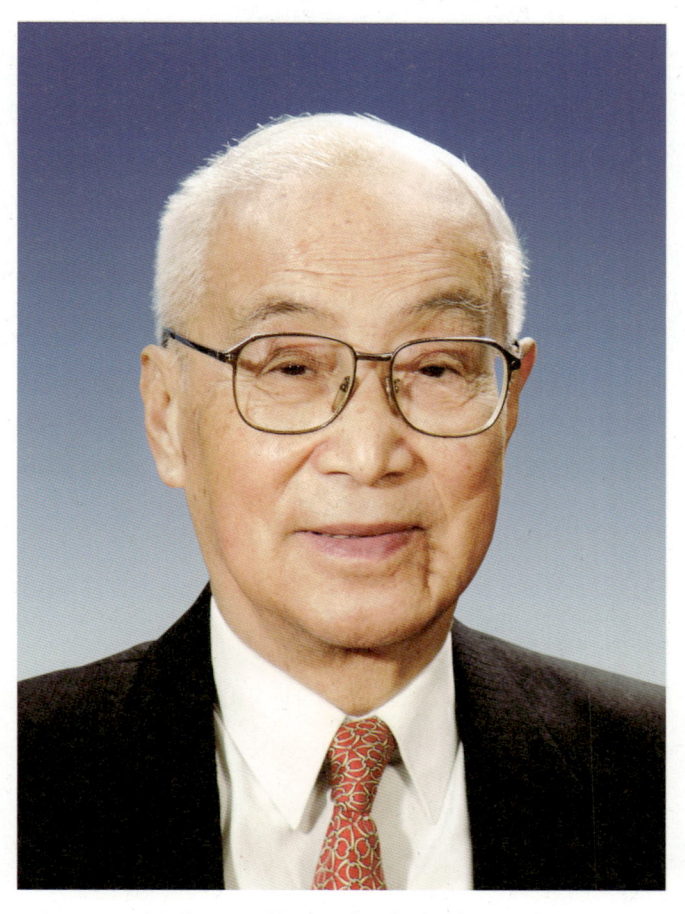

中国工程院院士、整复外科专家　张涤生教授

谨以此书献给尊重的张涤生老师

谭松铎敬题

张涤生简介

张涤生（1916—2015），江苏无锡人，中国共产党党员，中国工程院院士，上海交通大学医学院终身教授。他曾任上海第二医学院（2005年更名为上海交通大学医学院）附属第九人民医院院长、整复外科主任，上海市整复外科研究所所长，中国康复医学会修复重建外科专业委员会主任委员；曾为国际显微外科学会理事会成员、国际颅面外科学会终身荣誉会员、国际淋巴学学会终身会员。他是中国整形与修复重建外科的主要先行者、奠基人和开拓者，被称为"中国颅面外科之父"。

1935年，张涤生考入南京国立中央大学医学院，积极组织和参加抗日救亡活动。1941年，他赴贵阳图云关，加入中国红十字会救护总队。1946年，他被选派赴美国费城宾夕法尼亚大学医学院学习整形外科。1950年，他参加抗美援朝，在长春建立中国首家战伤、烧伤和冻伤治疗中心。1953年，他荣获抗美援朝后勤卫生部颁发的"三等军功奖"。1958年，他参与抢救"钢铁英雄"邱财康。1961年，他在上海第二医学院附属广慈医院建立整形外科，此科于1966年迁入上海第二医学院附属第九人民医院。

他在显微外科、颅颌面外科和淋巴医学等领域均有重要创新和建树：①在显微外科领域。1965年，他在《中华外科杂志》上发表《大块皮肤组织瓣游离再植的实验研究》，为中国首篇显微外科文献。1966年，他与陈中伟合作完成国内首例断指再植手术。20世纪70年代，他首创前臂皮瓣一期再造阴茎、跖趾关节移植重建颞下颌关节、肠管游离移植再造食管、大网膜游离移植加植皮修复头皮缺损等显微外科手术。1985年，他举办了中国首个显微外科学习班。②在颅颌面外科领域。1977年，他实施了中国首例颅颌面外科手术。1990年，他主办了中国首届颅颌面外科研讨会，当选为全国颅颌面外科协作组组长。1997年，他主编的中国首部颅颌面外科学专著《颅面外科学》出版。③在淋巴医学领域。1964年，他首创"烘绑疗法"治疗肢体象皮肿，后被国际淋巴学学会认定为淋巴水肿保守治疗的主要手段之一。1987年，他主办了第一届国际淋巴医学研讨会。

张涤生发表重要论文50余篇，主编专著20余部，包括《显微外科》《颅面外科学》《张涤生整复外科学》《实用淋巴医学》等。他先后获得40余项国家级、部级及上海市级科技成果奖。1982年，他获得美国整形外科学会颁发的"Maliniac讲学奖"。1991年起，他享受国务院政府特殊津贴。1996年，他当选为中国工程院院士。2000年，他获得"何梁何利基金科学与技术进步奖"。2008年，他获得"第七届光华工程科技奖"。2009年，他入选"上海科技创新杰出贡献人物"和"上海市建国60周年60位杰出人物"名单。2010年，他获得"中国显微外科终身成就奖"。2012年，他获得美国整形外科医师协会颁发的"整形外科国际人道主义奖"。

《张涤生颅颌面外科学》编委会

主　编

穆雄铮　张志愿

副主编

杨娴娴　吴颖之

编　委（按姓氏笔画排序）

Arun K. Gosain　Daniel Marchac　Eric Arnaud
Linton A. Whitaker　S. Anthony Wolfe

马　刚	上海交通大学医学院附属第九人民医院
王旭东	上海交通大学医学院附属第九人民医院
王国民	上海交通大学医学院附属第九人民医院
王珮华	上海交通大学医学院附属第九人民医院
王朝晖	四川省肿瘤医院
韦　敏	上海交通大学医学院附属第九人民医院
毛天球	中国人民解放军空军军医大学口腔医院
归　来	中国医学科学院整形外科医院
朱　敏	上海交通大学医学院附属第九人民医院
朱泳铭	台湾长庚纪念医院
江成鸿	福建医科大学附属协和医院
孙　坚	上海交通大学医学院附属第九人民医院
孙一睿	复旦大学附属华山医院
李　伟	上海交通大学医学院附属第九人民医院
李秉航	中国医学科学院整形外科医院
杨　川	上海交通大学医学院附属第九人民医院
杨　斌	中国医学科学院整形外科医院
杨君毅	复旦大学附属华山医院
杨育生	上海交通大学医学院附属第九人民医院
杨娴娴	上海交通大学医学院附属第九人民医院
吴颖之	复旦大学附属华山医院
邱蔚六	上海交通大学医学院附属第九人民医院

余　强	上海交通大学医学院附属第九人民医院
余忠志	台湾长庚纪念医院
汪　涛	上海交通大学医学院附属第九人民医院
沈卫民	南京医科大学附属儿童医院
沈国芳	上海交通大学医学院附属第九人民医院
张　艳	上海交通大学医学院附属第九人民医院
张志愿	上海交通大学医学院附属第九人民医院
张涤生	上海交通大学医学院附属第九人民医院
陈　东	上海交通大学医学院附属第九人民医院
陈　辉	上海交通大学医学院附属第九人民医院
陈志豪	台湾长庚纪念医院
陈建宗	台湾长庚纪念医院
陈昱瑞	台湾长庚纪念医院
范先群	上海交通大学医学院附属第九人民医院
林政辉	台湾长庚纪念医院
林晓曦	上海交通大学医学院附属第九人民医院
罗伦洲	台湾长庚纪念医院
金云波	上海交通大学医学院附属第九人民医院
周轶群	复旦大学附属华东医院
房　兵	上海交通大学医学院附属第九人民医院
胡岱霖	台湾长庚纪念医院
胡晓洁	上海交通大学医学院附属第九人民医院
俞哲元	上海交通大学医学院附属第九人民医院
姜　虹	上海交通大学医学院附属第九人民医院
柴　岗	上海交通大学医学院附属第九人民医院
徐　晨	上海交通大学医学院
徐　辉	上海交通大学医学院附属第九人民医院
徐海淞	上海交通大学医学院附属第九人民医院
郭智霖	上海交通大学医学院附属第九人民医院
曹德君	上海交通大学医学院附属第九人民医院
蔡　鸣	上海交通大学医学院附属第九人民医院
廖汉聪	台湾长庚纪念医院
穆雄铮	复旦大学附属华山医院

主编简介

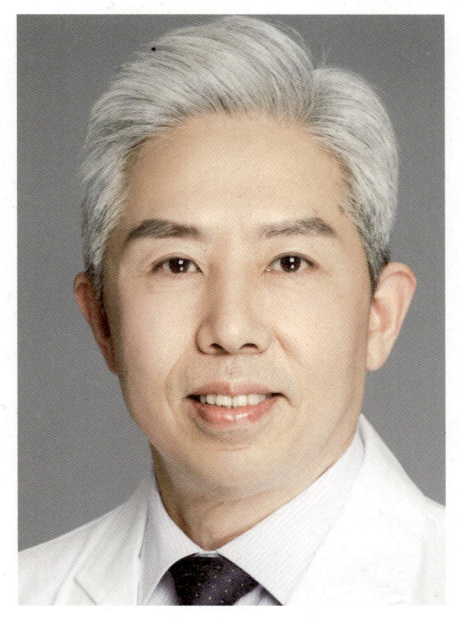

穆雄铮

教授，主任医师，博士生导师。从事整形外科医、教、研工作30余年，师从张涤生院士，注重颅颌面外科临床和基础研究。2011年下半年被复旦大学附属华山医院引进，任科主任，建立了外科学（整形外科）硕士点、博士点。曾获卫生部优秀青年科技人才专项科研基金，入选上海市"曙光计划"项目名单，荣获上海市"银蛇奖"、上海市"新长征突击手"称号，上海市人民政府行政记大功1次。承担国家自然科学基金等多渠道项目20余项，发表论文100余篇（其中SCI收录30余篇），主编《儿童整形外科学》等专著2部，申请专利10余项。作为项目负责人及前三完成人，研究成果获得国家科学技术进步奖三等奖、卫生部科学技术进步奖二等奖、教育部科学技术进步奖二等奖、中华医学科技奖二等奖、上海市科学技术进步奖二等奖、第29届上海市优秀发明奖金奖等10余项。

现任国际颅面外科学会（ISCFS）候任主席（2025）、《美国颅颌面外科杂志》资深编委、中国医师协会美容与整形医师分会颅颌面专业委员会副主任委员、《中国美容整形外科杂志》副主编、中华医学会整形外科学分会颅颌面外科（筹备）学组副组长、中国医师协会美容与整形医师分会第六届委员会委员、上海市医师协会整形科医师分会第二届委员会委员等职。

曾任亚太颅面外科学会主席，中国康复医学会修复重建外科专业委员会第一届颅颌面外科学组组长，上海市卫生系列高级专业技术职务任职资格评审委员会外科六组学科组成员，上海市长宁区、静安区、普陀区、嘉定区、青浦区医学会第四届医疗鉴定专家库专家等职。

主编简介

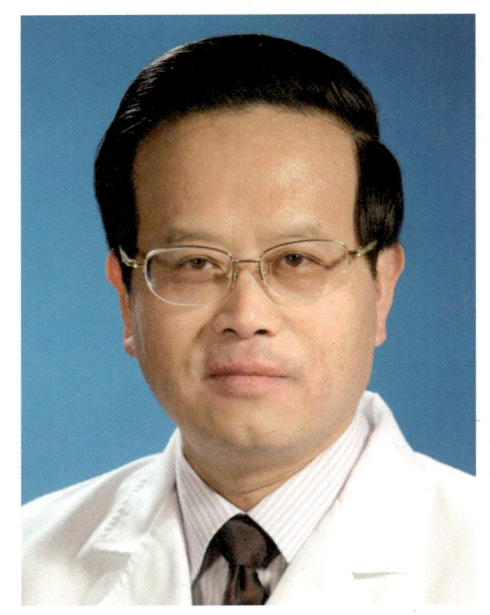

张志愿

中国工程院院士、医药卫生学部常委。上海交通大学光启讲席教授，主任医师，博士生导师。1998—2014年任上海交通大学医学院附属第九人民医院院长。现任国家级重点学科——口腔医学学科带头人，国家口腔疾病临床医学研究中心主任，上海市口腔医学重点实验室主任，上海市重中之重临床医学中心主任，中华口腔医学会名誉会长，中国抗癌协会常务理事、头颈肿瘤专业委员会名誉主任委员等职。曾赴国际牙医师学院、英国爱丁堡皇家外科学院和中国香港大学牙医学院进修访问。受聘为日本大阪齿科大学、中国人民解放军空军军医大学客座教授。为全国"十三五"规划教材《口腔颌面外科学》《口腔科学》主编，《上海口腔医学》杂志主编，Clinical and Experimental Dental Research 副主编。

长期从事口腔颌面部肿瘤与血管畸形的临床和基础研究。已发表学术论文330余篇（其中SCI收录120余篇），近年来完成国内首个诱导化疗对中晚期口腔鳞癌前瞻性随机三期临床试验，结果发表在 Journal of Clinical Oncology，进一步的基础研究结果发表于 Advanced Materials、Cancer Research、Theranostics 等多个国际知名学术期刊，连续5年荣列"中国高被引学者"榜单。主编专著13部，副主编专著5部，参编专著12部（其中英文2部）。作为第一负责人承担国家"863"计划、"十一五"支撑计划，以及国家自然科学基金重点项目（2项）、面上项目（5项）和部委级课题，共20余项；以第一完成人获得国家科学技术进步奖二等奖（2项）、国家级教学成果奖二等奖、教育部提名国家科学技术奖自然科学奖二等奖等10余项。被评为"卫生部有突出贡献中青年专家"。曾获"何梁何利基金科学与技术进步奖""全国优秀科技工作者""上海市科技精英"等。已培养硕士生、博士生75名（其中国家杰出青年、长江学者1人，科技部重点研发项目首席科学家1人，上海市优秀学科带头人1人，上海市青年科技英才1人，获上海市"银蛇奖"一、二等奖各1人；有12人晋升上海交通大学医学院博士生导师）。

序 一

《颅面外科学》于1997年由上海科学技术出版社出版,至今已有17年了。这是我国第一本关于颅颌面外科的参考书兼教科书,对该学科的发展起到了积极的推动作用。过去17年里,我国颅颌面外科取得了长足的进步,相关论文不断涌现,并出版了一些与颅颌面外科有关的图书,成立了全国性的颅颌面外科学术团体。这些情况表明,我国的颅颌面外科不论在质量上,还是在开展单位数量上,都已经跨越了十年之痒,与时俱进,形势喜人。另一方面,随着我国经济水平的提高,众多的颅颌面畸形患者纷至沓来,给本学科的发展提供了良好机会。

一、颅颌面外科的内容和范围

中国是世界上人口最多的国家,很多颅颌面畸形源于先天性原因。在我国,与其相关的疾病发生率统计、普查工作刚刚起步,遗憾的是,目前在国家出生缺陷监测项目中,除唇腭裂外还缺少颅颌面畸形的监测项目,如颅面裂、颅狭症、常见颅颌面综合征等。近年来,患儿的就诊率逐年增加,我们的工作将面临更多的挑战,当然也会伴随更多的机遇。

自1977年成功完成中国首例眶距增宽症矫正术以来,笔者所在的上海交通大学医学院附属第九人民医院已积累了近800例各种典型颅颌面畸形病例资料,内容包括颅狭症导致的各类头颅外形异常(如斜头、短头、舟状头、三叶头、小头畸形,以及多颅缝早闭的综合征型颅狭症)、各类眶距增宽症、严重颅颌面裂隙畸形、半面短小或萎缩症、颅颌面外伤后继发畸形、肿瘤后颅颌面骨骼畸形等,进颅手术比例达到45%,手术成功率达到98%;另外,我们与我院口腔正畸科、口腔颌面外科展开良好合作,完成了各类正颌手术和面型轮廓美容手术近1 000例,颅颌面外科手术目前正成为我院颅颌面外科专业组的主要工作内容。

从全国范围看,各地许多医院相继开展了颅颌面外科手术,参与的医院有综合性三级医院,也有整形医院、口腔医院、儿童医院等专科医院,大家共同开拓和发展颅颌面外科这门新专业,已渐成众人拾薪之势。由此看来,中国的颅颌面外科虽然大体上仍落后于法国、美国、澳大利亚三国,但在发展中国家已居于领先地位,必将在不远的将来迈入国际先进水平行列。

二、学科交叉

颅颌面外科的发展有其特殊性,它发源于法国而勃兴于美国不是偶然的。法国的Tessier医师被称为"颅面外科之父",是源于他在战伤救治中对颅颌面骨骼的治疗经验和与神经外科、口腔颌面外科医师的良好合作。美国医疗界有严格的学科准入制度，此类合作和跨学科的尝试在美国是不大可能实现的。因此，当美国的整形医师发现了Tessier的创新手术以后，立刻把他请到美国，这才有了Tessier在美国的五大弟子，以及颅颌面外科在世界范围的发展。

记得笔者刚接触美国颅颌面外科专家时，他们首先提醒笔者的是，只有同时拥有整形外科的经验（有M.D.执照）和口腔颌面外科的经验（有D.D.S.执照），才能成为颅颌面外科专科医师。循此建议，我们在颅颌面外科年轻医师的培养计划中，增加了较多的神经外科和口腔颌面外科轮转内容，事实证明，这个培养计划是成功的。

在颅颌面外科发展之初，多学科合作和参与是其特色之一，但由于发轫的医师主要是整形外科医师，而且治疗的目的主要是改善颅颌面外形，所以整形外科引领颅颌面外科成为必然。多年来，颅颌面外科成为整形外科的一个重要分支，它和显微外科一样，走过了一条从手术方法突破→扩大适用病种→渗透各相关学科的发展之路。随着颅面截骨器械（包括微动力系统）的普及，以及麻醉等外科技术总体水平的提高，颅颌面外科已不再是少数医师可以进入的领域。正如唇腭裂手术的普及一样，20世纪60年代腭裂修补手术只能由主任医师主刀，但四五十年后的今天，整形外科或口腔颌面外科的住院医师的入门手术就可能是腭裂修补术。医疗技术的进步和普及，使众多的颅颌面畸形患者可以更方便和更及时地得到治疗，毫无疑问这给患者带来了福音。

由此产生的问题是学科交叉，这当然是好事，但往往事物也有另一方面。

当整形医师成为颅颌面外科主导医师，和其他学科的交叉主要是在涉及的相关领域和知识方面寻求互补。麻醉科保证手术的安全，神经外科保证入颅手术的风险被降到最低，眼科保证视力和眼球功能不致受损，耳鼻喉科保证鼻旁窦的功能得以维持，口腔颌面外科提供颞下颌关节、咬合功能的治疗，等等。很多颅颌面外科手术的截骨方式较为复杂，同时患者的治疗目的是改善面容，在手术改善容貌方面颇有经验和在美学方面有较好造诣的整形外科医师是有很大优势的。

然而一旦某项医学技术成熟以后，优势专科医师对技术的推广和普及就成为学科发展的动力，显微外科突破整形外科的发展就是一个很好的例子。作为交叉学科参与的其他专科，当涉及颅颌面外科，并逐渐掌握颅颌面外科手术方法以后，自如地运用和发展颅颌面外科就成为必然。神经外科和小儿外科可以更新颅狭症的手术概念，开展浮动额骨板法或其他头颅骨板拼接塑形法。属于口腔颌面外科的正颌外科手术，已经切入颅颌面外科手术的边缘，而颅颌面外科也不时地开展正颌外科手术。耳鼻喉科和口腔颌面外科应用颅颌面外科的截骨技术，进行颅底肿瘤的探索性治疗。神经外科、眼科、口腔颌面外科、耳鼻喉科在对颅颌面外伤早期和晚期治疗中，都涉及如何运用颅颌面外科技术更好地矫正畸形。

实际上，头面部上起颅骨，下至口咽部，各个相关的学科互相交叉。但是患者是不管学科如何交叉的，只要能给患者提供正确治疗的医师就是好医师。因此，不管是整形外科医师，还是神经外科、口腔颌面外科、眼科或者耳鼻喉科医师，只要有经验、有能力应用颅颌面外科技术为患者提供良好治疗，就应该同时被称为颅颌面外科医师。正是基于这个道理，国际颅面外科学会和亚太颅面外科学会成为跨学科的专业学术团体。

三、学科交叉媒介

在学科交叉方面，我们不得不提一下那些促进学科交叉的新技术、新事件。

（一）从坚固内固定系统的应用发展到生物可降解内固定系统

早年，颅面和颌骨截断移位后，应用不锈钢丝钻孔结扎。为了提高固定效果，减少截骨后的复发，临床开始应用不锈钢板和螺钉，近10年来则广泛应用了与骨有良好生物接触界面的钛板-钛钉内固定系统。近年来可降解吸收材料的问世，又为材料应用带来了革命性的变化。金属性植入体虽可用于可靠的固定，维持手术效果，加速愈合过程，并有利于复杂的重建手术，但有时金属性植入体需要二次手术取出，或存在部分金属外露需要手术调整。生物可降解材料代表了新的科技进步，因为可降解材料内固定系统不仅有与钛板系统相同的内固定效果，可以内固定骨块，有助于骨质再生，并在颅骨缺损时可用于内固定移植骨块，而且在3～6个月骨愈合后，该材料能自行在体内降解吸收，真是神乎其神。无论是钛板-钛钉内固定系统，还是可降解材料内固定系统，几乎同步进入整形外科、神经外科、口腔颌面外科、眼科、耳鼻喉科临床，并得到广泛应用。

（二）牵引成骨术的广泛应用

自1997年美国的McCarthy将牵引成骨术（distraction osteogenesis，DO）应用于半面短小症所致的下颌骨畸形并获得成功后，这一自体骨再生技术就被广泛应用于头面部各种骨畸形的治疗。临床实践证明，DO较一次截骨成形术有其特殊的应用价值，其牵引过程中骨间隙的自体成骨能力和超乎想象的骨迁徙能力，可以解决颅颌面外科各类骨手术过程中植骨量不足或吸收以及术后复发的难题。而DO的缺点也逐渐被克服，其价格正因为该技术的广泛应用而不断降低，其原来外置的明显支架已逐渐被内置式支架或部分可降解支架所替代。随着计算机辅助技术的应用，DO的发展方向必然是定位更精确、结构更微小、切口更隐蔽、手术创伤更小，因而更能被患者接受。在应用方面，整形外科、口腔颌面外科和口腔正畸科医师相继在下面部、中面部进行了DO临床应用，并取得明显效果，积累了丰富的经验。

（三）相关手术的共同介入

一些原先属于学科边缘的疾病，由于颅颌面外科的介入而重新被认识，并作为诊治项目。以前眼科医师很难独立应付眼眶肿瘤，因为向上要突入颅内而涉及神经外科领域，向下要进入颌骨而涉及耳鼻喉科或口腔颌面外科领域。由于颅颌面外科的跨学科性和多学科合作的特点，这些问题都能迎刃而解。以上海交通大学医学院附属第九人民医院为例，颅颌面外科与神经外科、眼科合作，完成了多例涉及眼眶的颅颌面巨大神经纤维瘤、骨纤维异常增生症、外伤后继发颅眶颌多发畸形的治疗；口腔颌面外科与神经外科合作，进行涉及颅底、眼眶的上颌骨肿瘤的完全切除；神经外科在进行颅眶肿瘤切除的同时，与颅颌面外科一起重建颅眶面的外形。实际上，颅颌面外科技术已不再局限为一个学科的内容，而是已被跨学科泛化应用，成为其他学科医师也可以掌握的一种技能和治疗手段。

（四）学术交流的交叉和分化

在学术交流方面，学科的交叉更为多见。一方面，研究近年来的国内外学术交流内容后发现，整形外科领域有颅颌面外科的专题，口腔颌面外科领域有颅颌面外科的专题，眼科和耳鼻喉科领域有颅颌面外科的专题，神经外科和儿童外科领域也有颅颌面外科的专题。颅颌面外科的学术交流广泛地吸引了上述领域的医师和研究人员参与，在上述各相关学科和领域进行基础和应用研究。另一方面，与颅颌面外科相关的学术交流也在逐渐分化，各专题如牵引成骨术、坚固内固定、颅底肿瘤等也在形成新的学术交流热点。

四、学科融合

近10年来，"国际颅面外科"也在不断开拓前进中，其主要成就有三个方面：

1. 扩大治疗范围　不论是在国内还是国外，都有人提出"颅颌面外科"的概念，即将"颅面外科"结合颌面外科或正颌外科而成为颅颌面外科。

2. 重组学科队伍　由于介入颅颌面外科的不仅有整形外科医师和口腔颌面外科医师，还有神经外科、眼科、耳鼻喉科、儿童外科等相关学科的医师，难道都要像前面美国专家提出的那样要有M.D.执照和D.D.S.执照？当然，这不论是在国内还是国外，做起来都是相当困难的，因此学科队伍需要重组。

3. 新技术的跨学科应用　上述两个方面的变化，使得学科融合问题浮出水面。综观国内外趋势，较多的医师建议用"颅颌面外科"代替以往的"颅面外科"。

五、头面部骨科——颅颌面外科

应该说颅、颌、面三个部位，原本是人体头面部这个统一整体不可分割的组成部分。Tessier开展颅颌面外科的早期也与口腔颌面外科医师合作，然后向上扩展到颅、眶、上颌部位；且因涉及开颅截骨手术步骤，自然地与神经外科协作，借助他们的专业知识和技术，以扩大颅颌面畸形整复的范围。Le FortⅠ、Ⅲ型截骨术和下颌支矢状劈开术成为正颌外科和颅颌面外科的常用手术，整形外科医师和口腔颌面外科医师为此做出了主要贡献。让我们再回顾一下Tessier关于颅颌面外科的两大基本理论：颅颌面部骨架可以随意截骨、移位、拼接而不致发生骨坏死；眼眶可以随意移动而不致影响视力。

一方面，从我们以往的治疗内容和应用的手术方法来看，实际上我们一直在进行着头面部涉及骨架结构的手术治疗，无论是手术入路、截骨方法、固定方法等，我们做的都是头面部骨科的工作；有趣的是，传统骨科从来不愿意踏入头面部骨手术领域半步。另一方面，颅颌面外科医师从来不对头面部的软组织疾病感兴趣，最多也就是对与头面部骨架相关的软组织疾病感兴趣。由此，我们可以清楚地描述颅颌面外科，它是头面部的骨科！

颅颌面外科医师可以是整形外科医师，也可以是颌面外科医师、神经外科医师、耳鼻喉科医师或者眼科医师等，但是必须是训练有素、有丰富临床经验的医师。

六、颅颌面外科任重而道远

颅颌面外科虽然发展已有30余年，在世界上形成了一门崭新外科专业，并在多个国家逐步普及，但毕竟具有其特殊性，技术要求较高，且需多学科合作，在国内目前较难达到普及的程度。其普及有两个层面：一是让社会上广大患者（一般应是成人）或家属知道他们的疾病属于颅颌面外科的收治范围；二是在医学界业内人士中普及。

社会层面可随着科技发展、教育普及，以及人民生活水平逐渐提高而得到普及，使广大先天性患者以及肿瘤、创伤性颅颌面畸形患者，能及时找寻颅颌面外科医师就诊，恢复功能和外形。

但在业内人士中要进行广泛宣传，特别是中青年医师应培养"吐故纳新，不断吸收新事物、新信息"的求知、创新、开拓的精神，否则就会被永远锁在一个圈子里，视而不见，以旧为新。最近笔者看到一则报道，一位儿科医师自以为采用内镜下的微创新技术治好了3例颅狭症患儿，但手术方法还是停留在早闭颅缝的开槽手术阶段，实际上这种手术方法在开槽后几个月就会发生颅缝再闭合，而无助于患儿的大脑发育，其实此截骨方法早已被颅颌面外科学界废弃。这实在令笔者感到遗憾。

当然，仅满足于临床诊治患者还是不够的，我国的颅颌面外科要走出国门，要在国际先进行列里占有一席之地。颅颌面外科是一个国家先进医疗水平的标志，我们要争这个面子。

中国工程院院士 张涤生

2014年5月

序 二

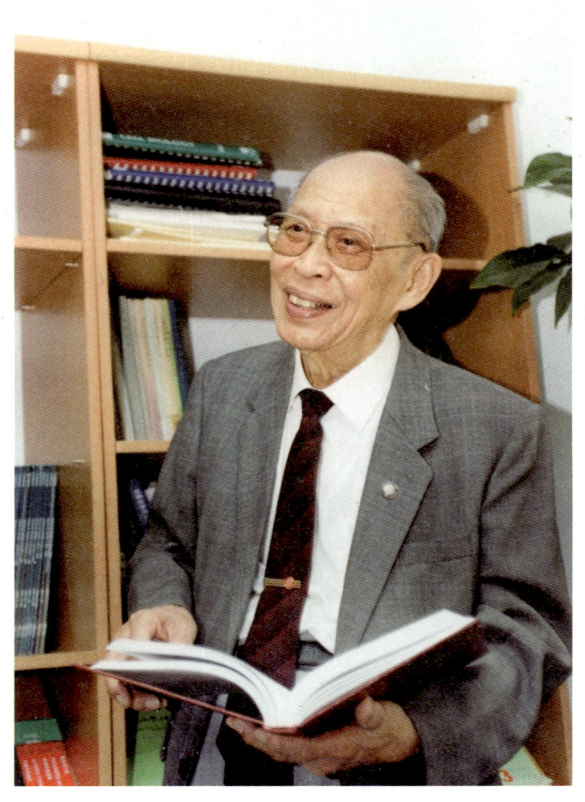

裘法祖（1914—2008）

笔者自1949年认识张涤生教授，至今已近60年，最了解这位同道。

作为外科医师和学有大成的科学家，张涤生教授工作作风严谨，不断追求学术思想的创新。他有正直的人格魅力和高尚的医德医风，在我国整复外科领域，扛起了显微外科、颅颌面外科、淋巴外科等分专业的大旗，而颅颌面外科作为整复外科中风险最高和难度最大的专业，凝聚了张涤生教授巨大的心血；要知道，张涤生教授开始此类高难度手术的时候已经年过六旬，第一台手术历时10个小时！

1997年，张涤生教授出版了国内第一本《颅面外科学》，这是他10余年工作的结晶，也是达到当时国际水平的临床专著。今天，笔者有幸得知他又要撰写新作《张涤生颅颌面外科学》，该书内容更加丰富多彩，既完整记录了以往的经验和成就，又详述了近10年来颅颌面外科领域理论和临床实践的发展和进步。我们可以看出该专业从开创初期的高风险和大创伤，到现在更为安全，注重微创、精确和有效的发展轨迹，其内容不断升华和提高。

笔者认识的张涤生教授是一个好医师，他想尽办法为患者解除痛苦。可以用一句话概括：他做人、做事、做学问样样俱佳。他急患者所急，刻苦从事临床实践，精心进行科学研究。

张涤生教授是一位大家，值得我们向他学习，向他致敬！他具有大家的风范、过人的智慧、非凡的才华、爱国的情愫，是我国教育界和医学界的楷模。

中国科学院院士
中华医学会外科学分会终身名誉主任委员　裘法祖
2008年1月

序 三

穆雄铮教授邀笔者为《张涤生颅颌面外科学》作序，笔者欣然允诺，但又十分紧张。欣喜的是给笔者以再一次学习的机会；紧张的是张涤生院士是笔者的恩师之一。笔者20世纪50—60年代于上海第二医学院附属广慈医院口腔颌面外科、整形外科接受他的言传身教近7年。笔者为其他学者的专著作序已不少，但为老师的书作序，对笔者来说是头一遭，既欣喜，又紧张，就不难理解了。

口腔颌面外科是由口腔医学中的口腔外科与临床医学中的颌面外科在20世纪40年代建立而蓬勃发展起来的一个交叉学科；颅颌面外科则是由整形外科、神经外科与口腔颌面外科等发展形成的一个更新的交叉学科。张涤生老师在20世纪70年代即开始了颅颌面外科实践之旅。他不仅在国内最先开展颅颌面外科手术，而且在国内率先推出了《颅面外科学》专著。如果说法国的Tessier医师是"世界颅面外科之父"，张涤生院士就不仅是"中国整形外科之父"，还是"中国颅面外科之父"。十分有幸的是，1989年，由笔者担任主席、在上海召开的中国第一次口腔颌面外科国际会议上，笔者荣幸地邀请到Tessier医师作颅颌面外科主题报告和手术示教。Tessier认为，颅颌面骨可以整块截骨并重新拼接是颅颌面外科的基础之一。同样，下颌支矢状劈开截骨术的首创者、瑞士的正颌外科医师Obwegeser也认同这种以骨块搭积木的手术方式。正是在这种观点的启发下，在张涤生老师1977年施行颅颌面外科国内首例眶距增宽症矫正手术的基础上，笔者在国内与神经外科尚汉祚医师合作，于1978年开展了颅颌面联合根治术治疗已侵犯颅底的晚期口腔颌面肿瘤患者。这种手术的理念也是基于"骨块"理论，为了能整块切除颅底骨，避免需要用咬骨钳分次咬除颅底的缺点，为遵循肿瘤整块切除的原则和达到相对根治的目的而设计的。经长期随访，事实证明，这个手术对先前常被放弃或手术不彻底的患者的疗效有较大的提升，5年生存率和10年生存率分别可达35%以上和25%以上。这个事实足以支持"颅颌面外科不仅能用于先天性畸形患者，还可以用于肿瘤患者"的观点，特别是为晚期恶性肿瘤患者带来生命的希望；这一手术也支持由"颅面外科"向"颅颌面外科"转变的趋势。

《张涤生颅颌面外科学》中增加了相关学科的内容，特别是口腔颌面外科学分支——正颌外科的内容，以及牙列畸形、肿瘤等；强调学科交叉对医学科技进步的影响和必要性。学科交叉与创新密切相关，也完全符合当前临床医学发展的主流和理念——整合医学和创立新的交叉学科。一般来说，交叉学科必须先经过整合，去除学科界限之后才能达到结合，甚至融为一体。

正如张涤生老师所说，目前，无论是综合性医院还是专科医院，都在努力开拓和发展颅颌面外科这门专科，并已渐成众人拾薪之势。《张涤生颅颌面外科学》必将成为多学科（包括整形外科、口腔颌面外科、神经外科、儿科、眼科、耳鼻喉科等）的临床医师和研究生的重要参考书和指导书。

穆雄铮教授是我院的学生，毕业后一直在张涤生老师指导下专攻颅颌面外科近30年，已成为中国颅颌面外科的接班人之一，将担负起承上启下的重任，作为本书的第一主编，也令笔者颇为欣慰。

衷心祝愿本书的出版！祝愿中国的颅颌面外科腾飞！

中国工程院院士

口腔颌面外科学教授、主任医师

国际口腔颌面外科医师协会杰出会士

2019年12月

《颅面外科学》原序

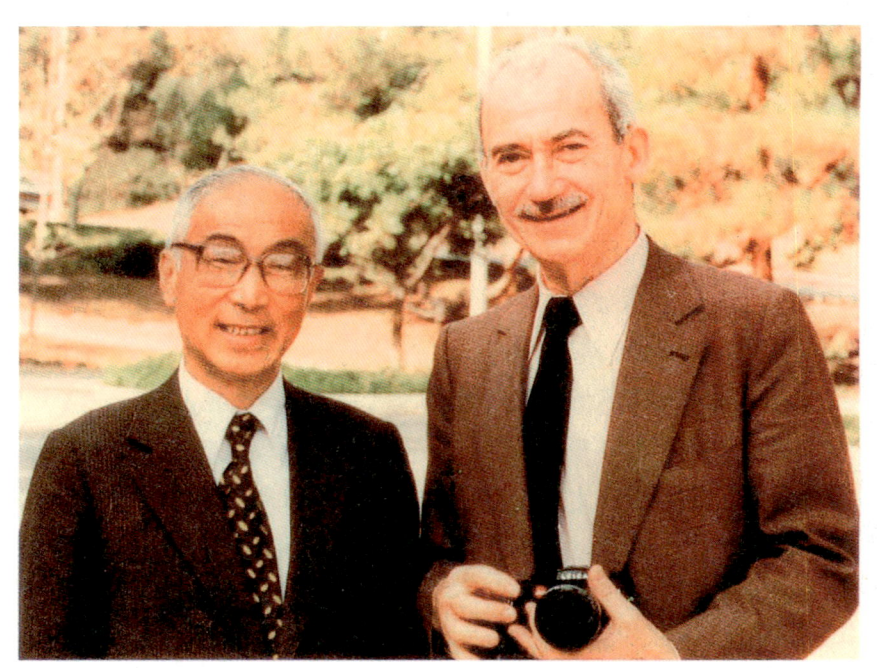

张涤生院士与 Paul Tessier 教授在美国洛杉矶合影

  颅颌面外科是近代外科学领域中最新崛起的一门学科。它是整复外科在前人一个多世纪对各类颅颌面创伤畸形的治疗经验基础上，综合现代最新技术和医疗设备，逐步形成和建立的一门新的外科专业。法国的 Paul Tessier 是公认的现代颅颌面外科学的创始人。他在1964年首次施行经颅内入路手术治疗一例先天性眶距增宽症获得成功，从此开拓了这门新的外科专业。随后，法国、美国、澳大利亚等国整形外科医师纷纷跟随 Tessier 学习，回国后建立了他们自己的专科或中心，都取得了可喜的成就和发展。20余年后，颅颌面外科已在世界上多个技术先进的国家蓬勃发展，奠定了稳固的学术基础，并显示了强大的发展前景。1983年在加拿大蒙特利尔成立了国际颅面外科学会，1985年在法国南部地中海畔拉纳普勒召开了第一届国际颅颌面外科学术会议。法国的 Daniel Marchac 是现任国际颅面外科学会主席。1996年在印度尼西亚雅加达成立了亚太颅面外科学会，并召开了第一次学术会议，澳大利亚的 David J. David 任首任主席。

  颅颌面外科在我国起步、发展较晚。1977年，上海第二医学院附属第九人民医院整复外科在国内首次施行一例经颅内外入路治疗眶距增宽症取得成功，在开拓这门新专业中迈出了第一步。后来的几年里，第四军医大学、北京医科大学第三医院相继开展了此项手术并获成功。1979年后，国际交流逐步增多，我们和法国、美国、澳大利亚、韩国等国的颅颌面外科专家相互访问参观，并邀请他们来华讲学、做手术示范，这就大大地提高了我科的专业水平，并成立了专业小组，近20年来积累了一定的临床经验。

但是，总的来说，我国的颅颌面外科仍处于萌芽阶段，其业务犹未能在全国普遍开展。面对我国人口众多，各类颅颌面畸形病例数以万千计的局面，学科发展还远远不能适应。为此，我科于1994年开始复习国外文献资料，结合我们自己的临床经验，着手编著这本专著。我们还有幸邀请了5位和我们交往甚密，曾经在我们学科发展过程中给予各种帮助的颅颌面外科专家参加撰写专章，提高了本书的专业学术水平和价值。他们是法国的Daniel Marchac、美国的S. Anthony Wolfe和Ian T. Jackson、澳大利亚的David J. David，以及韩国的Se-Min Baek。更令人感到荣幸的是，颅颌面外科创始人Paul Tessier特地为本书撰写了序言。对于以上各位专家教授，笔者谨在此表示衷心的感谢。

在本书编写过程中，曾得到我院神经内科金嘉翔教授的支持，撰写了专章；我科吴本莉护士长、袁雁军护士编写了手术前后护理专章；王正明同志在拍摄病例照片、绘图等方面付出了辛勤劳动。对于以上各位，谨致以诚挚的谢意。主编助理穆雄铮医师除撰写很多专章外，还充分利用业余时间，协助笔者收集资料、整理文稿等，在各个方面都做出了贡献；笔者在1995年因病中断了9个月的工作时间，没有他的帮助，本书势必会延期出版。还值得一提的是，承Daniel Marchac医师的情，将他的《小孩与颅骨》油画刊印在《颅面外科学》封面上，这帧油画现在已成为颅颌面外科专业的象征之一，是1986年笔者在巴黎访问时，和他在一家画廊中参观时，偶然发现而购买珍藏的。

笔者还要感谢上海科学技术出版社对《颅面外科学》的出版给予了高度重视，使本书在纸张、编排、装帧、印刷等方面，都达到了高水平，并使本书能在短期内出版，与广大读者见面。对此特致以诚挚谢意和衷心祝贺。

1996年5月

Tessier 原序

为一本内容丰富详尽、由著名专家张涤生教授主编的《颅面外科学》作序言，是一件需要认真对待的事。应该说一个人的成功常常反映了他所在国家的繁荣，笔者的序言不仅是对张涤生教授在医学领域长期耕耘的褒奖，更是对稳定的、朝气蓬勃的、微笑的中国的深深敬意。

张涤生教授的这本书是对他近20年来在颅颌面外科实践中的全面总结，其间可以看到张教授早年对这块处女地的勇敢开拓与以后长年的研究和思索，同时展示了他持续不断的探索、自我评价和勇于接受挑战的历程。

颅颌面外科于1958年诞生于法国，条件与现在相比很原始，虽然有较清晰的X线平片，但没有CT、磁共振和CT三维重建，对脑水肿几乎不做分流手术，没有监护设备，只能偶尔进行手术中的监护。

1967年，在蒙彼利埃和罗马的会议上，笔者第一次发表了对Crouzon综合征、Apert综合征的治疗以及对面裂和眶距增宽症的颅内入路法治疗（与Gérard Guiot医师合作）。

随后于1967年至1972年，颅颌面外科的专业化扩大了其研究的内容。感谢神经外科、儿科、眼科、颌面外科医师的互相合作，新的手术方法不断涌现，所有手术得到简化，治疗策略则更为周详。

继之，在欧洲和美国，颅颌面外科随着良好的器械、精确的诊断技术和有效的监护设备而进一步得到拓展；直至出现钛合金微型钢板技术，颅颌面外科可谓已有了一系列十分专业化的器械。

在颅颌面外科发展之初，张涤生教授已在上海第二医学院附属第九人民医院开展了许多新颖的颌面部重建手术。20世纪70年代后期，他开始了颅颌面外科手术的探索，顺利完成了与我们在20世纪50年代末相似的颅内入路术矫正面部的复杂畸形。他这种勇敢开拓的行为和开放的精神，使得他与在颅狭症治疗中卓有成绩的Daniel Marchac建立了良好的关系。

从世界范围来说，尽管各大洲颅颌面畸形的发生率不尽相同，但不同人群间，各类颅颌面畸形的症状基本相似，因而无论是中国，还是欧洲和美国，治疗颅颌面畸形的手术过程、治疗方案和适用范围都基本相似。

先是Daniel Marchac，随后是S. Anthony Wolfe、Henry K. Kawamoto和David J. David等，都相继赴上海与张涤生教授交流探讨，而此时，笔者正在英国和美国的多个地方进行技术指导。颅颌面外科学虽然是一门崭新的学科，但是张涤生教授通过数次交流，心领神会，凭借其卓越的能力，迅速开展了颅颌面外科的各类手术。这种迅即跃入全新领域的非凡能力，并非一个人单凭一时之勇即可成功的。应该说，50岁以后在颅颌面外科取得突出成绩的人并不多，如Karl Hogeman、Hugo Obwegeser、Joseph Murray等，张涤生教授也是其中之一。中国学者对知识的追求，如运动员起跑时的"潜能"，正蓄势待发，即将在颅颌面外科领域中大放光彩。

张涤生教授的这本《颅面外科学》，既不是展现颅颌面外科最新发展的全景，又不是展现那些保守的和陈旧的东西，更不是展现从中国沿海至法国布列塔尼沿海的纷纭杂说。确切地说，这是一本展示这个万象更新的国度，在颅颌面外科这个崭新领域里的经验和智慧的结晶。

笔者有幸在洛杉矶、巴黎与张涤生教授会面，随后于1987年参加上海首届颅颌面外科会议时再次相会。笔者在巴黎第七大学任职，从事眼眶骨折、颞下颌关节强直的研究，同时致力于推广应用良好的器械，快速和简捷地切取髂骨、肋骨和颅骨板作为移植骨的新技术。笔者的所有这些手术，现在每年在中国都会完成成百上千例，而这主要是张涤生教授近20年来在颅颌面外科领域中辛勤耕耘的结果，当然还包括张教授在上海、北京及其他地区的一些学生所开展的工作。为此，笔者十分荣幸能为这样一个颅颌面外科的新成员的著作作序。

一个人，和他的土地、人民、国家和文化是分不开的，与其民族数千年的文明发展息息相关，从这个意义上说，中国数千年的文明，必然孕育无数的英豪。除了书法艺术以外，中国贡献给了世界最好的艺术品，如青铜器、玉石雕品、丝织品和瓷器等。这些精美的手工制品、绘画及中国的烹调驰名世界。

笔者在中国仅是走马观花：上海的人口过于稠密，但又有优美的花园和建筑，三峡辛勤的纤夫，扬子江的梦幻，以及北京的庄严美丽。

此序言，谨献给勇于开拓的张涤生教授和他的伟大的国家。

（Paul Tessier）
1996年4月

前 言

张涤生院士主编的《颅面外科学》出版于1997年，是我国第一部关于新兴颅颌面外科的理论阐述和经验总结，出版后获得学界的好评。该书因其出色的内容与临床影响力，获得1999年卫生部科学技术进步奖二等奖。2007年后，张涤生老师一直觉得，随着学科的发展以及各种新技术的应用和普及，《颅面外科学》需要补充与完善，并着手撰写第二版的序言和一些新内容。2014年后，我们为完成张涤生老师的心愿，组织颅颌面外科专家撰写该书的第二版，此项工作得到浙江科学技术出版社的大力支持。为纪念张涤生老师对颅颌面外科的突出贡献，我们将第二版的书名确定为《张涤生颅颌面外科学》，希望老师的英名与颅颌面外科同辉。

正如张涤生老师一直倡导和实践的，颅颌面外科以疾病为导向，以解除患者痛苦为使命，是多学科共同进步的成果，其发展离不开多学科的支持。我们衷心希望本书能成为学科发展道路上新的里程碑，为广大患者带来福音。

2023年8月

目 录

第一章 颅颌面外科发展简史 …………………………………………… 1
  第一节 颅颌面外科发展概况 …………………………………………… 1
  第二节 国际颅面外科学会概况 ………………………………………… 14

第二章 颅颌面的正常胚胎发生和发育学 ……………………………… 18
  第一节 颅骨的胚胎发生和发育 ………………………………………… 18
  第二节 面部的发生和发育 ……………………………………………… 23
  第三节 颌骨的发生和发育 ……………………………………………… 25
  第四节 腭的发生 ………………………………………………………… 29
  第五节 颅颌面的常见畸形 ……………………………………………… 31

第三章 颅颌面畸形的病因学和遗传学研究 …………………………… 33
  第一节 流行病学 ………………………………………………………… 33
  第二节 病因 ……………………………………………………………… 35
  第三节 出生缺陷监测和基因研究进展 ………………………………… 40
  第四节 颅狭症的研究进展 ……………………………………………… 41

第四章 颅颌面畸形的主要内容和临床表现 …………………………… 48
  第一节 颅颌面畸形的内容和种类 ……………………………………… 48
  第二节 常见的颅颌面功能障碍 ………………………………………… 57
  第三节 颅颌面畸形的常见临床表现 …………………………………… 61

第五章 颅颌面外科的病史采集和体格检查 …………………………… 80
  第一节 病史采集 ………………………………………………………… 80
  第二节 颅颌面外科的体格检查 ………………………………………… 81

第六章 颅颌面畸形的影像学检查和表现 ……………………………… 85
  第一节 颅颌面外科的影像学检查方法 ………………………………… 85
  第二节 颅颌面畸形的影像学表现 ……………………………………… 90

第七章 颅颌面外科的手术操作和基本技能 …………………………… 109
  第一节 颅颌面外科的术前准备 ………………………………………… 109
  第二节 颅颌面外科的常用手术入路 …………………………………… 114
  第三节 颅颌面常用手术 ………………………………………………… 120

第四节　颅颌面外科的手术年龄选择 …………………………………………………… 132
　　第五节　传统截骨手术和牵引成骨技术的选择原则 …………………………………… 135

第八章　颅颌面外科的手术护理 ……………………………………………………………… 138
　　第一节　概述 ……………………………………………………………………………… 138
　　第二节　临床护理要点 …………………………………………………………………… 139
　　第三节　颅颌面畸形矫正手术的护理 …………………………………………………… 142
　　第四节　颅颌面外科的常用手术器械 …………………………………………………… 144

第九章　颅颌面畸形的牵引成骨治疗 …………………………………………………………… 146
　　第一节　概述 ……………………………………………………………………………… 146
　　第二节　颅颌面牵引成骨术的临床应用 ………………………………………………… 151
　　第三节　颅颌面牵引成骨术的并发症 …………………………………………………… 173
　　第四节　颅颌面牵引成骨术的研究热点 ………………………………………………… 176

第十章　颅颌面外科的多学科性及功能优先原则 ……………………………………………… 186
　　第一节　颅颌面外科的多学科性及组织特点 …………………………………………… 187
　　第二节　颅内压及高颅压 ………………………………………………………………… 189
　　第三节　脑功能影像 ……………………………………………………………………… 198
　　第四节　数字化技术应用和探索 ………………………………………………………… 203
　　第五节　上呼吸道异常的气流动力学和通气研究 ……………………………………… 214
　　第六节　颅颌面畸形中的语音问题 ……………………………………………………… 220

第十一章　颅颌面外科的神经外科问题 ………………………………………………………… 225
　　第一节　术前准备 ………………………………………………………………………… 225
　　第二节　术中操作 ………………………………………………………………………… 226
　　第三节　术后观察和处理 ………………………………………………………………… 227

第十二章　颅颌面手术的麻醉安全 ……………………………………………………………… 234
　　第一节　麻醉的基本概念 ………………………………………………………………… 234
　　第二节　颅颌面手术麻醉前准备 ………………………………………………………… 234
　　第三节　颅颌面手术麻醉管理 …………………………………………………………… 241
　　第四节　麻醉后恢复 ……………………………………………………………………… 249

第十三章　颅颌面外科的眼科问题 ……………………………………………………………… 251
　　第一节　视功能检查 ……………………………………………………………………… 251
　　第二节　眼球运动障碍和眼球移位 ……………………………………………………… 255
　　第三节　泪道损伤 ………………………………………………………………………… 260
　　第四节　泪膜和眼表疾病 ………………………………………………………………… 262
　　第五节　眼眶发育和眼窝凹陷 …………………………………………………………… 265
　　第六节　眼睑缺损和眦角畸形 …………………………………………………………… 267

第十四章　颅颌面外科的耳鼻喉科问题…………………………………………271
第一节　鼻科问题…………………………………………271
第二节　耳颞部问题…………………………………………287

第十五章　颅颌面外科相关的正畸治疗…………………………………………292
第一节　概述…………………………………………292
第二节　牙颌面生长发育及补偿机制…………………………………………293
第三节　牙颌面畸形的形成机制及临床表现…………………………………………294
第四节　牙颌面畸形诊断…………………………………………295
第五节　正颌-正畸联合治疗牙颌面畸形的术前正畸…………………………………………304
第六节　牙颌面畸形的术后正畸治疗的原则…………………………………………306
第七节　治疗经验2例…………………………………………307

第十六章　颅颌面外科围手术期的儿科、内科保障…………………………………………314
第一节　术前准备…………………………………………314
第二节　术中管理…………………………………………317
第三节　术后管理…………………………………………318

第十七章　面部表情肌的功能重建…………………………………………324
第一节　概述…………………………………………324
第二节　面神经的应用解剖…………………………………………325
第三节　面瘫的临床分类…………………………………………326

第十八章　组织工程与生物材料…………………………………………333
第一节　组织工程技术在颅颌面骨缺损中的应用…………………………………………333
第二节　常用生物材料在颅颌面整形中的应用…………………………………………343
第三节　骨形态发生蛋白（BMPs）在颅颌面外科的应用…………………………………………349
第四节　颅颌面外科的工具与技术…………………………………………358

第十九章　颅颌面的形态特征和美学评价…………………………………………365
第一节　概述…………………………………………365
第二节　关于美的理论和现实背景…………………………………………366
第三节　颅颌面形态的人种特点…………………………………………367
第四节　绘画中的面部结构和比例…………………………………………368
第五节　正常颅颌面的形态特征…………………………………………370
第六节　临床医学审美的应用…………………………………………374

第二十章　颅颌面外科三维测量、模拟设计、3D打印和手术导航…………………………………………380
第一节　三维医学影像诊断和测量分析…………………………………………380
第二节　颅颌面外科整复手术设计与模拟…………………………………………386

第二十一章　颅颌面畸形治疗中的心理学问题 ………………………… 406
第一节　颅颌面畸形相关的心理问题 ………………………… 407
第二节　心理诊断技术在颅颌面畸形患者诊疗中的应用 ………………………… 411
第三节　颅颌面畸形相关的心理护理 ………………………… 414
第四节　颅颌面外科疾病治疗中的医患关系 ………………………… 421
第五节　颅颌面外科中的心理治疗 ………………………… 423

第二十二章　颅狭症的病因、分类和诊断 ………………………… 427
第一节　颅狭症的病理生理学 ………………………… 427
第二节　颅底运动和颅骨畸形 ………………………… 429
第三节　颅狭症的病因学 ………………………… 438
第四节　颅狭症的分类和临床症状 ………………………… 445
第五节　颅狭症的诊断 ………………………… 466

第二十三章　非综合征型颅狭症的诊治 ………………………… 481
第一节　斜头畸形的诊治 ………………………… 482
第二节　短头畸形的诊治 ………………………… 495
第三节　三角头畸形的诊治 ………………………… 503
第四节　舟状头畸形的诊治 ………………………… 510
第五节　小头畸形的诊治 ………………………… 514
第六节　手术效果评价 ………………………… 515

第二十四章　综合征型颅狭症的诊治 ………………………… 519
第一节　Crouzon综合征的诊治 ………………………… 519
第二节　Apert综合征和三叶草头畸形的治疗 ………………………… 548
第三节　小头综合征的诊断 ………………………… 551

第二十五章　颅面裂畸形的分类 ………………………… 554
第一节　胚胎发生和分类 ………………………… 554
第二节　面中裂 ………………………… 560
第三节　面斜裂 ………………………… 565
第四节　面横裂 ………………………… 568
第五节　眶面裂 ………………………… 569
第六节　颅面裂相关综合征 ………………………… 573

第二十六章　眶距增宽症的诊治和相关脑膨出症 ………………………… 578
第一节　眶距增宽症的诊断和治疗 ………………………… 578
第二节　眶距增宽症相关脑膨出症 ………………………… 600

第二十七章　唇裂和腭裂畸形整复术 ………………………… 607
第一节　唇腭裂畸形 ………………………… 607

第二节　先天性腭裂 ··· 616
第三节　唇腭裂伴发的颌面骨畸形治疗 ··· 628
第四节　腭裂术后语音障碍的临床分类、评价和治疗方法 ··························· 637

第二十八章　颅面裂畸形的治疗 ·· 656
第一节　颅面裂畸形的修复原则 ··· 656
第二节　正中颅面裂的修复方法 ··· 657
第三节　面斜裂的修复方法 ··· 665
第四节　面横裂的修复方法 ··· 671
第五节　眶面裂的修复方法 ··· 673
第六节　面裂相关综合征的治疗 ··· 674
第七节　结语 ··· 682

第二十九章　颅颌面不对称畸形的诊治 ·· 683
第一节　头颅歪斜畸形的诊治 ·· 683
第二节　颅颌面短小畸形的诊治 ··· 685

第三十章　颅颌面外伤的处理原则 ·· 696
第一节　颅颌面外伤的常规处理原则 ··· 696
第二节　颅颌面外伤继发畸形的处理原则 ··· 710
第三节　创伤性颅眶畸形的三维诊断分析与手术治疗原则 ························· 712

第三十一章　额颅外伤继发畸形的解剖、分类和治疗 ································ 715
第一节　额颅的解剖 ·· 715
第二节　额窦的解剖 ·· 716
第三节　额颅外伤继发畸形的分类和治疗 ··· 716

第三十二章　眶颧外伤继发畸形的测量和修复 ·· 720
第一节　概述 ··· 720
第二节　眼眶容积的测量 ·· 720
第三节　测量的意义 ·· 722
第四节　临床应用实例 ··· 724
第五节　结论 ··· 725

第三十三章　颜面多部位骨折后继发畸形的诊治 ····································· 727
第一节　概述 ··· 727
第二节　诊断方法 ··· 727
第三节　手术原则 ··· 729
第四节　骨骼重建 ··· 729
第五节　手术入路 ··· 732
第六节　结论 ··· 733

第三十四章　牙颌面畸形的诊断和治疗原则 … 734
第一节　牙颌面畸形的病因与分类 … 734
第二节　牙颌面畸形的检查 … 737
第三节　治疗设计 … 741
第四节　常见正颌手术的类型和步骤 … 744
第五节　常见的并发症 … 751
第六节　少见的并发症 … 759

第三十五章　偏𬌗与开𬌗畸形的治疗 … 762
第一节　偏𬌗畸形的治疗 … 762
第二节　开𬌗畸形的治疗 … 768

第三十六章　阻塞性睡眠呼吸暂停低通气综合征的诊治 … 773
第一节　病理生理学、临床表现和诊断 … 773
第二节　治疗 … 775

第三十七章　颧骨突出缩窄降低术 … 780
第一节　颧骨突出和降低术 … 780
第二节　颧骨颧弓缩小术术式回顾 … 788

第三十八章　下颌角肥大症的病因和治疗 … 793
第一节　面型和病因 … 793
第二节　治疗 … 795

第三十九章　颏部整形 … 807
第一节　下面部术前美学评估 … 807
第二节　手术方式的选择 … 809
第三节　并发症 … 812

第四十章　血管瘤和血管畸形的诊治 … 815
第一节　脉管性疾病的分类 … 815
第二节　婴幼儿血管瘤的临床表现和诊治 … 817
第三节　葡萄酒色斑的机制和治疗 … 824
第四节　静脉畸形的临床表现和治疗 … 828
第五节　动静脉畸形的临床表现和诊治 … 830
第六节　淋巴管畸形的临床表现和诊治 … 834
第七节　血管瘤和血管畸形相关综合征的治疗 … 836

第四十一章　骨纤维异常增殖症的诊治 … 840
第一节　概述 … 840
第二节　临床表现 … 841
第三节　诊断和评估 … 842
第四节　治疗 … 843

第四十二章 神经纤维瘤病的诊治 ········ 857
- 第一节 分型 ········ 857
- 第二节 遗传 ········ 857
- 第三节 常见临床表现 ········ 858
- 第四节 诊断 ········ 862
- 第五节 药物治疗 ········ 862
- 第六节 手术治疗 ········ 862
- 第七节 结论 ········ 864

第四十三章 放射后眼眶发育不良的诊治 ········ 865
- 第一节 畸形的临床表现、测量和诊断 ········ 865
- 第二节 手术方法与选择 ········ 870
- 第三节 治疗效果分析 ········ 882

第四十四章 口腔颌面部肿瘤的手术原则 ········ 889
- 第一节 概述 ········ 889
- 第二节 原则 ········ 891

第四十五章 侧颅底肿瘤的解剖和治疗 ········ 895
- 第一节 概述 ········ 895
- 第二节 应用解剖 ········ 895
- 第三节 临床表现 ········ 901
- 第四节 手术治疗 ········ 901

第四十六章 眼眶肿瘤的诊治 ········ 909
- 第一节 血管性肿瘤的诊治 ········ 909
- 第二节 肌组织肿瘤的诊治 ········ 914
- 第三节 结缔组织肿瘤的诊治 ········ 916
- 第四节 神经源性肿瘤的诊治 ········ 919

第四十七章 颅颌面肿瘤的联合根治与修复 ········ 927
- 第一节 概述 ········ 927
- 第二节 颅底应用解剖 ········ 928
- 第三节 颅颌面联合切除术 ········ 929

第四十八章 颅颌面肿瘤术后缺损的修复重建 ········ 941
- 第一节 范围及分类 ········ 942
- 第二节 功能性重建 ········ 944

附录一 颅颌面外科词汇表 ········ 956

附录二 名词中英文对照 ········ 967

附录三 国际颅面外科学会章程2023 ········ 972

第一章
颅颌面外科发展简史

第一节　颅颌面外科发展概况

颅颌面外科（craniomaxillofacial surgery）是近代外科学领域中新兴发展学科之一，它是整形外科（整复外科）在经历20世纪前后一个多世纪的外科医学发展的基础上逐步发展形成的一门新的外科专业。

颅颌面外科的业务范围涵盖了整个头颅及颜面部先天性畸形和后天性创伤、疾病造成的各类骨骼畸形和软组织器官缺损。颅颌面先天性发育异常常令家人感到失望和恐惧。从古罗马开始，许多这样的婴儿都被父母遗弃了，这既与迷信、习俗有关，又与家庭新成员形象欠佳，不堪为外人过度关注有关。在广大的中国土地上，同样存在这种遗弃畸形儿的现象，特别是严重的颅颌面畸形患儿，容貌奇突怪异，令家人失望痛苦（图1-1）。

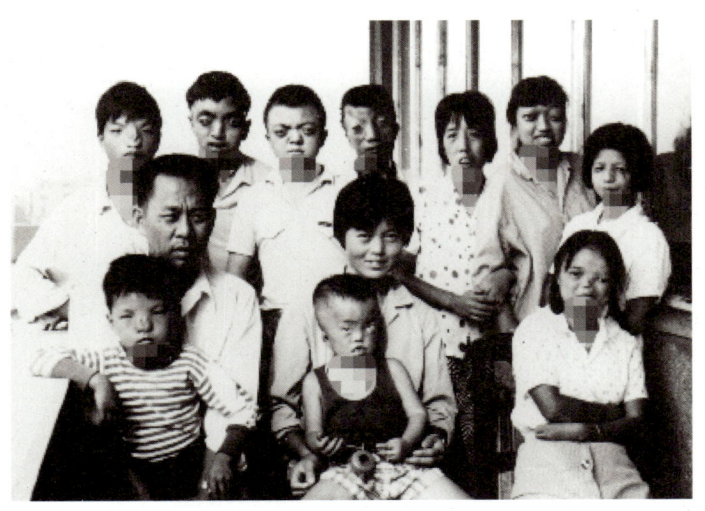

图1-1　准备接受治疗的颅颌面畸形患者（1985）

颅颌面外科的发展就是从最常见的唇裂和腭裂修复的基础上，进一步拓宽治疗的范围、广度和深度而来的。它从理论上探讨发病起因，记录、分析和解释各类先天性颅颌面缺陷开始，逐渐发展到对各类畸形进行分类，综合分析，并进行外科及其他综合性治疗，重建患者的正常容貌，使他（她）们能够树立信心，融入社会，正常工作和生活。

一、学科背景

颅颌面外科的发展历史，源于西方医学史上几位领军人物。颅颌面畸形治疗的第一个伟大里程碑的取得应归功于Rudolph Virchow，他是首个对克汀病（cretinism）的研究怀有很大兴趣的人。早在1852年，他就已指出，颅狭症（craniosynostosis）会导致与该颅缝垂直的颅骨板生长发育停滞和妨碍大脑的正常发育而造成痴呆症。他还描述和命名了多种颅颌面畸形，其中有些命名目前仍然沿用。到20世纪末，在标准教科书上，仍载有他的原创性工作和对这类畸形的分类法。

随后，在更多颅颌面畸形临床诊治经验逐渐积累后，相关研究得到进一步发展。人们发现颅颌面畸形与视力障碍、痴呆症有密切关联，这个发现启发了当时的外科先驱，并试图通过手术来治疗这种病症。应用颅缝切开术治疗早期痴呆症的方法是由英国医师Lane在1892年开创的。该手术早期产生了较好的效果，但随访发现复发率较高，之后学界一致评估其原因是当时没有区分原发性颅狭症和继发性颅狭症，以及没有选择合适的手术以改善头颅外形。这种单纯的颅缝切开手术无法防止切开的颅缝重新闭合，以致高颅压，而造成复发。

法国的Rene Le Fort医师（1869—1951），出生于法国Hille市，21岁毕业后一直在巴黎从事军队医务工作，1899年回到Hille医学院从事教学工作，1901年他发表了3篇论文，研讨有关面部骨折的著名研究成果（图1-2）。在第一次世界大战时期，他在前线参加战伤救治工作，受到嘉奖。战争结束后，他成为外科教授，并对骨科专业产生了兴趣，在颅颌面创伤外科上颇有建树，做出了重大贡献，这是基于他在战争时期曾治疗了许多严重颅颌面创伤伤员，从而积累了丰富经验。在医学院工作时，他又得到可进行尸体解剖实验的良好条件。他将尸体头部取下后，应用不同应力撞击颌面部（maxillofacial region）骨骼的不同部位，从而造成各种类型的面部骨折。Rene Le Fort分析和记录了各种骨折的性质和特点，最后归纳得出有价值的结论，即著名的Le Fort面部骨折三大类型。

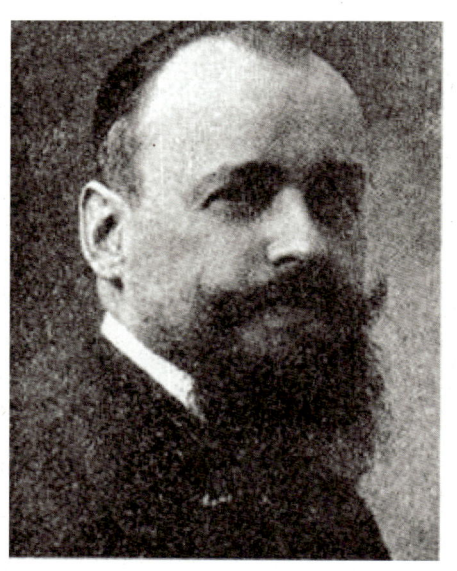

图1-2　Rene Le Fort医师

面部在外力作用下易在三条大的薄弱线处发生骨折。第一条薄弱线是低位眶下横向骨折线，此处骨折称为Le Fort Ⅰ型骨折。第二条薄弱线环绕中面部，波及眶下缘部位，但并不涉及颧骨，这就成为Le Fort Ⅱ型骨折的骨折分离平面。第三条薄弱线是Le Fort Ⅲ型骨折线，它能传递从下颌骨向上传的应力，直达颅底（现代交通事故非常明显地显示，中面部骨折是由作用于下颌骨的应力导致的）。有趣的是，Le Fort在20世纪发现的Ⅰ~Ⅲ型骨折线成为未来颅颌面外科的发展基础。他的有关上颌骨、筛骨、颧骨骨折的研究也为临床上研究眶骨骨折的机制和性质提供了框架。但Le Fort的原则在被更具体、广泛地应用于临床以前，曾出现很长一段时间的沉寂期。直到20世纪40年代，在神经外科医师的协助下，颅颌面外科才得到真正快速发展（图1-3）。

在20世纪40年代前的半个多世纪里，曾出现不少神经外科医师对颅狭症患儿进行预防性颅骨板线状截骨术，作为防止失明的措施之一，但最终效果欠佳，因为线状截骨间隙很快就被新骨形成充填而愈合使颅内压继续增高。此外，在20世纪末及21世纪初，Emile Apert（图1-4）、Wheat和Carpenter等分别报道了尖头并指（趾）等畸形，并以报道者姓名命名疾病。

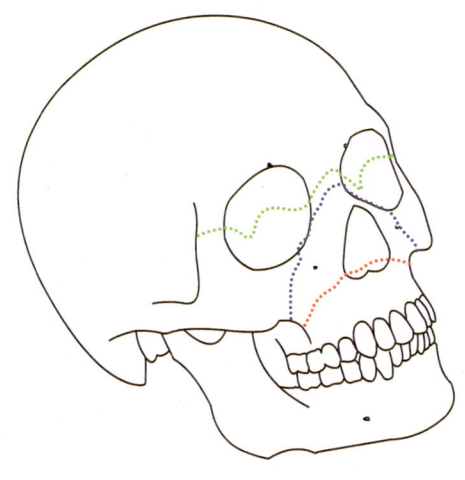

图1-3　Le Fort骨折示意图

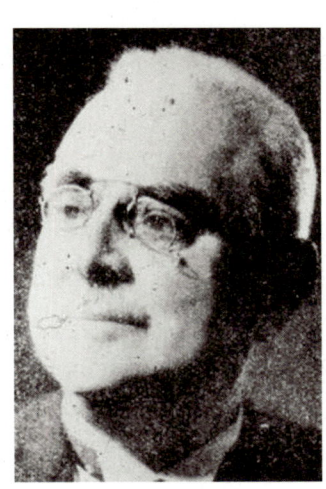

图1-4　Emile Apert医师

1912年，Octave Crouzon医师（图1-5）也描述了突眼和上颌骨后缩畸形，并说明了它是一种家族性综合征。对于这类颅颌面畸形和综合征，当时都由神经外科医师单独施行颅缝和颅骨的截骨手术，但未能尝试同时进行颅骨底部涉及眼眶和面部大块截骨松解的手术，最终结果令人失望。

另一位值得一提的医师是新西兰籍的英国医师Harold Gillies（1882—1960，图1-6）。他对整形外科的贡献早已为人们所熟悉。他曾广泛从事整形手术，其中包括手、乳房、烧伤和面部畸形等的整形手术。由于他在第一次世界大战时期积累了许多治疗面部严重创伤的经验，在颅颌面外科的发展过程中树立了丰碑。Gillies（1942）曾对1例患有尖头、眼球突出、上颌后缩畸形（属Crouzon综合征）的14岁女孩进行了非典型Le Fort Ⅲ型面部截骨术。他将面部整块前移，以矫正突眼畸形、反𬌗等面部畸形容貌，这就是世界上第一例依据Le Fort Ⅲ型骨折线施行的截骨手术。他在1949年为这名患者进行了二期改善性手术。在这次手术中，Hugo Obwegeser曾当助手，法国的Paul Tessier在旁参观。Harold Gillies本人对此病例的手术效果并不满意，并私下嘱咐其他人不要再进行这种手术。现在看来，这次手术的问题是：未能应用植骨技术来固定前移的面部骨骼，因而畸形复发了。无疑，Gillies是应用Le Fort Ⅲ型截骨术的先驱，并启发了Tessier医师。

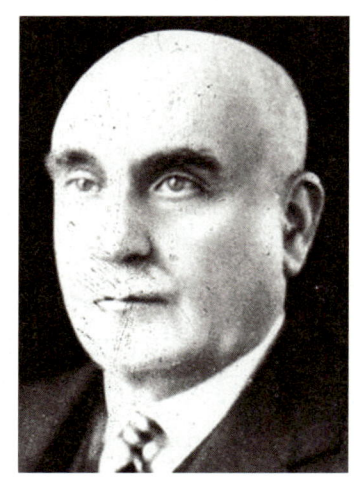
图 1-5　Octave Crouzon 医师

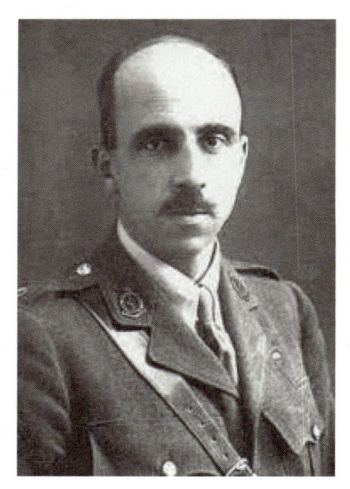
图 1-6　Harold Gillies 医师

现代颅颌面外科的真正创建，应该归功于法国的 Paul Tessier（1917—2008，图 1-7）。Tessier 于 1917 年 8 月出生于法国的南特（Nantes），1936 年进入南特市医学院学习，1940 年在第二次世界大战中沦为俘虏，1 年后因身体欠佳而获释。1946 年，他到法国福熙（Foch）医院随 Vireugre 医师工作，专门从事颌面外科和整形外科领域的研究。Tessier 在遇见许多先天性颅颌面畸形和战伤后颅颌面复合畸形的病例后，一直在考虑是否能够通过颅底到达面部，来解决一些复杂的复合畸形。他和神经外科同事 Gérard Guiot 医师讨论时，提出了这个问题。Guiot 回答说："为什么不呢（法语：Pourquoi Pas）？"于是这两位天才医师开始了历史性的合作，打破了颅与面的隔离禁区，很多临床难题迎刃而解。之后 Tessier 医师又与眼科专家等建立了密切的合作关系，并最终于 1964 年首次经颅内入路成功治疗 1 例先天性眶距增宽症患者。

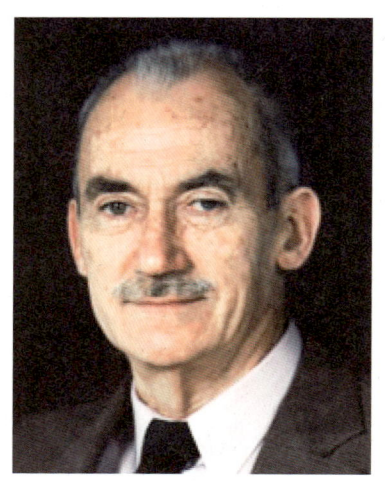
图 1-7　Paul Tessier 医师

1967 年在罗马举行的第四届国际整形外科学术会议上，Tessier 医师就此课题作了学术报告，第一次公开了自己多年的临床硕果，引起了与会者的广泛兴趣和高度评价。或许即使是他本人也是在当时才意识到这项工作的重大意义。当然，颅颌面外科不可能产生在某一个确切的日子，而必然涉及若干与它有关的因素和事件。随后，Tessier 在福熙医院组织了一个专题会议，邀请神经外科、整形外科、眼科和儿科的许多著名专家参加。会议期间，他请与会者观察了他的术后患者，并演示了几次手术。他征求了各方的批评性意见,并请教此种手术是否安全可行、危险性如何。他立即获得了广泛的赞赏和支持,从此翻开了现代颅颌面外科的新篇章。

Tessier的成功经验证实了两个有关颅颌面外科的重要基本理论:第一是颅骨或面部骨骼可以大块被游离截断,进行重新排列,而不致发生骨块坏死。第二是两个眼球和它们周围眶骨骨架可以在较大范围内进行上下、左右的移位和固定,而不致影响视力。这两点奠定了颅颌面外科的理论基础,从而使它最终成为现代外科学新进展之一。Tessier本人则成为颅颌面外科的创始人。随后,各国不少整复外科医师(包括法国医师)纷纷去巴黎跟随Tessier进修学习,诸如法国的Daniel Marchac,美国的Linton A. Whitaker、S. Anthony Wolfe、Henry K. Kawamoto、Ian T. Jackson,加拿大的Munro,澳大利亚的David J. David,日本的K. Ohmori等。他们回到本国后,先后开展了颅颌面外科工作并建立了颅颌面外科中心,在专业上都取得了可喜的成就和发展。20余年来颅颌面外科终于在世界上不少国家蓬勃发展,建立了稳固的学科基础,并有了强大的发展前景。1983年在加拿大蒙特利尔成立了国际颅面外科学会(International Society of Craniofacial Surgery,ISCFS),并于1985年在法国南部地中海畔的拉纳普勒召开了第一届国际颅颌面外科学术会议。

值得一提的是,在颅颌面外科领域曾经有一位很有造诣,且因在肾移植方面的成就而获得诺贝尔奖的Joseph E. Murray医师(图1-8),他在1966年成功完成了中面部的Le Fort Ⅲ型截骨前移,并创立了波士顿儿童医院的颅颌面外科中心,也是Tessier在美国的重要合作者之一。

颅颌面外科的得名与奥地利医师Hugo Obwegeser(1920—2017,图1-9)的突出贡献也有关,他完善了上颌骨Le Fort Ⅰ型截骨术,并创造了下颌支矢状劈开截骨术(sagittal split ramus osteotomy,SSRO)的手术方法,使整个颅颌面从颅骨、眼眶、上颌骨到下颌骨的截骨重置成为可能。

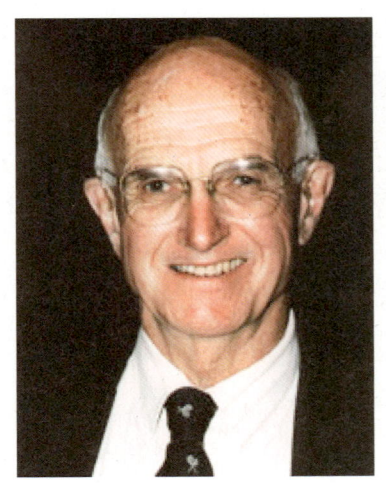
图1-8　Joseph E. Murray 医师

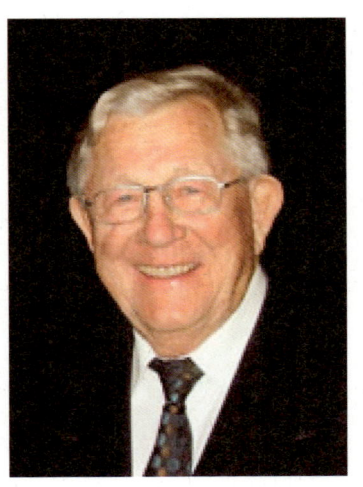
图1-9　Hugo Obwegeser 医师

二、国内起步和探索

颅颌面外科在我国发展较晚。1977年前,仅少数医院进行过Le Fort Ⅰ、Ⅱ型手术治疗上颌骨部伤残畸形的尝试,对大部分颅颌面先天性畸形和严重创伤,只能进行一些局限性修整,效果不甚显著。张涤生(1916—2015,图1-10)曾收治过多例眶距增宽症患者,那时仅做了内眦角扩大术及鼻梁垫高术等小型修补性手术，医师和家属均不满意。1977年4月，张涤生在当时信息少、获取信息又慢的无奈情况下，偶然读到1974年《美国整形外科杂志》上Paul Tessier眶距增宽症外科治疗的论文，受到很大鼓舞和启发，下决心克服一切困难，为完成中国第一例眶距增宽症手术做术前准备。在当时设备条件困难、手术器械陈旧的情况下，使用骨锯和骨凿在尸体头颅上锻炼手术操作。应该说，这种锻炼对张涤生第一次施行这个难度极大的手术是非常有益处的，既复习了解剖，又练习了手术操作，更重要的是增强了他手术成功的决心和信心。手术组在神经外科尚汉祚医师、麻醉科沈建南医师等的协助下，终于在8小时后顺利地完成了我国第一例通过颅内外联合入路的眶距增宽症矫治手术（图1-11）。术后患儿未发生任何并发症，治疗效果也较满意，把6.5 cm的眶间距离（interorbital distance，IOD）缩小到3.5 cm。在术中张涤生原拟把眶间距离缩小到3 cm，但由于过窄的眶间距离使颅内压及眼压一度增高，故只得在眼眶间插植一块骨片略加宽眶间距离。这次手术的成功标志着我国在颅颌面外科专业的探索道路上迈开了第一步。1986年，上海第二医科大学附属第九人民医院和澳大利亚颅颌面外科中心签订5年交流培训协议，首批由上海的冯胜之教授（整形外科）、丁美修教授（神经外科）、毛玉珍护士赴澳大利亚阿德莱德（Adelaide）接受著名的David J. David医师的培训1年。1987年，上海第二医科大学附属第九人民医院成立了以张涤生教授为主任，包括丁美修教授、冯胜之教授、穆雄铮副教授、沈建南教授等医师的颅颌面外科中心，并与医院内的神经外科、麻醉科、眼科、口腔颌面外科、口腔正畸科、耳鼻喉科、儿科、内科等相关科室合作，实施定期的大会诊制度。在短短的10年内，完成了各类颅颌面外科手术200多例，涵盖了几乎所有的颅颌面外科病种。1995年，该中心总结完成了眶距增宽症手术45例、颅内外联合入路手术近百例。为此，该中心获得了1995年的上海市科学技术进步奖一等奖、1996年的卫生部科学技术进步奖二等奖和国家科学技术进步奖三等奖。

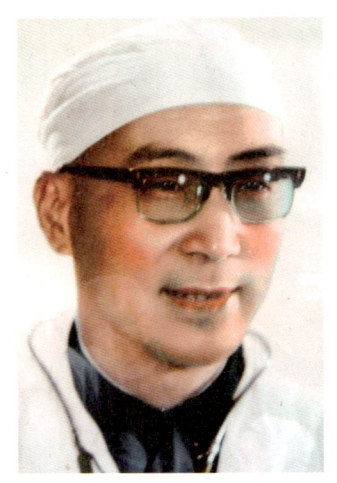

图1-10 张涤生医师

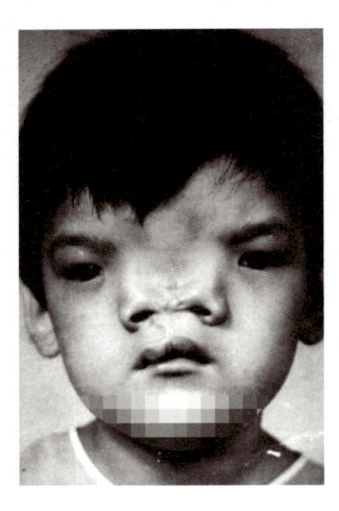 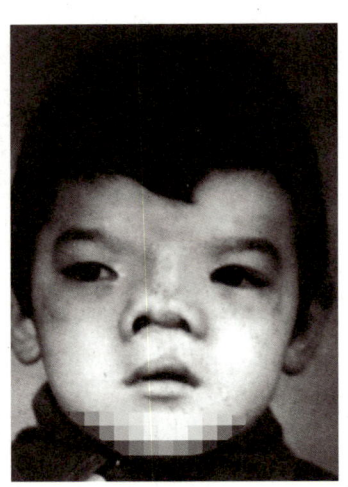

A B

A. 术前；B. 术后。

图1-11 张涤生医师完成国内第一例颅颌面手术

1980年，北京大学第三医院成（整）形外科的王大玫医师（1920—2003，图1-12）成功完成了我国第一例"寄生性头部连胎的副头切除"手术（即"双头人"手术）。1983年，王大玫开展了眶距增宽症矫正手术，主编了《成形外科学讲座（头颈部）》。1984年，王大玫、李建宁等报道按照

Tessier原则利用额骨截骨前移术治疗颅骨双侧冠状缝过早闭合的手术。

1984年，第四军医大学以口腔颌面外科毛天球医师（图1-13）、刘宝林医师，眼科陈日亭医师及神经外科医师为骨干，成立了颅颌面外科协作组，顺利完成了1例严重眶距增宽症的颅内外入路手术（图1-14），取得良好效果。这是中国颅颌面外科的起步和摸索阶段。

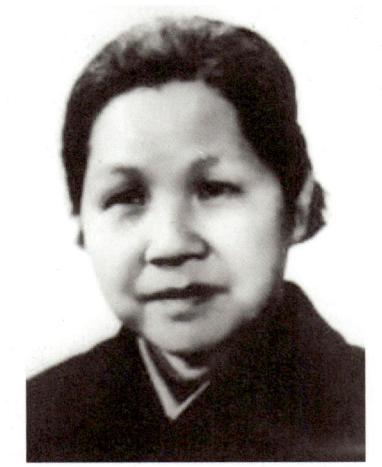

图1-12　王大玫医师

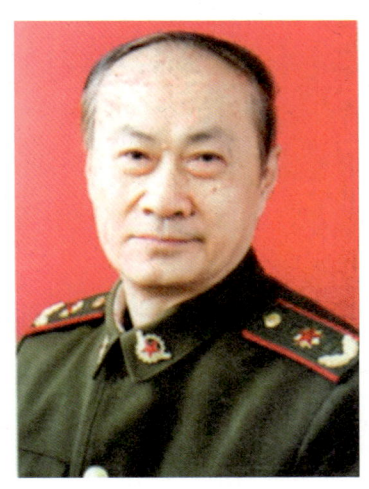

图1-13　毛天球医师

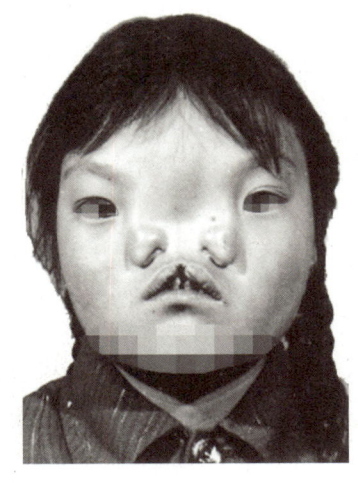

A

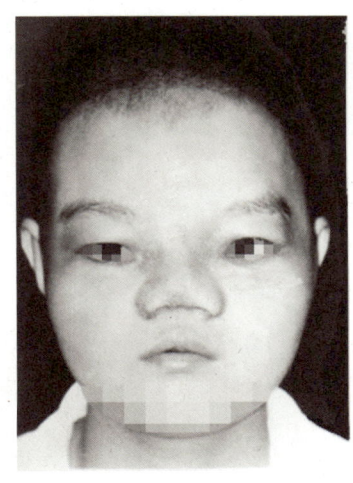

B

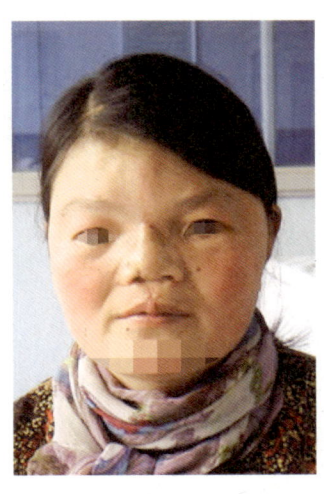

C

A. 术前；B. 术后3周；C. 术后10年。

图1-14　毛天球医师完成的眶距增宽症矫正术

1995年，北京协和医科大学附属整形外科医院成立了由归来博士（法国留学回国）为主任的颅颌面中心，开展了眶距增宽症、颅颌面骨纤维异常增殖症等矫正手术，以及Le Fort Ⅰ～Ⅲ型截骨术。

1999年，柳大烈、冯胜之、穆雄铮教授分别在沈阳军区总医院和南方医科大学珠江医院完成了2例眶距增宽症矫正术。2000年，冯胜之、穆雄铮教授在中南大学湘雅医院完成了1例眼眶骨性间距达到6 cm的严重眶距增宽症矫正术。

三、国内外交流

1978年以后，随着国际交流逐步增加，条件不断改善，我们有机会去国外参观访问，踏上国际学术讲台，国外专家也相继来中国访问讲学。

1982年，法国的Daniel Marchac医师（1936—2012，图1-15）首次来上海第二医学院附属第九人民医院访问，详细介绍了当时国际上颅颌面外科的新技术和发展概况，这是中国颅颌面外科与国际同行进行的第一次全面交流（图1-16）。当Marchac医师知晓了张涤生教授用简陋的手术器械做开颅和颅内外截骨手术的情况后，甚为敬佩，慷慨地捐助了一台德国蛇牌电动锯，这是国内第一台用于颅颌面手术截骨的动力性装置。

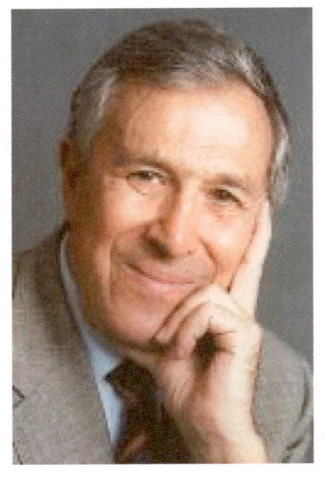

图1-15　Daniel Marchac医师

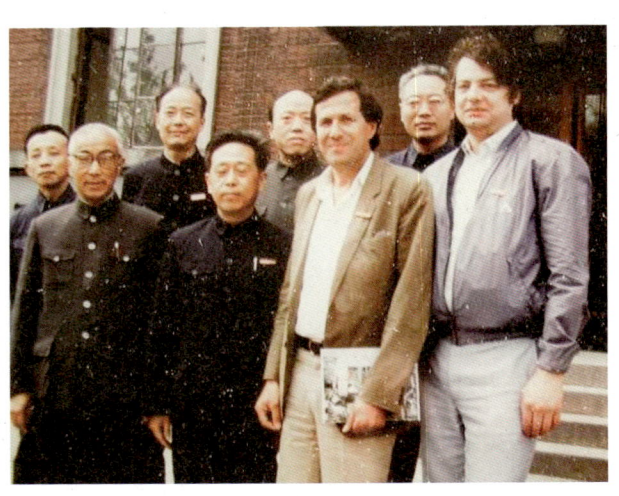

图1-16　20世纪80年代国际交流合影留念

1984年，美国迈阿密的S. Anthony Wolfe医师（图1-17）和洛杉矶的Henry K. Kawamoto医师（图1-18）联袂访问上海第二医学院附属第九人民医院，他们是Tessier医师的得意门生，在法国学习了当时堪称神奇的颅颌面外科技术后，回到美国开展了大量手术，在国际上赢得了相当高的知名度。为此张涤生教授预约了10余个颅颌面畸形患者，同时举办颅颌面外科学习班。为期1周的学术演讲和手

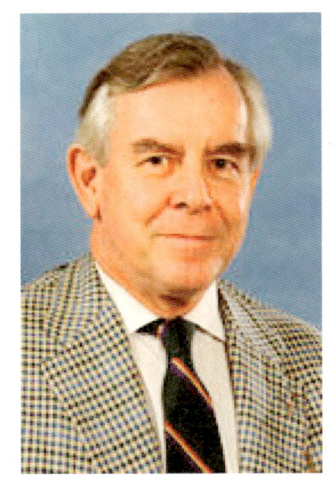

图1-17　S. Anthony Wolfe医师

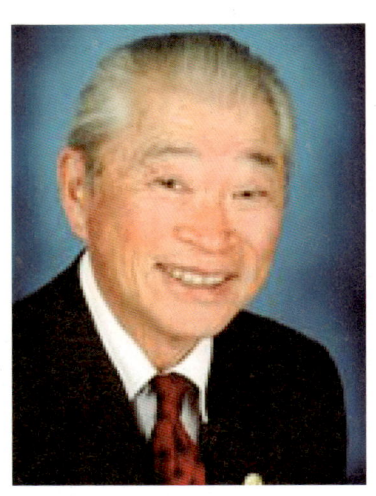

图1-18　Henry K. Kawamoto医师

术演示使参加学习班的国内同道震惊不已,手术展示了先进的麻醉(anaesthesia)概念、手术和术后监护技巧,拉近了颅颌面外科国内水平与国际水平的距离。有趣的是,当时的一个患者,在20年后带着他的女儿也来上海治疗(图1-19)。

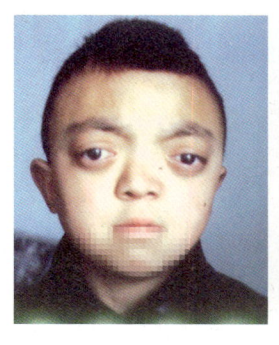 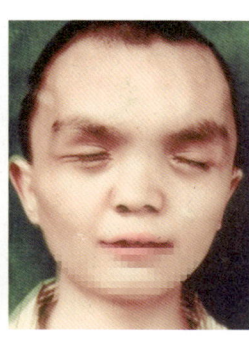 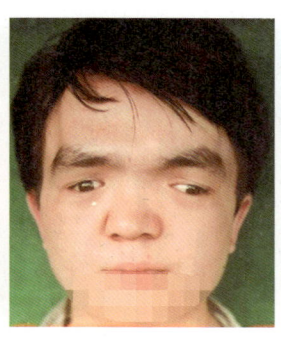 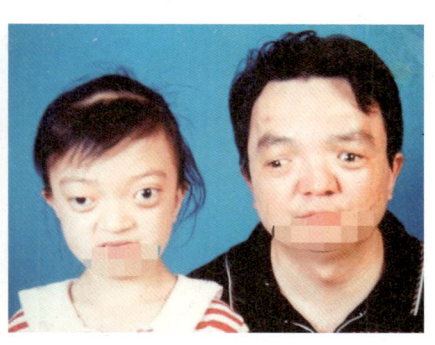

A. 术前;B. 术后当时;C. 术后17年;D. 20年后父女再次来诊。

图1-19 Wolfe医师和Kawamoto医师在中国的首例手术演示案例(1984)

1986年,澳大利亚的David J. David医师(图1-20)访问上海第二医科大学附属第九人民医院。在张涤生教授和David医师的努力下,澳大利亚阿德莱德市儿童医院颅颌面外科中心和上海第二医科大学附属第九人民医院达成5年合作交流协议。协议规定,澳大利亚方面每年派出颅颌面外科小组来上海第二医科大学附属第九人民医院,进行为期10天的讲课和手术示范;上海第二医科大学附属第九人民医院则派出学习小组,包括手术医师、麻醉师和护士,去澳大利亚进行为期1年或短期的进修学习和参观讲学访问,所有互访的经费由澳大利亚方面承担。1987年,上海第二医科大学附属第九人民医院派出的学习小组成行,包括后来成为我国颅颌面外科主要骨干的冯胜之教授和丁美修教授。1989年,该计划中断。2007年,由David教授倡议,在沪澳大利亚商会发起了中澳颅面"再生计划",延续了之前中断的中国和澳大利亚合作培训计划,并将合作内容延伸到我国经济欠发达地区,旨在培养我国颅颌面外科专业人才(图1-21)。

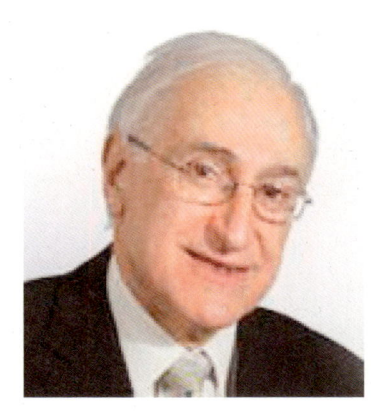 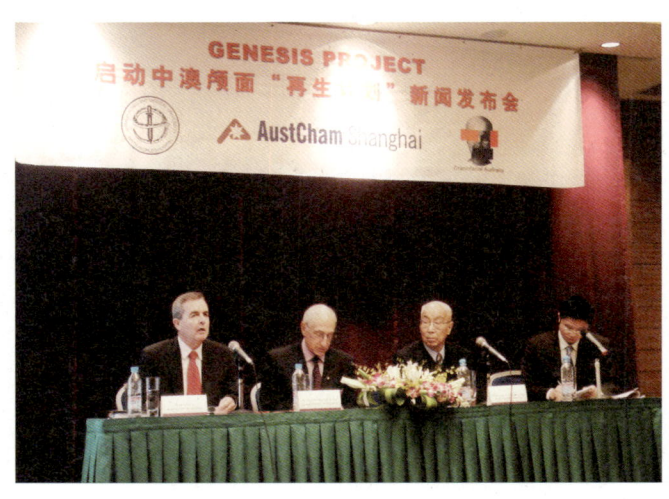

图1-20 David J. David医师　　　图1-21 中国和澳大利亚合作培训计划新闻发布会(2007)

1988年,上海第二医科大学附属第九人民医院口腔颌面外科举办首届国际口腔颌面外科会议,"颅面外科之父"Paul Tessier来访,演讲并进行了手术演示,促进了整形外科医师和口腔颌面外科医师在颅颌面外科方面的交流和进步（图1-22，感谢邱蔚六院士提供照片）。

从1999年开始，世界颅面基金会（WCF）的Kenneth E. Salyer医师（图1-23）频频访问中国，在上海、北京、南京、西安等地讲学和做手术演示（图1-24）。2009年，以Salyer医师为首的世界颅面基金会正式和上海交通大学医学院附属第九人民医院签署合作协议，同意在上海成立颅颌面外科高级培训中心，培养颅颌面外科专业医师。

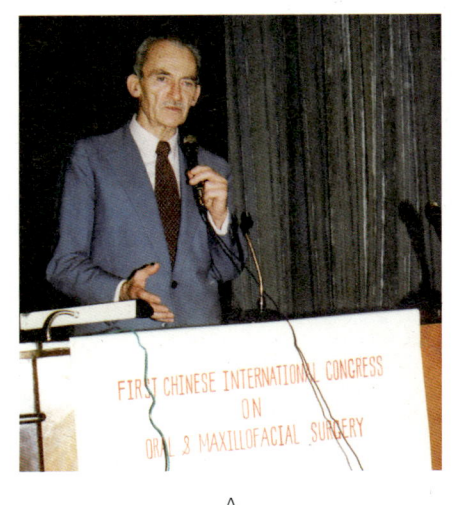 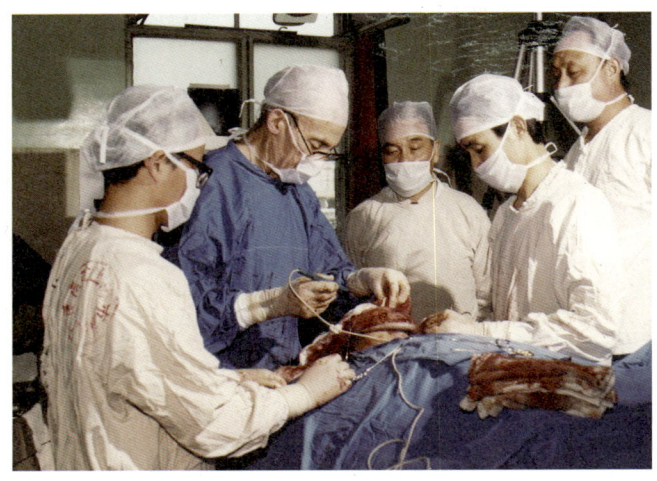

A. 来访演讲；B. 做手术演示。

图1-22　Tessier医师来访时演讲和做手术演示（1988）

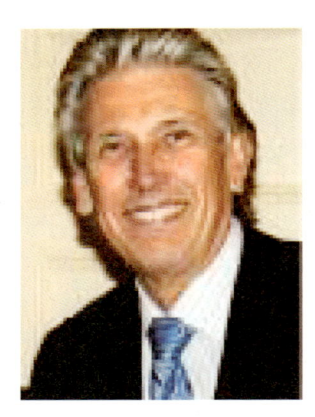 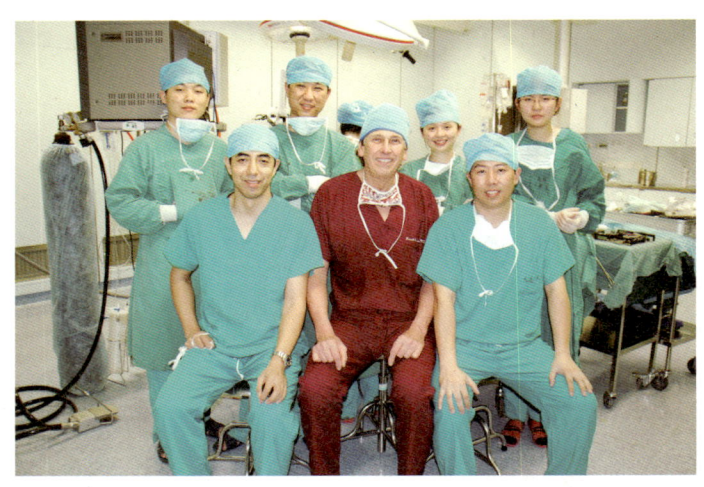

图1-23　Kenneth E. Salyer医师　　图1-24　Salyer医师在上海儿童医学中心完成手术演示（2009）

无疑，以上各项交流活动对提高我国颅颌面外科专业的理论和技术水平有极大帮助。我国的颅颌面外科虽然起步较晚，但我们有庞大的患者需求，30年来已经积累了一定的临床经验和研究基础，并已在全国各地萌芽。上述国际交往提升了我国颅颌面外科的总体水平，使中国的颅颌面外科逐渐成为亚洲乃至国际颅颌面外科领域的一个重要组成部分。

颅颌面外科的范围正在逐渐改变，并越来越具有中国特色。东、西方人种在颅颌面解剖形态上具有各自的某些特征，例如西方人鼻梁高耸、两眼内眦间距较小，如按照西方人标准进行东方人的手术，一定会造成怪异脸形。显然我国的颅颌面外科不能从西方照抄。当年David医师来访时，曾在一次手术中做最后的鼻梁部植骨时，按照西方标准把鼻梁起点置于两眉间水平，将患儿改造成典型的希腊式高鼻，术后患儿不太满意。后来笔者向David医师解释，按照东方人标准，鼻梁基底应起于眉和内眦两点的中间水平，较西方人位置略低。在David医师以后的几例手术中，他就按照这种东方人标准进行矫正，获得了满意效果。为此David医师深有体会，以后在多次报告中特别提到了这个有趣的小故事。因此，在开展和建设我国颅颌面外科专业的过程中，我们应结合我国各民族颅颌面形态特点，在学习和借鉴国外先进经验的同时，还须收集和统计我国国人颅颌面特征的资料，不断研究和改进各类先天性颅颌面畸形和创伤性颅颌面畸形的诊断和治疗。在学科交叉方面，颅颌面外科和颌面外科合作开展颅底部手术和根治颌面部巨大肿瘤的切除手术，并一次性修复因手术造成的组织缺损，已经成为中国颅颌面外科的特色。

四、颅颌面外科专业学会、会议

早在1983年，国际颅面外科学会（ISCFS）就组建成立了，学会第一届主席由Tessier医师担任。学术会议按2年一届召开。目前只有Obwegeser、张涤生两位因在颅颌面外科做了开拓性工作而被选为终身荣誉会员。亚太地区，由David J. David医师发起，在1990年成立了亚太颅颌面外科学会（Asian Pacific Craniofacial Association，APCA），由David担任主席，张涤生担任创始委员之一；并于2000年10月30日至11月2日，在上海锦江饭店举行了第四届亚太颅颌面外科学术会议，由张涤生担任主席，参加会议者200余人，盛况空前。第八届亚太颅颌面外科学术会议于2010年在马来西亚的古晋举行；2012年，由穆雄铮和曹谊林担任大会主席的第九届亚太颅颌面外科学术会议在中国北京举行。

1999年11月4—6日，在上海成功举行了首届全国颅颌面外科学术研讨会（图1-25）。研讨会上，受邀的国际颅颌面外科专家Daniel Marchac（国际颅面外科学会常务理事）、Kenneth E. Salyer（国际颅面外科学会秘书长）、Bryant A. Toth、Edward Genecov等作了颅颌面外科和口腔正畸科方面的专题报告。美国专家Salyer、David Genecov做了手术演示。国内代表的交流论文代表了近10年来颅颌面外科在中国的成长经验，如冯胜之的《颅面外科20年回顾和展望》、毛天球的《颅底肿瘤外科20年经验

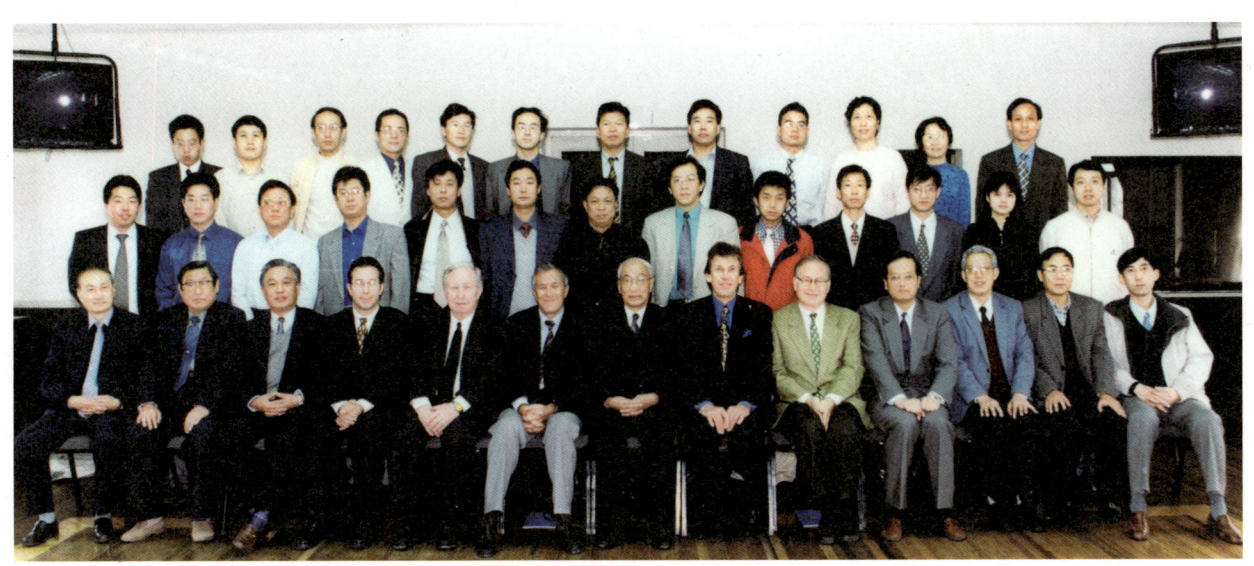

图1-25　首届全国颅颌面外科学术研讨会（上海，1999）

总结》、周正炎的《颅颌面损伤的诊治》、归来和滕利的《颅面手术并发症的分析总结》、穆雄铮的《颅缝早闭和全颅骨板移位拼接术》等。

具有历史意义的是，在本次会议上成立了全国"颅面外科协作组"，代表来自上海、陕西、北京、浙江、江苏、安徽、广东等10余个省市，包括整形外科医师、口腔颌面外科医师、神经外科医师、眼科医师等。与会代表一致选举上海第二医科大学附属第九人民医院张涤生院士为组长，选举冯胜之、毛天球、归来、柳大烈、陈林峰等为副组长，选举穆雄铮为秘书长，并设秘书组负责日常的工作和联系。会议根据张涤生院士的提议，暂定名为"颅面外科协作组"。初拟"颅面外科协作组"的宗旨为：普及和推广颅颌面外科，加强我国颅颌面外科医师的合作和交流，壮大颅颌面外科队伍，促进我国颅颌面外科的发展，增进与国外颅颌面外科的交往，创造有中国特色的颅颌面外科。初步拟定的颅颌面外科范围为：颅颌面先天性畸形、颅颌面外伤性畸形、颅颌面肿瘤、颅颌面美容整形、颅颌面畸形的基础研究。与会代表建议本协作组挂靠中国康复医学会修复重建外科专业委员会。此提议不久就得到中国康复医学会修复重建外科专业委员会的支持，并得到正式批复同意。

第二届至第五届全国颅颌面外科学术研讨会分别于2003年、2004年、2005年、2008年在广州、重庆、北京、深圳举行。

各整形美容相关学会和组织相继成立了颅颌面外科的专业和学组，如中国医师协会美容与整形医师分会于2009年正式成立颅颌面亚专业委员会，中华医学会整形外科学分会于2015年成立颅颌面外科专业学组，中国整形美容协会于2018年成立颅颌面外科分会等。

五、颅颌面外科杂志、著作及其他

颅颌面外科国际官方杂志是美国的《颅面外科杂志》（the Journal of Craniofacial Surgery，JCF），2019年该杂志的SCI分值为0.772，主编为Mutaz B. Habal。该杂志从2009年5月开始有中文摘要刊出，体现了对中文读者的重视。

王大玫主编的《成形外科学讲座（头颈部）》于1983年出版，其中有颅颌面外科基本知识的介绍。

张涤生主编的《颅面外科学》于1997年出版。这是我国该领域的第一部专著，该书全面系统地介绍了颅颌面外科专业，总结了上海第二医科大学附属第九人民医院完成的众多病例。该书获卫生部科学技术进步奖二等奖（2003）。

黄洪章、杨斌主编的《颅颌面外科学》于2005年出版。

张涤生、毛天球、穆雄铮、归来等因颅颌面外科方面的成就，获得过国家、卫生部、省及军队的各类科学技术进步奖，提升了颅颌面外科在全国的地位。

国内近年来的进展，使得我国颅颌面外科专业逐步跻身于国际先进水平行列。但我们面临的问题是，庞大的人口基数下的颅颌面先天性畸形病例、经济飞速发展所带来的工业和交通事故所致颅颌面外伤病例，相对于数量不多的颅颌面外科专业队伍，这种比例十分不协调。这就需要广大颅颌面外科专业人员在治疗大量先天性及创伤性颅颌面残缺畸形的同时，培训更多的年轻医师和边远地区的颅颌面外科团队，为颅颌面畸形患者进行有效的修复重建，完成所谓"改头换面"的高风险外科手术，以解除他们生理上的和心理上的困扰，恢复正常容貌和生活，为建设和谐社会贡献我们医务工作者的力量。

（穆雄铮）

六、拾遗（颅颌面外科孕育期的亲身经历）

大多数人认为颅颌面外科是从1967年，在罗马举行的第四届国际整形外科学术会议上，由Paul Tessier作报告时开始的。在会上，来自世界各国的整形外科医师才知道Tessier已经做了些什么。当然，颅颌面外科不可能产生在一个确定的日子，还必须涉及若干对它有影响的事。

第一件应该提的事，也是十分重要的事，是英国的Harold Gillies启发和影响了Tessier。Gillies早在1942年就施行了第一例Le Fort Ⅲ型截骨术，并在1949年为这名患者进行了第二次手术，Hugo Obwegeser在第二次手术中当过助手。这次手术促使Tessier考虑面部骨骼的大型手术问题。Gillies知道了这位患者后来复发的事，他认为第二次手术或许不该进行。这种复发使Tessier开始构思如何应用骨块嵌植术防止复发。

第二件应该提的事发生在法国巴黎福熙医院内。当时，颌面实验室负责人Ginestet与烧伤科主任Tessier有着分歧与不和。Tessier无法与口腔技术室同事合作制作固定骨块的夹板。因此，在20世纪50年代末和60年代初，Tessier在进行Crouzon综合征治疗时，才被迫自己来发展和使用外科手术方法，使移动骨块得到固定。

1960年初，Tessier改良Gillies的手术方法，施行了他的第一例Le Fort Ⅲ型截骨术。手术前，他先在尸体颅骨上进行演练，但他认为这种演练对他的帮助不大，因为这些颅骨都是正常人的颅骨。他又在法国巴黎的人类博物馆（Musée de L'Homme）里研究了Crouzon综合征患者的颅骨标本。他认为后者对他更有益。Tessier手术和Gillies手术的区别主要有三点：①Tessier手术截骨部位在较后方，而不是Gillies手术的泪窝前方后位。②Tessier手术在翼颌部凿开，而Gillies手术在腭部凿开。③Tessier手术应用自体骨块移植，以填塞所有因手术造成的裂隙，使前移的中面部固位而防止复发。

1967年，Tessier第一次将此项手术在蒙彼利埃举行的会议上发表，震惊了整个整形外科学界。但是，从今天的定义来看，那还不是真正的颅颌面外科，因为它还是颅外入路手术。直到20世纪60年代后期和70年代早期，Tessier才与福熙医院富有开拓性的神经外科医师合作，进行了世界上第一例开颅入路手术以治疗眶距增宽症。随后不久，他进行了第一例颅内入路前额、面部的Le Fort Ⅲ型截骨术。其后，他又在其他各种颅缝畸形、Treacher Collins综合征（Treacher Collins syndrome，TCS）、小眼畸形、突眼症等领域进行开拓。事实上，他开创了几乎所有今天为全世界颅颌面外科医师们所应用的治疗方法。

笔者第一次见到Tessier是在1971年。当时他首次在北美讲学，他在蒙特利尔的整形外科会议上发表演讲。笔者那时在波士顿的彼得·本特·布莱根医院当住院医师，正准备投身整形外科专业。听了他的报告，笔者决定赴巴黎跟随他学习，先给他写了信，告诉他笔者在迈阿密Millard教授处完成整形外科训练后就会去法国找他。Millard教授也非常支持我的决定。这样笔者终于在1975年到了巴黎，成为Tessier的一名助手，同时向他学习。毫无疑问，这是笔者作为外科医师训练过程中得益最大的一年。在巴黎，美国加利福尼亚大学的Henry K. Kawamoto医师恰在笔者之前，得到Converse的鼓励而随Tessier学习。后来我们就成为朋友，我们约定每年以1～2周的时间随Tessier继续学习，学习Tessier的新手术。我们曾随Tessier去过南美的巴西等地。在过去的20年中，Tessier在北美各地旅行，施行了大量颅颌面外科手术，显示了这门新兴专业发展的可能性，引起了美国外科医师的浓厚兴趣。实际上，Tessier在美国所做的颅颌面外科手术病例总数，已大大超过了任何一个美国医师所做的病例数。同时，全世界所有颅颌面外科医师都曾直接或间接地从Tessier那里学习过，成为第二代颅颌面外科医师。

笔者和Kawamoto医师有幸受邀，访问中国的一些中心（分布于上海、西安、北京）。在上海，我们与张涤生教授及他的同事们一起施行了许多颅颌面外科手术，前后达2周之久。法国Daniel Marchac也曾先于我们到中国施行手术，我们很高兴能够进行多种颅内入路手术，用的方法都是向Tessier学来的。当时中国同行获得了Marchac捐助的德国蛇牌电动锯，开颅凿骨快速而准确。笔者相信中国上海是积极从事颅颌面外科的一个中心。相信他们精湛的技术将在本书中得到展现。

（S. Anthony Wolfe 张涤生 译）

第二节 国际颅面外科学会概况

国际颅面外科学会（ISCFS）作为国际整形再造和美容外科联合会的分会，1983年6月在蒙特利尔成立。18位创始成员都是国际著名整形外科医师，他们均对颅颌面外科手术有很大的兴趣，都给予了极大的关注。学会最初被命名为"国际颅颌面外科学会"，为了更准确地反映会员的工作，同时考虑到学科专业间的差异，后来更名为"国际颅面外科学会"。

一、国际颅面外科学会历史

1983年，国际颅面外科学会（ISCFS）18位创始成员均参加了成立大会，与4年一届的国际整形再造和美容外科联合会会议同时举行。

创始成员为当时在颅颌面外科领域处于国际上领先水平的著名整形外科医师，他们分别为：Ernest P. Caronni、David J. David、Milton T. Edgerton、Ian T. Jackson、Bengt Johansson、Henry K. Kawamoto、Daniel Marchac、Joseph G. McCarthy、Ian R. Munro、Joseph E. Murray、Fernando Ortiz-Monasterio、Jorge Psillakis、Kenneth E. Salyer、Michael Striker、Paul Tessier、Jacques C. van der Meulen、Linton A. Whitaker、S. Anthony Wolfe等。

Paul Tessier被推选为名誉主席，确立了学会章程，制定了学会会员标准，特别要求入会者须具备国际认可的颅颌面外科专业团队培训经验，申请前24个月须在颅颌面外科专业领域发表文章，每年完成颅内入路手术须满足一定数额。

1985年，德国的Obwegeser等口腔颌面外科医师酝酿成立了欧洲颅颌面外科学会，并得到了Tessier医师的支持。因考虑到"国际颅颌面外科学会"主要创始成员为整形外科医师，欧洲颅颌面外科学会主要创始成员为口腔颌面外科医师，经法国Daniel Marchac医师居中协调，"国际颅颌面外科学会"愿意去除中间的"颌"字，而改为"国际颅面外科学会"，相对应，希望欧洲颅颌面外科学会去除"颅"字，以取得学科专业间差异的平衡。事实上，最终"国际颅颌面外科学会"在1985年更名为现在的"国际颅面外科学会"（ISCFS），而欧洲颅颌面外科学会并未改名，成为一段公案。

第一届国际颅面外科学会学术会议1985年在法国拉纳普勒（La Napoule）举行，由Paul Tessier作为名誉主席主持。1987年的会议在印度新德里与印度国际联合会同时召开，由Paul Tessier主持。

1989年的国际颅面外科学会学术会议在意大利佛罗伦萨（Florence）召开，由Ian R. Munro主持；1991年，在西班牙圣地亚哥德孔波斯特拉（Santiago de Compostela）国际联合会议之后召开，由Joseph G. McCarthy主持；1993年，会议在墨西哥瓦哈卡（Oaxaca）召开，由Fernando Ortiz-Monasterio主持；1995年，会议在法国圣特罗佩（Saint-Tropez）举行，由Daniel Marchac主持；1997年9月15—17日，第七届会议在美国新墨西哥州圣菲（Santa Fe）举行，这是学会首次在美国召开学术会议，由Linton A. Whitaker主持。注册参加第七届会议的人数较往届有所增加，此后每届出席会议人数稳步增加。最近一次在法国召开的会议，据统计共有来自29个国家的270名代表注册参加。

会议论文最初以讨论颅颌面外科手术基本术式为主，发展至今则以介绍研究成果和新技术为主。近来，会议论文主要有颅颌面生长发育分子生物学研究，颅颌面畸形微创治疗技术如牵引成骨、内镜、先进影像技术等，以及继续评估讨论现有诊疗方法等方面内容。

国际颅面外科学会创始会员如下：Ernest P. Caronni，医学博士，意大利；David J. David，医学博士，澳大利亚；Milton T. Edgerton，医学博士，美国；Ian T. Jackson，医学博士，美国；Bengt Johansson，医学博士，瑞典；Henry K. Kawamoto，医学博士，美国；Daniel Marchac，医学博士，法国；Joseph G. McCarthy，医学博士，美国；Ian R. Munro，医学博士，美国；Joseph E. Murray，医学博士，美国；Fernando Ortiz-Monasterio，医学博士，墨西哥；Jorge Psillakis，医学博士，墨西哥；Kenneth E. Salyer，医学博士，美国；Michael Striker，医学博士，法国；Paul Tessier，医学博士，法国；Jacques C. van der Meulen，医学博士，尼德兰；Linton A. Whitaker，医学博士，美国；S. Anthony Wolfe，医学博士，美国。

二、历届主席和会议地点

1985　Paul Tessier，拉纳普勒，法国

1987　Paul Tessier，新德里，印度

1989　Ian R. Munro，佛罗伦萨，意大利

1991　Joseph G. McCarthy，圣地亚哥德孔波斯特拉，西班牙

1993　Fernando Ortiz-Monasterio，瓦哈卡，墨西哥

1994　Daniel Marchac，圣特罗佩，法国

1997　Linton A. Whitaker，圣菲，美国

1999	Yu-Ray Chen(陈昱瑞)	台北，中国
2001	Claes Lauritzen	维斯比，瑞典
2003	Kenneth E. Salyer	蒙特利，美国
2005	David J. David	布里斯班，澳大利亚
2007	S. Anthony Wolfe	萨尔瓦多，巴西
2009	Wall Stephen	牛津，英国
2011	Anil Madaree	利文斯通，赞比亚
2013	Scott Bartlett	杰克逊镇，美国
2015	Kaneshige Satoh	千叶，日本
2017	Fernando Molina	坎昆，墨西哥
2019	Eric Arnaud	巴黎，法国
2023	Richard Hopper	西雅图，美国
2025	Xiongzheng Mu(穆雄铮)	上海，中国

（Linton A. Whitaker　杨娴娴译）

参考文献

[1] 张涤生,冯胜之,穆雄铮,等.颅面外科17年回顾与展望[J].中华整形烧伤外科杂志,1994,10(6):428-432.
[2] 张涤生,穆雄铮.从颅面外科到颅颌面外科[J].中华整形外科杂志,2006,22(6):405-408.
[3] 王大玫.颅骨双侧冠状缝过早闭合的治疗(附4例报告)[J].中华医学杂志,1984(10):636-638.
[4] 王侠,李健宁,马勇光,等.下面部过宽矫正术[J].中华医学美容杂志,1998,4(4):169-172.
[5] 王侠,李健宁,陈育哲,等.眶壁骨折眼球移位的矫正[J].中华整形外科杂志,2001,17(3):138-140.
[6] 王侠,王大玫,马勇光,等.国人眶间距和眶内侧壁间距的测量及眶距增宽手术改良[J].中华整形外科杂志,2001,17(1):20-23.
[7] 陈育哲,王侠,秦荣生,等.下颌截骨整体塑形术[J].中华整形外科杂志,2004,20(1):45-47.
[8] 王侠,陈育哲,秦荣生,等.截骨术结合Medpor置入在颅面外科的应用[J].中华医学美容杂志,2001,7(2):66-68.
[9] 夏有辰,李健宁,王侠,等.经口内切口假体植入矫治下颌后缩畸形的研究[J].中国微创外科杂志,2001,1(4):226-227.
[10] 陈育哲,王侠,李健宁.局麻下口内入路下颌角肥大截骨术[J].中华医学美容杂志,2001,7(1):30-32.
[11] 李比,李健宁,王侠,等.经头皮冠状切口颧部缩小术[J].中华医学美容杂志,1998,4(3):115-117.
[12] 王大玫.成形外科学讲座(头颈部)[M].昆明:云南人民出版社,1983.
[13] 毛天球.眶距增宽矫正术[M]//周树夏.手术学全集:口腔颌面外科手术学.北京:人民军医出版社,1994.
[14] 毛天球,陈日亭,刘宝林,等.颅内外联合途径矫治眶距增宽症[J].实用口腔医学杂志,1988,4(1):3.
[15] 陈日亭,毛天球,刘宝林,等.眶距增宽症手术治疗(个例报告)[J].中华整形烧伤外科杂志,1985,1(3):224.
[16] 李德伦,梁河清.颌面颈手术失误与并发症的防治[M].西安:陕西科学技术出版社,1991.
[17] 陈日亭.颌面颈手术解剖[M].北京:人民卫生出版社,1984.
[18] 张青莲,马晓玛.先天性眶距过宽矫正术的护理[J].护士进修杂志,1988,3(3):21.
[19] 蔡用舒,陈日亭,易声禹,等.眶距过宽症的手术治疗—5例[J].眼科学报,1986,2(2):79.
[20] 毛天球,刘宝林,斯方杰,等.颅内、外联合切除颅底区骨巨细胞瘤[J].实用口腔医学杂志,1997,13(2):86.
[21] 毛天球,刘宝林,周树夏,等.头皮冠状切口在颅颌面外科手术中的应用[J].实用口腔医学杂志,1990,6(4):296.

[22] 毛天球,刘宝林,周树夏,等.利用头皮冠状切口进路切除颅面部肿瘤[J].口腔医学,1989,9(2):78.
[23] 毛天球,刘宝林,王锦玲,等.显露颈静脉孔和岩尖的颞下进路颅底外科手术[J].实用口腔医学杂志,1994,10(1):3.
[24] 王一霖,梁河清,彭品祥,等.头皮冠状切口和微型钢板固定治疗面中部骨折[J].口腔颌面外科杂志,1991,1(1):61.
[25] 刘宝林,石子英,周树夏,等.采用冠状切口整复面颌畸形[J].实用口腔医学杂志,1985,1(1):24.
[26] 石子英,毛天球.创伤性眦距过宽的诊断及治疗[J].口腔颌面外科杂志,1994,4(3):159.
[27] 石子英,毛天球,刘宝林,等.复杂性面中部骨折的治疗(附64例报告)[J].临床口腔医学杂志,1993,9(2):95.
[28] 王一霖,梁河清,彭品祥,等.交通事故致面中部多发性骨折的治疗[J].中华创伤杂志,1993,9(2):105.
[29] 梁河清,周树夏.颜面颌复杂性损伤早期植骨处理[J].创伤杂志,1986,2(4):236.
[30] 中国口腔医学年鉴编纂委员会.中国口腔医学年鉴[M].北京:人民卫生出版社,1988.
[31] 曹建广,周树夏,刘宝林,等.上颌骨骨折的晚期处理[J].现代口腔医学杂志,1989,8(3):176.
[32] 周树夏,刘宝林.颜面中1/3部位陈旧性骨折的治疗[J].普外临床,1989,4(4):241.
[33] 吕春堂,毛天球,刘宝林,等.额、鼻、眶区陈旧性骨折的临床特点及处理[J].中华口腔医学杂志,1989,24(3):173.
[34] 周树夏,斯方杰,王永海,等.口腔颌面部损伤5 147例治疗的回顾与总结[J].中华口腔医学杂志,1989,24(4):243.
[35] 吕春堂,周树夏,毛天球,等.颞筋膜组织瓣对颌面部组织缺损畸形的整复与重建[J].修复重建外科杂志,1989,3(1):32-35.
[36] 吴继聪,吕春堂,姚远.顶骨作为植骨材料的解剖学研究[J].中华口腔医学杂志,1993,28(6):340.
[37] 归来,夏德林,张智勇,等.三维模型技术在颅面创伤修复中的应用[J].中华创伤杂志,2004,20(4):213-216.
[38] 归来,张智勇,牛峰,等.三维模型在颅颌面外科的应用[J].整形再造外科杂志,2004,1(1):27-30.
[39] 归来,邓诚,张智勇,等.口内入路L型截骨术矫正高颧骨[J].中华整形外科杂志,2002,18(5):288-290.
[40] 归来,张智勇,张翔云,等.天然珊瑚石人工骨在颏成形术中的应用[J].中华整形外科杂志,2001,17(1):17-19.
[41] 归来,罗茂萍,戴汝平,等.电子束CT三维重建技术在颅颌面外科的应用[J].中华整形外科杂志,2001,17(5):313-314.
[42] 归来,张智勇,滕利,等.下颌骨外板修复颅颌面畸形[J].实用美容整形外科杂志,2000,11(4):178-180.
[43] 归来,罗茂萍,戴汝平,等.颅颌面外科与三维重建技术[J].CT理论与应用研究,2000,9(3):31-34.
[44] 归来,张智勇,滕利,等.钛合金小夹板坚强内固定用于矫治下颌前突[J].中华整形外科杂志,2000,16(2):110-111.
[45] 归来,侯全志,张智勇,等.口内入路下颌角肥大弧形截骨术[J].中华整形烧伤外科杂志,1999,15(5):336-338.
[46] 归来,宋业光.颅颌面外科创立30周年回顾[J].中华整形烧伤外科杂志,1997,13(6):403-406.
[47] 归来.三维钛合金小夹板坚强内固定治疗颌骨骨折[J].中国修复重建外科杂志,1997,11(4):7-9.
[48] 归来.口内路径下颌骨升枝矢状劈开截骨术治疗下颌前突畸形[J].口腔颌面外科杂志,1997,7(2):9-12.
[49] 归来.皮肤软组织膨胀器用于治疗恶性肿瘤[J].中国修复重建外科杂志,1995,9(2):91-93.

第二章

颅颌面的正常胚胎发生和发育学

颅颌面的胚胎发生和生长发育是颅颌面外科学的重要组成部分，事实上，颅颌面正常的生长发育与许多颅颌面先天性畸形的发生之间呈现正相关关系。在遗传和环境等多种因素的影响下，颅颌面的正常生长发育过程可能部分受累，而发生相关的先天性颅颌面畸形；另外，有些先天性颅颌面畸形的发生又会进一步扰乱或影响颅颌面正常生长发育的过程。为此，研究和掌握颅颌面的胚胎正常发生和生长发育规律及其与各种先天性畸形发生的关系、可能的致病原因等，对临床各种颅颌面畸形的诊断、治疗和预后判断至关重要。

第一节 颅骨的胚胎发生和发育

人体的骨结构由胚胎时期的间充质（mesenchyme）分化形成，骨发生的方式可分为两大类：膜内成骨（intramembranous ossification）和软骨内成骨（endochondral ossification）。前者先由间充质分化形成富含血管的胚胎性结缔组织膜，随后该膜中的间充质细胞会增殖，并逐渐分化出成骨细胞（osteoblast），最终形成骨组织。后者先由间充质形成软骨雏形，而后以此为基础继续生长，并逐渐骨化而形成骨组织。上述两种成骨方式均包含了骨组织形成和骨组织吸收两个基本过程。

颅骨的发生也不例外。颅骨和面部骨骼的发生主要以膜内成骨的方式进行，但颅底的大部分骨的发生以软骨内成骨的方式进行，故又称软骨颅（chondrocranium）。

颅骨由脑颅和脏颅构成，脑颅包括保护脑部的颅顶（盖）和包含上下颌骨在内的颅底两部分。脑颅又分膜性脑颅和软骨性脑颅两类，后者由颅底部数块软骨相互融合形成，并逐渐骨化，发育形成枕骨基底部、枕骨大孔、筛骨体、蝶骨体、蝶骨大翼、蝶骨小翼、乳突、颞骨岩部等结构。

一、脑颅的发生和发育

脑颅的发生和发育包括颅顶的发生和发育、颅底的发生和发育两部分。

(一)颅顶的发生和发育

颅顶由脑组织周围的间充质以膜内成骨的方式发育形成,经历膜性颅顶和骨性颅顶两个阶段。

颅顶膜内成骨的发生过程如下:在将要形成骨质的部位,血管增生,营养供给丰富,间充质密集分裂分化为骨原细胞,其中部分骨原细胞进一步分化为成骨细胞,后者分泌类骨质(osteoid),而成骨细胞本身逐渐被其分泌的类骨质包埋,成为骨细胞(osteocyte)。之后,类骨质钙化,成为骨基质(bone matrix)。最早形成骨组织的部位称骨化中心(ossification center)。新形成的骨组织是由许多针状或片状的骨小梁组成的初级骨松质,其四周始终有骨原细胞附着,并不断分化为成骨细胞而继续造骨,使骨组织不断向周围扩展,体积逐渐增加。其周围的间充质则发育分化为颅骨膜。

随着脑的发育,颅顶骨继而进入生长和改建阶段:外表面以成骨为主,使骨得以不断生长;内表面以破骨为主,可逐渐改变骨的曲度,以适应脑发育的需要(图2-1)。在出生后的1年内,颅顶骨生长迅速,此后这种快速生长一直持续到7岁左右。脑组织的快速发育及增大会诱导与调节颅骨的生长,某些部位的生长受抑制,某些部位则顺应内部的应力而获得发育。经过生长和内部改建,最初形成的骨松质被吸收,颅顶骨出现了由初级骨密质构成的具有骨板的内板与外板,两板之间为骨松质构成的板障,但其发育完善尚需等到成年。

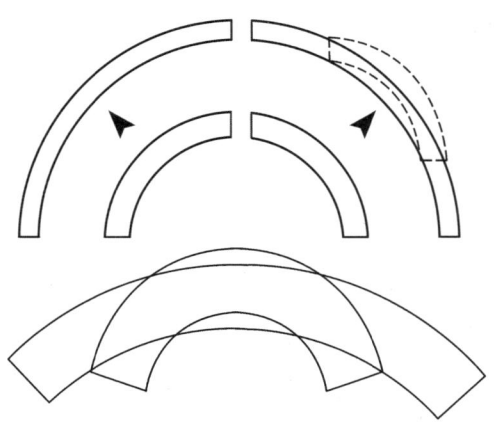

图2-1 颅顶骨的生长和改建

颅骨的外形和曲度为适应脑组织发育的需要而不断发生变化,此变化须依赖成骨细胞和破骨细胞的双重作用:即外表面骨质不断形成,内表面骨质不断吸收,在成骨、破骨的共同作用和不断改造下完成上述变化。

在胎儿期和婴儿期,颅顶各扁平骨之间存在由致密结缔组织组成的膜性连接,形成一种纤维性关节,称颅缝(cranial suture),其中有6个呈三角形或四边形的较大的区域,称囟门(fontanelle,图2-2)。双侧顶骨与额骨之间者为前囟(anterior fontanelle),双侧顶骨与枕骨之间者为后囟(posterior fontanelle),双侧前方额、顶、颞、蝶骨之间者为左、右蝶囟(sphenoidal fontanelle),双侧后方顶、枕、颞骨之间者为左、右乳突囟(mastoid fontanelle)。

有人认为颅缝的存在及其位置是决定脑部发育和形态的主要因素。在颅缝保持开放状态时,外骨膜仍由骨缝韧带和硬膜连接。当脑组织发育增大时,硬膜系统可能决定着脑颅的最终形态与大小,但颅缝对颅骨的发育以生长调节为主,并非起直接促进作用。

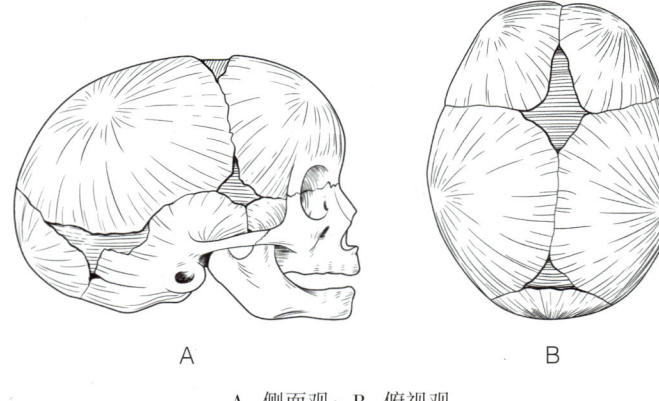

A. 侧面观；B. 俯视观。

图2-2 颅缝与囟门

在颅骨发育阶段使其具备适度的韧性是十分必要的。疏松连接且柔软的颅缝及囟门，便于分娩时胎儿颅顶变形从而顺利经过产道娩出，对胎儿出生后颅腔迅速扩大以适应脑组织生长发育至关重要。

颅骨的生长速度在出生前相当迅速，1~2岁时仍较快，5岁后逐渐减缓，7岁左右可达成人的90%。为顺应脑组织生长的需要，颅顶骨在不断生长与改建塑形过程中扩大。骨缝处间质增生并逐渐钙化形成新骨而使颅缝和囟门渐渐闭合。

各颅缝及囟门的正常闭合时间差异较大，后囟、蝶囟闭合时间最早，通常在出生后2~3个月内闭合，乳突囟1~2岁时闭合，前囟约2岁半至3岁时闭合。双侧额骨约在第二年开始融合，但额缝一般在8岁左右才完全闭合，冠状缝、矢状缝和人字缝的闭合时间往往要在成年以后。

了解这些正常颅缝的闭合情况，对进一步理解颅狭症病因有很大的帮助。

（二）颅底的发生和发育

颅底是由间充质主要以软骨内成骨的方式发育形成的，需经历软骨性颅底和骨性颅底两个阶段。脊髓、脑神经和血管穿过复合而多孔的颅底将脑部和身体各部分相连接。

与颅顶的快速生长相比，颅底的生长相对缓慢而稳定，这有利于颅骨和其下方的颌面部骨骼之间保持平衡发育。颅底的发育也受到大脑发育和扩张的影响，可在各颅底骨之间产生推力，保持颅缝的间距。

颅底软骨内成骨的过程不仅包括与膜内成骨类似的发生过程，还包括软骨的持续生长和退化及其不断被骨组织替代的发生过程，其发生、生长与改建过程较膜内成骨更为复杂。

胚胎发生早期，在将要形成骨组织的部位，间充质先形成透明软骨雏形，即软骨性颅底，其与成年骨形态特征相似。软骨周围的间充质则构成软骨膜。在胚胎发育过程中软骨逐渐退化，并且被分解吸收。软骨膜内层的骨原细胞分裂分化为成骨细胞，软骨内部也有来自间充质的骨原细胞和成骨细胞，可分泌类骨质，由此形成以钙化的软骨基质为中心、表面附有新生骨组织的骨小梁。如此，软骨渐渐被骨组织所替代，形成骨性颅底。

颅底以软骨增生为主要的生长发育方式，与下列五种颅底软骨联合密切相关：

1. 蝶枕软骨联合　位于蝶骨与枕骨之间，根据尸体解剖分析其封闭时间：男性为13~18岁，女性为12~16岁。

2. 蝶骨间软骨联合　位于蝶骨体的前部与后部之间，约在出生时封闭。

3. 蝶骨体两侧与蝶骨大翼间软骨联合　在出生时封闭。

4. 枕骨各部之间的软骨联合　出现在出生后3～5年。

5. 蝶筛软骨联合　位于蝶骨与筛骨的连接处，有人认为蝶筛软骨联合在7岁前生长活跃，蝶骨与筛骨的联合约出现在25岁。

蝶枕软骨联合存在时间较长，有人认为其可作为独立生长中心，以利于增加颅底的体积；也有人认为其与冠状缝和人字缝的开放有关；还有人认为蝶枕软骨联合的胶原纤维束与软骨联合的颅颌面平行排列，6～7岁时此软骨联合的上1/4为胶原纤维束，表明软骨联合的背面受到拉力而导致以后的改建，即颅颌面（凸面）骨质不断吸收，底面（凹面）骨质不断形成。上述各家之见表明，颅底软骨联合的生长不仅可增加颅底的长度，还有利于邻接蝶骨和枕骨的骨缝生长，使颅底向两侧生长，增加颅底的宽度。

如果颅底软骨联合（图2-3）过早闭合或发育异常，可引起颅底发育畸形，导致中面部的发育受到不良影响。

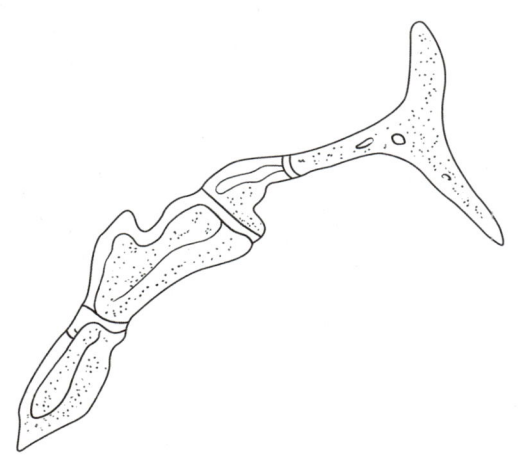

图2-3　颅底的软骨联合

二、脏颅的发生和发育

脏颅由膜性脏颅和软骨性脏颅两部分组成。

膜性脏颅指第一鳃弓的上颌突，它以膜内成骨的方式形成上颌骨、颧骨、颞骨鳞部。但颞骨鳞部的后面部分参与脑颅的组成。第一鳃弓下颌突的间充质包绕第一鳃弓软骨（亦称麦克尔软骨或鼓室下颌软骨），以膜内成骨方式形成下颌骨，并以软骨内成骨的方式形成下颌骨的颏部及髁突。蝶骨下颌韧带腹侧端软骨消失。

软骨性脏颅包括第一鳃弓软骨、第二鳃弓软骨。第一鳃弓软骨的背侧端和耳的发育有关，骨化后最终成为中耳的锤骨和砧骨，其软骨膜则成为锤骨前韧带和蝶下颌韧带。第一鳃弓软骨的腹侧大部分最终消失。第二鳃弓软骨（赖歇特软骨）的背侧端以软骨内成骨的方式形成镫骨及颞骨茎突，软骨膜成为茎突舌骨韧带。其腹侧端则以软骨内成骨的方式形成舌骨小角和舌骨体上部。

（徐晨）

三、颅缝的形成及颅狭症

（一）颅缝的形成

颅缝系统有两种形式：一是膜式关节（syndesmosis），又称韧带联合，为纤维性组织结合而成；二是软骨关节（chondromosis），中间存在一片软骨。两者都可被称为"假关节"（无关节腔），或称为"不动关节"。Scott（1956）将它拆分成五个局部系统：

1. 围绕上颌部的系统　指上颌骨与邻近面部骨骼间的颅缝。
2. 颅颌面系统　指前颅和中面部间的颅缝，它将上颌骨、额骨及其他面骨与颅底部相隔开。
3. 冠状部系统　指前颅和中颅间的颅缝。它位于颅前窝（anterior cranial fossa）和颅中窝（middle cranial fossa）之间，在翼突水平，围绕大翼而分成前方的蝶顶缝和后方的蝶额缝。
4. 矢状缝系统　将出生时颅顶分隔成两半而成中央颅缝，还包括了下颌骨中缝及上腭缝。
5. 人字缝系统　位于中颅和枕骨之间。

颅缝的排列大致和内部脑组织的各部分、纤维隔与硬膜的增厚部分相符合、相一致。矢状缝随小脑镰走行，人字缝随小脑幕走行，冠状缝则伸入蝶骨小翼的纤维束上方走行，可以认为颅缝的存在和它们的位置是决定脑部发育和形态的主要因素。Mose和Young（1960）认为颅盖骨代表颅脑膜的骨化部分，而硬膜是非骨化部分。当颅缝维持开放状态时，外骨膜仍被骨缝韧带和硬膜连接。当脑组织发育增大时，硬膜系统产生的动能可能决定脑颅最后形态的大小。但是我们应该认识到，颅缝对骨骼的发育并无直接促进作用，而只是一个生长调节的作用。

人群中正常颅缝闭合的时间可有很大差异，现列表2-1以便于参考：

表2-1　正常颅缝闭合的时间

颅缝名称	闭合时间
蝶骨及乳突囟门	出生后很快闭合
后囟门及前外侧囟门	出生后2～3个月闭合
枕囟门	出生后6个月闭合
额缝及矢状缝的小部分	出生后1岁内闭合
前囟门	出生后约2岁半至3岁时闭合
两个半侧的额骨缝	出现后第二年开始闭合
额缝	8岁前后全部闭合
矢状缝大部分、冠状缝、人字缝	40岁以前全部闭合
鳞缝、枕乳突缝、蝶颞缝	70岁时还可有部分开放

（二）颅狭症

我们已知头颅与面部的解剖形态是软组织及骨组织相互作用和影响的最终产物。这种相互作用，在正常发育中起着决定性的作用，在颅颌面畸形的研究和治疗中也具有极大的重要性。颅狭症或在颅缝中发生骨性愈合，就可以使整个颅骨之间各个骨块的正常发育相互制约的和谐过程受到破坏。颅狭症是颅缝停止发育和扩张的结果，特别是指与颅缝成直角方向的骨发育停止。各类不同的畸形是由于不同颅缝发生早闭，或早闭范围的大小不同而产生的。可以从单一颅缝的部分开始发生早闭或全部发生早闭，到多条颅缝都发生早闭，从而产生各种奇形怪状的颅颌面综合征。Crouzon综合征和Apert综合征不过是其中常见的病例而已。

Mose认为颅骨畸形的原发性病因起源于颅底部骨块间形态学方面的错误关联，以致产生了异常的机械性张力。他在实验中将动物的颅顶部缚紧，结果可引起颅底部继发性畸形，这就成为先天性颅狭症的反证。其他学者观察到不正常的脑膜反应，可以显示硬膜和颅缝发育之间的关系。脑组织的畸形通常发生于硬膜和颅顶部发育之前。颅缝和异常的硬膜反应存在直接关系；就如在颅部联胎中，既无骨组织，也无颅缝存在。但在一些国家，当地人有缚紧头颅的习俗，人们认为这种习俗可能导致颅狭症，但事实上未见颅狭症患者增多。当地人颅颌面畸形的发病率大致与自然发病率相近。可是，Dingman（1931）曾证实，在人为加压于头颅而产生颅畸形时，最早发生的畸形仍从颅底部开始，但并未见继发性颅狭症。众说纷纭。Moss的最后结论是：颅缝发育并不直接起遗传决定性作用，它们既不是预先的决定性因子，又不是永不变化的。实际上，它们只起着补偿性的调整和缓冲扩张的作用，而并无对生长发育的基本动力。实际上，脑组织本身才是主导力量，而使颅骨发育。脑部未能正常发育可能导致前囟早闭和颅狭症，但这并非是造成颅狭症的唯一因素。在不同类型的儿童软骨病和其他代谢性疾病中，也可产生颅狭症。原始中胚层的分解可能在Apert综合征中早已存在，导致颅狭症和手指、足趾畸形，这时颅缝中常出现异常的骨桥。面部骨缝的早闭显然也与颅狭症有密切关系。Tessier（1971）曾报道2例Apert综合征患者，同时存在上颌后的突出部分被骨组织包埋，直达蝶骨部。

总之，目前尚未能找出一种学说来解释所有类型的颅狭症的发生原因。但可以说，决不是一个单独的因素导致的。同样，某一因素在开始时产生致病性影响，也不一定在以后仍持续产生影响。看来，不论从生理上，还是从病理上，颅狭症的发生都仍待继续研究阐明，而颅颌面畸形的发生到底是以颅底的原发性病变为主，还是先有颅缝过早闭合再引起颅底部变化，又是一个"先有鸡还是先有蛋"的有趣问题，需待探索。

（张涤生　穆雄铮）

第二节　面部的发生和发育

面部发生（图2-4）的原基为五个隆起：额鼻突（frontonasal process），左、右上颌突（maxillary process）和左、右下颌突（mandibular process）。

额鼻突位于胚胎头端，由内部的脑泡和局部间充质增生形成。

左、右上颌突和左、右下颌突都由第一鳃弓腹侧部分横裂分叉而成。

这五个隆起所包围的中央凹陷部分称口凹（stomodeum），即原始口腔。口凹底部的外胚层和前肠头端的内胚层紧贴，称口咽膜（oropharyngeal membrane）。胚胎第四周左右，口咽膜破裂，前肠通过口凹与羊膜腔相通。

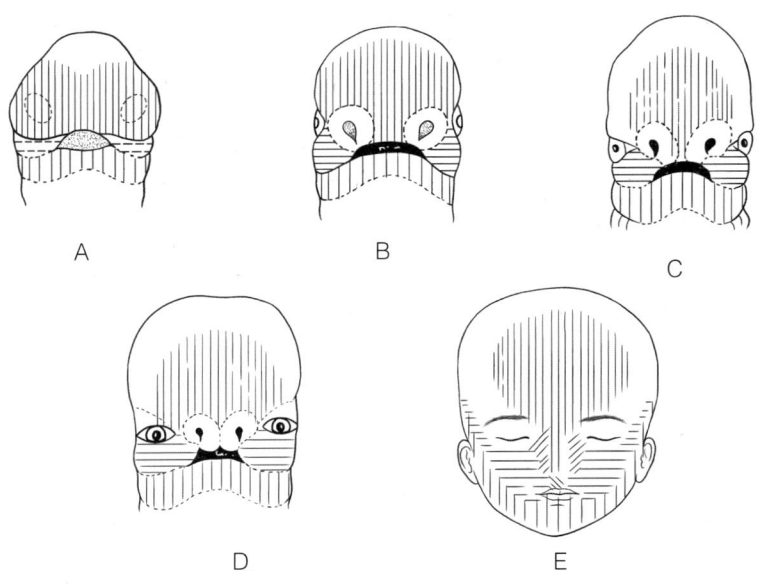

A. 第四周；B. 第五周；C. 第六周；D. 第七周；E. 第十四周。

图2-4　面部发生

额鼻突下缘双外侧部分的外胚层局部增厚，构成左、右鼻板（nasal placode）。随后，鼻板中央向深部凹陷，形成鼻窝（nasal pit），其下缘与口凹相通。鼻窝两侧边缘的间充质分别增生隆起，内侧的称内侧鼻突（median nasal process），外侧的称外侧鼻突（lateral nasal process）。

在面部发生的过程中，原先左右对称分布的结构逐渐向中线方向生长，经过移动与合并（图2-5），最终演变形成面部的各个部分。其大致过程如下：

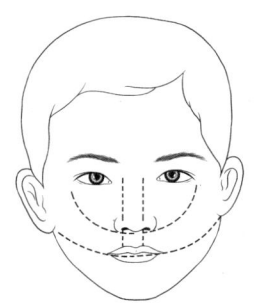

图2-5　面部各突起的合并

左、右下颌突生长迅速，较早在腹侧中线处融合，发育形成下颌与下唇。

继而，左、右上颌突向中线方向生长，与同侧的内侧鼻突合并，构成上颌和上唇的外侧部分。

左、右内侧鼻突逐渐融合，并向下迁移而与上颌突愈合，形成人中和上唇正中部分。

额鼻突上部发育为前额，下缘正中局部间充质增生并向表面隆起，形成鼻梁和鼻尖；同时，额鼻突下部在原始鼻腔正中呈板状垂直向下生长，形成鼻中隔。

外侧鼻突与同侧上颌突合并，形成鼻翼和鼻外侧壁及部分面颊。

胚胎第八周末，面部已初具人貌。此时，两眼位于头的外侧，间距较大。鼻扁平而宽大，两前鼻孔距离较远，开口朝前。

随着脑与颅的迅速发育和上颌、鼻的形成，额鼻突变窄，且眼后区的头部生长变宽，使两眼逐渐向中线靠近，由两侧移向前方。鼻梁逐渐抬高，鼻孔转为向下并相互接近，整个鼻部变窄。

当上、下颌突向中线靠拢和上、下唇形成时，同侧上、下颌突的分叉处也往中线方向生长而形成面颊，原本很大的原始口腔的口裂由此变小。

外耳道来源于第一鳃沟，其周围的间充质增生构成耳郭。随着下颌与颈部的发育，原先位置很低的外耳逐渐移向后上方。至此，面部已接近成人的形态。

新生儿的面部既宽且短，即宽度大于高度。随着面部骨骼不断生长，面部的高度渐渐增加，变为高度大于宽度。

面部骨骼的生长方式有两种：①骨缝间质增生。面部骨缝的生长发育方向以向前下为主（图2-6），尤其是与上颌骨连接的骨缝，如额颌缝、颞颌缝、颧颌缝、翼颌缝等，上述骨缝的不断生长有利于增加面部高度。与此同时，其他骨缝如筛颌缝、筛额缝、鼻额缝、鼻颌缝等也在生长。②骨表面改建和软骨增生。颧骨、上颌骨、下颌骨、眶外侧壁骨等的外表面增生使面部继续变宽。牙槽骨生长、牙齿萌出、下颌下缘增生等因素与面部高度的变化密切相关，颅中窝的生长也增加了颅底和下颌支的垂直高度，导致下颌的位置降低，进而使面部的高度增加。颌骨及牙槽骨在前后方向上的生长有助于增加面部深度。颅底软骨增生也使颅底体积扩大，促进了面部深度的生长。另外，面部窦腔的扩张也有利于面部在前后方向、左右方向、上下方向生长，如上颌窦向多个方向扩展就会使面部在三维方向上均有所增长。

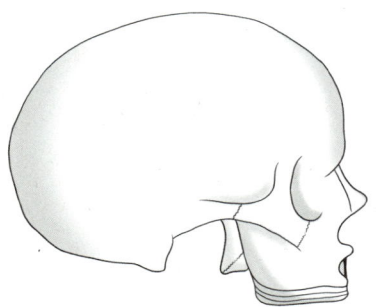

图2-6　面部骨缝的生长方向

第三节　颌骨的发生和发育

胚胎第六周起，颌骨开始发育。下颌骨的发育比上颌骨略早。

一、下颌骨的发生和发育

下颌骨来源于下颌突深部的组织，是构成面部形态的重要组成部分，与下颌软骨及下颌神经的关系密切。

胚胎第六周，在下颌突的中心形成一条呈弓形弯曲的下颌软骨，即第一鳃弓软骨，又称麦克尔软骨。双侧下颌软骨前端以纤维相连接。下颌神经出颅后，在下颌软骨后1/3处的上方发出下牙槽神经和舌神经两个分支，它们分别位于下颌软骨的上缘外侧和内侧，沿下颌软骨平行前伸。下牙槽神经最后分支形成颏神经和切牙神经，后者继续顺着下颌软骨前行。胚胎第六周左右，在下牙槽神经和切牙神经外侧出现致密的胚胎性结缔组织膜，即下颌骨原基。

胚胎第七周，下颌骨原基以膜内成骨的方式在颏神经和切牙神经所成的夹角处下方先出现骨化，并以此为中心，分别沿下牙槽神经下方向后扩展，同时沿切牙神经下方向前扩展，逐渐被骨组织替代。同样情况也在颏神经和切牙神经的两侧向上扩展，逐步形成下颌骨体部的内、外侧骨板和下牙槽神经管、切牙神经管。下颌支的骨化中心则出现在下颌孔的后上方，先出现致密的胚胎性结缔组织，以后骨化形成下颌支的髁突和喙突（图2-7）。

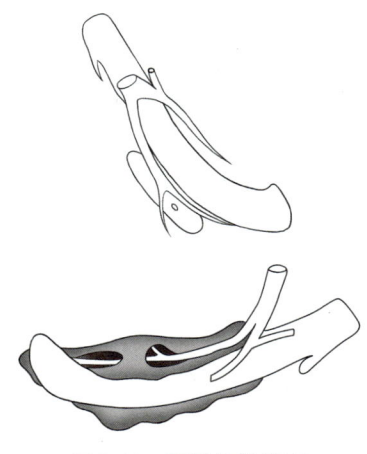

图2-7　下颌骨的发育

下颌骨形成后，仍以骨表面的改建和正中联合及喙突的软骨内成骨作为其主要生长方式，继续向各个方向生长。

（一）下颌骨长度的变化

随着下颌支后缘骨组织不断形成、前缘骨组织不断吸收，下颌体位置会后移，下颌骨体部也随之延伸，且下颌支后缘的成骨作用大于前缘的破骨作用，使得下颌支长度逐渐增加。此外，下颌正中联合处纤维软骨相互融合，继续增生，并以软骨内成骨的方式逐渐骨化，使下颌骨长度进一步增加。约1岁半，纤维软骨经骨化后完全闭合，使两侧下颌骨融为一体。

（二）下颌骨宽度的变化

下颌骨表面骨组织不断形成及骨板内面的骨组织不断吸收，使下颌骨体积逐渐变大，下颌骨宽度不断增加，而骨板的厚度保持相对恒定。

（三）下颌骨高度的变化

由于牙胚的发育，随之而来的是牙槽骨的高度迅速增加。下颌骨下缘新骨不断形成，也使下颌骨体部的垂直高度逐渐增加。

(四)下颌骨髁突和喙突的生长

胚胎第十二周左右,下颌骨髁突软骨以软骨内成骨方式逐渐为骨组织所替代,软骨增生可持续到20~25岁,其间下颌支得以迅速生长。与此同时,喙突顶部和前缘也出现软骨,后者以相同方式经过不断增生、逐渐骨化使喙突增长、增宽,并于出生前完全骨化而消失(图2-8)。

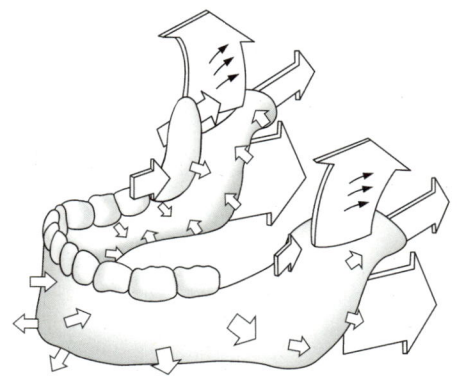

图2-8 下颌骨各部位的生长方向

(五)下颌角的形态变化

下颌角的形态随着年龄的增长而变化。新生儿下颌角成140°~150°,此后呈逐渐缩小的趋势,至乳牙𬌗完成时下颌角成130°~140°,而恒牙𬌗完成时下颌角成120°~125°,20岁以后下颌角缩小至125°左右,但老年阶段下颌角又渐渐增大至140°左右(图2-9)。

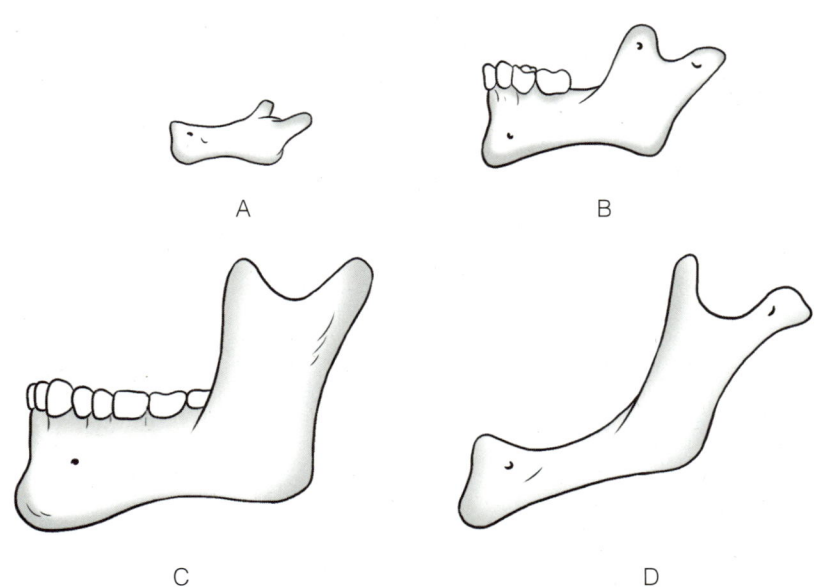

A. 140°~150°;B. 130°~140°;C. 120°~125°;D. 140°。

图2-9 下颌角形态变化

此外,下颌角的形态还因性别、人种的差异而有所变化。女性下颌角一般大于男性。亚洲人的下颌角多大于欧洲人。下颌骨本身形态及下颌角大小也是骨性错𬌗的重要特征之一,骨性开𬌗(open bite)者下颌角大于正常𬌗者。深覆𬌗者的下颌角小于正常𬌗者。

(六) 下颌支的生长方向

下颌支在生长过程中不仅在前后方向上呈直线状伸展，同时还由内向外不断扩张，两者的共同生长结果使下颌支呈 V 字形扩大。

(七) 颏的形态变化

颏作为人类独有的特征，其形成是下颌骨前牙区牙槽突唇侧骨质不断吸收而舌侧骨质不断增生，以及唇侧基骨下方持续向前生长的结果。颏的突出程度因年龄、性别和人种不同而有所差异。新生儿颏不明显，乳牙萌出后，颏逐渐形成，基本完成颏的生长过程，女性一般在 16 岁左右，男性在 20 岁左右。男性颏较女性明显前突。白色人种颏部的前突程度较黄色人种和黑色人种均更为显著。

(八) 下颌骨的生长旋转

1963 年，有人提出下颌生长旋转的概念，认为下颌的生长旋转有向前和向后两种方式。下颌向前旋转又分为三种类型：一种是以下颌切牙切缘为旋转中心，下颌骨向前下旋转（图 2-10A）；一种是以下颌体前磨牙区为旋转中心，下颌骨前份向前上旋转，后份向下旋转（图 2-10B）；一种是下颌骨向后旋转的旋转中心是与𬌗接触的磨牙，引起颏部向下后移，下牙槽相对前突（图 2-10C）。目前，下颌生长旋转的原因尚未完全清楚，但其与调节上、下颌关系有关。旋转失调可能改变颌骨的生长方向，导致临床上所见的长面型或短面型。鉴别旋转的类型有助于判断预后和制订适宜的矫治方案。

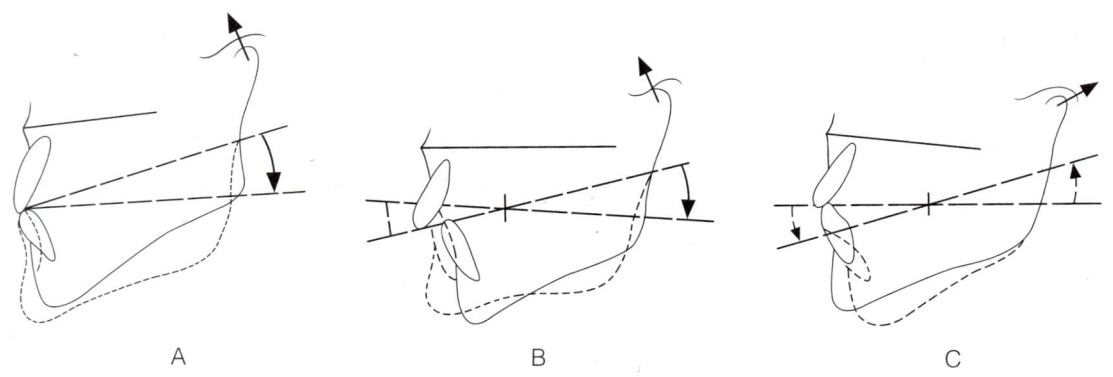

A. 下颌骨向前下旋转；B. 下颌骨前份向前上旋转，后份向下旋转；C. 下颌骨向后旋转。

图 2-10　下颌骨的生长旋转

二、上颌骨的发生和发育

上颌骨的发生主要源于上颌突和内、外侧鼻突。上颌骨骨化稍晚于下颌骨，胚胎第七周左右，分别在前颌骨和固有上颌骨处出现两个骨化中心。

受后上方颅底骨的限制，上颌骨的生长发育方向以向前、向下和向外为主。

新生儿上颌骨的特点为既宽且短、上颌窦小，上颌主要由含有牙滤泡的牙槽骨组成，前颌骨与上颌本体之间的骨缝连接一般持续至出生后 1 岁左右才会融合。

上颌骨的主要以骨表面的改建和骨缝间质增生两种形式生长。

（一）上颌骨表面的骨改建

1. 上颌骨长度的增加　上颌骨后缘骨质不断增生及上颌骨长度的增加，使上颌骨明显前移。相对而言，上颌骨前缘骨表面骨质吸收的速度稍慢，因而上颌骨始终能维持向前下的主要生长方向。

2. 上颌骨宽度的增加　上颌牙槽突因颊侧面的骨组织不断形成和舌侧面骨组织不断吸收，加之腭中缝骨质沉积，使上颌骨不断增宽。

3. 上颌骨高度的增加　上颌骨牙槽突生长活跃，乳牙列、恒牙列萌出及替换时牙齿的生长刺激了牙槽突生长。牙槽突以向下的生长方向为主，其生长对增加上颌骨高度和腭盖高度的形成均有重要影响（图2-11）。

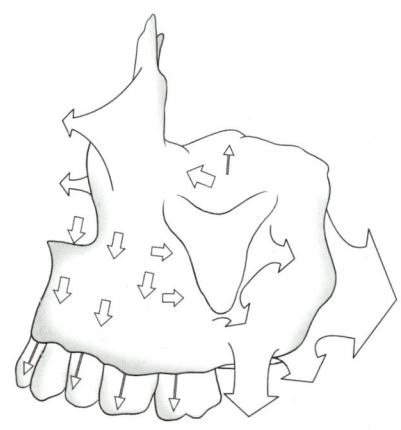

图2-11　上颌骨的生长方向

（二）上颌骨的骨缝间质增生

围绕上颌骨的骨缝（即额颌缝、颧颌缝、颞颌缝、翼颌缝）及其骨缝间质增生，使上颌骨的长度和高度得以逐渐增加。上颌窦向各个方向的发育扩大也促进了上颌骨在长、宽、高三维方向上的生长，发育完全在18岁左右。

颅颌面各部分在整个生长过程中均衡对称并相互协调地同步生长，最终完成正常颅颌面的解剖生理形态结构的构建。

第四节　腭的发生

腭的发生从胚胎第五周开始，至第十二周完成。腭来源于一对正中腭突（median palatine process）和一对外侧腭突（lateral palatine process）的相互融合。腭的形成将原始口腔和原始鼻腔分隔开来。

正中腭突较早出现，又称原发腭（primary palate），为向原始口腔内生长的一对短小的突起，演变为腭前部的一小部分。

外侧腭突又称继发腭（secondary palate），为左、右上颌突向原始口腔内生长的一对扁平板状的突起，左、右外侧腭突在舌的上方于水平方向上生长，向中线靠拢，合并形成腭的大部分。外侧腭突前缘与正中腭突相互愈合，仅在正中两者会合处残留一小孔，称切牙孔（incisive foramen）。之后，腭前部的间充质骨化形成硬腭（hard palate），后部未骨化者则为软腭（soft palate）。软腭后缘正中部位增生膨大，向后方突出，形成腭垂（uvula，图2-12）。

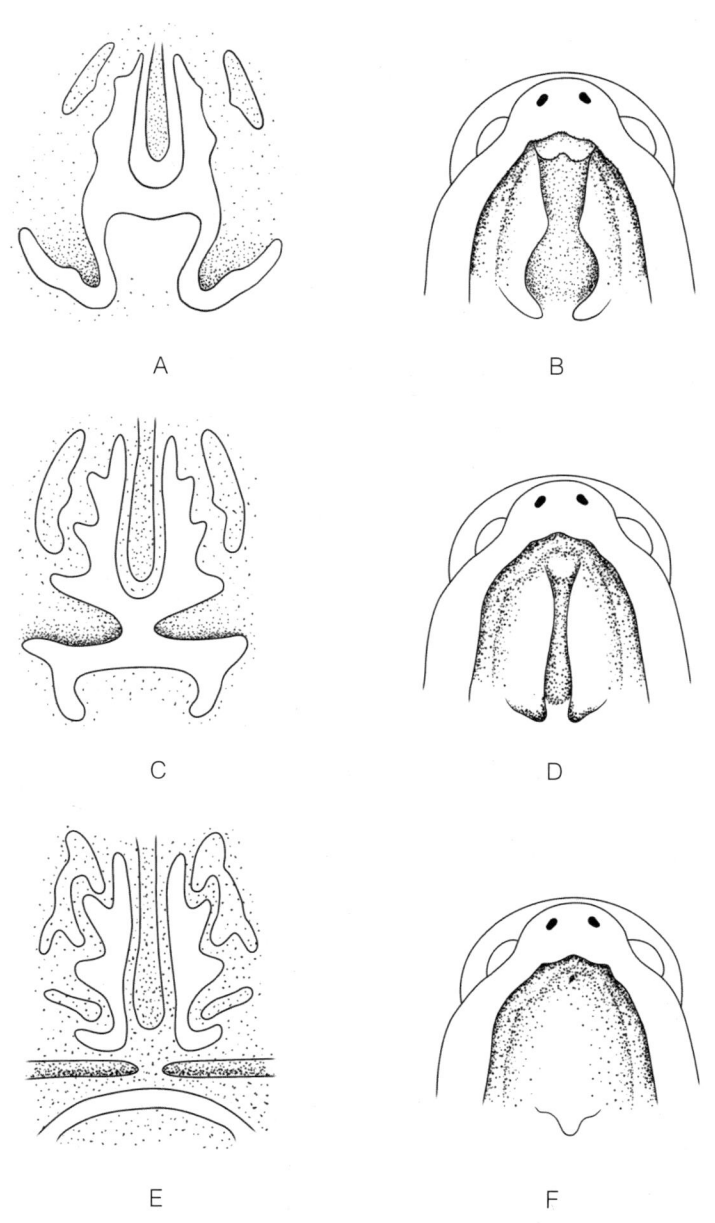

A、C、E. 冠状面；B、D、F. 水平面。

图2-12 腭的发生

第五节 颅颌面的常见畸形

一、颅缝异常引发的畸形

颅缝有膜性关节和软骨性关节两种形式，而纤维性软组织与软骨组织、骨组织之间的相互动力作用及影响对颅颌面的正常发育过程和形态、结构的建立起着决定性的作用。如出现颅缝过早闭合或发生骨性融合，则头颅和面部各骨之间正常发育过程中通过相互制约而达成的和谐平衡的关系即被打破，最终造成颅颌面畸形。

颅狭症发生的部位和范围的差异可引起多种类型的畸形。单一颅缝出现部分或完全早闭的疾病称单颅缝颅狭症，可导致斜头畸形（plagiocephaly）、三角头畸形（trigonocephaly）、后斜头畸形和舟状头畸形（scaphocephaly）等；多条颅缝同时出现早闭的疾病称多颅缝颅狭症，可造成短头畸形（brachycephaly）、三叶草头畸形（cloverleaf skull）和小头畸形（microcephaly）等。颅缝正常发育与扩张受阻或停止，尤其是与颅缝呈垂直方向的颅骨发育发生障碍，可引起颅狭症。此外，尖头并指（趾）综合征中的Crouzon综合征、Apert综合征和颅颌面骨发育不全也是常见的畸形。

二、颜面部异常引发的畸形

1. 唇裂（cleft lip） 为最常见的颜面畸形，多见于上唇，可单侧或双侧发生，常因上颌突未与同侧的内侧鼻突相愈合所致，裂沟位于人中外侧（图2-13）。此外，如左、右内侧鼻突未相互融合或左、右下颌突未愈合，则可分别出现上唇或下唇的正中唇裂，后两者均少见。内侧鼻突发育不良造成人中缺损时，可发生正中宽大唇裂。唇裂发生时，可伴有腭裂和牙槽突裂同时出现。

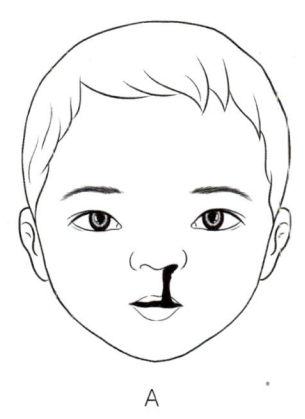 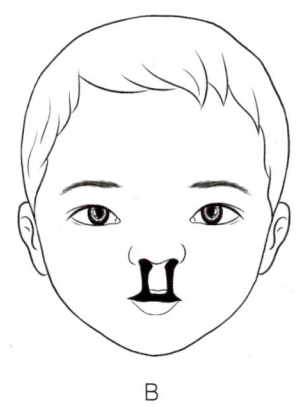 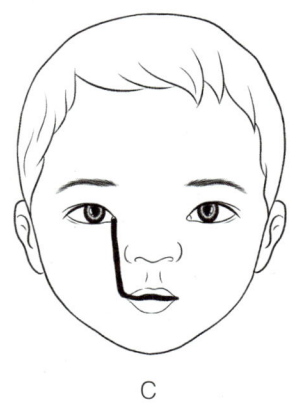

A. 单侧唇裂；B. 双侧唇裂；C. 面斜裂。

图2-13　颜面畸形

2. 面斜裂（oblique facial cleft） 较少见，为上颌突未与同侧的外侧鼻突合并所致，裂沟位于口角与眼内眦之间，并导致患侧鼻泪沟无法形成鼻泪管（图2-14）。

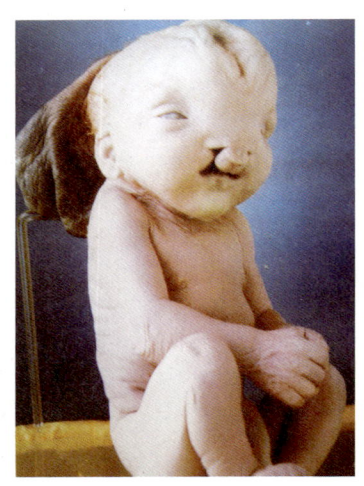

图2-14 面斜裂

三、腭异常引发的畸形

腭裂（cleft palate）较常见，可分为多种类型。左、右外侧腭突未愈合，可引起正中腭裂。外侧腭突未与正中腭突相互愈合，可导致前腭裂，呈单侧或双侧，并常伴有唇裂（图2-15）。

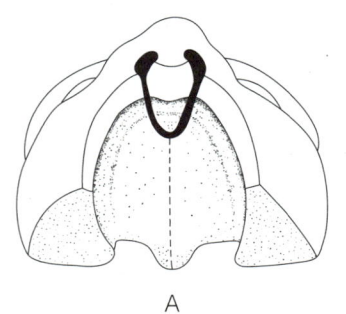
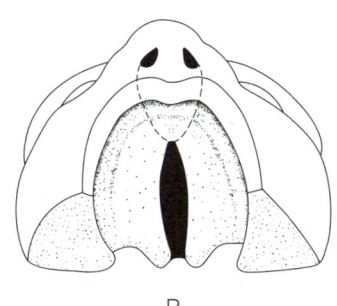
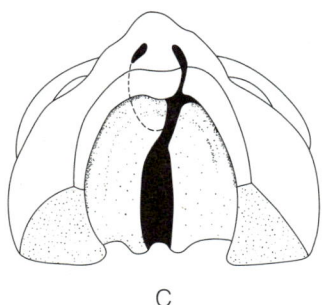

A　　　　　　　　　　　B　　　　　　　　　　　C

A. 双侧前腭裂；B. 正中腭裂；C. 腭裂合并单侧唇裂。

图2-15 腭裂

（徐晨）

参考文献

[1] 邹仲之. 组织学与胚胎学[M]. 6版. 北京：人民卫生出版社，2006.
[2] 成令忠，王一飞，钟翠平. 组织胚胎学：人体发育和功能组织学[M]. 上海：上海科学技术文献出版社，2003.
[3] 张涤生. 颅面外科学[M]. 上海：上海科学技术出版社，1997.
[4] 黄洪章，杨斌. 颅颌面外科学[M]. 北京：科学技术文献出版社，2005.

第三章

颅颌面畸形的病因学和遗传学研究

第一节 流行病学

先天性颅颌面畸形（如颅狭症）与常见的先天性唇腭裂情况不同，迄今在文献上还缺乏被普遍认可的发生率的统计数字。唇腭裂畸形发生率较高，而且在婴儿出生后易被发现，而颅颌面外科发展历史较短，且大部分颅颌面畸形，如颅狭症，临床上相对较少，且不易在出生当时被发现，而是随年龄增长才出现症状，故易疏漏。目前众说纷纭，很难确定颅颌面畸形的发生率，而统计数字显然还与所采用的诊断方法及人群调查情况的差异有关。

据国外资料统计，各器官系统畸形的发生率有明显不同。在所有先天性畸形中，最常见的是四肢畸形，占26%；颜面部畸形次之，占9%；肠胃系统畸形占8%；心血管畸形占4%；至于颅颌面畸形的发生率尚无可靠的统计资料，其中最常见的是唇腭裂畸形，发生率约为0.1%。先天性颅颌面畸形的总体发生率，据国内外资料统计，在0.1%～0.2%。

文献上曾记载，在尼德兰阿姆斯特丹市，Bolk（1919）曾依据该市墓葬登记簿，得出高达15.8%的惊人的颅颌面畸形发生率数字；这种过高的数字可能与当时对畸形的认识不足有关。后来，Myrinthopoulos（1977）从一组53 257名孕妇数据中查出，颅颌面畸形的发生率为1/1 900。Hunter和Redd（1976）在加拿大多伦多儿童医院记录中查到，在1 809 574名新生儿中有370例颅颌面畸形，发生率为0.2‰。澳大利亚David调查，在1961—1975年间，在17 000名新生儿中，发现79例新生儿患有各种类型的颅颌面畸形，发生率为0.46%。我国目前还未将先天性颅颌面畸形列入出生缺陷监测范围，各类发病报道也并不多见，故尚未有一个可靠的发生率统计资料可供查证。

在人种和地区方面，颅狭症的发生率有着一些差别。据Andre等（1972）报道，北非人种可能有较高的颅狭症发生率。Gunther（1977）认为印度尼西亚人极易被累及，但实际上颅狭症在世界各国普遍存在和被报道，即使在北美印第安人和大洋洲土著人中也发现有颅颌面畸形患者；尤其令人惊讶的是，在世界各地博物馆中常陈列着各种颅狭症的畸形颅骨。根据近年国际交流的情况，在颅狭症中，欧美人矢状缝早闭所致的舟状头畸形发生率明显比亚洲人高，而东南亚地区（尤其是菲律宾）的额鼻筛型脑膜脑膨出（meningoencephalocele）的发生率明显高于其他地区。

在性别方面，男性常多于女性。在David的一组病例中，男性占63.3%；在Lailinen（1956）的一组病例中，男性占77.5%；Bertelsen（1958）的一组病例中，男性占62%；Tiel（1975）的一组病例中，男性占61%。在上海第二医科大学附属第九人民医院（1995）病例中，男性占55%。

在男性组中，最常累及的颅缝是矢状缝和额缝。而从各种不同类型的畸形来观察分析，在性别上也有差异。在David的一组舟状头畸形中，男性占80%，尖头畸形（oxycephaly）占83.5%。Shillito等报道：冠状缝早闭以女性为主要受累者。在上海第二医科大学附属第九人民医院一组40例各种因素导致的眶距增宽症病例中，男性为11例，占27.5%；女性为29例，占72.5%。

有些颅狭症常发生在双胎儿中。Jensch（1942）发现82名严重颅狭症病例中，有9例是双胎儿，占11.0%。Bertelsen（1958）报道的则为19.4%。这些双胎儿都显示尖头畸形，而未见有Crouzon综合征的症状。但双胎儿中并不是两个婴儿同时患有畸形，通常是一个正常，另一个患有畸形，或早龄死亡。双胎儿同时患有颅颌面畸形者文献上亦曾见报道，仅属少见。一般双卵双胎出现畸形的概率较单卵双胎高，这可能是遗传因子的问题。Bertelsen怀疑这是由于胚胎期中循环系统出现紊乱，而对颅骨发育造成损伤，这可以解释畸形胎儿出生后极易死亡。另一种解释是双胎儿所致的机械性压迫也可能是导致畸形的原因。在David的127例畸形病例中有3对双胎儿，其中2对是双卵双胎儿，1对婴儿出生后不久即死亡。在此3对双胎儿中，1对为尖头畸形，1对为舟状头畸形，1对为轻型的斜头畸形，双胎儿的颅颌面畸形发生率达2.4%。

事实上，各类颅颌面畸形的发病率有很大差别，现分述如下。

一、颅狭症发生率

1. 舟状头畸形　文献报道各有不同。舟状头畸形只显示颅骨畸形，而很少出现其他并发症，其发生率较低，占5.5%（Bertelsen，1958）到11.2%（Choux，1971）之间。但是Hunter及Budd（1977）的4 200名新生儿调查中，仅有1例是舟状头畸形，占0.02%。我国严仁英（1986）曾报道，舟状头畸形的发生率为0.04%。

2. 斜头畸形　发生率各家报道不同。Stricker等统计的斜头畸形发生率是7.7%，而Choux（1977）统计的发生率仅为1.7%，Bertelsen（1978）统计的发生率为1.8%。最高的发生率是16%（Till，1975）。

3. 尖头畸形　尖头畸形临床上较为常见，发生率一般在12%（Shillito及Matson）到20%（Montant及Stricker）之间。

4. Apert综合征　临床上较少见，一般在160 000名新生儿中仅见1例（Blank，1960）。部分患者有智力发育迟缓。

5. Crouzon综合征　发生率较Apert综合征高。在Bertelsen所见的病例中，Crouzon综合征的发生率仅达6.8%；David统计的发生率为14.9%；Stricker统计的发生率为13.5%（在155例颅狭症患者中，有21例）；上海第二医科大学附属第九人民医院统计的发生率为10.4%（在135例颅狭症患者中，有14例）。

6. 颅骨肥厚（pachycephaly）症　主要是颅骨的顶枕部骨质增厚，是人字缝早闭所致的结果。该病单独的发生率极低，大多与其他颅狭症同时发生，特别是矢状缝。在Stricker的病例中，并未见到单独人字缝早闭的患者；相反，有6例人字缝早闭与冠状缝早闭、矢状缝早闭同时存在，1例人字缝早闭与矢状缝早闭同时发生，1例人字缝早闭并发Apert综合征。

另据Shillito（1968）分析525例颅狭症所致的头颅畸形，其中单发矢状缝早闭的有289例，占55%；冠状缝早闭有127例（双侧早闭为61例，单侧早闭为66例），占24.2%；额缝早闭有21例，占4%；人字缝早闭有12例，占2.3%；合并3条早闭颅缝者有36例，占6.9%；合并4条以上早闭颅缝者有30例，占5.7%；有2条不成对的早闭颅缝者10例，占1.9%。

在Marsh（1985）治疗的320例颅狭症中，三角头畸形占8%，斜头畸形占14%，舟状头畸形占7%。20%的Crouzcn综合征患者有高颅压现象。

二、严重颅面裂发生率

严重颅面裂（craniofacial cleft）目前尚未列入国内出生缺陷的监测内容之中，很难得到婴儿的严重颅面裂发生率数据。文献中仅有一些零星的资料，可用以估计其可能的发生率。国内严仁英等（1986）报道，颅裂的发生率为0.02%。Davis（1935）回顾了935例唇腭裂畸形患者，发现其中有9例严重颅面裂患者；Burian（1957）回顾了40年的临床资料共4 000例唇腭裂患者，其中严重颅裂为97例；Pitanguy（1968）提出，颅面裂在唇腭裂患者中的占比为9.3%～34%。Fogh-Anderson、Tunte（1969）等认为，颅面裂与唇腭裂有关。Kawamoto（1977）回顾文献后提出，在10万个出生婴儿中，颅面裂发生率可能有0.19%～0.68%。参照Nishimura（1969）报道的13 840个3～18周流产的胎儿中，颅颌面畸形的总发生率为42.5%。因而Kawamoto认为，子宫内胎儿的颅面裂发生率将远高于新生儿。由于目前临床上对颅面裂的分类和诊断已有较正确的概念，因而发现各种颅面裂的发生率肯定不会很低，只是以往对轻型颅面裂（如隐裂、小的皮肤裂等）认识不足，仅认为是一般的先天性缺陷而未予重视而已。

第二节　病　因

一、先天性颅颌面畸形病因

颅颌面畸形的发生，与胎儿期的异常发育有关。颅颌面畸形的发病原因通常有三种：①遗传因素（约占25%）；②环境因素和营养因素，约占10%；③遗传和环境合并因素，约占65%。遗传因素包括染色体异常或基因异常，关于这方面的研究已逐步深入，而大多数出生缺陷是遗传因素和环境因素相互作用的结果。

（一）遗传因素

一些颅狭症，尤其是综合征型的多颅缝早闭的颅狭症，目前已证实有明显的遗传倾向，人们可以通过基因筛选，在这些患者染色体的某些位点上找到致病基因，如Crouzon综合征。

近年来，我国已开始重视新生儿畸形的发生。2006年9月12日是我国首个"预防出生缺陷日"。这表明，畸形儿出生率居高不下的问题已引起大家的高度重视。据2005年全国出生监测结果推算，在我国，平均每30秒就会有一名缺陷儿出生。

遗传研究（如基因筛查）的进展和普及，有利于在胎儿和新生儿中检出更多的先天性颅颌面畸形，同时可以对致病基因进行改造，造福人类。

（二）环境因素

环境致畸因素繁多，有病毒因素、化学因素、物理因素、药物因素等。病毒因素包括各种病毒和螺旋体，如风疹病毒、巨细胞病毒、单纯疱疹病毒、梅毒螺旋体等。物理因素主要为放射线，在第二次世界大战时日本广岛遭受原子弹轰炸，其后的调查资料显示，当时怀孕的妇女，胎儿颅面裂发生率明显增加（Neel，1958）。切尔诺贝利核电站事故（1986年4月）也导致了胎儿畸形发生率的增加。化学因素，如食品中的各种添加剂、农作物生产中所用的有机农药、各种鱼类饲料，以及铝、砷、锡、苯类、烷基类化合物，都有一定的致畸作用。

在药物类中，某些抗凝剂如香豆素，抗惊厥剂如三甲双酮、帕拉沙酮等，也有致畸作用，特别是可能造成颅颌面畸形、唇腭裂及心脏畸形。有实验显示，大剂量类固醇激素或者尼古丁有明显的致畸作用。生活环境或者饮食营养因素，也可能成为致畸原因，但尚在评估中。随着现代科学技术和经济的发展，人们在生活水平上有了很大提高，但与此同时，对自然环境的无限制开发和破坏、工业污染及温室气体的无约束排放等，又使人们生活在一个污染的环境中。假设一个孕妇长期生活在缺氧的环境中，极可能引起胚胎外液的渗透压降低，使体液从胚胎外细胞渗入胚胎内细胞，造成胚胎血容量增加、血压升高，进而使胚胎水肿而发育紊乱，最终可引起脑、眼、面部和四肢等畸形，称为畸形综合征。

（三）营养因素和生活习惯因素

除环境因素外，怀孕期间的饮食营养因素也与生育畸形胎儿关联密切。国外文献报道，在1944—1945年间，尼德兰医师就该时期内的婴儿出生后畸形做过回顾性调研，生育畸形儿的发生率特别高，阐明了营养因素的重要性。我国颅颌面畸形儿童大部分来自边远地区，可能也与早期的营养不足有关。

此外，一些不良的生活习惯，如孕妇饮酒过量和吸烟，可导致畸形儿出生，尼古丁可使胎盘血管收缩、胎儿缺血、一氧化碳过量，从而导致胎儿缺氧后产生颅颌面畸形。据美国学者报道，每天吸烟约10支的孕妇，其胎儿出现畸形的危险性比不吸烟的孕妇所怀者增加10%。每天吸烟超过30支的孕妇，所怀胎儿出现畸形的危险性比不吸烟者高90%。因此，进一步加强宣传，少吸烟或禁烟，特别是孕妇禁烟，很有必要。

(四)遗传因素和环境因素的共同作用

多数畸形胎儿是遗传因素和环境因素两者相互作用的结果。一组流行病学调查显示,在同一地区、同一环境中,同时怀孕的几名孕妇在一次风疹流行中都受到了感染,但分娩后,有的是畸形儿,有的则正常。出现这种情况的主要原因是孕妇对病毒的易感程度不同,实际上是胚胎结构和生化代谢的特点,这种特点又取决于胚胎的遗传构成,因此可以说胚胎遗传构成决定着胚胎致畸因子的活动。

二、颅狭症病因

颅狭症的病因,到目前为止,还未十分明确。颅狭症是指颅骨骨缝的骨性融合时间早于正常年龄。早闭越早发生,畸形就越严重。多条颅缝颅狭症出现的颅颌面畸形会比单条颅缝颅狭症更严重。目前尚未能查明这个病理过程真正来自何种特殊因素,但可能与头颅骨的发育异常有关。

由于颅狭症的病因不明,许多学者希望通过临床观察和实验室研究,来寻找颅狭症发生在哪一级水平;在其发病过程中,受到哪些决定性因素的影响。例如Hinton(1984)对19例不同年龄的正常人进行人字缝组织学检查,在与37例人字缝早闭样本组织学检查的对比中发现:正常人人字缝增厚最明显,并有较高的软骨异化倾向和存在颅骨内成骨现象;6个月时人字缝已不含软骨,近颅缝边缘的编织骨会很快变成成熟骨;1岁时颅缝已经联合,但骨细胞较少;20岁时人字缝厚度减少,开始有部分的骨融合;到60岁时颅缝的骨融合才真正完成,人字缝则已难察觉。在37例人字缝早闭的样本中,大多数病例在骨缝边缘有成骨细胞活跃,而颅缝内的血管活动性有时甚至会增高,在患病早期即出现骨缝的联合。同时颅缝明显增厚,并不随年龄增长而减少。最后作者提出,虽然颅狭症的病因仍属不明,但从组织学角度来看,正常人颅缝闭合的发展过程为软骨→骨缝联合→成骨细胞增生→骨融合,这是一个由活跃到蜕化的自然过程;而颅狭症患者的发展过程为软骨→颅缝骨联合→血管增生活跃,形成一个持续活跃的异常过程。致畸因素仍未被阐明。

Smith(1980)则认为冠状缝早闭与胎儿在子宫内头颅位置不佳而受压有关。他提出下列几项作为支持其观点的依据:①在兔子实验中,压迫兔子颅缝,可以导致部分颅缝颅狭症。②冠状缝早闭常有性别差异,一般男性占62%。从胎儿情况看,男胎儿在子宫内最后一段时间中,头颅发育较女胎儿快,因此也更易受压;临床上也发现有时胎儿头颅越大,压迫性畸形越多。③Hunt(1977)指出,71例单侧冠状缝早闭发生于右侧,这与67%正常胎儿为左枕横位,其右侧冠状缝受骶骨突起压迫的情况吻合。Smith的上述观点仅是一种推测和联想,目前尚未被临床研究证实。

也有的学者认为噪声和振荡可能诱发动物胎儿的颅颌面畸形(Fraghanel等,1993),但在人类是否如此尚待进一步研究证实。临床上,目前至少存在三种颅狭症,即原发性颅狭症、代谢性颅狭症和大脑发育不良性颅狭症。

(一)原发性颅狭症

原发性颅狭症是一种原发性颅骨发育错乱,可能发生于一条或多条颅缝中,或是一种复合性综合征的部分症状,即还包括身体其他部分的发育畸形,如Apert综合征等。这可能是由于胎儿在母体子宫内的一种发育缺陷在出生后才被发现，或是由包括染色体、遗传因子异常在内的因素导致。例如 Crouzon 综合征和 Apert 综合征的患者已被证实存在常染色体显性遗传特征，现已发现患者的成纤维生长因子中存在着受体位点 FGFR2（Jabs 等，1995），而 Carpenter 综合征具有常染色体隐性遗传特征。其他原发性颅狭症可能属于家族性遗传，代表着某种特异酶的异常。虽然在一部分病例中，并不能发现明显的家族遗传史，但可以认为，许多颅狭症的发生与遗传缺陷有关。在笔者一组 155 例的颅颌面畸形患者中，有 2 例（短头畸形和 Crouzon 综合征）可查到父母或再上代患有相同畸形。

在颅颌面畸形的病因学探索和研究过程中，家族性遗传显然是其中的重要环节之一。颅颌面外科医师要花很大精力才能完成畸形矫正手术，却难以保证该患者的儿辈或孙辈将来不会成为同类颅颌面畸形患儿。因此，颅颌面外科必须与遗传学科展开密切合作，不断探索和阐明遗传因子的有关问题。遗传学的调查和研究在于证实遗传发生的规律、发生率及各种畸形或综合征的遗传因素。在过去的几十年中，虽然这方面已经有了一些资料积累和现象阐述，但未知因素远较已知因素为多。

依据 Niermeger 及 Meulen 的估计，先天性躯体或智力方面的畸形发生率在 5% 上下，其中属于染色体异常者为 0.5%，单基因异常者为 1%，多基因异常者为 2%。

1. 显性遗传　原发性眶距增宽症属于常染色体显性遗传，文献上曾见到母亲和她的两个女儿都患有眶距增宽症。此外，Treacher Collins 综合征、Crouzon 综合征、Apert 综合征、Pfeiffer 综合征、Saethre-Chotzen 综合征等都属于同类显性遗传病。

2. 隐性遗传　在隐性遗传中，患儿的父母均拥有正常颅颌面外貌，但实际上是杂合体的携带者，具有一个正常基因和一个突变基因。因此，他们的任何下一代，不管是何种性别，都有 1/4 的概率患有颅颌面畸形。颅颌面畸形的隐性遗传常见于 Carpenter 综合征、Cryptophthalmus 综合征、Robert 综合征，以及 Ⅱ 型口-面-指（趾）综合征等颅颌面畸形。

3. 发病率　颅狭症发生率一般在 4/10 000。根据 Cohen（1986）的病例统计，依据遗传学分析，在 64 例颅狭症中，14 例属染色体异常致病，31 例属单基因遗传致病，3 例属环境因素致病，6 例属综合征型颅狭症致病，10 例属不明因素致病。这些综合征包括四肢畸形如并指（趾）、多指（趾）、肢体缺陷或缺失等在内。眶距增宽症可能与合并单源性或多因素性遗传，以及染色体异常等有关。与颅狭症类似，眶距增宽症也包括众多的综合征和其他发育畸形。其治疗效果和预后常与原先存在的各种症状和神经系统发育情况有密切关系。

（二）代谢性颅狭症

营养学和生物化学方面的异常因素有时也可导致颅狭症。维生素 B_6 缺乏症可以导致孕妇生育唇腭裂畸形患儿，据 Reilly 等（1964）报道，佝偻病患儿可因维生素 D 缺乏症、肾性佝偻病、抗维生素 D 佝偻病和家族性低磷血症等而诱发颅狭症。David 等的病例中曾见到 1 例 16 个月大的女孩，患有冠状缝及矢状缝早闭症，被发现就与家族性低磷血症有关。其他，如血液病，像红细胞增多症、重型珠蛋白生成障碍性贫血症等，也可诱发这种胎儿畸形。此外自发性低钙血症及黏多糖症也具有这种可能性。

据报道，患糖尿病的孕妇所生后代发生先天性颅颌面畸形的比例较高（Pederson 等，1969）。

在动物实验中，甲状腺素水平过低者可生育面裂畸形子代。Langman（1955）提出，在甲状腺部分切除的病例中，其下一代易发生颅颌面畸形。与之相反，实验结果表明，提高孕鼠的甲状腺素水平，则可产生子代面裂高发倾向（Wollam 等，1960）。Penfeld-Simpson（1975）也曾报道1例4岁儿童患有双侧对称性颅狭症，后经调查与其母亲在孕期长期服用甲状腺素有关。

药物性致畸亦可能是畸形成因之一。沙利度胺的致畸作用早已为人所熟知。临床上报道了甲氨蝶呤可以导致孕妇生育包括颅狭症患儿在内的畸形患儿，患儿中面裂畸形者约占1%（Pruzansky 等，1971），其发生率约比正常人群高6倍。地西泮类药物可能与生育腭裂及其他颅颌面畸形患儿有关（Miller-Beeker，1975）。抗代谢药物也具有致畸作用，特别应注意维A酸类药物；据报道，此类药有显著的致畸性（Braum，1984；Lammer，1985）。在动物实验中，类固醇激素，如可的松，有诱发腭裂的倾向（Frazer，1955）。

放射线能使动物胚胎致畸早已有定论，是否对人体的胚胎有致畸作用则尚未证实。然而，从广岛原子弹事件后调查当时孕妇的生产情况发现，婴儿中颅面裂的发生率明显增加（Neel，1958）。切尔诺贝利核电站事故后，也已证明有大量畸形儿童出生。Miller（1969）观察，57例孕妇在孕15周时接受过大剂量放射线后，其新生儿中颅面裂的发生呈不规则增多。

细菌、病毒、原虫等可能与某些颅颌面畸形有关。Ferm（1964）等发现H_1病毒能在动物实验中诱发散在的面裂。Leck（1969）等则发现流感A_2病毒能致面裂。Grabka 等（1953、1957）发现弓形虫感染的孕妇所生育的婴儿中面裂的发生率较高。目前尚未发现细菌感染与面裂有关。

有些学者曾认为婴儿出生时受到的机械性损伤也可能是导致颅颌面畸形的原因之一。Smith 曾提出舟状头畸形源自胎儿在子宫内头颅部受压，特别是在难产过程中所致的畸形。但这种仅是外界损伤所致的结果，并非原发性因素。笔者曾见到1例成人病例，貌似斜头畸形，颅骨和面部出现深沟状压迹、一侧眼球发育缺陷、手足有畸形等，推测病因可能与胎儿期头面部被脐带紧绕有关。后询问家属，果然在患者出生前曾有此种情况发生。

（三）大脑发育不良性颅狭症

大脑发育延迟也可导致颅狭症，这在小头畸形中可见到。而任何破坏脑发育的过程，如患脑膜炎后，亦可在几年内引发颅狭症。其他如严重脑积水患儿，在应用低压排水导管装置治疗后，可引发继发性颅狭症。

在 David 等的一组168例颅狭症患者中，原发性颅狭症患者有125例，原发性复合性畸形（包括 Crouzon 综合征、Apert 综合征、Saethre-Chotzen 综合征、Carpenter 综合征）的患者有38例，营养缺乏性畸形患者有5例。其中，被证实存在家族性遗传者共13例，占7.7%。

因此，从这点来看，颅颌面畸形的发病原因不完全是家族性遗传。目前还存在另一种假设，认为颅狭症是一种畸变发育形式的极端表现，而并非局部性的病理发展过程。

总之，有关颅颌面畸形的真正发病原因，迄今尚未找到令人完全满意和信服的答案，尚待继续探索和阐明。

（张涤生　穆雄铮）

第三节　出生缺陷监测和基因研究进展

出生缺陷是指胎儿期发育异常所致的、位于人体体表、肉眼可见的、于体内器官组织可识别的形态结构上的异常或功能上的缺陷，包括遗传性疾病、先天性疾病、产伤性疾病三方面。当新生儿出生时，缺陷就已经存在，有形态上的异常，也有细胞的异常。出生缺陷是围产儿常见病，也是围产儿和婴儿死亡的重要原因，给家庭和社会带来了巨大的物质和精神负担。当国家或地区的婴儿死亡率降到40‰的时候，出生缺陷问题就会突显，成为一个重大的公共卫生问题。通过对围产儿进行出生缺陷监测，可以寻找出生缺陷发生的原因，采取干预措施，降低出生缺陷发生率和围产儿死亡率，进一步提高出生人口质量。

出生缺陷监测是指"连续地、系统地对人群中所发生的出生缺陷儿的有关资料进行收集、整理、分析和利用的过程"，这是我们获取各类先天性颅颌面畸形相关信息的重要途径。我国自1981年以来，陆续在北京、四川等地成立了出生缺陷监测中心。全国性的出生缺陷监测始于1986年"七五"国家科技攻关计划课题——《中国围产儿出生缺陷及高危高发出生缺陷的病因探讨》。1986—1987年，全国947所医院参加了监测，共收集1 243 284例围产儿的资料，先天性畸形发生率为130.1/10 000。这一课题获得了卫生部科学技术进步奖二等奖，国家科学技术进步奖三等奖，并出版了《中国出生缺陷图谱》。1988年以后，全国出生缺陷监测转入动态，500多所医院参加了监测工作。1988—1995年，共监测380多万例围产儿。1996年，出生缺陷网同全国5岁以下儿童死亡监测网、全国孕产妇死亡监测网实行"三网合一"，全国116个县市、450所医院参加监测，覆盖人群约8 000万人，每年监测40余万例围产儿。我国关于出生缺陷发生率的资料也日臻完善，每年都有出生缺陷监测年度报告，按地区汇总了唇腭裂畸形等发生率的年报表，以及唇腭裂畸形等与重大畸形发生率的变化趋势图。在监测的项目方面，较以前有了更多的内容，如颅颌面先天性畸形不仅列出了唇腭裂、脑膨出两项，还包括了小头畸形和小下颌等。但目前的监测项目还不能适应颅颌面外科发展的需要，有待进一步细化病种分类。参照美国疾病控制与预防中心出生缺陷科的先天性畸形六位编码表内容，以1989年《国际疾病分类（第九版临床修订本）》（ICD-9-CM）为基础，列出了多种颅颌面先天性畸形，如前额脑膨出症、眶距增宽症、斜头畸形、舟状头畸形、三角头畸形、颅狭症，以及颅颌面骨发育不良的Crouzon综合征、尖头并指（趾）畸形、半面短小症等。因此，我国的出生缺陷监测还应拓展以上这些监测项目（或内容）。我们相信如果能在婴儿出生时就发现缺陷，就可以得到更为准确的颅颌面畸形发病率数据，并及时和有效地为患儿提供必要的治疗。

因为先天性畸形的发生是由基因变异造成的，所以相关基因、基因组结构和功能的研究十分重要。近年来，各种研究基因的方法在先天性颅颌面畸形的研究上都得到了充分利用，并取得了许多关键性的成果。如利用DNA序列测定进行基因定位的技术可以把发现的基因在特定染色体上的位置准确地标定下来，为先天性颅颌面畸形的基因研究奠定了基础。目前，Crouzon综合征的主要突变已得到了精确定位，是在10q25.3-q26片段FGFR2基因的$IgIII_A$和$IgIII_C$处。利用原位杂交技术可以分析基因在染色体上的位置。2003年，Rice等应用这种技术，借助FGFR各亚型的mRNA探针探测颅颌面骨各个部位的表达情况，发现编码各个FGFR亚型受体的基因突变，会引起严重软骨发育不全、黑棘皮病、颅狭症、死亡等。另外，Dicon等利用转基因模型来研究基因的功能，于2004年培养出了Tcof1杂合子突变小鼠，证实了Tcof1基因突变可引起Treacher Collins综合征。所有这些成果都为先天性颅颌面畸形的遗传学研究找到了突破口，虽然先天性颅颌面畸形的致病因素非常复杂，环境因素与多基因因素相互作用，不同遗传学背景下基因的表型也不一样。未来研究的重点是进一步研究细胞因子、受体和信号传导通路在基因表达调控中的作用，了解更多的发病原因，从而有效干预，以降低先天性颅颌面畸形的发生率。

（周轶群）

第四节 颅狭症的研究进展

颅狭症是一种常见的先天性颅颌面畸形，其发病率占常见颅颌面发育畸形发病率的第二位（约为1/2 500，仅次于唇腭裂畸形）。由于颅缝提早发生骨性闭合可导致颅腔狭小，形成三角头、舟状头、斜头等复杂的颅颌面畸形综合征，不仅可造成颅颌面骨畸形，还可导致高颅压、视力减退，甚至失明，严重者可使脑发育受阻，影响患儿的智力发育。目前尚无一种理想的治疗方法能够完全予以修复，对患者及其家庭的社会生活和心理健康产生诸多负面效应，严重者在发育过程中可因并发症而危及生命。因此，对这类疾病的防治和遗传机制研究具有重要的社会意义。本节就遗传学研究在先天性颅狭症畸形病因分析中的现状及进展进行综述。

一、颅骨发育、颅缝闭合的理论

颅骨由脑颅和脏颅构成，脑颅包括颅顶和颅底两部分。颅顶骨由脑组织周围的间充质以膜内成骨的方式发育形成，颅底骨则由间充质主要以软骨内成骨的方式发育形成。在胎儿期和婴儿期，颅顶各扁平骨之间存在由致密结缔组织组成的膜性连接，形成一种纤维性关节，称颅缝。

国际上关于颅骨发育、颅缝闭合的理论认为，来自发育大脑的信号是颅骨形成的关键因素，硬膜分泌的可溶性生长因子介导的信号转导系统在传送从大脑到脑颅的信号方面起着非常重要的作用，大脑、硬膜和发育的颅骨、颅缝之间存在复杂的相互作用，最终引起颅缝的闭合。一旦颅缝周围的生化环境变化及基因遗传改变干扰了此复杂的生长发育体系，就可导致颅缝的异常闭合。

颅顶骨的发育由多能间充质干细胞向成骨细胞的增殖、分化而形成，具体为间充质干细胞→骨祖细胞→前成骨细胞→成骨细胞的分化过程，历经成骨细胞增殖、细胞外基质成熟、细胞外基质矿化和成骨细胞凋亡四个阶段，最终形成新骨。颅盖的形成最初来源于部分间充质的浓集，称初级骨化中心。随着颅缝两侧颅骨间充质细胞增殖、向成骨细胞分化，颅骨成骨前缘不断向颅缝侧靠拢，颅缝逐渐闭合。纤维颅缝组织如同颅骨间灵活的关节连接，调节头颅的发育和外形结构，正常的颅缝闭合过程依赖颅骨成骨前缘，以及颅缝区细胞的增殖与分化维持良好的平衡。此外，细胞的正常凋亡过程也发挥重要的调节作用。上述任何一个过程发生改变，都可能导致颅狭症或颅裂，其中以颅缝的提早闭合较为多见。

二、颅狭症的遗传学研究

遗传学研究证实，多种基因突变、致畸物质、机械压力、代谢紊乱等都可导致颅狭症。截至2008年，已明确的与颅狭症相关的突变基因有11个，常见的包括：成纤维细胞生长因子受体（如FGFR1、FGFR2、FGFR3）、转化生长因子β受体（如TGFBR1、TGFBR2）、酪氨酸激酶Eph/Ephrin家族蛋白（如EFNB1）、胚胎发育基因TWIST1、同源盒基因MSX2、小GTP酶蛋白家族RAB（如RAB23）、原纤维蛋白基因（如FBN1）、细胞色素P450还原酶基因（POR）等。对上述基因及相关信号通道介导的颅缝细胞增殖与分化的研究，阐明了颅缝发育分子调控机制的重要性与复杂性。

（一）颅骨发育、颅缝闭合的研究模型

目前，国际上关于颅狭症分子发病机制研究的实验模型主要包括：①正常动物颅缝组织或细胞；②基因修饰动物模型颅缝组织或细胞；③少数取材于患者的颅缝组织或细胞。其中，又以前两者为主，研究结果主要反映了非灵长类动物颅缝组织的体内发育情况，以及体外环境下应用各种培养基以促进细胞增殖、人为诱导成骨细胞分化的一系列表型特征，而无法实际反映人体内颅缝闭合的过程与分子调控机制。

针对这一弊端，一些学者采用了以人为颅狭症研究模型的方法，如将取材于同一患者受累颅缝区和正常颅缝区的标本进行基因差异表达的比较（称体内-体内比较），以筛选发现新的致病基因。由于体内受多因素制约且与外界环境相互影响，所得的结果往往是最终表现，而非研究者最为关心的颅缝闭合中间过程。因此，最常用于人颅狭症研究的方法为：将取材于同一患者受累颅缝区和正常颅缝区的体外培养细胞进行比较（称体外-体外比较）。该方法不仅可用于基因差别表达的分析，还可用于颅缝复合组织不同细胞群间增殖、分化潜能的功能研究。由于伦理道德问题及复杂实验技术的挑战，从患者或正常人群中获取颅缝组织、细胞用于大规模的实验研究相当困难，因此上述两种研究方法主要应用于实验动物（如鼠）颅狭症的研究。

目前，体外组织或细胞培养系统，多使用人工二维单层培养技术，与体内组织细胞三维的生长环境不同。越来越多的研究发现，组织细胞在体外，在被改变了的环境下生长，逐渐丧失了原有的性状，所取得的研究结果与体内的情况不相符（包括基因表达的显著差异）。因此，目前开展的颅缝细胞研究，多采用原代培养的细胞或早期传代培养的细胞，以减少体外培养对细胞真实性状的影响。但由于原代细胞生存期短、局限的传代数所产生的细胞量不足等因素，致病基因表达及调控机制的研究仍有明显的局限性。少数学者尝试应用转化细胞系以延长细胞的生存期，又发现它们可能引发细胞不典型表征，从而影响实验结果。

现有颅缝细胞学研究模型存在的问题主要为：

（1）如何跨越体外培养颅缝细胞与动物实验间的鸿沟，更好地模拟活体组织的内环境，最大限度

地维持颅骨发育的体内性状，保持细胞的功能活性，以全面研究颅缝闭合的过程。

（2）如何将体内、体外两大研究系统更好地结合，对两者基因表达的差异进行同期比较研究，以更准确地评价相关基因在颅缝闭合过程中的作用。

（3）如何克服原代细胞生存期短、体外培养传代细胞性状逐渐发生改变而影响实验结果等问题，有赖于开发既能延长颅缝细胞的生存期，又能最低限度影响细胞表征的实验技术。

国际上近年来的研究趋势是，制造相关致病基因修饰的小鼠模型，进行颅狭症遗传分子机制研究及基因层面治疗或细胞层面治疗的研究。

目前，较成熟的研究为成纤维细胞生长因子（FGF）及其受体（FGFR）信号转导通路的研究。FGFR突变可导致Apert综合征、Pfeiffer综合征和Crouzon综合征等，现有的基因修饰小鼠模型详见表3-1。

表3-1　颅狭症人突变基因修饰的小鼠模型

综合征	人基因突变位点	基因修饰小鼠模型
Apert综合征	$FGFR2^{+/S252W}$，$FGFR2^{+/P253A}$	$FGFR2^{+/S252W}$
	FGFR2杂合子 外显子9（Ⅲc）含Alu插入片段，上调间充质细胞FGFR2-Ⅲb基因表达	$FGFR2\text{-}Ⅲ_C^{+/\Delta}$ 通过外显子9（Ⅲc）的缺失，上调间充质及神经细胞FGFR2-Ⅲb的表达
Crouzon综合征	FGFR2 细胞外区许多杂合突变 最主要的有： +/C278F +/C342Y +/S347C	$FGFR2^{+/C342Y}$
Pfeiffer综合征	FGFR2（细胞外及细胞质区许多杂合突变）	—
	$FGFR1^{+/P250Arg}$	$FGFR1^{+/P250Arg}$ FGFR1+/+；2或4拷贝数BAC编码的$FGFR1^{P252Arg}$整合入4号染色体

TGF-β动物模型包括TGF-$β_1$、TGF-$β_2$、TGF-$β_3$、TGFβRⅠ、TGFβRⅡ、TGFβRⅢ及相关细胞间信号转导通路基因（如Smad2、Erk1/2等）的基因敲除小鼠模型。此外，先天性双侧冠状缝早闭兔模型亦常用于颅狭症TGF-β信号通路的研究。

（二）颅狭症发病机制研究的进展

随着对颅狭症发病机制的深入研究，新的致病基因不断被发现，它们之间的相互作用形成了一个非常复杂的颅缝闭合分子调控网络体系。已有研究较为明确地阐明了BMPs蛋白介导的TGF-β信号转导系统在啮齿类动物颅缝形成过程中的作用机制，尚需进一步研究，以全面揭示上述基因的信号通路作用过程。

研究发现，同一基因突变可致不同的畸形表现型，提示同一基因在不同颅缝间具有特殊的分子信号通路。以额缝的表现最为明显，人类额缝在出生后不久即闭合，而其他颅缝在1岁以后逐渐融合形成锯齿状，相互扣锁，12岁或以后颅缝才紧闭。分析可能与啮齿类动物的情况相近，啮齿类动物的额缝由神经嵴来源的间充质形成并分隔额骨，属于神经嵴起源，而其他颅缝与神经嵴并列或来源于轴旁中胚层。许多研究比较了小鼠颅缝闭合过程中的后额缝与未闭合的冠状缝、矢状缝间基因表达谱的差异，以了解颅缝闭合的基因调控机制。然而，鉴于不同发育来源的颅缝闭合信号通路各异，上述比较的结果无法阐明颅缝闭合的分子机制。因此，Coussens 等研究了同一发育来源的已闭合颅缝与未闭合颅缝间的基因表达差异。

Coussens 等研究发现，与已闭合颅缝或正在闭合期的颅缝的基因表达相比，未闭合颅缝的 RBP4、GPC3、C1QTNF3、IL11RA、PTN、POSTN 等基因表达水平较高，提示上述基因在保持颅缝开放或调控成骨细胞早期分化上起关键作用；已闭合颅缝或正在闭合期的颅缝的 WIF1、ANXA3、CYFIP2 等基因表达水平较高，提示它们与颅狭症发病有相关性。此外，他们的研究还发现，综合征型颅狭症与非综合征型颅狭症的基因表达谱差异甚微，不同的未闭合颅缝间基因表达却有显著的差异，尤以额缝最为特殊。尽管普遍认为颅盖发育并未产生软骨前体，在 Coussens 等的研究中却发现，人字缝和矢状缝的形态发生过程中可检测出软骨特殊基因表达与组织学改变，提示颅缝发育可能存在软骨生长过程。上述研究深入不同颅缝水平分析致病基因的差异表达，为颅狭症分子机制的探索开辟了一条新的途径，通过阐明不同颅缝间各异的发育机制，为颅缝疾病的非手术治疗奠定了更充实的理论基础。

为克服体内、体外研究系统下检测的基因表达结果与实际颅缝闭合的基因表达间的差异，Coussens 等（2007）对颅缝闭合研究模型进行了改良，将体内、体外两大研究系统相结合，对颅狭症取材标本细胞和同一组织来源的体外培养颅缝细胞两者间基因表达的差异进行同期比较研究，结果发现，同一基因通过体内-体外模型检测所表现的差异程度较体内-体内模型检测所表现的差异程度更为突出，这为基因表达的灵敏检测提供了便捷性，能更准确地评价相关基因在颅缝闭合过程中的作用。此外，通过对完全分化的受累颅缝组织及体外培养非分化成骨细胞群基因表达的比较，可筛选出成骨细胞分化、矿化相关的基因；与培养细胞相比，在颅缝组织中表达下调的基因则与颅骨发育、颅缝闭合早期细胞的分化抑制或诱导成骨前体细胞的增殖关系密切。

表 3-2 列出了近年来颅骨发育、颅缝闭合相关的主要基因，包括成骨分化相关基因、转录相关基因、信号转导相关基因、骨塑形相关基因、细胞凋亡相关基因、细胞周期相关基因等。通过对上述基因功能及传导通路进行系统、深入的研究，有望进一步探索颅缝闭合的分子生物学机制。

表 3-2　颅骨发育、颅缝闭合相关基因研究

分类	具体基因
成骨分化相关基因	I 型胶原基因
	碱性磷酸酶基因
	骨唾液酸蛋白基因
	骨桥蛋白基因
	骨钙素基因
	骨粘连蛋白基因
转录相关基因	远端缺失基因（如 DLX5、DLX6）
	肌节同源盒基因（如 MSX1、MSX2）
	核心结合因子 α_1 基因（RUNX2 / Cbfα1）
	扭曲基因（TWIST）

续表

分类	具体基因
信号转导相关基因	β-连环蛋白基因 骨形成蛋白基因（如BMP2、BMP4、BMP7） Dickkopf基因（如DKK1、DKK2、DKK3） 表皮生长因子受体基因（EGFR） 成纤维细胞生长因子基因（如FGF2、FGF4、FGF7） 成纤维细胞生长因子受体基因（如FGFR1、FGFR2、FGFR3） Frizzled家族特异受体－WNT受体蛋白基因（如FZD2） 印度刺猬（IHH）基因 晚期表达因子基因（如LEF1） 低密度脂蛋白受体相关蛋白基因（如LRP5） 骨诱导因子（OGN）基因 骨调蛋白（OMD）基因 甲状旁腺素受体基因（如PTHR1） 转录生长因子基因（如$TGF\beta_1$、$TGF\beta_2$、$TGF\beta_3$） 转录生长因子受体基因（如$TGF\beta R_1$、$TGF\beta R_2$） wingless基因与INT基因（如WNT2、WNT5A） WNT诱导信号通路蛋白基因（如WISP2） WNT抑制因子基因（如WIF1）
骨塑形相关基因	细胞外基质磷酸化糖蛋白（MEPE）基因 基质金属蛋白酶基因（如MMP8、MMP9、MMP13）
细胞凋亡相关基因	胱天蛋白酶基因（如CASP1） 前列腺凋亡反应因子-4基因（如PAWR） 聚腺苷二磷酸核糖聚合酶（PARP）基因 促凋亡蛋白（BID）基因 胃窦黏膜胃泌素基因（如GAS6） 肿瘤坏死因子（TNF）基因
细胞周期相关基因	增殖细胞核抗原（PCNA）基因 细胞周期蛋白D基因（如CCND1） 细胞周期依赖激酶抑制剂基因（如P21、CIP1、CDKN1A） 视黄酸受体或维A酸受体反应元件基因（如RARRES1） 肿瘤抑制基因（如TP53）

（杨娴娴）

参考文献

[1] 冯贻苗,房兵.基因研究在先天性颅颌面畸形病因分析中的现状[J].上海口腔医学,2007,16(2):215-218.

[2] DOHMOTO A, SHIMIZU K, ASADA Y, et al. Quantitative trait loci on chromosomes 10 and 11 influencing mandible size of SMXA RI mouse strains[J]. J Dent Res,2002,81(7):501-504.

[3] RICE D P, RICE R, THESLEFF I. Fgfr mRNA isoforms in craniofacial bone development[J]. Bone, 2003, 33(1):14-27.

[4] DIXON J, DIXON M J. Genetic background has a major effect on the penetrance and severity of craniofacial defects in mice heterozygous for the gene encoding the nucleolar protein Treacle[J]. Dev Dyn, 2004, 229(4):

907-914.

[5] WILKIE A O. Epidemiology and genetics of craniosynostosis[J]. Am J Med Genet,2000,90(1):82-84.

[6] WILKIE A O. Craniosynostosis:genes and mechanisms[J]. Hum Mol Genet,1997,6(10):1647-1656.

[7] OPPERMAN L A. Cranial sutures as intramembranous bone growth sites[J]. Dev Dyn,2000,219(4):472-485.

[8] FURTWÄNGLER J A,HALL S H,KOSKINEN-MOFFETT L K. Sutural morphogenesis in the mouse calvaria: the role of apoptosis[J]. Acta Anat (Basel),1985,124(1-2):74-80.

[9] YIP J E, KOKICH V G, SHEPARD T H. The effect of high doses of retinoic acid on prenatal craniofacial development in Macaca nemestrina[J]. Teratology,1980,21(1):29-38.

[10] COHEN M M. Sutural biology and the correlates of craniosynostosis[J]. Am J Med Genet,1993,47(5):581-616.

[11] RICE D P C. Craniofacial anomalies:from development to molecular pathogenesis[J]. Curr Mol Med, 2005, 5(7):699-722.

[12] JENKINS D,SEELOW D,JEHEE F S,etl. RAB23 mutations in Carpenter syndrome imply an unexpected role for hedgehog signaling in cranial-suture development and obesity[J]. Am J Hum Genet,2007,80(6):1162-1170.

[13] SOOD S,ELDADAH Z A,KRAUSE W L,etl. Mutation in fibrillin-1 and the Marfanoid-craniosynostosis (Shprintzen-Goldberg) syndrome[J]. Nat Genet,1996,12(2):209-211.

[14] FLÜCK C E,TAJIMA T,PANDEY A V,etl. Mutant P450 oxidoreductase causes disordered steroidogenesis with and without Antley-Bixler syndrome[J]. Nat Genet,2004,36(3):228-230.

[15] LIU Y H,TANG Z,KUNDU R K,et al. Msx2 gene dosage influences the number of proliferative osteogenic cells in growth centers of the developing murine skull:a possible mechanism for MSX2-mediated craniosynostosis in humans[J]. Dev Biol,1999,205(2):260-274.

[16] ESWARAKUMAR V P, HOROWITZ M C, LOCKLIN R, et al. A gain-of-function mutation of Fgfr2c demonstrates the roles of this receptor variant in osteogenesis[J]. Proc Natl Acad Sci USA,2004,101(34):12555-12560.

[17] ZHOU Y X, XU X, CHEN L, et al. A Pro250Arg substitution in mouse Fgfr1 causes increased expression of Cbfa1 and premature fusion of calvarial sutures[J]. Hum Mol Genet,2000,9(13):2001-2008.

[18] HAJIHOSSEINI M K,LALIOTI M D,ARTHAUD S, et al. Skeletal development is regulated by fibroblast growth factor receptor 1 signalling dynamics[J]. Development,2004,131(2):325-335.

[19] POISSON E, SCIOTE J J, KOEPSEL R, et al. Transforming growth factor-beta isoform expression in the perisutural tissues of craniosynostotic rabbits[J]. Cleft Palate Craniofac J,2004,41(4):392-402.

[20] CHONG S L, MITCHELL R, MOURSI A M,et al. Rescue of coronal suture fusion using transforming growth factor-beta 3 (Tgf-beta 3) in rabbits with delayed-onset craniosynostosis[J]. Anat Rec A Discov Mol Cell Evol Biol,2003,274(2):962-971.

[21] MOONEY M P,MOURSI A M,OPPERMAN L A,et al. Cytokine therapy for craniosynostosis[J]. Expert Opin Biol Ther,2004,4(3):279-299.

[22] ROTH D A, LONGAKER M T, MCCARTHY J G, et al. Studies in cranial suture biology:Part I. Increased immunoreactivity for TGF-beta isoforms (beta 1, beta 2, and beta 3) during rat cranial suture fusion[J]. J Bone Miner Res,1997,12(3):311-321.

[23] OPPERMAN L A, CHHABRA A, CHO R W, et al. Cranial suture obliteration is induced by removal of transforming growth factor (TGF)-beta 3 activity and prevented by removal of TGF-beta 2 activity from fetal rat calvaria in vitro[J]. J Craniofac Genet Dev Biol,1999,19(3):164-173.

[24] LEE M-H,KIM Y-J,KIM H-J,et al. BMP-2-induced Runx2 expression is mediated by Dlx5, and TGF-beta 1 opposes the BMP-2-induced osteoblast differentiation by suppression of Dlx5 expression[J]. J Biol Chem, 2003, 278(36):34387-34394.

[25] GOSAIN A K, RECINOS R F, AGRESTI M, et al. TGF-beta1, FGF-2, and receptor mRNA expression in suture mesenchyme and dura versus underlying brain in fusing and nonfusing mouse cranial sutures[J]. Plast Reconstr Surg,2004,113(6):1675-1684.

[26] BRADLEY J P, HAN V K, ROTH D A, et al. Increased IGF-I and IGF-II mRNA and IGF-I peptide in

fusing rat cranial sutures suggest evidence for a paracrine role of insulin-like growth factors in suture fusion[J]. Plast Reconstr Surg,1999,104(1):129-138.

[27] COUSSENS A K,WILKINSON C R,HUGHES I P,et al. Unravelling the molecular control of calvarial suture fusion in children with craniosynostosis[J]. BMC Genomics,2007,8(1):458.

第四章

颅颌面畸形的主要内容和临床表现

颅颌面畸形，包括先天性畸形和外伤、肿瘤切除等造成的后天畸形。其症状可表现为明显的头颅部及面部外形异常和一些相关功能障碍，有时还会伴发四肢等部位的畸形（如颅颌面的一些综合征），有时存在一些不易被人觉察的特殊症状，其中有些是十分严重的并发症。

第一节　颅颌面畸形的内容和种类

一、先天性颅颌面畸形

颅颌面外科涉及从颅骨到颌面骨骼的各类截骨整形手术，是源于手术方法进步而形成的一个交叉性、边缘性学科，因而它所指向的病种比较宽泛，以治疗对象为主线。先天性颅颌面畸形通常指下列内容：

（1）颅狭症。

（2）眼眶发育异常（眶距增宽症、眼眶高低不齐症）。

（3）颅面裂畸形（craniofacial cleft）。

（4）颅颌面不对称畸形（craniomaxillofacial microsomia）。

（5）上下颌骨发育畸形，如偏𬌗（cross bite）、反𬌗、小颌。

上述许多畸形或仅有头颅骨的异常，或既有颅骨畸形又有面部畸形，或还合并有四肢及其他骨骼畸形。

二、颅狭症

（一）单纯性颅狭症

颅狭症是指颅骨骨缝的骨性融合在正常年龄以前闭合。颅缝闭合越早，所造成畸形的程度就越严重；多条颅缝颅狭症较单条颅缝颅狭症出现更为严重的畸形。依据颅狭症的受累情况，在临床上最常见的典型畸形有下述几种：

1. 三角头畸形（trigonocephaly）　是额缝早闭的表现。额部向前突出，前额呈三角形，伴眶距过窄症状（图4-1）。

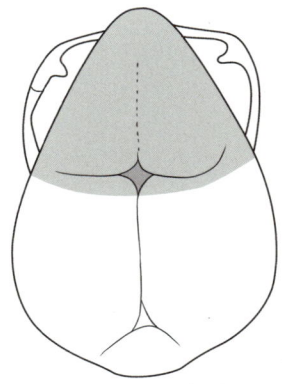

图4-1　三角头畸形示意图

2. 舟状头畸形（scaphocephaly）　是纵行颅缝（此处指矢状缝）早闭的表现。颅部前后径拉长，颅穹窿中央部凹陷（图4-2）。

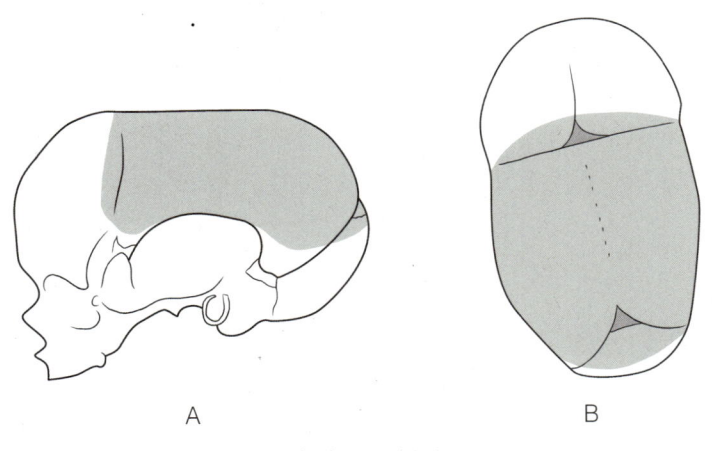

A. 侧位；B. 颅顶。

图4-2　舟状头畸形示意图

3. 斜头畸形（plagiocephaly）　是单侧冠状缝早闭的表现。穹隆部畸形，且一侧前额后缩，眼眶后缩并抬高，鼻根部歪斜（图4-3）。

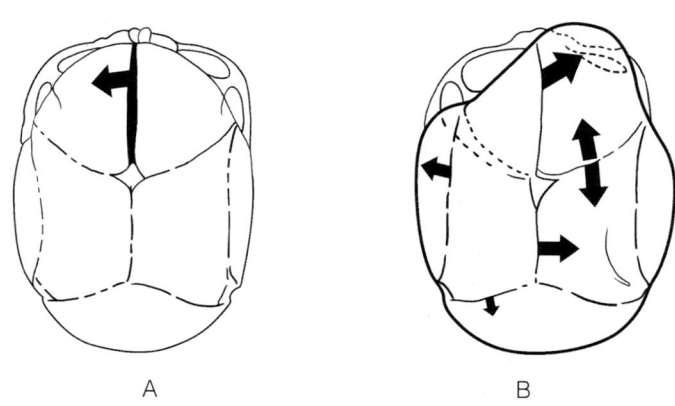

A. 受压前颅顶观；B. 受压形变后的颅顶观。

图 4-3　斜头畸形示意图（箭头示压力方向）

4. **短头畸形（brachycephaly）**　是双侧冠状缝早闭的结果。表现为前额垂直部后缩及横向扩张，颞窝膨大（图 4-4）。

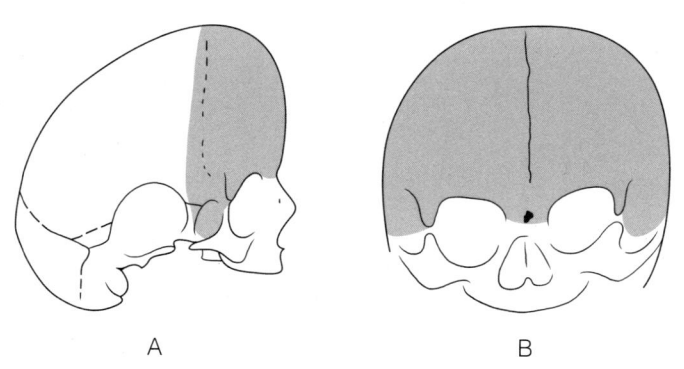

A. 侧位；B. 正位。

图 4-4　短头畸形示意图

5. **尖头畸形（oxycephaly）**　是进行性冠状缝及纵行颅缝（此处指矢状缝）早闭所致。表现为尖头及前额部斜向后缩症状，甚至颞部凹陷，中央部向前突出（图 4-5）。

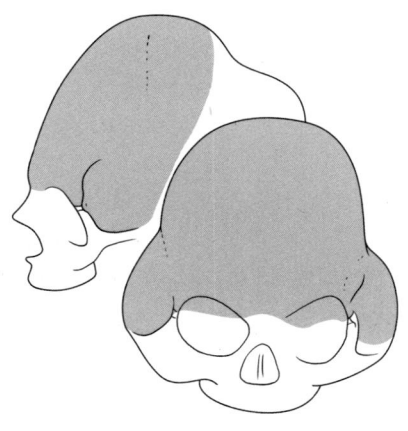

图 4-5　尖头畸形示意图

6. **小头畸形（microcephaly）**　为颅缝全部早闭的结果。表现为整个头颅很小，大脑发育不良。

7. 颅骨肥厚（pachycephaly） 是人字缝早闭的结果。

（二）多颅缝颅狭症、综合征型颅狭症

颅颌面骨成骨部全覆盖中面部，它与颅底相接部位的颅缝相对容易发生病变。蝶骨似乎是中面部发育不全的关键所在。最常见的颅颌面发育不全畸形是Crouzon综合征和Apert综合征，其他还有Pfeiffer综合征、Carpenter综合征等多种综合征。它们都有中面部的后缩症状，这是此类畸形的主要形态变异，可以同时合并其他形式的颅穹隆畸形，最常见的是短头畸形。Apert综合征还可合并四肢的各种畸形。其他多种综合征，如Cohen综合征、Edward综合征、Morquio综合征、Turner综合征、Zellweger综合征等，更有包括眶距增宽症在内的各种眼部畸形及其他全身性畸形。种类繁多，难以尽述，这里仅将常见的Crouzon综合征及Apert综合征等简述如下：

Crouzon综合征和Apert综合征这两种综合征是颅颌面骨发育不全所致，主要病变是颅底部多条骨缝发生早闭的结果。主要表现为中面部严重后缩，呈凹盘状脸。眶内体积很小，导致不能容纳眼球而有突眼畸形，同时伴有严重的牙齿反𬌗（图4-6）。此种病例常存在慢性高颅压，严重者可发生视神经乳头水肿或失明。在颅骨畸形方面，Crouzon综合征呈现短头畸形，而Apert综合征呈现尖头畸形。突眼症状在Apert综合征中较轻，但Apert综合征有另一个重要特征，就是有并指（趾）和肢体关节僵直等畸形。由于存在高颅压，这两种综合征患者都可能出现智力发育障碍。

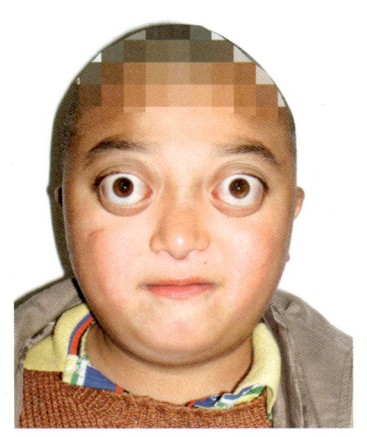

图4-6 Crouzon综合征

三、眼眶发育异常（眶距增宽症、眼眶高低不齐症）

眼眶发育不良以眶距增宽症较为多见，病因大致有五类：面裂畸形、颅狭症、原发性眶距增宽、外伤（或肿瘤）、脑膜脑膨出等。主要表现为两眼眶之间的骨性距离宽，大于正常人。因为眼眶位于颜面部中央，过宽的眼距给人怪异的印象，有时还伴有鼻根、额头的外形异常（图4-7）。

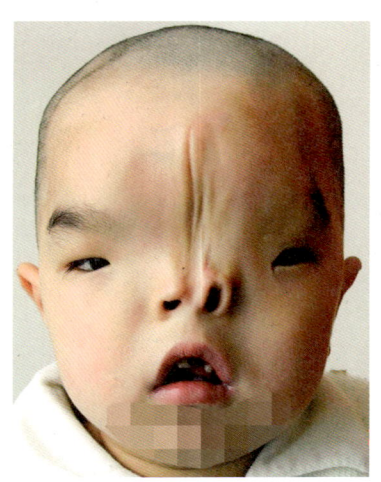

图 4-7　眶距增宽症

眼眶高低不齐症相对少见，大多为面裂畸形或颅狭症所致，也有原发性或眼眶发育不良（如放射治疗后的眼眶）所致者。表现为两个眼眶在水平方向上的不齐，双眼平视时不在同一水平（图 4-8）。

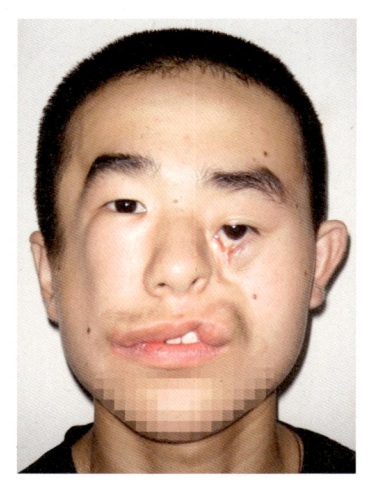

图 4-8　眼眶高低不齐症

四、颅面裂畸形

颅面裂畸形通常发生于胚胎 3～6 个月，是胚胎中颅颌面各突起融合发生障碍所致。临床上有多种颅面裂畸形的分类方法，目前以 Tessier 分类法最为常用。该法把颅面裂以眼眶为中心分为 0～14 型。从上唇正中线开始，以眼眶为中心，顺时针或逆时针地向前额部中线方向旋转而在面部各个部位形成各种类型的先天性裂隙畸形。

一般面斜裂属于 Tessier 4 号裂，面横裂属 Tessier 7 号裂。发生在单或双侧面部，形成了各不相同的面部畸形。依据此种分类而出现的各种正中裂及旁正中裂畸形将在各论中进行详细叙述。

除以上分类法外，文献中还有更多的分类法，如 van der Meulen 和 Pfeiffer 等的分类法是在胚胎学基础上提出的（图 4-9），即以胚胎 4 周末的头颅形态为原型，按照从正中矢状平面向两侧对称性发生的可能性，设定分类原则。这些分类以发育不良来替代裂隙，因为有些畸形实际上并不出现裂隙，可以将畸形归因于某一发育部位（或几个部位）的发育异常或停止。其观点认为正是这些部位在出现正常融合或骨化开始以前产生异常变化，才导致各种畸形，而这大概发生在胚胎期顶臀长度17 mm的时期。

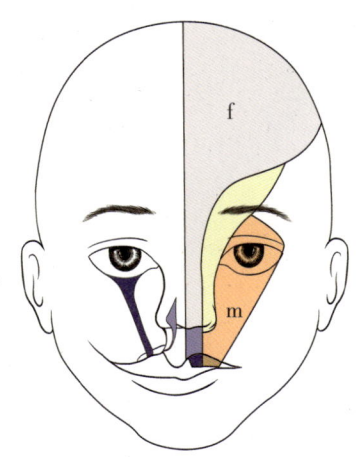

f. 额部；m. 上颌部。

图4-9 Pfeiffer分类法

van der Meulen的分类法见表4-1，供参考。

表4-1 van der Meulen的分类法

分类	表现
脑颅颌面发育不良	眼间发育不良、眼发育不良
颅颌面发育不良	骨发育不良：额蝶发育不良、额鼻发育不良、额筛发育不良、鼻发育不良、鼻上颌发育不良、上颌发育不良、颧上颌发育不良、颧额发育不良、颧颞发育不良、全颞下颌发育不良
	骨缝早闭：各类颅狭症

除上述两大类先天性颅颌面畸形以外，目前颅颌面外科手术的范围已扩展到许多严重头颅部创伤的修复和救治，以及各种类型肿瘤（包括良、恶性肿瘤在内）的治疗和修复，它们的分类视不同情况而定。

五、综合征型面裂

（一）Treacher Collins综合征

Treacher Collins综合征的主要症状是颧骨缺失或发育不全，以及下颌支的短小、下颌骨髁突和喙突缺失、颞肌发育不全、颏部后缩呈鸟嘴畸形。典型的容貌是双眼外眦角向下方倾斜、下睑轻度外翻、闭合不全、颧骨塌陷、下颌及颏部狭长等。由于这类畸形的发生并不涉及颅狭症，在头颅骨发育、智力和视力等方面都不会受到影响（图4-10）。

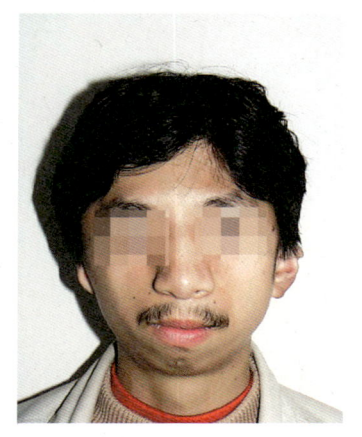

图 4-10 Treacher Collins 综合征

(二)颅颌面不对称畸形

颅颌面的对称性如何,对面容的影响很大。正常人或多或少有轻微的面部左右不对称,以正常人的观察能力,这些轻微的面部左右不对称通常不易为人察觉,因而可以忽略。一般认为左右面部不对称的差异在 2~3 mm 之内,是肉眼可以容忍的。

一些明显的颅颌面左右不对称,上自额颞部,下达下面部及颈部,都会给人畸形的感觉,如斜头畸形的额部低平和眼眶高低不齐、半面短小症的下面部偏斜等,使颅颌面失去协调感,牙颌失去稳定性,当面部活动(如咀嚼、做表情)时这种颅颌面的失衡会更为明显(图 4-11)。

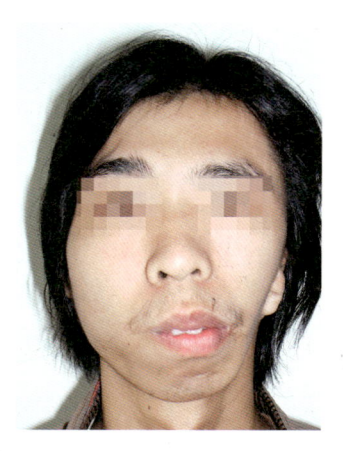 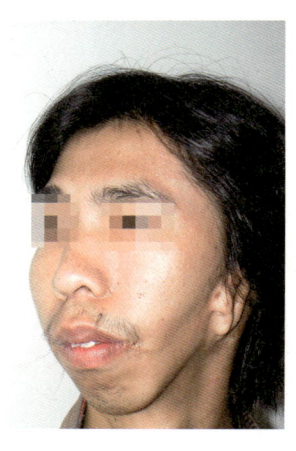

A   B

A. 正面;B. 斜侧面。

图 4-11 颅颌面不对称畸形

(三)上下颌骨发育畸形

上下颌骨的发育异常,直接影响中面部和下面部的外形,尤其是咬合的异常,影响美观和咀嚼功能,是治疗的关键所在。

上颌骨与颅底连接,是坚固的中面部支撑结构;下颌骨以颞下颌关节与颧骨、颧弓连接,有强大的咀嚼肌群的附着,是活动的功能性主体。上下颌骨以上下牙列互相镶嵌和密合,既有咀嚼进食的功能需要,又有稳定上下颌骨和咬合关系的固定作用。牙列咬合关系的失衡,既影响颜面外形,又影响咀嚼、颞下颌关节的功能,至关重要。

临床常见的牙列咬合异常和相关的颅面裂畸形，表现为偏𬌗畸形所致的面部不对称、反𬌗畸形所致的面部过长、小颌（颏）畸形所致的下面部过短等（图4-12～图4-14），以及超𬌗所致的上唇突出和开唇露齿、深覆𬌗所致的下面部过短等。

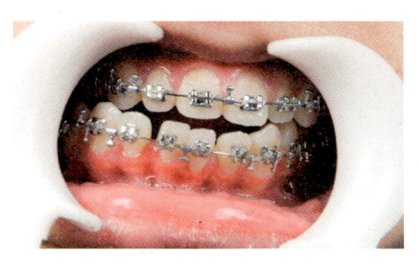 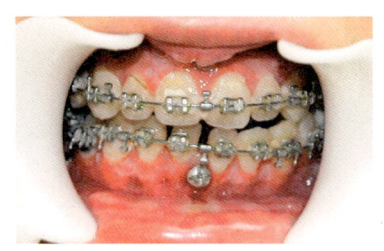

A　　　　　　　　　　　　　　　B

A. 术前；B. 术后。

图4-12　偏𬌗，上下颌牙列不齐，中线偏斜

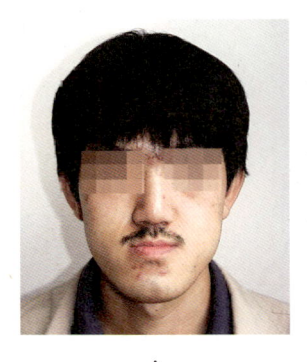 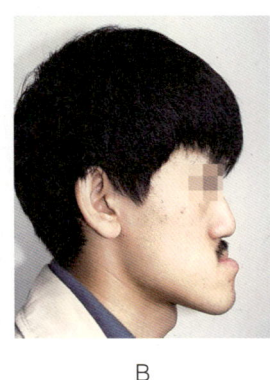 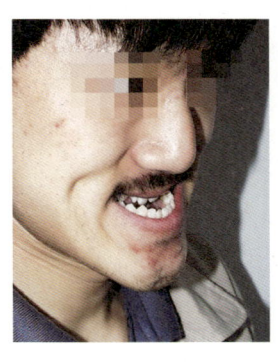 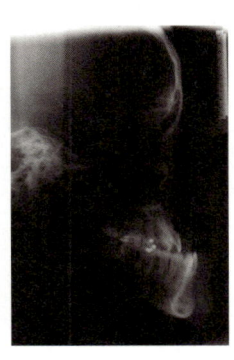

A　　　　　　B　　　　　　C　　　　　　D

A. 正面；B. 侧面；C. 斜侧面；D. X线头影侧位片。

图4-13　反𬌗，下颌牙列前伸，安氏Ⅲ类咬合

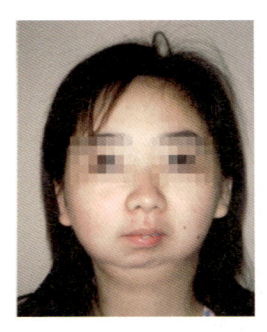 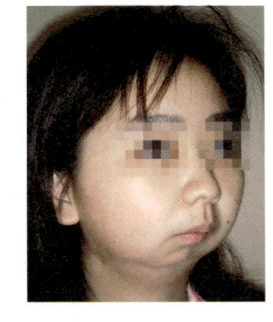 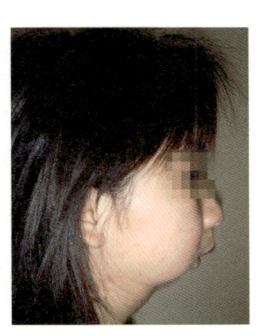

A　　　　　　　　B　　　　　　　　C

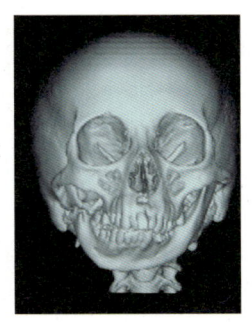

D　　　　　　E

A. 正面；B. 斜侧面；C. 侧面；D. 头颅X线侧影定位片；E. 头颅CT三维重建。

图4-14　小颌，下颌牙列后缩，安氏Ⅱ类咬合

（四）外伤、肿瘤性颅颌面畸形

外伤、肿瘤性颅颌面畸形通常指颅颌面部外伤后继发畸形、颅颌面部肿瘤继发畸形等因素所致的颅骨、眼眶、颜面部形态异常和功能障碍。

1. 颅颌面外伤　头颅外伤中，涉及颜面部的颅颌面外伤较为多见。通常有骨的缺损、骨移位和骨异常融合，导致面部外形和功能的异常。颅颌面外伤通常会于多骨块、多部位发生，表现为复合骨折（图4-15）。由于受伤时所受的暴力大小、部位不同，病情也各异。相对来讲，眼眶、上颌窦、颧骨承受暴力后较易发生骨折和移位，额骨、下颌骨比较致密，能够承受的暴力也较大。

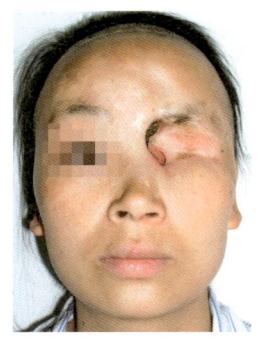
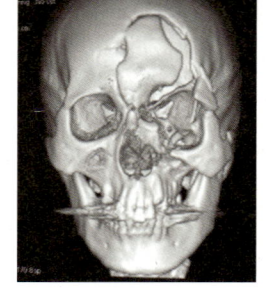

A　　　　　　　　　　　　　　　B

A. 正面照片；B. 头颅CT三维重建。

图4-15　颅骨外伤

2. 颅颌面肿瘤所致畸形　颅颌面部良、恶性肿瘤都会导致颜面外形的毁损和功能的破坏。恶性肿瘤应该按照肿瘤治疗原则进行手术切除和淋巴结清扫，可以进行一期或者分期的组织或者器官的重建。

良性肿瘤因其性质和发生部位不同，治疗原则有所差异。临床常见的此类良性肿瘤有神经纤维瘤（图4-16）、血管瘤或血管畸形（图4-17）、骨纤维异常增殖症（fibrous dysplasia，FD）等。

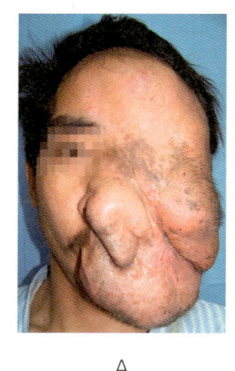
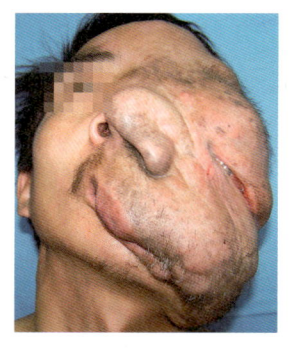
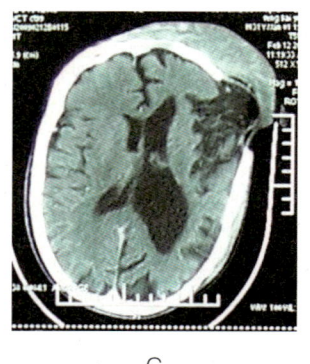
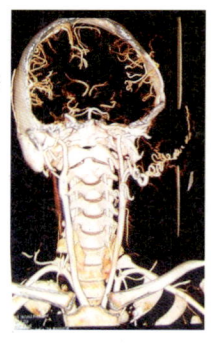

A　　　　　　　B　　　　　　　C　　　　　　　D

A. 正面；B. 仰视位；C. 头颅CT横断面扫描；D. 颅颈CT冠状面扫描。

图4-16　发生在颅颌面部的神经纤维瘤

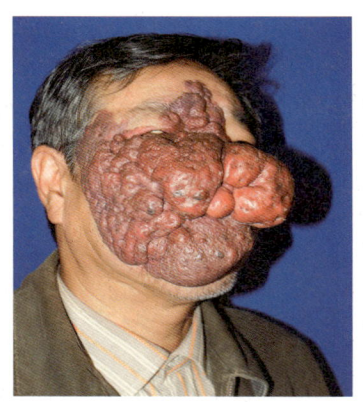

图 4-17　面部巨大血管畸形（林晓曦供图）

（五）发育性颅颌面畸形

有些颅颌面畸形与生长发育有关。

下颌骨髁突增生症的发生原因不明，通常在青少年的青春期逐渐发生一侧下颌骨髁突的异常增生，推动颧骨和眼眶上抬，向下将一侧下颌骨顶向对侧而发生下面部中线的偏斜，且有咬合平面的倾斜。骨同位素扫描可以发现该侧髁突部位有明显的同位素聚集，提示骨过度增生现象（图4-18）。

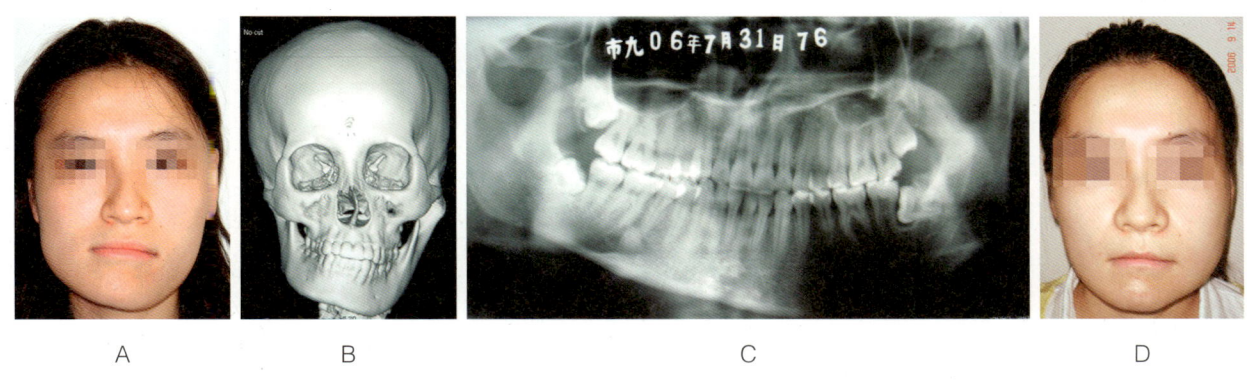

A. 正面；B. 头颅CT三维重建片示左侧髁突增生；C. X线下颌骨全景片示左髁突伸长；D. 术后。

图4-18　颞下颌关节的髁突增生

颌骨的发育虽然与遗传有关，但不良的咀嚼习惯、是否进行干扰牙𬌗系统的治疗等，最终都可以影响发育后的颜面外形。临床上常见的前牙拥挤前突、深覆𬌗、反𬌗、小颌等畸形都与这些因素有关。

第二节　常见的颅颌面功能障碍

一、颅裂伴或不伴脑膜脑膨出

颅裂伴或不伴脑膜脑膨出是中枢神经系统的先天性发育畸形。胎儿如在胚胎第四周因故发生发育障碍，神经管的顶端和脑膜未能闭合，即可导致颅裂。患儿的脑膜或脑组织通过颅裂的缺口，形成大小不等的膨出，从而成为脑膜脑膨出（图4-19）或单纯性脑膜膨出。膨出的程度与缺口大小有关。膨出的脑组织一般发育不良，甚至仅呈薄壁囊状。有时，枕骨缺损与颈椎椎板缺损同时存在，遂出现脑、脑膜、颈部脊髓及脊膜均膨出于皮下，称为脑脊髓膨出（encephalomyelocele）。

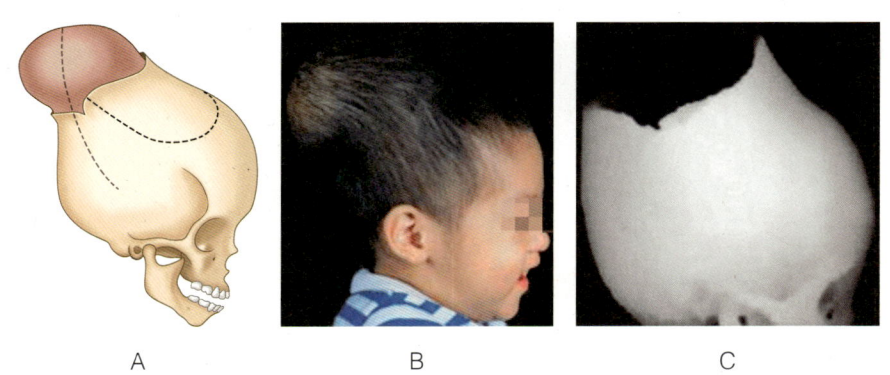

A. 顶枕部脑膜脑膨出示意图；B. 患者侧面；C. 头颅CT三维重建。

图4-19　脑膜脑膨出

二、慢性高颅压症

在婴儿发育过程中，经常发生的危险并发症是高颅压症。这种高颅压症和一般因患颅内占位性病变（如肿瘤）而造成的急性高颅压症不同，而是一种慢性病。高颅压症可以造成视神经萎缩，导致失明和大脑萎缩性痴呆。一般来说，颅的容积越小，大脑发育就越受限制，颅内压也就越高，所产生的后果也越严重。正常人大脑在出生后2年内发育最旺盛，因此脑发育和颅腔容积的矛盾在这个时期内最突出，产生高颅压或疝出的机会也最多。由于在婴幼儿发育期发现和论断高颅压相当困难，患儿不能表达头痛等症状，呕吐也并不常见，检查发现视神经乳头水肿则更属罕见，故非常容易被忽视。

颅内压测定是唯一正确有效的辅助诊断方法，测定方法较多。法国Marchac医师认为通过放置一个颅内传感器来连续测定颅内压颇有效果，且无危险。方法是先在头皮下颅骨上钻开一个小孔，将传感器放置于硬膜上，用一条软管通过切口连接于一个记录仪上，进行12个小时以上的连接（包括一段晚间睡眠时间）来测定颅内压。他在一组121例各种类型的颅狭症病例中进行测定的结果如下：颅内压明显增高者（＞15 mmHg）34例，临界者（10～15 mmHg）38例，颅内压正常者（≤10 mmHg）49例。

高颅压和患儿的智力发育之间存在密切关联，慢性高颅压症患儿智力水平常有下降，严重颅狭症则可导致严重智力障碍。依据正常大脑发育标准，大脑的重量和体积（测前后径）随年龄增长而增大（表4-2）。

表 4-2　年龄和脑重量、脑前后径的关系

年龄	脑重量 / g	脑前后径 / cm
出生时	335	11
6个月	660	13.9
12个月	925	15
10岁	1 351	17

一般来说，在颅狭症病例中，在6岁时测量，高颅压可达到最大限度，超过此年龄，颅内压反而有下降趋势，这并不提示情况的好转，实际上是随大脑停止发育而出现萎缩。从智商方面观察，3周岁以上的患儿智商常降低。Marchac的一组病例（41人）中，在手术前、后进行颅内压测定、比较时，显示手术后颅内压均有下降。术后2~3周，颅内压下降还是渐进性的，而在以后的6个月，可见颅内压出现明显下降。

在多颅缝颅狭症，如短头畸形、尖头畸形、Crouzon综合征及Apert综合征中，明显高颅压者占比高达42%，而在一般认为并不致发生高颅压的斜头畸形、三角头畸形和舟状头畸形中，也有13%测出高颅压，提示早闭颅缝的数目和高颅压的关系。

颅狭症主要限制大脑的正常发育。在畸形婴儿发育过程中，经常发生的危险并发症就是高颅压症。这种高颅压与一般占位性高颅压（如肿瘤病变所致的急性高颅压）不同，而是一种慢性过程。慢性高颅压可引致视神经萎缩，最后造成失明。高颅压时，患儿智力常见轻度下降。

在多颅缝颅狭症的情况下，如短头畸形、尖头畸形、Crouzon综合征及Apert综合征中，高颅压者可高达42%。颅内压最可靠的测定方法是采用颅内传感器进行连续测定（Marchac，1984）。高颅压除进行直接测定外，头颅X线摄影显示颅骨内壁出现鱼鳞状斑纹（或称指压印），亦可作为一种证明（图4-20）。

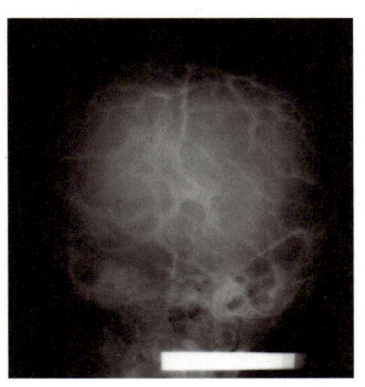

图4-20　高颅压的X线下表现

三、视力减退

视力减退是高颅压症的另一种严重后果，但由于婴儿年龄小，不能自主表述病情，因此一时无法判断视力障碍的存在或发展。视力减退的主要原因是由于视神经乳头水肿和静脉回流淤滞而导致视神经萎缩。但从未发现因视神经管狭窄而导致的原发性视神经萎缩，这是因为这个解剖部位从未发生由

于颅缝的早闭而造成的狭窄。一般来说，一旦家属或医师发现患儿存在视力严重障碍、视物不清时，患儿往往已存在不可逆转性的视神经萎缩。在多种不同类型的颅颌面畸形中，尖头畸形由于颅腔狭窄、容量较小、较难早期诊断，故最易发生视神经萎缩。在短头畸形及颅颌面骨成骨不全中，由于较易诊断，发现较早，故视力障碍发现亦可能较早。但在目前我国颅颌面外科尚未普及，家庭及社会对此重视不足的情况下，早期诊断和治疗可能较国外要迟些。

严重的眶距增宽症和某些斜头畸形亦可以影响视力，导致复视。有时可以发生一侧眼球有弱视而需要调节视力汇聚的情况。早期发现和矫正复视和弱视是必要的。非麻痹性外、内斜视在颅狭症中是常见症状之一。除非斜视与弱视有关，否则不可单独进行斜视矫正手术。额眶部（fronto-orbital region）骨架的移位矫治并不能矫正外斜视，但在一些由于眶畸形而造成的外斜视中，外斜视常可以在手术矫正眶畸形后，同时获得矫正。

四、神经及心理障碍

颅狭症常见的严重并发症是高颅压症，后者可导致视神经萎缩，出现视功能异常或失明，同时由于大脑的萎缩，可导致智力发育异常。

神经及心理障碍常可导致智力发育障碍，有时可达到严重的程度。

严重的颅狭症是造成大脑受压迫的主要因素，但并非唯一的因素。在严重的尖头畸形或短头畸形中，存在慢性高颅压症；在舟状头畸形和斜头畸形中，由于并不存在高颅压，因此不会发生任何功能性问题，但三角头畸形是例外。在这种情况下，大脑发育障碍特别多见，而颅内压并未增高。对于这种情况的出现，只能用大脑额叶发育不良来解释。

在颅颌面骨成骨不全及Apert综合征中，常见伴有智力发育障碍者。这类畸形，与尖头或短头畸形相比，颅内压通常未见升高，此点尚难清楚解释。相反，在Apert综合征的患者，常存在一个宽大而延迟闭合的前囟，故可避免发生高颅压，至少在前囟骨化闭合以前是这样。此外，在颅颌面骨成骨不全病例中，常有前额部后倾的显著表现，故此造成颅前窝容积的明显缩小，这可以视为大脑额叶发育不良的原因。除此之外，同时还可能存在大脑的其他异常情况，如脑积水和脑萎缩等。这可能是由于颅内静脉异常而引起的。总之，在Apert综合征中，智力下降是主要症状之一。对此，早期手术矫治可有助于防止这种情况的继续发展。此外，癫痫（epilepsy）也是颅狭症并发症之一，但较少发生。

毋庸置疑，生育患有颅颌面畸形的婴儿，对父母来说，是一种严重的家庭不幸，患儿及其父母受到歧视，可能发生弃婴的悲剧。当婴儿长大后，这些孩子由于容貌丑陋，不但有心理上的障碍，受到同伴的讥讽，不易合群，并逐渐形成孤僻的性格，而且在成年后，在个人婚姻、社交活动、工作等方面都会有极大影响，因此手术矫治非常必要（图4-21）。我们必须对家属说明，虽然早期手术矫治对颅颌面外形的改善是十分必要的，但仍然不可能一次性解决和满足患儿和父母对畸形矫正的所有要求，以后再次修整，甚至数次进行较大的手术修整是必然的。

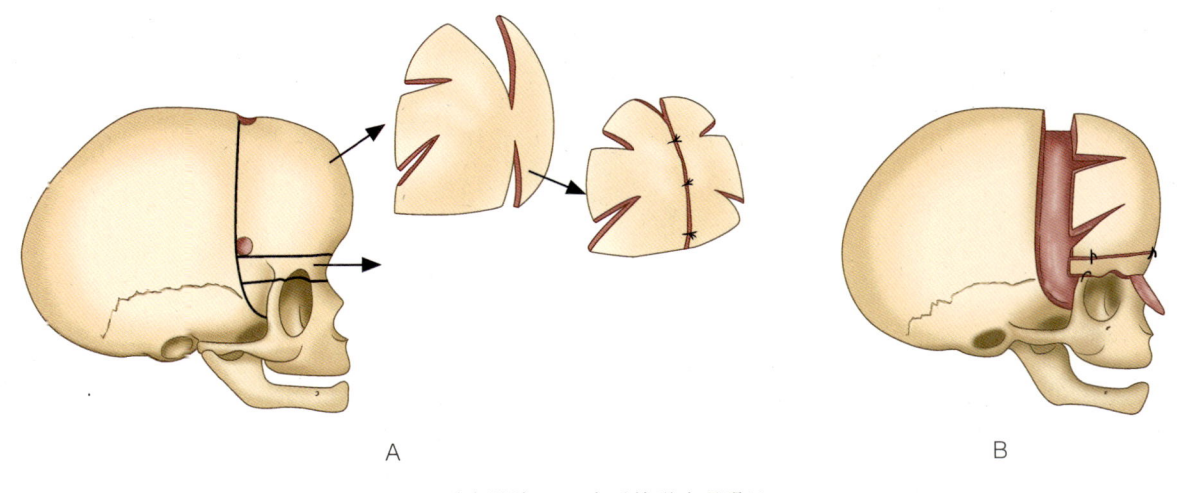

A. 手术设计；B. 术后外形改观明显。

图4-21　手术矫治的必要性

由于在世界许多地区，包括我国在内，目前进行早期手术矫治的机会较少，孩子们（或成人）在心理上早已形成某种程度的障碍，故此心理科医师参加诊治也是十分必要的。国外许多颅颌面外科中心，都有心理科医师配合参与治疗，这应引起我国从事这门专业者的重视。

（张涤生　穆雄铮）

第三节　颅颌面畸形的常见临床表现

颅颌面畸形涉及头面部多个解剖部位和器官，与许多专科既有联系又有区别。随着颅颌面外科的兴起和发展，一些原本不易用传统专科治疗方法解决的先天性或后天性的颅颌面畸形问题，由于治疗手段的更新，已经可以用相同或类似的手术方法解决了。其症状、诊断和处理原则既有明显的差异，又有许多共通之处。特别是一些颅颌面综合征，同时伴有四肢的复杂畸形。

颅颌面畸形的症状各异，历年来各国学者提出了多种分类法，企图将所涉及的畸形都囊括在一起，事实上这个目的不易达到。许多畸形既有颅型异常，又有面部畸形或四肢骨骼异常；其中虽然可以发现某些内在的联系，但又缺乏关联各疾病的主脉。Tessier（1976）曾提出以颅面裂为基础的分类原则，但还是有许多畸形无法囊括进去。为易于诊断、方便理解，现按照颅颌面的解剖特点分为颅部畸形、眶部畸形、中面部畸形、颅颌面综合征等。

一、颅部畸形

（一）先天性颅部畸形

先天性颅部畸形常见的形式有颅裂、脑膜脑膨出、颅狭症、颅骨生长发育异常等。

1. 颅裂畸形（cranioschisis）和脑膜脑膨出（meningoencephalocele）　颅裂和脑膜脑膨出为中枢神经系统的先天性发育畸形。胎儿如在胚胎第四周出现发育障碍，神经管的顶端和脑膜未能闭合即形成颅裂。有些患者脑组织或脑膜可能通过颅裂的缺口形成大小不等的膨出，从而成为脑膜脑膨出或单纯性脑膜膨出。其发病原因常与母亲高龄生产有关。此类患者的发生率占新生儿的 0.2/1 000～0.3/1 000，有染色体畸形。颅部膨出位置最常发生于枕部，其次是额部和顶部。膨出多少与颅骨缺口的大小有关。轻者仅脑膜由颅骨缺口膨出于皮下，除局部皮下有包块外，不影响生理功能。较严重者，脑组织的一部分也随脑膜膨出于皮下，呈薄壁囊状。有时枕骨缺损与颈椎椎板缺损同时发生，出现脑、脑膜、颈部脊髓与脊膜均膨出于皮下，称为脑脊髓膨出。颅裂和脑膜脑膨出属于多基因遗传性疾病；另外也可能与孕妇在妊娠前期服用氨基叶酸（白血宁）、氨基嘌呤、己烯雌酚等过多有关。也有学者（David，1987）认为脑膜脑膨出系单独发生，与颅裂无关。

2. 颅狭症　颅狭症为单条或多条颅骨缝（包括颅穹隆、颅颌面及颅底骨缝）过早闭合而产生的颅骨变形和神经系统功能障碍。一般男性多于女性，患儿多伴有其他骨骼的发育异常。

颅狭症患者典型的症状为头围（即颅径）的减小，头颅外形的各种异常及脑发育障碍所致的智力低下。

应测量患儿的头围，即径额突和枕突的颅径大小。头围按各年龄组有不同的均值。正常男性的头围平均值为：新生儿为 33～35 cm，6 月龄时为 44 cm，1 岁时为 47 cm，2 岁时为 50 cm，6 岁时为 52 cm，16 岁时为 55 cm。后囟于 2～3 月龄时闭合，前囟于 2 岁内闭合。正常女性各年龄阶段的头围相应比男性的小 1～2 cm。

头颅外形异常和智力障碍，与受累的早闭颅缝有关。另外，早闭颅缝的多少可影响其严重程度。

早期诊断依据是有颅缝的早闭，以及是单颅缝的早闭，还是多颅缝的早闭，这对治疗和预后至关重要。经常出现的单颅缝的早闭为矢状缝早闭、冠状缝早闭、单侧冠状缝或人字缝早闭等。常见多颅缝的早闭为以双侧冠状缝为主的早闭、冠状缝和矢状缝早闭、额蝶筛缝和额缝早闭、全颅缝的早闭等。头型的异常与早闭的颅缝有关，头型改变方向常与早闭的颅缝线垂直。我们现以颅缝类型进行分类，以免各种颅型互相混淆。

（1）矢状缝早闭：矢状缝早闭占所有颅狭症的 50%～60%。国外报道群体发生率为 1/4 200。黑木良和认为此种前后窄长的头颅形态一般受到多个染色体的影响。

临床表现有：矢状缝如果在出生前闭合，患儿脑部的发育会受到严重限制，进而产生头颅部畸形。颅顶从前到后变成窄而长，呈现为舟状头（或称楔状头），从侧面观极像哑铃头，显示颅穹隆高而横径短。大多数患者为男性，曾见报道有家族史。出生时头形即呈舟状，沿矢状缝可触及隆起的骨嵴。但高颅压和视神经乳头水肿并不多见。少数患者有智力发育迟缓，大多数患者智力正常。个别患者可有麻痹性斜视、锥体束征，或有癫痫发作，但神经系统检查常无异常发现。有学者报道有2.4%～66%不等的患者智力发育迟缓。高颅压的发生率较低，在2.6%～7.8%。脑积水的发生率很低（1%以下）。头颅X线正侧位片及CT片可以辅助诊断。

(2) 冠状缝早闭：如左右冠状缝同时早闭，前脑就得不到正常发育，婴儿出生时表现为尖头畸形，有染色体异常。

临床表现有：患儿头颅外形表现为颅顶高，额部低，从后面观为尖头，从前面观则为塔形头（tower-like skull 或 turricephaly）。头颅前后径变短，前额和顶部隆起，前囟前移，头围变小而颅高增加。闭合的冠状缝上可触及骨嵴。患者多有高颅压，可伴有斜视，眼底检查可见视神经乳头水肿或萎缩。X线头颅正、侧位片表现除颅形异常外尚可见指压切迹，提示慢性高颅压，CT额面平扫见颅前窝变短，可有脑室变小等高颅压影像学表现。

(3) 单侧冠状缝与人字缝早闭：颅骨的单侧冠状缝与人字缝早闭可出现斜头畸形。有染色体异常。男性多于女性，以左侧凹陷多见，常有其他骨的不正常发育。其发生率占8%～19%。

临床表现有：患者一侧额面部出现凹陷，头颅不对称发育而产生斜头畸形。一侧冠状缝早闭可在额颅中部扪及骨嵴。患侧额头扁平，两眼眶高低不平，可伴有眶间距（IOD）过宽。额部狭窄，可伴有侧偏颅或扭曲脸。头颅从上面观呈不规则三角形。本病可合并智力发育迟缓及其他畸形，如腭裂、眼裂畸形、泌尿系统畸形和全前脑畸形（holoprocencephaly）等，2.6%～10%的患者智力发育迟缓，11%的患者智商处于临界状态。X线、CT额面扫描有利于诊断和鉴别诊断。

(4) 双侧冠状缝早闭伴额蝶缝、额筛缝早闭：此类多颅缝的早闭可表现为短头畸形。早闭的双侧冠状缝在眼眶外侧与早闭的额蝶缝和额筛缝连成一线。有些学者认为短头畸形和尖头畸形无很大的差异，故尖头、塔形头、短头可同时用以表示双侧冠状缝早闭。但也有学者认为双侧冠状缝早闭即形成短头，而尖头是在短头基础上前额垂直向后伸长而产生的高颅压所致。

临床表现有：头颅前后径及头围较正常者小，双颞颅径增加，前额和枕骨扁平，前囟前移。由于额颅发育不足，致眼眶变浅，眶容积缩小而有轻度突眼畸形。偶有中面部发育不良。在眶顶外侧缘，颅中窝占据颅前窝的位置，蝶骨大翼的侧面明显肥厚而进入颞窝。头颅X线正、侧位片上可见早闭的颅缝和眶顶及额颅部的相应结构改变。CT额状面扫描可见颅前窝变小及眶顶前后径变短。部分患者有慢性高颅压征象（指压切迹、脑室变小）。智力发育迟缓比单侧冠状缝早闭多，发生率在3.5%～26%。12%的患者智商处于临界状态（在80～90）。脑积水发生率很低。

(5) 额缝早闭：额缝早闭可以形成三角头畸形。有两种类型：一种为眶上缘正常的三角头畸形，一种为眶上缘后缩的三角头畸形。这两种类型所选择的额颅成形术的术式不尽相同。

临床表现有：发生率占所有颅狭症的4%～10%不等。前额正中呈龙骨嵴状（keel shaped）。从头顶观前额部三角头畸形尤为明显，可扪及额部正中早闭颅缝嵴。可伴有眶距过窄症、内眦赘皮。部分患者有慢性高颅压征象。文献报道额缝早闭的智力发育迟缓的发生率比其他颅狭症的高，约占所有颅狭症的18.9%，并可伴有其他先天性疾病，如主动脉瓣狭窄、法洛四联症、脐疝、腭裂、尿道下裂、多发性单脊柱等。X线、CT额状面扫描有利于诊断和鉴别诊断。

(6) 全颅缝的早闭：如全部颅骨骨缝均发生提前闭合，常表现为小头畸形。小头畸形与较多的染色体异常有关。

临床表现：整个头颅小，头围、颅矢状径、颅冠状径均小于同龄正常人。颅顶较扁平。因脑部不发育，故智力发育很差。多伴有其他部位的发育异常。有些患者面部表现似痴愚型。智商测定较低，手部纹路异于常人。头颅X线片有时可见指压切迹等慢性高颅压。CT检查除全颅较小，或有脑室系统变小外，不易发现其他特殊改变。

（7）少见的多颅缝颅狭症：双侧冠状缝早闭、单侧或双侧人字缝早闭、部分颞鳞缝早闭、矢状缝增宽伴脑积水等都可出现三叶草头畸形。此类颅畸形多见于国外文献，国内尚少见报道，至今我们仅发现1例轻度三叶草头畸形（图4-22）。遗传特征为散发，可伴常染色体显性或隐性遗传，发生率约占所有颅狭症的5%。

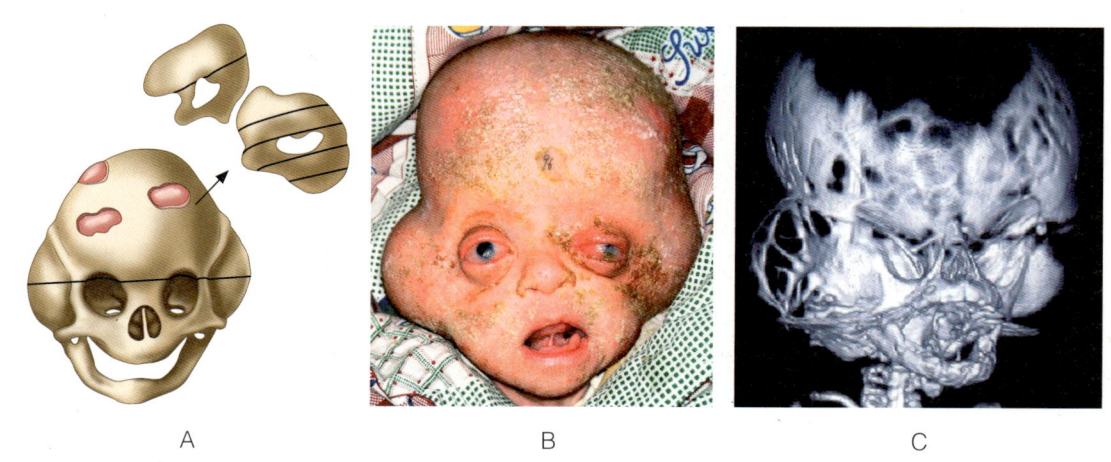

A．畸形示意图；B．病例照片；C．畸形头颅CT三维重建。

图4-22　三叶草头畸形头顶双侧颞鳞及双面外侧中部向外膨隆突出

临床表现：患儿呈典型的三叶草头畸形。头顶双侧颞鳞及双面外侧中部向外膨隆突出，其间有明显的凹陷或切迹，枕部人字缝凹陷而后枕部也可向外突出。多伴有脑积水、高颅压，头围大于正常。也可同时伴有面裂、肢体骨关节强直，以及Crouzon综合征、Apert综合征、Carpenter综合征、Pfeiffer综合征等。轻度的三叶草头畸形可单侧发生，但不多见。重度的三叶草头畸形患者可出现双耳向下移位，并朝向双肩。上颌骨发育不良，可出现下颌骨相对前突。有报道还可同时出现鼻梁扁平、眶距增宽及外眦过低的反蒙古眼畸形。多有突眼，且眼睑常不能闭合而导致角膜溃疡和云翳。多有智力发育迟缓，一些患儿早期即死亡。X线头颅片可见头外形呈三叶草状，颅板因膨胀而变薄改形。可见早闭的冠状缝及人字缝，额叶大脑可从膨大的矢状缝向外突出。但也可以有前囟及矢状缝早闭的病例。

各种颅狭症的受累颅缝、头颅外形及神经系统改变见表4-3。

表4-3　颅狭症的头型及神经系统改变

受累颅缝	头型	颅长（矢状）	颅高（冠状）	颅宽（轴面）	高颅压	智力发育迟缓
矢状缝	舟状头	增加	正常或增加	减少	无	轻度
额缝	三角头	正常或增加	正常	增加	无	轻度、中度
单侧冠状缝+人字缝	斜头	减少或正常	正常或增加	增加	少	轻度、中度
双侧冠状缝	短头	减少	增加	增加	少	轻度、中度
双侧冠状缝	塔头（前面观）	减少	增加	增加	少	轻度、中度
矢状缝+冠状缝	尖头（后面观）	减少	增加	增加	有	重度
双侧冠状缝+人字缝+颞鳞缝	三叶草头	减少	增加	增加	有	中度

3. 颅骨生长发育异常　婴儿出生时产道对头颅挤压而产生的头型改变大多在出生后前几个月内即能恢复正常。在母体子宫中，有三个因素影响胎儿的头颅外形，即胎儿颅内容物的发育、胎儿颅骨的发育和母体子宫内环境。胎儿颅内容物的发育决定了以后脑组织和脑脊液发育。如脑组织发育不良则产生小头畸形，而过多的脑积水表现为头颅增大、头围大于正常婴儿。另外，多胞胎婴儿头颅易受挤压而变形，但出生后大多恢复正常。另外，由于胎儿在母体子宫中的位置不正常，可使脐带环绕于颅颌面，如较长时间的脐带环绕未得以解除，也可限制颅颌面的正常发育，从而继发束窄样畸形，我们曾见一例因脐带绞绕于颅颌面所致的畸形。婴儿颅骨异常尚可继发于代谢异常，表现为骨软骨发育不良。

（二）头颅肿瘤样畸形

头颅肿瘤样畸形主要有颅骨骨纤维异常增殖症。颅骨骨纤维异常增殖症是一种非肿瘤性的局部发育异常，病因不明。其组织学特征为局部纤维化骨代替了正常骨，形成波纹状骨纤维，并表现为骨成熟障碍。病变位于髓质骨的板层结构，对皮质骨影响较小。

临床表现：本病为渐进性自限性纤维化骨发育异常，与青春期有关。一般认为，21岁以后本病即停止发展，病程也自然减缓。也有个别患者至30岁以后尚未停止发展。无明显性别差异，但当病变累及多块骨并伴皮肤色素改变时，就称为Albright综合征，以女性多见。多为单块骨受累，颅部多见于额骨、顶骨，其次为颞骨、枕骨，右侧多于左侧，也可两侧同时发生。症状为渐进性的局部隆起，质硬，无压痛及波动，可产生明显的外形异常。头颅X线平片见局部骨密度增加，呈典型的毛玻璃样改变，边界不清，骨皮质和骨松质不易区分。CT矢状位扫描加冠状位扫描有重要的诊断价值，可明确病变的范围和程度，以及是否向颅内发展而压迫大脑。在CT片上还可标定病变的厚度，有利于选择手术治疗方案。

鉴别诊断：应与颅骨骨瘤鉴别，后者常累及多块骨，X线片显示密度很高，边界清，与青春期无关。

(三) 颅骨外伤后畸形

颅骨外伤较为常见：①新生儿可因分娩时通过产道或因助产而有颅部损伤。②婴幼儿多为坠落伤。③学龄前儿童多为跌伤及坠落伤。④青少年及成人多为意外事故，近来尤以车祸所致者多见。

临床表现：

1. 线样骨折　如无错位的线样骨折可无外形异常，成人X线片上可见骨折线。儿童颅骨骨折中半数为线样骨折，也可为颅缝分离。如颅缝分离伴硬膜破裂、持久性颅骨缺损和其他神经系统阳性体征时称为"颅骨生长性骨折"，患者头部不对称，有柔软搏动的圆形或长圆形肿块，其基床触及骨缺损之边缘，X线平片可见骨缺损，缺损边缘向外隆起呈火山口状，并有骨质增生和骨质硬化表现。

2. 凹陷骨折　儿童6岁以前颅骨仅为一层，外伤后易发生凹陷骨折，约占儿童颅骨骨折的1/3。成人受暴力外伤后也会发生凹陷或粉碎性骨折。有些颅脑外伤手术后，如硬膜外或硬膜下血肿清除术后因颅内压较高而进行去除颅板开窗减压术，也会形成颅部凹陷畸形。颅部外伤部位可扪及凹陷。如血肿清除后开窗的患者，局部有明显的凹陷，可扪及软组织与心率搏动同步。此类患者尚可伴发癫痫等神经系统疾病。小儿因颅骨较薄，凹陷性骨折可呈乒乓球样。颅骨凹陷的部位以颞部多见，其次是额部。头颅X线平片可见局部低密度影，边界不规则。CT扫描可明确其部位及范围。

二、眶部畸形

(一) 先天性眶部畸形

先天性眶部畸形种类较多，骨骼、肌肉、眼器均可发生。以眼正视时瞳孔及内眦距中线的距离作为标准，可将眶部畸形分为内眦赘皮、眶距增宽、内眦过宽、眶距过窄（图4-23）等。

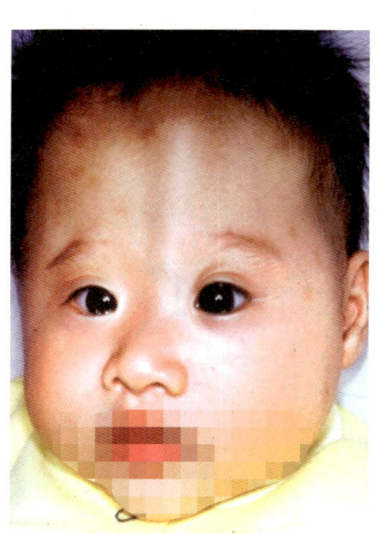

图4-23　眶距过窄

1. 颅面裂　眶部的结构十分精微，上与颅底相连，下与上颌骨相接。组成眼眶的骨块有7块。Tessier（1976）提出了以眼眶为中心的颅面裂分类法，分为0~14型，其中有些颅面裂与眼眶有关。

临床上可表现为眶距增宽症、眶上缘或眶下缘骨缺损（裂隙）、额眶部骨异常增生、小眼眶症伴眼球发育不良等。

2. 前颅部脑膜脑膨出　前颅部脑膜脑膨出占头颅脑膜脑膨出的28%，其中多数位于眼眶部。病理上，可将脑膜脑膨出分为三类：脑脊膜膨出、脑膨出和积水性脑膨出。澳大利亚David等（1984）在CT三维重建畸形模式的研究中发现，脑膜脑膨出并非源于颅裂畸形，膨出物多从前颅底额、筛骨交界处增大的盲孔状缺损内向外突出，同时David等将前额部的脑膜脑膨出分为三型：鼻额型（膨出孔位于额骨和鼻骨交界处）、鼻筛型（膨出孔位于鼻骨和鼻软骨交界处）、鼻眶型（膨出孔位于眶内侧壁）。

临床表现：眶部脑膜脑膨出常见于眶内角或鼻根部，为单个或多个局部隆起，可从内眦而达面部皮下，也可在眶内挤压眼球使之移位。可在一侧或两侧发生。额眶鼻部的脑膜脑膨出多导致眶距增宽症，但其程度较面裂所致者为轻，多为中度眶距增宽症。由于膨出物的作用，中部常变长，同时梨状孔变得短而宽。

3. 眶距增宽症　眶距增宽症是一个独立的临床症状，指眼眶之间距离增宽的一类疾病。可由多种与颅颌面部畸形有关的病因引起。最常见的为颅面裂（单侧或双侧），其次为颅颌面发育不良、颅狭症、额鼻部脑膜脑膨出、鼻眼裂、分裂鼻，以及后天性的颅颌面骨纤维异常增殖症、骨瘤、外伤后畸形等。有许多综合征常合并眶距增宽症（表4-4）。眼眶距离的测量通常从头颅定位后前位X线片上测得。根据西方国家的资料，出生时婴儿的眶间距离平均为16 mm，以后逐渐增加，女性至13岁时基本恒定，男性则要到21岁时才恒定。正常成人女性眶间距离平均为25 mm，男性眶间距离平均为28 mm。笔者在临床实践中发现，东、西方人在眶间距离的正常值方面有一定的差异。笔者曾测定150例正常中国人成人头颅X线后前位片（头颅正位片）和鼻旁窦柯氏位片（眼眶正位片），其结果提示：正常中国人成人在头颅X线正位片或眼眶正位片上的眶间距离，女性平均为27.88 mm，男性平均为28.87 mm。

表4-4　合并眶距增宽症的有关综合征

综合征名称	全身表现	眼部其他表现
Apert	塔头、并指（趾）、短颈、高腭弓	眼眶浅、眼球突出、睑下垂、视神经乳头水肿
Carpenter	尖头、多指（趾）、并指（趾）	内眦向外侧移位
Crouzon	短头、高腭弓、反𬌗	眼球突出、外眦下垂
Cohen	鼻骨及鼻中隔软骨宽大、前牙八字开𬌗、高腭弓	外斜视
Cornelia de Lange	短头、突颌、并指、肝脾大、智力低下	睫毛过多、发际低、内眦赘皮
Cri-du-chat	小头、小颌、生殖腺功能不足	内眦赘皮、斜视、反蒙古眼
Edward	智力低下、小颌、舌后垂、屈曲指、摇跷足	小睑裂、睑下垂、内眦赘皮
Meckel-Gruber	狭头、多指（趾）、性发育不全、器官囊肿	眼眶浅、眼球突出
Hallermann-Streiff	小短头、高腭弓、小口、小面、薄唇	眼球震颤、白内障
Hurler	怪面、手指粗短、智力低下、锁骨宽	角膜混浊、内斜视、白内障、视神经乳头水肿
Klippel-Feil	扁颅、短颈、颈胸椎侧凸、高腭弓	斜视、眼球震颤、远视

续表

综合征名称	全身表现	眼部其他表现
Morquio	侏儒症、巨头、短颈、智力低下、膝内翻	巨眼眶、眼球突出、近视、角膜混浊
Noonan	智力低下、身材矮小、鸡胸、小颌	睑下垂、眼球突出、斜视
Patau	智力低下、脑水肿、唇腭裂、小颌、多指（趾）	小眼球、白内障、视网膜发育不足
Turner	蹼颈、低发际、不孕	眼球突出、蓝巩膜、视网膜炎
Uurich	尖头、脊柱裂、多指（趾）、器官囊肿	小眼裂、无眼球、睑缺损、无虹膜
Waardenburg	局部白化病、耳聋、高腭弓、并指（趾）、宽鼻底、无腭垂、厚唇	虹膜异色、睑裂缩小
Wolf	智力低下、面颅畸形、尿道下裂	斜视、眼球突出、虹膜缺损、睑下垂
Zellweger	高腭弓、肌张力低下、肝肥大、蛋白尿	小眼球、白内障
Gorlin-Goltz	额颞顶突、下颌前突、皮肤多发性基底细胞痣、脊柱及肋骨异位	眶上嵴过大、白内障、青光眼、斜视、角膜白斑

Tessier（1972）依据成人X线头颅正位片或眼眶正位片的测量，在Gunther分类的基础上，按骨性眶间距离增宽的严重程度将眶距增宽症分为三度：

Ⅰ度：眶间距离在30～34 mm之间。

Ⅱ度：眶间距离在35～39 mm之间，眼眶的形状和纵轴正常。

Ⅲ度：眶间距离＞40 mm，筛板下垂，眼球及眼眶朝向左右外侧，外眦至外耳道的距离减小。

临床上，我们根据中国人眶间距离较西方人稍宽、内眦赘皮发生较多的特点，将Tessier三度眶距增宽症分类标准予以修改，依据对成人X线头颅正位片或眼眶正位片的测量，将Ⅰ度的眶间距离改为32～36 mm，Ⅱ度的眶间距离改为36～40 mm，Ⅲ度的眶间距离则同Tessier的标准，即40 mm以上。

当然，随着诊断技术的进步，目前诊断眶距增宽症当以计算机断层全头颅扫描的资料为准，在以DICOM 3.0为基础的开放平台上，用螺旋CT和其他CT获得的头颅数字资料，都可以容易地测量眼眶骨间最短的直线距离。同时在CT平扫片上还可以测定视神经交叉的夹角作为眶距增宽严重程度的参考。CT扫描获得的骨性眶间距离，与在患者实体上测得的数值非常接近，因而解剖学测量的眶间距离正常值可以作为临床诊断的参考依据。通常我国正常人内眶间距离（内眶距）的解剖学生理范围为18～30 mm；外眶间距离（外眶距）男性平均为96.0 mm，女性平均为93.1 mm；瞳孔间距离男性平均为60.9 mm±0.18 mm，女性平均为58.3 mm±0.13 mm。

眶间距离的测量可用手指触诊得到初步印象，即先扪出两侧前泪嵴，用圆规及直尺量出其间距。在X线头颅正位片及眼眶正位片上可以测定骨性双眼眶间距离（内眶间距离），即测量双侧泪嵴间距离或双内侧壁间最近的距离。Munro（1976）发现X线片上四种眼眶内侧壁的类型：①双眼眶内侧壁纵轴平行。②视神经孔至泪嵴点的一段眶内侧壁外倾。③眶内侧壁中份蝶窦气泡膨隆。④在双侧视神经孔之间的眶内侧壁极度扩展。这四种类型可能影响内眶间距离的测定值。CT扫描测定内眶间距离较为精确，可以在CT各断层上标定内眶间距离的值。有些学者在CT平扫片上测定视神经交叉的夹角作为眶距增宽症严重程度的参考（图4-24）。Marsh等（1990）在CT冠状面扫描片上测定双瞳孔中心至筛骨垂直板的距离（图4-25），此方法可以显示不对称的眶距增宽症和眼眶水平线不齐、移位或高低不平，对斜头畸形（属颅狭症者）所致的眶距增宽症伴眶水平移位有很好的诊断价值。

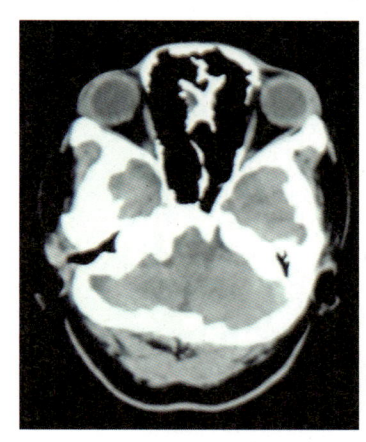 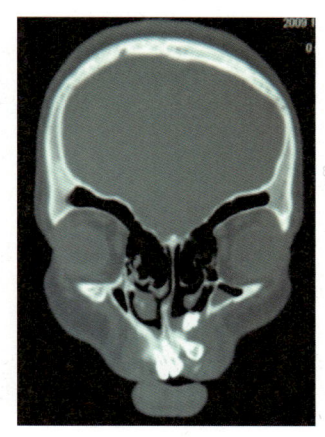

图4-24　CT平扫片上的眶间距离测量　　　　　图4-25　CT冠状面扫描片上的眶间距离测量

4. 眶距过窄症　为先天性眼眶及瞳孔间距离过小畸形，即指幼儿眶间距离小于15 mm，12岁以上少儿及成人的眶间距离小于23 mm。

临床表现：临床上根据眶间距的测量值，并参考X线头颅正位片（或眼眶正位片）及头颅定位正位片上内眶间距离及外眶间距离的测量值（比正常距离略有放大）作诊断。与眶距过窄症相关的疾病有三角头畸形、无嗅脑畸形、额颅尖狭畸形、猴头畸形（扁平原始鼻及不完全发育的前脑）、Cockayne氏综合征（即小头畸形、眶距过窄、视网膜色素变性、老人面、进行性耳聋及智力发育迟缓）、伸舌样痴呆（即身材短小、颅顶扁平、颅骨菲薄、眶距过窄、脑小畸形、内眦赘皮、腭盖高拱、伸舌及舌裂）、Goldenhar综合征（耳、眼及脊椎发育异常）、Marchesani综合征（青光眼、近视眼、眶距过窄、高腭弓、短头畸形）等。

5. 眼眶水平向不对称畸形　畸形表现为双眼眶及瞳孔不在同一条水平线上的眼眶垂直向位置异常。先天性眼眶不对称畸形主要以眼眶的骨性结构垂直向位置改变为主，同时有瞳孔位置的异常。病理机制为一侧眼眶骨缘或眶壁的发育不良或过度发育，如单侧冠状缝早闭症（斜头畸形）导致眶上壁和眶上缘发育不良，上部眼眶骨架不能正常向下发育，终致患侧眼眶位置上抬。

临床表现：患侧全眼眶窝向上移位，眶上缘移位较眶下缘移位明显，严重者在X线片上眶上缘呈蝴蝶状翘起。诊断时对发生畸形的位置（指左侧或右侧）易产生误判。如患者初诊时，一眼看去，正常一侧的眼眶和眉毛距发际较远，有时误以为这是患侧眼眶。事实上，这种先天性畸形并非眼眶位置过低，而是由于患侧的某些颅缝早闭，蝶骨大翼及颞骨岩部上抬，眼眶向外上方扭转抬起，终致患侧眼眶高于健侧。此种情况与外伤性眼眶不对称不同，后者表现为患侧眼眶受挤压后下移。X线头颅正位片、眼眶正位片及CT头颅冠状面扫描片可用以明确诊断双侧眼眶的位置改变，并可确定患者眼眶上抬的垂直距离，以利于确定眼眶的截骨方式（如眶周矢状截骨或旋转截骨）及手术截骨的骨量。头颅X线片上患侧眶上缘呈蝶样上抬，为有特殊意义的诊断指标（图4-26）。

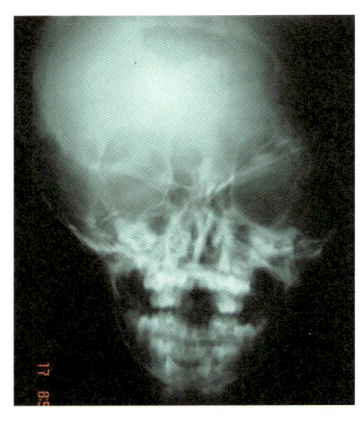 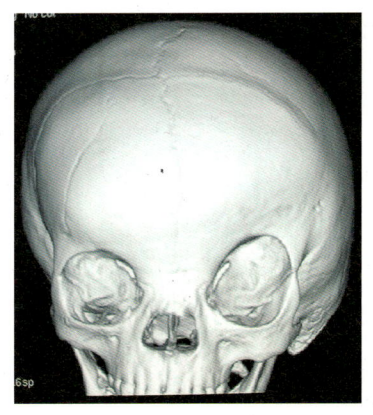

A　　　　　　　　　　　　　B

A. 头颅 X 线片上患侧眶上缘呈蝶样上抬；B. 斜头的头颅 CT 三维重建。

图 4-26　斜头畸形的影像学表现

6. 眼眶发育不良症　一些少见的眼眶畸形可归入眼眶发育不良症。

（1）小眼球症（microphthalmia）：单眼或双眼均可发生。轻度患者表现为眼眶及眼球均较小，视力较差或远视。重症患者除眼眶过小以外常伴睑裂过小、眼眶浅、视网膜发育不全、虹膜缺损、视网膜缺如等。此类畸形估计与怀孕早期感染风疹或单纯性疱疹病毒有关。

（2）无眼球症（anophthalmia）：眼球缺如或仅有眼球的某些结构，伴发眼眶过小及脑发育障碍。此类畸形较少见，为前脑未形成视泡所致。

7. 眼眶区软组织位置异常　鼻畸形虽与眼眶无关，但偶有畸形胚胎时，鼻隆起的位置异常可致各类鼻畸形发生于眼眶区。

（1）异位鼻畸形及额外鼻孔畸形：十分罕见。David（1988）认为这类畸形是 Tessier 1-13 号裂的继发畸形。其中，有异位鼻者，单侧鼻孔缺如，而在该侧内眦或鼻与眶之间，存在一个异位鼻；额外鼻孔（extranasal pit）是在一对正常鼻孔之上，于鼻翼、眶间或内眦部出现一个或两个鼻孔，有三鼻孔畸形，也有四鼻孔畸形，国内报道不多。

（2）管状鼻（proboscis-like nose）：十分少见。鼻以柱状或管状向外突出，管内并不完全中空。这种畸形如并发独眼，则管状鼻位于独眼上方，这类胎儿大多不易成活。管状鼻可发生于内眦与眉根之间，天冷时可流出少量黏液，较易诊断（图 4-27）。

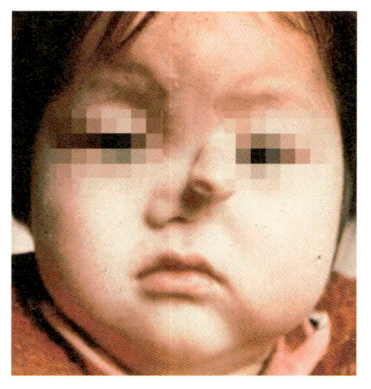

图 4-27　管状鼻

（二）外伤性眶部畸形

由于眼眶由多块精致的面部骨块组成，故外伤后的眼眶畸形不仅会损伤单纯意义上的眼眶，还会累及眼眶的周围结构，如颞骨、颧骨、鼻骨、筛骨和上颌骨等。检查时很难区别眼眶及眶周结构的畸形界限，因而诊断时虽可列出眼眶和眼周某些结构的各种畸形，但在设计手术方案和进行复位治疗时应视为一个整体的矫正概念。

1. **外伤性眼眶错位畸形** 主要是指外伤的冲击力导致眼眶上壁、下壁、内壁、外壁的骨折错位，产生面眶部的异常隆突或凹陷，以及由此而产生的眼外肌移位、内眦韧带断裂移位、泪道断裂等症状。

临床表现：眶上壁和眶上缘的错位可导致眉弓部的局部突起或凹陷，或连续性中断；严重者可伴有额窦的破裂和开放，如早期额窦引流不畅，继而形成额窦的慢性炎症或脓肿。眶下壁的骨折和眶下缘的错位，可致眶底的凹陷畸形和眶下缘不齐，多数病例有眼球陷没畸形，可伴有颧上颌突的骨折错位、眼外肌不平衡，甚至眼球的粘连固定。眶内壁骨折多为粉碎性，外形的突起较为少见，但多有鼻筛骨折、内眦韧带松弛移位、泪道断裂而溢泪等，部分病例可出现眼球内容物突入筛板内而致眼球陷没畸形。眶外壁骨折错位可有明显的眶外骨质突起，如有外眦韧带断裂，则形成眦角下垂，并可伴有颞骨、颧骨的骨折错位畸形。

辅助检查：眼眶CT片和X线鼻旁窦华氏位片上可见明显骨折线和错位的骨块。CT片检查是诊断的主要依据，可以精确地显示骨折的位置和错位的骨段。目前利用CT三维重建的成像系统，可以更加直观地显示眼眶畸形的立体形状。

2. **外伤性眼眶及眶周的复杂畸形** 眼眶位于颅脑和中面部之间，为多块骨组成的框架结构，缺乏自身完整的骨块标志。外伤后多可发生眼眶及其邻近结构的复合畸形，即以眼眶为中心，上自额颅部（包括额窦、颞骨），下及整个上颌骨的中面部区域。在我们58例严重眶区外伤资料中，伴颧骨畸形者占36%，伴上颌骨畸形者占31%，伴鼻骨筛骨畸形者占29%。

临床表现：眶顶部的骨折常累及额底颅骨、眉弓及额窦，为受冲击力最大的一类外伤，可伴有外伤性癫痫、视力丧失或减弱、嗅觉丧失等，也可出现颅骨缺损及智力异常等外形和功能的异常。眶底壁及眶下缘的骨折多伴发上颌骨和上颌窦、颧上颌突的骨折，因而出现复视、眼球内陷、眶下神经损伤、上颌骨错位后缩、咬合关系紊乱（部分反𬌗或开𬌗）等；另外，上颌骨的Le Fort Ⅰ型、Le Fort Ⅱ型和Le Fort Ⅲ型骨折多伴有眶下壁的骨折畸形。眶外下缘的骨折，如伴颧骨、上颌突的骨折，可形成典型的颧突骨折（图4-28），即颧-上颌突的外移和下陷，此种畸形较为多见。眶内、外壁的外伤可累及其相邻的颅颌面骨块，外形方面的异常主要是内外眦的移位、松脱、局部塌陷，伴发的其他骨折有鼻筛骨的错位和塌陷、颞骨凹陷、颧弓凹陷性骨折所致的颞下颌关节受压、颧部的错位突起等。除X线、CT、CT三维重建外，眶区及眶周复杂畸形的诊断尚应选择其他相关检查，如磁共振、脑电图、眼底检查、呼吸道阻力测定、咬合检查、牙体活力测定等。

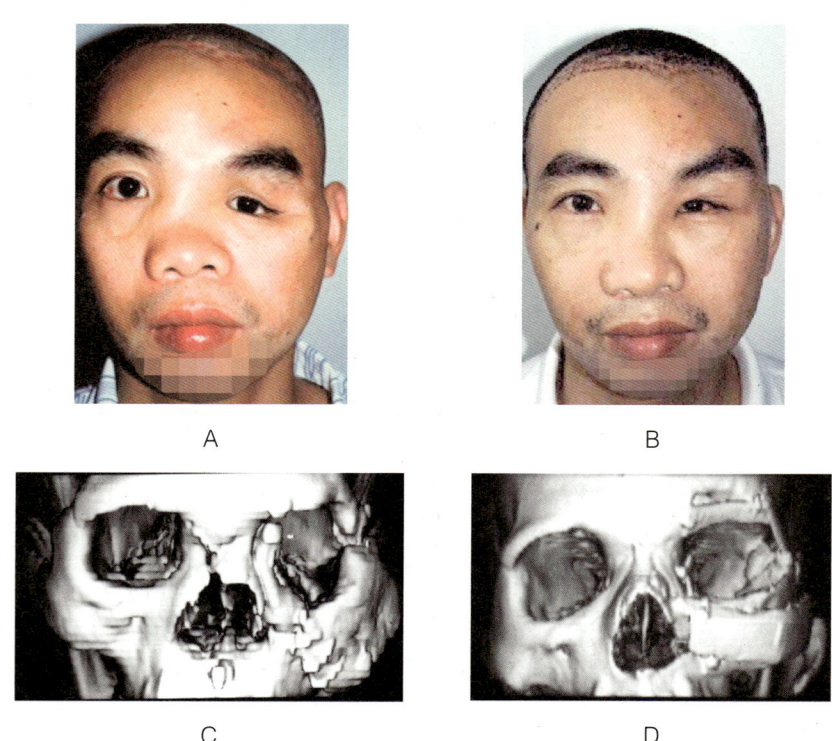

A. 术前；B. 矫正术后 2 周；C. 术前 CT 三维重建；D. 术后 CT 三维重建。

图 4-28 颧–上颌突的外移和下陷

(三) 肿瘤性眶部畸形

1. 额眶部骨纤维异常增殖症　眶上缘及额部的骨纤维异常增殖症，可表现为局部隆起的有特征性的狮面畸形。病理骨如向颅内生长，可由眶上壁向眼眶突出，压迫眼球而致眼球外突、视神经受压，产生复视症状。严重者病理骨可压迫视神经管，同时侵犯颅前窝，导致视力减退、视神经乳头水肿，甚至失明。部分患者嗅觉丧失。X 线平片示病理骨呈毛玻璃样表现。CT 片示病理骨密度较正常骨稍低，呈不规则状生长（图 4-29）。

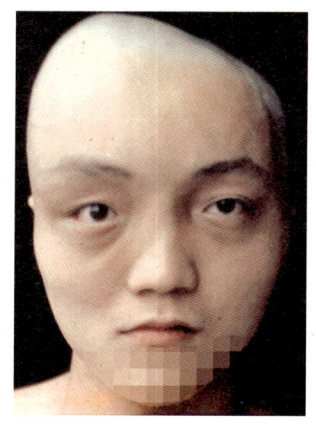

图 4-29　额眶部骨纤维异常增生症

2. 视网膜母细胞瘤（retinoblastoma，RB）　视网膜母细胞瘤为恶性肿瘤，多发于儿童，有明显的遗传性。临床上一经发现，即应做眼球摘除术，同时进行放射线治疗。由于患儿颅颌面骨发育之前经受过放射线治疗，影响了颅颌面骨的正常发育，故成年后多有眶区及眶周骨的发育不良。成人（尤指年轻人）的临床表现为眶上缘、眶外缘（含颧颞部）、眶下缘（含颧上颌部）发育不良，骨壁或骨缘塌陷，眼眶容积及眶口较小，眶下缘变浅。同时患者眼窝结膜囊狭窄或缺失，不能安放义眼（图4-30）。

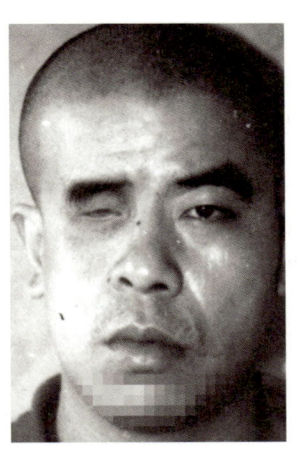

图4-30　视网膜母细胞瘤继发眶部畸形

三、中面部畸形

中面部是指与颅底相连接的以上颌骨为主体的多个骨块结构所在区域，包括上颌骨、颧骨、颧弓、筛骨、泪骨、部分颞骨、鼻骨等，因其部分结构参与构成眼眶，所以中面部畸形也包括部分眼眶部畸形。

（一）先天性中面部畸形

先天性中面部畸形包括综合征型多颅缝早闭颅狭症或骨发育不全症（属于Crouzon综合征）、上颌骨梨状孔发育不良（Binder's综合征）、部分颅面裂（Tessier 0～7号颅面裂）、半面短小症、半面萎缩症（Romberg综合征）等。

先天性中面部畸形，可表现为中面部的部分结构缺失（如上颌骨或鼻骨等裂开）和发育不良（如导致上颌骨部分后缩）。严重的骨发育不良源于上颌骨深面上方及颅底各骨缝的早闭或发育不良，进而导致整个中面部的向前发育不足，出现眼眶变浅、眶内容物突出等继发畸形，如Crouzon综合征。骨裂隙和骨发育不良常以水平方向的畸形较为严重，相对来说，对中面部高度（垂直方向）的影响并不很大。中面部下份为腭盖和上牙列，因而导致上颌骨后缩畸形，有时可出现𬌗关系异常，如反𬌗、偏𬌗畸形等。从整个颅颌面结构来看，中面部畸形可导致颅部与中面部之间关系异常，以及中面部与下面部之间关系异常。前者表现为鼻根后缩和颅底（矢状位）长度变短，后者表现为因中面部发育不良而引起的下颌骨相对前突和伸长。由于上述两种关系的改变，中面部正常的前突消失。从侧面观察，整个颜面如凹盘状，或两侧中面部不对称，面部向一侧歪斜。

1. 综合征型多颅缝颅狭症（属于Crouzon综合征）　这是颅颌面多颅缝早闭颅狭症的一种，可能与遗传有关，有一定的家族性，但致病因素尚不明确。主要表现为突眼、中面部后缩和反𬌗。

头颅侧影定位片和CT片是主要的诊断依据。Posnick（1993年）选择CT片上14个基点作为测定指标，Crouzon综合征患者的头颅宽度为正常同龄人的108%，头颅长度为正常同龄人的92%，前部眶间距为正常同龄人的122%（增宽），眶外侧间距为正常同龄人的112%，双颞间距离为正常同龄人的121%，突眼程度为正常同龄人的119%，眶内壁长度为正常同龄人的86%（变浅），颧基带和颧弓间距为正常同龄人的106%，颧弓长度为正常同龄人的87%。

2. 上颌骨梨状孔发育不良症（Binder综合征） 这是一种无反𬌗的上颌骨后缩畸形，伴鼻软骨发育不良，多为先天性畸形，病因不明。1962年由Binder首先描述。

临床表现：中面部因后缩，呈盘形脸，但无突眼及全牙列反𬌗畸形。面部尚对称，但鼻中隔发育欠佳，表现为鼻小柱短小，鼻塌陷而鼻尖下垂，鼻黏膜萎缩。偶有前牙部分反𬌗畸形。有些患者因鼻上颌发育不良而表现为眶距过窄畸形，眶间距离小于25 mm，中面部水平方向的长度（指面宽）和垂直方向的长度（指面高）均有所减少。X线侧影定位片示：面高小于正常，∠SNA减小，∠SNB正常或稍大，∠ANB为0°或负值。X线正位（后前位）片示：梨状孔缩小（图4-31）。

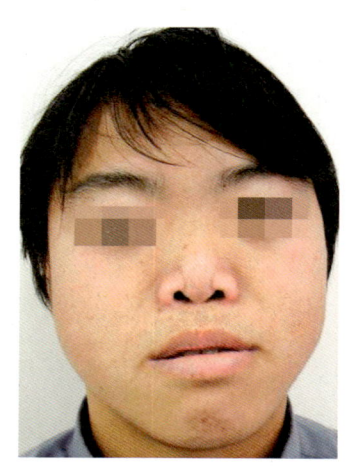

图4-31 Binder综合征

3. 腭裂继发畸形 腭裂畸形虽经早期修补，但仍可有发育异常存在，尤其是有牙槽裂的完全性腭裂，几乎都会出现发育性上颌后缩畸形。患者表现为中面部凹陷，呈盘形脸，下颌相对前伸，呈反𬌗畸形。由于中面部上颌骨的发育不良，鼻中隔位置后置，鼻尖下垂呈鸟喙状。整个脸形因缺乏中面部的正常突度，而近似老人脸。X线片示，上颌骨因牙槽区有裂隙而呈2块或3块。头颅侧影定位片示：上颌骨后缩，下颌骨前伸，呈反𬌗畸形。∠SNA缩小，∠SNB增大，∠ANB为负值。同时还有颅颌面各面角、线段的改变。

4. 颅面裂 按Tessier 0~14号的颅面裂分类法，位于中面部的颅面裂可为Tessier 0~7号裂。颅面裂可表现为软组织裂开或骨结构的裂开。两者可同时存在，也可单独出现软组织裂开（面裂）或骨结构裂开（隐裂）。畸形较为明显者，只要熟悉Tessier的颅面裂分类法，就极易诊断。

5. 半面短小症 该畸形过去被称为"第一，二鳃弓综合征"等，为先天性畸形。多为单侧发生而表现为中面部的不对称，但也偶有双侧发生者。男性多于女性，单侧与双侧的发生比为6∶1~10∶1（Dupertuis，1959；Converse，1974）。

临床表现：半面短小症的严重程度不一，轻者不易引人注意，重者面容歪向一边。主要畸形包括颌骨畸形（𬌗平面倾斜）、肌肉畸形、外耳畸形、神经系统畸形及软组织畸形等。

6. 半面萎缩症（Romberg综合征） 此畸形非先天性，但致病因素至今不明。女性与男性比例为1.5:1。畸形以颅颌面部中线为界，患侧可上起颅骨，下至下颌骨下缘，累及颌骨、肌肉、皮肤，都发生轻重不等的萎缩，并有广泛的皮下色素沉着。畸形可在某一年龄发生，呈进行性发展，然后自行停止。其轻重程度不一，可有额颅凹陷、眼眶下移、上颌骨高度变小、下颌骨高度和厚度变小、鼻歪斜、口角上斜、耳萎缩，以及皮肤变薄而紧贴骨面，伴有色素沉着。上述症状可部分出现，也可全部出现，表现为轻重不同的颅颌面部畸形（图4-32）。

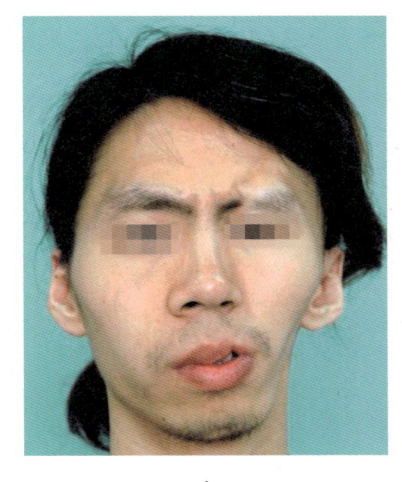
A

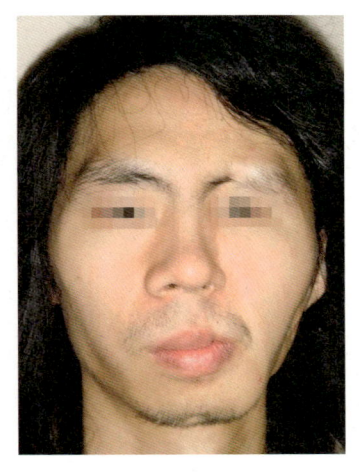
B

A. 术前；B. 治疗后3个月。

图4-32 半面萎缩症

（二）外伤性中面部畸形

外伤性中面部畸形主要是上颌骨的骨折后畸形，临床上以典型的Le Fort Ⅰ型骨折、Le Fort Ⅱ型骨折、Le Fort Ⅲ型骨折为主，即上颌骨的高位、中位、低位骨折。

上颌骨低位骨折（Le Fort Ⅰ型骨折）的骨折线位于上颌骨的牙槽根部，自梨状孔中下份走向上颌结节及翼板。骨折可发生在双侧，但单侧者最为多见。临床上表现为上颌骨下份及牙槽骨的后缩畸形，鼻唇段凹陷，患者可有反𬌗畸形或部分牙早接触导致开𬌗。上颌骨中段骨折（Le Fort Ⅱ型骨折）的骨折线在上颌骨中份，自鼻骨中部走向两侧，骨折线经眶内下缘，过眶下缘中份至上颌骨颧突，向后走行至上颌结节上缘及翼板。双侧或单侧均可发生。这种骨折较为广泛，有时没有典型的骨折线，表现为眶内下壁破裂，或颧突、眶下缘的裂开和塌陷。上颌骨上缘骨折（Le Fort Ⅲ型骨折）的骨折线由鼻根正中向两侧经眶内壁，横过眼眶中段，走行于眶外缘颧上颌缝处，向后经部分颞骨、蝶骨转入翼板。双侧均可发生，但临床上多数情况是因一侧冲力较大，而表现为一侧典型的Le Fort Ⅲ型骨折，另一侧非直接冲击区表现为Le Fort Ⅱ型骨折或Le Fort Ⅰ型骨折。Le Fort Ⅲ型骨折较为严重，可使颅部与面部的连接彻底脱开。近来由于交通事故增多，Le Fort Ⅲ型骨折越发多见，表现为鼻根及整个中面部的后缩和凹陷，眼眶容积增大、眼球内陷、反𬌗或开𬌗畸形。有时可伴有软组织的外伤畸形，如内眦韧带离断、移位及视力减退，甚至是眼球摘除、泪管断裂（或堵塞）、慢性泪囊炎等。

另外，Manson等（1983）曾描述上颌骨垂直（矢状）骨折。其骨折线自梨状孔下缘垂直下行，至尖牙区牙槽骨；同时，该侧的上腭板裂开，并向后上，直达同侧眶内下缘。临床上，有骨折一侧的上颌骨块，或受外力冲击，或受翼内肌的牵拉，可向后移位，出现一侧的错𬌗畸形。有时虽在X线片和CT片上可见上颌骨垂直骨折线，但临床上骨块移位并不明显。

（三）肿瘤性中面部畸形

1. 良性肿瘤　上颌骨区可发生骨纤维异常增生症、骨瘤等良性肿瘤。临床上多表现为不规则的骨面隆起，有较长的发病过程。X线片、CT片可辅助诊断。应与牙源性肿瘤、上颌窦内的良性肿瘤相区别。

2. 恶性肿瘤　早期的恶性肿瘤应由相关的专科医师处理。颅颌面畸形中，较为棘手的是恶性肿瘤扩大切除后遗留的颅颌面大块缺损，包括中面部骨块和软组织的大块缺损。临床上外形异常主要是颅颌面骨的缺损、凹陷或者洞穿性缺损，甚至有上颌骨外露，缺乏中面部骨块支架。除骨缺损外，同时有软组织（如唇、颊黏膜等）的缺失，以及面部软组织的变形等。

四、颅颌面畸形综合征

（一）Aarskog-Scott综合征

Aarskog-Scott综合征是较为少见的畸形，多见于男性。主要表现为眶间距离增宽、额头宽广且有明显的峰状发际。其他症状如上颌骨发育不良、鼻背扁平、圆形脸、上睑下垂、反蒙古眼畸形、斜视等。可有智力发育迟缓、体重较轻、身材短小。此综合征与染色体隐性遗传有关。

（二）Apert综合征

Apert综合征患者出生时即有冠状缝早闭、突眼、并指等特异的面和手部表现。眼眶的主要畸形为眶上、下壁发育不足所致的眼眶变浅、眼球突出及反蒙古眼畸形。枕部扁平，前额平坦且可伴有眶上缘突起的横沟。中面部后缩呈盘形脸，并伴有反𬌗畸形。大多数Apert综合征患者有轻度至中度的眶距增宽症，但眶间距离很少有大于40 mm者。

Apert综合征区别于Crouzon综合征等的典型特征为手、足的并指（趾）畸形。第2～4指常并发指骨融合而使手的外形宽而扁平，可有屈曲畸形或指（趾）甲融合。一般来说，拇指常形成与其余四指分开的自由指。另外，尚可伴有脑积水、食管闭锁、气管食管瘘、肾盂结石、肛外翻、尿道双角畸形、多囊肾等畸形。应当注意的是，这类患者多有智力发育迟缓。此综合征虽与遗传有关，但多数为散发的基因突变畸形，发生率在1/16万～1/10万。

（三）尖头并指（趾）综合征

尖头并指（趾）综合征（acrocephalosyndactyly syndrome，ACS）是颅狭症所致的一类以尖头畸形伴发并指（趾）畸形为主要症状的少见综合征。目前各国学者对ACS有不同的分类法。

（四）Carpenter 综合征

Carpenter 综合征是极少见的畸形。由于伴有多指（趾）畸形，有人将其归入尖头并指（趾）综合征中（Temtamy，1966）。主要畸形为三叶草头畸形。因人字缝、冠状缝或矢状缝早闭，而致颞骨膨大、塔头畸形。颅颌面外形呈三叶草形状。同时眼眶狭而浅，中面部发育不良，致突眼、反蒙古眼畸形，并可与睑下垂同时存在。部分患者可有轻中度眶距增宽症。下颌骨发育不足，腭盖高拱及外耳发育不良。四肢畸形中以手的畸形较为明显。手指短而有蹼，第 2、5 指常有中节指骨的短小及并指，拇指的近节指骨呈三角形或脱位。部分病例可有髌骨、髋臼异常，脊柱侧凸，尿道扩张等。颈部短小，可有侧脑室肥大而致智力障碍。据报道，2/3 的 Carpenter 综合征患者为西伯利亚人，与常染色体隐性遗传有关。

（五）Crouzon 综合征

Crouzon 综合征是一种常染色体显性遗传的疾病，有明显的家族性。临床上主要表现为头颅和中面部的发育畸形。

头颅畸形主要为冠状缝、矢状缝或人字缝早闭所致的尖头或短头畸形，有时可同时出现尖头畸形、短头畸形。有个别病例可出现三叶草头畸形，在诊断方面有时易产生混淆。中面部特殊脸型表现为：突眼畸形、中面部后缩呈凹盘状脸型（侧面尤为明显）、反𬌗。此外，由于中面部严重发育不足、上腭盖高拱、腭垂过度增长，使上呼吸道阻力增加，鼻音较重，甚至可发生夜间睡眠打鼾或夜间睡眠呼吸暂停。

（六）Pfeiffer 综合征

Pfeiffer 综合征与 Apert 综合征有相似的颅颌面外形和并指（趾）畸形，其显著特点是：①有明显的家族遗传性。Pfeiffer（1964）、Escobar（1977）等怀疑其为常染色体显性遗传。②临床症状较 Apert 综合征为轻，可能为 ACS 轻型的表现形式。③除短头畸形、中面部后缩、突眼、并指（趾）畸形等症状与 Apert 综合征相似外，其典型的症状为鹰钩状鼻、第 1 跖骨分叉畸形、拇指宽大呈外展位。智力水平多属正常。

（七）Saethre-Chotzen 综合征

Saethre-Chotzen 综合征是一种与 Pfeiffer 综合征或 Crouzon 综合征有相似颅颌面外形的综合征，也为常染色体显性遗传，可有颅狭症。不同于 Pfeiffer 综合征等，其特点是多为头形尖短、顶枕部无正常突出。斜头畸形，多伴有眶距增宽症或斜视。鼻宽大且呈驼峰鼻，大多数病例可有鼻中隔偏曲（deviation of nasal septum，DNS）和歪鼻畸形。手指中度短小，第 2～3 指出现并指并有指蹼。拇指正常，但可有桡尺骨的骨性融合和第 4 掌骨扁平。有轻中度的智力发育障碍、头痛、癫痫和视神经萎缩。有些患者可有精神分裂症、肛门闭锁、隐睾或肾畸形。

（八）Sakati-Nyhan-Tisdale综合征

Sakati-Nyhan-Tisdale综合征颅缝全部早闭而呈尖头或小头畸形。手指短小且有多指，但无指蹼形成，可有先天性心脏畸形、胫骨发育不全和腓骨位置异常。此种畸形曾有个例报道，但极为少见。

（九）Summitt综合征

Summitt综合征症状与Carpenter综合征相似，如尖头畸形、舟状头畸形、第2及第5指（趾）并指（趾）畸形等。与常染色体隐性遗传有关。智商较低（IQ在86左右）。与Carpenter综合征不同之处为，Summitt综合征拇指一般不分叉。

附：与颅颌面畸形一些症状有关的综合征

1. 与眶距增宽症有关的综合征　有Aarskog-Scott综合征、Apert综合征、鸟头-侏儒综合征、Coffin-Lowry综合征、Cri-du-chat综合征、Crouzon综合征、颅骨腕骨发育不良综合征、FOAR综合征、胎儿面容综合征、Greig综合征、眼距过宽尿道下裂综合征、眶距增宽-小耳-腭裂综合征、Leopard综合征、Melnick-Needles综合征、Neu综合征、Pena-Shokeir综合征Ⅰ型、Pfeiffer综合征、Rubinstein-Taybi综合征、Saethre-Chotzen综合征、Turner综合征、Zellweger综合征等。

2. 与颅狭症有关的综合征　有拇指内收综合征、Apert综合征、Armendares综合征、Baller-Gerold综合征、Berant综合征、鸟头-侏儒综合征、Carpenter综合征、Crouzon综合征、Saethre-Chotzen综合征、Summitt综合征等。

3. 与短头有关的综合征　有颅骨锁骨发育不全综合征、颅骨指畸形综合征、Pfeiffer综合征、Zellweger综合征、Saethre-Chotzen综合征等。

4. 与三角头畸形有关的综合征　有染色体异常，如9P部分单体综合征、11Q部分单体综合征、13Q部分单体综合征、r（Q）染色体异常综合征等。

5. 与小头畸形有关的综合征　有Armendares综合征、鸟头-侏儒综合征、脑-眼-面-骨骼综合征、Coffin-Lowry综合征、Cri-du-chat综合征、Down综合征、脑发育迟缓综合征、Mohr综合征、Meckel综合征、Pierre Robin序列征、Rubinstein-Taybi综合征等。

6. 与突眼有关的综合征　有Apert综合征、骨干发育不良综合征、Melnick-Needles综合征、Pfeiffer综合征、r（Q）染色体异常综合征等。

7. 与脑积水有关的综合征　有Apert综合征、Coffin-Lowry综合征、脑膜脑膨出综合征、Mohr综合征、口-面-指综合征Ⅰ型、波特综合征、Pierre Robin序列征、4P部分单体综合征、4q-三体综合征等。

8. 与智力低下有关的颅颌面综合征　有Aarskog-Scott综合征、Apert综合征、鸟头-侏儒综合征、Carpenter综合征、颅面骨综合征、Coffin-Lowry综合征、颅骨腕骨发育不良综合征、Crouzon综合征、

Cri-du-chat综合征、Down综合征、胎儿面容综合征、Greig综合征、脑-眼-面综合征、口-面-足趾综合征、Zellweger综合征、Rubinstein-Taybi综合征、Saethre-Chotzen综合征等。

9. 与心血管畸形有关的颅颌面综合征　有Apert综合征、Carpenter综合征、Down综合征、眼距过宽尿道下裂综合征等。

10. 伴腭裂畸形的颅颌面综合征　有Apert综合征、鸟头-侏儒综合征、隐眼综合征、眼距过宽-尿道下裂综合征、Treacher Collins综合征等。

11. 伴小颌畸形的颅颌面综合征　有鸟头-侏儒综合征、Carpenter综合征、脑-口-面-骨骼综合征、科凯恩综合征、颅骨腕骨发育不良综合征、Crouzon综合征、胎儿面容综合征、McNicholl综合征、Melnick-Needles综合征、Neu综合征、脑-眼-面综合征、Treacher Collins综合征、Pierre Robin序列征、8P部分单体综合征、4p部分单体综合征，9-三体综合征、Zellweger综合征等。

12. 伴反蒙古眼（外眦下垂）的颅颌面畸形综合征　有Coffin-Lowry综合征、Carpenter综合征、Crouzon综合征、颌-面综合征、Parry-Romberg综合征、Treacher Collins综合征等。

（穆雄铮）

参考文献

[1] KIM H J, RICE D P, KETTUNEN P J, et al. FGF-, BMP- and Shh-mediated signalling pathways in the regulation of cranial suture morphogenesis and calvarial bone development[J]. Development, 1998, 125(7): 1241-1251.

[2] JIANG X B, ISEKI S, MAXSON R E, et al. Tissue origins and interactions in the mammalian skull vault[J]. Dev Biol, 2002, 241(1): 106-116.

[3] COULY G F, COLTEY P M, LE DOUARIN N M. The triple origin of skull in higher vertebrates: a study in quail-chick chimeras[J]. Development, 1993, 117(2): 409-429.

[4] MORRISS-KAY G M, M WILKIE A O. Growth of the normal skull vault and its alteration in craniosynostosis: insights from human genetics and experimental studies[J]. J Anat, 2005, 207(5): 637-653.

[5] SPECTOR J A, MEHRARA B J, GREENWALD J A, et al. A molecular analysis of the isolated rat posterior frontal and sagittal sutures: differences in gene expression[J]. Plast Reconstr Surg, 2000, 106(4): 852-861.

[6] SONG H M, SAHAR D E, FONG K D, et al. In vitro murine posterior frontal suture fate is age-dependent: implications for cranial suture biology[J]. Plast Reconstr Surg, 2004, 113(4): 1192-1204.

[7] NACAMULI R P, FONG K D, WARREN S M, et al. Markers of osteoblast differentiation in fusing and nonfusing cranial sutures[J]. Plast Reconstr Surg, 2003, 112(5): 1328-1335.

[8] MEHRARA B J, MACKOOL R J, MCCARTHY J G, et al. Immunolocalization of basic fibroblast growth factor and fibroblast growth factor receptor-1 and receptor-2 in rat cranial sutures[J]. Plast Reconstr Surg, 1998, 102(6): 1805-1817.

第五章

颅颌面外科的病史采集和体格检查

本章主要阐述颅颌面外科病史采集及体格检查的一般操作规范及专科特点，相关症状意义及标准参数请参考各论部分。

第一节　病史采集

详尽仔细的病史采集记录对于完善患者资料、加强医患交流、明确诊断、发掘易被忽略的症状表现及保护医患双方均有着重要的作用，是颅颌面外科最常见的日常工作。颅颌面外科的病史采集在普通外科的病史采集基础上，还有其特殊之处，临床上应予特别注意。

一、主诉

主诉应聚焦患者主要或需要改善的症状表现上，并注明其发病时间、病因（或诱因）、进行性加重或缓解情况等。

二、现病史

现病史应交代患者疾病发生发展过程。对于颅颌面外科患者，除了详细记录患者病因（或诱因）、发病时机、病程进展、治疗经过外，还应注意记录患者的相关临床功能症状的变化经过。如针对先天性头颅畸形的患儿，应注意记录患儿翻身、爬行、独立行走、学语言等行为的月龄；针对颅颌面外伤的患者，除了详细记录外伤的暴力作用部位、方向、形式等，还应注意记录有无脑脊液漏、有无癫痫发作、有无颅底损伤的相关表现等。另外，可能作为疾病诱因的各种不良生活习惯，如单侧咀嚼、幼儿期单侧睡姿等，也应在现病史中加以说明。

值得指出的是，部分颅颌面畸形的发病过程与患儿或其家属所表述的诱因之间仅有发现时机上的联系，而无病程发展逻辑上的联系，如很多先天性半面短小症，家长会反映，患儿在七八岁时摔伤后开始有面部不对称表现等，在记录病史时应注意鉴别疾病的实际发生时间。

三、孕产史和家族史

在各类先天性颅颌面畸形患儿的病史记录中，应注意详细记录患儿母亲的孕次、产次、生产或助产形式等，尤其是怀孕早中期的感染史、用药史、不良环境接触史等，为相关的流行病学调查积累资料。对于有阳性家族史的患儿，应注意询问、记录上溯三代一级亲属的发病情况，并绘制遗传图表。

四、其他

既往史、婚育史、月经史、系统回顾、个人史等记录的要求与普通外科学病史记录的要求一致，在此不作赘述。

第二节 颅颌面外科的体格检查

颅颌面外科的体格检查应详细检查、记录患儿的各类功能、形态学阳性或阴性表现，应根据自上至下、自外至内、自整体至局部的顺序，按照望、触、动、量的顺序进行检查。

一、望

首先观察并记录患儿颅颌面整体形态印象，有无凸面型或凹面型，有无面部整体偏斜扭曲或不对称的表现。接着按照颅、额、鼻、眶、颊（或上颌）、口唇（或牙列）、颏（或下颌）、耳的顺序分别记录患者颅颌面部各个部位的形态表现，有无明显突出、凹陷、错位畸形，有无瘢痕或色素缺失等。

对于面裂畸形的患儿，应特别注意沿对应面裂的发生方向检查有无遗漏的临床症状。对于有眶腔畸形或颅腔畸形的患儿，应通过眼底镜观察患儿有无视神经乳头水肿或眼底病变。对于各类综合征型疾病的患儿，还应注意有无肢体末端畸形或胸廓畸形表现。

另外，对于需要实行骨替代治疗（如移植）的患儿，还需要检查供区有无明显的畸形或手术禁忌证。

"望"是对患儿畸形表现的定性检查，为进一步开展体格检查指出了方向。

二、触

触包括对正常解剖结构的触诊及对异常表现区域的检查。囟门闭合情况、泪腺分泌物情况、鼻旁窦及乳突的压痛情况，以及三叉神经各主要分布区域的触觉情况等是每个患者均应被记录的。而针对患者局部有突出、凹陷、萎缩、错位等表现的部位，应通过"触"明确其质地、有无压痛、与周围组织及深层组织的粘连情况、有无波动感、有无搏动感、有无皮温变化等并详加记录。

三、动

动主要包括对患者面神经相关功能的诊察，比如眼、颞下颌关节，以及舌的主动和被动活动检查。

针对面神经的主要功能，应记录患者额纹深度、抬眉动作、闭目动作、鼻唇沟深度、口角位置及其在鼓唇、露齿、撅唇等动作条件下的对称性情况。

针对眼部，应注意记录患者提上睑功能、眼球四向活动功能、辐辏功能、同步运动功能、复视情况等表现。

针对颞下颌关节，应注意记录患者的主动和被动最大张口幅度时上、下中切牙的间距，记录患者张口动作的偏斜情况及侧向的稳定性表现。

对于口内器官的检查，除了注意记录伸舌动作有无偏斜之外，必要时还应注意检查软腭的活动情况、腭咽闭合情况及其对患者发音的影响。

四、量

颅颌面畸形的测量，应在主要的颅颌面部测量基准线的前提下进行。颅颌面部各主要解剖标志的量化测量记录，均应以这些基准线为标志进行记录。

常用的颅颌面部测量基准线包括正中矢状面、眼耳平面［即法兰克福平面（Frankfurt horizontal plane）］、瞳孔垂直线、瞳孔水平连线等。通常，可以通过测量各主要标志点到相邻的主要垂直、水平基准线的投影距离，以实施对称性及美观性的判断。

头围测量（head circumference measurements）、头影测量（cephalometric measurements）和突眼度测量（exophthalmos measurement）是颅颌面外科常用的测量指标。头围测量，常用软尺自额结节至枕后隆突测量头颅最大围，同时应记录头颅纵径与横径作参考。头影测量，包括X线正、侧位定位片测量及CT三维重建测量等多种手段，将在另外章节详述。突眼度测量，常用三棱镜式突眼计操作。嘱患者正视前方，将突眼计外侧卡口卡住患者眶外缘，测量者双眼与患者同一水平，正视突眼计，观察镜中两红线重合后，记录下患者角膜最突点对应的刻度，也就是患者的突眼度。此方法操作简便准确，但对于眶外侧缘错位畸形的患者并不适合。

五、其他

应注意记录患者的精神状态及交流表达能力、视力、嗅觉、听力、鼻腔通气情况等主要功能表现，必要时可以联系相关科室利用专用仪器对患儿的各项生理功能实施检查记录。

附上笔者单位所使用的颅颌面外科畸形专科检查记录单，以供参考（图5-1）。

姓名_____ 性别_____ 年龄_____ 病区_____ 床号_____ 住院号_____

颅 颌 面 畸 形 专 科 检 查 记 录

1. 颅部 □正常
畸形
　头围____cm 头长____cm 头宽____cm
　轮廓畸形
　　□短头畸形　前/后
　　□斜头畸形　左/右　前/后
　　　头斜径:左前-右后____cm 右前-左后____cm
　　□舟状头畸形
　　□尖头畸形
　　□塔头畸形
　　□三叶草头畸形
　　□其他_____
　前囟　□闭合　□未闭合
　后囟　□闭合　□未闭合
　眶上沟　□存在　□消失
　局部畸形　□隆起　□凹陷
　　□无　□有:囟间/前额/上腭/其他
　搏动感　□无　□有
　交流应答
　　□顺畅流利　□迟钝　□其他_____
　瘢痕:□无　□有____

2. 额部 □正常
前额
　轮廓畸形
　　□无　□是_____　□其他_____
　软组织
　　□正常　□萎缩:皮肤/脂肪/肌肉/部位:_____
　　□其他_____

内外眦 □正常
　□外眦移位:左/右/双侧
　　向上___mm/向下___mm/向内___mm/向外___mm
　□内眦移位:左/右/双侧
　　向上___mm/向下___mm/向内___mm/向外___mm
　泪道:□通畅　□阻塞　　　左/右/双侧
　□内眦赘皮:左/右/双侧 Ⅰ°/Ⅱ°/Ⅲ°
　□其他_____　左/右/双侧
眼角外貌
　□外侧眼角畸形_____　左/右/双侧
　□内侧眼角畸形_____　左/右/双侧
　□其他_____　左/右/双侧
眼睑
　□上睑外翻:左/右/双侧
　□下睑外翻:左/右/双侧
　□上睑内翻:左/右/双侧
　□下睑内翻:左/右/双侧
　□上睑下垂:左/右/双侧
　　遮盖角膜上缘/遮盖瞳孔上缘/遮盖瞳孔
　　动眼度:左___mm/右___mm
　□上睑缺损_____　左/右/双侧
　□下睑缺损_____　左/右/双侧
　□睑裂窄小:
　　睑裂宽度:左___mm/右___mm
　　正视睑裂高度:左___mm/右___mm
　　□其他_____
　瘢痕:□无　□有____

眉弓 □移位　□扭曲　□轮廓畸形
　□正常　□是_____　左/右/双侧
　　□其他_____　左/右/双侧
发际线
　□正常　□回缩　□峰角畸形　□其他_____
　瘢痕:□无　□有____

3. 鼻 □正常
外形　□正常
　□未发育/发育不全:
　　鼻背-鼻尖-鼻翼-鼻小柱-鼻底:左/右/双侧
　□发育过度:
　　鼻背-鼻尖-鼻翼-鼻小柱-鼻底:左/右/双侧
　□偏曲(向左/向右):
　　鼻背-鼻尖-鼻翼-鼻小柱-鼻底:左/右/双侧
　□其他_____
　□管状鼻　左/右/双侧
软组织　□正常
　□发育异常　□增生　□萎缩　□其他_____
　　鼻背-鼻尖-鼻翼-鼻小柱-鼻底:左/右/双侧
功能
　通气　□通畅　□受阻:左/右/双侧
　嗅觉　□正常　□减弱　□无
瘢痕　□无　□有____

4. 眶/眶周 □正常
1) 眶
　眶外貌　□正常
　　□眼球缩小　左/右/双侧
　　　角膜直径____mm
　　　泪液分泌　□正常　□减少　□无

5. 颊/上颌 □正常
轮廓畸形　□无　□有
　□上颌前突　□上颌后缩
　　安氏Ⅰ/Ⅱ/Ⅲ类殆关系
　　上下中切牙间距____mm
　□上颌偏斜:向左/向右
　　中切牙间隙水平位移___mm
　　咬合平面上抬___mm
　　中面宽左___mm 右___mm
骨组织　□萎缩　□增生　左/右/双侧
　□鸟形嘴
　□其他_____　左/右/双侧
软组织
　□正常　□萎缩　□增生　左/右/双侧
　　皮肤/脂肪/肌肉/部位:_____
　□其他_____
　瘢痕:□无　□有____

6. 口唇 □正常
外貌
　□正常　□小口畸形　□巨口畸形
　□唇裂:左/右/双侧　完全性/不完全性/隐裂
　□偏斜　□萎缩　□增生
　　人中/上唇-下唇/唇周(左/右/双侧)
软组织
　□正常　□畸形
　　人中-上唇-下唇-唇周(左/右/双侧)

（右上栏）
□无眼球　左/右/双侧
□眼球下陷　左/右/双侧
　突直度:左___mm 右___mm 外眦距___mm
□眼球前突　左/右/双侧
　突眼度:左___mm 右___mm 外眦距___mm
　□其他_____
眶周软组织　□正常
　□萎缩　□发育不全:左/右/双侧
　　皮肤/脂肪/肌肉/部位:_____
　□其他_____　左/右/双侧
眶移位　□无
　□垂直移位:左/右/双侧　向上/向下___mm
　□水平移位:左/右/双侧　向内/向外___mm
　□眶距缩窄:
　　IOD___mm 内眦距___mm 瞳距___mm 外眦距___mm
　□眶距增宽:
　　IOD___mm 内眦距___mm 瞳距___mm 外眦距___mm
　□其他_____　左/右/双侧

2) 眼睑/眼　□正常
视力
　左:____/1m 指数/眼前指数/光感/无
　右:____/1m 指数/眼前指数/光感/无
立体视觉:□正常
　□复视:前/上/下/左/右　视野
　□单眼单视
溢泪溢脓
　□无　□溢泪　□溢脓　左/右/双侧
眼球活动　□正常
　□受限:左/右/双侧　向上/向下/向内/向外
　□斜视:左/右/双侧　内斜视/外斜视
　□眼球震颤:左/右/双侧　水平/垂直
　□其他_____　左/右/双侧
张口活动
　□正常　□受限:张口度____mm
　　　　　　□关节弹响　□关节疼痛　左/右/双侧
腭裂
　□无　□有:左/右/双侧　完全性/软腭裂/腭垂裂
齿槽裂
　□无　□有:左/右/双侧　位置____
　□口鼻漏　□无　□有　左/右/双侧
瘢痕:□无　□有____

7. 颏/下颌 □正常
轮廓畸形　□无　□有
　□下颌前突　□下颌后缩
　　安氏Ⅰ/Ⅱ/Ⅲ类殆关系
　　上下中切牙间距____mm
　□下颌偏斜:向左/向右
　　中切牙间隙水平位移___mm
　　咬合平面上抬___mm
　　下面宽左___mm 右___mm
骨组织　□萎缩　□增生　左/右/双侧
　□其他_____
软组织　□正常
　□萎缩　□增生　左/右/双侧
　　皮肤/脂肪/肌肉/部位:_____
　□畸形_____
　□其他_____　左/右/双侧
瘢痕:□无　□有____

记录人_____ 记录日期:____年__月__日

图5-1　颅颌面畸形专科检查记录单

（俞哲元）

参考文献

[1] DE POLLACK C, ARNAUD E, RENIER D, et al. Age-related changes in bone formation, osteoblastic cell proliferation, and differentiation during postnatal osteogenesis in human calvaria[J]. J Cell Biochem, 1997, 64(1): 128-139.

[2] DE POLLACK C, RENIER D, HOTT M, et al. Increased bone formation and osteoblastic cell phenotype in premature cranial suture ossification (craniosynostosis)[J]. J Bone Miner Res, 1996, 11(3): 401-407.

[3] MOST D, LEVINE J P, CHANG J, et al. Studies in cranial suture biology: up-regulation of transforming growth factor-beta1 and basic fibroblast growth factor mRNA correlates with posterior frontal cranial suture fusion in the rat[J]. Plast Reconstr Surg, 1998, 101(6): 1431-1440.

[4] CHEN L, LI D, LI C, et al. A Ser252Trp [corrected] substitution in mouse fibroblast growth factor receptor 2 (Fgfr2) results in craniosynostosis[J]. Bone, 2003, 33(2): 169-178.

[5] WANG Y, XIAO R, YANG F, et al. Abnormalities in cartilage and bone development in the Apert syndrome FGFR2(+/S252W) mouse[J]. Development, 2005, 132(15): 3537-3548.

[6] HAJIHOSSEINI M K, WILSON S, DE MOERLOOZE L, et al. A splicing switch and gain-of-function mutation in FGFR2-III$_C$ hemizygotes causes Apert/Pfeiffer-syndrome-like phenotypes[J]. Proc Natl Acad Sci USA, 2001, 98(7): 3855-3860.

第六章

颅颌面畸形的影像学检查和表现

颅颌面外科是近代外科医学领域中新发展起来的学科。该学科的范畴主要涉及颅颌面畸形、创伤和肿瘤的诊断和治疗。在CT、MRI、DSA等影像学检查设备和技术问世以前，颅颌面外科的影像学检查主要依靠普通X线平片检查。近年来，随着影像学检查设备和技术的应用普及，CT及三维重建已在颅颌面外科影像学检查的许多方面取代了常规的X线平片检查，但由于常规X线检查具有操作简单、使用方便和费用低廉等特点，在不少情况下仍作为常用的影像学检查方法，如眶内异物的定位、单纯鼻骨骨折的定位、颧弓部骨折的定位及复位后的复查等。影像学检查的目的在于帮助临床医师进行术前的精确设计、模拟手术过程，并进行术后效果的评定。

第一节 颅颌面外科的影像学检查方法

各种影像学检查方法既可单独用于某一颅颌面疾病的诊断，又可相互补充，综合应用。为此，熟悉各种影像学检查方法的特点、适应证和限度，对临床上合理地选用各种影像学检查方法具有重要的指导作用。本节将就目前较为常用的颅颌面外科影像学检查方法作简要介绍。

一、X线检查方法

（一）X线头影测量

测量、分析、定位X线头颅正侧位像所显示的牙、颌、面、颅的相互关系，称为X线头影测量。该影像学检查方法是目前最为常用的颅颌面外科检查技术，主要用于测量患者的特定颅颌面结构在特定年龄时与正常值的差异，预测在发育过程中此特定颅颌面结构的变化，决定用何种重建方法来改善不协调的颅颌面结构。此外，X线头影测量分析还可用于预测手术后外形及评价手术效果。

X线头影测量装置于1931年由Broadbent首创。该装置的结构特点为：必须有头颅固定仪。用左、右耳塞以固定头的位置，并有固定眶点的指针，患者的头不会随意移动。定位准确，调节灵活，使矢状面与平面垂直，眼耳平面与水平面平行。X线管放射线的投照距离和高度固定不变。X线管窗口的前部分增设滤过板，能清晰显示颅颌面各层的骨性结构，并能显示软组织轮廓影像。

用以上装置拍摄的X线片，称为X线头影测量片。如用透明硫酸绘图纸按X线影像描出颅颌面结构，并按颅颌面标志点、线段、颅颌面角，测量线距的长短和线、角的大小变化等，可获得颅颌面软、硬组织结构关系的变化。X线头影测量有助于颅颌面畸形的诊断，然而，临床上更主要的用途在于对比观察治疗前后的颅颌面结构的变化，并可预测颅颌面结构的发育趋势。20世纪80年代开始，在头颅X线测量的基础上，出现了以图形数字化为特点的计算机辅助设计（computed assistant design，CAD）技术，进而使X线头影测量与有头颅标志的立体横板相结合，能更形象和准确地显示颅颌面结构，并可追踪颅颌面骨结构的发育情况。

X线头影定位测量的关键是确定与畸形及其发育有关的颅颌面标志点、线段和角度。在颅颌面畸形中，各类疾病的发病机制不尽相同，畸形发生的部位也有差异，因而选用测定畸形和评价术后效果的标志点、线段和角度也有所不同。与以往研究殆畸形为主的X线头影测量不同，颅颌面畸形的X线头影测量着重于颅底骨结构与面部骨结构的关系，如颅底的长度（S-N）、∠SNA、∠SNB、眶底的位置（Or）、上颌骨底部长度（ANS-PNS）和鼻根点的位置（N）等。

（二）鼻旁窦华氏位片

鼻旁窦华氏位片（鼻颏位片）在颅颌面畸形诊断中应用最多。患者面向暗盒，头矢状面与暗盒垂直，使颏部靠暗盒下缘，头后仰，使听眦线与胶片成37°，鼻尖与上唇间的中点放于暗盒中心。

此投照位除能较好地显示鼻旁窦位置以外，还可显示眶上缘、眶下缘、眶外缘，以及颧骨和颧弓，同时避免了上述结构与颞骨岩部、颈椎等的影像重叠。

颅颌面畸形中，眶距增宽症的筛板、筛房、鼻根部等眼眶骨组织的宽度明显增加，有时鼻旁窦华氏位片上两眼眶的水平轴明显分开，可有上颌骨发育不良。Treacher Collins综合征患者可见颧骨明显发育不良、颧弓短小或平坦、上下颌骨发育不良、下颌支或喙突较为短小。诊断颅颌面外伤，尤其是眶区及眶周的外伤骨折，鼻旁窦华氏位片是主要的诊断依据。骨折线多位于眶外缘中部（颧额缝）和眶下缘中外1/3处（颧突骨折）；有时鼻旁窦华氏位片上未见明显的骨折线，但如患侧眼眶的眶口影像较健侧大，则提示有眶壁骨板破裂，最常见的是眶底和眶内下壁最薄弱处爆裂性骨折（blow-out fracture）。这种情况如加摄眼眶CT横断面和冠状面扫描或做CT三维重建，即能发现眶壁的破裂骨折，并可见软组织疝出，如泪滴征。

（三）头颅后前位片

常规的头颅后前位片在颅颌面畸形的诊断中也较常用。通常，颅狭症患者，头颅后前位片上可见早闭的颅缝（增强的颅缝影），较小的婴儿还可见囟门的影像。可根据其年龄的大小和临床表现估计是否有囟门早闭存在。

在头颅后前位片上，常有一些特殊的X线征象，应予以重视，如：

1. 指压切迹　该征象常提示慢性高颅压，表现为颅骨板上的指压切迹影。临床上应结合头颅CT平扫观察脑室的大小变化，来估计高颅压和颅狭症的严重程度。

2. 眶上缘蝶样翘起　在一些颅狭症如斜头畸形中，可见一侧眶上缘（蝶骨大翼）的影像向上翘起（蝶样上翘），这是由于该侧颅底缝和冠状缝早闭，导致蝶骨大翼（眶上缘）未获得正常发育而下降不足。诊断时应明确畸形位于X线片上蝶样上翘的一侧，而临床上常误认为畸形是发生在眼眶位置较低的一侧，此点应予注意。

3. 牙胚及上颌窦的位置　对于婴幼儿，应注意上颌牙胚的位置是否已下降，上颌窦是否已开始发育。手术截骨，尤其是眶下缘截骨，应避免损伤上颌牙胚和上颌骨的发育中心，以免影响今后上颌骨的发育和牙的正常萌出。

有条件者，最好选用X线头影测量正位片代替常规的头颅后前位片。

（四）鼻旁窦柯氏位片

患者俯卧于摄影台上，保持身体平衡，以头部矢状面对准中线，前额和鼻部紧靠暗盒，使听眦线（耳屏至外眦的连线）与暗盒垂直，将鼻根放于暗盒中心。该位置除可观察额窦和筛窦外，由于头稍后仰，颞骨岩部恰好投影于眶底下方，使眼眶影像清晰，并可见视神经孔和圆孔的影像。

在眶距增宽症中，用鼻旁窦柯氏位片（鼻额位片）和头颅后前位片都可以测量眶间距离，但相对来说，鼻旁窦柯氏位片的图像较清晰，失真度小，将其用于眶间距离的测量结果也较为准确。

一些额眶部骨纤维异常增殖症患者由于眶顶、蝶骨岩部的病理骨组织增生，可能使视神经孔变小，甚至压迫视神经。在鼻旁窦柯氏位片上，可见视神经孔变小，或呈不规则圆形。

（五）其他

颧弓位可显示颧弓骨折的情况。许氏位可显示颞下颌关节的情况。全景片可显示牙体、牙周、牙胚、颌骨的情况。头颅侧位片可显示颅骨与面部上、下颌骨的关系。

二、计算机体层摄影

计算机体层摄影（computed tomography，CT），是由英国科学家Hounsfield于1969年首先完成设计，并于20世纪70年代早期在英国首先应用于临床。临床应用上，CT具有密度分辨率高、定位准确、图像清晰、检查简单迅速和患者无痛苦等优点，是X线检查技术的里程碑式的重大发展。对颅颌面外科而言，CT技术能为颅颌面疾病的诊断、手术设计和术后的效果评定提供准确信息，是目前颅颌面外科影像学检查中应用较广的技术之一（图6-1）。

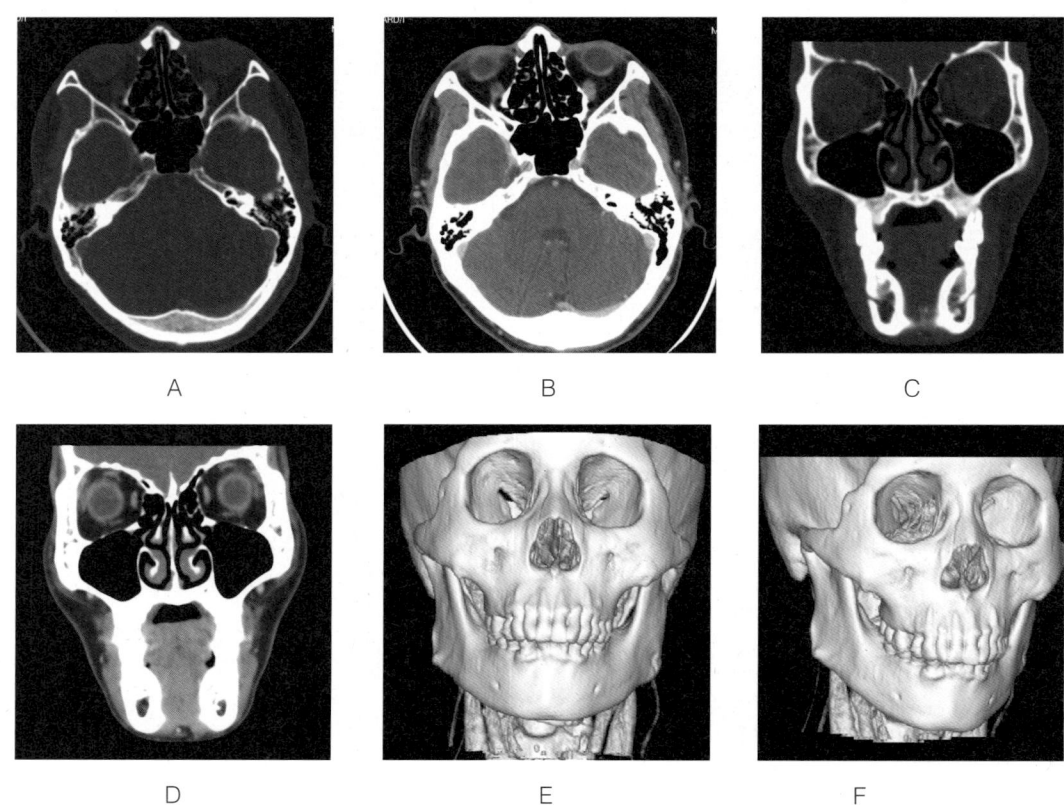

图6-1 CT横断面扫描（A、B）、冠状面扫描（C、D）和CT三维重建（E、F）示颅颌面软、硬组织解剖结构

与X线成像一样，CT也是利用人体各种组织对X线吸收程度不同（具有不同的X线吸收系数）所形成的密度差异进行成像的。两者之间的不同之处在于，CT是借助于计算机，应用卷积反投影法、解析法或迭代法等数学方法计算出各层扫描图像上各点的X线吸收系数，并通过数字-模拟转换，作轴向平面图像或任意平面图像和三维图像的重建。

螺旋CT（spiral CT）是CT的重大技术进展之一。患者所卧床面可以持续不变的速度通过扫描架，同时X线球管环绕患者连续转动。这便消除了扫描间延时，并可在一次屏气时进行数据采集，减少了移动伪影。螺旋CT可获得包括患者大量解剖资料在内的整体数据，且不存在空间和时间上的间隙。其突出优点为缩短了扫描时间、消除了配准失调、改进了峰值增强捕获、避免了漏扫、获得了更高质量图像，可用最初获得的整个数据进行图像重建，而无须对患者进行重新扫描。对已获取的资料，可通过改变算法和扫描层面部位进行处理，以进一步评价感兴趣区。螺旋CT经临床应用已显示了诸多前所未有的特性。目前CT机的发展已进入宽检测器多层采集螺旋CT阶段，可获得0.5 mm的薄层扫描图像。

一般情况下，用于颅颌面外科的CT扫描方式有轴位扫描和冠状面扫描两种方式。

（一）横断面扫描

横断面扫描是最基本的扫描平面。患者取仰卧位，以听眦线或听眶线为基准线，根据情况从此线或颅顶向下逐层扫描，直至颌下区，重建层厚5~10 mm。如欲观察微细结构，重建厚度应在3 mm以下。近年来，随着计算机软件的开发，CT多平面重建已广泛应用于临床。经软件处理的CT扫描数据能以二维形式显示被检解剖结构（或病变）的冠状面、矢状面或任意其他平面的图像。拟进行多平面CT图像重建时，应选择薄层面多层连续横断面扫描。对于颅颌面部软组织病变尚可行增强扫描。

（二）冠状面扫描

患者取仰卧顶颏位，采用特殊头托，并调整机架，使扫描基线与听眦线或听眶线成90°，向外耳道前方扫描。通常扫描层厚为5～10 mm，必要时可选择的扫描层厚在3 mm以下。为显示眼眶部畸形，扫描平面应尽量向前。也可取俯卧位，颈部尽量前伸，呈颏顶位。如患者就位困难，可采用亚冠状面扫描，其扫描平面与基准线成60°～80°角。

（三）头颅CT扫描的测量

由于CT扫描采用计算机对获取的数据进行处理，在CT扫描时或在CT扫描片上进行点、线段的测量较X线片上更为容易和准确。

对眶距增宽症或眼眶高低不齐（如斜头畸形）的患者，选用头颅冠状面扫描，在CT片上标定两眼球中心间距、两眼眶间骨性结构的最小值，并以正中矢状线为基准分别测量两眼球中心至正中矢状线的垂直距离（对眼眶高低不齐者尤为有效）。如摄片时标定，可在CT机上直接读出所测量线段的直线距离。

Posnick等在CT片上测定Crouzon综合征患者和Apert综合征患者前颅底的长度、宽度，颧弓的间距，眶壁的长度等，对制订手术计划和评定手术效果有较高的参考价值。

（四）CT三维重建和计算机辅助设计

1. CT三维重建　CT三维重建是指应用计算机软件，将螺旋CT连续横断扫描所获得的容积数据信息进行后处理，重建直观的立体影像，显示所拍摄结构的各种复杂外形，可供手术者直接看到其畸形的外貌（而非数据化或平面化的图像资料），对颅颌面外科的诊断、手术方案的制订具有极高的参考价值。其基本原则是将病变范围包括在一次容积扫描中，所获数据资料具有良好的连续性，能在系统内以不同的间隔再行分隔重建。

通常，应用于颅颌面部的CT三维重建技术为遮盖表面显示（shaded surface display，SSD）。通过该技术，可以按观片者的要求将所重建的图像进行不同的轴面旋转、倾斜或抬高，以便从任意角度显示感兴趣区的正位、半侧位、侧位、侧斜位、仰视位和顶视位等。该技术的直观性和所形成的立体影像是以往任何技术无法比拟的。SSD还可显示软组织的外形，进行重建结构的模拟，以确定被修复的骨组织或软组织的结构。

对CT三维重建的扫描要求是：连续薄层（0.625～1.25 mm）横断容积扫描、相对较慢的床移动速度（螺距0.5～1.0）、小的重建间隔（层面之间尽可能多重叠，最好达50%以上）、高分辨率重建（采用512像素×512像素以上的矩阵），使图像更加细腻、圆滑，而且最好能完整显示整个颅颌面部结构。

2. CT血管造影（CT angiography，CTA）　CT血管造影是指静脉注射对比剂后，在循环血中及靶血管内对比剂浓度达到最高峰的时间内，进行螺旋CT容积扫描，经计算机最终重建成靶血管数字化的立体影像。CTA是螺旋CT在临床应用的一个新领域，主要特点是：不需要动脉插管；可以从任意角度观察；可结合磁共振图像将血管剖开，观察内腔；图像处理及操作相对简单快捷。CTA的不足之处是不能显示小血管分支。

3. 计算机辅助设计（computed assistant design，CAD） 计算机辅助手术设计是利用先进的计算机处理技术，通过图形的移动、叠加，对已获得的CT和磁共振数据资料进行处理，并综合解剖、畸形发生机制等知识和手术者的经验，按照颅颌面外科手术原则建立的三维手术模拟图像。术前制订手术设计模拟图，应注意重建后的功能和外形的改进，如截骨的位置、范围、大小、厚度，同时还应注意到一些患儿手术后的颅颌面骨发育。

三、数字减影血管造影

数字减影血管造影（digital subtraction angiography，DSA）分为静脉数字减影血管造影（intravenous DSA）和动脉数字减影血管造影（intraarterial DSA）两种。动脉数字减影血管造影用较小剂量的造影剂便可清楚地显示细小动脉分支，因此选择性颈动脉数字减影血管造影对于颅颌面富血管肿瘤和血管性病变的诊断更有价值，在临床上应用较多。

四、磁共振成像

磁共振成像（magnetic resonance imaging，MRI）是20世纪80年代开始应用于临床的一种影像学检查技术。与X线、CT相比，MRI具有以下特点：能更清晰地显示软组织结构和软组织病变；在不更换患者体位的情况下，能直接显示与身体长轴成任意角度的断面图像；对人体无放射性损害；为多参数成像，所获信息量多于X线和CT检查。目前，MRI在颅颌面外科的应用逐渐增多，特别是在对软组织病变、血管性病变和颅后窝（posterior cranial fossa）病变的显示上明显优于CT。同时，MRI检查对钙化和骨皮质异常的显示不如CT。

在进行颅颌面常规MRI检查时，一般采用头线圈或头颈联合线圈。通常行横断位和冠状位T_1WI和T_2WI检查，层厚5 mm，间距1 mm。一般情况下，T_1WI主要用于观察解剖结构，而T_2WI主要用于显示病变特性。根据需要有时也可采用矢状面MRI检查。MRI增强扫描时，常用二乙三胺五乙酸钆（Gd-DTPA）对比剂，有助于区别肿瘤和炎症，确定病变范围及周围组织受侵犯的情况。

第二节　颅颌面畸形的影像学表现

颅颌面畸形的发生原因有先天性和后天性之分。先天性颅颌面畸形多由先天性发育异常所致；后天性颅颌面畸形的发生既可源于后天发育过程的异常，又可继发于其他颅颌面疾病，如感染、外伤和肿瘤等。本节将对常见的颅颌面畸形的影像学表现作简单叙述。

一、颅狭症

颅狭症为单条或多条颅缝过早闭合而导致的颅骨变形,伴神经系统功能障碍。头型的异常与早闭的颅缝有关,头型改变方向常与早闭的颅缝线垂直。

(一)舟状头畸形

舟状头畸形又称长头畸形,为矢状缝早闭,或伴有顶颞缝和蝶枕缝早闭,颅顶前后方向上变得狭长,颅穹隆高,中央凹陷,横径生长受限而较短,呈现舟状头。高颅压少见。X线头颅正、侧位片及CT可明确诊断。

(二)短头畸形

短头畸形为双侧冠状缝早闭或伴人字缝闭合,头颅前后径生长受限,垂直径和横径反而增长,前额垂直部后退,双侧颞颅径增加,颞窝膨大,头颅横向扩张,眼眶变浅,眶容积缩小而轻度突眼。X线头颅正、侧位片上都可见到早闭的颅缝及眶顶,以及额颅部相应结构改变。CT上可表现为颅前窝、颅中窝和颅后窝前后径缩短,颅底加深,部分见高颅压、指压切迹、脑室变小、眼眶前后径变小。

(三)斜头畸形

斜头畸形也称偏头畸形,为单侧冠状缝早闭,穹隆畸形及一侧性前额回缩,头颅一侧生长受限,对侧代偿性过度膨隆,不对称发育而产生偏斜,眼眶后缩及抬高,鼻根部歪斜。CT可见头颅两侧明显不对称,头颅有偏斜。

(四)三角头畸形

三角头畸形为额颅中缝早闭,全颅较小,前额呈三角形,并有中央嵴、脑室系统变小(高颅压),伴眶侧壁发育不良、眶间距离过窄。X线头颅正、侧位片及CT上可见明显异常表现。

二、颅颌面骨发育不全

(一)Crouzon综合征

Crouzon综合征是由Crouzon(1921)首先报道的一种特殊类型的颅狭症,因颅缝过早闭合,造成颅骨畸形伴发颅底后突及面骨发育不良,为常染色体显性遗传的家族性疾病,可散发。Crouzon综合征多见于男性,出生时即起病,临床主要特征有:颅缝过早闭合所致的头颅尖头畸形或短头畸形,有个别可见三叶草头畸形;中面部表现为突眼,貌似青蛙眼,突眼发生的原因可能为多颅缝早闭、蝶骨发育不全,导致前颅底狭窄变短,眶上缘发育不足及颅中窝突入眼眶的代偿性膨出,眼眶过浅,不能容纳整个眼球。有些病例可伴有轻度或中度眶距增宽症;中面部严重发育不良者可有上腭狭长、腭盖高拱、上颌严重后缩，呈凹盘状脸（侧面明显），上下齿不齐而呈反殆畸形。另外，还可有腭垂过度增长、鼻咽腔狭小、外耳道狭窄或闭锁等畸形。本病常伴有高颅压症（图6-2）。

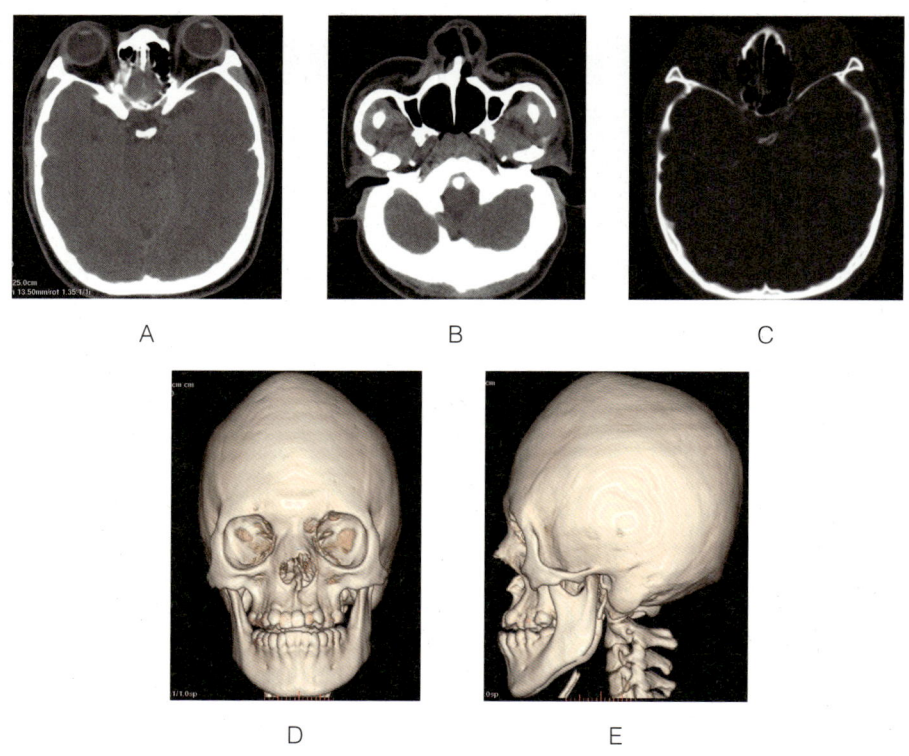

CT横断面扫描（A～C）和CT三维重建（D、E）示：头颅尖头畸形、突眼、眶间距离轻度增宽、上颌发育不良、上颌后缩反殆、面部凹盘状、颅内板多发指压切迹改变。

图6-2 Crouzon综合征的CT影像

头颅X线正、侧位片上可见颅骨畸形，额骨垂直或向后倾斜，骨壁薄。头颅冠状缝和矢状缝的X线透射影消失，代之以骨缝硬化表现。患者可呈前颅底变窄（致整个颅底前后径变短）、上颌骨凹陷或后缩、眼眶变浅，并可见明显的高颅压征象。高颅压时可见颅骨多发指压切迹改变、蝶鞍形态改变、后床突和鞍背骨质的破坏吸收等。颅底部筛骨呈曲线状，前下部凹陷，蝶骨小翼增大，而蝶骨大翼长、宽均缩小，颅底部呈拱背状，这是Crouzon综合征的一种特有症状。X线头影定位测量也是诊断颌骨发育过度畸形的重要手段。X线头影测量分析方法有多种：头颅侧位片可分析颌骨在前后方向及垂直方向上的发育情况；头颅正位片可分析颌骨横向的发育情况。较为常用的测量指标有：∠SNA、∠SNB、∠ANB、面角、颌突角、下颌平面角等。根据笔者的资料，Crouzon综合征患者上述测量指标的平均值为：∠SNA=70.9°，∠SNB=85.1°，∠ANB=14.2°，前颅底（SN）长=61 mm。

CT对Crouzon综合征的诊断和测量具有重要意义。CT横断面扫描、多平面重建及三维重建可从任意角度观察头颅外形全貌，并可通过切割功能更清晰、明确地显示：①颅缝早期闭合，矢状缝有骨嵴隆起现象，该处骨质阴影加深。颅骨变形，变薄及前后径变短，颅底下凹，颅中窝及颅后窝加深，视神经孔位置有不同程度的狭窄。②面骨发育不良，即上颌骨小，向后移位，内含乳牙，下颌骨大，呈突出畸形，并有眶窝变小、鼻骨发育不良等。③可有脑积水表现，前囟往往扩大。④CT除了对颅颌面骨畸形的诊断有意义外，还可协助制订治疗方案和观察术后是否发生了并发症。Posnick选择CT片14个基点作为测定指标，Crouzon综合征患者头颅的宽度为正常同龄人的108%，颅长度为正常者的92%，前颅底前后径变小，前部眶间距离为正常者的122%，双颞间距离为正常者的121%，突眼为正常者的119%，眶内壁长度为正常者的86%，眼眶壁变浅，眶缘抬高，颧弓间距离为正常者的106%，颧弓长度为正常者的87%。

Crouzon综合征可通过影像学检查而与Apert综合征相鉴别。Apert综合征也是颅缝过早闭合所致的颅颌面先天性畸形，与Crouzon综合征有相似的表现，但Apert综合征不同于Crouzon综合征的一点是：Crouzon综合征有并指（趾）畸形。

（二）Apert综合征

Apert综合征又称Apert病，由Apert在1906年第一次描述。Apert综合征是尖头畸形临床分型中的一个类型。尖头畸形在临床分类为：Ⅰ型，单纯尖头畸形；Ⅱ型，Crouzon综合征；Ⅲ型，Apert病。

Apert病是一种散发的常染色体显性遗传的疾病，为尖头并指（趾）综合征，与双侧冠状缝、颅底多条颅缝过早闭合有关，伴有典型的并指（趾）畸形和面部痤疮等。颅颌面症状与Crouzon综合征相似，表现为：①头颅变形，表现为垂直径变长、前后径缩短、横径加宽、额部突出、高颅压等；②通常面骨发育正常，亦可严重发育不良，面部扁平凹陷，眶间距离轻中度增宽，但眶间距离很少有大于40 mm者，且眼眶水平轴线的外侧向下倾斜，眼球轻度突出，眶窝斜且浅，鼻梁凹陷，呈驼峰鼻；③并指（趾）畸形，可为部分或全部手指，使手形成匙状，上颌牙齿聚集且排列不齐整，其他异常还有关节强直和长骨畸形等；④其他畸形有食管闭锁、幽门狭窄和先天性心脏畸形等。Apert综合征区别于Crouzon综合征的典型特征为手足并指（趾）畸形（图6-3）。

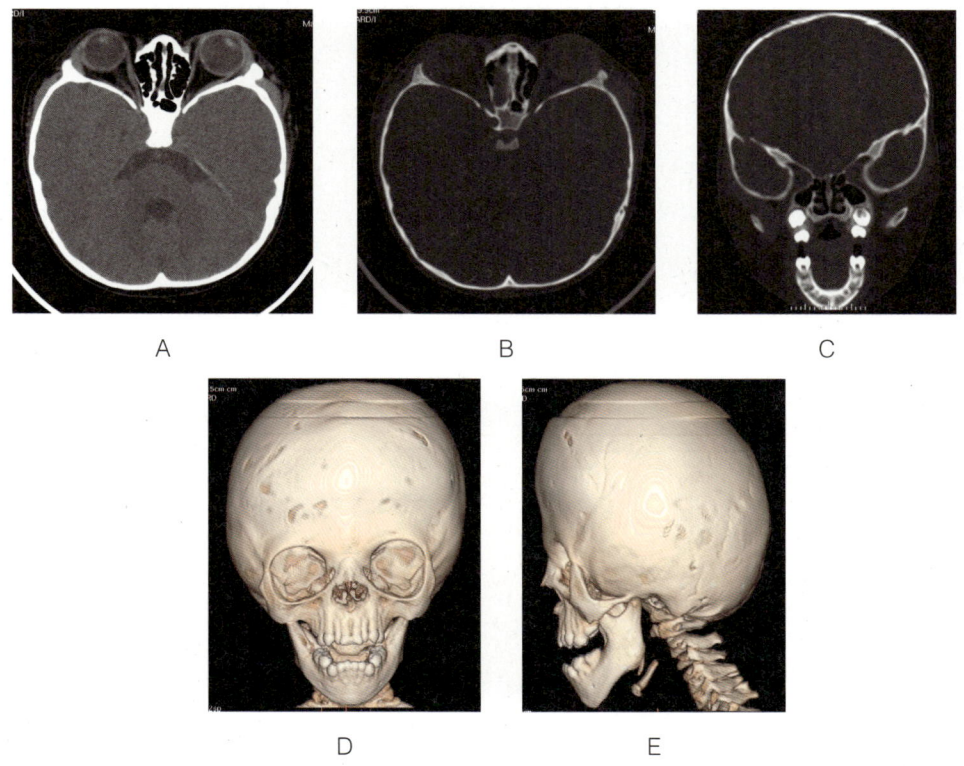

CT横断面扫描（A、B）、冠状面扫描（C）和CT三维重建（D、E）示：头颅短头畸形，垂直径变长，横径增宽，前额宽大，轻度突眼，眶间距离增宽，面部扁平，腭盖高拱，颅板轻度指压切迹。

图6-3　Apert综合征的CT影像

X线及CT表现为：①头颅有冠状缝提早闭合，囟门宽大，形状改变为颅前窝短小，颅中窝与颅后窝加深及颅底下突，蝶鞍增大，有时尚有颅顶骨变薄、额区脑回压迹增多等。②上颌骨发育不良，面部扁平凹陷，硬腭窄而呈高拱状，眶间距离增宽，眶窝变浅，眼球突出，鼻梁凹陷，鼻中隔偏曲。③对称性四肢末端并指（趾）畸形，为部分或全部指（趾）畸形，骨骼融合或仅软组织相连，有的可见尺桡骨愈合。CT三维重建技术可从任意角度观察颅颌面畸形，同时良好地显示颅内及眶内软组织的情况，为手术提供更多有价值的信息。

（三）Pfeiffer综合征

Pfeiffer综合征与Apert综合征有相似的颅颌面畸形外形和并指（趾）畸形，但其显著特点是：①有明显的家族遗传性。Pfeiffer（1964）怀疑其为常染色体显性遗传病。②临床表现较Apert综合征轻，可能为尖头并指（趾）综合征。③除短头畸形、中面部后缩、突眼、并指（趾）畸形等症状与Apert综合征相似外，其典型的症状为鹰钩状鼻、第1跖骨分叉畸形、拇指宽大而多呈外展位，智力多正常。

三、眶距增宽症

眶距增宽症（orbital hypertelorism）是一种两侧眼眶间距离较正常人宽的先天性颅颌面畸形，是一个独立的疾病，可由多种与颅颌面畸形有关的疾病引起，最常见的病因是颅面裂（以Tessier 0-14号裂、Tessier 1-13号裂多见），其次为额鼻部发育不良、颅狭症（包括Crouzon综合征和Apert综合征等）、额鼻筛型脑膜脑膨出、额眶部骨纤维异常增殖症、骨瘤、严重额眶部外伤后畸形等各种病因。

眶距增宽症的诊断主要依靠眶间距离的测量。眶间距离是指两眼眶骨性内壁的宽度，即眼眶标志点泪嵴（Dacryon点）间的距离。正常成人眶间距离在30 mm左右（通常西方人眶间距离较东方人小），按Tessier的分类，眶距增宽症可分为三度：Ⅰ度者眶间距离在30～34 mm之间；Ⅱ度者眶间距离在35～39 mm之间，眼眶形状和纵轴正常；Ⅲ度者眶间距离在40 mm以上，并可伴有筛板下垂，眼球及眼眶沿纵轴分向左、右两侧，外眦至外耳道距离缩短。临床上，根据中国人内眦间距离较西方人稍宽，内眦赘皮发生较多的特点，将Tessier的眶距增宽症分类标准予以修改：将Ⅰ度眶间距离的分类标准改为32～36 mm；将Ⅱ度眶间距离的分类标准改为37～40 mm；将Ⅲ度眶间距离的分类标准则同Tessier的标准，即40 mm以上。

眶间距离通常可在头颅后前位片或鼻旁窦柯氏位片上测得。在CT横断面、冠状面和CT三维重建（图6-4）上也能精确地测得眶间距离。通过测量眶间距离，还可更多地观察到可能伴有的其他异常，明确眶距增宽症的原因。眶距增宽症主要的解剖异常是筛窦增宽。CT上，可见筛窦横径增宽、气房增大，且筛窦增宽多限于筛窦前部。部分学者在CT横断位上以所测视神经交叉的夹角作为眶距增宽症严重程度的参考。也有学者在CT冠状位上测定双瞳孔中心至筛骨垂直板的距离，此方法可以显示不对称的眶距增宽症和眼眶水平线不齐、移位或高低不平，对斜头畸形所致的眶距增宽症伴眶水平移位有较好的诊断价值。头颅X线后前位和鼻旁窦柯氏位因有组织的前后重叠，对分析引起眶距增宽症的原因能力有限，而头颅CT三维重建能立体地观察头颅影像，结合横断面及冠状面CT图像，能较好地提示引起眶距增宽症的各种原因。

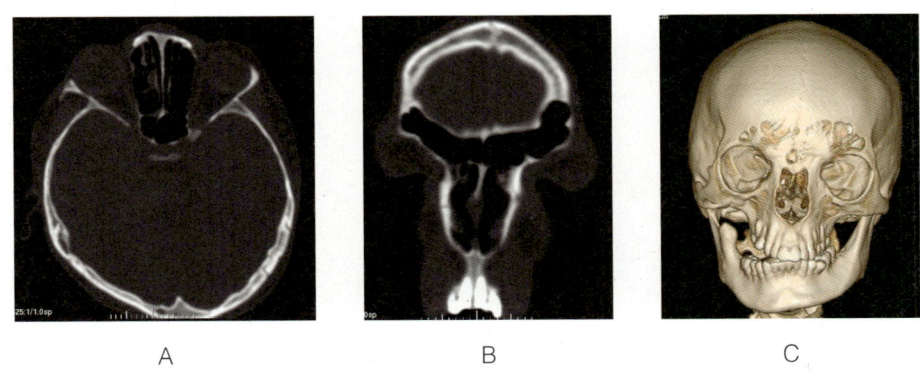

CT横断面扫描（A）、冠状面扫描（B）和CT三维重建（C）示：额鼻部宽大，眶间距离增宽，筛窦前部增宽。

图6-4 眶距增宽症的CT影像

四、颅颌面裂隙的畸形

（一）颅面裂

颅面裂（craniofacial cleft）是指颅颌面部包括软组织和骨组织的单发或复合裂隙畸形。两者可同时存在，也可单独出现，且有软组织裂（面裂）和骨结构裂（隐裂）之分。

颅面裂患者除了颅颌面的裂隙畸形外，常伴发一系列颅颌面继发畸形，如眶距增宽症、颅颌面骨发育不良，以及眼、鼻、口、耳等面部多个器官的异常。颅面裂的发生与胚胎发育期颅颌面各突起的融合异常有关。影响各突起融合的因素有遗传、放射线照射、母体感染、母体代谢失衡、孕期药物作用等。临床上有多种颅面裂分类法，Tessier分类法应用广泛。Tessier分类法是以眼眶为中心，用数字标出各种颅面裂的类型，从中线开始，左侧按逆时针计数，右侧按顺时针计数，从0号至14号标出各颅面裂部位，0号与14号在中线会合，与面中裂吻合。

头颅X线正侧位片、CT横断面扫描和CT三维重建是重要的影像学检查手段，各种类型的颅面裂都能有所表现。但由于在头颅X线正侧位片上存在颅颌面各组织重叠的因素，且普通X线的密度分辨率相对较差，对一些范围较小的颅面裂容易形成漏诊。读片时，应仔细地进行两侧对比。通常在骨缺损处，可见其X线骨密度较健侧稍低。CT三维重建能清晰明确而直接地显示颅面裂的部位，如Tessier 0-14号裂位于颅颌面正中；Tessier 1-13号裂、Tessier 2-12号裂、Tessier 3-11号裂发生于颅颌面近中侧，Tessier 3号裂达鼻翼，与Tessier 1号裂、Tessier 2号裂、Tessier 3号裂对应的Tessier 13号裂、Tessier 12号裂、Tessier 11号裂发生于眶上缘；Tessier 4号裂、Tessier 5号裂位于面颊部，从唇部的口角内侧斜向上达下睑；Tessier 6号裂、Tessier 7号裂、Tessier 8号裂发生于眶下外侧和颧上颌区；Tessier 9号裂、Tessier 10号裂发生于眶上外侧区（图6-5、图6-6）。

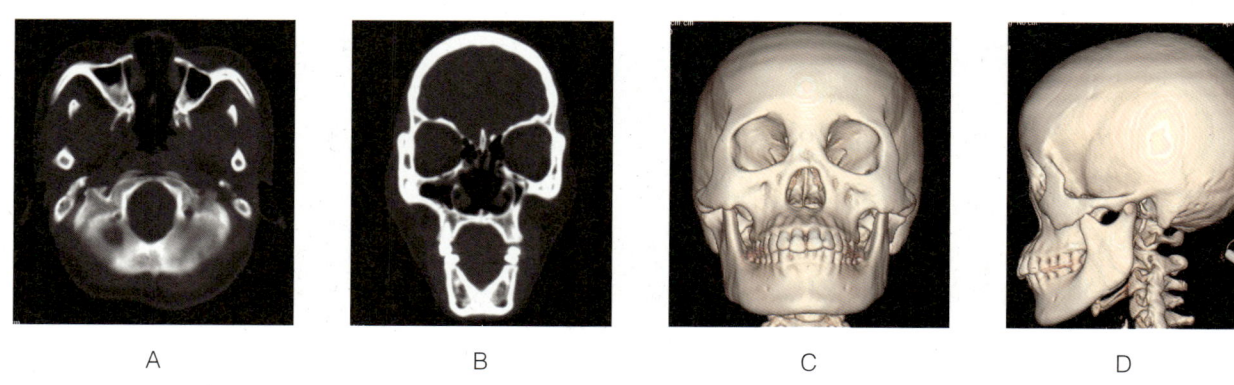

CT横断面扫描（A）、冠状面扫描（B）和CT三维重建（C、D）示：鼻骨、鼻甲大部分缺如，上颌骨发育不良，眶间距离过宽。

图6-5　颅颌面隐裂的骨骼CT影像

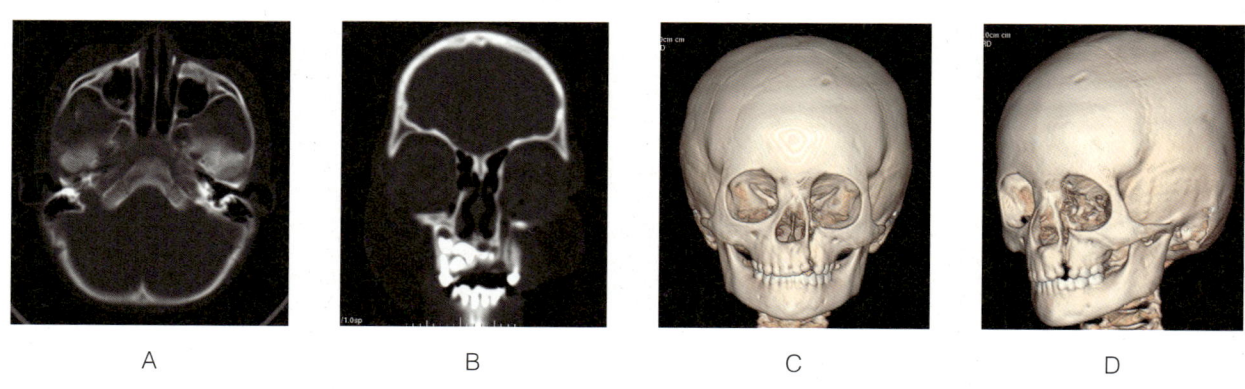

CT横断面扫描（A）、冠状面扫描（B）和CT三维重建（C、D）示：左侧鼻及上颌骨额突联合部见骨性裂隙，左侧上牙槽骨部分缺失，左眼眶受累及。

图6-6　颅面裂的CT影像

（二）唇腭裂

唇腭裂属于Tessier 1号裂、Tessier 2号裂，以及Tessier 3号裂的全部或一部分颅面裂畸形，发病率居高不下，占人类先天性畸形第二位。腭裂畸形可单独发生，也可与唇裂同时伴发，可有发育异常存在，尤其是有牙槽裂的完全性腭裂，几乎都会出现发育性上颌后缩畸形。唇腭裂不仅有软组织畸形，更主要的是骨组织畸形。临床上，患者多表现为中面部凹陷，呈盘形脸，下颌相对前伸，呈反𬌗畸形。由于中面部上颌骨发育不良，鼻中隔位置后置，腭裂患者常有偏曲及歪斜，鼻有畸形，鼻翼塌陷，鼻孔扁平，鼻尖偏斜、低垂而呈鸟喙状。整张脸因缺乏中面部的正常突度而近似老人脸（图6-7）。

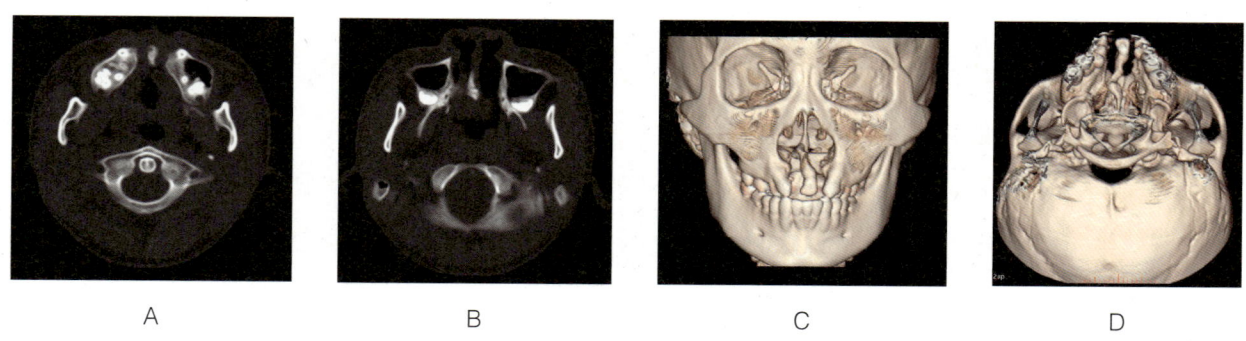

CT横断面扫描（A、B）和CT三维重建（C、D）示：双侧上牙槽骨、腭骨的骨连续性中断，见明显裂隙，部分上颌前牙缺失，中面部凹陷，反𬌗畸形，鼻翼塌陷，鼻孔扁平。

图6-7　唇腭裂的CT影像

X线、CT多平面重建和CT三维重建均可清晰显示唇腭裂的部位和形态,显示颌骨发育状况、腭裂区牙列状况(有无多生牙或埋伏牙),还可显示骨性腭裂和牙槽裂的宽度,发现隐裂如腭垂裂及黏膜下裂。影像学检查除可显示畸形、进行形态学测量外,还可用于排除其他疾病,并可进行术后疗效随访。

典型的腭裂X线表现为:牙槽骨缺损区呈界限清晰的垂直状X线透射区,并伴有牙齿异常。牙齿异常主要表现为上颌侧切牙缺失和该区域牙齿排列重叠、畸形和错位。部分上颌和下颌牙齿还可有萌出延迟及牙发育不全。腭裂的骨缺损区域可扩展至鼻底。唇腭裂患者的头颅X线侧位片示:上颌骨后缩,下颌骨前伸,反𬌗畸形,∠SNA变小,∠SNB增大,∠ANB为负值,同时伴有颅颌面各面角、线段的改变。

(三) Treacher Collins 综合征

Treacher Collins综合征又名颌面骨发育不全综合征、Franceschetti-Kleins综合征、第一鳃弓综合征和多发性面部异常等。本病最早由Berry于1889年报道,后为Franceschetti-Kleins(1944)命名,属于罕见的常染色体显性遗传病。因第一鳃弓、第二鳃弓发育异常,而发生不同程度的眼、面、颌和耳部畸形。畸形主要部位是眶内区域,程度轻者仅有眶骨发育不良,程度重者有实质性骨缺损,且大多合并面裂(图6-8)。

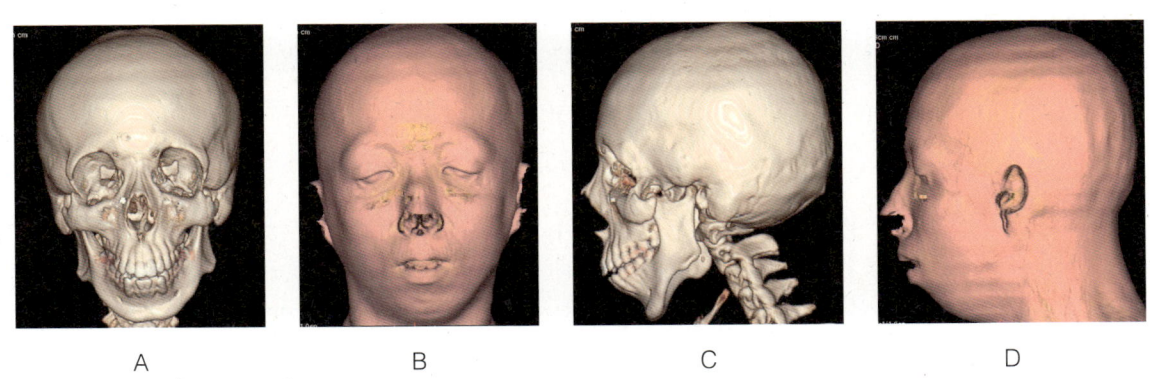

双眼眶横轴向外下倾斜,呈反蒙古眼,眼眶上外侧壁发育不良,颧弓缺失,下颌骨后缩,颌小畸形,牙齿排列异常,面部呈鸟嘴状。

图6-8 Treacher Collins综合征的CT三维重建影像

典型的临床表现有:眼睑裂斜向外下方呈反蒙古眼(反先天愚型),下睑缘的中外1/3处有切迹或有睑板缺失,通常有眼眶侧壁、上眶缘发育不良,颧骨可以很小,甚至缺失,颧弓可以完全缺失或仅留有颞骨颧突残存的骨突起。当颧骨完全缺如时,眶下裂向侧方暴露。下颌骨也可表现为发育不良、骨质缺损、严重后缩(呈小颌畸形表现)、牙齿排列异常和唇裂。同时,畸形可累及蝶骨大翼和上颌骨,使整个面部呈鸟嘴状。此外,患者还可伴有鼻畸形、耳畸形和听力缺陷、胸部发育不对称、畸形足等。

本病影响颅颌面骨中多种骨的发育,可包括额骨、筛骨、泪骨、上颌骨、下颌骨、颧骨、蝶骨等,因此X线头颅正侧位片不可缺少,它可用于全面观察上述各骨的形态和大小,了解颅骨及颌面各骨全貌及其相互关系。通常,鼻旁窦柯氏位可重点观察眼眶,鼻旁窦华氏位可重点观察上颌骨、颧骨和颧弓，下颌骨正侧位可重点观察下颌骨的畸形情况。

Treacher Collins 综合征的 X 线和 CT 下表现主要有：①面骨发育不良，呈鸟嘴状面容。颧骨的隆突可缺损，颧弓不完整，眶下缘变薄或欠缺，颏尖内缩，下颌角变钝。②顶、枕骨平坦，上颌骨发育差，上颌窦腔变小，蝶窦发育不全。乳突气化不良，缺少乳突尖或有副乳突。③掌、跖骨过长，胸廓、脊柱畸形等。应该指出，由于没有重叠伪影，薄层 CT 扫描、CT 多平面重建和 CT 三维重建影像较 X 线检查能更为清晰和真实地显示上述颅颌面骨的畸形改变，对判断畸形严重程度和选择手术方法具有重要意义。

五、颅颌面不对称畸形

中下面部半面不对称畸形是一组病因未明，面部一侧或双侧骨组织或软组织发育不良，表现为两侧颜面不对称的疾病，临床上常见的有半面短小症和半面萎缩症。两类畸形的临床表现有许多类似的地方。半面萎缩症如在幼年（10 岁以前）发病，则将影响患侧骨骼的正常发育，造成严重畸形。

（一）半面短小症

半面短小症曾称为"第一，二鳃弓综合征"和口-下颌-耳综合征。半面短小症是发病率仅次于唇腭裂的位居第二位的常见先天性畸形。通常为单侧发生，表现为中面部的不对称；双侧发病的发生率占 5%～16%，两侧畸形的轻重程度常不一致；男性多于女性；畸形程度不一时，程度轻者不易引人注意，程度重者则可见面容歪向一侧。半面短小症主要包括颌骨畸形（如𬌗平面倾斜）、肌肉畸形、外耳畸形、神经系统畸形和软组织畸形等，以下颌支的发育不良和短小最为常见。严重者可有下颌支的缺损和下颌骨髁突的缺损。患侧上、下颌骨均显短小，𬌗平面可抬高。同时，患侧的上颌窦及梨状孔亦可抬高。严重者有乳突气房减少、茎突缺失、颧突扁平、小眼眶等。此外，颅颌面发育不良的一侧，肌肉发育较差，小耳畸形常与下颌发育不良的程度同步。中度和重度小耳畸形多无外耳道，听骨链不发育，仅有骨导听力。CT 下可见主要涉及中下面部的耳、颞、下颌、鼻翼、腭的骨、肌肉、神经组织的结构异常，也可表现为发育不足。

（二）颅颌面不对称外耳畸形

许多先天性小耳畸形实际上是半面短小症的不同程度表现，常与下颌发育不良的程度同步。轻度者表现为贝状耳、卷曲耳等，耳郭稍变小；中度者为半耳畸形或残耳畸形（残留耳垂及部分软骨）；重度者为无耳畸形。中度和重度小耳畸形多无外耳道，听骨链不发育而仅有骨导听力。高分辨率 CT（HRCT）检查能清晰地显示外耳道是否狭窄、闭锁、鼓室、鼓窦有无异常、听小骨形态、关节功能是否异常，耳蜗半规管和内耳道是否异常等。

（三）半面萎缩症

半面萎缩症又名进行性单侧面部萎缩综合征。该病为 Parry 于 1825 年首先报告，之后 Romberg（1846）对其进行了详细描述。半面萎缩症并不少见。此畸形为非先天性疾病，致病原因不明，与自主神经系统疾病有密切关系，也有人推测与交感神经病变有关。此外，相关的病因学说还有硬皮病学说、三叉神经间质炎学说和感染学说等。

半面萎缩症于25岁以前发病者占85%以上，女性多于男性，病程进展缓慢，可自行停止，甚至到晚年才停止发展。病变发生于面部一侧（右侧稍多），一般不超越正中线，与正常组织界限分明，常在额部正中或稍偏处出现一个分界凹陷痕，称为"军刀痕"。病变常有前驱症状：一侧眼眶、下颌和颊部有麻木感或疼痛感，继之从皮肤开始出现萎缩，逐渐延及皮下脂肪、筋膜、肌肉、软骨，以及颧、颞、上下颌的骨组织。病变可累及眼眶、耳部、上下颌、口唇、颊部、舌、鼻及前额。当组织出现萎缩时，常伴有脱发、面部色素沉着、头痛、排汗异常、硬皮病、脂肪营养不良或癫痫发作等。

X线和CT下，半面萎缩症可表现为半侧面部的软组织和骨骼结构（如眼眶和下颌骨等）外形明显萎缩，呈变小畸形。一侧颞下颌关节可发育不全或部分缺如。患侧的外耳道和中耳腔也可缺如或狭小，表现为X线透射性减低、乳突气化不良，并可出现前位乙状窦（图6-9）。

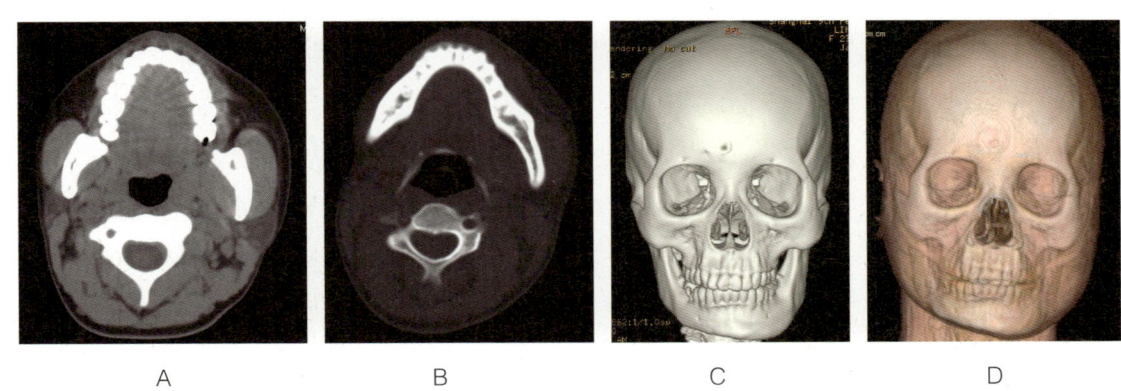

CT横断面扫描（A、B）和CT三维重建（C、D）示：两侧面部不对称畸形，右下半侧软组织萎缩，下颌骨发育不良，短小。

图6-9 半面萎缩症的CT影像

六、颅脑外伤和其他

（一）颅颌面骨折

颅颌面骨折是指颅颌面受外力作用后发生在颅骨、上下颌骨、颧骨（弓）、眼眶和鼻骨等面颅区域的骨折。颅颌面骨折可发生于单一面颅，也可多个面颅复合发生。复合性颅颌面骨折较单一颅颌面骨折更多见。比较常见的颅颌面骨折有颅骨骨折、颧骨（弓）骨折、颧上颌骨折、鼻骨骨折（nasal bone fracture）、眼眶骨折、上颌骨骨折、Le Fort骨折（Le Fort fracture，属复合性骨折）、下颌骨骨折等。应该指出，虽然部分颅颌面骨折的发生和移位方向具有一定的分布特点，但也有不少颅颌面骨折并无规律可循。

相比较而言，CT检查是一种能较为全面而有效地显示和辅助诊断颅颌面骨折的影像学检查方法；X线和MRI检查虽然能部分显示颅颌面骨折，但由于其本身的成像特点等原因（如组织重叠、骨皮质不能和周围空气形成良好的组织对比等）而存在一定不足，通常只被视为具有一定辅助诊断作用的影像学检查方法。

(二) 颅骨外伤

颅骨外伤在颅脑外伤中比较常见，骨折的性质和严重程度，与外力和颅骨解剖生理特点有关。颅骨骨折的分类多样：可按是否与外界相通分为闭合性骨折和开放性骨折；按骨折形态分为颅骨线性骨折、颅骨凹陷骨折、颅骨粉碎骨折和颅骨穿通骨折；按部位分为颅盖骨折及颅底骨折。

颅底骨折多与颅盖骨折联合发生，且绝大多数表现为颅骨线性骨折，个别为颅骨凹陷骨折。颅底骨折可按其发生部位分为颅前窝骨折、颅中窝骨折和颅后窝骨折。颅底骨折的发生原因有：①自颅盖骨折延伸而来；②暴力作用于颅底平面附近；③头部挤压伤，暴力使颅骨普遍弯曲变形所致；④个别情况下，垂直方向冲击头顶部或从高处坠落时，臀部着地。颅底骨折一般为闭合性损伤，骨折本身无须特殊处理，主要针对颅内、颅底严重的并发伤并预防感染，一般预后较佳。

X线和CT检查均可用于颅盖骨折的评判和诊断。CT检查优于X线检查之处在于：CT不仅能显示颅盖骨折的本身状况，还可显示骨折对周围脑组织和软组织的影响。对颅底骨折的评价通常可采用X线和CT检查。应用X线检查诊断颅底骨折主要依靠的是间接X线征象，如颅内异常积气、蝶窦和筛窦内异常积液等。大多数情况下，颅底骨折的直接征象不能在X线上显示，而CT既能直接显示颅底骨折的部位、骨折线的范围和类型，又能显示骨折对周围组织结构（如脑组织、眼眶和鼻窦等）的影响。CT三维重建能直接显示骨折后颅骨的缺损形态、大小，为整复术前和术后的评价提供准确信息（图6-10）。

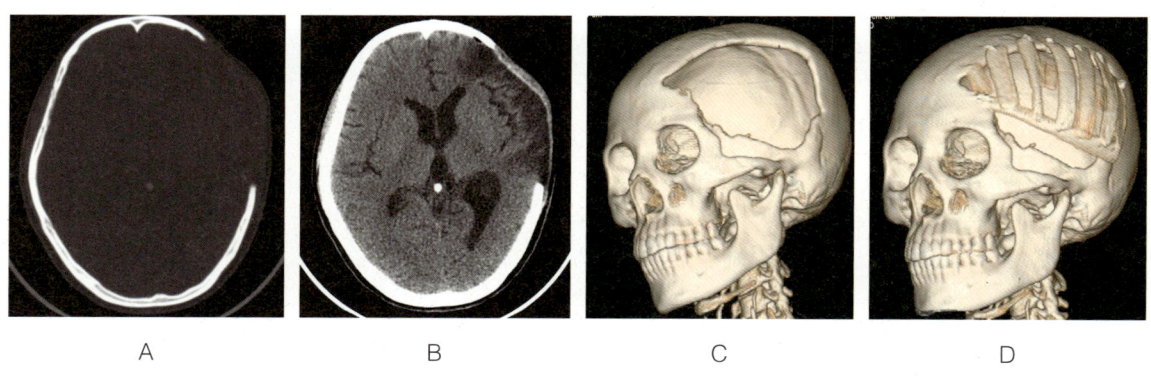

CT横断面扫描（A、B）和CT三维重建（C、D）示：左颞顶部颅脑外伤，颅内水肿，相应颅骨缺损及术后修补改变。

图6-10 颅骨外伤的CT影像

(三) 眼眶外伤

眼眶外伤包括眼眶骨折和眼眶挫伤。眼眶由多块面颅骨组成，结构复杂。眼眶骨折可单独发生，也可为颅颌面骨折的一部分。颅颌面多发复合骨折常涉及眶壁，可延及颅底，损伤视神经管和眶上裂，颧骨外伤可累及眶外壁和下壁。眼眶骨折可以是单壁骨折和多壁骨折，也可以是爆裂性骨折。爆裂性眶壁骨折常伴有眶缘骨折。

X线（鼻旁窦柯氏位和鼻旁窦华氏位）和CT检查均可用于眼眶骨折的诊断和评价。但在评价的准确性上，X线检查明显不及CT。因为前者有较多的结构重叠，不能清晰显示移位不明显的骨折。X

线和CT下，眼眶骨折有直接征象和间接征象之分。直接征象为眶壁骨折呈线性、移位和嵌顿，间接征象显示眼肌增粗嵌顿、鼻窦积液积血和视神经增粗迂曲等。发生骨折的眼眶多有外形增大表现。眼眶内壁骨折常表现为眶壁向内塌陷，眼眶其余各壁骨折多表现为骨壁的连续性中断。有时可见骨折碎片散布于眼眶周围或眶内。眼眶骨折还可影响眶内的软组织结构，如眶内肌肉变形、眼球和视神经受损等。发生眼眶内壁和下壁骨折时，还可见眼眶组织疝入筛窦上颌窦内，出现眼肌嵌顿和眼球后退、偏移等征象（图6-11）。如骨折累及眶上裂，则可出现典型的动眼神经、滑车神经与外展神经所支配的眼外肌麻痹的症状（眶上裂综合征）。

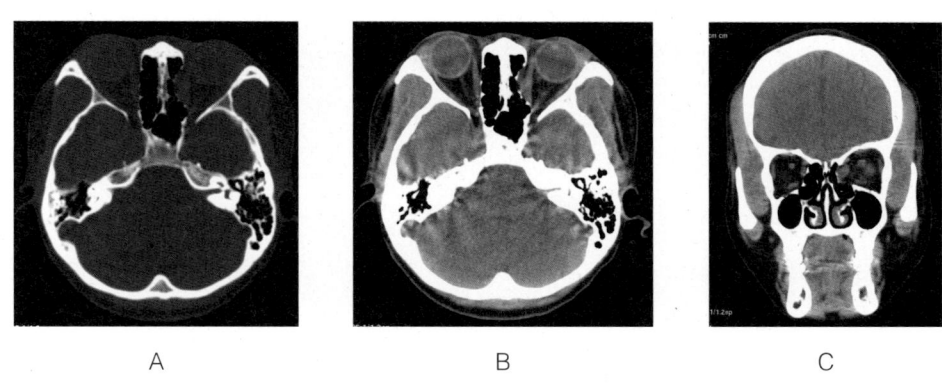

CT横断面扫描（A、B）和冠状面扫描（C）示：左眼球稍内陷，左眼眶内侧壁向筛窦腔突出，相应软组织疝入，左侧内直肌增粗。

图6-11　眼眶外伤的CT影像

（四）中面部外伤

所谓中面部外伤骨折，主要指除下颌骨以外的颌面骨骨折。上颌骨骨折属于主要的中面部骨折。上颌骨骨折大多是直接外力所致。上颌骨可发生单纯骨折，也可伴有其他颌面骨的骨折。后者较常见的表现形式为Le Fort骨折。中面部外伤的影像学检查通常有X线（鼻旁窦华氏位）和CT。CT能比X线更清晰地显示中面部各骨骨折的细节，并可显示X线检查所不能显示的腭骨、筛骨和蝶骨翼突骨折。

X线和CT下，单纯的上颌骨骨折一般发生于上颌牙槽部和上颌窦外侧壁，同时可见上颌窦内有积液，或有黏膜增生征象。骨折移位可在各个方向上出现，但外侧壁骨折的断片通常向内移位。根据上颌骨和其他颌面骨骨折的发生特点，Le Fort早在1902年就根据实验将其分为三型：①Le Fort Ⅰ型（中面部低位骨折）为上颌横行骨折，相当于上颌骨下方的薄弱线，骨折线自牙槽突基部与上颌结节的上方，水平向后与牙弓平行，可累及蝶骨翼突。②Le Fort Ⅱ型（中面部中位骨折）为上颌锥形骨折，位于上颌骨中部呈锥形的薄弱线处，此型骨折临床上最常见。骨折线通过鼻骨、两侧上颌骨额突斜行向下，经泪骨和上颌骨眶下缘达颧突的下方，也可累及蝶骨翼突。③Le Fort Ⅲ型（中面部高位骨折）于上颌骨上方与颅骨分离，骨折线也通过鼻骨、两侧上颌骨额突，骨折向外累及颧骨上方，向后下抵达蝶骨翼突。上述分型是Le Fort在实验中发现的，有重要的临床参考价值。然而，在临床实际观察中，中面部骨折的发生可有许多不同情况，如骨折线两侧可不对称，或两侧骨折可属不同类型等。Le Fort骨折的骨折线均以横行为主，CT多平面重建和CT三维重建对清晰显示中面部骨折后的畸形改变具有重要作用，能为临床治疗方案的设计和治疗后的评价提供帮助（图6-12）。

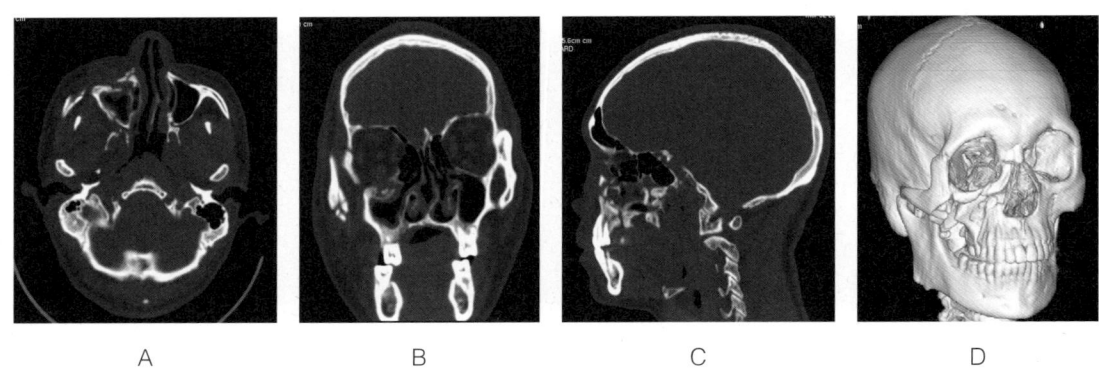

CT 横断面扫描（A）、冠状面扫描（B）、矢状面扫描（C）和 CT 三维重建（D）示：右上颌牙槽部和上颌窦各壁骨质连续性中断，窦腔变形缩小，黏膜增生，右颧骨、蝶骨翼突及鼻骨也见骨折，咬合错位。

图 6-12　中面部外伤后的 CT 影像

（五）下颌骨外伤

下颌骨位于面部下端，容易发生骨折，发生率较上颌骨骨折高，常可伴有牙齿折断或脱落、颞下颌关节脱位。下颌骨骨折多发生于颏部、下颌体、下颌支、髁突、冠突和牙槽部。下颌骨骨折线的形态各异，可横行、斜行和纵行，后者相对少见。骨碎片和移位方向可因骨折部位的不同而异。临床和影像学上，可根据骨折部位分为颏中缝区骨折、颏孔区骨折、下颌角骨折、下颌支骨折和下颌颈骨折；按骨折性质分其为闭合性骨折、开放性骨折、粉碎性骨折和嵌叠性骨折。

大多数下颌骨骨折通过 X 线检查即可明确诊断（包括明确骨折线的部位、数目、骨折移位方向、骨折类型和骨折线上的牙体牙周组织状况）。部分下颌髁突骨折需采用 CT 检查方能显示（图 6-13）。对髁突骨折后周围软组织损伤的评价还可采用 MRI。

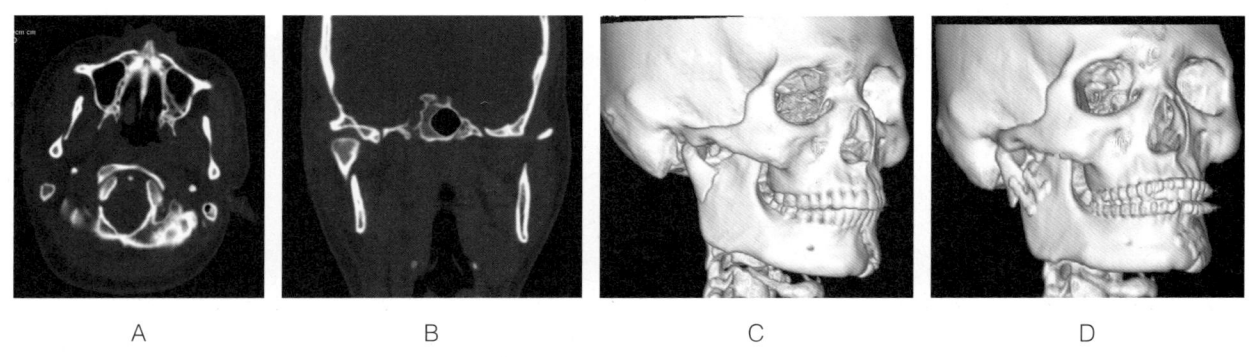

CT 横断面扫描（A）、冠状面扫描（B）和 CT 三维重建（C、D）示：右下颌骨骨折伴移位，右颞下颌关节脱位，颏部左侧也见骨折，并见钛板固定术后改变（D）。

图 6-13　下颌骨外伤后的 CT 影像

（六）颧骨外伤

颧骨呈类三角形，与邻近骨骼以骨缝相接，是上颌骨与颅骨之间的主要连接支架，对构成面部外形具有重要作用。由于颧骨颧弓的面部位置浅表而突出，易受外力打击而发生骨折。线性和 M 形塌陷骨折是颧骨颧弓骨折的常见形式。骨折发生的位置多在颧颌缝、颧颞缝和颧额缝区域，涉及颧弓、眶外侧缘、眶下缘、眶底和上颌窦前外侧壁等部位。由于外力作用的不同，骨折多向内、向下移位或发生不同方向的旋转移位。颧骨颧弓骨折分类法较多，常分为颧骨骨折、颧弓骨折、颧骨颧弓联合骨折及颧骨上颌骨复合体骨折。颧骨上颌骨复合体骨折是指发生在颧颌缝、颧额缝、上颌骨前壁和外侧壁的骨折。如果骨折在上述区域均有发生，则骨折段可游离向外移位。若骨折只发生在上述部分区域，则可不发生骨折移位。

Knight和North提出六型分类法：Ⅰ型，无移位骨折；Ⅱ型，颧弓骨折；Ⅲ型，颧骨体骨折向下移位，不伴转位；Ⅳ型，内转位颧骨体骨折；Ⅴ型，外转位颧骨体骨折；Ⅵ型，复杂性骨折。

X线平片、CT三维重建不仅可以显示颧骨颧弓的骨折情况，给出分型依据，还可以评价眼眶、上颌窦及眶下孔等结构有无异常，对临床诊断和治疗起指导作用（图6-14）。

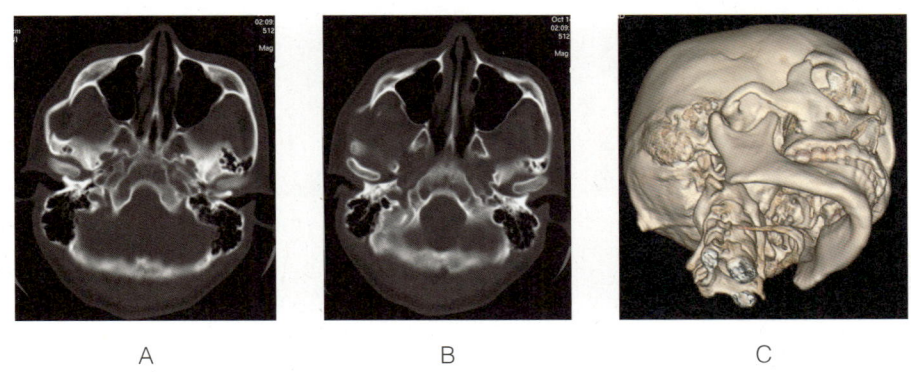

CT横断面扫描（A、B）和CT三维重建（C）示：右面部外伤后凹陷畸形，右颧弓呈典型的M形塌陷骨折，伴右上颌窦后外侧骨折。

图6-14　颧骨外伤后的CT影像

（七）鼻眶筛骨折

鼻骨、眼眶、筛骨的解剖结构互相连接，骨块不规则，外伤后常同时出现畸形。鼻的结构突出，易受外伤。鼻部骨折常伴发筛骨筛板的破裂。眶底壁很薄，眼部受外力冲击很容易产生陷没畸形，导致复视、眼球内陷等。眼眶的另一个薄弱点是眶顶内侧壁。此处为上颌骨、筛板、额骨等多块骨交会点，外伤骨折后易致硬膜和额叶突入眼眶，使眼球突出。眶内侧壁由鼻骨、筛骨等组成，外伤后部分眶内容物可经破裂处突入筛窦，使眼球内陷。鼻骨骨折可单侧或双侧发生。骨折的位置常见于鼻额缝和鼻骨中下部。鼻骨骨折可为线性或粉碎状，骨折片多可向后下方塌陷移位。

单纯性鼻骨骨折一般应用X线侧位摄片即可诊断；不能确诊时，可采用CT检查。鼻骨骨折线显示为低密度的透亮影，可为线状、粉碎状或凹陷状。严重的鼻外伤只有通过CT多平面重建和CT三维重建才能对鼻眶筛骨折予以清晰地显示。CT扫描除可发现鼻泪管、眶壁（内侧壁和底壁）和筛骨-上颌骨中断外，还能发现鼻腔鼻窦内积血积液、窦内软组织的疝入、鼻中隔偏曲和一侧鼻腔呼吸道狭窄等征象（图6-15）。

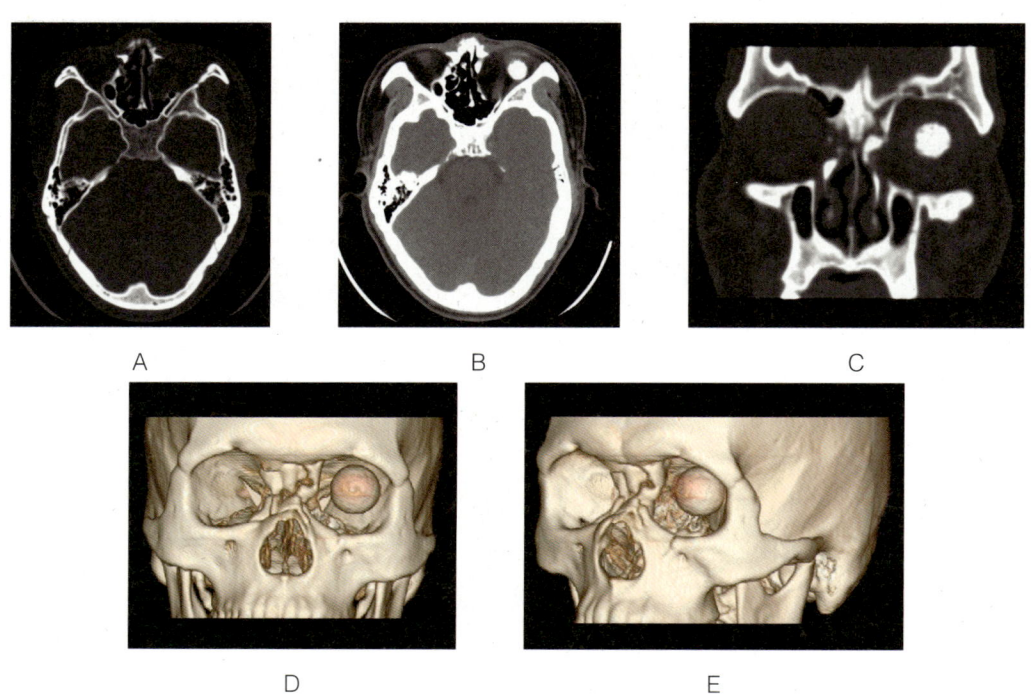

CT 横断面扫描（A、B）、冠状面扫描（C）和 CT 三维重建（D、E）示：左眼侧壁、眶缘骨折，部分眶内容物突入筛窦，双侧鼻骨粉碎性骨折，骨折片向后方塌陷移位，左眶内见义眼置入。

图 6-15　鼻眶筛骨折后的 CT 影像

（八）放射性眼眶畸形

眶区肿瘤切除后或眼眶肿瘤放射治疗后所发生的继发性畸形为放射性眼眶畸形。儿童和青少年经放射治疗后的眼眶可出现发育不良。临床上，放射性眼眶畸形多以颅眶颞区骨组织、软组织及结膜囊的不对称为主要表现。骨组织的不对称主要表现为眼眶与眶周的发育不良，可出现眼眶容积缩小、眶口缩小，以及眼眶、颞骨和颧骨的后缩及凹陷。软组织的不对称主要由患区皮肤、皮下组织、肌肉的萎缩、变薄引起，主要累及区域为颞部和颧颊部，局部皮肤缺乏弹性或有色素沉着，与健侧相比呈现明显的凹陷，严重的可出现"皮包骨"现象。患侧结膜囊狭小甚至缺失，其不对称性显而易见。

对颅眶颞发育不良的术前评估方式主要有活体测量、X 线头影测量分析和二维 CT 测量等。由于对骨组织和软组织的相对缺损程度不能给出准确的定量判断，有学者探索利用 CT 三维重建测量颅眶颞发育不良，以期建立客观、量化的分析和诊断标准，为术前充分估计和指导手术治疗提供有益信息（图 6-16）。

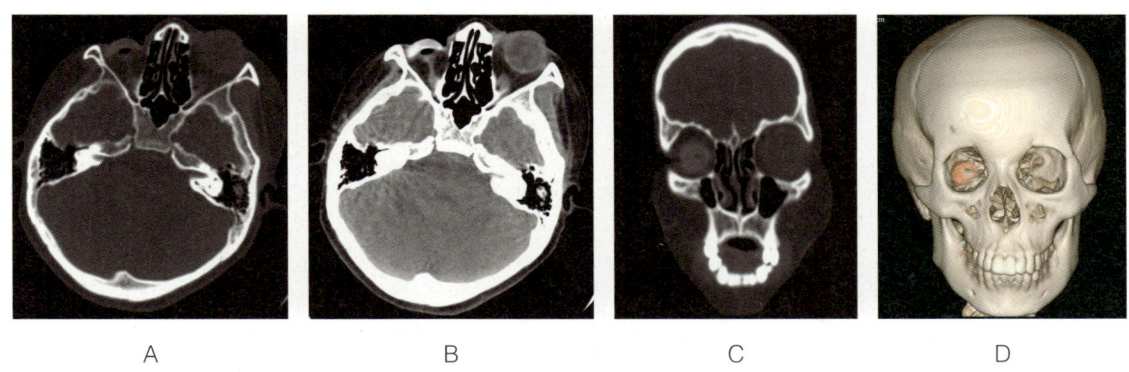

CT 横断面扫描（A、B）、冠状面扫描（C）和 CT 三维重建（D）示：右眼眶区域放射治疗后，颅眶颞区发育不良畸形，眼眶容积缩小，眼部及颧颊部软组织萎缩凹陷。

图 6-16　放射后继发眼眶周围发育不良的 CT 影像

七、颅颌面肿瘤及瘤样病变

颅颌面肿瘤和瘤样病变亦为导致颅颌面畸形的重要原因之一。较为常见的、能导致颅颌面畸形缓慢发展的肿瘤和瘤样病变有骨纤维异常增殖症、神经纤维瘤病、血管瘤和血管畸形等。

（一）骨纤维异常增殖症

骨纤维异常增殖症又称骨纤维结构不良症是一种散发的、由基因突变引起的骨疾病，表现为正常骨小梁被成熟纤维组织和不成熟编织骨取代。该病变可累及单骨或多骨。虽然骨纤维异常增殖症有单骨性和多骨性之分，但发生于相邻的多个颅颌面骨的骨纤维异常增殖症常被视为单骨性骨纤维异常增殖症。单骨性骨纤维异常增殖症无明显性别差异，多骨性骨纤维异常增殖症则多见于女性（女：男＝3：1）。纤维异常增殖症的发病年龄较小，主要见于儿童青少年和青年。该病变发展缓慢，病程可达数十年，成年后病灶有自行静止或痊愈的趋势。最常见的症状为局部畸形或伴有疼痛。

颅颌面骨骼中，骨纤维异常增殖症常累及上颌骨、下颌骨、颧骨和蝶骨。病变常表现为单侧骨侵犯。X 线和 CT 下，不同时期的骨纤维异常增殖症可有不同的表现形式，主要有三种：①早期，病变以均匀低密度或中等密度的磨砂玻璃样改变为主，病变可呈膨胀性改变致颅骨内、外板变薄，尤以外板膨出明显；②中期，病变以高密度 X 线阻射改变为主，骨密度均匀增高，骨质增厚，与正常骨分界可清晰或不清；③晚期，病变呈低、高密度混合改变，多见于颅盖骨，受累骨膨胀增厚，骨板可厚达 6～7 cm。骨纤维异常增殖症累及眼眶和颅底时，可以影响其内的孔和管道，导致视力丧失、眼球突出、复视和泪溢。也可以引起外耳道和中耳腔，甚至骨迷路受累，管腔狭窄消失。CT 可显示病变对眼眶、视神经管及内、外耳所产生的缩窄性影响（图 6-17）。

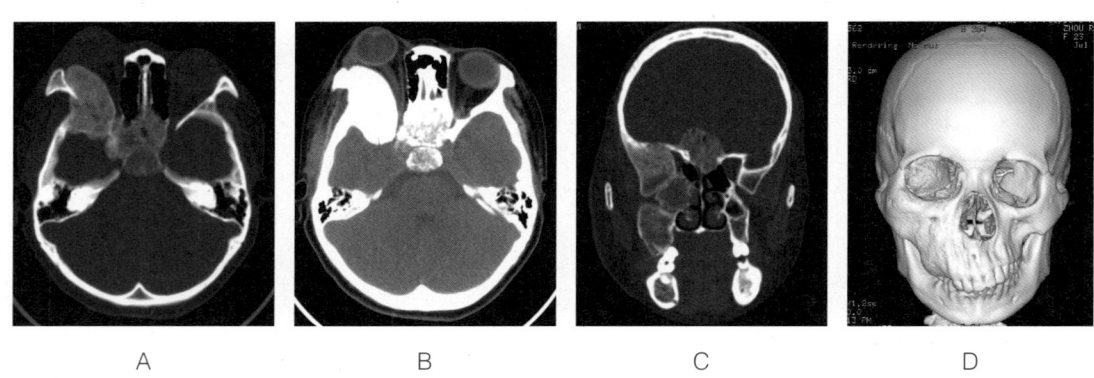

CT 横断面扫描（A、B）、冠状面扫描（C）和 CT 三维重建（D）示：右侧蝶眶骨、上下颌骨膨胀增大、畸形，呈磨砂玻璃状，眼球突出，视神经管狭窄，相应的视神经受压移位。

图 6-17 颅颌面骨纤维异常增殖症的 CT 影像

（二）血管瘤和血管畸形

血管性病变可以发生在全身任何部位，但是最常发生的部位是面颈部。面颈部血管性病变约占全身血管性病变的 60%，其中大多数发生在面颈部皮肤、皮下组织及其口腔黏膜。深部和颌骨的血管瘤相对较少，但是治疗更加困难。目前国际上根据血管性病变内皮细胞的增殖特性，将传统上所称的血管瘤分成两大类：血管瘤和血管畸形。

血管瘤在出生时并不存在，病变的细胞增殖形成肿块，儿童发育早期病变会快速生长，然后进入一段稳定期，之后几年内逐渐缩小，最后逐渐退化，约 50% 会在 5 年内基本消失，有些可以持续到 10 岁左右，此类型以女性多见；而血管畸形通常在出生时即存在，随儿童发育而生长，但没有细胞增殖和退化，病变容易侵蚀骨组织，并可于外伤、感染或内分泌改变时快速增大。根据病变所及的主要管型，血管畸形分为静脉畸形（venous malformation）、毛细血管畸形和动静脉畸形（arteriovenous malformation）。

静脉畸形是头面部血管畸形中最常见的类型。CT 下，病变为实性软组织肿块，密度常较均匀，增强后肿块可有强化或呈棉团状的血窦样强化，也可强化不明显或缓慢强化。MRI 下，病变在 T_1WI 中表现为中等信号强度的实体肿块，在 T_2WI 中表现为高信号的、界限清楚的肿块。范围较大的静脉畸形常有静脉石出现。CT 下，静脉石表现为散在的高密度钙化影；MRI 下，其在 T_1WI 和 T_2WI 中均为低信号。

临床上，虽然动静脉畸形较静脉畸形少见，但对头颈部而言，先天性动静脉畸形是较易罹患的。动静脉畸形总是伴随出生而出现，它可以在血管栓塞、感染、外伤、怀孕、青春期出现内分泌变化时迅速变大。MRI 下，动静脉畸形可表现为不规则的蜂窝状流空血管巢和曲张的营养血管，或仅见不规则异常的流空血管影。其在 T_1WI 和 T_2WI 中均表现为低信号。

毛细血管畸形最常见的临床表现为葡萄酒色斑（port wine stains，PWS）。病变部位表浅，多限于真皮层。CT 和 MRI 检查多不能清晰显示病变。但 CT 和 MRI 可以显示与其并存的其他部位的病损，如 Sturge-Weber 综合征（Sturge-Weber Syndrome，SWS），见图 6-18、图 6-19。

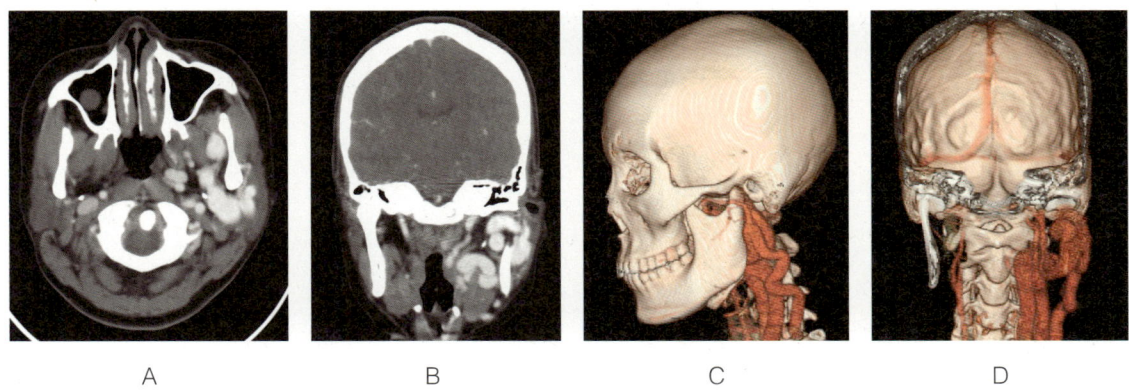

CT横断面扫描（A）、冠状面扫描（B）和CT三维重建（C、D）示：左颈颌面动静脉异常迂曲扩张，左咽侧壁及咽旁间隙软组织肿胀、受压推移。

图6-18　血管瘤和血管畸形的CT影像

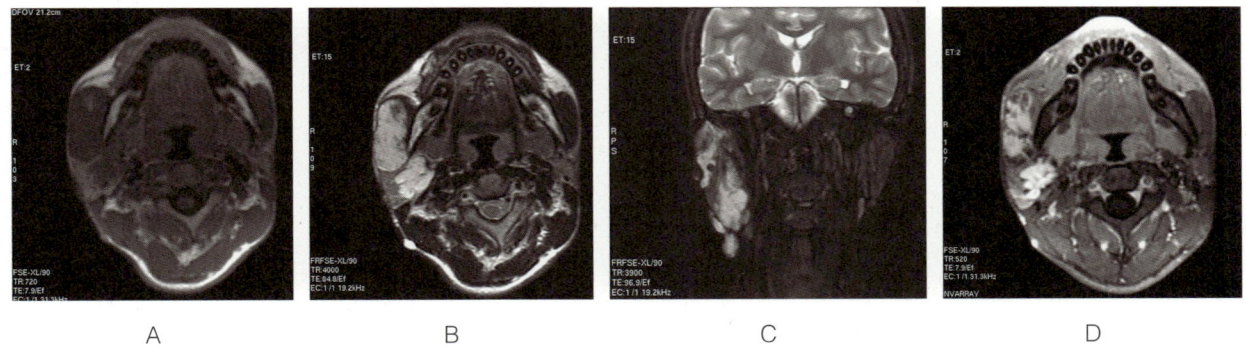

CT横断面扫描（A、B、D）和冠状面扫描（C）示：右腮腺、咬肌及颌下区异常信号影，T_1WI（A）呈等信号，T_2WI（B、C）呈等高混杂信号，信号不均匀，未见明显流空征象，见增强T_1WI（D），周围骨质无异常。

图6-19　血管瘤和血管畸形的MRI影像

（三）颅颌面肿瘤

颅颌面肿瘤从性质上可分为良性和恶性，从部位上可分为面颅浅层的肿瘤和颅底深层的肿瘤。颅颌面部肿瘤很多，限于篇幅不能在此逐一论述。CT和MRI检查在颅颌面肿瘤的诊断及治疗中常起重要作用。相比较而言，CT对肿瘤的骨皮质侵犯和病变内钙化的显示优于MRI，而MRI更适用于软组织肿瘤和骨髓肿瘤的检查。MRI下，不同组织类型的肿瘤，其信号表现特点可随成像参数的变化而异（图6-20）。

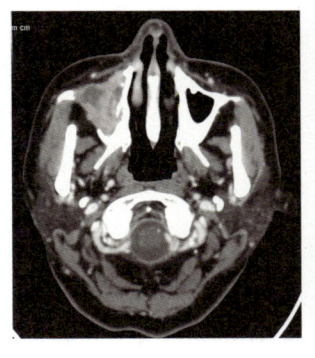
A

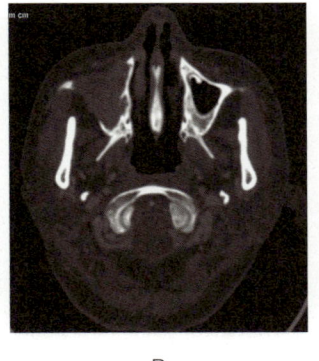
B

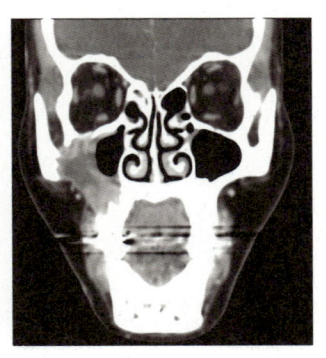
C

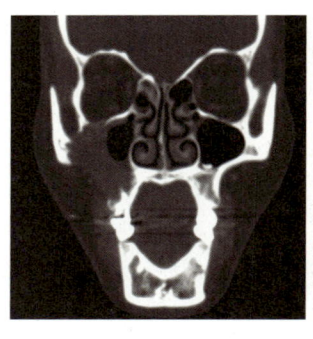 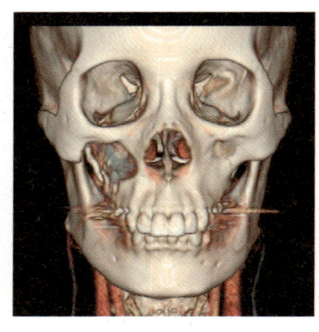 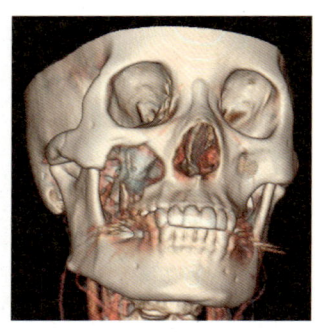

  D   E   F

CT横断面扫描（A、B）、冠状面扫描（C、D）和CT三维重建（E、F）示：右侧上颌窦区软组织肿块影，肿瘤内部密度不均匀，右上颌窦前壁、后外侧壁及上下壁均见明显骨质破坏吸收，边缘不规则。

图6-20　颅颌面肿瘤的CT影像

（韩永顺　余强）

参考文献

[1] 张涤生.颅面外科学[M].上海:上海科学技术出版社,1997.

[2] 马绪臣.口腔颌面医学影像诊断学[M].3版.北京:人民卫生出版社,1988.

[3] 周康荣.螺旋CT[M].上海:复旦大学出版社,1998.

[4] 徐恩多,何维为,于频.外科解剖学[M].沈阳:辽宁教育出版社,1997.

[5] 邱蔚六,余强,燕山.颌面颈部疾病影像学图鉴[M].济南:山东科学技术出版社,2002.

[6] 武建华,王永庆.颅颌骨三维测量及颅颌面畸形诊断系统的研究[J].西安交通大学学报,1996,30(9):107-112.

[7] 杨智云,严超贵,杨旭峰,等.颌面外科及正畸中三维CT的临床应用[J].临床放射学杂志,2002,21(7):511-513.

[8] VANNIER M W, MARSH J L. Three-dimensional imaging, surgical planning, and image-guided therapy[J]. Radiol Clin North Am,1996,34(3):545-563.

[9] PAPADOPOULOS M A, JANNOWITZ C, BOETTCHER P, et al. Three-dimensional fetal cephalometry: an evaluation of the reliability of cephalometric measurements based on three-dimensional CT reconstructions and on dry skulls of sheep fetuses[J]. J Craniomaxillofac Surg,2005,33(4):229-237.

[10] ROSENTHAL E, QUINT D J, JOHNS M, et al. Diagnostic maxillofacial coronal images reformatted from helically acquired thin-section axial CT data[J]. Am J Roentgenol,2000,175(4):1177-1181.

[11] WHITE S C, PHAROAH M J. Oral radiology: principles and interpretation[M]. 5th ed. St Louis: Mosby,2004.

[12] POSNICK J C. Treacher Collins syndrome: perspectives in evaluation and treatment[J]. J Oral Maxillofac Surg,1997,55(10):1120-1133.

第七章

颅颌面外科的手术操作和基本技能

颅颌面外科是关于前颅部，以及颜面骨骼的重建、重塑、固定的研究。对于整形医师而言，改变颅颌面骨骼和改变颜面软组织是为了同一个目的而必须掌握的两种方法。

当我们面对求治者，不管是有畸形需要修复的患者，还是为了美容目的而来的正常人，他或她的要求只有一个——改变容貌，或恢复正常容貌，或追求更佳容貌。

整形医师是应用外科技术达成求治者容貌改变目的的专家，他们为了改变求治者的容貌必须掌握改变颅颌面骨骼的方法和改变颜面软组织形态的方法。

由于国内传统整形医师的基本训练（以下简称基本训练）较多注重软组织方面的技能培养，如皮肤移植、皮瓣修复、扩张皮肤修复、眼睑整形、耳整形、口唇整形等，在颜面的软组织形态改变上有较多的"利器"。相反，基本训练中较少有面颅整形的内容，因而颅颌面外科在整形内容中变得有点悬：想要学习而又无从入手。实际上，为了改变容貌，掌握面颅整形的方法和技能十分重要。

颅颌面外科的入门有其规律。植皮的训练从徒手取皮和鼓式取皮开始，皮瓣训练从区域血管解剖和显微吻合技术开始，颅颌面外科的训练就应该从骨骼显露、骨骼截开、应用骨替代移植和固定开始。颅颌面部硬组织和软组织有解剖学差异和物理性状上的差异，有一些技术、手段方面的不同，但是原理殊途同归。掌握了基本技术以后，整形医师可以按照自己的喜好，发展各自的特长，选择自己的研究路径。

第一节 颅颌面外科的术前准备

颅颌面外科手术的主要对象是构成颜面形态特征的骨骼（包括前颅部），因此主要的操作是针对骨骼的各类修复、改形和骨骼重组，其中自然涉及骨折、截骨、植骨或骨替代移植后的固定技术。

骨骼的硬度和其他物理性状与木材有相似之处，在颅颌面外科的基本技术中也有很多与木工活相似的器械、方法和技巧。外科技术实际上是动手的技术，颅颌面外科基本技术更是来源于生活技能和医学实践，是医学和艺术结合的产物。

笔者考虑可以木工技法形容面颅整形修复技术。

眼力训练，如横平、竖直、对称、扭转、大小、距离等，是优秀木工的基本功。同样，整形医师的眼力训练也十分重要，就像狙击手靠眼力发现目标，木匠靠眼力选择木料，如：笔直、没有节疤而且美观的木料，可做厅柱；不太结实而外表没有节疤的木料，可以用做门、门槛、屏风；至于那些虽然弯曲有节疤却结实的木料，就需要根据其硬度来仔细考虑它们在房子中的用途；即使是弯曲、布满节疤而又不结实的木料，也可用于搭脚手架，然后拆掉当柴烧。

战士因为能够很好地掌控手上的兵器，才成为优秀的战士。木匠因为能熟练应用手上的尺、锯、扁斧、刨子、锤、钉等工具，才能修削木料，盖房做家具（图7-1）。

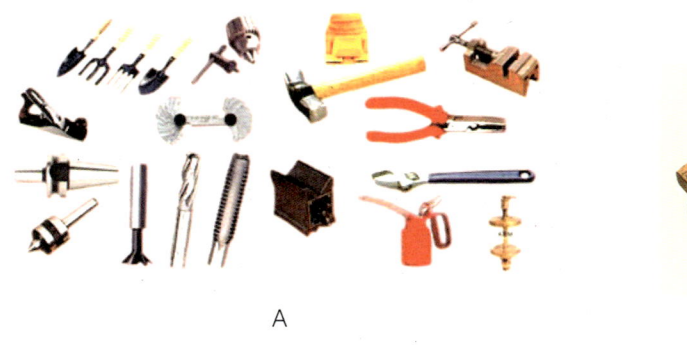

A. 锤、叉等；B. 刨、铲等。

图7-1 生活中的工具

颅颌面外科整形医师必须正确选择骨膜剥离子、骨凿、牙挺、深拉钩、冷光源、锤子、钳子、电锯（包括往复锯和摆动锯）、电磨、坚固内固定等工具，才能顺利开展手术。通常颅颌面外科手术应用的工具包括手术器械、动力系统、固定系统、牵引装置等。

一、手术器械

颅颌面外科手术器械包括骨膜剥离子、骨凿、锤子、拉钩、冷光源等（图7-2）。

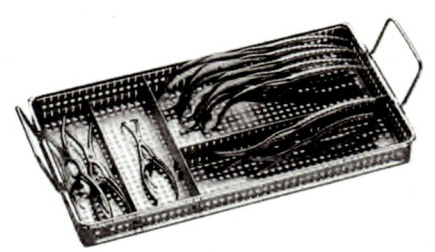

图7-2 手术器械

（一）骨膜剥离子

头端的大小是不同的，其横径的大小依据不同剥离部位而定。6 mm横径的剥离子较为常用，尤其适合在眼眶、上颌骨、下颌骨的骨膜下剥离；8～10 mm横径的剥离子通常可以用在颅骨膜的剥离和下颌体部的剥离上；横径3～5 mm的剥离子通常较为细长而精致，适合剥离鼻骨、眼眶内、鼻中隔等部位的骨膜。有些特殊的剥离子头端安装有负压吸引的开口，可以进行深部骨膜下剥离，如果配合良好的冷光源，可以保证深部术野的干净和清晰，尤其适合在眼眶内深部，从靠视神经部位的骨膜下剥离（图7-3）。

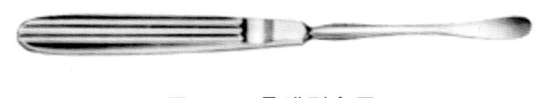

图7-3 骨膜剥离子

（二）骨凿

有不同的形状和厚薄（图7-4）。头端根据不同用途，其横径也有不同。

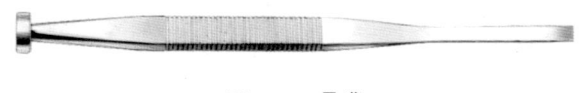

图7-4 骨凿

（1）通常使用直薄型骨凿。横径5～10 mm的骨凿用途较广。横径2～3 mm的乳突骨凿，可以用于离断鼻根、眶内壁和颧弓根部。在Le Fort Ⅰ～Ⅲ型，需要离断上颌骨的上颌结节部位时，可以使用弯薄型的骨凿，如上颌结节分开凿（图7-5）。

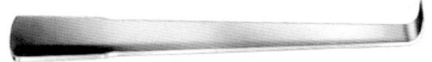

图7-5 上颌结节分开凿

（2）一些头端楔形的骨凿有特殊的用途，可以起到劈裂骨板的作用，如在下颌支矢状纵劈手术中，需要使用横径10 mm左右的楔形劈裂凿（图7-6）。

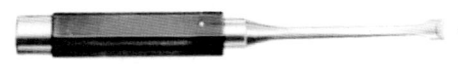

图7-6 楔形劈裂凿

（三）撑开钳

在Le Fort Ⅲ型截骨中，鼻根的离断也需要使用楔形劈裂骨凿，或者用撑开钳替代（图7-7）。取下的骨片可以用特殊的钳子进行塑形（图7-8）。

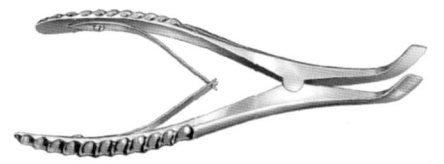   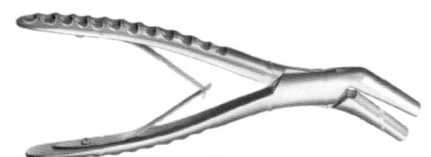

图7-7 骨劈开撑开钳　　　　　　　　图7-8 特殊塑形骨片的钳子

（四）拉钩

有各种不同的型号，长短或粗细均有（图7-9）。颧弓暴露或者下颌支暴露中需要细长的拉钩。睑缘切口或鼻部手术则需要精细短小的直钩或抓钩。

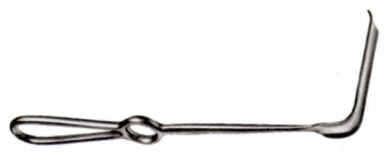

图7-9　细长拉钩（用以显露下颌支）

（五）冷光源

在颅颌面深部操作中十分重要，可以使术野明亮，有利于辨别颜面部的神经和血管。可以使用头戴式冷光源，也可使用集成在拉钩或者其他器具中的冷光源。

二、动力系统

动力系统是颅颌面外科得以发展的主要硬件设备。动力系统主要用以操控锯、钻，有电动力驱动，也有气动力驱动，前者便携但不够强劲，后者动力长久且不易发热但不便移动。动力系统通常包括主机（图7-10）、连接线和脚踏板（图7-11）、手柄等。手柄按照手术者的需要可以接驳往复锯（图7-12）、摆动锯、电锉、电钻等终端（图7-13）。

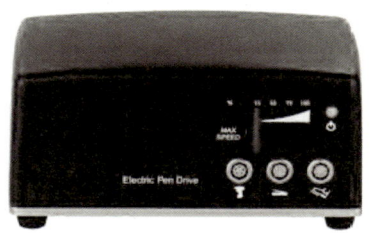

图7-10　动力系统主机

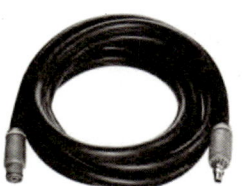
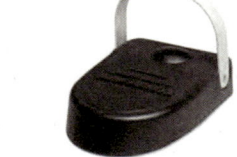

图7-11　连接线和脚踏板

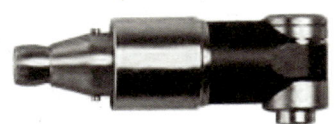

图7-12　往复锯手柄及锯片

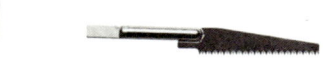

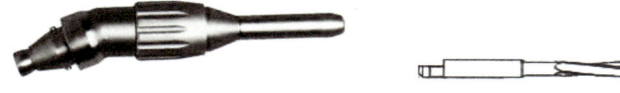

图7-13　电钻手柄及钻头

三、固定系统

早先的固定用钢丝结扎，目前已经很少应用。钛板和螺钉系统问世以来，其坚固的骨内固定作用得到临床上的广泛认可，目前已经成为主流的骨间固定材料（图7-14）。不同的部位其形状、大小、厚薄不一。颅骨、眼眶、上颌骨通常应用较微小的Mini-Plate系统，而下颌骨需要使用稍粗壮的Micro-Plate系统。

近来，可吸收内固定材料技术已较为成熟，常用的有聚乳酸可降解材料制成的内固定系统，尤其适用于儿童患者，可以避免因儿童发育导致的金属物压迫大脑组织。

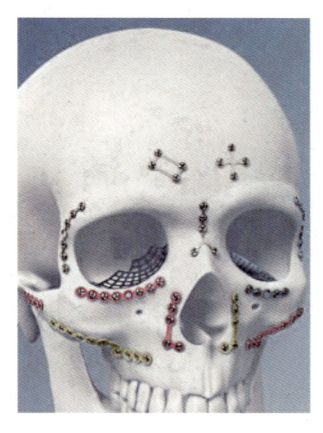 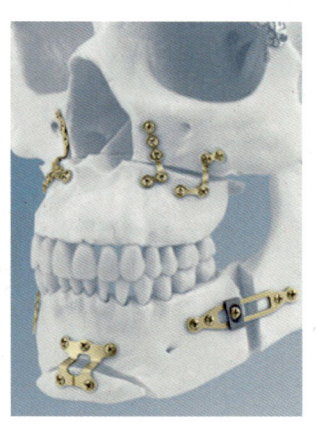

A. 颅眶上颌部；B. 上下颌骨部。

图7-14　微型钛板固定系统

四、牵引装置

颅颌面骨牵引成骨技术是20世纪90年代开展的新兴技术，可以通过截骨后持续的骨两端牵引，使预制的骨间隙内逐渐成骨，最终间隙为新生骨所替代，达到延长骨段或增加骨量的目的。

牵引装置分为内置式和外置式两种。内置式牵引装置放在皮下或者口腔内，较为隐蔽，但是以直线牵引为主（图7-15），较难改变牵引的方向。

外置式牵引装置放在皮肤外或者头颅外，牵引力量强，可以调节和改变前移的方向，但会留下皮肤的瘢痕，影响美观（图7-16）。

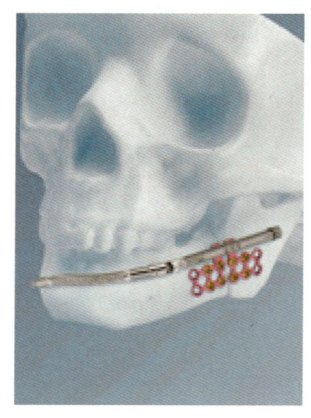 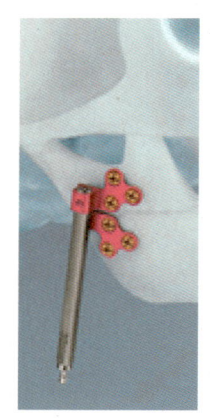 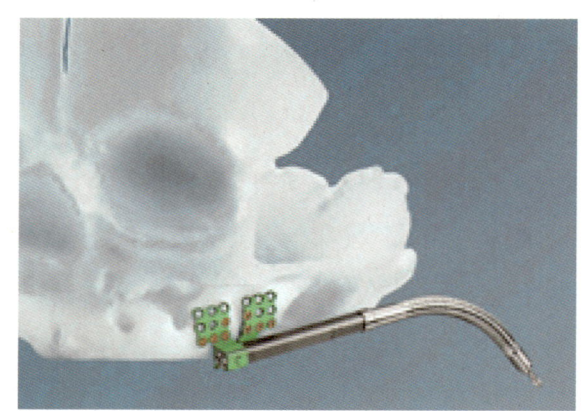

图 7-15　内置式骨牵引装置

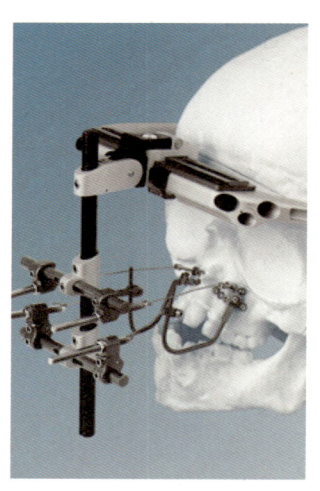

图 7-16　外置式骨牵引装置

（穆雄铮）

第二节　颅颌面外科的常用手术入路

木工选好了木料，构思了要干的活后，首先要考虑的是如何下第一刨，支第一梁。鲁班之所以为鲁班，就因为其所有构思都成竹在胸，其第一刨、第一梁总是最简洁、最有效、能多方呼应、不重复、不需重来。其次是操作中如何控制深度和层次：木工选料通常需要取木料中良好的骨干，去除不要的皮料，也需要良好的技术，去除多了浪费中间的骨干，去除少了木料整体不佳，影响质量（图 7-17）。

颅颌面外科手术的基本操作也是如此。

首先是如何选择合适的切口和入路，其次是如何分离到达合适的层次，通常需要切开皮肤、黏膜、骨膜，并在骨膜下广泛分离。只有紧贴骨膜下（骨表面）分离，才能有效控制分离区域范围，出血少，不易损伤神经血管和其他重要颅颌面部结构，术后恢复也快。

从手术入路的选择，可以看出医师的基本功、手术悟性和修为如何。

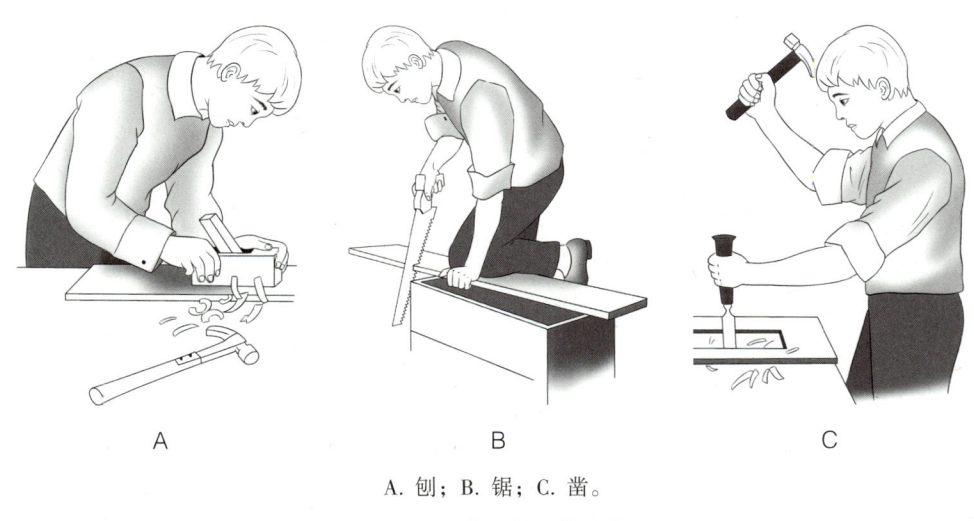

A. 刨；B. 锯；C. 凿。

图7-17 木工的工作内容

手术入路通常先从软组织开始，颅颌面各个部位骨骼上被覆的软组织层次和厚度不尽相同，其进入过程中可能损伤的神经、血管、肌肉的严重程度也不尽相同。

选择手术入路的原则是：切口隐蔽不影响美观，可以有良好的暴露范围，不影响完整进行的各类骨骼手术，不损伤或尽量少损伤手术所涉及的颅颌面主要神经、血管及功能性颅颌面结构，可扩大到可能的邻近区域、减少重复操作。做到简洁、有效、隐蔽、安全。

推荐的颅颌面手术入路：冠状切口、下睑缘切口、下睑结膜切口、鼻背正中横切口、眉下或上睑皱褶（双眼皮）切口、耳屏前切口、发际内鬓边切口、口腔内切口。

不推荐的手术入路：鼻背旁正中切口。

一、冠状切口

头皮冠状切口入路设计为两侧外耳轮上脚向后上方行进1 cm左右后，即向上沿发际后3～4 cm会合于头皮正中位置（图7-18），可根据实际暴露范围适当调节切口线前后位置，但应注意保留颞浅动静脉主干在切口线前方，勿过分靠近发际，以免破坏发际线结构。两侧向下可沿耳屏缘延长切口至颧弓水平。在短头畸形或其他需要延长头颅矢状径的手术中，可以选用锯齿形冠状切口以保证术后关闭伤口（图7-19）。术中切开切口后，常规应用头皮夹止血（图7-20），沿帽状腱膜下向下分离，至眉弓上1～1.5 cm水平后，水平切开骨膜，进入骨膜下层次分离。此时可有两种操作入路选择。

一种入路是工字形切开额颅部骨膜及部分颞肌，沿骨膜下将两侧颞肌连同骨膜一起向两侧掀起，注意保护未闭合的囟门，于骨膜下分离至眶外侧，暴露眶上缘，保护眶上神经血管束，窄骨凿凿开眶上孔，游离眶上神经血管束，将额部皮瓣向下掀起，可以分离暴露鼻骨及眼眶内、上、外侧壁，继续从骨膜下分离，推开颞肌附着，注意此处附着较为紧密，需要借助电刀、剥离子联合操作，仔细分离并止血，可以暴露颧弓并分离暴露眶下壁，为手术操作提供足够的视野及保护。

另一种入路是进入眉弓部骨膜下层次后，于两侧沿颞浅筋膜深层、颞肌筋膜的浅层向下钝、锐性结合着分离，仔细分离至颧弓上缘，切开颧弓上缘骨膜进入骨膜下后，在骨膜下层次分离暴

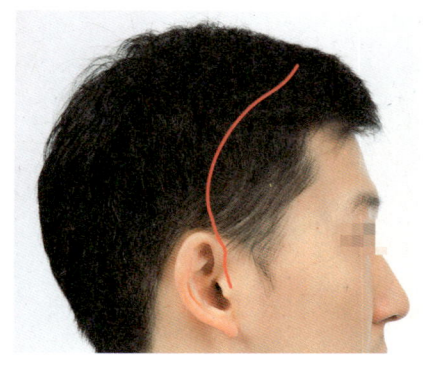
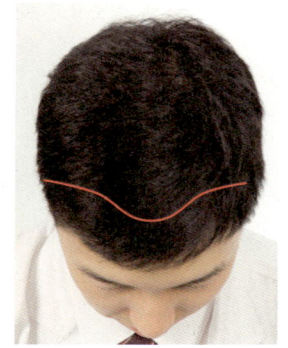

A. 侧观；B. 顶观。

图7-18 冠状切口位置示意图

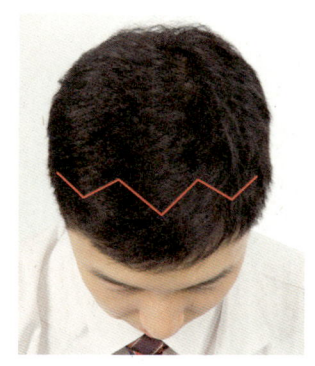
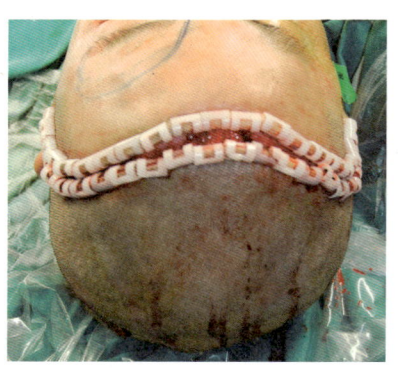

图7-19 锯齿形冠状切口位置示意图　　图7-20 冠状切口术中头皮夹止血

露眼眶外、下侧壁，按上述方法分离暴露眶上缘及鼻骨，额颞部骨膜及颞肌可以选择向上或两侧掀起（图7-21）。

两种方法的暴露范围相同，均可暴露整个额、顶、颞、眶周、鼻背、颧弓颧突部位骨面，可以根据术者的经验自行选择。头皮冠状切口入路出血较多，术中应注意及时止血，使用针式电刀可以有效地减少出血和创伤。术中还应注意保护面神经。术后骨膜及头皮应分层予以复位缝合。

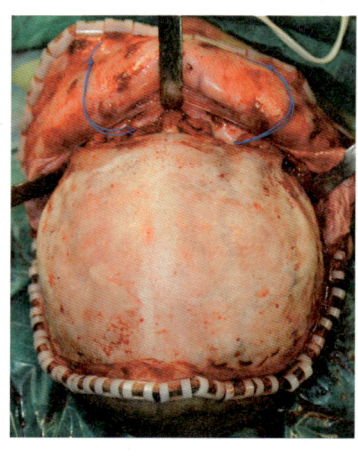
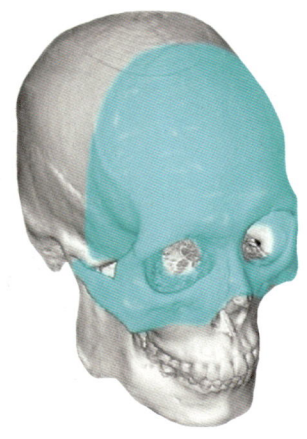

A. 手术中示掀起头皮，暴露眶上缘和鼻骨；B. 暴露范围示意图。

图7-21 冠状切口暴露范围

二、睑缘切口

睑缘切口入路包括睑结膜切口入路、睑缘下切口入路两种方式（图7-22）。术中沿睑结膜或睑缘下（可选择眼轮匝肌上缘或下缘入路，注意保护睫毛毛囊）切开皮肤后，利用角膜保护镜或睑缘黏膜缝合的方法保护角膜，于睑板下缘水平进入眼轮匝肌深层，沿眶隔浅层向下分离至眶下壁前缘，切开骨膜，骨膜下分离暴露眶下壁、眶内侧壁、上颌窦前壁等结构以供操作，睑缘下切口还可以暴露部分眶外侧壁，以及颧突、颧弓结构（图7-23）。此入路多用于上颌骨和眶周骨骼的复位、固定或组织替代操作，术中应注意保护眶下神经血管束及角膜。术后眼轮匝肌应复位缝合，睑结膜切口可以不予缝合或以7-0以上可吸收线缝合，睑缘下切口需要精密缝合。

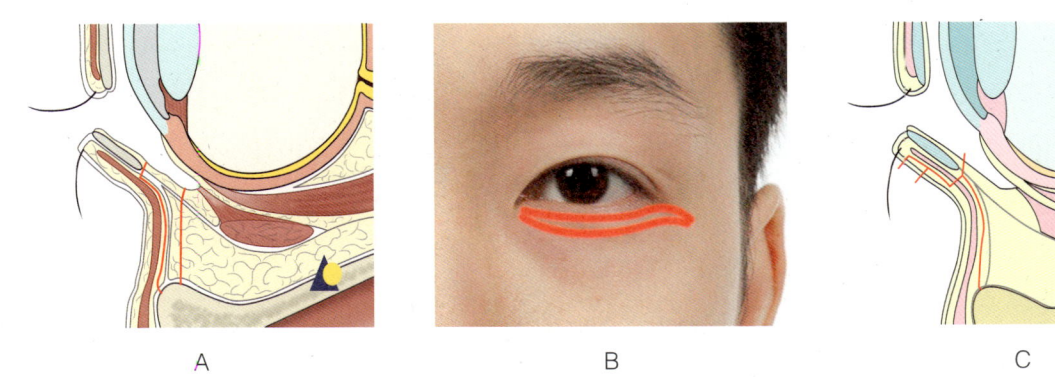

A. 睑结膜切口矢状位示意图；B. 面部切口设计；C. 睑缘下切口矢状位示意图。

图7-22　睑缘切口入路示意图

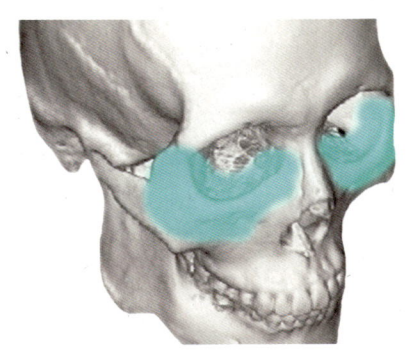

图7-23　睑缘切口暴露范围（蓝色区域）

三、鼻背正中横切口

此切口位于双侧眉头下方，鼻背正中最凹陷位置（图7-24），术中根据需要暴露的范围切开皮肤后，钝性、锐性结合分离额肌及降眉肌，切开骨膜，骨膜下分离可暴露鼻骨、额窦浅层、双侧眶内壁骨面供手术操作（图7-25），术后切口需精细缝合。亚洲人群此切口可能造成较为明显的瘢痕，需谨慎选用。

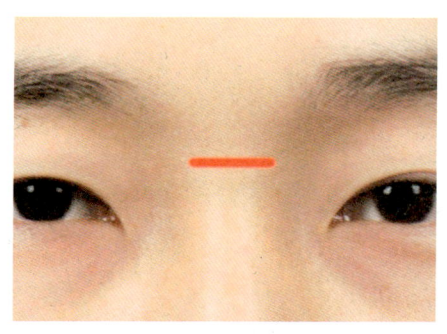
图7-24 鼻背正中横切口位置示意（红线段）

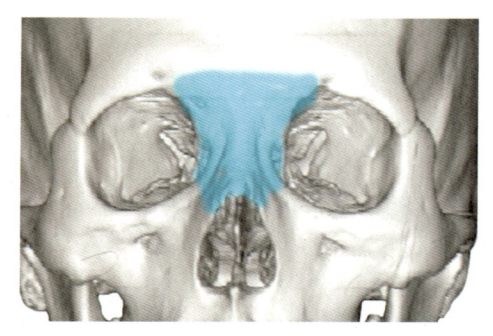
图7-25 鼻背正中横切口暴露范围（蓝色区域）

四、眉下或上睑皱褶切口

此切口常用于满足小创伤情况下暴露眶外上缘、眶外上壁的需要（图7-26）。切口可以采用沿眉外1/3与眉中央高度或紧贴眉下缘，外侧不超过眉梢，此时直接切开皮肤、额肌、骨膜即可至骨膜下实施分离，但有损伤面神经颞支分支的可能，且皮肤表面有瘢痕残留，需精细缝合。另一选择为上睑皱褶切口，即在相当于睑板上缘水平切开皮肤，于眼轮匝肌浅层向上分离，越过上睑提肌附着、眶隔及Müller's肌后，于眶上缘切开眼轮匝肌、骨膜，进入骨膜下分离，术中需注意保护上睑提肌。术后可行重睑成形术遮盖切口瘢痕（图7-27）。

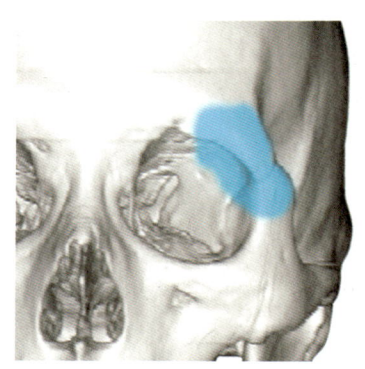
图7-26 眉弓、上睑皱褶切口暴露范围（蓝色区域）

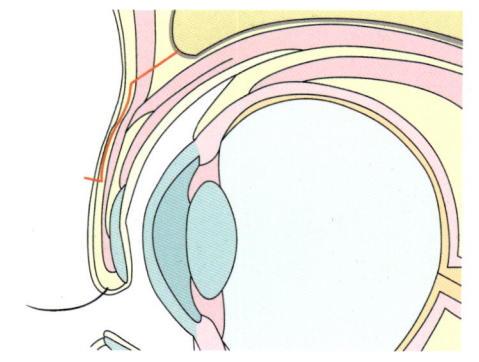
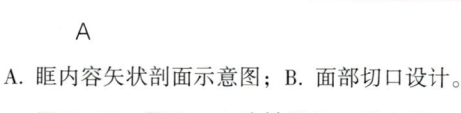
A. 眶内容矢状剖面示意图；B. 面部切口设计。
图7-27 眉弓、上睑皱褶切口示意图

五、耳屏前或鬓边切口

此切口利用耳前安全三角区避开面神经分支，可以安全地暴露颧弓，甚至颞下颌关节骨面（图7-28）。切口可以选择紧贴耳屏前折线缘或鬓边位置。选择耳屏前切口需沿皮下潜行分离至颞下颌关节前约1 cm处切开浅筋膜及骨膜，深入骨膜下分离颧弓。选择鬓边切口可直接切开皮肤、浅筋膜及骨膜至骨膜下分离颧弓（图7-29）。由于面神经颞支通常在颧弓中1/3紧贴骨面跨过颧弓，故此切口切开骨膜位置必须在颧弓后1/3范围，通常不超过耳屏前3 cm，且进一步向前分离暴露颧弓时必须严格保证在骨膜下操作。

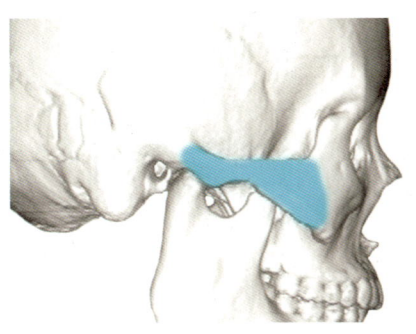 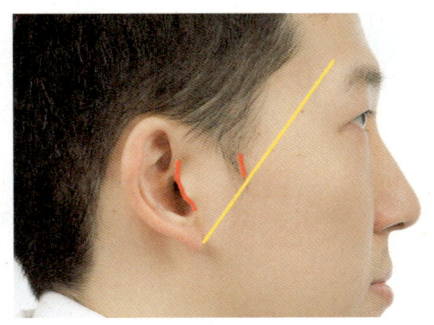

图7-28　耳屏前或发际内鬓边切口暴露范围（蓝色区域）

图7-29　耳屏前或鬓边切口示意图（黄色为面神经颞支体表投影）

六、口内上龈颊沟切口

此切口位于口内上龈颊沟龈侧0.5 cm位置，两侧通常不超过4号牙位置，如需切开上唇系带应予标记。术中切开黏骨膜直至骨膜下，注意切口龈侧应保留足够黏膜以供缝合使用。然后沿骨膜下以剥离子向上分离，可暴露整个上颌骨前壁、梨状孔中下部、颧突及颧弓前部，广泛用于各类正颌手术（orthognathic surgery）、上颌骨复位固定、梨状孔周围截骨或组织充填、颧弓缩窄美容等手术（图7-30），术中应注意保护腮腺导管开口及眶下神经血管束，术后应注意保证创面体位引流。

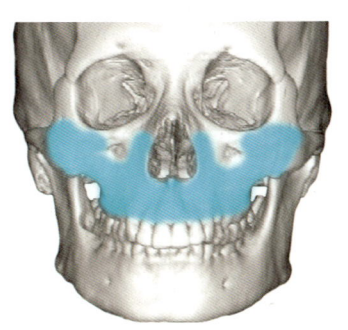

图7-30　口内上龈颊沟切口暴露范围（蓝色区域）

七、口内下龈颊沟切口

此切口位于口内下龈颊沟位置，两侧不超过下牙𬌗平面。如无须行颏部操作，中间建议不超过5号牙远中位置。如需切开下唇系带，应予标记。术中切开黏骨膜直至骨膜下，注意切口龈侧应保留足够黏膜以供缝合使用，颏部应于切口齿侧保留部分颏肌。然后沿骨膜下以剥离子向下分离，注意保护4、5号牙间隙位置的颏神经血管束。此切口分离应严格在骨膜下操作，以免损伤面动脉分支或面神经下颌缘支。此切口可以根据需要暴露乙状切迹以下全部下颌骨外侧骨面及下颌后下缘内侧部分骨面（图7-31），广泛用于各类下颌骨骨折复位固定、正颌手术，以及下颌角和颏部的美容手术。术后伤口应严密缝合并留置负压引流管。

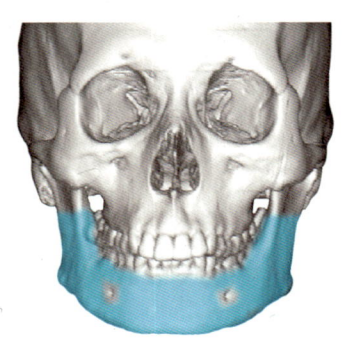

图 7-31 口内下龈颊沟切口暴露范围（蓝色区域）

（俞哲元　穆雄铮）

第三节　颅颌面常用手术

颅颌面外科通过开颅、颅颌面部多块截骨、骨块移位及重新组合、植骨、固定等较复杂的手术步骤来达到矫治畸形的目的。手术设计方案须依据畸形类别而定。有些畸形如 Crouzon 综合征、Apert 综合征、Treacher Collins 综合征等均可以应用颅外入路的 Le Fort 型手术进行矫治，但对颅狭症的治疗，必须采用开颅入路才能完成。在治疗一些复杂的颅颌面畸形如眶距增宽症时，还必须联合颅内、颅外入路进行手术。这些手术操作步骤都具有规范的操作技术和程序，本节将就颅颌面外科手术的几种常规操作方法等进行叙述。

一、供区骨切取术

在颅颌面外科手术过程中，植骨术常是一个必要的手术步骤。植骨目的：一是在畸形矫正后所遗留的多处骨间隙中，充填骨组织以加强固定、促进骨愈合和防止复发；二是在有骨凹陷和骨缺损的情况下，充填矫形性植骨更是一种行之有效的手段。

植骨的来源可以是患者自体骨，也可以是异体骨或高分子材料加工而成的人工骨。近来计算机辅助三维模型打印后人工骨预制和植入获得了长足的进步，对改善颅颌面外形，较以前更为精准，手术植入更为简洁。

通常自体骨供骨采用颅骨外板、髂骨、肋骨。颅骨外板在三种自体骨中吸收最少，有一定的弧度，以之覆盖植骨可以更好地还原颜面曲度，应该作为首选供骨区。髂骨的供骨量较大，远期吸收比例较颅骨外板稍多，其骨松质有利于受区的骨再生，是比较好的供骨区。肋骨切取方便，弧度与颜面匹配，而且塑形简单，可以作为嵌入植骨和覆盖植骨之用，唯远期吸收较多是其缺点。

（一）自体颅骨板供骨

颅骨外板的优点在于它在移植后，与肋骨或髂骨相比，不易被吸收。缺点是来源较少，过于广泛的取用颅骨有引起颅内并发症的风险；此外，颅骨外板较薄而脆，易被折断。

颅骨片的采取一般在颅内入路手术时进行。采用冠状切口的手术，当向切口后方分离时，可得到广泛的颅骨暴露，得到更大的骨来源，且视野清晰，手术便捷。植骨片主要采自颞顶部位，因该部颅骨较厚，内、外板和板障较明显，手术时可将该部的颅骨整块取下，然后将来复式电锯、骨凿或钢丝锯等插入板障，从各个方向逐步将内、外板分开。再将外板放回原位，内板即成为植骨来源（图7-32）。另一手术方法是用骨凿在颅骨外板上直接采取，但此法不易取得大块骨片，而只是小块骨块。凿骨时慎勿损伤内板。

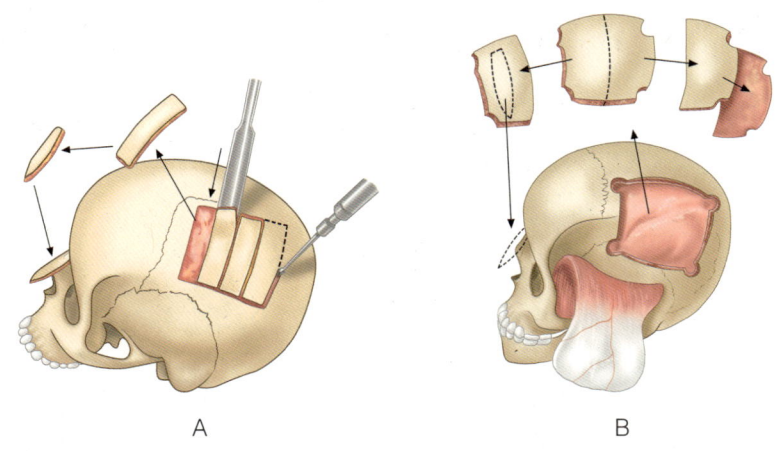

A. 取颅骨外板示意图；B. 取全层颅骨板后骨板分层示意图。

图7-32 取颅骨板技术

（二）自体肋骨及髂骨供骨

肋骨和髂骨切取临床上较为常用。肋骨截下一段后可劈开成2片（图7-33），用来修补颅骨缺损有其适应证，如用在创伤性颅骨缺损中不但厚度适宜，而且弧度相近，有时可加工塑形。小块肋骨也可用来填塞各种前移松解手术后的骨间腔隙。髂骨可在大块截取后切成所需形状和大小，以填塞骨间隙进行植骨（图7-34）。

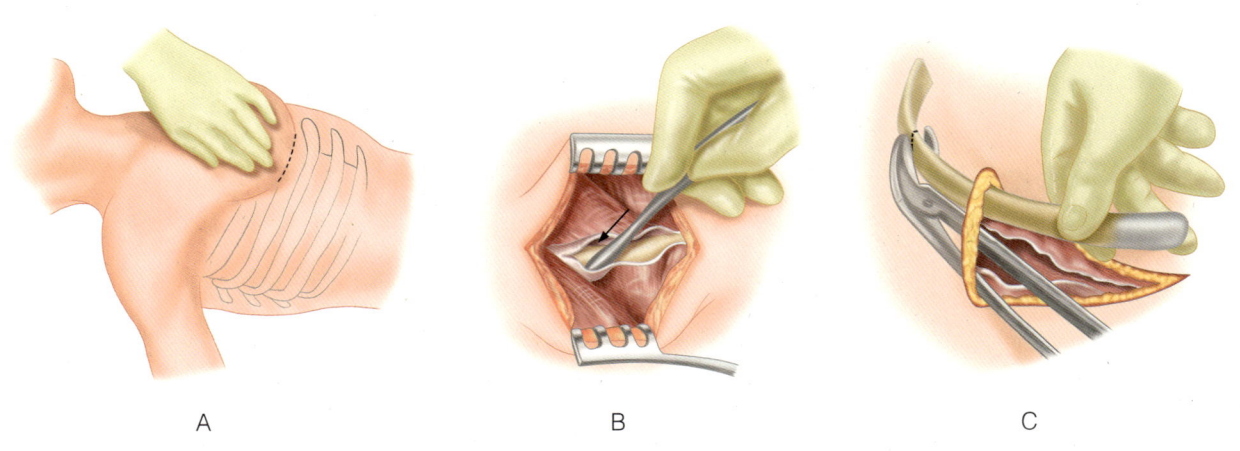

A. 取肋骨的皮肤切口；B. 肋骨表面分离；C. 取肋骨示意图。

图7-33 取自体肋骨方法

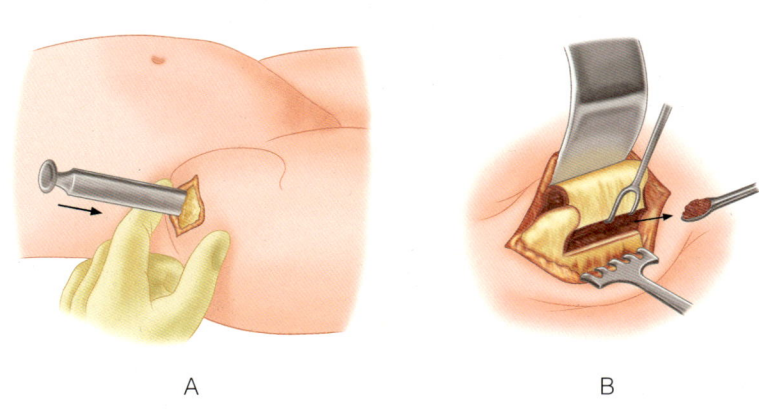

A. 取髂骨切口；B. 取出髂骨块。

图 7-34　取自体髂骨方法

二、浮动额骨瓣手术

浮动额骨瓣手术是 1977 年法国 Marchac 及 Renier 提出的一种新的治疗颅狭症的手术概念，主要适用于婴儿短头畸形和严重型的 Crouzon 综合征及 Apert 综合征。手术是在单独进行额骨前移术效果不太理想的基础上发展而来的。在患有冠状缝早闭的婴儿，仅仅进行颅骨冠状缝带状切除效果不佳，易复发。1969 年 McCarthy 及 McLauria 扩大了这个手术的范围，把冠状缝切除范围扩大和伸延到冠状缝下方，切除眶侧壁，直抵蝶颌裂使手术效果得到改善，但对于有重度短头畸形的严重 Crouzon 综合征，手术效果依然欠佳。Marchac 及 Renier 改进了这个手术，将前额骨和眶上骨桥（额带）同时前移以扩大颅腔。这样，在颅内减压和容貌改善两方面都达到了较好结果。这个手术一方面有利于大脑获得充分发育，解除了对它的束缚力；另一方面，在大脑发育过程中所产生的推动力，反过来可把游离的前额骨推向前方。

浮动额骨瓣手术适用于婴幼儿。在 Marchac 一组 19 例短头畸形患儿中，17 例在 1 周岁内进行了此项手术，最小者手术时仅为 2 月龄，2 例在出生后 11 个月内进行了手术，手术效果良好者有 17 例。另一组 25 例 Crouzon 综合征及 Apert 综合征患儿中，效果优良者有 22 例，仅 3 例因效果不理想而需要再次手术。但本手术对 Apert 综合征外形改善并不理想，这是因为它只能改善上半面部的形象，下半面部的畸形需等到长大后进行二期修复。Marchac 等认为这种手术在早期施行，不会影响儿童的再次额部手术，也不会增加二期手术中面部前移时的难度。

手术操作步骤：先做偏后的头皮冠状切口，注意避开前囟门，勿予损伤。将头皮先在颅骨骨膜上分离，然后在骨膜下剥离，从前额到眶上缘至患侧颞窝，暴露颧颞联合部。在这个部位常发现有较紧密的粘连。有时可发现颧骨及颞部之间有骨质缺损。在眶上缘上方约 1.5 cm 处，画出眶上桥的上缘截骨线，向侧方颞窝深入约 3 cm，再标出包括冠状缝骨化线在内的冠状缝颅骨部位，截骨宽度在 1～2 cm。

冠状缝颅骨截除后，分离前额骨瓣下的硬膜，随即将已设计好的颅骨骨瓣游离下来，放置一旁备用。

眶上骨桥下缘截开，截开部位经眶侧壁连接眶下裂。中央部则在鼻骨上缘。

继续分离颅底颅前窝硬膜，操作应十分细心，特别是在中央部分。因为在婴儿期，这部分软骨组织尚未骨化成熟。慎勿穿入鼻腔，因有诱发术后脑膜炎的风险。在设计好的眶上骨桥下缘做截开术，截开部位经眶侧壁上方，向下连接眶下裂。中央部则在鼻骨上缘（图7-35）。最后将眶上骨桥两端在颞骨部截断，将它取下备用。这时可以见到增厚的翼点（pterion）和增大的蝶骨小翼。继续在颅底部扩大颅骨截除范围，应包括翼点在内。

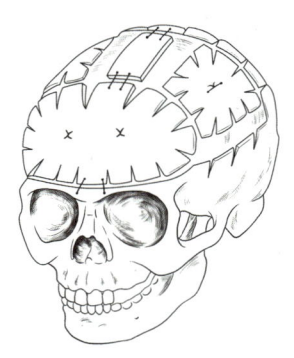

图7-35　浮动额骨瓣手术之一

截下的眶上骨桥带常有畸形，可进行加工重新塑形。中央前突部分可用骨钳弯扭，使它形成宽阔弧度。如这部分骨质过于薄软，可在该处进行小片植骨（约3 cm×1.5 cm）来加固。两侧则在内缘处进行多个楔形切除，形成90°角，在适当部位钻孔，用钢丝结扎固定。

眶上骨桥获得前移固定后，将前额骨瓣固定在它的上方。

经重新塑形的眶上骨桥在鼻根部及两侧颧骨上固定是手术中最关键的一步，中央部可应用骨片移植镶嵌固定在鼻根部，使它得到必要的支撑以保持它在前突位置。两端则结扎固定在颧骨上。在未满3个月的婴儿颅骨上，颧骨体往往体积很小，骨质疏松，脆弱易碎，且位置较低，故可加颅骨骨皮质来加固。

待眶上骨桥获得前移固定后，就将前额骨瓣固定在它的上方（图7-35）。这样，可使额骨骨瓣的后缘前移约2 cm，这是为了保障大脑的发育有足够的空间。

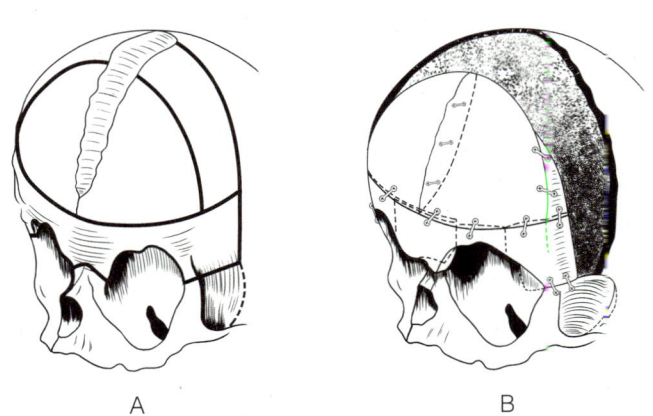

A. 截骨设计；B. 额骨瓣固定于额眶带上。

图7-36　浮动额骨瓣手术之二

术后应注意勿在头部加压包扎，以防止前移的浮动额骨瓣受到任何向后的外来压迫。

三、颅骨板移位或成形手术

颅骨板截下后移位和加工成形手术常适用于婴幼儿尖头、斜头或扁头畸形的矫治。手术可在 1 岁以内进行,亦可应用于儿童期或成年病例。高颅压患儿可采用颅顶及颅额两块颅骨板相互更换位置的方法来进行调整,有时再加上包括眶上缘在内的前额眶上骨桥前移的方法来彻底矫治畸形。两侧颞部则应用 Marchac 提出的 Z 型骨板镶嵌来加强固定(图 7-37)。

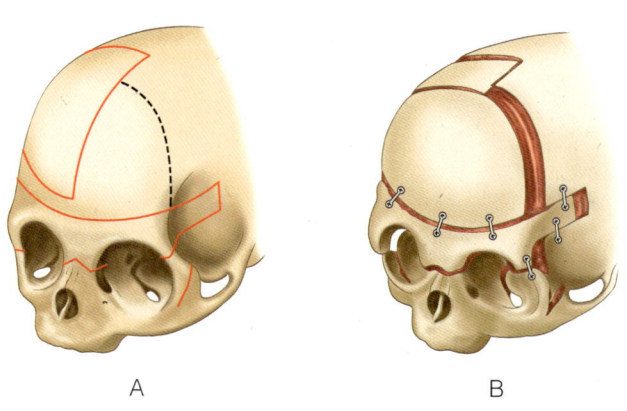

A. 截骨设计;B. 骨瓣移位固定后。

图 7-37 颅骨板更换位置塑形

颅骨骨板除移位手术外,还可应用各种弯曲成形的骨板、人工骨折、青枝骨折等方法来矫正骨板畸形。例如在幼儿患者中,由于颅骨较薄,极易用骨钳弯曲改形到所需形态。在成年患者中,颅骨板较厚而硬,则可在内板上截除楔形骨组织,就可以弯曲成所需弧度。在治疗三角头畸形时,可在前额眶上骨桥内板上多处截开,进行弯曲,并在中央部进行植骨,结扎固定,以防止复发。

四、额面部整块前移手术

额面部整块前移手术包含前额骨瓣截开、眶上骨桥制备及截断、Le Fort Ⅲ型截骨前移。

额面部整块前移手术是经颅内入路将额及眶骨中部截断而一期前移的手术,是 Ortiz-Monasterio 在 1978 年首次提出的。前移部位包括前额骨、眶上骨桥和整个中面部。手术包括前额骨瓣截开、眶上骨桥制备及截断、Le Fort Ⅲ型截骨前移手术等多项。首先将眶上骨桥前移和固定,然后分别将前额骨瓣和中面部固定在骨桥的上、下边(图 7-38)。手术可矫正突眼症,同时将眶顶、眶底和眶内、外侧壁前移,以改善前额形态,保持鼻子外形,避免常易发生于 Le Fort Ⅲ型截骨手术后的面部高度增长。术后一般不会出现颅骨板及大脑组织间的空隙。该手术的缺点是手术中前颅底暴露,导致术后颅内感染(intracranial infection)的机会较多。

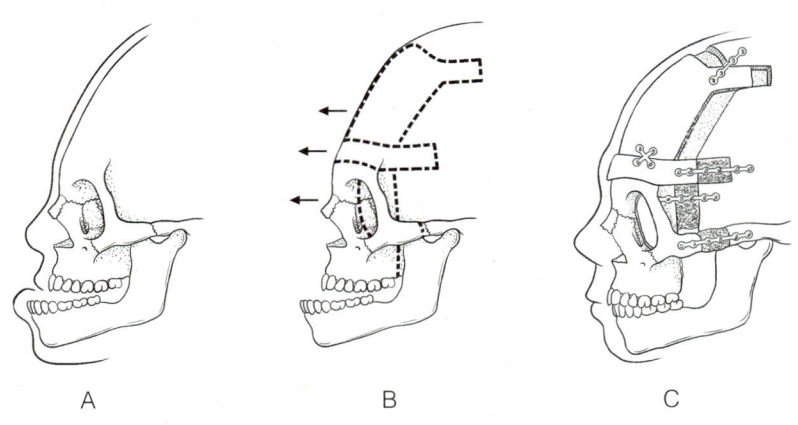

A. 术前；B. 截骨设计；C. 额面前移固定后。

图 7-38　额面部整块前移手术流程图

本手术的适宜年龄是 2 岁。Wolfe 的一组 23 例患儿是在 3~10 岁间进行手术的。目前较多的学者认为 14 岁以上的患者不适宜进行这种手术，因为此时前移后的大脑已停止发育扩大，无法充填手术中形成的间隙，术后易发生感染。

手术的并发症较多，如脑脊液漏、硬膜下脓肿、额骨瓣坏死、脑膜撕裂大量失血等。手术死亡率亦较高。因此，Wolfe 认为虽然这种额面骨整块前移手术长远效果较好，但由于手术难度较大，并发症较多，由一个技术纯熟、配合良好、经验丰富的手术组进行才较为安全。

Fearon 等（1993）在一组 29 例、30 次额中面部前移手术中，进行整块前移手术 10 次，Le Fort Ⅲ型手术前移者有 20 次。整块前移手术后的感染率达 20%，包括术后骨瓣坏死和骨缺损，后者仅为 5%。术后感染原因是鼻腔和筛窦的暴露。Le Fort Ⅲ型手术因为是在前颅颅底下进行，所以较为安全。

为了预防术后感染问题，Anderl 等（1983）提出改良手术方法。在将前额骨瓣前移后，在眶上神经上方行眶顶部截开，而只保留一条较窄的眶上骨桥，以避免暴露颅前窝，然后进行 Le Fort Ⅲ型截骨术和中面部前移术，并用植骨来充填间隙。这个手术方法可以大大减少因感染而导致术后并发症的机会。

五、前额部颅骨开窗手术

前额部颅骨开窗手术常是颅内入路进行颅颌面畸形矫治手术的第一个操作步骤。通过打开前额部颅腔，才可以暴露颅前窝和眶顶，得以进行眼眶骨架的部分或全部截断游离，同时结合颅骨、鼻骨、上颌骨的立体式截断，全方位重新组合来矫治畸形。前额骨的开窗截开手术亦是矫治前额或颅顶部本身畸形的治疗步骤，如小儿颅狭症的早期治疗，或儿童及成人颅额畸形（包括尖头、斜头等畸形）的矫治。将前额及颅顶部骨截成几块，交换部位，重新排列组合，是彻底矫正头颅畸形的必要手段。

前额开窗手术的优点在于可清晰地暴露术野，安全和方便地进行各类手术操作。其缺点是手术时间较长、手术后恢复较慢和具有一定的并发症和危险性。通过较长期的实践，手术者一旦操作熟练，这些缺点就可逐步得到克服。

除此以外，将额眶骨架整块前移（Ortiz-Monesterio）是近年来被采用的一种新方法，但手术具有较大的危险性。van der Meulen 建议在手术中将面部在中缝处劈开成两半（见于 bipartition 手术），以便将两侧做更细微的复位矫正，但此种手术易发生术后感染，故很少采用。最近 Anderl 报道了他的改良 bipartition 手术方法，即采用中央劈开手术和额眶整块前移相结合的手术方法，以获得更满意的治疗效果。

前额开窗步骤：

手术采用头皮冠状切口入路。在分离过程中，小心止住头皮出血点。

头皮翻开后用一排头皮止血夹止血，冠状切口的头皮边缘出血大为减少。

两侧软组织分离部位应达到颧骨下方部位，于眶上缘上 1.5 cm 处切开骨膜，在骨膜下分离。

分离的范围应达颧骨下方部位、鼻梁中上部位，在鼻中央部应达鼻梁中上部，形成双侧颅骨膜瓣。

额颅开窗，使用电钻及电锯将前额半圆形的一块颅骨截下（图 7-39）。将取下的前额颅骨板妥善地放置在一旁，以备手术结束前重新覆盖原位。手术时慎勿穿破硬膜及中央部的矢状静脉窦。如有硬膜破裂，应设法缝合修补。

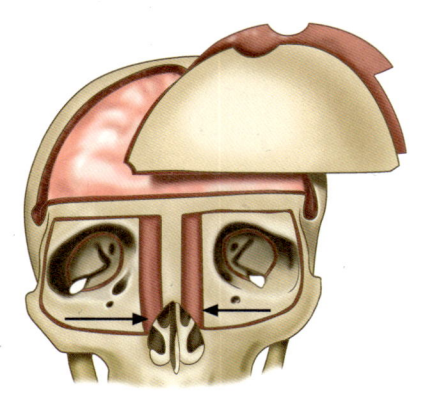

图 7-39　额颅开窗

在硬膜外用脑压板，轻轻地将大脑额叶向上后方牵拉，以暴露颅前窝及眶顶部。此时，可发现中缝部的硬膜在嗅窝、筛板的骨缝处均可能存在嵌入性粘连，须小心分离，如硬膜有破裂，有脑脊液外漏，亦应即时缝合修补。

六、前额眶上桥制备手术

前额眶上桥亦称额骨桥，是指在额颅开窗部的下缘与眶上缘之间，保留一条横行的骨桥。前额眶上桥的作用，是便于在骨桥上下骨架（额颅和眶骨）游离移位后骨间固定之用。前额眶上桥的宽度视患者的年龄而定，一般约在 1 cm。两侧则与颞骨相连接。但骨桥还可有多种形式，有时可连同眶上缘骨骼在内进行整块前移；在浮动前额颅骨板前移手术中，则可在两侧形成 Z 形骨瓣而同眶上缘一起前移（图 7-40）。

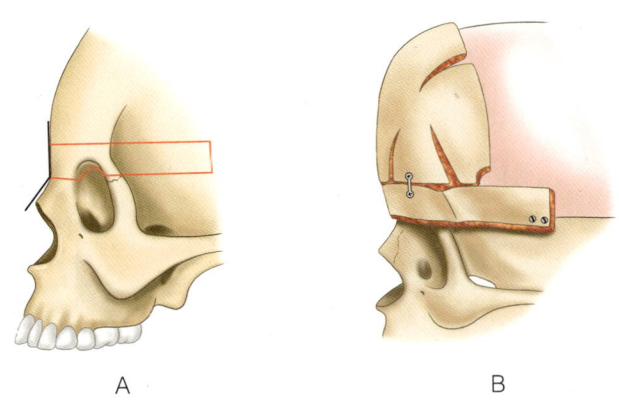

A. 截骨设计；B. 前额颅骨板与前额眶上桥一起前移固定后。

图7-40　前额眶上桥

可在两侧颞骨上设计舌形榫槽，这样在前额颅骨板与眶上桥一起前移后，两侧眶上桥骨端可以获得更好的嵌接位置来结扎固定（图7-41）。这个前移眶上桥可同时作为前额及中面部移动后的骨性支持（Monasterio术式，图7-42）。

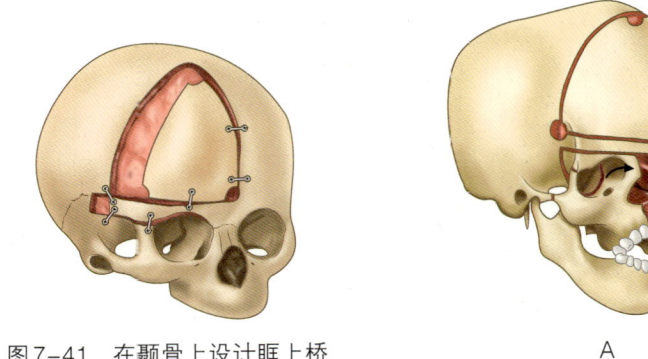

图7-41　在颞骨上设计眶上桥舌形榫槽

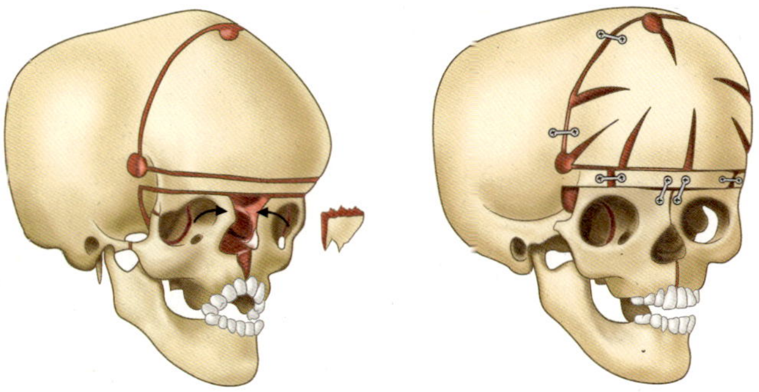

A. 截骨设计；B. 骨移位固定后。

图7-42　Monasterio术式

七、眼眶周围的截断游离手术

先从一侧开始，在冠状切口外侧横行切开颞筋膜，分离颞肌而进入颞窝骨膜下。从此处分离和暴露颧骨和颧弓，再在眼结膜囊内下睑板上缘处切开睑结膜，分离软组织直抵眶下骨缘，切开该处骨膜。将骨膜分离器插入骨膜下，向后方分离眼球和眶组织，直到离视神经孔及眶下裂1cm的部位。随后将骨膜分离器插入眶上缘骨膜下，分离眶内组织，直到离眶上裂及视神经孔1cm的部位。在内眦部切断内眦韧带，用黑丝线缝上一针作为标记，以便于手术后期将它作为内眦成形的标记位置，重新复位固定。细心分离泪囊，慎勿损伤之。这时整个眼球和眶内其他组织已完全在骨膜下松解游离。

分离鼻根部、眼眶及上颌骨额突部。额颅开窗，形成眶上桥。鼻骨旁中央及眶周截骨，眼眶骨架松动，向中央靠拢。

随后，用往复式电锯或小骨凿从眶外侧及颅前窝外侧插入，将眶侧壁骨组织锯断或凿断，直抵眶下裂部位。眶下裂部位的骨壁极薄，操作便捷。然后沿眶侧壁的颧骨部将颧骨锯开。如感到操作存在困难，可在颧骨部皮肤上做一个辅助小切口。继而通过下睑板上缘的切口，用小拉钩暴露眶下孔区域。在孔下方用电锯或小骨凿在眶下部做骨的横行截断。注意保护眶下神经血管束不受损伤。这时手术区就进入了上颌窦，可进行局部冲洗。再在面部鼻中央做皮肤纵行切开，向两侧分离鼻根部及上颌骨鼻突部，以暴露整个鼻根部位，然后回到颅前窝，用电锯在左右眶上缘横行锯开骨板以形成眶上桥（图7-43）。再用小骨凿截除颅前窝中央的筛骨板及嗅窝组织，并将中央区宽大的鼻骨、鼻中隔及发育不良的筛骨及筛窦一并去除。如在眶距增宽症手术中采用保留鼻骨中央部及鼻中隔的术式，则在这部分操作时，应在中央部两侧分别进行截除手术。

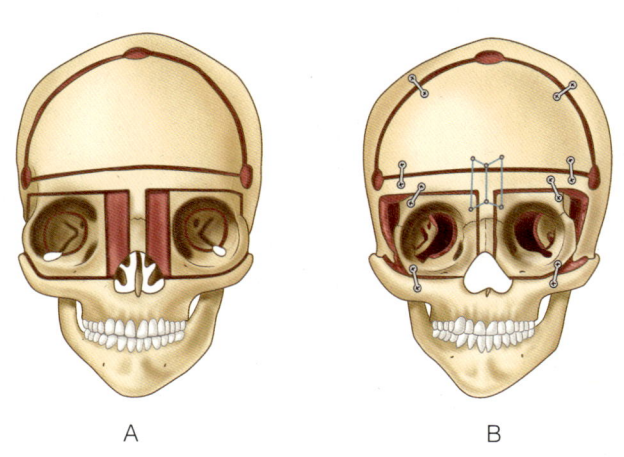

A. 截骨设计；B. 骨矫正固定后。

图7-43 眼眶周围截断游离手术示意图

然后，通过上颌窦腔用骨凿将上颌窦内侧壁横行截断，直达上颌窦后壁。

以上操作，大部分依靠手术者的手部感觉进行操作，无法明视，故需要经验的积累，才可准确快捷地完成手术。

八、内眦韧带固定手术

内眦韧带固定术是眼眶手术的一个重要组成部分。无论是眶距增宽症矫正术，还是外伤后的鼻眶筛畸形，都可以应用此固定术改善内眦部的外形，使之更深、更内收，从而更具有立体感（图7-44）。

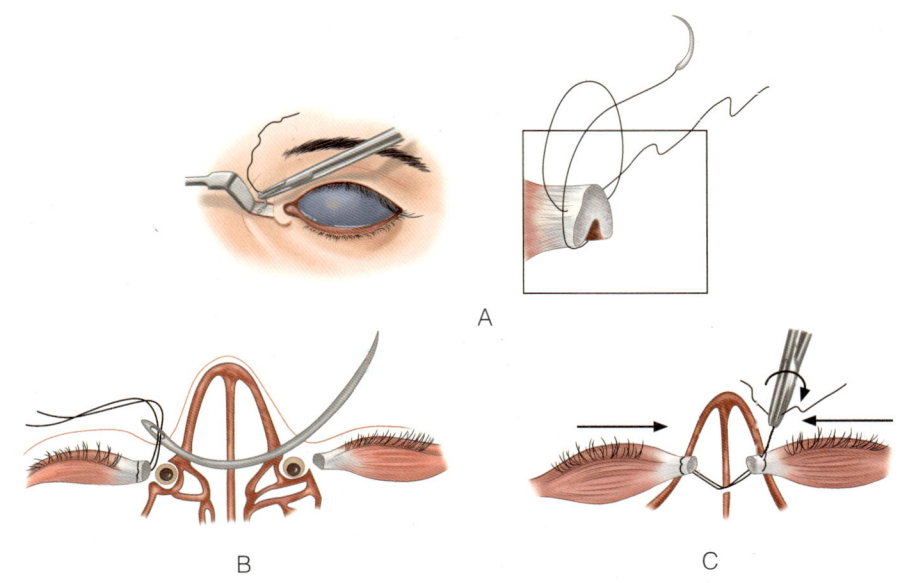

A. 内眦穿针法；B. 内眦固定线经双侧鼻骨底部从对侧穿出；C. 双侧内眦固定。

图7-44 内眦韧带固定术

九、Le Fort截骨术

法国Le Fort（1901）将颌面部创伤造成的严重骨折分成三型：Ⅰ型骨折是指上颌骨的低位横行骨折；Ⅱ型骨折是指上颌骨的离体型中位骨折；Ⅲ型骨折则是颅骨和面部骨骼彻底脱开的最严重的一种骨折。骨折线多通过颧额缝、上颌额缝、鼻额缝、眶上部，以及筛骨和蝶骨等部位。在颅颌面外科手术时，为了手术需要，就采用反其道而行之的原则，进行Le Fort Ⅰ、Ⅱ、Ⅲ型截骨术，以治疗各类先天性及创伤性颅颌面畸形，其中尤以Ⅲ型和Ⅰ型截骨术最为常用，具有明显的治疗效果。

（一）Le Fort Ⅲ型截骨术

Le Fort Ⅲ型截骨术和它的一些改良术式是颅颌面外科中将中面部前移的重要手术；改良术式可包括合并眶上缘截断连同额骨前移手术等。也可以和Le Fort Ⅰ型截骨术同时或分期进行以调整牙齿的咬合关系。Le Fort Ⅲ型截骨术的最重要目的是将中面部前移以矫正突眼症状，如应用于治疗Crouzon综合征。Le Fort Ⅲ型截骨术操作较为复杂，并有一定的危险性，但在目前的技术条件下，手术已可以准确、高效地完成，并且可以很好地控制并发症。

Le Fort Ⅲ型截骨术现有三种入路可供选择：①颅骨下（颅外）入路（Tessier Ⅰ法）；②扩大颅内外联合入路（Tessier Ⅱ法）；③自动固位法（Tessier Ⅲ法）。

手术操作前，患者应在鼻插管下进行全麻。先做双侧冠状切口，在骨膜下将额面部软组织向下方分离，暴露前额骨直到眶上缘上方，并进入眶壁四周，以及上颌骨前方部位。两侧则到达颧骨颧弓。先将右侧颧弓截断，在适当位置，从外侧向内侧用往复式电锯截断眶侧壁。操作时应保护好眶内容物。从外侧向眶上方进行眶壁截开。再从眶下裂开始，自下而上地截断眶底部，直抵眶内侧壁。在内眦韧带部位，将眼球推向外方，以确定眶内侧壁上的截断口，从此点向上方用电锯截开骨壁，直抵鼻泪沟的后方。如备有一只顶端带有照明小灯的拉钩，则可以在明视下得到一个手术野以便于分离。至此，整个眶架的骨骼就被全部截断（图7-45）。

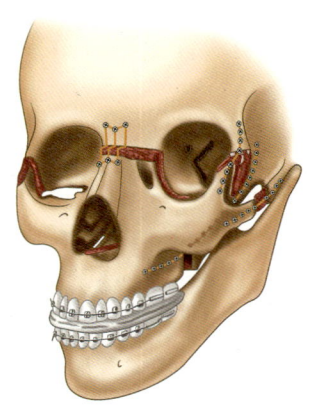

图7-45 Le Fort Ⅲ型截骨术

在左侧进行相同操作。最后截断鼻根部的额鼻联合部，并与左右两侧的截断线联合。手术时应小心保护好包括眼球及其他内容物在内的软组织，使之不受损伤。

两侧眼眶完全分离后，将一把骨膜剥离器插入额鼻联合部截断的骨间隙中，轻轻地撬开和扩大间隙，将上颌骨及眶部推向前方。再进一步将肋骨分离器插入其中，轻柔地扩大间隙，使整块中面骨向前方移动，随后术者将左手食指伸入口腔中，扪得翼颌结节部位，用弯式骨凿（上颌结节凿）从后向下插入翼颌缝中，用小锤轻敲，将上颌结节和翼突分离。此时应注意该部位的黏膜组织有无撕裂，如有裂开，应缝合之。在两侧完成同样操作后，整个上颌骨及眶架已基本上被完全离断，但仍未全部松动。然后用上颌骨持骨钳（Rowe），分别插入鼻腔及口腔中，钳夹住整块骨组织，轻柔地左右摆动并向前方牵拉，以使整块中面部骨骼和颅底部得到离断。一旦离断，就可以听见一声清脆的骨裂音。此时，再将弯形骨膜分离器插入翼颌结节缝中，将骨块推向前方。这种游离必须充分彻底，其中还应包括四周软组织的松解，但要注意切不可勉强，以免造成颅底骨折。最后整块上颌骨及其余眶骨块可向各个方位推移而不受牵制。应注意，在进行牵拉前移时，可使眼球受到一定程度的刺激，从而导致受术者血压下降，故分离牵拉动作必须轻柔和间歇进行。此种中面部整块前移的间距一般可达到1～3 cm，特别在治疗Crouzon综合征时，要求获得最大限度的前移。

在有灯光照明的直视下，用电锯在颅前窝、眶顶部的前2/3与后1/3之间的交界线上，凿断眶顶部。至此，整个眶架骨组织已从上、下、左、右及后方全部被截断，从而可以容易地被移位固定，矫正畸形。

应用相同手术操作在另一侧进行眼眶截断手术，以使双侧眶架得到全部游离。最后按手术设计要求，将它们向中央部移位靠拢，进行结扎或应用微型钢板固定。当然，在患有单侧眼眶畸形、异位或后天性创伤畸形的病例中，这种眶架截断手术只需在患侧进行。

最后，按手术设计要求，进行中面部整块骨前移和骨间固定。应用微型钢板可以达到可靠的固定，但在条件缺乏时，可用骨骼穿孔钢丝结扎的老办法，可望达到固位目的。在大部分病例中，前移后所造成的骨间隙均需进行植骨以防止复发。植骨部位主要在眶侧壁前移后，直到颅底部所形成的空隙中，另一部位是上颌结节后方和翼突的间隙中。手术结束时，在口腔中放置预制的咬合垫板及颌间结扎是必不可少的步骤。

（二）Le Fort Ⅱ型截骨术

Le Fort Ⅱ型截骨术临床上目前很少采用。Salyer等曾应用于治疗Treacher Collins综合征，以加长和前移上颌骨，但需同时进行下颌骨前移手术，以及植骨、颌间结扎等手术。

（三）Le Fort Ⅰ型截骨术

Le Fort Ⅰ型截骨术适用于上颌骨下部，特别是齿槽上部的正颌手术，可单独进行，或与Le Fort Ⅲ型截骨术同时进行，有时还应与下颌骨（或颏部）截骨整形手术同时进行。上颌骨横行截断是Le Fort Ⅰ型截骨术的基本原则。有三种术式可供考虑：①最常应用的横行截骨方向是前方高而后方低位，这样将上颌骨前移后，可以获得缩短上颌骨的效果，但有时也可能造成面部下1/3相对显得过长的结果。②如将截骨平面倒过来，即后高前低位，则在手术操作时，由于牙齿咬合关系阻碍，会造成一定的手术困难。但这种操作可获得上颌骨稳定的增长，而使面部下1/3缩短。③第三种选择是在正水平位截骨，这样的截骨前移最为稳定可靠，但无增加上颌长度的效果（图7-46）。

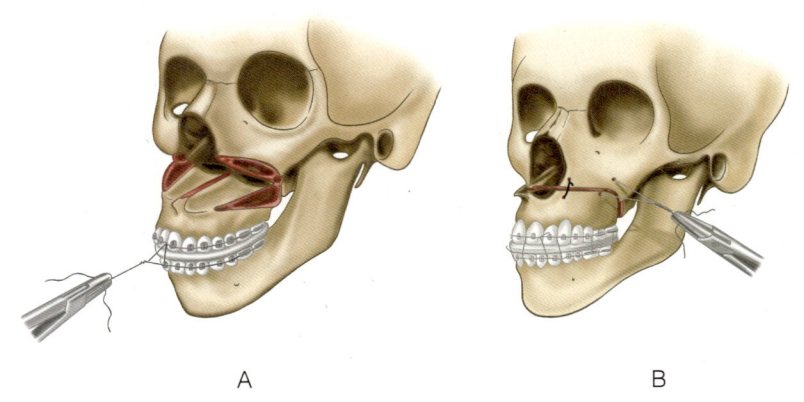

A. 前移上颌骨后颌间结扎；B. 截骨处固定。

图7-46　Le Fort Ⅰ型截骨术

在Le Fort Ⅰ型截骨术前移上颌过程中，大多需要在上颌结节和翼板之间进行植骨，前移后进行骨间微型钢板或钢丝结扎固定，可省去常规应用的颌间结扎固定。本手术均在口腔内进行操作。

十、下颌骨截骨术

下颌骨截骨术常见的有下颌支矢状纵劈手术（图7-47）。

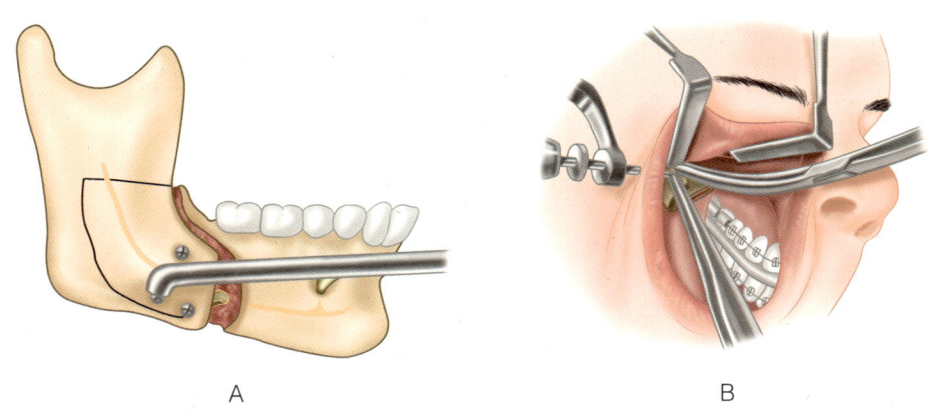

A. 下颌支分层截开；B. 下颌骨在新的位置固定。

图7-47　下颌支矢状纵劈手术

（张涤生　穆雄铮）

第四节　颅颌面外科的手术年龄选择

先天性颅颌面畸形的手术年龄，大致可以分为三个时期：早期，是指在孩子1岁以内进行手术；中期，是指在9岁以前进行手术；后期，即在10岁以后，直到成人时进行手术。

一、早期手术

早期手术的指征主要依据患儿的早期诊断、有高颅压存在、已开始出现视力障碍或视神经萎缩。颅狭症可以导致高颅压，这可从X线片得到证实。X线片上如出现颅骨内板有手指压印（或称鳞杖迹），提示有高颅压征象，则早期手术治疗实属必要。眼底检查如存在视神经乳头水肿，提示有高颅压，亦同样为早期手术的适应证。

颅狭症如包括全部颅缝在内（矢状缝、冠状缝、人字缝及鳞状缝全部闭合），则可出现尖头畸形、三叶草头畸形等。Crouzon综合征患者有时亦具有此特征。一些单独颅缝的早闭，或单侧颅缝的早闭，如矢状缝、冠状缝、人字缝的单侧早闭，通常不致发生颅狭症的高颅压症状，这些患儿虽然也可能有智力低下的现象，但手术治疗并不能改善智力发育。

早期手术除能解除高颅压外，还具有改善颅颌面外貌的效果，特别是三角头及斜头畸形的患儿，常可获得永久性的治疗结果。此外，Marchac认为在颅狭症及短头畸形中，早期手术前额部及上面部还可望在术后获得更佳的发育条件。

Marchac曾主张舟状头和短头畸形应在婴儿6个月以内进行手术，三角头畸形则在6～8个月内手术为宜。他还认为在最严重并得到早期明确诊断的病例，完全可以在出生后几周内进行手术，他所提出的前额颅眶部浮动骨瓣手术就是为了早期手术治疗而设计的。手术原则上是将前额颅眶部整块前移，将它向前固定在眶侧壁骨板上。这个手术可以有效防止骨质再生所致的颅狭症的复发，以及使颅眶骨架适应大脑的正常发育。这个手术目前已被国际公认，肯定了它的价值。但David认为在严重颅颌面畸形患者中，除颅缝的早闭外，实际上还存在着颌面骨缝的早闭畸形，早期手术虽然能解决颅缝及颅底缝早闭的症状，但中面部畸形仍然存在，需要以后在二期手术中解决，如见于Crouzon综合征患者的情况。

如早期发现颅颌面畸形患者，是否越早手术效果越好？近20年来，世界各颅颌面外科中心通过总结和比较，基本上有如下的共识。

原则上，早期发现病情，应早期选择手术治疗，早期手术的目的有三：①从改善功能的角度看，可以减少高颅压而引起的颅神经受压，以及眶腔容积减少所致的眼球及视力功能受损。②早期手术可以改善上面部（如颅、额、眶）和中面部（如鼻、上颌、颧骨）的外形。③从手术安全角度看，患儿出生6个月左右大脑向前发育较快，这种脑发育可以迅速充满颅颌面前移所遗留的无效腔，减少手术后颅内外交通所致的各种严重并发症。

对各类畸形，手术的时间和术式的选用不尽相同。

近来，Marchac强调短头畸形在2~4个月时（不大于6个月，体重不超于5 kg）宜进行前额浮动骨瓣术，以使前额能受大脑额叶的发育推力，自动前移；4个月以后至成人，可做双侧颞部带舌形骨瓣固定的额眶前移术以改善额部外形。三角头畸形应尽早做额部及颞部的颅骨成形（最早2~4个月）。斜头畸形以6个月至6岁时做额颅成形术效果较好；6~12岁时除进行额颅成形术外，应对额窦进行适当的处理；12~18岁应同时进行额眶鼻的截骨整形。舟状头畸形在2~6个月时（早期）宜进行矢状缝旁的截骨；6~9个月时可行必要的额部成形；2~6岁以后手术较为困难。全颅缝早闭颅狭症在2~4个月时即应做颅缝的切开松弛和多块骨的切开重建，或尽早（2~5个月内）做浮动骨瓣术。塔头畸形建议在6~9个月时做前颅和后颅的改形。尖头畸形应在2~6岁以后再考虑额眶成形。对于Crouzon综合征和Apert综合征，Marchac认为二期手术较为安全，即一期在2~4个月时进行前额浮动骨瓣术式，或一期在4个月至2岁时做颞部有舌形骨瓣固定的额眶前移术，至患者6岁以后二期考虑做Le Fort Ⅲ型或Le Fort Ⅰ型截骨术以改善中面部外形和咬合关系；对于颅颌面联合前移的Monobloc手术，Marchac认为5~12岁时进行效果较好，但手术风险仍然较大，仅在有颅颌面严重后缩、重度突眼、有呼吸道（鼻咽部）狭窄时选用；他建议对中面部不良、伴眶间距离过宽、开𬌗的病例，同时选用Le Fort Ⅱ型截骨术和bipartiton手术效果好、并发症少，对Apert患者尤为适宜。

McCarthy则认为，短头畸形在6个月左右行颞部固定的眶带前移即可，一般不会发生中面部发育不良而无须行二期手术。斜头畸形的早期手术时间在7~8岁，采用额眶带过中线折断的McCarthy方法；有10%~20%的患者需行二期额眶带成形术（2~3年）；另外在斜头的治疗中较为棘手的是两眼眶的高低不平，可在额眶带前移的同时，做一侧眼眶的移动（通常是患侧下移），从其随访的33例看，眼眶垂直向矫正后的复发率较斜头的复发率要高。对于三角头畸形，McCarthy并不认为会继发高颅压，其早期手术方法选用额眶前移重固定和颅顶骨的塑形，有趣的是在他平均38.9个月随访的29例三角头畸形患者中，原有眶距过窄症18例，17例症状消失，因而他认为早期手术可避免大龄患者再次进行眶间距离矫正术。

当然，早期手术并不是没有缺点，主要表现在以下三个方面：①对额窦和中面部发育的影响。早期的额眶带前移，会阻碍额窦的发育，使额部的自然弧度消失，需进行二期整形手术。早期的Monobloc颅颌面联合前移，会使中面部向前发育受阻，呈现中面部凹陷畸形。②微型钢板的应用问题。微型钢板对颅颌面骨的固定效果良好，但随着小儿颅颌面骨的发育，微型钢板常会埋在正常骨内，影响骨的发育，更不易取出。故建议早期手术时尽量用钢丝结扎固定。③对有些畸形是否需早期手术尚有争议。如早期Apert综合征矫正术后随访显示，术后塔头（或短头）畸形并未改善，因而并不能改善高颅压。

二、中期手术

中期手术是在1~9岁之间进行。在这个阶段中，手术指征仍然包括颅狭症、眶缝或颌面缝早闭的病例。这些病例大多是发现较晚，或较迟出现症状者。这时高颅压常是主要临床表现。在某些已经在1岁以内手术的病例，随年龄增长，又复发高颅压，以及某些患儿其他颅缝亦开始在此时出现提前闭合，都可在此时期进行手术。

严重的眶缝早闭可导致视力障碍，也应及早进行手术。此外，如颅颌面存在的畸形已给患儿造成心理障碍，影响学校和家庭生活，引起性格上的变化，也是及早进行手术的指征。

但对中面部的畸形治疗问题，目前仍存在争议。一般认为中面部畸形的手术应在患儿年龄较大时进行，在恒牙萌出以后最为适宜，否则，手术不但会影响中面部的发育，而且会阻碍手术后的颌间固定。但亦有人认为，为了学龄儿童的心理改善，在4~5岁时进行手术仍属必要。但David认为，在这种情况下进行手术，常有可能需要在患儿长大、成年后进一步手术矫正。

一般来说，尖头畸形和斜头畸形应在2~3岁时进行手术。三角头畸形的治疗原则较简单，仅是颅骨块的互换位置，并不影响骨骼的生长发育，手术年龄也就有较大的选择余地。单纯的短头畸形可在1岁以后进行手术，做前额外形重塑，而在2岁以后再进行颅顶部的矫治。Crouzon综合征和Apert综合征患者则应先诊断是否伴有高颅压症，如存在，则应先进行额面部的整块前移术；如不存在，则可考虑做二期手术，即先将额部前移，待稍长大后再进行中面部骨块的前移。

三、后期手术

后期手术是指在儿童10岁以后直到成年时进行手术，它适用于仅有面缝或眶缝早闭的病例。手术时需将眶壁及整个上颌骨前移及植骨。例如在治疗眶距增宽症时需将两侧眶架截断分离，凿除中间增宽的鼻骨，将它们向中央靠拢。手术范围较广，包括前颅开窗，暴露硬膜、鸡冠及蝶骨嵴等部位，需将鼻腔及鼻窦打通，再加上植骨等步骤；手术污染源较多（如鼻窦，以及颅内、外交通），易引起术后并发症，增加手术危险性。但在患者年龄较大时进行矫正手术，此时患者的身体恢复能力增强，在技术熟练、设备条件很好的情况下，手术的危险性大大降低。

当然，后期手术还包括各种应该在早期和中期手术，因当时条件受限而未能进行手术治疗的所有颅颌面畸形病例，以及所有肿瘤和创伤后遗的严重颅颌面畸形患者。后期手术可以纠正畸形、改善容貌，但不能恢复已有的大脑发育障碍或视力障碍等功能问题。总之，有不少颅颌面畸形可在后期手术矫治，但在成人进行手术时，颅颌面骨早已发育成熟，骨质厚实坚硬，因此会增加手术的难度，此时手术并发症发生率往往较年幼时进行者高。按照各种畸形的手术年龄的适应证，在早期、中期尽早进行一期或二期手术，或于后期的较早时期（指9~12岁）进行，是为上策。

第五节 传统截骨手术和牵引成骨技术的选择原则

牵引成骨术（distraction osteogenesis，DO）自1995年美国的McCarthy首次应用于半面短小畸形的下颌骨延长并获得成功，10余年来，在临床应用和基础研究领域，都成为颅颌面外科领域的一大热点。1997年开始，每年举行一次颅颌面的骨牵引成骨国际会议，其发展理念，正与当今外科领域"无创、微创"新观念吻合。在有些单位，DO有取传统颅颌面截骨手术而代之的趋势。

对于颅颌面DO对传统截骨手术的挑战，应该持什么态度呢？

从某种意义上说，颅颌面外科自创立以来，经法国的Paul Tessier及其学生（主要是来自美国的医师）在全球范围内推广应用，几十年以来，已形成了基本稳定的手术方法和治疗范围。颅颌面外科，已从20世纪70—80年代术式迭出的黄金阶段，到了21世纪更精细、更注重提高疗效和减少并发症的文火阶段。颅颌面外科医师采用的传统手术方法从颅骨浮动骨瓣（Daniel Marchac设计的）和全颅骨改造、眼眶及颅骨的联合手术（Paul Tessier设计的）、上颌骨截骨术（Le Fort Ⅰ~Ⅲ型）等，发展到下颌骨的各类截骨手术（双侧下颌支矢状截骨、根尖下截骨、颏截骨、下颌角和下颌体截骨等）。从截骨手术覆盖的区域看，已涵盖整个头颅的骨骼结构；从治疗范围看，包括肿瘤、外伤、先天性畸形，以及以美容为目的的面型轮廓整形；从涉及的临床学科看，有整形外科、神经外科、口腔颌面外科、眼科、耳鼻咽喉科、儿科、麻醉科等。

传统颅颌面外科术式已趋于稳定，近年改良也甚为少见。国际颅面外科学会目前致力于做全球统计，希望从有经验的颅颌面外科医师临床资料中总结出一套指导标准，包括适应证、手术年龄、手术方法选择、成功率、并发症等，这对规范颅颌面外科及培养年轻一代颅颌面外科医师极有裨益。

DO技术源于颅颌面外科，无疑是对颅颌面外科的创新和发展。其采用的多数术式基本上是传统的颅颌面外科手术方法。McCarthy医师是Tessier的美国学生之一。DO的基础研究，在20世纪的80年代已经成为热点，McCarthy的成功既是水到渠成，又是他选用了合适的病例和合适的牵引方法的结果。目前，DO的范围，也从颅骨到下颌骨，有内置式和外置式的各种形状的骨牵引装置。其突出的优点是：线状截骨而无须当时做骨移位，因而手术创伤小；牵引间隙（distraction gap）可自行成骨而无须骨移植，因而复发比例小。但是DO技术仍有其弱点：一是装置的费用昂贵，二是固定时间长，影响学习和工作。在一些国家，DO装置正在逐渐被医疗保险覆盖，费用的问题正在被解决，内置式的DO因其隐蔽、便于携带而被更多的医师选用。

弹簧型骨牵开装置，1998年由德国的C. Lauriton创用，近10年来，已完成150例，并在欧洲多个国家推广，主要用于各类颅狭症，取得了良好的疗效。其方法是选用0.8 mm的钢丝，自行弯制成Ω形弹簧圈，应用的力大概在8~9 N；弹簧圈两端卡在已闭（剪开后）的颅缝两侧（多应用于舟状头畸形），埋在头皮下。其费用低廉、隐蔽的特点弥补了DO的不足。

10余年来，一直被争论的问题是，对于一个颅颌面畸形患者，究竟是选用传统颅颌面截骨手术还是选用DO技术。第九、十、十一届国际颅面外科学会学术会议均将此问题列为会议的专题来讨论，第十二届国际颅面外科学会学术会议（2007，巴西）则拿出40余例临床病例，在大会上讨论，以与会者"Yes"或"No"的表决方式来统一主流颅颌面外科医师对此问题的认识。

相对而言，我国以整形外科医师为主干的颅颌面外科，对DO的认识较为薄弱；而在口腔颌面外科，下颌骨和上颌骨低位的DO则成为热点，并开始应用于临床。

2000年，唐友盛、王兴等首先报道了在下颌骨和低位上颌骨应用DO的经验，穆雄铮在亚太颅颌面外科学术会议报道了高位上颌骨应用DO的经验。2004年后，柳春明、滕利、顾晓明等相继报道了在中面部经切开牵引或骨缝牵引中应用DO的经验。从治疗方面看，DO主要应用于下颌骨发育不足所致的睡眠呼吸暂停低通气综合征、下颌骨肿瘤切除后重建、腭裂继发上颌骨发育不足、颞下颌关节强直后所致的下半面不对称、综合征型多颅缝早闭颅狭症等，治疗范围并不广泛，和国际上DO的发展有一定距离。需要引起重视的是，能应用颅颌面部DO技术的医师，需要经过良好颅颌面外科或口腔颌面外科传统截骨手术的训练，否则他无法设计和安置DO装置，更无从选择是用传统截骨手术还是DO技术。遗憾的是，我国拥有良好训练的颅颌面外科医师不多，因而在颅颌面应用DO技术方面经验欠缺，更未引起国内专业学界的关注和重视，与国际水平有5～10年差距，这与我国飞速发展的经济和政治地位极不相符。

目前国际上主流颅颌面外科医师对DO和传统颅颌面手术的选择原则如下：①用传统颅颌面截骨手术能达到良好手术效果，一次整形且估计无明显复发倾向的病例，选用传统截骨术；②某些疾病某些年龄段，因颅颌面截骨手术容易干扰面部发育、牙发育等，可选择DO，如3～16岁间的中面部发育不良综合征（Crouzon综合征）、半面短小症等；③一些严重颅颌面畸形，应用传统截骨方法估计仍有明显复发者，如中面部凹陷的反𬌗畸形超过20 mm者、半面短小症的𬌗平面偏斜超过10 mm者；④弹簧型牵开装置作为DO的异型，可用于平均4月龄（2.5～8.7个月）的非综合征型颅狭症和平均35月龄（3～174个月）的综合征型颅狭症。

（穆雄铮　张涤生　俞哲元　张东宇）

参考文献

[1] 唐友盛,高益鸣,沈国芳,等.牵引成骨技术治疗小下颌畸形伴OSAS效果的初步报告[J].中华口腔医学杂志,2000,35(1):9-11.

[2] 王兴,林野,伊彪,等.牵引成骨技术在肿瘤术后下颌骨重建中的应用[J].中华口腔医学杂志,2000,35(6):409-412.

[3] 冯晔,唐友盛,沈国芳.牵引成骨术治疗青少年上颌骨严重发育不足的初步报告[J].中华口腔医学杂志,2000,35(6):434-436.

[4] 李诗佩,刘湘涛,虞渝生.正畸和下颌骨牵引成骨术联合治疗半面短小症[J].浙江医学,2003,25(6):335-336.

[5] 柳春明,侯敏,梁立民,等.Le Fort Ⅲ型截骨中位牵引矫正面中份发育不全[J].中华整形外科杂志,2004,20(1):41-44.

[6] 柳春明,黄旭明,侯敏,等.经缝牵引成骨早期矫正儿童面中份发育不全[J].中华整形外科杂志,2005,21(2):90-93.

[7] 滕利,HEGGIE A A,HOLMES A D.面中部牵引成骨术矫正综合征性面中部后缩畸形[J].中华整形外科杂志,2005,21(1):18-21.
[8] 顾晓明,杜长生,徐蓬,等.用牵引成骨矫正Crouzon综合征性严重突眼畸形[J].武警医学,2005,16(5):346-349.
[9] 穆雄铮.应用外置式牵引成骨治疗中面部发育不良[J].组织工程与重建外科杂志,2006,2(6):322-324.
[10] 杨朝晖,潘朝斌,张彬,等.牵引成骨术矫正青少年半侧颜面发育不全7例[J].广东医学,2007,28(3):420-421.

第八章

颅颌面外科的手术护理

第一节 概述

颅颌面外科主要是研究应用手术矫治复杂的先天性及后天性颅骨和颌面畸形的一门新学科。手术可由经颅外入路、颅外颅内联合入路等，充分暴露截骨和植骨区，改变和重建颅颌面部骨骼结构，改善颅颌面外形，进而恢复各项生理功能。

上述外科手术的目的对临床护理提出了更高更严格的要求。颅颌面外科专业护士除应精通常规整形外科知识外，还应掌握脑外科、耳鼻喉科、眼科等方面的知识，才能有效地完成术前、术中、术后的各种医疗护理工作。

颅颌面外科专业护士可分为三个组：病房护理组、ICU监护组和手术室护理组，各组有各自的护理重点，但又需有机的互相配合。病房护理组的护士应做好手术前后的各项准备和术后护理，其中特别应重视心理护理，以取得患者及家属的配合，协助医师取得更好的手术效果。ICU监护组护士应掌握术后患者的病情动态变化和抢救准备操作，如颅内压改变、意识、瞳孔、心电图等生命体征的观察和记录。手术室护理组护士应密切配合手术步骤的展开，熟悉特殊器械的应用，以及精密仪器的使用、保养等知识，配合医师准确、熟练、迅速地完成手术（表8-1）。

表8-1 颅颌面外科专业护士的工作

颅颌面外科专业护士	工作范围及内容
病房护理组护士	实验室检查、心理护理、资料收集、术后常规基础护理、病情观察、出院指导
手术室护理组护士	手术前特殊器械准备、术中配合、术毕精密仪器的保养
ICU监护组护士	术后监护2~3天，颅内压监护，观察病情变化、生命体征，抢救用药物的准备

第二节　临床护理要点

一、术前护理

除做好一般整形外科常规术前护理外，颅颌面外科专业护士还应特别做好以下几方面护理工作：

（一）心理护理

心理护理是指充分了解患者一般情况、营养、智力及有无其他先天性疾病等，特别是患者心理状况，以给予安慰和缓解。由于颅颌面发育畸形的患者都有不同程度的抑郁、孤独和压抑感，很少参加社交活动，有些患者外出总是戴大口罩，怕别人看见畸形的面容；同时对手术寄予较高的希望，有不同程度的幻想和依赖感，盼望通过手术能"改头换面"，恢复到与正常人一样。目前手术虽能矫正畸形，尽量改善外形和恢复功能，但与正常人容貌相比可能仍存在欠缺和不足之处，护士应在术前向患者和家属介绍手术的复杂性和可能发生的并发症等，以取得患者和家属的配合、支持和谅解，正确对待及评估手术效果，让患者和家属在术前就有较好的心理准备，以免他们在经过手术后感到失望。让患者有充分的心理准备，达到心理平衡，这是在手术前非常重要的一点。

（二）资料准备

资料准备是指护士应协助医师进行面部摄影、录像等资料准备工作，作为对照和评估手术后效果的依据。做好心、肺、肝、肾功能检查，以及出凝血机制检查。根据病情进行颅颌骨X线正侧位片、CT和CT三维重建、磁共振检查，以了解畸形情况，为制订手术方案提供依据。

（三）颈总动脉压迫试验

手术中须结扎颈内动脉者，应行颈总动脉压迫试验，能耐受30分钟以上时方可施行动脉结扎以利手术安全。

（四）一般术前准备

术前3天给予0.25%氯霉素眼药水滴眼和滴鼻腔、朵贝儿溶液漱口一天3次，以达到清洁眼、鼻、口腔，减少术后感染机会的目的。术前1天备皮、理发。若为男患者，建议理成光头。若为女患者，术前3天起可采用1∶5 000苯扎溴铵（新洁尔灭）溶液洗发一天3次，每次10分钟。女患者术前1天根据切口要求剃除2~3 cm宽的头发，其余头发可扎成多条小辫，这样可以免去女性因理光头而遭受术后短时间内无头发的痛苦，患者也乐于接受。若需做鼻腔内切口，须剪去鼻毛。

二、术后监护

由于颅颌面手术范围大、时间长、病情变化多，要加强术后的病情监护。须进颅操作的手术的常见疾病有颅狭症、眶距增宽症、Crouzon综合征等，不须进颅操作的手术的常见术式有Le Fort Ⅰ型截骨术、Le Fort Ⅲ型截骨术等，较大型手术后3天内需ICU监护。

（一）常规监护

根据手术情况严密观察患者生命体征和颅内压情况，须每30分钟观察记录一次。保持呼吸道通畅。待手术后24小时，较平稳后可改为1小时观察一次。全麻清醒后取平卧位，24小时后可头抬高20°～30°并用沙袋固定制动，头后垫软海绵圈，利于颅内静脉回流、减少脑水肿、降低颅内压和预防枕部褥疮。严密观察患者神志、瞳孔大小、意识等情况，血压一般维持在12 kPa为宜，若过高则易导致颅内出血和脑水肿。还应特别注意患者是否有头痛情况，术后24～48小时若出现剧烈头痛、频繁呕吐、嗜睡、意识不清、高热等，应警惕可能有高颅压、颅内出血、脑水肿等，应即刻报告给医师，以获得及时正确处理。

（二）颅内压监护

对颅内压的认识和了解其意义，是颅颌面手术后护理工作中观察病情的重要方面，及时了解颅内压变化、准确提供资料，有利于医师合理用药、保证手术成功。正常颅内压在成人为70～120 mmH$_2$O（1 mmH$_2$O＝9.8 Pa），在儿童为50～100 mmH$_2$O，若超过200 mmH$_2$O则为高颅压。由于颅骨整形术后，使原来狭窄的颅骨腔变化，加上手术过程创伤等原因，均能影响颅内压的高低。患者的主要表现常有头痛、呕吐、视力障碍、视神经乳头水肿、意识障碍（如烦躁、嗜睡、反应迟钝，甚至昏迷）等。循环系统方面表现为头皮静脉充盈怒张、血压升高，尤其是收缩压升高较明显，以致脉压差增大，脉搏减慢且洪大有力，并有呼吸深慢等表现。

颅内压监护（intracranial pressure monitoring）是将患者的颅内压经介质（一般是体液）传导至换能器，通过换能器，机械能转变为电能，经过仪器放大，用示波屏或记录器显示或记录。

常用的颅内压监护方法有：

1. 颅外法颅内压测定（extracranial intracranial pressure management）　是经硬膜外置管，测定脑脊液压，间接反映颅内压的方法。其优点是简便，缺点是受体位影响、准确度不高、易感染。

2. 颅内法颅内压测定（innercranial intracranial pressure management）　是带有敏感触点的颅内压测定。优点是以硬膜为测压膜、测量准确、不易感染或液漏、可用微型换能器监护、可用曲线形式记录。

总之，颅内压监护的护理要点：①任何体位变动都能影响颅内压，故术后应采用砂袋固定头颅位置，两侧制动，头下垫软棉圈以防枕部发生褥疮，平卧，头部抬高20°～30°，以利静脉回流，减轻脑水肿及头部肿胀。②严格执行无菌操作，保持负压引流和颅内引流通畅，做好监护导管的清洁护理，局部保持清洁干燥，并准备记录颅内压情况。③脑脊液外漏护理，如果发现耳、鼻道外有血迹或月晕样淡色浸渍圈，则应高度怀疑和判断有无脑脊液漏。护理措施的主要目的是预防感染，促进漏口及早闭合。可采用头抬高20°～30°，或卧于漏流侧位，枕上垫无菌治疗巾，及时用无菌干棉签和纱布清除耳道、鼻腔内漏液和污垢，并用生理盐水或酒精清洁外耳道和鼻前庭，以保持局部清洁干燥。严防鼻腔、耳道堵塞和漏液逆流，严禁鼻腔、耳道冲洗和滴药。鼻漏者严禁经鼻气管插管、插入胃管和给氧，并嘱患者勿挖耳、抠鼻等。注意给患者保暖，严防感冒、流涕、打喷嚏和咳嗽，以免使颅内压骤然升高，致使空气逸入颅内而引起感染。因口腔与颅腔内有缝隙相通，故应加强口腔护理，可用朵贝儿溶液漱口，一天3次，密切观察有无颅内感染征象，及时向医师提供病情动态，以利于及时正确治疗。④有利于降低颅内压的护理，除了适当应用药物（如甘露醇）静脉滴注以降低颅内压外，在护理方面应给予吸氧，改善脑缺氧，这样可使脑血管收缩，降低脑血流量，以达到降低颅内压的目的。此外，还应控制液体摄入，成人控制在每天2 000 ml以内。高热者应降温，减轻脑缺氧状态，保持呼吸道通畅，注意保暖，避免感冒、咳嗽及用力排便等以防止颅内压升高。

三、术后病房护理要点

术后待患者生命体征平稳后可进入病房内按整复外科专业护理进行操作，包括常规基础护理中关于颅部手术、面部手术、颌骨正畸手术、显微外科吻合血管术的部分，以及心理护理、出院指导等方面。

（一）常规基础护理

做好患者生活基础护理及五官护理，可用0.25%氯霉素眼药水滴眼，一天4次，夜间用金霉素眼膏防止暴露性角膜炎。给予高蛋白流质2～3天，之后给予软食1周，直至伤口愈合，以减少因嚼咀牵拉而引起的面部及伤口疼痛。适当给予镇静止痛剂和抗生素药物，以减轻疼痛不适并预防感染。正常情况下面部伤口术后7天拆线，头皮伤口术后10～14天拆线。

（二）心理护理

患者和家属求医心切，对手术效果要求往往很高，期望很大，以致术后有些患者对不适和疼痛忍耐力很强。护士则应更主动关心和帮助患者，尽量减轻患者的痛苦，使患者能平稳地渡过术后关。应详细耐心解释术后效果，建议患者根据自身条件与术前情况相比较，要以科学合理的态度切合实际评价手术效果，让患者和家属有较合理的心理准备，以保持心理平衡，这是心身恢复健康的一项重要的护理工作。

（三）出院指导

正确指导患者保护术后面部，切勿碰撞，以免影响手术效果。眼、鼻、耳保持清洁干燥。注意口腔清洁。注意保暖，严防感冒、流涕及中耳炎等。手术3个月后可以按摩面部皮肤，促进血液循环，利于组织恢复。根据病情需嘱咐患者定期来医院随访，观察术后效果和恢复情况，也利于资料收集及研究，以提高医疗护理质量。

第三节 颅颌面畸形矫正手术的护理

一、颌骨畸形整复术的护理

在颅颌面畸形中,颌面部位常见的手术有 Le Fort Ⅰ、Ⅱ、Ⅲ型截骨术,下颌支矢状劈开截骨术(sagittal split ramus osteotomy,SSRO),颞下颌关节成形术,颏成形术(genioplasty)等。这类手术的护理要点简述如下:

(一)术前护理

除常规整形外科一般护理外,还应注意以下几点:

(1)术前去除口腔内的感染病灶,如拔除残牙、治疗慢性牙髓炎、牙周洁治、用朵贝儿溶液(复方硼砂溶液)漱口等。如需颌间结扎者应准备好牙弓、选择功能好的腭护板和斜面导板、结扎钢丝、固定夹板、石膏牙模等。术前应备血200～600 ml。完成X线片及其他各大常规检查。

(2)资料准备,协助医师准备好照片、录像等。

(3)心理护理。针对一些患者的孤独和对住院环境的陌生,护士应帮助患者尽快熟悉环境,消除恐惧和顾虑,介绍有关疾病的知识,给患者以如同在家里进行治疗的感觉,使他们主动配合治疗,增强治疗信心。

(二)术后监护

Le Fort Ⅱ型截骨术和 Le Fort Ⅲ型截骨术均为大型的手术,故最好在术后进入ICU监护。监护的目的是观察麻醉苏醒期患者的生命体征变化,以便于及时处理治疗。进行下颌骨手术者,应注意观察有无舌后坠而阻塞呼吸道。应备好气管切开包,保持口腔清洁。分泌物黏稠不易咳出者,予以蒸汽雾化吸入。肋骨供骨者注意防止咳嗽而引起疼痛。患者应取半卧位。

颌间结扎者术前插胃管,其目的是手术后可抽取胃液以防胃液倒流引起窒息;同时术后早期患者无法进食,也可借此注入富有营养的流质,但注意每次注入流质后应用温开水冲洗,以防止胃管堵塞。颌间结扎术后应严密观察结扎弓有无松动、脱落,口腔黏膜是否有溃疡;牙弓脱落者应及时重新结扎,有黏膜溃疡者可用中药锡类散等涂于创面。打开敷料并去除后(术后3～5天)可用弹力下颌托固定,以使伤口在无张力的情况下愈合。

(三)常规基础护理

做好患者生活基础护理,特别要做好口腔护理,用盐水棉球擦洗口腔;钢丝结扎者用针筒注入盐水,帮助患者漱口。

（四）出院指导

嘱患者注意口腔清洁，勿碰撞硬物，根据病情按时来院随访以观察术后效果和恢复情况，这有利于资料收集和提高医疗护理质量。

二、半面不对称畸形整复术的护理

常见的手术方法有筋膜脂肪充填术、真皮脂肪组织游离充填术、削除表皮的真皮移植、自体骨或软骨植入、组织代用品植入或注入、吻合血管神经的游离组织移植术等。应根据不同的手术方法，进行相应的专业护理。

（一）自体骨或软骨植入后护理

手术切口如为口内切口，则应做好口腔护理，患者进流质3～5天后可改为软食。如为口外切口，则护士应协助医师做好局部敷料的清洁。植骨区域的加压包扎十分重要，可用弹力下颌托或头帽弹力托固定下颌植骨区。

（二）脂肪充填术后护理

应在术前向患者解释清楚，因脂肪移植术后常有组织吸收40%～50%的变化，故在充填手术时应考虑这一情况，术后初期患侧可能偏肿大，让患者预先做好充分的思想准备，理解和配合手术，并建立对治疗恢复的信心。术后应重点做好患者口腔护理，注意无菌操作，严防伤口感染，若一旦发生感染，就可出现脂肪坏死吸收或液化，致使手术失败。筋膜移植术常取大腿外侧阔筋膜为供体，由于阔筋膜为坚韧的结缔组织，抗感染能力强，又因其为自体组织，移植后反应小，收缩小，故易于成活。

（三）真皮脂肪组织游离充填术后护理

由于真皮有良好的血供，易成活，不易吸收，术后效果较好。

（四）吻合血管神经的游离组织移植术后护理

常采用胸大肌、背阔肌瓣等为供体，应用显微外科技术进行血管、神经的吻合，修复萎缩畸形，效果较好。术后应按显微外科术后护理，严密观察局部血运、皮温、颜色及毛细血管充盈反应等。在正常情况下面部皮肤有弹性，稍有肿胀，皮肤颜色与正常相似，并在吻合血管处的皮肤上能扪及动脉搏动。如果患者术后局部疼痛加剧、肿胀明显、皮肤弹性消失、不能扪及动脉搏动，则应警惕移植肌瓣局部有出血、血肿及血供障碍，应立即报告给医师，请其及时处理。

（吴本莉　袁雁军）

第四节 颅颌面外科的常用手术器械

颅颌面外科手术中常用一些特殊的器械，以使截骨术更为简捷和精确。

（一）电锯

常用的便携电锯（图8-1）为往复锯和摆动锯。一般来说暴露清晰、位置较为表浅的部位可用往复锯进行截骨，其特点是力量容易控制，对大块截骨较为适用。一些较深部位或毗邻位置关系较为复杂的区域，可选用摆动锯。电钻是颅颌面外科手术中最为常用的，如预制固定用的骨孔、固定微型钢板的螺钉导引等。

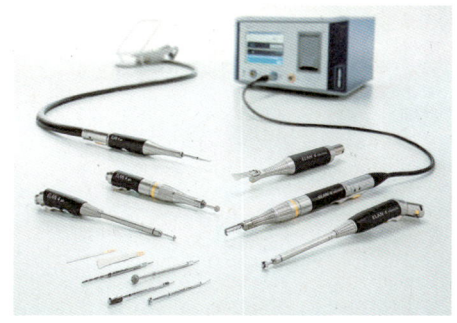

图8-1 电锯（德国蛇牌）

（二）其他特殊手术器械

颅颌面外科较为特殊的手术器械有Rowe氏上颌骨持骨钳、带弯面的Kawamoto骨凿（可用于离断翼板和上颌骨的连接）、Marchac额骨塑形器、Tessier骨凿、肋骨塑形钳等（图8-2）。

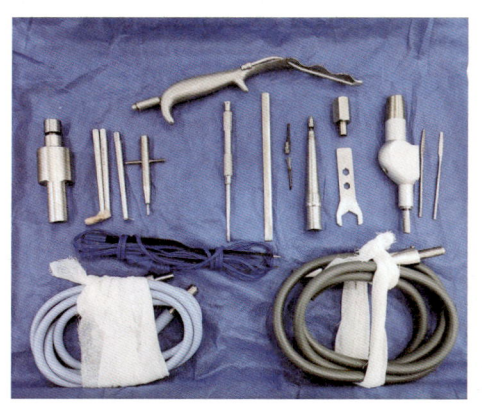
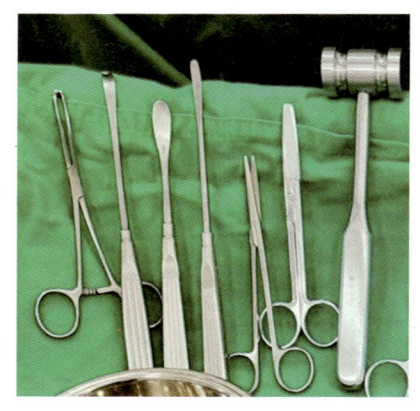

A   B

A. 锯头、连接线、冷光源、双极电凝及深部拉钩；B. 特殊的剥离器。

图8-2 特殊手术器械

（邱培琼）

参考文献

[1] KOBUS K F. New osteotomies for midface advancement in patients with Crouzon syndrome[J]. J Craniofac Surg, 2006,17(5):957-961.

[2] GRAY T L,CASEY T,SELVA D,et al. Ophthalmic sequelae of Crouzon syndrome[J]. Ophthalmology,2005,112(6):1129-1134.

[3] IANNETTI G,FADDA T,AGRILLO A,et al. Le Fort Ⅲ advancement with and without osteogenesis distraction[J]. J Craniofac Surg,2006,17(3):536-543.

[4] RACHMIEL A,JACKSON I T,POTPARIC Z,et al. Midface advancement in sheep by gradual distraction:a 1-year follow-up study[J]. J Oral Maxillofac Surg,1995,53(5):525-529.

[5] TOTH B A,KIM J W,CHIN M,et al. Distraction osteogenesis and its application to the midface and bony orbit in craniosynostosis syndromes[J]. J Craniofac Surg,1998,9(2):100-113.

第九章
颅颌面畸形的牵引成骨治疗

第一节 概述

牵引成骨术亦称牵张成骨术、骨牵引术、骨痂成形术、骨痂牵引术、骨延长术等，是一项通过将骨截断后，应用特定机械装置渐进性牵拉离断的骨段，使截骨间隙中形成新骨，从而达到骨延长或增宽目的的技术。该技术在肢体长骨牵引延长的基础上于20世纪90年代逐渐发展而来，成为近年来整形外科、颅颌面外科、口腔颌面外科及骨科领域中最受关注的新课题。它的出现和应用为常规临床技术难以矫治的诸多复杂颅颌面畸形的矫正开辟了新的路径。因其较传统手术能明显减少手术创伤及手术并发症、无须植骨、牵引过程中伴随各类软组织（肌肉、血管、神经、皮肤等）新生与延长、功能与外形稳定恢复等一系列优点，受到广大整形外科、口腔颌面外科医师的关注。目前牵引成骨术已应用于颅颌面外科的畸形矫治、骨缺损修复等领域，并已经可与其他治疗技术协同应用。

一、颅颌面牵引成骨简史

牵引成骨术起源于欧洲。1905年，意大利学者Alessandro Codivilla提出了骨及其周围软组织可以通过缓慢牵引而延长的设想，首次应用股骨粗隆下骨皮质切开配合跟骨牵引（以延长股骨）来矫正短肢畸形，并发现截骨间隙有新生骨增生现象，他的研究开创了牵引成骨术的先河。但是由于早期的临床工作受医疗条件的限制、缺乏系统理论研究的指导，手术后出现了较多骨端不愈合、骨错位愈合和骨髓炎等严重并发症而未被医学界接受，阻碍了该技术的进一步发展。

直到20世纪50年代，矫形外科专家Gavril Ilizarov创造性地设计出环形外固定器用于矫正短缩的四肢，并通过大量的生物学研究和临床试验，奠定了骨牵引成骨的理论基础，提出了一整套临床应用基本原则和技术细节，成功治疗了数以千万计的因创伤、炎症、肿瘤切除，以及先天性畸形导致的各种短小下肢畸形患者，成为20世纪整形外科历史上的一个里程碑。为此，牵引成骨术开始被全世界承认并迅速发展，并由整形外科向其他外科领域渗透。迄今为止，这些基本原则仍为各国学者临床应用时广泛遵循。

值得一提的是，在战伤救治中，牵引的方法早已被应用，只是当时缺乏理论的指导。张涤生教授在回顾一例50年前牵引后救治的病例时，无意中发现当时治疗的效果竟与牵引成骨的概念非常吻合。患者是一位1949年在战火中面部枪弹伤的战士，当时右面颊部洞穿、下颌骨缺损。张涤生教授为他的下颌骨骨折段做了复位，但是骨的缺损无法修复，于是张教授设计了一个面部的支架，用钢丝牵开骨折断开的两端，以维持下颌骨的长度，同时用口腔内和面部邻近的皮瓣修复洞穿的缺损。50年以后，这位战士无限感激地来看望张涤生教授，他能够正常地吃饭、说话、社交（图9-1）。

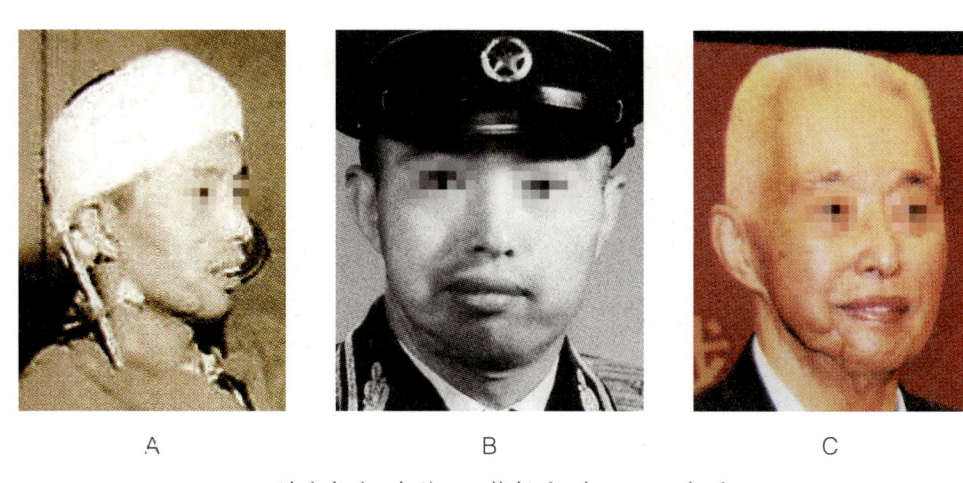

A. 治疗当时，牵引；B. 恢复后2年；C. 50年后。

图9-1 下颌牵引治疗面颊部枪伤

颅颌面骨牵引成骨是在肢体长骨牵引成骨技术的基础上发展起来的。1973年，美国学者Snyder首次应用外固定牵引装置成功延长了一条狗的下颌骨。他先将狗的一侧下颌骨切除1.5 cm的骨质，造成下颌严重偏斜，10周后行骨切开术配合外固定器缓慢延长这侧下颌骨直至恢复正常咬合关系。1990年，Karp重复了此动物实验，再次证实了下颌骨延长的可行性，并通过组织学方法观察狗下颌骨逐渐延长过程中的新骨再生过程。1992年，美国著名整形外科医师McCarthy首次报道使用口外牵引装置成功矫正了4例儿童半面短小症，是真正意义上的颅颌面骨牵引成骨技术临床应用的开端，使颅颌面先天性或后天性骨发育不良或骨缺损畸形的治疗翻开了历史性的一页。McCarthy的这一工作在国际上很快引起了广泛关注，但因口外入路牵引技术牵引过程中产生明显的面部瘢痕，且可能造成面神经、下牙槽神经的损伤，使许多学者对采用这一技术心存疑虑。1995年，McCarthy、Wangerin等先后设计出内置式牵引器，并由德国Medicon、Leibinger和Martin等公司成功研发，开启了内置式颅颌面骨牵引成骨的新阶段。

由于中面部复杂的解剖结构及其与长骨形态结构上的差异，牵引成骨技术在中面部的应用受到了较大的限制。1993年，Rachmiel等首次报道了中面部截骨牵引前移的实验研究，成功地前移了羊的中面部骨骼。1995年，Stafferberg等报道中面部不截骨牵引前移的实验研究，证实骨缝融合早于鼻额缝及颧颞缝处前移中面部的可行性。1995年，Cohen等首次报道采用内置式中面部牵引成功治疗1例半面发育不良的患儿。1996年，Clin等将Le Fort Ⅲ型截骨术后骨牵引成骨应用于先天性中面部发育不良的矫正，并取得显著的效果。2001年，Hierl等首次报道骨缝牵引治疗中面部发育不良病例，很好地矫正了患者的咬合关系。

随着牵引装置的开发与成熟，骨牵引成骨技术自20世纪90年代逐步广泛应用于颅颌面外科领域，其成骨机制与临床应用仍为当前国际上该领域的研究热点。1997年开始，国际上每年举行一次颅颌面部牵引成骨会议，其迅猛发展，反映了牵引成骨术在颅颌面外科的研究与应用中的地位。

二、牵引成骨的生物学基础

缓慢牵拉生物活体组织产生的应力可以刺激某些组织结构的再生和保持其生长，Ilizarov将之称为张力拉力法则（law of tension stress）。在缓慢稳定的牵引力作用下，机体组织变成具有代谢活性的、以增生和细胞生物合成功能被激活为特征的状态，其再生过程取决于局部的血供及刺激的作用力的大小。

对于骨组织，牵引成骨是指在牵引力的作用下，在截开骨皮质的骨段之间会产生持续缓慢的作用力（或称张力），这种作用力促使骨组织和骨周组织再生，从而在牵开的骨断端间［即牵引间隙（distraction gap）］形成新骨，并使骨周软组织同步生长。牵引成骨的新骨形成机制一直是争议的焦点，与骨折的愈合不同，主要表现在以下三个方面：①牵引成骨受到外部牵引力刺激，而骨折愈合是一个自然过程；②牵引成骨的新骨生成方式主要为膜内成骨，少数为软骨内成骨，而骨折愈合过程以软骨内成骨为主；③牵引成骨的细胞活性高，成骨速率快，新骨组织沿牵张方向向心性生长，呈纵行排列，而骨折愈合时骨痂排列紊乱，骨矿化及改建过程缓慢。牵引成骨不仅可以通过施加牵引力诱导骨组织自身生长增加骨量，而且可以根据需要，设计不同的牵引器，以获取临床上所期望的有特定形状与大小的骨组织块，被学术界誉为内源性组织工程技术。

三、牵引成骨的临床基本原则

Ilizarov的研究证实，新骨形成的质和量取决于四方面的因素：牵引的速率，牵引的频率，固定的强度，骨髓、骨周软组织及血供的损伤程度。截骨线的方向和牵引的方向决定了成骨的方向与形态。牵引力的稳定及局部良好的血供是保证断端间新骨形成的先决条件：牵引力不稳将导致大量纤维组织和少量软骨组织生成，而影响新骨形成；截开皮质骨时避免损伤髓质骨并尽可能保留骨膜不被剥离，可以保证局部充足的血供。

牵引成骨的全过程一般包括三个时期或阶段，即手术截骨后的延迟期、牵引期和固定期。

（一）延迟期

延迟期（delay period）是指截骨安放牵引器至开始牵引前的间歇阶段，类似于骨折修复炎症期。虽然是否需要延迟期、延迟期的长短都仍存在争论，但绝大多数学者认为骨切开后如果能有一段间歇期，有利于骨切开处炎症反应的消退和前体成骨细胞的储备。术后即刻开始牵引反而可能抑制间充质干细胞向成骨细胞分化和增殖。延迟期的长短应考虑患者的年龄和所牵引骨的血运情况，时间过长会导致新骨钙化，时间过短会影响新生骨痂的形成。年龄小，延迟期可缩短；颅颌骨血运丰富，延迟期可较四肢长骨者为短。Ilizarov采用5～7天，近来研究采用0～5天和7～14天不等。一般来说，截骨后的延迟期以5～7天为佳。

（二）牵引期

牵引期（distraction period）按一定的速率和频率进行牵引，牵开的骨段之间形成新骨并导致骨周软组织同步再生。牵引的速率和频率是保证牵引成骨新骨生成的重要因素，牵引速率过快可造成血管生成障碍和组织损伤，以及骨段间纤维愈合，甚至不愈合，牵引速率过慢则可能导致骨段间过早愈合而影响进一步牵引。Ilizarov提出最佳牵引参数为，每天至少牵引4次，每次牵引0.25 mm，即牵引速率为每天1 mm。Clin曾报道使用每天3 mm的牵引速率，Ramchiel使用每天2 mm的牵引速率，少数学者根据骨断端的初始距离计算牵引速率。一般认为，在每天0.5～1.5 mm范围内牵引频率与新骨生成能力成正比。大量动物实验和临床研究表明安全而理想的牵引速率为每天1 mm，牵引频率为一天2～4次。

（三）固定期

固定期（consolidation period）指牵引结束至牵引装置拆除的一段时间，在牵引装置的稳定作用下新骨基质进一步钙化、成熟、改建、塑形，并获得足够生物力学强度。目前，国际上普遍主张固定期应为2～4个月，新骨组织达到完全正常约需1年。固定期过短，再生骨强度不够，易发生变形和骨折，固定期过长又会因缺乏功能锻炼而导致新骨废用性萎缩。临床上，可参照X线检查结果决定固定期的长短。

四、颅颌面牵引成骨装置

（一）牵引装置的分类

牵引成骨装置（distraction osteogenesis device，DOD）可以根据其是否埋置于软组织内而分为外置式（图9-2）和内置式（图9-3）；根据其与口腔的关系而分为经口内式和经口外式；根据牵引部位及用途而分为颅顶骨DOD、颧骨DOD、中面部DOD、上颌骨DOD、腭骨DOD和下颌骨DOD等；按牵引方式（以焦点原理为基础）可分为单焦点牵引式、双焦点牵引式和多焦点牵引式（图9-4）；根据断端两侧骨与牵引器的附着方式又可分为牙支托式、骨内钉支托式、弹簧式（图9-5）；按驱动形式可分为手动牵引器和自动牵引器，前一种牵引器需要用手施加一个力，也是目前临床上应用最多的一种牵引器，自动牵引器是通过磁力驱动或电动装置（微型马达）将牵引器按预先设置的牵引速率和频率自动施加一个力；此外，还可按制作材料进行分类，如可吸收材料牵引器、钛镍合金丝牵引器等。

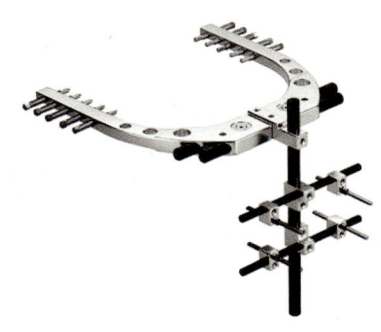

图 9-2 外置式中面部牵引器（宁波慈北医疗器械有限公司供图）

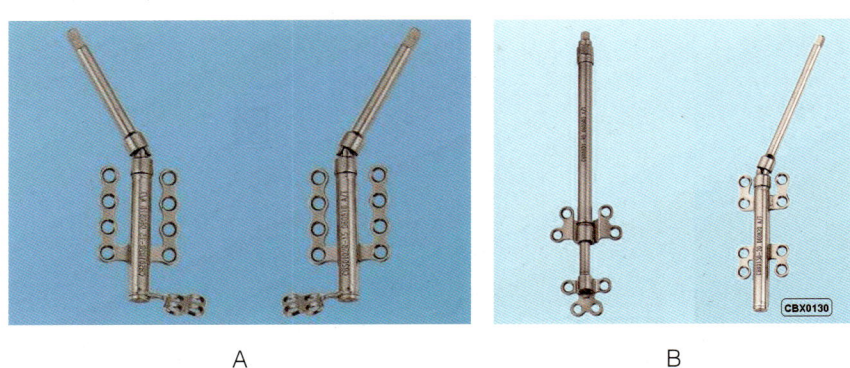

A. 上颌骨用；B. 下颌骨用。

图 9-3 内置式牵引器（宁波慈北医疗器械有限公司供图）

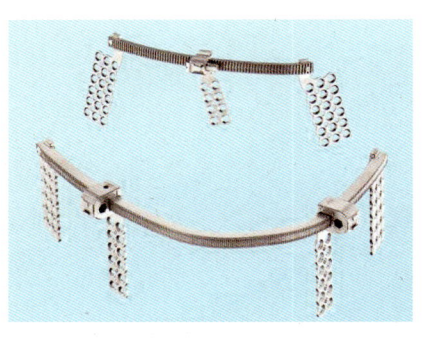

图 9-4 多焦点牵引器（宁波慈北医疗器械有限公司供图）

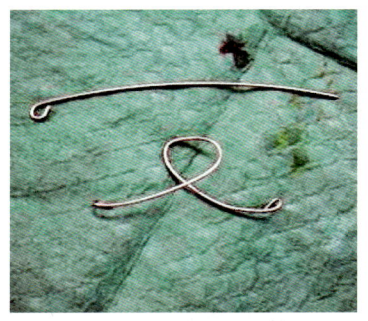

图 9-5 弹簧式简易牵引装置

（二）牵引装置的构成

各种类型的牵引器基本上由固定装置和牵引装置两部分构成。

固定装置的作用是将牵引器固定在颅颌骨上，并确保截骨线两端骨段间保持良好的稳定性。一般通过固定针、螺钉或种植体将牵引装置固定于颅颌面骨，这种方式稳定性好，容易获得预期效果；或通过粘接带环、唇弓、舌杆等将牵引装置固定于牙体，这一方式在牵引过程中易发生牙的倾斜移位，难以控制牵引方向和距离，稳定性较差，易复发。

牵引装置由旋转螺杆和螺旋轨道组成。按照预定的速率和频率旋转螺杆，牵引装置连同固定在其上的骨段会沿螺旋轨道移动，在截骨段间产生张力和拉力，刺激骨组织的生长，同时对周围软组织

(包括皮肤、肌肉、血管神经）起扩张延长的作用，达到软硬组织同步延长的目的。

（三）牵引装置的安放要求

牵引装置安放部位的选择非常重要，颅颌面部的特点和一些新理论给DOD提出了较高的要求：①尽可能达到预期矫治效果，恢复颅颌面骨原有的解剖外形与结构；②尽量与牵引部位形态相适应，不损伤重要血管与神经及其他组织；③不妨碍颜面美观，不遗留面部瘢痕，尽量埋置皮下，减少感染机会；④方便进行牵引器操作和以后的取出，固位牢，施力适当，控力精确；⑤不妨碍咬合、吞咽及发音功能，必要时能辅助咬合恢复。

不断开发及研究新型骨牵引器以达到适应三维成骨的需要，尤其是内置式及口内半埋置式、多向式、微型化、个性化，是近年来的发展方向。

第二节 颅颌面牵引成骨术的临床应用

一、颅颌面牵引成骨术的适应证和选择原则

牵引成骨术（DO）自1995年美国的McCarthy首次应用于半面短小症的下颌骨延长并获得成功，十余年来，在临床应用和基础研究方面，都成为颅颌面外科领域的一大热点。1997年开始，每年举行一次颅颌面的骨牵引成骨国际会议，其轰轰烈烈地发展，正与当今外科领域"无创、微创"观念吻合。在有些单位，DO有取代传统颅颌面截骨手术的趋势。

对于颅颌面DO对传统截骨手术的挑战，应采取什么态度呢？

从某种意义上说，颅颌面外科自创立以来，通过法国的Paul Tessier及其学生（主要是美国医师）在全球范围的推广应用，40～50年来，已基本形成了稳定的手术方法和治疗范围。颅颌面外科，已从20世纪70—80年代术式迭出的黄金阶段，发展到了21世纪更注重提高疗效和减少并发症的精细阶段。颅颌面外科医师采用的传统手术方法从颅骨浮动骨瓣（Daniel Marchac设计）和全颅骨改造、眼眶及颅骨的联合手术（Paul Tessier设计）、上颌骨截骨术（Le Fort Ⅰ～Ⅲ型）等，发展到下颌骨的各类截骨手术（双侧下颌支矢状截骨、根尖下截骨、颏截骨、下颌角和下颌体截骨等）。从截骨手术涉及的范围看，已涵盖了整个头颅的骨骼结构；从治疗范围看，包括了肿瘤、外伤、先天性畸形，以及以美容为目的的面部轮廓整形；从涉及的临床学科看，有整形外科、神经外科、口腔颌面外科、眼科、耳鼻咽喉科、儿科、麻醉科等。

传统颅颌面外科术式已趋稳定，近年改良也甚为少见。国际颅面外科学会目前致力于做全球统计，希望从有经验的颅颌面外科医师临床资料中总结出一套指导标准，包括适应证、手术年龄、手术方法选择、成功率、并发症等，这对规范颅颌面外科及培养年轻一代颅颌面外科医师大有裨益。

DO技术是对颅颌面外科的创新和发展。其采用的多数术式基本上是传统的颅颌面外科手术方法。

McCarthy 医师也是 Tessier 的美国学生之一。DO 的基础研究，在 20 世纪 80 年代已经成为热点，McCarthy 的成功既是水到渠成，也是他选用了合适的病例和合适的牵引方法的结果。目前，DO 的范围，从颅骨到下颌骨，有内置式和外置式的各种形状的骨牵引装置。其突出的优点是：线状截骨而无须当时做骨移位，因而手术创伤小；牵引间隙可自行成骨而不需骨移植，因而复发比例少。但是 DO 技术仍有其弱点，一是装置的费用昂贵，二是固定时间长，影响学习和工作；在一些国家，DO 装置也在逐渐被医疗保险涵盖，费用的问题正在被解决，而内置式的 DO 因其隐蔽、便于固定期携带而被更多的医师选用。

10 余年来，一直争论的问题是，对于一个颅颌面畸形患者，究竟是选用传统颅颌面截骨手术还是选用 DO 技术？第九、十、十一届国际颅面外科学会学术会议均将此问题列为会议的专题讨论，第十二届国际颅面外科学会学术会议（2007，巴西）则拿出 40 余例临床病案，作为会议讨论内容，以与会者表决方式来明确主流颅颌面外科医师对此问题的认识。

相对而言，我国以整形外科医师为主干的颅颌面外科，对 DO 的认识较为不足；而在口腔颌面外科，下颌骨和上颌骨低位的 DO 则成为热点，并开始应用于临床。

2000 年，唐友盛、王兴等首先报道了在下颌骨和低位上颌骨应用 DO，穆雄铮在亚太颅颌面外科学术会议报道了高位上颌骨应用 DO 的经验。2004 年后，柳春明、滕利、顾晓明等相继报道了在中面部经切开牵引或骨缝牵引应用 DO 的经验。从治疗方面看，DO 主要应用于下颌骨发育不足所致的睡眠呼吸暂停综合征、下颌骨肿瘤切除后重建、腭裂继发上颌骨发育不足、颞下颌关节强直后所致的下半面不对称、综合征型多颅缝颅狭症（Crouzon 综合征）等，治疗范围并不广泛，和国际上 DO 的发展有一定距离。需要引起重视的是，能应用颅颌面 DO 技术的医师，需要有良好颅颌面外科或口腔颌面外科传统截骨手术的训练，否则他无法设计和安置 DO 装置，更无从选择是用传统截骨手术还是 DO 技术。遗憾的是，我国拥有良好训练的颅颌面外科医师不多，因而在颅颌面应用 DO 技术方面经验欠缺，更未引起国内专业学界的关注和重视，与国际水平有一定的差距，这与我国飞速发展的地位极不相符。

（一）适应证

（1）颅狭症所致的头颅畸形，如斜头、短头畸形等。

（2）一些严重颅颌面综合征（如 Crouzon 综合征、Apert 综合征、Binder 综合征、Saethre-Chotzen 综合征、Pfeiffer 综合征、Carpenter 综合征等）伴发的中面部发育不良。

（3）发育性中面部发育不良，如半面短小症、半面萎缩症、唇腭裂术后继发中面部发育不良、上颌骨发育不良等。

（4）半面短小症、半面萎缩症、偏颌畸形及其他不对称牙颌面畸形（dentalmaxillofacial deformity）所致的下颌骨发育不良。

（5）外伤或肿瘤手术所致的中面部、上颌骨、下颌骨缺损畸形。

（6）各种原因造成中面部后缩、小下颌畸形所致的阻塞性睡眠呼吸暂停低通气综合征（obstructive sleep apnea hypopnea syndrome，OSAHS）。

（7）上、下颌牙弓重度狭窄，垂直牙槽骨重度吸收者。

(8)颞下颌关节重建。

(二)选择原则

目前国际上主流颅颌面外科医师对牵引成骨术和传统截骨术的选择原则如下:

(1)用传统颅颌面截骨术能达到良好手术效果,一次整形而估计无明显复发倾向的病例,选用传统截骨术。

(2)某些年龄段,因传统颅颌面截骨术容易干扰面部发育、牙发育等,可选择牵引成骨技术,如3~16岁间的中面部发育不良综合征、半面短小症等。

(3)一些严重颅颌面畸形,应用传统截骨方法估计仍有明显复发者,如中面部后缩反𬌗畸形超过20 mm以上者,半面短小症咬合平面倾斜超过10 mm以上者。

(4)弹簧型牵引装置,可用于平均4月龄(2.5~8.7个月)的非综合征型颅狭症和平均35月龄(3~174个月)的综合征型颅狭症的治疗。

二、各类颅颌面畸形的牵引成骨术

(一)颅狭症所致的头颅畸形

1. 弹簧圈牵引　颅狭症中的骨牵引装置,以弹簧型骨牵开装置应用较早。1998年由德国的C. Lauriton创用弹簧型骨牵开装置(springs),近10年来,已完成150例,并在欧洲多个国家推广,主要用于各类颅狭症,取得良好的疗效。其方法是选用直径0.8 mm的钢丝,自行弯制成Ω形弹簧圈,牵开颅缝的力在8~9 N;弹簧圈两端卡在已闭(剪开后)的颅缝两侧。简易的弹簧圈多应用于舟状头畸形,在婴儿早闭的头颅矢状缝沿线,可以安置3~5个Ω形弹簧圈,埋在头皮下。其费用低廉、隐蔽的特点弥补了DO的不足。而近来弹簧圈的双圈型弹力也可用于三叶草头畸形中,与额眶联合前移(monobloc advancement)同时应用,以维持前移的外侧间隙。

Daniel Marchac和Eric Arnaud等在人字缝早闭症的后短头畸形中巧妙地应用弹簧圈,获得很好的效果。他们在一例4月龄Apert综合征后短头畸形的患者人字缝的三缝交界处放置2个Ω形弹簧圈,依靠弹簧圈自身的弹力,6个月后,枕后部明显膨隆,取得了很好的效果(图9-6)。

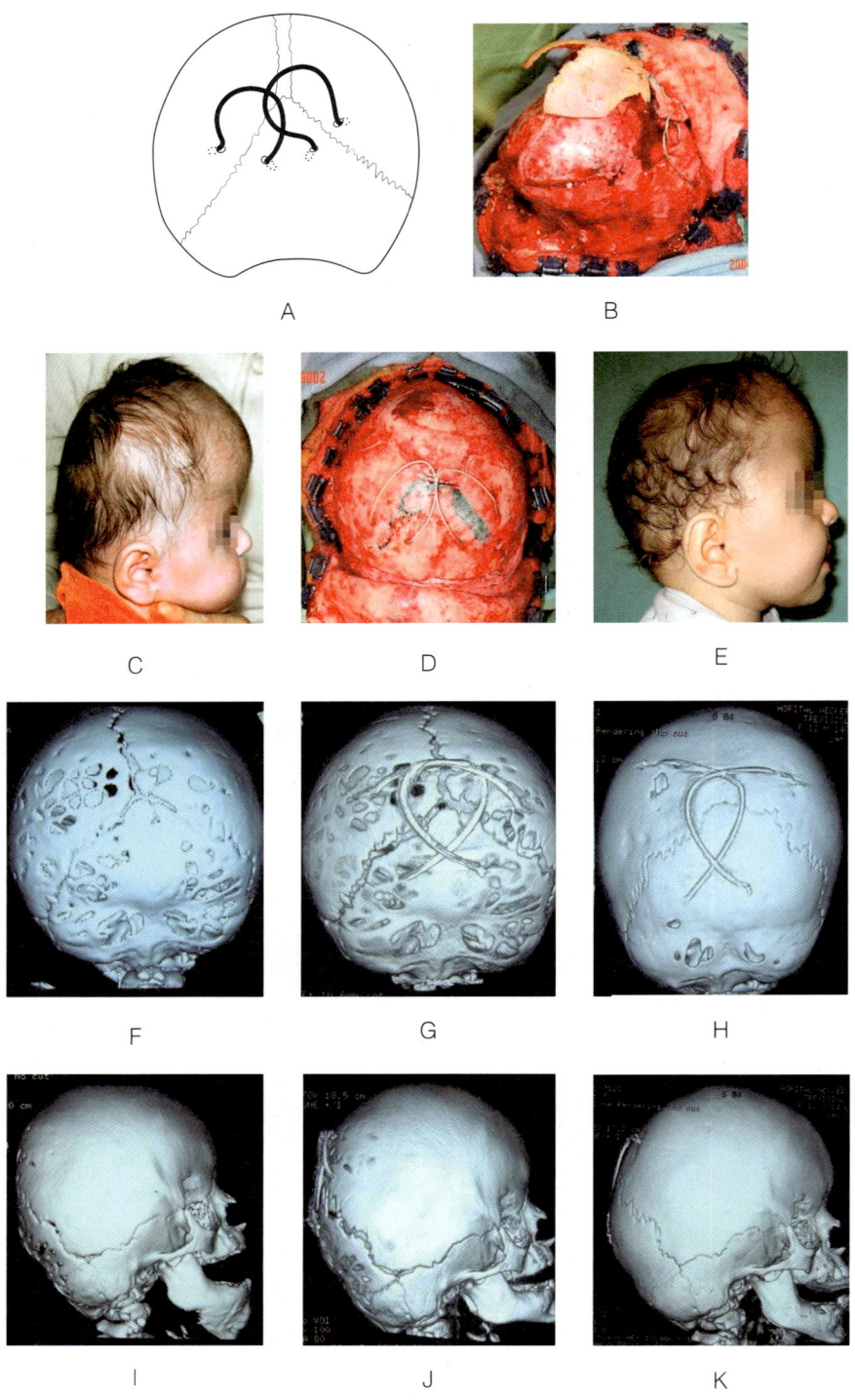

A. Ω形弹簧圈设计；B. 弹簧圈放在头皮下位置陷落；C、D. Apert 综合征后短头畸形术前和术中；E. 术后6个月；F~H. CT 三维重建后枕部像，左为术前，中为术后当时，右为术后6个月；I~K. CT 三维重建侧位像，左为术前，中为术后当时，右为术后6个月。

图9-6 一例 Apert 综合征后短头畸形中应用弹簧圈的效果（Daniel Marchac 供图）

2. 内置式牵引器　在头颅中应用内置式牵引器，可以选用直杆单向的牵引器（图9-7），如下颌骨内置式牵引器。笔者曾应用下颌骨内置式牵引器矫正单侧冠状缝早闭症斜头畸形，共6例，效果良好，6～12个月随访均未见复发（图9-8、图9-9）。也可选用与眶外侧-颧弓连接处有特殊接触头的经头皮引出的牵引器，如Marchac式、Arnaud式，临床上目前已有较多应用，效果较好（图9-10、图9-11）。

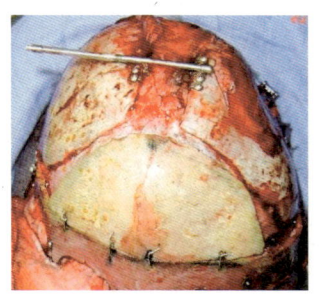

图9-7　图示直杆单向内置式牵引器放法（Daniel Marchac供图）

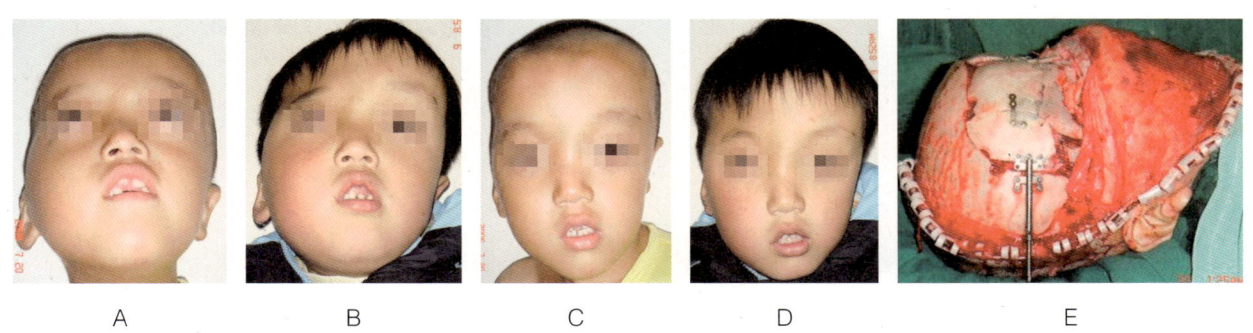

A、B. 术前、术后抬头位对比；C、D. 术前、术后11个月正位对比；E. 术中安置直杆单向内置式牵引器。

图9-8　应用下颌骨内置式牵引器矫正冠状缝颅狭症的前斜头畸形

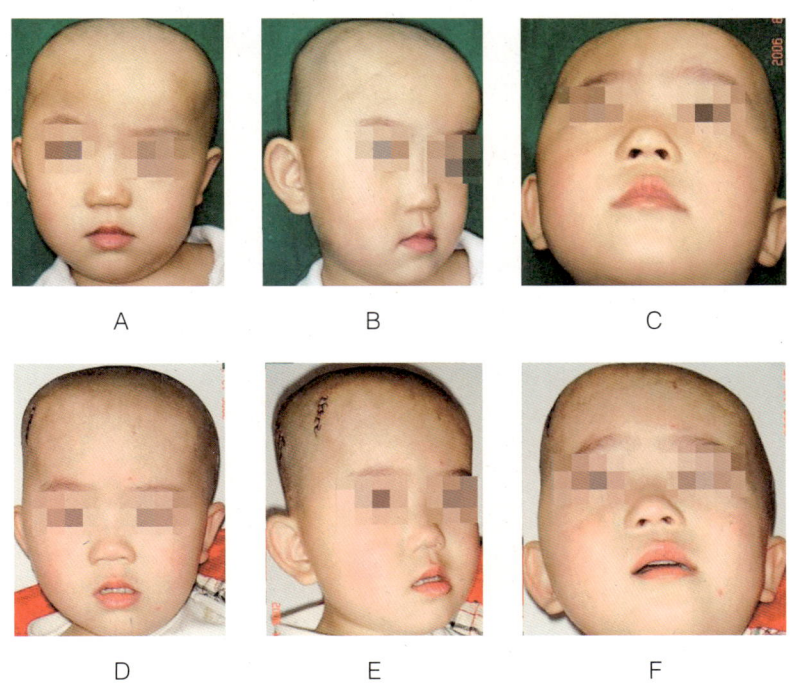

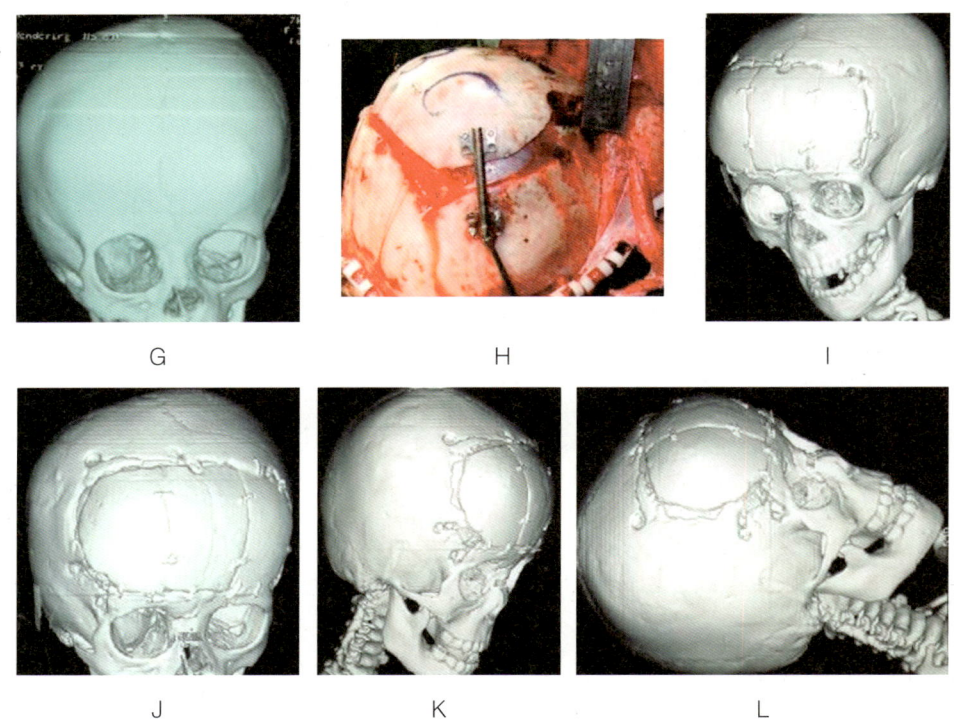

A~C. 术前照片；D~F. 术后照片；G. 术前头颅 CT 三维重建片；H. 术中放置牵引器；I~L. 术后 6 个月头颅 CT 三维重建片，见骨间隙被新骨替代。

图 9-9　斜头畸形（单侧冠状缝颅狭症）应用牵引成骨术矫正

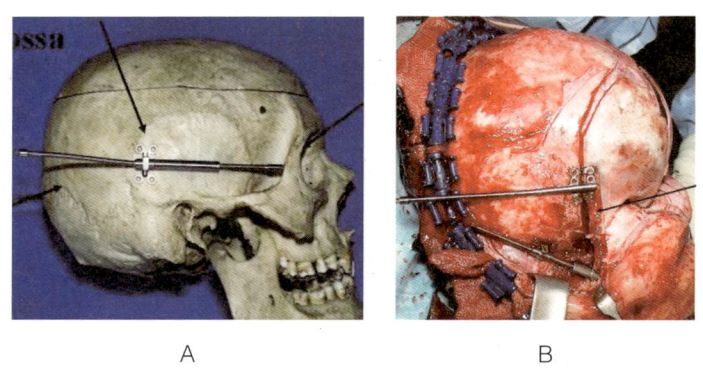

A. 颅骨标本上安装直杆式牵引器；B. 手术中安装直杆式牵引器。

图 9-10　Marchac 式经头皮发际引出的牵引器（Daniel Marchac 供图）

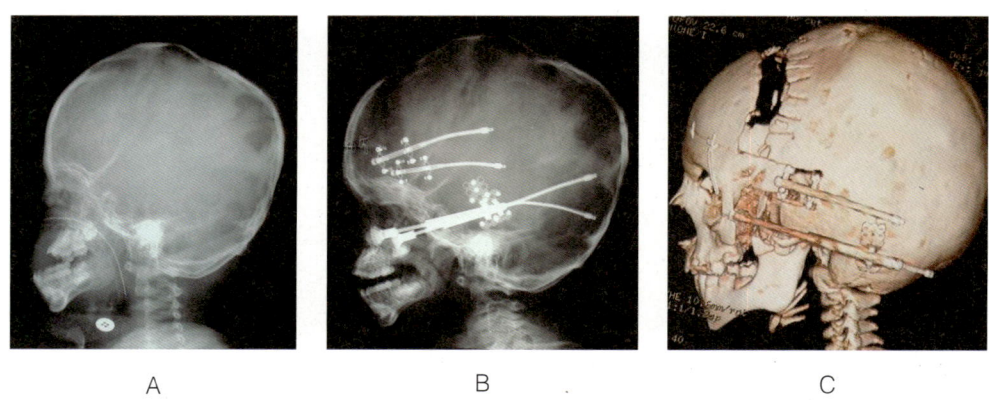

A、B. 术前及安装直杆式牵引器后的头颅 X 线侧位片；C. 牵引过程中的头颅 CT 三维重建片。

图 9-11　一例 2 岁 Pfeiffer 综合征患儿应用 Marchac 式牵引器（Daniel Marchac 供图）

3. 外置床架悬吊　三叶草头畸形是冠状缝、颞鳞缝等多条颅缝早闭颅狭症所致的头颅畸形，因头颅形状如三叶草状而命名。严重的三叶草头畸形，临床治疗相对棘手，如患儿伴有脑积水需要做脑室-腹腔引流术；上颌后缩会影响患儿呼吸，严重者因呼吸困难而无法生存。治疗除头颅需要全部塑形外，尚需牵引前移上颌骨，以维持呼吸道通畅。在婴幼儿，可以用稍粗的直杆式牵引器横穿中面部，用橡皮筋牵拉整个上颌骨，引出并固定在床外的支架上（图9-12）。

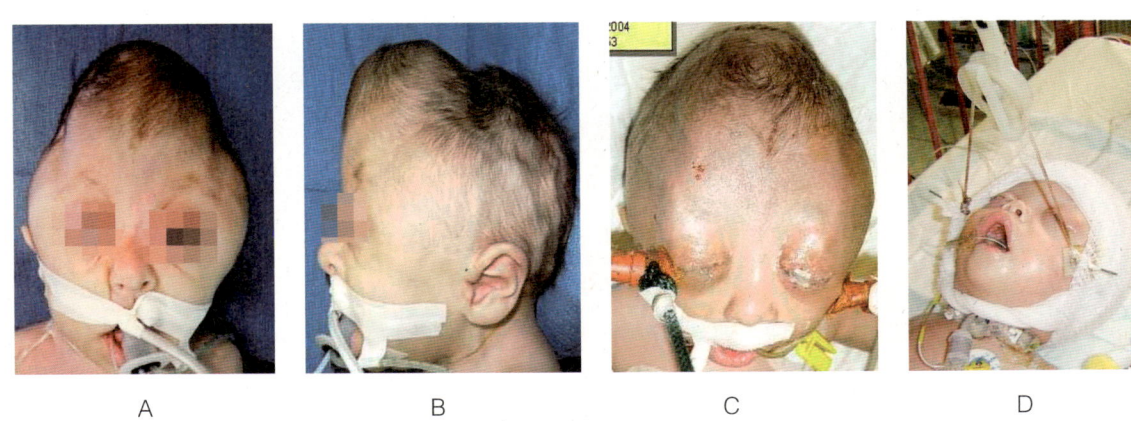

A. 术前正位；B. 术前侧位；C. 全颅塑形并行monobloc额眶前移术后；
D. 用直杆式牵引器横穿中面部，并悬吊于床外支架，以牵引上颌骨。

图9-12　一例5周龄三叶草头畸形患儿的外置床架悬吊治疗

（二）中面部发育不良

中面部发育不良是许多严重的颅颌面综合征的主要临床表现，唇腭裂患者也常继发严重的上颌骨发育不良。表现为中面部（颧骨、眼眶、上颌骨）体积发育过小，明显后缩，突眼，严重反𬌗，伴不同程度的上呼吸道狭窄等。传统正颌外科手术治疗采用中面部Le Fort Ⅰ～Ⅲ型截骨前移，坚固内固定，并在形成的骨间隙内取自体骨进行移植，增加了医源性损伤；术后需行颌间结扎固定，恢复期较长；而且由于远期存在不同程度的骨吸收及软组织牵拉，骨移动距离越大，复发率也越高。中面部牵引（midface distraction）是在1993年以后才开始有了临床报道，近年来，这种技术已愈来愈多地应用于各种中面部发育不良的矫治，并获得了令人满意的治疗效果。

中面部的牵引成骨装置可分为内置式（modular internal distraction，MID）系统和外置式（rigid external distraction，RED）系统。应根据中面部发育不良的病因及疾病特征，选择相应的截骨术及牵引器。

1. 颅颌面综合征所致的中面部发育不良　临床表现常为额部平坦高耸、严重眼球突出畸形、中面部后缩呈凹盘形脸、安氏Ⅲ类咬合关系、上呼吸道狭窄或伴发阻塞性睡眠呼吸暂停低通气综合征。

牵引成骨技术中牵引器的选择：外置式牵引器选用RED Ⅱ型外置式中面部牵引器，有德国Martin公司产品和中国宁波慈北公司产品。内置式牵引器选用W. Lorenz公司的Marchac式和Arnaud式牵引器。

采取传统颅颌面手术方法时，4岁以前主要进行额颅和眼眶上骨带的截骨前移，16岁以后可以进行中面部Le Fort Ⅲ型截骨即期前移中面部，而4～16岁为治疗的真空阶段。

牵引成骨技术的优点是它为4～16岁年龄段患者提供了一种良好的治疗方法选择。

（1）颅骨外固定式中面部牵引：术前进行常规的头影测量分析、咬合关系评估、模型外科制备及计算机辅助手术设计、三维手术模拟，并采用基于CT资料的头颅模型快速成型技术等，以获得精确的牵引支架术前试安装，包括颅骨固定圈的定位、中央伸缩杆位置的确定、鼻根牵引点和（或）中面部牵引点的选择、下面部牵引点或腭托夹板的选择、牵引方向的调试等。

手术采用冠状切口入路，用电锯按照Le Fort Ⅲ型骨折线进行截骨，离断中面部和颅底的连接。如有严重额颅后缩或高耸的尖头畸形者，可以考虑同时行额颅截开、前移和塑形术。截骨手术完成以后进行外固定牵引支架的安装：缝合头皮瓣前，先行在鼻根、颧骨体、梨状孔边缘安装钢丝固定点；可以在骨面打孔后直接穿钢丝固定，也可先用钛板等固定件固定在骨面上，留一孔作为固定钢丝之用。头皮缝合后，安装头颅固定圈、中央伸缩杆和牵引横杆，头颅固定圈平面于法兰克福平面两侧平行，于耳郭上1cm两侧各用2～3枚无菌螺钉对称性地固定于双侧颞区颅骨骨面上，中央伸缩杆与面中线相一致，然后将从面部皮肤穿出的固定钢丝分别固定在中面部直杆式牵引器和下面部直杆式牵引器上。如有腭托夹板者则可直接从口腔内引出固定钢丝（图9-13）。

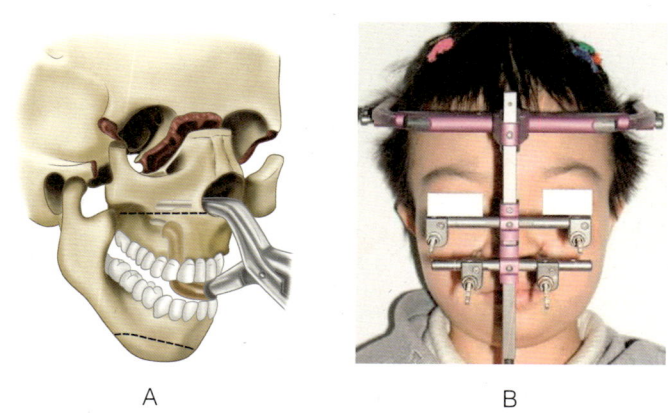

A. Le Fort Ⅲ型中面部截骨示意图；B. 外置式颅颌面骨牵引装置。

图9-13　颅骨外固定式中面部牵引

牵引程序：术后通常有5～7天的延迟期，第6～8天开始牵引。牵引参数为每次0.5 mm，一天2次。牵引过程中，既要顾及牵引器是否可以控制方向和按照需要进行调整，又要考虑两侧同时前移时的平衡和对称问题。牵引方向主要为向前并略向下，使整个中面部骨骼在水平方向和垂直方向均得以延长。综合模型外科、头影测量及术前三维模拟，一旦达到预期效果后，即中面部前移到达良好位置、突眼症状消失、咬合关系正常或略微超𬌗时，就停止牵引。固定牵引装置保持2～4个月拆除。由于一些患者尚在发育过程中，术后适时的牙列正畸是必需的。随着面部的发育，有时还需进行二次手术（图9-14、图9-15）。

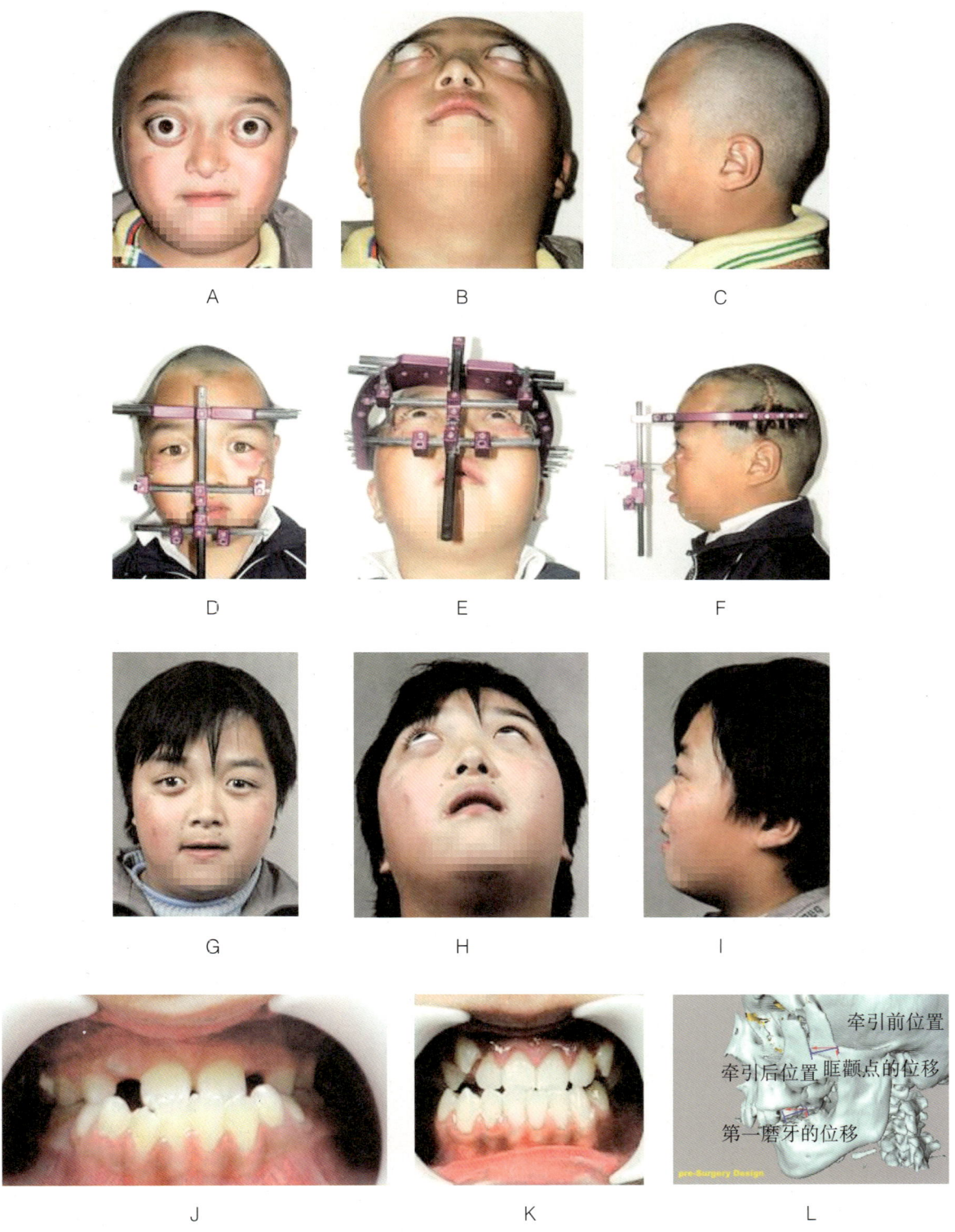

A~C. 牵引前；D~F. 牵引过程中；G~I. 拆除牵引支架后；J. 牵引前牙列咬合；K. 牵引结束后牙齿咬合；L. 牵引后头颅CT三维重建复查及疗效测量。

图9-14　Crouzon综合征患者中面部牵引成骨治疗前后

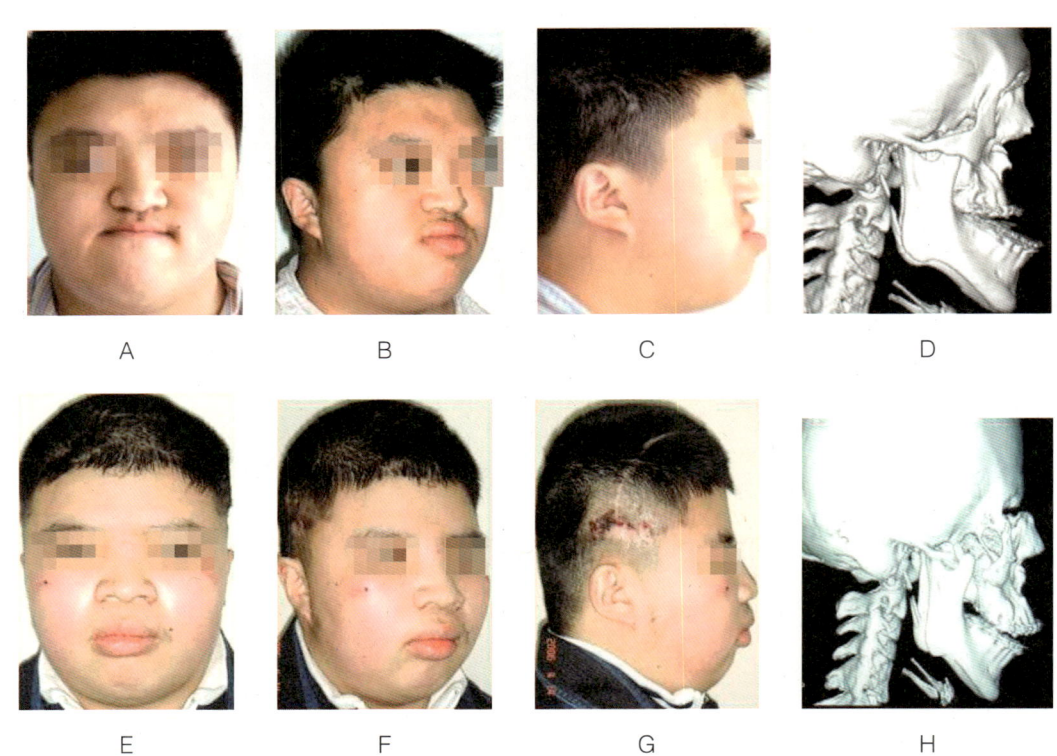

A~D. 术前照片及头颅CT三维重建；E~H. 牵引术后照片及头颅CT三维重建。

图9-15　中面部发育不良畸形外置式颅颌面骨牵引装置治疗前后

术前、术后CT侧貌图显示中面部截骨后牵引成骨技术明显地改变面型侧貌。

手术后的疗效评估十分重要，包括颜面外形的改善、口腔通气是否好转、远期是否复发。

在笔者2007年的临床资料8例总结中，疗效评估包括如下内容：①突眼度（用Hetel突眼计测量）由手术前的平均20.3 mm，减少为手术后平均11.9 mm。②上、下牙的咬合关系，由术前的安氏Ⅲ类（反𬌗），矫正为术后的安氏Ⅰ类（正常咬合）。③面部侧貌：术前的凹盘形脸消失；手术前后进行X线头颅侧影定位测量，选用∠SNA、∠SNB、∠ANB，术后∠SNA平均增加9.0°，∠SNB平均增加0.2°，∠ANB平均增加8.8°（图9-16）。④睡眠呼吸阻塞，根据家属的观察，以轻微（＋，有鼾声）、中度（＋＋，声音响亮，能吵醒同室人）、重度（＋＋＋，有呼吸中断或坐起呼吸）记录，87.5%的患者治疗后睡眠时呼吸阻塞症状明显好转（表9-1）。

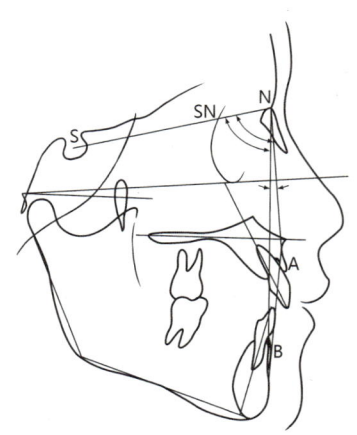

S为蝶鞍点，N为鼻根点，A为上牙槽座点，B为下牙槽座点；∠SNA、∠SNB、∠ANB分别显示颅骨相对上下颌骨的关系。

图9-16　头颅侧影定位测量

表 9-1　中面部牵引成骨的治疗效果

病例	中面部/mm 前移（上）下移（下）	突眼度/mm 术前（上：左；右）术后（下：左；右）	∠SNA/° 术前（上）术后（下）	∠SNB/° 术前（上）术后（下）	∠ANB/° 术前（上）术后（下）	睡眠打鼾 术前（上）术后（下）
1	11.2 1.2	22；23 12；12	72.3 81.3	79.3 79.3	−7.0 2.0	++ ++
2	8.3 1.4	18；18 11；11	75.2 82.3	78.4 78.5	−3.2 3.8	++ +
3	7.6 1.0	18；17 12；11	76.3 82.5	79.6 79.6	−3.3 2.9	+−
4	9.5 1.6	21；23 12；13	73.5 83.1	80.7 80.6	−7.2 2.5	+ +
5	12.0 2.1	23；23 11；12	70.1 84.2	79.3 79.4	−9.2 4.8	++ ++
6	8.3 2.0	18；19 13；13	73.5 80.5	77.2 77.6	−3.7 2.9	++ −
7	10.6 1.7	20；22 12；13	71.2 81.6	77.5 78.0	−6.3 3.6	++ −
8	10.2 1.4	19；20 12；11	72.4 80.8	76.5 76.7	−4.1 4.1	++ +−

中面部牵引成骨与下颌骨牵引成骨的不同点在于，前者不像后者那样在截骨两端有广泛的接触面，而且中面部的截开骨多为不规则形状，成骨不易。1993年Rachmiel等报道了面中份截骨牵引前移的实验研究，成功地将羊的面中份前移，鼻额区和上颌骨最大前移分别达到36 mm和43 mm，随访复发率仅为7%。1996年，Chin和Toth报道临床完全内置式牵引器牵引颌面骨骼。国内柳春明等报道应用面弓进行儿童中面部骨缝牵引成骨。

在笔者的资料中，术后去除外固定支架时已见眼眶、上颌骨、翼颌间隙等部位明显的自体成骨，解决了常规中面部截骨前移后，骨间隙不易植骨而容易复发的问题，固定期的目的是保障延长段继续生成新骨新骨完成骨化，防止引起骨折及复发。一般6～8周。牵引停止后，骨断端的纤维结缔组织逐渐钙化，皮质骨和松质骨逐渐形成，哈弗斯管得以重建，新形成的骨组织达到完全正常需要1年左右。

患者随访通常保持6～12个月，随访时应注意观察中面部位置和上下牙咬合关系。由于一些患者尚在发育过程中，术后适时必要的牙列正畸是必需的；随着面部的发育，有时还需进行二期手术。

中面部牵引器的放置十分重要，以笔者的经验，术前模拟可以有效控制牵引的质心移动方向，使之可以按照需要，调整中面部前移中的平衡和对称问题。

由于患者大多是青少年时应用牵引成骨技术，面部的发育尚未完成，面部骨骼也较为柔软，因而在行Le Fort Ⅲ型截骨术时，容易发生中面部横行折断，进而发生术后牵引过程中颅中面部和上牙列没有同步前移，影响咬合关系的矫正的问题。如发生此种情况，笔者的处理方法是，在继续牵引颅中面部前移的同时，请正畸医师安置上牙托槽（brace），或在上腭固定一块微型钛板，引出牵引钢丝后继续牵拉上腭部，直至达到良好的上下牙咬合关系为止。

笔者病例中，颧中面部和上下牙咬合关系均同步达到理想位置。如发生两者在牵引过程中不同步的情况，建议先牵引颧中面部到达理想位置，二期手术时再解决上下牙列的咬合问题。

（2）内置式及颞骨-颧骨颅中面部牵引：颅中面部内置式牵引装置的应用稍晚于颅外固定式装置。Marchac 和 Arnaud 设计的内置式中面部牵引器，是通过一端固定于颞骨上，一端固定于眶外缘或颧骨体部，牵引杆经颞部发际穿出，主要部件埋入颞区皮肤下，通过调整牵引杆控制牵引程序，Le Fort Ⅲ型截骨术后将整个中面部骨块前推。该种类型的牵引装置体积小，可完全置入体内，术后易护理，易被患者接受。但是，由于中面部前移的方向取决于术前牵引杆的固定向量，牵引过程中无法调整牵引向量，控制骨段前移方向，而且内置式装置多只能完成单一方向牵引，无法满足中面部多需要三维方向牵引的要求，牵引的幅度也受到牵引器规格的限制。因此，该技术的成功应用主要依赖于术前精确的模拟评估以决定牵引器的安放位置与方向。Toth-Martin（美国）和 Satoh（日本）报道颞骨-颧骨牵引装置能实现中面部多方向牵引功能。Toth-Martin 的牵引杆单纯从面颊部穿出，仅有一个细小的瘢痕（图 9-17），而 Satoh 的装置除面颊部有个穿出的牵引杆外，还需要连接到发际内的固定杆（图 9-18）。

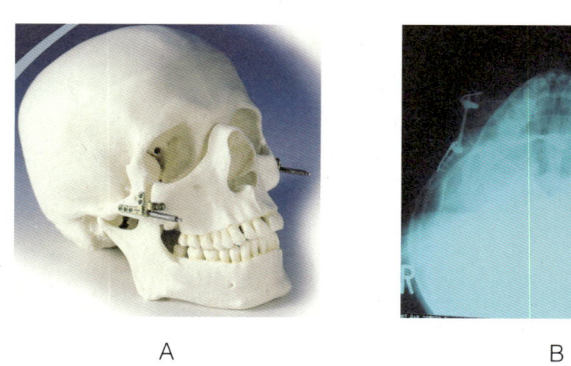

A. 头颅标本演示安放牵引器；B. 安放牵引器后的 X 线片。

图 9-17　Toth-Martin 式颞骨-颧骨中面部牵引器（德国 W. Lorenz 公司供图）

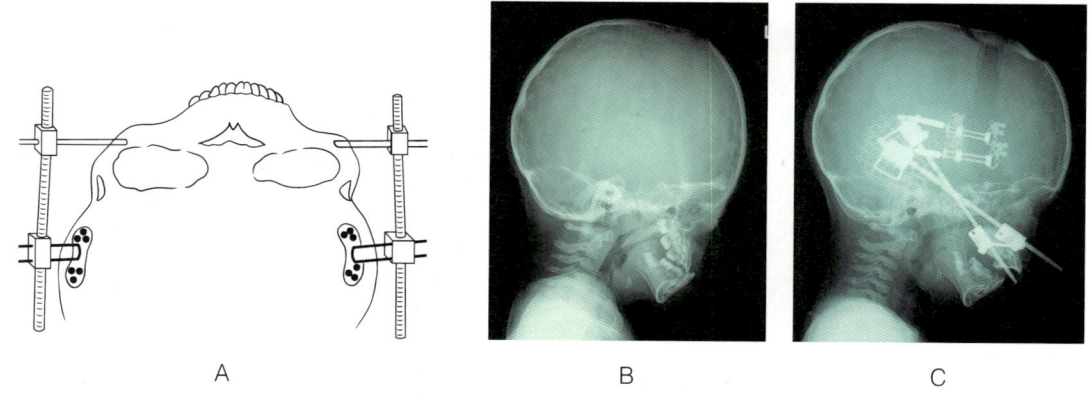

A. Satoh 式颞骨-颧骨牵引装置示意图；B. 病例术前 X 线片；C. 病例术后 X 线片。

图 9-18　Satoh 式颞骨-颧骨中面部外置式牵引器＋额颅内置式牵引器安装（德国 W. Lorenz 公司供图）

2. 发育性中面部发育不良　如半面短小症、半面萎缩症和唇腭裂术后继发中面部发育不良等。

（1）上下颌同期骨牵引：半面短小症主要累及患侧下颌骨，亦常同时累及患侧上颌骨、颧骨、颞骨等多块颅颌面骨，是常规手术矫治的一大难题，半面萎缩症也有类似的情况，这类患者往往有稳定的咬合关系，单纯下颌骨手术或牵引延长虽然对面形有较大改善，但同时也会破坏原咬合关系。1995年，Cohen首次报道用正畸扩弓器改制的牵引器对一半面短小症患儿行上颌骨牵引成骨治疗，证实了上颌骨在垂直位、矢状位的延长及新骨的形成。1997年，Monasterio对半面短小症患者行Le Fort Ⅰ型截骨术及下颌支截骨术后，通过颌间结扎固定上、下颌骨后整体牵引以保持原有的咬合关系，获得了良好的治疗效果。此后，对于该类畸形的矫正，主要采用上、下颌同期骨牵引技术。技术要点是在进行上、下颌骨截骨时安置下颌牵引器，将上、下颌牙列进行颌间结扎或颌间弹力牵引，将下颌骨向下向前做单颌牵引即可获得双颌手术矫正效果。在行上颌骨Le Fort Ⅰ型截骨术时，可不离断健侧翼上颌连接，以此为旋转支点，将患侧上、下颌骨同时逐渐向下牵引旋转，使倾斜的殆平面得以矫正。2006年，Scolozzi对半面短小症患者用两个牵引器实施上、下颌同时牵引，避免了颌间结扎和较长的恢复期，获得了良好的面部外观与咬合关系。

（2）牵引成骨治疗唇腭裂术后继发上颌骨发育不良：先天性唇腭裂由于局部软硬组织结构发育异常，且腭裂修复术后软组织阻力加重了上颌骨发育畸形，表现为上颌骨在三维空间上的发育不良。采用传统正颌外科手术前移上颌骨的幅度有限，一般仅能前移上颌骨8～10 mm，由于术后瘢痕及软组织收缩，畸形复发率高，有时需选择双颌外科（前移上颌同时后退下颌）来降低复发率。1997年，Cohen首次将牵引成骨技术引入该类畸形的矫治，上颌骨Le Fort Ⅰ型截骨术后向前方牵引，使患者中面部发育不良获得显著改善。近年来，该技术得到较为深入的研究，治疗唇腭裂术后继发上颌骨发育不良是目前牵引成骨技术在上颌骨应用最多的领域。

上颌骨牵引按牵引器安置方式可分为口外牵引和口内牵引。由于上颌骨解剖形态与结构特殊，骨质薄，上颌窦腔存在，应用颅骨外固定式牵引装置前移上颌骨在临床上较为常见，主要有KLS Martin等产品。牵引器的使用与前述综合征型中面部发育不良的方法大致相同，可省略颧骨体部牵引横杆，仅用梨状孔部牵引横杆；或在磨牙上安置带环和粘贴锁槽，利用唇弓或夹板将各段上颌骨连成一整体，通过钢丝与外牵引器连接进行牵引。上颌骨内置式牵引器与下颌骨牵引器原理相同，结构稍有差异，设计的固定脚上螺孔较多，利于不同位置的固定，上颌骨截骨后，将牵引器伸出的有螺孔的脚分别固定于截骨线的上、下方，牵引杆由黏膜切口伸出弯置于口腔前庭沟的唇沟处，完成手术后的牵引程序同口外牵引的要求（图9-19）。

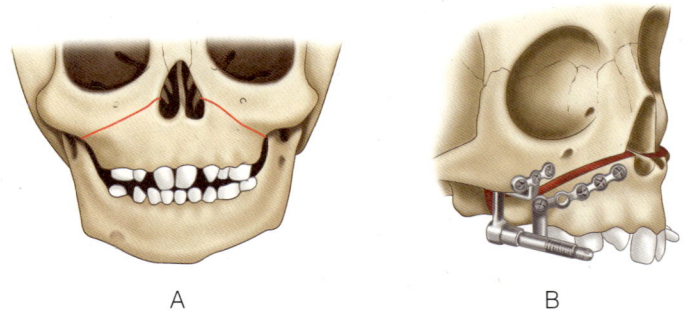

A. 截骨线示意图；B. 安放牵引器位置示意图。

图9-19　上颌骨Le Fort Ⅰ型截骨牵引示意图

3. 眼眶放射治疗后骨发育不良畸形　视网膜母细胞瘤（retinoblastoma，RB）是儿童最常见的眼内恶性肿瘤，具有遗传性与家族性，预后不佳，以眼球摘除为主要治疗方法，同时辅以眼眶、眼窝的放射治疗。视网膜母细胞瘤术后继发的眼眶、颞、颧部骨发育不良，多伴发结膜囊狭窄、眶周皮下组织萎缩或皮肤菲薄，导致患眼无法安置义眼及两侧颅眶面部不对称。

临床上，可以利用计算机软件读取CT资料（DICOM 3.0格式），测量骨性眼眶及眶周结构，选用骨性额眶缝（眶外缘）至耳屏前距离（OR-A）表示此类眶发育不良在矢状位（向前）的发育不足；用眶最大水平横径（VD_{OR}）表示眶水平方向的发育不足，用眶最大垂直高度（H_{OR}）表示眶垂直位的发育不足，用眶容积（V_{OR}）表示骨性眼眶的大小；结膜囊狭窄的程度，用重度（无法安装义眼，或义眼安装在眼睑外皮肤上）和中度（义眼可安放在结膜囊内但易脱出或较小）表示；面部不对称，用外眦部至中线的距离（Dl）和正位时颧弓切线点至中线的距离（Dz）表示患侧与健侧是否对称及严重程度。

依据眶CT测量值进行临床严重程度分类：轻度者OR-A＜5 mm；中度者5 mm≤OR-A＜10 mm；重度者，OR-A≥10 mm，或5 mm≤OR-A＜10 mm但伴发额眶发育不良者。

笔者此前曾选择手术一期修复：中度畸形选用眶外下缘截骨扩张＋足背游离皮瓣修复结膜囊；重度畸形选用额颅重建＋全眶周截骨前移和扩张眼眶＋足背游离皮瓣修复结膜囊。手术修复早期效果良好，但是无论是一期手术，还是二期手术，远期随访的眼眶骨性萎缩（即复发）都比较明显，最严重者复发后畸形回复至接近术前程度。一般放疗眼眶重建1年后骨性复发平均达30%。放疗后做颅颌面骨重建时，其本身骨基床营养较差，这是临床上的一个难题。

笔者曾应用牵引成骨技术扩大眼眶上外侧壁和眶缘1例，术后随访2年，眼眶、额颞和颧骨的复发较单纯一次眼眶扩大者好，效果令人鼓舞（图9-20）。

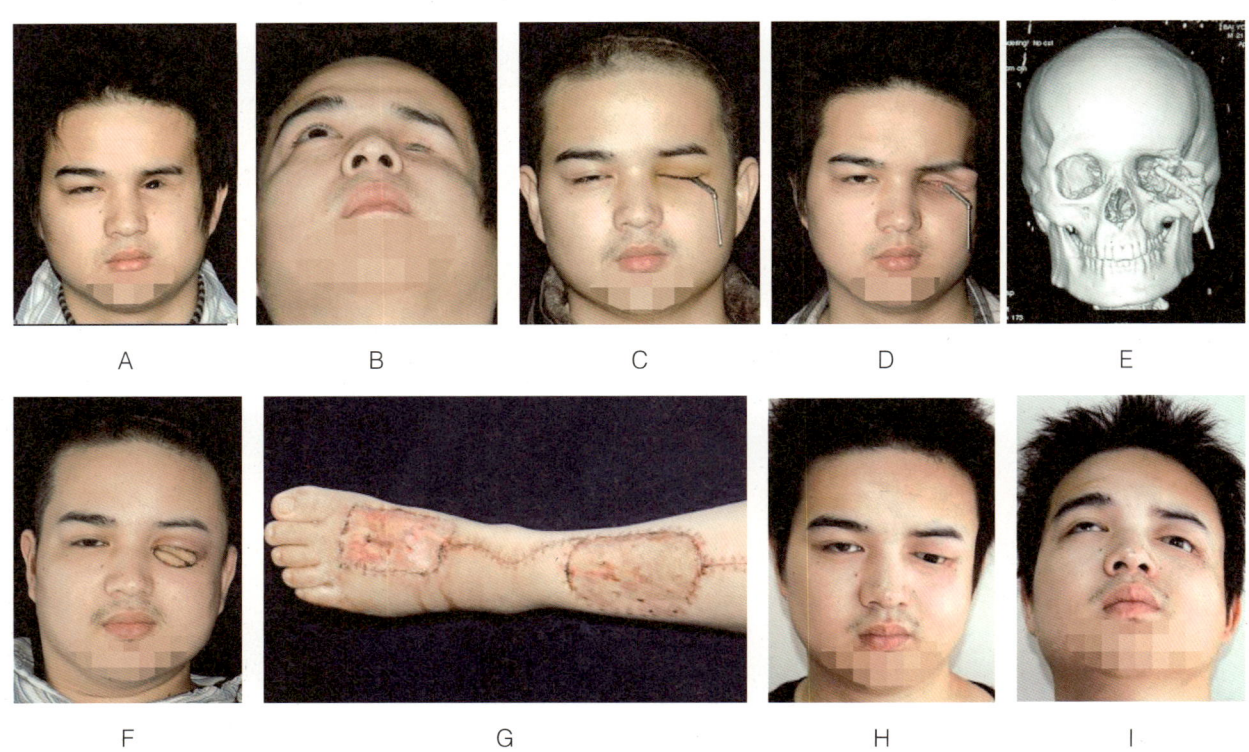

A、B. 术前；C. 牵引后2周；D. 牵引后1个月；E. 牵引1个月时的头颅CT三维重建；F. 取出牵引器的同时以足背游离皮瓣和胫前皮瓣修复眼窝和颞部；G. 取足背游离皮瓣串联胫前皮瓣后供区创面还纳；H、I. 修复术后3周。

图9-20 放射性眼眶周围发育不良，用牵引器修复

(三) 下颌骨发育不良

半面短小症、偏𬌗畸形及其他不对称牙颌面畸形所致的下颌骨发育不良，传统方法为待患者成人期或生长发育停止后采用正畸联合正颌外科手术治疗。自1992年McCarthy首次将牵引成骨技术应用于半面短小症的下颌骨延长并获得成功后，近年来该技术得到了较大的发展，下颌骨的牵引延长经历了从单纯下颌骨（下颌骨体部或下颌支）延长、下颌中线的扩张，到下颌骨三维牵引的发展过程。此类畸形患者的治疗时间也提早到生长期，方法上往往还要联合下颌骨牵引成骨及正畸治疗，以获得满意的颜面外形和理想的咬合关系。

术前进行常规的头影测量分析、咬合关系评估、模型外科制备、快速成型头颅模型制备、计算机辅助手术设计和三维手术模拟，以制订不同的手术方案。根据畸形部位和矫治目的选择牵引装置，确定牵引器安放部位与方向。若要行下颌骨扩宽，则多在颏中线行骨切开术；单纯下颌骨体部或下颌支延长者，多采用内置式牵引器；下颌骨三维牵引则采用多向量外置式牵引器。Grayson根据下颌牵引的方向将下颌骨牵引分为下颌垂直骨牵引、下颌水平骨牵引和下颌斜行骨牵引三种。

1. **下颌垂直骨牵引**（mandibular vertical osteodistraction） 是指牵引器长轴方向与下颌体长轴或下颌牙𬌗平面的前交角为90°左右，主要用于延长下颌支。一般在下颌孔与下颌切迹之间做骨切开后经口内途径安装牵引器。随下颌支的逐渐延长，后牙会出现开𬌗（图9-21）。

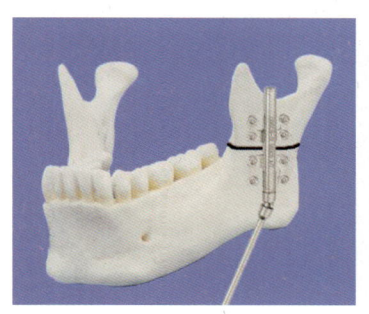 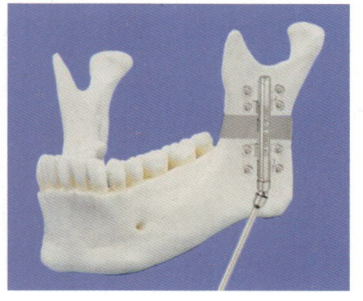

A. 截骨线；B. 牵引后。

图9-21 下颌垂直骨牵引示意图

2. **下颌水平骨牵引**（mandibular horizontal osteodistraction） 主要用于延长下颌体。骨切开部位在磨牙后区的下颌体，牵引器长轴应平行于下颌牙𬌗平面安装。若牵引器平行于下颌骨下缘安装，可能会出现前牙开𬌗（图9-22）。

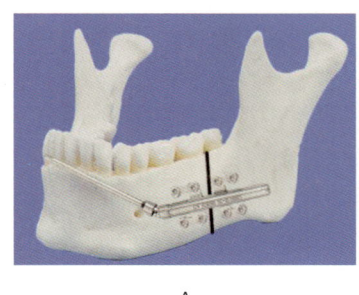 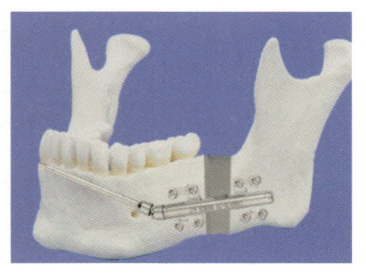

A. 截骨线；B. 牵引后。

图9-22 下颌水平骨牵引示意图

3. 下颌斜行骨牵引（mandibular oblique osteodistraction） 主要用于同时延长下颌支和下颌骨体部。一般选择在下颌角处做斜行截骨术，牵引器的牵引方向与牙𬌗平面成一定的倾斜角度安装（图9-23）。

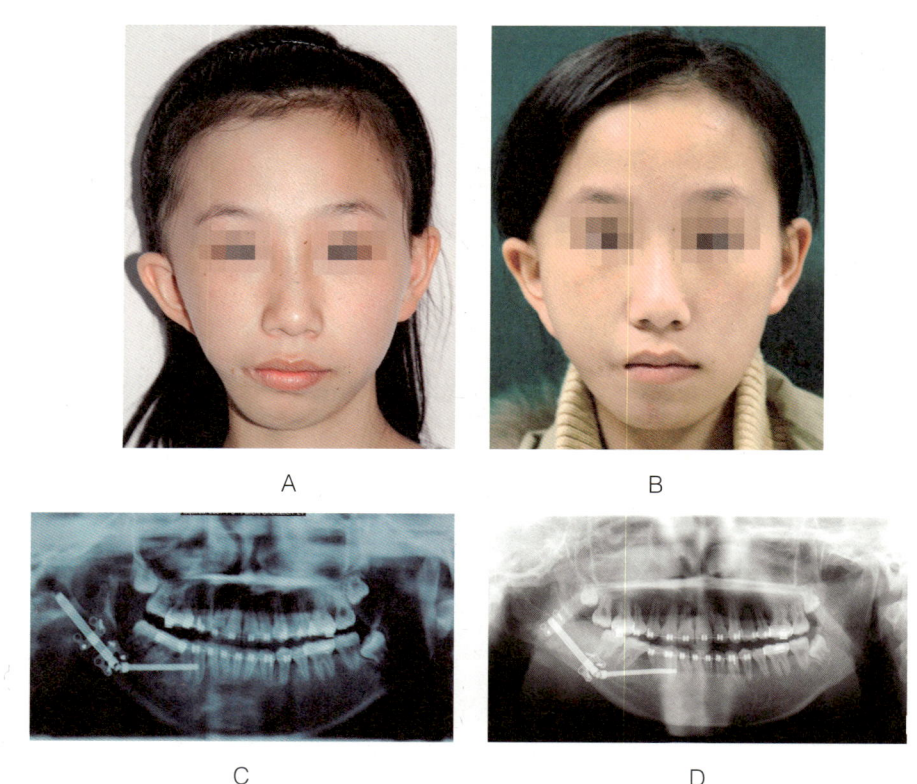

A. 术前；B. 术后；C. 颌骨全景片（牵引治疗前）；D. 颌骨全景片（牵引治疗后）。

图9-23　右半面短小症下颌骨内置式牵引成骨治疗前后

另外，近年来由于多向量三维牵引装置的开发，在延长下颌支和下颌骨体部的同时，可调整两者的平面与角度，实现真正意义上的下颌骨三维牵引（图9-24）。

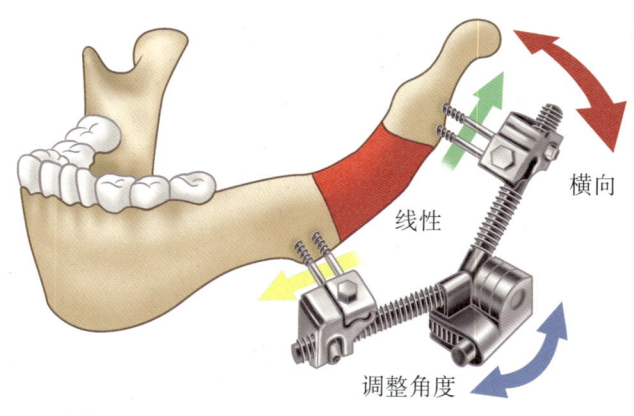

牵引装置主要由中央控制枢纽、下颌支牵引杆、下颌骨体部牵引杆及4枚牵引钉组成。牵引钉可沿牵引杆进行线性移动，两牵引杆可通过中央控制枢纽调节牵引平面及角度。

图9-24　下颌骨多向量三维牵引装置示意图

手术步骤：

（1）麻醉：一般采用鼻腔气管插管全麻。

（2）手术：采用口内龈颊沟切口，骨膜下充分暴露下颌骨外侧术野，至能直视下安装牵引钉，分离下颌角区内侧骨膜，剥离咬肌及翼内肌附着。按预先制备快速成型头颅模型所设计标志截骨线及牵引钉位点，多采用下颌磨牙后区至下颌角斜行截骨线，截骨线上、下方各设计2枚牵引钉。利用穿颊器将牵引钉分别从皮肤穿入并垂直骨面钻入下颌支及下颌骨体部。按所标出的截骨线用往复锯将下颌骨内外侧骨皮质与下缘骨皮质截断，注意勿损伤下牙槽神经血管束，此时下颌骨尚未完全截断。皮肤外安装三维牵引器，将中央控制枢纽设于截骨线相对应位置，用骨凿沿截骨线完全截断下颌骨，调整下颌支牵引杆和下颌骨体部牵引杆的角度及牵引平面，冲洗并关闭创面。

（3）牵引过程：通常于术后5~7天开始牵引。牵引以上、下午各旋转1圈，即每天0.8~1.0 mm的速度进行。根据术前设计下颌支及下颌骨体部延长的三维要求，调整牵引杆的角度、牵引平面及各牵引时间，其间摄X线片并进行测量分析。牵引到位后固定2~3个月并摄取X线片及CT片，当新骨密度与原下颌骨密度相近时可考虑拆除牵引装置，其间应嘱患者注意保持口腔卫生及引出口外牵引钉周围皮肤的清洁，避免炎症的发生（图9-25）。

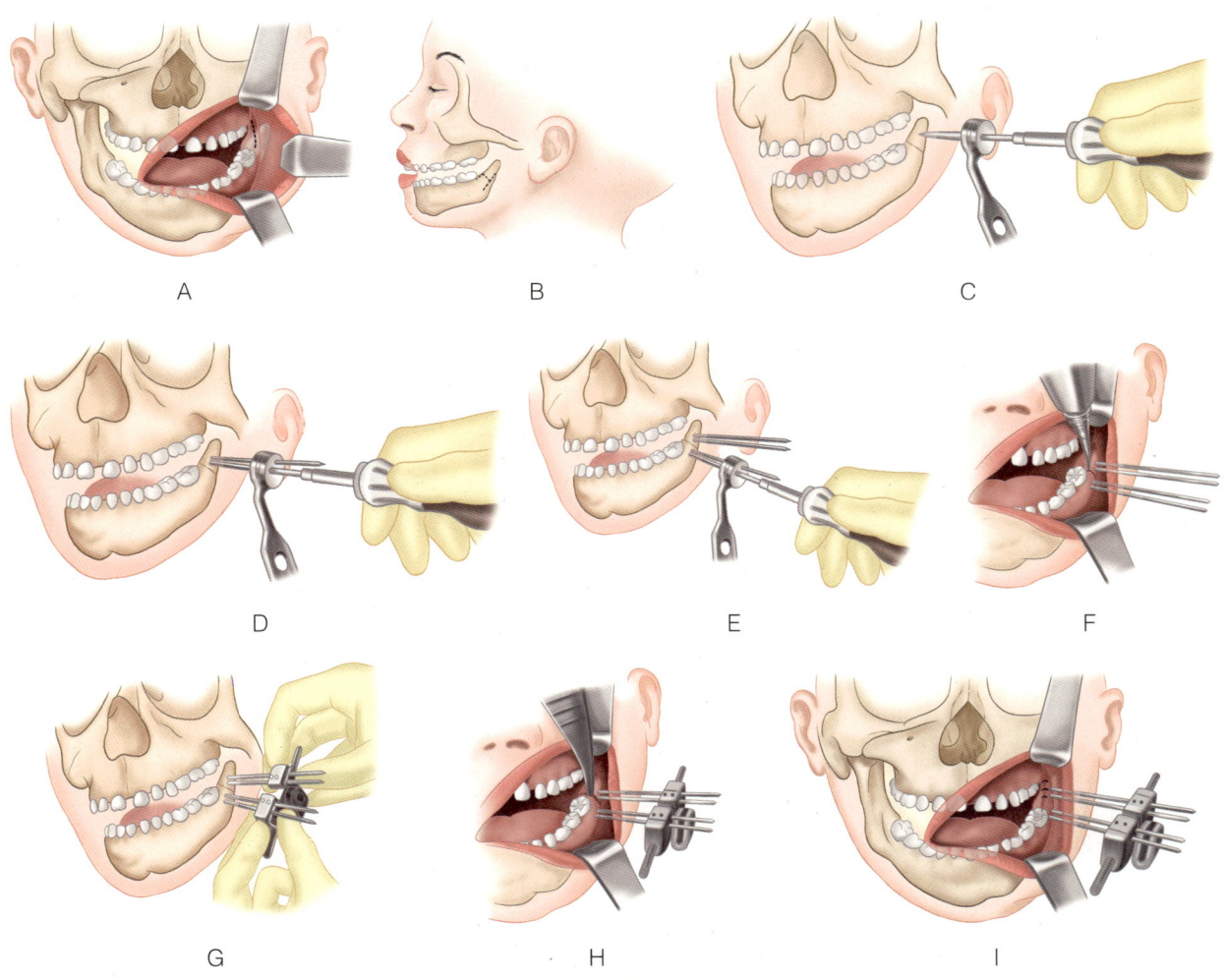

A. 口内龈颊沟切口和暴露；B. 截骨线、牵引钉位置设计；C~E. 钻入牵引钉；F. 部分截骨；G. 安装牵引器；H. 完全截骨；I. 检查牵引器可用，关闭切口。

图9-25　下颌骨发育不良应用多向量三维牵引成骨治疗示意图

采用牵引成骨技术矫治下颌骨发育不良，与传统正颌外科手术相比，具有以下优点：下颌骨骨膜的剥离范围和损伤较常用的下颌支矢状纵劈或垂直截骨术明显减小；在矫正各种严重骨骼畸形的同时也使伴随的软组织异常得到相应改善，减轻患者痛苦，减少术后复发（图9-26～图9-28）。

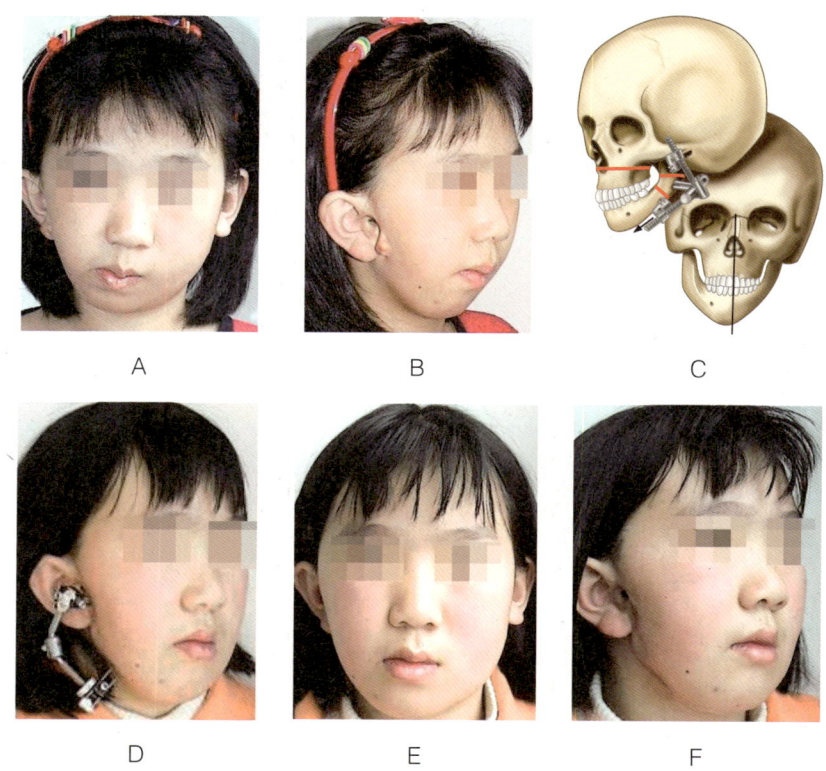

A、B. 半面短小症术前；C、D. 外置式下颌骨牵引示意及牵引中；E、F. 术后。

图9-26　半面短小症应用外置式下颌骨前移成骨治疗

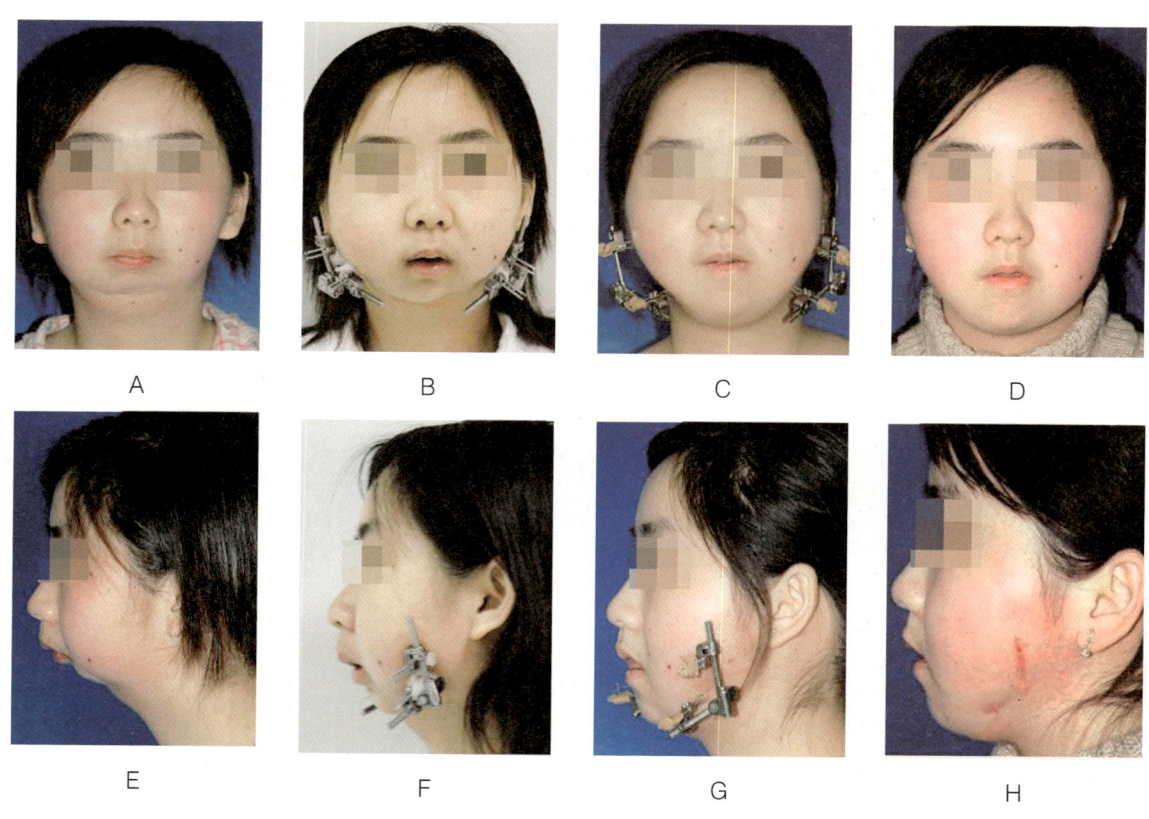

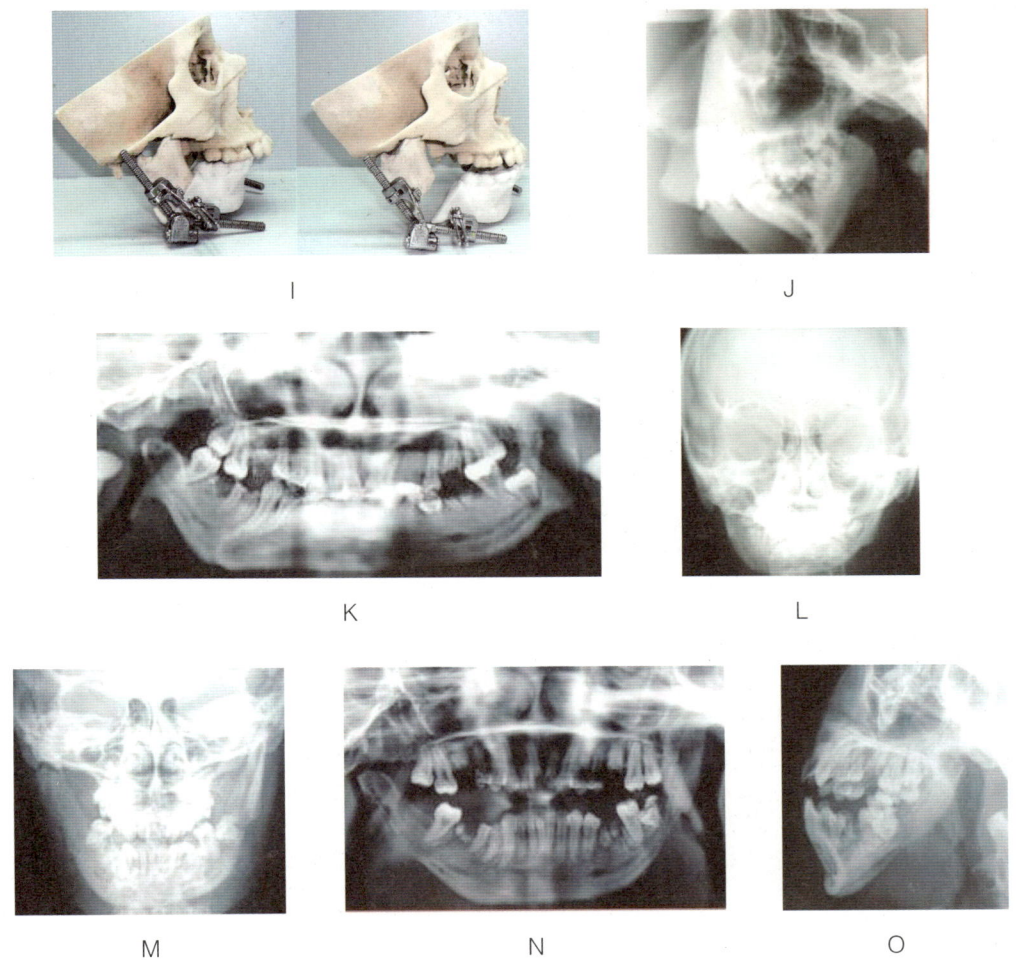

A. 术前正位；B. 术后即时；C. 牵引过程中；D. 牵引完成；E. 术前侧位；F. 术后2周；G. 术后2个半月；H. 术后半年；I. 术前模型模拟截骨和牵引；J. 术前X线侧位片；K. 术前下颌骨全景片；L. 术前X线正位片；M. 术后X线正位片；N. 术后下颌骨全景片；O. 术后X线侧位片。

图9-27 双侧半面短小畸形的下颌骨外置式三维牵引治疗

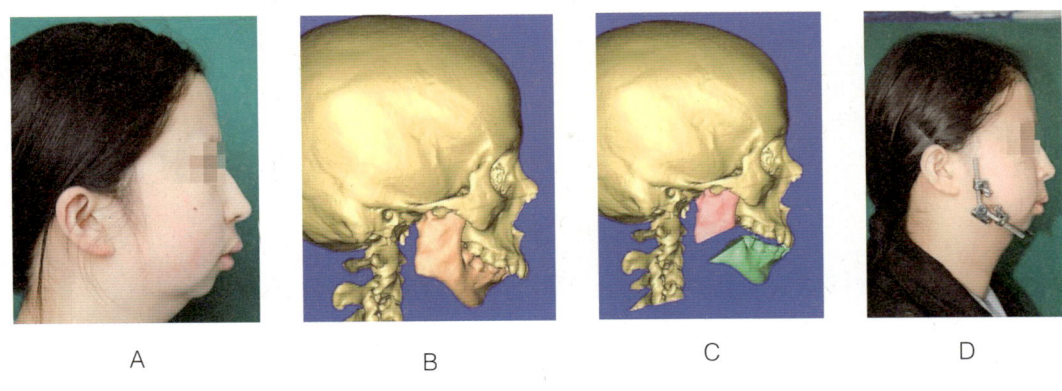

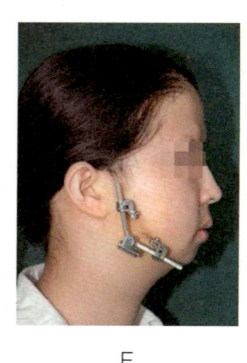 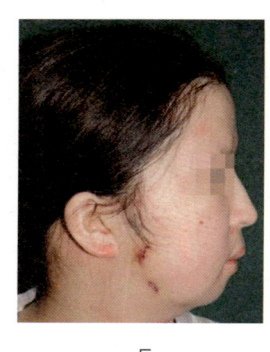 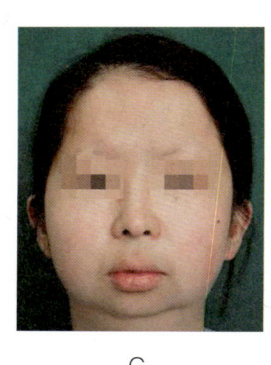 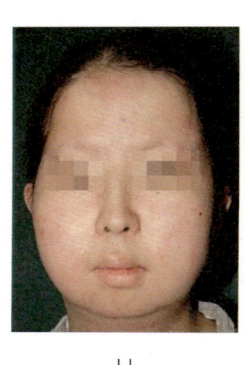

| E | F | G | H |

A、B. 术前侧面照片及头颅 CT 三维重建；C. CT 三维重建下牵引截骨设计；D~F. 外置牵引下颌外观逐渐改善；G、H. 手术前、后正面比较。

图 9-28　严重下颌骨发育不良

（四）外伤、肿瘤手术所致的中面部、上颌骨及下颌骨缺损畸形

外伤、肿瘤、感染等是造成中面部、上颌骨、下颌骨缺损的常见原因，骨移植术、人工骨或赝复体（prosthesis）修复是目前较多采用的方法，但骨移植术技术复杂、创伤大，骨源有限，且自体骨移植成活率、骨吸收率不一，供区易继发畸形。人工骨虽具有一定的生物相容性和可塑性，成型良好，但同时也存在排异反应、感染、囊肿形成和植入物移位等缺点。赝复体修复的颌骨形态不尽如人意。目前牵引成骨已成为下颌骨缺损重建较为理想的方法之一。由于中面部、上颌骨形态欠规则，结构复杂，牵引成骨技术仅局限于较小范围的中面部、上颌骨缺损的治疗，如放射后小眼眶畸形的牵引、颧骨牵引及牙槽突缺损的治疗等。

Bellini C. M. 于 2007 年曾报道应用多重牵引器行眶骨双向直线型牵引矫正视网膜母细胞瘤术后继发放射性小眼眶畸形获得成功，但多重牵引器应用较烦琐，且修复效果欠佳。McCarthy 于 2002 年曾报道应用颧骨牵引矫正 Treacher Collins 综合征所致的颧骨短小畸形，取得了较好的疗效。Henkel 在猪牙槽突裂模型上通过牵引方式关闭裂隙并应用于临床；Jensen 等对牙槽嵴缺损的患者通过垂直牵引增加高度以满足种植需要；Zhang 报道利用转移盘牵引成骨重建猴上颌骨后部缺损的动物实验，成骨良好，为临床应用提供了一定的可行性依据。尽管牵引成骨技术在中面部、上颌骨较大范围缺损重建的实际应用目前尚不成熟，但其为重建上颌骨缺损提供了一个全新的思路。

利用 Ilizarov 的多焦点式牵引成骨原理，治疗下颌骨节段性缺损已在临床上成功应用。单焦点（monofocal）牵引成骨即在发育短小的下颌支或下颌骨体部截断，利用牵引力分开近心骨段及远心骨段，在两者之间生成新骨，以延长下颌骨的长度。双焦点（bifocal）原理是针对骨大块缺损的情况，采用离一侧骨断端 1.5 cm 处截开骨皮质，形成可牵引移动的骨段，称传送盘（transport disc），在牵引力的作用下向缺损间隙移动，使其与原骨断面间不断生成新骨而最终与缺损另一侧的断面在压力下愈合。三焦点（trifocal）牵引则在缺损两侧均形成移动骨段，分别向缺损中央移动以重建下颌骨（图 9-29）。

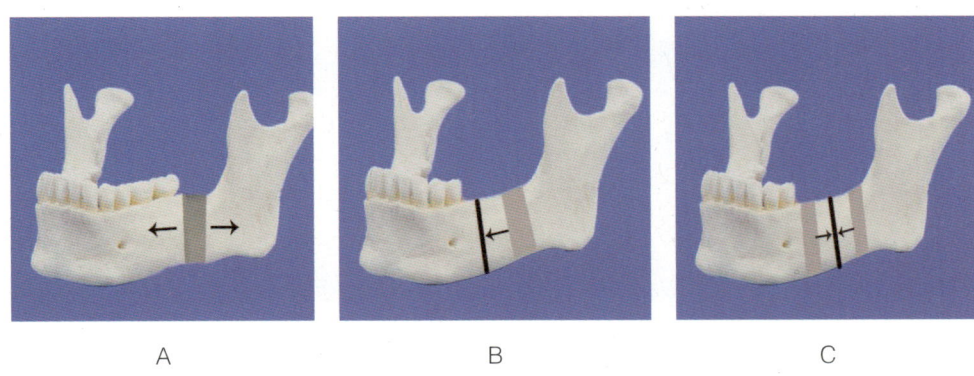

A. 单焦点牵引成骨；B. 双焦点牵引成骨；C. 三焦点牵引成骨。水平黑箭头示牵引骨段的移动方向，灰色区域示新生骨区，垂直的黑线示牵引骨段与对侧接合。

图 9-29　三种不同牵引成骨方式示意图

（五）颅颌骨畸形伴睡眠呼吸障碍

颅颌面骨发育障碍、位置或结构异常除导致颅颌面形态畸形外，尚可引起上呼吸道的形态、结构改变。临床上常见颞下颌关节强直所致的小颌畸形、Pierre Robin 序列征、Crouzon 综合征、Apert 综合征、Pfeiffer 综合征、Treacher Collins 综合征等颅颌面先天性发育障碍综合征伴发不同程度的睡眠呼吸障碍。治疗措施除颅颌面畸形和牙殆紊乱的矫正外，尚需进行上呼吸道的重建，上颌骨前移可解除软腭后区的呼吸道狭窄、阻塞，下颌骨和舌骨悬吊则可解除舌后和下咽腔的狭窄和阻塞。以往的治疗多采用正颌手术，由于创伤较大，不适用于儿童及青少年患者，对严重患者常显颌骨前移幅度不够，影响治疗效果；同时术后存在颌骨后缩复发、植骨造成供区功能障碍等问题。将牵引成骨技术引入该领域，成为近年来的研究热点。

1. 颅中面部、上颌骨发育不足伴睡眠呼吸障碍　一些涉及颅颌面先天性发育障碍的综合征，如 Crouzon 综合征、Apert 综合征、Pfeiffer 综合征等，常因严重的中面部后缩、塌陷，腭咽腔及以上呼吸道狭窄、阻塞而伴发睡眠呼吸障碍。头颅定位 X 线片、CT 及三维重建等影像学检查均提示患者骨性上呼吸道不同程度狭窄，上、中咽腔明显缩短。对于此类患者，采用 Le Fort Ⅰ～Ⅲ型截骨＋颅外牵引成骨术前移中面部，使骨性上呼吸道结构扩大，同时不同程度地前移了软组织，通过术前、术后计算机辅助测量上呼吸道不同部位二维截面面积、多导睡眠监测功能评估等，利用牵引成骨矫正颅中面部综合征所致的睡眠呼吸障碍，术后颅颌面外形及呼吸道结构、功能重建上均达到满意的效果（图 9-30）。

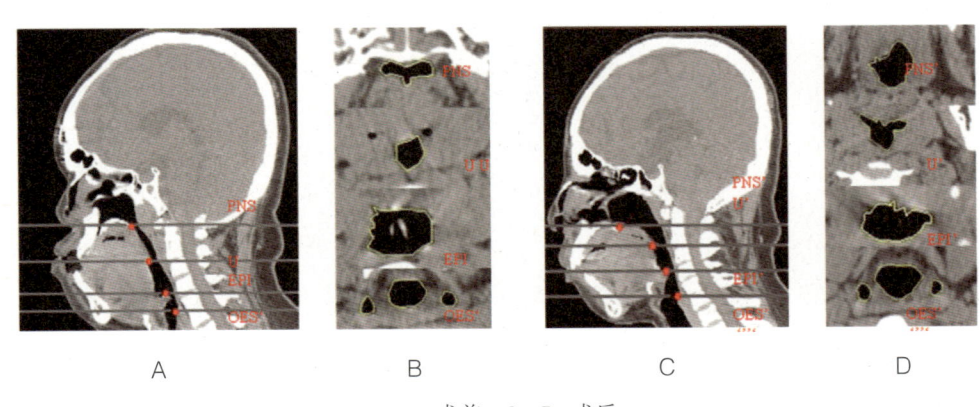

A、B. 术前；C、D. 术后。

图 9-30　Crouzon 综合征牵引成骨治疗前后基于 CT 的上呼吸道分区面积测量

2. 小下颌畸形伴睡眠呼吸障碍　根据患者不同畸形类型及其严重程度，采用不同的牵引术式。

（1）对于颞下颌关节强直导致的小下颌畸形，可同期进行颞下颌关节成形和下颌牵引成骨术或先进行下颌骨体部牵引，二期进行颞下颌关节成形术。采用颌下入路，显露患侧下颌支及下颌骨体部，于关节骨融合区横行截骨，去除1.5~2 cm骨块，解除关节强直；根据术前设计，垂直于下颌骨体部截骨，截开体部内、外、下缘骨皮质，安置单焦点内置式牵引器，骨凿完全劈裂体部，注意勿损伤下牙槽神经血管束，牵引杆置于口内。术后5~7天开始牵引，一天2次，每次0.5 mm，牵引一般需矫正至上下反𬌗位置，固定2~3个月后以X线片检查成骨情况，拆除牵引器。

（2）对于非颞下颌关节强直所致的下颌发育不足，无张口受限，宜采用口内牵引成骨术。对于下颌多处严重发育不良者，需进行多部位或二次牵引成骨术。近来，应用下颌骨多向量三维牵引，一期重建下颌外形，矫正患者睡眠呼吸障碍，获得较好的颌面外形及咬合关系。

（六）上下颌牙弓重度狭窄，垂直牙槽骨重度吸收

上下颌骨宽度不足，牙弓重度狭窄，常导致前牙拥挤、开𬌗，后牙反𬌗，上下颌咬合关系不良等。以往矫正此类畸形主要依靠正畸治疗，包括牙弓扩展技术和减数拔牙以达到排齐牙列的目的；或上颌Le Fort Ⅰ型分块截骨术，扩大上颌牙弓。牵引成骨技术应用于上下颌牙弓扩展，不仅避免了常规扩弓的牙齿颊向倾斜移动复发率较高的问题，还实现了真正意义上的增加牙弓骨量和快速扩弓，为不拔牙而矫治多种错𬌗畸形提供了可能。

1. 上颌横向牵引　基本方法为上颌骨Le Fort Ⅰ型截骨术后，截开已融合的腭中缝，利用牙支持式上颌牵引器，按一定的牵引速率向两侧扩宽上颌骨弓，在牵引间隙（腭中缝）中形成新骨，可使上颌牙弓扩展达15 mm以上。

2. 下颌中线骨牵引　基本方法为在下颌中线做垂直骨切开，安装骨支持式、牙-骨支持式或牙支持式口内牵引器（图9-31）。

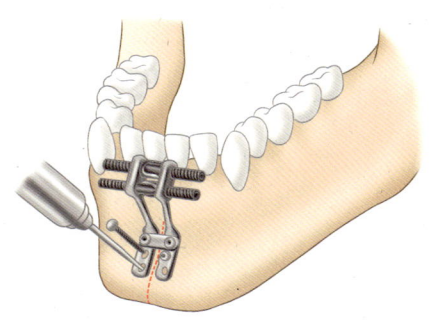

图9-31　下颌正中骨牵引示意图

3. 垂直牙槽骨牵引　牙周病、不良修复体长期刺激等引起的重度牙槽骨吸收萎缩，或良性肿瘤术后牙槽骨缺损，以往只有依靠植骨手段包括自体骨或人工骨重建牙槽骨的垂直高度，尤其是希望种植修复牙列缺失的重度牙槽骨缺损患者。垂直牵引（vertical distraction）成骨技术的出现为解决这一难题提供了简便易行而有效的新手段。近年来，临床上不仅有大量成功牵引牙槽骨缺损的报道，在重建植入的腓骨瓣上还成功实施了垂直牵引成骨，从而使其满足种植修复的需要（图9-32、图9-33）。

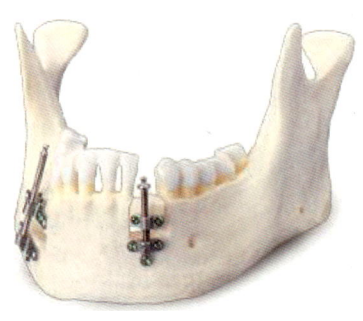

图9-32　垂直牙槽骨牵引器示意图（德国W. Lorenz公司供图）

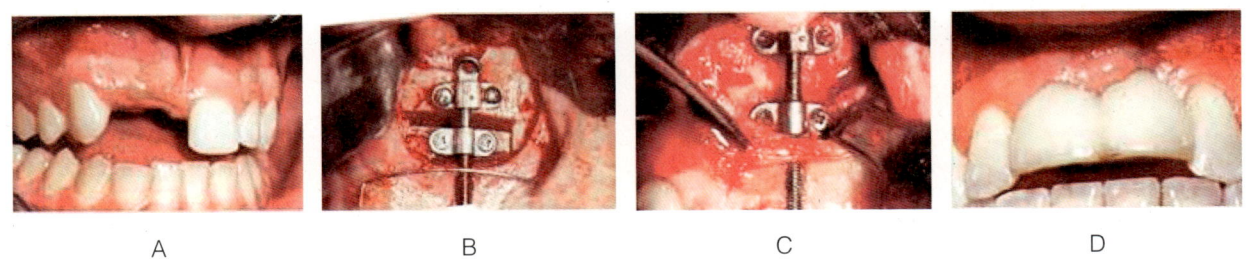

A. 上颌牙槽垂直骨缺损术前；B. 水平骨切开、安装牵引器；C. 牵引成骨术后，上颌牙槽垂直延长7 mm；D. 临时冠修复。

图9-33　垂直牙槽骨牵引病例（德国W. Lorenz公司供图）

（七）颞下颌关节强直的牵引成骨关节重建

McCormick曾报道运用牵引成骨技术重建颞下颌关节，在下颌支下颌切迹至下颌角下缘上1.5 cm之间做L形骨切开，安装牵引器将近心骨段向上延伸至关节窝，经过一段时间的功能刺激，此近心骨段逐渐形成新的髁突。

第三节　颅颌面牵引成骨术的并发症

自1992年McCarthy等报道第一例下颌骨牵引成骨病例至今，牵引成骨技术应用于颅颌面外科领域已有30多年的历史，已逐渐成为颅颌面外科及口腔颌面外科医师的一项常规手段并日趋成熟，牵引器械和牵引治疗方案亦不断完善。牵引成骨技术较传统截骨植骨有着明显的优势：①手术创伤较小，适用于早期颅颌面畸形的矫治，必要时可重复应用；②无须植骨，避免了骨源供区并发症；③可同期扩张皮肤、神经等周围软组织，效果稳定可靠，复发率低；通过自体骨再生，获得真正意义的形态与功能重建。McCarthy（1992）、Mohna（1995）在最初临床应用中报道，除外置式牵引器遗留的颜面瘢痕和咬合关系改变等可预见的问题及使用口服抗生素即能控制的牵引针脚感染外，几乎无任何其他并发症，亦无复发等情况发生。然而，随着病例数和经验的日益积累，人们对牵引成骨并发症的认识进一步深化，充分认识了可能发生的问题，以制订周密的治疗方案，对提高手术成功率是十分有意义的。

一、牵引结果未达预期目标

牵引成骨过程中存在的最大问题：牵引位置通常无法达到预期目标，颜面外形的修复不甚满意，包括双侧不对称、术后复发等情况。排除过早固定（premature consolidadon）和纤维连接（fibrous union）、设备故障等影响牵引继续进行的因素。尽管术前进行常规的头影测量分析、咬合关系评估、模型外科制备、快速成型头颅模型制备、计算机辅助手术设计和三维手术模拟等一系列准备工作，制订相对完善的手术方案，并能指导牵引装置的选择、术前定位及术后牵引参数调节等，术中、术后实际操作产生的误差将不可避免地使实际牵引结果与预期目标间产生一定的差距。

二、骨再生不良

包括过早固定和纤维连接两种情况。

过早固定是指在牵引成骨的牵引期尚未达到计划所需的成骨量时，已在牵引部位发生骨化而影响牵引的继续进行。纤维连接则是指由于牵引间隙中局部缺血而形成的组织纤维化，造成骨不连。两者发生的原因主要为血供不良、牵引速度不恰当及牵引力不稳等。截开皮质骨时避免损伤髓质骨并尽可能保留骨膜不被剥离，以保证局部良好的血供至关重要。一般认为，当牵引速率小于每天 0.5 mm 时会出现过早固定，而大于每天 1.5 mm 时会出现纤维连接。年龄对牵引速率也有影响，小于 3 岁的儿童最大牵引速率可达每天 2.0 mm，牵引速率可根据患者骨生长能力而定。普遍认为，牵引速率推荐使用每天 1.0 mm。需注意的是，即使设计使用了合理的牵引速率和频率，由于牵引器力的传导不佳及周围软组织的阻挡作用，也可能使截骨缝隙处实际的牵引速率与设计要求相差甚大。因此，无论是外置式牵引器，还是内置式牵引器，都要求绝对坚固，一旦出现松动，就应立即重新安装，以保证稳定的牵引力。对于双向和多向牵引来说，牵引方向的改变会导致牵引骨缝不同部位的实际受牵引速率不同，在速率较慢侧出现过早固定，而速率较快侧出现纤维连接，对牵引位点受力进行量化研究，可能有助于此类问题的进一步解决。一旦出现过早固定或纤维连接，就应及时进行再次切开并继续牵引。

三、神经损伤

颅骨、中面部、上颌骨牵引可能伤及的神经主要是面神经颞支、颧支和眶下神经，下颌骨牵引可能伤及的神经主要是下牙槽神经和面神经下颌缘支。面神经颞支、颧支和眶上、眶下神经损伤主要发生在颅缝早闭、中面部 Le Fort Ⅲ 型截骨时，以及牵引器植入或牵引调节过程中。下牙槽神经损伤主要发生在下颌骨截骨过程中，采用骨皮质切开即不完全截骨术，可降低神经损伤的概率：先部分切开颊、舌侧骨皮质，将骨凿探入切开的缝隙中并旋转，使颊、舌侧骨皮质及下颌缘完全断裂，随后探查缝隙以确保骨片完全分离。采用皮质切开术，尚未有永久性的下牙槽神经损伤报道。牵引过程中出现下唇麻木，一般为暂时性的，为可逆性神经脱髓鞘病变或少量轴突细胞变性所致，牵引一段时间或牵引停止后可自然消失，严格控制牵引的速率与频率，可避免对下牙槽神经产生不可逆性的损伤。外置式牵引杆运动过程中损伤面神经下颌缘支或皮神经，出现面肌肌力下降或面瘫（facial paralysis）、皮肤感觉麻木等表现，内置式牵引杆可避免上述缺点。

四、感染

由于颅颌面血运丰富，牵引过程中发生感染的概率较低，主要以外置式牵引器牵引针脚周围的局部感染为多，极少出现深部组织感染或骨髓炎。一般口服抗生素即可控制，若出现明显的针脚松动或于X线片上发现溶骨现象，应考虑重置或拆除牵引器。

五、咬合关系紊乱

颅颌骨的牵引移位势必引起咬合关系的改变，中面部、上颌骨后缩的牵引成骨治疗后以反𬌗为多见，半面短小、偏𬌗畸形的牵引成骨治疗后以前牙开𬌗、偏𬌗等为多见。颌面部牵引成骨的临床实施，应遵循综合序列治疗模式，配合术前术后正畸治疗，一般能获得较为理想的咬合关系。目前认为，是否需要正畸治疗与牙颌面畸形的严重程度及患者年龄有关。对于4岁以下儿童而言，其咬合关系可在后续的生长发育中自行改善；有些年龄较大的患者牵引后出现严重的咬合关系紊乱，正畸亦无法改善，对于这类患者，可采取上、下颌骨同时牵引的方法以获得术后较好的咬合关系。

六、对颞下颌关节的影响

颞下颌关节是全身唯一的联动关节，结构精巧，表面覆以纤维软骨。颅颌面牵引成骨过程中，上、下颌骨相对位置及咬合关系的改变对颞下颌关节的功能及形态产生一定的影响，这种影响是轻微的、可逆的，颞下颌关节相对于全身其他关节有更强的适应性改建能力。临床主要表现为颞下颌关节疼痛，多为暂时性的，牵引停止后可自然恢复。McCormick以每天0.5~1.0 mm的速率行狗单侧下颌骨牵引，发现双侧颞下颌关节均发生了适应性改建，髁突后斜面变平，软骨层变薄。Stelrticki等研究认为，下颌骨横向牵引成骨对颞下颌关节有多种不可逆的负面影响，如关节软骨破坏、骨吸收等，这点不同于单向或双向牵引，临床应用须特别谨慎。此外，牵引速度对颞下颌关节也有一定影响，快速牵引可能造成关节损伤。可见，以适当的条件进行颌骨牵引，颞下颌关节能通过自身的改建和代偿能力适应颌骨相对位置的改变而不会导致关节发生病理性改变。

七、瘢痕形成

外置式牵引器虽具有安装、牵引速度调节、牵引方向控制均简便易行等优点，但是会不可避免地遗留颜面瘢痕，影响美观，严重者需进行二期瘢痕修整。因此，内置式牵引器的开发和应用得到了迅速发展。

八、其他

除上述常见问题外，尚有骨折、牙胚损伤、牵引装置设备故障等情况发生。

由于截骨不当、牵引装置受外力撞击或咬食硬物等原因，颅颌面骨可发生牵引部位骨折或异位骨折。有报道对患儿行 Le Fort Ⅲ型截骨＋中面部牵引时，由于患儿面部骨骼较为柔软，容易发生中面部横行折断，进而发生术后牵引过程中颧中面部和上牙列未能同步前移，影响咬合关系的矫正，对于此类情况，可在牵引颧中面部的同时，在上颌磨牙安置带环，经牵引钢丝继续牵引上腭部，直至达到良好的上下牙列咬合关系。

第四节　颅颌面牵引成骨术的研究热点

一、牵引成骨机理及生物学研究进展

牵引成骨技术作为一种矫治颅颌面畸形安全有效的新方法，不仅可以同时延长骨骼和扩张软组织，还具有手术创伤小、避免自体骨移植、矫形过程可调节、复发倾向小等优点。然而，牵引成骨的某些并发症（如骨再生不良、延迟愈合、不愈合），特别是较长的疗程及牵引装置长时间留置于面部和口腔内所引发的各种问题（如固定螺钉松脱、伤口感染、骨折等）成为临床应用和推广该项新技术的瓶颈。探索各种促进骨牵引后新骨生成和改建的有效措施，以缩短牵引成骨疗程是国际上该研究领域的一个前沿课题。

牵引成骨涉及血管生成、间质细胞分化迁移、细胞外基质合成和矿化及新骨改建等多个生理过程，由许多生长因子通过分子信号转导途径精细调节。国内外学者从改变牵引方式、应用电刺激、高压氧或低强度脉冲超声，添加外源性生长因子、骨髓基质细胞移植、硫酸钙局部应用、基因治疗等方面探讨了促进新骨形成、缩短疗程、减少并发症的途径。多种外源性生长因子被尝试应用于局部牵引间隙中促进成骨，包括骨形成蛋白（BMPs）、血管内皮细胞生长因子（VEGF）、β转化生长因子（TGF-β）、碱性成纤维细胞生长因子（bFGF）、胰岛素样生长因子（IGF）等，取得了良好的效果。尚需深入全面地研究，从而深刻理解牵引成骨现象的本质，最终可以干预该过程，缩短疗程，减少并发症。

二、牵引成骨临床评估体系的构建

科学合理地应用牵引成骨技术并取得满意的治疗效果，有赖于建立一整套较为完善的可用于术前精细模拟修复设计、术中准确截骨和牵引定位、术后合理调整牵引参数并可量化的评估指标体系。如

何建立牵引成骨技术的临床评估体系早已引起业界的重视，并付诸长期不懈的努力。

穆雄铮等在总结大样本量临床病例和比较研究的基础上，建立了一整套较为完善的可用于术前精细模拟设计、术中准确截骨和牵引定位、术后合理调节牵引参数的牵引成骨临床评估指标体系。本评估体系科学性和实用性强，具有良好的应用前景。

以颅狭症所致的中面部凹陷运用牵引成骨治疗为例，详细介绍评估体系的具体内容。

术前对患者进行综合评估：①收集患者的基本信息，包括家族遗传史、孕期疾病史、生长发育史、诊疗史、地方病史等；②进行形态学评估，包括人类学测量、X线片评估、螺旋CT评价骨性畸形、三维激光扫描评价软组织畸形等；③进行功能学评估，包括智能测定、视功能测定、睡眠呼吸监测（PSG）、颅内压测定等。接着进行计算机辅助定量测量及诊断，制订手术治疗流程。图示患者制订的方案为中面部Le Fort Ⅲ型截骨＋牵引成骨前移、额骨瓣分层截骨重塑。术前进行截骨位点的模拟、牵引点的定位、支架的预调、模型外科的制备、牵引参数的制定等。经过详尽的术前准备，手术精细实施。术后按术前预定方案，结合定期形态学、功能学评估数据，合理调节牵引参数，进行疗效评价，并拟订二期调整方案（图9-34、图9-35）。

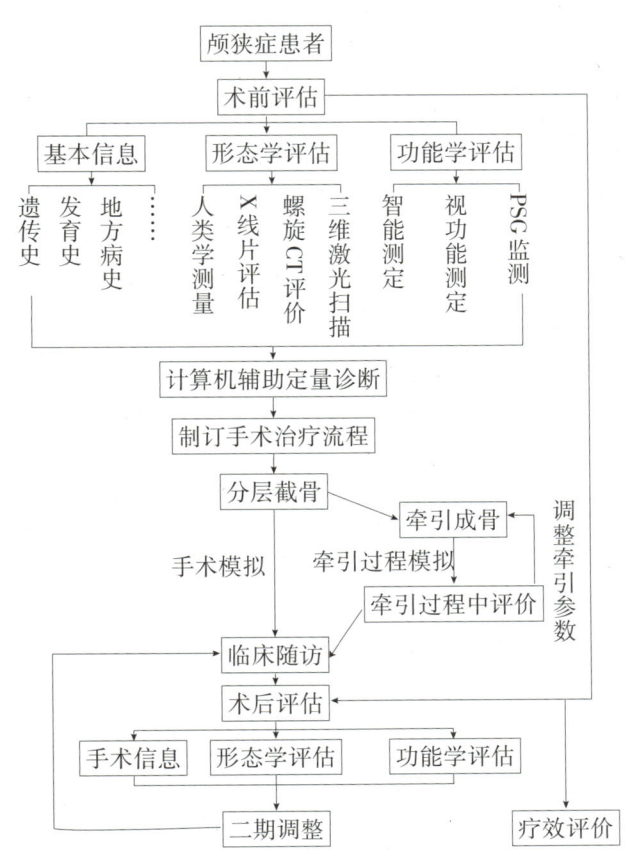

图9-34 牵引成骨临床评估体系示意图

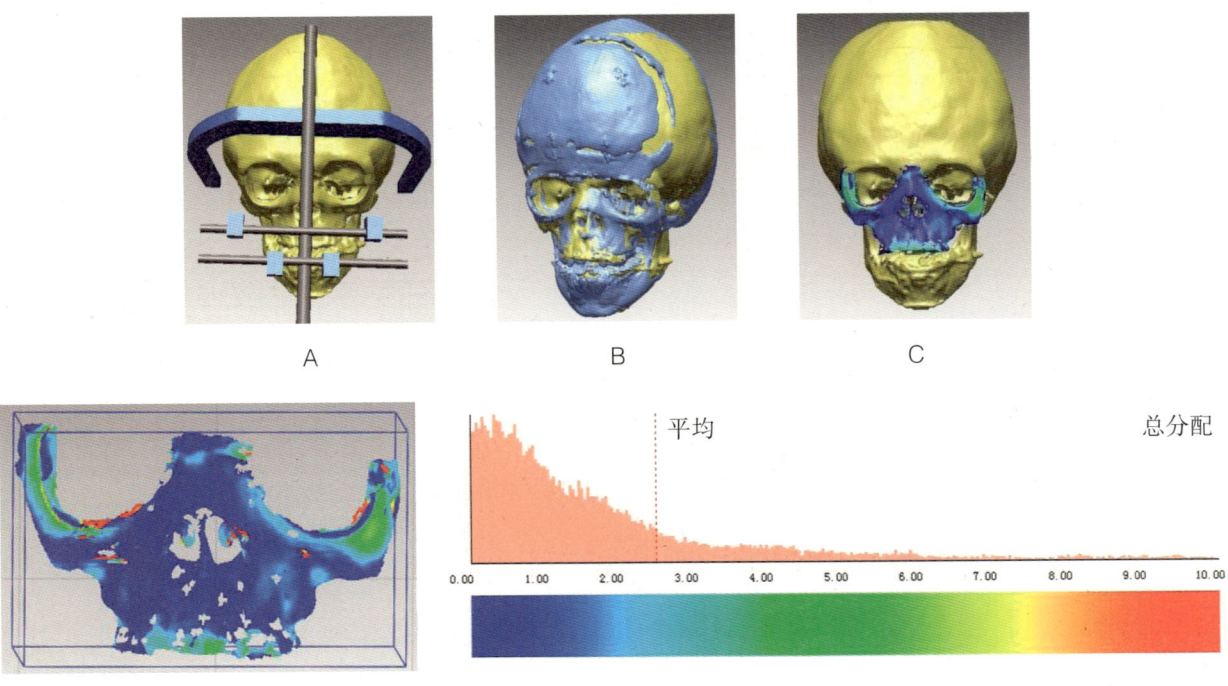

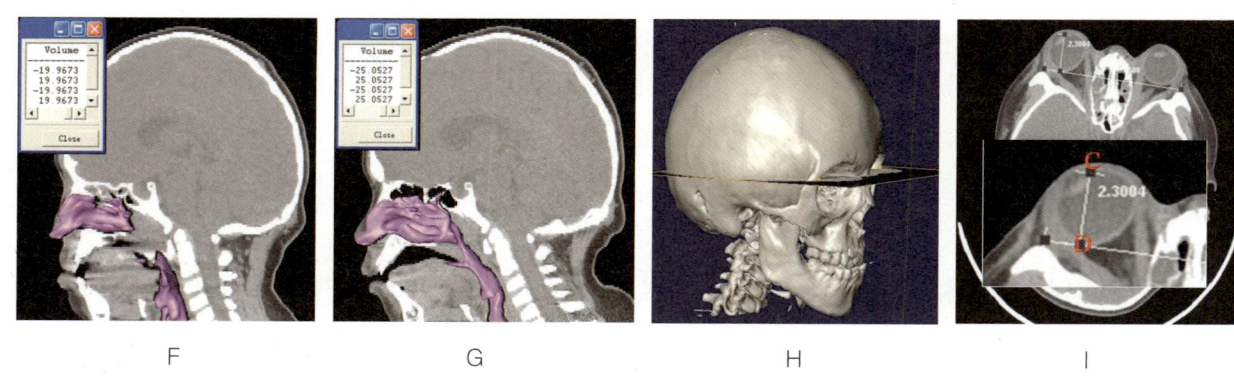

A～E. 中面部牵引成骨治疗前后骨骼三维位移评价；F～I. 基于螺旋CT重建的上呼吸道测定及突眼度测定。

图9-35　颅狭症牵引成骨临床评估流程

三、新型牵引装置的研发

牵引成骨装置主要根据主体部件在皮肤或黏膜的内外，分为外置式和内置式两大类。外置式牵引装置因设计简单、固位稳定、拆除方便，可在牵引过程中一定程度地调整向量，控制牵引走向，特别是有牵引距离长等优势而被许多学者应用，但其缺点也较突出：体积大、治疗时给患者带来很多不便、面部明显部位遗留瘢痕、易损伤面神经等。内置式牵引装置主要部件被埋入颌面皮肤或口腔黏膜下，加力杆穿出皮肤的部位在口腔前庭、发际或颌下隐蔽处，对美观影响小，患者更易于接受，但牵引过程无法调整向量，可控性较差，最大延长距离较短，可能发生感染并导致固位钉周围骨炎进而使装置固位不良，牵引结束需二次手术拆除，创伤大。

具有多方向牵引功能、自动加力、可持续牵引、可控性强、小型化、易于拆除的内置式牵引成骨装置是目前发展的主流。

（一）微型马达牵引装置

可持续牵引的微型马达内置式牵引装置，由控制器每隔一定时间驱动一次牵引器，此类装置的缺点是有时会因装置不稳固而引起软骨成骨，以及加力齿轮及电缆损坏现象。有学者研究的电动泵液压装置跟微型马达牵引装置相似，只是泵在体外，进一步减小了埋置物体积。

（二）可降解（吸收）材料制作的牵引装置

与金属相比，它的主要牵引部件会在牵引结束后一段时间内逐渐降解，无须二次手术取出，吸收后不影响面部发育，固位体可按解剖部位塑形，无冷热敏感性。这种装置的缺点是由可降解材料制成的固位板较钛板厚，还需要加力杆，其与外界相通，在牵引结束后方可去除。

（三）钛镍合金丝牵引装置

经过形状记忆处理的钛镍合金（TiNi-SMA）器械，一定条件下变形后可自动恢复原状。利用这一特性达到牵引成骨的目的，不但解决了一般内置式牵引装置存在的问题，而且术后易于护理。它加装后，口内无异物感，可个性化制作，使用方便，价格便宜。其缺点是力量随着距离增大而减弱，术后只能凭借材料自身特性进行牵引，可控性差。其合适的牵引力大小、截骨方式及成骨方式也值得进一步探讨。

（四）磁力驱动牵引装置

在牵引部位固定磁体，在穿皮固定架正对固定磁体的部位放置异极相吸的另一磁体，利用吸引磁场牵引成骨。磁力装置存在较多问题，如磁体易氧化生锈；磁体磁力的大小与距离的平方成反比，应用时控力困难；磁体所在骨块的稳定性仍需加强，所产生磁力仍稍显小等。

牵引成骨技术的进展促进了各种新型牵引装置的研发，现有的牵引装置以各自的优点适应不同的需要，在某些情况下，仍只能应用特定的牵引器，短期内无法出现"万用型"牵引装置，因此原有装置的功能和特点将会继续完善、加强，并向着更加微型、微创、高效、舒适、美观、个体化的方向发展。

四、颅颌面牵引成骨与𬌗关系的重建和保持

颅颌面牵引成骨不仅涉及骨骼在垂直位、水平位及矢状位骨量的增加或延长，同时由于牙列的存在，牵引后咬合关系还会发生改变。牵引成骨术配合正畸联合治疗，才能获得形态与功能上的统一。颅颌面牵引成骨治疗过程中的正畸治疗可分为三个阶段：

（一）牵引前的正畸准备

与正颌手术一样，术前对患者咬合关系的评估、良好的正畸准备能保证牵引成骨治疗获得满意的术后功能与美容效果。牵引前的正畸治疗包括初步排齐牙列、去除牙代偿、平整咬合曲线等。

（二）牵引期和固定期的正畸治疗

尽管术前已制订治疗计划并确定了牵引方向，但在具体临床操作中，牵引方向常因牵引器的机械特性、牵引器与颌骨的相互位置改变、神经肌肉因素及𬌗干扰因素的影响而发生改变。在这个阶段可以使用带环、托槽、颌间弹性牵引器、牵引稳定器、头帽、𬌗板、上颌扩张器及功能矫治器等稳定牵引方向，牵引颌骨逐渐移动到术前设计的理想位置并愈合。

（三）固定期结束后的正畸治疗

固定期结束后拆除牵引器，正畸治疗仍须继续进行，直到达到颌面形态与咬合关系的完美统一。这一阶段的正畸矫治根据牵引后的具体问题而定，包括排齐牙列、关闭牙间隙、直立牙根、调整𬌗平面、纠正中线不齐及上下颌牙弓宽度不调等，以重建良好的咬合关系。

（穆雄铮　杨娴娴）

附：自Tessier截骨到牵引技术——中面部手术的发展历程

有两类中面部畸形在小儿神经外科领域是最常见也是最引人关注的，它们分别是中面裂继发的眶距增宽症、颅狭症继发的中面部后缩畸形。

直到1/4个世纪以前，这些令人难以接受的畸形依然是无法得到切实治愈的。人们只能通过拉近眉间距、充填鼻骨来掩饰眶距增宽症的表现，而中面部后缩也只能利用骨组织瓣或其他植入物充填凹陷的上颌骨、鼻部来减轻其症状。

现代整形外科的创始人之一，英国伦敦的Harold Gillies爵士，在1943年最早为一位罹患Crouzon综合征的女性患者实施了彻底的面颅骨前移以解决其中面部凹陷的症状，但他也没有重复过这一手术，并且也不鼓励其他医师实施类似的治疗，因为这太危险了。

直到Paul Tessier，这位来自法国巴黎的整形外科医师，才真正揭开了对此类畸形实施外科治疗的序幕。在研究了部分严重的中面部后缩的病例之后，他认真思考了面颅骨前移的可能性。20世纪60年代，在经过了大量的解剖学研究之后，他实施了一例彻底的面部前移手术，并提出在泪器后方进行深部的手术操作。

Le Fort，一位法国的外科医师，通过实验的方法研究了面部骨折的特征表现，归纳了面部各个水平可能的骨折位置——其与各种外伤后的骨折移位线并无明显的不同。

对中面部后缩的矫正可以在不进入颅腔的条件下得以实施，并可不需要神经外科医师的协助，但对于面裂伴发的"眶距增宽症"（hypertelorism）［或如Paul Tessier所称的"眶间距离过宽"（teleorbitism）］，则不尽然。此类患者多有筛板增生的表现，故若要将眶骨移近，就必须通过颅内入路来显露、监护颅底中部的情况。

在20世纪60年代那个具有历史纪念意义的一天，Paul Tessier接待了一位重度的眶距增宽症患者。Tessier找到了与他同在巴黎Foch医院供职的神经外科医师Gérard Guiot，与其商讨是否可能通过冠状切口、颅内入路来暴露中面部和眶间区域。"为什么不呢？"在思索了片刻之后，Gérard Guiot如是回答。

这一回答瞬间粉碎了以往存在于"颅"与"面"部之间的隔离，亦粉碎了神经外科医师与整形外科医师之间的坚壁，由此开创了两者间紧密合作的全新道路。这些语句现在已经成为国际颅面外科学会的标志语句之一。这一学会由Paul Tessier在1983年所创建并担任首任主席。

这一颅颌面部联合的手术在最初施行时是非常小心的：医师首先要截下额骨瓣，仔细解剖显露包含嗅神经的前颅底，并用一真皮瓣来加强硬膜。之后，关闭创面，在等待数月后再行手术矫正眶距增宽症。

但这一预备步骤很快就被发现并无必要，而嗅神经的保护完全可以在手术的主要过程中得到实现。虽然有时会遇到脑脊液鼻漏（cerebrospinal rhinorrhea），但也只需一个简单的手术即可予以矫正。

颅内-面部联合手术入路被用于治疗Crouzon综合征和Apert综合征患者的额颅和中面部后缩的症状。Paul Tessier惯于同时施行面、额部的前移，而在1978年，墨西哥的整形外科医师Fernando Ortiz-Monasterio提出了额面骨整块前移的手术方法，将眶、面部骨骼整块地向前移动以实现矫正效果。

眶距增宽症的矫正手术最初是由Paul Tessier完成的，他在将增生的中央部分骨骼截除后，将眼眶像盒子一样移向中间。尼德兰鹿特丹的整形外科医师Jacques van der Meulen提出了面正中分开截骨手术的概念，即将截开的两侧半面骨骼向中间旋转拼合成新的颅颌面骨架。

手术原则一经提出，选择手术的时机就颇为重要了。特别是对小儿神经外科医师而言，必须明确可以对几岁的孩童进行施治。最初，Paul Tessier仅对成人（含青年）患者实施手术，患者必须足以耐受长时间手术及术中的大量出血，且骨骼需发育得足够坚固。

随着外科手术技术的改进、小儿麻醉和术后监护领域的巨大变革和发展完善，已经可以开始考虑对幼儿实施长时间、高难度的手术，以便尽早地矫正患儿的颅颌面畸形。

事实上，一味追求尽早手术可能会带来过犹不及的后果，一如1983年那例小儿额眶整体前移手术所展示给我们的，手术的高风险，以及随着生长发育带来的效果减退，迫使外科医师认识到，大多数病例还是等待数年再行手术为佳。目前，大多数的眶距增宽症和中面部后缩患儿需要到4～6岁后再行手术，除非患者的畸形特别严重并伴有功能障碍，例如非常严重的突眼或呼吸障碍。

随着手术技术的逐步改进及颅颌面特殊手术器械的改善，例如高精度的电锯和电钻的问世、新颖的手术固定方法等，手术效果也已经获得了很大改进。

一、固定与牵引

最初，对骨骼的固定是由钢丝和嵌插植骨来实现的。迷你钛板及后来的微型钛板问世后，人们发现它们非常适用于小儿颅颌面外科手术，板材固定的方法在20世纪80年代得到了迅速的发展。事实上，迷你钛板最终被弃置不用，因为随访发现随着骨骼的生长吸收和移位，它竟会进入颅内或眶内。

可吸收板材和螺钉的出现提供了一个更合适的解决方案，但前后花费了很多年才成功将其加工到足够小以便应用于小儿颅颌面外科之中。可吸收材料由多聚乳酸制成并可在数月内被人体所吸收。在多数情况下钢丝就可以提供足够的固定强度（并且很便宜），而在特殊部位可利用板材加以固定。

1980年，骨科医师Ilizarov提出了渐进牵引成骨的技术，为颅颌面畸形的治疗推开了一扇全新的大门。这一手术原则利用了骨骼自身的成骨能力来改变骨骼的外形、移动骨骼位置并生成新骨。

通常其手术过程是这样的：在预定延长或移位的骨骼位置截开骨皮质，安装一套机械装置，通常是一系列螺钉及板材，以实现对预成骨部位的持续牵引。牵引速度一般为每天1 mm，直至骨骼成功延长到所需要的位置。新的骨质在逐步增宽的骨缝中自行生成并将牵引骨块固定在新的位置上。之后，牵引装置将被保留固定一段时间。

牵引系统最早被美国纽约的McCarthy和墨西哥的Ortiz-Monasterio引入颌面外科以治疗面部不对称（半面短小症）患者的下颌骨畸形。

它随后立刻被应用于治疗面颅缝的早闭引起的中面部后缩畸形。手术入路可以经颞部皮肤由前方入路（如Chin和Toth所设计的）或者经颞区的后方入路（如Fairly和Marchac所设计的）。

尽管仍有着许多技术上的缺陷，研究者们正在迅速加以改进，但将牵引技术应用于中面部畸形治疗的前景仍然十分可观，其最大的优势在于软组织也同时被延长。

此装置亦可被安置在额部，以便在广泛面部后缩的病例中同时前移眶上区域。这一渐进移位过程避免了任何无效腔的形成，并时刻保持了额骨的血供。

牵引技术还被设计用于小眼眶畸形患者眶腔扩大，但其在眶距增宽症中的应用仍仅限于构思阶段。

二、手术时机

理所当然的，患者的年龄和生长发育情况是对其颅颌面畸形的治疗效果起着重要影响的因素。

生长发育会改变患者术后的效果，从而导致数年后病情恶化。然而，我们并不能据此就回到以前的认识上，即认为早期手术不利于患儿生长发育而不予施行。

一般来说，将畸形结构解剖复位是符合小儿生长发育的规律的。例如单侧冠状缝早闭引起的斜头畸形的治疗过程中，在婴儿期矫正眶上骨带但保留其歪鼻畸形而不予处理。随着年龄增长，患儿的鼻子竟可自行发育正、直，而未行手术的患儿其鼻外形仍保持歪斜。总结病例后我们认为，早期塑形手术本身并不会直接影响患儿面部的生长发育。面部各个区域之间的相互影响非常复杂，仅仅早期的额部手术都可能间接影响面部骨骼的发育，甚至翼上颌连接或者鼻中隔手术都可能产生负面作用。

而对于面颅缝颅狭症的患者而言，其面部骨骼的发育潜力本身就远小于正常个体。

通过外科手术或牵引技术前移面部骨骼后，其效果会逐步减退，特别是会随着下颌骨的生长而显得尤为明显，这一情况相当普遍并与反殆表现直接相关。在前移手术时矫枉过正，或者夜间持续利用面罩牵引有助于对抗这一趋势，但最好还是尽早提醒患者，很可能在发育定型后需要再次实施手术，以便前移上颌骨的下部（Le Fort I型手术）。

三、颅颌面畸形治疗的现况

让我们来讨论一下面中裂和面颅缝早闭的治疗现况。

（一）面裂

我们使用Paul Tessier创立的分类方法对面裂进行分类。此方法以眼眶作为参照，将颅面裂以0~14号编号后围绕眼眶（呈时钟样）排列。

在旁正中面裂的患者中，我们还可以见到伴发软组织畸形者，尤其是在累及鼻孔的病例中。

正中裂（Tessier 0-14号裂）和旁正中裂（Tessier 1-13号裂）与眶距增宽症的发病有关。

在与颅狭症相关的病例中，例如对于短头畸形（额鼻发育不全）或斜头畸形的患儿，我们会在婴儿期即实施额颅重塑手术，但并不同时矫正宽于正常的眶间距离。以往的尝试结果很令人失望：这些易碎的骨骼虽然很容易塑形，却难以固定在所需的位置上。通常，在早期额颅重塑之后，我们会等到

4~5岁再计划移动眼眶。

在与颅狭症不相关的病例中这一原则也是适用的，我们可以早期实施局部手术以改善鼻外形，但对眼眶的移动手术最好还是推迟。我们的意见是，以4~5岁为佳。

这一眼眶的矫正手术可以是眶周盒状截骨，也可以是面正中分开截骨。面正中分开截骨手术有利于保护牙胚、呼吸道增大段及上齿槽嵴。但它会打破翼上颌区域的正常发育平衡，并会暂时增大上方截骨线之间的距离，这一点在两侧眼眶有向外下方移位表现时特别明显。

眶移位手术可以在幼儿期即进行，但截骨线必须足够高以超过牙胚。其适应证为咬合正常、上颌牙弓宽阔而眶部不对称。在最合适的病例中，可以仅采用颅外入路，将眶上缘留置不动，只手术移动下3/4的眶，可以采用眶周截骨或面正中分开截骨的手术形式。

在眶距增宽症的矫正手术过程中，需要切除部分增宽的鼻骨，改以骨瓣重建之，并部分切除鼻中隔，这些操作通常被认为会影响后期鼻的发育，需要进行二期鼻骨、鼻软骨整形。

对软组织手术整形比对骨组织困难得多。眼睑缺损、不完全鼻裂、外鼻肥大、内眦赘皮褶皱、上睑下垂及内眦移位等，都需要经过多次手术以获得可接受的效果。

两侧不对称者其手术矫正也颇为困难，多需要对截骨方法加以改良。

（二）面颅缝早闭

面颅缝早闭可引起额部后缩及中面部后缩。

额部前移及额骨重塑多需在婴儿期即进行，以消除功能方面的影响，但对面部后缩的治疗是否也可如此？婴幼儿期间行额颅前移结合Le Fort Ⅲ型截骨术前移是不恰当的方法，因为婴儿的中面部骨骼很难被固定在所期望的位置上。另外，额面颅整块截骨前移在技术上虽没有什么问题，但即使近期手术效果相对良好，远期效果仍存疑，也并不适合在婴儿期进行，因为：①并发症发生率高；②术后中面部几乎无发育；③难以再次手术。

牵引成骨技术的引入给予我们另一种解决方案：在进行额前移手术时同时安装牵引装置，并对中面部实施渐进性牵引前移。Fairley报道了一组病例，在数年后随访效果满意。

婴儿的中面部骨骼相当脆弱，由此带来的技术难题至今仍困扰着我们。随着时间的推移，它们正被一一克服，只有对这一年龄段表现功能障碍的病例，例如那些严重的突眼患儿和（或）伴有呼吸障碍的患儿，才考虑实施早期牵引手术。

对于大多数面颅缝早闭的颅狭症患者而言，额颅重塑手术需要在婴儿期尽早进行，前移量必须充足（通常有2cm），同时不对面部做任何其他手术干预。之后临床随访评估其面部发育情况。如果面部后缩有限，结合正畸治疗干预，可以准备在恒牙期后实施中面部前移手术，并有望获得稳定的治疗效果。

在很多病例中，患者中面部的后缩会随着时间的推移和下颌骨的发育而愈加明显，患儿家人和患儿本身多会要求尽早矫正这一畸形。这时我们可以考虑在5岁左右，患儿上学前施以手术。

手术主要是Le Fort Ⅲ型截骨前移，眶间距离过远或Apert综合征的患儿可以辅以中面部正中二分法截骨，以缩窄内眦距。

5~6岁时实施的面部前移操作应当矫枉过正。上颌骨在之后的岁月中进一步发育将相当有限，而患儿的咬合关系多恢复不佳。

截骨后结合牵引成骨的方法可以有效前移骨骼并达到矫枉过正的目的，其疗效也相当稳定。

如果可以到恒牙期后再行面部前移手术，Le Fort Ⅲ型截骨术可以提供稳定的手术效果，有利于实现正常的咬合关系，若联合牵引成骨更可逐步延长软组织。

四、中面部畸形的治疗预览

随着各种畸形检测手段的发展，尤其是新生儿超声检测技术的提高，可以在孕期即诊断出大多数的畸形患儿从而避免那些严重畸形儿的出生。

基因检测技术、畸形预测，以及将来可能的基因治疗技术，都将会极大减少畸形患儿的出生。

牵引成骨技术将在面颅缝早闭颅狭症的治疗中扮演重要角色，可被应用于所有的病例，包括那些颅颌面骨部分发育不足的患者。人工机械操作有朝一日将会被微型电机系统取代，它可定期工作以迎合骨骼生长的规律，并可远程遥控操作。眶距增宽症的矫正可能仍然需要手术截骨、移位并固定于预期的位置。牵引成骨可能会在这一过程中被用于延长短小的鼻部或者用于凹陷颧部的前移。

微型可吸收板材将被常规用于骨骼的固定，不过那些可以将骨片牢固固定的"超级胶水"技术的发展也值得我们期待。

在完成严重中面部畸形的矫正治疗之后，面部皮肤上的瘢痕将成为最主要的后遗症，尤其是那些位于鼻部和额部的瘢痕。通常来说它们并不明显，但有时不论缝合得多么小心，这些瘢痕都会很引人注目。有理由期待瘢痕的生物学控制研究在未来取得良好的成果，以便让外科医师可以规范地减轻术后瘢痕。

内镜技术将会伴随牵引成骨技术一同取得新的发展。通过隐蔽的小切口手术实施截骨并安置牵引装置将成为可能。

有趣的是，我们发现，Paul Tessier实施第一例面部前移手术的时候采用的就是小切口入路，他还常使用一环形外固定装置来固定上颌骨，后来外科医师们才在此基础上改用了冠状切口入路以扩大暴露范围，并利用钢丝、板材实施坚固内固定以替代外固定设备，这曾被认为是一种巨大的进步。

历史的车轮还在不断滚动前进着……

（Daniel Marchac　Eric Arnaud　俞哲元译）

参考文献

[1] 穆雄铮,俞哲元,韦敏,等.应用牵引成骨技术治疗中面部骨发育不良畸形[J].中华外科杂志,2007,45(15)：1055-1057.

[2] 滕利,HEGGIE A A,HOLMES A D.面中部牵引成骨术矫正综合征性面中部后缩畸形[J].中华整形外科杂志,2005,21(1)：18-21.

[3] 穆雄铮,冯胜之,张涤生.Le Fort Ⅲ型截骨术对面部外形的影响[J].中国修复重建外科杂志,1992,6(3)：156-159.

[4] 唐友盛,高益鸣,沈国芳,等.牵引成骨技术治疗小下颌畸形伴OSAS效果的初步报告[J].中华口腔医学杂志,2000,35(1)：9-11.

[5] 王兴,林野,伊彪,等.牵引成骨技术在肿瘤术后下颌骨重建中的应用[J].中华口腔医学杂志,2000,35(6)：

409-412.

[6] 冯晔,唐友盛,沈国芳.牵引成骨术治疗青少年上颌骨严重发育不足的初步报告[J].中华口腔医学杂志,2000,35(6):434-436.

[7] 李诗佩,刘湘涛,虞渝生.正畸和下颌骨牵引成骨术联合治疗半面短小症[J].浙江医学,2003,25(6):335-336.

[8] 柳春明,侯敏,梁立民,等.Le Fort Ⅲ型截骨中位牵引矫正面中份发育不全[J].中华整形外科杂志,2004,20(1):41-44.

[9] 柳春明,黄旭明,侯敏,等.经缝牵引成骨早期矫正儿童面中份发育不全[J].中华整形外科杂志,2005,21(2):90-93.

[10] 顾晓明,杜长生,徐蓬,等.用牵引成骨矫正Crouzon综合征性严重突眼畸形[J].武警医学,2005,16(5):346-349.

[11] 穆雄铮.应用外置式牵引成骨治疗中面部发育不良[J].组织工程与重建外科杂志,2006,2(6):322-324.

[12] 杨朝晖,潘朝斌,张彬,等.牵引成骨术矫正青少年半侧颜面发育不全7例[J].广东医学,2007,28(3):420-421.

[13] MEAZZINI M C, MAZZOLENI F, CARONNI E, et al. Le Fort Ⅲ advancement osteotomy in the growing child affected by Crouzon's and Apert's syndromes: presurgical and postsurgical growth[J]. J Craniofac Surg, 2005, 16(3):369-377.

[14] FEARON J A. Halo distraction of the Le Fort Ⅲ in syndromic craniosynostosis: a long-term assessment[J]. Plast Reconstr Surg, 2005, 115(6):1524-1536.

[15] GOSAIN A K, SANTORO T D, HAVLIK R J, et al. Midface distraction following Le Fort Ⅲ and monobloc osteotomies: problems and solutions[J]. Plast Reconstr Surg, 2002, 109(6):1797-1808.

[16] UEKI K, MARUKAWA K, NAKAGAWA K, et al. Multidirectional distraction osteogenesis for Crouzon syndrome: technical note[J]. Int J Oral Maxillofac Surg, 2005, 34(1):82-84.

[17] SHETYE P R, BOUTROS S, GRAYSON B H, et al. Midterm follow-up of midface distraction for syndromic craniosynostosis: a clinical and cephalometric study[J]. Plast Reconstr Surg, 2007, 120(6):1621-1632.

第十章
颅颌面外科的多学科性及功能优先原则

颅颌面外科发展至今，已有60余年的历史，先贤名师在颅颌面外科各类手术的创新、发展和规范化方面做出了极大贡献。

颅颌面外科在其手术理念上的突破，一是针对颅狭症治疗的旧式手术（如单纯颅缝切开术），进行了以颅腔扩大和大范围颅骨板重塑的新型手术治疗，如额颅和额眶带前移扩大颅前窝、顶枕部（或后颅）重塑和牵引成骨扩大颅底和颅后窝等。半个多世纪的临床治疗结果证实了这些手术的演进，克服了旧式手术的局限性，如易复发的缺陷，成为目前颅狭症的主流治疗方式。

二是在颅颌面复合畸形的治疗中，打破了传统颅骨和颌面骨骼的解剖分界，以眼眶为枢纽，针对先天性和后天性的各类复杂畸形，进行了功能和形态的多任务手术治疗，达到了理想效果，这也是颅颌面外科多学科（multidisciplinary）合作的结晶，如眶距增宽症、面裂畸形的治疗，颅底、眶、上颌骨区域的各种手术入路的应用等。

三是将颅骨和颌面骨骼作为一个整体研究，从其发生、发育、功能和形态方面，进行由表及里的临床考量，借助医疗科技手段的更新和完善，发展了牵引成骨技术、颅颌面数字医学技术、罕见病基因诊断技术等。目前，颅颌面外科已经成为多学科合作的典范，并与所涉及学科（如整形外科、神经外科、口腔颌面外科、眼科、麻醉科等）之间互为辐射。

从这些理念的突破，我们可以看到医学的进步，以及颅颌面外科医师对疾病诊断、治疗方面日新月异的能力提升。另外，这二三十年中，应求美者不断增加的容貌美化需求，由颅颌面外科技术衍生的、通过对正常面部骨骼形态和位置的改变和重塑的手术技术，起到了对容貌改变近乎"改头换脸"的效果。这类带有东方特色的"面部轮廓整形术"在医学美容的商业市场获得了不同凡响的影响。无可讳言的是，此类手术并发的手术风险，如死亡、出血性休克等，引起了相关卫生机构的重视，地方、国家卫监部门对面部轮廓手术相继推出了医疗机构准入制、备案制等政策法规，并将面部轮廓手术限定为3～4级手术。这些严格的医政管理措施表明，颅颌面外科技术的进步和其可见的风险，是一把双刃剑，必须引起颅颌面外科学界的高度重视。

颅颌面外科手术方式的创新和发展，是其立足之本；而救治畸形和疾病是颅颌面外科蓬勃的动力源。颅颌面外科中的多学科合作和功能优先原则，并不排斥颅颌面外科对颜面轮廓的重视，而是希望在施行每一项颅颌面治疗技术之前，时刻保持医者的救治初心，防止可能出现的逐利之思。

颅颌面外科的功能优先原则，先贤多有论述，但常以理念为主，如发起多学科会诊、多学科联合治疗等。笔者从近5年的文献中发现不少新研究、新模态、新手段对不同区域发生的、以往不太重视的颅颌面功能问题，可以进行有效的干预和介入，提供治疗的精确性和有效性。这些研究和发展，有望形成颅颌面外科的序列治疗基础。

然而，即使是一名成熟的整形外科医师或者颅颌面外科医师，要真正实现颅颌面外科的功能优先仍是一项具有挑战性的工作。因为这项工作涉及对脑部解剖、中枢神经系统病理生理、颅内压调控、神经功能评估、神经电生理等多个跨学科理论的充分了解。另外，以功能性磁共振为代表的影像学技术和以计算机辅助诊疗为代表的数字化技术，也正被逐渐融入颅颌面外科手术的实施过程中。颅颌面外科的功能优先原则的实施，实际上是一项跨学科、跨专业、多领域的紧密合作。很多颅颌面外科手术，如针对颅狭症患者开展的颅腔扩大和重塑，以及针对综合征型颅狭症患者实施的上（或下）颌截骨前移术、牵张成骨术等，其手术目的不仅是改善患者外观，更重要的是去除或减少影响脑功能的因素（扩大颅腔、缓解高颅压、改善通气），进而改善患者的脑功能。目前这一概念正逐渐为广大同行所认可。美国约翰霍普金斯医院在全球率先成立了由整形外科、颌面外科、神经外科、影像科等团队共同组建的神经整形中心，并倡导脑功能优先的颅颌面外科手术理念。

Daniel Marchac（1984）认为，对有功能影响的颅狭症，手术指征是容易掌握的……没有功能影响，专门为矫正畸形者，手术指征比较困难，虽然手术危险性很小，但仍有极少的死亡率和骨髓炎发生。

由于篇幅的限制，笔者无法对上述所有领域进行详细的阐述，仅就与脑功能最为相关的颅内压、功能性磁共振及数字化辅助设计在颅颌面外科的发展作简要回顾。

（吴颖之）

第一节　颅颌面外科的多学科性及组织特点

颅颌面外科是现代外科学最复杂的领域之一，它和心脏外科等新专业一样涉及面很广。但由于大部分颅颌面畸形患者，如不进行手术治疗，一般并无生命危险存在；而如果进行手术，可能产生一些严重并发症，如颅脑损伤、脑部感染、视力损害，甚至失明等。另外，手术治疗还有一定比例的死亡率，故不可贸然从事。

颅颌面外科手术范围极广，涉及颅骨、颅底、眼眶及眼球、鼻底及鼻窦，以及上下颌骨的截骨、移位和重新组合、植骨及固定等多个部位和复杂的手术步骤。在术前要正确诊断病症，决定手术的最适宜年龄，设计最安全和最有效的手术方案。在手术中则涉及麻醉方法的选择、麻醉的安全平稳、颅内压的测定和控制、术中出血量的估计和及时补充。术后应进行严密的监护，防止感染和其他并发症等的发生；远期还应矫正眼、鼻等功能性的畸形和心理障碍。在以上这些复杂的要求下，就需要多学科的医师进行密切合作和熟练配合，其中以整形外科和神经外科医师为主要力量，负责手术操作和保证术中安全及术后的最佳效果，还需要建立一个完整的颅颌面外科小组，其中包括麻醉科、放射科、儿科、眼科、耳鼻咽喉科、口腔正畸科各科医师，甚至还应包括遗传学家、心理学家、语言学家和社会学家。目前，法国、美国、澳大利亚、中国、墨西哥、日本等均已建立了这种多学科合作的颅颌面外科中心。

作为主角的整形外科医师，除必须具备坚实的外科学基础、整形外科的理论和熟练丰富的临床经验外，还必须熟悉颅颌面各部位的解剖和生理知识。此外，还须具备神经外科的必要知识和技术，以便和神经外科医师在手术的各个阶段进行密切配合。同时也必须充分了解人类学中有关颅颌面各部位的进化和测量数据。整形外科医师在颅颌面外科小组中应充分发挥其主导作用，随时征询各学科专家的宝贵建议，与其协作展开治疗，最后制订最理想的治疗方案，并按计划实施手术。

神经外科医师在颅颌面外科小组中起着重要的作用。术前应对患者是否有高颅压、视力减退，以及其他神经系统异常作出准确的判断；参与制订手术方案。术中进行开颅暴露颅腔，保护好脑组织不受过多的牵拉和误伤。术后应参与患者的监护，防止发生脑水肿和颅内血肿（intracranial hematoma）。整形外科医师和神经外科医师是颅颌面外科小组的最主要成员，他们的密切配合是保证治疗成功的基础。此外，神经内科的会诊和咨询也是十分重要的。

放射学科对颅颌面畸形的诊断、治疗方案的制订和手术效果的评估有很大的帮助。其中包括普通X线摄片，以观察头颅形态、脑发育等情况，外伤性颅颌面骨畸形的部位和严重程度，以及诊断是否高颅压等。由于近年放射影像学技术的进展，颅颌面部畸形的X线和CT检查越来越重要。目前一般的头颅部正、侧位片已嫌不足，而需要在三个平面（即后前位、侧位和颅底位）多断层摄片，这样可以把某一部分的畸形和另一侧正常部位作精确的测量对比。CT扫描和CT三维重建的发展，则可以获得畸形的立体影像，协助分析骨骼的形态、位置关系，更便于制订完善的手术方案。CT三维重建和电脑辅助设计的应用，有助于显示畸形缺损的立体影像，可通过定量分析决定修复的部位和范围。CT可以显示脑部的病理情况，如脑积水、脑膨出等，还可以显示眼球位置、眼球周围组织和眼眶的关系，以及计算脑容积等。

许多颅颌面畸形的病例，都需要在婴儿或幼年期进行手术矫治。畸形的诊断和治疗方案的制订和实施，往往与儿科医师有着密切关系，也需要他们的帮助。广泛复杂的手术过程，对婴儿来说是一种巨大的创伤，如何安全地度过围手术期（perioperative period），手术后如何使患儿顺利恢复，儿科专家的指导尤其重要。其他如小儿麻醉科、小儿神经外科等属专业性很强的学科，必要时亦应协同会诊。

眼科专家的参与可以帮助检查患儿的视力障碍和眼球活动情况、提出斜视和偏斜的确切诊断和决定纠正时机、立体视觉和视野变化、睫状体麻痹性屈光、复视，以及眼底变化等，并协助整复外科医师正确测定眶间距离（interorbital distance，IOD），以及术前、术后的眼球前后位、垂直位的不对称等。常规的术前和术后眼底检查有助于了解颅内压的变化情况。

耳鼻咽喉科医师可以协助检查听力，有无外耳道感染，听觉器官有无异常，以及脑干反应的测验等。下颌骨畸形病例常需检查耳咽管的通畅情况。

口腔正畸科医师可以协助依据颅骨的X线片和影像测量，研究畸形所导致的𬌗畸形及颌骨的形态及位置，提供有关手术前、后颌骨的矫正程度和形态的更好恢复。𬌗的矫正对患儿的咀嚼功能恢复具有重要作用。有时术前的正畸治疗也是必要的措施，术后的牙列正畸在Crouzon综合征等畸形治疗中则更属必要。手术中在上（下）颌骨前移后进行结扎颌间固定时，预制的咬合垫板必须及早准备好，以备手术中结扎应用。

麻醉科专家参与颅颌面外科手术是一个不可缺少的重要环节，选择安全有效的麻醉方法、注意小儿麻醉的特点等都是保证手术成功的基础。目前都采用低压低温麻醉，以减少术中出血量。麻醉过程中血压及血容量的测定、出血量的估计、血容量的及时补充、颅内压的观察和控制、眼反射防止等，都需要依靠麻醉医师在手术过程中严密观察和密切协作，随时将麻醉中的情况报告手术医师，及时采取有效的措施，以保证手术安全和快捷地进行。术后的监护也少不了麻醉医师的协作。

还需要指出的是护理人员的重要性。在手术中，全体手术室护士的良好配合是十分重要的。手术护士技术纯熟、训练有素有助于手术医师得心应手、配合默契、迅速顺利地进行手术操作。而一个专门负责术后监护的护理班子，必然在患者的康复中起到重要的作用，它可以及时发现任何出现的异常情况，及时报告医师，尽快给予相应的措施，以减少并发症，预防出现危象，使患者更顺利更快地恢复。

遗传学家的咨询也是必要的环节。目前对颅颌面畸形的遗传规律虽未了解清楚，但已发现不少引起颅颌面畸形的基因突变和染色体异常的位置。在一些病例中，显然存在着遗传的倾向。如何进一步调查和研究畸形的遗传规律、染色体异常的研究观察、家族史的调查和统计、新生儿畸形的登记分析、优生优育的宣传和控制，与遗传学家的协作都是分不开的。

在国外，目前对于患有此类畸形的儿童和成人都邀请心理学家进行咨询和会诊，丑陋的外貌和功能的影响，显然影响儿童的心理发育。手术后面貌改善可以带给患者欢乐和健康，但心理障碍还得由专家在术后进行治疗才能事半功倍。

颅颌面外科手术具有一定的危险性，目前这项手术的死亡率在2%左右。故此，为取得手术成功，一个组织严密、设备完善、技术熟练、经验丰富的手术组是最基本的条件。手术人员必须经过一个阶段的基本训练和学习，在具有相当水平和条件的整复单位，才可以开展这项工作。

总之，颅颌面畸形的整复特别是新生儿颅颌面整复术，没有高度专业化及多学科专家的高度密切的配合，是无法完成的。可以这么说，没有具备这些必备条件，开展颅颌面外科手术将是盲目的，并带有相当高的危险性。为确保手术的成功，应有一个组织完善、训练有素的颅颌面外科小组开展这项高难度的工作。其小组成员应该包括：整复外科医师、神经外科及神经内科医师、麻醉科医师、眼科医师、耳鼻咽喉科医师、儿科医师、放射科医师、口腔正畸科医师、心理学家和遗传学家。

（张涤生）

第二节　颅内压及高颅压

颅狭症是颅颌面外科所涉疾病的重要内容，而颅狭症的主要症状之一就是慢性高颅压，由此或多或少可能影响婴幼儿的脑发育过程。这些由于高颅压导致的脑发育影响，其程度如何，国内外学者尚有争议。长期随访表明，一些轻症的颅狭症（如舟状头），即使出生至成年后未予任何治疗介入，其智商（IQ）发育也与正常人相同，这可能是慢性高颅压后，人体自身的代偿和调节机制使然。但比较确定的是，失代偿的、严重的高颅压和脑室增大（如综合征型颅狭症），是影响脑发育的主要原因。

一、颅内压的组成

颅内压（intracranial pressure，ICP）指颅内容物对颅腔壁上的压力。人类头颅是一个由多个骨块借骨缝相互连接而构成的近似球形的骨性结构，是由颅顶骨和颅底骨共同组合而成的腔体。脑颅的空腔称为颅腔。除了出入颅腔（如颈静脉）及颅底孔（如枕骨大孔）与外界相通外，可以把颅腔看成一个密闭的容器。由于颅骨比较坚硬，除生长发育引起的颅腔扩大以外，颅腔容积是相对恒定的，并对其内容物有容纳和保护的作用。

颅腔内主要有三种内容物，即脑组织、脑脊液（cerebrospinal fluid，CSF）、血液。脑组织所占空间最多，占80%～90%；脑脊液占10%左右；血液占2%～11%，变动较大。在正常生理情况下，颅腔容积及其内容物的体积是相适应的，并在颅内保持着相对稳定的压力。正常ICP是保证中枢神经系统内环境稳定和完成各种生理功能的必要条件。

ICP由多种压力因素维持。一种压力因素为液静压，即CSF本身的液位所产生的压力。坐位时腰椎穿刺所示的CSF压要比胸段的高，而胸段CSF压又比颈段的高，说明有不同的液体静压强参与。

另一种压力因素为血管因素，通过颅内动、静脉及毛细血管将部分血压传递给脑组织及CSF。这是决定ICP的一个比较重要的因素。随着呼吸运动，CSF压亦显示有周期性的波动。这是由于呼吸时胸腔内压的改变，影响颅内静脉压的结果。静脉由于管壁较动脉薄，弹性亦较动脉小，稍受压迫即出现被动扩张，影响血管床的总体积，故对ICP的影响较动脉大。压迫颈静脉或挤压胸腔，相应引起颅内静脉压及上、下腔静脉的压力增高，都可反映在ICP上，使之随着上升。正常ICP与颅内大静脉窦压力非常接近，可相互代表。临床上ICP都用平均颅内压（mICP）来表达，它的计算是舒张期的ICP加1/3的波幅压。

颅腔及其内容物是组成ICP的解剖学基础，脑脊液的液体静压强和脑血管张力变动的压强是组成ICP的生理学基础。

二、正常颅内压

正常颅内压（ICP）通常是以人的侧脑室内液体的压力为代表的。在椎管蛛网膜下腔通畅的情况下，与侧卧位时做腰椎穿刺所测得的压强大体相等，因此常以这压力作为代表。成人的正常ICP为0.67～1.8 kPa（5～13.5 mmHg或70～180 mmH$_2$O），平均为1 kPa（100 mmH$_2$O），女性稍低；儿童为0.4～1 kPa（3～7.5 mmHg或40～100 mmH$_2$O），平均为0.67 kPa（70 mmH$_2$O）。ICP随着心脏的搏动而波动，范围为0.27～0.53 kPa（2～4 mmHg）不等。随着呼吸动作改变，ICP亦有缓慢的波动，范围为0.7～1.33 kPa（5～10 mmHg）。此外，ICP还有自发节律性波动，是全身血管和脑血管运动的一种反应。由于ICP受多种因素影响，是波动的，因此在单位时间内所测得的ICP只有相对的意义。较正确地了解ICP的情况，应采用持续的ICP测量和记录的方法。连续测量并记录ICP，可随时了解ICP变动情况，并可取得更精确的颅腔ICP数据，这种方法称为ICP监护术。

三、Monro-Kellie原理

颅腔是体积固定的腔，四壁为坚硬颅骨所构成。内有脑组织、脑血容量与脑脊液，三者的体积都不能被压缩，必然保持恒定的总体积。要保持ICP的正常，颅内容物总体积必须与颅腔的总容积相适应，其中一种内容物增减，就需有另两种内容物体积的缩减来代偿，这称为颅腔空间的代偿功能。这是一种灵敏的生理功能，由精细的调节机制来保证。1783年，Monro提出假说，40年后，由Kellie经实验证实，成为现代医学中研究和控制ICP的一个重要指导原则。

（一）脑脊液

脑脊液（CSF）是颅内三个内容物中最易变动的成分，因此它在颅腔空间代偿功能中发挥较大的作用。正常情况下，脑脊液总量是不变的，分泌速度很少受到ICP的影响，其吸收速度与分泌速度相等，均为每分钟0.35~0.4 ml。脑脊液的分泌主要取决于平均动脉压与ICP之间的压差，其吸收则取决于ICP与上矢状窦内压之间的压差。分泌与吸收处于相对的平衡状态。当ICP低于0.67 kPa（5 mmHg）时，吸收基本停止，分泌压增大，脑脊液增多，阻止了ICP继续下降。当ICP高于0.67 kPa（5 mmHg）时，分泌压减小，吸收压增大，CSF减少，延缓了ICP的增高。当ICP持续增高时，部分CSF经枕骨大孔被挤入脊髓蛛网膜下腔后被吸收。由于CSF在正常情况下只占颅腔总体积的10%，这种空间代偿能力充其量也只有10%左右。当颅内病变的发展超过了生理作用可调节的限度时，CSF的容积代偿功能被耗尽，开始出现颅内压升高的现象。

（二）脑血容量

脑血容量（cerebral blood volume，CBV）指脑内所含的血液总量，相当于开放的脑血管床的总体积。脑血管阻力（cerebral vascular resistance，CVR）指每毫升血液能在1分钟内流过100 g脑组织时所需的压强，以"kPa/（100 g·min）"表示。正常的CVR为0.17~0.21 kPa/（100 g·min）。CVR血管包括脑动脉及微动脉，两者管壁均有平滑肌，有调节脑血流量（cerebral blood flow，CBF）的功能。其余的脑静脉、静脉窦及毛细血管的管壁上缺乏肌肉组织，其口径可随血液外流时的阻力而被动地扩张。流经上述这些血管的总血流量称为脑血流量，是保证脑的正常生理功能和代谢活动所必需的。CBF的大小取决于脑灌注压（cerebral perfusion pressure，CPP）和CVR，而脑灌注压为平均动脉压（mean arterial blood pressure，mABP）与平均颅内压（mICP）之差。其关系可用下列公式表达：

$$CBF = \frac{CPP}{CVR} = \frac{mABP - mICP}{CVR}$$

这种关系由精密的脑自动调节功能来维持。生理上可区分为两种脑自动调节功能：①压力自动调节；②代谢自动调节。当CPP下降，阻力血管壁上的平滑肌受到的压力减小，血管舒张，管腔扩大，CVR减小，血液的流速加快，CBF增加。脑代谢自动调节也是一样，当脑代谢增高，脑组织内氧量被利用，二氧化碳、乳酸等代谢产物蓄积，腺苷增多，而引起脑血管的舒张，CVR减小而血流量增加，以利于尽快带走代谢产物。脑血管的压力自动调节对全脑血流量的稳态具有保障作用，而脑代谢自动调节对脑血流量的分布起着合理分配的作用。

脑血管自动调节功能是有限度的，上限相当于CPP为16～17.3 kPa（120～130 mmHg）。此时如再提高CPP，则CBF将随CPP的增加成线性递增，产生脑过度灌注现象。脑的非阻力血管被动扩张、充血，血管的渗透性增加，有血液甚至血细胞渗出，出现脑肿胀，使ICP增高。自动调节的下限相当于CPP为6.7～8 kPa（50～60 mmHg）。低于这个水平，则CBF将随CPP的下降成线性减少，产生脑缺血，甚至脑梗死的结果。脑损伤、脑肿瘤、长期的脑缺血、二氧化碳分压（$PaCO_2$）或氧分压（PaO_2）的异常，均可不同程度地影响脑自动调节的正常发挥，此时如突然发生CPP增高，亦会出现脑过度灌注现象。

（三）脑实质

成人脑实质呈半固体，其体积是恒定的。ICP增高时，它是不会迅速减缩体积来适应的，但是在缓慢发展的脑积水病例中还是能看到脑实质的可逆性减缩的，这改变了过去我们所认为的脑实质的改变只有通过组织内部的变化，如细胞的死亡、纤维束的退变等来实现的概念。

（四）血气含量

脑动脉血内的$PaCO_2$和PaO_2，与ICP有极密切的关系。PaO_2的正常限阈为8～18.7 kPa（60～140 mmHg），在这个范围内CBF保持稳定不变。如PaO_2低于8 kPa（60 mmHg），脑血管开始扩张，脑血管床扩大，同时血管的通透性增加，水分渗入脑组织内（脑水肿），使ICP增高。PaO_2超过18.7 kPa（140 mmHg）时，脑血管开始收缩，脑血容量减少，CBF相应缩减，ICP可因而下降。

$PaCO_2$调节脑血管的效果比PaO_2更强。$PaCO_2$从5.3 kPa（40 mmHg）的正常值开始，每升高0.13 kPa（1 mmHg）可使脑血管容积增加3%，因此可较显著地使ICP升高。$PaCO_2$超过9.3 kPa（70 mmHg）时脑血管的自动调节功能即可丧失。

在部分颅颌面畸形患者或者其他原因所致呼吸道狭窄的患者中，由于吸气或呼气阻力增加，常导致$PaCO_2$升高和PaO_2下降，进而继发高颅压。这些变化在睡眠中表现尤为显著。

四、高颅压

ICP增高是指当颅腔内容物的体积增加或颅腔容积缩小超过颅腔可代偿的容量，使ICP持续高于200 mmH$_2$O（2 kPa）。ICP的生理调节失控是产生ICP增高的关键，临床上常见的有以下几种：①颅内占位性病变的体积超过了机体生理代偿的限度；②颅内病变破坏了生理调节功能，或病变的发展过于迅速，使代偿功能来不及发挥作用；③颅腔容积变小（如凹陷性骨折）或儿童颅腔生长发育的速度显著慢于脑组织（如颅狭症）；④病变堵塞了脑脊液（CSF）的通路，使CSF的颅腔空间的代偿功能不发挥；⑤颅内原有的调节功能受到全身情况的影响而衰退。

五、压强-体积关系

Langitt在1965年开展了经典的颅内压动物实验。研究人员在猕猴的硬膜外放置球囊做间断加压实验，每隔1小时向囊内快速注入液体1 ml，并从对侧侧脑室的插管记录ICP。实验结果发现最初4～5次注射后ICP上升很小，待ICP上升到一定高度后，再向球囊内注射同样1 ml液体，ICP的上升越来越明显。如将球囊的体积与ICP的高度标绘于坐标上，可得曲线（图10-1）。此曲线称为压强-体积关系曲线。由两部分组成，前半部分曲线平坦，代表颅腔空间的代偿功能良好；后半部分曲线迅速上升，呈陡坡样，代表颅腔空间的代偿功能已有衰退。如将球囊的体积与压强高度的对数值进行标绘，就可得一斜行的直线（图10-2）。从图10-2可确认压强与体积之间是指数关系。

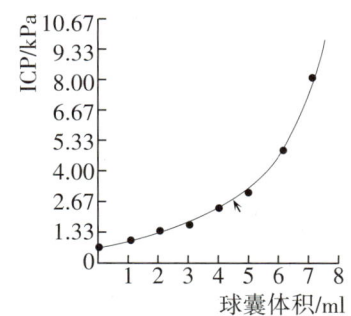

在体积4.5之间为转折点（1 mmHg=0.13 kPa）

图10-1 压强-体积关系曲线

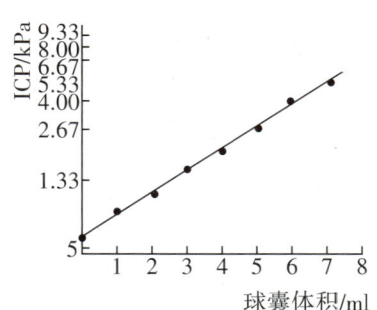

将球囊体积与压强的对数值标绘，曲线呈直线，表示两者之间呈指数关系（1 mmHg=0.13 kPa）

图10-2 压强-体积对数关系曲线

Marmarou（1973）在猫的实验性ICP增高研究中进一步确定压强与体积的对数关系可用下列数学模型来表达：

$$\Delta V = k\log\frac{P_\mathrm{p}}{P_\mathrm{0}} \text{ 或 } \frac{P_\mathrm{p}}{P_\mathrm{0}} = \left(10\frac{1}{k}\right)\cdot V\cdot\Delta V$$

式中ΔV为球囊体积的增量，k为常数，P_p为扩张球囊后ICP的峰值，P_0为扩张球囊前ICP的基础值。

这一数学模型得到了Sullivan等（1997）、Sklar等（1982，1997）、Shapiro等（1980，1986）、Kostal Janetz等（1956）的确认。从这一压强-体积关系中引出了与ICP增高具有密切关系的下列指标。

1. 压强容积指数（PVI） 相当于上述公式中的常数k，其定义为能使ICP基础值增加10倍时所需的体积，单位为ml。

2. 脑脊液的弹性（E_CSF） 其定义为每增加1 ml CSF所引起ICP增加的最大值。E_CSF可写作$d_\mathrm{p}/d_\mathrm{V}$，又称体积-压强反应（VPR）。

3. 脑组织的顺应性（C） 使ICP每增高0.13 kPa时所需的CSF体积增量。C又可写作$d_\mathrm{V}/d_\mathrm{p}$，与$E$或VPR呈倒数关系，故又可记作：

$$C = \frac{1}{\mathrm{VPR}} \text{ 或 } = \frac{1}{E}$$

4. 脑脊液外流阻力（R_O）　CSF在ICP增高时能缩减体积的速度，单位以kPa/(ml·min)表示，其计算公式如下：

$$R_O = \frac{P_{ot}}{P_{vt} \log \frac{P_t(P_P - P_O)}{P_P(P_t - P_O)}}$$

式中P_{ot}为时间t时的CSF压，P_P为加压后第一个CSF的波峰高度，P_t为加压后1分钟时CSF最高波峰的值。

5. 脑脊液生成的速度（F_{CSF}）　以ml/min表示。
6. 脑脊液吸收的速度（A_{CSF}）　以ml/min表示。

六、高颅压的临床表现

头痛、呕吐、视神经乳头水肿是高颅压的典型临床表现，称之为高颅压"三主征"。然而，在高颅压的病例中，这三主征并不一定都会出现，且出现的时间并不一致。另外，高颅压还可出现许多其他的症状，如双侧展神经麻痹、复视、阵发性黑蒙、头晕、猝倒、意识障碍、血压升高、脉搏徐缓、头皮静脉怒张等症状。小儿可出现前囟隆起、头颅增大、颅缝分离等。具体表现有以下几个方面：

1. 头痛　头痛是高颅压最常见的症状，程度不一，一般均以早晨及夜间较明显，部位在前额及双颞部居多。头痛程度随颅内压的增高而进行性加重，用力、咳嗽、低头等动作常可加剧头痛发生。

2. 呕吐　呕吐常出现于头痛剧烈时，可伴有恶心。高颅压引起的呕吐多呈喷射性，虽然呕吐多发生于进食后，但多数情况下与进食无关。

3. 视神经乳头水肿　视神经乳头水肿是高颅压重要体征，主要表现为视神经乳头充血水肿，边界模糊，中央凹变浅或消失，静脉怒张、迂曲，搏动消失，严重时眼底可出现大片状或火焰状出血。

4. 弥漫性高颅压　弥漫性高颅压时，由于颅内各分腔的压强较均匀，没有脑的移位，一部分颅腔压强通过将CSF置换入脊髓腔吸收而取得平衡。因此患者可耐受较高的压强限度，病程进展缓慢，除视神经乳头水肿外，较少有其他体征。腰椎穿刺放液后，可使病情暂时缓解，临床所见到的慢性蛛网膜炎等多属这种情况。

5. 局部病灶所引起的高颅压　局部病灶引起的高颅压首先引起邻近脑的压迫，产生脑水肿，使脑局部体积增加，继而发生脑疝。因此，若病情呈发展性，其最早出现的症状与体征常具有定位意义。局灶性病变的部位对病程的发展起重大作用。中线部病变能较早引起阻塞性脑积水，使高颅压的症状加速恶化，并常有高颅压危象出现。一侧大脑半球的病变由于局部压迫作用，局灶症状多出现于高颅压症状之前，并具有较大的定位价值。在高颅压以后出现的局灶性症状多数由于脑的移位所造成，属假性定位症状。位于颅后窝的局灶病变，因能较早引起颅内静脉窦的压迫，静脉血淤滞而致脑血容量增多，因此高颅压症状出现较早较快。

6. 慢性高颅压　慢性高颅压的患者如有智力障碍、精神症状等，应考虑有脑实质的萎缩与退变，因此可能有较明显的脑积水或脑的弥漫性病变。

7. 儿童高颅压　在儿童病例，因颅骨较软、颅缝未闭，在颅内容物的体积增长时，高颅压可依靠扩大颅腔来代偿。这时高颅压的主要表现为头颅增大、骨缝分离等。在儿童中局灶性高颅压可使局部颅骨变薄、膨出，呈明显的不对称。

8. 头颅X线表现　头颅X线对高颅压的诊断意义有限，且在早期帮助不大。因高颅压的X线改变均需在颅内压持续增高达1个月以上才可见到。慢性高颅压的患者可表现有蝶鞍的扩大增深、床突及鞍背的吸收、脑回压迹加深及颅缝增宽分裂等现象。

9. 脑电图表现　脑电图上可呈现普遍性低电压。除了局部病变所特有的脑电图改变外，有时可有弥漫性慢波出现，偶尔可有些快波。这些波形在高颅压的早期可能间歇地出现或仅见于额部，并不一定是定位征象。

10. 经颅超声波检查　经颅超声波检查对脑中线结构的移位及是否有脑积水存在能提供有力的线索，但对高颅压不能提供直接依据。B型超声有时可显示儿童大脑半球或小脑内占位性病变。成人因颅骨较厚，高频声波不易穿入颅内，故应用较少。

高颅压是非综合征型颅狭症最主要的功能障碍，多见于多颅缝早闭颅狭症的患者。起初高颅压的幅度较低，呈间歇性和慢性。出生后2年幅度达到最高，6岁以后压力趋于正常。由于高颅压不严重，临床表现隐匿，颅内压超过15 mmHg被定义为高颅压。症状包括头痛、兴奋和睡眠困难。未经治疗的高颅压可导致视神经乳头水肿、视神经萎缩，甚至失明。脑组织受压亦会引起神经心理障碍，从轻微行为错乱直至显著的弱智。颅神经异常相对少见，其中最常受累的是Ⅰ、Ⅱ、Ⅴ、Ⅵ和Ⅷ对颅神经，症状包括嗅觉丧失、视力减退、失明、面部敏感性改变、三叉神经痛、眼内斜、听力丧失、耳鸣及眩晕。癫痫多见于多条骨缝早闭。

Daniel Marchac认为，未满2岁者要明确诊断高颅压是特别困难的，因为患儿常不能表达头痛，呕吐也少见，视神经乳头水肿则更罕见。因此，诊断高颅压的唯一方法是测定颅内压……在硬膜外放一个颅内压传感器用以连续记录颅内压。此方法在巴黎Necker儿童医院已作为常规检查方法，可靠，无危险。在75例儿童颅内压测定中，58例在测定颅内压后已手术，高颅压（慢相睡眠期颅内压>15 mmHg）占31%，可疑高颅压（10～15 mmHg）占29%，正常颅内压（≤10 mmHg）占40%。多颅缝早闭颅狭症如短头畸形、尖头畸形、Crouzon综合征和Apert综合征，有明显高颅压者占47%；而一般认为不并发高颅压的斜头畸形、三角头畸形及舟状头畸形，实际上有14%会发生高颅压。

七、颅内压监护

颅内压监护主要分有创颅内压监护和无创颅内压监护两种，但目前绝大多数医疗机构采用的是有创颅内压监护。

（一）有创颅内压监护

当前，国内外采用的有创颅内压测量方法主要有：脑室内测量法、硬膜外测量法、硬膜下隙（或蛛网膜下腔）法、腰椎穿刺法等（图10-3）。虽然各个方法在探头位置和操作上有所差异，但颅内压的测量多是应用微型压力传感器植入颅内，直接与颅内组织接触。

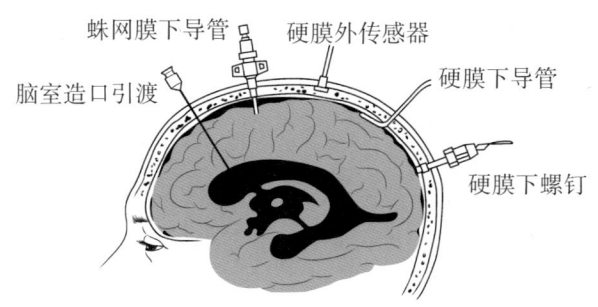

图 10-3　几种颅内压测量方法

1. 脑室内测量法　在颅骨顶部选择一个合适的位置，钻小孔插入引导管，直至脑室，使引导管与测试传感器相接，则可以直接测量脑室内压的变化。脑室内测量法的优点在于所测压力准确性高，是最早使用的颅内压测量方法，其值被称为颅内压的"金标准"。另外，通过引流管还可进行脑脊液引流减压、取脑脊液化验、对脑室造影、在脑室内用药、测定颅内顺应性，具有诊断和治疗的双重价值。通过脑室内探头和引流管测量颅内压也存在一定的缺点：因脑室与体外通连，容易造成颅内感染；导管不宜长期留置在脑室中；脑室穿刺存在穿刺失败、引流管阻塞、并发颅内血肿等风险，需要由有经验的医师进行；另外，脑室穿刺破坏了颅脊腔的闭合性，使部分脑脊液流失，在一定程度上影响颅内压的测量，使测量结果不精确。

2. 硬膜外测量法　硬膜外测量法主要包括硬膜外测压囊法和共平面法。硬膜外测压囊法是在硬膜和颅骨之间置入柔性气囊或液囊，压力通过囊内的气体或液体传递到体外的传感器中进行测量。共平面法是利用类似螺钉的传感器，借助螺纹将传感器拧入颅骨孔中。硬膜外测量法的优点在于硬膜保持完整，可防止颅内继发感染；无导管阻塞风险；无脑室穿刺失败的风险；测得的压力基本能反映颅内真实压力。缺点在于：①长时间测压使硬膜受刺激而增厚，灵敏度下降；②钻孔止血不彻底会影响压力的准确性；③几乎不能测定颅内顺应性。另外，共平面法拧入颅骨孔的传感器深度常凭经验估计，这种方法测得的颅内压可能不稳定或不准确。

3. 硬膜下隙、蛛网膜下腔测量　蛛网膜位于硬膜深部，是一层半透明的膜，由很薄的结缔组织构成，其间的潜在性腔隙为硬膜下隙，腔内含有少量液体。蛛网膜被覆于脑的表面，与软膜之间有较大的间隙，称为蛛网膜下腔，腔内充满脑脊液。在颅骨顶部选择一个合适的位置，钻小孔插入导管，直至硬膜下隙或蛛网膜下腔，将导管与测试传感器相接，则可以测量颅内压的变化。硬膜下隙或蛛网膜下腔测量法的优点在于可避免向脑室穿刺，可测定颅内顺应性，便于引流。该方法的缺点在于不易操作，导管易阻塞。特别是当 ICP＞20 mmHg 时，由于易发生部分阻塞，致颅内压读数偏低。另外，由于导管直接进入脑脊腔，容易引起感染。

4. 腰椎穿刺法　椎管与颅腔相通，经腰椎穿刺可以引出脑脊液，经腰椎穿刺测量脑脊液压力以判断颅内压的变化。腰椎穿刺法是神经科临床常用的检查方法之一，对神经系统疾病的诊断和治疗有重要价值，此方法具有方便、快速、简捷的特点，也比较安全。与脑室内测量法相似，此方法会破坏颅脊腔的闭合性，使部分脑脊液流失，影响颅内压测量的精确度。经腰椎穿刺法测脑脊液压力需严格掌握适应证。病情危重者、躁动者不宜采用此方法测量。穿刺部位的皮肤、皮下软组织或脊柱有感染时，也不宜进行，因为穿刺后有可能造成中枢神经系统感染。此外，颅内占位性病变，特别是有严重高颅压或已出现脑疝迹象者，也属禁忌，因前者可引起脑疝，后者可加重脊髓的受压，均可引起呼吸、心跳停止而死亡。

（二）无创颅内压监护

除有创颅内压监护外，目前还发展出多种无创颅内压监护技术。这些技术多是通过间接方法测量颅内压。但由于此类方法受到的影响因素较多，监测结果不稳定，也不十分准确。同时如患者需要被测量的相应身体部位存在疾病，则这些监测方法就不适用，应用范围受限制。目前主要的无创颅内压监护方法有：

1. 利用颈静脉压的无创测量法　其原理是将颈静脉与脑组织看成一个系统，在这个系统中的血流大小与其两端压力成正比，与其内部阻力成反比。当阻力无穷大时，血流为0，此时体外测得的静脉压与颅内压具有恒定的关系，即体外静脉压＝血管内压＋颅内压，因此在阻塞血管的同时测量颈静脉压，可反映颅内压的高低。通过无创电磁流量计测量血流变化情况（斜率）结合其他常规的无创方法测量阻塞后的颈静脉压，可估计出颅内压。

2. 视觉诱发电位测量法　此方法以视觉诱发电位为基础。其原理是：脑视觉诱发电位的第二负向波（N_2波）的延迟时间与颅内压存在关联，通过视觉刺激并记录N_2波的延迟时间，然后对照N_2波延迟时间与颅内压的关系表，求得颅内压。

3. 利用鼓膜的无创测量法　在耳蜗通道畅通的情况下，颅内流体的压力可通过内耳传导到镫骨，影响镫骨肌的收缩，对中耳的机械特性和听觉特性造成影响。因此，用容积流量计等仪器测得与镫骨肌收缩相对应的鼓膜运动，结合听觉声阻抗等参数，根据以其他方法得到的数学公式求得颅内压。

4. 利用骨骼振动特性的无创测量法　这种方法的物理学原理是固体（如骨骼）的动力学振动特性、自然频率、机械阻抗、结合特性及信号频谱等指标，与加在这个弹性固体上的压力是相关的。通过力学振荡器在颅骨的一个部位上施加一个无创的力学振荡，在颅骨上产生机械振动波，同时通过传感器在颅骨的另一部位测得颅骨的频率响应谱，并与刺激信号的频谱共同分析比较，从而得出颅内压。

5. 近红外光谱技术（near infrared spectrum，NIRS）　NIRS是近年发展起来的一种监测组织结构性质和动态功能的新技术。近红外光穿透人体组织的过程中不断被组织中的脱氧血红蛋白、氧合血红蛋白、细胞色素吸收而衰减。NIRS监测的是脑组织的氧含量，而影响脑组织氧含量的因素包括缺氧、颅内压升高、脑灌注压下降。NIRS能通过脑氧含量间接评估颅内压，其准确性和实用性还需进一步实践加以证实。

除以上方法外，尚有通过对眼球施加气动压力、对中医穴位施加电脉冲、测量蛛网膜反射的红外线、眼动脉变形等间接测量颅内压的方法，但总体来说这些方法应用有限。

在颅颌面手术领域，颅内压监护的开展目前并不普遍。其原因之一是有创颅内压监护目前大多由神经外科医师完成，且有创颅内压探头植入时间一般不超过2周，对于需要相对长时期评估颅内压和脑功能的患者（如颅狭症患者），有创颅内压监护难以满足全部监测需求。无创颅内压监护虽然可以突破监测时长的限制并实现随访监测的目的，但无创颅内压监护的准确性目前仍存在争议。但随着监护技术的进步，颅内压监护在未来或许将成为颅颌面外科手术重要的组成部分。近年来也有学者采用计算机仿真技术模拟脑组织与颅骨间的静态压强；或根据儿童颅腔标准生长曲线，模拟脑组织容量的增大对颅腔内侧形成的压强，进而设计颅腔改造方案。此部分涉及数字辅助诊疗技术，在本章第四节中有进一步阐述。

（孙一睿）

第三节　脑功能影像

在颅颌面畸形的诊治过程中，医患共同比较关注的是，颅狭症是否对大脑发育有影响？面部发育畸形是否伴随着脑功能的变化而有所改变？患者智力影响是否负面，以及负面影响的程度如何？当然外科手术改善颅腔容积的目的也与大脑的功能改善有关，其积极意义和远期疗效也待精确评估。

关于脑功能的评价，这一直是个难题，人们无法用直接的方法进行研究。一些间接的方法，如脑电图、心理评估量表等，表现程度有限，很难作为临床上有效的评估项目。

近年来发展的诊断技术——神经成像或者功能性磁共振成像（functional MRI，fMRI）是一项可以从外部检测人类大脑功能的新型技术，它安全、灵活、不损伤大脑，是到目前为止间接评估大脑活动最为精确的脑功能评价工具。其原理是，不同种类的fMRI可以检测大脑的不同方面，如结构性fMRI成像和功能性fMRI成像。结构性fMRI成像可以检测大脑组织的基本构成，如水分和脂肪在大脑不同部位的含量不同，在图像表现上可以通过明暗或颜色表现差异。功能性fMRI成像则是通过脑中血氧含量的不同来观测大脑活动时的变化情况（图10-4）。

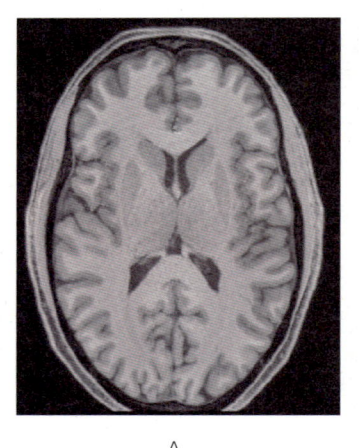
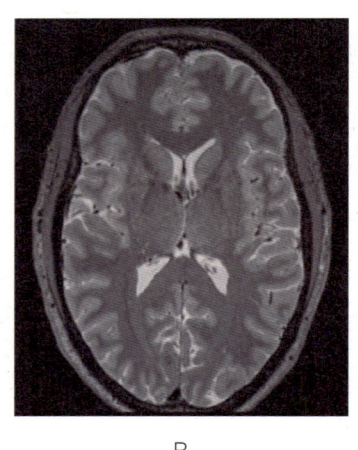
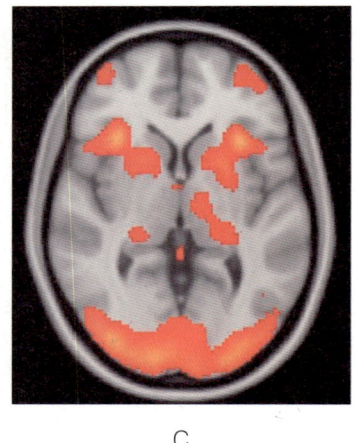

A　　　　　　　　　　　　B　　　　　　　　　　　　C

A、B. 结构性fMRI成像显示脑组织主要成分的水和脂肪；C. 红色显示大脑在特定思维活动时的fMRI图像区域。

图10-4　fMRI成像的基本原理

1991年11月《科学》杂志封面报道了杰克·贝利维尔等应用注射造影剂的fMRI技术测得的视觉皮质活动。拉塞尔（Russell）的大脑fMRI显示，当观察人脸时，红色区域被激活，并沿大脑两侧额的梭状回分布。在分析大脑连接时,可以观察大脑活动与一个特定区域的关联,尤其是静息状态下大脑两侧的运动皮质的关系,可以显示被称为"种子区域"的大脑影像学特点(图10-5)。

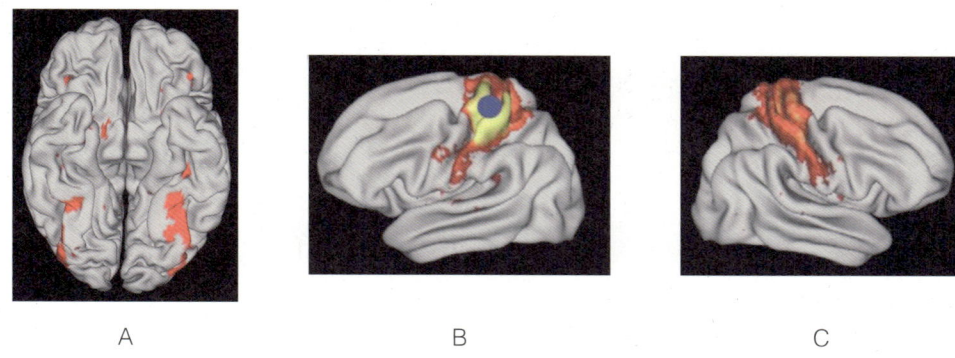

A. 大脑fMRI显示,当观察人脸时红色区域被激活;B、C. 运动皮质中一个与大脑活动(红色或黄色)相关的"种子区域"(蓝色)。

图10-5 大脑静息态fMRI的运动皮质活动影像分析

另一方面,大脑活动的不可检测,更多的是源于其运行思维时的功能状态很难被观察。20世纪中叶后,大多数神经科学家认为,有一些心理功能取决于大脑中的特定区域,如人对视觉物体的识别,取决于颞叶的底部。视觉研究者(如坎维舍等)发现,训练人们识别一种人造物体,可以激活大脑的右侧梭状回区域(技能区),但这些关于大脑区域功能的研究缺乏客观的依据。

2006年9月,阿德里安·欧文等在《科学》杂志发表了任务态大脑fMRI的影像学特点,为研究大脑思维运动提供了直观的大脑影像学依据(图10-6)。

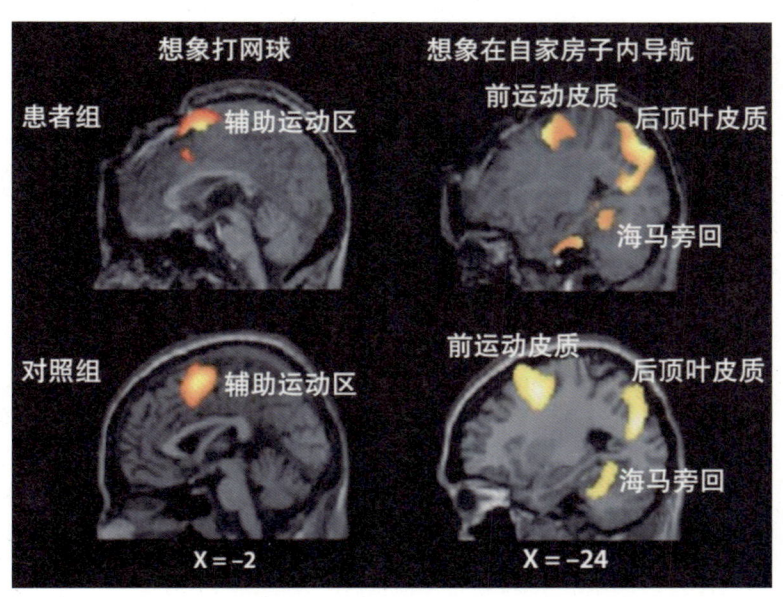

红色或黄色区域显示了植物人(上)和健康人对照组(下)想象打网球(左)和在自家房子内导航(右)时的大脑活动明显不同。

图10-6 阿德里安等的研究结果

任务态大脑fMRI的分析,为研究大脑发育、大脑如何进行思维活动提供了观察的工具。如在语言学习及心理研究中,应用fMRI的分析,可以发现,首次判断一个单词是抽象词还是具体词时,两边大脑半球的活动是不同的（图10-7）。如果将静息态和任务态的大脑fMRI一起分析的话，更多有趣的影像学表现，会提示大脑左右半球的网络区域连接，以及大脑活动时的fMRI信号变化（图10-8）。心理学方面，应用fMRI的影像学分析，提示了心理活动和心理状态变化时的大脑活动客观依据。Neurosynth数据平台的一组数据分析显示，在三组不同心理状态记录中，工作记忆、疼痛、奖励等的大脑活动模式各有不同（图10-9）。在精神疾病方面，阿米特·艾特金等发现，fMRI在特定大脑区域的结构变化，与常见的精神疾病有关（图10-10）。

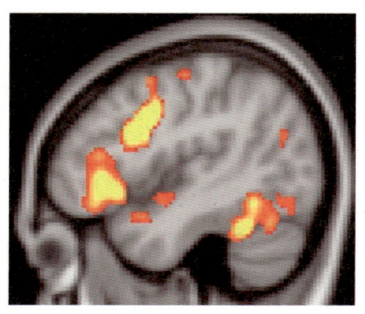

图中红色或黄色区域表示多次判断一个单词的词性时，大脑的活动显著减弱。

图10-7 受试者在首次判断抽象单词和具体单词时，大脑左半球的活跃区域要比再次判断改词时更大

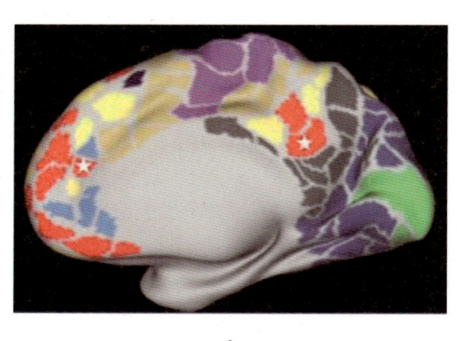 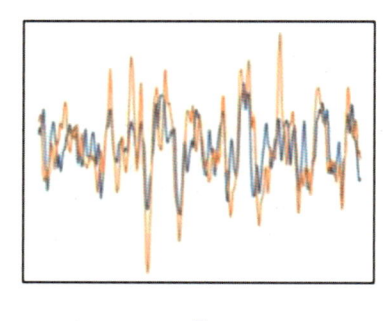

A. 右半脑被识别出的网络区域；B. 默认模式网络中两个区域集（A图中星号标记处）的fMRI信号。

图10-8 大脑中的fMRI影像，左右大脑半球在10分钟静息态fMRI扫描中的活动波动非常相似

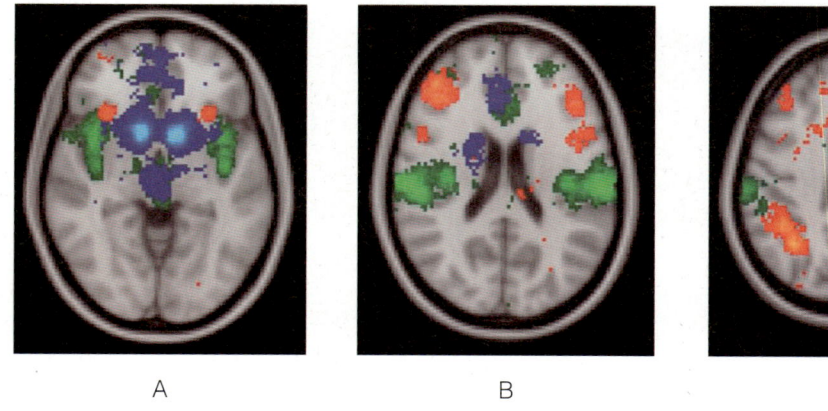

A. 红色区域与学习过程中的工作记忆有关；B. 绿色区域与疼痛感有关；C. 蓝色区域与奖励有关。

图10-9 不同心理状态对应的大脑活动模式也不同

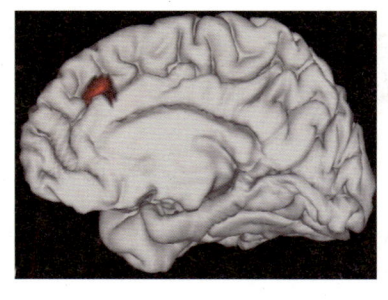 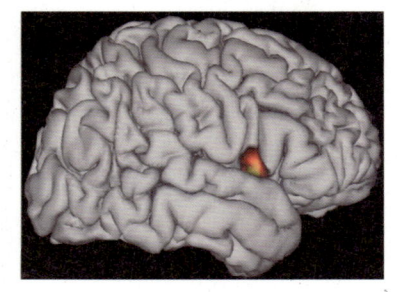

A. 大脑中部视图,红色为前扣带回脑皮质;B. 大脑侧面视图,红色为脑岛。

图 10-10 大脑特定红色区域的变化与精神疾病有关

fMRI的出现给精确标出这些特定区域的功能带来了希望。

一、脑组织血氧水平依赖法技术基本原理

脑功能影像,如fMRI在近年得到飞速的发展。脑组织血氧水平依赖法(blood oxygen level dependent,BOLD)可以实现脑功能结构定位,并可以分析特定区域脑功能的活跃性。相比有创颅内压监护和植入式神经电生理方法,脑功能影像学方法具有简单、无创的优势。对于颅颌面畸形患者,虽然目前与脑功能影像检查结合的报道较少,但这种结合已获得国内外研究者的兴趣和重视。

BOLD技术最早是由贝尔实验室的小川诚二等于1990年提出的,它涉及fMRI基础研究和临床应用中最重要的技术领域。其原理是,脑组织内含有丰富的毛细血管,是脑组织与血液进行物质交换的部位。在脑组织毛细血管内含有氧合血红蛋白和脱氧血红蛋白,脱氧血红蛋白在高场磁体中具有磁化敏感效应,可使脑组织的T_2WI信号下降,而氧合血红蛋白不具有磁化敏感效应,不使脑组织信号产生变化,这样,在氧合血红蛋白和脱氧血红蛋白之间造成了一个天然的信号对比。笔者利用各种指令性行为活动或感官刺激,如肢体运动、语言活动、声音、闪光,甚至疼痛等,激发相应的脑皮质功能区。此时功能区的局部动脉血液供应就会相应增加。随之组织微循环内血流量增加的程度超过耗氧量,组织内氧合血红蛋白增加,脱氧血红蛋白的相对浓度降低。脱氧血红蛋白是一种强有力的顺磁性物质。相反,氧合血红蛋白则是抗磁性物质,与脑组织相似。因此在用对T_2WI敏感的MRI成像序列时,脱氧血红蛋白就相当于一种内源性造影剂。脱氧血红蛋白相对浓度降低,磁化敏感效应下降,信号强度升高。这种信号强度的升高幅度在3%~6%,还不足以在灰度图像上显示良好的图像对比度。这就需要在同一个扫描层面重复扫描数十次,通过图像后处理技术,累加后可以有效放大信号差。在最终输出的BOLD影像中,受激发的大脑皮质功能区表现为局部高信号的激活区。把有、无功能活动的脑组织信号与之进行比较,都可以得到脑功能图像。因此,BOLD影像上的激活区既不是脑实质的形态结构变化,又不直接来自脑组织的功能活动,而是间接来自于功能活动引起的毛细血管网(甚至是小静脉)内的血流量及血液成分的变化,BOLD影像上的激活区对应于相关的大脑皮质功能区。为了显示激活区的解剖学定位,还需要在BOLD扫描的同时,选择适当的MRI序列扫描进行解剖学结构成像。将BOLD影像覆盖在解剖影像上,就可以显示激活区的解剖学定位了。经国内外其他研究机构及我单位广泛的临床和基础研究证实:基于任务态的BOLD技术应用于合作良好的个体,已可以准确

定位激活的大脑皮质功能区（包括运动、感觉、语言、视觉及情感认知等）；BOLD技术具有很高的敏感性和可重复性。

二、任务态BOLD的应用

基于特定运动任务的BOLD技术可以准确标记激活的大脑皮质功能区运动区的位置，并充分显示激活区的个体化差异。目前，手臂运动功能单元的定位精度和准确性最高。常用的运动激发模式主要包括：①拇指与示指的对指运动；②拇指与另外四指的轮替对指运动；③手指叩击运动；④手指和手腕的协同动作。运动必须按照"运动—静息—运动"的转换顺序进行，以便图像后处理时，排除无关赝像。在各组运动任务激发下，BOLD技术可以在大脑皮质功能区标记显著的激活区。

有研究显示，BOLD激活区涉及的范围往往大于经典大脑皮质功能分布图上支配该项运动的随意肌（群）的大脑皮质功能区。Sanes J. N.认为BOLD激活区往往是对应该项运动模式的随意肌（群）的运动支配、运动协调、运动拮抗、情绪、记忆、认知及多种相关躯体感觉等功能区的集合。即BOLD成像定位的运动功能区是与整个运动过程相关，而非局限于单一的随意肌（群）所属的大脑皮质功能区运动中枢。

BOLD技术可以实现大脑皮质特定运动区的影像学定位，显示激活区的个体化差异。同时受病变的影响，大脑皮质运动区还可能发生功能重塑。此时，传统的解剖学经验反而可能误导功能定位。应用BOLD技术就可以准确定位特定的大脑皮质运动区。与经典的电生理技术比较，BOLD技术在临床应用中具有较明显的优势：无创伤、简便易行、可用于术前定位、可用于应用各类麻醉剂及肌松剂的手术病例。

三、静态BOLD的应用

近来研究发现，约5%的能量会于大脑对环境刺激的可见反应中消耗，大部分能量则耗于难以察觉的大脑自发的内在活动，即使在清醒静息、睡眠甚至麻醉状态下，人的大脑也存在活动。Biswal等于1995年发现在混乱的BOLD信号波中，有一组自发、恒定的波动，它不同于一般呼吸、心跳或干扰波及其他杂波，它有一定波幅和频率，而且左右脑功能相似区存在同步性，提示一种明显的功能连接特性。进一步研究证明这种功能连接存在于运动系统、听觉系统、视觉系统，而且这种自发振荡的BOLD信号恰好反映了静态时的大脑活动。这种功能磁共振技术称为静态BOLD，它在大脑功能皮质定位中具有重要意义。

静态BOLD的基本原理：BOLD技术通过检测脑小血管（特别是毛细血管）内脱氧血红蛋白浓度变化，来显示大脑皮质功能区的分布，它不是直接检测兴奋的神经元。因为，神经元本身既不储存能量，又不产生能量，其活动所需能量全靠胶质细胞提供。当神经元兴奋时，通过血流动力学反应，从血中析出葡萄糖，并被胶质细胞吸收，后者制造出兴奋神经元所需的能量。由兴奋与未兴奋神经元附近的血管内氧合血红蛋白与脱氧血红蛋白的比值变化，为BOLD技术提供显影的标志物。一般来讲，BOLD信号变化与脑血流有很好的相关性，神经元局部场电位与血流的关系比尖波活动电位更大。可是，由于神经元活动牵涉复杂的代谢过程，迄今无简便方法检测神经元电活动，从而证实其与脑代谢和血流的相关性。近来有研究显示，神经元活动时脑血流增加与局部脑区代谢无因果关系，相反，脑血流增加是由谷氨酸盐、乙酰胆碱、5-羟色胺等神经递质驱动的。另外，在主要的BOLD信号波（又称正BOLD）前，可出现一个小、向下的信号波（负BOLD）。此负BOLD更局限、与局部组织氧浓度降低相关性更大，有可能真正反映神经元兴奋局部代谢增加。应用此负BOLD能显示人类原发视觉皮质的优势柱，分辨率为0.5 mm。可是，由于负BOLD小而弱，必须用至少3.0 T场强的MRI扫描仪才能捕捉到。

四、静态BOLD与任务态BOLD的异同

静态BOLD仅要求被试者在进行扫描时闭眼或者睁眼凝视某目标（常用十字符号），不进行特定思考，不进入睡眠，不完成任何任务。因此，对于不能配合任务做BOLD扫描的患者，静态BOLD有其优势。静态BOLD可用于儿童、有认知功能障碍的患者，以及有视觉、听觉、运动等神经功能障碍而不能完成特定任务的患者。

研究表明，在麻醉状态下同样可以进行静态BOLD的扫描，进行自发脑活动的相关性分析。不同麻醉深度下，所得到的静态功能成像的效果是较为一致的。因此，静态BOLD可以给精神疾病患者、多动症儿童（在镇静以后）进行扫描成像。

静态BOLD只需一次扫描就可以进行多个脑功能区的成像，包括感觉区、运动区、语言区、视觉皮质、默认网络等，与任务态BOLD相比，大大节省了扫描时间。

任务态BOLD的研究中，用相同的方法对同一患者进行多次扫描，成像的结果可有较明显的差异，但是静态BOLD具有较好的稳定性和可重复性。

（吴颖之　孙一睿　乔静）

第四节　数字化技术应用和探索

数字化技术已发展为一门多学科交叉的前沿科学，它通过生物学、信息学、机械工程及电子学等多学科的交叉结合，应用于临床医学诊疗的各个方面。数字化颅颌面外科是以医学影像学及解剖学为基础，将三维重建、计算机辅助设计和制造、计算机导航系统等相关的数字化技术应用于临床外科，将二维图像或结构光测量数据转化为三维立体测量分析，从而精确地辅助及模拟手术设计。虽然数字化在颅颌面外科的应用近年才逐渐走入大众的视野，但人们对这一技术的探索已有近40年的历史。

1983年，Hemmy等首次将三维重建技术应用于颅颌面外科，开启了数字化技术在颅颌面外科应用的先河。1986年，Mankovich首次以虚拟头颅三维重建技术为基础，将计算机辅助制造的硅胶用于眶颧骨缺损的病例中。1991年，陶瓷膏体光固化成型（stereolithography apparatus，SLA）首次被引入口腔颌面外科诊疗过程中，标志着3D打印开始进入临床应用。同年，Atobelli等在计算机生成的三维

图像上模拟了颅颌面整形手术。近年来，3D模型构建、手术导航系统、虚拟现实与增强现实技术、机器学习等新型技术在国内外颅颌面临床开始应用。

颅颌面畸形是颅颌面外科疾病诊治的重要部分。颅颌面肿瘤、外伤、先天畸形等常导致严重的咀嚼功能障碍和面部轮廓损坏，严重影响患者生活质量。通常，外科医师通过特殊的截骨和植骨方法将颅颌面骨分块移动，按照整形修复原则重新排列组合与固定，从根本上矫正各种严重的颅颌面畸形。然而，大多数患者畸形的颅颌面骨是立体、多面，且不完全规则的，X线片和CT的二维图像不能对三维结构进行立体呈现和定量测定，导致受损或畸形骨的复位缺乏准确性，通常很难完全实现预期的功能改善。提高颅颌面创伤或畸形患者的术后功能预后仍然是一个挑战，而将数字化技术应用于手术规划、手术实施、围手术期（perioperative period）功能评估则可以帮助解决这个问题。

在颅颌面创伤中，眶颧骨折占很大比例。眼眶重建和修复最大的困难在于眼眶周围结构复杂，血管神经丰富，要精确恢复病前的眼眶骨性轮廓和眼外肌功能是临床上的一个难点。传统的手术虽然行之有效，却会给患者留下外观上的缺陷。目前有学者将术前手术模拟和术中导航相结合，对外伤导致的单侧眼眶畸形进行修复重建，可为复杂的眶壁修复提供有益的指导。同样，国内也有学者报道，计算机辅助导航有助于提高颅颌面陈旧性骨折的复位精度。一些学者运用镜像技术制作眶颧骨折患者的三维头颅模型，并在模型上对钛网进行解剖塑形，其修复眶壁缺损的准确性比预成型钛网更高。

颅颌面畸形修复手术包括了对先天及后天因素导致头面畸形的矫治。手术成功与否不仅取决于手术操作和外观修复，更大程度上取决于患者脑功能和（或）呼吸功能的改善。传统的术前规划是在石膏模型上模拟手术截骨轨迹，这对于要求高精度的复杂颅颌面畸形手术是个巨大的限制。目前，利用三维计算机手术模拟进行颅颌面手术的术前设计已经逐步替代石膏模型。

数字化技术可为复杂的颅颌面疾病提供准确的诊断及合理有效的治疗方案，并可以帮助实现改善功能的治疗理念。近年来，有关颅颌面外科术前三维重建及术中导航应用的研究激增，相关软件（如3D Slicer、MIMICS、ProPlan等）也在不断完善功能和用户体验。可以说，现代颅颌面外科已经离不开数字化技术的辅助了。当然，一些较为前沿的技术，如3D打印、虚拟现实导航、力学仿真等，仍需要相应设备和软件的支持，且花费的时间很长，花费的成本较高。在未来，需要医学、工程学、计算机等多方面、多领域共同努力，才能更好地实现颅颌面外科中的功能优先原则。

一、数字化生物力学分析在颅颌面外科中的应用

从颅颌面外科的数字化生物力学建模仿真技术及有限元分析中可以得出：从一般生物力学角度看，颅颌面骨复合了多种生物力学特点，物理学性状差异很大。如果从物理学性状方面考虑，将颅颌面骨骼作为一种材料，可以将颅颌面骨骼称为复合组织或材料，它在同一个结构中包含了骨皮质、骨松质、血管、神经、骨膜等软硬组织，其硬度、弹性模量、延伸度等各不相同。颅颌面骨骼中的骨皮质和骨松质是承受生理学应力的主要部分，由于其骨皮质的机械强度远高于骨松质，故在生理学状态下，骨皮质承受了绝大部分的生理学应力。

颅颌面骨承受的生理应力对骨的生长、发育和改建有重要影响，其作用主要通过细胞内外离子浓度改变和第二信使分子激活两个途径实现。据此学者们研发了动力加压接骨板，以之行下颌骨固定，

在骨断端之间产生压应力，促进骨折迅速愈合。牵引成骨技术（DO）是利用了骨受压后刺激骨再生原理的一种技术，其方法是对骨切开段进行持续定量的牵引，使骨断端之间产生持续而稳定的拉应力，促进新骨形成，从而延长骨段或修复骨缺损。

颅颌面骨骼上有多处应力轨迹，这些应力轨迹多为骨质较强之处，并形成骨支柱，如颧上颌支柱、鼻旁支柱等。如果外伤骨折破坏了这些骨支柱组织的连续性，从力学角度上来说就是破坏了骨传递应力的连续性，从而导致受伤骨段失去其正常生理功能。这些应力轨迹，或可称之为应力带，也是颅颌面损伤后，进行骨固定和骨修复的主要区域，很多生物学研究就是围绕这些应力带（图10-11），借用一些相似物理结构的数字化应力分析（图10-12）进行生物力学模拟、颅颌面骨段截骨手术的有限元分析。

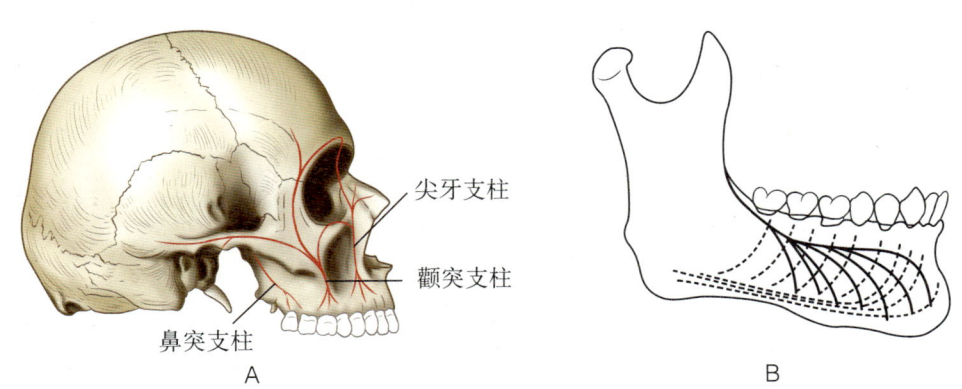

A. 上颌骨颧上颌支柱、鼻旁支柱；B. 下颌骨功能运动产生的应力带（Champy 等）。

图10-11 上、下颌骨的应力轨迹

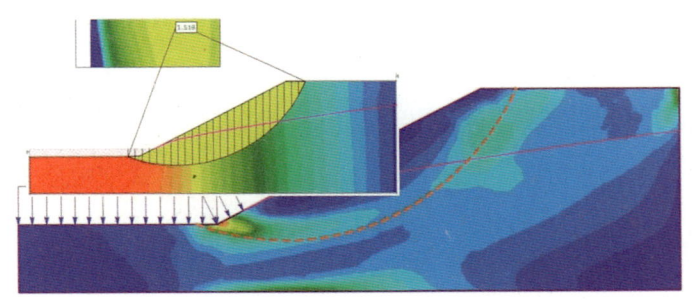

图10-12 蒙特卡罗-拉丁立方体随机变量的有限元图像

在颅颌面骨骼的有限元分析（finite element analysis，FEA）中使用最广的计算机辅助工程（computer aided engineering，CAE）软件是ANSYS软件，以及其他的一些FEA软件，如ABAQUS、MSC等。这些有限元分析软件能与多数计算机辅助设计（CAD）软件接口匹配，实现数据的交换和共享。这些分析有效地反映了颅颌面骨骼在受到外力影响后的生物力学传导、分布等情况，也反映了骨结构破损的极限值，在临床上有很大的参考意义（图10-13）。

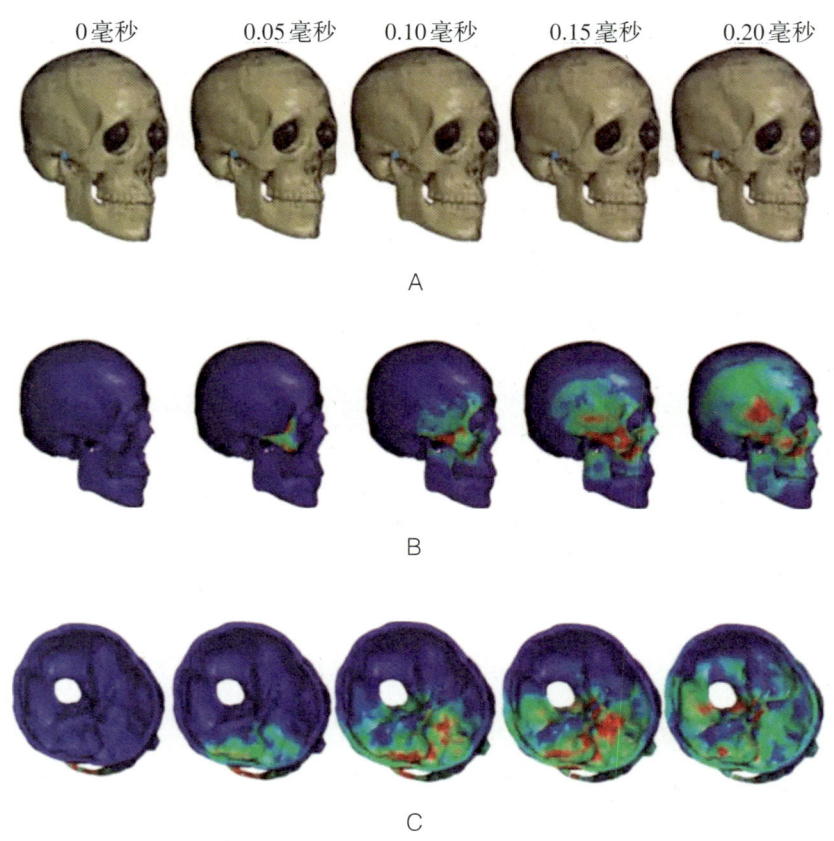

图10-13 用ANSYS分析颌面部爆炸伤造成激发颅底损伤的有限元分析

生物流变学的研究表明，在骨组织上，承力越大，固定越强；骨质越弱，固定越强。"承力越大，固定越强"指固定前首先判断骨折断端所承受的生理应力的情况，根据应力大小和方向，选择内固定技术和材料：①眶下缘、鼻骨、颧弓等处承受应力较弱，多选用微型接骨板或可吸收接骨板固定；②上颌骨承受中等应力，应选择小型接骨板固定；③下颌骨承受应力较大，应根据具体情况选择小型接骨板或重建板固定。"骨质越弱，固定越强"指固定前应明确局部骨质情况：①骨质较好者应采用小型接骨板等共负载式骨内固定方法；②骨质差、局部骨质不能承受或仅能承受很小的生理应力者，应选择固定强度较高的骨内固定方法和材料，如伴有牙槽嵴萎缩、骨缺损或严重的粉碎性下颌骨折时，应选用全负载式下颌重建板进行固定。

颅颌面骨骼各部位承力的阈值各不相同，同时遭受外力的条件千变万化，因此针对受力部位局部骨质情况的变化，针对每个病例选用何种固定材料及技术、分担多少生理应力仍需研究。另一方面，颅颌面骨的力学性质因其状态而有不同，力学应变方面，干燥的骨变脆，而新鲜的骨的应变较大，即韧性变大。颅颌面骨在受外力压缩时和受外力拉伸时的力学应变是不同的，骨段接受拉伸时的弹性模量，要高于骨段接受压缩时的弹性模量，这也解释了临床上颅颌面骨骼在被冲砸损伤和被挤压损伤时，其外形变化有很大差异。骨的强度因物种、年龄、性别、骨的部位、载荷方向、应变率而异。其中应变率的影响尤为显著，应变率越高则极限强度越大。理论上，应制定颅颌面各型骨折实施内固定技术的标准规范，并采取个性化治疗。近年来有限元分析法的不断发展为此提供了可能，一些学者应用有限元分析法对颅颌面进行骨骼应力分析，并以此指导骨折固定物的设计和改进，并对手术进行评价。但如何更好地将有限元分析法应用于颅颌面骨折的个性化治疗，仍需进一步研究。

二、仿真虚拟和流体动力学分析在颅颌面外科中的应用

颅颌面部结构中，虽然以骨组织为主，但软组织和空腔中气流活动对颅颌面外科的诊断和治疗也有极大的影响。软组织的仿真和气流动力学有限元分析，可参见本书第十四章第一节的"七、计算机辅助鼻腔结构测定及鼻腔气流场探讨"。

三、影像学测量的研究进展

基于CT和X线影像数据的头颅测量，是颅颌面畸形诊断、术前设计和术后疗效评估的重要临床依据。

头颅CT、数字影像摄片、头颅三维数据重建等，是目前大多数医疗机构硬件可获得的数字医学影像资料，其共同的数据格式为DICOM 3.0协议的".ttl"输出类数据，可以经过常用医用辅助软件，如MIMICS、SugiCase、Dolphin等的处理，满足颅颌面外科术前诊断、设计和术后疗效评估之需，通用性和精确性极强。

颅颌面外科方面，涉及的医学领域较广，如神经外科、整形外科、眼科、口腔颌面外科、耳鼻咽喉科等，因此学科交叉和学科重叠较多，有时单个学科的关注点，很快会成为众多相关学科的热点。

颅颌面影像学的研究，从头颅和颜面部的测量解读开始。

（一）头颅测量常用标志点

鼻根点（nasion，N）：是鼻额缝的最前点。

蝶鞍点（sella，S）：是蝶鞍影像的中心。

耳点（porion，Po）：是外耳道的最上点。

颅底点（basion，Ba）：是枕骨大孔前缘中点。

Bolton点：是枕骨髁突后切迹的最凹点。

眶点（orbitale，Or）：是眶下缘的最低点。

前鼻棘（anterior nasal spine，ANS）：位于梨状孔下缘，是上颌骨前鼻棘尖端。

后鼻棘（posterior nasal spine，PNS）：是硬腭后部骨棘的尖端。

翼上颌裂点（pterygomaxillary fissure，Ptm）：是翼突上颌裂的最低点。

上齿槽座点（subspinale；一般表示为A点）：是前鼻棘与上齿槽缘点间的骨性最凹点。

上齿槽缘点（superior prosthion，SPr）。

上中切牙点（upper incisor，Ui）：是上中切牙切缘的最前点。

髁顶点（condylion，Co）：是髁突的最上点。

颞下颌关节点（articulare，Ar）：是颅底下缘与下颌髁突颈后缘的交点。

下颌角点（gonion，Go）：是下颌角的后下点，通过下颌支平面和下颌平面交角确定。

下齿槽座点（supramental；一般表示为B点）。

下齿槽缘点（infradentale，Id）：是下齿槽突的最前上点。

下中切牙点（lower incisor，Li）：是下中切牙切缘的最前点。

颏前点（pogonion，Pog）：是颏部的最突点。

颏下点（menton，Me）：是颏部的最下点。

颏顶点（gnathion，Gn）：是颏前点与颏下点间连线的中点，弧形最突起处。

基底角：是鼻额缝—蝶鞍中心—枕骨大孔前缘的夹角，正常者范围在 109°～148°。

Boogard 角：是枕骨大孔前后缘连线—斜坡的夹角，正常者范围在 119.5°～136°。

波氏（Bull）角：是硬腭平面—寰椎平面的夹角，正常者<13°。

∠SNA：是上颌前突或后缩所致，反映上颌与颅骨位置关系。

∠SNB：是下颌前突或后缩所致，反映下颌与颅骨位置关系。

∠ANB：反映上、下颌骨与颅骨的相互位置关系。

钱氏（Chamberlain）线：是硬腭后缘—枕骨大孔后缘的连线，正常在齿状突以上，若低于顶点 3 mm 以上提示颅底扁平。

麦氏（McGregor）线：是硬腭后缘—枕鳞最低点的连线，若低于齿状突顶点超过 4.5 mm 提示颅底扁平。

斜坡延长线：其与齿状突的关系提示寰枕关节脱位所致颅底扁平。

费氏（Fishgold）线：是双侧乳突最低点连线，正常位于寰枕关节，齿状突顶点可高出 1～2 mm。

克劳（Klau）指数：是蝶鞍结节—枕内隆突连线到齿状突顶点的垂直距离，正常者为 40～41 mm。

外耳孔高度指数：是外耳孔中点—枕骨大孔前后缘连线距离，小于 13 mm 提示颅底扁平。

前颅底平面（SN）：是蝶鞍点与鼻根点间的连线所在平面，常作为面部结构与颅底关系的定位平面。

眼耳平面（Frankfort horizontal plane，FH）：是耳点与眶点连线所在的平面。正常头位时，眼耳平面与地平面平行。

Bolton 平面：是 Bolton 点与鼻根点连接线所在平面，多用做重叠头影图的基准平面。

腭平面：是前后鼻棘连线所在平面。

解剖学𬌗平面：是上下颌中切牙邻接点与两侧最后一个磨牙远中颊尖构成的平面。

Y 轴平面：是蝶鞍中心 S—颏顶点 Gn 连线所在的平面。与眼耳平面交角提示面部凹陷和短小与否。

面部垂直平面（facial plane；又称 N-Po）：是鼻根点—颏前点连线所在的平面。

颅腔分割平面（splitting plane，SP）：是眶上缘 1 cm 与枕内隆突所成的平面，各颅窝深度为至该平面的最大垂直距离。

颅顶高度：是 SP 平面到颅顶的最大距离。

颅前窝宽度：是 SP 平面上双侧蝶骨小翼后缘与颞骨连接点之间的距离。

颅前窝长度：是双侧眼眶中点上缘 1 cm 到蝶鞍中心的距离。

颅中窝宽度：是 SP 平面上双侧颞骨板间最大距离。

颅中窝长度：是 SP 平面上双侧蝶骨小翼后缘与颞骨连接点至双侧弓状隆起与颞骨岩部连接点之间的距离。

颅后窝宽度：是SP平面上双侧弓状隆起与颞骨岩部连接点之间的距离。

颅后窝长度：是蝶鞍中心到枕内隆突的距离。

全颅长度：是双侧眼眶中点上缘1 cm到枕外隆突的距离。

颅前窝中心角：是双侧蝶骨小翼后缘平面间的夹角。

颅中窝中心角：是同侧蝶骨小翼后缘与弓状隆起至颞骨岩部连线夹角。

颅后窝中心角：是双侧弓状隆起与颞骨岩部连接线的夹角。

呼吸道相关线段及平面还有PNS-Ba、PNS-S、PNS-ES、PNS-N、后鼻棘平面、髁突平面、下颌角平面、第三颈椎平面、硬腭平面、腭垂（软腭）平面（图10-14）。

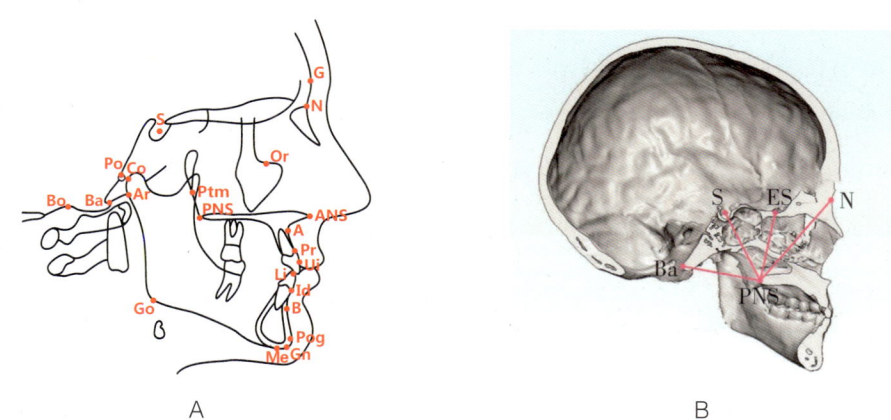

A. 颅颌面测量标志点位置示意图；B. CT 三维重建下模拟常用正常对照组鼻根点（N）、蝶鞍点（S）、后鼻棘点（PNS）等五个标志点位置。

图10-14 颅颌面测量所用标志点

（二）颅颌面定位影像敏感测量的萃取和解读

Virchow第一次描述了由于颅缝处颅骨生长受限而导致异常颅骨生长的原理；Moss认识到颅底的骨缝同样受到影响，闭合的颅缝限制了局部发育。基于上述认识，目前在颅狭症儿童中进行的主要为颅骨扩张手术，而非单纯的早闭颅缝切除术。

尽管直观的印象是颅狭症会导致颅腔狭窄，但许多研究表明，6月龄以上的颅狭症患者大部分颅骨体积正常。在Apert综合征中，颅骨体积或多或少比正常同龄儿童大。有研究表明，颅内压与颅内体积无关，高颅压可以在容量正常的情况下存在，也可以在颅腔扩张后存在。这些观察表明，颅骨扩张手术创造了一种人为增加颅骨体积的状态，以寻求外观和功能的改善，但实际上是否能达到这种改善尚不明了。

在大多数颅狭症患者中，存在颅骨生长的区域性失衡，并与其他多种同等重要的因素共存，如遗传缺陷、高颅压、静脉高压，以及其他脑实质异常，如脑后疝或脑积水。单纯的手术无法解决所有的问题。考虑到这一点，有学者希望遗传学和分子生物学领域的进步能够为颅狭症提供对因治疗，而不是像目前外科手术那样缓解症状。在此之前，需要发现更好的方法来量化颅骨生长的局部异常。

目前所有的颅狭症手术治疗，首先都是基于颅腔在外形上是否对称或有无扩张；当然，外形的改善也是手术应达到的最为基本的治疗终点之一。在此基础上，上述这种量化测量应进一步与功能提升相关，以评估和比较手术的效用。颅狭症及其他颅颌面畸形主要涉及颅脑发育异常、视觉系统及呼吸道异常、智力和心理发育异常。

1. 颅脑发育异常　　Kronig等研究了19例三角头畸形患者发现，颅腔容积和三角头的严重程度无关，这些患者的颅腔容积均在正常范围内。相对于总体的颅脑容积而言，对颅腔容积的区域性分析，可能更有助于手术方案的制订。对于Crouzon综合征患者，不同的早闭颅缝类型导致了不同类型的颅窝发育异常：Ⅰ型Crouzon综合征患者颅后窝略小（约为22%），颅前窝容积增加13%，是唯一颅前窝容积较大的亚型。区域体积的增加或减小的影响与总的颅腔体积增加相关达24%（$P=0.321$）。Ⅲ型Crouzon综合征患者颅前窝体积增加了31%（$P=0.007$），颅后窝体积减小了19%（$P<0.001$）。这些结果导致颅腔整体体积减小7%（$P=0.046$）。Ⅱ型和Ⅳ型Crouzon综合征患者有颅前窝、颅中窝、颅后窝和全颅腔容积减小的趋势。因此，Crouzon综合征患者的个体化治疗方案，应考虑患者的年龄，以及与时间相关的发育不良顺序。

对区域颅腔的维度分析同样也能解释和追踪Crouzon综合征患者的发育异常情况。Crouzon综合征患者、Apert综合征患者、正常对照组的颅窝深度比较发现，颅中窝深度增加是Apert综合征患者早期最为关键的颅腔形态改变，它导致了Apert综合征患者颅腔容积大于正常。研究发现，对此类患者，头围和容积的手术矫正本身并不能直接让患者回归正常。

手术对颅腔内容也会造成不同的影响。Hashim等（2019）研究了23例颅狭症患者颅骨牵引后脑室容积（ventricular volume，VV）的变化。其中，48%的患者（$n=11$）有右侧颅骨撑开，30%的患者（$n=7$）有双侧颅骨撑开，22%的患者（$n=5$）有左侧颅骨撑开。术前平均头围为42.5 cm±4.7 cm，平均颅腔容积（intracranial cavity volume，ICV）为810.1 cm³±27 cm³，平均脑室容积为13.9 cm³±9 cm³。术后平均行26天的颅骨牵引，达至平均27.4 mm的颅骨撑开后（巩固期149天）进行第二次计算机断层扫描。平均牵张后头围为49.1 cm±3.9 cm，平均颅腔容积为1 074.1 cm³±203 cm³，平均脑室容积为20.6 cm³±14 cm³。该阶段颅腔容积平均增加为47.4%；平均非颅腔容积增加48.5%，颅腔容积增加60.3%。研究表明，与脑容量相比，容积扩增手术对脑室容积的影响更明显。脑室容积的这种短期显著增加是否会长期持续有待进一步研究。

2. 视觉系统及呼吸道　　在Pfeiffer综合征患者中，突眼、暴露性角膜炎发生率较高，同时存在一定比例的弱视、斜视、屈光不正等问题。通过测量眼眶容积、眼球、球后脂肪、蝶骨、上颌骨、下颌骨体积，以及颧骨和上颌骨的前后径，可以发现Pfeiffer综合征患者在婴儿期出现球后软组织和眼球体积减小，而眼眶容积更加受限。与侧方面部结构（颧骨）相比，显著的蝶骨发育不全与更严重的面部中央（上颌骨）回缩相关。

类似的眼部症状也存在于Apert综合征患者中。FGFR-2的突变可以导致眼底发育不良，除此之外尚存在颅颌面骨结构异常的原因。通过测量横截面上眼眶的特征点成角，可以量化地研究Apert综合征眼部症状的颅颌面骨结构异常。研究表明，眶外侧壁前突是蝶骨上后方旋转弯曲的大翼所致，而眶壁中间距离增宽可能是筛窦增宽所致。根据Apert综合征患者早闭颅缝的类型，Lu等将其分为三型，Ⅰ型为双冠状缝早闭，Ⅱ型为全颅缝的早闭，Ⅲ型为包括额缝、矢状缝和颅底微小颅缝等中线结构上的骨缝早闭。其中Ⅰ型和Ⅱ型眼眶腔容积分别显著减少19%（$P<0.001$）和24%（$P<0.001$），而Ⅲ型患者眶腔容积减小的差异无统计学意义。然而，由于筛窦和蝶骨畸形形态的不同，Ⅲ型患者眶

缘外的眼球体积增加了76%（$P<0.001$），而Ⅰ型增加了54%（$P<0.001$），Ⅱ型增加了53%（$P<0.001$）。上颌骨体积仅在Ⅰ型中明显减少（24%，$P=0.048$）。Ⅰ型和Ⅱ型颧骨和蝶骨体积都相对较小。这些改变共同导致了Apert综合征眼部的特征性改变，而其畸形的细分表现与眼球最终的形态和功能相关，为手术改善眼部症状的关键点。

Forte等（2019）测量比较了Apert综合征和正常对照组的呼吸道的狭窄情况，虽然所有的鼻腔测量结果与对照组一致，但是鼻至后鼻棘、蝶窦至后鼻棘、蝶鞍至后鼻棘、枕骨大孔前点至后鼻棘的距离分别减小了20 mm（$P<0.001$）、23 mm（$P=0.001$）、29 mm（$P<0.001$）和22 mm（$P<0.001$）。双侧下颌角点与髁突之间的距离分别减小了17 mm（$P=0.017$）和18 mm（$P=0.004$）。咽部呼吸道容积缩小40%（$P=0.01$）。这说明Apert综合征患者呼吸道梗阻位置多在咽部而非鼻腔，且从呼吸道前向呼吸道后逐渐加重，这会导致下咽容积明显缩小。

Lu等（2020）测量了Apert综合征不同分型的患者和正常对照组中呼吸道横截面面积、垂直长度和宽度的情况，测量发现呼吸道的狭窄程度和早闭颅缝的类型有关。Ⅱ型患者鼻腔和咽腔均有所缩小，Ⅰ型患者仅鼻腔缩小，Ⅲ型（垂直型穹隆早闭型）患者鼻咽容积正常。缩小的呼吸道容积和阻塞性睡眠呼吸暂停低通气综合征（OSAHS）的发生有关。总体来说，6月龄前Apert综合征患者鼻腔缩小47%（$P=0.002$），此后逐渐接近正常。然而，与对照组相比，仍小了30%。它与颅底下间隙的前后长度、上腭的位置高度相关。小于6月龄的Apert综合征患者咽部呼吸道容积较正常患者大129%（$P=0.013$）。2～6岁时咽部呼吸道变窄，儿童期缩小57%（$P=0.010$），青春期缩小52%（$P=0.005$）。它与髁突间和下颌角间的宽度密切相关。这说明在Apert综合征患者中，婴儿呼吸道狭窄更多的是在鼻腔，但在较大的儿童中是咽腔。Apert综合征的鼻道狭窄与颅底下间隙长度和宽度相关，而与颅底屈曲无关。Apert综合征的咽部呼吸道容积与颅颌面形态的相关性不高，相反，它受下颌骨生长的影响。而通过序列的颅颌面头影测量并与正常组对照可以发现，Apert综合征患者的面部形态发育异常由中面部开始，后期累及眼眶和下颌。

Lu等（2020）对比了30例Pfeiffer综合征患者和42例对照者的上呼吸道影像，测量了鼻部呼吸道体积、咽部呼吸道体积、后鼻孔截面积、鼻部呼吸道后宽度和高度，以及咽部呼吸道入口和上呼吸道中段口径（髁突水平和下颌角水平）。研究发现Pfeiffer综合征患者的鼻部呼吸道在长度、高度和宽度上明显受限，该队列中所有病例均因后鼻孔狭窄而受限。鼻道导气管前后径的缩短对上颌骨缩短的影响较大。鼻道的高度和宽度有限是蝶骨发育不良的结果。狭窄的中外侧和前后尺寸明显横跨整个咽部呼吸道。因此，中外侧上颌扩张及上颌骨前移可能会使这些患者受益。在Apert综合征和Crouzon综合征中相似的观察也由Peterson-Falzone等于1981年报道。更新的类似测量研究表明：2岁以下的Crouzon综合征患儿的鼻道导气管容积会缩小，而在2岁后，咽部呼吸道的容积会受到明显的限制，这支持了根据最大受限的位置来确定治疗的时间和部位这一论点。呼吸道受限的情况与其所患病的分型也有关，Ⅰ型（双冠状缝早闭型）和Ⅲ型（垂直缝早闭型）患者的鼻部呼吸道明显受限，咽容量倾向于缩小。Ⅱ型（全颅缝早闭型）患儿鼻部呼吸道和咽部呼吸道的限制最严重，尽管随着年龄的增长会有一些改善。

（三）智力和心理发育

Heller等（2008）总结了全颅骨重建在24例非综合征型矢状缝早闭症患者中的应用效果，测量了术前1个月、术后1个月和术后1年的颅腔容积和头指数（cephalic index，CI）。非综合征型矢状缝早闭症导致颅内体积增加和头指数降低，且与年龄有关，30个月以下的患者颅腔容积尚在正常范围内，30个月以上者则1个标准差以外。全颅重建术可以顺应生长中的大脑的扩张力来分布，并可能缓解潜在的压力和外形异常，且不影响术后颅内容积增长率，同时实现头指数的正常化。Hashim等（2014）通过随访29例内镜下颅缝条状切开的患者和41例全头颅重建的矢状缝早闭症患者发现，早期行全头颅重建的患者远期的智力发育较好。这两项发现也说明全头颅重建对于外形和功能都有积极的影响。

Tandon等（2021）测量了62例颅狭症患者（33例矢状缝早闭，17例额缝早闭，12例单冠状缝早闭）术前的形态严重程度和4岁半后需要进行语言发音和心理干预的比例。矢状缝早闭、额缝早闭、单冠状缝早闭的指标分别采用调整的头指数（adjusted cephalic index，aCI）、额间角（interfrontal angle，IFA）和颅前窝面积比（anterior cranial fossa area ratio，ACFR），结果发现，相当一部分单颅缝早闭颅狭症患者存在语言或心理问题。矢状缝早闭或额缝早闭患者，其头颅形态严重程度与语言或心理问题发生率没有相关性，而单侧冠状缝早闭症患者的头颅形态严重程度，确实与语言问题相关。

上述临床研究表明，对于颅骨局部的异常生长，应细化至不同的微小区域进行定向测量和分析。测量指标的选择需要研究者熟悉目标畸形的局部解剖、生理特性及功能，并结合颅狭症患者的结构变化特点，推演其发育轨迹的病理结构和变化规律。在分子水平和遗传学角度尚无法完全从根本上治疗颅狭症的当下，精确而实用的测量结合计算机辅助人工智能的应用，有望促进手术方法的革新，让治疗不仅能改善外观，更能恢复功能，有利于患者身心的健康发育。

Daniel Marchac认为，颅底的生长发育比较复杂。从蝶鞍至鼻骨部的颅前窝生长要比颅后窝早得多，但颅后窝的生长将持续到20岁左右……侧颅缝系统和软骨联合系统联合参与了颅底的生长，但如何保障其生长尚未明了。对颅底生长占主导地位的是位置居中的蝶枕和蝶筛两处软骨联合，其间有一主动现象，即切除一处软骨联合就能阻断这一区域的生长……虽然尚未阐明颅狭症中颅底在病因学方面的作用，但Stewart等对4月龄Apert综合征患者尸体的解剖是有启发性的，所见全部颅缝、颅穹隆及颅底的软骨都属正常，呈现病理的是颅前窝呈压缩性套入。可以认为，原发性畸形集中在蝶骨的体部。至于蝶额及筛额缝的骨化是大脑无力把额骨推向前方的结果。

四、数字化颅颌面测量应用于手术效果评估

综合征型颅狭症的手术治疗方式包括了颅后窝的扩大和包含额眶带的颅前窝的扩大，目的是彻底解除此类复杂畸形导致的颅底部和整个颅腔的压力束带，进而改善大脑发育中脑组织受压的状态。国内外的临床总结和随访表明，无论是牵引成骨术，还是直接颅骨扩大塑形的前、后颅成形手术，都能有效改善患者的慢性高颅压，同时改善头颅外形。近来的文献在颅底的手术前后疗效评估方面有较多进展，揭示了该治疗不仅对颅骨发育，还对中面部的发育有良好的促进意义。

陆晓娜（2020）的研究结果表明，综合征型颅狭症术前颅底测量提示，患者颅底线段测量的前后

向变短、横向变宽十分明显，而前颅的鼻筛段变短和后颅的鞍基底区、鞍蝶枕联合软骨区（sella and spheno-occipital synchondrosis，SO）变短，其测量结果可以作为这种颅底变化的主要指标；颅内角度测量方面，蝶骨大翼角增大、中矢状平面的颅底角扁平化增大也与此类畸形明显相关；术前颅外测量提示，鞍鼻棘线（ANS）和公角与非综合征型颅狭症比有明显减小。另外，同类疾病，在不同人种之间也有一定差异，如Crouzon综合征的共同特征为颅底短、宽、后突，颅后窝发育受限，但黄种人患者颅底相对于颅内侧的角度变窄，而白人患者的蝶翼外侧变宽（图10-15）。

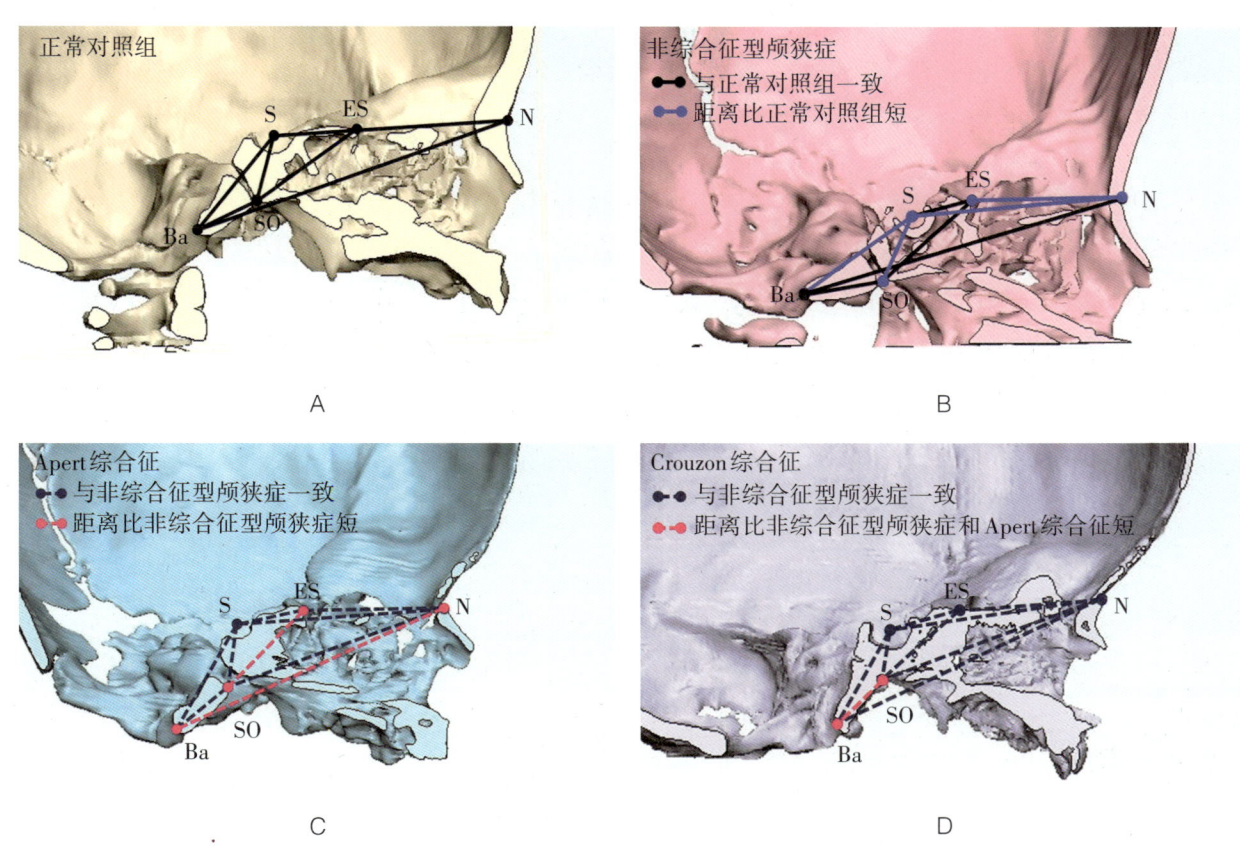

S. 蝶鞍；Ba. 颅底点；N. 鼻根点；ES. 筛骨和蝶骨；SO. 鞍蝶枕联合软骨区。
A. 正常对照组；B. 非综合征型颅狭症；C. Apert综合征；D. Crouzon综合征。

图10-15　矢状面上，综合征型颅狭症患者的颅底线测量，其长度较正常对照组明显减小，较非综合征型颅狭症有少量减小

在综合征型颅狭症的不同类型中，陆晓娜等的结果表明：

Apert综合征在线段测量方面，其颅底的前后向变短、横向增宽，其颅底角N-S-B、N-SO-Ba、N-S-SO、Ba-S-ES均变窄，颅底下间隙变小。如以后鼻棘（PNS）为参照点，颅底的前后径有显著缩短，即N-PNS和ES-PNS减小21%～23%，颅底至前鼻棘（ANS）距离也明显缩短。Crouzon综合征在线段测量方面，其颅底的情况与Apert综合征相似，但在颅外测量时Ba-PNS缩短更为严重，而ES-PNS、S-PNS和S-Ar减小15%左右（图10-16）。

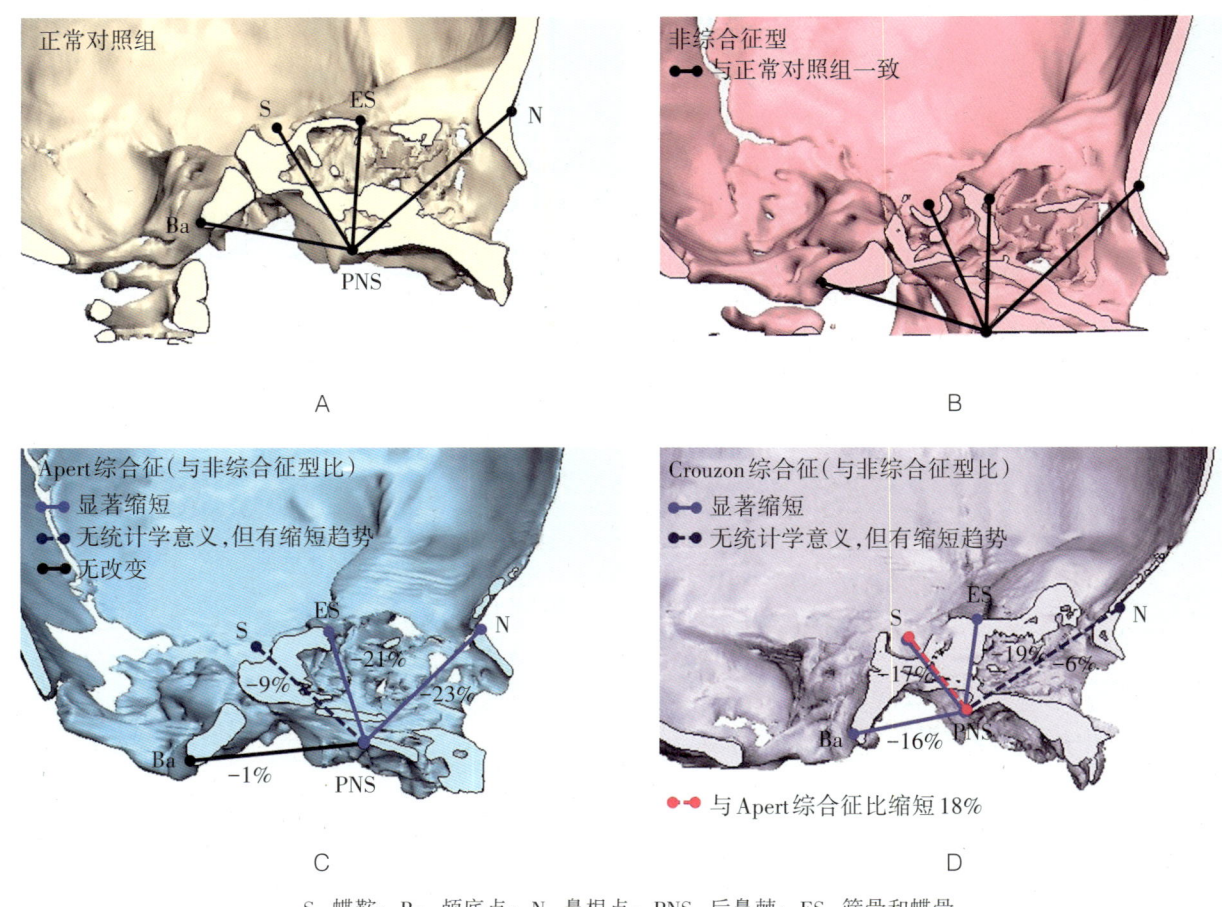

S. 蝶鞍；Ba. 颅底点；N. 鼻根点；PNS. 后鼻棘；ES. 筛骨和蝶骨。
A. 正常对照组；B. 非综合征型颅狭症；C. Apert综合征；D. Crouzon综合征。

图10-16　Apert综合征、Crouzon综合征在矢状面的颅外测量中，严重程度有所不同

上述颅颌面部测量的意义在于，综合征型颅狭症和非综合征型颅狭症，在颅底和中面部的畸形发育有所差异，双侧冠状缝早闭的非综合征型颅狭症患者，其颅底测量有发展成颅底扁平化（platybasia）的趋势，而Apert综合征和Crouzon综合征患者的颅底角测量则未出现此种扁平化倾向。Crouzon综合征患者的颅后窝更短，而Apert综合征患者表现为颅后窝局部的变短。单纯的双侧冠状缝早闭症，其特征为前额头颅扁平和颅底变短；而同样有双侧冠状缝早闭的综合征型颅狭症中，如Crouzon综合征、Apert综合征中，对颅底长度的影响相对不那么严重，而对颅外及面部结构的影响更为突出。

（郭范立　潘思妲　王道和）

第五节　上呼吸道异常的气流动力学和通气研究

颅颌面畸形涉及上呼吸道的狭窄，如综合征型颅狭症（Crouzon综合征、Apert综合征）、复合颅脑外伤后的上呼吸道塌陷、一些发育畸形如Pierre Robin序列征等。这些患者因为上呼吸道的狭窄，

常常继发阻塞性睡眠呼吸暂停低通气综合征（OSAHS）等，导致严重的发育、营养等障碍。

一、上呼吸道的呼吸力学研究

上呼吸道的呼吸力学研究主要包括上呼吸道流体力学、气管树内气流的阻力及其分布、末梢支气管内的对流和扩散、气血交换、高频和低潮气量呼吸术等。呼吸系统内的气体运动主要研究呼吸道内的空气流动（涉及鼾症的研究）、小支气管里气体的对流和扩散、肺泡和毛细支气管在气血界面上的物质交换、呼吸系统动力学。

在病理条件下，在呼吸道内的气流和主动脉内观测到的液体流动一样，会发生湍流。其表现为某一部位变窄后，下游呼吸道里的气压比上游低，而管道截面积扩大后，流速降低，气压应该升高。这些改变的本质可能在于狭窄部下游的气流流动发生局部湍流、阻力剧增，这将导致恶性循环。

上呼吸道关于气流动力学的数字化显示，因能反映上呼吸道的生理解剖，以及呼吸道结构病理生理的相关变化，是目前较直观显示上呼吸道形态的数字化工具。但因上呼吸道本身的结构复杂，病变部位位置隐蔽，观察困难，所以还可利用软件仿生重建模型的三维数字化上呼吸道，可以总体把握上呼吸道的形态特征，预见可能发生呼吸气流阻力的部位。这种基于上呼吸道结构特征的气流动力学模拟显示，可以在关注部位依据体模型选取二维截面，在精度方面尚不够完美，但对临床医师术前从病理上整体认识呼吸道很有裨益（图10-17～图10-19）。

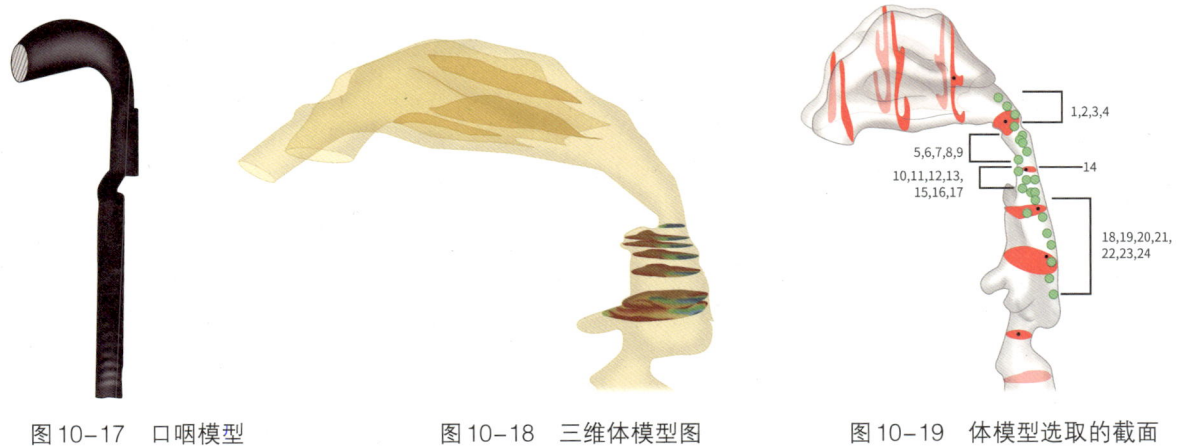

图10-17　口咽模型　　　　图10-18　三维体模型图　　　　图10-19　体模型选取的截面

二、上呼吸道数字化建模

利用DICOM 3.0格式的CT数据，可以对选取的上呼吸道结构进行数字化建模，以模拟其结构空间呼吸气体流经区域的形态变化，即以有形的三维体模型代表无形的呼吸气流的流动。

上呼吸道数字化建模一般有以下三个方面：

（一）三维模型重建

三维模型重建基于CT通用格式的软件处理，应用MIMICS软件形成上呼吸道三维体模型。

（二）三维模型网格划分

三维模型网格划分是基于CT通用格式的软件处理，应用ANSYS CFD软件进行模型的网格划分，细化观察上呼吸道的异常形态。

（三）网格无关性验证

网格无关性验证在上呼吸道分析中调整和细化网格，使网格点的分布与对象耦合，从而提高精度和分辨率（图10-20）。

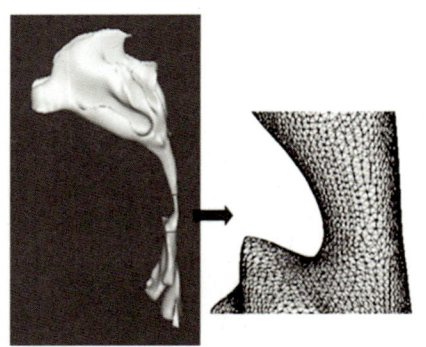

图10-20 网格无关性验证

需要说明的是，这种气流动力学计算机模拟，是基于工程学中对于流体力学的研究结果，如汽车的RNGκ-ε两方程湍流模型（图10-21、图10-22），涉及的相关参数有流体动力黏性系数、流体密度、压力、潮气量、呼吸比、呼吸周期、气流时间变化曲线（线性或正弦）。

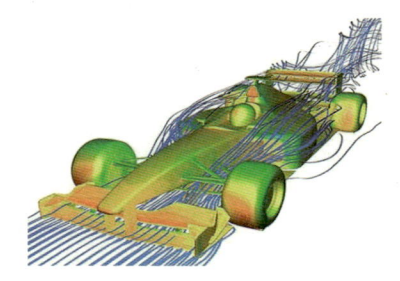

图10-21 汽车行驶中的流体力学研究

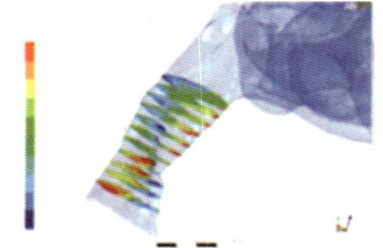

图10-22 气流研究参数的变化

在上呼吸道的气流动力学研究中，设置了相关模拟检测指标、压力、剪切应力、流速、流量的变化（图10-23），用以进行上呼吸道阻塞性评估、不同人群上呼吸道气流动力学特点研究。目前其在临床上的应用日益广泛，如应用于构音障碍评估、模拟治疗效果、口腔矫治器（图10-24）效果评估、鼻腔扩大术（图10-25、图10-26）、上颌骨切除或重建、下颌前徙术、扁桃体切除术、口腔正畸治疗等。

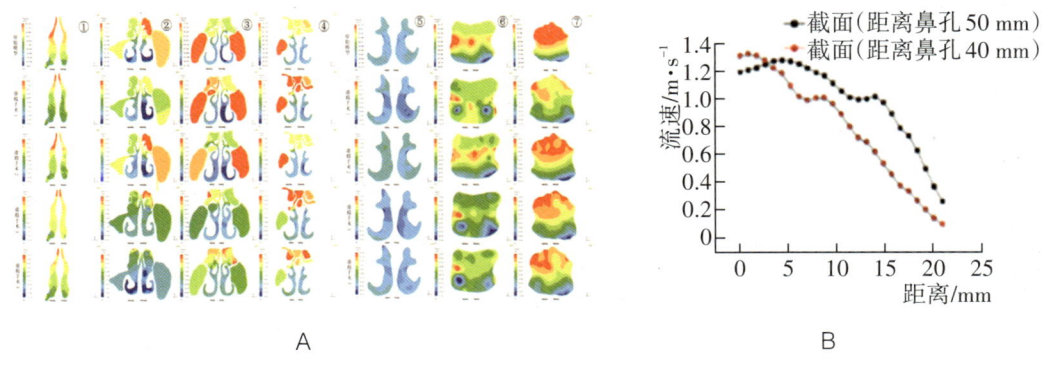

A. 截面图；B. 距离与流速的关系曲线。

图 10-23　气流研究中的模拟检测指标

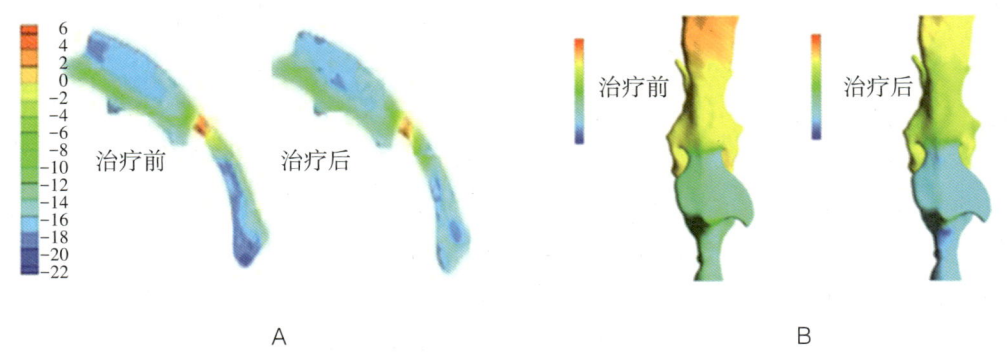

A. 戴口腔矫治器治疗前后正中矢状平面气流速度矢量图；B. 戴口腔矫治器治疗前后平面压强正面图。

图 10-24　口腔矫治器（OA）治疗前后呼吸的流速和压强变化

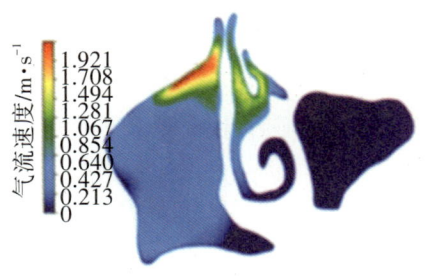

图 10-25　呼吸气流经鼻腔冠状面的流速和形态变化

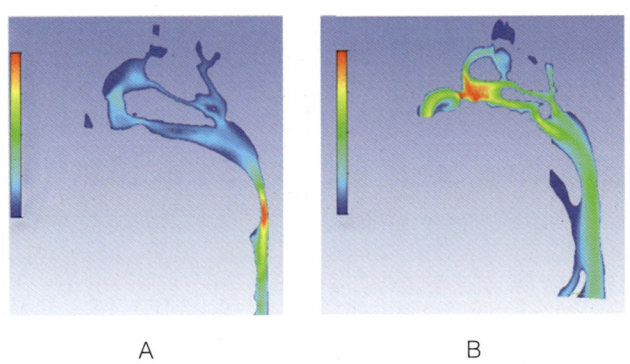

A. 术前；B. 术后。

图 10-26　呼吸气流经鼻腔矢状面的流速和形态变化

三、综合征型颅狭症并发上呼吸道狭窄的鼻腔流体分析

可参见本书第十四章第一节"七、计算机辅助鼻腔结构测定及鼻腔气流场探讨"。

四、阻塞性睡眠呼吸暂停低通气综合征

呼吸暂停（apnea）是用以描述睡眠中发生呼吸短期中断的临床症状，通常伴有睡眠中的明显鼾声、白天的精神不振、慢性的缺氧表现，如多发的哈欠等低通气（hypopnea）状态，近年来引起临床呼吸科、耳鼻咽喉科、口腔颌面外科等多学科的极大关注。呼吸，涉及上呼吸道、下呼吸道是否通畅，以及中枢系统相关的睡眠质量等问题，一些指标如呼吸努力相关微觉醒（respiratory effort related arousal，RERA）、呼吸紊乱指数（respiratory disturbance index，RDI）等，为睡眠质量的评估和治疗提供了客观依据。

另一方面，阻塞性睡眠呼吸暂停低通气综合征（OSAHS）和呼吸相关呼吸道的解剖异常有极大的相关性。成人OSAHS的发病原因通常为上呼吸道解剖结构异常或病变所造成的狭窄或堵塞、脂肪的过度沉积、上呼吸道肌张力降低。儿童OSAHS最重要的原因是呼吸道相关的解剖形态异常。颅颌面发育畸形，如综合征型颅狭症（如Crouzon综合征）、小下颌畸形（如Pierre Robin序列征）、Tessier 7~9号裂畸形（如Treacher Collins综合征）等，以及腺样体和扁桃体肥大，可以导致儿童罹患OSAHS。这些颅颌面畸形所致的呼吸道形态异常，造成儿童OSAHS继发严重而凶险的临床症状，但往往被其怪异的面型特征掩盖而不为家长和医师重视。

（一）定义

阻塞性睡眠呼吸暂停低通气综合征是指睡眠时上呼吸道塌陷引起的呼吸暂停和低通气，伴有打鼾、睡眠紊乱，频繁发生血氧饱和度下降、白天嗜睡等，并可能导致高血压（hypertension）、冠状动脉粥样硬化性心脏病、2型糖尿病等多器官多系统损害。小儿严重者可发生认知缺陷、记忆力下降、学习困难、行为异常、生长发育迟缓、高血压、肺动脉高压、右心衰竭及其他心血管疾病，长期张口呼吸还可导致明显的颌面部发育畸形，形成"腺样体面容"。

（二）诊断

1. 成人OSAHS诊断依据　患者睡眠时打鼾、反复呼吸暂停，通常伴有白天嗜睡。

多导睡眠监测（polysomnography，PSG）是诊断睡眠呼吸紊乱疾病最重要的技术手段，呼吸暂停低通气指数（apnea-hypopnea index，AHI）每小时≥5次，以阻塞性呼吸事件为主。AHI是指平均每小时睡眠中呼吸暂停和低通气的次数。

2. 儿童OSAHS诊断依据　美国睡眠医学会（AASM）于2014年制定了新的儿童睡眠呼吸事件判读标准，具体定义如下：

阻塞性呼吸暂停：口鼻气流下降≥90%，持续≥2个呼吸周期，整个事件中存在胸腹运动。

低通气:口鼻气流较基线水平下降≥30%,持续时间≥2个呼吸周期且伴有事件相关微觉醒或≥3%的血氧饱和度下降。

阻塞性呼吸暂停指数(obstructive apnea index,OAI):定义为每夜睡眠中平均每小时阻塞性呼吸暂停事件的次数。

低血氧饱和度:指血氧饱和度(SaO_2)低于92%。

多导睡眠监测(PSG)中,每夜睡眠过程中阻塞性呼吸暂停指数(OAI)每小时大于1次或呼吸暂停低通气指数(AHI)每小时大于5次为异常。最低动脉血氧饱和度(lowest oxygen saturation,$LSaO_2$)低于0.92定义为低氧血症。满足以上两条可以诊断儿童OSAHS。

(三)严重程度判定

OSAHS的严重程度判定对治疗选择非常重要。一些非手术的保守治疗可以改善轻、中度的临床症状,对呼吸的改善和睡眠质量的提高有一定帮助(图10-27),如正压式睡眠呼吸辅助机等。对于严重的OSAHS,手术可能成为必要的选择。

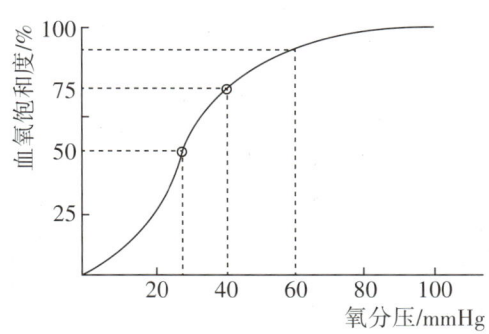

图10-27 氧分压和氧饱和度的变化局限图

成人和儿童的OSAHS严重程度判定选用不同的临床依据,这在国内、外的治疗指南中都已明确(表10-1、表10-2)。

表10-1 成人OSAHS病情程度和低氧血症程度判断依据

病情程度	AHI/(次/小时)	$LSaO_2$/%
轻度	5~15	85~90
中度	15~30	65~85
重度	>30	<65

表10-2 儿童OSAHS病情程度和低氧血症程度判断依据

病情程度	AHI或OAI/(次/小时)	$LSaO_2$/%
轻度	5~10 或 1~5	85~91
中度	~20 或 ~10	75~84
重度	>20 或 >10	<75

(四）治疗

1. 成人OSAHS多学科综合治疗模式　对OSAHS强调综合治疗：长期行为干预、持续正压通气（continuous positive airway pressure，CPAP）、口腔矫治器和外科治疗等。外科治疗用于解除上呼吸道存在的结构性狭窄和（或）上呼吸道软组织塌陷。根据阻塞部位制订手术方案，对于多平面狭窄的患者可行多层面手术或分期手术。

（1）狭窄平面在鼻咽以上（如鼻咽、鼻腔）的手术：通常指鼻腔扩容手术，鼻中隔偏曲矫正和筛窦开放等手术。通过减弱鼻阻力，降低吸气相的呼吸道腔内负压，改善张口呼吸引起的舌后区狭窄，改善口咽肌的张力。

（2）狭窄平面在腭咽层面的手术：主要包括腭垂腭咽成形术及改良术式，适用于阻塞平面在口咽部者，应强调对腭部生理功能的保护。

（3）狭窄平面在喉咽部的手术：主要包括颏舌肌前移术、舌骨悬吊术、舌根悬吊固定术等，适用于上呼吸道评估显示舌后会厌区呼吸道有阻塞者。

（4）上呼吸道低温等离子打孔消融术：可硬化和减少软组织容积，需要在软腭、扁桃体、舌根等处进行消融治疗。

（5）上、下颌骨前移术：正颌手术，通过上颌骨或下颌骨的整体截骨前移，牵拉附着于颌骨的软组织，扩大呼吸道容积和改变肌张力。适用于上、下颌骨畸形、CPAP失败和上述其他手术无效的重度患者。

2. 儿童OSAHS治疗

（1）非手术治疗：对于有外科手术禁忌证、腺样体和扁桃体不大、腺样体或扁桃体切除后仍然存在OSAHS及选择非手术治疗的患儿，可以选择CPAP治疗。口腔矫治器适用于不能手术或不能耐受CPAP治疗的轻、中度OSAHS患儿。对于有鼻部疾病的患儿，应系统、规范地治疗鼻炎和鼻窦炎。肥胖患儿应减肥。

（2）手术治疗：颅颌面畸形所致的上呼吸道狭窄应依据其严重程度施行相关的中面部或下面部的呼吸道扩大手术，如Le Fort Ⅲ型眶上颌骨复合体牵引前移手术、上下颌骨相关的正颌手术（适用于部分颅颌面发育畸形的患儿）、腭垂腭咽成形术、下鼻甲减容术，严重的病例可行气管切开术。扁桃体、腺样体肥大导致的OSAHS可行扁桃体或腺样体切除术。然而，以上这些治疗可能影响儿童的生长发育，应慎重。

第六节　颅颌面畸形中的语音问题

颅颌面畸形，不仅影响了患者的颅脑、眼眶眼球、上下牙齿对合、呼吸等重要的生理功能和外貌形态，更会影响语音的发育和学习，导致或轻或重的语言障碍，进而干扰患者与周围人群的交流，这种生理-心理的障碍，在临床上不容忽视。

早在20世纪70年代，已有文献记录上颌骨截骨前移手术后，发生过度鼻音的病例，其统计结果表明，如果上颌骨段前移≤12 mm，咽侧壁和软腭括约肌尚可代偿骨性的解剖结构变化，而不致发生过度鼻音；如果上颌骨段前移＞12 mm，临床上就会出现术后过度鼻音的现象。

然而，这种过度鼻音的发生可能与疾病种类，以及上颌骨截骨的类型相关。综合征型颅狭症导致的上颌骨发育不良（如Crouzon综合征、Apert综合征），术前即有长期软腭松弛和咽腔狭小，存在不同程度的鼻音，如上颌骨施行高位截骨（如Le Fort Ⅲ型截骨）前移术或可改善其鼻音问题。一些上颌骨发育尚正常，或腭裂导致上颌骨发育不良的患者，存在咽腔过大或腭咽闭合不全症状，施行上颌骨下段截骨（如Le Fort Ⅰ型截骨）前移术可能加重鼻音的发生。

1979年McCarthy记录了5例Crouzon综合征患者施行高位上颌骨截骨（Le Fort Ⅲ型截骨）前移术的语音变化，其资料表明，这些患者术后腭咽接触更具生理性，过度鼻音清除；故McCarthy认为对于颅颌面发育不良或者后缩的病例如Apert综合征、Crouzon综合征，上颌骨整块前移，可能有效地扩展鼻腔，进而改善语音。Duncan等将鼻音分为高鼻音和低鼻音进行观察，他们对15名综合征型颅狭症施行中面部截骨前移的病例研究发现，手术后高鼻音段恶化者达46.7%（其中Crouzon综合征占33.3%，Apert综合征占71.4%），低鼻音段改善者达66.7%，鼻音不变的为20%；因而其结论为，中面部前移后腭咽功能异常发生率高，主要表现为高鼻音异常，以Apert综合征更为显著。张继生、唐友盛等在13例Le Fort Ⅰ型截骨前移的研究中发现，术前、术后语音清晰度无显著差异；14例上颌骨牵引成骨术术前语音清晰度略高于术后，总体无显著性差异。李青云、王国民等的研究表明：在唇腭裂术后上颌发育不足行中面部牵引术（RED系统）的共21例病例中，牵引术后出现错误发音数增加者为42.9%，牵引术后出现错误发音数减少者为19.0%，牵引术后发音无变化者为38.1%；在发音部位方面，舌尖前音错误发音发生率最高，其次为舌面音。孟坤、孙健、李亚莉等的研究表明，在31例成人反𬌗畸形患者中，比较术前1周和术后3个月的颌面部CT资料显示，软腭下缘到咽后壁的距离、会厌上缘到咽后壁的距离及其相应的横截面积和口咽、喉咽的体积较术前均有显著差异，这些患者在相应的X线头颅定位测量片上，面角和线段测量如∠SNA、∠SNB、∠ANB、OJ、OBJ差异具有统计学意义。

语音数据的获得和分析，是研究颅颌面畸形中语音问题的关键，它可以为临床提供有效的评估和治疗时间点。一些临床设计可供参考：①气试验。了解患者术前、术后口鼻腔压力变化；无创、易操作；捏鼻和不捏鼻持续吹气，记录时间；控制测试条件变量相同，重复3次。②语音测试。完成汉语语音清晰度测试表；给予标准化测试环境；由3名专业审听独立评定；完成共振峰、语图形态等计算机检测。

由于中西方语言的不同，在语音方面也有一些差异。

语言有形、音、义三个基本属性，语音为其第一属性。语音是指语言的声音，即说话时发出的声音，是语言的载体。它由人的发声器官发出，既有一定的语言意义，又是最直接记录思维活动的符号体系，是语言交际工具的声音形式。它是与个体的生理解剖基础和学习、社会交流因素相关的。

人的发音器官是语音发生的生理基础。呼吸器官（包括肺、气管和支气管）是发生语音气流动力的源泉，喉头、声带是发音的震颤体，口、咽、鼻腔是发音的共鸣器（图10-28）。

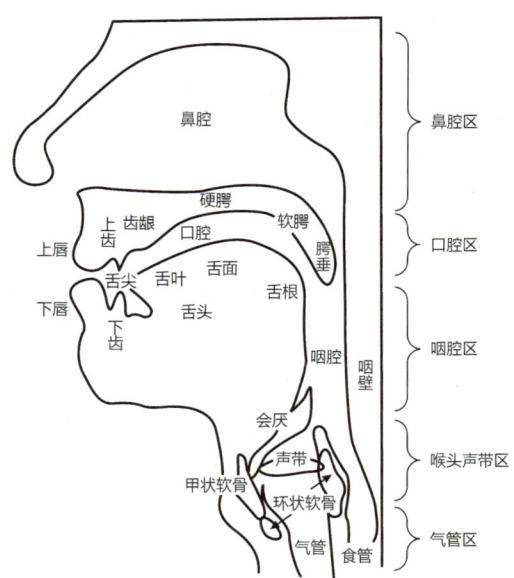

图 10-28　发音器官的解剖示意图（侧面）

我国的语言中，音节是基本单位。音节之间有明显界限，一个汉字的读音为一个音节，它包括了声母、韵母和整体认读音节（表 10-3）。

表 10-3　声母、韵母和整体认读音节的语音举例

音节	举例
声母	b、p、m、f、d、t、n、l、g、k、h、j、q、x、zh、ch、sh、r、z、c、s
韵母	a、o、e、i、u、ü、ai、ei、ui、ao、ou、iu、ie、üe、er、an、en、in、un、ün、ang、eng、ing、ong
整体认读音节	zhi、chi、shi、ri、zi、ci、si、ye、yi、yin、ying、wu、yu、yue、yun、yuan

汉语主要的语音组成为元音和辅音。王国民教授团队借鉴国外经验，率先在国内开展了基于汉语拼音的语音病理学研究，通过音节测试、字表测试、词组测试、短句测试等方法，其开展唇腭裂及上颌骨牵引等的患者术前、术后临床研究，先后发现颅颌面外科手术（如腭裂修补术、上颌骨牵引成骨术等）可对发音方式产生影响，具体表现有发音部位及方法的错误率上升、腭咽闭合不全、鼻腔共鸣增加、辅音无力、舌位运动改变、语音清晰度下降等。

因此，在颅颌面外科的诊疗中，全面、专业的语音病理学评估能够切实发现患者语音功能的异常并通过行为诱导训练进行无创治疗，从而减轻或治愈语言交流障碍，进一步提升患者的生活质量（图 10-29）。

异常构音诊断：　　异常构音音素：

过　度　鼻　音：无　轻　中　重

语　音　清　晰　度：训练前　训练中　训练后

一、音节测试

m、pa、si、ti、zhi、ju、ku

zi、ci、si、ji、qi、xi、ge、ke、bo、de、le、fu

二、字表测试

	1	2	3	4	5	6	7	8	9	10
1	波	白	杯	抱	本	怕	表	票	不	夫
2	门	忙	没	法	朋	走	词	在	宿	坐
3	三	四	字	德	到	他	大	地	点	对
4	哪	你	路	女	绿	了	来	里	两	题
5	志	这	中	吃	产	村	程	住	说	春
6	是	少	授	上	日	生	人	睡	剧	去
7	向	熊	七	小	先	进	京	学	泉	裙
8	几	家	介	九	见	观	光	快	哭	画
9	客	和	个	工	国	银	迎	用	五	我
10	埃	二	一	也	要	有	喂	晚	翁	语

三、词组测试

1. 诗词　2. 司机　3. 稀奇　4. 机器　5. 可口　6. 哥哥　7. 批评　8. 爬坡　9. 棒冰

10. 吐痰　11. 电灯　12. 商店　13. 大叔　14. 拉练　15. 算术　16. 操场　17. 粽子　18. 学校

19. 铅球　20. 京剧

四、短句测试

1. 五一一三七九四,请问有人在家吗？
   跑跑跳跳,宝宝最喜欢吃葡萄。
   猜一猜,我是谁？
   爸爸哥哥常常唱歌。

2. 姐姐,你去哪儿啊？
   上街买东西。
   给我买一把雨伞吧！
   好,我一定给你买。
   你真是我的好姐姐！

图 10-29　针对我国颅颌面畸形患者的语音测试表（王国民等）

由于各国的语言不同，语音分析也存在差异，但其基本的语音解剖构造是相同的，一些颅颌面畸形的临床症状也相似，因而基于数字化数据的语音分析，具有生理病理和心理学方面的积极意义。随着语音分析的深入研究，以及语音、语言与脑功能关系的关联研究，可以想见在不远的将来，语音分析和治疗的早期介入一定会有飞跃式的发展，为颅颌面患者带来福音，其中我国学者的研究成果功不可没。

（王道和）

参考文献

[1] GRAY L P. Deviated nasal septum. Incidence and etiology[J]. Ann Otol Rhinol Laryngol Suppl,1978,87(3 Pt 3 Suppl 50):3-20.

[2] GRYMER L F,MELSEN B. The morphology of the nasal septum in identical twins[J]. Laryngoscope,1989,99(6 Pt 1):642-646.

[3] FRIEDMAN N R,MITCHELL R B,BAILEY C M,et al. Management and outcome of choanal atresia correction

[J]. Int J Pediatr Otorhinolaryngol,2000,52(1):45-51.

[4] CASTRO R P,CASTRO R F,COSTAS L A,et al.[Computational fluid dynamics simulations of the airflow in the human nasal cavity][J]. Acta Otorrinolaringol Esp,2005,56(9):403-410.

[5] ISHIKAWA S,NAKAYAMA T,WATANABE M,et al. Visualization of flow resistance in physiological nasal respiration:analysis of velocity and vorticities using numerical simulation[J]. Arch Otolaryngol Head Neck Surg,2006,132(11):1203-1209.

[6] HENTSCHEL B,BISCHOF C,KUHLEN T. Comparative visualization of human nasal airflows[J]. Stud Health Technol Inform,2007,125:170-175.

[7] BAILIE N,HANNA B,WATTERSON J,et al. A model of airflow in the nasal cavities:Implications for nasal air conditioning and epistaxis[J]. Am J Rhinol Allergy,2009,23(3):244-249.

第十一章

颅颌面外科的神经外科问题

在实施颅颌面外科手术以前，需由神经外科医师负责对神经系统的病理改变及功能状态做全面的评价，确定神经功能受损害的程度、范围，以及手术和神经功能的相互影响，神经外科医师需要和整形外科医师一起，共同制订手术计划。尤其是对于伴有脑积水和高颅压的患者，术前应做好充分的准备，以减少或避免手术危险，预防进一步的神经损害。

手术时，神经外科医师负责开颅的手术操作，在充分保护好脑组织不受损害的前提下，为颅颌面修复提供适当的操作空间。同时要防止意外脑损伤、颅内血肿形成及脑脊液漏。

术后，神经外科医师应该与整形外科医师一起共同实施颅颌面外科手术并发症的预防和处理，如控制和处理可能发生的颅内血肿、脑脊液漏及颅内感染。如果发生脑水肿及高颅压等术后并发症，应由神经外科医师主要负责处理。

第一节 术前准备

术前应做详尽、全面的神经系统检查，包括常规神经系统体格检查，对任何阳性体征均应找出合理的解释依据。颅神经损害中，视神经损害较为常见，常发生于脑膨出、颅骨纤维性骨结构发育不良。继发性颅神经萎缩常起因于高颅压所致的视神经乳头水肿。先天性颅颌面畸形可伴有智力发育障碍，其发生的机会及程度与畸形的严重程度成正比，因而智力测定应作为常规检查项目。早期纠正颅颌面畸形，特别是解除高颅压及额叶受压有可能缓解或改善智力障碍。

高颅压可能是早闭颅缝、颅骨纤维性结构不良等造成的颅腔狭窄所致。颅颌面畸形患儿因高颅压而发生眼底水肿的比例相对较低，而常表现为头颅X线片所见的脑回压迹，即慢性高颅压的征象，临床上亦较少见呕吐等急性高颅压的相关症状。脑积水患者常须行脑室-腹腔分流术，但手术的时机必须注意。一般来说，脑膨出伴有脑积水者应先行脑脊液分流术，待颅内压下降后进行二期颅颌面畸形修复术。脑积水伴发颅腔狭窄、眶距增宽症者，除非高颅压而危及生命，否则应先矫正畸形，以利于脑膨胀及减少无效腔。术后高颅压不能缓解者，可进行二期脑脊液分流术。

第二节　术中操作

　　术中应避免不必要的脑牵拉，特别要避免长时间的强力脑牵拉。实验及临床研究表明脑功能是否受损与牵拉的力量及牵拉持续的时间成正比。过度牵拉有可能导致永久性脑损害甚至危及生命。为减少脑牵拉带来的不利影响，牵拉前应采取措施使颅内压充分下降，脑压板不宜过宽，最好采用前端较窄或边缘上翘的脑压板。牵拉的程度以能提供足够的操作空间为准，防止不必要的过度脑膜暴露。暂时不操作的部位应停止牵拉。确实需要较长时间的牵拉时，应注意每隔15分钟放松脑压板数分钟。为了避免不规范的操作，最好使用自动脑压板，以保持稳定的脑牵拉。进行颅颌面修复时切记不要让操作中的骨凿、骨撬、电钻及电锯柄与硬膜直接接触，猛烈的震动亦可能造成脑损害。任何操作不应以大脑作为支撑点，术者的手不应放在硬膜上进行操作。硬膜应经常以湿棉片（脑棉）保护。

　　高颅压是颅内操作的重要障碍，即使没有明显的高颅压，手术也应要求在颅内压更低的情况下进行。降低颅内压的措施中，首选过度换气。如果颅内压不是很高或颅内压正常，在过度换气数分钟后，颅内压可明显下降，下降幅度可达原来压力的1/3或更多。多数患者可通过过度换气以获得足够的颅内压下降。如过度换气不能获得足够的颅内压下降，使用甘露醇降颅内压是有效的措施。在开颅时，用20%甘露醇，按每千克体重1~2 g快速静脉滴注（要求在15分钟之内滴注完毕），约15分钟后颅内压开始下降，30分钟后颅内压可明显下降，此时大约正好是开颅操作完成，即将进行颅骨截骨操作时。另外，术中放出部分脑脊液亦可获得满意的降颅内压效果，即在脊髓腰池内预置腰穿针或细导管，开颅完成后，放出部分脑脊液。脑脊液放出量的多少，视颅内压下降情况及手术的要求而定。颅内压较高的患者，在开颅之前不能放出脑脊液，否则会诱发脑疝。不论采取任何一种降颅内压措施，颅内压的下降都是暂时的，数小时后颅内压会自动回升到原来的水平或升得更高。因此，如果开颅操作时间较长，应根据颅内压情况重复上述降颅内压措施。

　　严密的缝合是保持硬膜完整和防止脑脊液漏最可靠的方法。颅颌面畸形多伴有颅前窝底的颅骨发育异常，可有骨刺样增生，或向上嵌入硬膜。分离颅底骨质增生时极易造成硬膜撕裂，如修补不严密或同时伴有颅底的骨性缺损（如眶额前移术），则术后脑脊液漏常无法避免。一般硬膜修补困难不大，只要仔细缝合裂孔即可达到不漏的目的。但是，颅前窝底的硬膜非常薄，如有张力，极易造成新的撕裂。在脑膨出的患者，这种情况更加明显，此时较理想的办法是使用修补材料。常用的修补材料为颅骨膜、大脑镰、阔筋膜等。为减少颅内感染的机会，最好不使用人工材料或异体材料。生物胶对较小的漏孔可能有效。硬膜修补完成后应压迫颈静脉以升高颅内压，同时检查缝合处不再有脑脊液漏出。

　　除非开颅时损伤矢状窦，颅颌面畸形的开颅手术常不致造成术中的颅内大量出血。开颅时应仔细分离颅骨与硬膜的粘连，尤其是在近中线部位更应细心。如分离有困难，可增加钻孔数目或咬除部分颅骨来增加暴露区域。矢状窦及蛛网膜颗粒渗血时，用明胶海绵敷贴即可止血。虽然结扎矢状窦前不致造成严重后果，但极少有必要采取这种过激的措施。矢状窦静脉压较低，一般情况下，敷贴、裂孔缝合或修补等方法均可达到满意的止血效果。硬膜出血时，特别是脑膜中动脉出血时，应采用双极电凝器逐一彻底止血，直到冲洗时流出的盐水完全透明，无任何小的出血点为止。止血完成后亦应压迫颈静脉，以确定有无渗血存在。由于颅颌面手术常留下较大的无效腔，易形成颅内血肿，因而止血要求比一般开颅手术更为严格。

第三节　术后观察和处理

控制高颅压是颅颌面畸形治疗全过程的重要任务。手术有可能造成不同程度的脑积水，使术后颅内压更高，但颅内压过低不利于消除无效腔，反而易形成颅内血肿，故而术后常规不使用强有力的脱水（dehydration）剂。除非有剧烈的头痛、呕吐，或颅内压监护表明有明显的颅内压升高，至少在术后6小时之内不主张大幅度降低颅内压。如无明显高颅压的征象，可常规使用皮质类固醇药物以减轻脑水肿。从手术当天起每天给予地塞米松20 mg，维持5～7天，待脑水肿高峰期过后逐步停药。如术前即有高颅压，或术后有高颅压的表现，可使用20%甘露醇静脉滴注，每天每千克体重2～4 g，分2～4次给药。干冻血浆、人体白蛋白及其他利尿药物亦可用于降低颅内压。术后脑脊液漏必须彻底控制。少量的脑脊液鼻漏有可能在数天内自行停止，可在严密观察下等待数天，不急于手术处理。如漏出量较多，数天内没有减少的趋势，在低头时不断有脑脊液滴出，估计自行修复的可能性较小时，应考虑重新开颅修补。有的患者脑脊液漏时断时续，数周仍未彻底停止，也是再手术的指征。但开颅前可试行每天1～2次腰穿以放出脑脊液，同时使用脱水剂，使颅内压保持在较低的水平，为自行修复创造条件。部分患者可因此得以治愈。脑脊液漏患者极易并发颅内感染，一旦发生应先按颅内感染治疗，不宜立即手术，待炎症彻底控制后再手术。颅内感染期间脑脊液漏有时会自行停止，感染控制后再出现。确定脑脊液漏的部位一般不困难，如有疑问，可在术时于脑脊液漏一侧的鼻腔内滴入1～2滴亚甲蓝，即可在漏口处发现染色液。第二次手术时硬膜较脆，缝合不易，如有感染病史则更难缝合。此时最好的修补材料是带蒂的颞肌筋膜-骨膜瓣。制备带蒂瓣时应保持足够的长度，常常需要跨过中线，蒂部应含有颞浅动脉和静脉以增强其修复和抗感染能力。手术时合并使用生物胶能加固补漏。术后保持低颅内压状态有助于漏口迅速愈合，对治疗成功极有好处。颅内血肿是术后的严重并发症，其重点在于预防。手术结束缝合切口之前应反复检查手术野，直到确信无任何活动性出血之后再关闭颅腔。术后使用止血药物对外科出血的意义不大。在怀疑有颅内血肿时，应立即做CT扫描。术后颅内血肿是急诊手术的绝对指征，发现颅内血肿，手术越早进行效果越好。一旦形成脑疝，预后就极差。

一、高颅压

严重颅颌面畸形术后应将颅内压控制在一个安全范围内，因而持续对颅内压进行监测是必需的。经典的颅内压测量办法是腰池穿刺，以玻璃管直接显示腰池的脑脊液压强。自1905年Quincke成功地记录了腰池脑脊液压以来，这一方法一直沿用到目前，它仍然是观测颅内压最经济、简便、快速和可靠的方法。但是，这一传统的测压方法不能对颅内压进行持续监测记录，而且在高颅压情况下做腰穿本身就有一定的潜在危险，在这种情况下其准确性也受到限制。1961年以后，随着颅内压连续监测技术的不断改进和广泛使用，对高颅压的处理更为合理，极大地减轻了高颅压引起的直接后果的严重程度，非侵入性颅内压监护技术的问世，使无创颅内压连续监测成为现实。目前，颅内压监护已成为开颅手术后常规监护手段之一。颅内压监护不仅可以动态地了解颅内压的变化，及时发现高颅压，适时合理投药，还能作为药物和其他降颅内压措施的客观评价方法，以期用最小剂量的药物和最简单安全的方法将颅内压控制在理想的范围内，并可作为判断停药或减少措施时机的指标。实验表明，在高颅压症状出现之前，颅内压监护仪就能明确地显示颅内压的升高；因而，尽管没有神经系统情况恶化的其他证据，亦应考虑进一步查明原因，特别是颅内血肿形成的可能性。

一般认为头痛、呕吐和视神经乳头水肿是高颅压的主要表现，被称为"三主征"。但高颅压早期可能缺乏任何特征性变化，患者自我感觉良好，头痛的发生率及严重程度不一定比其他开颅术后的患者更高，颅内压监护仪记录到频繁发生的高源波，可能比临床症状出现得更早。随着颅内压的进一步增高，头痛逐渐加剧，且可能伴发呕吐；正如头痛一样，术后数天内，特别是24小时之内，呕吐经常发生，这多半是开颅手术和全身麻醉直接影响，并非高颅压所致。但频繁的呕吐伴有剧烈头痛时，则是高颅压的重要表现。视神经乳头水肿虽可在高颅压的数小时之内发生，但一般来说比头痛、呕吐出现得要晚些。严重的急性高颅压时，患者可出现血压升高、心率和呼吸减慢（Cushing反应），此时脑血管自动调节功能濒临丧失，生命受到严重威胁，若不及时救治则难免死亡。脑疝是高颅压的严重并发症，当颅内压极度增高且有颅内各部位压力不均衡时，一部分脑组织由高压区向相对低压区移动，并向某些生理孔道嵌入，造成以脑干损害为主的神经系统危象。常见的脑疝有小脑幕切迹（颞叶钩回）疝和枕骨大孔（小脑扁桃体）疝。前者的典型临床表现和发展过程为：患者头痛、呕吐加剧，躁动不安，进而意识丧失，瞳孔先一侧散大而后两侧散大，对光反射消失。体检可见同侧或对侧肢体活动障碍，去脑强直发作，最终心跳和呼吸中枢衰竭；枕骨大孔疝除高颅压的症状加重外，可检查到颈项强直和膝反射降低等体征。呼吸和心力衰竭出现较早，可与意识障碍同时发生。

对高颅压的患者的治疗，首先应使患者保持静息状态，情绪紧张和躁动不安都可能使颅内压进一步升高。对自我控制能力较差的患者可使用少量镇静剂，切忌不适当的约束和对抗动作，因膀胱过度充盈及注射等治疗措施引起的疼痛，都可能是躁动不安的原因，应力求避免。应保持呼吸道通畅和充分的氧交换，必要时采用过度换气，使$PaCO_2$从基础水平（4.0～4.7 kPa）下降到3.3～4.0 kPa，当其他措施不能使颅内压下降时，可采用高渗甘露醇，高渗甘露醇脱水较快，可将$PaCO_2$降到3.3 kPa以下，作用强且作用维持时间较长，出现颅内压反跳较轻微，副作用少，是目前使用最广泛的首选降颅内压药物，基础剂量为每千克体重0.75～1.5 g，以20%～25%的浓度快速静脉滴注，根据病情需要每6～12小时重复1次，最高剂量可达每千克体重3～5 g。大剂量多次应用甘露醇应监测血浆渗透压，如渗透压在用药30分钟内达到320 mmol/L或1小时内达到310 mmol/L时，则应减少或延缓甘露醇的应用。使用脱水剂必须精确计算尿量，并按尿量的75%补充液体，适当补充电解质，特别是钾离子。脱水剂使用后的第一个24小时，可允许液体丧失量在500～1 000 ml，第二个24小时接近平衡仍可保持轻度脱水，因为非察觉的水分丧失依然存在。在反复使用高渗甘露醇过程中，一方面由于高渗液的分子逐渐进入脑组织液中及脑组织液的流出，血浆与脑组织液之间的渗透压差逐渐消失，脱水作用也逐步减弱。如同时使用增加胶体渗透压制剂，可减轻反跳，增强脱水作用，常用制剂有20%白蛋白20~50 ml，静脉注射，一天1~2次，二倍浓缩的血浆亦有较好的脱水作用。肾上腺皮质激素可以改善血脑屏障，降低毛细血管的通透性，改善脑血流，减轻脑水肿。但肾上腺皮质激素的使用必须在早期进行，用量宜大，持续时间要短，如使用地塞米松每天20~40 mg，2~3天后迅速减量，以减少激素使用的并发症。如上述方法均不能获得理想的颅内压下降时，可考虑采用巴比妥类药物。实验及临床证明，巴比妥可使血管收缩，加强Na^+-K^+泵的功能，减轻脑水肿，并且有抑制脑脊液的分泌及减弱脑氧代谢功能，因而可以降低颅内压。硫喷妥钠首剂为每千克体重15 mg，以后以每小时每千克体重0.5~3 mg的速率维持静脉给药，保持2.5~3.5 mg/L的血浆浓度，有人建议以脑电图连续监护取代药物浓度监测，或两者同时进行，药物用量要视高颅压程度而变化。有人建议，当颅内压高于4.0 kPa时，每小时给药200 mg；当颅内压高于2.7 kPa时，给药100 mg；当颅内压降到2.7 kPa以下时，停止用药。术后颅内压持续增高者，应考虑到颅内血肿的可能性，宜及时复查CT，发现颅内血肿应及时清除。个别颅内压极度升高不能控制者偶可做手术减压。术前已有脑积水者行脑室引流或做侧脑室-腹腔分流术。

二、脑脊液鼻漏

脑脊液鼻漏属于脑脊液漏的一种。脑脊液漏是指脑脊液通过破损的蛛网膜—硬膜—颅骨—皮肤或鼻旁窦黏膜流至颅外。按照Ommaya的分类，颅颌面畸形术后的脑脊液漏属急性医源性脑脊液漏。严重的颅颌面畸形修复术，需要广泛的截骨，额窦和筛窦开放几乎是不可避免的。如术中硬膜的完整性遭到破坏，脑脊液就会通过破损的硬膜及骨缝经鼻旁窦进入鼻腔，故而多为脑脊液鼻漏。因颅底骨性缺损较大，漏孔自行修复的能力较差，如不及时处理将导致颅内感染，造成严重后果。虽然术者在手术结束时，会常规检查有无脑脊液漏，并力图妥善地修复颅底，严密缝合硬膜，但有时仍难免有脑脊液漏发生。术后脑脊液漏绝大部分发生在开颅术后第一周内，迟发（术后3个月内）的脑脊液漏很少见。迟发的原因可能是硬膜破孔不大，或因电灼等原因，致使硬膜局部结构脆弱，当颅内压骤然升高时（如咳嗽、用力等）穿破。有的漏道部分阻塞，产生活塞或球阀作用，呈间歇性脑脊液漏。脑脊液漏的发生率与患者的年龄成正比，即年龄越大，发生的机会越大。如术中处理得当，2岁以下的患儿很少发生永久性脑脊液漏，这显然与婴儿的鼻旁窦发育较差有关。

脑脊液鼻漏的主要症状是清水样液体自鼻腔流出，低头时或用力时流出速率加快，早期可为血性，数天后呈清水样。如能收集到足够量的流出物，就可做生化检查以确定是否为脑脊液；脑脊液的葡萄糖定量大于30 mg/L，如有感染可降到30 mg/L以下（正常人鼻涕不含葡萄糖，含葡萄糖的鼻流出物应考虑为脑脊液）。脑脊液丧失过多时可产生低颅压综合征，表现为头痛、恶心及呕吐，卧位时症状缓解。如有继发感染则出现典型的脑膜炎症状和体征。头颅X线片或CT扫描可见鼻旁窦有液体存在，或可见气液平面，可同时伴发气颅，气体可在硬膜外、硬膜内、蛛网膜下腔甚至脑室内，一般情况下颅颌面畸形手术后的脑脊液漏孔定位不难，脑室碘水造影可能发现漏孔，如同时做冠状位及水平位CT扫描，可清楚地显示脑脊液漏出的通道。核素造影亦可用于漏孔的定位。[131]碘为常用的作为标记的核素，对确定漏口很有帮助，特别是对漏孔较小的间歇性脑脊液漏的诊断意义更大。如上述检查均为阴性，而患者又具有典型的临床症状时，应重复检查并同时提高颅内压，使漏口开放。注射碘水时可由腰椎或颈1、2蛛网膜下腔注入，操作要在X线透视下进行，以确保对比剂全部注入。注药后令患者取俯卧位，头稍后伸，以保持对比剂在颅底的充盈。鉴于颅颌面手术入路的固定模式，万一上述检查均无法检出漏口时，原手术野探查仍有很大可能找到漏口。手术时可采用吹气法寻找漏口，以球囊分别堵塞鼻腔前后孔，然后以导管向封闭的鼻腔注气，在手术野内可发现气泡自漏口逸出。

轻度的脑脊液鼻漏可非手术治疗，包括绝对卧床休息，床头抬高15°（以减少脑脊液漏出量；避免各种使颅内压升高（特别是突然升高）的因素，如咳嗽、打喷嚏和用力排便等，特别要防止鼻腔冲洗及擤鼻涕，以减少逆行感染的机会；使用减少脑脊液分泌的药物，如每6小时口服乙酰唑胺250 mg，每6小时肌内注射地塞米松5 mg等；降低颅内压，可应用强力的脱水剂（参阅高颅压的治疗）。为使脑脊液引流更快捷有效，促使漏口早日愈合，最简单的办法是反复腰穿放出脑脊液，但不可负压抽吸，以免诱发脑疝、颅内积气或逆行感染，应让脑脊液自行漏出，直至漏出的速率非常缓慢为止。每天腰穿2~3次，每次放出脑脊液30~50 ml。腰穿要注意无菌操作。脑脊液做常规生化检查，注意有无感染征象。如行腰池或脑室外引流，应将患者置于严密的监护之下，切忌过度引流。如果引流中发现病情突然恶化，应立即阻断引流管，恢复平卧位或使头稍低，做急诊CT扫描或床边头颅X线片，观察有无颅内积气。如果引流要维持7天以上，最好做经皮腰室-腹腔分流术。

如脑脊液漏出量较大，或经保守治疗2~3周未缓解者，应考虑直接修补漏口。修补前有高颅压者，应先设法降低颅内压。伴有脑积水者应先做脑室-腹腔分流术，再行修补术。偶尔在颅内压下降后脑脊液漏会自动停止。漏口的修补方法可分为颅内和颅外两类。颅内修补的主要优点是可以清楚地发现漏口及周围组织的结构情况，同时硬膜修补瓣由于紧贴脑组织及受颅内压的作用，常可严密地堵住漏口。颅外修补的缺点是漏口及周围组织情况无法看清楚，有可能造成新的损伤，且由于颅内压的推挤作用，修补组织片有时难以妥帖、准确地放置与固定。两种手术入路的选择因人而异，神经外科医师应当根据具体情况及自己的经验选择合适的手术方法。对于漏口判断不清或漏口较大者，宜首先选择开颅直接修补。额部开颅是最常用的方法，如术前漏口定位不确切，则以双侧额下入路更为合适。颅颌面外科常采用双侧额下入路，因而由原手术切口进入足以暴露漏口。再次开颅时应注意拆除不锈钢丝及螺丝等。操作时，不要造成新的硬膜损伤。脑牵拉以获得充分暴露为限，防止过分牵拉，因第一次手术造成的脑挫伤及脑水肿，极易导致新的脑牵拉损伤。操作时应常规采用显微手术方法。硬膜修补以使用自体材料为宜，以免发生排异反应。阔筋膜、颞筋膜、颅骨膜（必要时用大脑镰组织）均可达到满意的修补效果。无论用什么修补材料，缝合均需十分严密，缝合后压迫颈静脉以提高颅内压，检查是否仍有渗漏发生。如以生物胶加固则密封性能更好。曾发生过颅内感染者，宜使用带蒂颅骨膜或颞肌-骨膜瓣修补，以增强愈合能力和抗感染能力。

如术前检查及术中观察均未发现漏口时，建议以修补材料在筛骨水平板上做广泛的铺垫，骨缝以骨蜡或医用黏胶封闭，鼻旁窦黏膜予以剥除或将其推向鼻腔，用脂肪或肌肉填塞鼻旁窦。这种操作可能损伤嗅神经，术前应与患者或家属说明。当漏口在后筛窦甚至蝶窦时，可做颅外修补法，具体操作与经蝶或经筛垂体瘤切除术相似，将受累鼻旁窦的黏膜剥除，再以自体脂肪或肌肉片填塞，亦可用生物胶加固。

三、颅内感染

在正常情况下，脑组织深藏于头皮、颅骨和脑膜的保护中，且血脑屏障构成一道严密的防卫系统，使脑组织不易遭受病原菌的侵袭。一旦这些防护结构的完整性受到破坏，脑组织的免疫反应又较其他组织差，细菌的易感性明显上升。颅内感染虽然是开颅手术的严重并发症，但发生率并不高。颅颌面畸形手术常需暴露鼻旁窦、鼻腔，甚至口腔，为半污染手术野，继发颅内感染的机会较多。且术中采用游离骨板及固定时，使用的钢丝或钛合金板、螺丝的异物反应，常使感染不易控制，一旦发生感染就有可能导致手术失败，甚至威胁患者的生命。

脑脊液漏是造成颅内感染的主要原因之一，在抗生素广泛应用于临床之前，脑脊液漏如不及时修补，最终多死于颅内感染。脑脊液漏并发颅内感染的机会随时间延长而增加。据统计，脑脊液漏在第一周内继发颅内感染的较少，1周后如仍不能自愈者，颅内感染的机会就会明显增多，多数为肺炎双球菌性脑膜炎。有趣的是，一般肺炎双球菌性脑膜炎的死亡率不足10%。究其原因，可能与脑脊液漏患者的脑脊液被自动引流有关。脑脊液漏并发颅内感染的另一特点是反复发作，由于漏口周围软组织的水肿，使漏口缩小，每于发作前脑脊液漏突然减少或暂时停止，待炎症消退后脑脊液漏再发。个别病例可反复发作数次甚至十数次，而仍能健康地存活，当然，这并不能说明脑脊液漏并发感染是绝对安全的，而恰恰说明，如果不将漏口彻底封闭，脑膜炎的威胁是摆脱不了的。

开颅术后预防性使用抗生素是一个争论多年未果的问题。许多学者认为，预防性用药可能使病菌产生耐药性，不仅对患者本人不利，还可能造成抗药菌株的空气播散，使其他患者也受到威胁，因而持否定态度。但亦有人证明抗生素可以明显减少开颅手术的感染。看来在预防性用药的更客观的观察指标制定出来之前，对于严重颅颌面畸形之类易污染的手术，适当应用抗生素应是允许的，仅就手术感染来说，可在术前或术中用药，不宜长期使用。脑脊液漏患者的预防用药效果更加可疑，多数学者主张不用。但在更有说服力的证据提供之前，预防性使用抗生素仍将是一种普遍的医疗行为。

一旦发生颅内感染，势必要使用抗生素。在选用抗生素时，必须根据药物的抗菌谱和细菌对药物的敏感性来决定。此外，药物的毒性作用、配伍禁忌、药品价格等都应仔细考虑，药物能否通过血脑屏障是与疗效密切相关的重要因素。影响药物通过血脑屏障的因素很多，如脂溶性的强弱、离子化程度、血浆和脑脊液之间的pH阶度差、分子的大小与结构、蛋白结合率、脑膜的炎性反应程度、药物剂量与给药途径等，都必须考虑到。为了使脑脊液和脑组织中的药物达到一定的浓度，抗生素用量通常均较大，但应注意在感染控制后应逐步减药。

四、癫痫

严重颅颌面畸形常伴有脑发育异常、颅腔狭窄、脑膨出等，影响脑功能，这些都可能成为癫痫发作的基础，增加临床发作的机会。癫痫频繁发作对患儿智力发展带来不利的影响，原有脑功能不全者影响更明显。开颅手术，特别是长时间的颅内操作，可造成不同程度的脑损伤，形成癫痫。原有脑发育不全者更易诱发癫痫，因而术前应详细询问病史，记录癫痫发作情况及服药史。不论有无癫痫史，术前均应常规检查脑电图，检查前应停用抗癫痫药物，以期记录到真实的脑电活动，必要时增加服药后、睡眠状态下的脑电图检查。如术前已有癫痫发作或记录到典型的痫性活动，手术前用药应考虑到癫痫发作的可能性，以苯巴比妥 0.2 g 肌内注射作为术前常规用药。

术后癫痫多发生在术后数小时至数天之内，也可延迟到数月后发作（迟发性癫痫）。术后 6 小时之内发生癫痫被认为是难以预防的。抗癫痫药物的使用主要针对术后的癫痫发作，如有术后早期发作应连续服药至少 1 年，如术后第一年有单次发作，应从末次发作起再服药 1 年，如有多次发作，则应服药数年，甚至终身服用抗癫痫药物。

苯妥英钠是传统抗癫痫药物，因其毒性低、疗效肯定和价格低廉等优点，目前仍为常用的药物之一。常用量为每次 0.1 g，一天 3 次。困难在于长期服用苯妥英钠难以维持安全有效的血药浓度，从而获得最高的有效率和最小的副作用。为此许多医师建议对长期服用苯妥英钠的患者，进行血药浓度的随访监测，并随时根据监测结果调整用药剂量。卡马西平为另一种常用抗癫痫药物，其症状控制率比苯妥英钠更高，常用剂量为每次 0.1 g，一天 3 次。丙戊酸钠每次 0.2 g 或苯巴比妥每次 0.03 g，一天 3 次亦可获得理想的效果。但是，任何抗癫痫药物均有一定的副作用，如中毒、过敏、内脏损害和骨髓抑制等，必须予以足够的重视。

五、颅内血肿

颅腔的容积是脑、血液和脑脊液容积的总和，任何增加颅内容积的因素都会造成高颅压和脑受压。颅内血肿是造成高颅压和脑受压的主要因素之一。颅内血肿是开颅手术后的常见并发症，颅颌面外科手术亦然。虽然颅颌面畸形修复术可能会增加一些颅腔的容积（如额眶前移或颅狭症矫正术后），但由于硬膜的限制，脑组织不能立即膨胀到与颅腔相适应的状态，暂时的颅骨与硬膜间的无效腔很容易造成积血。如术中止血不彻底，则血肿更易形成。血肿不大时可逐步被吸收，不产生任何临床症状。血肿量累积到 20 ml 以上，则可能出现一系列症状，如高颅压和局部脑受压症状。

颅内血肿在临床上表现为头痛、呕吐、生命体征改变（血压升高，脉搏减慢和呼吸加深而频率降低）、意识障碍和脑疝症状（一侧瞳孔散大，对光反射消失，有时会出现肢体活动障碍和病理征阳性）。术后出现任何高颅压症状或不同程度的意识障碍，均应考虑到颅内血肿的可能性，除病情迅速恶化到脑疝发生而必须立即手术外，均应及早做头颅 CT 扫描，确定有无血肿，确定血肿的部位和容量，以指导以后的治疗。

颅内血肿一经发现应立即手术清除。如血肿量小于 20 ml，临床症状不明显者，可在严密观察下行保守治疗。考虑到颅颌面外科修复手术是一个复杂的过程，正确修复和固定不易，如全部拆除不仅费时颇多，可能给复位带来困难，故而可先拆开部分骨片清除血肿。曾有一位 Crouzon 综合征患者在上海交通大学医学院附属第九人民医院接受手术，术后并发额部硬膜外血肿，伴意识障碍，仅从稍宽的成形骨缝中吸除部分血肿，患者立即清醒且预后良好。

（郭智霖）

参考文献

[1] XIONG G, ZHAN J, JIANG H, et al. Computational fluid dynamics simulation of airflow in the normal nasal cavity and paranasal sinuses[J]. Am J Rhinol,2008,22(4):477-482.

[2] M GARCIA G J, BAILIE N, MARTINS D A, et al. Atrophic rhinitis: a CFD study of air conditioning in the nasal cavity[J]. J Appl Physioly,2007,103(3):1082-1092.

[3] LEE H P, POH H J, CHONG F H, et al. Changes of airflow pattern in inferior turbinate hypertrophy: a computational fluid dynamics model[J]. Am J Rhinol Allergy,2009,23(2):153-158.

[4] GUO Y, ZHANG Y, LIU S, et al. Relationship between computational fluid dynamics simulation and acoustic rhinometry and rhinomanometry in nasal cavity[J]. Journal of Shanghai Jiaotong University (Medical Science),2009,29(7):845-849.

[5] HUANG X Z. Otorhinalaryngology[M]. Beijing: People's Medical Publishing House,1995:24.

[6] SCHWAGER K, HELMS J. [Facial nerve abnormalities in malformed temporal bone][J]. Laryngorhinootologie,1995,74(9):549-552.

[7] EAVEY R D. Microtia and significant auricular malformation. Ninety-two pediatric patients[J]. Arch Otolaryngol Head Neck Surg,1995,121(1):57-62.

第十二章

颅颌面手术的麻醉安全

现代麻醉学的历史不过150余年，是医学领域中的一个新兴学科。伴随着医学和科学技术的发展，以及临床工作的需要，集中基础医学、临床医学和其他学科的有关理论，现代麻醉学目前已成为临床医学的重要组成部分。

第一节 麻醉的基本概念

麻醉（anaesthesia），顾名思义，麻为麻木麻痹，醉为酒醉昏迷。因此，麻醉的含义是用药物或其他方法使患者整体或局部暂时失去感觉，以达到无痛进行手术治疗的目的。麻醉学则是运用有关麻醉学基础理论、临床知识和技术，以消除患者手术疼痛、保障患者手术安全的一门学科。

麻醉和麻醉学的范畴是近代医学发展过程中逐渐形成的，并且不断更新变化。随着外科学的发展，麻醉已远远超过单纯解决手术止痛的目的，工作范围也不再局限于手术室，因而麻醉和麻醉学的概念有了更广的含义。它不仅包括麻醉镇痛，还涉及麻醉前后整个围手术期的准备和治疗，监测手术麻醉时重要生理功能的变化，调控和维持机体内环境的稳态。

现代麻醉学科分为临床麻醉学、复苏与重症监测治疗学及疼痛治疗学等，成为一门研究麻醉镇痛、急救复苏及重症医学的综合性学科。

第二节 颅颌面手术麻醉前准备

麻醉医师在麻醉前需对手术患者的病情、生理功能做全面了解，并根据病情及手术的需要制订合适的麻醉方案，制订麻醉前用药及围手术期麻醉管理方案。对合并内科疾病的患者须进行必要的术前治疗。麻醉前准备包括：①访视患者，进行体检；②查阅有关实验室检查结果；③了解是否并存内科疾病，采取必要的治疗措施；④初步评估患者对麻醉与手术的耐受力；⑤耐心做好解释工作，解除或减轻患者对手术及麻醉的顾虑；⑥与外科医师联系，了解手术计划及其对麻醉的要求，及时达成共识；⑦制订麻醉及用药方案。

一、麻醉前访视

一般在手术前1~3天进行麻醉前访视，如患者病情复杂，外科医师有时会提前请麻醉科及有关各科医师会诊，共同商讨术前准备及麻醉方案。麻醉前访视的内容包括：①对有关病史、体格检查、实验室检查结果进行分析，必要时进行复查、补充，评估有无麻醉禁忌证；②决定麻醉前用药及麻醉方案；③对患者解释麻醉及手术注意事项；④征得患者及家属同意，签署《麻醉协议书》。

（一）病史复习与检查

麻醉医师到病区翻阅患者的病史，首先需了解病情的缓急。颅颌面外科手术根据急缓程度不同大致可分为三类：①急诊手术，如颅颌面部的多间隙感染、颌部外伤粉碎性骨折、各种原因所致的上呼吸道受阻、呼吸困难时的紧急气管切开等；②限期手术，如颅颌面恶性肿瘤手术等不应消极延迟手术，应在较短时间内做好准备；③择期手术，病情稳定如颌面部畸形、良性病变等，可以进行充分准备。

病史要仔细描写与麻醉影响有关的记录，例如：有无烟酒嗜好，每天的量有多少；有无吸毒史；有无长期服用镇静药、降压药、皮质类固醇激素、单胺氧化酶抑制剂、降糖药等影响麻醉的药物；平时体力活动能力如何，是否患有心脑血管疾病、呼吸系统疾病、肝脏疾病、肾脏疾病、过敏性及出血性疾病等。由于颅颌面外科手术部位邻近呼吸道，病史除了解病变种类、部位、决定进行何种手术外，重点应检查、记录口腔颌面及颈部结构，排查有无各种原因引起的张口受限和插管困难情况。

访视患者应耐心细致地做好解释工作，争取帮患者建立信心，从而密切配合医师，对患者及家属介绍治疗方案，术后可能发生的各种不适情况，如饮食、排尿、咳痰、伤口疼痛等，以及减轻不适的方法，对需进行清醒插管的患者应告知插管过程中配合的要点。访视患者时需仔细询问用药史，例如是否曾服用降压药、皮质类固醇激素、单胺氧化酶抑制剂、降糖药等影响麻醉的药物。

实验室检查一般包括血尿常规、出凝血时间、胸部X线片、心电图等，但较大手术患者、老年人或伴有其他内科疾病者应进行心肺功能、肝肾功能、血糖等检查。

访视时除对头、颈、口腔部进行检查，估计有无气管插管困难外，尚需对心、肺、肝、肾等做检查，并需注意有无活动性的牙齿，必要时拔除以防脱落误吸。

（二）病情估计

为了估计患者对麻醉及手术的耐受力，美国麻醉医师协会（ASA）制定了ASA分级，作为麻醉前评估患者全身状况的标准。1~2级麻醉耐受力一般良好，3级时麻醉存在一定危险性，4~5级麻醉危险性极大。ASA分级法已在世界各国推广，对临床工作有一定的实际价值（表12-1）。

表 12-1　ASA 病情估计分级

分级①	标准	麻醉耐受性
1级	一般状况良好：正常健康	良好
2级	轻中度系统性疾病，如轻度高血压、糖尿病等	良好
3级	重度系统性疾病，日常活动受限，但未丧失工作能力	有一定危险性
4级	重度系统性疾病，丧失工作能力，经常出现生命危机	危险性极大
5级	生命难以维持，不论手术与否都濒死的患者	危险性极大

注：①如为急症，就在每级数字前标注"急"或"E"。

除此之外，也可将患者体格状况分为四类：

第一类：对麻醉手术耐受性较好，除口腔颌面部疾病外全身主要器官功能良好，手术范围不大。

第二类：对麻醉手术耐受性尚好，全身主要器官功能在正常范围内，面颈部手术范围较大，但估计患者能耐受手术。

第三类：对麻醉手术耐受性较差，主要器官已有明显的疾病或代偿功能较差，颌面部手术范围较大。

第四类：对麻醉手术耐受性极差，主要器官有严重疾病，代偿能力极差，不论手术范围大小，估计患者都不能耐受，可能在麻醉手术时发生各种危象。

对第一、第二类只要一般准备即可进行手术；对于第三类患者，涉及问题较多，需进行适当的内科治疗，才可施行手术；对于第四类患者，应禁止手术，尽可能做姑息治疗。

二、合并主要器官疾病的准备

患者如并存主要器官疾病，麻醉与手术的风险将增高，应根据病变的严重程度，在术前做适当的治疗工作。

（一）心血管系统疾病

1. 高血压　高血压（hypertension）是常见疾病，按世界卫生组织标准，成人收缩压＞21.3 kPa（160 mmHg）、舒张压＞12.7 kPa（95 mmHg）即为高血压；在此基础上，若舒张压＞14.7 kPa（110 mmHg），即为严重高血压。长期存在的高血压可累及脑、心脏、肾脏，主要机制是动脉粥样硬化。是否将降压药物于手术前使用是一个有争议的问题。目前较常见的是将药物用至手术前2周。轻度和中度高血压患者在术前几天停药，血压还能保持正常。但是，这种预防措施并非每个患者都需要，而且在严重高血压和冠心病、脑血管病患者中是禁忌的。神经节阻滞药（安血定、美加明）临床已经停用了，因为它们可能造成尿潴留。麻醉医师必须掌握萝芙木衍生物、α甲基多巴和胍乙腚的使用方法。β受体阻滞剂（普萘洛尔）仍继续使用，肼苯哒嗪无问题。α甲基多巴对手术患者控制血压很有效。

2. 心律失常　术前有心律失常（arrhythmia）者需探讨其发病原因，偶发性或室性期前收缩在青年人多为功能性，不影响麻醉耐受力；中老年人应考虑有器质性心脏病可能，如室性期前收缩每分钟多于6次，易转为心室颤动，必须用药控制。预激综合征可有室上性心动过速发作，在围手术期尽可能避免交感兴奋，防止血管活性物质释放，但应注意原因不明的持续性发作往往是心肌病的唯一症状，麻醉有极大的风险，不能进行择期手术。Ⅱ度以上房室传导阻滞或双束支传导阻滞可能发展成完全性传导阻滞，有猝死的风险，在术前应做好心脏起搏器准备，严重者需预置心脏起搏器，麻醉医师应掌握起搏器的使用方法，以防不测。

3. 缺血性心脏病　缺血性心脏病（ischemic heart disease）患者，严重的在围手术期可能发生心肌梗死，其中以术前心绞痛频繁发作者发生率较高，在术前需做适当的内科治疗。对曾有心肌梗死病史的患者宜在心肌梗死发作后6个月择期手术。

4. 先天性心脏病　先天性颅颌面畸形综合征是颅颌面外科的常见疾病，此类患儿有时并存先天性心脏病，如房间隔缺损、室间隔缺损、动脉导管未闭等，原则上应先行治疗先天性心脏病，再择期施行颅颌面手术。

（二）呼吸系统疾病

对于术前已有呼吸系统疾病的患者，手术后易出现各类呼吸系统并发症，如肺不张、肺炎、通气不足等。此类并发症在胸部和上腹部手术时经常发生且很严重，而在头部和颈部手术时较常发生且很少致命。在行头部和颈部的较大手术的患者中，吸烟者呼吸系统并发症的发生率很高，吸烟加剧了此潜在威胁。同时，随着人类平均寿命的延长和手术范围的日益扩大，术后肺部并发症的发生率也将随之增加。术前了解患者呼吸系统功能并进行适当处理很重要。呼吸系统术前评估的目的在于：确认那些可能无法耐受预计的生理应激的高危个体，以便使手术延期，直至建立预防措施或完全消除高危因素。

最好的肺部评估是做肺功能测定，通常合并检查动脉血血气分析。这些检查在过去史或体检提示有肺部疾病存在时就要做。通过这些检查可获得大量数据，但对麻醉医师来说仅少部分是重要的。总体来说，正常的呼吸比和功能性肺容量是决定患者术后情况的2个主要指标。麻醉前应全面了解呼吸系统情况，包括每天的痰量及有无吸烟史。如每天吸烟10~20支，即使是青年人，肺功能也会受到影响。呼气时间超过2秒，提示呼吸道阻力增加；血红蛋白16 g/L以上、血细胞压积超过50%，表明患者存在慢性缺氧；若血气分析结果出现$PaO_2 < 6.7$ kPa（50 mmHg）、$PaCO_2 > 6.7$ kPa（50 mmHg），则提示其已有呼吸功能衰竭，需经内科治疗后再择期手术。

正常情况下，肺活量为潮气量的3倍，如肺活量接近潮气量说明肺代偿功能低下。如肺活量、最大通气量低于预计值的60%，术后可能发生肺功能不全。简单的肺功能估计方法有屏气试验，即屏气时间在30秒以上属正常范围，在10秒以下代偿较差。吹气试验：深吸气后能将距15 cm的点燃的火柴吹灭，提示肺功能良好，反之表明第一秒用力呼气量占用力肺活量百分率在60%以下，肺储备功能较差。最大通气量与时间肺活量可作为呼吸功能评估的参考（表12-2）。

表12-2　呼吸功能评定

呼吸功能	最大通气量占预计值的百分比/%	第一秒用力呼气量占用力肺活量百分率/%
正常	>75	>70
轻度损害	60~74	55~69

续表

呼吸功能	最大通气量占预计值的百分比/%	第一秒用力呼气量占用力肺活量百分率/%
中度损害	45～59	40～54
重度损害	30～44	25～39
极重度损害	<29	<24

呼吸系统疾病患者的麻醉前准备包括：①戒烟；②控制感染；③缓解支气管痉挛，可应用 β_2 受体兴奋剂喷入或雾化吸入，如将舒喘宁（沙丁胺醇）片 100～200 mg 或氨茶碱 0.25 g 溶于 5% 葡萄糖溶液 20 ml 经静脉缓慢推注，必要时应用皮质激素静脉滴注或肌内注射；④祛痰治疗等。从住院时起，就一天进行 4 次肺部理疗。治疗医师应告诉患者最佳的排痰体位并演示拍背方法，教患者最佳的通气方法和有效的咳嗽方法。这些方法在术前更容易学会和掌握。水化对各种慢性肺部疾病一般都有利，可要求患者每天喝 3 L 水，无法配合的患者可在术前 24 小时给予静脉补液。

医师可根据情况选用各种不同药物。例如，有脓痰的患者，提示有活动性感染，应将痰标本送细菌学检验，并可开始使用广谱的抗生素。在慢性肺疾病患者中，抗生素不是最有价值的，排出分泌物才是最主要的。支气管扩张剂在那些肺功能测定证实肺部阻塞性因素能消除的患者中是有效的。可以通过几种途径给药：口服茶碱、通过间歇正压通气吸入异丙肾上腺素或静脉使用氨茶碱。如果预计患者术后要用间歇正压通气的方法，那么术前就应开始，以便使患者掌握这一方法。应该使用祛痰剂来使分泌物变稀薄。患者若被证实有明显肺部疾病，应早期请呼吸内科专家会诊。

有呼吸系统疾病的患者往往有呼吸功能减退，应在术前评估其严重程度并进行一定准备与治疗，以减少呼吸系统并发症，降低死亡率，急性呼吸道感染择期手术必须推迟至感染痊愈后 1～2 周再进行手术。

（三）肝肾疾病

1. **肝功能损害** 轻度肝功能损害者麻醉的耐受力无明显影响，但重度肝功能损害者，或有腹水、黄疸者应进行保肝治疗后再行择期手术。如有出血倾向，凝血酶原时间（PT）延长，凝血酶时间（TT）延长，纤维蛋白原和血小板明显减少，经治疗后无好转，麻醉手术危险性极大，一般不能择期手术。

2. **肾功能损害** 急性肾病患者原则上禁止任何手术。对伴有慢性肾功能衰竭的患者，应进行人工肾透析，在好转后，再行手术，此类手术麻醉与手术的危险性较大。严重高血压多伴有慢性肾功能损害，尤以老年人较为常见，60 岁以上老年人肾单位已显著减少，85 岁时肾单位已减少 30%～40%，同时肾功能减退，尿浓缩功能降低，尿比重正常上限由青年人的 1.030 降至老年人的 1.025，所以老年人脱水时很少出现尿浓缩情况。

（四）血液系统异常

血红蛋白在 100 g/L 以下，宜在纠正贫血后再择期手术。口腔颌面外科患者常见的贫血原因为口腔颌面部肿瘤溃烂后发生急性或慢性出血性贫血，或因病变严重而影响咀嚼及吞咽功能，长期营养不良，此类患者术前需提高血红蛋白含量，必要时少量输血。如患者血小板低于 $80 \times 10^4/L$（正常范围在 $100 \times 10^9 \sim 300 \times 10^9/L$），应纠正后再择期手术。术前应了解患者有无自发性出血倾向，若有出血时间延长、血管收缩不良，应纠正后再手术。对原因不明的自发性出血或有颌骨血外渗性囊肿，需询问家族史，怀疑有血友病时须进一步做实验室检查。已确诊为血友病的患者，一般禁忌手术，如手术必须紧急进行，应请内科会诊以给予术前治疗，包括输注抗血友病球蛋白（AHG）和新鲜血液等。由于血小板减少症可以突然发生于无该系统病史者，因此无论有无血液病史，术前均需测定血小板。血小板计数在 $60 \times 10^9 \sim 100 \times 10^9/L$ 时，患者有发生出血并发症的危险；当血小板计数降至 $20 \times 10^9 \sim 30 \times 10^9/L$ 水平时，极易引起自发性出血。若必须输血小板，则应于术前24小时输入。

（五）营养和内分泌系统疾病

1. 营养不良　各种原因导致的营养不良均可影响到患者对麻醉与手术的耐受力。口腔颌面外科疾病影响营养状况的直接原因多为进食和吞咽困难，如先天性唇（腭）裂患儿就可因吸吮受到影响而致营养不良，口腔部癌肿、颞下颌关节强直伴有张口困难会影响进食、吞咽等。此类患者如体重减轻（减轻的部分占原体重的10%），血清白蛋白低于 35 g/L，末梢血淋巴细胞低于 $1.5 \times 10^9/L$，术前 7～10 天应纠正水、电解质平衡失调及低蛋白血症。一般可通过鼻饲注入营养液，也可经深静脉滴注高价营养液，如能量合剂、水解蛋白，并加入电解质、维生素等。

2. 肥胖　过度肥胖的患者，尤其是病态的过度肥胖，存在着另一种营养过剩的问题，也有其风险。对于过度肥胖患者，其围手术期风险主要在于气管、支气管和肺部并发症，包括插管困难、肺功能异常、术后通气不足、肺不张等。此外，这类患者的心血管疾病、血栓性脉管炎、肺栓塞和伤口感染的发生率也增加。虽然让选择性手术患者在术前减轻体重似乎很有道理，但事实上是做不到的。快速减轻体重的做法并不提倡，因为它会造成蛋白消耗的不良影响。

3. 甲状腺疾病　未控制的甲状腺疾病其实是很难遇到的。严重的甲状腺功能减退患者有低血压风险。对麻醉药和止痛药的过度反应可致心搏骤停，苏醒时间延长。甲亢患者则有甲状腺危象可能。对这些患者，必须先请内分泌专家控制病情后才能手术。由于术后应激可造成糖皮质激素、醛固酮、肾上腺素、去甲肾上腺素和抗利尿激素的水平过高，对一些内分泌失调的患者十分不利。

4. 糖尿病　对于糖尿病患者，麻醉与手术可促使其代谢异常，并发症增多，所以对糖尿病的控制，麻醉前化验指标空腹血糖控制在 3.92～6.72 mmol/L（70～120 mg/dl），最高不超过 7.84 mmol/L（140 mg/dl），餐后2小时血糖控制 7.28～10.08 mmol/L（130～180 mg/dl），最高不超过 10.08 mmol/L。餐前尿糖阴性，餐后弱阳性。以上指标如超过范围，在围手术期需用胰岛素控制，并多次测定血糖变化，调控胰岛素用量，防止血糖过低或过高。

三、麻醉前用药

麻醉前用药适当的患者，术中可以用较少的麻醉药取得较好的麻醉效果。这是由于诱导药物的有效剂量减少，麻醉药的最小肺泡浓度就能降低。对于镇静良好的患者，外科刺激对心血管的影响也会减弱。麻醉前用药的种类包括：①镇静催眠药；②镇痛药；③神经安定药；④抗胆碱药；⑤抗组胺药和抗酸药等。以上各类药物应根据患者具体情况、麻醉方法而进行选择。

（一）缓解焦虑

用于缓解焦虑的药物较多，早年多应用巴比妥类及抗组胺类药物，近年来已被苯二氮䓬类药物取代，苯二氮䓬类药物种类较多，其中以地西泮在20世纪60年代开始应用较广，但由于半衰期较长，对局部组织及管壁有较强的刺激作用，所以自1978年以来逐渐被短效水溶性咪达唑仑取代。

咪达唑仑起效迅速，对局部组织与静脉无刺激，分布半衰期7.2分钟，清除半衰期2.5小时（2.1~3.4小时），作用时间短，此药除镇静及缓解焦虑作用外还有良好的遗忘功效，其药效的强弱与用药途径、剂量大小有关，麻醉前用药睡前单次口服15 mg，但以肌内注射更为常用，剂量为0.07~0.1 mg/kg，而静脉注射多用于麻醉诱导，一般需0.2~0.3 mg/kg，老年人用量酌减，此药有明显的顺行性遗忘作用，如与芬太尼合用可作为需清醒气管插管操作时麻醉诱导用药，方法为清醒插管前静脉注射芬太尼0.1 mg后再注射咪达唑仑0.05~0.1 mg/kg，此法可减轻患者因插管操作导致的不适及应激反应，患者可在术后遗忘被插管的过程，但用药后需密切监测循环及呼吸情况，以防不测。

（二）减少唾液分泌

各种抗胆碱药都有减少唾液及气管内分泌物的作用，以阿托品及东莨菪碱较为常用。此类药物还有抑制迷走神经反射的作用，是一种应用历史最长的麻醉前用药。在以乙醚吸入麻醉为主的年代，为了减少乙醚吸入刺激导致的唾液分泌量增加，常规应用阿托品作为麻醉前用药。不过，阿托品用药后可有口干不适，在慢性阻塞性肺疾病，会使患者痰液干稠，不易排出，并可促使小儿体温升高。东莨菪碱对老年人易引起谵妄等不良反应，所以随着吸入麻醉及静脉麻醉的发展，麻醉诱导时唾液分泌增多已不是主要问题，目前不少医院不将抗胆碱药列为常规用药，而是根据需要适当选择。

（三）镇痛

镇痛药在麻醉前给药的目的是减轻疼痛，稳定情绪，减少全麻药的用量及控制气管插管时心血管的不良反应，常用药物有吗啡、哌替啶、芬太尼等。此类药物有呼吸抑制、胃排空时间减慢及恶心、呕吐等不良反应。由于目前恩氟烷、异氟烷等全身麻醉药物作用迅速，药效较强，除术前患者有剧痛，或局部麻醉时应用外，一般已不作为麻醉常规用药，有时为了减少气管插管时心血管反应而酌情应用，多选用芬太尼、阿芬太尼等在麻醉诱导前静脉注射。

总之，术前用药应根据患者情况和麻醉医师的要求来调节。术前用药的目的和剂量医师都应非常清楚。术前访视态度和蔼，术前用药恰如其分，将使患者、麻醉医师都得益匪浅。

第三节　颅颌面手术麻醉管理

一、颅颌面手术的特点

由于颅颌面病变解剖位置特殊、患者人群特定，以及颅颌面病变涉及正颌外科、显微外科、综合性治疗外科、颅颌面整形修复外科等各特殊外科学科，这些共同决定了颅颌面手术会不同于其他部位的手术。这些不同会影响术前评估、麻醉诱导、插管、术中循环和呼吸道管理、术后拔管和苏醒等各个环节。

一般来说，颅颌面手术往往有以下特点：

（一）患者年龄跨度大

颅颌面手术种类很多，包括先天性颅颌面畸形的矫正、外伤修复、肿瘤治疗等，手术对象涉及各个年龄层次，年龄跨度相当大，从新生儿到高龄老年人都有，根据上海第二医科大学附属第九人民医院2000年至2005年的统计，最小的是刚出生不到1周的新生儿，最大的103岁。

在不同年龄层次的患者中，存在不同的疾病特点。小儿患者多因先天性畸形而实施手术，青中年患者以炎症、损伤、整复手术居多，老年患者则以肿瘤疾病为主。小儿各时期的解剖生理特点随年龄增长而不断变化，不能简单地把他（她）看成缩小版的成人，而老年人全身各器官的生理功能已发生退行性变化，常合并有动脉硬化、心脏和外周血管病变，以及慢性阻塞性肺疾病等，对手术麻醉的耐受性显著降低。

（二）手术区域邻近或覆盖呼吸道，呼吸道管理困难

颅颌面是由颅和颌面组成的，颅内包含脑和脑膜，颌面则包含眼、耳、口、鼻等特殊器官，而口、鼻、咽等在解剖上是呼吸和消化两大系统的共同通道及门户。气管插管与颅颌面手术，尤其是口内操作阶段，处于同一区域，因此既要考虑呼吸道安全，又需顾及手术操作不受影响。手术过程中患者头部位置的多变动也给呼吸道管理带来不利，术中应严密观察，防止导管折叠或移动。手术中异物、分泌物和血液可能积聚在气管导管气囊周围，拔管时有误入气管的风险。术后呼吸道周围结构的肿胀、舌后坠、颌间结扎固定等都将影响通气功能。

（三）手术时间普遍较长，创面暴露范围广，失血量大

大多数颅颌面手术用时6~7个小时，也有超过12个小时的。在这么长的时间里必须谨慎保护麻醉患者。患者无论是仰卧，还是俯卧，始终都要保持合适的体位，头部有充分的枕垫，让各关节放松并保护好外周神经。要保护好眼睛，避免消毒液对角膜的损伤。在长时间的手术过程中，监护丝毫不

能松懈。在严密的监护下，麻醉医师应及时发现问题并及时与外科医师沟通，必要时暂停操作。要防止药量过多，长时间手术很容易引起药物积聚，苏醒延迟。手术部位多、创面大、时间长，要注意术中液体的补充。大的创面也容易导致低温的发生，低温会进一步加重苏醒延迟。

口腔、颌面及颅脑部血管丰富，止血困难。正颌手术需对颅、颌面部多处骨结构进行切割、移位，手术入路切口小，位置深，操作复杂，出血量多。其他出血量大的手术还有血管纤维瘤手术、上颌骨恶性肿瘤颅内外联合扩大根治术、颅颌面创伤手术等。

（四）包含显微外科和游离组织移植

口腔颌面手术如口腔颌面肿瘤、外伤等的手术往往造成组织缺损，影响外观，临床上要求同时进行显微移植、重建、整形者越来越多。游离皮瓣、肌肉、骨肌瓣、神经移植（nerve transplantation）等整形手术均需用到显微外科技术。应考虑移植物的血供问题，任何影响移植皮瓣成活的因素都应避免，如血管痉挛、灌注不足，都将使移植组织得不到正常血液循环供血，造成缺氧和代谢失调。

二、颅颌面先天性畸形整复手术麻醉管理

颅颌面先天性畸形整复学科是颅颌面外科一个新兴的、前沿的分支学科，它的对象多为颅颌面畸形患者。手术主要包括尖头畸形、眶距增宽症、小颌畸形、小耳畸形等先天畸形的整复矫正。颅颌面先天性畸形整复是一门根据颅颌面的畸形情况和治疗要求，通过对颅骨及面部骨骼进行较大的解剖切割和重新组合，有时手术还涉及颅内，获得较满意的面部美容效果的学科。

（一）术前准备

颅颌面先天性畸形患者与外科一般患者术前情况有所不同。患者一般全身情况较好，无明显的器官疾病或异常。其特殊性表现在颅颌面部的解剖畸形。这种畸形对麻醉的影响主要表现在呼吸道管理困难和术前高颅压上。影响呼吸道管理困难的颅颌面畸形主要有：下颌后缩-舌后坠-呼吸道阻塞综合征（相当于Pierre Robin序列征）、下颌面发育不良综合征（Treacher Collins综合征）、"第一，二鳃弓综合征"等。Pierre Robin序列征、Treacher Collins综合征对呼吸道影响的识别比较容易。这类患者有一个共同特点，即下颌发育不良，下颌骨与正常人相比明显短小，严重者可呈鸟嘴样。术前Mallampati分级在Ⅲ级以上。这类患者全麻气管插管前一般不会盲目选择快速诱导插管，而"第一，二鳃弓综合征"患者的呼吸道管理困难识别有一定的迷惑性。这类患者往往是小耳畸形。有的患者下颌骨没有明显发育异常，或仅有轻度患侧面部短小，但其呼吸道管理的困难程度往往与前两者相同。颅颌面畸形患者术前张口度一般正常，对气管插管困难的预测度评估可采用视诊，观察甲颏间距、下颌体长度、Mallampati分级和直接喉镜显露的喉头情况等做出综合的判断。切忌盲目快速诱导插管。小儿即使具有上述异常情况，由于发育尚未完成，其呼吸道管理的困难程度也往往比成人小。

（二）呼吸道和呼吸道管理

对于估计不存在插管困难的患者，快速诱导加静吸复合麻醉是目前最常用的方法。所有预计有呼

吸道困难存在的患者，原则上均应采用清醒插管，即应用适量的镇静镇痛药物，使患者处于嗜睡状态，保留呼吸，呼之能应，应用特殊插管技术如直接喉镜、盲探鼻插、纤维光导、盲探光索等进行插管，从而解决快速诱导插管困难，以及应用肌松药后呼吸道肌肉紧张性消失、松弛、塌陷，而造成呼吸道阻塞的危险后果。另外在颅颌面整复手术中，经鼻气管插管的患者较多，常选用低压高容气囊的钢丝螺纹气管导管或是特制的鼻气管导管，并应用适量的鼻黏膜血管收缩药，如麻黄碱滴鼻液等，可以减少气管导管术中折叠引起的呼吸道问题及鼻黏膜损伤引起的出血。

颅颌面整复，尤其是正颌手术患者（由于术后的创面水肿、口咽部肿胀，会使口咽部的呼吸道变窄），若骨切开处有渗血也会因引流不畅引起血肿而导致呼吸道梗阻，因此术后要根据需要留置气管导管并严密观察伤口及引流情况。正颌手术经常需要做颌间结扎固定以保持骨块于功能咬合位。Yamaguchi等对颌面畸形患者全麻下接受正颌手术及颌间结扎后的呼吸功能影响做了研究，结果发现正常志愿者接受颌间结扎后没有影响通气功能，而术前用口和（或）鼻通气的颌面畸形患者接受正颌手术和颌间结扎术后，只能通过鼻腔进行通气，而且潮气量和静息每分钟通气量都明显下降，分别由536 ml、7.84 L降为357 ml、5.4 L，这个结论提醒我们，颌间结扎患者术前的呼吸功能评估很重要，它有助于术后通气功能的预估，术前只能行口腔通气的患者，颌间结扎术后可能需要更多呼吸方面的监护和管理。

（三）循环管理

由于颅颌面整复手术涉及颌骨的切开、移位，往往因损伤了较大的头面部相关血管而引起较严重的失血。采用控制性降压技术可明显地减少术中失血。2001年的一项控制性降压麻醉的研究，结果表明接受上颌骨分段截骨的患者，控制性降压组的平均出血量为85 ml，对照组的平均出血量为175 ml，差异明显。控制性降压是减少失血、防止艾滋病等输血性传播疾病的重要方法，一般ASA Ⅰ级的患者的平均动脉压（MAP）可以降低30%左右，但MAP最低不宜低于50 mmHg，老年人的MAP不应低于80 mmHg。

控制性降压的方法有很多。适当的头高位可以使术野高于心脏平面，从而减少失血，使术野变清晰。正颌手术中静滴5 μg/(kg·min)的尼卡地平平均5.5分钟后，MAP降至50～65 mmHg，术中尼卡地平以3.6 μg/(kg·min)维持。在控制性降压过程中复合应用止血药物可以更加有效地减少失血。研究中发现，颅颌面整复手术患者的控制性降压组中加用氨甲环酸的出血量是400 ml±210 ml，未加用氨甲环酸组的出血量为740 ml±410 ml，差异非常明显。在控制性降压的正颌手术患者中加用醋酸去氨加压素，减少出血量的效果也非常明显。

虽然控制性降压可以大大减少术中失血，但是由于有些颅颌面整复术，如上颌骨Le Fort Ⅰ、Ⅱ、Ⅲ型截骨术，本身出血量较大，仍可能需要通过输血来弥补术中失血。有关研究发现术中血液的丢失量、血细胞压积的下降幅度和手术时间三者成线性关系。Moenning等曾对506例颅颌面整复术患者的平均失血量和围手术期的输血指征进行了回顾性的评价，研究发现双侧颌骨手术的出血量多于单侧颌骨手术，所有手术的平均出血量为273.23 ml，男性成人患者和男性儿童患者的出血量多于女性成人患者和女性儿童患者，但其中有4名患者接受了输血治疗，因此笔者认为颅颌面整复术中真正需要输血的情况并不多，只有复杂的双侧颌骨手术及儿童患者手术中可能失血较多，必要时可能需要输血治疗。

（四）颅内压监护

尖头并指（趾）综合征（Apert综合征）、颅颌面成骨不全综合征（Crouzon综合征）由于骨缝早期闭合，解剖上表现为尖头畸形和眶距增宽症等。随着患者成长，由于颅腔扩展受限制，还可出现高颅压、视神经乳头水肿、视神经萎缩、智力发育障碍等症状。这类患者需要手术的年龄往往较小。高颅压是一个渐进的过程，前来就诊的患者一般不伴有急性脑水肿症状。这类颅颌面整形手术一般需在颅骨及面部骨骼间进行较大范围的分割、重组，涉及颅内、外。经蛛网膜下腔穿刺置管观察颅内压变化有其直观的一面，也有其不利的一面。如婴幼儿行蛛网膜下腔穿刺置管操作十分困难，腰穿所致脑脊液渗漏可使压力测量数值失真。采用脑室导管法监测颅内压变化效果较好。术前不做蛛网膜下腔穿刺，术中硬膜张力增高影响手术操作时，给予过度通气，或给予甘露醇、呋塞米等药物，以适当降低颅内压。术毕行侧脑室置管，监测术后颅内压变化，若为高颅压，可引流部分脑脊液。

（五）局部浸润与神经阻滞

局部浸润与神经阻滞主要用于部位表浅、范围较小的手术。随着现代医学的发展，安全、舒适的全麻技术已经取代了局部麻醉，然而在全麻状态下做局部浸润和神经阻滞后会对全身情况产生什么影响，目前的研究尚不多。Noma等曾将所研究的颅颌面整复术患者分为两组，一组单纯全麻控制血压，另一组加用局麻药做上、下颌骨神经阻滞，结果发现神经阻滞组的血液动力学更加稳定，异氟醚的吸入量减少，用于控制血压的腺苷（ATP）用量也明显减少。研究表明，局部浸润和神经阻滞在全麻状态下应用可能对稳定血流动力学、减少术中应激反应有一定帮助，但还需要进一步探索和研究。

三、颅颌面肿瘤手术麻醉管理

对颅颌面恶性肿瘤患者，只要其全身情况许可，通常就会进行根治手术。涉及颅前窝或颅中窝的手术就属于颅颌面联合手术，兼有口腔颌面外科和神经外科的特点。

（一）术前准备

做过肿瘤切除手术的患者，常会因大面积组织切除后造成的头面部外观畸形而存在明显的心理障碍。对已接受了多次手术治疗的患者而言，手术麻醉的痛苦体验与不良回忆则会使其在再次手术前存在极度恐惧甚至拒绝心理。老年患者常会由于对病情发展和健康状况的过分关注而产生焦虑、抑郁等情绪改变。对于诸多心理问题，麻醉医师应予以高度重视，术前应做好耐心细致的解释工作，与患者及家属建立起良好的医患关系，尽可能地取得他们的配合。不良心理活动的抑制与阻断，无疑对配合清醒插管、维持生理状态稳定和减少术后并发症都有着重要意义。

患者多数年龄大，营养状况差，可有多次放疗史或化疗史，往往有不同程度的低蛋白血症、水电解质紊乱、血小板降低。术前应停止放、化疗，适当补充白蛋白和输血治疗，积极改善患者营养状况。给予升高血小板的药物，使血细胞压积大于30%，血小板计数大于10×10^9/L。若凝血功能障碍还要增加凝血因子或输血浆。若合并其他心、肺等器官疾病，就应积极治疗，以提高手术耐受力。

口腔颌面肿瘤的发生部位可影响气管插管。须注意患者张口受限的程度，是牙关紧闭，完全不能张口，还是仅能张口 1 cm 或 2 cm？成人咽喉镜，中号镜片最常用，长度为 12.5 cm，最宽处为 2.5 cm，张口度必须在 2.5 cm 以上才能暴露出声门。大号成人咽喉镜，其长度是 15 cm，最宽处达 3 cm。儿童咽喉镜长度是 10 cm，最宽处是 2 cm。这些数据均应掌握，以便做出正确估计。张口受限时也有两种情况：一种是因疼痛而拒绝张大口，属于这种情况的，一般在全身麻醉诱导后张口度可能增大；另一种是因为肌群或颞下颌关节被浸润而不能张口，此时即使全麻也无法增加张口度。可根据手术需要，选择插管路径并固定好导管，一般颅底、眼眶、鼻部、上颌骨、上颌窦手术宜经口插管，而下颌骨、腮腺区、口腔内手术宜经鼻插管。如果肿瘤生长正好在导管必经之路上，则必须放弃经口或经鼻气管插管而改用气管造口；如考虑不周，强行置管，轻者将碰伤瘤体，重者可致大出血，例如舌根会厌附近的肿瘤。麻醉医师应当与手术医师共同商量这方面的问题，得出正确的方案。由于麻醉机要远离患者头部，呼吸道回路要足够长，且选用轻质的螺纹管，并保障每个接口连接紧密。

（二）呼吸道和呼吸道管理

气管内麻醉是口腔颌面部肿瘤手术麻醉的基本方法。它将呼吸道与口腔相互隔开。除上腭肿瘤手术首选经口腔气管插管以外，其余手术以经鼻腔气管插管更为常用。有许多困难气管插管，可以用盲探法经鼻腔插管法，或者借用其他器械帮助，使经鼻插管获得成功。插管前先从环甲膜穿刺咽喉，予表面麻醉，然后予小剂量咪达唑仑和芬太尼清醒镇静，或予异丙酚靶控输注，可有效减轻经鼻盲探插管的应激反应。

成人男性经鼻腔导管用"ID 7.5"型号，女性用"ID 7.0"型号，即使全麻 10 小时以上也无问题。通气换气可保证全程无窘迫。有心脏病或肺功能差的患者中，鼻腔特别大者可增加半号，反之如鼻腔很窄，可减小半号。疑难气管插管患者通常选用相对较细的导管，更易成功。

原则上应当选择手术对侧的鼻孔插管。盲探气管插管时，经一侧未能插入，改换对侧往往能成功。依笔者经验，开口斜面在左侧的导管，经左侧鼻孔插入时，其一次即成功的机会较多。我院统计 135 例经鼻腔气管插管，左侧鼻腔插入的有 95 例（70.4%）。据观察导管从后鼻孔出来时，在左鼻孔位置，其向前突的部分（即斜面顶端）是靠近中线的，容易进入声门；而在右鼻孔位置的其向前突的部分靠右，容易受阻于右侧梨状隐窝或右侧杓状皱襞。插管前先以吸引管探查一遍，并用灯光检查鼻前庭、鼻中隔，鼻中隔明显偏向一侧时，该侧不能用于气管插管。经鼻插管时还要保护好鼻翼，避免牵拉导管而损伤或压迫鼻翼。

因为口腔颌面手术经常会移动头部，气管导管应插入气管内深一点的位置，可以减少导管在手术过程中被拉出的危险。过去需要在口腔咽喉填塞纱条，防止误吸，现在已很少有此需要了。成人用套囊充气 5~8 ml，能有效减少漏气和防止误吸。如有提示相对压力的小囊泡则更可取。一旦怀疑漏气，就应及早更换气管导管。

气管插管的罕见并发症包括：①大量鼻衄。现市场上销售的气管导管具有很好的韧性，插管技术又有许多改进，插管时大出血已很少见。如果发生严重鼻衄，处理原则首先是维持呼吸道通畅，其次才是止血。其办法包括留置该导管不动，不要向外拔出，此时它能起到压迫出血点的作用。设法使血液向口鼻腔外引流并予以强力吸引，同时进行口腔插管并清除已侵入呼吸道的血液。待呼吸道通畅已有保障后，再从容制止鼻衄。②导管误入咽后间隙。导管进入咽后间隙发生率约为1‰。经鼻插管时，导管虽已出后鼻孔，能继续向下推进，但未进入声门。此时若直接用咽喉镜观察，可发现导管位于咽后壁黏膜下层，拉动导管时，隔着黏膜可见到管子移动的"身影"。③鼻甲被切除。这也是极罕见的并发症，拉动导管时部分鼻甲组织被切削下来。鼻甲组织被切削损伤的情况，在我院的发生率约为1‰以下。美国Williams A. R.也报道了1例中鼻甲被切削的病例，他认为下鼻甲才是最容易受损伤的，因为它体积大，且紧靠导管。而中鼻甲由于其底部与颅底筛骨相连，损伤后可引起脑脊液渗漏。附近还有蝶腭动脉、鼻后动脉、前筛状动脉等，有大出血的可能性。导管口径选择适当、进入方向选择合适、充分利用血管收缩药物及润滑剂（如石蜡油），有助于避免鼻甲组织受损伤。用管芯将导管弯成适当形状再插入鼻孔内，通过后鼻孔后拔出管芯，这种改进措施看来也有助于使鼻甲免受损伤，它符合鼻道解剖关系。④鼻翼坏死瘢痕收缩，鼻腔狭窄。这也是罕见的并发后遗症。1例男性行腮腺肿瘤切除术的患者，在气管内（经鼻）麻醉手术，手术历时4小时，用的是"ID 8.0"型号的导管。手术后第二天开始，插管一侧的鼻孔其鼻翼皮肤循环欠佳，做热敷处理似无效，颜色变黑，最后坏死脱落，1周后瘢痕开始收缩，出院时该侧鼻孔明显缩小，与健侧完全不对称。此例选用导管口径适当，鼻翼皮肤坏死的主要原因，据分析认为是由于金属三叉衔接管的重力压迫，使导管弯曲下来，牵拉压迫该处鼻翼组织，时间长达4小时，引起局部皮肤缺血，最后鼻翼皮肤坏死脱落，瘢痕增生后收缩，致该侧鼻腔狭窄。

（三）循环管理

1. 控制性降压　一般来说，如能降低原有血压的1/4，例如收缩压由16 kPa降到12 kPa，即可显著减少出血。这个范围对老年人也是相当安全的。持续降1～2小时，然后间断提升，这种方法适用于多数口腔颌面外科手术，并发症少。如果还需要降低，则最低也不宜低于原血压的60%，持续时间不得长于15～30分钟。降压麻醉除使用降压药外，也可配合吸入麻醉药，两者配合得当，效果堪称理想。

2. 手术中用凝血药物　局部用的凝血药物种类繁多，国产历史较长的有凝血酶。凝血酶是国际公认的速效局部止血药。它的作用是促进纤维蛋白原转化为纤维蛋白，血液得以凝固，应用的关键是药物要与创面接触。有报道口腔颌面外科手术当手术涉及骨膜或骨松质、牙槽骨板、黏膜等处有广泛渗血时，用凝血酶止血效果确切可靠。供静脉注射用的"凝血酶原复合物"，有针对性，应用效果很好，但血液制品带来的传染病不能完全防止，这是其缺点。此外，显微外科手术一般也不适用抗凝血药。

3. 颈外动脉结扎术　颈外动脉有8个分支，主要供应颌面部。左右颈外动脉吻合支丰富，所以结扎一侧颈外动脉后，减少出血的效果并不一定很理想。也可结扎其分支，例如在上颌窦癌扩大根治术时，可结扎颌内动脉。

四、颈淋巴结清扫术的麻醉处理

颈淋巴结清扫术须切除椎前筋膜浅面的所有组织，包括颈内静脉。一侧颈内静脉被切除，对侧可以代偿。手术范围包括颌下区、颈部及锁骨上区。手术处理颈内静脉下端时应保持麻醉平稳，防止患者有呛咳的动作，以避免颈内静脉被撕破造成空气栓塞，或手术误伤胸膜顶，致空气侵入纵隔，造成纵隔气胸。颈总动脉周围有压力感受器，术者应以1%利多卡因封闭之。

双侧颈淋巴结清扫术分为同期清扫与分期清扫两种。同期清扫由于两侧颈内静脉同时切除，头部静脉回流顿时受阻，此时椎静脉侧支循环需要24~48小时才能完成。在此期间，患者的颅内压会有暂时性升高，对脑组织会造成损害，因此在此期间应采取降低颅内压的措施。分期清扫在切除一侧颈内静脉后，隔一段时间（1个月至数年），再切除另外一侧颈内静脉。这种做法的目的，是试图减少双侧同期手术带来的并发症。根据笔者所在医院20余例分期手术的观察，切除第二侧颈内静脉以后，患者颅内压升高幅度仍然很大。可以认为，分期手术对颅内压的影响，并不小于同期手术。双侧颈淋巴结清扫术麻醉的关键问题是保护患者安全度过高颅压这一危险期。国外不用降温麻醉也不监测脑压，手术死亡率较高。笔者的做法是连续监测脑脊液压力，需要时分次抽吸脑脊液，同时做全身降温麻醉。在实践中，笔者体会到这是行之有效的麻醉方法。

测量腰部蛛网膜下腔的压力即可代表颅内压。在麻醉前先做腰3~腰4穿刺留置导管，将之引出到测量管内，定下零点水平并记录基础值。在颅内静脉切除前，脑脊液压力还会有些变动，例如抬起患者头部、转动其头位、呛咳等，均可使压力液柱短暂但明显升高，有时可达40 cmH$_2$O以上。手术者常在切断对侧颈内静脉之前暂时结扎以观察压力升高的幅度。脑脊液压力监测应当注意与患者基础颅内压的相对数值，如果测得的数值较基础值成倍升高，甚至高于咳嗽时短暂上升的数值，患者可能出现面色发绀、眼结膜水肿，甚至眼球突出，此时应采取紧急措施。最有效的措施是立即放出若干毫升脑脊液，使压力迅速降低。少量多次放出比一次大量放出要安全。实践中有1例术中一共放脑脊液11次，总量达130 ml。在低温麻醉保护下的患者，脑脊液压力可能在手术结束时有所下降，甚至只有基础值的1/3，此时需要向管内注入5%葡萄糖溶液数毫升至数十毫升以维持压力。监测系统应在手术后带回病房并留置1~4天，直至患者脑脊液压力测定已完全稳定才可拔除。

采用体表冰袋降温法。麻醉后降温前先静脉注射非去极化类肌松药，以筒箭毒碱效果好，然后在头颈部及体表大动脉部位放置冰袋，但心前区应避免直接用冰袋降温，以免发生意外。早期笔者将温度降得很低，达30~32 ℃，但这之后发现，即使升至33~34 ℃，也是成功的。温度降得越低，脑脊液压力降低就越明显。温度越高，需要抽吸脑脊液的次数就越多。

术中快速静脉滴注甘露醇及地塞米松，充分供给氧气，过度换气，颈椎尽量给予舒展，这些措施均会有利于椎静脉回流，降低颅内压。手术后患者采取头抬高15°~30°卧位，这样有利于头颈静脉回流。双侧颈内静脉切除后，常引起上呼吸道黏膜水肿、肿胀，术后常规做气管切开。

五、显微外科操作时的麻醉处理

显微外科技术已在颅颌面联合根治手术中获得广泛应用，颅颌面广泛的组织缺损得以一次修复完毕。显微外科麻醉中应注意：①低温会引起血管收缩、组织痉挛；②血容量不足，影响局部的灌注；③过度通气后的低碳酸血症，可导致血管挛缩；④血小板聚集和血栓形成，影响移植组织的微循环。所以在实施麻醉中要保持血液动力学稳定，注意手术中有效循环血量的支持，并注意避免循环血液黏滞度增加，可适当稀释血液，不可滥用血管收缩类药物。避免低温和过度通气。术后周围循环要保持高水平，同时注意移植组织的保暖。当然也要避免重建灌注以后高压灌注的继发损害。

还需注意的是，在血管吻合这一精细操作中，要绝对止动，防止麻醉较浅时，强烈的手术刺激引起头部活动。同样手术后也要保持患者的安静，保持头位不动，防止患者躁动，血管蒂扭曲，移植物坏死。防止剧烈呕吐，防止呕吐物污染伤口。

六、颅颌面血管瘤手术麻醉管理

血管瘤是常见的良性肿瘤或发育畸形，小儿发病率较高。文献报道，血管瘤在新生儿的发病率为1.1%～2.6%，1岁时的发病率高达10%。其中，35%～60%发生在头颈部、颌面部。虽然属于良性病损，但发生在颌面部的病变，不仅导致严重的容貌毁损，还可能因为阻塞呼吸道、消化道而有碍发音、进食，甚至导致出血、窒息，并危及生命。根据疾病的分类选择综合治疗手段。血管瘤的增殖期密切随访，以促进其消退的药物治疗为主，而消退后所遗留的畸形以手术整形为主；早期小的静脉畸形以硬化治疗为主，而巨大静脉畸形应施以硬化、翻瓣手术、激光等多种治疗手段。

（一）术前准备

小儿颈部巨大血管瘤常伴有气管受压移位而致呼吸道不全梗阻，手术时给麻醉带来一定的困难，尤其于诱导插管期及拔管后易致呼吸道梗阻而危及患儿生命。如何掌握麻醉诱导、气管插管方法是此类手术成败的关键。因此要重视术前访视，特别要询问家长患儿是否有睡眠时打鼾的症状。除了常规呼吸道评估外，还应详细观察血管瘤的范围，判断是否侵及软、硬腭和会厌。有些颅颌面血管瘤甚至可以侵犯气管。笔者所在医院曾收治1例严重血管瘤患儿。该患儿平素只能半卧，一旦平卧位即引起静脉回流受阻，整个瘤体急剧淤血膨胀，引起呼吸道急性梗阻。紧急气管切开后才转危为安。通过常规颈椎X线正、侧位片可以了解血管瘤是否压迫气管。有条件的可以进行螺旋CT检查，以明确肿瘤与呼吸道的关系。

（二）呼吸道和呼吸道管理

由于疾病的特点，颌面部血管瘤患者气管插管的风险较大。一般认为，对估计气管插管有困难者，原则上不宜轻易选用快速诱导插管，以选用慢速诱导插管为佳。最好选用表面麻醉清醒气管内插管，条件允许者应在纤维支气管镜（纤支镜）引导下插管。纤支镜引导有助于明确呼吸道是否被肿瘤侵犯。若患儿呼吸道受压，选择气管导管的口径应与气管最狭窄处相当，而且导管插入深度要超过气管受压部位，这样才能确保患儿的生命安全。若患儿血管瘤瘤体已侵犯软腭、硬腭和会厌，或纤支镜检查发现瘤体侵犯气管，气管切开后全麻是比较明智的选择。

（三）循环管理

颅颌面血管瘤有部分可与颈总动脉、颈静脉包绕粘连，且颈部血管神经丰富，手术时可发生反射性循环功能紊乱及大出血等严重并发症。术中应加强循环监护，常规中心静脉置管、足背动脉测压。

手术操作刺激颈动脉窦或迷走神经时，可引起心率减慢，甚至心搏骤停。发现心率减慢时，即暂停手术操作，必要时给予阿托品，待心率恢复正常后再继续手术。这里笔者提醒外科医师操作要轻柔，尤其是当手术操作接近颈动脉时，加用局部浸润麻醉以阻滞迷走神经反射。

血管瘤手术创面渗血量大，加上小儿输液输血安全界限小，输液不足与过量均可引起严重后果，故术中加强输液输血管理也至关重要。控制性降压联合血液稀释可以减少术中失血，但由于缺乏临床证据，用于小儿仍需谨慎。

第四节 麻醉后恢复

一、恢复期呼吸道评估

临床上人们往往对麻醉诱导插管困难者的呼吸道评估和处理较为谨慎，在麻醉苏醒拔管时相对重视不够。事实上受手术操作影响、麻醉药物残留作用及患儿自身呼吸道情况改变等多种因素影响，在麻醉苏醒拔管后常出现呼吸道梗阻，处理不当甚至可危及患儿生命。麻醉苏醒期呼吸道评估有助于选择合适的拔管策略，尽可能地降低拔管后困难呼吸道的拔管风险。苏醒室医务人员应向麻醉医师详细询问患儿术前呼吸道评估情况、麻醉诱导方式、插管是否困难。此外，应重视为那些术前并无困难呼吸道的患儿进行呼吸道评估。

一些术前没有插管困难的患儿在麻醉苏醒期也有可能出现拔管困难。颅颌面、颈部和呼吸道手术操作是造成麻醉苏醒期拔管困难的最常见原因。口腔颌面部或气管手术造成了正常呼吸道解剖结构的破坏，术后放置外固定支架及颌间结扎，下颌骨截骨或甲状腺手术引起舌、口底软组织、气管塌陷，口周和颈部创面加压包扎造成后仰或张口受限。阿片类药物和肌松药的残余作用抑制了分布于上呼吸道的神经、肌肉的活性和张力，也抑制保护性觉醒反应，增加了这些患儿麻醉苏醒期呼吸道梗阻的发生。喉头水肿、喉肌痉挛等紧急情况在小儿麻醉苏醒期拔管时比较多见。此外，由于口内手术时患儿会吞咽大量血液，在麻醉恢复期易引起反流、窒息，也使拔管的风险增大。

二、苏醒拔管

麻醉苏醒室至少要有2名麻醉科专业人员在场，并且应准备好紧急手术建立气道（比如环甲膜切开或气管切开）的设备和抢救药物。困难呼吸道手推车是保证紧急呼吸道处理设备随手可用的有效方法，苏醒室的所有成员应熟悉困难呼吸道手推车的使用方法。

充分供氧并吸尽患儿呼吸道分泌物和胃内容物。必要时可以应用少量气管扩张剂和短效β_1受体阻滞剂，如艾司洛尔，有助于改善患者呼吸和循环情况。拔管前可静脉注射地塞米松，并将患儿头部抬起，可能缓解呼吸道水肿。确认患儿已完全清醒并且没有残留肌松作用，潮气量和每分钟通气量基本正常，SpO_2维持在95%以上。

拔管时最好让患儿坐起，这样能最大限度地增加功能残气量，并减少呼吸道梗阻。如果拔管后有舌后坠的可能，应先将舌牵出并用缝线固定。应采用通气引导管拔管，如喷射通气管（Cook呼吸道交换导管）或纤支镜。这样，拔管后保留的通气引导管，还可在保证供氧的同时随时再次引导插管。用鼻胃管作为引导管也可起到相应效果。拔管动作要轻柔，先试将气管导管退至声门上，观察有无气管狭窄或塌陷，再将气管导管缓慢拔除。若无特殊情况，最后将引导管拔出。如出现舌后坠，可尝试口咽通气管、鼻咽通气管或喉罩。少数患者可能出现喉头水肿或喉肌痉挛，通过加压供氧、肾上腺素雾化吸入等处理，症状一般都能缓解。如症状持续加重，甚至出现呼吸困难，应考虑再次插管或气管切开。

三、保留气管导管或预防性气管切开

口底、咽后壁手术造成局部水肿有呼吸道梗阻风险，术后常常保留气管导管，以经鼻气管导管为宜。若护理得当，通常可以保留3天左右，拔管时仍应遵循苏醒期困难呼吸道拔管原则。如手术范围较大，造成呼吸道解剖明显改变，而短期内又无法保证呼吸道通畅者，最好进行预防性气管切开术。

（姜虹　朱也森　徐辉）

参考文献

[1] 邱蔚六.口腔颌面外科理论与实践[M].北京:人民卫生出版社,1998.

[2] 朱也森.现代口腔颌面外科麻醉[M].济南:山东科学技术出版社,2001.

[3] 朱也森,姜虹.盲探气管插管装置(BTⅡ)的研制与在困难气管插管病例中的应用[J].中国麻醉与镇痛,2000,2(3):151-154.

[4] 姜虹,朱也森,张志愿.围术期气道困难的识别与处理[J].上海口腔医学,2003,12(2):147-150.

[5] 姜虹,朱莹,王旭,等.咪达唑仑作为口腔颌面外科麻醉前用药的探讨[J].上海口腔医学,2003,12(3):170-173.

[6] 姜虹,朱也森,张志愿.微创气管切开术的临床应用与评价[J].口腔颌面外科杂志,2003,13(3):207-210.

[7] 徐辉,严伟民,耿清胜,等.脑电双频指数结合镇静评分对清醒盲探气管插管中镇静作用的评估[J].口腔颌面外科杂志,2004,14(3):248-251.

[8] 姜虹,朱也森.异丙酚靶控输注用于口腔颌面外科盲探插管麻醉的效果评价[J].上海口腔医学,2004,13(5):375-378.

[9] JIANG H,SUN Y,ZHU Y. A useful device for difficult nasal tracheal intubation in China[J]. Eur J Anaesthesiol,2009,26(7):621-622.

[10] SUN Y,JIANG H,ZHU Y,et al. Blind intubation device for nasotracheal intubation in 100 oral and maxillofacial surgery patients with anticipated difficult airways: a prospective evaluation[J]. Eur J Anaesthesiol,2009,26(9):746-751.

[11] PRAVEEN K,NARAYANAN V,MUTHUSEKHAR M R,et al. Hypotensive anaesthesia and blood loss in orthognathic surgery: a clinical study[J]. Br J Oral Maxillofac Surg,2001,39(2):138-140.

[12] MIYAWAKI T,KOHJITANI A,MAEDA S,et al. Effects of isoflurane-induced and prostaglandin E(1)-induced hypotension on cytokine responses to oral and maxillofacial surgery[J]. J Clin Anesth,2004,16(3):168-172.

[13] ZELLIN G,RASMUSSON L,PÅLSSON J,et al. Evaluation of hemorrhage depressors on blood loss during orthognathic surgery: a retrospective study[J]. J Oral Maxillofa Surg,2004,62(6):662-666.

第十三章

颅颌面外科的眼科问题

眼眶和眼球位于颅颌面中央垂直正中线两侧，在颅颌面部占有显著位置，对于形成颅颌面外貌起着重要作用。颅颌面外伤、骨折和先天性眼眶畸形，不但会造成严重的颅颌面畸形和容貌改变，而且会造成视功能障碍，甚至视力丧失。随着影像学技术和颅颌面外科技术的发展，目前各种复杂颅颌面和眼眶畸形的整复手术大多已经能顺利进行，但其中特别复杂的先天性眼眶畸形（如眶距增宽症和Crouzon综合征等），除需要娴熟的颅颌面外科手术技术外，还涉及许多眼科相关问题。因此，开展这项工作除要求不同学科专业医师通力合作外，还要求了解所涉及的眼科相关知识。

第一节 视功能检查

视功能检查包括视觉心理物理学检查和客观视功能检查，心理物理学检查包括视力、视野、色觉、暗适应（dark adaption）和对比敏感度（contrast sensitivity）等，客观视功能检查主要是视觉电生理检查。

一、视力

中心视力简称视力（vision），即视敏度（visual acuity），主要反映黄斑的视功能。视力可分为远、近视力，后者为阅读视力，临床诊断及视力残疾等级一般以矫正视力（即验光试镜后的视力）为标准。视力的好坏是衡量眼功能的尺度，也是分析病情的重要依据，一般视力低于0.5（按小数记录视力表），驾车困难。世界卫生组织的标准规定，双眼中视力较好的那只眼的矫正视力低于0.3为低视力，低于0.05为盲。

测量视力是以视力表上的字形作为标准，每个字形的构造都是根据视角来计算的。正常眼能辨别最小物体的视角叫最小视角，大多数正常眼的最小视角为1分角。

（一）远视力检查法

查视力必须两眼分别进行，一般先右后左。视力表须按标准亮度的光线照明，远视力检查的距离为 5 m。检查者用杆指着视力表的视标，嘱受试者说出或用手势表示该视标的缺口方向，逐行检查，找出受试者的最佳辨认行。如果在 5 m 处连最大的视标（0.1 所在行）也不能识别，则嘱患者逐步向视力表走近，直到识别视标为止。此时再根据 V＝d／D 的公式计算，如在 3 m 处才看清 50 m（0.1 所在行）的视标，其实际视力应为 V＝3 m／50 m＝0.06。如走到视力表 1 m 处，仍不能识别最大的视标，则检查指数（counting fingers，CF；数出手指数目）。检查者伸出不同数目的手指，嘱受试者说明有几个手指，距离从 1 m 开始，逐渐移近，直到能正确辨认为止，并记录该距离，如"指数／30 cm"。如指数在 5 cm 处仍不能识别，在受试眼前方摆动检查者的手，能识别者记为手动（hand motions，HM）。如果眼前手动不能识别，则检查光感（light perception，LP）。在暗室中用烛光或手电照射受试眼，另一只眼须用手掌捂紧不透光，测试能否感觉光亮，记录"光感"或"无光感"（no light perception，NLP）。并记录看到光亮的距离，一般到 5 m 为止。对有光感者还要检查光源定位，嘱患者向前方注视不动，检查者在受试眼 1 m 处，上、下、左、右、左上、左下、右上、右下变换光源位置，用"＋""－"表示光源定位的"阳性""阴性"。如受试者视力低于 1.0，须加针孔板检查（pinhole test）；如视力有改善，则可能是屈光不正，需记录针孔视力；如患者有眼镜，应检查戴镜的矫正视力。

（二）近视力检查法

现在我国比较通用的近视力表是耶格（Jaeger）近视力表和许广第标准视力表。前者表上有大小不同的 8 行字，每行字的侧面有号数，后者式样同远视力表（国际视力表）。检查时光源照在表上，但应避免反光，让被检者手持近视力表放在眼前，随便前后移动，直到找出自己能看到的最小号字。若能看清 1 号字或 1.0 时，则让其渐渐移近，直到字迹开始模糊。在尚未模糊以前能看清之处，为近点，近点与角膜之距离即为近点距离，记录时以厘米（cm）为单位，如"J1／10 cm"或"1.0／10 cm"，若看不清 1 号字或 1.0，只记录其看到的最小字号，不再测量其距离。

二、视野

视野（visual field）是眼向前方固视时所见的空间范围，它反映黄斑部以外整个视网膜的功能。正常单眼视野的范围为：颞侧约 90°以上，下方约 70°，鼻侧约 65°，上方约 55°。各种颜色的视野范围并不一致，白色最大，蓝色次之，红色又次之，绿色最小，两眼同时注视时，大部分视野是互相重叠的。

视野检查分动态和静态。动态视野检查即传统的检查法，用不同大小的视标，从周边不同方位向中心移动，记录受试者刚能感受到视标出现或消失的点，这些光敏感度相同的点构成了某一视标检测的等视线。动态视野检查的优点是检查速度快，适用于周边视野检查，缺点是小的、旁中心相对暗点发现率低。静态视野检查指在视屏的各个设定点上，由弱至强增加视标亮度，患者刚能感受到的亮度即为该点的视网膜敏感度或阈值。

视野检查属于心理物理学检查，反映的是受试者的主观感觉。影响检查结果的因素主要有三方面：①受试者的生理因素，如注意力、视疲劳、瞳孔直径、屈光介质混浊、屈光不正、缩瞳药等。②仪器因素，如动态与静态视野检查法的差异、平面屏与球面屏的差异、单点刺激与多点刺激的差异等。此外，背景光及视标不同对视阈值曲线也有影响，因此，随诊检测视野有无改变必须采用同一种视野计。③操作因素，操作者的检查方法和经验不同，也会造成假阳性或假阴性结果。自动视野由电脑程序控制检测过程，无人为操作的偏差，但是自动视野初次检查的可靠性较差，受试者需经历一个学习过程。

三、色觉

色觉是视器的重要功能之一，色觉功能的好坏对辨色力有要求的工作具有一定的影响。常见的色觉障碍是一种性连锁遗传的先天异常，视网膜或视神经等疾病所致为获得性色盲。色盲有红色盲、绿色盲、全色盲等，最常见者为红绿色盲。

色觉检查最常用的方法是假同色图（pseudoisochromatic plates）检查法，也称色盲本检查法。检查时，将色盲本置于明亮的自然光线下，让被检者迅速读出色盲本上的数字或图形，图距眼0.5 m，应在5秒内读出。在同一幅色彩图中，既有相同亮度不同颜色的斑点组成的图形或数字，又有不同亮度相同颜色的斑点组成的图形或数字。正常人以颜色来辨认，色盲者只能以明暗来判断。按色盲本所附的说明，判定辨认得是否正确，是哪一种色盲或色弱。能够正确认出，但表现为辨认困难或辨认时间延长者为色弱。色觉检查的其他方法有彩色绒线团挑选法、FM-100色彩试验法、D-15色盘试验法及色觉镜法等。FM-100色彩试验法是嘱患者按色调将有色棋子依次排列，根据其排列顺序正常与否，判断有无色觉障碍及其性质和程度。色觉镜法利用红光与绿光适当混合形成黄光的原理，根据受试者调配红光与绿光的比例是否合适，判断其有无色觉障碍及其性质和程度。临床工作中通常采用其中一种检查方法，遇有疑问时，可以用其他方法来对照。

四、暗适应和对比敏感度

（一）暗适应

当人从强光下进入暗处时，起初一无所见，之后由于视杆细胞内视紫红质的再合成，视网膜对弱光的敏感度逐渐增强，才能看到一些东西，眼的这种对光敏感度逐渐增加并达到最佳状态的过程称为暗适应。

视网膜对弱光的感受性是由视杆细胞决定的，随照明的强度而变化。正常人最初5分钟的光敏感度提高很快，以后渐慢，8~15分钟时提高又加快，15分钟后又减慢，直到50分钟左右达到稳定的高峰。在5~8分钟处的暗适应曲线上可见转折点，代表视锥细胞暗适应过程的终止，此后完全是视杆细胞暗适应过程。

临床上维生素A缺乏、青光眼、某些视网膜及视神经疾病，均可使视网膜的感光敏感度下降。暗适应检查可对夜盲进行量化评价。精确的暗适应检查是应用特制的仪器——暗适应计来测量。简易的检查方法是让被检查者与检查者一起进入暗室，在微弱的光下，同时观察一个视力表或一块夜光表，比较被检查者与检查者能看到视力表上字标或夜光表上钟点的时间，以推断被检查者的暗适应是否正常。

（二）对比敏感度

视力检查反映了高对比度（黑白反差明显）时的分辨能力，而日常生活中物体间明暗对比并非如此强烈。某些眼病，如白内障、青光眼、视神经损伤等，能正常识别白纸黑字的视力表，而难以识别灰纸黑字的视力表。对比敏感度（contrast sensitivity）检查是通过引入调制传递函数的概念，根据灰度调制曲线的变化，制成宽窄、明暗不同的条栅图作为检查表，以此反映空间、明暗对比二维的形觉功能，是评价视功能的一种方法。正常人的对比敏感度函数呈倒U形曲线，大约在5 cpd（cpd是频率单位"周期/度"，$1\text{ cpd} = \dfrac{1}{8.64 \times 10^4}\text{ H}_z$）处敏感性最高，在较高空间频率处敏感性快速下降，在低空间频率处下降较慢。女性对比敏感度空间频率比男性低，老年人在较高空间频率处对比敏感度有所降低，主要由视网膜和神经年龄性改变引起。疾病早期患者进行视力检查时仍可在正常范围，但对比敏感度检查的曲线可出现异常，特别是在高空间频率段的明暗分辨力下降。

近年来由于计算机技术的发展，对比敏感度的研究得到了扩充和发展，不断有新的、更加简便和准确的测试方法被开发应用于临床。目前常用的对比敏感度测试方法有对比敏感度测试卡和眩光对比敏感度测试仪。

五、视觉电生理检查

由于眼睛受光或图形的刺激，会产生微小的电位、电流等电活动，这就是视觉电生理。正常人眼的电活动与眼病患者眼的电活动有所差别，因此可以通过视觉电生理检查来诊断某些眼病。

视觉电生理检查主要包括视网膜电图（electroretinogram，ERG）、眼电图（electro-oculogram，EOG）和视觉诱发电位（visual evoked potential，VEP）。

ERG记录了闪光或图形刺激视网膜后的动作电位。通过改变背景光、刺激光及记录条件，分析ERG不同的波，可辅助诊断各种视网膜疾病。EOG记录的是眼的静息电位，产生于视网膜色素上皮细胞。暗适应后眼的静息电位下降，此时最低值称为暗谷；转入明适应后，眼的静息电位上升，逐渐达到最大值，即光峰。产生EOG的前提是光感受器细胞与视网膜色素上皮（retinal pigment epithelium，RPE）的接触及离子交换，因此，EOG异常可反映RPE、光感受器细胞的疾病，以及中毒性视网膜疾病。从视网膜到视皮层任何部位的神经纤维都可产生电位变化，形成不同形态的VEP波形，因此VEP主要判断视神经和视路疾病。由于视皮层外侧纤维主要来自黄斑，因此VEP也是判断黄斑功能的一种方法。

视觉电生理检查是一种无创伤性的视觉功能的客观检查方法，它不仅适合一般的患者，更适合不能做心理物理检查的患者，如婴幼儿、智力低下者或伪盲者；另外，对于屈光介质混浊而看不到眼底者（如白内障、玻璃体混浊），以及视网膜脱离者等，它可克服混浊的障碍，测定视功能变化。视觉电生理检查在眼科临床已被越来越广泛地使用。

第二节　眼球运动障碍和眼球移位

颅脑外伤可直接损伤眼外肌和支配眼外肌的神经，导致眼外肌功能障碍和复视。各种先天性或后天性颅颌面畸形也可导致眼球移位，严重影响外观和视功能。眼球运动障碍和眼球移位在检查、治疗时非常复杂，需要根据具体情况进行判断。

一、眼球运动障碍和复视

颅颌面和眼眶外伤可直接损伤眼外肌和支配眼外肌的神经，使肌肉离断、撕裂或因神经损伤而致眼外肌功能障碍。临床表现为复视、头晕、眼肌部分或全部不能运动、麻痹性斜视。发病机制主要有以下几点：

（一）眼外肌水肿、血肿和直接损伤

颅颌面和眼眶遭受钝器打击，眶压突然增高，导致眼外肌水肿和血肿，可以观察到眼外肌被水分或血液浸润而变得肿胀，失去收缩力而呈现一定程度的弛缓。颅颌面和眼眶钝性打击也可造成眼外肌直接钝挫伤甚至肌腱断裂。

（二）眼外肌和软组织嵌顿与疝出

颅颌面外伤伴眼眶爆裂性骨折可引起眼外肌和周围软组织的嵌顿与疝出，最常见于击出性眶底骨折，使下直肌、下斜肌和眶下部软组织嵌顿于骨折裂口，甚至疝入上颌窦内，导致垂直性复视，眼球上转、下转受限，被动牵拉试验阳性。以眼球上转障碍为主者，骨折是从眶下沟向鼻侧前方走行的线状骨折，多半是在较浅部位的骨折。以眼球下转障碍为主者，骨折是自眶下沟向鼻侧后方走行的线状骨折，几乎都是比较靠后的深部骨折。眼球上转和下转障碍共同存在时，骨折部位是以眶下沟为中心的。眶内壁骨折，可发生少见的内直肌嵌顿和损伤，眼球不能内转，外展受限，导致水平性复视。眼球运动障碍和复视并非一定是直肌或斜肌直接陷入骨折的部位，眼外肌周围的脂肪组织等陷入骨折部位同样可造成眼球运动功能障碍和复视，而且临床上以后者为主。

（三）运动神经损伤

外伤后运动神经暂时麻痹也可引起复视，但随着时间延长功能会恢复，复视自动消失。眼眶爆裂性骨折可直接损伤运动神经。眶内壁或眶底骨折可损伤支配内直肌、下直肌和下斜肌的动眼神经和支配上斜肌的滑车神经。

(四)眶韧带与筋膜损伤

眼球被筋膜系统巧妙地悬挂在锥形眶腔内,由结缔组织组成的筋膜系统是连续的、互相反折或增厚的、完整的、富于弹性的纤维膜。眼眶爆裂性骨折时眶韧带断裂,滑车脱位和筋膜系统损伤,导致眼球运动障碍,出现复视。

(五)眼外肌瘢痕性收缩与粘连形成

由于眼外肌水肿、血肿或直接损伤,发生眼外肌纤维化和瘢痕性收缩,如果合并周围软组织损伤,可形成广泛性粘连,大片瘢痕组织包括眼外肌、鞘膜、肌肉组织和结膜。

眼球运动障碍(图13-1、图13-2)和复视是颅颌面外伤和眼眶骨折(图13-3)的主要伴随症状,治疗方案根据外伤后时间和引起的原因决定。外伤后3周内和CT扫描未见眼外肌嵌顿的复视患者,主要采用随访观察和保守治疗。对此类复视患者给予激素口服,可快速改善复视症状,甚至使复视完全消失。对眼外肌嵌顿产生的复视和运动障碍,强调早期手术治疗,采用软组织和眼外肌彻底复位、骨折复位、缺损修补和眼眶容积重建。复视和眼球运动障碍的晚期手术治疗主要选择眼外肌手术,晚期手术适应证包括:①骨折时眼外肌严重损伤产生的复视,保守治疗未能恢复眼外肌功能,晚期手术只能通过减弱其拮抗肌作用、增强协同肌作用来改善复视症状,眼眶重建手术是无用的。②眼外肌嵌顿产生的复视,由于未能早期手术复位,到晚期眼外肌嵌顿处瘢痕广泛形成、粘连牵拉,此时即使嵌顿的眼外肌复位,也不能完全恢复其功能。③运动神经损伤产生的眼外肌麻痹性复视,只有进行眼外肌手术,才能改善症状。

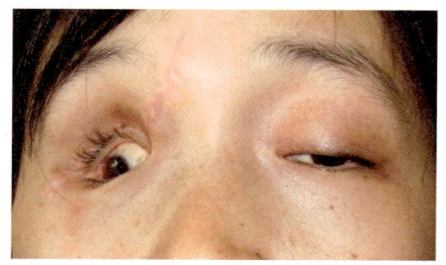

图13-1 右眼眶区凹陷,右眼球内陷、下移伴运动受限

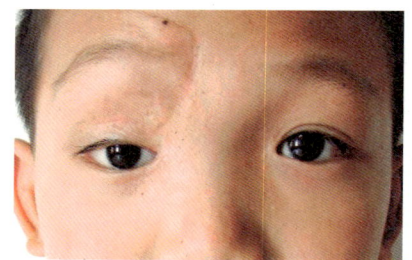

图13-2 右眼球下移伴上转受限

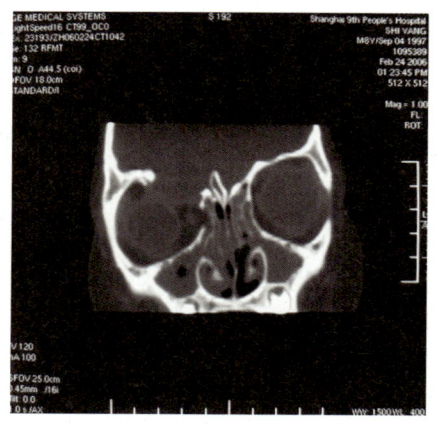

图13-3 CT冠状位显示眶顶骨折,硬膜膨出,挤压眼球向下移位

复视和眼外肌运动障碍的情况不同，手术类型的选择也不同。眼眶外伤后大多数患者表现为患眼的下直肌运动障碍，向下注视困难，不能阅读，向下注视时复视。①对于眼球上转正常，向上注视时被动牵拉试验正常，向下注视时复视的患者，可考虑将内、外直肌全部肌腱移位缝合在下直肌附着点的巩膜或下直肌附着点后2~3 mm的巩膜上。②对于被动牵拉试验阳性，眼球不能上转的复视患者，首先进行下直肌后徙来消除眼球上转困难，一般3~6个月后，再进行上述手术。

二、眼球突出

眼球在眶内的正常位置是由眶内各组织相互之间作用而维持的。球后组织中的血管及脂肪、斜肌的正常张力有将眼球向前推移的趋势，眶隔、直肌的张力和内外眦韧带则有阻止眼球前突的作用。我国汉族人眼球的突出度平均为13.6 mm，两眼相差一般为0.5~2 mm，双眼骨性眶外缘的间距称为眶距，正常者平均为95 mm。导致眶内容物增加的病变、直肌麻痹或眶骨异常所致眶腔容积变化等都能造成眼球突出。

眼球突度可测量。一种方法是用一把两面有刻度的透明尺，尺端平并准确朝向正前方，放在颞侧眶缘最低处，检查者由侧面观察。当尺两侧的刻度与角膜顶点完全重合时，记录眶缘至角膜顶点的距离，注意事项为，检查时透明尺须准确保持向正前方，否则容易发生误差。另一种最常用的方法为使用Hertel眼球突出计来测量。检查时将眼球突出计平放在两眼前，并将两侧的小凹固定在外眦角的眶缘最低处，令患者两眼向正前方看，观察眼球突出计上反射镜里角膜顶点的位置，根据反射镜中的标尺刻度记录眼球的突出度数，同时应记录两颞眶缘间的距离，作为下次检查时的依据。

眼球突出可分为单侧性和双侧性。双侧性突出多为全身性疾病所致，如甲状腺相关性眼病所致眼球突出（图13-4、图13-5）。单侧突出者则常为眶内和颅内疾病所致，但全身疾病，如白血病、淋巴瘤等，也可引起。眼球突出的方向主要取决于眶内病变的发生部位和性质，临床上依据眼球突出的方向可以推断眶内病变的位置，并指导手术的途径。眼球突出的治疗主要是病因治疗，外伤或先天性疾病引起眶腔容积增大所导致的眼球突出可通过截骨和眼眶重建来矫正。

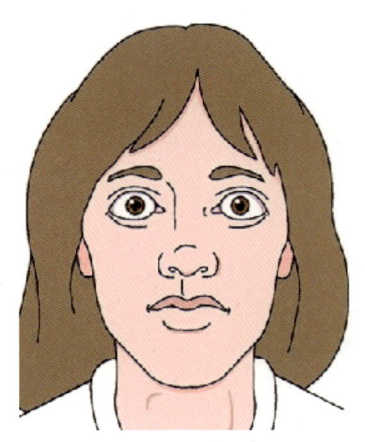

图13-4　甲状腺相关性眼病患者双眼突出，下睑退缩伴倒睫

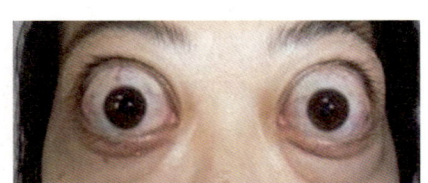

图13-5　眼睑闭合不全，眶区饱满

三、眼球内陷

颅颌面外伤、眼眶爆裂性骨折和部分颅颌面畸形均可引起眼球内陷。外伤早期由于眶周水肿，眼球内陷可能不明显，随着水肿的消退，可观察到明显的眼球内陷。骨折大小和眼球内陷有明显关系，骨壁缺损较大时往往发生严重的眼球内陷。眼球内陷程度较重，双眼融合能力和双眼单视功能受到影响，出现复视。

眼球内陷常见原因有：①眼球过小，如先天性小眼球和后天性眼球萎缩（图13-6、图13-7）；②交感神经麻痹所致Horner综合征；③由于眼眶Müller's肌及眶内平滑肌麻痹产生上睑下垂、睑裂缩小；④眼眶脂肪萎缩或消失，如进行性半面萎缩所致进行性眶脂肪消失；⑤颅颌面和眼眶肿瘤取出或出血吸收；⑥眼眶爆裂性骨折（图13-8、图13-9）。外伤性眼球内陷的发生主要是由于：①眶底和眶内壁裂开外移，骨性眶腔容量扩大；②骨壁破裂，眶内软组织经裂口疝入上颌窦和筛窦内，眶内软组织容积减小；③眼球后方肌锥内脂肪组织的坏死萎缩；④眼外肌、肌鞘和软组织形成瘢痕，再加上瘢痕挛缩。

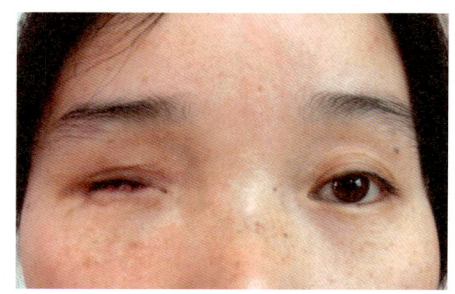

图13-6　右眼先天性小眼球，眶区凹陷

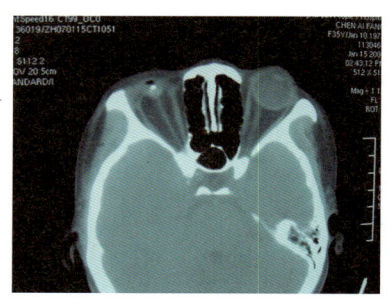

图13-7　CT显示右眼球发育不良

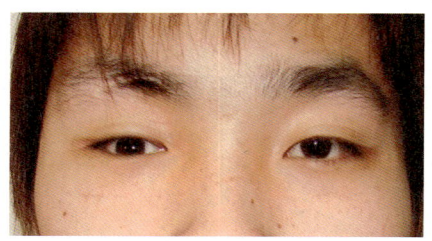

图13-8　右侧眼眶爆裂性骨折

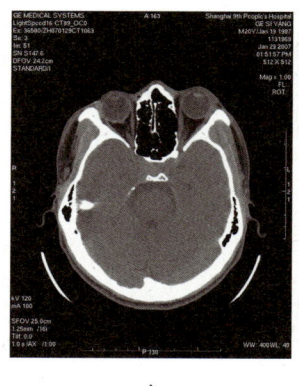 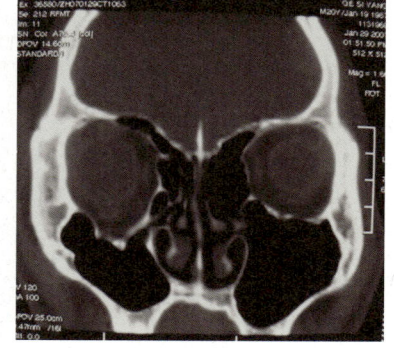

A　　　　　　　　　　B

A. CT水平位显示眼球内陷；B. CT冠状位显示眼眶下壁骨折，眶腔扩大。

图13-9　右侧眼眶爆裂性骨折

眼球内陷的治疗方法应根据病因选择。神经麻痹等引起的应先保守治疗，眶内容物减少或眶腔扩大引起的可行手术矫正。手术方法主要是采用各种材料进行眼眶重建和眶内充填。植入材料分为自体、异体或非生物材料。自体骨移植常用颅骨、髂骨和肋骨。同种异体材料以冻干的硬膜和放射处理的肋软骨最常用，软骨是来源丰富的异体材料，即使是最大限度被吸收，它与周围组织形成的包膜同样可预防软组织疝出和脂肪移位。非生物材料包括钽、钛、聚四氟乙烯、聚乙烯、甲基丙烯酸甲酯、明胶薄膜、硅胶和羟基磷灰石等，非生物材料应用的最大缺点是排异反应、感染、囊肿形成和植入物移位。但近年来，由于人工材料合成技术的飞速发展，羟基磷灰石和多孔聚乙烯在眼眶骨折中的应用越来越广泛。羟基磷灰石人工骨可根据眶壁缺损形状和眶容积增加量进行术前预制或术中即期塑形，缩短手术时间。多孔聚乙烯已根据眼眶各部位结构特点制成各种特殊形状，术中可直接选用，并可用手术刀进行随意削剪和塑形。这些材料植入后不吸收，有较好的组织相容性，排异反应小，其多孔特性允许受体血管和纤维组织长入从而血管化。

四、眼球移位

颅颌面复合性骨折常出现眶底和眶缘粉碎性骨折，眶底有较大的骨折、缺损或眶底下移，同时大量眶内容物疝入上颌窦内，使眼球向下移位。此外，严重的眶内壁骨折时眶内壁向内移位，同时眶内侧脂肪、内直肌、眼球悬韧带均疝入筛窦内，导致眼球内移，曾有较大的眶内壁骨折和缺损，眼球陷没于筛窦的病例报道。

眼球移位可伴发眼球运动障碍和复视，如眼球移位距离较短，凭借良好的融合能力，能够克服眼位偏斜所致的复视，但有不适感和疲劳感，每当眼球向某一方向转动超出一定限度时，复视即可出现。严重的眼球移位伴随眼球上转和下转受限，临床表现为明显的垂直性复视。大于3 mm以上的眼球移位通常需要手术矫正。由于眼球移位多为眼眶骨折引起的，因此行眼眶骨折修复重建眶腔可有效矫正眼球移位。

手术入路的选择依据骨折部位不同而不同，眶内壁骨折的常用手术入路有：①内眦切口；②眉内侧切口；③泪阜切口。眶底骨折伴发眶内壁骨折时，应该考虑在眶底和眶内壁附近各做一手术切口，或将眶底手术切口延长至内眦。术中首先要分离并显示整个骨折部位和骨折缺损，鉴别出骨折所有边缘的正常骨壁，然后将嵌顿在骨折缝处和疝出到鼻旁窦内的眶内软组织、眼外肌联同移位的眼球回复到眼眶内正常位置，复位过程中用镊子轻轻牵拉嵌顿的软组织，必要时可压迫骨折的一边以利于软组织松解。软组织复位后进行被动牵拉试验，以验证眼外肌运动的情况。眼眶手术中眶壁骨折和缺损的下缘有时不易完全显示，进行深部的软组织复位时如盲目探查易损伤视神经和重要血管，因此手术者应熟悉眼眶解剖，充分暴露骨折下缘，将软组织完全复位。

眶内植入人工材料修补眶壁骨折缺损和矫正扩大的眶腔容积可预防复位的软组织再一次疝出。同时为了预防眶内植入物的继发性移位，可根据骨折部位和大小选择不同的眶内植入物固定法，如微型钢板固定、微型钛板或钛网固定。

第三节　泪道损伤

颅颌面外伤和复合性眼眶骨折常伴发泪器损伤。泪腺位于泪腺窝（于眼眶外上方）内，有眶骨保护，则少发生外伤。眼睑内1/4的裂伤，往往伤及泪小管和泪点。上、下泪小管，或单纯下泪小管被切断时，均可发生泪溢症。泪道位于眼眶内侧，与眼眶内侧壁相邻，内眦部骨折或软组织的切割伤或撕裂伤、上颌骨的骨折均可损伤泪囊和骨性鼻泪管，泪液导流受阻就会形成慢性泪囊炎（图13-10）。

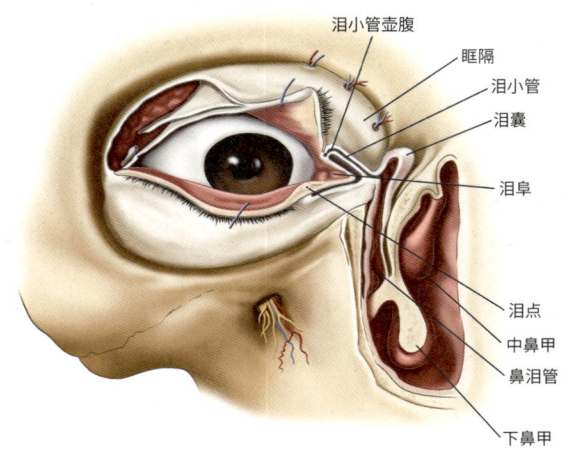

图13-10　泪道解剖图

一、泪道检查

常用泪道冲洗术（图13-11）。采用钝圆针头从上、下泪点注入生理盐水，根据冲洗液体的流向判断阻塞部位。通常有以下几种情况：①冲洗无阻力，液体顺利进入鼻腔或咽部，表明泪道通畅；②冲洗液完全从注入处原路返回，为泪小管阻塞；③冲洗液自下泪点注入，液体由上泪点反流，为泪总管阻塞；④冲洗有阻力，部分自泪点返回，部分流入鼻腔，为鼻泪管狭窄；⑤冲洗液自上泪点反流，同时有黏脓性分泌物，为鼻泪管阻塞合并慢性泪囊炎。

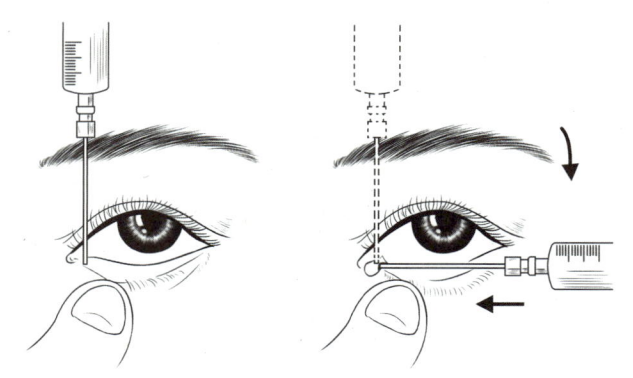

冲洗针先插入泪点1.5～2 mm后转90°，针尖朝向鼻再进针5～6 mm。

图13-11　泪道冲洗

此外诊断性泪道探通术也有较大诊断价值。采用泪道探针探查上、下泪道阻塞的部位，对于轻度泪道阻塞如婴幼儿泪道阻塞有治疗作用。对于成人鼻泪管阻塞，泪道探通多不能起到治疗效果。

X线碘油造影是从上、下泪点注入碘油并摄片观察碘油在泪道的分布情况有助于了解泪囊大小及阻塞部位，慢性泪囊炎术前可常规检查。

二、泪小管断裂

泪小管断裂吻合应在伤后12～24小时内进行修复，成人可在局部麻醉下进行，儿童可采用全麻。术中应仔细检查伤口，先用泪点扩张器扩大泪点，使泪道探针顺利进入泪小管，并从泪小管的断端穿出。接着在手术显微镜下仔细寻找泪小管的另一断端，并采用软性硅胶管进行泪道插管，插管经两个泪小管的断端、泪囊、鼻泪管进入鼻腔并固定于鼻前庭。8-0尼龙线在断端周围做3对褥式缝合，修复泪管损伤。术后硅胶管留置3个月以上拔管。

术后泪小管阻塞可再用泪道硅胶管留置治疗。近年开展了激光治疗泪小管阻塞，通过探针引导导光纤维至阻塞部位，利用脉冲激光的气化效应打通阻塞物，术后配合插管或置线，可提高疗效。此外也可采用泪道旁路术，用人工制造的小管或自身静脉连接泪湖与泪囊，将泪液直接从泪湖引流到泪囊或鼻腔。

三、慢性泪囊炎

慢性泪囊炎患者鼻泪管狭窄或阻塞，致使泪液滞留于泪囊之内，伴发细菌感染。常见致病菌为肺炎双球菌、链球菌、葡萄球菌等。临床表现主要为泪溢，用手指挤压泪囊区，有黏液或黏脓性分泌物自泪点流出。泪道冲洗时，冲洗液自上、下泪点反流，同时有黏脓性分泌物。慢性泪囊炎在眼部有一个感染病灶，结膜囊长期处于带菌状态，极易引起眼球脓性感染，导致细菌性角膜溃疡或化脓性眼内炎。

慢性泪囊炎的治疗应根据具体情况决定治疗方式。对患病不久而鼻泪管未完全堵塞的病例，点抗生素眼药水，一天4～6次，点药之前，挤净分泌物，做泪道冲洗，冲洗后注入少量0.25%氯霉素液加0.5%的可的松及1:5 000的糜蛋白酶，同时应治疗鼻腔疾病。如鼻泪管仅部分狭窄，可试做泪道探通术或鼻泪管插管术。泪点和泪小管正常者，可手术治疗，常用术式是泪囊鼻腔吻合术。术中将泪囊通过一个骨孔与鼻腔黏膜相吻合，使泪液从吻合口直接流入中鼻道。近年开展的鼻内镜下鼻腔泪囊造口术，同样可达到消除泪溢、根治慢性泪囊炎的目的。如泪囊过分狭小、患者年老体弱或伤后合并有严重瘢痕无法行吻合术或造口术时，可考虑泪囊摘除术以去除病灶，但术后泪溢症状仍存在。

对于泪道断裂或慢性泪囊炎导致的泪道阻塞，通过常规治疗无法根治的患者，可以采用泪道重建术，即泪道旁路手术，其适应证包括：泪点缺失，泪小管、泪总管断裂或错位愈合，鼻腔泪囊吻合术失败、严重外伤导致泪小管、泪总管或泪囊缺失，以及手术难以重建泪道者等。术式有结膜泪囊鼻腔吻合术（conjunctivodacryocystorhinostomy，CDCR）。Jones L. D. T.（1962）首先报道了这一术式，并植入一根作为旁路通道的义管，材料为耐热玻璃，称为Jones义管。Izzet（1999）等利用口腔黏膜瓣覆盖义管，留置义管6个月，拔出义管，希望可以形成一瘘管而重建泪道，但成功率非常低。Chung（2004）等在常规Jones义管下端套一橡皮管，避免义管下端抵住鼻甲或鼻中隔。Totter（2000）等利用鼻内镜联合CDCR，术中确定义管的位置。Boboridis（2000）等利用鼻内镜进行术前鼻腔评估、术中义管位置监测，以及术后随访和调整义管。目前常用的HDPP玻璃义管是由硼硅酸盐玻璃的内管被覆一层高密度多孔聚乙烯生物材料制成的，其优点是组织相容性好、不易排异或移位（图13-12）。

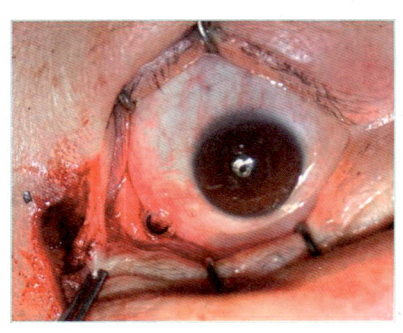

图13-12　CDCR＋HDPP玻璃义管植入术

第四节　泪膜和眼表疾病

颅颌面外伤和畸形可影响眼表泪膜的正常分布。泪膜与眼表上皮之间的关系非常密切。正常的眼表面依附着泪膜。反之，完整的泪膜也同样离不开正常的眼表面。泪膜异常可导致角膜和结膜湿润不足，产生干眼和眼表面损伤。

一、泪膜的组成和作用

泪膜位于角膜前，根据泪液的性质分为三层（图13-13）：①最外层是脂质层，主要由睑板腺分泌。②中层是水液层，又名浆液性泪液，主要由泪腺分泌，其中含无机盐、葡萄糖、微量元素和以蛋白、糖蛋白形式存在的各种表面活性聚合物，乳铁蛋白和溶菌酶是主要蛋白成分。③最内层是黏液层，主要来自结膜的环状细胞，最新资料表明，它也可由结膜的其他细胞分泌。黏液的主要成分为各种分子量的糖蛋白，其中糖占75%，蛋白占20%。泪膜能为角膜及结膜提供湿润的环境，润滑眼睑。脂质层的作用是防止泪液的蒸发，并在空气和液体的界面形成低张力。水液层的作用是提供氧气溶解的界面，为角膜供应氧气及营养，转运角膜细胞的代谢产物，抵抗微生物的

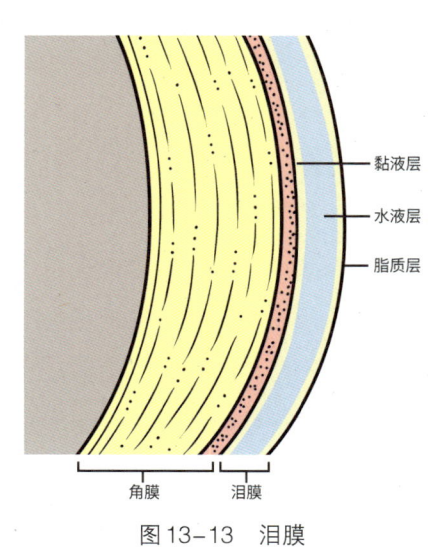

图13-13　泪膜

侵袭。角膜受到损伤时，水液层为白细胞提供通路，稀释有害物质。黏液层的作用是降低眼表面张力，增加泪膜和角膜的亲和力。

二、干眼症

（一）分类

1. 水液层异常引起的干眼症　泪膜水液层的分泌不足是导致干眼症（xerophthalmia）最常见的原因，通常是副泪腺的泪液分泌量减少所致，泪腺的炎症也是导致干眼的常见原因，另外Sjogren氏综合征时会有浆液性泪液减少。激素可对泪液的分泌进行调控。雄激素和催乳素可维持泪腺的正常功能，这两种激素减少会使泪腺的分泌减少。泪液减少造成泪液离子性的变化。干眼症患者的泪液渗透压，以及钾离子、碳酸氢根离子、钙离子和镁离子浓度比正常人高35%，钠离子浓度比正常人高6.8%。由于泪液分泌减少，溶菌酶等抗菌物质减少，干眼症患者的眼部容易感染各种细菌。

2. 黏液层异常引起的干眼症　黏液主要产生于结膜的杯状细胞，当结膜遭受机械性破坏，眼瘢痕性大疱疮、毒性物质、化学烧伤、射线和药物可引起结膜损伤，结缔组织代替正常的结膜组织，维生素A缺乏可造成支持杯状细胞的微循环的破坏，使结膜角化，杯状细胞减少。黏液分泌量的不足干扰了泪膜在角膜表面的分布，导致泪膜的不稳定和不平整，并伴有泪膜破裂时间（BUT）的缩短。泪膜的黏液量少，使其不能在角膜上皮层形成完整的薄膜，浆液性泪液不能很好地附着。

3. 脂质层异常引起的干眼症　睑板腺功能障碍或炎症时，分泌物中的极性成分增加，主要是游离脂肪酸。极性的游离脂肪酸具有高度的表面活性，可快速扩散，形成持续的干燥点，造成脂质层和黏液层的相互亲和，使得泪膜破裂时间加快。泪膜的脂质层发生异常或缺失将导致泪膜水样成分的过度蒸发，并最终导致眼球表面干燥。正常情况下泪液的蒸发率为7.8%，脂质层异常造成的干眼症中47%～78%的泪液可通过蒸发失去。

4. 眼睑和角膜异常引起的干眼症　眼睑在泪膜的分布中扮演着非常重要的角色。正常的瞬目是保持角膜和结膜表面健康的必要因素，因此任何干扰正常瞬目的因素，或在瞬目过程中影响眼睑闭合的眼部解剖异常，均可导致眼球表面的干燥。角膜上皮细胞缺损、感染和外伤所致的角膜瘢痕和溃疡可以损害角膜上皮微绒毛，引起角膜表面粗糙，从而使泪膜不能很好附着，出现持续性干燥斑。

（二）临床表现

干眼症症状的个体差异很大。大多数患者抱怨眼部有异物感、烧灼感和一般的眼部不适，由于角膜的表面遍布感觉神经末梢。有相当比例的患者有畏光和间歇性模糊或其他的视力问题。干眼症的患者常常诉说自己的眼睛易疲劳，使得读书和看电视发生困难。发生这些困难的原因是当工作需要注意力集中时，瞬目的频率明显降低，此时，泪膜蒸发的时间将会明显延长。

（三）治疗

干眼症可以使用人工泪液治疗。人工泪液有含防腐剂和不含防腐剂两种，可以有效代替天然泪液。含有防腐剂的人工泪液适用于干眼症状较轻，偶尔需要人工泪液替代治疗的患者；不含防腐剂的人工泪液用于不能耐受防腐剂的患者，或者每天需要频繁使用这些人工泪液的中重度患者。目前已有成分接近生理泪液的强化人工泪液问世，这些人工泪液中含有锌和重碳酸盐，可以促进、维持黏蛋白和泪膜的分布，促进角膜上皮生长。对于严重的病例或患者不能耐受人工泪液点眼治疗的，可以应用泪点阻塞的办法。在上、下泪点插入泪点塞子，可以堵塞泪点并减少泪液的丢失。目前最新的泪点塞表面光滑，易插入泪点，佩戴舒适，而且外观是看不见的。对于某些严重病例伴有眼表上皮损伤者，除泪点阻塞外，还需佩戴保护性眼镜、带状角膜接触镜等治疗。

三、暴露性角膜炎

暴露性角膜炎（exposure keratitis）常见于外伤、炎症、先天性颅颌面畸形引起的睑裂闭合不全，导致瞬目运动障碍和角膜暴露，泪液不能正常湿润角膜，产生持续性角膜上皮损伤，最后导致角膜混浊，严重影响视力。

临床上引起暴露性角膜炎的疾病有甲状腺、脑垂体或眼眶的肿瘤所引起的眼球突出，瘢痕性睑外翻、眼眶骨髓炎及骨质缺损或瘢痕性粘连引起的睑裂不能闭合，睑部眼轮匝肌麻痹、上睑提肌痉挛等所致的闭睑功能障碍。先天性颅颌面畸形伴发眼睑缺损也可引起暴露性角膜炎。

由于角膜表面暴露在空气中，暴露的角膜表面因液体蒸发的加速而变干燥，出现角膜上皮干燥、模糊、坏死、脱落、溃疡或角膜上皮角质变性，伴有基质浸润混浊。假如睑裂闭合不全的程度较轻，同时闭眼时眼球能上转（Bell现象存在），通常只有下方1/3或更少的角膜暴露，则角膜损害局限于暴露部位。角膜病变呈灰白色浸润灶，部分病例可出现严重的浸润和溃疡，甚至继发细菌和真菌的感染。

治疗方法首先是病因治疗，治疗的关键在于消除闭合不全的现象，恢复角膜表面泪膜形成。眼球突出、眶压增高引起的暴露性角膜炎，可考虑行眶减压术。眼睑瘢痕或眼睑张力异常引起的暴露性角膜炎，行瘢痕松解、眼睑水平径或垂直径的缩短，从而恢复眼睑的正常位置和张力，促进眼睑闭合和正常瞬目。眼肌麻痹引起的闭合不全一时难以改善者，可考虑做临时性或永久性睑裂缝合。对于眼睑缺损引起的暴露性角膜炎，应积极修复眼睑缺损，恢复眼睑闭合功能。

除病因治疗外，对于轻度暴露性角膜炎，白天戴适当的防风眼镜，睡前于结膜囊内放置抗生素眼膏可缓解。中重度暴露性角膜炎，需用人工泪液治疗，可戴治疗性接触镜以保护新生的角膜上皮，并结合眼睑的临时缝线牵引，大多数暴露性角膜炎都能得到有效缓解。治疗过程中注意适当应用抗生素预防感染，一旦发生细菌或真菌感染，就立即按照有关炎症处理，万不可延误治疗时机，否则将造成严重的后果。

第五节 眼眶发育和眼窝凹陷

眼球的存在和生长对眼眶的发育至关重要,婴幼儿时期眼眶发育与颌面发育一致,5岁时眼眶容积已经达到了成人的90%,男性在15岁时眼眶发育终止,女性在11岁时眼眶发育终止。临床上因各种原因幼时失去眼球或先天性无眼球的患者,其患侧眶部甚至面部发育迟缓,骨性眼眶容积狭小,出现上眶区凹陷和眼窝缩窄。

一、无眼球对眼眶发育的影响

眼眶及颌面发育有赖于眼球的存在和生长。儿童在摘除眼球之后会发生眼眶容积的缩小,越早摘除眼球,其眼眶缩窄程度越严重(图13-14、图13-15)。目前认为不断生长的眼球对眼眶壁形成的眶内压,是促进眼眶不断发育的关键因素。儿童眼眶发育需要正常的眶内压,持续增加的眶内压可以刺激眼眶加速生长。

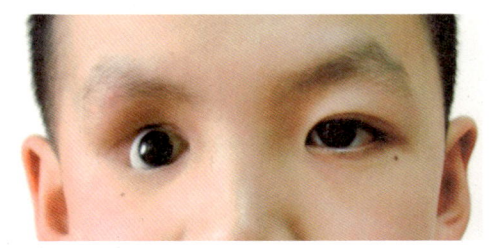

图13-14 右眼视网膜细胞瘤(retino blastoma,RB)眼球摘除术后佩戴义眼,眶区凹陷

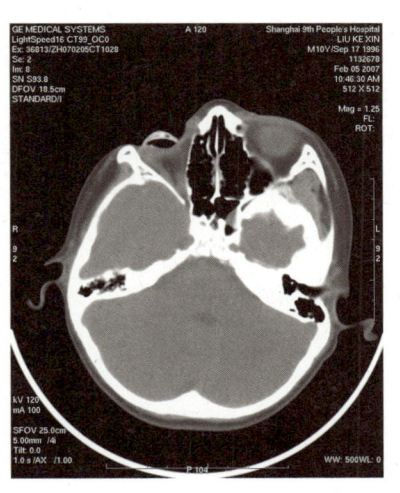

图13-15 右眼RB眼球摘除术后,CT显示右眼眶发育不良

儿童时期因各种原因摘除眼球后,早期行眶内植入物植入,虽然对眼眶的发育能起到一定的刺激作用,但不论是哪种植入物,植入眼窝后都不会生长,随着儿童眼眶的发育,植入物的刺激作用会很快丧失,也就是说不能维持刺激眼眶生长发育的眶内压。目前多数学者主张,先天性小眼球和后天由于各种原因失去眼球的幼儿患者不急于手术植入义眼台,应尽早于结膜囊内佩戴义眼片,并每隔一段时间就更换大一号的义眼片,从而扩大结膜囊并增加眶内压。这样能有效刺激眼眶发育,同时也避免了早期行义眼台植入手术的各项并发症。当患儿的眼眶发育基本完成时,通常是在8岁左右,这时不论是骨性眼眶还是眼部软组织都有了较为成熟的条件,可施行义眼台植入手术,有利于减少手术并发症,并可选择与成人近似的义眼台型号,避免成年后因上眶区凹陷而更换义眼台。

二、眼窝凹陷的矫正

先天性小眼球和无眼球，外伤性眼球破裂后眼球摘除，以及各种眼内肿瘤和眶内肿瘤导致眼球摘除甚至部分眶内容物剜除，都会导致眼窝凹陷。眼窝凹陷通过眶内植入义眼台可充分矫正。目前常用的是羟基磷灰石活动义眼台。羟基磷灰石义眼台是 1985 年由 Arthur Perry 发明并应用于临床的一种较理想的眶内植入物。羟基磷灰石是人体骨骼的主要成分，用其制作的多孔活动义眼台具有良好的组织相容性和重量轻的优点，同时义眼台上互通的多微孔（微孔直径约 500 μm）能使受体着床处周围的血管组织长入其内。目前使用的羟基磷灰石义眼台是由一种特殊材料的海珊瑚状物质加工制成的，义眼台直径可以为 16 mm、18 mm、20 mm 及 22 mm。可根据患者年龄、眼眶大小及术式，随意选择不同直径的义眼台。可做一期植入、二期植入、眼内容物剜出的同时植入或用异体巩膜全包裹后植入。但在后两者术中都需要在 4 条直肌附着点附近做部分巩膜开窗，以便血管能长入。

义眼台植入后眼窝凹陷得到矫正，接下来需要佩戴合适的义眼。义眼作为一种特殊的修复假体，人类已经沿用了几个世纪。义眼台在我国有着悠久的历史和丰富的实践经验。唐代文献就已有记载，其方法为将碧玉镶入眼眶中，以修补容貌上的缺损。人们曾经尝试了很多材料，如玉器、瓷器、金属、象牙等，但都达不到理想的效果。第二次世界大战后，德国人首先采用玻璃为原料制作义眼，从结构和颜色上进行仿生制作，使义眼的制作技术水平大大提高（图 13-16）。但是玻璃义眼存在质重、易碎等缺点，故自 19 世纪 50 年代末起，人们开始采用性能优良的丙烯酸树脂制作义眼（图 13-17）。丙烯酸树脂具有良好的生物安全性和机械性能，易抛光、着色、成型，而且质量轻，因此至今仍是一种被全世界广泛采用的义眼制作材料。

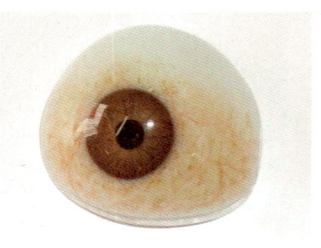

图 13-16　玻璃义眼

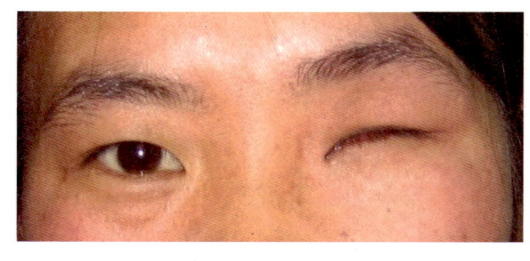
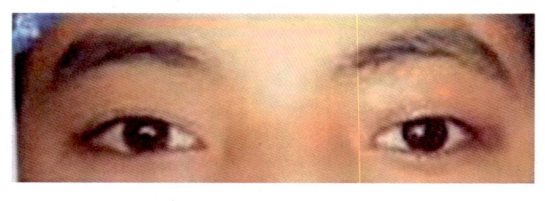

A　　　　　　　　　　　　　　　　　　　B

A. 未戴义眼；B. 戴义眼后。

图 13-17　左眼眶义眼台植入术后戴丙烯酸树脂义眼

第六节 眼睑缺损和眦角畸形

颅颌面外科中多种疾病，如先天性颅面裂、外伤等，会出现眼睑缺损和眦角畸形，其整复治疗也是临床一大难点（图13-18）。

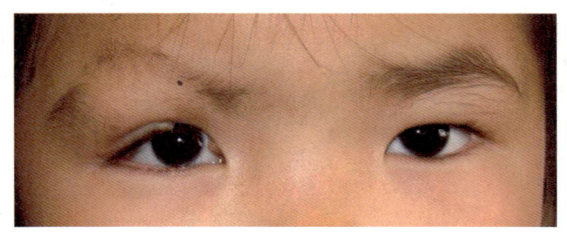

图13-18 右侧眼睑缺损

一、眼睑和眦角解剖特点

眼睑在解剖结构上分为上、下两部分，称为上睑和下睑。上、下睑的游离缘都称为睑缘，上、下睑缘之间的裂口称为睑裂。上、下睑缘的皮肤和睑结膜之间的线状移行部分都称为灰线，位于灰线之前的上、下睑缘上长着排列整齐的睫毛。在组织学上，由前向后可将眼睑分成七层：①皮肤层；②皮下组织层；③眼轮匝肌层（属于横纹肌）；④肌下组织层；⑤纤维层（又叫睑板）；⑥Müller's肌层（属于平滑肌）；⑦结膜层（属于睑结膜）。在临床上，以灰线为界线将眼睑分成前、后两层。前层包括皮肤、皮下组织、眼轮匝肌和肌下组织，称为皮肤肌肉层；后层包括睑板、Müller's肌和睑结膜，称为睑板结膜层。这一分层的概念对于指导眼睑的重建手术极为重要。

上、下睑缘在鼻侧和颞侧交接形成内眦和外眦：内眦角较为圆钝，包绕着泪阜，该处的上、下睑缘各有一乳头状隆起，上有泪小管开口，称为泪点；外眦角较为尖锐，汉族人外眦角要略高于内眦角。上、下睑板在内、外眦部融合成内、外眦韧带，内眦韧带附着于鼻骨的前泪嵴上，外眦韧带又分为上、下两支，分别附着于眶外侧壁近眶缘的Whitnall结节骨膜上。

二、眼睑缺损修复和重建

（一）眼睑缺损修复的目的和原则

眼睑缺损修复的目的：①恢复眼睑的解剖以保护眼球；②重建眼睑特有的瞬目功能；③美容上达到令人可以接受的效果。恢复眼睑的解剖以保护眼球是所有眼睑缺损修复和重建手术的根本目的，但医师还须力求恢复眼睑的瞬目功能，使泪膜能够得到充分的休息，并在美容上给予一个令患者可以接受的效果。

眼睑缺损只能通过手术修复或重建。对于某个特定的眼睑缺损病例，能用多种手术方案来进行修复或重建，应根据患者的年龄，眼睑的特征，缺损的大小、深度和与睑缘的关系，以及医师个人的经验和喜好来设计手术的方案，最终要达到彻底去除病灶、恢复眼睑正常活动能力、睑裂完全闭合、外观与对侧相近的目的。不管是何种原因引起的眼睑缺损，在进行眼睑缺损治疗时，都必须按照正确的眼睑解剖，合理地做眼睑前、后两层各成分的修复与重建。在进行眼睑缺损的修复与重建手术时，前、后两层（或至少有一层）本身要有自身的血供，以便在满足自身存活需要的基础上给起修复作用的移植片充分供血。在没有血供的组织上移植组织片或睑板替代物是不可能成功的。

（二）前层重建

上、下眼睑前层重建的基本手术有各种眼睑组织的分层复合组织瓣手术，如 Cutler-Beard 手术、Hughs 手术、Mustarde 全厚眼睑蒂形瓣手术等。也有采用游离皮片移植、皮瓣、远端皮肤肌肉瓣和肌蒂皮瓣进行上、下眼睑前层缺损修复的。需要特别提一下肌蒂皮瓣，因为它具有自身的血供，可以单独提供给眼睑后层移植物所必需的血供，所以是一种非常优越的修复材料。另外，由于肌蒂皮瓣的肌肉没有完全去除神经，因此能够在一定程度上恢复一些组织的活动能力。如果是取自眼睑缺损周围的肌蒂皮瓣，与取自非相似组织的皮瓣相比，将会因与眼睑组织有相似的皮肤颜色和组织来源而表现得更为自然。

（三）后层重建

上、下眼睑后层重建的基本手术方法是采用游离睑板植片、外眶缘骨膜瓣、滑行睑板结膜瓣和转位睑板瓣来修复。还有采用各种睑板替代物来修复后层的缺损的，包括鼻中隔软骨、耳郭软骨、眼库来源的巩膜、硬腭黏膜、放射线灭活的睑板、放射线灭活的主动脉和取自对侧眼的眼睑复合组织瓣。

三、眦角畸形修复

（一）外眦圆钝矫正

正常人的外眦成锐角，先天异常或外伤造成局部垂直瘢痕、外眦韧带断离可使外眦角变得圆钝。常用的矫正外眦圆钝的方法主要有箭头样皮肤、肌肉切除和 Y-V 成形术。箭头样皮肤、肌肉切除适用于外眦部垂直瘢痕所造成的外眦圆钝的矫正。手术步骤：①距外眦 10 mm 做一箭头样皮肤、肌肉切除。②皮下组织用 5-0 丝线缝合一针，以减轻皮肤缝合时的张力。③5-0 丝线间断缝合皮肤切缘。④术后 5~6 天拆线。Y-V 成形术手术步骤：①用亚甲蓝画出 Y 形皮肤切口线。②2% 利多卡因（含肾上腺素）局部浸润麻醉。③沿画线切开皮肤、肌肉并潜行剥离。④将切口缝合成 V 形。

（二）外眦韧带断离和外眦移位的矫正

外眦韧带因外伤断离，可以造成外眦向上、向下、向内移位。向内移位除造成睑裂横径缩短外，也使外眦角变圆钝。外眦韧带断离修复需行外眦韧带复位术。方法是：外眦部做一垂直切口，分离眼轮匝肌，清除瘢痕组织，暴露外侧眶缘。寻找外眦韧带残端，找到后，用3-0尼龙线将残端缝于外侧眶缘骨膜的适当位置，若外眦向下移位则缝高些；如果未找到残端，可用3-0尼龙线将上、下睑板外侧端缝于眶外缘骨膜上。

外眦韧带断离造成的外眦向上或向下移位，可以通过外眦韧带的修复或者再结合做一Z字成形术加以矫正。有时睑裂横径并不缩短，不一定有外眦韧带断离，故不一定要做外眦韧带修复，只需做一Z字成形术即可。

（三）内眦韧带固定

内眦韧带除分上、下两股分别联系上、下睑板外，又分为前、后两叶。前叶附着于前泪嵴，较粗大；后叶附着于后泪嵴，较菲薄。内眦韧带因与睑板张肌混在一起，有牵引睑板向后的作用，所以正常眼睑邻近内眦角之前，略呈后凹后才会再向前突。

内眦韧带断离或移位最常见于鼻部及内眦部的创伤，往往伴有鼻骨、上颌骨额突、泪骨和筛骨的骨折和移位，也常伴有外伤所致的鼻泪管损伤及慢性泪囊炎。常见的体征有内眦角圆钝，睑裂圆而窄，内眦向外、向前移位，泪囊区较对侧隆起，伴有泪溢。测量内眦到鼻中线的距离明显比健侧宽，睑裂的水平长度却比健侧短。检查中将外眦向外用力牵引时，按于内眦部的食指不能扪及条索状的内眦韧带。X线和眼眶CT检查有助于确定骨折的范围和移位情况。

根据内眦韧带损伤的程度，采用不同的方法予以整复，固定于前泪嵴或后泪嵴上，以复位于后泪嵴为佳。但由于泪囊的存在，固定于后泪嵴操作时较为困难，一般固定于前泪嵴。术时采用眶下神经、滑车上及滑车下神经阻滞麻醉。固定方法有内眦韧带缝合复位术和不锈钢丝固定复位内眦韧带。近年来，笔者应用钛钉固定在内眦点骨壁上，然后用丝线或细钢丝缝合内眦韧带于钛钉上，术后内眦外形好，不易松脱。

（四）内眦移位的修复

内眦韧带受伤被撕断，内、外眦角常被瘢痕组织收缩牵引向上或向下移位。单纯用眦角韧带断离整复手术往往不足以整复眦角的位置，必须使用Z字成形术予以矫正。具体方法是：用亚甲蓝于内眦部设计一Z字形皮肤切口线，将内眦角包括在皮瓣内；切开皮肤，剥离皮瓣；寻找内眦韧带残端，使其与周围组织及眶睑筋膜分开，内眦角皮瓣得到充分松动，将两皮瓣互换位置；内眦韧带重新固定；以5-0丝线分层缝合切口。

（范先群）

参考文献

[1] 李凤鸣.眼科全书[M].北京:人民卫生出版社,1996.
[2] 徐乃江,朱惠敏,杨丽.实用眼整形美容手术学[M].郑州:郑州大学出版社,2003.
[3] 林茂昌.现代眼部美容整形学[M].西安:世界图书出版公司,1997.

[4] 赵光喜. 眼部成形学[M]. 北京:人民卫生出版社,1995.

[5] BRYON C S,FRANK A N. Practical techniques in ophthalmic plastic surgery[M]. St Louis:Mosby,1981.

[6] WILLIAM P C. Oculoplastic surgery:the essentials[M]. New York:Thieme,2001.

[7] BOSNIAK L S. Principles and practice of ophthalmic plastic and reconstructive surgery[M]. Philadelphia:W B Saunders,1996.

[8] BYRON S,FRANK A N,VIRGINIA HOYT C,et al. Smith's ophthalmic plastic and reconstructive surgery[M]. St Louis:Mosby,1998.

第十四章

颅颌面外科的耳鼻喉科问题

第一节 鼻科问题

一、外鼻解剖

外鼻（external nose）呈锥体，故有鼻锥体（nasal pyramid）之称。它由成对的骨或软骨或单个软骨构成支架，外覆皮肤及软组织。

外鼻由骨和软骨构成支架。鼻骨（nasal bone）左、右各一，相互连接于中线（鼻骨间缝），上与额骨的鼻突相接（鼻额缝），后面以鼻骨嵴与筛骨正中板相接，外侧与上颌骨额突相接（鼻颌缝），形成骨性支架。鼻骨下缘、上颌骨额突内缘和上颌骨腭突游离缘共同围成梨状孔（pyriform aperture）。

鼻骨中下 1/3 处有一鼻骨孔，为筛前血管、神经分支出入之处。此处也是外鼻手术局部麻醉的注射点之一。鼻骨上端窄而厚，有较好的保护作用；下端宽而薄，易受伤而骨折。由于血供丰富，鼻骨骨折后易形成骨痂愈合。

额骨鼻突为一骨棘，位于筛骨正中板的前上缘与鼻骨之间，有增强鼻骨的支架作用。上颌骨额突的上部向前，形成鼻梁的高度；下部向后，以容纳侧鼻软骨及大、小翼软骨，使外鼻成为三棱锥形。

上颌骨额突在鼻旁可形成一浅凹陷，为鼻颌沟，两边的连线和鼻骨的角可以用来表示鼻子隆起的程度。鼻颌沟是外鼻畸形行截骨手术时的截骨线路。

眼眶内缘和鼻颌沟之间有 3～4 mm 的扁平部位，但有的鼻子的隆起部可以紧贴着眼眶内侧，所以行边缘截骨手术时，截骨线要保持与眼眶内缘至少 3 mm，才能有效预防鼻泪管和内眦韧带的损伤。

外鼻软骨支架主要由上侧鼻软骨、下侧鼻软骨、鼻中隔软骨构成，此外还有小翼软骨、籽状软骨。

外鼻皮下有纤细的肌肉，其功能主要是参与面部表情和控制鼻孔运动，一般分为两组：

1. **鼻孔扩大肌** 鼻孔扩大肌、降眉间肌、提上唇鼻翼肌、鼻肌翼部。
2. **鼻孔缩小肌** 鼻肌横部、降鼻中隔肌、降鼻翼肌。

以上两组鼻肌纤维虽较薄弱，但可协调扩张或收缩各肌，故可产生较强的作用，如为了抵抗空气压而闭鼻孔。

外鼻的神经支配分为感觉神经和运动神经。运动神经主要是面神经的颊支和颧支，支配鼻部肌肉的运动，缺氧和悲伤时引起的鼻翼翕动，均为面神经的反射作用所致。

感觉神经为三叉神经的眼神经和上颌神经所司，筛前神经为眼神经的分支，其鼻外支与筛前动脉的外支伴行分布于鼻尖，另有一小支，传出鼻骨孔至鼻背下部及鼻尖；眼神经的额神经分支、滑车上神经、眼神经的鼻睫神经分支、滑车下神经均分布于鼻根；上颌神经的眶下神经与眶下动脉伴行，出眶下孔至面部，支配鼻翼及鼻前庭的感觉。

外鼻的血供较为丰富，其来源主要为颈内动脉分出的眼动脉和颈外动脉分出的面动脉和上颌动脉。

二、鼻骨骨折

鼻骨骨折的类型及程度取决于暴力的性质、方向和强度。暴力可有拳击伤、器械砸伤、运动时的碰撞或交通事故伤等。骨折可为闭合性或开放性，可伴周围组织器官的损伤，严重者可有颅底骨折等。鼻骨骨折可为纵向骨折或横向骨折，可为线性骨折或粉碎性骨折。骨折可为错位性骨折或无错位性骨折。单侧鼻骨或双侧鼻骨受累，前者多见于儿童，后者常见于成人。来自侧方的暴力，可使一侧凹陷、对侧突起，形成鼻梁偏斜，鼻中隔亦可偏曲。来自正前方的暴力，可使鼻骨下端骨折，或鼻骨骨折内陷，双侧鼻颌缝断裂，呈扁平状鞍鼻畸形。若暴力猛且直接击中鼻根部，可使鼻额部骨折伴筛、眶部骨折，同时鼻中隔亦断裂。当暴力程度严重时，不论是哪个方向上的暴力，外伤骨折的程度也严重。当鼻黏膜、骨膜撕裂后，擤鼻时的气体可由此创口进入而发生皮下气肿，也可能累及眶壁、眼球。外伤致脑膜撕裂伤时可导致脑脊液鼻漏。

（一）分型

有学者根据鼻骨骨折的程度、对鼻梁外形的影响、累及鼻骨外结构的范围，将鼻骨骨折分为四型。

1. **Ⅰ型** 单纯鼻骨骨折，影像学检查可见有1条或1条以上的骨折线，但骨无明显移位，鼻梁外形正常。
2. **Ⅱ型** Ⅰ型基础上出现骨折线对位不良，鼻梁外观变形。
3. **Ⅲ型** Ⅰ型、Ⅱ型的基础上伴鼻中隔软骨骨折、脱位、血肿或鼻黏膜严重撕裂损伤。
4. **Ⅳ型** Ⅰ型、Ⅱ型或Ⅲ型的基础上伴鼻骨周围骨骨折，如上颌骨额突骨折、额骨鼻突骨折、鼻窦骨折等。

冠状面、矢状面和水平面的CT扫描或CT三维重建可以明确判断有无骨折，特别是CT三维成像，可进行任意方向旋转观察，有丰富的立体感，对手术方案的制订可提供很重要的帮助。

诊断时应注意是否伴有筛骨骨折、眶骨骨折，甚至颅底骨折。

（二）治疗

1. 一般治疗　包括止血、清创缝合及抗感染治疗。在行前鼻腔填塞时应排除脑脊液鼻漏。

2. 骨折复位术　如遇到合并严重头面部外伤或全身其他重要器官病变者，鼻骨骨折复位可安排在生命体征稳定后进行。临床处理步骤可按分型来决定。

（1）按骨折分型论治

Ⅰ型：无移位时，因外鼻形态和鼻腔功能无影响，可不复位。

Ⅱ型：鼻骨骨折需复位，复位最好时机在伤后2~3小时，因此时局部软组织尚无明显肿胀。如局部肿胀严重，出血不止，则安排在肿胀完全消退后进行，大约在1周后。时间较长的骨折因骨痂形成，复位较为困难。

Ⅲ型：按Ⅱ型原则处理，同时整复鼻中隔及鼻腔内黏膜。

Ⅳ型：鼻骨骨折复位不是临床首先考虑的重点，值得重视的是鼻骨邻近重要器官的创伤及严重的并发症。应在病情允许时才考虑骨折复位。

鼻骨骨折复位术的目的是使外鼻尽可能地恢复原来的形态，解除因外伤而造成的鼻腔功能障碍。

（2）复位术的形式：骨折复位术有闭合式复位术和开放式复位术两种。临床上，闭合式复位术已能适用于绝大多数的患者；开放式复位术主要针对复杂性骨折者，或须行钛钉、钛板固定者。

1）闭合式复位术：成人用局麻，儿童可用全麻，平卧位。

用1%地卡因麻黄素棉片收敛鼻腔，做黏膜表面麻醉。

将鼻骨复位钳伸入凹陷侧鼻腔，复位钳顶端抵住骨折凹陷处的鼻骨，并注意其顶端不得超过内眦连线的高度（图14-1A）。

用力抬起凹陷处骨片，能感觉出鼻骨复位时的骨擦声。

若对侧鼻骨无异常，则不予处理。若对侧鼻骨突起，则用手下压突起处，手法复位鼻骨。

若对侧鼻骨亦呈凹陷，则将鼻骨复位钳伸入对侧鼻腔，抬起鼻骨。而后将鼻骨复位钳两叶片分别伸入两侧鼻腔，抬起鼻骨的同时用手法调整鼻骨复位后的形态，使鼻梁变直（图14-1B）。

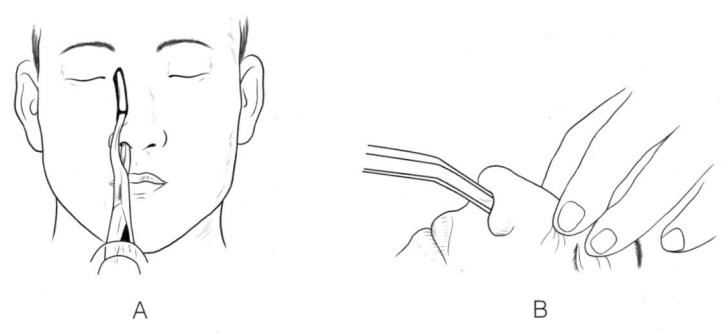

A. 单侧鼻骨骨折复位；B. 鼻中央骨折复位。

图14-1　闭合式鼻外伤复位示意图

若鼻骨骨折合并鼻中隔骨折、脱位或偏曲者，可用鼻骨复位钳两叶片分别伸入两侧鼻腔，置于鼻中隔偏曲处的下方，夹住鼻中隔向前上抬起，使鼻中隔恢复正常。

复位后双鼻腔给予填塞。视鼻腔出血情况选择填塞材料，出血少者可用膨胀海绵填塞，黏膜破裂而出血多者应在明胶海绵或止血纱布保护下予凡士林纱条填塞，填塞时间为2～3天。

复位后外鼻可用铝夹板、牙科打样膏等作为托板，给予固定保护1周。

2）开放式复位术：在局麻或全麻下，止血，清创，清除游离的碎骨和软骨。

可利用原外伤创口，或沿鼻部皮纹延伸，或在骨折处做鼻侧切口。暴露骨折处，抬起或挑起凹陷骨片，若鼻骨与上颌骨鼻突断裂，或鼻骨与额骨鼻突断裂，则可用微型钛板、钛钉固定。

鼻腔填塞，外鼻保护固定。

开放式复位术主要针对复杂性骨折者，如Ⅳ型等，但应密切注意该型患者同时伴有的眶异常、眼球运动障碍和颅底骨折等情况。对于皮肤无裂口的粉碎性鼻骨骨折，可在外鼻肿胀消退后再行复位，此时碎骨片之间有纤维组织连接，复位后不致重新塌陷，由此避免了开放式复位术导致的外鼻切口瘢痕。

三、鼻中隔外伤

（一）概述

当鼻面部遭受暴力撞击后，可直接或间接地引起鼻中隔软骨的断裂、脱位，形成鼻中隔血肿（hematoma of nasal septum），引起鼻中隔筛骨垂直板的骨折，也可引起鼻中隔黏膜的撕裂、穿孔，甚至整个鼻中隔全层断裂。其损伤程度还与暴力的方向相关，左侧鼻面部遭受撞击后鼻中隔呈右脱位，右侧鼻面部遭受撞击后鼻中隔呈左脱位，鼻面上部遭受撞击后可伴随鼻骨骨折，而鼻下部遭受撞击后单独出现鼻中隔损伤。

鼻中隔软骨断裂或脱位时可表现为鼻背肿胀，甚至皮下血肿、鼻塞和鼻出血等，如伴有鼻骨骨折时可有鼻梁歪斜或塌陷，外鼻可缩短，鼻小柱可偏斜，鼻尖部可畸形。鼻腔检查可见鼻中隔偏曲或呈嵴突、鼻道狭小、鼻中隔黏膜肿胀，甚至鼻中隔穿孔等。

外鼻开放性损伤，常可同时伴鼻中隔黏膜撕裂，检查可见鼻腔出血、鼻中隔黏膜撕裂，甚至鼻中隔全层断裂。

当鼻面部外伤时，应注意排除鼻筛骨折、眶外伤和颅底骨折。

鼻骨X线正、侧位片和鼻面部CT扫描有助于确诊。

（二）治疗

鼻中隔外伤的处理应综合在整个鼻外伤的治疗原则之中。

鼻中隔软骨脱位可即刻行闭合复位术，复位后予双鼻腔填塞。鼻中隔黏膜撕裂者可原位贴紧或缝合。鼻中隔软骨断裂、鼻中隔全层断裂等鼻中隔开放性损伤者，应及时清创，清除淤血、断裂骨片和软骨片。

术后予双侧前鼻腔填塞。鼻中隔外伤的手术探查应在外伤后1周内进行，时间过长，外伤处易形成粘连，增加二期手术难度和发生并发症的机会，故应及时处理。

四、鼻中隔血肿

（一）概述

当鼻面部遭受撞击伤，在发生鼻骨、筛骨和鼻中隔软骨脱位及断裂的同时，常可在鼻中隔软骨膜下或骨膜下形成积血。鼻中隔手术中止血不彻底可以引起鼻中隔术腔积血。外伤或手术损伤鼻中隔软骨膜或骨膜的小血管或损伤犁骨的血管时，尤其是后者，可引起鼻中隔血肿。

单侧黏骨膜下血肿呈单侧鼻塞。外伤引起的常为双侧性鼻塞。积血产生的压力可引起鼻梁压迫感和头痛。鼻腔检查可见鼻中隔面呈半球状隆起，触之有弹性感，穿刺可抽出血液。

根据鼻外伤史和典型的临床表现，特别是局部穿刺结果，可助确诊。

（二）治疗

以清除积血、鼻腔填塞压迫止血为主。较小的血肿可用粗针头穿刺吸出。较长时间的较大的血肿可在一侧鼻底部切开黏骨膜，以排除积血或淤血。术后予双前鼻腔填塞。注意抗生素应用，以防鼻中隔血肿转变为鼻中隔脓肿。

五、鼻中隔偏曲

（一）概述

鼻中隔偏曲（deflection of nasal septum，DNS）是鼻中隔在形态上偏离中线，向一侧偏斜，一侧或双侧局限性突起，以致影响鼻腔生理功能，引起病理变化，并产生相应症状的鼻部疾病。目前对鼻中隔偏曲的判断标准尚未达到统一，偏曲而产生的临床症状因人而异，故发病率的数字偏差很大，综合国内外有关文献，其发病率为12.7%~81.2%。鼻中隔偏曲的病因很多，有先天性和后天性两种。前者包括：遗传因素、分娩姿势、产程损伤、上颌骨与腭骨生长发育不平衡、鼻中隔半脱位、中鼻甲发育异常、新生儿受骨质压力变化等。后者包括：鼻部外伤、鼻息肉、鼻腔乳头状瘤等良性肿瘤，以及部分恶性肿瘤以占位的方式压迫鼻中隔。其中，鼻部外伤为后天性鼻中隔偏曲的主要原因。

（二）类型和诊断

一般按形态分类，鼻中隔偏曲有四种：C形、V形、S形和波浪形，以前两者最常见，共占86.1%。

1. C形　鼻中隔软骨与筛骨垂直板均向一侧偏曲，与中鼻甲或下鼻甲之间的鼻道狭小，影响鼻腔的通气和引流。

2. V形　常以长条状的矩状突方式，突起于一侧鼻腔，多由于鼻中隔软骨边缘脱位，或与偏斜的犁骨成角融合。

3. S形　筛骨垂直板与鼻中隔软骨具有不同的偏曲方向，如前者左偏、后者右偏，或者前端右偏、后者左偏。少数患者鼻中隔软骨在冠状位上呈S偏曲。

4. 波浪形　偏曲如波浪形。

C形和V形的偏曲多发生在鼻中隔软骨部（常由于后天因素造成）或在软骨与筛骨正中板的交界处，常伴有外鼻畸形，包括外鼻孔不对称和鼻小柱弯曲。S形和波浪形偏曲常由于鼻中隔软骨、犁骨和筛骨垂直板等多部位受累，常伴有鼻腔外侧壁的不规则肥大、一侧鼻腔畸形，或腭部畸形、牙齿咬合不正常。

（三）症状

鼻中隔偏曲症状随鼻中隔偏曲的程度、类型和所发生的部位而有所不同，鼻塞和鼻出血常见。其他可以出现嗅觉障碍、头痛、鼻涕增多、张口呼吸，并引起咽痛、睡觉时打鼾。长时间鼻塞是造成阻塞性睡眠呼吸暂停低通气综合征的原因之一。

（四）手术矫正

鼻中隔偏曲包括软骨和骨的偏曲，手术矫正是唯一的治疗方法，手术的目的是矫正偏曲的鼻中隔，使双侧鼻腔气流对等，改善鼻腔、鼻窦的引流通道环境。

（五）手术适应证

偏曲妨碍鼻腔生理功能，出现明确而具体的体征者，如引起持续性鼻塞者、影响鼻腔鼻窦通气引流者、导致鼻出血者、压迫鼻甲引起反射性头痛者、有鼻源性鼻干燥症者、伴有歪鼻者等。一般不主张在15岁以前实施鼻中隔软骨切除以矫正鼻中隔偏曲的手术。

（六）手术原则

切除最少量的中隔软骨和骨组织，使鼻中隔处于正中位。适当分离偏曲对侧的软骨膜，以矫正为主，尽量少切除软骨和骨组织。Lopatin（1996）观察了鼻中隔软骨细胞的排列和类型，并根据临床实践总结了鼻中隔矫正术的生物力学原则：剥离一侧黏骨膜，会使软骨弯向未剥离一侧；从鼻中隔凹面做切口和剥离黏骨膜，可拉直软骨；从鼻中隔凸面做切口和剥离黏骨膜，可增大原有弯曲度；术后发生弯曲的程度与软骨的厚度成反比（图14-2）。

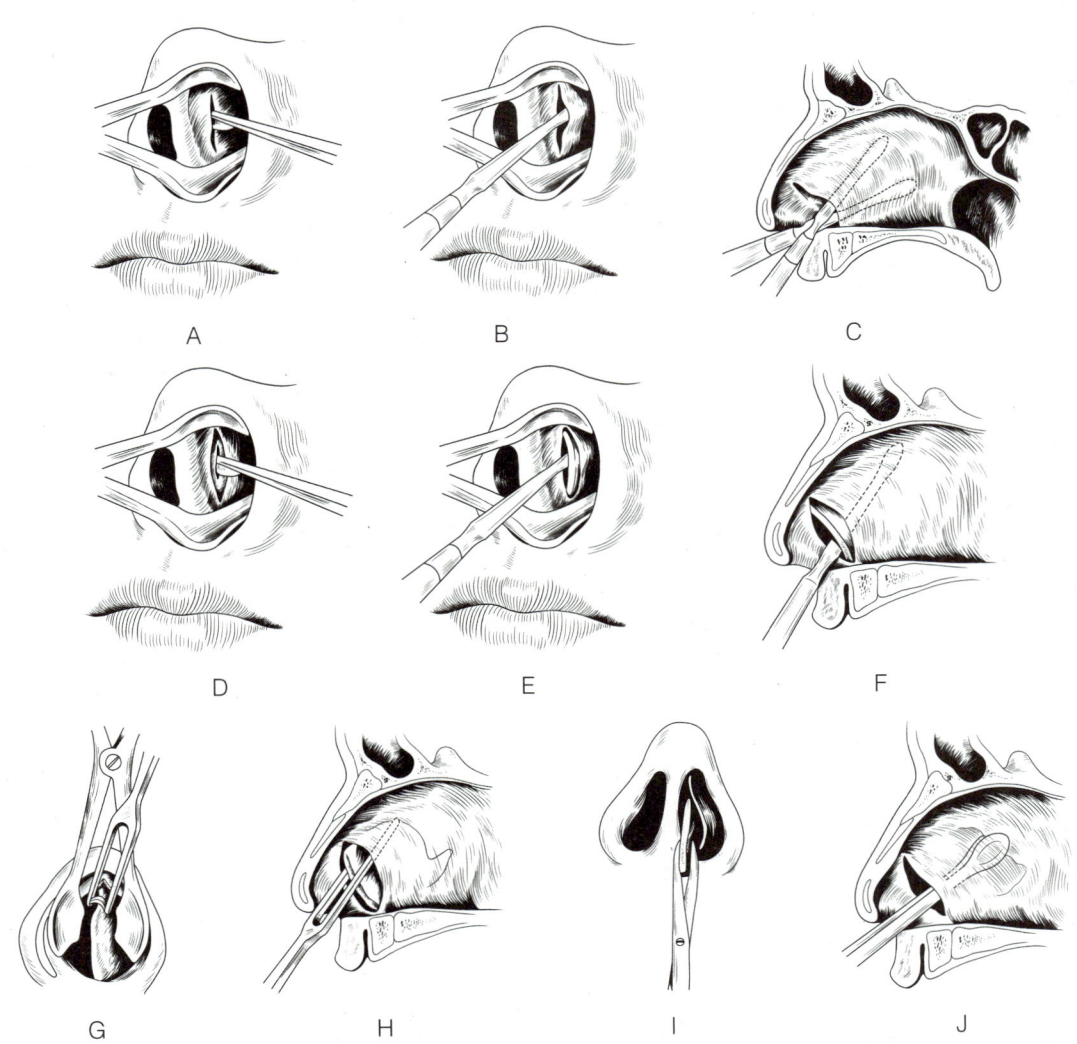

A. 鼻前庭黏膜切口；B. 黏膜下分离；C. 鼻中隔表面分离；D. 穿透对侧鼻黏膜；E. 对侧鼻黏膜下分离；F. 对侧鼻中隔表面分离；G. 显露鼻中隔；H. 旋转刀切取鼻中隔软骨；I. 取出鼻中隔软骨；J. 矫正筛骨板偏曲。

图14-2 鼻内入路鼻中隔偏曲矫正术示意图

（七）术式的选择

目前常用的术式有鼻中隔黏膜下矫正术、鼻内镜辅助鼻中隔黏膜下矫正术、鼻-鼻中隔整形术（septo-rhinoplasty）。

鼻中隔黏膜下矫正术和鼻内镜辅助鼻中隔黏膜下矫正术这里不多作赘述。

鼻-鼻中隔整形术属鼻外入路，适用于鼻中隔腹侧框架或鼻中隔尾端前脱位，鼻中隔偏曲伴有歪鼻（软骨锥、骨锥偏斜）和鼻底鼻尖部畸形者（图14-3）。

切下的软骨处理成相对平直的2块软骨条，一块加固缝合在鼻中隔软骨腹侧，另一块加固缝合在鼻中隔软骨尾端，并与双侧鼻翼软骨内侧脚一起缝合在正中位。

缝合切口和鼻腔填塞。

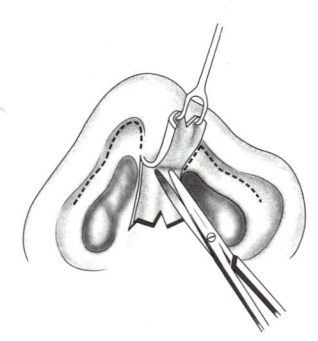

图 14-3 开放式入路鼻中隔偏曲矫正术外切口入路

六、鼻孔狭窄或闭锁

鼻孔狭窄或闭锁按部位不同可分为两种：前鼻孔狭窄或闭锁和后鼻孔闭锁。按病因分类两者又各自有先天性和后天性之分。

（一）前鼻孔狭窄或闭锁

1. 先天性前鼻孔狭窄或闭锁　在胚胎发生学上，在2~6个月的胚胎中，前鼻孔因上皮栓块而闭锁。随着鼻面部的发育，上皮栓块逐渐吸收，出现小孔，并逐渐扩大而成前鼻孔。如果上皮栓块的吸收过程出现障碍，则形成狭窄、膜性或骨性的闭锁。

先天性前鼻孔狭窄或闭锁临床上较为少见。其症状为通气不畅或不通气。如果先天性双前鼻孔完全闭锁，新生儿会有窒息的风险，会影响产妇哺乳。检查可见单侧或双侧前鼻孔狭窄，呈小孔状或闭锁无孔；闭锁处多呈薄膜状或呈厚的软组织膜状。鼻部CT（冠状位、水平位和矢状位）有助于判断畸形程度。

2. 后天性前鼻孔狭窄或闭锁　后天性前鼻孔狭窄或闭锁在临床上较多见。常由于局部感染、烧伤或特异性感染（如硬结病、梅毒）等造成瘢痕挛缩，部分患者是因为鼻出血反复给予鼻腔填塞止血后造成局部创伤、瘢痕形成。

一般以单侧鼻通气不畅或不通气为主，而且影响外观。

3. 治疗　治疗原则是：切除瘢痕，重塑鼻孔形态，恢复通气功能。

（1）鼻唇沟皮瓣转移法：适用于后天性轻度鼻孔狭窄者（图14-4）。

设计鼻唇沟皮瓣：测量正常侧鼻底宽度，在狭窄侧设计一个鼻唇沟皮瓣，按Z字成形原理，交叉后使双侧鼻孔底部等宽。

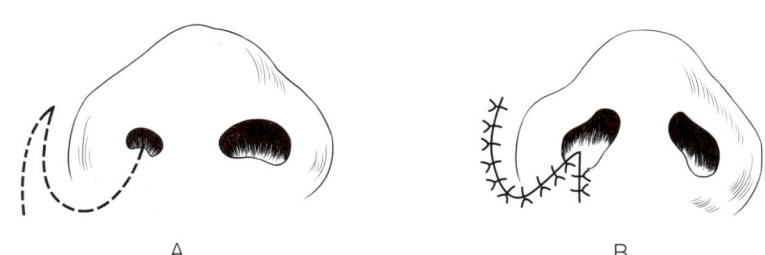

A. 皮瓣设计；B. 皮瓣旋转修复。

图 14-4　鼻唇沟皮瓣转移法

按Z字成形原理,切开鼻唇沟皮瓣,切开鼻翼,两瓣交叉,分层缝合。

硅胶管能支撑1年。

(2)局部交叉皮瓣法:适用于狭窄如小孔状或者先天性膜性闭锁者(图14-5)。

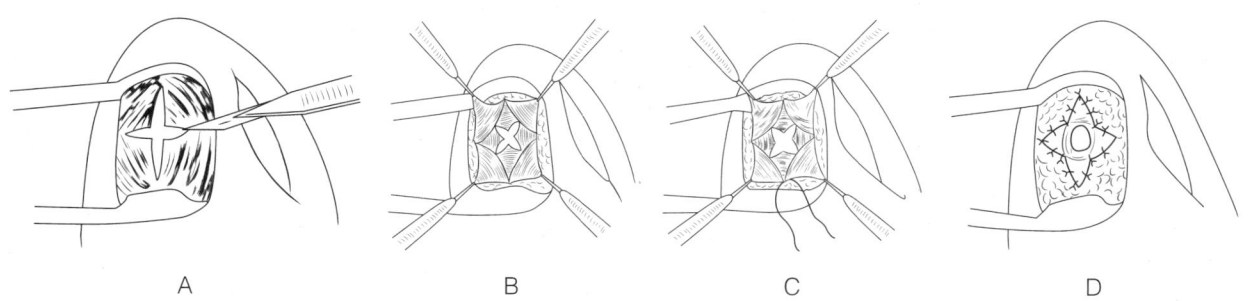

A. 挛缩瘢痕处十字切开;B. 逐层分离显露鼻孔;C. 对角线缝线留作深部打结用;D. 交叉皮瓣缝合。

图14-5 局部交叉皮瓣法

麻醉:成人宜用局部麻醉,儿童宜用全麻。

在闭锁膜的外层行十字切开,向周边做4个小三角瓣。切除下方的瘢痕组织。在闭锁膜的内层行旋转45°的十字切开,使内层形成另一组4个小三角瓣。

将外层和内层的三角瓣交叉缝合。

硅胶管能支撑1年。

(二)后鼻孔闭锁

1. 先天性后鼻孔闭锁

(1)概述:Johann Roederer(1755)首次表述了先天性后鼻孔闭锁,这是一种先天性发育障碍,表现为单侧或双侧后鼻孔闭锁(posterior choanal atresia,PCA)。闭锁处组织可为膜性(10%)、骨性或混合性(90%),因双侧后鼻孔闭锁的新生儿,有窒息、憋气等风险,应受到产科、儿科和耳鼻喉科医师的重视。

先天性后鼻孔闭锁的发病率为1/8 000~1/7 000,女孩约为男孩的2倍,40%的患者伴有其他畸形。单侧性闭锁较双侧性者多见,据报道,前者占60%左右。先天性后鼻孔闭锁与全身各种缺陷的先天性畸形有关联。

(2)临床表现:新生儿双侧后鼻孔闭锁最具危险性。哺乳时出现憋气,乳汁不能吸入。张口啼哭,空气进入呼吸道,就能缓解症状。再次吮吸时如果又出现憋气,称为"周期性呼吸困难"。随着时间推移,患儿逐渐习惯于张口呼吸。单侧闭锁者一般得在长大后才会发现单侧鼻塞,但健侧出现鼻塞时也可出现呼吸困难。

鼻塞及脓涕:由于后鼻孔闭锁,鼻气流受阻,导致鼻腔和鼻窦功能障碍并常有鼻窦炎、鼻息肉。除此之外,还会张口呼吸、打鼾、说话时鼻音重、颅颌面骨发育异常,出现腺样体面容。

CT是诊断先天性后鼻孔闭锁最有用的方法。螺旋CT能迅速扫描,并重建水平位、冠状位、矢状位的图像,尤其是矢状位的图像,且骨窗和软组织窗相结合,通过三个位置的图像可大致了解闭锁部位、性质和厚度。

鼻内镜检查有助于明确闭锁情况。

（3）治疗方法：新生儿双侧后鼻孔闭锁应按急诊处理，目的是首先保持呼吸道通畅，防止窒息发生。手术治疗以去除后鼻孔闭锁板，恢复鼻腔通气引流功能是唯一的治疗目的，手术应尽早进行。传统手术中经鼻中隔入路、经上颌窦入路、经鼻入路和经腭入路等四种途径，因可能影响患儿颌面部发育、手术视野小、出血多等逐渐被淘汰。鼻内镜下后鼻孔闭锁造孔术成为普遍被接受的术式。Stankiewicz（1990）、Guindy（1992）和Kamel（1994）等先后报道了该术式。

该术式的优点有：直视下操作，手术视野清晰，观察准确，成功率高。手术方法可适用于各个年龄段的患者。术中可同时处理鼻腔、鼻窦的结构性畸形。术后可进行鼻内镜随访。

手术方法：全麻，常规鼻面部、鼻腔消毒，铺巾。用含1∶1 000肾上腺素棉片充分收缩鼻腔黏膜。用"0度镜"探查后鼻孔闭锁范围、局部黏膜情况。在闭锁板黏膜下注射"止血水"（用含1∶1 000肾上腺素的生理盐水），在闭锁板黏膜上行十字形切开。若为膜性可直接切透闭锁板；若为骨板，则在最凹陷处或低位处（平鼻腔底壁水平）用骨凿凿出小孔或用电钻钻出小孔。用"110度镜"从鼻咽部观察小孔所在位置。经鼻腔在"0度镜"引导下，用咬骨钳沿该孔四周扩大。造孔直径大于10 mm。将鼻腔侧黏膜推向深部，覆盖造孔处骨面。置入相应粗细的硅胶管，从前鼻孔深入鼻咽部，将前端用缝线固定。

术中注意事项：术中扩大闭锁孔时可能会损伤腭降动脉、颅底等而引起大出血、脑脊液漏等。理论上的扩大范围应严格掌握，上至蝶窦下，下至腭骨水平板，内至鼻中隔，外至腭骨垂直板。

经鼻内镜后鼻孔造孔术，具有术野清晰、操作安全、操作方便、准确、出血少、损伤少、成功率高等优点。

术后处理：术后常规用抗生素1周，呋麻滴鼻液滴鼻1周。术后第三天起每天用生理盐水清洗鼻腔和硅胶管。术后定期鼻内镜随访，观察鼻腔，及时清理痂皮和肉芽。硅胶扩张管原则上放置半年，有条件者可放置1年，成人可定期换扩张管。

2. 后天性后鼻孔闭锁

（1）概述：后天性后鼻孔闭锁临床上较少见，常由鼻咽部特异性炎症（如鼻硬结病等）引起瘢痕性狭窄，或由鼻咽癌（NPC）放疗后引起。这种闭锁多为膜性组织，可发生于双侧或单侧后鼻孔，闭锁可呈完全性或不完全性。

术前CT扫描可明确闭锁性质、部位，以及闭锁组织的厚度。

傅明等报道在鼻内镜下应用Nd∶YAG激光手术治疗NPC放疗后后鼻孔闭锁23例（40侧），术中无任何并发症。术后无再闭锁病例，疗效满意。

（2）手术方式：在鼻内镜直视下，Nd∶YAG激光功率调整至50 W左右，用光纤发出的激光直接切割后鼻孔闭锁组织，将其气化、炭化，并逐步向四周扩大，至闭锁膜性组织完全气化、炭化。术后不需要放置扩张管。

该术式优点：可在局麻下完成手术。鼻内镜具有良好的视野。激光能封闭微细血管，出血少。手术后不需要放置扩张管。

术后处理：定期鼻内镜随访，及时清理后鼻孔处痂皮及可能出现的肉芽组织等。每天生理盐水洗鼻，保持鼻腔黏膜清洁。

（王珮华　汪涛）

七、计算机辅助鼻腔结构测定及鼻腔气流场探讨

一些颅颌面畸形，如Crouzon综合征等，在发育过程中会出现上颌骨在三个方向上发育不足的情况，即前后、左右及上下。上颌骨发育不足可造成中面部后缩、相对殆前突、反殆、后鼻道狭小、后鼻道阻塞等畸形。中面部发育不良者多有鼻腔结构的异常改变，患者常诉鼻腔通气较差，手术多采用截骨前移的方式增加颅内空间，降低颅内压，以及将后缩的中面部上颌骨向前移，以改善面部外形。截骨前移势必会同时拉大鼻腔的前后径距离，造成鼻腔内结构的改变，从而对其通气功能造成一定影响。目前鼻腔通气功能检查的方法主要有鼻声反射检查和鼻阻力检查。鼻声反射检查能够提供鼻部呼吸道某一截面的面积，据此判断鼻部呼吸道有无狭窄，以及狭窄的部位和程度，从而评估鼻腔的通气功能。鼻阻力检查可以反映一定时间内鼻部呼吸道内压、通气量与通气时间之间的关系，根据受检者鼻部呼吸道的阻力可以判断鼻腔通气功能是否正常。这种检查方法能够对鼻腔功能进行客观、量化评定，而且检测过程简便、快捷、无创，其结果虽然较为可靠，但这两种检查方法均侧重评定鼻腔通气功能，对引起鼻腔通气功能异常的原因都无法进行分析。

近年来随着高性能计算机的出现和对计算流体动力学（computational fluid dynamics，CFD）分析方法的深入认识，有人开始将计算流体动力学分析运用到鼻腔生理学功能研究中，利用影像学数据对鼻部呼吸道进行三维重建，结合黏性流体运动方程——Navier-Stokes方程进行计算，对鼻腔内气流流场进行数字化模拟，客观直接地反映鼻腔内气流流场的分布特性，为鼻腔的生理功能研究提供了新的途径。已有的临床研究证明：鼻腔结构的几何形态与鼻腔能否保持正常功能，以及鼻腔鼻窦的疾病有着密切关系，研究鼻腔结构的改变或异常对气流的影响，对于临床鼻面部功能性疾病的诊断、个性化干预、手术方案的设计、评估均有着积极意义。作者通过建立Crouzon综合征患者鼻腔的CFD模型，对其鼻腔内部流场进行数值模拟，分析Crouzon综合征患者鼻腔吸气相气流流体动力学特征，并且在通过手术方式改变鼻腔形态结构后，对比术前、术后鼻腔气流流场的改变情况，评估手术对鼻腔通气生理功能的影响。

该研究的研究对象为临床上诊断为Crouzon综合征患者（11名），其中5名患者已行截骨前移术或牵引成骨术（至少术后3个月），近3个月来无急性鼻部疾病史。

（一）研究方法

数据采集采用通用电气公司（General Electric Company，简称GE公司）16排螺旋CT"Light Speed Ultra"机进行扫描。扫描方法为：患者均在室温、安静情况下进行扫描，清除鼻腔内分泌物，取仰卧位，头架固定头颅位置使头部保持正中位，扫描范围为锁骨以上（包括颈部及全头颅），平静吸气末屏气，完成鼻咽腔水平扫描，层距1.25 mm，扫描时间为6~7秒。扫描参数：120 mA，120 kV，螺距1.375 mm，床速27.5 mm/s。三维重建参数：层厚1.25 mm，重建间隔1.25 mm，

窗宽1 000，窗位200。

鼻腔三维模型重建和有限元网格划分：每例患者CT薄层扫描后获得约100张鼻腔层面的"DICOM"格式数据的CT图片，用Materialise公司的交互式医学影像控制系统（Materialise's Interactive Medical Image Control System，MIMICS）10.01版进行鼻部呼吸道三维重建，便于简化流体力学运算过程，重建过程中去除鼻腔相关的鼻旁窦结构（上颌窦、额窦、筛窦及蝶窦对鼻腔总体气流流量影响较小，对鼻阻力的影响甚微），将重建后鼻腔三维模型导入Gambit 2.3.16软件中，获得所需的鼻腔CFD模型，完成网格划分（自动和手动相结合），建立虚拟三维坐标系，X轴表示鼻底向鼻顶方向，Y轴表示前鼻孔平行于鼻底向后鼻孔方向，Z轴表示鼻中隔向鼻外侧壁方向，研究将基于此坐标系做机型数据分析（图14-6）。

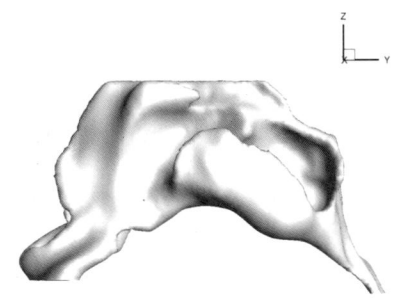

图14-6　三维重建的鼻腔CFD模型

计算流体力学分析：采用流体力学分析软件Fluent 6.3.26进行计算，边界条件设定，整个鼻部呼吸道均视为刚性体，空气为流体，设为不可压缩流体，定常流动，模拟过程中忽略温度场变化及重力影响，鼻腔壁处设为无滑移边界，计算区域鼻前庭至后鼻孔鼻咽部。在平静呼吸状态下，设前鼻孔处压力为1个标准大气压，为了简化说明鼻腔内的压强变化，以此为参照点，将其数值设为0 Pa，取双侧前鼻孔气流总平均流量值200 ml/s（12 L/min），即质量入口条件为2.45×10^{-4} kg/s，以此作为初始边界条件，计算得到平静吸气时CFD模型流场数据。数值模拟方法的控制方程为不可压缩黏性体的Navier-Stokes方程和连续方程，采用层流模式计算所建模型的稳态吸气气流状况。

统计方法：数值模拟后所得有关压力、速度等流场信息数据，应用专业统计软件（SAS系统）进行统计分析。术前、术后指定横截面上的压力、速度做对比分析，用配对样本t检验统计处理。

（二）结果

1. Crouzon综合征患者的鼻腔结构特性　11名Crouzon患者所建鼻腔CFD模型可参考图14-6，鼻腔前后径较小，前后径平均值为5.7 cm，上下径相对较长，鼻腔底多弓状拱起，水平位置较前鼻孔高，总体呈现前后受压缩并且较为高拱的鼻腔结构特点，而相对流出道的后鼻孔及鼻咽部来说狭小，多数患者有不同程度的鼻中隔偏曲。Crouzon综合征患者的这种特有的鼻部呼吸道结构主要是由颅颌面骨发育不良，以及上颌骨在前后、左右、上下三个方向上的发育不全而引起的，基本符合临床上所见到的面中凹陷、腭弓高而窄、后鼻道狭小及堵塞等外形表现。11名研究对象鼻腔最小截面积均发现在鼻瓣区，平均值为0.83 cm²。下鼻甲前端处截面积平均为1.16 cm²，仅次于鼻瓣区的最小截面积。

2. 平静吸气相气流压强和速度分布　图14-7和图14-8分别显示数值模拟压强分布云图和速度分布云图，显示稳态吸气状态下鼻腔压强和速度分布状况。从图14-8可知压强分布大部分集中在鼻腔前段，尤其是鼻瓣区至下鼻甲前端平面，鼻瓣区压强变化明显，压强占总鼻腔的45%～87%，平均值为77.9%，鼻瓣区为鼻腔最小截面区域，气流通过所产生的压力变化明显。图14-8显示稳态吸气状态下整个鼻腔气流流速分布，模拟气流从双侧前鼻孔进入，鼻咽部流出，分析发现11例鼻腔模型总鼻道流速较下鼻道及中鼻道大，最大流速位置位于鼻瓣区附近，平均2.469 m/s，下鼻甲前端平面平均流速1.66 m/s（表14-1），越往后鼻孔流出道流速越低，在鼻中隔偏曲侧发现流速明显大于对侧鼻道，较小的鼻腔截面积和鼻中隔偏曲造成的狭小呼吸道均会影响气流流速，产生较高的鼻腔侧壁剪切力。

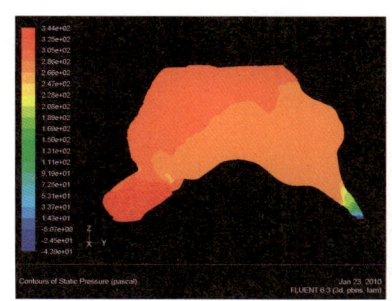 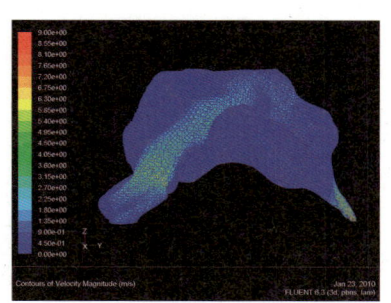

图14-7　吸气相气流压强分布云图　　　图14-8　吸气相气流速度分布云图

表14-1　下鼻甲前端平面鼻腔气流流速

区域	流速/（m/s）											
	1	2	3	4	5	6	7	8	9	10	11	均值
鼻瓣区	2.156	3.174	2.889	3.864	2.240	1.446	2.420	1.895	3.138	2.107	1.832	2.469
下鼻甲前端	1.523	2.257	2.101	1.750	1.892	1.171	1.490	1.488	1.636	1.364	1.561	1.658

每例鼻腔模型均建立虚拟三维坐标系，X轴表示鼻底向鼻顶方向，Y轴表示前鼻孔平行于鼻底向后鼻孔方向，Z轴表示鼻中隔向鼻外侧壁方向。为了研究分析的方便，以垂直Y轴方向来截取双侧鼻腔截面，以鼻前庭顶前端开始，每隔1 cm截取平面（受鼻腔前后径长度的影响，截取平面数量5～6个不等，如图14-9），分别代表距前鼻孔1 cm、2 cm、3 cm……的截面，然后针对代表性截面对鼻腔截面积、压强、速度等参数进行分析。随着距前鼻孔距离的增加，鼻腔内压力、速度逐渐下降，距鼻腔前端2 cm处的截面相当于下鼻甲前端区域，压力占总鼻腔的69%～88%，平均为79.24%，其后的压力下降并不明显，可见下鼻甲前端（大约距前鼻孔2 cm处）以前的鼻腔压降占整个鼻腔压力的大部分，尤其是鼻瓣区，是产生明显压降的区域。不同截面的平均速度图显示（图14-10）距鼻腔前端1 cm处速度相对最大，随距离增大而逐渐下降，可见在稳态吸气相流量固定的情况下，气流对鼻腔前端产生的剪切力较大，并递减。

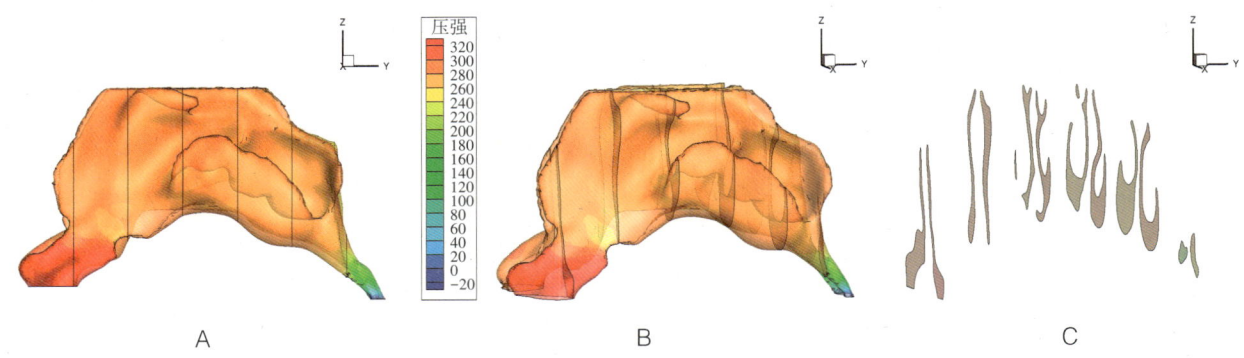

A. 鼻前庭初始截面；B. 鼻前庭中份截面；C. 鼻腔气流压力变化。

图 14-9　鼻腔模型建立虚拟三维坐标系

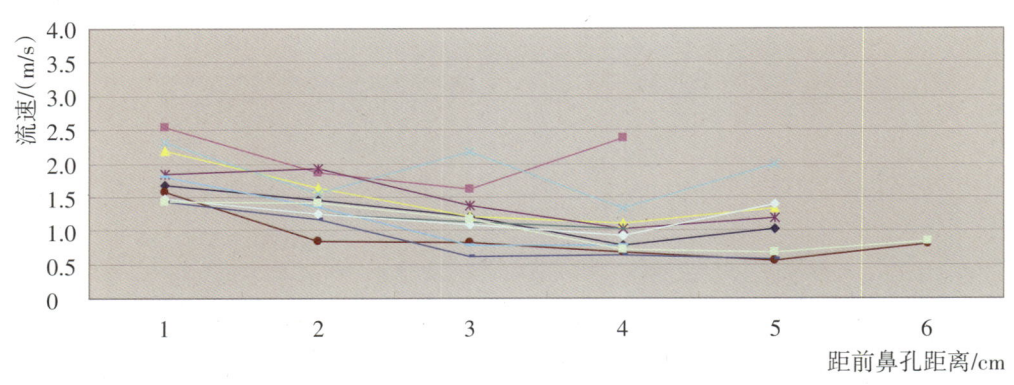

图 14-10　11例患者鼻腔不同截面上的平均流速

（1）吸气相气流分布及迹线图：平静吸气时气流从前鼻孔至后鼻孔矢状位的流线称为轴向流线，其流速称为轴向流速，方向为垂直于Y轴（鼻腔冠状位截面），由图14-11可见鼻腔轴向流速在总鼻道中部较大，中、下鼻道内气流流速相对较小，大部分气流的流动方向自鼻瓣区始向两边上外侧发展，快速流经双侧总鼻道中部及中鼻道内侧，至中、下鼻甲末端，双侧流线方向转向内下方，并在后鼻孔区域汇合，流线朝下，进入咽腔。这与既往报道的正常鼻腔气流流向的认识一致。Crouzon综合征鼻腔高拱，鼻腔上下径较大，气流轴向流动上下方流速差别较大时，更易产生涡流现象，多发生在鼻腔顶前端和下鼻道上部。

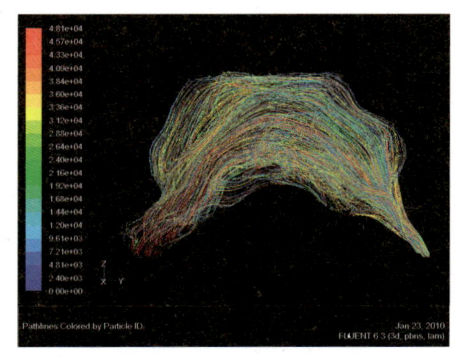

图 14-11　吸气相鼻腔气流迹线图（左侧面观）

（2）术前、术后Crouzon综合征的鼻腔结构的改变：11例患者中5例在行截骨前移或牵引成骨术后（至少3个月），CT扫描后进行鼻腔CFD数值模拟，首先5例患者在鼻腔整个形态结构上有明显改善，中面部骨质前移使鼻腔前后径明显增大，由术前的平均5.59 cm增加到术后的7.28 cm，显示有明显统计学差异性（$t=0.016<0.05$），其次随着鼻腔前后距离的增加，鼻腔整体压缩高拱的形态得以改善，接近于正常鼻腔形态，尤其是后鼻孔及鼻咽部容积也得以扩大，很大程度上改善了鼻腔流出道的大小，从术前的平均 $0.26\ cm^2$ 到术后的平均 $0.68\ cm^2$，有显著统计学差异性（$t<0.05$）。在影响鼻腔整体气流分布的鼻瓣区，其术前、术后截面积大小发生改变，从术前的平均 $0.68\ cm^2$ 到术后的平均 $0.85\ cm^2$，显示有统计学差异性（$t<0.05$）。见图14-12。

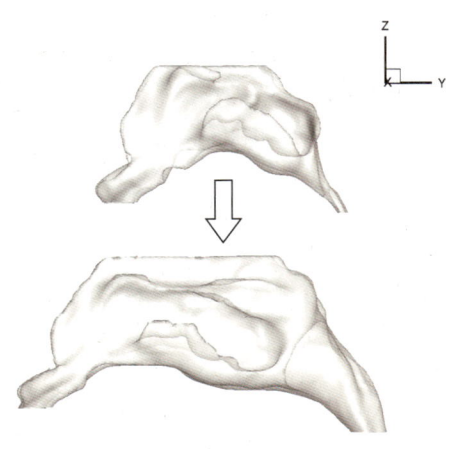

图14-12　术前、术后鼻腔结构变化（左侧面观）

（3）术前、术后吸气相气流压力和速度分布的变化：术前、术后对比发现，稳态吸气设定恒定流量为200 ml/s时，前鼻孔入口和鼻咽部流出口的压力差在术后明显减小，虽然统计学未显示有差异性（$t=0.058>0.05$），但可以判断在术后鼻腔结构改变后，需要维持一定流量的气流所需的进出口压力差变小，即鼻腔阻力变小。术前、术后鼻瓣区压力比较，显示局部压力在术后明显下降，虽未有统计学差异性（$t=0.062>0.05$），但术后鼻瓣区仍为影响鼻腔整体气流分布的关键区域，局部鼻瓣区压降仍明显，压力占总鼻腔的52%~87%，平均值为71.6%，距前鼻孔1 cm以内距离，鼻腔压降明显，距离越远，压降越不明显。手术后，在鼻瓣区和鼻咽部流出口处速度分布显示较术前有明显下降，均值分别为4.35 m/s和2.25 m/s，统计学差异显著（$t=0.012<0.05$和$t=0.039<0.05$），分析这可能与术后鼻瓣区和流出口横截面积改变明显相关（图14-13）。

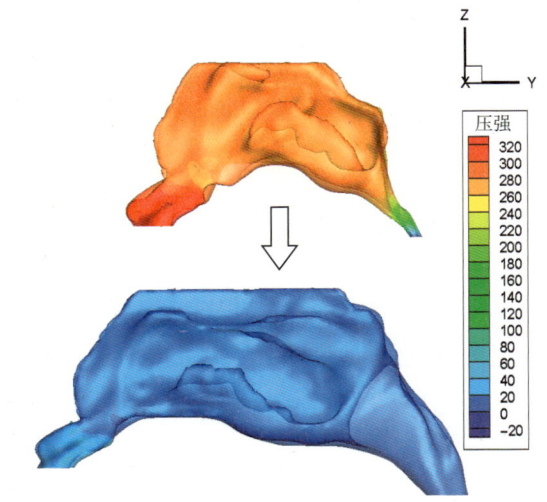

图14-13　术前、术后鼻腔气流压力分布（左侧面观）

（4）术前、术后吸气相气流分布比较：通过5例患者术前、术后鼻腔吸气相气流迹线图（图14-14）分析，术后轴向流线方向分布基本没有变化，总鼻道中部流量比中、下鼻道内流量大，术前多发生涡流现象的鼻腔顶前端和下鼻道部位，术后鼻腔结构的改变均有不同程度的改善，尤以鼻腔顶前端明显，但也有1例术后在中鼻道处出现涡流，可能与手术破坏鼻腔骨性结构的连续性有关。

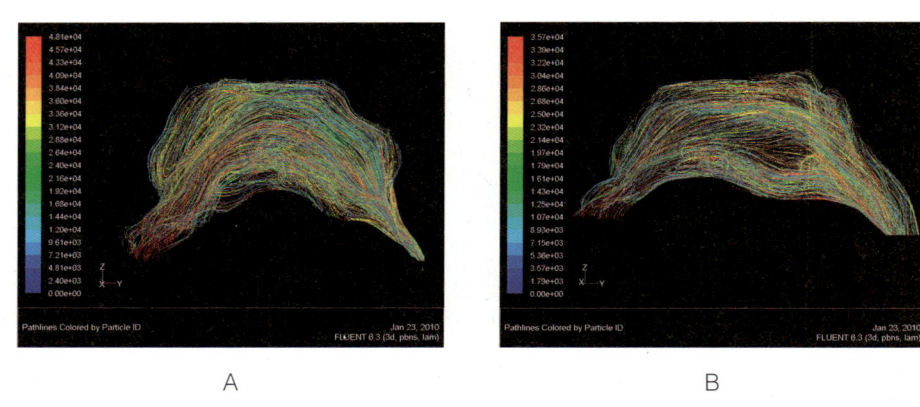

A. 术前；B. 术后。

图14-14　同一患者术前、术后鼻腔气流迹线图比较

（5）讨论：Crouzon综合征是一类颅颌面骨发育不良疾病，中面部发育不良者多有鼻腔结构的异常改变，探讨鼻腔结构如何对鼻腔功能的影响是近年来在鼻功能研究方面的一个热门话题。传统的鼻声反射检查和鼻阻力检查虽然客观、简便、无创，其结果也较为可靠，但精度不高。计算流体力学分析（CFD）基本思路是把连续流体在计算机上用离散的方式处理（有限元体积法）：把空间区域离散化成小胞腔，以形成一个立体网格或者格点，然后应用合适的算法来解运动方程。利用计算流体力学分析研究鼻腔气流流场已是很成熟的技术，Neil Bailie 等、Ishikawa S.等及 Xiong Guanxia 等早已利用CFD技术对鼻腔流场进行了研究，并评估功能性鼻内镜手术对鼻腔流场的影响。Guilherme J. M. Garcia等和Heow Pueh Lee等也运用流体力学分析来研究下鼻甲肥大和萎缩性鼻炎病理性鼻腔结构的气流场特性，以及探讨术后变化的鼻腔结构后对其流场的影响，从流体力学角度分析疾病发生的病理生理基础，为手术设计及目标提供参考。国内有学者将计算流体力学分析与鼻声反射和鼻阻力进行对比研究，验证了模型形态的精确性，同时将CFD模拟数据与临床鼻阻力数据及既往文献数据比较后，验证了CFD运用于鼻腔流场分析的可靠性。基于CFD运用于鼻腔流体分析的精确性和可靠性，本研究将运用CFD来探讨Crouzon综合征患者鼻腔流场特性及手术改变鼻腔结构后对流场的影响。

（6）Crouzon综合征鼻腔结构及流场特点探讨：Crouzon综合征颅颌面骨性结构特点决定了鼻腔呈现类似前后压缩高拱状，研究数据显示11例研究对象鼻腔最小截面积均在鼻瓣区，平均值为0.83 cm^2，下鼻甲前端处截面积平均为1.16 cm^2，仅次于鼻瓣区的最小截面积，相当于距前鼻孔1 cm的范围为鼻腔最狭窄区域，当前鼻孔流量恒定（200 ml/s）时，要保证鼻部呼吸道狭窄区域一定的流量，势必需要增加两端的压差，局部压差越大则局部的鼻阻力越大，所以鼻阻力主要取决于鼻腔的狭窄区域，即鼻瓣区，从压力场分布图也可以看出压力分布大部分集中在鼻腔前段，尤其是在鼻瓣区，其压强变化明显，压强占总鼻腔压的45%～87%，平均值为77.9%，所以鼻阻力与鼻腔横截面积成反比，这一结论与鼻声反射的工作原理一致。这同样也证实了流场分布及迹线图中显示的相对宽阔的总鼻道与下鼻道和中鼻道交界处会流经大部分的气流。速度分布图数据也显示在鼻瓣区有较高速度，流动较快的气流对鼻腔壁面的剪切力相对也越大，局部蒸发作用较快，黏膜容易干燥而发生黏膜下血管破裂出血，这一点与临床上常见的鼻腔前端鼻出血常位于鼻瓣区后方的"Little区"的结论相一致。

（7）术后变化的鼻腔结构对流场影响的探讨：5例患者在行截骨前移或牵引成骨术后，CT扫描后进行鼻腔CFD数值模拟显示，鼻腔整个形态结构上有明显改变，主要在中面部骨质前移使得鼻腔前后径明显增大，改变了手术前、后压缩高拱的结构形态的同时在鼻腔生理功能上有明显的改善。鼻腔最为主要的生理功能就是通气功能，判断鼻腔通气功能如何，反映在鼻阻力的大小，鼻阻力（Rn）是指在一定时间内把一定体积的空气推到一定距离所需的压力，即$Rn=Pn/Vn$（Rn为鼻阻力，Pn为鼻腔前后的压差，Vn为气体流速）。数据分析得11例Crouzon综合征患者鼻阻力平均值为0.797 kPa·s/L，明显高于正常人鼻阻力（一般$Rn=0.126$～0.328 kPa·s/L），其中5例患者术后鼻阻力均较术前明显减小，均值为0.214 kPa·s/L，属于正常人范围。术后患者主观上鼻腔通气明显好转，客观数据上也证明截骨前移或牵引成骨术的确改变了鼻腔阻力，改善了鼻腔的通气功能。手术改变了鼻腔结构，使得鼻瓣区和流出口横截面积增大，鼻瓣区压力也较术前下降，但术后鼻瓣区仍为影响鼻腔整体气流分布的关键区域，压力占总鼻腔的52%～87%，平均值为71.6%，与术前均值80%相当，距前鼻孔1 cm以内距离，鼻腔压力下降明显，距离越远，压力下降越不明显。术前、术后速度场分布证实鼻瓣区速度均最大，向后有递减的趋势。研究数据说明术后鼻腔气流分布规律并没有因为手术增加鼻腔前后径距离而发生改变，即使局部有少量涡流现象的出现，对整个鼻腔流场影响也不大。鼻瓣区对鼻腔流场的影响远大于其他因素。

实验通过对Crouzon综合征患者鼻腔结构及术后鼻腔结构CFD数值模拟分析，直观地反映Crouzon综合征患者鼻腔内气流分布状况，以及手术对鼻腔结构和流场的影响，鼻瓣区对鼻腔流场分布起到关键性作用，截骨前移或牵引成骨术改变了鼻阻力，改善了鼻腔通气功能，但不影响鼻腔流场分布。

（汪涛　穆雄铮）

第二节　耳颞部问题

一、先天性外耳畸形

耳郭的成分15%来自第一鳃弓，85%来自第二鳃弓。由于它是由几个分离的生长中心衍生而来，所以耳郭畸形的形态变化很大，包括无耳、招风耳、猿耳、大耳、副耳郭、小耳。

二、耳部创伤和后天性畸形

耳郭创伤，早期清创，尽可能地保存组织，预防感染，可使损伤部分得到良好的整复。在耳郭外伤的治疗过程中，创面未仔细妥善处理，常会出现软骨膜炎，多发生在受伤后的3～4天，以铜绿假单胞菌（绿脓杆菌）感染多见，炎症发生后，耳痛剧烈，可发生软骨坏死，后期出现软骨骨化结疤，皮肤纤维组织增生，耳郭变形。故及时排脓引流、清理死骨、植入支架、有效抗感染是减少后期畸形的重要环节。

三、外耳道的创伤和后天性闭锁或狭窄

外耳道分为软骨段和骨性段两部分，任何形式的创伤，如烧伤、枪伤、撞击伤、锐器伤、医院性损伤等，只要损伤外耳道，严重时就可能发生外耳道的闭锁或狭窄。外耳道受损时，皮肤可有肿胀和破损，耳道有渗血。外耳道骨性段骨折时，骨片突入耳道内。后期外耳道皮肤呈瘢痕性愈合，结缔组织增生，甚至粘连愈合，骨片可出现骨组织增生或新骨形成，这些均可造成外耳道狭窄，甚至闭锁。

外耳道外伤处理时，应仔细检查外耳道受损的情况，判断受伤的部位和程度，特别是注意有无骨片突入外耳道。游离的骨片要及时清理，能复位的骨片尽量复位，恢复外耳道的管腔结构。判断无脑脊液耳漏后，用浸润了抗生素油膏的纱条填塞外耳道，1周后抽出，再观察耳道的情况，同时应预防和控制感染。若已形成狭窄或闭锁，应考虑手术整复，因为残留或封闭在内侧的外耳道上皮皮屑脱落会形成外耳道的胆脂瘤，对外耳道，甚至中耳造成进一步损害。

四、颞骨骨折

颞骨骨折（fracture of temporal bone）常见于头颅外伤中，可由高处坠落或头部击伤导致。随着交通运输业的发展，车祸日益增多，其中伤及头部的占75%。

颅底由各种形态不规则的骨组成，颞骨与周围颅骨的连接缺乏弹性缓冲，故极易引起颅底骨折。而头颅外伤的患者中，1/3有颞骨骨折。根据骨折缝与颞骨岩部长轴的关系，可将颞骨骨折进行分类。最早由Uerich提出，分为纵行骨折和横行骨折。Mchangh（1959）提出，分为纵行骨折、横行骨折和混合型骨折三种。不同类型的骨折有不同的症状，故分类具有重要的临床意义。

（一）纵行骨折

纵行骨折（longitudinal fracture）约占80%，最为多见。骨折线起自颞骨鳞部，通过外耳道后上壁、中耳顶部，沿颈动脉管，至颅中窝底的棘孔或破裂孔附近。

1. 临床表现　颞骨骨折常是头颅外伤或全身多处外伤的一部分，首先须关注患者的生命体征，以抢救生命为主。其次颞骨骨折常伴有不同程度的脑挫伤、脑水肿，注意出现的神经系统

症状。

（1）鼓膜破裂和出血：骨折波及中耳、外耳道时，可以引起鼓膜破裂、外耳道溢血。

（2）传导性聋：骨折波及中耳时，致鼓膜破裂、听骨链断裂，但纵行骨折极少伤及迷路。

（3）脑脊液漏：纵行骨折可伴硬膜撕裂伤，脑脊液可经鼓膜破损处流出，形成耳漏。

（4）周围性面瘫：发生率约占20%，多为面神经受压，预后良好。

2. 诊断　高分辨率CT可反映骨折线的走行，以及颅脑外伤后出现的血肿、积血、积气等。脑脊液漏出液的检测可辅助诊断。

3. 治疗　首先治疗全身症状，及时请脑外科处理颅脑外伤，抢救生命。待生命体征平稳后再处理鼓膜破裂和面瘫等。

（二）横行骨折

横行骨折（transverse fracture）约占15%，较纵行骨折者少见。其骨折线常起自颅后窝的枕骨大孔，横过岩锥到颅中窝。

临床表现：同纵行骨折，首先须关注患者的生命体征，其次注意外伤后出现的神经系统症状。

（1）感音性聋和眩晕：骨折易伤及内耳迷路，较少伤及中耳，故听力下降以感音性为主，并且伴有高频耳鸣。患者可有严重眩晕。

（2）脑脊液漏：桥脑侧和颅后窝蛛网膜下腔的脑脊液经骨折缝流入鼓室形成耳漏或再经咽鼓管流出形成鼻漏。

（3）周围性面瘫：发生率约占50%，损伤位于颅内段至内听道段，常是永久性的。

（三）混合型骨折

此类骨折约占5%，呈外耳、中耳和内耳多处损伤。

五、耳肿瘤及瘤样病变

耳部肿瘤可分为瘤样病变、良性肿瘤和恶性肿瘤。

（一）外耳良性肿瘤及瘤样病变

1. 血管瘤　为最常见的先天性良性肿瘤，多见于耳郭和外耳道，按其组织病理类型，有毛细血管瘤（capillary hemangioma）、海绵状血管瘤、蔓状血管瘤等。诊断不困难，治疗方法有手术切除、激光、DSA栓塞、局部注射硬化剂等。

2. 乳头状瘤　是外耳部良性肿瘤中最常见的，包括鳞状细胞乳头状瘤和基底细胞乳头状瘤，前者多发生于外耳道骨部，后者多发生于耳郭。肿瘤长于皮肤表面，呈密集小乳头状，可带蒂。基底细胞乳头状瘤基底较广，高出皮肤表面，表面覆有灰白鳞屑状物，触之不易出血，可与恶性黑色素瘤鉴别。治疗以手术切除为主，创面可用皮瓣修复或游离植皮。

3. 瘢痕疙瘩　是一种常见的瘤样病变。多见于耳郭烧伤及耳垂穿孔打洞者，也可发生于耳郭、外耳道手术或创伤后。瘢痕疙瘩常突出于皮肤表面，高低不平，形状极不规则，最后形成紫红色或浅红色广基结节，表面光滑而发亮，无弹性，质地坚韧，可伴有周围毛细血管扩张，其基底常向周围正常皮肤呈蟹足样伸展，故有"蟹足肿"之称，自觉有刺痒、微痛、灼热感等。

4. 色素痣　为瘤样病变，亦称黑痣，为含有痣细胞的赘生物，属发育畸形，非真性肿瘤。外耳色素痣多发生于外耳道口，少数位于耳郭的耳甲腔等处。皮内痣一般无症状，不影响功能，不必治疗。应避免局部的不良刺激，如为改善外观，可手术切除，但切除必须完全，不完全切除可加速痣的恶变。当痣迅速增大，色素加深，表面有破溃，局部发痒，有灼热感或疼痛时，应考虑恶变可能，及早彻底切除并送病理检查，注意排查有无痣细胞。

5. 骨瘤　耳部骨瘤可发生于外耳道、鼓室、乳突或颞骨鳞部等处。分为多发性致密质骨瘤和单发性海绵骨骨瘤，前者较为少见。

外耳的瘤样病变还有各种囊肿、迷离瘤、化脓性肉芽肿、粉性肉芽肿（pyogenic granuloma）、纤维异样增殖症、耳硬结病、耳痛风石、角化棘皮瘤、皮角等，良性肿瘤还有腺体的混合瘤、钙化上皮瘤、纤维瘤（fibroma）、脂肪瘤（lipoma）、淋巴管瘤、软骨瘤、神经鞘膜瘤、神经纤维瘤、脑膜瘤（meningioma）等。

（二）外耳的恶性肿瘤

外耳恶性肿瘤以鳞状细胞癌占大多数，其次常见者在耳郭为基底细胞癌、在外耳道为腺样囊性癌，其他如横纹肌肉瘤（rhabdomyosarcoma）、恶性黑色素瘤等均较少见。

（陈东　王珮华）

参考文献

[1] 郑永生,张发惠,郑和平,等.鼻肌的应用解剖及其临床意义[J].中国临床解剖学杂志,1999,17(3):206-207.
[2] 张琳,张瑞禄,孙东辉,等.鼻骨孔的解剖基础及HRCT表现[J].中国医学影像技术,2004,20(2):175-176.
[3] 郑东学.现代韩国鼻整形术[M].尹卫民,主译.沈阳:辽宁科学技术出版社,2005.
[4] 苏振忠.耳鼻咽喉创伤学[M].北京:人民卫生出版社,2004.
[5] 卜国铉.鼻科学[M].2版.上海:上海科学技术出版社,2002.
[6] 李咸龙,温湘玲.鼻中隔偏曲治疗的沿革和现状[J].临床耳鼻咽喉科杂志,2004,18(11):701-704.
[7] 王荣光.鼻中隔手术钩沉[J].国外医学(耳鼻咽喉科学分册),1999(2):128.
[8] 中国解剖学会体质调查组.中国人体质调查[M].上海:上海科学技术出版社,1986.
[9] 徐胜,朱发亮.鼻中隔偏曲的有关解剖因素探讨[J].解剖学杂志,1988,11(2):124.
[10] 刘盛作,杨南针.鼻中隔偏曲发病的人群调查[J].临床耳鼻咽喉科杂志,1995,9(4):246.
[11] 肖世德,蒲念,胡正国,等.轻度鼻中隔偏曲的新概念及80例症状疗效分析[J].中国耳鼻咽喉颅底外科杂志,2001,7(1):14-17.
[12] 纳瓦罗.鼻腔和鼻窦外科解剖[M].曹志伟,魏宏权,主译.沈阳:辽宁科学技术出版社,2003.
[13] 薛雁三,王俊杰.鼻中隔偏曲与鼻黏膜肥厚关系的轴位CT研究[J].山西医科大学学报,1999,30(3):271-273.
[14] 郑中立.耳鼻咽喉科诊断学[M].2版.北京:人民卫生出版社,1989.
[15] 韩德民.鼻内窥镜外科学[M].北京:人民卫生出版社,2001.
[16] 惠廷,德·格鲁特.功能性鼻重建外科学[M].韩德民,主译.北京:人民卫生出版社,2006.
[17] 舒怀.眼、耳鼻咽喉科疾病诊断标准[M].北京:科学出版社,2001.
[18] 傅明,管志伟,钟润兰.鼻内镜下Nd:YAG激光治疗放射治疗性后鼻孔闭锁[J].中华耳鼻咽喉科杂志,2004,

39(8):482.

[19] 王积恩.耳鼻部美容外科手术学[M].北京:北京出版社,1994.

[20] 刘迎曦,于申,孙秀珍,等.鼻腔结构形态对鼻腔气流的影响[J].中华耳鼻咽喉头颈外科杂志,2005,40(11):846-849.

[21] 王吉喆,张军,孙秀珍,等.鼻腔流场数值模拟与鼻声反射相关性研究[J].医学与哲学(临床决策论坛版),2007,28(5):52-54.

[22] 钱永忠,樊忠,李培华,等.耳鼻咽喉—头颈外科手术指南[M].北京:人民军医出版社,2000.

[23] 姜泗长,顾瑞,王正敏.耳科学[M].2版.上海:上海科学技术出版社,2002.

[24] 姜泗长,阎承先.现代耳鼻咽喉科学[M].天津:天津科学技术出版社,1994.

[25] 黄选兆,汪吉宝.实用耳鼻咽喉科学[M].北京:人民卫生出版社,2005.

[26] 韩东一,杨伟炎,王大君,等.先天性外耳道闭锁[J].中华耳鼻咽喉科杂志,1999,34(2):89-91.

[27] KIM J T,KIM S K. Endoscopically assisted, intraorally approached corrective rhinoplasty[J]. Plast Reconstr Surg,2001,108(1):199-205.

[28] SONG R Y,MA H,PAN F. The "levator septi nasi muscle" and its clinical significance[J]. Plast Reconstr Surg,2002,109(5):1707-1712.

[29] BRUINTJES T D,VAN OLPHEN A F,HILLEN B. Review of the functional anatomy of the cartilages and muscles of the nose[J]. Rhinology,1996,34(2):66-74.

[30] BAKER S R,SAM N. Principles of nasal reconstruction[M]. St Louis:Mosby,2002.

[31] VANNIER M W,MARSH J L. Three-dimensional imaging, surgical planning, and image-guided therapy[J]. Radiol Clin North Am,1996,34(3):545-563.

[32] ISHIKAWA S,NAKAYAMA T,WATANABE M,et al. Visualization of flow resistance in physiological nasal respiration:analysis of velocity and vorticities using numerical simulation[J]. Arch Otolaryngol Head Neck Surg,2006,132(11)1203-1209.

[33] CHANG S O,JEON S J,JEONG H S,et al. Prevention of postoperative meatal stenosis with anteriorly and inferiorly based periosteal flaps in congenital aural atresia surgery[J]. Otol Neurotol,2002,23(1):25-28.

[34] TEUFERT K B,DE LA CRUZ A. Advances in congenital aural atresia surgery:effects on outcome[J]. Otolaryngol Head Neck Surg,2004,131(3):263-270.

[35] MURPHY T P,BURSTEIN F,COHEN S. Management of Congenital Atresia of the External Auditory Canal[J]. Otolaryngol Head Neck Surg,1997,116(6):580-584.

[36] JAHRSDOERFER R A,LAMBERT P R. Facial nerve injury in congenital aural atresia surgery[J]. Am J Otol,1998,19(3):283-287.

第十五章

颅颌面外科相关的正畸治疗

第一节　概述

牙颌面畸形（dento-maxillofacial deformities）是指累及颌骨及牙列的畸形，常表现在牙、上下牙弓间、牙弓和颌骨、上下颌骨间，以及颌骨与颅的形态和关系的异常，影响面部中下1/3的比例，导致面部外观畸形。若只累及牙，以及上下牙弓间形态和关系的异常，单纯正畸（orthodontics）治疗可以获得满意的效果；若累及牙弓和颌骨、上下颌骨间的形态和关系异常，轻度的患者若处于青春期或青春前期可以通过正畸矫形治疗，若已成年可以通过正畸掩饰性治疗，而重度的患者必须采取正颌（orthognathic）-正畸联合治疗（orthognathic-orthodontic combination treatment）；若累及颌骨与颅的颅颌面畸形，则应该采取颅颌面正颌-正畸联合治疗。

人群中牙颌面畸形的患病率非常高，中华口腔医学会2000年公布的数据显示恒牙早期的为72.92%，这其中需要正颌-正畸联合治疗的比例未见报道。美国白人的患病率为65.3%，美国黑人的患病率为73.0%。美国国家卫生统计中心调查显示成人严重Ⅱ类畸形（覆盖大于7 mm）占2%，严重Ⅲ类畸形（覆盖小于4 mm）占0.1%，还有不对称畸形、各种综合征导致的牙颌面畸形、颅颌面畸形等，从人口基数推断，这是一个庞大的患者群。

牙、𬌗、颌、面四部分构成了牙颌面结构，而整齐排列的牙齿，咬合关系良好的上下牙列，形态位置正常的上下颌骨，以及比例协调的面部外观是正常牙颌面结构的特征。良好的形态是功能的保证，正常的牙颌面结构，确保了口颌系统发挥其咀嚼、吞咽、呼吸、语音及下颌运动等功能。因此，牙颌面畸形患者治疗的目的就是：建立正常或接近正常的牙颌面结构，恢复口颌系统的功能。

第二节　牙颌面生长发育及补偿机制

牙颌面畸形是颅颌面在生长过程中受内、外多种因素影响而发生的发育畸形，而畸形发生后又影响了颅颌面的正常生长发育，两者既互为因果，又相互制约。遗传对生长发育起了决定性的作用，而出生后的环境又影响着生长发育。

新生儿的脑和感觉器官的生长发育比咀嚼器官快，因此新生儿的颅部比面部大，且出生后1~2岁颅部生长速度最快，到6岁其脑容量已达成人的90%以上。面部的生长发育在儿童发育的最早期已经确定，以后的增长基本上按定型的轮廓而扩大。但增大的比例不同，出生时面部的宽度最大，随着恒牙萌出，面高度增加量最多，其次是长度，宽度增加量最少。而且，面颌生长的速度随身体的发育而有快速期和缓慢期，各快速期与牙的萌出有关。在快速期对儿童进行正畸治疗可以取得良好的效果，但对于需正颌-正畸联合治疗的严重牙颌面畸形，联合治疗应放在面颌发育完成以后，否则可能随面颌的继续生长而致畸形复发。

正常的牙颌面结构不仅包括牙齿、咬合关系、颌骨、面部软组织各部分结构的形态和位置的正常，还包括各部分之间相互关系的协调，并且各部分间良好的配合和协调关系才是正常牙颌面结构的关键。

在正常牙颌面结构中存在复杂的补偿机制，即单看某一部分可能完全正常，但这种"正常"被其他部分在形态和位置上掩饰了，总体表现仍为正常的牙颌面结构。极大部分的个体存在着一定程度的补偿机制。因此，在诊断和分析时，尤其是以正常值为标准的头影测量分析中，不应以某一项或某一部分的测量结果作为诊断依据，而应综合多项测量结果做诊断分析。故牙颌面畸形的治疗目标不应该是某一部分的最佳，而应该是达到牙颌面多部分之间相互关系的协调和平衡，追求总体的最优组合。

牙颌面畸形实际是牙颌面结构中某些部分的发育异常超过了结构的生理补偿机制掩饰所能达到的极限而表现出来的。这说明机体的生理补偿机制不是无限的，而是有一定限度的。临床治疗的过程，实际上是依靠各种手段来建立牙颌面结构新的补偿关系的过程。单纯的正畸治疗，是通过各类矫治器产生的矫治力改变牙齿的位置和倾斜度，以掩饰和补偿轻度的牙颌面畸形。而对于重度的牙颌面畸形，其发生是由于骨骼的大小和位置的异常超过了机体的生理补偿能力，使得牙颌面结构失衡，通过单纯的正畸治疗的牙移动是无法建立骨骼间新的补偿关系的，必须通过正颌-正畸联合治疗，用手术的方法改变骨骼的大小和位置，才能重新建立这种补偿关系，恢复牙颌面结构间的协调性。

第三节　牙颌面畸形的形成机制及临床表现

牙颌面畸形的形成机制是牙颌面各结构之间，即牙、牙弓、颌骨、颅颌面之间的相互关系不协调，其临床表现主要在矢状向、垂直向、横向的三维空间中。

一、矢状向不协调

上下牙弓关系的矢状向不协调，表现为近中错𬌗或远中错𬌗，前牙相应地表现为反𬌗、反覆盖或深覆𬌗、深覆盖。通过单纯的正畸方法可以治疗。上下颌骨间的矢状向不协调，可以是颌骨大小的不协调，也可以是颌骨间位置的不协调。表现骨性Ⅱ类错𬌗或骨性Ⅲ类错𬌗的面型。骨性Ⅱ类错𬌗表现为凸面型，上下颌骨呈远中关系，机制可以是上颌发育过度，或是下颌发育不足，亦可以是两者都有。骨性Ⅲ类表现为凹面型，上下颌骨呈近中关系，其机制是上颌发育不足，或下颌发育过度，也可能两者都有。骨性不协调一定伴有牙弓的不协调，因此在咬合关系上亦相应地表现为深覆𬌗、深覆盖、反𬌗、反覆盖。轻度的骨性不协调，可以通过单纯的正畸方法做掩饰性治疗，而重度的骨性不协调，只能做正颌-正畸联合治疗。

二、垂直向不协调

垂直向不协调表现在上下牙弓的齿槽高度不协调。可以出现前牙深覆𬌗，面下1/3过短，可能是前牙齿槽发育过度或后牙齿槽发育不足，或两者都有；亦可表现为前牙开𬌗，面下1/3过长，可能的机制是前牙齿槽发育不足或后牙齿槽发育过度，亦可两者都有。轻度的齿槽高度的不协调，可以通过正畸方法调整牙齿的高度或对𬌗平面的角度做掩饰性治疗，重度的只能做正颌-正畸联合治疗。

三、横向不协调

横向不协调可表现为上下牙弓及上下颌骨间的横向不协调。牙弓横向不协调中，当上牙弓大于下牙弓时，可表现为单侧或双侧的后牙深覆盖或正锁𬌗；当下牙弓大于上牙弓时，可表现为单侧或双侧后牙的反𬌗或反锁𬌗。上下颌骨间的横向不协调表现为颜面的不对称畸形。严重的牙弓和颌骨的横向不协调，尤其是成年患者，应采用正颌-正畸联合治疗。

第四节　牙颌面畸形诊断

一、患者主诉

患者的主诉是治疗的关键，涉及治疗设计、方案的选择及治疗后评价。临床上不能仅根据测量数据和医师的审美标准来确定治疗方案，治疗前与患者的沟通对治疗的成功至关重要。

二、临床检查

1. 全身检查　仔细全面检查可以发现患者是否有其他系统、其他部位的异常，是否为某种综合征患者，有无手术适应证等。

2. 牙颌面专科检查　①正面观。检查面部垂直向的比例和水平向的对称性。以发际线、眉间和鼻下将面部三等分，观察眼、鼻、眶下区、口裂等是否对称、过大或过小。上唇长度男性22 mm±2 mm，女性为20 mm±2 mm。上中切牙露齿休息位为2 mm，微笑时暴露2/3切牙。②侧面观。主要观察面部前后方向及垂直方向上的位置及比例关系。a.面中1/3：检查鼻背、鼻端的侧面轮廓、眼球突度、眶上缘位置、眶下缘位置，以及其与其他结构是否和谐，鼻唇角应为80°～110°。b.面下1/3：检查上唇、下唇、颏部之间的关系。正常上唇高度与唇颏高的比例约为1：2。

三、特殊检查

1. 牙颌模型　观察牙弓形态、牙齿排列及牙颌关系；检查牙列Spee曲线、牙弓形态及上下牙弓协调性等。

2. X线片检查　包括头颅定位侧位片、头颅定位正位片、全景片，必要时摄颞下颌关节片、手腕骨片等。

3. 颅颌面及牙颌摄影　此处不展开。

4. 核素检查　主要用于偏𬌗畸形患者。

四、X线头影测量分析

X线头影测量技术由美国的Broadbent和德国的Hofrath于1931年创立，目前已成为正畸、正颌外科的形态学诊断及研究的基本手段之一。该技术采用头颅定位仪（cephalometer）定位头部，进行定距离、定向投照，以摄取标准化可重复对比的头颅X线片。在X线片上确定出一些解剖位置相对稳定的且容易辨认的能代表颅、颌、牙及面部硬、软组织的标志点，通过各标志点再描绘出一定的线距、角、弧形进行测量分析，最后采用与标准正常值或自身进行比较的方法，了解个体颅、颌、牙及面部硬、软组织的形态结构特征、相互关系及分析变异情况。

（一）X线头影测量主要适用情况

（1）研究颅颌面生长型，预测颅颌面的生长发育变化，阐明牙颌畸形的解剖基础。
（2）牙颌、颅颌面畸形的诊断分析。
（3）确定错𬌗畸形的矫治设计。
（4）研究矫治过程中及矫治后的牙颌、颅颌面形态结构变化。
（5）外科正畸的诊断和矫治设计。

（二）摄片装置及定位方法

采用头颅定位仪严格固定头的位置，使用恒定距离定向投照是成功摄取头颅定位片的关键。头颅定位仪的原理在于：左、右耳塞与眶点指针三点构成与地面平行的恒定平面。摄像时，使两耳塞进入左、右外耳道，调整头部位置使眶针抵于一侧眶下缘。这样被摄者的头部固定于眼耳平面，处于与地面平行的位置上。每次拍摄时头位恒定于此不变，保证了X线片相互间的可比性。

1. 侧位片的定位方法　摄片时被摄者取坐位或立位，两肩自然放松。调节左、右耳塞塞入两侧外耳道，使其不过紧也不过松。眶针抵于一侧眶下缘。被摄者咬于正中矢状位，上、下唇处于自然松弛状态，面肌自然放松。

目前国内采用的标准投照距离为：球管中心至正中矢状面距离150 cm；胶片暗盒至正中矢状面距离为10 cm。拍摄时定位仪的左、右耳塞与X射线中心线成一直线（图15-1）。

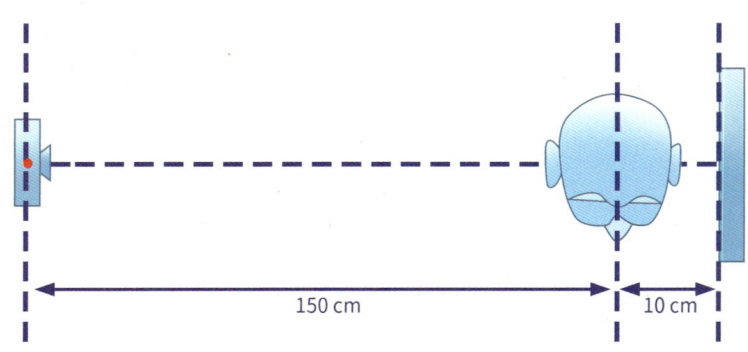

图15-1　头颅定位侧位片的拍摄位置

2. 正位片的定位方法　多采用后前位投照，将定位仪旋转90°，使被摄者面朝胶片。正位片的固定方法同侧位片。摄片时，使中心射线通过两侧外耳道连线的中点。

3. 颅底片的定位方法　被摄者面朝球管，将耳杆轻插入双侧外耳道，让颏部向上旋转，保持眼耳平面与地平面垂直。投照时，X线片中心线正对两侧外耳道连线中点。

（三）X线侧位定位片的头影测量

头颅侧位片显示了颅颌面的矢向状况，包括前后关系和垂直关系。

1. 常用的计测标志点

（1）颅部标志点：①鼻根点（Na）是鼻骨最前上点或鼻额缝的最前端。②蝶鞍点（S）是蝶鞍的中心，被认为是头颅中的稳定区。③耳点（P）是外耳道的最上点，称为解剖耳点；头颅定位仪下处于耳塞的最上点，称为机械耳点。

（2）上颌标志点：①眶点（Or）为眶下缘最低点，是构成眼耳平面的重要的点。②前鼻棘点（ANS）是腭骨前鼻棘的最前点。③上齿槽座点（A）是上齿槽座或上颌根尖基骨的最凹点。④上中切牙点（Ui）是位置最前的上中切牙切缘，与根尖点相连成为上中切牙长轴。⑤后鼻棘点（PNS）为腭后部骨棘之尖。在解剖上它是硬腭的最后界，X线片上该点为上颌结节和翼突影像所掩盖。常把鼻底和翼上颌裂之间的交点定为PNS点。⑥翼上颌裂点（Ptm）为翼上颌裂轮廓的最下点。

（3）下颌标志点：①下中切牙点（Li）是位置最前的下中切牙切缘，与根尖点相连成为下中切牙长轴。②下齿槽座点（B）是下颌骨联合前缘下齿槽座的最凹点。③颏前点（Po）是骨颏部的最前点。④颏顶点（Gn）是骨颏部的最前下点，是颏前点和颏下点间骨连线的中点。⑤颏下点（Me）是骨颏部的最下点。⑥下颌角点（Go）是下颌角的后下点，是下颌支后缘切线和下颌下缘切线交角的平分线与下颌角的交点。⑦髁顶点（Co）是髁突的最上点。⑧关节点（Ar）是颅底下缘与髁突颈后缘的交点。

（4）软组织侧貌标志点：①额点（G）是额部最突点。②软组织鼻根点（Ns）是鼻额缝表面覆盖的软组织的最凹点。③鼻小柱点（Cm）是鼻小柱的最前点。④鼻下点（Sn）是鼻小柱与上唇的交点。⑤上唇凹点（A'）是鼻下点和上唇突点弧形连线的最凹点。⑥上唇突点（UL）是上唇的最突点。⑦上口裂点（Stoms.）是上唇下缘的最低点。⑧下口裂点（Stomi.）是下唇上缘的最高点。⑨下唇突点（LL）是下唇的最突点。⑩下唇凹点（B'）是颏唇沟的最凹点。⑪软组织颏前点（Pos）是颏部软组织的最前点。⑫软组织颏顶点（Gs）是蝶鞍点（S）、颏顶点（Gn）的连线延长线与软组织颏部外形轮廓的交点。⑬软组织颏下点（Mes）是软组织颏部的最低点（图15-2）。

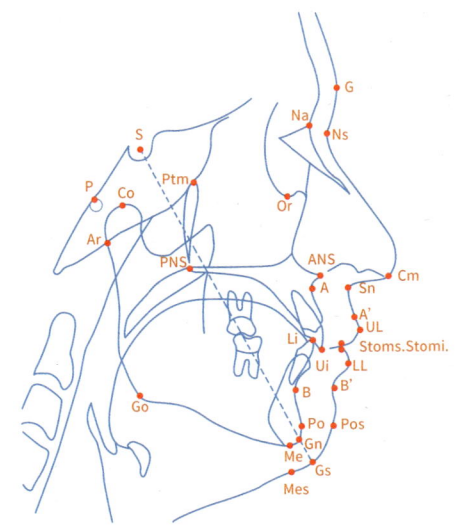

图15-2　头颅X线定位片上常用的计测标志点

2. 头影测量分析法　通过在X线片上定点、连线，人的颅颌面结构被抽象成平面几何图形，使人们可以用数学方法定量分析颅颌面的形态和变异。文献上至今已报道了50多种测量分析方法，大致可分为线距分析法、角度分析法、比例分析法、几何分析法及综合分析法。

上海交通大学医学院附属第九人民医院口腔颌面外科头影测量分析法是总结多年的正颌-正畸联合治疗的经验，根据临床正畸和正颌的特点，综合各种方法所建立的方法，包括上下颌骨、咬合关系及软组织状况分析，兼顾了前后向位置关系及垂直向发育，对颌面畸形的反映较全面。主要项目包括：

（1）上颌骨相对颅的位置关系。

∠SNA（°）是上齿槽座角，代表上颌骨相对于颅底前后位置，角度大于正常范围说明是上颌前突，小于正常范围可能是上颌发育不足，位置后缩。

NA-FH（°）是Na和A两点连线与FH平面相交的后下角，代表上颌骨及中面部的位置，大于正常范围说明是上颌前突，小于正常范围说明上颌位置后缩。

Ptm-S（//FH）是Ptm和S两点在FH平面投影之间的距离（mm），代表上颌骨相对于颅底的位置，大于正常范围说明上颌骨位置靠前，小于正常范围说明上颌骨位置靠后。

Ptm-A（//FH）是Ptm和A点在FH平面投影之间的距离（mm），代表上颌骨骨体的发育情况，大于正常范围说明上颌骨发育过度，小于正常范围说明上颌骨发育不足（图15-3）。

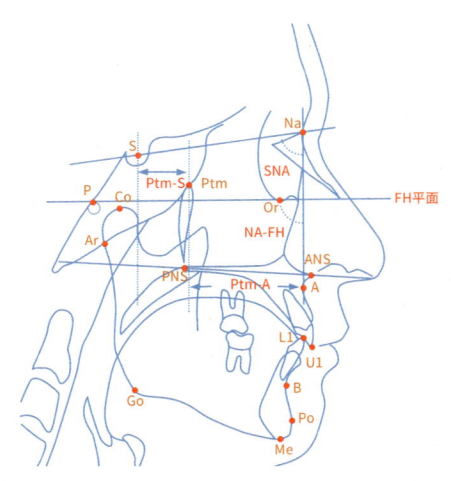

图15-3　上颌骨相对颅的位置关系

（2）下颌骨相对颅的位置关系。

∠SNB是下齿槽座角代表下颌骨相对于颅底前后位置，角度大于正常范围说明下颌骨前突，小于正常范围说明下颌骨位置后缩，下颌发育不足。

angle of convexity是颌突角（°），是NA和AB连线的后下角，A点在B点前方为正角，A点在B点后方为负角，代表面型，大于正常范围为凸面型，小于正常范围或负角为凹面型。

MP-FH（°）是下颌平面与FH平面的夹角，代表下颌骨的生长方向，大于正常范围说明下颌骨向后下方生长，小于正常范围说明下颌骨向前上方生长，有短面趋势。

MP-SN（°）是下颌平面与SN平面的夹角，代表下颌骨的生长方向，大于正常范围说明下颌骨向后下方生长，小于正常范围说明下颌骨向前上方生长。

Go-Co（mm）代表下颌支长度。

ant cranial base（mm）是SN平面的长度，代表前颅底长度。

Go-Me/SN是下颌骨体长和SN平面长度之比大于正常范围提示下颌骨发育过度，小于正常范围提示下颌骨发育不足。

Y axis-FH angle（°）是S、Pog连线与FH平面的前下夹角，代表下颌骨的生长方向，角度大于正常范围说明下颌骨垂直向生长趋势，小于正常范围说明下颌骨水平向生长趋势。

Po to N-B代表下颌骨相对于面平面的突度（图15-4）。

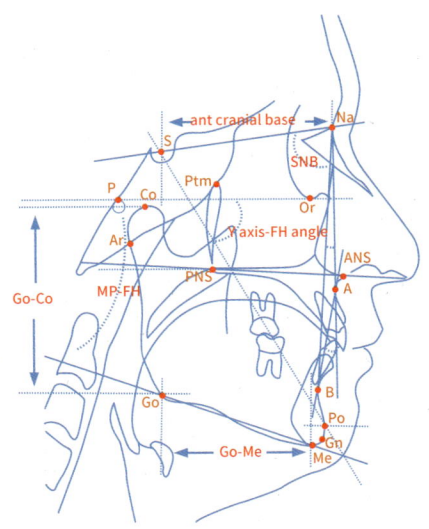

图15-4　下颌骨与颅的位置关系

（3）上、下颌骨相对位置关系（图15-5）。

∠ANB（°）是∠SNA与∠SNB的差，代表上下颌骨之间的关系，角度过大提示上颌前突、下颌后缩或两者皆有；角度过小或负角，提示下颌前突、上颌发育不足或两者皆有。

S-Go（mm）是从蝶鞍点至下颌角点的实际距离，代表后面高。

% Nose（也作NA）代表中面部与全面部的比例。

NA/A-Me为中面部、下面部1/3的比例。

S-Go/Na-Me为后、前面高比（图15-5）。

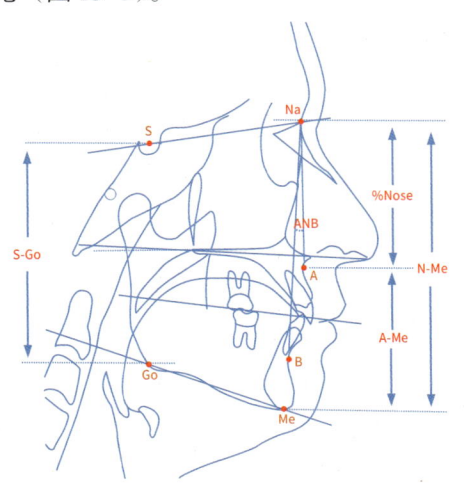

图15-5　上、下颌骨相对位置关系

(4) 殆关系。

UD-SN（°）是上齿槽突与SN平面的夹角。

U1-SN（°）是上切牙长轴与SN平面的夹角，可提示切牙是唇倾或舌倾。

U1 to NA（°）是上切牙长轴与NA连线的夹角，可提示切牙是唇倾或舌倾。

U1 to NA（mm）是上切牙切缘到NA连线的距离，代表上切牙相对基骨的突度，大于正常范围说明上切牙位于基骨的唇侧，小于正常范围说明上切牙舌倾。

U1-PP（mm）是上切牙切缘到PP平面的垂直距离，大于正常范围说明上颌骨前部齿槽垂直向发育过度，小于正常范围说明垂直向发育不足。

U6-PP（mm）是上颌第一磨牙近中颊尖到PP平面的垂直距离，大于正常范围说明上颌骨后部齿槽垂直向发育过度，小于正常范围说明垂直向发育不足。

L1-MP（°）是下切牙长轴与下颌平面的夹角。

L1 to MP（mm）是下切牙切缘到MP平面的垂直距离，代表下颌骨的前部齿槽的垂直向发育情况，大于正常范围说明下颌骨垂直向发育过度，小于正常范围说明下颌骨垂直向发育不足。

L1 to NB（°）是下切牙与NB平面之间的夹角，代表下切牙与基骨的关系，大于正常范围说明前牙相对基骨唇倾，小于正常范围说明舌倾。

L1 to NB（mm）是下切牙切缘到NB连线的距离，代表下切牙相对基骨的突度，大于正常范围说明下切牙位于基骨的唇侧，小于正常范围说明下切牙舌倾。

U1-L1（°）是上下切牙长轴之间的夹角。

FMIA（°）是下中切牙长轴与眼耳平面之间的夹角（图15-6）。

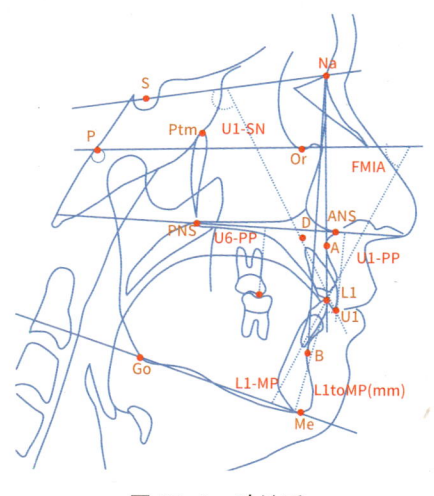

图15-6 殆关系

(5) 软组织分析。

Upper OP-FH（°）是殆平面与FH平面的夹角，角度过大说明殆平面过陡，角度过小说明殆平面较平坦。

0-Meridian to Sn（mm）是Sn点到零子午线的距离，提示上颌骨软组织的前后位置，大于正常范围说明前突，小于正常范围说明后缩。

0-Meridian to Pog'（mm）是软组织颏顶点到零子午线的距离，大于正常范围说明下颌前突，小于正常范围说明下颌发育不足、位置后缩。

Naso-labial Angle（°）是鼻唇角。

UI-G line（mm）是上切牙切缘至G线的距离，代表上切牙的露齿状态（图15-7）。

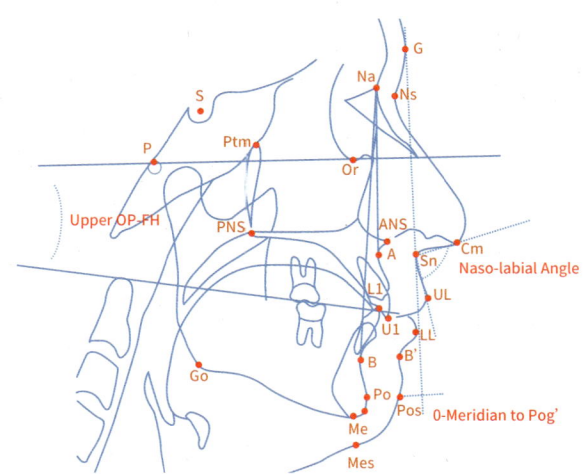

图15-7　软组织分析

（四）正位X线片的头影测量

X线头颅正位片揭示了面部两侧的对称性，中线切牙关系和面宽。还可用于了解上磨牙相对基骨颊舌向偏位、提供鼻孔的宽度、确定腭中缝是否被开及检查矫治和保持情况。

1. 标志点

（1）眶上点（Ro）：眼眶最上点。

（2）眶侧点（Lo）：眼眶外缘与眼窝斜线的交点。

（3）颧额点（FM）：颧额缝的最外侧点。

（4）鸡冠点（NC）：正中线上，鸡冠颈部最狭窄部。

（5）颧弓点（Zyg）：颧弓最外上点。

（6）颧下点（Ma）：颧骨下缘中点。

（7）上颌基点（Mx）：Ma与上颌最后磨牙之间影像的最凹点。

（8）乳突点（Ms）：乳突最下点。

（9）下颌角点（Go）：下颌下缘及侧缘交界点。

（10）上切牙点（IS）：上中切牙间最下触点。

（11）颏下点（Me）：颏部最下点（图15-8）。

2. 分析方法

（1）骨骼分析：连接两侧Lo、Zyg、Mx、Go等点可了解上、中、下面宽，可评价中面宽及下面宽的变化。

（2）上第一恒磨牙的位置分析：判断上磨牙相对于基骨颊舌向偏位，确定后牙交叉的特点（骨性或牙性）。

（3）对称性分析：可通过比较两侧各点至中线的距离、比较两侧各点向中线作垂线的垂

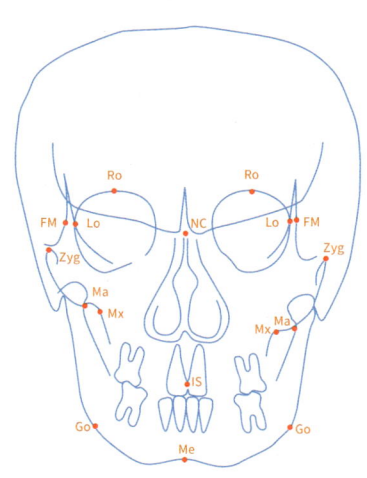

图 15-8 头颅正位定位片标志点

直高度，确定两侧不调或不对称的位置。

（4）正侧位片结合比较分析（Sassauni 分析法）：将正、侧位片并列放置，侧位片上机械耳点与正位片上外耳道点置于同一水平。这样可将侧位片上任何一点水平投影到正位片上，以分析相同结构的前后、垂直及宽度关系的变异。

（五）其他

1. 自然头位 X 线头影测量　自然头位摄片时，在被摄者正前方 2 m 处放置一面镜子。被摄者两足平行站立，平视镜中自己的眼睛，保持于最自然的头位。上下颌牙轻触于正中矢状位，唇部自然放松。进行定距离定向摄片，可获得反映头颅稳定位置的 X 线片。

自然头位是神经肌肉之间复杂而协调的相互作用下维持的一个位置，因而是稳定的、可重复的。研究表明，自然头位片与标准头颅定位片的面部形态测量结果无显著差异，在自然头位中同样可以进行标准的头影测量。

2. 息止𬌗位 X 线头影测量　拍摄时头颅定位同标准定位 X 线片，让被检者处于下颌休息位，上、下唇自然放松，口肌无紧张感。

以下情况需配合息止𬌗位的头颅侧位 X 线影像学测量：

（1）颌骨发育不足，特别于垂直方向。加拍息止𬌗位的头颅侧位片，以研究息止𬌗间隙，从而评价上牙与唇的关系，并分析上下颌骨的真正关系。上颌骨垂直发育不足的患者，正中𬌗位的 X 线分析可表现下颌前突。应加拍息止𬌗位的头颅侧位片，有助于分析下颌骨的发育和位置。

（2）用于辅助鉴别是否存在功能性错𬌗（功能性分析法）。对于功能性错𬌗的患者，当下颌骨由息止𬌗位做自然闭合运动时，由于早接触点的诱导，必然导致下颌位置异常偏移。因此，根据息止𬌗位片与正中牙𬌗位片描图的重叠中下颌及下切牙的异常变化，可判断分析有无功能障碍，并鉴别该错𬌗畸形属功能型或骨型。

X 线头影测量是定量分析、分类及交流的有效工具，并不是首要的诊断手段。因此治疗的主要目的不是使头影测量正常，而是使患者的容貌更正常。当然，对于大多数患者，这也会使头影测量正常，但有些情况下并不如此。

五、诊断和治疗方案的制订流程

诊断和治疗方案制订流程见图15-9。

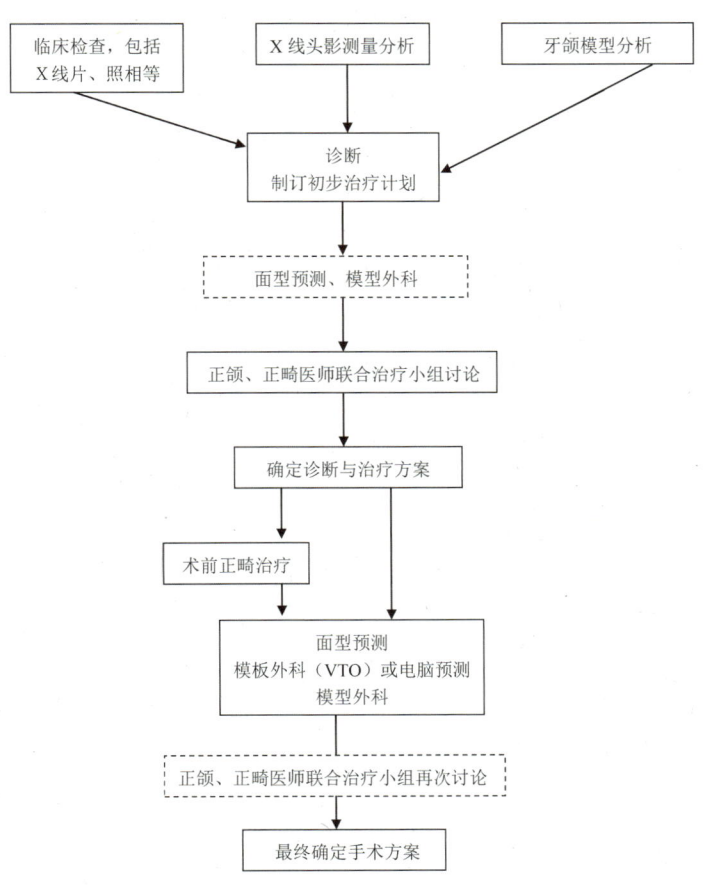

图15-9 治疗方案制订流程

六、治疗步骤

(1) 术前正畸治疗。
(2) 确认手术计划。
(3) 完成术前准备。
(4) 正颌手术。
(5) 术后正畸治疗。
(6) 追踪观察。

第五节 正颌-正畸联合治疗牙颌面畸形的术前正畸

牙颌面畸形错𬌗患者的，先要认识和评价其中牙性和骨性的成分及其在错𬌗中所占的比重。如果有严重的骨性差异，则所选择的治疗应为正颌-正畸联合治疗，而且治疗的时机应选择成年以后。

对于没有生长潜力的成年牙性错𬌗患者，其上、下颌骨的位置关系是正常的，常规的正畸是将牙齿在正常位置关系的上、下颌骨中移动。牙颌面畸形患者若接受常规正畸，其实并不是在矫正错𬌗，而是在掩饰骨性的差异。因此，通过手术治疗骨性的畸形，才能真正获得错𬌗的矫正。

严重的错𬌗通常是由骨性畸形造成的。由于不同的颌骨关系会出现相同的错𬌗畸形，因此识别骨性成分在错𬌗中的比例对临床医师是相当重要的。在骨性畸形的环境下，牙齿会自然代偿以掩饰骨性的差异，并建立相对最佳的咬合关系。牙代偿的程度和本质取决于错𬌗畸形的类型和严重程度。手术矫正的成功关键在于正畸医师移动牙齿到预计位置的能力。

术前矫正的目的是置牙齿于最佳的去代偿位置，使得手术中颌骨的移动不会受到牙齿位置的阻碍，以获得最佳的𬌗关系和骨骼改变。因此，术前的去代偿正畸通常会导致错𬌗更严重。

治疗分为三个阶段，并且每一阶段都关系到下一步的成功。正颌手术必须在术前正畸以后做，正颌手术以后再经过术后正畸才是一个完整的治疗过程。术前的牙齿移动是排齐、整平（以压入为主）、上下牙弓的协调，以及为截骨区创造间隙。术中的牙齿移动是矫正骨性不调、整平（以伸长为主）。术后的牙齿移动也是做排齐、整平，𬌗关系必须精细调整，使牙根平行。

一、前后向的牙齿移动

确定颌骨前后移动的距离，牙去代偿矫正（Ⅱ类增加覆盖，Ⅲ类增加反覆盖）。

前后向的牙代偿表现在上、下颌切牙的角度变化上。在骨性Ⅱ类错𬌗中，上颌切牙通常内倾而下颌切牙通常前倾以代偿骨性差异，减小覆盖。在骨性Ⅲ类错𬌗中，上切牙通常前倾而下切牙通常内倾以减小反覆盖。牙槽骨通过改变牙槽的垂直高度，以及容纳牙齿的倾斜角度来维持功能性𬌗关系，并且有效地代偿了骨性的不足。

术前正畸通过矫正切牙的轴向倾斜角度来去代偿，这将使覆盖加大以致加重错𬌗的程度，但暴露了骨性畸形的严重性。在骨性Ⅱ类畸形中，去代偿表现在直立前突的下颌切牙上，并且唇倾上颌切牙。根据上、下颌牙弓的不同治疗目标确定减数方案，可能只在下颌牙弓拔除第1前磨牙，以利于整平下牙弓并内收切牙，而在上牙弓，通过唇倾代偿的上颌切牙可以解除上牙列的拥挤，手术采用前移下颌骨。而这些正畸的目标与常规正畸的代偿性治疗是相反的，常规的代偿性治疗通常从面部美观考虑，在上牙列拔除2个第1前磨牙，通过内收上切牙并唇倾下切牙以减小覆盖。在骨性Ⅲ类畸形中，亦是如此。通过切牙的轴向倾斜代偿骨性畸形是常见的，通常后牙的咬合更能反映骨性关系。

二、垂直向的牙齿移动

这一方向上的牙代偿影响了上、下颌切牙的垂直向位置。骨性前牙开𬌗的患者通常表现在上、下颌前牙的过度萌出来代偿增加的下面高上，以获得切牙的接触。这也是患者寻求治疗的主要目的。除非前部的垂直向发育导致息止𬌗位时牙龈暴露过多，并且表现为露龈微笑，一般垂直向的牙代偿不太能被发现。

正畸中的牙移动主要考虑两个方面：一是下前面高，二是唇放松时上唇和上切牙的关系。严重的骨性Ⅱ类畸形患者，表现为下面高减小，前牙深覆𬌗。下面高的比例决定了术前正畸时牙在垂直方向的移动方案，如果下面高正常，则通过压入上、下颌切牙的方法来矫正深覆𬌗；如果上唇放松时上颌切牙暴露过多，则采用压入上切牙的方法，以减少牙冠露出的量。

在下面高减小的骨性Ⅱ类深覆𬌗患者中，术前的牙弓平整通常有一定难度。通常在术前保持原有的Spee曲线，下颌前移术后形成下前牙和两侧最后磨牙的三点咬合，此时前牙达到对刃咬合或理想的覆𬌗覆盖以获得下面高的增加，而上切牙维持不动。术后正畸通过颌间牵引前磨牙来平整下颌Spee曲线，从而保持了增加的下面高。这种方法既矫正了深覆𬌗，又改善了下面高的比例，兼顾了面部美观和咬合关系。坚固内固定技术保证了这一手术矫正方法的稳定性。另外，这一方法虽然缩短了术前正畸时间，但也延长了术后正畸的时间。

骨性前牙开𬌗的患者，要求压入过度伸长的切牙，这一过程通常由手术来完成。在上颌垂直向发育过度的患者，后牙在不同的𬌗平面，并且手术设计分块截骨术来矫正开𬌗，通常术前正畸在不同平面上分别排齐前牙和后牙；若达到整个上牙列的平整，常会导致上颌切牙伸长以适应后牙平面来整平牙列。因此，前牙段和后牙段不在同一水平，手术中通过分块截骨术，将前、后牙段做不同程度的上抬，使𬌗平面得到矫正。

三、水平向的牙齿移动

术前正畸在水平向牙齿的移动主要是获得上、下牙弓的协调，以使它们在术后能够匹配。而且，术前正畸的目的是使牙直立于牙槽骨上，去除任何牙槽的代偿。因此要考虑两个方面：牙弓宽度、牙弓形态。前者指相互关系，后者为形态。

牙弓宽度：骨性Ⅱ类或骨性Ⅲ类可能存在牙弓宽度的差异，以至于在前后向位置矫正以后，上、下颌牙弓的宽度并不匹配。因此，需要术前正畸来使牙齿直立，这可能会加重横向不协调，在手术计划中需要通过分块截骨或手术辅助上颌扩弓来矫正。若为轻微的宽度不协调，则可以通过单纯的正畸牙移动来矫正，这需要在术前正畸中即完成上、下牙弓的协调，也可能需要一些牙代偿。

牙弓形态：上、下颌牙弓形态的协调通常需在术前完成。骨性Ⅱ类常需要缩窄上颌牙弓，而骨性Ⅲ类需要缩窄下牙弓。术前正畸优化牙弓形态是为了获得术后良好的上、下颌关系。

牙根位置和截骨位置：在截骨区的牙根位置非常重要。目的是给外科医师提供足够间隙（一般2~3 mm），使截骨时不会损伤邻近牙的牙周状态。术前正畸不仅要求截骨区牙冠间有足够的牙间隙，更重要的是在截骨区牙根间创造间隙。这在矫治器系统的选择和托槽黏结阶段就必须考虑。牙弓分块截骨要求充分考虑截骨部位相邻牙及牙根情况，但若截骨部位位于缺失牙或拔牙区，通常就会有足够的间隙，而且如果需要，就做外科手术关闭多余的间隙，而有时需要通过正畸移动截骨部位的相邻牙以创造足够的截骨间隙。有时，临床检查截骨区相邻牙牙冠间是分开的，实际牙根却靠得很近，以至无法截骨。因此，在术前必须拍摄根尖片，以确定牙冠和牙根间都有足够的间隙。

术前正畸准备：当术前正畸的目标都完成后，即可进入手术前准备阶段。此时，正畸医师应该获得如下资料：患者口内和口外照片、CT曲面断层片、X线侧位片、X线后前位片、X线根尖片（必要时），以及此时患者的牙𬌗模型。通过曲面断层片观察牙根角度，尤其对于截骨区，但间隙的评价必须通过根尖片；头颅定位片用于确定是否达到了预计的术前正畸目标，而且术前的定位片常被外科医师用于手术模拟。牙𬌗模型用于评价牙弓的协调性、模拟手术移动以确定没有𬌗干扰，用于模型外科制作𬌗板。需要注意的是，在获取术前记录前，牙弓的弓丝必须放置3周以上，以确保弓丝能处于完全被动状态，在取得记录后不会发生进一步牙移动。建议选择接近矫治器系统托槽槽沟宽度的不锈钢方丝作为术前弓丝，而且必须完全入槽，推荐用结扎丝替代橡皮结扎圈结扎，同时在弓丝上相邻两个牙之间焊接或放置牵引钩，磨牙最好使用带环而不是托槽。

术前正畸的评价应该由正畸医师和外科医师共同进行，以确定达到预定的目标，同时确定术后的正畸目标和方案。当无法获得理想咬合时，建议先建立尖牙Ⅰ类关系，确保前牙以最佳覆𬌗覆盖，而不是先建立磨牙的Ⅰ类咬合关系。

第六节 牙颌面畸形的术后正畸治疗的原则

术后正畸的一个目的是获得良好的咬合关系。通常需要精细调整牙齿位置，一般在术后4~6周开始。去除粗硬的弓丝，换以细软的弓丝，同时配合一些颌间牵引，通常在尖牙和前磨牙区做垂直牵引，以允许牙齿建𬌗。

术后正畸的另一个目的是去除𬌗干扰。对于通过术中截骨扩弓解决横向不调的患者，术后需特别关注其稳定性，尤其是在去除了粗硬的弓丝以后。通常建议将0.036 in（1 in＝0.025 m）的不锈钢丝"骑"在主弓丝外，既能维持牙弓宽度的稳定，又不影响术后正畸。

有些术后正畸的操作可能会促使手术后的复发。例如对于手术矫正前牙开𬌗的病例，若术后竖直最后磨牙，很可能导致前牙开𬌗的复发。因此，术后应该避免对手术效果保持不利的牙移动。

对于Bolton指数前牙比不调的患者，例如侧切牙为过小牙的患者，通常在获得尖牙Ⅰ类关系和前牙正常覆𬌗覆盖关系后，采用修复方法关闭间隙。

术后正畸后的保持目的是维持被移动牙齿位置的稳定，使用常规的活动或固定的保持器，遵循常规正畸保持原则，但建议保持时期更长，而且定期复诊，推荐需要全天戴用的时期维持6~12个月。

现代正颌外科为牙颌面畸形的患者提供了一种同时治疗错𬌗和矫正面型的方法，但需要正畸医师和正颌外科医师的密切合作，经过系统的综合的诊断和治疗。术前正畸的目的是去除牙代偿，以获得对骨性差异手术治疗的最佳效果。术后正畸依据术前设计和预测的结果进行短期的咬合精细调整。

第七节 治疗经验2例

一、病例一

女，20岁，前牙反𬌗，上颌稍后缩。

1. 主诉 "地包天"，要求矫治。

2. 临床检查 凹面型，双侧磨牙略近中关系，前牙3-3反𬌗，反覆盖3 mm，反覆𬌗5 mm，上牙列中线右偏2 mm，下牙列中线基本与面中线一致。颞下颌关节（TMJ）紊乱（-）。

3. 头影测量分析 ∠SNA为74.5°，∠SNB为80.9°，∠ANB为-6.4°，U1-SN角为114.1°，L1-MP角为88.3°。

4. 诊断 安氏Ⅲ类，骨性Ⅲ类（上颌发育不足，下颌发育过度）。

5. 治疗设计 正颌-正畸联合治疗。

（1）术前正畸：拔牙，排齐整平上下牙列，下前牙去代偿。

（2）正颌手术：上颌Le Fort Ⅰ型截骨前移，下颌做下颌支矢状截骨术（BSSRO）后退。

（3）术后正畸：精细调整咬合关系（图15-10～图15-13）。

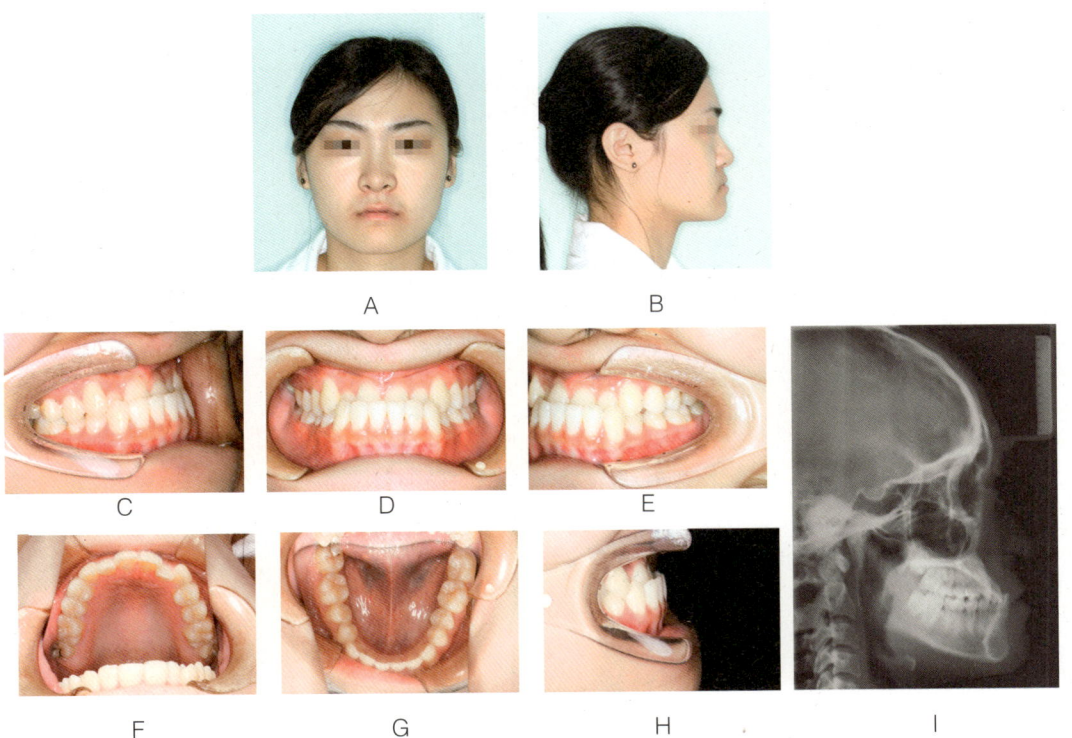

A、B. 术前正侧位照片；C～H. 术前牙咬合；I. 术前头影侧位片。

图15-10 治疗前

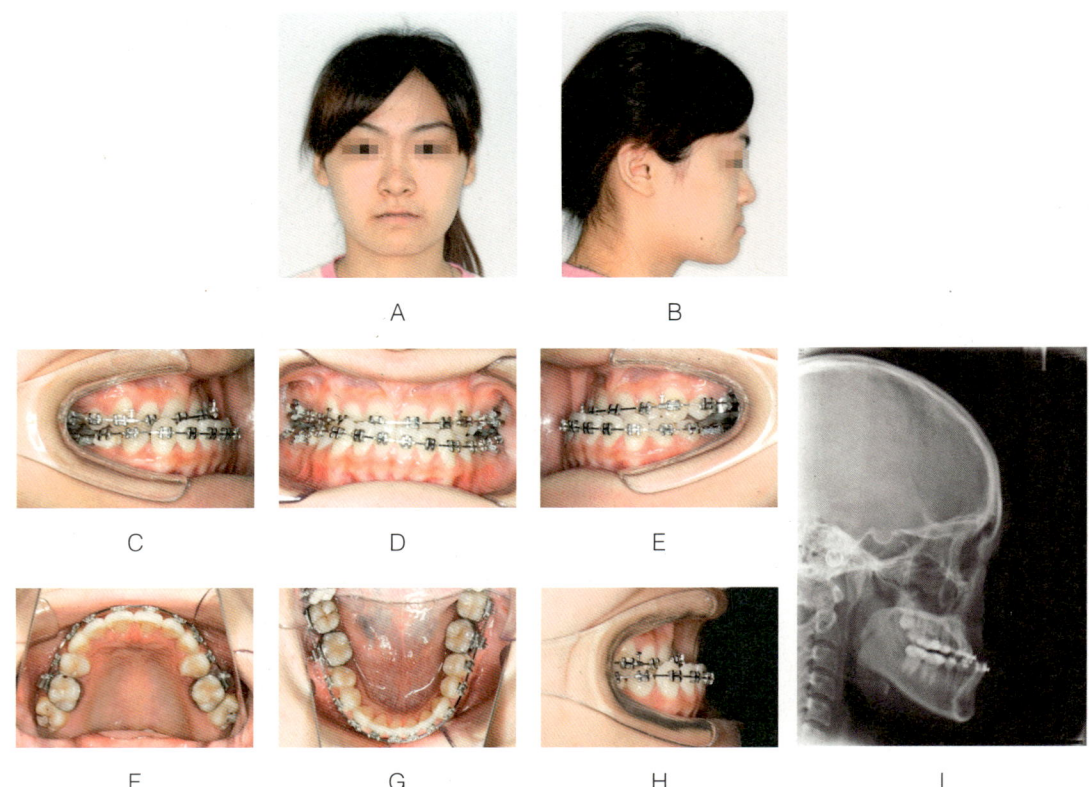

A、B. 正畸治疗后正侧位照片；C～H. 正畸治疗后牙咬合；I. 正畸治疗后头影侧位片。

图15-11　正畸后，正颌术前

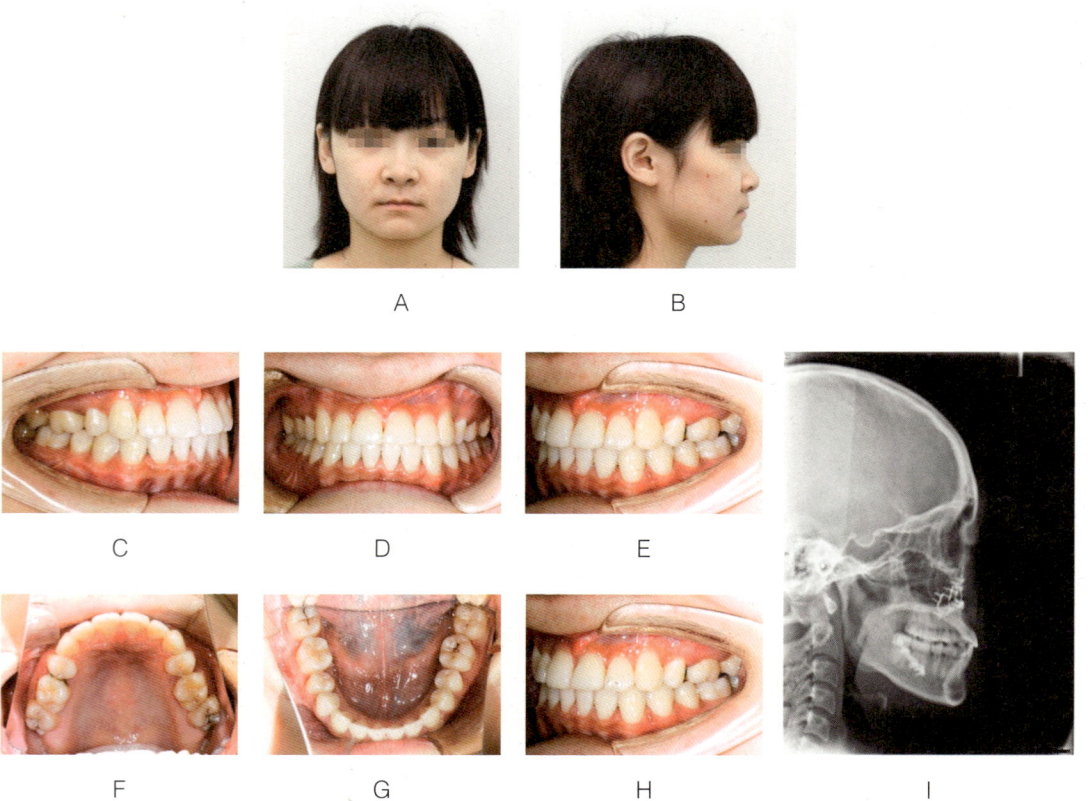

A、B. 正颌手术和术后正畸治疗后正侧位照片；C～H. 治疗后牙咬合；I. 治疗后头影侧位片。

图15-12　治疗后

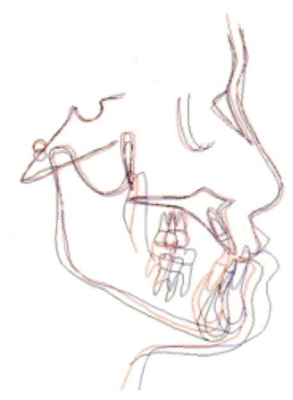

图15-13 术前、正畸及正颌手术治疗之头影侧位轮廓描图重叠图

二、病例二

女,25岁,面部不对称求治。

1. 主诉 下颌右偏,要求治疗。

2. 现病史 自14岁起下颌逐渐右偏,近年无加重趋势。否认家族史、外伤史、颞下颌关节不适。

3. 检查 面部不对称,颏部右偏5 mm,中面部69 mm,下面部67 mm,上唇长20 mm,静态露齿5 mm,微笑露齿8 mm,凹面型,下颌前突,高角型,鼻唇角约90°。

$\frac{8|8}{8|8}$ 牙列,$\frac{6|}{6|}$ 中性关系,$\frac{|6}{|6}$ 近中关系,上牙列中线正,下牙列中线右偏4.5 mm,$\frac{1|}{3|}$ 反𬌗,$\frac{}{5-2|}$ 对刃,𬌗平面左高右低相差5 mm,牙周情况可。

张口度三指,张口型"↘",右侧关节张口初弹响,压痛(-)。ECT:0.09。

问题如下:① 偏侧凸颌畸形;② 安氏Ⅲ类错𬌗;③ 右侧颞下颌关节紊乱综合征。

4. 治疗目标 ① 正颌-正畸联合治疗解决面部偏斜及牙列不齐。② TMJ专科会诊以排除器质性病变,治疗过程中注意关节不适症状。

5. 治疗过程

(1) 拔 $\frac{8|8}{8|8}$。

(2) 术前正畸:排齐整平上下牙列,协调上下牙弓。上下颌MBT托槽,弓丝顺序:上下0.014Ni-Ti→下0.014SS垂直开大曲→上0.016Ni-Ti 下0.018Ni-Ti→上0.018SS→上下0.018×0.025Ni-Ti→上下0.019×0.025SS。

(3) 正颌手术:解决下颌偏斜及鼻旁凹陷,上颌块状Le Fort Ⅰ型截骨前移1 mm,前牙区上抬3 mm,右侧后牙区上抬4.5 mm,左侧后牙区上抬3.5 mm,下颌BSSRO后退3.5 mm,向左侧旋转移动4.5 mm,摆正中线。

(4) 术后正畸:咬合精细调整,上0.019×0.025SS扩大上牙弓,下0.018SS,后牙区垂直牵引。

(5) 保持:运用Hawley保持器。

总治疗时间在2年5个月。

复诊次数为19次(图15-14~图15-20)。

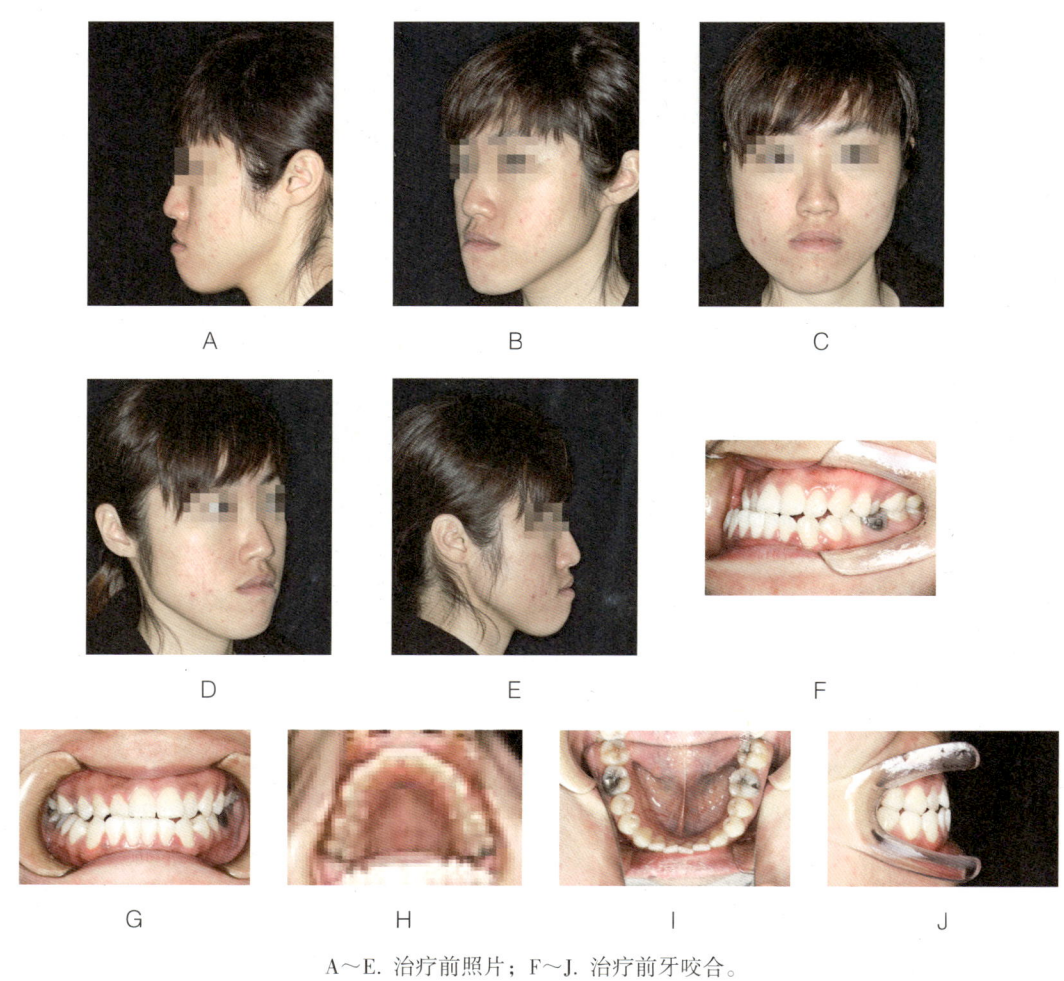

A～E. 治疗前照片；F～J. 治疗前牙咬合。

图15-14 正畸治疗前

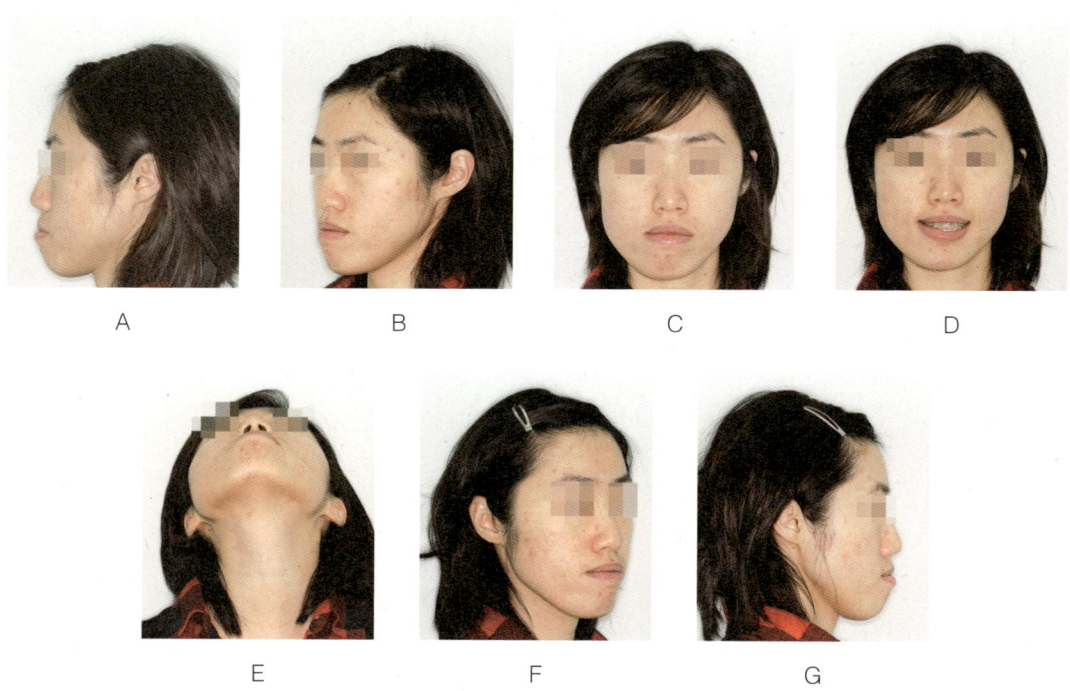

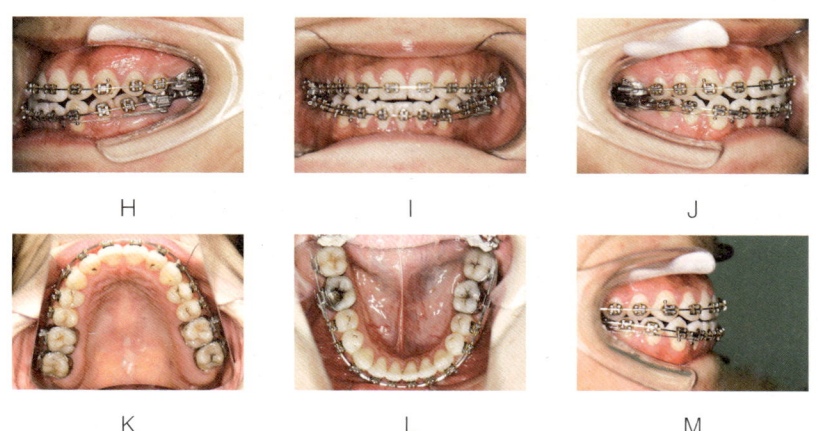

A～G. 正畸治疗后照片；H～M. 正畸治疗后牙咬合。

图 15-15　正颌手术前

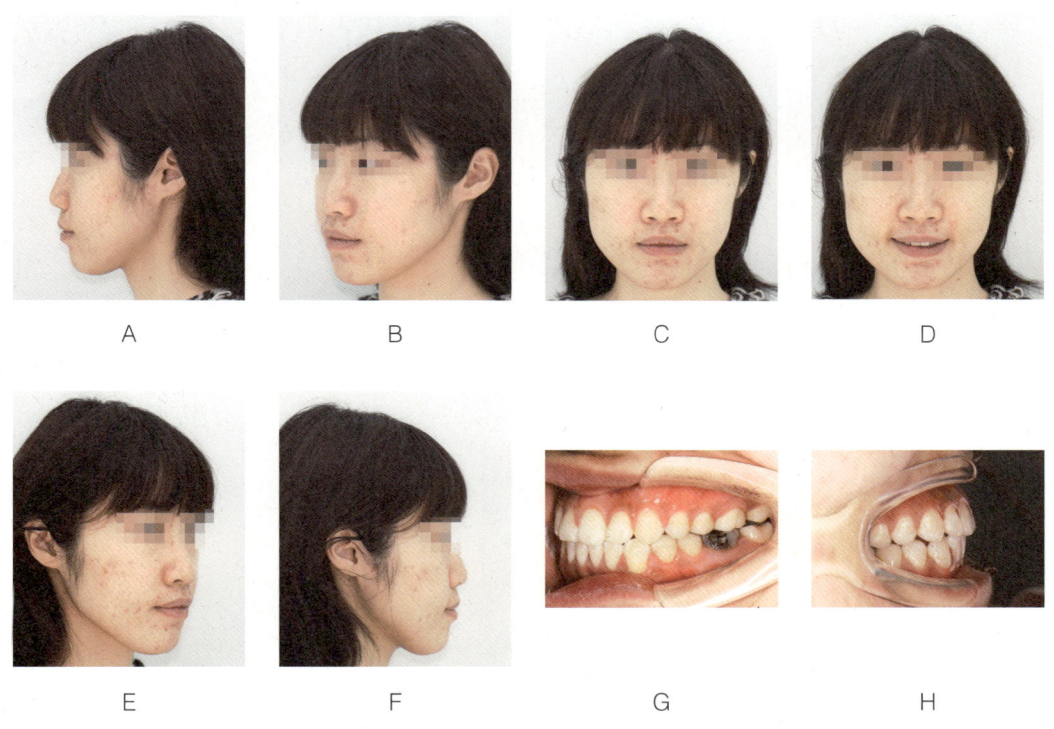

A～F. 治疗结束后照片；G～H. 治疗结束后牙咬合。

图 15-16　正颌-正畸联合治疗结束后

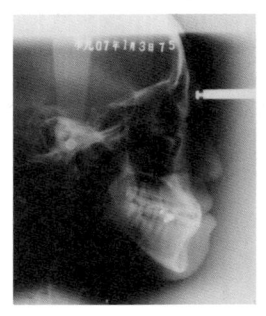 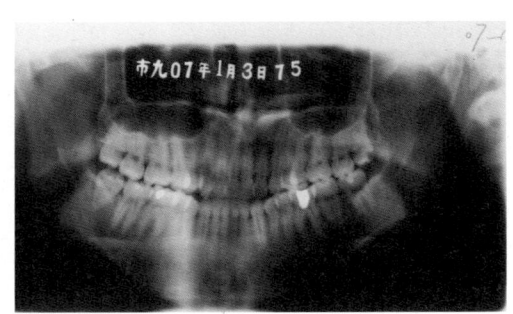

A. 侧位；B. 下颌全景片。

图 15-17　治疗前 X 线片

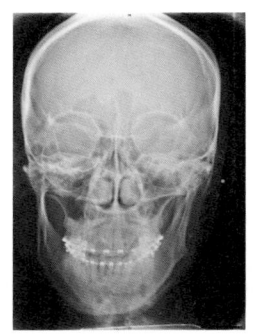 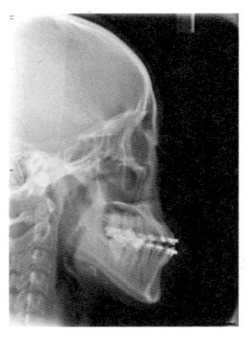 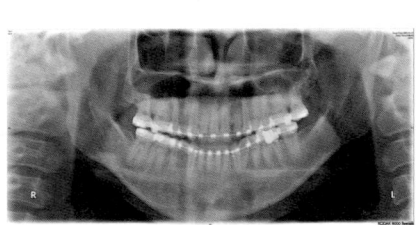

A. 正位；B. 侧位；C. 下颌全景片。

图 15-18　正颌前 X 线片

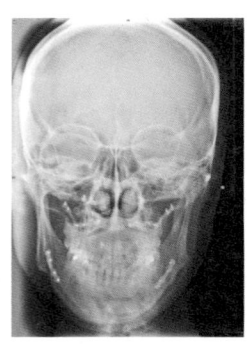 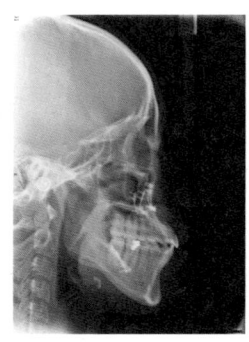 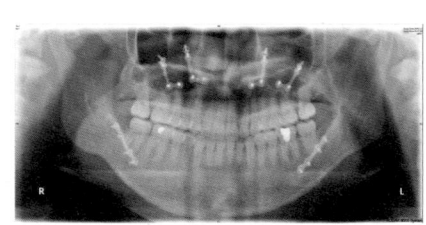

A. 正位；B. 侧位；C. 下颌全景片。

图 15-19　治疗后 X 线片

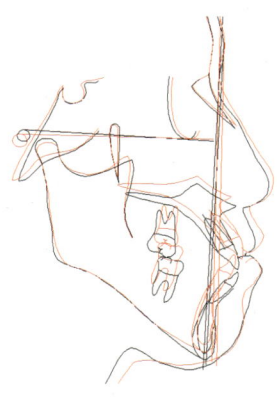

图 15-20 治疗前后头影侧位轮廓描图重叠图

（朱敏　房兵）

参考文献

[1] 朱敏,房兵. 牙颌面不对称畸形及外科正畸联合治疗[J]. 中国实用口腔科杂志,2011,4(7):400-403.
[2] 徐宝华. 现代临床口腔正畸学[M]. 北京:人民卫生出版社,1996.
[3] 房兵,邱蔚六,沈国芳,等. 成人骨性安氏Ⅱ类1分类错𬌗的正颌-正畸联合治疗[J]. 上海口腔医学,2004,13(4):325-327,335.
[4] 吴勇,房兵,沈国芳. 正颌正畸联合治疗上前牙及上牙槽骨严重前突的疗效评价[J]. 上海口腔医学,2009,18(1):15-19.

第十六章

颅颌面外科围手术期的儿科、内科保障

颅颌面先天性或后天性畸形，常牵涉多种学科、多种器官，需要多学科协作才能完成疾病的治疗。先天性颅颌面畸形患者多为儿童，且其手术时机因发育成长而有所不同。有些畸形选择早期即进行一期的修复，而更多的畸形需要将来进行二期修复。一些早期需要进行修复的疾病，如颅狭症等，需要与儿科、内科合作，这包括儿科医师对于儿童患者合理的术前准备及术中、术后的治疗等不同的治疗内容。而后天性颅颌面畸形多为外伤所致，颌面部创伤的早期修复对于正常生理功能的恢复、畸形的纠正和二期手术都非常重要，同时创伤还可合并多种器官的损伤。

创伤早期患者能否耐受一期修复手术，或是创伤遗留畸形的二期重大修复手术治疗，需要周全考虑，合理的术前检查及评估对于保障患者的生命及手术的顺利非常重要。

第一节 术前准备

儿童由于机体调节功能较差，对麻醉和手术的耐受性也较差。为了使患儿能顺利地度过手术期，获得良好的效果，须于手术前做好相应的准备，以提高患儿机体的抵抗力。成人的术前准备主要是做好各系统各器官功能的检查，以确定其能否耐受手术。无论是儿童，还是成人，都要做好术前的心理建设，医患之间的交流可以让患者充分了解手术效果及可能发生的相应并发症，从而信任和配合医师，愉快地接受手术。

一、病史采集

先天性颅颌面畸形患者，除了主要的颅颌面畸形外，还可能存在多种器官相关的发育不良或畸形，应详细检查，作正确诊断与鉴别诊断，如Apert综合征和Crouzon综合征的鉴别。有些病例是染色体遗传疾病，如Apert综合征、Treacher Collins综合征为常染色体显性遗传病，Carpenter综合征为常染色体隐性遗传病，了解其相应的家族史有助于增进对疾病的了解和相关的理论研究。

后天性畸形的患者要详细了解外伤的原因、以前治疗的经过、现在的畸形对功能的影响等，这有助于选择正确的手术方案，同时了解是否存在其他器官疾病，有无其他手术史，常用药物有无过敏反应等。此外，颅颌面外科常需要采用自体材料移植，需要了解供体区的情况，以确定是采用自体材料，还是需要其他材料代替。

二、身体全面检查

手术前要对患者的身体情况做全面的了解，一般可根据病史及体格检查作出正确的估计，对病情较重或须施行较复杂手术者，应进行必要的化验检查，如营养情况、血红蛋白、心功能、肺功能、肝功能、肾功能、凝血功能等，借此判断患者健康状况，能否耐受手术。

体温在37 ℃以上者，对非急症手术应暂缓进行；营养不良、贫血者，应待营养不良和贫血情况得到改善后再行手术；高血压患者血压在21.3/13.3 kPa以下可不必做特殊准备，血压过高者术前应适当应用降血压药物，但并不要求降至正常；存在严重心、肺、肝、肾的功能障碍者应禁止手术，对于急症手术及限期手术的患者可待器官功能障碍减轻至轻中度时进行，并尽量采取相对简易、手术时间较短的方法，避免长时间的应激状态引起器官功能障碍加重；糖尿病患者实行大手术前控制血糖，要求血糖稳定于轻度升高状态（5.6～11.2 mmol/L）、尿糖＋～＋＋。

颅颌面疾病的专科检查是术前准备所必需的，详细了解畸形部位的情况对于手术方案的制订有很大作用，同时需注意一些特殊情况：儿童的颅狭症必须了解颅内压情况、眼底情况及视力情况，一旦出现颅内压升高及视力影响即可进行脱水降颅内压治疗，及早制订手术方案，以免延迟治疗导致相应后遗症的加重；成人外伤后的颌骨骨折，早期即需判断咬合错位是否存在、颏部骨折是否影响呼吸、神经是否受压等情况，存在上述情况者应尽早手术，手术指征可根据患者情况适当放宽。

三、心理准备

畸形患者除了肉体上的病痛外，往往还存在着轻重不等的精神创伤，尤以儿童及青年人为甚。患者进行手术前的精神准备或心理治疗是非常重要的。儿童接触陌生的医务人员往往会产生畏惧的心理，每个医务人员都要更关心和关爱他们，同他（她）们建立起感情，获得他（她）们的信任，使其安心接受治疗。对患儿的任何恐吓，都将引起不良的影响，应绝对禁止。成人术前应进行良好的沟通，医师要了解患者对于手术的期望，做好手术效果及手术相应并发症的解释工作，部分患者术后需要进行颌间结扎、骨延长等需要长期进行的治疗而影响生活的情况需术前告知，取得患者的理解以配合手术。

四、术前饮食与禁食

一般不需要全身麻醉的手术，成人及幼儿均无须禁食。准备行全身麻醉的患者，成人可于术前

12小时起禁食，以免发生麻醉反应，如呕吐所致的窒息或吸入性肺炎；在婴幼儿，由于其新陈代谢旺盛，术前较长时间的禁食，不但可以引起患儿饥饿和不必要的吵闹，而且能减少体内糖的储量，因此，除非确有必要禁食外，婴儿仍应维持每4小时喂食一次的习惯，最后一次食物应于术前6小时喂给，因婴儿的胃蠕动较强，一般4～6小时内即能将内容物完全排空，故麻醉时不至于出现呕吐；禁食时间较长或估计手术困难者，尤其是小儿，最好在术前静脉注射一次50%葡萄糖溶液或给予10%葡萄糖溶液滴注，以增加肝糖原储量及防止脱水。

五、预防感染

手术前是否常规应用预防性抗生素？目前多数意见认为只要严格掌握指征，适时地应用，还是有预防感染的效果的。但不加区别的滥用不仅不能起到预期效果，还会并发二重感染，导致耐药菌株的产生。

实践证明，细菌污染组织3小时以上再投予抗生素，不能预防感染的发生，故抗生素应在细菌"种植"前开始使用，使在污染时其组织内药物浓度已达高峰。给药时间不宜过早，以免耐药菌株过度生长而影响人体内正常菌群。一般认为术前1小时开始用药疗效较好。为获得较广泛的抗菌效能，抑制或延迟耐药菌的产生，宜选用抗菌作用机制不同的两种抗生素联合应用。目前认为术后继续预防性应用抗生素24～48小时已足够。对原已有感染的患者，术前即须给予针对性抗生素，术后应继续加强抗生素的应用。

婴幼儿的抗生素使用需注意，尽量避免使用具有肾毒性及耳毒性的氨基糖苷类药物，以及影响生长发育的喹诺酮类药物。不同的抗生素应根据体重计算出相应实际用量。

六、输血和补液准备

施行大手术前，做好血型检查和交叉配合试验，备好一定数量的全血。估计术中出血较多时，应于术前做好输血准备。

凡遇血红蛋白过低及营养不良患儿须早期手术者，术前应积极输血或血浆，因输血不仅能补充血容量，还能提供T淋巴细胞及其介质、免疫球蛋白、调理素等，从而提高机体的免疫功能。按每天每千克体重输血10 ml计，可提高血红蛋白1～1.5 g（血红蛋白过低者不应手术）。

对于颅颌面外伤出现出血性休克的患者，应及时输血400～800 ml补充部分血容量，同时大量补充晶体溶液及胶体溶液以纠正休克，必要时及时手术解决出血原因，术中根据估计失血量及休克程度可继续输血，同时附以晶体溶液及胶体溶液来不断纠正休克。

由于输血及血制品都可能传播疾病，常见的有输血后肝炎，国外及国内均有输血感染艾滋病的报道，因此须严格掌握输血的适应证。

第二节 术中管理

一、调节体温

手术过程中保持患儿体温在正常范围是很重要的，手术室内温度过高（在夏季）、术前用阿托品、乙醚全身麻醉和长时间手术，都可使体温升高，甚至导致术中或术后高热。手术室温度过低（在冬季）、患儿躯体长时间暴露、皮肤消毒时酒精的蒸发、术中出血浸湿患儿躯体，都可使小儿体温下降，引起严重的并发症，甚至死亡。因此，手术室的温度应保持在25 ℃左右。手术过程中应经常测患儿体温，根据情况及时采取降温或保温措施。

二、皮肤消毒

婴幼儿的皮肤细嫩，用碘酒涂擦易引起灼伤，故对婴幼儿仅用75%酒精进行术野消毒。其他年龄段患儿应与成人一样，用碘酒、酒精消毒。

三、失血量的估计与补充

成人术中可根据吸引器引流量和纱布浸湿的数量估计总失血量。

由于小儿血容量少，对失血的耐受性差，易出现失血性休克，术中及时进行等量输血是预防和治疗休克的积极措施。根据失血量及失血速度，随时调节输血速度。但输血量不应过多（新生儿一般不超过30~50 ml），以免引起肺水肿、心力衰竭等并发症。术中准确地计算小儿失血量往往很困难，一般采用称纱布的办法计算失血量，即于术前选用重量相等的干纱布，然后再称量被血液浸湿的纱布的重量，即可算出每块纱布的含血量和术中失血总量，再结合患儿的面色、血压和脉搏等情况来决定输血量。

四、术中给氧

小儿新陈代谢率高，需氧量大，对缺氧耐受性差，故术中不论采用何种麻醉方法，均应大量给氧。

第三节 术后管理

一、一般护理

全身麻醉尚未清醒的患者应采取仰卧位,头旋向一侧,防止呕吐所致的窒息。危重患者或大手术后患者术后须重点监护(有条件者应送往ICU中监护)。

全麻后患儿易发生呕吐,故于清醒前,须有专人护理。加强口腔护理,以免黏稠的分泌物阻塞呼吸道。复杂手术后应严密观察体温、脉搏、呼吸的变化,必要时可进入ICU监护。

一般手术的术后体位无须限制,应早期活动。特殊病例可根据需要选择必要的体位,例如口内切口入路颧骨手术的患者,可在清醒后采取半卧位,以便于伤口渗液引流。

注意伤口出血、渗血,敷料及各种引流管均须严格包扎固定,防止污染及扭曲受压。切口敷料可用橡皮膏封闭固定,或于敷料外面包裹一层塑料薄膜,以防患儿自行将敷料撕脱。敷料一旦被污染,就应及时更换。颌面部手术的患者常需要加压包扎,应注意皮下充填材料或固定装置的周围皮肤,防止因包扎加压过度而出现皮肤受压坏死;同时对于进行上下颌手术患者,注意加压适度,防止在口腔黏膜组织水肿的情况下因包扎导致张口困难而影响呼吸,尤其是颏部成形手术患者。对于进行上下颌手术的患者,由于需要进行颌间结扎来调整颌间关系,一般在术后应放开结扎,可于第二至三天进行结扎固定,以免影响呼吸。

二、术后饮食

术后饮食调节适当,能促进患儿早日恢复健康。如进食过早可引起术后腹胀等并发症;不适当地限制饮食,不但影响患儿营养的摄入,而且会因饥饿、哭闹而增加消耗,影响切口愈合。婴幼儿胃肠道功能恢复较快,一般于全麻后6小时可给予糖水,如无呕吐,可开始给予流食。术后原则上可按患儿术前饮食习惯进食,无论是何种饮食,每天热量都应保持在251 kJ以上。如患儿食欲不佳、食量不足时,可适当输液。

一般情况下,术后无特殊禁食要求的,成人可在麻醉反应消失后尽早开始流质饮食,并在2~3天后改为半流质饮食,加强营养摄入,避免长期补液所致的人体必需氨基酸、各种维生素的缺乏而引起伤口愈合延迟。

三、术后用药

(一) 抗生素

儿童无菌手术后一般不用抗生素。如手术复杂，或患儿抵抗力较弱时可给予青霉素，或其他广谱抗生素。对化脓性感染，则应先用广谱抗生素，以后再根据细菌培养及抗生素敏感试验结果，选用合适的抗生素，一般采用肌内注射或口服。有进食困难且一般情况较差的患儿，以及有全身严重感染的患儿，则以经静脉给药为宜。抗生素皆可使细菌产生耐药性，另外，长期使用广谱抗生素，也可引起假膜性肠炎或霉菌感染等并发症。因此，一般一种抗生素不宜连续使用太久，如采用多种抗生素联合应用或交替使用，或与磺胺类药物交替使用，可克服上述缺点。慎用氨基糖苷类抗生素，其具有肾毒性和耳毒性；忌用喹诺酮类药物，其可能引起生长抑制。

成人手术后，无菌伤口可不用抗生素，对于可能有细菌污染的伤口（口腔内、鼻腔内、上颌窦内等开放伤口）及重大复杂手术后的伤口须应用抗生素，尤其是骨块移植、材料固定手术等手术，不仅术中要求严格保证无菌操作，术后还应严格控制细菌感染而避免植骨感染和异物感染，需应用广谱抗生素，但抗生素使用时间应恰当，防止耐药菌株产生或二重感染。对于深部伤口或口腔内伤口，可加用甲硝唑，以抑制厌氧菌感染。

(二) 维生素

术后应继续给予维生素 B_1、维生素 C。

(三) 镇静止痛剂

术后切口会引起患儿哭闹不安，影响睡眠及健康。因此，术后适当地给予镇静剂是必要的，一般以巴比妥类药物为主，巴比妥可用 2～3 mg/kg，每 4 小时可重复一次。2 岁以上的小儿可用哌替啶（1 mg/kg）或吗啡。

四、高热惊厥

成人术后体温可略有升高，常低于 38 ℃，主要为应激反应及吸收热，高热一般少见，以术前即有感染的发生率较高，而对于术前无感染、无高热者需检查原因。通常先检查伤口情况，判断有无感染迹象；对于出血量较多的或是失血性休克的患者，判断术后补液量是否足够、是否存在脱水热；检查输液输血情况，判断是否存在液体污染或输血反应；注意静脉导管、引流管情况，判断是否存在细菌逆行感染等。对于体温超过 38.5 ℃者，可用物理方法降温或用药物降温，如复方氨酚烷胺等，但须注意，血容量不足、脱水患者忌用；细菌感染者，早期可用广谱抗生素抑制，有条件者可根据细菌培养及药物敏感试验选择针对性抗生素。

儿童术后高热须注意避免发生惊厥，一般夏季手术时间过长或环境温度过高、麻醉和手术反应、感染性疾病本身及毒素吸收、术前发热未控制、酸中毒、脱水等，均可导致术后高热，且可同时发生惊厥。此外，脑缺氧、脑水肿、低血糖性休克、吸纯氧、CO_2排出过多而引起的碱中毒，以及大量输血所致缺钙、高钾及尿毒症等均可引发惊厥。术后高热的处理是采用药物或物理降温，同时纠正水和电解质的失衡。惊厥的处理，应针对病因采取不同措施：①止惊厥。地西泮，每次0.25~0.5 mg/kg，静脉推注，注意呼吸抑制。苯巴比妥钠，每次5 mg/kg，肌内注射。水合氯醛，10%溶液每次30~60 mg/kg，保留灌肠。其他如异戊巴比妥、氯丙嗪、异丙嗪等，均可选用。②低血糖。25%~50%葡萄糖溶液5~10 ml/kg静脉滴注。③低血钙。10%葡萄糖酸钙5~10 ml/kg静脉缓慢推注。④脑水肿。立即停止输低渗液，并用脱水疗法，呋塞米0.5~1 mg/kg，25%山梨醇或20%甘露醇每次1~2 g/kg，静脉推注。⑤脑缺氧。给氧，吸痰，保持呼吸道通畅，使用呼吸兴奋剂，必要时气管内插管，用呼吸机辅助呼吸。

五、儿童手术前后液体疗法

儿童在重大颅颌面手术后由于术中出血量相对较多、脱水剂应用、术后渗出、术后疼痛哭闹、进食不足等各种原因，常会导致不同程度的脱水，同时由于机体发育不够成熟，各种调节机制功能不全，极容易造成水、电解质和酸碱平衡的紊乱。

（一）脱水分类

脱水根据血浆渗透压不同，可分为等渗性（血Na^+浓度在130~150 mmol/L）脱水、低渗性（血Na^+浓度＜130 mmol/L）脱水及高渗性（血Na^+浓度＞150 mmol/L）脱水三种。

脱水根据脱水程度，又可分为轻、中、重三度。

1. 轻度脱水（体液丧失量占体重的5%以下）　临床表现不明显，稍有口渴，精神不振，皮肤弹性略差，唇舌稍干，前囟及眼眶稍下陷，尿量正常或略少。

2. 中度脱水（体液丧失量占体重的5%~10%）　临床表现明显，口渴，精神萎靡，皮肤干燥，弹性差，前囟及眼眶下陷，四肢凉，脉细速，尿量减少，血循环量通过代偿尚能维持在正常范围。

3. 重度脱水（体液丧失量占体重的10%~15%）　临床表现更显，极度口渴，出现精神症状（谵妄、嗜睡或昏迷），皮肤弹性更差，前囟及眼眶下陷明显，四肢厥冷，脉细弱，血压下降，发绀，面色灰白，尿量极少或无尿，有氮质血症、肾功能衰竭，呈休克表现。

（二）补液原则和注意事项

1. 去除病因　在开始补液的同时，必须尽可能去除引起体液失衡的因素，以控制体液以免继续丧失。

2. 应包括的正确的补液内容　①供给正常需要量（水与电解质）；②纠正累积损失量，即脱水、电解质及酸碱平衡紊乱的纠正；③补充继续的额外损失量，即在治疗期间的异常损失量。

3. 补液顺序　由于体液平衡失调是混合性的，故补液时须按下列程序进行：①补充血容量。当血容量不足时，组织缺氧不能纠正，代谢产物也无法排出，酸中毒无法纠正。因此，应先输入生理盐水或胶体溶液（包括全血、血浆及血浆代用品），待休克纠正后再做下一步处理。②纠正酸碱平衡。轻度的酸碱平衡失调，血容量补足后常可自行缓解和纠正，严重者须另给酸性或碱性液来纠正。③补充电解质。在纠正血容量不足及酸碱平衡失调时，电解质常常也能获得补充，故可根据临床表现、尿量及血液电解质测定结果再决定是否要进一步补充。

4. 严格掌握补液速度　必须根据脱水程度，心、肺、肾的负荷和输入液的成分、浓度等来决定输液的速度。例如严重脱水时，先按20 ml/kg一次性推注或快速滴注，其组织间脱水程度并无明显改变，但循环可获改善。其余液体则按每小时10～12 ml/kg速度滴注，以在短时间内纠正水、电解质紊乱，又不至于心血管负荷过重。在积累损失量纠正后以每小时7 ml/kg的速度来补充日需要量及额外损失量。有心肺疾病的患者静脉滴注的速度应减慢至每小时6 ml/kg。

5. 根据补液反应调整用法　补液期应严密观察患儿对补液的反应、液体的实际输入情况及病情变化，以了解输液是否达到预定的目标，以便及时调整输液量、速度及各种电解质浓度。此外，尚须复查有关的化验项目，包括血细胞压积、CO_2结合力、血气分析、血钾、血氯、血钠及尿比重等项目。

（三）补液的实施

补液的实施需关注水与电解质正常需要量的补充：儿童水的日需要量应以体表面积计算比较准确，但临床上为了方便，多以体重计算。先以体重算出热量的维持需要量（基础热量），再从所需热量算出其进行代谢活动所必需的水需要量（代谢100 kcal所需水量约100 ml，Na^+为1～3 mmol，K^+为1～3 mmol，Cl^-为1～2 mmol），随着儿童体重增加，每千克体重所需热量渐减，其生理需要量如表16-1所示：

表16-1　日需要量

体重/kg	热量日需要量/kcal
1～10	100
11～20	50
21～30	20

在损耗水分的同时尚须补给一定量的电解质，所以日需要量输液可给10%葡萄糖80 ml，生理盐水20 ml（糖与盐之比在4∶1），但按此比例Cl^-较多，故宜将生理盐水中1/3量改为1/6 M乳酸钠。

1. 累计损失量补充

（1）水的补充：轻度脱水须补水60～80 ml/kg，中度脱水须补水80～100 ml/kg，重度脱水须补水100～120 ml/kg，婴幼儿期各度脱水补给量按估计量的3/4补水，儿童则按2/3补水。手术后脱水，其补液量要适当减少，一般可按上述量的80%补水。补充液体的内容须根据高渗、等渗、低渗脱水不同，选用不同的配方液：①高渗。补水为主，用5%葡萄糖溶液或0.45%盐水。②等渗。用等渗盐溶液补给，可选用乳酸钠（或碳酸氢钠）-生理盐水溶液（1∶2），也可用乳酸钠（或碳酸氢钠）-复方氯化钠溶液（1∶2），他们的补液量可按估计的损失体重计算。③低渗。用高渗性盐水或碳酸氢钠-生理盐水溶液。

（2）电解质补充：

1）补钾注意点：①须根据尿量决定补钾，在尿少或尿闭时，禁止输钾。当脱水得到纠正，尿量增多后，方可补钾。一般要求新生儿尿量在10 ml/h，婴儿在20 ml/h以上。②浓度要适宜，含钾溶液的浓度<40 mmol/L，即每500 ml溶液中10%氯化钾不超过15 ml。③含钾溶液滴注速度控制在<每小时5 mmol/kg或20 mmol/h，切忌静脉直接推注，以免引起心搏骤停。④定时做血钾测定及心电图检查。发现有高钾血症，应滴注含10%葡萄糖的胰岛素溶液（4 g糖＋1 U胰岛素），使葡萄糖转化为糖原，促使其进入细胞内，同时用1.5%碳酸氢钠溶液纠正酸中毒。用10%葡萄糖酸钙拮抗对心肌的损害。⑤纠正钾代谢可按下列公式计算：需补钾的物质的量（单位为mmol，10%氯化钾10 ml含钾13.4 mmol）＝（正常血清钾－异常血清钾）×0.6×体重。

2）钙镁的补充：纠正酸中毒和脱水时pH增高，血清游离钙可下降及长期不能进食时均可出现低钙血症，可用10%葡萄糖酸钙每天0.3 ml/kg滴注。

低镁血症用25%硫酸镁0.2～0.4 ml/kg肌注，一周2～3次，症状好转后即停用（表16-2）。

表16-2 电解质补充

单位：mmol/kg

脱水类型	Na$^+$	K$^+$	CL$^-$
高渗性	2～4	1～4	—
等渗性	8～10	8～10	8～10
低渗性	10～12	8～10	10～12

2. 额外损失量的补充　额外损失量是指开始治疗后，当天继续丢失的液量，如引流管的引流液、创面渗出液、发热、出汗、水肿等。原则上按丢失液体的电解质含量来估计实际损失量，给予等量补充。

3. 术后补液　包括生理需要量、累积损失量和额外损失量三部分。原则上先补充术中未完全纠正的累积损失量。由于术后存在抗利尿期（<2个月婴儿除外），有水钠潴留，故术后当天及次日其生理盐水需要量可减少1/2量，以后仍全量供给。额外损失量可先补给预计量，次日以实际丧失量复核，多补的扣除，不足的追加。术后3天仍未能进食者在尿量达每小时3 ml/kg时应补适量钾。较长时间补液者还须酌情补钙、镁及维生素。

（杨君毅）

参考文献

[1] COOPER L F, HARRIS C T, BRUDER S P, et al. Incipient analysis of mesenchymal stem-cell-derived osteogenesis[J]. J Dent Res, 2001, 80(1): 314-320.

[2] EINHORN T A. Clinically applied models of bone regeneration in tissue engineering research[J]. Clin Orthop Relat Res, 1999(367suppl): 59-67.

[3] JAISWAL N, HAYNESWORTH S E, CAPLAN A I, et al. Osteogenic differentiation of purified, culture-expanded human mesenchymal stem cells in vitro[J]. J Cell Biochem, 1997, 64(2): 295-312.

[4] BRUDER S P, JAISWAL N, RICALTON N S, et al. Mesenchymal stem cells in osteobiology and applied bone

regeneration[J]. Clin Orthop Relat Res,1998(355suppl):247-256.

[5] DUCY P,SCHINKE T,KARSENTY G. The osteoblast:a sophisticated fibroblast under central surveillance[J]. Science,2000,289(5484):1501-1504.

[6] MALEKZADEH R,HOLLINGER J O,BUCK D,et al. Isolation of human osteoblast-like cells and in vitro amplification for tissue engineering[J]. J Periodontol,1998,69(11):1256-1262.

第十七章

面部表情肌的功能重建

第一节 概述

先天性颅颌面畸形的患者常伴有面肌或面神经的畸形，在半面短小综合征或长脸综合征的患者中，颅颌面畸形往往同时伴有部分或完全性面肌功能丧失。此外，颅颌面外伤能引起外伤性面瘫，颅颌面手术也可能造成面神经损伤、断裂，损害所支配的面肌功能，发生医源性面瘫。这就对施术者提出了更高的要求：在修复颅颌面畸形的同时，不仅要对已有的面肌功能损害予以必要的修复，还必须防止发生新的面部肌肉功能损害。

面瘫是以面部自主运动丧失、表情功能丧失为主的综合征的统称。面瘫的患者，由于失去对面部表情肌的支配，不但无法表露情感，而且会造成面部的形态畸形和功能障碍。面瘫的后果无疑是灾难性的，患者常因表情怪异，造成心理扭曲、性格孤僻，严重影响患者的社交活动。特别是对于颅颌面术后的面瘫患者，修复显得很重要，因为除了原有的颅颌面手术造成的创伤以外，继发的面瘫后果，更加重了患者生理和心理上的负担。而及时修复颅颌面术后的面瘫，不仅能明显改善患者的颅颌面状况，修复心理的创伤，还能增强患者战胜疾病的信心和力量。由于面神经损伤后，其支配的面肌也将发生萎缩、变性等一系列变化，最终因纤维化而成为无收缩功能的纤维组织。要恢复面部的活动，就必须尽早修复面神经，甚至需要移植肌肉到患侧面部，重建动力，以修复面瘫。由于面部的表情肌较多，瘫痪的部位和程度也可能各不相同。此外，很多先天性颅颌面畸形的患者常伴有部分面肌或面神经分支的缺如，此类面瘫的修复更显精细与复杂。因此，必须先将各种面瘫进行精细、准确的临床分类，再综合患者原有疾病的特性及体格条件、心理素质、康复愿望等，制订合适的修复方案。进行面瘫的个性化修复和面部畸形的系列化修复，应该是面瘫修复的方向。

第二节　面神经的应用解剖

在对面瘫进行分类之前，应对面神经的解剖及其肌肉支配有一大致的了解（图17-1）。

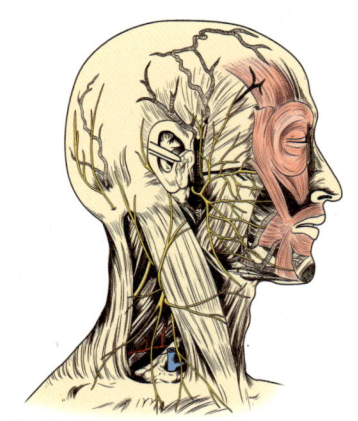

图17-1　面神经解剖示意图

一、面神经的组成成分

面神经是第7对颅神经，为混合神经，含有三种成分：

1. 运动纤维　支配表情肌、颈阔肌、镫骨肌、二腹肌后腹和茎突舌骨肌。
2. 分泌纤维　支配泪腺、舌下腺、下颌下腺，以及腭和鼻腔黏膜的腺体。
3. 感觉纤维　支配舌前2/3的味蕾。

二、面神经在颅外的分支

面神经出脑后入内耳门，穿过内耳底入颞骨岩部的面神经管。在面神经管内，先向前外，继而转向后外，转折后主干再向下行，出茎乳孔向前进入腮腺。

1. 耳后神经　在靠近茎乳孔处发出，向后支配枕肌和耳周围肌。
2. 面神经二腹肌支和茎突舌骨肌支　与耳后神经并列，支配同名肌肉。

面神经主干从乳突的深面向前，从腮腺深部进入腺体实质，大多先分上、下两支后在腮腺内编织成丛，走行于腮腺深、浅叶之间，再自腮腺前缘呈放射状发出分支。

3. 颞支　支配额肌和眼轮匝肌。
4. 颧支　支配眼轮匝肌和颧肌。
5. 颊支　支配颊肌、口轮匝肌及其他口周围肌。
6. 下颌缘支　沿下颌骨下缘下行支配下唇方肌和三角肌。

7. 颈支　支配颈阔肌。

由于面神经的终末分支解剖变异很大，这给面神经分支的手术探查带来了很多困难，但是如果能在手术时充分考虑到变异的可能性，把每一例患者都看成一个新的变异病例，认真、仔细地操作，就能迅速找到面神经分支，并可防止误伤面神经。有关面神经分支的局部解剖及手术注意事项，将在相应章节里详细描述。

第三节　面瘫的临床分类

面瘫可按病程、部位、范围、程度、病因等进行分类。仅病因就可分为先天性、外伤性、神经元性、感染性、代谢性、肿瘤性、毒性、医源性、自发性等，但限于本章的主题范围，在此仅讨论与颅颌面外科相关及颅颌面手术所致的面瘫。

一、与颅颌面外科相关的面瘫

常见的与颅颌面外科相关的面瘫有如下几种：

1. 因颅颌面先天性畸形伴面神经或面肌的先天性缺如而引起的面瘫　如：①长脸综合征（图17-2），除颅颌面狭长畸形外，双侧面肌、咀嚼肌、眼外肌等都可能先天性缺如。②半面短小综合征（图17-3），常见半面畸形外伴有患侧面肌的缺如和面肌附丽点的异常。

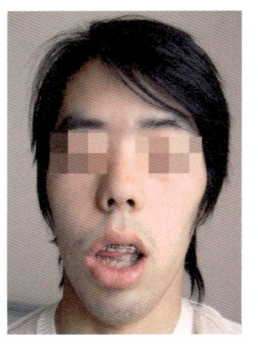
　　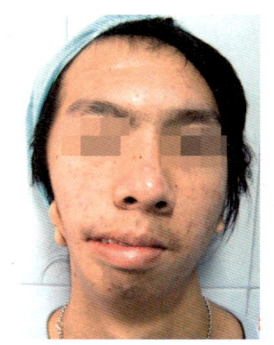

图17-2　长脸综合征　　图17-3　半面短小综合征

2. 因严重颅颌面外伤而直接损伤面神经所致面瘫或因颅骨骨折移位而损伤邻近的面神经所致面瘫　如颅底骨的外伤骨折累及颞骨岩部的面神经管，常导致面神经损伤而发生面瘫。

3. 因手术操作意外而损伤面神经所致面瘫　如眼眶外侧手术或颧弓手术时，因操作不当可造成面神经颞支或颧支损伤，常导致同侧不完全性面瘫。

无论是先天性的面瘫，还是颅颌面外伤、颅颌面手术后引发的面瘫，在临床工作中所面临的，其实都是对已发生的面神经和（或）面部表情肌损伤进行修复，对部分丧失或完全丧失的面肌功能进行修复。

二、面部神经、肌肉功能状况分类的临床意义

面肌的功能状况直接关系到面部表情的表达，而面肌的收缩由面神经支配。因此，面瘫的治疗和修复也就是对面神经及面肌功能的修复，通过对面神经和面肌功能状况进行分类，就可直接反映面神经和面肌的功能状况。因此，按面神经和表情肌的解剖及功能状况进行分类，对指导面瘫的治疗与修复更具有临床意义。总结多年来面瘫修复临床工作中的体会，笔者提出如下分类：

（一）面神经状况分类

1. 神经完全离断　手术或外伤造成的面神经完全性损伤。
2. 神经不全离断　手术或外伤造成的面神经部分性损伤。
3. 面神经完全变性　颅内病变（听神经瘤多见）切除术后，造成面神经损伤变性。
4. 神经缺如　先天、外伤后神经再生不全，造成完全或部分面神经缺损。
5. 神经轴突迷路　神经断裂后，可因手术缝接造成神经束支错位吻合或神经轴突再生发生迷路。由于神经轴突的错位生长，在传递动作电位时就出现错误，引发支配的相应面肌动作失调或不同的面肌发生联动、误动，造成表情异常。

（二）面肌状况分类

1. 面肌缺如　先天面肌完全缺如或部分缺如，后天手术、外伤所致部分面肌缺如。面肌在失神经后，肌肉逐渐变性，发生纤维化而失去收缩功能。
2. 面肌完全瘫痪　面神经损伤早期，面肌肌力全无，但面肌尚未完全变性。当神经再生后，瘫痪的面肌可再神经化而恢复收缩功能。
3. 面肌部分瘫痪　部分面肌失神经支配。
4. 面肌肌力不足　面肌只有部分肌力。两侧面肌的肌力不平衡造成面部表情不对称。
5. 面肌痉挛　面肌呈不自主痉挛样收缩。
6. 面肌联动、误动　面肌虽然也可以收缩，但活动失控，不能协调活动或只能板块状联动、误动。最常见的是患侧眼轮匝肌与颧肌、笑肌的联动；当患者闭眼时，就会引发患侧颧肌、笑肌收缩，造成口角向患侧歪斜，而在微笑时患侧口角不能收缩，会引发口角歪向健侧。
7. 面肌附着点异常　先天性或创伤引发面肌附着点异常，面肌在面两侧的附着点不对称而引发口角歪斜、表情怪诞。

三、面瘫的修复方法

由面瘫的临床分类就能看出，各部位的面肌和面神经都有可能分别发生损伤，而且不同的面肌及不同的面神经损伤会表现为各种各样的面瘫形式。因此，治疗前必须尽可能详尽地了解病史和严格认真地进行体检，包括病因的确定、发病时间的确定、损伤位置的确认、损伤程度的判断。根据患者的

康复要求、体质条件,以及原有疾病的特性、复发率、预后等,才能选用合适的修复方法进行面瘫修复。

面瘫修复术的术式繁多,但基本上分为静态修复与动态修复两类。静态修复由于效果较差,仅能维持面部静态时的左右对称,当面部活动,譬如说话、微笑、口角表情活动时,面部畸形必将重现。目前临床上仅将静态修复作为动态修复的辅助手段而不单独应用。动态修复又可分为生理性动态修复与非生理性动态修复两类。

(一)生理性动态修复

1. 现有的术式

(1)面神经损伤断裂断端直接缝接或神经移植后断端缝接:患侧可能恢复原有面神经的支配,恢复原有的面肌功能。适合面神经远、近端都良好的早期病例。

(2)跨面神经移植:是根据面部运动绝大部分是两侧同步运动的原理,将健侧的神经冲动通过神经移植转移到患侧,支配患侧面肌,与健侧同步运动。此种修复方法仅适合面神经分支及面肌尚未萎缩变性的早期面瘫病例。

(3)将带血管神经的肌瓣移植于患侧替代瘫痪的面肌:肌瓣的支配神经跨面后同健侧的面神经分支吻合,以健侧的面神经来支配移植肌肉的收缩,从而拉动口角,并能与健侧同步活动,恢复对称的笑容,这与面部表情的正常生理活动相似,该术式适合面神经分支及面肌已萎缩变性的晚期面瘫病例。

2. 现有术式存在缺陷的原因　现有的术式,尚无法得到自然随意的微笑。这是因为:

(1)支配一侧口角精细活动的面肌就有10块之多,而仅靠移植1块肌肉是不可能恢复面部所有的细腻表情的。

(2)面部的表情肌和移植的骨骼肌的组织结构不同。在表情肌的肌纤维中,神经轴索和其所支配的肌纤维之比是1:25,而移植的骨骼肌肉是1:200~1:150。每根神经纤维支配的肌纤维越少,控制的活动就越精细。所以面部表情肌所能表现的细腻表情,无法通过骨骼肌的收缩来表现,虽然如此,但是仍可以通过单一肌肉的移植来恢复面部的某一个特定的表情,例如微笑,以供患者社交活动之需。

(3)由于要以健侧的神经来支配移植于患侧的肌肉活动,就必须做神经移植,由于术中移植的神经较长,神经再生的通过率低(仅20%~50%的轴索通过),神经移植的效果就难以预料。在神经再生的调控机制尚未完全破译的今天,由于不能保证神经再生能获得肯定的结果,所以手术的结果也就无法肯定。也不能使切取的神经准确地支配移植的供肌,这些都影响了手术效果。不仅如此,该术式的技术要求较高,需要2~3组具备熟练显微手术技术的医师共同完成。因此,虽然生理性动态修复是修复面瘫的方向,但因手术创伤大,术后恢复缓慢,效果不确定,技术要求高,面部可能出现误动、联动等缺陷,使医师和患者对手术效果存有疑虑而影响推广应用。

(二)非生理性动态修复

1. 局部肌瓣转位　将患侧的面部肌瓣转位与同侧的口角缝合固定,当肌瓣收缩时即可牵拉口角,而重建患侧笑的面部表情。目前多以颞肌和咬肌为动力肌。此类修复术后，动力肌的收缩和健侧的面肌活动并不同步，必须经过训练才能与健侧的活动协调。以颞肌或咬肌为动力肌的非生理性修复，由于其肌瓣是带蒂转移，避开了神经再生的过程，所以术后恢复快，效果稳定。但是这种"微笑"要经过一定的训练，只有患者进行咬牙、咀嚼样动作时才能显现。这使"微笑"呈咬牙切齿样，而进食咀嚼时又伴有口角不自主异样抽动，难以被患者接受，因此很少被采用。尽管如此，非生理性的修复具有术后恢复快、效果稳定、易操作、风险小的特点。因此，临床上亟待进一步改进现有术式。

2. 胸锁乳突肌转位术　笔者在1999年设计应用胸锁乳突肌作为动力肌，避开原有术式的不足来修复晚期的面瘫，收到了很好的临床效果。

由于面瘫的修复术式繁多，如何选用是每一个临床医师在面对患者时必须面对的首要问题。笔者近年提出如下面瘫动态修复术的设计方案，可供施术者参考。

（三）面瘫个性化修复方案的设计

根据面肌及面神经的功能损伤的状况，设计相应的个性化修复手术方案。笔者根据多年的临床经验总结出面瘫修复手术设计方案，可参考表17-1进行相应的修复手术，以获得较好的修复效果。

表17-1　面瘫动态修复手术设计方案一览表

方案	面肌					面神经			
	缺损	失神经	错位	错支配	变性	缺损	断裂	失支配	错支配
肌肉移植	*				*	*			
肌肉复位			*						
神经调控				*					*
神经吻合		*					*		
神经移植		*					*	*	

注：*表示建议的修复方式。

如该表所示，将面肌和面神经可能发生的损伤大致分为四类，对应每类损伤可以考虑的修复术式用"*"号表示。如面肌缺损就要移植肌肉替代面肌。如面肌尚存，仅为失神经，可行神经吻合（dialyneury），必要时行跨面神经移植。如有面肌附着点错位，需将错位面肌复位。对面肌有错支配而联动、误动的病例，可行神经调控术。如面神经缺损且面肌已变性，就应行肌肉移植。如面神经断裂，可行神经吻合或神经移植。如面神经中枢端损伤而失支配，可行跨面神经移植。对面神经错支配的病例，可行神经调控术。当然这里仅是提出修复的原则，对应临床上的每一位患者，还是要根据具体病症选择个性化的修复术式。

1. 面神经总干损伤面瘫的修复法

（1）面神经主干损伤的主要原因：有关面神经颅内损伤的内容已超出了本文的讨论范围。临床最常见的面神经主干损伤多为从颞骨岩部的面神经管至腮腺部的手术或手术操作误伤所致。一旦发现有面神经主干的损伤，即刻完成神经断端的对接，是所有的修复术中最为简单的，可望获得最佳的恢复效果。延期的神经断端手术时，常因神经断端瘢痕形成和挛缩而无法直接对接缝合，断端间隙常需神经移植，由于增加了神经再生时通过的断面（每通过一个神经断面，将减少约30%神经再生轴束的通过），其结果将减少再生轴束通过的数量，直接影响手术效果。

（2）常用手术方法及效果：①神经对接缝合。适合神经近端和远端均完好的神经断裂病例。由于神经直接对合，该术式的效果最为理想。②神经移植。对神经断端缺损的病例可行神经移植。由于增加了神经通过的断面，效果受到很大的影响。③跨面神经移植。如果神经的近端已损坏，神经远端及面肌完好，可通过跨面神经移植，将健侧的面神经部分分支近端的神经冲动传递到患侧的面神经分支的远端，以恢复患侧面肌的肌张力和表情活动。要使跨面神经移植获得成功，移植术必须在面瘫的早期进行，要确认患侧的神经远端及面肌的完整性，在再生的神经轴束到达前，可以通过神经寄养的方法来保持面肌不萎缩，再生的神经就有可能与运动终板接通。可应用舌下神经转位至面神经来进行寄养，当跨面移植的神经长到位后，再将面神经的远端与舌下神经分离。由于神经再生的轴束要通过2个断面，且神经再生还要通过150 mm以上的距离，恢复的时间较长，大约要1年以上，手术一旦成功，患侧的面肌就能获得与健侧同步运动的效果，但是大多数病例的效果不甚理想。④副神经、舌下神经转位的神经替代术。同样适合面神经远端完好的病例，应用舌下神经或副神经的近端替代面神经与面神经的远端连接，目前临床上以舌下神经转位术式的应用最为广泛。其优点是：操作方便，神经再生只通过1个断面，恢复较快，一般4~6个月就可恢复患侧的运动。缺点是：舌下神经或副神经供区损害，患侧的面部运动大多有板块状的联动。在术后的早期，当患者耸肩（做了副神经转位术者）时或在咀嚼或动舌（做了舌下神经转位术者）时患侧面部扭曲。最终效果视患者长期训练结果而定。

2. 面神经分支损伤面瘫的修复法

（1）面神经分支损伤的常见原因：临床上多用面颊部手术来将面神经的分支一并切除、术野内手术操作与面神经过于靠近、术野内出血多、视野不清。

（2）常用修复手术方法及效果：①神经吻合。神经分支断端立即直接对接缝合是效果最好的修复方法。②神经移植。神经分支断端间隙过大，无法直接缝合时，可以行自体神经游离移植。神经移植的供体可以选用耳大神经、颈丛皮支、桡神经皮支、腓肠神经等。与神经直接缝合相比，效果稍差。③跨面神经移植。通过神经移植将健侧的神经冲动传导到患侧，使两侧面部肌肉恢复同步活动。当然患侧的面肌必须完好，如果面肌已有损伤，则要改换其他术式。

3. 面肌损伤面瘫的修复法

（1）面肌损伤的常见原因：大多因面肌先天性缺损或者晚期面神经近端（或分支）损伤，面肌由于失神经支配而变性成纤维组织，失去收缩功能。

（2）常用修复手术方法及效果：①吻合血管神经的游离肌肉移植是生理性动态修复。效果比较肯定的一期肌肉移植的供体有背阔肌、股薄肌、股直肌等，其中以应用背阔肌移植修复面瘫的病例较多。该术式的优点：神经仅有一个吻合口，与二期肌肉移植相比面部恢复较快。缺点是：手术创伤大，手术技术要求高，移植的肌肉的支配神经与健侧的面神经吻合，当神经定位不准时，移植肌肉可能发生误动作。②带蒂胸锁乳突肌转位术是非生理性动态修复。手术是将患侧的胸锁乳突肌带蒂转位到患侧的口角，重建患侧的口角运动。效果肯定，创伤小，恢复快，但是术后颈部有切口瘢痕，要经过简单的训练才能恢复能微笑的面容。③带蒂颞肌转位术是非生理性动态修复。手术是将患侧的颞肌附着点从颞顶部剥离，向下翻转，经皮下隧道与口角缝合，当颞肌收缩时，带动口角活动。其优点是：效果肯定、恢复快。缺点是：颞部凹陷明显，笑时需做咬牙动作才能带动口角活动，笑容欠自然。④面肌断端直接缝合仅适合面肌断裂的病例，面肌直接缝合可以收到良好的效果。特别是眼外眦到口角连线内侧的面肌断裂病例，可能同时伴有面神经分支断裂，由于该局部的神经分支已十分细小，显露相当困难，然而肌肉缝合后有利于肌肉断端近侧内的神经分支再生，使远侧的失神经肌肉再神经化，从而恢复面肌的功能。

4. 眼-口-面肌联动的修复法

（1）眼-口-面肌联动（eye-mouth-facial muscle synkinesis）的症状和发病原因：临床上常见的表现为静态时患者左右口角尚对称，但在微笑时，患侧口角不能上提而是歪向健侧，当患侧试图闭目时，额肌发生收缩或同侧口角不自主上提，口角又歪向患侧。闭眼越是用力，口角歪斜越是厉害。更有甚者每次眨眼时，都伴有不自觉的患侧口角及面颊的抽搐，也有在露齿时患侧眼睑不自主地闭合者。发病机制：面神经分支的错误连接；面神经因外伤断裂或轴束损伤后，原支配眼轮匝肌的神经分支（颧支）的部分再生轴束，除恢复眼轮匝肌的神经支配，另有部分轴束在再生的走行过程中误与其他神经纤维吻合生长，而导致功能的错误传导，误入颧肌、笑肌的支配神经，并与患侧的颧肌、笑肌发生连接。因此，每当进行闭眼时，颧肌与笑肌也同时发生收缩，从而引发眼-口-面肌联动。

（2）手术适应证：面瘫后遗症中，面部表情肌有联动、误动，以及健侧面肌肌力偏强、口角歪斜、无法微笑、表情怪诞的患者。只对眼-口-面肌联动明显，颧肌及笑肌应有足够的肌力使口角上提的病例，才有手术指征。

（3）手术方法：以往对面肌联动症的修复，尚无较理想方法。对联动的面肌，大多采用联动的面神经分支部分切除或肉毒毒素局部注射。这类方法只是造成联动面肌永久性瘫痪或者暂时性瘫痪。前者是使联动的面肌永久丧失收缩功能，而后者的效果有限而短暂，在注射肉毒毒素后数月，联动症状即会复发。为了使联动面肌恢复协调的收缩功能，笔者于2003年设计了跨面神经移植面神经调控术，可充分利用现有的联动面肌，通过跨面神经移植，调节和控制联动面肌的收缩功能，使其恢复与健侧面肌协调、同步的面部表情。手术获得了较理想的临床效果。

（杨川）

参考文献

[1] HARII K, OHMORI K, TORII S. Free gracilis muscle transplantation, with microneurovascular anastomoses for the treatment of facial paralysis. A preliminary report[J]. Plast Reconstr Surg, 1976, 57(2): 133-143.

[2] TERZIS J K. Pectoralis minor: a unique muscle for correction of facial palsy[J]. Plast Reconstr Surg, 1989, 83(5): 767-776.

[3] 曹谊林, 张涤生, 王德昭, 等. 吻合血管神经的游离胸小肌移植治疗晚期面瘫[J]. 中华整形烧伤外科杂志, 1990, 6(3): 182-184.

[4] O'BRIEN B M, PEDERSON W C, KHAZANCHI R K, et al. Results of management of facial palsy with microvascular free-muscle transfer[J]. Plast Reconstr Surg, 1990, 86(1): 12-22.

[5] UEDA K, HARII K, ASATO H, et al. Neurovascular free muscle transfer combined with cross-face nerve grafting for the treatment of facial paralysis in children[J]. Plast Reconstr Surg, 1998, 101(7): 1765-1773.

[6] 王炜, 张涤生, 杨川, 等. 超长蒂节段肌瓣移植Ⅰ期治疗晚期面神经瘫痪[J]. 中华医学杂志, 1992, 72(11): 680-682.

[7] 赵莉, 苗华, 王炜, 等. 背阔肌节段肌瓣移植修复面瘫的应用解剖[J]. 中国临床解剖学杂志, 1992, 10(2):

83-86.

[8] 杨川,蔡佩佩,董佳生.带神经血管肌束移植术在晚期面瘫修复中的应用[J].中国修复重建外科杂志,1995,9(2):84-87.

[9] UEDA K, HARII K, YAMADA A. Free neurovascular muscle transplantation for the treatment of facial paralysis using the hypoglossal nerve as a recipient motor source[J]. Plast Reconstr Surg,1994,94(6):808-817.

[10] 江华,郭恩覃,季正伦,等.吻合血管神经的游离踇展肌移植一期修复晚期面瘫[J].中华外科杂志,1992,30(7):420-422.

[11] 孙百强,金理正.带蒂踇展肌移植修复晚期面瘫的应用解剖研究[J].中国临床解剖学杂志,1999,17(2):138-139.

[12] UEDA K, HARII K, YAMADA A. Free vascularized double muscle transplantation for the treatment of facial paralysis[J]. Plast Reconstr Surg,1995,95(7):1288-1296.

[13] 邬江,钟世镇,徐达传,等.前锯肌和背阔肌联合肌瓣修复晚期面瘫的应用解剖[J].中国临床解剖学杂志,1996,14(3):173-176.

[14] 王庭家,徐达传,钟世镇,等.多血管神经蒂腹内斜肌瓣修复面瘫的解剖学基础[J].中国临床解剖学杂志,1999,17(1):22-24.

[15] HATA Y, YANO K, MATSUKA K, et al. Treatment of chronic facial palsy by transplantation of the neurovascularized free rectus abdominis muscle[J]. Plast Reconstr Surg,1990,86(6):1178-1187.

[16] 顾晓明,周树夏,刘宝林,等.动力性肌肉游离移植治疗面瘫的前瞻性研究[J].中华口腔医学杂志,1994,29(6):323-325.

第十八章

组织工程与生物材料

第一节 组织工程技术在颅颌面骨缺损中的应用

骨是人体内重要的组织之一，构成人体的主要支架，各种原因造成骨缺损后，在未得到有效的治疗时，易造成外形和功能障碍。各种外伤和脑外科手术造成的颅颌面骨缺损是临床常见疾病，当缺损面积大于颅骨面积的1/10时，就无法通过自体周围骨组织再生修复缺损。颅颌面骨缺损的修复主要是自体骨移植、异体骨移植、人工材料充填这三种方法，这些方法均有其自身无法克服的局限性。在大多数情况下，仍必须取材于患者自身的骨组织。自体骨移植虽然效果佳，术后移植骨成活率高，但自体骨供区有限，一旦取骨，就会在供区形成新的创伤，破坏供区正常结构，导致各种并发症。并且考虑到远期的骨吸收，往往骨需要量远远大于自身供区所能提供量，造成进一步的供区外形和功能障碍，治疗效果不佳。新兴的组织工程技术的迅速发展，为骨缺损的治疗提供了新的前景。采用组织工程技术有望避免这些缺点，利用自体有成骨活性的种子细胞和可降解材料复合回植体内，随着材料的逐步降解，植入的成骨活性细胞分泌细胞外基质，最终形成组织工程骨，修复了缺损，避免自体骨供区的继发性损伤。

组织工程学（tissue engineering）是一门细胞生物学和材料学相结合，进行体外或体内构建组织或器官的新兴学科。其基本原理为：从机体获取少量的活体组织，将种子细胞从组织中分离出来，并在体外进行培养扩增，将扩增的细胞与具有良好生物相容性、可降解和可吸收的生物材料按一定比例混合，使细胞黏附在生物材料上形成细胞-材料复合物，将该复合物植入机体的组织或器官病损部位。随着生物材料在体内逐渐被降解和吸收，植入的细胞在体内不断增殖并分泌细胞外基质，最终形成相应的组织或器官，从而达到修复创伤和重建功能的目的。生物材料支架所形成的三维结构不但为细胞获取营养、生长和代谢提供了一个有利的空间，而且为植入的细胞分泌细胞外基质并最终形成相应的组织或器官提供了一个良好的环境。组织工程学的发展提供了一种组织再生的技术手段，将改变外科传统的"以创伤修复创伤"的治疗模式，迈入无创修复的新阶段。同时，组织工程学的发展也将改变传统的医学模式，使得再生医学得以进一步发展并最终用于疾病的临床治疗。骨组织工程的优点：

①形成有生物活性的骨组织，对骨缺损从结构和功能上达到永久性的替代；②取材量少，利用少量细胞形成大量骨组织，达到无损伤修复；③骨修复后形态完美，可降解生物材料可塑性强，可按骨缺损形状塑形；④修复方法简便，如骨缺损小，位于体表，可采用注射法；⑤大块骨缺损可以在体外将可降解材料预先塑形，术中少量修正直接充填骨缺损；⑥有可能达到相对无损伤修复的理想境界，改变传统的治疗模式。

1993年，Vacanti首次应用成骨细胞和生物可降解性聚羟基乙酸（PGA）在裸鼠体内形成组织工程骨，验证细胞加材料的组织工程技术可行。1996年，曹谊林首次应用吻合血管的显微外科技术，将携带营养血管的骨膜成骨细胞-PGA生物材料复合物和裸鼠股动脉吻合形成血管化组织工程骨。以后多位学者采用骨膜来源的成骨细胞和不同材料复合在体内形成成骨组织。但骨膜来源的成骨细胞体外培养易造成表型丧失，无法大量扩增，要达到体内构建骨组织的细胞数，往往需要相当面积的骨膜，临床应用前景不大。20世纪80年代，Piersma和Owen分别证实骨髓中存在具有多向分化潜能的间充质干细胞，其中体外培养最易向成骨细胞转化。1999年，Pittenger详细阐述了骨髓间充质干细胞（mesenchymal stem cells, MSCs）体外多向分化能力。Canceda应用MSCs诱导为成骨细胞与HA-TCP复合在动物（兔）体内构建组织工程骨。2000年，Herve骨髓间充质干细胞和珊瑚复合在动物（羊）体内构建组织工程骨修复长骨缺损。目前国内外多家单位开展了以自体MSCs为种子细胞的组织工程骨修复临床骨缺损的相关研究。

组织工程的三大要素包括种子细胞、生物材料及体内微环境。与传统的生物替代材料修复组织方法不同，组织工程技术特别注重将种子细胞与生物材料复合，形成与自身组织有着同样结构和功能的生物组织以修复组织缺损。

种子细胞在这三大要素中起着首要的作用。种子细胞是组织工程化组织构建最基本的生物学单位，也是组织构建的核心。种子细胞负责分泌细胞外基质，完成组织结构的构架，维持组织结构的长期稳定，并决定所构建组织的特定生理功能。大量高密度的种子细胞接种可保证在最短时间内有一定的细胞外基质沉积，为更多的细胞外基质沉积、改建，种子细胞发挥功能和组织工程化组织的形成提供初始模板；细胞外基质的沉积可以进一步介导细胞与生物材料的有效黏附，有利于细胞表型与功能的维持。大量高密度种子细胞接种对构建组织结构维持与功能发挥是至关重要的。种子细胞的活力、基质合成功能与特异表型的维持对构建组织成功具有决定性的影响。种子细胞在体外单层培养大规模扩增过程中，脱离了体内三维的细胞外基质环境，极易发生细胞表型丢失的"去分化"现象，同时细胞增殖与特异细胞外基质合成能力下降，出现"老化"。已经发生了去分化与老化的细胞不能作为组织构建的种子细胞。进行组织构建需要在细胞扩增与分化表型维持之间寻找一平衡点：在保持细胞分化表型的同时得到最大数量的种子细胞。

种子细胞主要来源于组织终末细胞和干细胞两个方面。在组织工程发展初期，在大多数的情况下，用于构建某一类型组织的种子细胞应该从该种组织中的组织终末细胞获取。采用组织细胞来构建组织工程化组织的优点在于构建的组织在形态、结构和功能方面与正常的组织比较接近。但细胞在体外大规模扩增中非常容易老化，导致细胞特异表型的丧失和体内成软骨能力的丧失。在目前进行的大动物体内软骨组织构建的实验中，往往需要获取较大量的自体软骨组织才能获得足够的细胞来进行组织构建，这样将会造成供区部位的组织缺损和功能障碍，有违组织工程研究的初衷。

因此目前组织工程所采用的种子细胞多为干细胞来源。干细胞是指从胚胎、胎儿或成人组织中分离出来的细胞，其主要特征为在特定的条件下可长期无限增殖，并可分化为至少1种类型的特殊细胞。干细胞主要包括全能干细胞、胚胎干细胞、成体干细胞、被诱导的多能性干细胞：①全能干细胞。是指单一的干细胞可以分化成来源于3个胚层的多种细胞类型。胚胎干细胞或胚胎生殖嵴细胞属于这一类细胞。②胚胎干细胞。来源于4~5日龄的胚胎（又称囊胚）的内细胞团，分离后培养可形成胚胎干细胞。③成体干细胞。是指存在于分化组织中的未分化的细胞，并能分化成该细胞来源组织中的细胞成分（如表皮干细胞）。有些成体干细胞（如骨髓间充质干细胞或脂肪干细胞）可分化为其他组织中的细胞成分，如骨髓间充质干细胞可分化为软骨细胞等。成体干细胞的主要特征为具有自我复制功能，通常形成不对称分裂模式，其中一个细胞为自我复制的干细胞，另一个细胞则成为组织前体细胞，并继续分化为成熟的组织细胞。④被诱导的多能性干细胞（induced pluripotent stem cells, iPS）具有经典的胚胎干细胞的物理性质、生长方式和遗传学特征。肌体其他组织的细胞也可以通过将其核质移植到卵母细胞或者通过与胚胎干细胞融合而"改编"（reprogrammed）为有干细胞分化潜能的细胞，研究人员选择了先前已经证实的与维持早期胚胎和胚胎干细胞同一性有关的24种基因，作为候选因素，寻找能够诱导肌体细胞转化为其他细胞类型的关键因素。研究发现，其中的四种基因——Oct3/4、Sox2、c-Myc和Klf4——可以使来自胚胎小鼠或者成年小鼠的不同的纤维原细胞保留胚胎干细胞正常的多能性。目前以成体干细胞，特别是骨髓间充质干细胞，在骨组织工程中应用最为成熟。

提供理想、可靠的种子细胞是构建组织工程骨首先要解决的关键问题。作为骨组织工程理想的种子细胞应具备：①取材部位恒定，创伤小；②种子细胞体外增殖能力强，成骨能力稳定；③种子细胞要能适应材料和受区环境。早期的大量研究是以骨膜来源的成骨细胞为主，成骨能力明确，获得方法简单，复合羟基磷灰石（HA）、磷酸三钙（TCP）、聚乳酸等多种材料后回植动物体内成骨。证明通过细胞加材料的组织工程方法可在体内构建健康的骨组织修复骨缺损。但其体外大量扩增后，表型易丧失，一般在2至4代后失分化，同时取大量的骨和骨膜来获得种子细胞的方法又不符合组织工程的原则，因此临床应用实际意义不大。

骨髓基质干细胞（MSCs）是一类具有多项分化潜能的成体干细胞，经体外诱导可表达成骨细胞表型，同时具有非常强的扩增、再生能力，而且来源稳定可靠，可在不影响患者健康前提下反复抽取骨髓，这些特点符合组织工程种子细胞的要求。应用组织工程技术修复临床骨缺损时，往往需要相当数量的种子细胞，利用MSCs体外诱导可以转变成骨细胞的特性进行扩增，是利用组织工程技术修复临床骨缺损的首要环节。至20世纪80年代，Friedenstein和Owen的开拓性研究指出MSCs在体外培养中能分化为骨、软骨、脂肪、肌细胞等多种间充质细胞，并且其在扩增多代后，仍然可保持多向分化潜能，Bruder发现骨髓间充质干细胞体外能传38代左右，至此仍能保持其成骨潜能。因此MSCs的干细胞特性成为骨髓研究的另一个中心。特别是近年来发现MSCs可分化为非间充质的神经细胞，提示MSCs可能是成人体内分化能力最强的干细胞之一。在MSCs的多种分化潜能中，体外培养最易向成骨细胞转化。体外培养中，在培养液中加入β-磷酸甘油、地塞米松、抗坏血酸后，MSCs就能开始向成骨表型转变，表现为碱性磷酸酶（alkaline phosphatase，ALP）阳性，表达各种由成骨细胞分泌的骨基质蛋白（I型胶原、骨钙蛋白、骨桥蛋白），同时细胞外基质出现矿化现象。近年来，人们认为这种由成人机体内的干细胞向终末细胞分化的过程类似胚胎骨发育中成骨细胞的分化形成过程。MSCs体外诱导分化为成骨细胞的过程，为阐明骨形成发育的机制提供良好的参考。

MSCs的分离：常用的MSCs分离培养方法有两种。一是全骨髓培养法，将抽出的骨髓去除脂肪，直接置于培养皿中培养，利用骨髓间充质干细胞贴壁生长的特性分离细胞，1周后换液观察MSCs的贴壁情况。全骨髓培养法是一种保留造血干细胞和其他各种细胞混合培养的方法，该方法由于维持了MSCs原始的生活环境，有利于MSCs分化。但贴壁细胞中除了MSCs，还混有其他各种基质细胞，如成纤维细胞、脂肪前体细胞等，难以形成纯化的MSCs；同时过多的血细胞还会影响MSCs的贴壁。该方法在实验动物（狗、羊、猪等）中分离获得MSCs的效果良好，但在人MSCs的分离中，由于种属差异，MSCs获得不稳定。二是密度梯度离心法，应用密度梯度分离介质离心后形成密度梯度来分离细胞，使骨髓中各种细胞按密度差别分离，MSCs为有核细胞，细胞核为单核，细胞核较大，MSCs密度小，集中分布于分层液的上层，可分离弃去大多数红细胞。因而用梯度离心法有利于提高MSCs的获得率，获得高纯度MSCs，并因去除了红细胞及其他杂细胞，有利于早期观察MSCs的贴壁情况，便于动态观察细胞生长的变化。

MSCs的鉴定：人们一直力图通过明确其特定的表面标志来获得"纯化"的MSCs，同时通过研究其向特定细胞分化时表面标志的变化，来获得特定定向分化的细胞。目前MSCs表面比较肯定存在的是STO-1、SH2（CD105）、SH3、SH4、SB-10（CD166）、CD29、CD44、CD71、CD90、CD106、CD120A、CD124；表面阴性的为CD14、CD34、CD45。其中，CD105和CD166目前能作为人MSCs的特征性标志。SH2：即CD105（内皮糖蛋白Ⅲ受体）广泛存在间充质细胞表面，MSCs较高表达。近年来应用于分离MSCs的鉴定，其在细胞表面为TGF-β的Ⅲ受体，在TGF-β的信号传导途径中起重要作用，TGF-β在体内能增强BMP诱导成骨的作用，促进胶原和其他细胞外基质合成，更为重要的是促进间质细胞的生长和分化。SB-10，近年被鉴定为CD166，是一种被激活的白细胞黏附分子（activated leukocyte-cell adhesion molecule，ALCAM），存在于未分化的MSCs中，在MSCs向成骨表型转化中随碱性磷酸酶的出现而逐渐消失，被认为在成骨细胞分化中起一定作用，并加速MSCs向成骨表型分化，但其发挥作用的机制不明。多项分化潜能是干细胞的重要特征性标志，证实通过密度梯度法分离获得的细胞，经体外传代培养后能向成骨、软骨及脂肪分化。成软骨诱导后P3代人MSCs表达软骨细胞特异性的基质蛋白聚糖、Ⅱ型胶原和SOX9转录因子。成脂肪诱导后胞浆内出现脂肪滴，表达脂肪细胞特有PPAR2。进一步证实通过密度梯度法分离所获得的为MSCs，经体外传代培养仍能保持多项分化潜能。

组织工程的研究涉及种子细胞、生物可降解材料和组织构建三方面的内容。用于体内构建的材料是骨组织工程研究的另一个核心问题。理想的生物支架应当能形成一定的三维空间结构，为种子细胞提供良好的生长环境。作为种子细胞支架的生物可降解材料，模仿了细胞外基质，是保证组织工程化组织形成的前提，必须具有细胞外基质的功能和作用。组织工程生物材料支架是种子细胞发挥生物学功能的主要场所，可控制组织工程化组织或器官依照设计的形状生长，为组织构建和组织器官形成提供初始的支架和模板，因此是组织构建中需重点考虑的另一主要组成部分。在进行组织构建过程中，不仅应充分掌握所选组织工程生物支架材料的一般特性，如可降解性、良好的生物相容性、孔径与孔隙率等，还应从组织构建的角度详细了解该材料与所接种细胞的相容性、细胞黏附率、材料的体外降解等多方面特性。

因此，骨组织工程对支架材料的选择有以下要求：①良好的生物相容性。除满足生物材料的一般要求，如无毒、不致畸等之外，对细胞有良好的亲和力，有利于种子细胞黏附、增殖。材料的降解产物对细胞无毒害作用，不引起炎症反应，材料引起的机体的免疫应答易造成局部微环境的改变，影响细胞成骨，有利于细胞的生长和分化，体内材料有骨传导性。②合适的孔径和高的孔隙率，提供细胞良好的生长空间和基质分泌空间，具有多孔三维立体结构，基质材料可加工成三维立体结构，具有较高的比表面积，以利于细胞黏附、生长，细胞外基质沉积，营养和氧气进入及代谢产物排除，也有利于血管和神经的长入。③可降解性。材料在完成支架作用后应能降解，降解率应与组织细胞生长率相适应，降解时间应能根据组织生长特性作人为调节。否则影响新骨长入，同时存在骨材料界面，影响骨的生物力学特性。④可加工性和有一定的机械强度。基质材料具有良好的可加工性，可预先制作成一定形状，并具有一定的力学强度，在组织工程骨形成前承担一定的应力，为新生组织提供支撑，直至新生组织有了自身力学特性。⑤良好的消毒性能。能适应简便而有效的消毒技术和方法，以利于组织构建前对支架彻底消毒。

组织工程技术发展前，多种材料用于骨缺损治疗中替代自体骨移植，并取得一定的临床效果。因此骨组织工程相比其他分支有更多的材料可供选择，但迄今为止，尚缺一种理想的支架材料，成为骨组织工程临床应用的瓶颈之一。目前，通常根据材料的来源，将组织工程材料分为天然生物可降解材料和人工合成生物可降解材料两大类。

一、人工合成生物可降解材料

人工合成生物可降解材料以聚乳酸（polylactic acid，PLA）、聚乙酸（polyglycolic acid，PGA）等一类高分子聚合物为代表。其优点：

1. 可降解性 体内最终降解产物为乳酸和水。
2. 相对良好的生物相容性和良好的细胞亲和力 多种细胞和PGA纤维的黏附率都在60%以上。
3. 可预先塑形 PGA和PLA按一定比例混合可构建特定外形。

20世纪80年代，可降解螺钉用于骨科内固定系统。20世纪90年代，随组织工程兴起，人工合成生物可降解材料成为最早得到应用的材料之一。Vacanti（1993）将牛成骨细胞接种于PGA无纺网内植入裸鼠皮下形成了新的骨组织。曹谊林（1995）首次采用组织工程技术在裸鼠体内再生了带血管的骨组织并用于修复骨缺损。Breitbart（1998）将骨膜成骨细胞-PGA复合材料修复兔颅骨缺损。

Robert利用PLGA复合骨膜与成骨细胞于体内成骨，认为该类材料的特点是易塑形、生物相容性好、有骨传导性，但无骨诱导性。

但在进一步的高等动物体内实验中，效果欠佳。同时，其作为内固定材料人体内大规模应用，部分病例中出现植入物局部的无菌性的炎症，表现为局部的肿胀、无菌性的瘘管、骨关节炎等。其可能的机制：①酸性降解产物造成局部的pH值下降；②在应力情况下，结合前者的因素，造成材料的崩解，小分子的崩解产物晶体结构改变，不易水解，在体内可能存在10年以上；③材料的高孔隙率造成机械强度的下降。因此，目前该类材料的研究集中于材料的改性、引入碱性基团、调节pH等方面。

二、人工合成无机材料

无机材料主要为钙盐，以羟基磷灰石（hydroxyapatite，HAP）、磷酸三钙（tricalcium phosphate，TCP）、碳酸三钙等为代表。它们都有良好的骨传导作用和生物相容性。大量的研究证明其复合细胞后具有体内成骨能力，Yoshikawah 和 Kadiyala 等分别将鼠 MSCs 和多孔 HAP 体外培养回植体内成骨，Charles 等在狗体内利用 MSCs 与 HAP 构建组织工程骨。这些实验观察到体内一般在 6～12 周出现骨形成，实验组在组织学和生物力学上都优于单纯材料组。

缺点：①可降解性及降解时间的调控，HAP 体内可存在 2 年以上，不利于新生骨的改建，造成局部应力改变。TCP 降解小于 3 个月，不利于骨形成前应力的维持。②固体材料决定其制备工艺的困难，较难保证孔与孔相通，且高的孔隙率和力学强度很难两全。

三、天然生物衍生材料

由于目前各种人工材料在孔隙率等方面无法完全达到骨组织工程的需要，因此各种天然生物衍生材料的优势就体现出来了，以各种方法处理的胶原、天然骨脱细胞基质、珊瑚为其代表。

（一）胶原

Ⅰ型胶原是骨有机质的主要组成成分，在体内为钙盐的沉积提供支架，同时体外实验中，Ⅰ型胶原促进 MSCs 向成骨细胞诱导分化，可能的机制是通过细胞的整合素分子所介导的胞内传导通路完成的。但由于其降解速度快，单独应用，成骨能力不强。并且其机械强度不能满足骨缺损修复的需要。但复合 TCP、HAP、HAP-TCP 等后，往往取得良好的效果。关键在于，胶原作为材料中的有机相，有利于细胞的黏附，有利于早期血管的长入，同时可吸附血液循环中的生长因子（BMP、TGF-β 等）。Hsu 将羟基磷灰石胶原结合，复合成骨细胞后，细胞功能表达比单纯 HAP 和胶原明显提高。

（二）天然骨脱细胞基质

同种异体，异种骨经不同方法处理所得。主要有未脱钙骨、脱钙骨、骨基质明胶、煅烧骨等。优点：①是三维结构、孔隙率等最理想的骨组织工程材料；②有机成分以Ⅰ型胶原为主，有利于细胞黏附；③本身具有骨传导性和骨诱导性，基质蛋白中含有 BMP，能诱导异位成骨效应。结合组织工程的方法，可以解决原单纯异体骨移植中治疗效果不佳的几个问题：①成骨能力不确定；②移植骨中心成骨不佳，造成病理性骨折等。陶凯等利用 DBM 与 MSCs 体内异位成骨；Dennis 分析不同处理方法对脱钙骨成骨能力的影响，指出环氧乙烷等处理方法会影响其成骨活性。脱钙骨处理方法不同，其复合成骨细胞后的成骨能力不同。

免疫问题：同种异体骨和异种骨经去除异体细胞、冻干辐照，其中主要异体蛋白为Ⅰ型胶原，序列高度保守，不同种属间相差很小，免疫反应较轻。Chapman 总结临床工作中应用小牛胶原的病例，发现少量病例存在对牛Ⅰ型胶原的循环抗体，但无进一步免疫应答，同时对移植物的功能无明显影响。

存在的问题：①因来源不同，无法获得统一标准的产品；②不同处理方式，包括脱钙的程度对接种的细胞成骨能力的影响不同。

（三）珊瑚

珊瑚主要成分为碳酸钙和少量的有机成分，拥有天然的多孔结构，并且各孔之间相互连通。这种多孔结构类似体内的松质骨，特别是其在相当的孔隙率下，仍能保持一定的机械强度，优于大多数人工制备的多孔材料。

自然界中存在多种珊瑚，但以滨珊瑚（porites）和角孔珊瑚（goniopora）的孔隙大小（200～300 μm）符合骨替代材料的要求。商品化的珊瑚制备主要分为三个阶段：最早由法国圣戈纳里的Inoteb S. A.商品化为"Biocoral"，基本去除有机成分，同时采用辐照消毒，防止高温使以文石形式存在的碳酸钙转变为方解石。然后，美国宾夕法尼亚大学通过热液交换反应，将珊瑚中的碳酸钙转化成磷酸钙，制备成多孔的羟基磷灰石（商品名ProOsteon或Interpore 200 Porous Hydroxyapatite）。由于是固相反应，它既维持珊瑚的多孔性，又避免体内的珊瑚（以碳酸钙为主体）过快降解。高温会彻底去除珊瑚中的有机质，降低了免疫原性；近来，主要采用"表面替换法"，仅将珊瑚表面的碳酸钙替换为磷酸钙，利用磷酸钙的难降解性和碳酸钙的可降解性相结合，改变表面的磷酸钙的厚度来调控珊瑚的降解速率。

在体内实验中，珊瑚本身有骨诱导作用；骨诱导作用依不同的动物种属而定，在鼠和猪中不存在，而兔、狗和人类中存在异位成骨作用。临床应用中，因为其质脆，不易加工，无法与骨断端紧密结合，骨和珊瑚之间会存在间隙，易造成骨不连；同时修复大块缺损时，单靠周围成骨细胞爬行替代，材料中心往往无细胞生长。而后者可由珊瑚体外复合培养细胞来解决，通过诱导MSCs为成骨细胞，可以在体外复合珊瑚材料，从而可以在动物体内修复骨缺损，该项实验在低等哺乳动物鼠和高等哺乳动物羊上均获得成功。特别是Herve修复羊节断性的长骨缺损，证明最早在16周即可形成皮质骨结构。但未见临床应用报道。

（四）多种材料的复合

复合材料因含有机相而有利于细胞生长，无机相则提供应力支持，往往比单独应用有更好的效果。Bakos等复合胶原、羟基磷灰石及透明质酸，赵峰等制备壳聚糖-明胶网络-羟基磷灰石复合材料用于骨支架材料等。另外，细胞外基质中的黏附蛋白，特别是其RGD序列结合细胞的整合素受体，介导细胞的黏附，可用之对人工材料做改性，增强材料与细胞的亲和力。

作为组织工程学的重要组成部分之一，多学科的渗透也为生物材料学的发展提供了重要的动力。主要包括生物反应器、生物打印技术等。

组织工程化组织的构建不再局限于体内构建，在体外培养系中，通过模拟内环境可以构建出多种不同的组织工程化组织，如皮肤组织和软骨组织等。其中，生物反应器的发明与应用在组织工程化组织体外构建中起到了关键作用。内环境是一个复杂的综合体，各种生长因子发挥作用，维持局部酸碱平衡，调控代谢产物运输，以及促进组织形成和再生的刺激信号等。还有一个重要因素则是生物力学的作用。不同种类的细胞生长与功能发挥需要有不同力学刺激，如剪切力与血管内皮细胞的生长和成熟有着直接的关系，而周期性扩张的力学刺激可以加速血管平滑肌的形成，一定的压力负荷对软骨细胞的基质分泌或骨细胞成骨特征的维持都有着重要的作用。在体外组织构建过程中，往往存在组织块中央营养物质渗入不足和代谢物质排出不足，而灌注型生物反应器的发明与运用有望解决此问题。

基于快速成型技术的生物打印技术的发明和在材料学中的应用，已经使材料学家能够制造出与缺损组织三维结构完全匹配并具有所需孔径和孔隙率的组织工程材料，使得完美修复组织缺损有了可靠的材料学保障。另一较新的进展是将细胞、生长因子、材料直接按体内组织的空间结构进行三维打印，最终形成相应的组织，未来还可以直接进行"器官打印"。

初期临床应用：由于颅颌面部位的骨缺损自我修复能力相对较差，特别是先天性骨缺损，基本不存在自我的骨修复机制，同时颅颌面的骨缺损对移植物的应力要求相对较小，颅颌面部位的骨缺损有望作为组织工程骨临床应用的突破点。2001年笔者以MSCs复合部分脱钙骨（partly demineralized bone matrix，pDBM）修复羊颅骨缺损、牙槽骨缺损等，证实了以MSCs为种子细胞的组织工程技术能修复免疫功能完全的大型哺乳动物骨组织缺损，为开展临床应用提供了依据。在动物实验基础上，上海第二医科大学附属第九人民医院选择颅颌面骨缺损11例（外伤性颅骨缺损4例，先天性梨状孔周围骨凹陷畸形7例）进行治疗。从患者髂前上棘穿刺取骨髓，密度梯度离心法分离人骨髓间充质干细胞（human bone mesenchymal stem cells，hBMSCs），经体外成骨诱导和扩增至第三代。将诱导的hBMSCs，复合部分脱钙骨（pDBM）体外培养1周后，回植骨缺损区。选择梨状孔凹陷畸形3例患者，在凹陷明显侧植入hBMSCs-pDBM复合物，对侧轻度凹陷区仅植入单纯pDBM。2例患者在二期手术时，取少量植入物活检。患者CT三维重建检查结果示术后3～6个月能形成组织工程化骨，并修复骨组织缺损。术后1～2.5年的随访表明组织工程化骨稳定存在，无明显骨吸收现象，临床治疗效果稳定。组织工程化骨活检标本HE染色显示，其组织学结构和正常松质骨相同，并有典型软骨内化骨现象。以自体hBMSCs为种子细胞，利用组织工程技术可在人体内形成稳定的组织工程化骨组织。

四、典型病例

（一）病例一

女性，20岁，唇裂二期梨状孔凹陷畸形（左侧明显）。术前6周抽取骨髓5 ml，分离hBMSCs，体外成骨诱导和扩增。左侧植入hBMSCs-pDBM复合材料共2块，大小均为2 cm×3 cm×0.3 cm。右侧植入单纯pDBM。术后即刻CT三维重建示鼻底畸形得到纠正（图18-1）。术后CT三维重建随访，左侧hBMSCs-pDBM复合物在植入后3个月开始形成组织工程化骨，右侧单纯pDBM降解吸收（图18-2）。术后4个月唇裂二期时，双侧各取0.3 cm×0.3 cm×0.2 cm植入物行组织学检查。HE染色示，左侧植入物有典型软骨内化骨现象（图18-3），右侧植入物为纤维组织和脱钙骨降解碎片的混合（图18-4）。

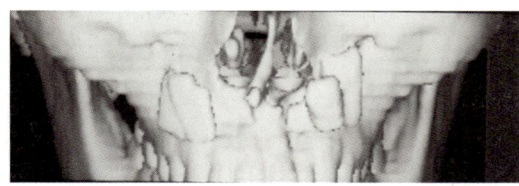

图 18-1 病例一唇裂二期梨状孔凹陷植入 hBMSCs-pDBM 复合材料后即刻 CT 三维重建影像

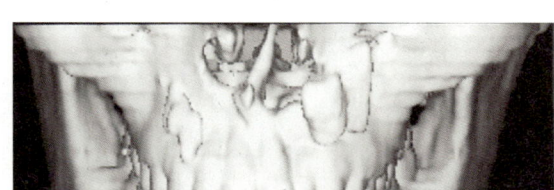

图 18-2 病例一3个月后随访，hBMSCs-pDBM 复合物在植入后3个月开始形成组织工程化骨，右侧单纯 pDBM 降解吸收

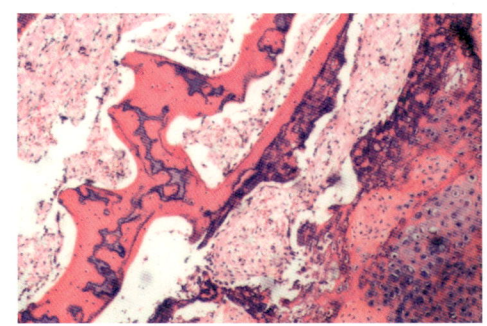

图 18-3 病例一的 HE 染色示左侧植入物有典型软骨内化骨现象

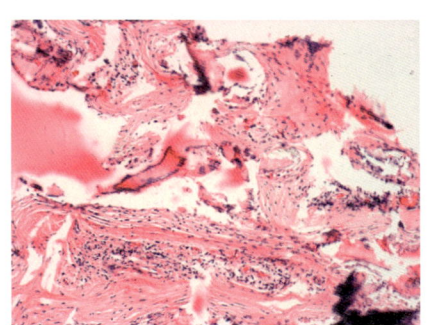

图 18-4 病例一的右侧植入物为纤维组织和脱钙骨降解碎片的混合

（二）病例二

男性，10岁，枕部外伤性颅骨缺损5年，缺损面积为 4 cm×3 cm。术前6周抽取骨髓5 ml，分离 hBMSCs，完成体外成骨诱导与扩增。pDBM 材料为2块，分别为 2.5 cm×3 cm×0.3 cm。在细胞接种到材料上后7天，手术回植。术后长期随访，CT 三维重建显示植入的组织工程化骨形成良好，并修复颅骨缺损区（图 18-5）。术后18个月，新形成的组织工程化骨未见明显吸收，CT 平扫可见组织工程化骨和邻近骨存在融合现象（图 18-6、图 18-7）。术后18个月，二期头部瘢痕手术时，可见组织工程化骨质地坚硬，与正常颅骨重叠部分已融合，无活动度，采用微型电锯，去除与正常颅骨重叠部分的组织工程化骨。组织学检查，HE 染色显示为良好的松质骨结构（图 18-8），免疫组化示 OPN 和 ONN 阳性表达（图 18-9、图 18-10）。组织切片中未见骨膜成分。

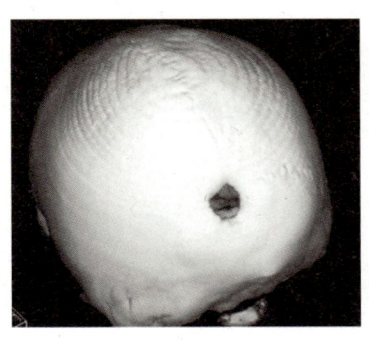
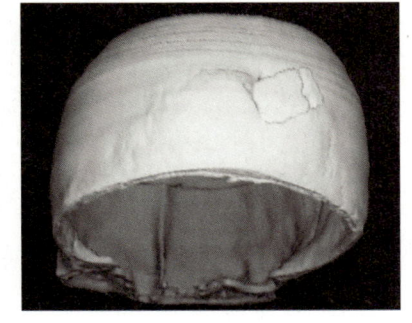

A　　　　　　　　　　B

A. 后枕部见颅骨缺损；B. 修复的组织工程化骨与邻近骨融合。

图 18-5 病例二颅骨缺损，hBMSCs 体外成骨植入后 CT 三维重建影像

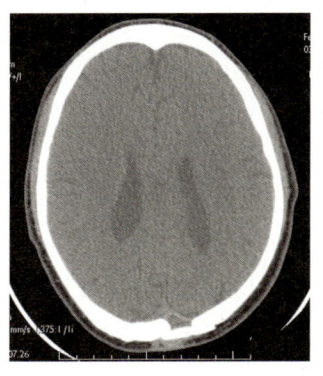
图 18-6 病例二术后CT平扫可见组织工程化骨和邻近骨存在融合现象

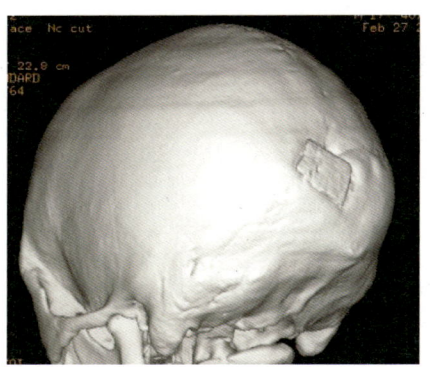
图 18-7 病例二头颅CT三维重建示组织工程化骨与邻近骨融合

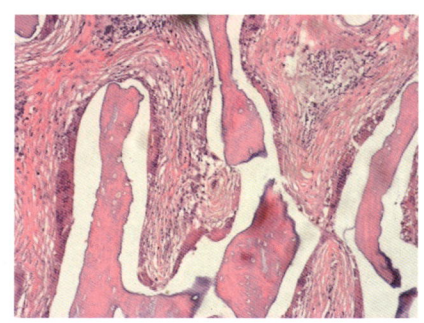
图 18-8 病例二术后HE染色显示良好的松质骨结构

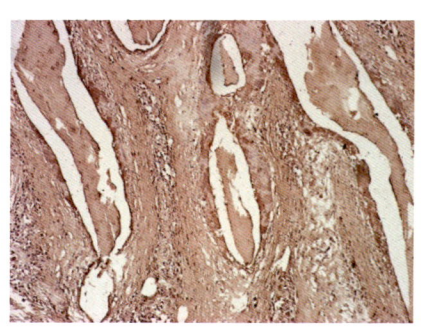
图 18-9 免疫组化示OPN阳性表达

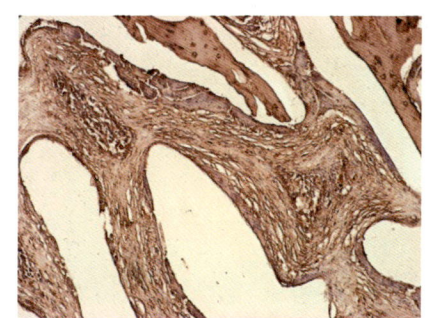
图 18-10 免疫组化示ONN阳性表达

组织工程化骨在颅颌面骨缺损中的应用结果中已经体现了明显优势：从少量骨髓中分离人MSCs，经体外大规模扩增后回植用于修复大块骨缺损，能改变目前骨缺损治疗中供区骨来源不足的问题，能避免对自体骨供区的进一步损伤；经长达2年的随访，形成的组织工程化骨能稳定存在并发挥其生理功能。与传统自体骨移植治疗方法相比，组织工程技术修复缺损可不受缺损面积的限制，不造成供区的组织缺损和功能障碍，因此可达到无创修复大面积骨缺损的目的，易被患者接受。经过初步的探索性研究，证实在人体内可形成组织工程化骨，并修复颅颌面骨缺损。这展示了组织工程技术在临床治疗上有广阔的应用前景。但目前已有的pDBM与hBMSCs的复合物材料在早期力学强度会有一点缺陷，尚不能应用在四肢负重部位骨缺损的修复上，因此需探索其他人工组织工程支架材料的应用，以及利用生物反应器体外模拟一定的力学环境，体外培养具有一定力学强度的细胞-支架材料复合物。另外，虽然目前采用人工培养细胞的费用较高，但随着组织工程产业化，采用生物反应器体外大规模扩增细胞将极大地降低临床应用的成本。

（柴岗　张艳）

第二节　常用生物材料在颅颌面整形中的应用

一、概述

在颅颌面外科治疗中，通过组织的充填可以修复头面部畸形患者，主要包括各种先天性或创伤等原因所致的组织缺损、骨折凹陷、面部不对称畸形等。由于眶下壁骨折后引起眼球凹陷及眶内容物下坠造成复视的患者的治疗，亦需要在修复眶下壁的同时在眼球赤道后方进行骨性组织的充填。近年来随着美容市场的发展及人们对美容的新的认识，通过面部组织充填的方法来改善容貌者亦越来越多。

临床上修复颅颌面部缺损可采用自体组织，如肋骨、肋软骨、颅骨外板、髂骨或筋膜，以及异体组织等。自体组织具有无排异反应等优越性，但是来源有限，会造成机体新的创伤，植入的自体组织亦可能被部分或全部吸收。而异体组织成本高、容易产生免疫排斥反应并且有传播疾病的风险，因此移植失败率很高。随着现代材料科学、医学等迅猛发展，生物材料的研究也取得了飞速进展，各种天然材料或人工合成的材料广泛应用于临床，成为人体缺损组织的替代材料，同时这些植入体内的生物材料在头面部的修复与重建过程中发挥着重要的作用。

理想的生物植入材料应该具备：①化学性质稳定，植入材料在机体的代谢环境中不会发生变性、被腐蚀或被吸收等；②组织反应小，具有良好的生物相容性，植入材料不会对机体产生毒性反应，不会产生组织细胞的溶血、变异、排异、突变等；③良好的力学性能，具有足够的强度，能承受一定的压力和张力，具有很高的耐磨损性和耐老化性；④能与周围组织牢固结合；⑤容易消毒灭菌，对材料无影响；⑥塑形和固定简便等。

常用的颅颌面植入材料从材料性质可分为生物可降解型（生物活性材料）和生物不可降解型（生物惰性材料）；从材料来源可分天然材料和人工合成材料两类；从临床角度可以分为骨组织植入材料、软组织植入材料和牙种植材料。其中骨组织植入材料主要有脱钙骨、煅烧骨、冻干骨、珊瑚、多孔聚乙烯、羟基磷灰石、磷酸三钙、羟基磷灰石水泥等，软组织植入材料主要有硅橡胶、膨体聚四氟乙烯等，另外还有用于起暂时固定或支架作用的高分子可降解材料等。现就颅颌面外科临床应用中常见的植入材料做一介绍。

二、常用骨组织替代植入材料

（一）羟基磷灰石

羟基磷灰石（HAP）是一种生物活性陶瓷，与人体骨和牙齿中的无机成分在组成结构和化学成分上有相似性，从而具有极好的生物相容性，可与自然骨形成牢固的化学键合，HAP同时具有较好的骨引导和骨诱导作用，广泛应用于身体非负重部位骨缺损的修复。

HAP通常分为块状型和颗粒型，而块状型又可分为致密型和多孔型。块状HAP较硬，难以雕刻成型，颗粒型HAP在被周围纤维组织包裹之前，难以固定在原移植部位。而多孔型HAP内部的小孔互相有联系，骨组织可长入其中，形成新的骨结构。同时这种多孔结构能适应一定范围内的应力变化，使血液循环流畅，保证骨组织的正常代谢。

由于HAP具有较好的生物相容性，无毒、无致癌性和不降解性，以及能与自然骨很好地结合，在临床上得到广泛的应用。HAP最早应用于骨科和口腔科患者，主要用于骨缺损的修复及非负重骨的部分替代，如颌骨重建和颅颌骨缺损后修复等。颗粒型HAP主要用于颌骨囊肿骨腔的填塞。作为人工骨使用的HAP在颅颌面领域的应用非常广泛，除可用于颌骨缺损修复，还可用于隆颏、隆鼻、修补眼眶壁、修补颅骨缺损等。多孔型HAP质地较脆，缺乏韧性，手术中容易折断，术中雕刻及固定也都较困难，这限制了其在临床的使用。

国内有将HAP与EAM树脂按一定比例调制成的产品——E-H复合材料在临床上已经应用多年，经实验检测及临床使用证明E-H复合材料生物相容性好、材料的细胞毒性反应极轻微、与骨组织结合紧密、机械强度高，以及脆性小、容易塑形。将此E-H复合材料广泛应用于颅颌面临床，在计算机上读取CT数据，重建颅颌面三维图像，对于面部不对称畸形或颅骨缺损的患者，利用面部对称原理，通过镜像复制和CAD/CAM技术，将正常侧数据通过镜像和布尔运算，得出两侧三维图像模型之间的差值，并设计1 cm宽的边缘，以供固定，通过三维快速成型技术打印所设计的模型，并在实体模型上进行修整。最后通过石膏印模等工艺用E-H复合材料制得骨修复治疗术中所需的修复材料。此方法除可修复因先天性原因或者外伤、肿瘤切除等遗留的骨缺损，还可改善容貌，如充填前额或颞部、隆鼻、隆颏等。

单纯的HAP脆性大及不易塑形的特点使其在临床使用受到限制，通过将EAM树脂与HAP复合，既增加了材料的生物强度，又不改变HAP的生物特性，采用CAD/CAM技术可在术前将材料预制成设想的形状，这样减少手术时间，同时材料与拟修复处贴合更加紧密。笔者总结了最近几年结合计算机技术的E-H复合材料在颅颌面整形中的应用并进行了随访，认为此技术有效克服了HAP本身的缺点，可对材料进行个性化的设计，手术后患者的满意度较原先单纯HAP充填有较大提高，但在治疗中也要注意以下几点：

（1）HAP或者E-H复合材料植入后应有足够的软组织覆盖，防止材料穿透软组织。

（2）瘢痕创面或者有感染的部位均不适宜植入材料，首选应是自体组织移植。

（3）移植的材料与受区骨面应贴合紧密、固定可靠。

(4) 移植材料表面不宜过度突出。

(5) 应有充分的引流，预防局部积液。

(6) 移植材料不宜过大。

（二）高密度多孔聚乙烯

高密度多孔聚乙烯商品名为 Medpor，目前被广泛应用于颅颌面部的充填，这种材料的多孔性使面部的软组织和血管容易长入。有学者分别用 Medpor、硅胶来充填兔的眶底缺损区并进行比较，发现 Medpor 被周围长入的组织牢牢地固定于眶底缺损部位，而硅胶被一层纤维囊包裹而无法固定于植入区。

有实验证明血管和软组织可在1周内通过 Medpor 的孔隙长入，3周后发现有骨组织长入。因此 Medpor 在临床得到广泛应用。

Medpor 呈白色，表面粗糙，有许多微小孔隙，孔的大小为 40~200 μm，便于周围组织和血管等的长入。Medpor 具有一定的柔韧性，但几乎不能被压缩，可以用锐利的手术器械进行雕刻或裁剪。

Medpor 较多应用于眶底、颧弓、颧骨、颅骨等处的充填及耳再造术，亦有人采用 Medpor 作为隆鼻或隆颏术的材料，有文献报告利用 Medpor 材料作为支架进行耳再造术早期外形较好，但耳支架外露概率非常高，究其原因，主要是采用 Medpor 材料的再造耳不能受压、局部皮肤较薄等。近来随着 CAD/CAM 和快速成型技术在颅颌面外科的应用，可以根据骨的缺损情况在术前预制 Medpor，这样在手术中不再需要对材料进行剪切，能明显缩短手术时间，预制的 Medpor 材料与骨缺损区的贴附会更加紧密。

Medpor 材料植入术后的最常见并发症是假体外露和局部感染，大多数情况下需要移去植入材料。Cenzi 总结了285例 Medpor 材料的植入经验，认为在面部畸形整复中，Medpor 具有很多自身骨骼或软骨无可比拟的优势，但是在鼻旁、外耳等部位外露的风险仍较大，尤其是某些综合征的患者由于已经接受过多次手术，局部的条件可能很差，不适用 Medpor 治疗。

（三）羟基磷灰石水泥

羟基磷灰石曾被广泛应用于颅颌面外科临床，但是块状的 HAP 脆性大，不易雕刻，而颗粒型的 HAP 由于其颗粒松散，不能凝结塑形，容易从骨植入创面流失，虽然 HAP 的生物相容性较好，但极少有自体骨长入 HAP 中。因此临床上迫切需要强度高、脆性低及能根据手术要求雕刻塑形的羟基磷灰石类材料，最近几年有羟基磷灰石水泥作为自体骨的替代物在临床上应用，在国外已商品化。羟基磷灰石水泥又称磷酸钙水泥（calcium phosphate cement），具有使用方便、非吸收性、可再生及不存在供区受损的特点。

Bone Source（来源于 Leibinger 公司，卡拉马祖，密歇根州，美国）是国外最早被用于颅颌面外科的羟基磷灰石水泥产品，它由磷酸四钙和无水磷酸二钙组成，当与水混合后在15~20分钟内开始凝固变硬，24小时后达到最大值。但当与磷酸钠混合时，其凝固时间可缩短至5~8分钟，在3小时左右其强度就能达到最大值，生物相容性和稳定性都得到很大提高。通过电镜观察可发现羟基磷灰石水泥是由许多小花瓣状的晶体组成的，而此类晶体又是由相互连接的微孔状结构形成。微孔直径2~5 μm，此孔径允许电解质进入而能阻止组织细胞、细菌等进入，因此周围自体骨组织亦不能长入骨水泥的孔隙内。Gosain等分别将纯羟基磷灰石水泥（如Bone Source）、纯羟基磷灰石陶瓷和含有40% β-磷酸三钙（TCP）的羟基磷灰石（此混合物在1 100 ℃煅烧）植入实验动物的颅骨中，1年后通过电镜观察发现Bone Source上未见较大的孔隙，新生骨主要出现在材料的周围，新生骨的数量远低于其他两组材料，而在其他两组标本中可见到较大的孔隙内有许多新生骨形成。由此说明新生骨主要存在于羟基磷灰石水泥的表面，但当羟基磷灰石的孔隙直径达到200～300 μm时，新生骨就能长入羟基磷灰石的内部。

Bone Source在颅颌面临床已得到广泛应用，主要用于骨质缺损处的充填。因颅狭症等原因造成颅颌面骨骼的畸形，虽然通过截骨手术或牵引治疗可以使畸形得到明显改善，但仍会遗留局部的畸形。Magee等利用Bone Source的可塑性，在颅狭症畸形术后，将Bone Source充填于前额等部位，极大地改善了患者术后外形，截骨无法解决的部位亦可通过Bone Source的充填得到纠正。Bone Source还可用于颅骨缺损的修复，建议在缺损区域先用钛网或者可吸收的网架固定，再在其上使用羟基磷灰石水泥。另外，如颌骨良性肿瘤切除后颌骨缺损的修补和拔牙后牙槽骨缺损的修复等，亦可用此材料。

Norian CRS（craniofacial repair system，颅颌面修复系统）是碳酸盐类新一代的磷酸钙水泥，有实验显示植入在犬胫骨的Norian CRS最后被自体骨替代的现象。晶体状的Norian CRS由一水合磷酸一钙、α-磷酸三钙和碳酸钙组成，当与磷酸钠溶液混合后形成可随意塑形、可注射的糊状物，在生理状态的温度和pH下，5分钟后开始凝固变硬，10分钟后即达到10 MPa的抗压强度，24小时后最终达到的抗压强度为55 MPa，抗张强度为2.1 MPa。

与其他的羟基磷灰石和磷酸钙水泥相比，碳酸盐类具有独特的晶格结构，其含有碳酸盐的量约为5%，碳酸磷灰石中碳酸盐成分占4%～6%，而人体无机骨主要成分即为碳酸磷灰石，因此比较接近人体骨骼成分，而羟基磷灰石并不含有碳酸盐。

厂家报告Norian CRS能被自体骨完全替代，但先前的动物研究认为植入承重骨缺损区的Norian CRS最终会被替代，这说明外力的不断刺激可能促进成骨细胞的活动并参与骨的重塑。至于在非承重骨缺损区植入的Norian CRS，是否会被自体骨最终替代，以及形成的新骨吸收情况，目前仍不很清楚。

在用Norian CRS修复颅骨缺损时，建议先用可吸收的网架覆盖缺损区，再在网架外面覆盖Norian CRS，此举可减少硬膜搏动传递到覆盖在缺损区的Norian CRS，据研究产生修复区骨水泥裂开最后呈小碎片状的主要原因就是持续的硬膜搏动。

FDA建议采用骨水泥修复缺损范围应在25 mm^{2}以下，也有报道用骨水泥修复面积超过25 cm^{2}的骨缺损区后的并发症迅速增加，如材料移位或漂浮、局部积液、材料碎裂、材料外露及感染等，而局部的外伤、修补处的颅骨生长过快等原因也可能造成材料碎裂及材料移位。

（四）磷酸三钙

磷酸三钙（TCP），是典型的生物降解类陶瓷，由于其组成与骨和牙相近，植入体内后对机体无明显的不良反应，尤其是无过敏反应，在体内具有良好的生物相容性和骨引导作用，可促进骨的生长，但稳定性较差，植入体内后可逐步被机体部分或完全吸收，最终使植入部位被新生骨替代，因此

TCP仅起暂时性骨支架作用，在骨组织工程的研究中得到应用。

TCP有两种晶形结构：β-TCP（低温型）和α-TCP（高温型），β-TCP在体内降解较快，一般不超过15个月。研究显示在植入体内2周后TCP周围即出现成骨细胞，而材料孔内已充满交织骨和纤维结缔组织，4～8周后材料孔内骨组织逐渐增大，交织骨会改建成板层骨，20周后大量板层骨和骨髓会充满整个材料孔，部分材料已被骨组织替代，40周后材料已大部溶解，由骨组织替代。在临床上，TCP材料可作为骨缺损的临时支架，诱导自体骨组织增生，最终TCP降解后的空隙被自体骨充填。但TCP材料脆性大、抗弯强度低，故不适用于负重部位的骨修复。此外，作为骨充填应用时，有时还会出现新骨再吸收的问题。同时TCP材料还用于口腔临床，如人工牙根的制作。

（五）纯钛及钛合金

纯钛及钛合金具有较强的抗腐蚀能力、优良的生物相容性及较好的生物强度，同时还具有质量轻的特点，因此在医学上得到广泛的应用。纯钛不会生锈，密度只有铁的一半，但生物强度差。钛合金强度比纯钛高（钛合金强度是不锈钢的3.5倍），生物相容性较纯钛差。纯钛与钛合金制品早期以固定材料的形式应用于颅颌面外科，运用钛板和钛钉的坚固内固定可以使错位的骨折端复位或在截骨后复位，其对骨骼的固定作用远强于钢丝，并且植入后不须取出。近来钛网也开始被引入颅颌面患者的治疗中，钛网具有可随意修剪、可随意弯曲、强度高、生物相容性好的特性，目前主要应用于颅骨缺损的修复，在颌骨的粉碎性骨折复位中，亦可用钛网进行加强固定。但是钛网也有缺点：首先，钛网有延展性，边缘锋利，会划破周围的组织（如皮肤），导致钛网外露；其次，钛网导热性能良好，外界的温度一发生剧烈变化，就可导致受术者的不适感等。

（六）镍铬不锈钢

镍铬不锈钢在体外不容易生锈，但在体内缺氧条件下及组织液等物质的刺激作用下会发生锈蚀，甚至断裂。因此，镍铬不锈钢只适合作为暂时性的植入材料，而不宜永久留在体内。

三、常用软组织替代植入材料

（一）膨体聚四氟乙烯

膨体聚四氟乙烯（expanded poly tetra fluoroethylene，e-PTFE）商品名有Gore-Tex、Teflon等，具有良好的化学稳定性和生物相容性，在生物体内不易降解。e-PTFE较柔软，有较强的抗张性和一定的弹性，与软组织的质地相似。其理化特点是性能稳定、不易降解、无毒和耐腐蚀等，可以根据临床需要裁剪成各种不同的形状。

e-PTFE的超微结构呈多孔状，这种结构有利于植入区细胞的长入，并且不会在e-PTFE周围形成包膜，由于纤维组织长入e-PTFE内，使之互相结合在一起且不易剥离。

经过多年的临床观察，证明e-PTFE未见致癌性和明显的免疫排斥反应，是目前较理想的软组织充填和修补材料。在临床治疗上，e-PTFE主要用于软组织凹陷的充填，如半面萎缩的治疗，亦可用于面部的美容手术，如鼻唇沟充填、小颌畸形的隆颏、隆鼻手术，眶颧部、颞部或前额部的充填亦可用 e-PTFE。由于 e-PTFE 质地柔软，非常接近被充填处的软组织，非常受临床医师的欢迎。采用 e-PTFE 隆鼻不会产生透光现象，假体亦不会下滑，隆鼻后外形较自然，由于其质地柔软，鼻尖撑起不足，可以将 e-PTFE 假体的鼻尖部分折叠，增强假体这部分的硬度，使隆鼻手术后的鼻尖形成得较自然，又很少产生类似硅胶隆鼻后的假体外露现象。由于 e-PTFE 生物强度类似于筋膜，它柔韧但不易拉断，因此 PTFE 可用于永久性面瘫的悬吊。

（二）硅胶

硅胶具有良好的生物稳定性，不会在体内降解或被机体吸收。其具有多种生物形态，液态硅胶注射过去常用于隆鼻及人体凹陷畸形的充填修复。但此种硅胶较易向周围组织扩散，引起不同程度的炎症反应，并且不易清除干净，危害极大，目前已基本不用。固体状的硅胶植入人体后，组织不能长入，而会在硅胶周围形成包膜，硅胶亦不会渗入人体组织，因此在某些医疗单位仍得到应用。固体状的硅胶可用于颅颌面部多个部位的充填，现主要用于隆鼻、隆颏及充填颞部的材料，在临床使用中注意覆盖假体的软组织应该有一定的厚度，不能有张力，否则易导致硅胶假体外露，在用硅胶假体隆鼻中经常碰到此类并发症，取出假体可能是唯一的解决办法。同时在操作中要注意假体与骨组织表面要贴合紧密，腔隙要大小适当，太大容易造成植入的硅胶假体活动，太小则假体容易穿出或者植入部位外形不佳。

四、高分子可降解材料

聚乳酸（PLA）和聚羟基乙酸（PGA）均属于脂肪族聚酯生物降解材料，是易加工成形、生物相容性好、强度相对低的高分子植入材料。在体内经水解或酶解作用，降解成低分子产物并被排出体外或参与体内的新陈代谢，因此最终在体内不会作为异物残留。

PLA 有三种异构体：PLLA、PDLA 和 PDLLA，其中 PDLLA 为无定型结构，降解时间短。PLA 材料在体内的降解产物为乳酸，经乳酸脱氢酶作用氧化成丙酮酸，参与机体新陈代谢，最终形成二氧化碳和水而被排出体外。PLA 在体内无毒，无蓄积，有人认为还具有刺激骨生长的能力。PLA 植入体内后亦不会产生剧烈的组织反应和毒性反应。PGA 是另一种常用聚酯类高分子材料，其在体内降解为羟基乙酸，也参与机体的新陈代谢。

PLA 和 PGA 在体内随着降解过程的进行，力学性能迅速下降，材料崩解，而短期内生成的降解产物造成局部 pH 降低，损伤周围的细胞。

近年来，包括 PGA、PLA 在内的各种可吸收缝线、可降解吸收板及钉已应用于临床，但由于其价格高昂，在国内尚未普及。与各种金属板和金属钉相比，可吸收降解板钉植入后无须取出，不会阻碍颅颌面部骨质的生长发育，但其机械强度仍不足，力学性能不能达到坚强内固定的要求，以及可能出现的非特异性无菌性炎症反应，这些均限制了其在临床的应用，但是随着新产品的不断开发，可降解的固定材料的使用将会更为广泛。

（曹德君）

第三节　骨形态发生蛋白（BMPs）在颅颌面外科的应用

由于先天性畸形、创伤、感染、肿瘤等原因所致面部骨骼发育畸形、骨缺损、骨不连等的修复重建是颅颌面外科临床工作的主要内容。目前临床上常采用手术截骨重排结合骨修复材料，如自体骨、异体骨、异种骨及人工合成材料等对颅颌面部骨骼行修复重建治疗。异体骨修复材料有免疫原性、生物相容性差等缺陷，而自体骨组织修复材料的供应量有限，使得寻找合适的修复材料成为颅颌面外科医师主要的研究方向。

近年来，随着细胞生物学研究的不断深入及对颅颌面部骨骼生长发育的深入认识，越来越多的研究表明生长因子在骨骼修复重建中广泛参与骨骼组织再生重建的局部调节作用，使得通过调节生长因子促进颅颌面骨骼修复成为可能。其中骨形态发生蛋白家族（bone morphogenetic proteins，BMPs）逐步成为近年来研究和临床应用的热点。本文通过回顾BMPs在颅颌面外科的基础研究及国外的初步临床应用经验，为今后BMPs在颅颌面骨骼修复重建领域的进一步研究和应用提供一定的理论依据。

一、BMPs的生物学特性

（一）BMPs概况

BMPs是多功能生长因子，属于转化生长因子-β（transforming growth factor-β，TGF-β）超家族的成员，是一组具有类似结构的高度保守的功能蛋白。BMPs是1965年由Marshall Urist等首先发现并从脱钙骨基质提取物中分离得到的一种有活性的蛋白，这种活性蛋白能使未分化的间充质细胞定向分化为成骨细胞，进而合成胶原，形成钙化的骨组织。BMPs具有调节成骨细胞和成软骨细胞的分化，诱导异位骨形成，促进骨折愈合，控制哺乳动物骨骼不同形态特征形成的功能，而且几乎涉及全身所有系统，包括血液循环系统、消化系统、呼吸系统、泌尿生殖系统及神经系统的胚胎发育、生长和分化。目前已经从鼠、兔、马、牛、羊、狗、猪、猴等多种动物及人的正常骨组织或牙本质、骨肉瘤中分离到了BMPs，并且对不同种属间的BMPs结构、性质进行了比较研究，发现不同种属间BMPs具有高度同源性。进一步的研究证实在人骨组织中含量最高的是BMP-2、BMP-3、BMP-4和BMP-7。随着天然BMPs的成功提取和在临床上的应用，利用基因工程技术合成BMP的研究也在不断进行。1988年由Wozney首先从人骨肉瘤cDNA文库和人小细胞性肺癌cDNA文库中分别克隆了人BMP-1、BMP-2A、BMP-2B和BMP-3的cDNA，并证明了重组人BMP-2（rhBMP-2）能诱导鼠异位成骨。目前，人们克隆了21种不同的人骨形态发生蛋白cDNA，包括BMP-1、BMP-3b、BMP-8b，以及软骨来源的CDBMP-1等，对其蛋白质结构、生物学活性、作用机理及应用的研究也在不断深入中，其中两种BMPs已被FDA批准为临床外科辅助治疗用药：rhBMP-7（史赛克公司，卡拉马祖，密歇根州，美国）用于长骨缺损辅助治疗；rhBMP-2（Medtronic Sofamor Danek公司，孟菲斯，田纳西州，美国）应用于椎体融合术。2007年FDA又给予rhBMP-2售前许可，为口腔颌面部骨骼修复重建辅助治疗的临床应用做前期准备。在国内，目前BMPs的相关应用仍处于动物实验阶段，有报道国内学者通过基因工程使用大肠杆菌重组BMP-2成功，这些实验及应用经验为今后临床推广积累了宝贵的经验，展现了良好的临床应用前景。由此可见BMPs是颅颌面部参与骨生成与改建的重要生长因子之一，逐渐受到颅颌面外科及其他修复重建外科领域医师的重视。

（二）BMPs蛋白家族成员

对BMPs的研究需要追溯到20世纪60年代，Marshall Urist报道了其将脱钙的骨基质植入肌肉形成异位骨组织。今天，我们知道这主要是BMPs促进异位成骨作用的表现。BMPs各蛋白间有一定的同源性，其中BMP-2是已知的所有生长因子中对骨的形成作用最强的，对骨组织形成、生长和修复有促进作用。此外，其他BMPs成员在参与各组织及系统的发育、生长和分化中亦有重要作用。至今为止已有20多种BMPs被发现，BMP-2、BMP-4、BMP-6、BMP-7和BMP-9被验证有诱导和促进成骨作用。此外，BMP-1是骨生长的调节因子，属于金属肽链内切酶家族；BMP-3可与BMPs相关受体结合，阻断BMPs信号转导通路；BMP-5、BMP-6被证明能促进破骨细胞活性。然而也有研究表明，在特定的复杂骨动态平衡的内环境下，BMP-2也有促进破骨细胞活性的功能，而BMP-5、BMP-6有促进成骨细胞活性的表现。

（三）BMPs的分子结构及促进成骨机制

1. BMPs的分子结构　BMPs中，除BMP-1外均属于TGF-β超基因家族。BMPs是低分子量（约30 000 Da）、不含胶原的糖蛋白，成熟BMPs分子是由一个依赖半胱氨酸二硫键固定的双链（每链含有400个氨基酸）多肽二聚体分子，而且重要的结构40%～50%与TGF-β高度同源。BMPs是以一个大的前体蛋白的形式合成的，包括信号肽部分、前结构域和羧基末端区，蛋白水解酶将羧基末端从前体蛋白切割下来后即形成二聚体。BMPs的活性形式是二聚体，BMPs既可以2个相同链形成的同源二聚体起作用，也可以2个不同链形成的异源二聚体起作用，BMPs羧基端有一个高度保守的含有7个半胱氨酸的结构域，这些保守的半胱氨酸对于形成正确的二聚体结构有重要意义。

2. BMPs的信号传递途径及信号调控　BMPs属于TGF-β超基因家族。TGF-β超基因家族通过与其丝氨酸/苏氨酸激酶受体结合而介导胞内信号的传递。该受体可分为Ⅰ型和Ⅱ型两种，即BMPR-Ⅰ和BMPR-Ⅱ。Ⅰ型受体又分为三种，分别为BMPR-Ⅰ$_A$（ALK3）、BMPR-Ⅰ$_B$（ALK6）及ActR-Ⅰ（ALK2），三种受体都能结合骨形态发生蛋白。Ⅱ型受体也有三种，分别为BMPR-Ⅱ、ActR-Ⅱ$_A$及ActR-Ⅱ$_B$，其中能与骨形态发生蛋白结合的主要是BMPR-Ⅱ。在信号传递过程中，BMPR-Ⅰ和BMPR-Ⅱ都是必不可少的。配体通常先与BMPR-Ⅰ结合，然后募集并激活BMPR-Ⅰ。配体激活的受体复合物则通过磷酸化Smad1、Smad5及Smad8蛋白羧基端的丝氨酸而使之活化。Smad1、Smad5及Smad8受体激活后与相关Smad蛋白结合，Smad4在此扮演"合作伙伴"的角色。此复合体转入细胞核参与基因转录，从而实现BMPs信号由细胞外经细胞质向细胞核内靶基因的传递过程。Smad6及Smad7则参与了基因表达的负调控。除Smad信号途径外，TGF-β超家族受体下游信号传递中，MAPK信号途径起重要的作用。Gallea等研究发现MAPK（Erk1/2）和p38信号途径对BMP-2诱导C2C12细胞向成骨细胞分化过程中也起着决定性作用。

3. BMPs促成骨作用机制　骨组织形成是一个由多种因素调节的复杂而有序的过程。从分子水平上看，骨组织的形成过程就是生物大分子在细胞与细胞之间、细胞与细胞外基质之间的信息转导过程。胚胎时期的骨化过程同骨折骨痂的形成及异位骨形成过程相类似，均受到机体某种激素和某些局部生长因子的调控。一般认为，影响骨组织形成的激素主要有甲状旁腺素、生长素、甲状腺素、降钙素、雌激素等；影响骨组织形成的局部生长因子主要有BMPs、TGF、血小板衍生生长因子（PDGF）、胰岛素样生长因子（IGF）、白细胞介素（IL）等。在骨组织形成过程中，激素与生长因子调节之间既相对独立，又相互联系。两种调节与神经系统共同形成了"神经-内分泌-免疫-局部生长因子调节网络"，参与骨组织形成的整个调节过程。一般认为，局部生长因子在骨组织形成的调节过程中起着主导作用。BMPs是其中唯一能够单独诱导间充质干细胞向骨组织方向分化的生长因子，是骨组织形成过程中关键的调节因子。Wozney等实验表明，低浓度BMPs能够诱导间充质干细胞向骨组织形成区移行；中等浓度BMPs可以促进间充质细胞向成软骨细胞及成骨细胞方向分化；而高浓度BMPs能促进间充质细胞的增生。Wang等研究认为，BMP-2主要对未分化间充质干细胞和骨系细胞起到募集和分化作用。在骨形成早期，BMP-2不仅可使未分化间质细胞向骨形成中心募集，并分化为骨系细胞，还可使成纤维细胞、成肌细胞及骨髓间充质干细胞逆转分化为骨系细胞。

二、BMPs的相关实验研究进展

在颅颌面外科的研究领域，读者主要应关注BMPs在骨骼生长、发育及创伤修复方面的研究。近年来，BMPs的应用在啮齿类小动物、大动物及灵长类动物等模型中有许多诱导及促进成骨的成功报道，为BMPs的应用积累了宝贵的理论基础。

（一）啮齿类小动物诱导成骨实验

Arnaud报道了成功运用提取的包含BMPs骨蛋白混合物修复大鼠颅骨缺损，并比较了天然珊瑚、天然珊瑚＋自体骨髓细胞、天然珊瑚＋BMPs，以及天然珊瑚＋自体骨髓细胞＋BMPs四类材料各自在修复大鼠颅骨缺损时的表现。研究表明，应用BMPs可明显促进颅骨修复，1个月后颅骨缺损完全修复愈合；添加自体骨髓细胞组者在2个月时出现珊瑚明显吸收表现；有BMPs的骨髓细胞混合天然珊瑚的材料中珊瑚未见明显吸收。这一结果表明，BMPs有效促进成骨，其新生骨会包绕天然珊瑚而使其不会有明显吸收。Hyun等分别将BMP-2、BMP-4和BMP-7用于颅骨缺损，结果显示BMPs在骨再生过程中无特殊差异，都能有效地诱导骨形成。Nussenbaum等将BMP-7应用于接受放射线照射后的小鼠颅骨缺损，实验表明术前接受放射治疗明显影响BMP-7修复颅骨缺损的能力，但BMP-7成骨能力仍强于自体骨移植。这说明可以将BMP-7用于修复癌症放疗术后造成的节段性骨缺损。Cowan等在大鼠颅骨缺损模型中，比较了BMP-2诱导下骨髓干细胞和脂肪干细胞在修复大鼠颅骨缺损模型中的作用。实验发现，虽然两个实验组均在2～4周后有新骨生成形成骨桥修复部分缺损，但在8周后新生骨均完全吸收。与对照组比较发现，BMP-2诱导的两个实验组缺损区均见大量破骨细胞样细胞，BMP-2在某些环境下亦有增强破骨细胞活性效应。

(二)大动物诱导成骨实验

在大动物诱导成骨实验中,Liu 等在兔颅骨骨缝牵引中应用不同浓度的 rhBMP-2 实验发现,较高浓度的 rhBMP-2 可导致颅缝完全骨化闭合(图 18-11)。这一研究表明,在今后的颅颌面外科临床应用中,应避免 BMPs 局部作用于正常骨缝而影响颅颌面骨骼的生长发育。Opperman 研究组比较了 BMPs 结合脱钙骨基质修复狗大块颅骨缺损(6 cm×2 cm)的可行性,并比较单纯脱钙骨基质、富集血小板血浆结合脱钙骨基质修复大块颅骨缺损。术后 3 个月,只有与 BMPs 结合脱钙骨基质实验中颅骨缺损处完全成骨修复,这表明 BMPs 在大动物体内亦有很强的诱导成骨效应。另一项应用 BMPs 诱导小猪鼻骨区骨缺损及颅骨缺损的研究表明,相同条件下 BMPs 在鼻骨区修复约 14 mm 骨缺损,而在颅骨缺损区修复达到 22 mm,表明 BMPs 在诱导颅骨缺损修复时更加有效。作者认为这可能是颅骨缺损区接近脑膜组织,有大量的骨间质细胞。Giannobile 于狗下牙槽骨缺损区植入不同浓度 BMP-7,实验表明加入 BMP-7 有显著的成骨作用,牙槽骨再生明显,成骨作用与 BMP-7 浓度成正比,说明 BMP-7 可以用来修复严重的牙槽骨缺损。

在兔颅骨矢状缝牵引成骨实验中,对照组在 200 g 力(1.96 N)持续弹性牵开作用下骨缝牵开(持续牵开 32 天结果)。实验组在兔颅骨矢状缝骨膜下放置 0.4 mg/ml 的 rhBMP-2 与脱细胞胶原海绵(acellular collagen sponge,ACS)复合材料后,在 200 g 力持续弹力牵引(牵引 32 天,第 10 天后即有骨缝融合表现)。

图 18-11 的 A、C 为免疫荧光组织学切片表现(兔颅骨矢状缝冠切面)。B、D 为 Micro CT 三维重建后兔颅骨矢状缝大体观。

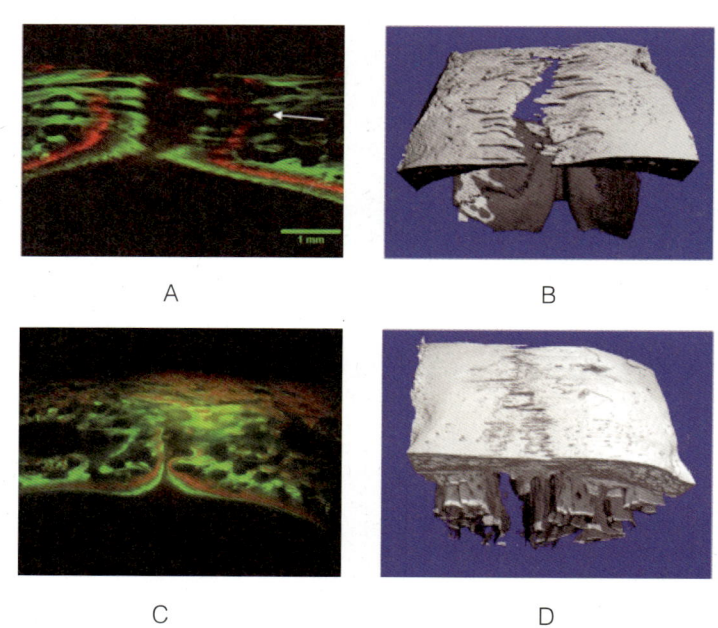

A. 荧光对照组;B. CT 三维重建实验组;C. 荧光实验组;D. CT 三维重建对照组。

图 18-11 在兔颅骨骨缝牵引中,Liu 等发现较高浓度的 rhBMP-2 可导致颅缝完全骨化闭合

（三）灵长类哺乳动物诱导成骨实验

BMPs生物效应在灵长类动物中的研究的临床价值很重要，灵长类动物作为实验观察对象，其优势不仅在于个体更大，还在于其在形态学和功能学上更接近人类。Sheehan等以FDA批准的临床用ACS载体结合BMP-2修复猕猴大面积颅骨缺损，6个月后CT显示实验组71%的缺损区被新骨修复，而对照组只有平均28%缺损修复，并验证了BMP-2和ACS复合材料修复大型哺乳动物颅骨缺损的可行性及安全性。在另一项研究中，Ripamonti以PLGA膜为rhBMP-2、rhBMP-7因子的缓释载体，放置于狒狒牙槽骨的缺损处，亦能明显促进牙槽骨再生。

三、影响BMPs成骨能力的因素

BMPs诱导成骨至少需要三个条件：①诱导因子参与；②有靶细胞群；③正常血液供应环境。在诱导成骨的基本条件被满足后，影响BMPs成骨能力的因素主要有载体、剂量、部位、血流量等几个方面。

（一）BMPs的理想载体

在BMPs的应用研究中，BMPs载体的研究也是重要的一方面。BMPs在体内是可溶的，在植入体内后会很快扩散。因此，要有载体承载BMPs并使之缓慢释放，持续诱导骨形成，从而使成骨量增加。BMPs的载体主要有以下重要作用：①使BMPs局部发挥作用，缓慢释放BMPs并维持局部有效浓度。②修复缺损部位的三维立体结构，占据了新骨即将形成的空间位置。③作为新骨矿化沉积和血管化的载体。

笔者希望的载体材料有以下特性：①良好的生物相容性。②有与BMPs结合的能力。③容易操作，易应用。④可在体内缓慢释放，以维持BMPs较长的局部作用时效。⑤可作为新骨矿化沉积的附着部位。⑥可作为诱导成骨前细胞附着的部位。⑦该材料能够被吸收且吸收率接近新骨生成和重塑的速度。

回顾文献发现有许多关于载体材料的研究，包括无机材料、人工合成高分子材料、天然高分子材料等，均有用于实验的报道，但至今为止只有ACS被批准作为BMPs的载体材料。

ACS是从牛跟腱组织中提取的纤维状Ⅰ型胶原。早先ACS作为组织工程支架材料所应用。此后研究发现，ACS能有效结合BMPs。ACS在BMP-2溶液浸泡15分钟后，95%的BMP-2可与载体绑定；在浸泡120分钟后，97%的BMP-2可与载体绑定。在植入修复区后，BMP-2与ACS复合材料的半衰期约为2天，3周后局部仍可发现BMP-2作用。

（二）剂量

一般认为，BMPs诱导骨形成与剂量有依赖关系。BMPs的剂量增加时，诱导形成骨的数量增加，但骨密度不增加。但Tatakis等使用不同剂量的rhBMP-2（0.05 mg/ml、0.10 mg/ml、0.20 mg/ml）以ACS为载体，植入牙槽嵴缺损的狗模型中，发现不同剂量的rhBMP-2诱导形成的骨，在数量和质量上没有显著性差异。这可能是由于高剂量 rhBMP-2 对药效产生不利影响，导致组织水肿，阻碍了新骨形成。

Liu 等研究也显示，在兔颅骨颅缝牵引的同时，在 100 g 持续弹力牵引下，局部应用较高浓度（0.1 mg/ml 和 0.4 mg/ml）的 rhBMP-2 与 ACS 复合材料会导致颅缝早期成骨过强而闭合，难以牵开；而在后续的研究中发现，200 g 持续弹力牵引 0.01 mg/ml 时颅缝既能牵开，又能促进较多量的新骨形成（图 18-11）。这说明，BMPs 在促进牵引成骨的应用中，既要考虑 BMPs 的浓度，又要顾及牵开速率与新骨生成速率的关系，使 BMPs 在促进成骨、缩短治疗周期的应用时，牵开速率与成骨速率达到最佳效率比是今后应用研究的一个方向。

也有研究表明，为了减小 rhBMP-2 高剂量的不利影响，可以将 rhBMP-2 复合骨髓或 TGF-β 来诱导骨形成，两者可产生协同作用，成骨活性优于两者中的单独一种。Seto 等将 rhBMP-2 与自体骨髓按一定比例复合植入猴下颌骨缺损处，发现 2∶1 的比例取得了最大的成骨量。也有人认为，rhBMP-2 诱导成骨的最佳浓度为 0.2～0.4 mg/ml。对于 rhBMP-2 的剂量到底达到多少才行，还要根据不同的物种和部位决定。

（三）血流量

当 BMPs 植入处血流量较大时，诱导形成的骨量增加。Fujimura 等通过鼠模型，观察到在相同剂量的情况下，高流量区骨基质和骨髓形成的量都要多于低流量区，这主要是由于：当血供增加时，组织内的血氧升高，使成纤维细胞增生，胶原形成，毛细血管增生，骨细胞、骨痂大量形成，矿化增加，导致骨基质和骨髓形成增加。而血流量增加时，氧张力也增加，这也会加速细胞分化为骨组织。

（四）部位

rhBMP-2 在骨内、肌间、肌内、皮下、脂肪内均能诱导新骨形成，但在不同的部位成骨能力不同。其成骨能力从强到弱顺序如下：骨内→肌内→肌间→皮下→脂肪内。这主要是由于不同的部位血供不一致，导致诱导新骨形成的能力不同。

四、诱导成骨生物技术与 BMPs 的联合应用诱导成骨

近年来，再生医学飞速发展，使 BMPs 的应用与基因技术、牵引成骨技术、骨组织工程技术和干细胞技术等很好地结合，取得了良好的成骨疗效。体内、体外实验的成功为 BMPs 诱导自体骨组织再生修复提供了理论基础，展现了良好的应用前景。

（一）BMPs 的基因治疗

目前，基因治疗中细胞转染按其载体可分为病毒载体和非病毒载体。病毒载体中的逆转录病毒、疱疹病毒和慢病毒载体，因其可能携带基因随机整合到宿主细胞，有诱发肿瘤的可能性，又因其有免疫原性的问题，现已越来越少应用。而重组腺病毒载体因具有转染效率高、感染细胞范围广、病毒滴度高、可感染细胞周期中静止期和分裂期的细胞、可高效介导基因的体内外转移、不整合到宿主细胞

基因组的优点，其应用越来越广泛。

目前，一些学者将基因治疗分为两种基本的方法：①体内基因治疗。即基因载体直接注射或直接作用于治疗部位。②体外基因治疗。即将基因载体作用于体外培养的细胞或组织，诱导分化后再将细胞或组织植入体内。密歇根大学颅颌面再生修复研究中心一组基因治疗颅骨缺损的动物实验表明，把转染BMP-7的细胞以明胶海绵作为载体，植入大鼠体内颅骨缺损部位，4周后能有效诱导颅骨缺损部位新骨再生修复约9 mm的缺损，而对照组未能修复。而在比较体内、体外基因转染后诱导听小骨再生的实验中，两种方法均能诱导听小骨再生修复，但是应用体外方法能在载体滴度较低的情况下，诱导生成更多的骨量，说明相同条件下，体外基因疗法有更高的诱导成骨能力。

（二）BMPs辅助牵引成骨

牵引成骨技术（DO）是通过某种牵张装置，使骨组织受到缓慢而稳定的牵引和张力，激活细胞的增殖与合成功能，促使组织的再生，从而达到促进生长和伸直骨骼的目的。自1992年美国的McCarthy将骨牵引成骨技术应用于半面短小症所致下颌骨畸形并获得成功后，这一被誉为"体内骨组织工程的自体骨再生技术"广泛应用于头面部各种骨畸形的治疗。然而，近年来随着牵引成骨在临床上的广泛应用，大家发现这一技术存在治疗周期长且成骨量不足等缺点，易导致患者治疗耐受差及复发率高的问题，阻碍了牵引成骨的进一步临床应用。适当提高牵引速率及探讨加快骨愈合速率的方法是临床应用推广所必需的。

以往的研究，试图通过加快牵引速率或增加弹性牵引力量以加速牵引来缩短疗程，多导致失败，由于牵引速率显著快于成骨速率而导致成骨不全，牵引治疗后没有充分骨量充填骨骼间隙而导致复发率高。此后一系列研究表明，通过适当增加牵引速率或牵引力量，结合局部成骨因子的应用以刺激新骨生成，成为改进此项技术的方法之一。在多种哺乳动物，如狗、鼠、兔、羊等的面颅骨或长骨的节段性缺损动物模型中，BMPs局部注射的实验均表明可在缺损区形成结构及功能完善的再生骨。Li等在胫骨牵引延长的模型中，在牵引成骨末期注射75 mg的rhBMP-2后，过14天后观察平均成骨量，注射组骨密度均优于对照组。In-San等在狗的牵引动物模型中局部注射BMPs发现它在牵引成骨稳定阶段的早期有显著性成骨作用。BMPs注射组在术后第四周可见牵张区边缘有增殖的成骨细胞，第七周即可见不规则的编织骨小梁形成，有部分钙化沉积，在整个牵张区内都可看到编织骨，而且新生骨质量接近正常皮质骨，说明BMPs在牵引稳定期早期是一种效果非常稳定的成骨因子。

（三）BMPs在组织工程中的应用

骨组织工程是指将分离的自体成骨细胞、骨髓基质干细胞等，经体外培养后，与一种具有良好生物相容性、可被人体逐步降解吸收的支架材料复合构成组织工程骨，将这种附上细胞的组织工程骨植入骨缺损的部位，在生物材料逐步降解的同时，骨细胞不断增殖，最终达到修复骨组织缺损的目的。近年来，组织工程研究不断深入，研究思路由体外诱导成骨转向体内原位诱导成骨，由"支架材料＋种子细胞"转向"诱导因子＋载体缓释系统"模式。将有骨诱导活性因子（BMPs、TGF等）与有骨传导性及生物相容性好的载体或支架材料结合，构建骨诱导特性的人工骨材料是当前植骨材料研究的重要方向之一，已取得了一定的进展。

五、BMPs在临床的初步应用

（一）在上下颌骨重建修复中的临床应用

Carstens及其研究小组报道了在rhBMP-2辅助下颌骨牵引成骨下，成功修复一例27个月的7号面裂，包括半侧缺损的下颌骨体的髁突及冠突。术后6个月CT显示在1.5 mg/ml浓度的rhBMP-2辅助牵引成骨下，患儿下颌支有效延长了3.5 cm。此外该小组还报道了一例9岁骨纤维异常增生患者下颌半切术后应用rhBMP-2原位诱导修复12 cm下颌骨节段缺损成骨的病例。该报道中，医师应用两组8.4 mg rhBMP-2（Medtronic Sofamor Danek公司，孟菲斯，田纳西州，美国）粉剂，制作成溶液后以胶原海绵为载体，包绕磷酸三钙（85%）和羟基磷灰石（15%）颗粒材料原位植入缺损区后钛板固定。12周后CT三维重建显示下颌骨节段性缺损修复，骨密度接近周围正常骨组织；24周后，在修复区域以牵引器行纵向牵开成骨以增加下颌宽度，骨强度足以支持牵引力。牵引器去除后，第36周CT三维重建显示修复区域下颌骨形态良好，骨密度接近周围正常骨组织，与周围软组织亦紧密连接。该组的临床报道显示，rhBMP在人体内有强大的诱导原位成骨能力，并且可以结合牵引成骨技术，有良好的应用前景。2003年，Patrick等第一次将BMP-7应用于颅颌面外科临床，为1名患者行Le Fort Ⅰ型截骨术和颏部水平截骨颏成形术，为防止术后骨不愈合，以牛Ⅰ型胶原为载体将BMP-7植入骨间隙，术后29天二期修复时见骨断端形成骨基质，表面光滑，愈合牢固，没有异位骨过度生长，组织切片显示骨间隙充满新鲜的纤维组织和大量的血管，术后第五周X线下见骨愈合良好。术者认为这些作用均源于BMP-7，此后此方法又应用于13例颌面外科患者，效果良好。2004年，《柳叶刀》（*The Lancet*）报道了1例肿瘤术后下颌骨缺损，术者用钛网包裹牛骨基质后，混合自体骨髓细胞和rhBMP-7，将该材料植入背阔肌下。7周后将预置的下颌骨体移植到下颌缺损部位，完成下颌修复手术。术后形态及功能均满意，行放射性核素检查发现下颌骨血管化良好，成骨活跃。

（二）在牙槽裂、腭裂治疗中的临床应用

Chin等将rhBMP-2的应用延伸到了牙槽裂的临床修复领域。应用rhBMP-2与ACS复合材料缓释系统（rhBMP-2浓度1.5 mg/ml），该小组报道成功修复了50例儿童（6～14岁）牙槽裂，平均随访25个月。其中49例（共50例）患者牙槽裂完全修复并出牙顺利，1例患者牙槽裂为完全修复，可能由于切牙根部分暴露，导致该区成骨不良。有2例患者是牙槽裂植骨术后失败，应用该方法二次修复成功。在此系列临床应用中，虽然rhBMP-2局部可能只用于面部的血管神经组织，但是随访未见明显并发症。作者认为在牙槽裂修复时应用rhBMP-2能有效诱导成骨，且在小剂量局部应用时安全性可控，对牙槽裂的修复有一定的临床应用价值。此外，Fallucco等亦报道了应用rhBMP-2成功修复牙槽裂的经验。

（三）辅助颌面部种植的临床应用

Cochran报道了应用rhBMP-2/ACS缓释系统来应对拔牙后骨量不足。诱导成骨后骨量足以支持牙

种植术所需。病例随访3年效果良好，未见系统性及局部不良反应发生。Boyne等报道了在上颌窦提升术中应用rhBMP-2与ACS的临床经验。在rhBMP-2/ACS缓释系统辅助治疗的12例患者中，11人在上颌窦提升后接受了牙种植术。术后随访部分患者有局部软组织肿胀、口腔黏膜红斑、疼痛、鼻炎等，但未见严重的局部及系统性不良反应。还临床随访评估了接受上颌窦提升术后行植骨配合rhBMP-2/ACS 0.75 mg/ml 和 1.5 mg/ml 两组疗效。随访36个月评估种植牙成功率显示，浓度较高组rhBMP-2/ACS 成功率（76%）高于浓度较低组（67%），但均高于传统植骨组（62%）。可见，rhBMP-2/ACS辅助治疗上颌窦提升后牙种植术能预防供区二次创伤，且有并发症少、成功率高的优势。

（四）在颅骨缺损中的临床应用

由于BMPs在临床应用的安全性尚未被明确验证，文献中应用BMPs修复颅骨缺损的临床报道并不多。2003年Salyer及其手术团队在达拉斯成功分离埃及连头婴儿成功，但是分离后大块的颅骨缺损成为令颅颌面外科专家头疼的一大问题。在前期的动物实验中得出，rhBMP-2结合脱钙骨基质能高效诱导成骨。因此，2004年，Salyer等第一次应用rhBMP-2结合脱钙骨基质，嵌合于可吸收的网状支架，行大面积颅骨缺损修复。术后4~6个月显示这两个孩子术后颅骨缺损区均有大面积新骨生成。随访3年，80%以上缺损区域被载体骨组织修复，未见严重系统性不良反应。近年来，Carstens及其他医师陆续报道了他们临床应用BMPs修复颅骨缺损的临床经验。Carstens报道了22例应用rhBMP-2（1.5 mg/ml）临床成功修复颅骨缺损的经验。所有患者都成功修复缺损，但是缺损区域均发生持续5~7天的术后软组织肿胀，肿胀消退后未见明显系统性或局部不良反应。Podda和Wolfe报道了用相邻颅骨瓣修复缺损后，再用rhBMP-2修复供区缺损。Sailer和Kolb等报道了应用BMP结合冻干软骨修复先天性及创伤后颅骨缺损的患者。所有患者随访都在1年以上，CT显示成骨良好，未见明显骨吸收。

六、BMPs应用的并发症及安全性评估

虽然BMPs的诱导成骨能力得到了初步的验证和应用，但是其临床应用的安全性仍然是一个值得深入探索和讨论的重要方面。许多学者对BMPs在诱导成骨应用中的安全性做了大量的实验研究。这些研究包括了药物的毒理学研究、生物相容性研究、生育及肿瘤生长相关性研究等。虽然这些研究均表明，在前期的动物学实验研究中，BMPs的局部应用是安全可行的，但是其临床应用的安全性并未得到完全验证。

近年来，随着BMPs的逐步临床应用，部分局部并发症时有报道。截至2008年7月，FDA报道已经收到38例应用rhBMP的临床并发症案例，他们的并发症包括软组织肿胀、呼吸困难、出血、鼻炎、口腔黏膜反应等。FDA也已发布临床应用警示，强调rhBMP在临床应用的安全性和有效性尚未得到证明，提醒临床医师谨慎使用，且不推荐孕期患者及儿童患者使用。Salyer在评论Fallucco等应用rhBMP治疗牙槽裂的文章中也指出，虽然小剂量的rhBMP在局部应用可能不会发生严重的系统性不良反应，但是在临床应用时很难控制rhBMP的强大诱导成骨能力，在儿童生长期的颅颌面部应用rhBMP，可能会导致面部骨缝融合而影响面部骨骼的生长发育。

综上所述，虽然BMPs在临床应用中其安全性及可行性仍然值得深入探讨，但是其潜在的强大诱导成骨能力能为骨缺损修复带来一场技术革新。特别是近年来随着各类生物学技术的广泛应用，BMPs与组织工程技术、生物复合材料技术、纳米技术等先进技术的结合会展现更加广泛的应用前景，必将对今后颅颌面外科及再生医学的发展起到关键的推动作用。

（徐海淞）

第四节　颅颌面外科的工具与技术

Wolfe教授及其同事收集了自1946年以来超过20 000例自体骨移植用于颅颌面畸形修复的手术效果评价，为我们更好地利用这一手段提供了良好的参考。Wolfe教授收集的病例中，组织供区包括了髂骨、肋骨、胫骨及颅骨。20 000余例病例中所有供区的整体并发症发生率为0.4%，其中，每个供区的并发症率均小于1%，没有患者死亡的报道。由此看来，自体骨移植技术是非常安全和有效的，也应当是每一个颅颌面外科医师的必修课程。

Persing教授和笔者在1998年、1999年发起了一组关于生物材料及其他骨替代物的专题研讨活动。在这些研讨活动中，我们认为"如果自体材料的供区畸形及并发症的发生率较低，则其在颅颌面骨骼重建过程中将一直占据主导地位"。Wolfe教授表示，是他首次开展了这项自体骨移植安全性的研究。然而，当时这些讨论的目的在于比较各种生物材料在颅颌面重建治疗中的实用性和有效性，并探讨各种材料的发展潜力，其中有许多研究仍然局限在实验室中，其真正的临床效果仍然未知。例如，组织工程软骨重建人耳支架就是一项已经在动物模型上获得了良好效果的技术，但目前它依然处于临床试验的阶段。这一工作在Charles Vacanti的研讨会上得以发表并获得了美国整形外科医师协会1998年的James Barrett Brown奖。大量这一类的研究提高了生物材料的应用潜力，却并不能动摇自体骨组织移植在颅颌面重建领域的地位。另一项类似的研究是Mike Centrella医师发表的关于骨形成蛋白（BMPs）的研究，这一研究在1998年引发了广泛的学术兴趣。在过去十年中，多个不同的学科已经开展了BMPs临床应用研究。骨科医师开始愈来愈多地把BMPs作为脊柱融合及长骨缺损修复过程中用于移植的自体骨的替代品。在颅颌面外科领域，BMPs曾被试验性地用在联体双生子的颅骨缺损修复，因为她们的供区骨组织来源非常有限。迄今为止，组织工程依然是整形重建外科研究和发展的热点所在。

那么，异体生物材料或者自体骨移植之间究竟有着怎样的竞争关系呢？无论实际效果如何，生物材料在颅颌面外科的应用规模的确正在不停扩大。Wolfe教授及其同事认为，应当常规对颅颌面外科医师进行自体骨移植操作的培训。同样，我们也应当对异体生物材料在颅颌面外科的应用潜力做出适当的评价。不幸的是，很多人认为生物材料是一个"黑匣子"，某一种材料的不良反应事件也往往会被扩大为人们对所有生物材料的敌视，而不是单纯就事论事。因此，我们有必要制定一份生物材料应用指南，用来指导颅颌面外科医师适当使用生物材料。如果整形外科医师不站在这一领域的最前沿，那么其地位必然会被其他领域的外科医师占据。这将会是临床医学的一种损失，因为只有整形重建外科的医师才会习惯于灵活应用各种自体材料，即使只是在颅颌面外科领域。Wolfe教授及其同事对自体骨组织应用范围和方法的研究结果，可以帮助整形外科医师们批判性地认识生物材料在同样条件下的效果，也可以帮助习惯使用自体骨的医师更客观地认识生物材料的应用潜力。只有当一种异体材料既不会对患者带来更多的损伤，又可以提供与自体组织相当，甚至更好的效果时，它才可以为临床所接受。钛合金在颅颌面外科临床的应用就是一个很好的例子。钛板和钛钉在颅颌面外科骨骼的坚固固定领域已经运用了很长时间，且常用来固定自体移植骨。那么，是不是可以只用钛合金而不使用自体骨来修补骨组织缺损呢？Sargent和Fuchs发觉，金属网可以在眶壁修复过程中精准塑形以重建外观。最早他们用了钴铬合金，后来又换成了钛合金。因为术中操作方便且效果好，目前临床上他们已经愈来愈多地单纯使用钛合金材料而非自体材料来进行复杂骨折畸形的整复了。

随着对材料的进一步研究，可吸收板在颅颌面重建外科领域的应用已日益广泛，而可吸收网也开始成为一种眶壁修复的备选项。在最近的AO培训课程中，讲师团一致认为眼眶的复杂缺损修复中，尤其是眶下壁和眶内侧壁的修复中，可以更多地选择钛网而非自体骨组织，其原因并非是能减少供区畸形，而是在如此复杂的手术中钛网相对可以塑造更好、更精准的外形效果。这一结论仍有争议，有的学组认为自体材料才是重建外科最好的选择。这个例子充分展示了习惯使用自体骨和习惯使用生物材料的医师之间的分歧大到学术结论可以迥然不同。

既然自体骨的获取是非常安全可靠的，是否还有必要用异体材料在临床上取代自体骨呢？临床对隆颏及下颌角充填的随访发现，当自体移植骨置于骨的表面时，常会发生不可预料、不同程度的吸收。而异体材料并不会被吸收，可以较好地保持外形。如果作为嵌插植骨，需要承受应力的话，几乎没有哪一种生物材料可以取代自体骨的地位。例如，如果要用来延长上颌骨或者下颌支的话，由于要承受咬合力的作用，几乎没有生物材料可以胜任。虽有应用多孔羟基磷灰石的报道，但其应用单位也还是非常局限的。而且，过去15年以来，关于这方面自体材料的应用报道也呈现了萎缩的趋势，这主要是由于用于承力骨延长的牵引成骨技术（DO）广泛开展。

笔者回顾了目前可供使用的各种生物材料，在其选择和临床应用方式上，应当考虑以下几点：

（1）材料是用来覆盖充填（如对现有骨骼的增厚）的，还是嵌插充填（如对全层骨缺损的修复）的？如果选择覆盖充填，那么各种异体材料大多能够提供较好的效果。

（2）如果是嵌插充填的，那么这一替代骨段是需要承力的，还是不需要承力的呢？如果是在承力的全层骨修复中，自体骨较之生物材料更为合适。不过，与长管骨的修复不同，颅颌面部很多时候即使是嵌插植骨，也是不需要承力的，就如前面提到的眶下壁和眶内侧壁的修复就属此类，大多数的颅骨修复手术亦然。在这些情况下，自体材料和异体材料都可以取得较好的效果。

（3）面部发育是否完成？或者植入物是否需要随颅颌面部发育而生长？如果非承重的嵌插植骨是在还未发育完全的孩子身上进行，那么只有那些具有骨替代作用的生物材料才可以被使用。这种情况下，自体骨是最好的选择。然而，小儿的组织供区可能会非常有限，就像前面提到的连体双生子的手术那样，这时可以选择BMPs或其他骨活性生物材料如生物活性玻璃、无机骨等，但千万不能使用骨水泥或预制聚合物材料等，因为还没有临床证据表明这些材料具有骨替代效应。

总而言之，自体骨移植无疑是整形重建外科的主流和培训要点。但是，在制订理想的修复方案时，医师需要考虑更多与患者和缺损相关的因素。在大多数情况下，自体骨组织移植可以提供最好的解决方案，但也并不绝对。教育良好的、思维缜密的医师也应同样熟悉牵引成骨、生物材料技术，以及组织工程技术作为修复治疗的备选方案。鉴于这些技术本身仍在不断发展，我们的修复治疗方案效果也会不断提高，而整形外科医师必须站在这一领域的最前沿。

（Arun K. Gosain　俞哲元译）

参考文献

[1] 孙皎. 颅颌面植入材料[J]. 口腔材料器械杂志, 2008, 17(1): 36-49.

[2] 王炜. 整形外科学[M]. 杭州: 浙江科学技术出版社, 1999.

[3] 曹文灵, 陈际达, 王远亮, 等. 骨修复材料的研究进展[J]. 国外医学(生物医学工程分册), 2000, 23(5): 309-312.

[4] 葛建华, 王迎军, 贾德民. 可降解、可吸收性骨科材料类型及发展[J]. 生物医学工程学杂志, 2004, 21(1): 151-155.

[5] 胡晓洁, 商庆新, 曹谊林. 角膜基质细胞-PGA生物支架复合物体外培养研究[J]. 眼科研究, 2001, 19(4): 308-311.

[6] 夏万尧, 曹谊林, 商庆新, 等. 组织工程化软骨组织形成的最佳细胞浓度和最佳形成时间的实验研究[J]. 中国修复重建外科杂志, 1999, 13(4): 244-248.

[7] 崔一民, 曹谊林, 商庆新, 等. 自体组织工程化纤维软骨修复半月板缺损的实验研究[J]. 中华医学杂志, 2002, 82(3): 191-193.

[8] 张涤生, 冯胜之, 穆雄铮, 等. 颅面外科17年回顾与展望[J]. 中华整形烧伤外科杂志, 1994, 10(6): 428-432.

[9] 张涤生, 穆雄铮. 从颅面外科到颅颌面外科[J]. 中华整形外科杂志, 2006, 22(6): 405-408.

[10] 王正国. 现代创伤学研究的某些进展[J]. 中华创伤杂志, 1995, 11(5): 262-265.

[11] 胡蕴玉. 骨诱导及骨愈合分子生物学研究进展[J]. 中华骨科杂志, 1997, 17(1): 17-19.

[12] 谭祖键, 李起鸿. BMP及其诱导成骨的分子生物学基础[J]. 中华骨科杂志, 1996, 16(9): 587-589.

[13] 张子军, 卢世璧, 王继芳, 等. 骨缺损中内源性BMP的分布及其作用[J]. 中华外科杂志, 1996, 34(10): 596-598.

[14] 王志国, 胡静, 邹淑娟, 等. 重组人骨形成蛋白-2促进兔下颌牵张成骨的研究[J]. 华西口腔医学杂志, 2004, 22(3): 186-188.

[15] 赵明, 王会信, 周廷冲. 重组人骨形态发生蛋白-2成熟肽在大肠杆菌中的表达及其诱导成骨活性[J]. 生物化学杂志, 1994, 10(3): 319-324.

[16] 陶凯, 毛天球, 杨维东, 等. 松质骨基质—骨髓基质成骨细胞复合物的异位成骨作用[J]. 实用口腔医学杂志, 1999, 15(5): 383-385.

[17] 魏宽海, 裴国献, 郑磊, 等. 地塞米松对骨髓基质细胞生物学特性的影响[J]. 中国修复重建外科杂志, 2001, 15(4): 232-234.

[18] RIPAMONTI U, MAGAN A, MA S, et al. Xenogeneic osteogenin, a bone morphogenetic protein, and demineralized bone matrices, including human, induce bone differentiation in athymic rats and baboons[J]. Matrix, 1991, 11(6): 404-411.

[19] TAKAGI K, URIST M R. The reaction of the dura to bone morphogenetic protein (BMP) in repair of skull defects[J]. Ann Surg, 1982, 196(1): 100-109.

[20] ARNAUD E, DE POLLAK C, MEUNIER A, et al. Osteogenesis with coral is increased by BMP and BMC in a rat cranioplasty[J]. Biomaterials, 1999, 20(20): 1909-1918.

[21] MURATA M, MAKI F, SATO D, et al. Bone augmentation by onlay implant using recombinant human BMP-2 and collagen on adult rat skull without periosteum[J]. Clin Oral Implants Res, 2000, 11(4): 289-295.

[22] MURATA M, HUANG B Z, SHIBATA T, et al. Bone augmentation by recombinant human BMP-2 and collagen on adult rat parietal bone[J]. Int J Oral Maxillofac Surg, 1999, 28(3): 232-237.

[23] NUSSENBAUM B, RUTHERFORD R B, KREBSBACH P H. Bone regeneration in cranial defects previously

treated with radiation[J]. Laryngoscope,2005,115(7):1170-1177.

[24] HYUN S J,HAN D K,CHOI S H,et al. Effect of recombinant human bone morphogenetic protein-2,-4,and -7 on bone formation in rat calvarial defects[J]. J Periodontol,2005,76(10):1667-1674.

[25] POR Y C,BARCELÓ C R,SALYER K E,et al. Bone generation in the reconstruction of a critical size calvarial defect in an experimental model[J]. J Craniofac Surg,2008,19(2):383-392.

[26] HADDAD A J,F PEEL S A,L CLOKIE C M,et al. Closure of rabbit calvarial critical-sized defects using protective composite allogeneic and alloplastic bone substitutes[J]. J Craniofac Surg,2006,17(5):926-934.

[27] HOLLINGER J O,SCHMITT J M,BUCK D C,et al. Recombinant human bone morphogenetic protein-2 and collagen for bone regeneration[J]. J Biomed Mater Res,1998,43(4):356-364.

[28] LINDHOLM T C,LINDHOLM T S,ALITALO I,et al. Bovine bone morphogenetic protein (bBMP) induced repair of skull trephine defects in sheep[J]. Clin Orthop Relat Res,1988,227:265-268.

[29] SATO K,URIST M R. Induced regeneration of calvaria by bone morphogenetic protein (BMP) in dogs[J]. Clin Orthop Relat Res,1985(197):301-311.

[30] SHEEHAN J P,SHEEHAN J M,SEEHERMAN H,et al. The safety and utility of recombinant human bone morphogenetic protein-2 for cranial procedures in a nonhuman primate model[J]. J Neurosurg,2003,98(1):125-130.

[31] MEYER R A,GRUBER H E,HOWARD B A,et al. Safety of recombinant human bone morphogenetic protein-2 after spinal laminectomy in the dog[J]. Spine,1999,24(8):747-754.

[32] FERGUSON D,DAVIS W L,URIST M R,et al. Bovine bone morphogenetic protein (bBMP) fraction-induced repair of craniotomy defects in the rhesus monkey (Macaca speciosa)[J]. Clin Orthop Relat Res,1987(219):251-258.

[33] HOLLINGER J,MARK D E,BACH D E,et al. Calvarial bone regeneration using osteogenin[J]. J Oral Maxillofac Surg,1989,47(11):1182-1186.

[34] HOLLINGER J O,SCHMITZ J P,MARK D E,et al. Osseous wound healing with xenogeneic bone implants with a biodegradable carrier[J]. Surgery,1990,107(1):50-54.

[35] RIPAMONTI U. Bone induction in nonhuman primates. An experimental study on the baboon[J]. Clin Orthop Relat Res,1991(269):284-294.

[36] RIPAMONTI U,MA S,CUNNINGHAM N S,et al. Initiation of bone regeneration in adult baboons by osteogenin,a bone morphogenetic protein[J]. Matrix,1992,12(5):369-380.

[37] RIPAMONTI U,MA S S,CUNNINGHAM N S,et al. Reconstruction of the bone-bone marrow organ by osteogenin,a bone morphogenetic protein,and demineralized bone matrix in calvarial defects of adult primates[J]. Plast Reconstr Surg,1993,91(1):27-36.

[38] RIPAMONTI U,MA S S,REDDI A H. Induction of bone in composites of osteogenin and porous hydroxyapatite in baboons[J]. Plast Reconstr Surg,1992,89(4):731-739.

[39] RIPAMONTI U,MA S S,VAN DEN HEEVER B,et al. Osteogenin,a bone morphogenetic protein,adsorbed on porous hydroxyapatite substrata,induces rapid bone differentiation in calvarial defects of adult primates[J]. Plast Reconstr Surg,1992,90(3):382-393.

[40] TAKAHASHI Y,YAMAMOTO M,YAMADA K,et al. Skull bone regeneration in nonhuman primates by controlled release of bone morphogenetic protein-2 from a biodegradable hydrogel[J]. Tissue Eng,2007,13(2):293-300.

[41] COWAN C M,AALAMI O O,SHI Y,et al. Bone morphogenetic protein 2 and retinoic acid accelerate in vivo bone formation,osteoclast recruitment,and bone turnover[J]. Tissue Eng,2005,11(3-4):645-658.

[42] SANESHIGE S,MANO H,TEZUKA K,et al. Retinoic acid directly stimulates osteoclastic bone resorption and gene expression of cathepsin K/OC-2[J]. Biochem J,1995,309(Pt 3):721-724.

[43] SCHEVEN B A,HAMILTON N J. Retinoic acid and 1,25-dihydroxyvitamin D3 stimulate osteoclast formation by different mechanisms[J]. Bone,1990,11(1):53-59.

[44] ITOH K,UDAGAWA N,KATAGIRI T,et al. Bone morphogenetic protein 2 stimulates osteoclast

differentiation and survival supported by receptor activator of nuclear factor-kappaB ligand[J]. Endocrinology, 2001,142(8):3656-3662.

[45] LIU S S, OPPERMAN L A, BUSCHANG P H. Effects of recombinant human bone morphogenetic protein-2 on midsagittal sutural bone formation during expansion[J]. Am J Orthod Dentofacial Orthop, 2009,136(6):768, e1-e8; discussion 768-769.

[46] LINDHOLM T C, LINDHOLM T S, MARTTINEN A, et al. Bovine bone morphogenetic protein (bBMP/NCP)—induced repair of skull trephine defects in pigs[J]. Clin Orthop Relat Res,1994,301:263-270.

[47] GIANNOBILE W V, RYAN S, SHIH M S, et al. Recombinant human osteogenic protein-1 (OP-1) stimulates periodontal wound healing in class III furcation defects[J]. J Periodontol, 1998,69(2):129-137.

[48] RIPAMONTI U, CROOKS J, PETIT J C, et al. Periodontal tissue regeneration by combined applications of recombinant human osteogenic protein-1 and bone morphogenetic protein-2. A pilot study in Chacma baboons (Papio ursinus)[J]. Eur J Oral Sci,2002,109(4):241-248.

[49] MINAMIDE A, TAMAKI T, KAWAKAMI M, et al. Experimental spinal fusion using sintered bovine bone coated with type I collagen and recombinant human bone morphogenetic protein-2[J]. Spine,1999,24(18):1863-1870.

[50] GEIGER M, LI R H, FRIESS W. Collagen sponges for bone regeneration with rhBMP-2[J]. Adv Drug Deliv Rev, 2003,55(12):1613-1629.

[51] ULUDAG H, GAO T, PORTER T J, et al. Delivery systems for BMPs: factors contributing to protein retention at an application site[J]. J Bone Joint Surg Am,2001,83(2):128-135.

[52] RIPAMONTI U, RAMOSHEBI L N, MATSABA T, et al. Bone induction by BMPs/OPs and related family members in primates[J]. J Bone Joint Surg Am,2001,83(2):116-127.

[53] MINAMIDE A, KAWAKAMI M, HASHIZUME H, et al. Evaluation of carriers of bone morphogenetic protein for spinal fusion[J]. Spine,2001,26(8):933-939.

[54] SUH D Y, BODEN S D, LOUIS-UGBO J, et al. Delivery of recombinant human bone morphogenetic protein-2 using a compression-resistant matrix in posterolateral spine fusion in the rabbit and in the non-human primate[J]. Spine,2002,27(4):353-360.

[55] MINAMIDE A, KAWAKAMI M, HASHIZUME H, et al. Experimental study of carriers of bone morphogenetic protein used for spinal fusion[J]. J Orthop Sci, 2004,9(2):142-151.

[56] FUJIMURA K, BESSHO K, KUSUMOTO K, et al. Experimental osteoinduction by recombinant human bone morphogeneticprotein 2 in tissue with low blood flow: a study in rats[J]. Br J Oral Maxillofac Surg,2001,39(4):294-300.

[57] ALAM I M, ASAHINA I, SETO I, et al. Prefabricated vascularized bone flap: a tissue transformation technique for bone reconstruction[J]. Plast Reconstr Surg,2001,108(4):952-958.

[58] TATAKIS D N, KOH A, JIN L, et al. Peri-implant bone regeneration using recombinant human bone morphogenetic protein-2 in a canine model: a dose-response study[J]. J Periodontal Res,2002,37(2):93-100.

[59] SETO I, ASAHINA I, ODA M, et al. Reconstruction of the primate mandible with a combination graft of recombinant human bone morphogenetic protein-2 and bone marrow[J]. J Oral Maxillofac Surg,2001,59(1):53-61.

[60] OKUBO Y, BESSHO K, FUJIMURA K, et al. Osteoinduction by recombinant human bone morphogenetic protein-2 at intramuscular, intermuscular, subcutaneous and intrafatty sites[J]. Int J Oral Maxillofac Surg,2000,29(1):62-66.

[61] FRANCESCHI R T, WANG D, KREBSBACH P H, et al. Gene therapy for bone formation: in vitro and in vivo osteogenic activity of an adenovirus expressing BMP7[J]. J Cell Biochem,2000,78(3):476-486.

[62] KREBSBACH P H, GU K, FRANCESCHI R T, et al. Gene therapy-directed osteogenesis: BMP-7-transduced human fibroblasts form bone in vivo[J]. Hum Gene Ther,2000,11(8):1201-1210.

[63] RUTHERFORD R B, MOALLI M, FRANCESCHI R T, et al. Bone morphogenetic protein-transduced human fibroblasts convert to osteoblasts and form bone in vivo[J]. Tissue Eng,2002,8(3):441-452.

[64] FRANCESCHI R T. Biological approaches to bone regeneration by gene therapy[J]. J Dent Res,2005,84(12): 1093-1103.

[65] LI G,BOUXSEIN M L,LUPPEN C,et al. Bone consolidation is enhanced by rhBMP-2 in a rabbit model of distraction osteogenesis[J]. J Orthop Res,2002,20(4):779-788.

[66] KIM I,PARK J W,KWON I C,et al. Role of BMP,betaig-h3,and chitosan in early bony consolidation in distraction osteogenesis in a dog model[J]. Plast Reconstr Surg,2002,109(6):1966-1977.

[67] ALSBERG E,HILL E E,MOONEY D J. Craniofacial tissue engineering[J]. Crit Rev Oral Biol Med,2001,12(1):64-75.

[68] RICHARDSON T P,MURPHY W L,MOONEY D J. Polymeric delivery of proteins and plasmid DNA for tissue engineering and gene therapy[J]. Crit Rev Eukaryot Gene Expr,2001,11(1-3):47-58.

[69] MCCARTHY J G,SCHREIBER J,KARP N,et al. Lengthening the human mandible by gradual distraction[J]. Plast Reconstr Surg,1992,89(1):1-8.

[70] KARP N S,THORNE C H,MCCARTHY J G,et al. Bone lengthening in the craniofacial skeleton[J]. Ann Plast Surg,1990,24(3):231-237.

[71] RACHMIEL A,POTPARIC Z,JACKSON I T,et al. Midface advancement by gradual distraction[J]. Br J Plast Surg,1993,46(3):201-207.

[72] MELING T R,DUE-TØNNESSEN B J,HØGEVOLD H E,et al. Monobloc distraction osteogenesis in pediatric patients with severe syndromal craniosynostosis[J]. J Craniofac Surg,2004,15(6):990-1000.

[73] CARSTENS M H,CHIN M,NG T,et al. Reconstruction of #7 facial cleft with distraction-assisted in situ osteogenesis (DISO): role of recombinant human bone morphogenetic protein-2 with Helistat-activated collagen implant[J]. J Craniofac Surg,2005,16(6):1023-1032.

[74] Chin M,Carstens M H. Distraction osteogenesis with bone morphogenetic protein enhancement: facial cleft repair in humans. In: Proceedings of the 4th International Congress on Cranial and Facial Distraction Processes[M]. Bologna,Italy: Monduzzi Publishing,2003.

[75] CHIN M,NG T,TOM W K,et al. Repair of alveolar clefts with recombinant human bone morphogenetic protein (rhBMP-2) in patients with clefts[J]. J Craniofac Surg,2005,16(5):778-789.

[76] CHAO M,DONOVAN T,SOTELO C,et al. In situ osteogenesis of hemimandible with rhBMP-2 in a 9-year-old boy: osteoinduction via stem cell concentration[J]. J Craniofac Surg,2006,17(3):405-412.

[77] PATRICK H W,COREN A J. Coren. First experiences with recombinant human bone morphogenetic protein 7 (osteogenic protein 1) in a human case in maxillofacial surgery[J]. Plast Reconstr Surg,2003,111(7):2471-2472.

[78] WARNKE P H,G SPRINGER I N,WILTFANG J,et al. Growth and transplantation of a custom vascularised bone graft in a man[J]. Lancet,2004,364(9436):766-770.

[79] FALLUCCO M A,CARSTENS M H. Primary reconstruction of alveolar clefts using recombinant human bone morphogenic protein-2: clinical and radiographic outcomes[J]. J Craniofac Surg,2009,20(Suppl 2):1759-1764.

[80] COCHRAN D L,JONES A A,LILLY L C,et al. Evaluation of recombinant human bone morphogenetic protein-2 in oral applications including the use of endosseous implants: 3-year results of a pilot study in humans[J]. J Periodontol,2000,71(8):1241-1257.

[81] BOYNE P J,MARX R E,NEVINS M,et al. A feasibility study evaluating rhBMP-2/absorbable collagen sponge for maxillary sinus floor augmentation[J]. Int J Periodontics Restorative Dent,1997,17(1):11-25.

[82] SWIFT D M,WEPRIN B,SKLAR F,et al. Total vertex craniopagus with crossed venous drainage: case report of successful surgical separation[J]. Childs Nerv Syst,2004,20(8-9):607-617.

[83] BRADLEY J. Bone morphogenetic proteins[M]//Biennial International Conference. Bahia,Brazil: International Society of Craniofacial Surgery,2007.

[84] CARSTENS M. Clinical applications of recombinant human bone morphogenetic protein in craniofacial surgery[M]//Biennial International Conference. Bahia,Brazil: International Society of Craniofacial Surgery,2007.

[85] PODDA S,WOLFE S A. Switch cranioplasty and BMP-2 in a hemicranial reconstruction in an infant[M]//Biennial International Conference. Bahia,Brazil: International Society of Craniofacial Surgery,2007.

[86] SAILER H F, KOLB E. Application of purified bone morphogenetic protein (BMP) preparations in cranio-maxillo-facial surgery. Reconstruction in craniofacial malformations and post-traumatic or operative defects of the skull with lyophilized cartilage and BMP[J]. J Craniomaxillofac Surg, 1994, 22(4): 191-199.

[87] YOKOUCHI Y, SAKIYAMA J, KAMEDA T, et al. BMP-2/-4 mediate programmed cell death in chicken limb buds[J]. Development, 1996, 122(12): 3725-3734.

[88] MCKAY W F, PECKHAM S M, MAROTTA J S. The science of rhBMP-2[M]. St. Louis, Mo.: Quality Medical Pub., 2006.

[89] HSU M Y, ROVINSKY S, PENMATCHA S, et al. Bone morphogenetic proteins in melanoma: angel or devil[J]. Cancer Metastasis Rev, 2005, 24(2): 251-263.

[90] SALYER K E. Primary reconstruction of alveolar clefts using recombinant human bone morphogenic protein-2: clinical and radiographic outcomes[J]. J Craniofac Surg, 2009, 20(Suppl 2): 1765.

第十九章

颅颌面的形态特征和美学评价

第一节 概述

颅颌面是每个人外形特征的重要识别标志，同时也是判定或评价其外形美丑的重要内容。

颅颌面形态自出生后，有其固有的生长、发育规律；既得自于遗传，又有一定的变异，因而形成了千差万别、美丑各异的每个人的颜（脸）面。

实际上，美和丑，只是颅颌面形态的两个极端形式，带有明显的审美情趣，而大多数的颅颌面外形，有一定的规律可循，如头面部的结构和位置是否正常，各结构的长短比例是否协调等。基于常规（正常）颅颌面结构比例，而又更接近黄金比例的颜面形态，给人以美的视觉体验；反之，异乎颅颌面常规结构比例，或某些颜面形态、结构破损或缺失的个体，便给人丑的感觉。

每个人都会追求美的颅颌面形态，它会带给人自信和愉快的心情。不同民族、不同地域会产生不同的对美的追求。非洲土著居民有以颜面部皮肤穿孔悬物为美者（图19-1），也有以不同的颜面部文饰为美者（图19-2）。

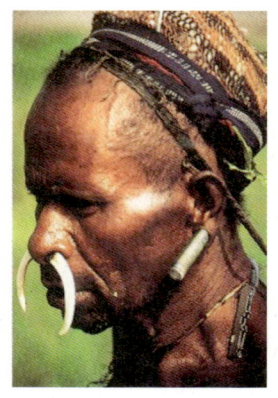

图19-1 颜面穿孔为美

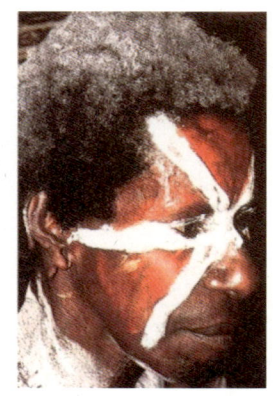

图19-2 颜面文饰为美

首先，我们必须定义一些名词。颅颌面部，也有人称之为颅颜部、颜面部、额面部、面部等。本书中，用颅颌面部指上起（头）颅顶、下至颏颈部的区域；用额眶部指上起眉弓、下至眶下缘的区域；用颌面部指上起鼻眶部、下至颏颈部的区域。

颅颌面外科是以各类颅颌面骨结构形态改变为主要研究对象，通过颅颌面的各类截骨、骨块重组和固定等外科手段进行颅颌面形态和结构改建的外科新领域。它用医学科学的手段，来满足人们对美的追求。

与整形、美容的发展规律一样，对颅颌面骨骼的改造或重建，首先是从恢复正常颅颌面结构开始的。对于先天性颅颌面畸形、外伤或者肿瘤切除后的颅颌面骨骼畸形，手术目的是通过截骨和重新组合达到颅颌面对称、协调、外形和功能正常。这种手术的特点是术后效果可以预期，医师可以把正常人的颅颌面结构，或者患者正常侧的结构作为参照，判定手术成功与否。

在此基础之上，随着医师对手术技术的熟练应用，以及对颅颌面骨骼的深入研究，应用类似的手术方法，可以满足正常人对容貌的更高追求，也就是对人工美的追求。事实上，人类为了追求幻想中的艺术美，一直以来孜孜以求。

当我们着眼于颅颌面形态时，先要解决一个观念问题，即如何理解美的追求。当然，更重要的是首先应该研究正常的，也即是常态的颅颌面形态特征。

第二节 关于美的理论和现实背景

当论及美的理念时，首先把自然美除开了，因为这种被追求的美，带有人工的特点，有艺术的含义。黑格尔说过："可以肯定的说，艺术美高于自然美。因为艺术美是由心灵产生和再生的美，心灵和它的产品比自然和它的现象高多少，艺术美也就比自然美高多少。从形式看，任何一个无聊的幻想，它既然是经过了人的头脑，也就比任何一个自然的产品要高些，因为这种幻想反映心灵的活动和自由。"

黑格尔的美学理论给予后人的启示在于：追求颜面的美是大多数人都会有的一种心灵活动，是进步的心理体验。

用现代的颅颌面外科手段，可以在一定范围内改造颅颌面部的结构和形态，也因此提供了人们追求美的科学利器。

当颅颌面骨骼手术可以符合人们对容貌美的追求时，手术目的就改变了。与以往不同，对正常人颅颌面骨骼的截骨手术目的，是在维持颅颌面正常功能的前提下，尽量达成求治者心中的未来容貌，即颅颌面骨骼外形。这种手术的特点是，术后效果虽然可以预期，但是有一定的不稳定性：当手术效果吻合求治者心中幻想的容貌时，手术可以认为是成功的；当手术效果无法吻合求治者心中幻想的容貌时，即使术者认为已经达到正常或者满意的颅颌面外形，但手术最终效果仍无法被认为是成功的。

必须慎重对待此类美容性颅颌面改造手术，因为最终的成功标准存在于求治者的心灵幻想中！如果求治者幻想的容貌是恒定的、大众化的、被一般时尚追捧的，手术目的尚能预期。如果求治者幻想的容貌是游移而变化的、比较特殊的、为了满足个别人审美情趣的，手术目的就很难预期，因而要认为手术成功就非常之难。

临床上，针对以美容美观为主要目标，带有一定心理诉求的颅颌面骨骼手术，需要花费更多的时间了解求治者幻想中的容貌，并评估其是否可以通过截骨手术达成，或者其达成的风险如何。

要完成这些锦上添花的手术，就要求手术过程安全，手术相关器械精良，术者应掌握娴熟的外科手术技巧和良好的审美观，手术效果才能得到受术者认可。

一名从事贸易谈判的求治者才25岁，为了工作中在形象上先给对方留下可信任的第一印象，采用截骨前移额头的方法将自己的整个额头前移，并使之膨隆突出。术后觉得自己够等级、够分量。这种心理暗示，让他从内心不再会感到自己不够上台面，达到心理的满足，从而增加了自信心。但是这种案例是极个别的，不应受到推崇。

女性颧骨过高、下面部方正，给人过于阳刚的男子气概，不符合以柔美为胜的中国传统审美。近年，为追求"小脸"而接受颅颌面骨骼手术的女性不在少数。实际上，到底是否需要进行面型骨骼整形、该如何整形等，除了女性的追求外，还得基于医师对正常颅颌面结构的理解和对手术技术的掌控能力。

借助颅颌面整形手术追求美当然是一种奢侈的追求，如果远离了正常的颅颌面结构和审美，暗藏很大的风险，则应该毫不犹豫地放弃。

第三节　颅颌面形态的人种特点

世界上因人种不同，颅颌面骨骼和形态不尽相同。人种是根据体质上可遗传的性状而划分的人群。通常根据肤色、发形等体质特征把全世界的人划分为四个人种：黄色人种，肤色黄，头发直，脸扁平，鼻扁，鼻孔宽大；白色人种，皮肤白，鼻子高而狭，眼睛颜色和头发类型多种多样；黑色人种，皮肤黑，嘴唇厚，鼻子宽，头发卷曲；棕色人种，皮肤棕色或巧克力色，头发棕黑色而卷曲，鼻宽，胡须及体毛发达。

黄色人种是一种人种分类。其面部特征是：面部宽阔，脸型有扁平的、有窄长的。下巴不突出，但是有些人较尖，有些则为较扁。颧骨突出平扁。鼻宽度中等，鼻梁低矮不高，鼻子突出度小；唇厚适中，大多略向前突出；眼裂中等，眼球呈褐色，上眼睑褶发达，大多有内眦褶遮盖泪阜，眼外角一般高于眼内角。头骨上表现的特征是鼻尖点指数中等，眼眶较高。黄色人种大多分布于东亚、东南亚、西伯利亚，亦包括北美洲和南美洲的原住民。黄色人种也是历史上人类分类学说里的一种人种，一般以多地起源说为基础。由于科技和社会的发展，人类学界也放弃了人类必须分类的观念。人种特性现多被认为具有连续性。McCulloch将黄色人种分为南北两大类型：北方黄色人种，南方黄色人种。

（一）北方黄色人种

包括五个亚型：

1. **东北亚人种类型**　包含各种各样的亚型，如北方中国人、西日本人、韩国人，是贝尔兹说的满洲-朝鲜类型，主要分布于朝鲜与西日本等地，是亚洲黄色人种中最多的。

2. 通古斯人种亚北极类型　包括蒙古人、通古斯人、西伯利亚人和因纽特人。
3. 阿伊努人种类型　日本土著阿伊努人、琉球人等绳文人后人。
4. 美洲人种类型　各种各样的北美洲类型，多数已与白色人种混血。
5. 萨哈林-阿穆尔型　黑龙江下游古亚细亚人。

（二）南方黄色人种

包括两个亚型：

1. 东南亚人种类型　包含各种各样的亚型，如泰国人、缅甸人、老挝人、越南人、新加坡人、马来西亚人、文莱人、印度尼西亚人、菲律宾人，后四者还可以归入黄色人种和棕色人种的混合类型，也有与矮黑人混血的。
2. 密克罗尼西亚-波利尼西亚人类型　是主要占比（约60%）的黄色人种成分和次要占比的棕色人种成分的混合，布鲁门巴赫曾把南方黄色人种归为马来人种。

第四节　绘画中的面部结构和比例

作为一个整形外科医师，应该具有基本的审美理念。为此，不妨从一些艺术参考书中挖掘相关的美学知识，培养艺术的审美视角。美国Bridgman（1960）的《人体绘画教程》是一本经典的绘画入门书，其中关于头面部画法的一些理论，暗合颜面部的审美和设计理念。兹摘录如下：

头部位于脖子上，与脖颈的圆形形状相比，头部是方形的（图19-3）。

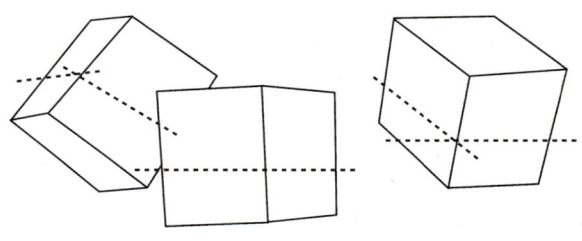

图19-3　头部呈方形

我们应该先忽略头部的个性特征，而把所有的头部看成是由同样的块、面组合而成。我们用建筑学的眼光来设计、构建和权衡每个头部，每一个头部的结构都是典型的。

把头部看成一个立方体而不是椭球或鹅蛋的形状。头部立方体，宽约15.24 cm、高约20.32 cm，从前到后厚约19.05 cm。有六个面：前面、后面、两个侧面、顶面、底面。

头颅骨有8块骨头，面部有14块骨头。头盖骨的前面是额骨。两侧2块颧骨结合另外4块骨形成颧弓的一部分。颧骨和额骨在上方形成一个向外突出的角度。

下颌骨是面部下面的边界，形状像马蹄铁。咬肌从颧骨弓伸展处下面伸出，直到下颌的下方边缘和爬坡角（下颌支）。从上颌骨到下颌形成角的这一平面是面部侧面，它是由咬肌填满的。

面部具有对称性，如果画一条纵向直线，从下向上穿过整张面部，可以串联两只眼睛中间的鼻根和正对上唇中间的鼻底部。

面部具有平衡性，从两耳根处画一条直线，与上述那条纵线垂直。

在纵向穿过面部中心的这条线上，划分出眼睛、嘴和下颌的位置。这些线同两耳之间的那条线平行，同纵向穿过面部中心的线交叉垂直。

从每侧上颌骨最宽处到相应一侧下巴最高最宽处，画出一条线。如果你要画的头部处于视平线上，那么纵线和横线需要在鼻底处交叉垂直。如果两个耳郭都能被看见，那么从双耳横穿头部的这条线会碰到两个耳郭的底部。

把头部看成一个立方体，双耳分别位于头部双上颌骨两侧，它们之间的连线与其说是环绕头部的曲线，不如说是穿过头部的直线（图19-4）。

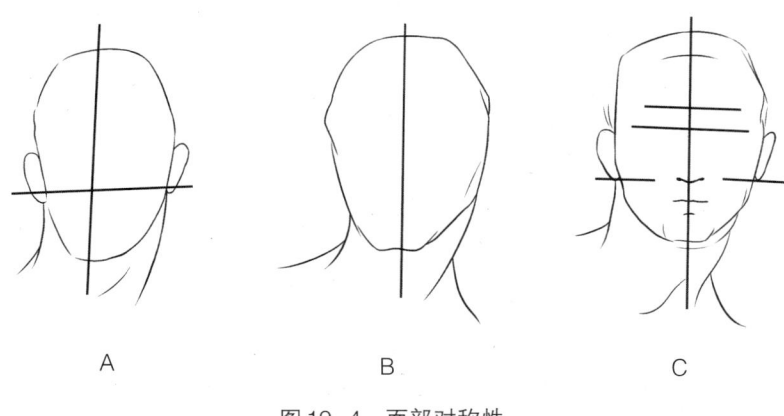

图19-4　面部对称性

面部的协调性表现为各器官的分布有一定的比例。从正面看，面部的宽度，可以用眼裂的横向长度作为基准进行测算，会表现为一定的比例（所谓"三庭五眼"中的五眼）。口角的两边外侧，正好在眼平视时瞳孔的垂线上。从面部的高度看，可以用近乎三等分的方法看待额头、鼻、下巴的分布。当然，眼、耳、鼻、口的位置和大小按照面部黄金比例的分布，被认为是比较漂亮的面部，也是艺术家眼中较为完美的面部（图19-5）。

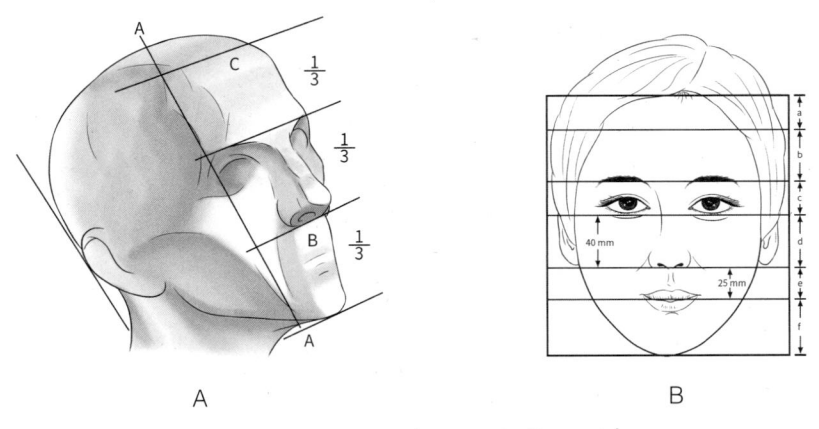

图19-5　"三庭"和面部黄金比例

第五节　正常颅颌面的形态特征

从颜面外貌看，额骨、颧骨、上颌骨、下颌骨是构成面部外形特征的主要骨骼，这些骨骼的共同特点是都有两个面，且基本左右对称。这些骨骼的长短、角度、膨隆与否，形成了人类脸型的多样性，有些特征带有遗传和地域信息。如额头的对称或膨隆与否、颧骨-颧弓的高低和突出与否、下颌角的大小和角度、下颌骨体部和颏部（下巴），以及上下牙槽前部（牙床）的前突和后缩与否等，直接影响了颜面的形态。

额头位于面上1/3部位，下至眉弓，良好的对称性和适度的膨隆形态较为美观。颧骨位于中面部两侧，是构成面部外观的重要部分。白人颧骨-颧弓最为狭窄，东亚黄色人种颧骨颧弓最为宽大。

从东方人的审美角度看，颧骨-颧弓、鼻、面颊的线条柔和，有适度的侧面凹凸，面型的中部就显得自然平缓而有立体感，这种容貌为东方人所推崇，从出土老山汉墓女主人的复原像中可以窥见古代东方人的大致审美（图19-6）。如果颧骨突出，颧弓向两侧展开或肥大，面型就显得扁平而没有立体感，有时严重的颧骨-颧弓肥大还会使面型显得突兀和夸张，尤其在女性，因为面型男性化而显得不够妩媚。下颌角和下颌体的外展和突出与否代表了面下1/3的骨性形态。通常男性较为突出和肥大，下颌支和下颌体的夹角较小；而女性较为内收和狭小，其下颌支和下颌体的夹角较大。

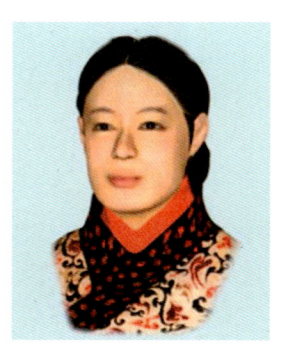

图19-6　老山汉墓女主人复原像

颜面部的审美是较为抽象的美学理念在面部审视中的体现，无疑，这些审美带有明显的种族、地域、文化和时代的特点，因而很难统一。尽管如此，一些基本的审美理念和颜面部测量可以是东、西方一致的。近来，有文献用电脑合成了诸多东西方貌美女性的照片后，得出了东西方国家特征性的审美意向，可资参考。

从颜面外貌看，额骨、颧骨、上颌骨、下颌骨是构成面部外形特征的主要骨骼，如额头的对称或膨隆与否、颧骨-颧弓的高低和突出与否、下颌角的大小和角度、下颌体和颏部及上下牙槽前部的前突和后缩与否等，直接影响了颜面的形态特征。

额头位于面上1/3部位，下延至眉弓，良好的对称性和适度的膨隆形态较为美观。颧骨位于颜面的中部两侧，是构成面部外观的重要部分。白人颧骨-颧弓最为狭窄，东亚黄色人种颧骨-颧弓最为宽大。

一、人类学颜面测量方法

人体测量学是用测量和观察的方法描述人类体质特征状况的人类学分支学科。采用人类学常用的活体测量法来研究个体颜面部形态的数值、比例特征、生长发育中各部分之间比例的变化等问题，对临床的帮助很大。

普通的颜面测量方法有：卡尺测量法（图19-7）、面部比例测量法（图19-8）、面部五官角度测量法（图19-9）等。

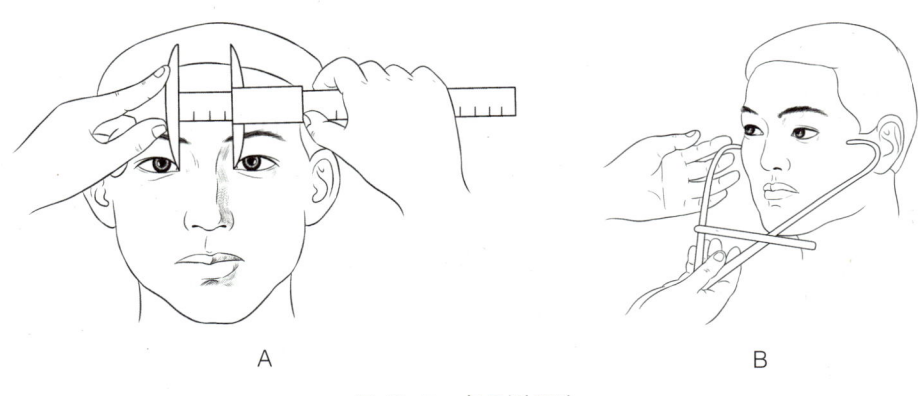

图 19-7　卡尺测量法

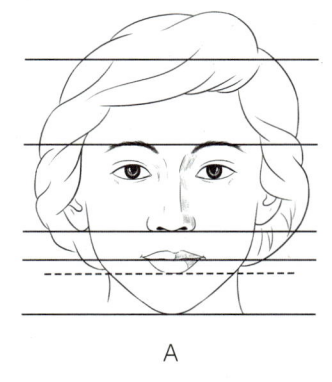 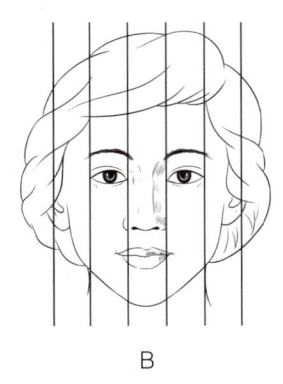 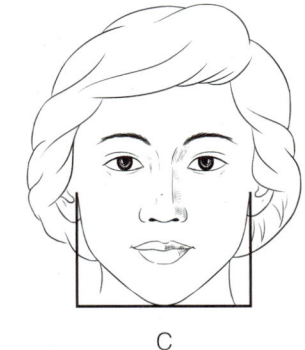

图 19-8　面部比例测量法

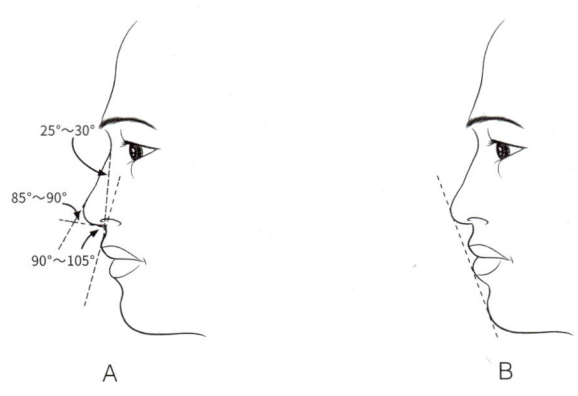

图 19-9　面部五官角度测量法

二、普通照片测量及 X 线片测量

头影测量是利用侧位拍摄的定位头颅 X 线片影像，对头颅骨骼，如上颌骨、下颌骨等，进行测量分析的一种方法。

X 线头颅片必须要在头颅定位仪（cephalometer）的严格定位下拍摄。自 1931 年 Broadbent 使用第一架头颅定位仪以来，出现了许多不同类型的头颅定位仪，其种类虽多，但定位的基本原理大致相同。拍摄 X 线时要调整头部位置，使头部固定在眼耳平面与地面平行的位置上。X 线头影测量不能在 X 线片上直接进行，而需在描绘的硫酸纸头影图上进行。

头影测量可以用于研究颅颌面骨骼的生长发育情况，用于牙颌、颅颌面畸形的诊断分析和确定错𬌗畸形的矫治设计，并由此进行外科正畸的诊断和矫治设计，还可以进行下颌功能分析和研究（图 19-10）。

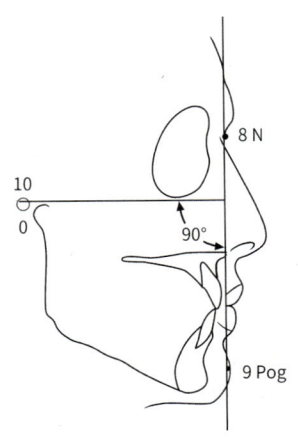

图 19-10　头影测量

头影测量首先需确定一些不变的标志点，包括解剖性的和延伸性的。

颅部标志点有：蝶鞍点（S）、鼻根点（Na）、耳点（P）、颅底点（Ba）、枕骨髁突后切迹的最凹点（Bolton）等。

上颌标志点有：眶点（Or）、翼上颌裂点（Ptm）、前鼻棘（ANS）、后鼻棘（PNS）、上齿槽座点（A）、上齿槽缘点（SPr）、上中切牙点（Ui）等。

下颌标志点有：髁顶点（Co）、关节点（Ar）、下颌角点（Go）、下齿槽座点（B）、下齿槽缘点（Id）、下中切牙点（Li）、颏前点（Po）、颏下点（Me）、颏顶点（Gn）、下颌体骨性联合部中心点（D）等。

软组织侧面标志点有额点（G）、软组织鼻根点（Ns）、眼点（E）、鼻下点（Sn）、唇缘点（vermilion borders）、上唇缘点（UL'）、下唇缘点（LL'）、下唇突点（LL）、软组织颏前点（Pos）、软组织颏下点（Mes）、咽点（Kk）等。

确定头影测量平面是测量分析中重要的环节。它包括基准平面和测量平面。

从测量方法及单位来看，可分为角度测量、线距测量及线距比例。

常用测量上、下颌骨相对颅部及其他结构位置关系的项目很多。通常所用的基准平面为前颅底平面 SN 和眼耳平面 FH。

反映上颌相对于颅部的前后位置关系的∠SNA 为蝶鞍中心、鼻根点及上齿槽座点所构成的角。

反映下颌相对于颅部位置关系的∠SNB 为蝶鞍中心、鼻根点下齿槽座点所成的角。

反映上、下颌骨对颅部相互位置关系的∠ANB 为上齿槽座点、鼻根点与下齿槽座点所成的角。

反映下颌突缩程度的 NP-FH 为面平面 NP 与眼耳平面 FH 相交所成的后下角。

反映颏部突缩的 Y 轴角为蝶鞍中心与颏顶点连线与眼耳平面相交所成的下前角。

反映面部上颌部分相对于整个侧面关系的 NA-PA 为颌突角，即由鼻根点至上齿槽座点连线与颏前点至上齿槽座点连线延长线之角。

反映下颌体陡度的 MP-FH 为下颌平面角，即下颌平面与眼耳平面的交角。

反映上颌长度的 ANS-Ptm 为翼上颌裂点与前鼻棘点在 FH 平面上垂足的间距。

反映上颌骨前后位置关系的 S-Ptm 为翼上颌裂点与蝶鞍中心点在 FH 平面上垂足的间距。

反映下颌骨综合长度的 Co-Po 为髁突后缘切线与颏前点切线在下颌平面上垂足的间距。

反映下颌骨前后位置关系的 S-Co 为髁突后切线与蝶鞍中心在 FH 平面上垂足的间距。

三、面弓测量和分析

面弓是一种主要用于测量上、下颌骨相对于颅骨位置的精密装置，它分为两种：解剖式面弓和运动式面弓。

解剖式面弓基于关节轴-眶平面来定位上颌骨。运动式面弓属于精密装置，可以通过轴面图或集成立体图，帮助医师确定患者的个体下颌运动参数，如精确的铰链轴、髁导斜度、Bennett 角、瞬间侧方移动等，为调节𬌗架提供更多的参考信息。

面弓转移的主要目的是在𬌗架上固定上颌模型，并且转移上颌骨相对于颅骨的位置，同时也可以大致确定下颌骨或铰链轴相对于颅骨的位置。当下颌模型固定在𬌗架上时，铰链轴与下牙间的距离得以确定，继而每颗下颌牙齿的闭合曲线也得以确定。在𬌗架上通过模拟患者下颌的闭合曲线可以观察牙齿在闭口末的咬合情况，在医患、医技之间交流探讨必要的治疗举措时就更有据可依（图19-11）。

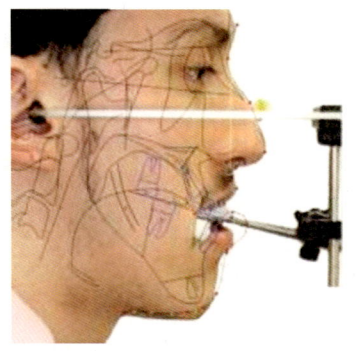

图19-11　面弓测量操作演示

四、计算机辅助的三维测量方法

上述测量和分析，通常需要实体测量或基于X线片的手工测量和分析。随着计算机技术的发展，数字化处理使许多临床工作变得更为简易和精确。

计算机辅助的三维测量方法是不断完善中的新型测量技术。资料获得以头颅计算机辅助CT三维重建成像为主，检查数据以DICOM 3.0格式储存于CD-ROM中，在计算机上运行测量软件，读取数据，调节窗宽及窗位，分别建立全头颅的骨组织和软组织三维头模。在三维头模上依据测量指标所需标定解剖标志点，由软件自动完成点－点间距的测量，直接获得精确到毫米的数据。

测量指标有：①眶口测量。眶宽（OB）、眶高（OH）。②眶的矢状位置测量。同侧耳门上点－眶内缘点距（PD）、同侧耳门上点—眶外缘点距（PEC）、同侧耳门上点－眶上孔距（PSO）、同侧耳门上点－眶下点距（POR）。③颧骨的矢状位测量。同侧耳门上点－颧颌点距（PZM）、同侧耳屏点－颧颌点的软组织相应点距（TZM'）、颧弓外侧骨表面的近似曲面长度（Z）、蝶点－鼻根点距（SPHN）、同侧耳门上点－蝶点距（PSPH）、蝶点的软组织相应点－软组织鼻根点距（SPHN'）、同侧耳屏点－蝶点的软组织相应点距（TSPH'）等。

第六节　临床医学审美的应用

一、颜面审美的当前流行观念

对于审美，每个人都有自己的评判标准和趋向，这也是这个世界丰富多彩、千差万别的原因所在。但是，东方人和西方人、南方人和北方人、男人和女人等，还是有一些相近的审美准则的，临床医师需要灵活的掌握和应用。

医师面对就诊者提出颜面部整形的要求时，应该注意颜面部的发育，尤其是近年来我国居民普遍营养良好，有时13～16岁的孩子无论身材，还是颜面部，都与成人相差无几（图19-12）。

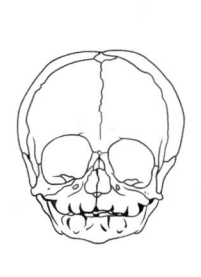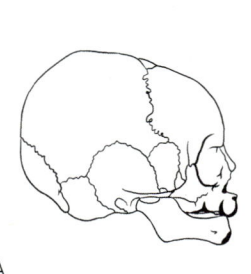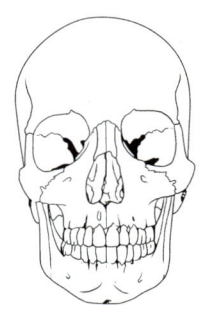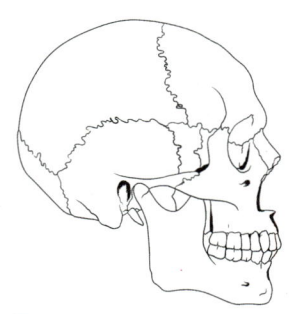

A. 幼儿；B. 成人。

图19-12　不同年龄的头颅

有一些常见的审美观念可供参考。比如，额头丰满宽广为东方人所喜见。如果额头狭小，呈底大的梯形，额部的宽度与颧骨的宽度不成比例，在女性就会显得不美。颞部不能过于隆起，相对于额部和颧骨部位应该是较浅的凹陷区域，但是如果颞部凹陷，就会显得不协调。颧骨在面部的中间部位，如果颧弓部位过于宽大、颧突向外突出，就会显得侧面外貌不柔和，面部就会缺乏应有的立体感；但是如果颧突部位略微向前突出，会使面部显得有精神。鼻翼沟太深，面部中份和上颌骨部位后缩，会显老而不美观。在男性长方形脸显得英俊而有力（图19-13），而多数女性喜爱椭圆形脸（图19-14）。如果下颌角与颈部交界处的边缘较清晰，下颌部位的宽度能等于或者小于面部中份的宽度，就会显得较为美观。女性如果下颌侧面宽大或者咬肌部位肥厚，就会显得面部比较有力和男性化，这一点为多数女性所反感。

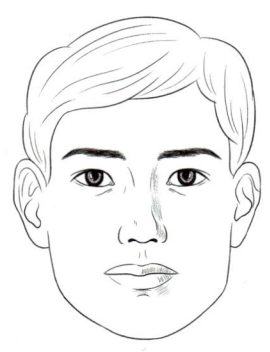 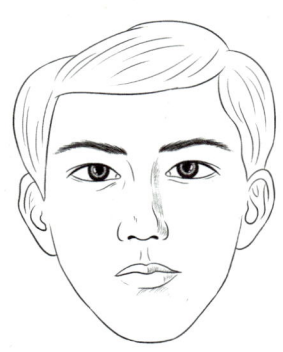

图 19-13　长方形脸　　　　图 19-14　椭圆形脸

还应该注意就诊者面部表情和颜面外形的关系，有时一些轻微的面部畸形，在某些特殊表情下会更加明显而成为就诊目的。

二、关于临床审美的经验

（一）望诊

在第一次与就诊者见面时，医师就应该有一个大致的评估：就诊者是疾病患者，还是求美者？如果是前者，问题比较明显，是以畸形修复为主，以治疗为主要目的，应该注重颜面部的对称和平衡；如果是后者，颜面比较正常，以美容为主要目的，就应该注意求美者的要求，要从审美的高度来把握，力求符合求美者的气质、个性、精神状态。

（二）沟通

与就诊者沟通十分重要。应该了解就诊者自己如何看待自己的问题、想取得什么样的效果。有时候，就诊者并不难看，面部五官的位置也大致正常，只是不够生动美丽。

首先应该了解就诊者的职业、个性、就诊时的状态、受教育的背景、气质是内向还是外向。其次应该了解就诊者对本次就诊是否做过一定的准备，只有就诊者对自己的问题有明确的认识、对就诊的医师有一定的了解、对手术治疗的效果有合理的期待，才可确定手术并明确告知手术的效果和风险等；如果是心血来潮的访问，医师做一个简单的分析即可，应该让就诊者带着医师的意见回家去好好考虑。

通过沟通，应该建立就诊者和医师的良好关系，让就诊者能够信任你。一个人把其脸交给医师，允许医师拿手术刀在其脸上动手术，是需要一定的勇气和信任的。作为一个医师，应该特别珍惜患者的这份信任。

（三）了解手术目的

了解手术目的和确定就诊者手术目的不改变，是手术前必须做的功夫。

有些手术目的是合理的，如畸形修复、不对称改善、面部平衡等。这类就诊者来就诊确实是因为其容貌缺陷影响了学习、工作和社交活动，觉得很自卑，目的很合理。成功的手术可以增强其自信心，开始新的生活。

有些手术目的虽然是合理的，但是不一定需要马上实施，而应该让就诊者认真考虑后再决定做不做，如面部轮廓的骨骼改变手术、正颌手术等。应该告知就诊者手术效果、手术风险、术后恢复时间和必需的耐受阶段等。

有些就诊者有职业上的要求，比如演艺界人士，在放大的镜头前脸部会略微放大，为了面对观众保持较好的形象，需要让脸部窄小而做脸部轮廓手术。

（四）就诊者经济能力评估

不是所有手术都是收效与投入成正比的，还需要考虑耐受手术的冲击、忍受较长的恢复时间，以及经济方面的负担。有些手术效果并不十分明显，却需要多部位骨骼手术，又非完全出于治疗目的，是否值得做手术，需要就诊者、家属和医师一起商榷；而作为医师，应该尽量把能够发生的可能性如实地告诉对方，不夸大也不隐瞒，才能让就诊者对即将发生的手术结果有充分的估计，并有充足的心理和经济准备。

一些颜面畸形的整形患者同样有经济方面的考虑。按理，手术方案应该选择最佳的方案，但是还应该考虑到患者的经济承受能力。有时，可以按照手术效果和经济负担能力不同，为患者提供菜单式的2~3套手术方案，但对患者经济状态的估计应该是动态的，必须为患者预留可能的选择空间。有些患者来手术时经济比较拮据，可能会选择非最佳的手术方案，但若干年后经济状况有所改善，希望选择更佳的治疗方案。对医师而言，菜单式的手术方案之间不能互相冲突，并应该在手术实施以前用文字的形式确定下来，以备将来查考。

（五）术前设计

设计作为手术的前提，照片、X线片、CT片等的收集及计算机软件的运用等都是必需的。

目前照片已经由数码摄影替代光学摄影，设备最好为单反数码相机，即单镜头反光（single lens reflex，SLR）相机，这是当今比较流行的取景系统，颜面部宜用80~100 mm镜头的相机进行拍摄，不致发生颜面部变形。如果选用普通便携式数码相机，最好采用3~4倍焦段拍摄，以免颜面部变形。

术前颜面部通常拍摄6个方位，即正位、抬头位、左斜侧位、右斜侧位、左正侧位、右正侧位。照片的储存方式也已采用数码方式，如U盘、光盘、大容量移动硬盘等，胶片储存方式目前已经基本淘汰。

另外，可以应用面部三维扫描、3D打印等新兴技术，作为设计和进一步与就诊者沟通的手段。

个性化设计，以及动态、静态相结合的设计原则，对每个就诊者而言都是需要的。

设计有多种方法（见以后的章节），总的来讲，其原则是：医师尽最大努力用医学的手段安全而精确达到就诊者的颜面外形要求。可以按照颜面部的区域分部位进行整形设计（图19-15）。目前较多采用数码照片平面设计、计算机辅助技术、人-机交互技术等，为就诊者提供客观、形象、可以修改和可以互动的术前设计，使就诊者在术前做到心里有底，并做好充分的心理准备、生理准备（如避开月经期）、经济准备。另外，术前设计也给主持整形治疗的医师一定的约束，不致随心所欲。但是，术前设计是依据手术医师的知识和临床经验给就诊者的一种术前教育和初步约定，它不是十全十美的，如果完全按照术前设计去做，一是可能会在临床实施过程中无法应付意外的状况，二是可能抑制了医师在手术过程中的艺术发挥。如何更好地发挥术前设计的作用，是医师、就诊者之间良好互动的结果。

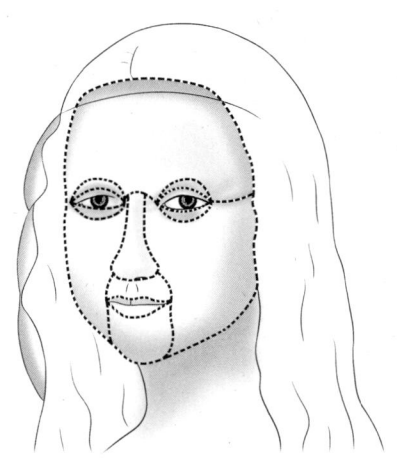

图19-15　颜面部设计分区示意图

（六）风险估计

首先，在手术实施之前，还应该认真评估手术可能带来的风险。无论手术大小，颜面部的整形美容手术较之其他任何部位都要严格，容不得半点差错，更何况颜面部的骨骼手术很多都在口腔内进行操作，需要全身麻醉，手术风险更大，稍有不慎就会导致无法挽回的伤害。

其次，任何手术都或多或少会有并发症。比如手术中出血、手术后感染、意料之外的颜面骨折、异物反应、不对称、副鼻窦炎和骨髓炎等。如果医师经验丰富、术前准备充分，大多数的并发症是可以避免的。

整形美容手术，主要是为了颜面外形的改善，而不是为了主要解决功能障碍或者挽救生命，手术大多是择期进行的。应该在手术之前让就诊者及家属对手术风险有充分的认识，这样也可以劝退那些盲目地为手术而手术的就诊者或者有一定程度心理问题的就诊者。

（七）手术或治疗

手术的实施或者治疗见相关章节。

（八）术后护理

术后护理是手术成功的重要环节，见相关章节。

（九）随访和评估

颜面部整形美容手术的成功包括两方面的内容：一个是围手术期技术层面的圆满完成，另一个是完成手术、恢复健康以后颜面外形是否在审美上达到了患者和医师的要求——抽象意义上的"好看"。有些医师重视了手术技术层面的成功，殊不知，要让患者觉得成功也是非常重要的。

随访和手术后的评估是重要的。

（吴颖之）

参考文献

[1] BOSSE J P, PAPILLON J. Surgical anatomy of the SMAS at the malar region[M]. New York:McGraw-Hill,1987.
[2] FURNAS D W. The retaining ligaments of the cheek[J]. Plast Reconstr Surg,1989,83(1):11-16.
[3] HAMRA S T. The deep-plane rhytidectomy[J]. Plast Reconstr Surg,1990,86(1):53-61.
[4] MENDELSON B C, MUZAFFAR A R, ADAMS W P Jr. Surgical anatomy of the midcheek and malar mounds[J]. Plast Reconstr Surg,2002,110(3):885-896.
[5] KAHN J L, WOLFRAM-GABEL R, BOURJAT P. Anatomy and imaging of the deep fat of the face[J]. Clin Anat,2000,13(5):373-382.
[6] LUCARELLI M J, KHWARG S I, LEMKE B N, et al. The anatomy of midfacial ptosis[J]. Ophthalmic Plast Reconstr Surg,2000,16(1):7-22.
[7] MENDELSON B C. Extended sub-SMAS dissection and cheek elevation[J]. Clin Plast Surg,1995,22(2):325-339.
[8] MENDELSON B C. Fat Preservation Technique of Lower-lid Blepharoplasty[J]. Aesthet Surg J,2001,21(5):450.
[9] MENDELSON B C. Surgery of the superficial musculoaponeurotic system:principles of release, vectors, and fixation[J]. Plast Reconstr Surg,2001,107(6):1545-1552.
[10] MENDELSON B C, MUZAFFAR A R, ADAMS W P. Surgical anatomy of the midcheek and malar mounds[J]. Plast Reconstr Surg,2002,110(3):885-896.
[11] MENDELSON B C, FREEMAN M E, WOFFLES W, et al. Surgical anatomy of the lower face:the premasseter space, the jowl, and the labiomandibular fold[J]. Aesthetic Plast Surg,2008,32(2):185-195.
[12] MITZ V, PEYRONIE M. The superficial musculo-aponeurotic system (SMAS) in the parotid and cheek area[J]. Plast Reconstr Surg,1976,58(1):80-88.
[13] MOSS C J, MENDELSON B C, TAYLOR G I. Surgical anatomy of the ligamentous attachments in the temple and periorbital regions[J]. Plast Reconstr Surg,2000,105(4):1475-1490.
[14] SKOOG T. Useful techniques in face lifting[R]. San Francisco:the Annual Meeting of American Association of Plastic and Reconstructive Surgeons,1969.
[15] SKOOG T G. Plastic surgery:new methods and refinements[M]. Philadelphia:Saunders,1974.
[16] STUZIN J M, BAKER T J, GORDON H L. The relationship of the superficial and deep facial fascias:relevance

to rhytidectomy and aging[J]. Plast Reconstr Surg,1992,89(3):441-449.
[17] BRONZ G. The role of the computer imaging system in modern aesthetic plastic surgery[J]. Aesthetic Plast Surg, 1999,23(3):159-163.
[18] VUYK H D,STROOMER J,VINAYAK B. The role of computer imaging in facial plastic surgery consultation:a clinical study[J]. Clin Otolaryngol,1998,23(3):235-243.
[19] DABB R W,WRYE S W. Using Computer Imaging as an Informed Consent Tool[J]. Aesthetic Surgery Journal, 2000,20(1):53-55.
[20] PANFILOV D E. Aesthetic surgery of the facial mosaic[M]. New York:Springer,2007.

第二十章
颅颌面外科三维测量、模拟设计、3D打印和手术导航

第一节 三维医学影像诊断和测量分析

三维医学影像技术是计算机技术与医学影像技术相结合产生的新技术。该项技术在颅颌面整复外科领域应用后，在颅颌面外科发挥了巨大作用，它包括：可以立体显示颅颌面的解剖结构；可以定性和定量诊断和分析各类颅颌面问题；可以进行手术模拟设计和疗效评价；借助计算机辅助设计与制作（computer aided design and computer aided manufacture，CAD/CAM）技术可以制作颅颌面各类植入体模型等；通过实体手术导板或三维空间导航设备可以指导临床手术的实际开展。

上述得益于计算机辅助技术的内容，使颅颌面外科在基础研究和诊治水平方面达到一个新的高度。国内外近来建立了多种以CT等影像学资料为信息源的颅颌面外科计算机辅助三维诊断、分析与手术设计系统，不但可以定性观察颅颌面畸形的解剖特征，而且能定量地分析颅颌面畸形的程度和范围，并对临床手术实施设计和指导。

手术前的影像评估，不仅可检查头颅骨骼各层面如颅底、眼眶、上下颌骨，还可以调整影像的强度对比，检查软组织如脑组织、眼球、肌肉等，做定性和定量的分析（Lo等，2003）。影像学分析可以用在先天性、后天性或创伤性的颅颌面畸形上，或者因美容要求而做的颜面骨骼塑形（如颧骨缩窄手术、下颌角削减手术等）上。另一方面，CT三维重建可以结合头影测量法（cephalometry）和人体测量法（anthropometry）实施手术设计和模拟手术步骤（Altobelli等，1993）。

颅缝早期闭合的颅颌面畸形患者，三维骨骼影像经过类似手术切割的模拟后，在计算机屏幕上可以展示移动骨骼的立体变化和行动轨迹，从而选取最佳功能及外观效果。模拟中间的过程将是实施手术的步骤，最终的影像则是手术后的结果（Lo等，1994）。这种三维颅面影像系统需先经过检测，验证其手术模拟的精确性（Patel等，1996），以及影像学上各种测量的准确性，诸如解剖标志点的重复标定，以及直线长度、角度、面积、体积的测量（Lo等，2000）。

现代计算机软、硬件的开发使其在医学应用上更加方便。计算机设备方面，由于个人计算机的处

理能力、存储能力近年来日益强大，原来需用工作站处理的庞大的图像和数据，现在用个人计算机已足可轻松驾驭，因而处理影像已经逐渐改用个人计算机，而逐渐舍弃那些较大型的计算机工作站。另外，因为大型计算机价格昂贵，工作界面复杂，需要专业人员负责处理与维护，而个人计算机价格相对低廉、使用方便、入门快速，目前已经成为临床使用者的首选。一些三维测定和模拟的软件公司也已经开发了多款运行于个人计算机的专业软件；同时，这些三维医学影像软件以很快的速度持续迭代，并且逐渐贴近一般非专业用户。

一、历史发展简介

自 Hounsfield（1972）首创 CT 技术后，出现了从 CT 断层资料重构三维影像的构想。Herman 等（1979）最早借助计算机用 CT 扫描断层数据资料实现了人体器官和骨骼表面影像的三维重建。Hemmy（1980）曾专程到澳大利亚颅颌面外科中心从事研究，探讨医学三维影像技术在颅颌面外科领域的应用价值，并于 1983 年首先报道了 34 名颅颌面畸形患者的 CT 三维重建分析结果。Marsh 和 Vannier 亦于 1981 年开始致力于 CT 三维重建技术研究，最初他们将麦道公司飞机制造设计软件安装于 CT 扫描机用以重建头颅颌面影像，继之又与西门子（Siemens）公司合作开发了专用图像处理软件并不断深化研究。1987 年 12 月，在美国费城召开了第一次 CT 三维重建技术及其临床应用的国际性学术会议，从此这项新技术在整复外科领域逐渐推广应用。

二、三维重建方法、类型及特点

（一）三维重建方法与类型

三维影像显示方法可分为四类：直接三维显示（direct 3D display）法、表面显示（surface display）法、体绘制（volume rendering）技法和任意剖面显示（arbitrary section dispaly）法。

1. 直接三维显示法　在三维空间内显示体素的亮度，能直接观察未经变化处的三维结构。通常利用光学原理和人眼的视觉暂留特性，配合帧周期，改变两面镜角度，把二维断层图依次显示在监视器上，因为断层图像的虚像位置距观察者远近不等，加上人眼的视觉暂留特性，便可观察到一幅立体图像。

2. 表面显示法　先对三维立体图像数据进行处理，构造出待呈现轮廓面，再将三维轮廓面投影到二维平面上，最后通过加阴影处理得到三维图像。投影有平行投影法和透视投影法，加阴影有深度阴影法和反射阴影法。

3. 体绘制技法　根据图像投影算法，将三维数据场投影到二维显示平面中去，从而得到一幅有立体感的图像，这种方法称为体绘制技术。此技术有以图像空间为序和以物体空间为序两种思路。

4. 任意剖面显示法　用表面显示法显示其外形三维轮廓，在切面上显示原始灰度数据。如将横断面（水平面）、冠状面和矢状面三个相互垂直的剖面图像相交于设备的某一位置，即可明确当前位置及邻域解剖，可进行手术导航。

（二）三维影像的特点及应用价值

三维影像可以生动逼真、立体地显示颅颌面形态结构及其相互间的空间位置关系；可以从各种角度旋转观察影像；可以进行类似人体解剖的"电子解剖"，观察分析颅颌面、颅底深在隐蔽区域的结构、病变及其相互关系；可以进行几何测量，分析正常和畸形颅颌面结构的规律性特征，并借此探讨颅颌面部生长发育规律、颅颌面畸形发病机制；可以在三维颅颌面影像上模拟外科手术；可以三维定向导航指导手术操作；可以由三维影像数据资料控制机床制作颅颌面实体模型，修复植入体或手术导板。

三、三维医学影像技术在颅颌面外科研究中的应用

（一）颅颌面解剖学和测量分析研究

颅颌面三维影像的观察分析方法可分为定性分析和定量分析两种方法，前者直接观察颅颌面骨、软组织形态特征及其相互关系；后者对颅颌面各解剖结构进行线距、角度、面积和体积的测量分析，明确正常或畸形颅、眶、鼻旁窦、脑和眼等结构特征及相互关系、生长发育状况或发病机制。

三维影像技术为外科医师提供了在三维空间中客观分析图像、解剖的手段。医师无须像过去那样运用想象进行诊断和手术设计，而可以直接通过计算机辅助技术在屏幕上构建直观的、基于实际患者骨骼立体解剖结构的诊断和手术设计。

三维影像技术避免了头颅各结构间的重叠干扰，可观察到颅穹隆、颅底内面。通过旋转影像还可从任何方位观察颅形态，可"电子解剖"消除上下颌骨，以显示颅底等深在隐蔽部位，还可观察颅缝骨化程度以评价疾病阶段。研究结果表明：三维影像能通过交互方式在计算机终端显示屏上准确定位骨性标志，进行线性和角度测量，而将所有结构关系都保存在CT资料中，其测量结果较传统的X线头影测量结果更为准确；将在三维重建的CT影像上进行距离测量所得数字与颅骨直接测量数字相比较，误差在2.7 mm以内，是一种优越、准确的颅颌面解剖研究方法。

三维医学影像测量方法有三种：

（1）梅奥医学中心（Mayo Clinic）研制的ANALYZE通用软件分析法，在图像工作站运行ANALYZE软件即可对颅颌面三维影像进行测量分析研究。

（2）颅颌面骨线框图法（skeletogram），以蝶鞍为中心，建立三维坐标系，用CT三维重建测量提取颅骨解剖标志点坐标，输入计算机自动形成线框图，此法类似于经典X线头影测量，特别适用于颅颌面不对称畸形的研究。

（3）三维影像直接测量法，医师可以直接在计算机屏幕上对颅颌面三维重建影像进行准确的线距和角度测量（图20-1）。

无论上述哪种方法，均需在三维测量前建立客观、完整、统一的三维坐标系供临床参照使用，同时，所建立的坐标系及测量方法均应经过完善的可重复性评价才可投入使用。笔者目前使用三维等高线投影辅助的方法消除二维投影，以及光照等对颅骨解剖标志点定位的影响，对测量效果的客观性起

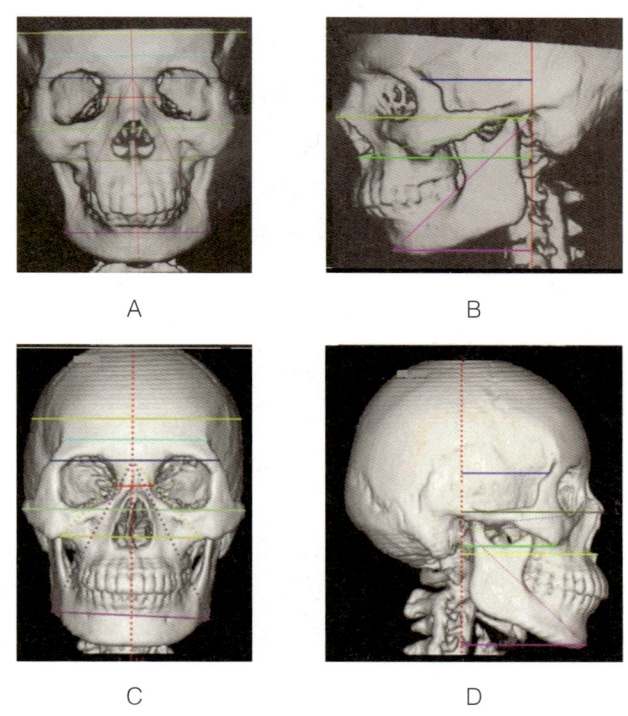

A. 正面测量面宽、面高；B. 侧面测量颅颌面平面夹角；
C. 正面测量面部对称性；D. 侧面测量殆平面及眶面角。

图20-1　颅颌面CT三维重建影像测量

到了一定的帮助作用。

（二）颅颌面生长发育及外科手术对其影响

Richtsmeie对11名颅狭症患者术前、围手术期及术后CT扫描的三维标志坐标用有限元计算分析和距离矩阵分析研究证实：颅狭症的头颅特征形态是因某一方向的生长受限而出现代偿性变化所致；涉及额缝、矢状缝、双侧冠状缝早闭的病例，不论是术前，还是术后，其颅底都会具有特征性形态并保持一致性，释放颅缝的手术对颅底生长发育影响不大。而单侧冠状缝早闭颅狭症术前和术后颅底生长类型不一，表现为明显的个体差异。

（三）颅颌面畸形发病机制的研究

目前，多数学者认为先天性颅颌面畸形，特别是颅狭症的发病机制与颅底骨缝、软骨联合过早骨化密切相关。

Kreiborg研究分析了19例Crouzon综合征、12例Apert综合征的CT三维重建影像，分析记录大量的颅骨、颅底的定性特征并测量颅底各角度。发现Crouzon综合征和Apert综合征在颅骨发育方面是完全不同的，其畸形与年龄密切相关。Apert综合征胎儿的软骨异常，特别是前颅底在颅骨早期发育中起着原发主要作用，出生后所见颅骨畸形系上述病变所致的代偿性变化。Crouzon综合征的原发主要异常是颅缝和软骨联合早闭，根据出生婴儿早期的检查发现，这些颅缝和软骨联合处的融合或早闭相对地发生在胎儿晚期。Kreiborg还根据所观察到的Crouzon、Apert两种综合征的颅骨畸形特征提出了相应的治疗原则：Crouzon综合征新生儿一般为多颅缝早闭颅狭症和颅底软骨联合早闭，应早期手术预防高颅压；而Apert综合征婴儿，因其早期中线处大量颅骨缺损，手术治疗主要以减轻畸形为目的。

四、三维医学影像技术在颅颌面外科诊断中的应用

治疗颅颌面畸形首先需要在三维空间上认识、理解复杂的颅颌面骨骼结构。三维影像技术有助于外科医师全面了解颅颌面畸形骨骼的形状、颅腔和眶腔的改变、病变与毗邻结构的关系、肿瘤或损伤的范围、损伤骨段的移位、颅缝骨化程度、骨折愈合过程、抵达病变或畸形的路径和诊断分类等。

（一）颅颌面创伤畸形诊断分析

CT三维重建影像对于创伤后继发严重的颅颌面创伤畸形的诊断具有独特的价值，可以了解骨折部位、数目、骨折段移位的方向距离，揭示创伤机制，显示骨折修复骨痂愈合情况，有助于诊断分类与模拟手术路径。

颅底骨折三维影像对于了解颅底骨折的深度和范围，进行颅前窝骨折的分型有很大的诊断意义。

有学者比较复杂颅眶骨折的常规X线、普通CT和CT三维重建等多种影像后评价分析指出：CT三维重建具有明显的诊断优势，清楚地显示额骨、眶区和鼻筛复合体的粉碎性、复杂性骨折，为外科手术准确复位和固定方式的选择提供了依据（图20-2）。

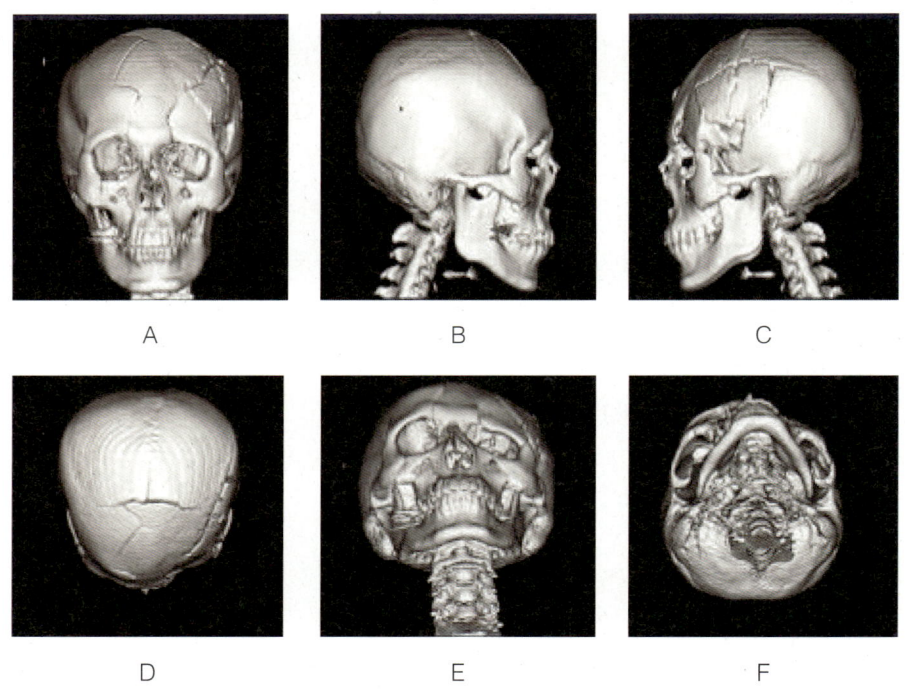

A. 正位；B. 右侧位；C. 左侧位；D. 俯视位；E. 颏位；F. 仰视位。

图20-2　一位颅颌面创伤患者，CT三维重建影像显示多片性移位骨折，包含顶骨、颞骨、额骨、眼眶骨，以及左颧骨

Luka对314例中面部骨折的螺旋CT（具有CT三维重建功能）影像分析后建议：复杂的中面部骨折应进行轴向螺旋CT扫描和冠状面影像重建以充分显示骨折特征和机制。

（二）先天性或发育性颅颌面畸形的诊断分析

三维医学影像特别适合复杂的先天性和发育性颅颌面畸形的检查、诊断，其最常用的适应证为颅狭症、颅颌面不对称畸形，它能揭示二维影像不易显示的不对称改变，可定量分析、精确记录颅颌面骨、软组织的病理解剖结构（图20-3）。对于颅狭症、耳下颌综合征、颅面裂等畸形需要精确的仪器定量分析和准确分类以确保整复治疗的效果。

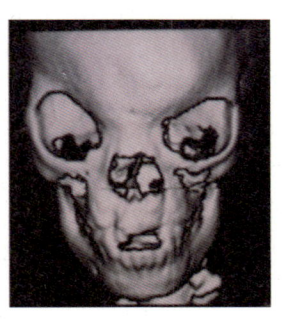

图20-3 Tessier 1-13号颅面裂，眶距增宽症

Salyer应用CT三维重建技术对先天性颅颌面畸形做了较为系统的研究，其资料来自187例患者的253次CT检查分析。其中儿童病例占83%（155/253），46%为颅狭症患者。各种畸形包括：颅颌面不对称畸形、Goldenhar综合征、斜头畸形、进行性半面萎缩、颅面裂、额鼻脑膨出、眶距增宽症、眶距狭窄症等。Salyer评述了各种颅颌面畸形的三维影像特征。他观察到了既往普通X线检查未能发现的畸形特征，为多种畸形诊断提供了依据，对整复手术设计和疗效评价都有指导意义。他发现颅狭症会诱发眶和上面部整个区带的骨骼变化及平衡代偿机制；还观察发现CT三维重建影像可清楚显示筛窦、筛板水平、脑膨出的位置等前颅底情况，这对于制定眶距增宽症整复手术入路和截骨方式至关重要。Salyer高度评价CT三维重建技术的诸多优点：①对于高度复杂的骨骼畸形有极高的诊断价值。②对于颅底、颅颈联结处畸形诊断十分有利。③可揭示颅颌面不对称畸形的重要解剖结构特点，如筛板和蝶骨大、小翼的位置，以及脑膨出的位置和累及的结构。

Tessier（1976）基于临床经验和普通X线影像创立了颅面裂简明数字分类体系，该体系结束了以往混乱的命名和分类，已被各国颅颌面外科医师普遍采纳。David（1989）应用CT三维重建技术研究分析了253例颅面裂病例，深入探讨并充实了Tessier分类体系。David借助CT三维重建，确认和增补了许多Tessier原来的记录，观察到了颅面裂邻近骨骼和软组织畸形，揭示了以往未观察到的相关的颅底畸形，明确了正中裂、旁正中裂和额筛脑膜脑膨出之间的差别。David认为脑膜脑膨出病例的颅颌面骨骼仅是位置改变而骨实质正常，他发现大部分颅面裂患者均有蝶骨-颅底的改变，表现为蝶骨大小翼形态明显不对称、翼突不等距地偏离中线。据此他认为蝶骨翼突位于颅颌面裂隙的后端，蝶骨翼突的变形和异位反映了颅面裂的位置和轴线，从而提出蝶骨是颅面裂、颅底畸形形成的关键所在。David经上述研究后得出结论：颅面裂可见部并未反映其真实的范围和程度，如果要全面了解和彻底矫治畸形，术前二维和三维影像学诊断非常必要，它可以帮助外科医师决定手术时机和分期手术计划、切口位置和手术入路、软组织扩张的需要量、移植骨数量和位置、截骨类型及固定方式等。

Smith应用CT三维重建技术研究进行性半面萎缩症的病理解剖结构特征和可能的发病机制。采用镜像法计算患处组织缺损量后发现：此病症骨、软组织均受累萎缩，额、颞、颧骨共占骨缺损的53.2%，上颌骨占25.8%，下颌骨仅占13.8%。Smith认为颅眶颧骨萎缩程度较重而上、下颌骨受累较轻的原因是：颅骨、眼眶、颧骨总共的体积在儿童早期即已接近成人标准，而上、下颌骨在10岁以后仍继续生长发育。CT三维重建影像检查可用于监测半面萎缩症骨软组织病变开始的时间和稳定的时间，由此选择整复手术治疗时间。

三维医学影像技术在颅颌面畸形研究和诊治方面有很大的实用意义，进一步应用前景广阔。未来的发展方向包括：深入研究准确的体积测量、外科手术模拟预测的方法；建立民族或地区的颅颌面三维影像正常测量数据和影像库，作为诊断畸形和研究颅颌面生长发育规律的标准；建立各类颅颌面畸形三维影像病理资料和数据库，以利于学术交流和深入研究。

（杨斌　罗伦洲　俞哲元）

第二节　颅颌面外科整复手术设计与模拟

一、颅颌面外科计算机辅助手术系统技术进展

颅颌面解剖结构复杂，生命感觉器官密布，颅颌面整复外科手术难度高、危险性大。需要建立科学实用的系统方法进行周密手术设计、精确术中定向导航和准确修复体预制，以确保手术实施的安全性和质量。10余年来，医学三维影像技术与计算机科学技术迅猛发展并相互交叉渗透，从而诞生了计算机辅助导航系统（computer assisted navigation system，CANS）、计算机辅助手术设计模拟系统（computer assisted design & simulation system，CADS）、计算机辅助制作系统（computer assisted manufacture system，CAMS），这些技术的出现及临床应用使颅颌面外科治疗模式发生了重大转变。

（一）计算机辅助导航手术系统及其应用

20世纪70年代后期，CT和三维影像技术发展，使颅面骨骼、颅脑重要解剖结构及其相互间的关系得以清晰显示，其手术导航的潜力亦被逐渐认识和开发。Bergstrom等（1976）首先发明了可将CT扫描诊断坐标系信息转换到立体定向头架中的手术导航装置。Shelden等（1980）研制出利用CT三维重建影像立体定向导航计算机系统，并首次将其用于脑微小病灶的治疗。系统由CT定位装置、头颅固定架和微操纵器构成，微操纵器包括内镜、微核素探针、可旋转活检钳及其他手术器械，运行计算机程序即可将CT扫描"兴趣区"做数字化处理、放大和三维重建，微操纵器则在CT影像数字化资料的指引下用于病灶。

Zhang（1990）研制出利用多种影像形式的立体定向导航系统，它以立体定位框架和微电脑为基础，以交互式操作定点和兴趣区三维分析为特点。其多种形式的图像环境允许以多窗口形式同时显示

MRI、CT、PET、DSA图像，均以立体定位框架基准点做参照系调整共同的坐标值。一幅图像中的点和区域能转换到另一幅图像中，坐标值自动投影到另一幅图像中并转换成定位框架坐标系参数用于手术定向导航。

Wagner等（1995）创用一种影像导航视觉系统并将其成功地应用于颅颌面肿瘤的手术治疗。该系统采用了介入视频断层扫描（interventional video tomography，IVT）技术，借助头端显示器（head-up display）和头端摄像机（head-mounted camera），以虚拟现实技术为基础，将计算机虚拟结构影像和手术野中实况影像叠加融合用于手术定向导航。在数字化IVT资料序列中每一图像框架都与相应的立体摄像机和手术器械位置相关联，CT或MRI确定的任意空间结构被投影在IVT图像上的正确位置上，三维传感器附于外科手术医师的头端摄像机、患者头部和手术操作器械上，这些传感器都有已知的空间定位并能自动校准。术前，先行导航模拟，明确手术器械进入的路径并显示其与CT或MRI等虚拟影像中解剖结构的关系。术中，这些虚拟影像能够实时覆盖在头端摄像机摄取的实况影像上，并实时显示于手术医师头端显示屏上，反复地调整，配准计算机产生的虚拟影像，引导手术器械到达标记预定的解剖结构，顺利安全地完成手术。这一方法也被称为增强虚拟现实技术（enhanced virtural reality）。

（二）计算机辅助手术设计模拟系统及其应用

以CT三维重建为信息源的计算机辅助手术设计模拟系统为颅颌面外科医师提供如下便利：第一，可遍览手术区三维图像，对颅颌面畸形定性、定位和定量诊断分析；明确颅眶骨性结构恢复正常所需移动的距离和旋转的角度；全面了解预期整复手术的路径、关键步骤和涉及的重要解剖结构。第二，借助三维图像提供的解剖信息和数据设计头颅模型、植入体或移植组织的大小和形态。第三，系统如果设置了定位导向装置，则可用于术中定向导航。

归纳起来，计算机辅助手术设计模拟技术有两类：镜像模拟法和交互式屏幕图像法。

1. 镜像模拟法　以正常侧颅颌面形态为标准，将其翻转成像到患侧，对比分析两侧硬、软组织缺损或肥大增生量，以此作为手术设计操作的依据（图20-4）。

梅奥医学中心开发的三维影像系统，对40例颅颌面畸形患者用镜像法模拟手术，其中包括创伤性畸形、斜头畸形、半面短小症和Romberg病等。术前比较分析健、患侧后明确所需修复骨组织的形态、尺寸和体积，模拟选定颅骨供骨区，实际手术选用颅骨瓣修复眶底等缺损，术后CT三维重建影像显示修复效果良好。下颌骨缺损则以健侧颞下颌关节为轴将下颌骨影像旋转至患侧，以恢复正常位置，再行影像叠加计算骨缺损，设计移植骨的形态和大小，依据模拟手术设计，选用带血管蒂骨瓣，移植修复下颌骨缺损，形态与功能俱佳。

目前，镜像模拟法在临床单侧颅眶创伤畸形整复手术设计中已经得到了广泛的推广应用，获得了良好疗效。

镜像模拟法的不足之处是不适用于对称性或中面部的颅颌面畸形，即使是在一些非对称性颅颌面畸形（如半面萎缩症等）中，其健侧也只有代偿性变化而无真正的"正常"侧可资比较。同时，在不对称的三维影像中，准确地获取正中矢状面也是具有一定的难度的，设计中需要反复测量各解剖标志点的相对空间位置以辅助定位。操作人员的经验在实际设计过程中也能够起到相当大的作用。

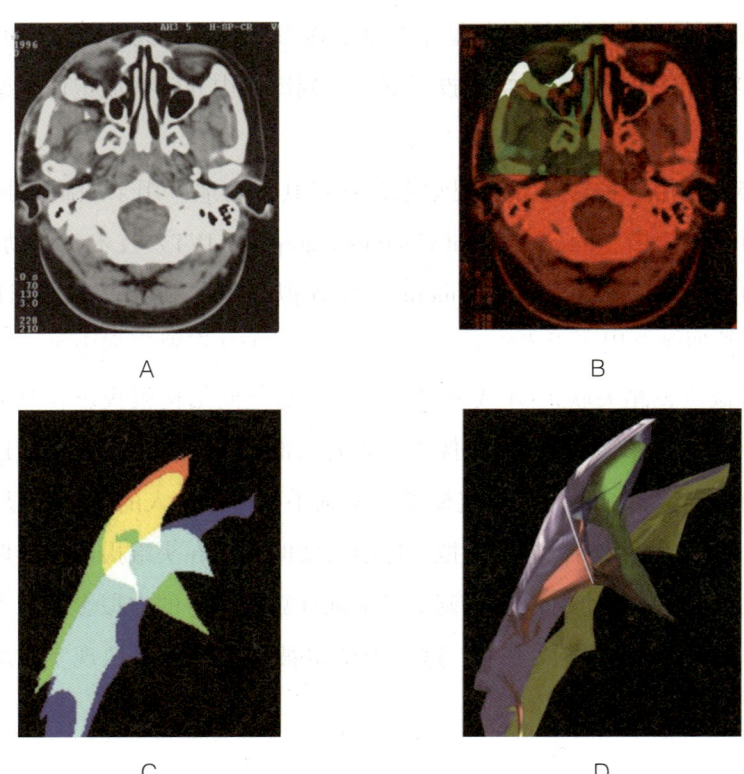

A. 模拟前右眶颧骨缺损；B. 模拟时将左眶颧骨影翻转成像到右侧；C. 翻转成像前后右侧骨形态对比；D. 翻转成像前后右侧软组织形态对比。

图 20-4　镜像模拟法设计颅眶颧区创伤性骨缺损修复体

2. 交互式屏幕图像法　美国华盛顿大学颅颌面畸形研究所的 Marsh 和 Vannier（1984）率先开始颅颌面外科截骨手术模拟的尝试，他们利用麦道公司的飞机设计软件对 Tessier 4-10 号裂进行三维测量，并根据测量结果模拟颧骨缺损修复和眶移动重建手术，最后按手术模拟方案实施颅颌面整复手术，术后 CT 三维重建检查示整复效果良好，与模拟预测一致。

早期的计算机辅助手术设计模拟系统（CADS）手术模拟包括二维和三维两种形式，具有代表性的是 Cutting（1986）所研制的两套系统软件：其一以定位 X 线头影测量和 Bolton 的标准数据资料为基础，其二是针对 CT 三维重建影像的，两套程序可相互切换交替进行，既可进行定量的二维手术模拟，又可进行非定量但视觉效果良好的三维模型交互式操作。其中二维手术模拟较为成熟，第一步以最优化原则移动截骨段，计算机按程序自动调整使颅颌面解剖测量值趋于正常标准。第二步则由外科医师根据临床经验、畸形复发倾向、植骨吸收率、咬合关系和软组织形态进行交互式调整截骨段的移动距离和旋转角度，最后可打印输出数值化预测结果。

进入 20 世纪 90 年代后，三维 CAD 技术经历了图像实验室研究阶段、临床试用改进阶段两个阶段后，进入临床应用阶段，特别是近年来图像工作站和软件技术的不断改进，国际上多数颅颌面外科中心已将手术模拟构建术后三维蓝图作为术前手术计划的常规内容。

现以 Marsh、Vannier、Lo 等的 CAD 的经验简介颅颌面外科手术模拟设计的步骤和方法：

（1）CT 资料的获取：以标准方法获取原始 CT 数字化资料，经网络传输至计算机，进行分析、删改和存储，再输入图像工作站而做二维和三维重建。

（2）畸形解剖评价：在三维影像上定性、定量地分析畸形，确定脑与颅、眼球与眶、眼眶-颌-颧等的解剖关系。

（3）外科手术计划：根据病理解剖、患者年龄和家长的要求等制订。遵循四个主要原则：①切除融合骨缝；②颅骨外形重塑；③恢复眶、眼球关系；④矫正上、下颌关系。

（4）外科手术模拟设计：可模拟颅骨重塑、眶复位重建、颧骨（弓）重建修复、中面部截骨和正颌手术。操作者面对图像工作站屏幕上显示的三维颅颌面骨架图像，在特定位置勾画截骨线，截骨段（如眶骨架）被划分为独立部分，可沿X、Y、Z三轴移动，亦可绕此三轴旋转，通过产生多种能够弯曲眶上额桥或额骨等立体构型骨段。同时，可模拟设计植入体或移植骨的三维模型。

（5）疗效预测：根据三维坐标系中移动的截骨段与不变动参考点间的空间像素值和角度变化，定量化确定截骨段位置及颅颌面骨骼结构的整体变化。

Girod创用了一种方法，将颅骨CT三维重建资料与激光扫描所获得的三维软组织表面资料结合，可将颅颌面骨骼图像交互式切割移动，或使其自动移动，模拟预期手术方案，然后由计算机计算出截骨段移动所引起的软组织三维变化，用以预测皮肤软组织外观的变化。

CAD手术模拟对颅颌面外科手术有一定的指导意义，颅颌面外科协作组医师可在计算机屏幕前会诊，又可与患者及其家属进行交流，共同制订手术方案。

（三）计算机辅助制作系统及其应用

1. 技术发展简介　1979年，Altschuler和Herman提出了以CT资料为基础预制实体模型的设想。20世纪80年代初Marsh和Vannier根据CT扫描资料叠加切割铝板，制成了第一个颅骨模型。1982年，White申请了一项专利，用反模（reverse cast）使颅骨植入体模型成型并开发了计算机辅助制作系统。1987年Brix、1989年Lumbrech开始直接应用铣床制作聚苯乙烯模型，将其用于手术模拟和设计生物相容性植入体。

2. 间接制作法的临床应用

（1）颅颌面骨架模型的制作及应用：将CT扫描数字化资料输入计算机系统，其中的图像处理器从CT资料中提取出骨边界形态数据，再将这些数据转换成机器数码，控制CNC铣床制作出骨骼反模，用塑料充填反模就能形成患者实际大小的畸形颅颌面骨架（图20-5）。Guyuron将此方法用于包括Crouzon综合征、Apert综合征、眶距增宽症等在内的22例颅颌面畸形的手术设计和治疗，头颅模型用电锯截"骨"，移动截"骨"段至正常解剖位置，用钢丝结扎固定。这种手术模拟突破了CRT屏幕上影像操作的局限性，更接近真实手术，截"骨"段可取下消毒，在术中可用于参考，从而使实际手术时间缩短1~2个小时。

（2）颅颌面部植入体的设计制作：先运行计算机系统软件CT三维重建颅骨骨骼影像，将三维影像资料输入计算机控制的铣床，制作植入体的反模，然后用胶原-羟基磷灰石（人工骨）或热硬化硅胶铸模形成植入体（图20-6）。Kaplan曾将此技术用于100多例面部植入体的设计制作；Binder亦用此法预制植入体，用于颅颌面部先天性和创伤性畸形的整复外科手术治疗，植入体制作准确，与缺损区吻合。

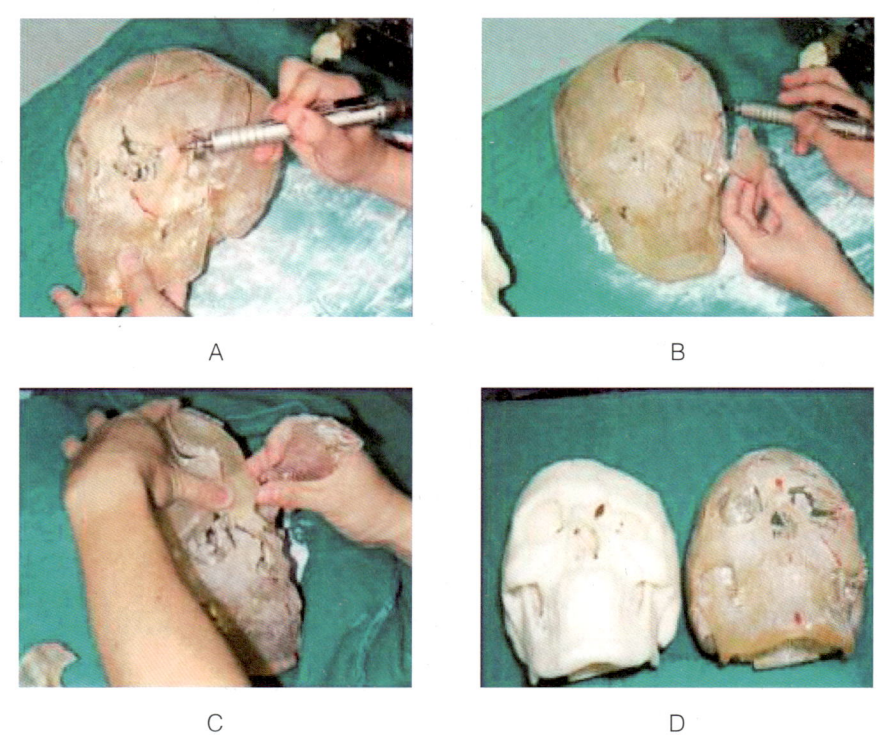

A. 在模型上切割；B. 取下截"骨"块修整；C. 移动截"骨"块至模型正常解剖位置；D. 与对照模型对比。

图20-5 实体模型的仿真手术，骨块经过复原固定，并与未手术的模型做比较

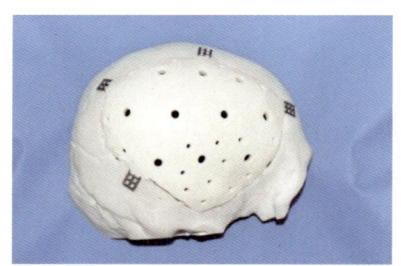

图20-6 3D设计和3D打印颅骨缺损及修复体模型，人工骨铸模预制

（3）移植骨、复合组织瓣的设计：将计算机制作的模型作为模板，有助于选择适当的供骨区和术中雕刻移植骨。Rose将根据骨缺损形态、颏部和颧骨突度预制的丙烯酸树脂模板覆于颅骨、髂骨等供区，准确记录细微弧度和三维径值，切取复合组织瓣修复颅颌面缺损畸形6例，部位共8处，其中4处为以颞浅血管为蒂的颅骨外板颞顶筋膜瓣，2处为以旋髂深血管为蒂的髂骨瓣，另2处为以肩胛下动脉为蒂的肩胛骨骨皮瓣。这些病例随访6个月至4年外形良好。Materialise公司进一步推出基于此类模板的能辅助截骨导板设计和制作的软件包，在腓骨瓣移植的上、下颌骨重建手术中辅助定型操作，有效地改善了术后对称性，缩短了手术设计时间。但该软件价格及导板制作价格昂贵，且加工周期较长，临床大规模推广仍有待时日（图20-7、图20-8）。

3. 直接制作法及其应用 Eufinger（1995）首先报道应用螺旋CT和CAMS技术制作异质性植入体修复颅颌面骨缺损的方法。以颅骨缺损的三维数字化模型作为植入体形态、厚度和位置等设计的基础，借助CADS方法，依据缺损边缘确定植入体边缘形态，依据缺损四周正常颅骨弧度确定植入体表面弧度，由上述数据信息操纵机床三轴向车铣，直接制作出植入体。Eufinger用此法修复5例颅颌面骨缺损，随访7～21个月，外观良好。

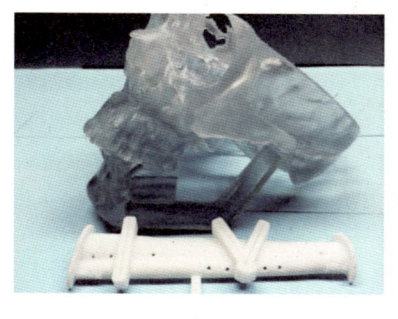 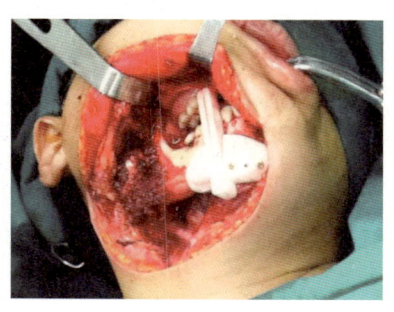

A. 术前 3D 打印模板；B. 手术操作中应用 3D 模板。

图 20-7　应用软件设计和 3D 打印模板，用于下颌骨修复重建术

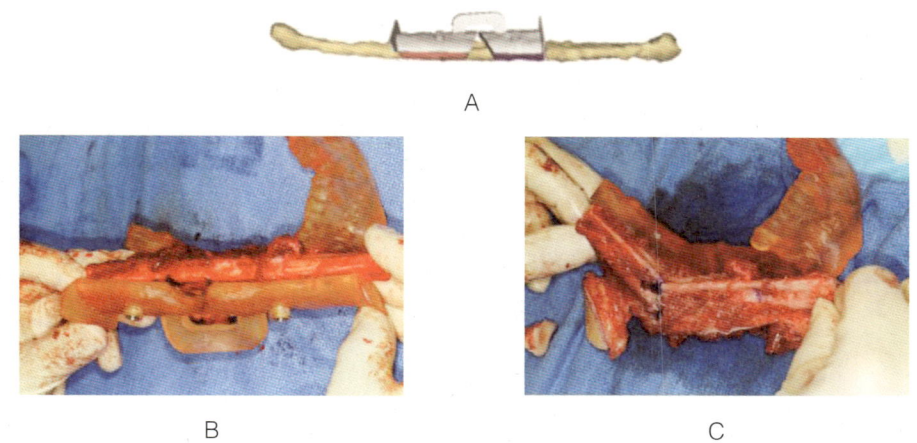

A. 术前打印 3D 模板；B. 术中应用 3D 模板；C. 术中依据 3D 模板操作自体腓骨游离移植。

图 20-8　下颌骨修复重建术中，用 3D 打印的导板塑形腓骨瓣来移植

而随着技术水平的不断进步，当前各种类型的快速成型技术（rapid prototyping，RP）或 3D 打印技术已经成为了临床颅颌面模型或植入体直接制作的主要方法。在颅颌面外科手术这样的小规模加工流程中，快速成型技术速度快，精度高，成本相对较低，交互设计方便，在临床得到了广泛的应用。

颅颌面外科临床常用的 RP 技术包括激光光敏固化（SLA）、分层实体制造（laminated object manufacturing，LOM）、3D 打印（3D printing，3DP）、粉末材料选择性激光烧结（SLS）等。其中，SLA 技术精度最高，但费用最昂贵，加工时间最长。Ono（1994）曾报道 3 例典型病例，其中一例为 Crouzon 综合征患者，用 SLA 技术制作头颅模型，并在此模型上模拟额骨前徙、Le Fort Ⅲ型截骨、植骨和钛板内固定，实际手术按模拟的步骤施行，整复效果满意。目前，已经有医用安全级的 SLA 材料问世，可以直接制造，消毒后即可于手术台上操作，对临床工作有着巨大的帮助。3DP 技术精度虽然相对较低，但也已达到 0.1 mm，且加工速度快、成本低，还可以实现三维彩色输出，在临床有着广泛的推广前景。

三维医学影像技术与计算机技术的迅速发展及其在整复外科、颅颌面外科的应用，开创了整复外科领域交互式模拟的新时代，CANS、CADS、CAMS 技术已在颅整复外科发挥着重要作用，其未来的应用前景将更加广阔。

4. 计算机辅助手术仿真及 3D 打印技术应用　计算机影像的手术仿真，是先在三维骨骼影像切割需要手术的骨骼质块，定义成影像对象（object definition，即下文"质块"），然后处理这些影像对

象,如复制、移动、旋转等动作,做类似虚拟手术(virtual surgery)的步骤,直到达成满意的结果。这个过程中的许多影像处理的动作指令已经内建在三维图像处理软件里面。三维影像数据可以输出,利用快速成型技术制作实体模型,然后用实体模型辅助做手术。有人报告应用实体模型做手术仿真(图20-9),可以减少实际手术时的流血量及手术时间(Imai等,1999)。

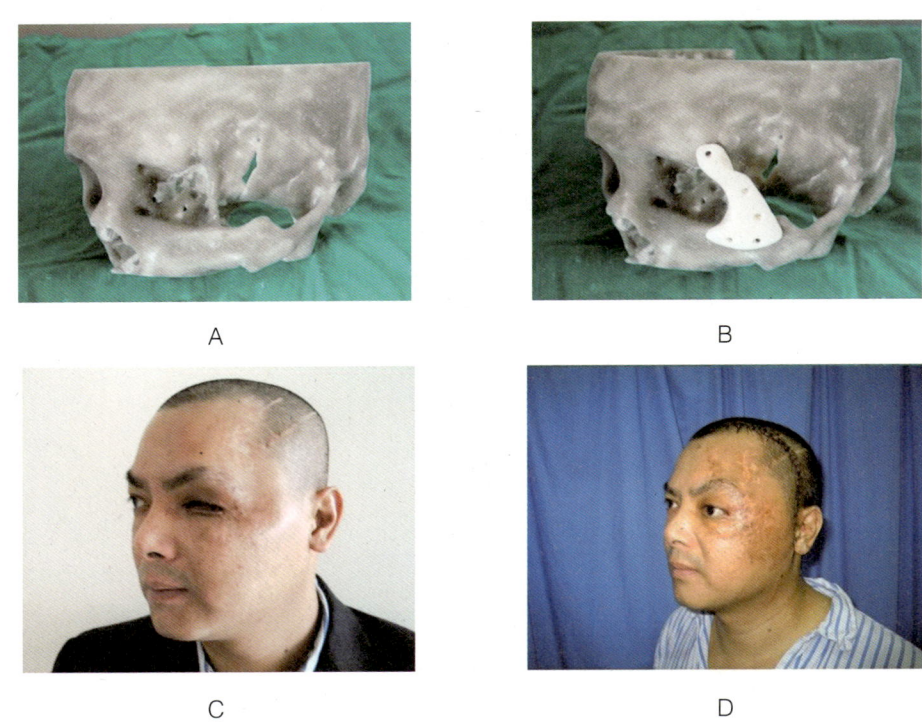

A. 制作畸形颅眶骨模型;B. 3D打印眶外缘修复体覆盖在适当位置手术仿真;C. 术前显示眶缺损凹陷;D. 术后眼眶凹陷已修复。

图20-9 创伤性颅眶骨缺损3D设计打印修复体

举例来说,一位年轻男性患者,因为创伤造成头颅及颜面的畸形,患者就诊时情况稳定,意识清楚,没有神经生理学上的缺陷,要求重建颅面外观。CT三维重建影像显示广泛性的颅面部骨折,包含眶骨、额骨、颞骨、顶骨及颧骨,骨折呈现多块骨片,有移位及内陷情形,骨折面经过额窦。利用三维图像处理技术,将骨折片图像切割,定义成不同的质块,分开命名,以不同颜色标记,然后在屏幕上移动这些骨片质块,复位到正常位置。手术复位的标准,是以正常颅颌面的解剖构造,以及左右对称性为原则。这些切割和复位的动作,就是一种三维影像手术仿真。也可以将手术前的影像转换格式传输到快速成型机器,制造立体模型,手术者直接在模型上做手术,切开分离骨折片,然后复位固定。作为手术仿真的模型是丙烯酸树脂(acrylic resin)材质,类似骨质,可以用骨板固定。另外,白色的以比较便宜的蜡为材质的模型是手术前的。可以比较手术前者(蜡质模型)、手术后者(丙烯酸树脂模型)的差异,并且一起置于手术室内,作为手术参考。也可以将手术仿真后的实体模型,与数字影像手术仿真后的三维影像互相比较,看看两种方法的手术模拟有什么不同。这样的过程,会增进手术者对问题的了解与对手术的信心,可以缩短手术时间,改善手术效果。比较数字影像手术仿真和实体模型手术仿真,发现数字影像手术仿真的优点是可以重复做模拟动作,以及方便做定量测量,手术前手术仿真影像可以与实际手术后的三维影像互相对照,检验手术的精确性,数字影像手术仿真的缺点是用户需要接受计算机课程训练,以及手术本身的虚拟感。实体模型手术仿真的优点是本身操作上的实际感,适合做教学训练,缺点是模型制作昂贵,一个模型只能做一次仿真手术,模型还需要储存空间(Lin等,2001),同时模型的操作手感与实际术中操作有一定差距。增强虚拟现实技术的进步有望明显改善这些不足(图20-10、表20-1)。

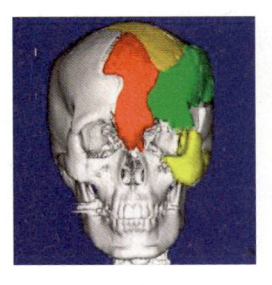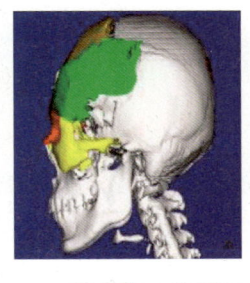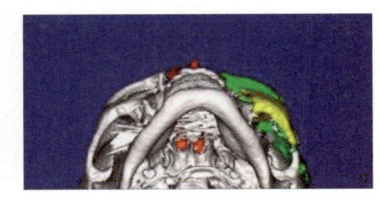

A. 正位；B. 侧位；C. 仰视位。

图20-10 利用图像处理,切割断骨,定义成不同对象,以不同颜色标示,并且在空间中移动骨块对象,达到最佳的还原位置

表20-1 数字影像手术仿真和实体模型手术仿真的优缺点对比

优缺点	数字影像手术仿真	实体模型手术仿真
优点	可重复做 方便定量测量 费用低	实际感 教学训练用
缺点	需要学习计算机操作 虚拟感	单次模拟手术 费用昂贵 需储存空间

(1) 颅骨缺损的补块设计:颅骨缺损是常见的临床问题,原因来自创伤、肿瘤切除或感染坏死。临床上常使用人工骨骼重建,以减去自体骨骼取骨处的创伤。如何在手术中将人工骨骼塑造成和头骨缺损一样的形状及大小,是一个困难的问题,特别是缺损位于额骨和上眼眶骨等外观重要区域时,更是需要特别注意。传统上是在手术中切开皮肤,剥离软组织,暴露头骨缺损部位,根据缺损的大小形状,利用甲基丙烯酸甲酯人工骨材料于手术中塑形,这种以人工手法塑造的补块,常常无法做到完美对称,手术时间也较长。

头骨缺损位于一侧者,可以在计算机上以正常对侧的三维影像做镜像成像(mirror image)复制,与患侧相互重叠,将缺损部位的影像选取出来定义成为新的补块对象,这种补块影像经过修饰,与原头骨缺损部位接合检查是否合适,这段影像手术仿真可以重复操作直到完美。完成图像处理,将头骨影像和补块影像输出制作实体模型,两实体模型做手术演练,即检查是否接合完美。如果不满意,则重复前段的影像手术仿真,接着后段的模型制作及验证,直到满意为止。然后利用补块模型翻制硅胶反模,这种硅胶反模用于手术中压制人工骨补块(Lee等,2002;Lo等,2004)。应用这种系统制作头骨补块,可以缩短手术时间,同时获得良好的美容效果(图20-11、图20-12)。

(2) 其他模拟手术:应用三维重建影像和立体模型,可以对颅面的许多手术进行模拟和计划。口腔癌患者可以先在影像或模型上切除受侵犯的下颌骨骼区域,这种缺损可以作为术前游离骨骼瓣设计

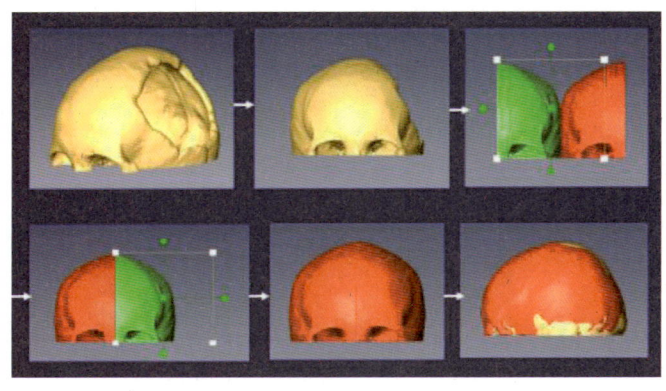

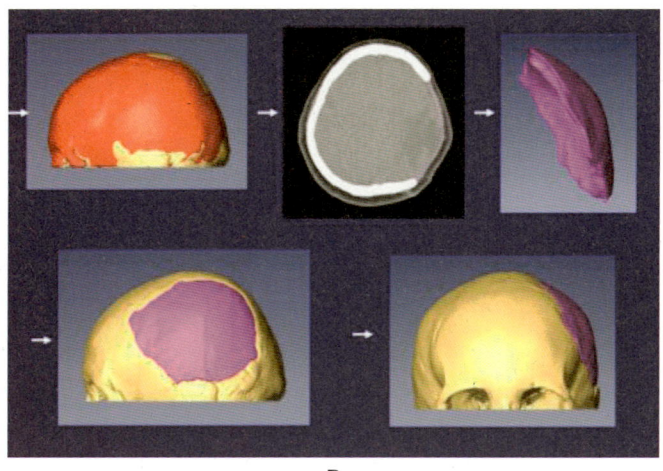

A. 颅骨缺损部位与健侧颅骨相似部位做镜影对比；B. 参照健侧颅骨做镜影缺损部颅骨的三维影像，并拟合。

图20-11　镜像模拟法3D模拟设计颅骨修复体的流程

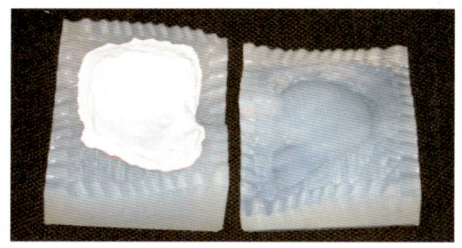

图20-12　3D设计并打印颅骨缺损补块模型和反模

或固定骨板塑形很好的参考。小耳症的患者可以利用对侧正常耳的镜像成像制作需要重建的耳模型，作为移植软骨造型的参考，甚至组织工程技术成熟时，制作反模来培养软骨细胞。周广东等利用耳形反模体外培养猪三维软骨支架，已经可以将误差1 mm以内的范围控制在75%以上，部分模型相似度高达90%，显示了良好的临床应用前景。对于颜面骨骼左右不对称的截骨手术矫正，利用正常侧的镜像成像与对侧进行影像重叠，检测出多余或不足的区域，做手术的计划。

计算机辅助设计对于颅颌面的手术有很好的帮助，计算机硬件和软件的发展，使用变得普及，价格变得大众化，应用方便而易学，加上快速成型数据传输到机器的方便性，结合相关学科，使得颅颌面治疗结果大为进步。计算机医学影像，不再由放射科单方面提供资料，而是由临床医师实地操作处理影像，选取所需的特殊信息，提供治疗前的评估、治疗计划的拟订、手术的模拟，以及手术后的追踪检讨，并且储存影像作为将来回顾性研究的参考（Perlyn等，2001）。这种先进的医疗操作与技术，为患者提供更好的治疗结果，在可预见的未来，势必会有更深更广的发展。

计算机数控机床快速成型技术，制作出头颅模型、生物材料修复体、钛网颅颌面骨骼修复体，用于颅颌面缺损畸形整复，获得良好效果（图20-13）。

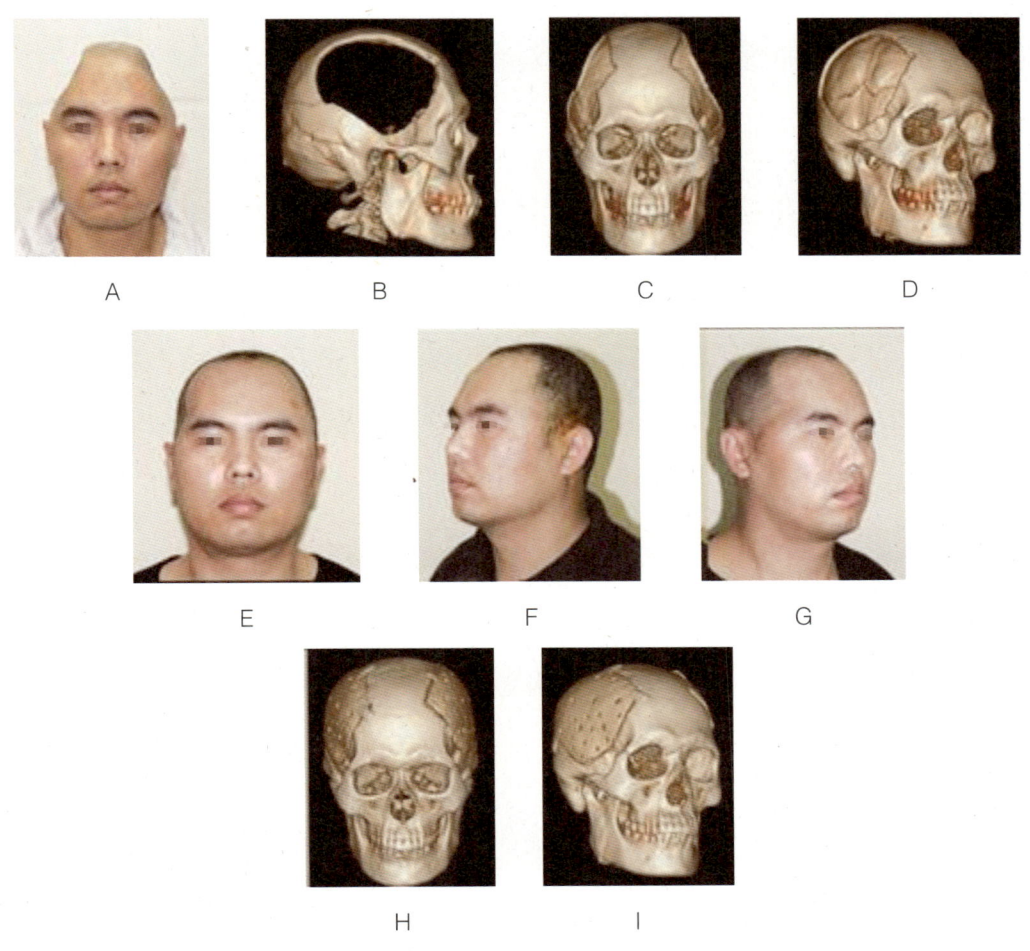

A. 术前正位；B～D. 术前CT三维重建侧、正、斜位；
E～G. 术后正、左斜、右斜位；H、I. 术后CT三维重建正、斜位。

图20-13 两侧颅骨大面积缺损，3D设计修复体，3D打印铸模预制颅骨缺损修复体

（3）3D打印技术：3D打印技术又被称为增材制造、积层制造技术，该技术以三维模型或其他电子模型数据作为数据源，使用可黏合的材料如金属粉末或塑料，逐层打印构造三维物体，其打印出的三维物体可以拥有复杂精细的几何特征。3D打印技术在颅颌面外科中最直接的应用是可以制造精细的颅骨模型，术前CT数据可通过MIMICS软件（Materialise公司，比利时）等软件转化为3D模型，进而使用3D打印机将患者的颅骨打印成为模型。颅骨模型可用于患者教育，达到让沟通更直观的目的，也可以供医师练习手术使用。3D打印的另一项应用在于手术导板的制作，使用患者的CT数据结合计算机辅助逆向工程技术、计算机辅助设计与制作技术，根据手术模拟的式样，设计并3D打印术中定位导板，因为手术截骨位置已被预先设定，在导板的帮助下，术者在术中仅需沿导板边缘画出指示线进行截骨与再固定，无须主观评估颅骨形状即可实现颅骨瓣的精确放置。国内外多项研究将此方法应

用于临床，取得了良好的疗效，不但能减少手术时间，而且能使术后效果更理想。

随着3D打印技术的发展，3D生物打印技术成为了当前前沿研究的热点。3D生物打印是一种新型的再生医学工程技术，它是在传统3D打印技术的基础上，以活细胞、细胞活性成分及生物支架材料作为打印原料，通过3D生物打印机，在计算机指令下层层打印，最终实现生物活性组织的整体打印。近年来3D生物打印技术发展迅速，尤其是基于生物3D打印的喷墨打印技术越来越成熟，可以将打印的活细胞、生物支架材料、细胞活性因子同时打印出来，构建3D细胞-生物支架材料复合物。3D生物打印技术在组织、器官再造方面具有广阔的应用前景。

二、颅颌面外科三维诊断分析和手术设计系统的建立与临床应用

近10年来，医学图像三维可视化技术在颅颌面外科的应用研究开创了颅颌面整复外科领域数字影像交互式仿真模拟、三维重建动态显示、立体规划和疗效预测的新时代。在此，笔者以用CT数据为信息源，基于多媒体微型计算机的颅颌面外科立体可视化、三维诊断分析、手术模拟的计算机辅助手术系统（3DCMFCAS）为例，介绍对颅颌面结构的立体可视化、颅颌面畸形诊断及颅颌面外科截骨整复手术定量化仿真及疗效预测的工作流程（图20-14）。

（一）计算机系统及研究方法

应用软件系统主要由图像输入程序、配准和数据格式转换程序、体数据构筑程序、三维重建显示程序、三维测量程序、仿真手术模拟程序六大功能模块组成。应用软件系统是以Windows和Visual Studio为开发环境，用Visual C++语言设计编制而成。

用高速螺旋CT采集10名青年志愿者和30例颅颌面畸形患者头颅CT体数据。将CT数据格式转换后存储并输入3DCMFCAS系统。所有研究对象均采用统一规范方法获取头颅CT影像资料。

程序自动进行CT断层图像配准。运行体数据构筑程序将配准后的全部CT断层图像有序排列，构建为整体图像三维体数据并存储。

应用面向多边形的表面绘制显示方法：在二维断层图像中提取边界轮廓线，得到连续断层阵列的边界轮廓线，由多个三角形贴面连接各断层轮廓线，组成结构表面，再利用面隐线消除、光照处理等方法生成图像。

采用人机交互方式操作，在三维重建的颅颌面立体影像上选定测量标志点，程序即刻确定其在图像坐标系（image coordinate）中的三维坐标值X、Y、Z，根据CT扫描视野（field of view，FOV）、成像矩阵（matrix）、像素长度转换为头颅在实际三维空间世界坐标系（world coordinate）中的三维坐标值，迅速算得颅颌面各结构精确的空间距离、角度、面积和体积等实际几何参数。

颅颌面外科手术仿真模拟原理与方法：显示患者颅颌面图像于图形终端，按预定计划画出截骨线，位于截骨线上的所有边界像素构成"切割线"输入系统。使"截骨段"由边界像素切割线界定为独立的、确定大小的多面体操作块或空间子区域。子区域（截骨段）的移动操作需逐个断层进行。断层中轮廓点的X、Y坐标分别为X_k和Y_k，Z坐标为Z_s，用X_i、Y_i和X_{i+1}、Y_{i+1}对X、Y坐标进行插值来确定X_k、Y_k，即：

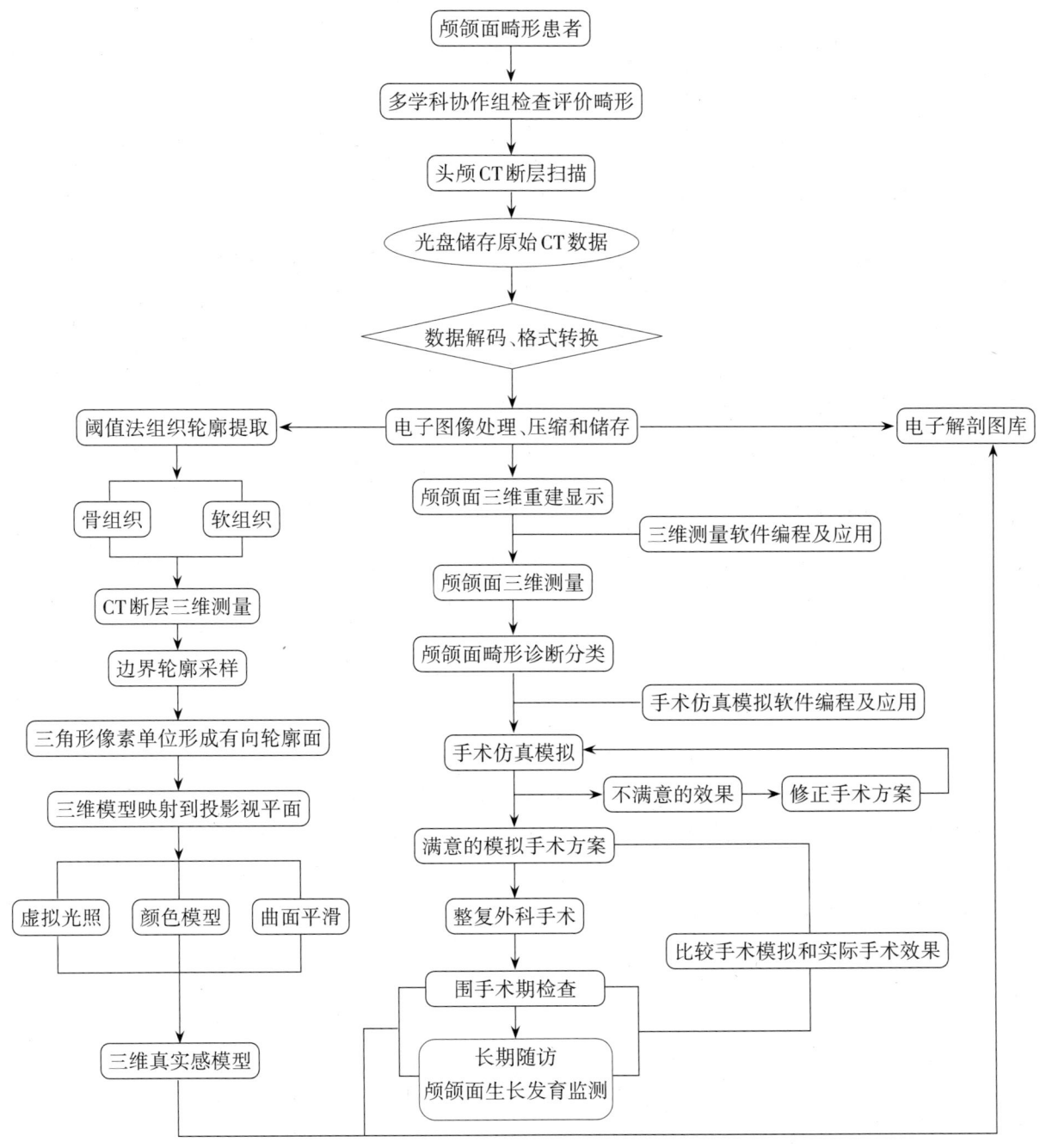

图 20-14 影像学诊断分析与手术模拟设计的工作流程

$$X_k = (X_i|Z_{i+1} - Z_s| + X_{i+1}|Z_i - Z_s|) / |Z_{i+1} - Z_i|$$

$$Y_k = (Y_i|Z_{i+1} - Z_s| + Y_{i+1}|Z_i - Z_s|) / |Z_{i+1} - Z_i|$$

在 $Z=Z_s$ 断层找到 K_1、K_2 轮廓点，它们的位置为 (r_1, θ_1) 和 (r_2, θ_2)，通过这些坐标值来决定移动区。首先，计算移动区最大和最小半径 R_{MAX} 和 R_{MIN} 如下：

$$R_{MAX} = MAX(r_1, r_2) + \Delta_1$$

$$R_{MIN} = MIN(r_1, r_2) - \Delta_2$$

其中 Δ_1 和 Δ_2 为预设常量，使 R_{MAX} 和 R_{MIN} 覆盖整个移动区。然后，可移动此区域中所有像素。当满足下列条件时，像素 $P(r_P, \theta_P)$ 能被移动：

$$\theta_1 < \theta_P < \theta_2, \quad R_{MIN} < r_P < R_{MAX}$$

应用上述过程于由切割线界定的空间子区域中所有断层，即可从颅颌面三维结构整体数据中移动某一局部体数据集（截骨段）。设置移动的方向、距离和旋转角度等参数，并将截骨段体数据集与原颅颌面体数据同屏显示，即可实现仿真手术模拟（图20-15）。

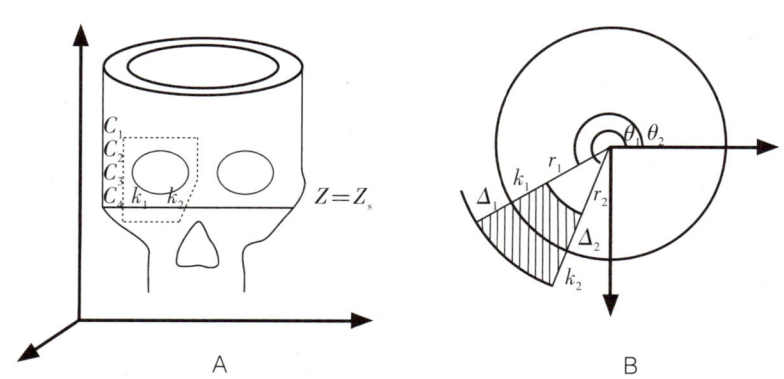

A. 颅颌面截骨3D立体模型显示原理；B. 颅颌面截骨断层图像显示原理。

图20-15　3DCMFCAS手术模拟原理示意图

（二）3DCMFCAS系统的功能特点

20世纪90年代以来，计算机图形和三维图像可视化技术迅速发展。应用计算机三维可视化技术研发和建立计算机辅助定量诊断、仿真手术模拟、立体导航及远程会诊系统已成为颅颌面外科领域的重要发展趋势之一。

目前国际上德国西门子、美国通用电气公司、尼德兰飞利浦等主要CT机生产厂家已采用国际电气与电子工程师协会（IEEE）制定的统一标准DICOM数据，并为CT机安装三维重建软件。但是，这些软件的功能是各厂家设定的，不能进行颅颌面外科所需要的三维测量，特别是体积测量和非同一平面的两点空间距离的测量，更不能进行各种颅颌面整形手术模拟操作。而且，这种固定模式的图像操作只能在影像科的CT机图像工作站上操作，不适用于外科医师。目前国际上已有一些专做医学优化的三维重建软件，如MIMICS、Simpleware、Amira、CMF ProPlan等，可以在微型计算机或图像工作站上运行，操作方便快捷，目前已在我国多个颅颌面外科中心投入临床应用。

为适应我国颅颌面外科发展的需要，开发颅颌面外科三维诊断分析、手术模拟设计和疗效评价系统，为颅颌面外科临床、颅颌面发育、颅颌面解剖和医学美学等研究提供有益技术和平台。

1. **图像资料数据库的特点和功用**　3DCMFCAS系统为颅颌面畸形患者建立图文档案。颅颌面畸形患者的测量资料、手术前后图像、手术模拟方案等可供研究者进行一定样本量的回顾性研究，分析颅颌面畸形患者的颅颌面生长发育规律；探讨不同颅颌面畸形的诊断、分类、分型；比较不同的整复外科手术对某种颅颌面畸形的整形效果及对颅颌面发育的影响。可以建立起各种颅颌面畸形的电子解剖图谱、数据库管理系统，方便临床医护人员使用。进一步可以此数据库为基础研究各种颅颌面畸形的数学模型，利用计算机辅助诊断和分类。

2. **颅颌面立体结构三维重建**　在3DCMFCAS系统上构建正常和畸形颅颌面立体结构模型，这种三维可视化模型形象地反映了颅颌面解剖结构或畸形特征。动态旋转观察、任意剖面显示的电子解剖可满足基础研究或临床诊断分析的需要。可操作的三维图像分析使临床医师不需要再通过X线平片或

CT胶片上的二维图像想象颅颌面部各解剖结构三维形态及相互关系，为颅颌面畸形的诊断和手术设计提供了便利。

3. **三维测量分析功能及特点**　3DCMFCAS系统不但能以三维可视化模型使外科医师定性观察分析颅颌面立体结构，而且可对正常颅颌面解剖或颅颌面畸形结构进行定量化的研究分析和手术方案的制订。3DCMFCAS系统三维测量方法有如下一些特点：①测量包括平面或空间两点间距离、三点间连线构成的夹角角度、解剖结构的面积、体积或容积等适用于三维立体结构的测量内容。②采用经典人类学测量标志点进行定点，选用一套适用于颅颌面外科基础研究和临床诊断的测量项目，克服了X线头影测量项目不能反映鼻筛-眶颧区结构特征的缺点。③在图像上选定测量标志点和测量项目，系统将自动完成图像坐标系到世界坐标系的转换，并根据图像像素长度值和图像缩放比例自动换算得出颅颌面结构的实际大小，如同在实际三维空间中的头颅实物上进行测量。

4. **颅颌面外科整形手术仿真功能和特点**　颅颌面外科手术模拟系统和方法有两种类型：其一为基于CT三维图像的三维手术模拟，其二则是基于侧位定位X线头影的二维手术模拟。后者虽然有成熟的X线头影测量理论的支持，在正颌外科临床工作中发挥了一定作用，但是存在一些不足之处和局限性，X线定位头影是颅颌面骨的二维重叠影像，丢失了许多空间三维信息；影像模糊不清常致定点和测量误差；正位定位X线头影由于影像重叠致使无法清晰显示上颌骨、颧骨、鼻筛-眶区整体外观形态；用于手术模拟的侧位定位X线头影不能反映颅颌面不对称畸形（半面短小症等）的特征，手术模拟是在颅颌骨侧位轮廓剪影上进行的，视觉效果类似于传统的手工剪纸模板并对疗效进行预测（visual treatment objective，VTO）。

3DCMFCAS系统是以患者头颅CT数据为信息源，首先进行颅颌面结构三维重建，获得可操作的颅颌面畸形立体模型。继之用三维精确测量法分析畸形性质范围，得出定量化的诊断作为整复手术的依据。整形手术模拟首先根据定量诊断所示的畸形性质和程度选择经典的颅颌面外科整复术式，并确定截骨段在X、Y、Z三维轴向移动的距离及旋转的角度，采用自动模拟方式进行。由于颅颌面畸形复杂多样，某一特定的经典术式有时难以获得满意的疗效，在自动手术模拟完成后，可采用灵活的人机交互方式，根据医师经验、畸形特点、复发倾向、植骨吸收率、咬合关系等再进行细致的手术模拟设计，以获得较满意的手术方案（图20-16，并见图20-14）。

3DCMFCAS系统上的手术模拟是在接近真实解剖形态的立体模型上施行，从三维方向上模拟操作可以从不同角度观察分析，在这个系统上经典的颅颌面外科整复手术都能够得以生动再现。图像上清晰的定位和三维测量一则可以准确地定量诊断，二则可以得到量化的整复手术方案。目前，二维手术模拟系统具有较大样本量的正常头颅X线头影测量数值作为参考标准；三维手术模拟系统的正常头颅CT三维重建影像测量数据库尚有待于完善。因此，这两种手术模拟系统及技术方法在现阶段同时存在。

5. **颜面部皮肤外貌的仿真设计**　颜面部皮肤外貌的预测分析多年来一直是颅颌面外科手术模拟系统研究和应用中的难点。基于X线头影的二维手术模拟系统是将相机拍摄的颜面侧貌与X线侧位头影配准，然后根据某些骨、软组织测量标志点间的对应移动比例来勾画出预期术后颜面侧貌轮廓。目前软组织外观设计尚未考虑面部皮肤、软组织的生物物理学特性，如组织弹性模量、延展特性等对软组织外形变化的影响。因此，颅颌面整形后容貌预测的方法、准确性尚有待于进一步研究。

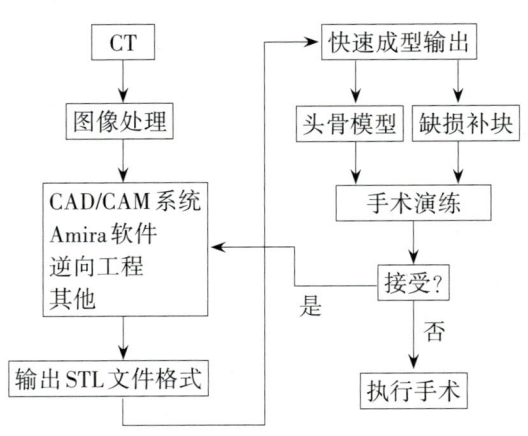

图20-16 应用CT制作头骨缺损补块的流程图

这10余年来发展起来的激光或白光扫描、三维全景照相物体表面三维重建技术为颅颌面软组织三维重建、整形手术面貌预测分析提供了较理想的技术方法，激光或白光扫描三维重建模型用于整形手术面貌预测有较好的三维视觉效果，图像数据可以操作，无人体辐射损害，尤其是与低辐射量的锥束CT（Cone-Beam CT，CBCT）相配合，利用CBCT提供患者的骨组织形态，利用激光扫描技术提供软组织形态，可以有效地对患者实施各类定量评价，并实现定期的手术效果无损随访，可以使颅颌面外科整形手术模拟效果更完善。

三、颅颌面外科手术导航系统及临床应用

在普通外科手术操作过程中，由于术区显露的限制，经常遇到一些部位在直视下无法操作的问题，容易引起手术失误。而如果通过延长切口、增大剥离范围来扩大手术视野，又会导致过度损伤，经常得不偿失。如何把握术野显露与操作方便之间的平衡，对一名外科医师而言是很大的考验。颅颌面整形外科手术也常由于术区显露限制，肉眼经常无法直视操作部位，而引起手术失误，而扩大手术视野会过度损伤，得不偿失。颅颌面整形外科手术的发展经历了从皮肤切口、直视下操作阶段到口内切口、微创操作阶段的过程，医师们在努力尝试尽可能减少切口数量和缩小切口长度的同时起到更好的手术效果。这就需要一套辅助技术，能够在术中穿透体表组织的遮挡，直观展现手术部位，实时定位手术器械，并且可以提示重要神经、血管等解剖结构的位置，提醒医师避开。

手术导航技术由来已久，在神经外科、骨科等学科中已经得到了广泛的应用，能够指导术者在空间狭小的解剖部位进行操作，对减小损伤和提高手术效率带来了极大的帮助。对于颅颌面外科手术而言，目前比较常用的导航系统有：光学导航、超声导航、红外导航、磁感应导航，以及X线或CT导航。导航的基本原理是以已有的CT数据作为"地图"，通过固定在手术器械上的感应元件对手术器械进行定位，从而判断手术器械在手术区域内的位置、方向等信息，实时显示在旁置的屏幕甚至术者佩戴的增强现实AR显示设备上。导航技术直接解决了很多手术盲视操作的问题，给了术者"透视眼"（图20-17）。

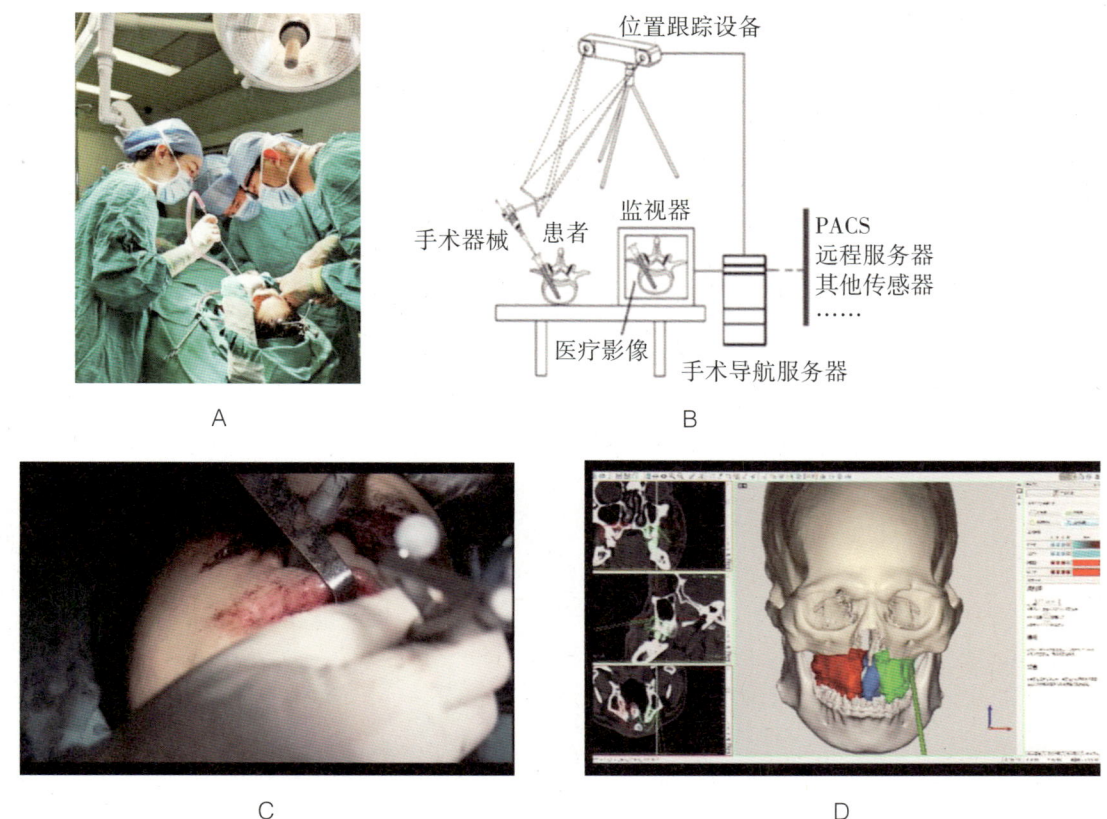

A. 使用导航的手术室；B. 导航系统示意图；C. 术中导航的手术野；D. 术中导航的同步屏幕显示。

图 20-17　手术导航系统在 Le Fort 截骨手术中的应用，明确颅底翼上颌连接的位置，准确凿劈截骨，避免颅颌面深部血管神经损伤，微创精准完成手术

然而，手术中不可避免要造成软、硬组织的移位，很可能与术前的CT影像等信息形成很大的差异，如何在术中重新定位移位的组织，是一项严峻的挑战。另外，术者的个人经验、身体状况、操作习惯、临床思维等方面的不同，都会造成术者操作有很多的个人因素和随机性，这可能是术中定位器械面临的最大的问题。因此，由手术机器人来替代人手成为未来发展趋势。

为了替代人手在狭小空间内操作，大小可变、力度可调节、稳定性可控的机器人在许多科技领域都有应用。早在20世纪80年代机器人研究热潮之时，就已经有外科手术机器人出现。随着相关工艺的不断发展，机器人的动力、精度、稳定性等都得到了极大的发展。

目前应用于外科手术最著名的机器人是美国达芬奇手术机器人，由直接接触患者躯体并进行操作的机械臂、VR显示系统、操作控制台等部分组成。这类手术机器人强调更高的精度、更丰富的功能、更直观的显示和更真实的操作手感，以及远程会诊手术等前沿理念。

颅颌面整形外科手术对机器人的需求类似于骨科手术，但所需要实现的功能相对简捷：①大部分情况下面对的是正常人体；②对骨组织的手术方式相对单一、模板化，有规律可循；③通常只需要截骨、固定等较少的功能；④市场潜力较大，有大量推广应用的商业价值。因此，颅颌面整形外科的手术机器人，在设计思路上可以相对简约、廉价、便捷，易于生产和装配，但需要稳定可靠。因此，基于手术导航的颅颌面外科手术机器人在未来有广阔的应用前景。

（杨斌　罗伦洲　龙公　李晶　俞哲元　李秉航　黄庆华　双琨）

参考文献

[1] YANG B, ZHANG D S, HUANG H Z, et al. The establishment of three-dimensional Visualization, quantitative diagnosis / simulation computer-assisted system for craniomaxillofacial surgery[J]. J Mod Clin Med Bioeng, 2000, 6(3):170-174.

[2] YANG B, ZHANG D S, HUANG H Z, et al. A comparative study between three-dinensional CT image measurement and anthropometry of craniofacial structures[J]. Chin J Oral Maxillofac Surg, 2000, 10(2):99-102.

[3] HABAL M B. Perspectives on what's new in plastic surgery. The new millennium[J]. Clin Plast Surg, 1996, 23(1):1-2.

[4] VANNIER M W, MARSH J L. Three-dimensional imaging, surgical planning, and image-guided therapy[J]. Radiol Clin North Am, 1996, 34(3):545-563.

[5] MILLESI W, TRUPPE M, WATZINGER F, et al. Remote stereotactic visualization for image-guided surgery: technical innovation[J]. J Craniomaxillofac Surg, 1997, 25(3):136-138.

[6] GIROD S, KEEVE E, GIROD B. Advances in interactive craniofacial surgery planning by 3D simulation and visualization[J]. Int J Oral Maxillofac Surg, 1995, 24(1 Pt 2):120-125.

[7] GIROD S, TESCHNER M, SCHRELL U, et al. Computer-aided 3-D simulation and prediction of craniofacial surgery: a new approach[J]. J Craniomaxillofac Surg, 2001, 29(3):156-158.

[8] TROULIS M J. Development of a three-dimensional treatment planning system based on computed tomographic data[J]. Int J Oral Maxillofac Surg, 2002, 31(4):349-357.

[9] XIA J, IP H H, SAMMAN N, et al. Computer-assisted three-dimensional surgical planning and simulation: 3D virtual osteotomy[J]. Int J Oral Maxillofac Surg, 2000, 29(1):11-17.

[10] GELLRICH N C, SCHRAMM A, HAMMER B, et al. Computer-assisted secondary reconstruction of unilateral posttraumatic orbital deformity[J]. Plast Reconstr Surg, 2002, 110(6):1417-1429.

[11] PAPADOPOULOS M A, CHRISTOU P K, ATHANASIOU A E, et al. Three-dimensional craniofacial reconstruction imaging[J]. Oral Surg Oral Med Oral Pathol Oral Radiol Endod, 2002, 93(4):382-393.

[12] GATENO J, TEICHGRAEBER J F, XIA J J. Three-dimensional surgical planning for maxillary and midface distraction osteogenesis[J]. J Craniofac Surg, 2003, 14(6):833-839.

[13] EWERS R, SCHICHO K, UNDT G, et al. Basic research and 12 years of clinical experience in computer-assisted navigation technology: a review[J]. Int J Oral Maxillofac Surg, 2005, 34(1):1-8.

[14] KRIMMEL M, CORNELIUS C P, BACHER M, et al. Longitudinal cephalometric analysis after maxillary distraction osteogenesis[J]. J Craniofac Surg, 2005, 16(4):683-688.

[15] XIA J J, GATENO J, TEICHGRAEBER J F. Three-dimensional computer-aided surgical simulation for maxillofacial surgery[J]. Atlas Oral Maxillofac Surg Clin North Am, 2005, 13(1):25-39.

[16] HEMMY L C, ZONNEVELD F W, LOBREGT S, et al. A decade of clinical three-dimensional imaging: a review. Part Ⅰ. Historical development[J]. Invest Radiol, 1994, 29(4):489-496.

[17] VANNIER M W, MARSH J L, WARREN J O. Three dimensional CT reconstruction images for craniofacial surgical planning and evaluation[J]. Radiology, 1984, 150(1):179-184.

[18] ZONNEVELD F W, LOBREGT S, VAN DER MEULEN J C, et al. Three-dimensional imaging in craniofacial surgery[J]. World J Surg, 1989, 13(4):328-342.

[19] MARSH J L, GALIC M, VANNIER M W. The craniofacial anatomy of Apert syndrome[J]. Clin Plast Surg, 1991, 18(2):237-249.

[20] MATTESON S R, BECHTOLD W, PHILLIPS C, et al. A method for three-dimensional image reformation for quantitative cephalometric analysis[J]. J Oral Maxillofac Surg, 1989, 47(10):1053-1061.

[21] ZONNEVELD F W. A decade of clinical three-dimensional imaging: a review. Part Ⅲ. Image analysis and interaction, display options, and physical models[J]. Invest Radiol, 1994, 29(7):716-725.

[22] LO L J, MARSH J L, VANNIER M W, et al. Craniofacial computer-assisted surgical planning and simulation [J]. Clin Plast Surg, 1994, 21(4): 501-516.

[23] ONO I, OHURA T, NARUMI E, et al. Three-dimensional analysis of craniofacial bones using three-dimensional computer tomography [J]. J Craniomaxillofac Surg, 1992, 20(2): 49-60.

[24] RICHTSMEIER J T, GRAUSE H M, MORRIS G R, et al. Growth of the cranial base in craniosynostosis [J]. Cleft Palate Craniofac J, 1991, 28(1): 55-67.

[25] LOZANOFF S. Accuracy and precision of computerized models of the anterior cranial base in young mice [J]. Anat Rec, 1992, 234(4): 618-624.

[26] KREIBORG S, MARSH J L, COHEN M M, et al. Comparative three-dimensional analysis of CT-scans of the calvaria and cranial base in Apert and Crouzon syndromes [J]. J Craniomaxillofac Surg, 1993, 21(5): 181-188.

[27] PELOTTI P, MARCHETTI C, BONETTI M, et al. Modern imaging of maxillofacial deformities [J]. Radiol Med, 1994, 88(6): 725-732.

[28] RAY C E, MAFEE M F, FRIEDMAN M, et al. Applications of three-dimensional CT imaging in head and neck pathology [J]. Radiol Clin North Am, 1993, 31(1): 181-194.

[29] ALI Q M, DIETRICH B, BECKER H. Patterns of skull base fracture: a three-dimensional computed tomographic study [J]. Neuroradiology, 1994, 36(8): 622-624.

[30] MASSOUD T H, ANSLOW P, MOLYNEUX A. Three-dimensional computed tomography of complex craniofacial fractures [J]. Eur J Radiol, 1991, 13(3): 233-234.

[31] LUKA B, BRECHTELSBAUER D, GELLRICH N C, et al. 2D and 3D CT reconstructions of the facial skeleton: an unnecessary option or a diagnostic pearl [J]. Int J Oral Maxillofac Surg, 1995, 24(1 Pt 2): 76-83.

[32] BROUMAND S R, LABS J D, NOVELLINE R A, et al. The role of three-dimensional computed tomography in the evaluation of acute craniofacial trauma [J]. Ann Plast Surg, 1993, 31(6): 488-494.

[33] SALYER K E, TAYLOR D P, BILLMIRE D E. Three-dimensional CAT scan reconstruction-pediatric patients [J]. Clin Plast Surg, 1986, 13(3): 463-474.

[34] TESSIER P. Anatomical classification facial, cranio-facial and latero-facial clefts [J]. J Maxillofac Surg, 1976, 4(2): 69-92.

[35] DAVID D J, MOORE M H, COOTER R D. Tessier clefts revisited with a third dimension [J]. Cleft Palate J, 1989, 26(3): 163-184.

[36] SMITH R J, JACKSON I T, XIAO H W, et al. 3-D CT scan measured bony deficiency of the facial skeleton in progressive hemifacial atrophy [J]. European Journal of Plastic Surgery, 1994, 17(6): 292-297.

[37] KELLY P J, KALL B A, GOERSS S J. Results of computed tomography-based computer-assisted stereotactic resection of metastatic intracranial tumors [J]. Neurosurgery, 1988, 22(1): 7-17.

[38] ZHANG J, LEVESQUE M F, WILSON C L, et al. Multimodality imaging of brain structures for stereotactic surgery [J]. Radiology, 1990, 175(2): 435-441.

[39] FIALKOV J A, PHILLIPS J H, GRUSS J S, et al. A stereotactic system for guiding complex craniofacial reconstruction [J]. Plast Reconstr Surg, 1992, 89(2): 340-345.

[40] Hassfeld S, MÜHLING J, ZÖLLER J. Intraoperative navigation in oral and maxillofacial surgery [J]. Int J Oral Maxillofac Surg, 1995, 24(1 Pt 2): 111-119.

[41] WAGNER A, PLODER O, ENISLIDIS G, et al. Virtual image guided navigation in tumor surgery-technical innovation [J]. J Craniomaxillofac Surg, 1995, 23(5): 217-223.

[42] FUKUTA K, JACKSON I T, MCEWAN C N, et al. Three-dimensional imaging in craniofacial surgery: a review of the role of mirror image production [J]. European Journal of Plastic Surgery, 1990, 13(5): 209-217.

[43] CUTTING C, BOOKSTEIN F L, GRAYSON B, et al. Three-dimensional computer-assisted design of craniofacial surgical procedures: optimization and interaction with cephalometric and CT-based models [J]. Plast Reconstr Surg, 1986, 77(6): 877-887.

[44] MARSH J L, VANNIER M W, BRESINA S, et al. Applications of computer graphics in craniofacial surgery [J]. Clin Plast Surg, 1986, 13(3): 441-448.

[45] MCEWAN C N, FUKUTA K. Recent advances in medical imaging: surgery planning and simulation[J]. World J Surg, 1989, 13(4): 343-348.

[46] ALTOBELLI D E, KIKINIS R, MULLIKEN J B, et al. Computer-assisted three-dimensional planning in craniofacial surgery[J]. Plast Reconstr Surg, 1993, 92(4): 576-585.

[47] GIROD S, KEEVE E, GIROD B. Advances in interactive craniofacial surgery planning by 3D simulation and visualization[J]. Int J Oral Maxillofac Surg, 1995, 24(1 Pt 2): 120-125.

[48] LAWRENCE W T, BANES A J. Plastic surgery research[J]. Clin Plast Surg, 1996, 23(1): 173-182.

[49] GUYURON B, ROSS R J. Computer-generated model surgery. An exacting approach to complex craniomaxillo-facial disharmonies[J]. J Craniomaxillofac Surg, 1989, 17(3): 101-104.

[50] KAPLAN E N. 3-D CT images for facial implant design and manufacture[J]. Clin Plast Surg, 1987, 14(4): 663-676.

[51] BINDER W J, KAYA A. Reconstruction of posttraumatic and congenital facial deformities with three-dimensional computer-assisted custom-designed implants[J]. Plast Reconstr Surg, 1994, 94(6): 775-785.

[52] ROSE E H, NORRIS M S, ROSEN J M. Application of high-tech three-dimensional imaging and computer-generated models in complex facial reconstructions with vascularized bone grafts[J]. Plast Reconstr Surg, 1993, 91(2): 252-264.

[53] EUFINGER H, WEHMÖLLER M, MACHTENS E, et al. Reconstruction of craniofacial bone defects with individual alloplastic implants based on CAD/CAM-manipulated CT-data[J]. J Craniomaxillofac Surg, 1995, 23(3): 175-181.

[54] ONO I, GUNJI H, SUDA K, et al. Method for preparing an exact-size model using helical volume scan computed tomography[J]. Plast Reconstr Surg, 1994, 93(7): 1363-1371.

[55] CUTTING C B, MCCARTHY J G, KARRON D B. Three-dimensional input of body surface data using a laser light scanner[J]. Ann Plast Surg, 1988, 21(1): 38-45.

[56] MEYERS D, SKINNER S, SLOAN K. Surfaces from Contours[J]. ACM Transactions on Graphics, 1992, 11(3): 228-258.

[57] BARILLOT C. Surface And Volume Rendering Techniques To Display 3-D Data[J]. IEEE Engineering in Medicine and Biology Magazine, 1993, 12(1): 111-119.

[58] CUTTING C, GRAYSON B, BOOKSTEIN F, et al. Computer-aided planning and evaluation of facial and orthognathic surgery[J]. Clin Plast Surg, 1986, 13(3): 449-462.

[59] ALTOBELLI D E, KIKINIS R, MULLIKEN J B, et al. Computer-assisted three-dimensional planning in craniofacial surgery[J]. Plast Reconstr Surg, 1993, 92(4): 576-585.

[60] IMAI K, TSUJIGUCHI K, TODA C, et al. Reduction of operating time and blood transfusion for craniosynostosis by simulated surgery using three-dimensional solid models[J]. Neurol Med Chir (Tokyo), 1999, 39(6): 423-426.

[61] LEE M Y, CHANG C C, LIN C C, et al. Custom implant design for patients with cranial defects[J]. IEEE Engineering in Medicine and Biology Magazine, 2002, 21(2): 38-44.

[62] LIN C C, LO L J, LEE M Y, et al. Craniofacial surgical simulation: application of three-dimensional medical imaging and rapid prototyping models[J]. Chang Gung Med J, 2001, 24(4): 229-238.

[63] LO L J, CHEN Y R. Three-dimensional computed tomography imaging in craniofacial surgery: morphological study and clinical applications[J]. Chang Gung Med J, 2003, 26(1): 1-11.

[64] LO L J, CHEN Y R, TSENG C S, et al. Computer-aided reconstruction of traumatic fronto-orbital osseous defects: aesthetic considerations[J]. Chang Gung Med J, 2004, 27(4): 283-291.

[65] LO L J, LIN W Y, WONG H F, et al. Quantitative measurement on 3-dimensional computed tomography: an experimental validation using phantom objects[J]. Chang Gung Med J, 2000, 23(6): 354-359.

[66] LO L J, MARSH J L, VANNIER M W, et al. Craniofacial computer-assisted surgical planning and simulation[J]. Clin Plast Surg, 1994, 21(4): 501-516.

[67] PATEL V V, VANNIER M W, MARSH J L, et al. Assessing craniofacial surgical simulation[J]. IEEE Computer

Graphics and Applications,1996,16(1):46-54.

[68] PERLYN C A, MARSH J L, VANNIER M W, et al. The craniofacial anomalies archive at St Louis Children's Hospital:20 years of craniofacial imaging experience[J]. Plast Reconstr Surg,2001,108(7):1862-1870.

[69] CHENG D, YUAN M, PERERA I, et al. Developing a 3D composite training model for cranial remodeling[J]. J Neurosurg Pediatr,2019:1-10.

[70] BOWEN L, BENECH R, SHAFI A, et al. Custom-Made Three-Dimensional Models for Craniosynostosis[J]. J Craniofac Surg,2020,31(1):292-293.

[71] NI J, YANG B, LI B. Reconstructive Operation of Nonsyndromic Multiple-Suture Craniosynostosis Based on Precise Virtual Plan and Prefabricated Template[J]. J Craniofac Surg,2017,28(6):1541-1542.

[72] MARDINI S, ALSUBAIE S, CAYCI C, et al. Three-dimensional preoperative virtual planning and template use for surgical correction of craniosynostosis[J]. J Plast Reconstr Aesthet Surg,2014,67(3):336-343.

[73] GARCIA-MATO D, OCHANDIANO S, GARCIA-SEVILLA M, et al. Craniosynostosis surgery: workflow based on virtual surgical planning, intraoperative navigation and 3D printed patient-specific guides and templates [J]. Sci Rep,2019,9(1):17691.

[74] SERUYA M, BORSUK D E, KHALIFIAN S, et al. Computer-aided design and manufacturing in craniosynostosis surgery[J]. J Craniofac Surg,2013,24(4):1100-1105.

[75] AUSTIN R E, ANTONYSHYN O M. Current applications of 3-d intraoperative navigation in craniomaxillo-facial surgery:a retrospective clinical review[J]. Ann Plast Surg,2012,69(3):271-278.

[76] BIANCHI A, BADIALI G, PIERSANTI L, et al. Computer-assisted piezoelectric surgery: a navigated approach toward performance of craniomaxillofacial osteotomies[J]. J Craniofac Surg,2015,26(3):867-872.

[77] BOBEK S L. Applications of navigation for orthognathic surgery[J]. Oral Maxillofac Surg Clin North Am,2014,26(4):587-598.

[78] CHANG H W, LIN H H, CHORTRAKARNKIJ P, et al. Intraoperative navigation for single-splint two-jaw orthognathic surgery: From model to actual surgery[J]. J Craniomaxillofac Surg,2015,43(7):1119-1126.

[79] COLLYER J. Stereotactic navigation in oral and maxillofacial surgery[J]. Br J Oral Maxillofac Surg,2010,48(2):79-83.

[80] HE Y, HUANG T, ZHANG Y, et al. Application of a computer-assisted surgical navigation system in temporomandibular joint ankylosis surgery:a retrospective study[J]. Int J Oral Maxillofac Surg,2017,46(2):189-197.

第二十一章

颅颌面畸形治疗中的心理学问题

颅颌面畸形患者由于受丑陋面容的影响，会在学业、婚姻、择业、社交、家庭生活等人生的各方面遭受挫折，从而严重地影响他们的心理活动，造成焦虑、抑郁、退缩、妒忌、依赖等心理障碍，进而又导致患者的生活能力和生活质量下降，形成恶性循环。

社会上的人们往往不将颅颌面畸形患者作为一个正常的个体对待。这些颅颌面畸形的患者受到社会有意无意的排斥，使得他们在人际交往和劳动就业等方面造成困难，促成他们对家庭、社会的依赖，不能像正常人那样过着独立的生活。患者和家属为摆脱这种不幸的状况会在可能的条件下寻求各种治疗方法。由于求治心切和存在着对治疗结果的各种要求与幻想，又会在诊疗过程中出现各种新的心理问题。

因此，利用合适的心理诊断（psychodiagnosis）技术和方法来明确患者和家属存在的心理问题，可以了解这些问题对他们的心理发展、生活状态、社会交往等方面的影响，并在患者治疗前后对心理状况进行比较，了解治疗对患者及家属在生理和心理两方面的效果，以利制订更好、更全面的治疗方案。

随着整形外科领域中颅颌面外科的发展，颅颌面畸形患者心理障碍的恶性循环锁链有可能被打断；因此各类颅颌面畸形的整形手术是十分必要的。然而作为医师，认清实际上可以为患者达成的治疗和目前还做不到的治疗是很必要的，这是因为能够达成手术治疗目的的患者在心理上会获得挽救；当实际情况不理想或不能治疗时，患者的心理障碍就有可能加重。在临床实践过程中，做好心理护理和建立良好的医患关系对患者的整体治疗效果将会起到积极的作用。另外，有些已得到改善的患者也因为颅颌面外貌改变后而有对新情况不适应的问题。这就体现了心理医师在颅颌面外科治疗团队中存在的必要性，如果患者出现了各种与疾病相关的心理问题，就可向心理医师寻求帮助，必要时进行适当的心理治疗。

第一节 颅颌面畸形相关的心理问题

金嘉翔调查了1991年1月至1994年3月在上海第二医科大学附属第九人民医院住院接受严重颅颌面畸形矫正手术的患者41例和唇腭裂修补术的患者100例，并就这些患者的父母、家庭及本人对手术的态度和医护人员与患者及其家属的关系，以及在医疗实践中的心理问题进行研究，其结果与美国 Edward Clifford（以下简称Edward）研究的某些方面比较，发现东、西方畸形患者本身和他们在畸形诊治过程中的心理活动既有相同之处，又有不同之处，有些方面还有明显差异。这可能是东、西方人的文化背景、传统观念不同所致。因此，在制订心理治疗的策略和方案时应注意东方人的心理特点。

一、父母和家庭

父母是患儿的保护人，对患儿的治疗起着决定性的作用。有时积蓄也决定父母对治疗所持的态度。

（一）畸形儿出生时母亲的反应

Edward在对28例颅颌面畸形患者母亲的调查中发现，当获知生了一个畸形儿时，没有做母亲的自豪感，没有爱抚和照料孩子的欲望，而且对抚养孩子信心不足。出现情绪低落、沮丧痛苦，到孩子5～24岁时这些母亲还会一直受到"生了一个严重畸形儿"的概念的影响。

在金嘉翔等的调查中61.7%的父母感到有点难过但可以控制，12.8%的父母感到无所谓，17%的父母感到焦虑或有羞愧感，有自己做错了什么事的感觉，仅8.5%的父母才有沮丧痛苦感（表21-1）。这表明中国人的心态与西方人不同，中国人的传统文化和习俗及对美的追求较为含蓄，而且常屈从于"命运"，较易逆来顺受，再加上一定的血统、宗族观念，对患儿存在着"这是自己的骨肉"的概念，所以较西方人更能够控制情绪。

表21-1 畸形儿出生时父母的反应

畸形类型	感到难过 数量/个（占比/%）	焦虑羞愧 数量/个（占比/%）	沮丧痛苦 数量/个（占比/%）	无所谓 数量/个（占比/%）
唇腭裂	63（63%）	14（14%）	6（6%）	17（17%）
颅颌面畸形	24（58.5%）	10（24.4%）	6（14.6%）	1（2.4%）
合计	61.7%	17%	8.5%	12.8%

(二) 母亲对患儿的满意度

Edward 从患儿的吸引力、人格状态、生理功能和面容等四方面的满意度来调查,并将严重颅颌面畸形和唇腭裂患儿与 100 个正常儿的母亲对自己孩子的满意度做比较。结果显示,母亲对畸形患儿的满意度明显较低,不但母亲对患儿面容的满意度或患儿面容对母亲的吸引力下降,而且母亲对患儿个性和功能的评价也降低。这说明畸形对母亲的消极影响有扩散趋向,反过来母亲的消极情绪也会对孩子起消极作用。

金嘉翔等对患儿父母的调查发现,87.2% 父母对患儿的面容感到不满,12.8% 父母感到无所谓。性格方面,61% 父母认为患儿性格脾气正常(由于一般父母对"人格"二字的理解各不相同,所以从"性格脾气"来调查),16.3% 认为患儿性格脾气很坏,20.6% 父母认为患儿性格脾气很好,2.1% 父母认为患儿有怪癖,但颅颌面畸形和唇腭裂患者之间有些差别(表 21-2),尤其是颅颌面畸形患者有 39% 表现性格脾气很好,这可能因为有较好的心理发展环境,同时患者为争取别人的好感而表现较好。父母对患儿的智力印象是,65% 的父母认为患儿很聪明,35% 的父母认为患儿与其他孩子智力无差别。没有父母认为自己的孩子智力差。我国父母对孩子的智力评价(包括能力的评价),与美国父母有明显区别,我国的父母对自己的孩子有偏爱,俗话说"癞痢头儿子自己的好"。

表 21-2 父母对患儿面容、脾气的评价

单位:%

家长类型	对面容		脾气			
	不满	无所谓	正常	很坏	很好	怪癖
唇腭裂的家长	83	17	66	18	13	3
颅颌面畸形的家长	97.6	2.4	48.8	2.2	39	0
合计	87.2	12.8	61	16.3	20.6	2.1

(三) 畸形儿对父母婚姻与家庭和睦的影响

美国的调查结果显示,畸形儿诞生会使父母感情和家庭和睦明显受到负性影响。严重颅颌面畸形患者的父母与唇腭裂患者父母比较,其影响更严重。父母难以接受生育了畸形儿这一事实,产生了焦虑等消极情绪,有碍他们的感情和睦。有的父母开始尚对有了一个畸形儿并不太在意,夫妻间生活尚无不满,但对孩子的溺爱或不喜欢等,会影响患儿,并引起患儿人格不健全。由此波及整个家庭的和睦,使婚姻满意度降低。在金嘉翔等的调查中发现 92.9% 的父母表示家有畸形儿对夫妻关系、家庭和睦无影响,仅 4.3% 的父母认为有负性影响,有 2.8% 的父母认为有良性影响。说明畸形儿对中国父母、家庭的影响较小。中国父母除了一般偏爱自己的孩子外,也因有顺从现实的传统观。在调查中,有的家庭因为有了一个畸形儿,父母、祖父母、外祖父母的注意力都集中在如何为孩子治病的方面,反而更加和睦。另外,少数家庭因为对畸形儿缺少关心,使患儿的心理发展不健全,患儿会出现一些不良行为,导致家庭在对患儿的教育上发生矛盾,或在对患儿的治疗上有不同意见,影响家庭和睦,

但这与美国相比，无论在数量上，还是程度上，都有明显不同。

（四）父母、家庭对患儿的影响

养育先天性颅颌面畸形孩子对父母来说具有相当的挑战性。在得知他们孩子存在先天性缺陷的消息后感到震惊，父母必须快速习惯孩子由外观和功能的不同带来的喂养、逗弄、微笑和发音方面的问题。而且，其他人对畸形的负面反应可能造成一个家庭在极需支持的时期得不到支持。一些研究显示，颅颌面畸形可能导致父母产生一种更缺乏积极性和责任感的养育方式，对畸形儿常缺少爱心，并对孩子的喂养缺乏信心，而这种养育方式和养育压力会在孩子长大后产生适应方面的不良影响。另有一些家庭对孩子有负疚感，表现为过分的爱护，把孩子的行为缺点也归咎于畸形的原因，未注意到父母、家庭的行为对孩子的影响，实际上是父母创造了一种不利于孩子心理行为健康发展的坏环境。以上两种情况都造成患儿依赖、被动、敏感、易怒等行为。开始父母对患儿的坏行为采取容忍的态度，往往认为是畸形所致，后来又对孩子的要求过高，甚至挑剔。父母一般不愿带领患儿去参加各种活动，由于缺少正常儿童那样与外界联系的机会，患儿的社交能力低下，在知识的获取方面机会也有减少，而父母会认为患儿的智力有问题。在我国也曾有新闻媒体报道过父母虐待亲生的畸形儿的情况。但金嘉翔等的调查发现85%父母对畸形儿爱护同情，13%表示与对待正常孩子无异常，仅2%父母表示不喜欢畸形孩子，99%的父母对畸形儿的喂养有信心。因此，中国的畸形儿的父母对患儿的爱护同情较多，但也有宠坏了孩子的情况。金嘉翔曾遇到宠爱患儿的父母和祖父母，他们心里笼罩着一层阴影，似乎对孩子有负罪感，孩子的脾气越来越坏，在学校里老师同学批评他的不良行为时患儿就认为是"别人"看不起他的畸形，而迁怒于家庭，从而更加易怒、冲动，并与人有敌意。当然总的来说，这种情况比较少见。

（五）父母求治心切要求过高

一般父母都求医心切，对手术治疗存在着过高的期望或幻想，并想象畸形的矫正将使孩子的不良行为也能得到纠正。他们往往十分主观，拒绝听取对患儿畸形手术的否定性的专业观点，要求畸形一定会得到矫正，要求医护人员必须做到完美无缺。因而易与医院或有关部门人员发生冲突，认为他们不够努力。金嘉翔等的调查表明，国内患儿父母在求医心切、对手术期望过高、对手术结果不理想的接受度不足等方面与美国报道的是一致的。但有61%的父母对手术结果表示可以"不去想它"，以一种回避的态度对待手术结果。90%以上的父母对医护人员关于手术的谈话认为是中肯的、实事求是的。只有约7%的父母认为医务人员不够努力。这主要是由于我国患儿的父母对畸形和矫正手术往往知之甚少，对医护人员的依赖性大于美国父母，尤其是在国内做矫正手术有权威性的医院内，患儿父母对医护人员的依赖性更大。有些从医疗条件较差地区来的父母会倾其所有，甚至不惜借贷，千里迢迢来为孩子治疗，有着"不见黄河不死心"的决心。

二、患者本身的心理问题

（一）自我概念

经测定，患者在自尊、自信、自我满足等方面与正常人相同，并不一定有消极的自我感觉。有些患者自我感觉差是由于多次受到现实社会的排斥，如在择业、婚姻等方面遭受挫折。有报告表明，有颅颌面疾病的成人会有社交困难，结婚较晚，会焦虑，会抑郁（更多见于女性），会有惊恐发作。有些人也认为他们的面部外观影响了他们职业的选择，导致自信心受打击，产生很差的生活质量和造成被歧视。在一些和睦家庭中，以及教师、同学能正确对待畸形儿童的学校中，患儿的自我感觉相对较良好。

面部外形和吸引力可影响其他人的反应和判断。研究表明，对吸引力的判断受到颅颌面部疾病的类型和严重程度的影响。青少年和成人往往会比学龄前儿童和学龄儿童对自己的外貌做出更负面的判断。父母担心他们的孩子会因为面部的异常被同龄人粗暴对待，而在4~12岁的年龄组中被同龄人嘲笑面部特征是很常见的。

（二）社交能力、人际关系

金嘉翔等在调查中发现大多数患者能承受畸形造成的心理压力。有39%的患者由于同学、父母、姐妹、教师的爱护反而在做家务劳动、关心别人、待人善良等方面做得更好，能博得人们的好评。但是，有少数父母常不愿带领畸形儿童去参加各种社交活动，如走亲访友、上剧院、去游乐场等，患者的社交活动被剥夺，社交能力下降，人际关系差，表现为无礼貌、不合群、易妒忌，甚至有敌意，或者胆小、退缩、紧张。有些患儿由于被同伴嘲笑，被同龄群体排斥，可导致情感上感到被拒绝而使他们宁愿离群索居也不愿参加集体活动。社交的受限常伴有其他情感和行为问题，而避开社交活动又可以导致他们好斗、自我防御或害羞。

（三）智力

患儿可由于缺乏学习机会而被当成智力障碍者。传统的智力能力测验中，唇腭裂患儿的分数在平均水平范围，语词能力（如语言推理、语词学习和记忆）相对是弱项。成人经Wechsler智力量表测定，未见一般畸形者有智力障碍，但一些影响脑发育的颅颌面畸形患者（如颅狭症、小头畸形等患者）的智力有明显下降。这些患者早期即表现为落后于同龄儿童的智力。在笔者的调查中，有些患者为初中文化程度或高中一年级便辍学，但并非因为智力下降，而是因为家庭经济拮据或需要劳动力等。

（四）人体形象不良感

人体形象的概念要求生理上和心理上的统一。它涉及人的自我感觉和对于周围人对"我"的身体情况所做反应方式的观察。Schilder最早描述这种人体形象概念。同时描述了这种人的完整的引人注意的精神形象，是建立在人的不同模式的生活经历基础上的。整形外科医师对人体形象不良感患者的心理感觉状态是很熟悉的，患者寻求美容手术，经常夸大自己的畸形程度，甚至仅是一些很轻的畸形。通常他们观察自己的身体与其他人对他们的观察是不同的。颅颌面畸形患者也常伴人体形象不良感，从而夸大自己的畸形程度及它的影响，而可见的瘢痕也是患者非常关心的问题之一。

颅颌面畸形患者有一个很强的妨碍正常人体形象感形成的心理生理基础。他们的出生对母亲是一种打击，母亲可能出现粗鲁的厌恶心态和行为，或者反过来表现为过分的爱护。这就使孩子形成自身形象不良感。Niederland把畸形带来的危机称为母亲和患儿之间失去平衡关系，而且这种失平衡几乎一直存在，不利于患儿的正常人体形象感的形成。MacGregor及其助手描述，家庭如果接受这种缺陷，与孩子的关系处理得与正常孩子一样，能促进健康和满意的人体形象概念的建立。就面部外观的满意度父母和孩子很少能达成一致，而面部满意度与发生行为问题是相关的。

（五）对手术的期望

患者和他们的家庭一般对手术期望过高。他们不仅要求改变外貌，还希望借此改变社交和社会地位。这样的幻想促使他们对手术治疗产生迫切和过分的要求。金嘉翔等调查的患者中有希望通过手术矫治后去"参军"以改变自己的生活者，当手术后未能参加军队时也产生了情绪低落的情况。

（六）患者的人格状态

金嘉翔等给11名严重颅颌面畸形者做了明尼苏达多项人格调查表（Minnesota multiphasic personality inventory，MMPI）。患者年龄为16~23岁，初中以上文化程度，男性3例，女性8例。其中有3例各有1项以上得分高于一般人群得的常模T分。第一位性格内向分（Si分）为76分（常模为40~60分），抑郁分（D分）为77分，精神衰弱分（Pt分）为71分，属27/72模式人格，同时伴有疑病分（Hs分）为67分，偏执分（Pa分）为63分，表现为较敏感、易焦虑、紧张、缺乏安全感、易疲劳、厌食，自我要求很高，又优柔寡断，常自卑、自责。第二位Pa分为68分，精神分裂（Sc分）为69分，Pt分为66分，此三项得分偏高，也表现缺乏自信、较自卑、不合群、孤独。第三位患者病态人格分（Pd分）为70分，Pt分为64，表现为谨慎、敏感、依赖，有时又很随便。其他8例所得分与常模无明显差异。由以上可知，11例中有3例人格状态较不健全，占27.3%，但由于样本量较小，还需进一步收集资料深入分析。另外，在收集病例时，其他还有30例严重颅颌面畸形者，因年龄太小或文化程度太低等原因不适合做MMPI，但在与医师的接触中无明显的异常人格障碍发现。

第二节　心理诊断技术在颅颌面畸形患者诊疗中的应用

心理诊断，就是运用心理学的方法和技术来评估人们的心理状态、心理差异及行为表现，并确定其性质与程度。在医学心理学中，最常用的心理诊断技术是心理测验（mental test），包括智力测验（intelligence tests）、投射测验、人格问卷、临床神经心理学检查及各种症状评定量表等。心理测验作为心理诊断技术，在临床上有特殊的价值，在发现某些大脑功能障碍方面，可能要比物理的或生理的诊断技术更为灵敏。

一个有效的测验，不管它是什么类型的测验，都必须具备以下几个基本要求：常模、信度、效度、标准化。

使用心理测验应当注意：慎重选择测验量表，与被测验者建立协调关系、控制实施测验的误差、正确解释测验结果、遵守测验的道德、注意测验的保密，任何测验人员都必须要遵守上述注意点，其目的是防止滥用测验，避免得出不准确或意义不大的测量结果和造成不良的社会影响。

一、在颅颌面外科中应用较多的心理测验

（一）智力测验

智力测验是心理诊断中应用最多、影响最大的一种技术，主要用于临床评估患者的智力水平和智力功能损伤或衰退的程度。各种智力测验都是由一定数量的测量项目或作业组成的量表。这些项目或作业必须经过精心挑选和加工，并由标准化确定下来，形成一定的常模。测量成绩按完成项目或作业的数量来计算。把这种成绩与常模比较，便可了解一个人智力水平的高低。

现代智力测验已成为临床诊断上的重要技术。如斯坦福-比奈智力量表、韦克斯勒量表等都是临床上常用的智力测验工具。在颅颌面畸形患者的心理测量中，智力测验是一个基本的组成部分。对于先天性的颅颌面畸形，智力测验可以了解患者脑部功能及智力发育的受影响程度，有利于手术方案和时机的选择；对外伤造成的颅颌面畸形，智力测验可以了解脑功能的受损程度，对患者的整体康复预后做出确切的判断。

（二）人格测验

人格测验（personality test）是评估个性心理特征的一种技术，临床上常用来作为诊断工具。

人格是指一个人对内外环境刺激所特有的反应方式和行为模式。它是在个体的生活早期就开始形成的。人格方面最具有特征性的是人的性格特点。已形成的性格特点与疾病有密切的关系，疾病也常常会引起患者某些性格的改变。因此，对人格的评估便成为临床诊断、鉴别疾病的依据之一。

目前用于评估人格的技术和方法很多，常用的有投射测验和人格调查。投射测验一般是采用各种云图、墨迹图、指画、图片等测验评估一个人的人格特点，如罗夏墨迹测验、主题统觉测验、绘人测验等，都是常用的投射技术。人格调查通常是用经过精心选择编制的一系列问题调查表，要求被测验者根据提出的要求选定适合自己情况的答案，做出反应。一般答案要求很简单，只要做"是"或"否"的回答。现在，在颅颌面外科临床上用得最多的是明尼苏达多项人格调查表（MMPI），也有使用艾森克人格问卷（Eysenck personality questionnaire，EPQ）、16种个性因素量表（16 personality factor questionnaire，16PF）的研究。

人格是一个很复杂的问题。它不像人体重量、身高、心率那样，有客观的量度。关于人格的概念，也没有一个统一的解释，而且各种主观因素的影响常会造成评估的偏差。在实际应用中，要求临

床测验学家选用恰当的工具，熟练掌握正确的技术，对结果能做出准确详尽的解释，以使所做的人格测验具有诊断价值。

（三）临床神经心理学检查

临床神经心理学是一门新兴学科。它专门研究由脑损伤和脑器质性病变产生的各种心理行为障碍，如失语、智力减退等。临床神经心理学与临床医学，特别是神经病学和精神病学，有很密切的关系。

在临床诊断检查中，常常需要鉴定脑疾病患者的认知和语言能力，如失语症患者的智力状况、脑外伤患者的知觉运动能力等。依靠一般的神经病学临床常规检查，不能完全达到应有的目的。而临床神经心理学可以利用各种测验，获得心理功能损伤的有关资料，为临床诊断、鉴别疾病及评估治疗效果提供有效的依据。

临床神经心理学检查，其目的在于正确地预测脑器质性障碍和了解脑器质性功能障碍的性质和程度，一般的测验项目多是操作行为方面的内容。这些经过设计标准化的测验，能够对人的心理行为做定量的分析。

二、症状量表

研究工作最基本的一条途径，就是进行比较，例如把某一疾病和其他疾病或正常群体做比较等。这类比较既可以是绝对的定性比较，又可以是相对的。

评定量表的分类：就其内容而言，可以分为诊断量表和症状量表；就其评定方法而言，可以分为大体评定量表（GAS）和症状评定量表，或自评量表和他评量表等；就其对象年龄而言，可以分为成人用量表和儿童或老人用量表；就其病种而言，可以分为抑郁量表、焦虑量表和躁狂量表。现在世界上常用症状量表有几十种，还有许多研究者，根据自己的研究需要，不断编出新的量表，例如90项症状检核表（symptom checklist 90，SCL-90）阳性项目数共达48项者（或阳性均分为"3"分），那就是自身健康状况不佳、范围较广、病情呈中等程度的一组患者，可作为患者的入组标准，增加研究样本的同源性，可用于评定疗效。

症状量表多为评定检查当时或过去1周或2周内的情况。这一点在评定中往往被忽视，而产生误差。他评量表对评定者要求不一，多数要求专科医师，有些量表也可由精神科护士及其他研究人员执行，但都要求必须是经过量表培训的医务人员，个别量表如大体评定量表甚至要求应由主管医师评定。自评量表主要应用于能较好理解文字信息的患者，即青少年期以上的患者。

（一）90项症状检核表

90项症状检核表是以德罗加蒂斯（L. R. Derogatis）编制的霍普金斯症状清单为基础，包含90个项目，分5级评分的精神症状自评表，基本用来衡量门诊及住院患者的自觉症状及其严重程度。根据德罗加蒂斯等研究结果，各症状效度系数在0.77～0.99之间。这表明此量表的评定结果有较高的真实性。同时与其他自评量表相比，它具有内容多、反映症状丰富、更能准确刻画患者的自觉症状等优点，能较好地反映患者症状的严重程度及其变化，在研究成人颅颌面外伤等畸形的手术前、后心理状态的变化中应用较多。

（二）阿肯巴克儿童行为量表

在众多儿童行为量表中被使用得较多、内容较全面的是阿肯巴克儿童行为量表（Achenbach Child Behavior Checklist，CBCL）。它有教师用表、家长用表和儿童用表（10岁以上）三套测验，其中家长用表使用最多。三套测验内容大同小异，主要用来筛查4～16岁儿童的社交能力和行为问题。

有学者用CBCL家长用表和学生用表（12～16岁）探讨唇腭裂患者的心理行为问题及其与年龄、性别等的关系，分析其发生过程及相关因素。目前CBCL已被推荐作为在有特殊医学问题的儿童中确定性格适应等方面的常规应用工具。

（三）贝克忧郁量表

贝克忧郁量表是最常用的抑郁自评量表，适用于成年后的各个年龄阶段，也有适用于儿童和青少年的版本。在颅颌面畸形的各个年龄层次中都可以找到适用的量表，使用方便。

（四）抑郁自评量表

抑郁自评量表（self-rating depression scale，SDS）是一个含有20个项目、分为4级评分的自评量表。它的原型是Zung编制的抑郁量表（1965），使用简便，并能相当直观地反映抑郁症患者的主观感受。

（五）焦虑自评量表

焦虑自评量表（self-rating anxiety scale，SAS）由Zung于1971年编制，该量表构造的形式、具体评定方法都与SDS十分相似。它也是一个含有20个项目、分为4级评分的自评量表，用于评出焦虑症患者的主观感受。

第三节 颅颌面畸形相关的心理护理

心理护理是指一项在对患者的护理过程中，运用心理学方法，以改变患者的心理状态和行为，促使患者达到身心康复的工作。心理护理主要是研究临床护理中的心理学问题，如怎样解除患者对疾病的紧张、焦虑、悲观、抑郁的情绪，调动其主观能动性；怎样帮助患者适应医院的生活环境；怎样帮助患者建立新的人际关系，特别是医患关系，以适应新的社会环境等。

当代医学心理学的研究证明，患者的心理活动，以及护理人员对患者施加的心理影响，直接影响治疗效果，因此在临床上有心理护理先行的说法。

一、心理护理的准备

（一）了解患者的需要

了解患者的需要包括：解除痛苦、就医治疗、良好的护理、生活上的照顾、"关心、同情和帮助"、熟悉环境、新的人际关系、"了解疾病的预后，以及疾病对家庭、工作和学习的影响"、对疾病所持的态度等。

（二）观察患者的心理反应

患者的心理反应会受到外界环境的制约，而患者的心理反应与生理变化有一定联系，如患者在手术前，紧张的情绪会使脉搏加快、血压升高。通过观察患者的面部表情、行为变化等，也可了解患者的心理反应，如焦虑、抑郁、感知过敏等。了解患者的心理反应是做好心理护理的前提。

（三）收集患者的心理信息

1. 直接收集法　直接与患者交谈，从中了解患者的人格特征、家庭支持系统、幼年开始形成的人际关系交往模式等等。
2. 间接收集法　通过与患者亲友交谈收集患者的心理，预先设计问卷进行一般心理状况调查。

（四）分析患者的心理信息，提出解决心理问题的方法

对收集的信息进行分析，提出心理护理的目标。从心理护理的角度来说，就是要做出心理上的诊断与治疗。如因经济条件差而不安心住院可诊为"经济拮据"，其解决办法是请求单位补助、亲友支持或募捐解决等。又如失语可诊为"语言联系功能障碍"，其解决方法是书写交流或打手势。

（五）护理效果的评价

对护理效果的评价，应根据护理行为是否符合护理程序和计划而定，不能仅以患者的目标是否达到来作为护理效果的标准。因为有时无效的护理亦可达到目标，而有效护理活动则未必能解决问题。护理目标未达到，遗留了问题，反馈给护理人员，护理人员便要重新观察患者的心理反应，重新收集资料，确定原先做出的心理护理诊断的真实性，修改护理计划。

二、一般心理护理

（一）性格与护理

性格是表明一个人对现实的稳定态度，以及与其相适应的习惯性的行为方式的心理特征。古希腊医学家希波克拉底有一句名言："了解什么样的人得了病，比了解一个人得了什么病更为重要。"同样

的病，在不同人身上，其表现往往是不同的。如外伤导致的颅颌面畸形对某个人可能是毁灭性的打击，另一个人遇到了却可能泰然处之。因此，护士可通过了解患者的性格特征，来预见患者对疾病所持的可能的态度和将会采取的行动，为治疗提供心理基础。

1. 性格开朗患者的护理　性格开朗的患者，外倾性较明显，患病后易产生急躁情绪。护士可通过交谈让患者对疾病有所认识，使其尽快适应医院生活，增强对疾病痛苦的耐受性，与医务人员较好配合。

护理中对患者要热情、耐心，主动向患者介绍疾病的有关知识，使之对疾病有正确认识，并指出情绪稳定与健康恢复的关系，使患者始终保持乐观的态度，勇于战胜疾病。

2. 性格孤独、懦弱患者的护理　性格懦弱者，内倾性较明显，表现沉静，反应迟缓，顺应困难。患病后情绪消沉、焦虑、抑郁，对疾病痛苦的耐受性差，有轻微的疼痛便大声呻吟，对医院生活适应能力差，依赖性强，诉说病情时往往易夸大疾病感觉的体验。

护理中护士要耐心倾听患者主诉，不要随便打断患者的话语；言语应谨慎，不要有暗示性，以免使其生疑而致医源性疾病；应主动介绍医院环境，使之尽快适应生活，启发患者的自信心。

（二）情绪与护理

有些患者会惧怕医院内的陈设和各种检查。有些患者做CT检查时，会误认为检查是给人通电，无论如何也不能配合检查。

有些患者会惧怕手术。有的因极度紧张，还未做手术便虚脱了；有的看到护士推平台车，会尿失禁。

在护理中，应设法消除引起恐惧的原因，如在做检查前，向患者解释清楚，主动告诉患者手术过程中疼痛的性质、原因、程度，说明医师会设法减轻疼痛。患者如果了解了医护人员的做法，就有可能会忍耐疼痛，配合治疗。

焦虑情绪是患者常见的情绪表现。引起焦虑的原因很多，如诊断不明确、治疗效果不佳、后遗症、疼痛、家庭经济拮据、牵挂老人和孩子、失恋、担心工作等，常表现为食欲不振、失眠、沉默不语、唉声叹气。有的则相反，一向性情温和的人突然变得脾气暴躁，从而不能很好配合治疗。

护理的方法：必要时引导患者发泄焦虑情绪，为患者介绍有关疾病的知识及焦虑情绪带来的危害；合理安排休养生活，使之生动有趣，调动患者的积极性，减轻孤独与焦虑，变消极情绪为乐观、愉快的积极情绪；还要注意患者和亲属交谈对稳定患者情绪的重要性等。

（三）需要与护理

患者由于疾病的痛苦和特定的医疗环境，其需求比正常人更为复杂、具体，如需要早期诊断、需要有效治疗、需要安全、需要认识和掌握自己的病情、需要帮助、需要关怀和爱护、需要可口的饮食、需要尽快康复、需要充分的休息与睡眠、需要同情、住院治疗需要被尊重、需要得到良好的治疗环境和治疗待遇、需要良好的医患关系、需要消遣和娱乐、出院后需要适应能力。

护理的方法：满足患者的生理需要，如环境清洁美化、饮食卫生、休息等，都要视患者的特点而定。尊重患者，不要只叫床号，否则可能会伤患者的自尊心。提供信息，如介绍医院环境、规章制度、周围病友、为其治疗的医师等。介绍有关疾病的知识、检查、治疗方法。组织患者参加文娱活动和做力所能及的工作。注意，患者的需要是随病情的变化而变化的，而且不同的患者、病程的不同阶段，需要也各异。有时，患者的需要还因年龄差别而不同，所以护士必须根据患者的具体情况和需要层次，有的放矢地进行护理。

（四）语言与护理

语言是人们进行社会交往的工具，语言沟通的好坏，对人所起的作用也不同。良好的沟通具有积极作用，有助于疾病的康复。运用语言交谈进行心理护理，应注意以下方面：

要重视语言在护理工作中的重要作用。通过与患者的诚恳交谈，帮助患者正确认识和对待自己的疾病，使其得到精神上的鼓励。要多运用有利于恢复健康的语言，传递有利于恢复健康的信息。对患者在交谈中表现出来的心理反应，护士要有所认识，患者悲痛时给予安慰，让其合理地疏泄心中的烦恼，得到心理上的支持。

交谈时要落落大方，举止文雅，语言文明，要使患者觉得你是一位稳重而端庄的护理人员。切不可双手插兜，背靠墙，给人以懒散不恭的印象。说话时，外部表情不要过于丰富，手势勿过多，以免令患者生厌。交谈时表情自然，注视对方面部或眼睛。不可有意无意摆出一副心不在焉的样子，使患者觉得你不尊重他。交谈时注意观察病情。了解患者的心理活动并接受建议、征询要求等。交谈内容不要涉及他人，尤其不要在背后议论医护人员的是非及其他患者的隐私。不该告知患者的病情及诊治措施，应注意保密，以免引起患者的不良心理反应。

（五）暗示与护理

暗示是人类最简单的、最典型的条件反射。暗示刺激人脑产生兴奋灶，这个兴奋灶再沿着条件反射的神经通路，直接调节身体各部位的生理活动。运用暗示作用的积极方面，护士可通过言语使患者不经逻辑判断，就接受护士灌输给他的观念。一般良性的言语刺激，可使不正常的生理活动恢复正常，而恶性的言语刺激会产生消极的暗示作用，导致心身疾病。心理护理中的暗示，多数是在患者清醒状态下进行的。失眠患者不急于用药，先为患者创造入睡条件，利用睡眠的暗示作用催眠，嘱患者平心静气躺着，想象入睡时身体如何轻松，头脑如何发困，再用中指轻叩印堂穴，患者慢慢就会入睡。又如患者注射时怕痛，可安慰患者不要怕，这种药对病的效果很好，慢慢推注不会太痛的，患者以信赖的心情接受注射，肌肉松弛，注射时再设法转移其注意力，就会减轻疼痛。

在护理中要根据病情和患者接受暗示的程度，采用不同的暗示手段，以最大限度地发挥手术、药物的治疗作用。

暗示的效果，往往取决于被暗示者本身人格中的易被暗示性，对暗示者的信赖程度，以及暗示者的语言技巧和态度等。

（六）环境与护理

环境直接影响着人的心理活动。现代医学证明，优美舒适的环境对人的心理能产生良好的影响，它使人心情舒畅、精力充沛，从而增进健康。

患者所住房间的色调会产生颜色的心理效应。一般认为，红色刺激使人精神兴奋或紧张；黑色使人情绪抑郁，死气沉沉；浅蓝色和淡绿色使人感到恬静、舒适；奶油色给人柔和悦目、宁静的感受。经科学家研究还发现：浅绿色和浅蓝色还能吸收噪声的高音部分。实验证明，颜色对脉搏也有影响：受试者在浅红色墙壁的房间里，脉搏变快；在黄色墙壁的房间里，脉搏正常；在白色墙壁的房间里，脉搏变慢。因此在布置病房时，以白色为基本色调，墙围涂以浅蓝色或苹果绿色，地面用黄、白两种颜色点缀。这样，墙壁与地面颜色相映，显得病房明亮、幽静，给人以清新舒适之感。病房内可放置一些盆栽、盆景，增添生气和美感，使患者得到一种安慰。

病房的空气要新鲜、洁净、温湿度适宜，无特别气味，才有利于患者健康的恢复。病房内要禁止吸烟，还应及时清除室内的异味，如消毒剂味、药品气味、伤口脓血味、卧床患者发出的汗臭味等；室内要经常开窗换气，每次不少于30分钟；室内温度一般以18～20℃为宜，湿度以50%～60%为宜，过湿和过于干燥都会使人感到不适。

病房应保持安静，以保证患者的休息和睡眠，利于疾病的治疗和康复。病房内噪声阈值在36 dB，超过将影响人的情绪，使人感到烦躁。护理人员应注意压低声响，脚穿软底鞋，做到走路轻、说话轻、关门窗轻，桌凳腿安装橡皮垫，一切操作动作要轻。为保证患者安静休息，轻重患者要分室安排，以免患者病情突变惊叫影响其他患者。

三、先天性颅颌面畸形患者的心理护理

对于儿童的心理护理，除了要给予儿童亲切感外，更重要的是要做好家属的工作，因为家庭对待孩子的态度直接影响着孩子的情绪。要尽最大可能地激发家属对孩子的关爱，减轻孩子的被遗弃感和自责感，同时，也要让家属了解先天性颅颌面畸形的治疗是一个系统的工程，往往需要长期、分阶段进行，在来医院治疗的间隙，家长对孩子各方面的关心也是十分必要的。要告诉他们如何积极配合来巩固入院治疗的效果，以便得到更好的结果。

对临床手术效果的预期要注意三个心理方面的问题：①患者的期望和事实上他们感到的结果之间的差异。②自我认识中对外表的想象和现实的差距。③父母的行为，社会活动和职业情况的变化。这三方面会引起不同的人对手术不同的评价。很明显，效果良好的畸形矫正术可以使患者心理状态和生活质量得到改善。但应注意的是，有时，患儿和父母对手术效果不理想的心理准备不足，患儿、父母和医师对手术的评价可能不同，特别是在术后不同时期，有些手术早期会出现水肿、痂皮，有些一期手术之后，在二期手术之间，患者的畸形可能并没有纠正，或者更加难看（如安放扩张器等），使患者和家属更加烦恼、沮丧，甚至反感。要告诉患者和家长的是，这不是最终结果，事实上，最终评价大多是良好的。

颅颌面外科手术后的康复治疗可能要持续1～3年，在这群患者中有报道有严重的心理社会问题。体象问题较突出，可导致自信心降低和不良的心理适应。有些患者对术后面貌的改变可能产生焦虑，或害怕现实和期望之间存在差距，需要重新适应新的情况等问题从而引起新的焦虑。有些家长反映，术后患者更少参加社交活动，连术前常去活动的场所也不愿去。因为原来这些地方的人们已熟悉了患者，患者也适应了这样的环境，当术后来到这些地方反而引起人们的好奇、围观，被问及各种问题。

一些原来与患者相知的人会"揭露"患者原来的面貌使患者成为"话柄",患者的心理压力更加加重而不能适应。

一般来说,患者的社会地位在术后大多没有改变。有些家长发现虽然手术满意,可是患儿的行为改善较小,因而仍有失望感,这是因为,他们往往没有意识到患儿的行为与个性、环境、教育的密切关系。

女性对手术前后的面部外观的整体满意度比男性更低,但男性对他们的外形改变的适应需要更长的时间。18岁以上的年轻人比年龄大的人具有更高的抑郁水平。

经历颅颌面外科手术后生活的改善表现在找到工作,变得更自信,拥有更好的面部外观、更好的社会关系和较高的自我评价。与其他美容治疗后不满意的患者相比,一般有75%~90%的患者对手术后5年的颅颌面外观表示满意。

以上的情况以往在术后很少有人给予关心,并在行为、认知等方面很少给予患者心理帮助以适应新的环境。这就要求医护人员在整形手术过程中和手术之后特别要重视患者及其家庭的心理问题。对手术前后患者情感状态的评估很重要,而心理适应有利于手术后的满意度和康复。在此领域,医患之间的交流有待提高。治疗小组中有心理学家的参与将增强患者的生活质量和术后满意度。经历任何形式的颅颌面外科治疗的患者都必须在治疗前进行心理辅导。

(一) 儿童

生性好动,病情和诊治要求限制了他们的活动自由,从而影响儿童的情绪,使他们感到不快和忧郁。若住院治疗,中断母爱,他们还会感到孤独。儿童病后常有如下一些心理反应:

1. 惶惑不安　儿童平时对疾病和住院尚无概念,亦无思想准备,离开亲人和家庭来到陌生的环境后,会感到莫名其妙。面对陌生的戴大口罩的护士阿姨、亮闪闪的针头、苦苦的药水等都会使他们感到恐惧万分。看到穿白大褂的医师,年幼的会被吓得往亲人怀里钻,年龄大一点的可能会借故要上厕所而溜跑。在无人陪伴的儿科病房,护士一出现,孩子们往往因害怕而突然鸦雀无声,或者吓得尖叫,有的甚至行为退化,出现尿床、尿裤、拒食、发脾气、喊叫等行为。

2. 反抗　有的儿童为抗拒住院治疗,会乘人不备而逃跑。有的甚至对父母强迫住院治疗感到怨恨,从而对父母的探视也不表示亲近。

对这些儿童患者的护理应该做到:

根据不同的年龄特点而采取不同的心理护理。如婴幼儿多给予抚摸,哭闹时顺着头发由头顶摸到前额;病情允许的情况下,可搂抱、亲吻,消除患儿的孤独感和不安全感。

介绍学龄前的小儿与年龄稍大的病友共同玩耍,并讲清有病需要住院治疗的道理。如果是学龄期儿童,可介绍疾病的有关知识和检查、治疗的方法,使之配合治疗。为不荒废学业,要鼓励患儿边治疗边学习,并指定专人辅导,使患儿安心养病。

双亲探视患儿时,护士要主动介绍病情、治疗情况及孩子的表现,取得双亲对治疗工作的配合与支持。

少儿病房的布置要力求符合儿童的心理特点。不能过于单调和呆板,病床、家具门窗等设施的设计要尽可能儿童化。美国有一所医院,小儿病床的式样有汽车、火车、大拖鞋等,病房布置好像一个游乐园。工作人员服装也因工作性质不同而颜色多样化，只有负责治疗的护士穿白色工作服，其他护士都穿鲜艳的工作服，这样可缓和患儿的惶恐不安心理。

有条件的医院要设立母子病房，使父母能在小儿患病期间陪伴在旁，消除患儿的孤独感。另外护士在治疗前后要与小儿交流感情，树立护士在患儿心目中的良好形象和威信，以取得患儿的配合。

儿童患者心理的最大特点是对环境的不适应和害怕孤独。治疗前他们过着无忧无虑的生活，受到父母理所当然的爱护，自然不会产生深刻的负面情绪体验。也有许多父母对所生的先天性颅颌面畸形的儿童从来就是焦虑和不耐烦的，患儿从小就缺乏安全感，有着深深的孤独感。再加上患儿的一些特殊病症，不得不离开父母而住进病房，更加重了患儿的惶恐不安，情绪上自然就带有反抗意识了。

（二）青少年

先天性颅颌面畸形或因意外事故造成颅颌面部创伤畸形后，极易产生悲观心理。他们往往流露出对前途的渺茫感，甚至产生轻生行为，拒绝他人的照顾和治疗。有这种心理的人，还可伴发"破罐子破摔"的心态。

在心理护理方面应该注意：

床位的安排要尽量照顾年龄特点，为他们的活泼好动尽量提供条件，使他们心情愉悦；同时有必要向他们讲清医院的有关规章制度和疾病的有关知识、治疗方法等，使之有思想准备配合治疗。

由于青春期的生理变化，使他们特别害羞。不喜欢异性医护人员进行个别的健康指导和身体检查，但较易接受年岁较大、较成熟的医师、护师的指导。青少年患者对自己的病情也很想了解，可是有时装作没兴趣、羞于启齿，实际上是好强心理对渴望了解病情的心理的一种掩饰。护师应洞察这一点，主动为他们做一些有关病情的解释和介绍，对配合治疗极有好处。

青少年对自己的外貌特别注重，一些从小没在意的外观畸形在这一阶段可能突然变得在意起来，如被异性拒绝接近，会产生各种心理反应，而对畸形的治疗又会出现如恐惧、顾虑等情绪；同时，对病房其他人的治疗也有较强的反应。如果旁边床上是一个老年病号，青少年患者就会感到烦躁不安。大多数青年人对别人的痛楚很敏感，而自己能安静地忍受剧烈的疼痛或不适。因此，如有可能，最好把青年患者们安排在一起。

青年人具有活跃的思维能力，往往有做"白日梦"的倾向。而经常产生脱离现实的幻想是不健康的，因此要安排一些适当的活动来分散和转移他们的注意力，如看电视、书报或做小手工艺等。

（三）中年人

中年是人生的鼎盛时期，体力、精力旺盛，肩负着家庭、社会的各项重任，被称为"社会的脊梁"。由于沉重的家庭和社会负担，加之生理上开始向老年过渡，他们如遇到颅颌面部外伤或患上颅颌面部肿瘤也会出现一系列复杂的心理反应。中年患者患病后常见的心理反应有：

1. 忘我　中年是出成果的时期，如遭遇颅颌面部外伤后，回到以往的日常生活也很困难。患病后将停止一切工作，强烈的工作责任感和事业心会使他们认为这是无法忍受的痛苦和损失，因而可能迫切要求早检查、早治疗、早出院；有的在病中仍坚持工作，或不等痊愈带病出院工作。这些都不利于他们的身体康复。

2. 抑郁　患病后给家庭带来了许多困难，给工作也带来一定损失，牵挂家人和工作的责任感使患者考虑过多。他们可能有婚姻问题，抑郁，焦虑，担心恢复后能否继续工作、自己是否会成为家庭和单位的累赘，考虑老人的赡养和子女的抚养等。一些研究发现社交焦虑的程度与伤口的尺寸和遗留的瘢痕尺寸成正比。他们会显得忧心忡忡，不断向医护人员讲述自己的困难，急于得到最好的治疗以期尽早出院。

3. 多疑　中年人处于一个应激时期，体力及心理的稳定常趋于紊乱。中年期也是诸多疾病的并发期，给诊断和治疗带来了一定困难，患者对多种检查顾虑重重，怀疑患有不治之症。这种多疑心理反应常使患者心神不安、食欲减退、失眠多梦等。若得知身患绝症而自我价值实现已不可能时，更会悲观失望。

4. 回避　有些患者担心因病失去原来的职位和工作而不承认有病，有的为了减轻亲友的痛苦而隐瞒病情，回避现实。产生这种心理的人，常突然表现异常的工作干劲，对亲友也会突然展现十足的关心。所做的一切，意在掩饰自己的病情事实，争取工作和生活时间。

5. 创伤后应激障碍综合征　这一问题并不只是发生于中年人，但由于这一年龄段正是颅颌面部外伤的好发年龄段，因此放在这里叙述。其他如得知自身得了突如其来的重病，如颅颌面肿瘤等，精神上的创伤也会造成这一心理问题。据报道，颅颌面部外伤的成人中有20%～30%的人有创伤后应激障碍综合征（post traumatic stress disorder syndrome）症状。症状有：侵入性和扰乱性思维；关于受伤的场景和梦境（闪回）；回避与受伤相关的思想、情感和情境；易醒；易怒；紧张和易激惹。女性、老年和创伤后疼痛可以增加创伤后应激障碍的发生机会。发现这些症状很重要，因为这往往掩盖了未诊断的抑郁。

对中年患者的心理护理应该做到：

解除患者后顾之忧。配合单位尽量安排轻松的工作，若病情允许，可同意其将工作带到病房做，并为之创造工作条件。适当的工作，有时能起到一种调节身心的作用，帮助他们从疾病的困扰中解脱出来。

要嘱咐其子女定期探视、汇报学习和工作情况，使患者安心疗养。

对有些患者不应隐瞒病情。特别是那些乐观开朗的患者，不如向他们讲明病情性质、严重程度，以使患者合理安排工作与生活，并有充分的心理准备。一般来说，中年人的心理比较成熟，心理承受力相对要强一些，但在具体实施时，还是要视其具体情况，特别是个性差异情况而定。

安排适当的活动。人到中年，体内各器官功能开始衰退，如果不能有秩序地工作、有规律地生活和适当补充营养、进行体育锻炼，则会过早出现体力下降、不能顺利度过围手术期、出现各种并发症等症状。

第四节　颅颌面外科疾病治疗中的医患关系

在矫治颅颌面畸形的医疗过程中，整形外科医师常被看成局外人。亲友、社会工作者的意见将影响整形外科医师是否被信任和接受。

由于亲友对患者的畸形已经适应，对手术能否改善畸形又有一定的怀疑，对畸形改善后患者和亲友能否适应新的情况也有疑虑，他们的焦虑降低了他们与医师的合作度。

由此可见有关各科组成的联合康复治疗组与患者及家庭的感情投资十分重要。在国外，这样的联合康复治疗组中往往有心理健康专家的参与。患者及家庭对手术的期望和幻想常与医师所能做到的有差距，尤其在两次手术间期，面容可能变得更差而使患者对手术和医师产生怀疑，丧失信心，痛苦，不合作。医师将会经历患者因幻想破灭而怨恨的风险，或引起医患的对峙。医师有时会感到患者及整个家庭忘恩负义或者感到受了愚弄，由此可能产生医患双方在心理上的僵局。因此，要求治疗组的每一位成员必须理解患者及家庭的心理变化，并进行适当处理。可以明确的是，对孩子做手术会影响整个家庭。在通过沟通得到了患儿家庭的信任后，有必要仔细规划手术时机和数量，因为手术会扰乱家庭生活、社交生活、同伴关系、学业和体育活动。这些都是除技术因素外必须考虑的问题。

共同参与的医患关系模式以平等关系为基础，医师和患者都有治好疾病的共同愿望。双方各自发挥自己的积极性，相互支持，协同配合，共同和疾病做斗争。这种模式是目前看来比较正确的医患关系模式。医师为了建立这种模式，必须努力掌握更多的行为科学知识。

与患者及亲友讨论对治疗结果的期望值很关键，患者必须对治疗时间、过程和对完成治疗目标所必须付出的努力有一个现实的了解，患者和亲友必须在治疗方案的制订中起积极的作用。如果发现一些患者有明显的心理问题，如抑郁、自卑和低自尊，这样的患者将会从心理治疗中获益。如果他们同意接受心理治疗，那么应做适当的转诊。

一、患者的特点

移情在医患关系中起着重要作用。

患者常有许多心理反应，如恐惧和焦虑是普遍存在的。颅颌面畸形患者由于社会的偏见或被认为是异类而遭到孤立，常使患者更觉羞愧。有时，患者，尤其是其中的小孩子，认为疾病是对他们不够好的惩罚，而产生负罪感。患者患病后有时会出现行为退化的表现。此时的突出表现就是孩子似的行为，其主要特征有：高度的自我中心、兴趣狭窄、依赖别人、对自身状况的全神贯注等。

二、医师的特点

医师应当有进取心，要有主动创造能力和做出决策的勇气，不断提高自己的操作能力。医师应当富有同情心，能设身处地为患者着想，关心患者，力所能及地帮助患者解除痛苦。在诊治颅颌面畸形的儿童时，医师不应该假设所有的颅颌面畸形儿童都存在心理社会适应问题，因为现实中许多人可以很好地适应，不应该让成见左右了正确的判断。

医师的职业风格，是医师的防护工具。它可以弥补医师的焦虑、犹豫不定所形成的弱点。医师以往生活中的某些经历，可以反映在对患者的态度，可能对医患关系发生重要的影响。医师应当经常自我检查，因为这是具有高度责任感的医师所不可缺少的。因此，优秀的医师应当是：

（1）具有相当的知识和技能，包括更新知识、充实知识的能力。

（2）关心患者利益，与患者交往时同情和尊重他们。在实施诊治计划时，把患者的健康和舒适放在首位。

（3）随时准备听患者诉说，这是关于病情资料的最好的来源。

（4）善于连续观察患者的情况，并对观察结果进行逻辑思考。

（5）明白自己能力的局限性。在新的事实出现时，随时准备修正自己对患者的意见和治疗措施。

（6）医师不应由于个人问题和内心矛盾而伤害患者。不应当利用患者来加强自己的成见，支持自己的自信或满足自己非专业的需要。

第五节　颅颌面外科中的心理治疗

心理治疗对颅颌面畸形患者的重要性在于颅颌面畸形造成患者外观和功能影响的特殊性使心理因素与治疗过程有着十分密切的关系。首先，心理因素是一种重要的发病因素，先天性颅颌面畸形的发生有一部分与母亲怀孕时的不良情绪有关；其次，在治疗的过程中，患者会产生各种心理反应，这会对治疗方式的选择和畸形造成的患者以后的个人整体发展起重要的影响。心理治疗并不是作用于局部的器官，而是影响整个机体，有时甚至还包括患者与家庭及环境的关系；在巩固和提高疗效方面，心理治疗显得更重要，它能帮助患者增强自信心，增强社会适应能力。

心理治疗就是建立在良好医患关系的基础上，通过支持性帮助和提高认知水平来调节情绪的。人类在很大程度上是有能动性的。心理治疗可以帮助患者抑制不良情绪，或以一种情绪去克服另一种情绪，以及把认知、动作和情绪结合起来达到对情绪的控制，从而获得良好的治疗效果。

一、心理治疗对颅颌面畸形患者的意义

患者及父母、家庭要经受手术前后许多生理磨难和心理压力，这使得患者家属和外科医师都需要心理支持以配合手术的完成。心理支持可帮助自我评价较低的患者及家长有正确的心理评估使他们树立信心。心理帮助对父母、家庭在手术前后产生的种种问题有疏导作用，对手术期望值过高，以及因幻想和现实有差距引起的心理障碍十分有效，对畸形矫正后患者适应新的环境也能起到良好的作用。心理医师必须给予患者充分的解释、保证、安慰，支持其树立治疗信心，还要与有关家属、亲友、师长等加强联系以取得他们的信任和支持。心理帮助也能使医护人员能正确对待患者及其父母和家庭。

患者及其家人和有关亲友对不良行为及情感的适应，以及对不良认知的适应是造成种种心理障碍和阻碍整个畸形诊治过程顺利进行的原因。心理医师的任务就是帮助患者及有关家属找出这些不良的认知，并提供"学习"或训练方法以矫正这些认知，从而解除心理障碍，保证矫治过程的圆满。

二、颅颌面畸形治疗中的心理治疗原则

患者及父母、家庭在颅颌面畸形整治过程中要经受手术前后许多生理磨难和心理压力，使患者、家属都要求心理支持，整形外科医师也要掌握心理治疗的基本原则以配合手术圆满完成。

建立良好的医患关系；了解患者的动机和期望；要估计患者的体力能否经受住手术及术后的各种痛苦，以及可能出现的消极情绪和并发症，并向患者讲清楚；争取亲属的支持；必须给予患者对畸形产生的不良心理有宣泄的机会；对于产生了焦虑、抑郁、紧张的患者，安定剂和精神药物有良好的治疗作用。但绝不能依赖药物。

临床上常用的心理治疗通常分为一般性心理治疗和个别心理治疗两种。在具体方法方面有时也采用国外某些学派的治疗技术，如心理分析、行为纠正、支持和自我训练等。

一般性心理治疗又称支持疗法、支持性心理疗法，是一种以"支持"为主的特殊性心理治疗方法。其主要特点是运用施治者与求治者之间的良好关系，积极应用施治者的权威、知识与关心来支持求治者，使其发挥自己的潜力，面对现实处理问题，以渡过心理上的危机，避免精神崩溃，能增强患者安全感，减少焦虑和不安。支持疗法与其他心理治疗方法相比，并没有自己本身独特的理论依据，它主要运用心理治疗的基本原则来操作，支持求治者应付情感上的困难或心理上的问题，是最普通且最广泛运用的心理治疗方式。

支持疗法是一种基本的心理疗法，不管施行何种模式的心理治疗，支持疗法的原则都宜采用。然而，更确切地说，支持疗法特别适宜下列情况：颅颌面部创伤的患者由于遭遇严重的事故而导致外观和功能的重大改变，心理也受到严重的创伤，面临精神的崩溃，急需他人的支持来渡过心理上的难关；先天性颅颌面畸形患者的自我能力脆弱或未成熟，需他人给予长期心理支持，以免精神状态恶化；或者，刚从手术和住院的状态回归社会，面临应付现实环境、需要适应现实的康复期；在开始其他特殊模式治疗之前，宜使用一段支持性心理疗法，建立求治者与施治者的良好关系，稳定求治者的情绪，为特殊性的治疗做准备；不适合尝试其他特殊性心理治疗的患者，宜采用基本的、稳定性支持疗法；施治者未接受特殊的心理治疗训练，或临床经验不足时，宜使用基本的支持疗法。最常用的方法有以下几种，即解释、鼓励、安慰、保证和暗示等。在这些方法中，尤以解释为最重要。

认知疗法常采用认知重建、心理应付、问题解决等技术进行心理辅导和治疗，其中认知重建最为关键。很多先天性颅颌面畸形的患儿会一直认为自己表现得不够好，连自己的父母也不喜欢自己，因此做什么事都没信心，很自卑，心情也常不好。认知疗法的策略，便在于帮助他重新构建认知结构，重新评价自己，重建对自己的信心，更改认为自己"不好"的认知。又如，青春期的颅颌面畸形患儿开始注重自己的外貌，也有强烈的与同龄人交往的愿望。国外的研究表明，那些接受自己外貌的青少年往往能更好地与人相处，而十分在意自我形象的人，由于担心被嘲笑和怕被人拒绝的错误认知，往往在行为方面首先就表现为拒绝他人或采用过度的防御，以致不能与同龄人相处。

其他还有个别深入的心理治疗、行为疗法、来访者中心疗法、疏导疗法、催眠疗法、娱乐疗法、集体心理疗法、静默疗法等。

三、对治疗效果不满的处理

预防是对手术结果不满意患者的最好办法。首先要建立良好的医患关系。手术前协商要让患者充分了解手术可能达到的效果与期望值间的差距，并且愿与医师共同分担风险，并签定协议书。如果手术结果确实不理想，诚实和同情的态度是最重要的，医师必须承认错误，与患者交流想法，提出具体对策使患者对进一步治疗充分了解与理解。也要允许患者诉说他们的愤怒和不满，与患者争吵是不恰当的。医师不应做不必要的防御反应。保持和加强医患关系是很重要的。要经常探望患者，并支持他们。再次手术也要等6～12个月后。患者会对自身形象有一个适应过程。

有的患者会对自己选择手术有自责感。医师要对患者重申当初选择手术并不错误，并与患者共同承担风险。适当的护理会使患者逐渐好转，偶尔能遇到那种令医师自己认为不满意的手术，患者却十分欢喜，认为不必再做手术的情况。

有的手术结果很理想而患者不满意。医师可向患者表示，他知道患者不太满意，但这是能预料的最好的结果，再次手术所要冒的风险远大于所得到的好处。

有一些患者在其他医师处做完手术，再来要求做手术。这时要注意他的愤怒、自责、失望、恐惧等情绪。附和患者，批评原来的主刀医师，是不可取的。鼓励患者面对"此时此地"，不要停留在过去。更不要与患者一起言语攻击过去的医师。只能说："这一结果不最理想，现在试着改变它。"如果患者与以前的医师有诉讼案，此时接诊医师最好不要实施手术。

四、医师不满情绪的控制

医师在判断手术的结果时要比患者严格，常会对自己感到失望。要注意不要对手术表示满意的患者表达自己对手术结果的不满，但可以承认对不通情理的患者有愤怒。要与自己的手术团队分担情感、矛盾，接受同情和支持，减少自己的焦虑。把工作问题留在办公室，不要自己独自消化各种压力。在为患者寻求完美治疗方法的同时要接受自己的缺点和调整自己的心理状态。

总之，颅颌面畸形的治疗过程中下述几点必须注意：

（1）在颅颌面畸形患者的诊治过程或在整形外科诊疗过程中都有必要重视心理学的研究。

（2）父母、家庭受到患儿外表、行为的消极影响而积极寻找治疗方法是颅颌面畸形治疗活动中的一个特征。

（3）患者的消极行为往往被归因于畸形本身，忽略了父母、家庭、社会对患者有意无意的排斥和不良影响。

（4）父母往往不再将患儿术后的不良行为归因于畸形，对患儿的行为要求也更高。

（5）除了对脑发育有影响的小头畸形、颅狭症等颅颌面畸形患者外，其他颅颌面畸形患者的智力不会低下，患者的自我评价、自信、智力也与常人无明显区别。

（6）患者对手术的期望不仅是外貌上要有改变，还几乎都认为马上会取得社会地位、职业认可度的改善。

(7) 有的患者在渴望外表变化的同时又担心失去原有特征，将无法能被亲人认出而产生焦虑。

(8) 由于手术打破了原有的平衡，术后患者常缺乏对新情况的适应和行为调整，会觉得压抑，自信心也会降低。

(9) 心理咨询和心理治疗在颅颌面畸形矫治手术前、后都是十分必要的。在术前为畸形患者和父母及有关人员举办一个专题讲座，对原来的心理、行为加以检查、分析，并对术后可能产生的心理、行为加以探索，这是很重要的。特别应该指出的是，术后患者也需要心理医师继续帮助，做心理、行为的再调整、再适应，这样将提高畸形矫正治疗的疗效。

（周轶群　金嘉翔）

参考文献

[1] PERTSCHUK M J, WHITAKER L A. Social and psychological effects of craniofacial deformity and surgical reconstruction[J]. Clin Plast Surg, 1982, 9(3): 297-306.

[2] PRUZINSKY T. Social and psychological effects of major craniofacial deformity[J]. Cleft Palate Craniofac J, 1992, 29(6): 578-584.

[3] BARDEN R C, FORD M E, JENSEN A G, et al. Effects of craniofacial deformity in infancy on the quality of mother-infant interactions[J]. Child Dev, 1989, 60(4): 819-824.

[4] ENDRIGA M C, KAPP-SIMO K A. Psychological issues in craniofacial care: state of the art[J]. Cleft Palate Craniofac J, 1999, 36(1): 3-11.

第二十二章

颅狭症的病因、分类和诊断

第一节 颅狭症的病理生理学

颅狭症是一类出生时或出生后早期即发生的病理性颅缝过早闭合的疾病。由于涉及的颅缝多寡不同，疾病严重程度和表现形式也各异。颅狭症的病因至今尚未十分明确，其病理生理方面的变化有其自身的特殊性。颅狭症临床类型的多样性决定了其病理生理的复杂性。病因方面，遗传因素和基因突变因素在颅狭症患者中多有发现；据文献报道，颅狭症的综合征有100种以上，大部分属于显性遗传，小部分属于隐性遗传。

一、颅缝骨性融合

Moss认为颅狭症原发病理只停留在早期胚胎前脑内的病理阶段，其颅缝的骨性闭合不过是颅底骨位置畸形变化的结果。这个假说仅适用于一些颅狭症类型，例如对合并腭裂的颅狭症发病机制的解释。

近十年来的基因突变研究和病理机制研究结果表明，不能排除颅缝内部基因突变致病的可能性。

Opperman的实验证明，硬膜接触颅缝是保持其开放不闭的必要条件，而脱离硬膜接触的颅缝就开始骨性闭合，并指出颅缝内有一种具有生化特征，并足以控制颅缝闭合的活性组织。

在家鼠颅缝置换实验中，Bradley把额缝置换到矢状缝的位置，把后者前置到额缝的位置，发现矢状缝提早闭合，而原本家鼠正常应早闭的额缝仍保持开放未闭。由此认为颅缝闭合的快慢取决于颅缝所处的位置，而不是颅缝的内在因素。

此后，Longaker实验确认，来自硬膜、具有不同表型性质的颅缝细胞可以作用于颅缝的开放和闭合，并指出在颅缝闭合过程中出现$TGF-\beta_1$和FGF mRNA超表达。在闭合颅缝的硬膜细胞内有LGF-1和LL-MRA表达，而在开放颅缝额成骨母细胞内部没有这类基因的表达，说明通过这些活性肽，可产生硬膜和骨缝之间的交互作用。

上述的实验结果似乎和Moss所提出的颅底生物机械力学致颅狭症的学说相对立。但实际上这两种学说并不互相排斥，每个学说可以解释特定颅狭症临床类型的发病机制。

对于矢状缝和额缝发生早闭的颅狭症，Graham提出颅盖机械压迫致病学说，因为这两种颅狭症的共同点是男性居多和胎头过大，符合子宫内颅盖承受机械性压迫的假设。一些实验的结果支持这种颅盖机械压迫致病学说，并指出在早闭颅缝内TGF-β表达增加。Daniel Marchac的资料表明，有机械压迫的颅狭症病例，并强调纵行颅狭症（矢状缝和额缝）患儿双胎和臀位居多（表22-1）。

表22-1 纵向型和复合型颅狭症的双胎和臀位概率

畸形类型	臀位		双胎	
	病例/例	占比/%	病例/例	占比/%
舟状头畸形	62	5.5	62	5.5
三角头畸形	28	3.3	36	6.5
斜头畸形	12	3.8	11	3.5
短头畸形	3	2.3	4	3
尖头畸形	0	0	2	3.1
人字头畸形	0	0	0	0
复合畸形	6	6.3	4	4.3

Marie组的研究成果对颅狭症病理学的机制研究开启了令人感兴趣的前景，他指出：在闭合的颅缝内有加强的局灶性骨形成，这种骨形成和成骨母细胞的超常成熟有关，而与成骨母细胞的增殖加速无关，同时Marie认为早闭颅缝和正常颅缝并无骨吸收的区别。

在另一些结合FGFR、S252W基因突变的Apert综合征的研究中发现，颅缝骨性融合机制是基于成骨母细胞的超前凋亡。

在研究颅缝骨化的分子生物学机制方面，一些研究结果指出：在相关成骨母细胞内有PKC-α、IL-1α和GITase RNA三种效应器的超表达。在研究鼠颅骨成骨母细胞中，Mansu Khani也发现分别相当于Crouzon综合征和Apert综合征中的C342Y和FGFR2、S252W突变可抑制成骨母细胞的超前顺序性细胞凋亡。

近来有许多各类基因研究和分子生物学水平的发病机制研究。希望在不远的将来，对颅狭症的发病机制有更深入的了解。

二、颅狭症对神经心理的影响

颅狭症的词义是颅腔容积缩小，早期手术的目标是颅腔扩容。但对以往颅狭症颅腔扩容的回顾性总结显示，对于颅狭症的治疗，并非简单地改善颅腔容积的问题。

Gault认为绝大多数颅狭症颅腔容积并不缩小，而Apert综合征型颅狭症的颅腔反而大于正常。有趣的是，Gault发现多颅狭症（除Apert综合征外）的颅腔容积明显小于单颅缝颅狭症患者的颅腔容积，这与其他一些学者的观察结果一致。最近Anderson发现三角头畸形颅腔容积缩小较为显著。

颅狭症患者的颅内压和颅腔容积之间的关系，也是研究者关心的问题。Gault在报道一组颅狭症病例时发现，虽然颅内压和颅腔容积之间不存在显著的统计学相关性，但是患者的基础颅内压大于15 mmHg，同时发现儿童的颅腔容积缩小具有统计学意义。Fok病例分析结果指出颅内压和颅腔容积之间没有任何相关性，但他没有列出正常的颅内压指标，其报道的单颅缝颅狭症患儿中高颅压的发生率高达92.6%，这个过高的高颅压概率可能与其正常的颅内压标准过低有关，从而影响了研究结果的科学性。

脑室系统是一套复杂且具有自我调压功能的体系，在一定程度范围内，脑室系统可以缓冲大脑受到的压力限制。并且，高颅压并不是影响颅狭症儿童正常智力发育的唯一因素。颅畸形，特别是在Apert综合征中，对智力发育起着重要的负面影响。高颅压是否会对受试者的智力发育和记忆力产生消极影响？一方面需要持续多年进行较大样本的前瞻性调查；另一方面，高颅压一般都伴随脑外伤、颅畸形等病理特征，这些影响很难控制。这也可能是目前两者之间关系尚无定论的根源。

在综合征型颅狭症中并不罕见的中枢性（小脑扁桃体嵌入压迫延脑）和外围性（上呼吸道狭窄）呼吸障碍，如睡眠呼吸暂停，也被列为脑源性功能性失常的重要问题。

最近，Haywand在叙述多颅缝颅狭症的临床表现时，着重指出了颅内压、脑血流灌注及呼吸障碍等复杂的病理和临床改变对患者的严重影响。对这些以往被忽视或被低估的在综合征型颅狭症中发生的问题（如睡眠呼吸暂停等），应该进行系统的研究。作者认为由睡眠呼吸暂停引起的儿童慢性缺氧，经过治疗是可以得到改善的。在Crouzon综合征和Apert综合征患儿中，40%有阻塞性睡眠呼吸暂停低通气综合征的临床表现，治疗后其呼吸阻塞症状改善十分明显。

颅颌面畸形患儿如何融入社会及其后需要进行调节的心理平衡问题，都应给予应有的重视。在心理学范畴内，Fearon指出，颅狭症患儿，特别是冠状缝早闭症患儿，有精神问题的易感性。颅颌面畸形儿童的母子（女）关系及其与其他家庭成员的关系问题不容忽视。

第二节　颅底运动和颅骨畸形

要正确理解和治疗颅骨畸形，首先应认识正常颅骨形成和发育的过程。Rafael指出，一个正常而匹配的良好发育的颅脑是神经系统、眼和心理感受功能等完满发育的重要保证。由膜内成骨或软骨内成骨而成的颅骨块，可以通过其在颅底的相应位置，对颅盖、颜面和脊柱的形态和发育进行适时的动力性调整。

长期以来，在比较颅骨解剖学研究中，人类学家对活体头颅和尸体颅骨的校验，存在不少困难，但随着技术的进步，这种校验所产生的误差逐渐减小。目前，临床上可以用CT记录每层头颅的资料，并对颅骨轴线在颅底的定位、轴角的测量和骨弧度切轴线的定向等进行比较；相对来说，这种数字化的测定可以减小数据和真实颅骨之间的误差。

颅骨的原发和继发生长、颅骨缝骨化的时间和病理应力，均影响着颅底骨的运动。可以这么说，这些颅底的异常改变是构成颅骨畸形的重要因素。

一、颅骨的功能性解剖

颅骨生长发育的过程中,有三个功能性的颅缝支架(suture hanger)连接着三个颅缝系统。三个功能性颅缝支架区为:前颅面呼吸-视觉-消化功能区、后枕脊运动-体位功能区,以及连接上面两个区的混合骨环。三个颅缝系统为颅盖缝系统、颅底软骨片缝系统,以及上述两个系统间相应的软骨缝系统。

另外,蝶骨体及蝶翼居于中颅底,翼突和犁骨居于颜面部,在颅底的发育中也起一定作用。颞骨后锥体是后颅盖在颅底的牢固支点,而颅盖侧面由膜内成骨的顶骨部和颞骨部组成。颅骨组织与颅缝从垂直方向进行发育,其发育和以后头颅形状的形成可能有基因因素参与其中。

正常颅骨的功能性解剖中,颅骨膜、颅缝、颅缝支架、硬膜、Virchow颅脑生长定律等起着重要的作用。

(一)颅骨膜

颅骨膜存在一种对合-吸收现象,它是指在颅缝的应力作用下,紧贴在颅骨外板的骨膜上产生对合应力,而使硬膜对颅骨组织发生吸收作用;两者同时重塑颅骨,并和颞颅缝施加于颅底的应力一起,产生适度的合力,转而集中投射至蝶骨体部。颞颅缝和蝶骨体部则组成颅底中央底板系统。这些应力的效立主要影响咀嚼功能和体位平衡性的发育。

咀嚼作用是提供以蝶骨体部为支点的上颌腭舌肌、犁骨肌和翼内肌的垂直反应力,同时还提供从颞下颌关节到蝶骨体部和上颌的垂直应力和作用于从颞翼区到蝶翼区附着的颞肌和翼肌的应力。

保持体位平衡的应力,由从脊柱到枕骨髓、通过蝶斜坡的前向反应力,以及位于枕外隆凸和枕、顶、颞会合的星点(asterion)之间的竖脊肌和肌筋膜对颞乳突和枕鳞部所施加的后向牵引力,共同作用,以维持后颅张开、防止后颅畸形、保持体位平衡。

(二)颅缝

对颅底形态影响较大的某些颅缝和颅狭症相关。功能性颅缝牢固地黏着于硬膜,特别是某些颅缝,例如,矢状缝就一直保持与硬膜的坚固粘连。生理性的颅缝闭合过程是从颅骨内板慢慢开始的;50岁以后颅缝在颅骨外板仍留有颅缝的痕迹。3岁以后颅缝失去了功能,即使切除以后颅缝也不再自行重组。对于发生颅狭症的病理性早闭颅缝,可能发生了颅缝的整体消亡。

可以这么说,颅狭症是骨膜对颅缝的贴着性闭合,从而中止了对颅缝的钙质供应。在这些颅狭症患者中,一定能够看见和扪及病理颅缝的结节,这是颅狭症中发生病理性颅缝的佐证。生理性闭合的颅缝不存在病理性结节。

(三)颅缝支架

颅缝支架是对与颅缝成垂直方向颅骨生长圈的另一种描述方法。颅盖骨缝与颅底软骨缝相连。每根颅缝支架将直接聚集到蝶骨体部。

1. 居中的矢状缝支架　起自筛额缝，经额缝延伸到后方的矢状缝，主司颅骨宽度的生长。

2. 颅骨前方的额顶冠状缝支架　起自囟门，分为前、后两支：从蝶额缝到筛蝶缝的前支和从蝶鳞缝到筛蝶缝的后支。每一分支止于对侧的筛蝶缝和蝶枕缝。

3. 颅骨后方的人字缝支架　起自人字缝尖，经人字缝、枕颞岩软骨联合，止于蝶枕软骨联合。此支架主司颅骨的纵向生长和侧方生长。

4. 两旁的鳞顶缝支架　连接冠状缝支架和人字缝支架，主司颅骨垂直方向的生长。

上述四个颅缝支架移行于面部的纵向骨缝（如鼻骨间缝、切牙间缝和颌腭间缝）和横向骨缝。

5. 冠状支架　其蝶前支主司额面部矢状位生长，其蝶后支主司颞骨岩部矢状位生长和其横向生长。它们的入路和方向，为判定后颅部是否存在功能性或器官性畸形，提供重要的线索。

正常颞岩间角（儿童和成人的随机测定值）平均为113°（96°～130°），颞岩后矢角为56.1°。在冠状缝早闭症患者中，颞岩后矢角可以发现有明显异常，这可能与后颅形态的关系很密切。

在检查颅狭症患者的颅骨活动时，是否存在颅缝支架是主要的观察标志之一。

颅狭症患者的CT三维重建影像中，无法检测到因早闭而消失了的颅缝。

颅缝支架在颅骨生长中较为重要的还有颅轴和一些颅缝之间的夹角，如矢状轴、额冠状轴、颞岩-后矢角及位于其间的岩间角。这些颅轴行经颅骨之间。如果软骨联合或软骨缝发生早闭或消失，就会影响颅骨的生长。

（四）硬膜

与颅骨生长关系密切的硬膜，是一种血供丰富、富有弹性的纤维膜，是具备成骨作用的片状骨膜层。

硬膜内的大脑生长、软骨内成骨活动和肌筋膜塑形应力三者之间的动态平衡决定了颅骨最后的形态变化。

为了把颅内大脑和小脑稳妥地固定在颅底而不受运动应力的损伤，硬膜发出许多加固性纤维束。它们在颅腔内形成三条主要的纤维束，即额冠束、顶区横束、枕区弓形横束；前两者（额冠束和顶区横束）和冠状缝、人字缝密切相关。这些弓形横束继续走行至颅底并紧密地黏着在鸡冠突、筛孔板、蝶骨、翼后缘和颞岩嵴。

从硬膜发出的脑镰分隔并固定大脑和小脑于颅腔之内。

硬膜有定向作用，它可以引导大脑生长的正确方向。脑镰符合Virchow颅脑生长定律、限制大脑横向活动，缓解不对称颅脑畸形。

硬膜有密封作用，它可以加固蛛网膜、防止脑脊液外溢、保证大脑悬浮于脑脊液内自由活动，免受硬性颅腔壁的挫伤。

（五）Virchow颅脑生长定律

Virchow颅脑生长定律认为颅狭症所致的头颅畸形并非杂乱无章，而是按早闭颅缝的数目和部位分成不同的临床类型。大脑自然生长作为头颅塑形的原动力，其高峰主要发生在出生后的3年内，而出生后的2个月更是大脑生长速度的最高峰，可以扩大颅腔容积达未来脑容量的50%。大脑生长的方向是由脑组织的中央向前、后、左、右四方扩展，把顶骨、额骨、枕骨和颞鳞部向左右分开，把枕骨推向后方，把颅前窝和眶额平台推向前上方。这个位于硬膜囊内的大脑，其生长推力可以调整并决定头颅的最后形状。Lenton的动物实验证实了Virchow颅脑生长定律对颅骨发育的意义（图22-1）。

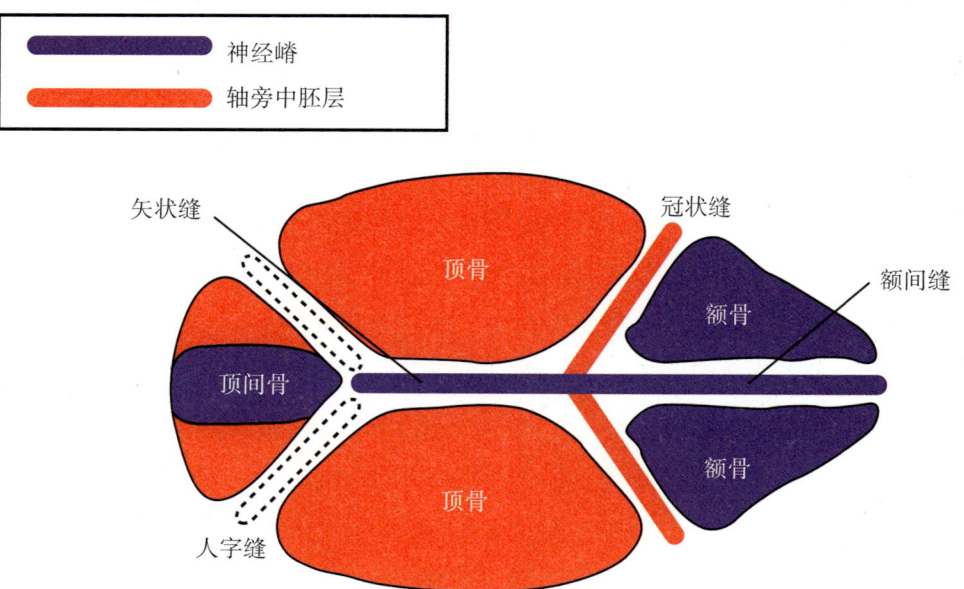

图22-1　大鼠实验证实颅缝、硬膜对颅骨发育有重要作用

根据Virchow颅脑生长定律，有扩张颅缝能力的大脑，其辐射状生长的推力与发生早闭的颅缝拉力呈垂直对抗，从而造成早闭颅缝区颅骨生长的中止、未闭颅缝区颅骨的代偿性生长，进而造成代偿性头颅畸形。其特征为头颅畸形和早闭颅缝成垂直方向相关，与未闭颅缝成平行方向相关（图22-2）。

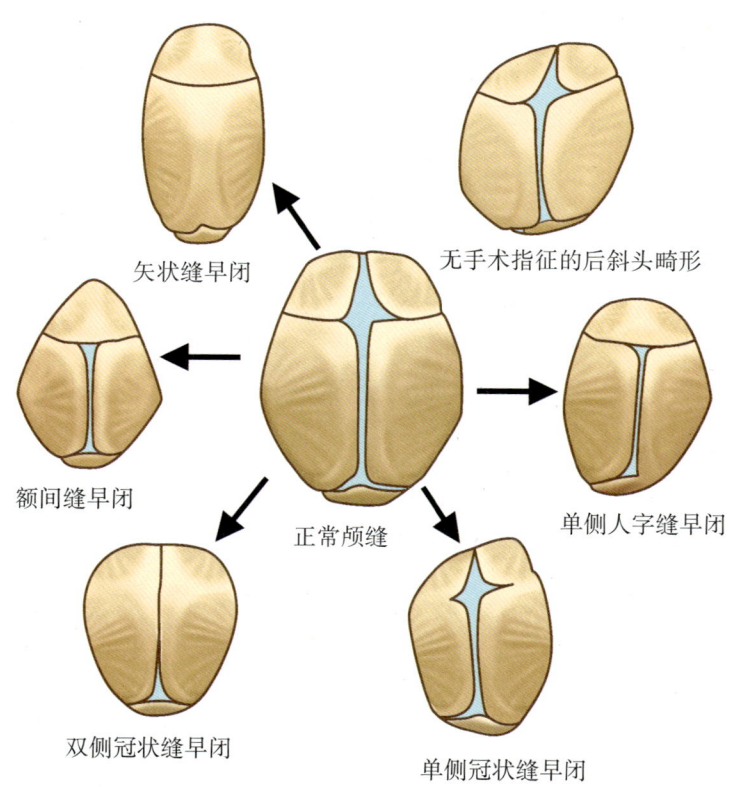

图22-2　符合Virchow颅脑生长定律的各种头颅畸形和相关颅狭症

(六)对畸形头颅颅底骨活动的研究

有一种基于临床摄影的影像学研究尝试,对观察颅底的活动有一定的研究价值。但摄影是不可能全方位地捕捉肉眼视野所及的所有细节的。有些因素影响摄像记录颅底活动的精确度,如从上面观察头颅,舟状头畸形的颅盖狭窄常被双颞隆凸掩盖,无法定位耳郭;头皮也会掩盖诸多畸形的成像;此外,即使儿童很配合,为避免重叠成像,也很难做到规范一致。

也可用光密度成像技术记录颅底活动,但X线入射角不一致,患复杂畸形的被检儿童难以忍受此项检查。此外,器质性和体位性颅缝畸形的掺杂也会影响研究结果的正确性。

(七)颅狭症中的颅颌面不对称畸形

颅颌面不对称畸形是影响美观的一个重要因素。某些单侧颅狭症不仅累及头颅,还向面部延伸,继而引发中面部甚至下面部的不对称畸形。如前斜头畸形、后斜头畸形,累及颞下颌关节的颧上颌发育不良或过度,以及由于颞下颌关节受累导致的下颌体不对称。

1. 前斜头畸形 通常是指器质性前斜头畸形,为单侧冠状缝早闭所致的前额过于扁平,前上方向观察时畸形更为明显。许多头颅扁平或突起畸形都可以用颅骨解剖的畸变来解释。与其他非颅狭症所致的头颅扁平相比,应该明确颅骨扁平的位置必须是额骨,同时应当确定其特定的有颅狭症迹象(如影像学检查结果)的器质病因。

早闭部位主要是在颅盖部的顶额间冠状缝支架,有时也蔓延到围绕蝶骨周围的横向音叉状分支:前支(蝶-额)的骨性早闭形似一个围绕眶外上区的扣锁状插销;后支(蝶-鳞)骨性早闭,呈插销状锁拦颞骨岩部,使之固着在前额的位置。用测定颞岩后矢角的方法来检测颅骨移位缺陷,结果显示:健康侧颞岩后矢角为50°(平均为51°),而早闭颅缝侧平均为64°(57°~71°)。岩间角平均为118°(图22-3)。

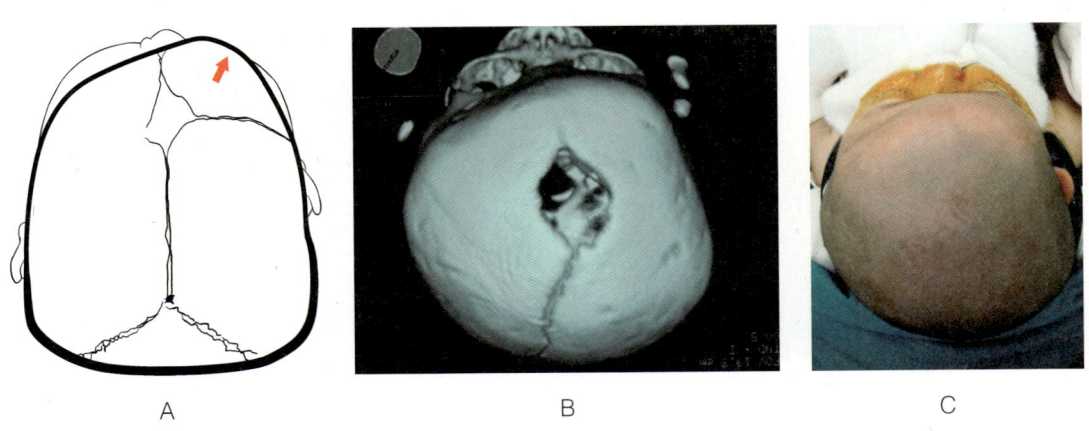

A. 示意图;B. CT三维重建表现;C. 斜头畸形(平卧位)。

图22-3 斜头畸形

不典型前斜头畸形是指冠状骨性融合不完全,只发生在位于颅底的一些软骨缝分支。筛骨成角畸形平均为17.7°(11°~29°),位于扁平额的对侧,即健侧。一般而言,在蝶骨大翼后坡冠状支架音叉状后支(蝶、鳞)骨性闭合时,岩矢角应该呈钝性开放。临床表现为孤立型蝶额缝骨性融合。筛骨反常旋转（皮角畸形位于健侧）提示同侧额筛软骨缝并未骨性早闭，保持分泌骨质功能。

不典型前斜头畸形的病理特点是冠状支架音叉状后分支发生骨性融合，证明颞骨岩部仍保持原位。

此类斜头畸形以男孩多见。

2. 器质性后斜头畸形　由单侧人字缝骨性融合所致，较为少见。应用现代高质量断层光密度成像，可以把用第一代断层光密度成像技术所拍摄的后斜头畸形类型，分为器质性后斜头畸形（plagiocephaly，图22-4）和功能性扁头畸形（platycephaly或platycrania，指头颅扁平，纵向颅指数小于70，图22-5）两类。法国巴黎发表的一组报告显示，其发病率约为所有颅狭症中的0.8%。有时会与功能性后颅扁平头混淆，诊断依据是功能性后颅扁平头畸形多见于枕卧位婴儿，特别好发于为防止头额卧位婴儿窒息死亡而强制枕卧位的婴儿。

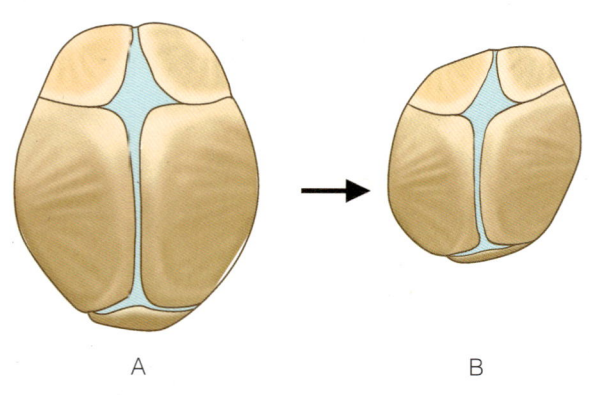

A. 正常头颅骨缝；B. 产道受压后后斜头畸形。

图22-4　后斜头畸形示意图

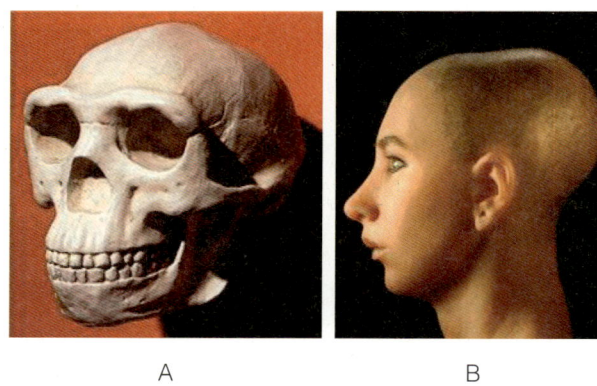

A. 古猿人的扁平头；B. 有些民族常见的扁平头畸形复原图。

图22-5　扁平头

器质性后斜头畸形主要临床表现为枕下部扁平，同侧顶骨可向前方突起，因而临床表现为对侧后颅呈球形向后向旁边突起；同侧颞部不同程度地膨起；同侧额骨或轻度凹陷或向前偏移。额骨后缩，底侧颞岩后矢角（37°）大于健侧（47°）。

3. 不对称扁平头　不多见。畸形程度变化颇多，从轻度不对称的颅骨增厚畸形，到伴有前颅轻度不正常的平头畸形。此外，还有一种名叫切线平行畸形的临床变型。

扁平头畸形是一种超越颞骨矢状切线的一侧（或双侧）后颅扁平，对侧代偿性突出的后颅顶枕骨畸形。

扁平头畸形占据枕骨（膜性和软骨性）的一半，很少扩大到前颅。临床类型有颅底横轴面移位型、同侧颞突额前位横向偏前移位型、额前位轴面上移型。

随着年龄增长，若使用枕头垫于婴儿枕部，颅底枕软骨成骨将正常进行，从而出现枕部突出，并可以发生枕颅部形态的重塑。

婴儿学会站立并开始行走以后，枕骨后部的肌筋膜会受到牵拉应力。日间平卧时间的减少和大脑向颅骨内板的推力有助于扁平头畸形的塑形改造。平卧对后颅的压力不会使枕骨锥部位移，也不会影响前颅骨结构。

大脑代偿性横位移动主要发生在小脑平面，会发生对侧颅底代偿性膨出。小脑幕上的脑镰，可以有效地阻止顶枕部压力所造成的大脑半球向对侧移位。因此，颅骨畸形应力只能向上向前，推向同侧的前颅，这种应力作用机制适用于扁平头畸形、前斜头畸形和器质性后斜头畸形。

然而，在尸体颅骨去颅盖后观察颅腔底部发现，扁平头畸形对侧的膜性颞骨鳞部鼓起裂开，形成颞骨岩部一个向侧后方的假性延伸（pseudo-elongate）。由头颅上面向下观察时，颞骨鳞部的突出掩盖了视线，竟不能看到这一侧的耳朵。

扁平头畸形是短头畸形的一种，而与头颅切线平行的斜头畸形都是长头畸形。此类平行的斜头畸形，可以认为是在轴平面呈反方向滑动的两个半脑，于出生前受子宫压力、出生后因枕卧位而把半侧颅骨推向前方，从而形成同侧额部和面颊部的隆凸。

4. 颅颌面不对称畸形　颅骨位置异常可表现为累及矢状缝支架的早闭性头颅畸形，即位于翼点水平矢状缝分支早闭的半颅单侧性增宽、额颅容量不足的代偿性颞部突出，以及代偿性后颅骨的单侧颅骨扁平畸形。同时，头颅矢状轴移位也影响颅骨轴的位置。

临床发现，单侧的早闭颅缝可以向颞下颌关节和颜面部延伸，把颞颧部骨梁推向前方或仅将颧弓推向前方，同时早闭颅缝侧的颧骨前置于健侧颧弓，并进而改变下颌骨的中轴位置，使病侧下颌体部较健侧下颌体部更短更前移，导致颅颌面部广泛的不对称畸形。

需要注意的是，健侧额部的前突并非对侧扁平额部的代偿性畸形，而是因一侧头颅扁平而给人造成视觉上的误差。大脑镰的存在，挡住了大脑实质的移位。正常颅底的蝶骨、额骨、筛骨和额部软骨缝保持成骨功能，而颅底早闭软骨缝阻碍了成骨功能，这两者相互作用导致患侧前半颅发生向早闭颅缝的轴向转动。影像学表现为筛骨与矢状面成角改变，平均所成的角度为15°（7°～20°）。

正面观中，前内向的枕骨骨梁，也有位置的改变。枕骨骨梁轴线与矢状轴的正常成角为38°～55°。在幼儿枕骨骨梁错位时，可由头颅姿势的倾斜发生错位代偿。视听迷路传入后可以代偿视觉差异和半规管平衡。枕颅底旋转作用于颈椎，传导至视觉带，可以造成左右肩的高低不平。

胎儿出生以后，原来已经存在的单侧头颅扁平畸形，可因出生后头颅的卧位习惯，使头颅扁平畸形更为明显。颞骨岩部的前移把颞下颌关节推向前方，后者通过颧弓把颧骨和上颌骨也推向前方，结果改变了下颌的对称性。对侧颅颌面部呈反方向生长活动，即下颌、上颌和颧骨后缩，上下牙弓随上下颌骨的扭曲而转动，用以保持正常的咬合和咀嚼功能。

鼻尖和下颌向扁平畸形的额侧偏斜，与颧额突相对。下颌畸形与器质性前斜头畸形相同，但位于扁平额头的对侧。后缩侧的下颌体较长，前突侧的下颌体偏短。

不论是器质性的头颅不对称畸形，还是功能性的头颅不对称畸形，其共同的特点是颞骨岩部前倾。器质性扁平畸形的额部位于患侧，而功能性扁平头畸形的额部位于健侧。

器质性斜头畸形，其发生额头扁平侧的外耳郭会发生前倾，额部突出侧的外耳郭发生后移；而功能性斜头畸形，其发生额扁平侧的外耳郭发生后移，前额突出侧的外耳郭则发生前移。这是一个简单而实用的鉴别诊断标准（图22-6）。

从移去颅盖的头颅模型上方观察颅底可以发现，器质性斜头畸形的眶上额骨带不变形，即没有成角的弯曲，但与头颅纵向的矢状轴比较则略有偏斜；功能性斜头畸形的筛状轴线保持纵向位置不变。

由此，可以得出推论：筛状轴线是否存在纵向位轴的偏移，与是否发生颅狭症密切相关。头颅扁平头畸形患者的颞骨岩部，在其额突侧发生额向偏位，其岩矢角较大（其岩间角平均为48°）；在其

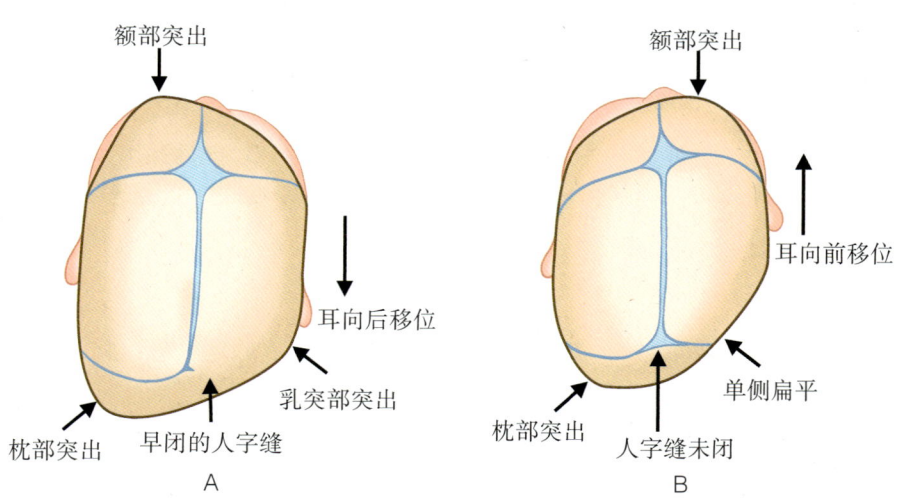

A. 器质性斜头畸形；B. 功能性斜头畸形。
图 22-6 功能性斜头畸形和器质性斜头畸形的鉴别

扁平侧发生纵向偏位，其岩矢角较小（其岩间角平均为 45.8°）。两侧岩矢角虽然一大一小（相差可达 2.2°），但两者的总和接近正常，其岩间角平均为 101°。

颧、额、枕和外耳切线相对平行，故而命名为切线平行型斜头畸形。而在器质性前斜头畸形中，额骨和枕骨呈切线的轴线，向早闭颅缝侧交叉成角，因此命名为切线集合型斜头畸形。

应引起重视的是，切线平行型斜头畸形是全颅颌面畸形，临床表现为面颊宽阔、额骨突起、鼻尖和颏部突出的尖端向扁平额侧偏斜。眼眶没有畸形改变，但位置上可以有左右不对称。

（八）对称性颅狭畸形

1. **短头畸形** 短头畸形是双侧斜头畸形（bilateral plagiocephaly）相会于中央的一种形式，临床可见冠状头颅骨架两侧呈倒置音叉状分支，并可发现分布在蝶骨周围的骨性融合。塔头畸形（turricephaly）或称尖头畸形（oxycephaly）的后颅畸形和前斜头畸形都有类似的颅底变化。扁头畸形以枕突为特点，而塔头畸形表现为圆枕畸形。

塔头畸形，因该头颅从侧面观之，前额和后颅呈垂直位置，形似塔楼而得名，通常伴有眶、鼻、额带的后缩。正面观，颅盖高而宽、双颞窝隆起，顶骨分开。矢状颅骨骨架整体张开，额缝未闭，前颅宽阔，并有眶距增宽症。眼眶畸形，其眼眶长轴向上、向外偏斜。蝶骨小翼间夹角变小，颅前窝底部的眼眶上翘，呈"魔鬼眼神"畸形。

在移去颅盖的头颅模型上观察颅底发现：前额后缩，额骨和蝶骨缝发生骨化，将前额、眶上缘推向后方，但眶下缘仍保持正常位置；患者的颅前窝横径宽阔，但前后径很短；由于筛骨、额骨的横向软骨缝仍保持活动，在冠状突和鼻根之间留有一段间隙；矢状位额骨骨轴可以改变颅前窝的宽度；颅前窝宽阔可以导致眶距增宽症。颅前窝后方的蝶骨小翼开放，岩间角平均为 127.5°（120°～135°）；患者脑组织的生长推力无法对枕颞鳞部起作用，故枕颞鳞部仍保持轻度隆起。

2. **三角头畸形** 为额缝早闭所致。正常儿童出生之后 2 年，额缝完全消失，两侧额骨融合变成一块额骨。但早闭的额缝可以累及鼻间缝和颌间缝。不管颌间缝早闭与否，通常都伴发因眶距过短症、内眦错位等造成的内眦畸形。

CT三维重建影像显示，三角头畸形的横向狭窄只发生于额部，颧突位置不变，因此额眶和鼻骨截开可以最直接地改善病症，也可以认为是主要的手术目的和手段，与颧骨额突和颧突之间的协调无关。

无论三角头畸形的程度如何，其岩间角总保持正常。

3. 舟状头畸形　由矢状缝早闭造成的舟状头畸形，会因为顶骨横向分离不足而形成塔尖状颅顶，前额呈现代偿性前突。

颅后窝形态尖而下垂。顶骨会增长，从而增加头颅的前后径，表现为前后向的长头畸形。

前颅底由于筛、额软骨缝闭锁的范围，眶尖和鼻根间距拉长。

4. 功能性扁平头畸形　没有早闭颅缝的扁平头畸形称为功能性畸形，临床确诊并不困难。

后颅双侧对称扁平头畸形几乎全部可被诊断为对称性功能性扁平头畸形。由双侧人字缝骨性融合引起的颅骨增厚畸形（pachycephaly），纯属罕见。此外，双侧人字缝早闭并发后颅扁平畸形，仅表现为颅后窝缩小，顶间区隆起，呈高尔夫切杆样削头畸形。

在功能性颅骨增厚畸形中，正面观患儿头颅呈烧饼状畸形（cake head），常见颧骨突起、顶颞突起、后枕扁平。大多数患儿（95%）被家长认为生长得很好，身形又胖又大，无神经发育障碍症状，但至出生8～9个月仍迟迟不能稳坐，15～18个月仍无法站立。随着年龄增长，颧骨突起会自行修正，但颅盖畸形保持不变，没有颅底不对称畸形。岩间角略增宽，接近60°（57°～63°）。

功能性短头畸形，很少表现为前颅部单纯的前后径缩短，从头颅外形分析，短头畸形的原因可能和后颅扁平头畸形有关。

临床上，器质性额部斜头畸形和功能性斜头畸形的诊断容易鉴别，扁平头额侧的耳道和耳朵的位置是一个重要的鉴别标志。

扁平头畸形和少见的器质性枕部平头畸形的鉴别很难，需要分析3～4组断层光密度成像片来鉴别诊断。

前囟门开放，对儿科的意义重大，而对颅狭症的意义并不很大。法国Marchac曾对61名颅狭症儿童前囟开放的情况进行研究后发现，前囟门开放的发生率分别为舟状头60%、三角头41%、斜头53%、短头71%。通常开放的前囟与多条颅缝相通。前囟消失与否和是否为功能性颅狭症关系不大。尖头畸形和扁平头畸形（acro-brachycephaly）常可见前囟开放且膨出。

除双侧冠状缝早闭外，其他颅狭症的头颅周径都没有多少改变。

影像学方面，非综合征型颅狭症都存在颅底畸形。在上眼眶高于颞骨岩部的颅狭症中，眼眶畸形的X线表现为和冠状缝早闭症相似的"魔鬼眼神"样上翘的上眼眶；而在额缝早闭、发生向上聚合的颅狭症（三角头畸形）中伴有眶距缩短；舟状头畸形的影像学检查可以发现蝶翼间隙缩小；而在功能性颅狭症中并没有眼眶变形的影像学证据。

临床症状出现较晚的颅缝骨性融合症，其X线影像早期表现为颅缝缘的密度增加，颅缝笔直、无锯齿状缺口，继而颅缝消失。

5. 双侧人字缝骨性融合　罕见，常伴有矢状缝早闭，形成后方顶骨间向枕骨突起的小枕窝畸形，岩矢角（50°）正常而对称。通常被称为复合型颅狭症，不被列为单独的临床类型，也可存在于三叶头畸形（trefoil head或clover-leaf skull）中。在扁头畸形（platycephaly）的后颅部畸形改变中，由于体位性头颅改变，可以造成人字缝的套合重叠，通过X线影像可以诊断，也可以做三维断层光密度成像检查。

综上所述，对颅狭症的颅底骨运动的认识有助于临床医师更深入地了解此类疾病的发生机制，进而指导合理的治疗或手术策略。

外科手术的主要目的是采用各种策略阻止颅底骨的致畸倾向，如使受压迫颅骨区的容积扩张、在代偿畸形区施压、改造畸形以利于畸形区域的大脑生长等。当然，改造颅颌面部，使患儿恢复正常头颅和颜面外形，也是外科医师的重要目标。

第三节　颅狭症的病因学

一、患病率

颅狭症的患病率（prevalence rate）是指在规定时间内的患者总数与平均总人口的商值。而发生率（incidence）或频率（frequency）是指在规定时间内新发生的患儿数与新生儿总数的商值，即多少新生儿中出现一个颅狭症患儿。实际上，新生儿诊断并不包括因胎儿期诊断出畸形而终止妊娠的病例（如Apert综合征），这在某种程度上影响了颅狭症患病率统计值的正确性，如学龄儿童因其他疾病而在影像学检查中发现了颅狭症，因此实际上颅狭症的发病率应远高于现在得到的数据。

国际上报道的颅狭症发生率不一，有报道为1/4 000～1/1 700，或为出生婴儿中的1/2 000，其中伴发综合征的比例为15%～40%。法国的资料中，3年（1990—1992）发现新生儿颅狭症1 040例，颅狭症新生儿与总新生儿的比值为1/2 100，说明每2 100个新生儿中会有一个颅狭症患儿。

一般来说，颅狭症的发病率为1/2 500～1/2 000。白人中以矢状缝早闭最多见，可达到单纯颅狭症中的40%～55%；冠状缝早闭，占20%～25%；额缝早闭，占5%～15%；人字缝早闭，占单纯颅狭症的0～5%。国内目前尚未见颅狭症发病率的相关报道。

二、代谢障碍和颅狭症

文献中报道佝偻病会延迟颅缝的闭合，也有佝偻病性颅狭症的病例报道，有学者因而认为颅狭症与代谢性障碍有关。法国Marchac医师的资料显示，斜头畸形伴发佝偻病较多，如家族性低磷血症、维生素抗药性佝偻病、Ⅱ型黏多糖病等。

文献多有报道孕妇服药致胎儿畸形，特别是长期服用丙戊酸钠（depakine）的孕妇容易生出单颅缝（额缝等）早闭症或多颅缝颅狭症的患儿，如三角头畸形、唇部人中变长、上唇红变细。

患有甲状腺功能亢进症（甲亢）、长期服用甲状腺素的孕妇也容易生出颅狭症患儿。有研究指出，甲状腺素会影响颅缝的生长。有些文献报道的其他药物致畸尚有争议，因为其所报道的人字缝早闭症病例中多伴有体位性斜头畸形所固有的人字缝X线下表现，很难说明哪些药物可以致畸。也有报道指出孕妇烟草中毒致胎儿非综合征型颅狭症。

三、流行病学资料中父母年龄和双胎因素

（一）父母的年龄因素

某些地区有老夫少妻的婚姻形式，其尖头畸形的发病率较高。在其他非综合征型颅狭症中，发病率与父母的年龄无明显的相关性。Reefhuio和Honein发现高龄产妇这个因素与新生儿先天性畸形呈正相关，特别是颅狭症。Apert综合征、Crouzon综合征和Pfeiffer综合征患儿的父亲年龄偏高，而冠状缝早闭症患者常见FGFR2基因的反复发作性突变。在法国Marchac的大病例组资料中，父亲年龄大于32岁的颅狭症患儿发病率为：Apert综合征占32%、Crouzon综合征占39%，而正常产儿只占27%。或许，Apert综合征等的患儿和其父亲年龄过高的正相关性可部分归咎于高龄生育男子较高的精子突变率。

（二）双胎关系

双胎的正常发生率为1/80，即每40次分娩中就有一对双胎，占总新生儿人群的2.5%。法国Marchac的资料中，纵行颅狭症患儿的双胎率非常高。Lajeunie的研究指出，在双胎的颅狭症患儿中，同卵双胎的致病性要高于异卵双胎，因而双胎中颅狭症发生率较高，可能既有双胎宫内胎头碰撞等机械因素，又有某些基因因素。

四、家族性颅狭症

家族性综合征型颅狭症是众所周知的，诚如Crouzon介绍他所发现的综合征为"家族性颅颌面成骨不全"时专门提到的"家族"一词一样，其他多数学者在介绍他们所发现的综合征时，也都强调家族特点，而其他常见的颅狭症却无家族相关性。表22-2的资料分析基于法国Marchac医师的大病例组家族调查。

表22-2 家族性颅狭症病例分布率

类型	病例数/例	调查病例/例	调研率/%	家族性病例数/例	家族性发生率/%
舟状头畸形	1 317	1 121	85	116	8.8~10.3
三角头畸形	585	529	90.4	43	7.3~8.1
斜头畸形	356	317	89	30	8.4~9.5
短头畸形	145	132	91	43	29.6~32.6
尖头畸形	173	65	37.6	15	8.7~23.1
复合畸形	115	92	80	10	8.7~10.9

续表

类型	病例数/例	调查病例/例	调研率/%	家族性病例数/例	家族性发生率/%
Apert综合征	124	82	66.1	0	—
Crouzon综合征	145	145	100	49	33.8
Saethre-Chotzen综合征	88	88	100	41	46.6
Pfeiffer综合征	53	43	81.1	13	24.5~30.2
颅额鼻发育不良	30	28	93.3	10	33.3~35.7

注：Apert综合征患儿较多被遗弃，因而在调查中发生率并不高。

在表22-2右侧纵栏的家族性发生率一项中，颅狭症临床类型不同，其发生率的差别范围与不同调查组调研率有关：调研率越低（如尖头畸形调研率为37.6%）者家族性发生率差距范围越大（尖头畸形发生率为8.7%~23.1%）。Apert综合征患儿出生后被遗弃的太多，调研率也低（66.1%），对家族性发生率就无法进行调研。

（一）非综合征型颅狭症

除家族性颅狭症病例外，其他一些散发颅狭症可以用基因突变、表型模拟、遗传特性外显率不足等多种表达方式来阐明其致病原因。

文献报道，有与显性常染色体或隐性常染色体遗传相关的家族性颅狭症病例，其中显性遗传病例占优势。基因谱系分析有助于明确基因传递的方式，从而阐明某一疾病的家族性分布。

（二）家族性冠状缝早闭

被调查统计的原基因冠状缝早闭性家族共计有73个。按照遗传学家的观点，以冠状缝早闭为例，应该对单侧冠状缝早闭症的斜头畸形和双侧冠状缝早闭症的短头畸形患者优先进行家谱分析。事实上，在同一家族内部同时出现上述两种颅狭症病例者并不罕见，在这73个家族中有18个；家族性短头畸形作为双侧的冠状缝早闭，在家谱分析中和斜头畸形一起归类。

在73个家族的家谱分析中，大多数有2~3代人呈显性常染色体遗传因子的表现。其中有17个家族呈横向遗传传递，即患儿父母正常。从家谱分析中发现，第二代姊妹中有一位，本人正常无恙，但她的母亲、儿子和一个妹妹都罹患冠状缝早闭症，其原因是遗传外显率缺陷或较难诊断成人散发的颅狭症。本组冠状缝早闭症的遗传外显率为0.6%，个案散发率占61%。斜头、短头畸形发生在同一家族的现象提示，这两种不同的畸形不过是冠状缝早闭畸形不同基因表达的结果。在散发病例中有高龄父亲，这为显性基因假说提供了一个补充性依据。

（三）家族性舟状头畸形

一个以上舟状头畸形的家族数累计116家。与冠状缝早闭比较，舟状头畸形的家族基因呈垂直式传递。大多数病例散发分布，考虑到舟状头畸形有高发病率和低家族性，其基因致病假说并不突出，反而因为双胎率高而有宫内机械致病之说。舟状头畸形的遗传外显率为0.38%，个案散发率占72%。

（四）家族性三角头畸形

累计家族性三角头畸形共43例，分布在32个家族中，日耳曼民族患儿的父母正常。其他11个家族呈垂直式遗传传递。家族性三角头畸形的发病率分别占总三角头畸形病例的7.4%（43/585）和8.1%（43/529）。全部为非综合征型家族性三角头畸形，无任何相关的联合畸形。三角头和舟状头畸形的早闭颅缝都为纵行骨缝。但因本组病例太少，无法做基因谱系分析。此外，男性和双胎因素的高发生率和家族性，在这两类畸形中都是相一致的。

（五）综合征型颅狭症

与非综合征型颅狭症呈散发个案分布不同的是，综合征型颅狭症呈家族性发生者居多数，一般按常染色体显性方式遗传。在本组资料中，只有Opitz综合征和Antley-Bixler综合征是按常染色体隐性方式遗传。

不做基因谱系分析的原因：一是病例太少，二是因为本组的系谱树明确表现为显性遗传方式。

1. Crouzon综合征　文献中颅狭症总的平均发生率为1/2 100，Crouzon综合征发生率为1/65 000～1/25 000。Marchac组中此病的发生率为1/40 000左右；另外，在145次调研中，发现家族性Crouzon综合征发病率高达44%～67%。可以认为，常染色体显性和高度遗传性外显率是Crouzon综合征的特点。按家谱分析，本病以常染色体显性方式遗传，为进行性全透入式遗传。

2. Apert综合征　发生率同Crouzon综合征，为1/65 000。临床上，Crouzon综合征和Apert综合征的年收治病例数持平，后者患者的减少与胎期诊断和弃婴有关，因此，临床见到的Apert综合征多为散发病例。

3. Pfeiffer综合征　罕见。Marchac组累计共53例，43次调研中仅找出家族性者共13例。文献报道家族性者不少于5例，分布在3代人，属全透入式遗传外显和一部分散发病例。

4. Saethre-Chotzen综合征　Reardon认为Saethre-Chotzen综合征患者大多为家族性。在Marchac组88次调查中发现本综合征家族性者共41例，其中21例为独生子，3例曾做过胚胎基因定位测定。临床上可表现为短头、上睑下垂、低位耳等。基因检测往往可发现TWIST基因突变。

5. Baller-Gerold综合征　本综合征的基因表达呈现多样性。有些病例存在多兄妹同病和父母近亲结婚的家族史，提示这可能是一种常染色体隐性遗传病。在某种联合脊柱骨畸形的颅狭症病例中曾出现呈异性组合子状态的*TWIST*基因突变的报道。在Marchac组也曾发现服用丙戊酸钠孕妇生出的多例此类综合征伴发三角头畸形的患儿和一种表型引物（phenotype evacuator）有关。

6. 颅额鼻发育不良综合征（craniofrontonasal dysplasia syndrome）　本病的遗传方式较为特殊，呈常染色体显性遗传伴性遗传，女性多发，成骨不全程度要比男性严重。表现为典型的双侧冠状缝早闭、眶距增宽或（和）分裂鼻等。

7. Opitz综合征　Opitz综合征的诊断更多应基于基因检测，若结果是显性后才能明确。在某些疑似病例中出现染色体的复制和染色体中间缺失，呈常染色体隐性遗传。

五、染色体畸变

在颅狭症中可出现许多相关的染色体畸形，其中某些畸形在责任基因的定位方面起重要的作用。

Cohen认为几乎在所有染色体组内都可以发现染色体异常，只是没有出现畸形改变，但某种染色体对畸形可有易感性，例如出现中间缺失的染色体7p就与颅狭症有明显的相关性；在Photai报道的32例病例中，有14例被发现有这种相关性。有些细胞基因学家把7p15.3区和7p21区定为导致颅狭症的光谱带危象区，在这个区域内找到与颅狭症相关的TWIST和GL13十分重要。

三角头畸形常与9、11、13号常染色体的畸变合并发生。有报道，三角头畸形和单染色体9pl、单染色体13ql和13号常染色体畸形相关；也有报道，在15例Hq23染色体中间缺失的患者中，12例为三角头畸形。必须指出的是，这类三角头畸形都会同时存在其他畸形。有文献称，在36例三角头畸形中，7例有同时出现3p22～p24和11q23～q24染色体中间缺失的表现，几乎每个病例都出现智力障碍。与此类畸形相关的Jacobsen综合征可能伴随11q23染色体中间缺失，临床表现为典型的三角头畸形，以及上睑下垂、鲤鱼嘴、长人中和低位耳等畸形。

（一）综合征型颅狭症

在颅狭症患者中，约20%患者由已知基因突变引起。第一个被发现的突变基因是MSX2的错义突变，是在Boston型综合征的综合征型颅狭症患者中发现的，Boston型综合征是比较罕见的综合征之一。常见的综合征型颅狭症的突变基因有FGFR1、FGFR2、FGFR3、MSX2、TWIST等（表22-3）。

表22-3 综合征型颅狭症突变基因

综合征	颅颌面部表现	突变基因
Crouzon	颅狭症，特别是冠状缝，尖头，中面部发育不全，眼眶变浅，牙列拥挤，牙齿异位萌出	FGFR2突变热点位于第8～10号外显子
Apert	颅狭症，特别是冠状缝，宽的中线缺损，中面部畸形，牙列拥挤，腭裂	FGFR2突变集中于S252W、S252F、P253R
Pfeiffer	颅狭症，特别是冠状缝，中面部发育不全，器官距离过远，牙列拥挤，腭弓过高	FGFR1、FGFR2
Beare-Stevenson	颅狭症，分叶状颅	FGFR2
Saethre-Chotzen	颅狭症，特别是冠状缝，不对称的扁平前额，发际线低	TWIST
Muenke	冠状缝早闭	FGFR3
Boston型	颅狭症，分叶状颅，前额后移，额部隆起	MSX2
颅额鼻成骨不全	颅狭症，特别是冠状缝，额骨中线缺损，眶距增宽	EFNB1突变：T155P、M158V、M158I

畸变的基因为FGFR，它是由9个多肽组成的基因因子族，参与细胞增生和分化各种基因过程的促进作用。当成纤维细胞生长因子（FGF）固定到膜状受体上以后，才会产生激活受体的作用，这些称为FGFR的受体才可以把信号传递到细胞内部。在人体，已被确认的FGFR有四个，分别为位于染

色体8p上的FGFR1、位于染色体10q上的FGFR2、位于染色体4p上的FGFR3和位于染色体5q上的FGFR4。这四种受体在不同动物物种的不同染色体组区内，具有高达90%的染色链顺序相似率，已证实该畸变基因对多种综合征型颅狭症的致病有重要作用。

1. Crouzon综合征　Crouzon综合征的畸变基因标位为染色体10q的FGFR2和FGFR3发生突变。FGFR2被定为理想的选择性基因，是基因突变的原发染色体组区。文献报道中有60%患者被检测到基因突变，为位于编码FGFR2膜外"免疫球蛋白样"基因的外显子Ⅲa和Ⅲc。对FGFR2基因进行全面顺序排列时可以分离出其他突变。此外，FGFR2的基因突变同样可以诱发Jackson-Weiss综合征和Pfeiffer综合征，并常见腕关节等的骨性融合。

一个由密码子为A391E的FGFR3基因突变所引起的Crouzon综合征，可以表现为伴有黑棘皮病的特殊Crouzon综合征。

2. Pfeiffer综合征　畸变基因的标位为染色体8q的FGFR1，也有病例发现染色体10q的FGFR2突变，与外显子Ⅲc的内部（Crouzon综合征）相同。与FGFR1突变不同的是，FGFR2突变所造成的Pfeiffer综合征，其临床表现比较凶险。有报道在79例Pfeiffer综合征病例中，有74例出现FGFR2突变，占94%。必须指出的是，FGFR2中某种基因突变既可诱发Crouzon综合征，又可引发Pfeiffer综合征。此外，FGFR2的某些突变可导致Pfeiffer综合征中最为严重的临床类型。

3. Jackson-Weiss综合征　其畸变基因标位和突变与Crouzon综合征相似，FGFR2同一基因突变可发生不同的表达形式。其家谱图见图22-7。

4. Apert综合征　基因的畸变为FGFR2异合体突变，以并指（趾）尖头畸形居多。异合体突变的好发部位，位于FGFR2免疫球蛋白环Ⅱ和Ⅲ之间的密码子252和253标位上。

本综合征的特点为，多数患者父亲生育年龄较高，可能与父源性遗传基因突变有关。文献报道有父母到子女的垂直传递，同时有一例胚生性嵌体式传递的家族性Apert综合征。

Spacey发现对Apert综合征起主要作用的两个基因突变，发生在四肢（在Pro253Arg染色体标位以并指畸形多见）和上腭（在Sei252Trp染色体标位以腭裂更为常见）的畸变基因有不同的显性表现。Anderson认为，上述两项基因突变所引发的并指（趾）、尖头畸形与颅腔容积变化的关系不大。

5. Saethre-Chotzen综合征　在伴有短臂畸形的Saethre-Chotzen综合征患者中研究染色体时发现，其突变位点为7号染色体（7p21）。7p2+pter染色体组区的染色体中间缺失对综合征型颅狭症的发病也有重要作用（图22-8）。

6. 颅额鼻成骨不全　其致病基因在Xq12染色体标位，并证明为基因EFNB1。

7. Antley-Bixler综合征　呈现为隐性常染色体遗传传递。曾有人认为此类显性诱导物和类固醇生成异常的患者中，可出现FGFR2异型体。事实上，这是一种处于纯合体状态的基因的PCR，是一个为了编码胆固醇生物合成所需的酶而发生的基因突变。

8. Baller-Gerold综合征　在研究一些伴有桡骨畸形的颅狭症时，发现处于异合体状态的TWIST基因的突变。根据van Maldeiqem的发现，临床表现此综合征的患者，会携带可诱发Rothmund-Thomson综合征的RECQL4基因突变。

9. 其他　应当介绍的是导致Boston型综合征的综合征型颅狭症的基因MSX2在Sqtei染色体标位。Adelaide综合征颅狭症的两个候选基因FCFR3和MSX1在4p16染色体标位，而Greig综合征的基因

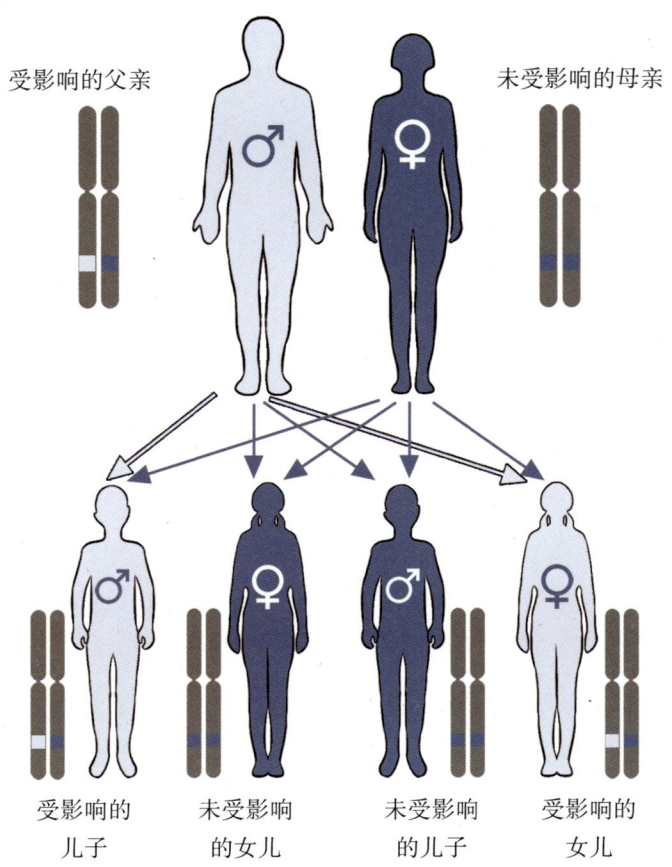

图 22-7　Jackson-Weiss 综合征的基因突变及家谱图

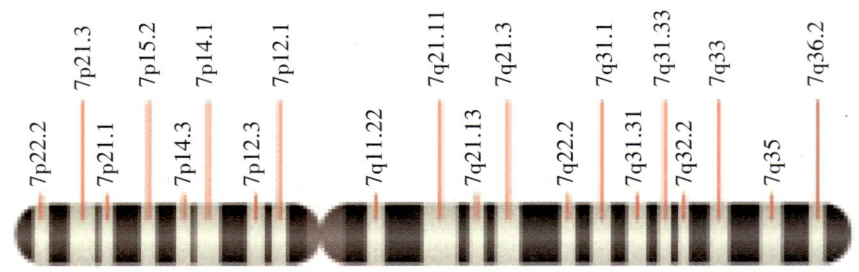

图 22-8　7 号染色体畸变导致 Saethre-Chotzen 综合征：7 号染色体畸变

GLB 在 3pB 染色体标位。

（二）非综合征型颅狭症

在家族性颅狭症的冠状缝早闭病例中，已被证实 FGFR3 发生突变的 P250R 密码子，可以诱发软骨发育不全、软骨成形不全和恶性侏儒症等严重畸形。这种反复发作性的基因突变，常导致伴有轻度膜性并指（趾）、重度颞部突出和重听性耳聋的 Muenke 综合征。这个综合征常以孤立的颅狭症或在某些家庭中出现的不带畸形病变的突变基因携带者的形式出现在临床上。这是一种遗传外显率不足的临床表现，常给基因工作者带来诊断上的困难，突变的原因是父方的 FGFR3 突变的等位基因。

第四节　颅狭症的分类和临床症状

颅狭症的主要解剖特点是一条或多条颅缝发生过早的融合而缺失。颅盖畸形并非随意发生，而是严格遵循Virchow在1862年所设定的颅脑生长定律，其特点是与早闭颅缝垂直的颅腔缩短和与正常颅缝平行的颅腔拉长。按这个定律表现的不同畸形可以根据不同形态来命名。通常还会按照是否发生综合征的情况进行分类。

一、非综合征型颅狭症

（一）舟状头畸形（scaphacephaly）

舟状头畸形在高加索人种中最常见，Marchac组报道，舟状头畸形占单颅缝颅狭症的50%。此畸形由矢状缝早闭引起，头颅的宽度变得狭窄，头颅前后方向拉长而出现畸形。顶骨区颅腔宽度的缩短是所有舟状头畸形的共性。颅盖向前拉长而使额骨前突（图22-9），向后拉长而加剧枕骨膨突，前后双向拉长或中等度前后延长。Montaut和Stricker将其命名为狭长头（leptocephalia）的狭额舟状头畸形，也有人称之为楔形头（sphenocephalia）、阔额舟状头畸形。文献中还有提到额缝对后两种畸形有致病作用的说法。

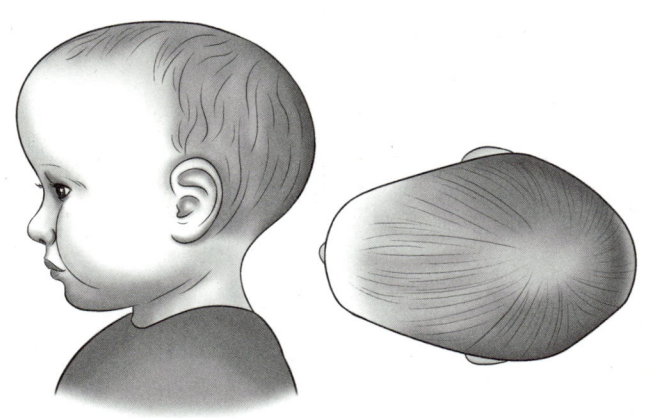

图22-9　舟状头示意图

临床诊断方面，胎儿出生后立刻可以确诊，产前可做超声诊断（图22-10）。早闭颅缝的骨嵴突起看得见、摸得着，是鉴别新生儿"臀位头颅"的一过性畸形的可靠体征，一过性头颅畸形没有颅缝骨嵴突起，数周后畸形自行消失。但应该注意的是，5.5%颅狭症者是臀位，5.5%颅狭症者为双胎产儿，这就得出"子宫内压迫"致病这一机械性发病机制的假说。

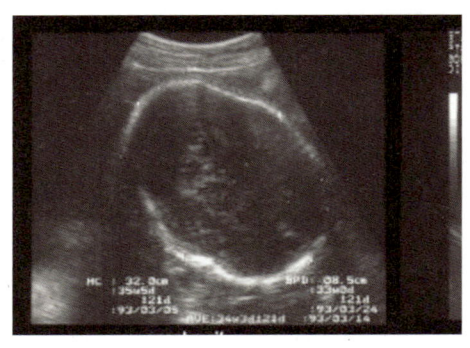

图22-10 产前可做超声诊断舟状头畸形

男性舟状头畸形患儿明显多发（图22-11），Marchac组患儿的78%为男性（表22-4）。

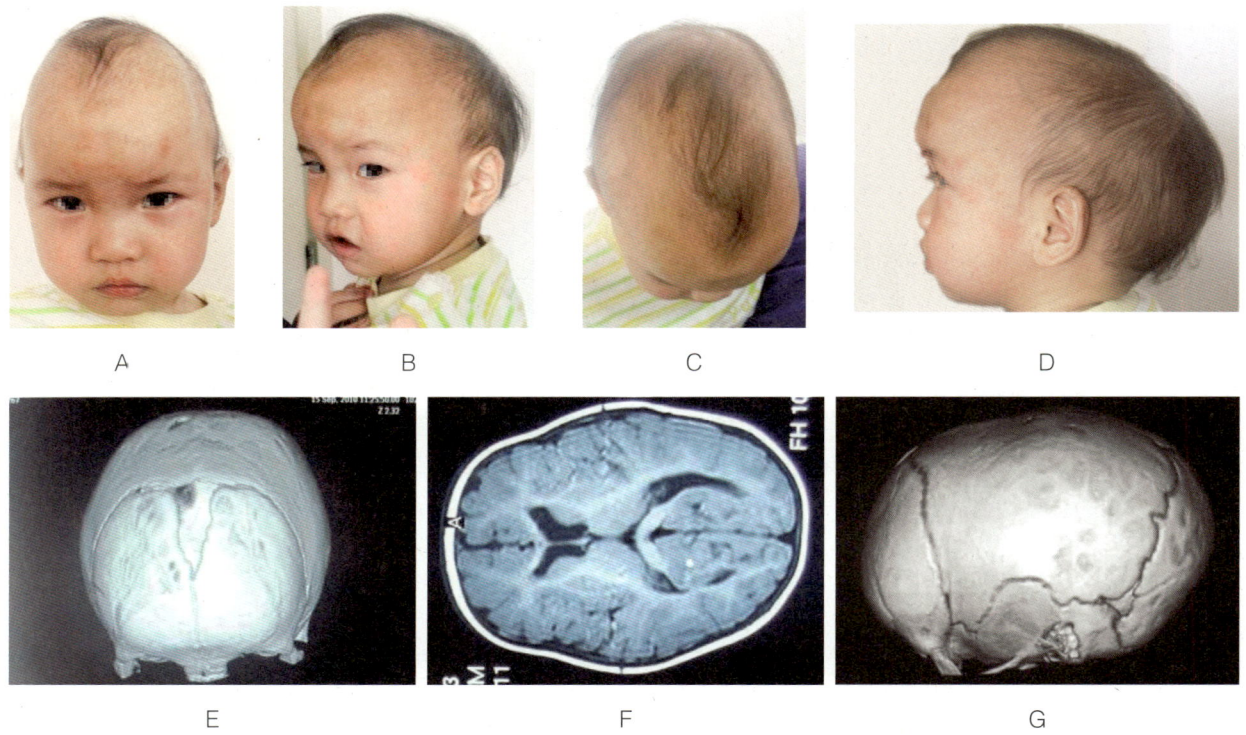

A. 正位；B. 斜侧位；C. 顶视位；D. 正侧位；E. CT三维重建正面观；F. CT平扫；G. CT三维重建侧面观。

图22-11 舟状头畸形患儿

表22-4 法国Necker儿童医院2 721例非综合征型颅狭症患儿的性别分布

疾病类别	病例数/例	百分比/%		
		总百分比	男	女
舟状头畸形	1 317	48.4	78	22
三角头畸形	585	21.5	75	25
斜头畸形	356	13.1	31	69
短头畸形	154	5.7	34	66
人字形畸形	21	0.8	57	43
尖头畸形	173	6.4	65	35
复合畸形	115	4.2	72	28

通常诊断中,舟状头畸形会被排除在综合征型颅狭症范围之外,但Marchac报道有3例舟状头Crouzon综合征儿童,在出生1年内被舟状头畸形掩盖了Crouzon综合征,在1~2年后才被发现并确认。

舟状性畸形并发其他畸形者较为少见。其头颅的前额蛛网膜下腔常常增宽,但并未导致功能异常,因为这种蛛网膜下腔增宽不管治疗与否,都将在1年后消失。

高颅压很少见,即使后期出现,也少有临床症状者。在Marchac组1 317例非综合征型舟状头畸形患儿中,出现高颅压视神经乳头水肿者只有5名(0.4%),都在3岁后才被发现。

(二)三角头畸形

三角头畸形(trigonocephaly)在欧洲的发病率居第二位,占非综合征型颅狭症病例的21.6%,系额缝早闭导致三角头畸形。

三角头畸形患儿出生后即呈现显著的畸形特征,胎儿期的超声图像也可以确诊(图22-12)。

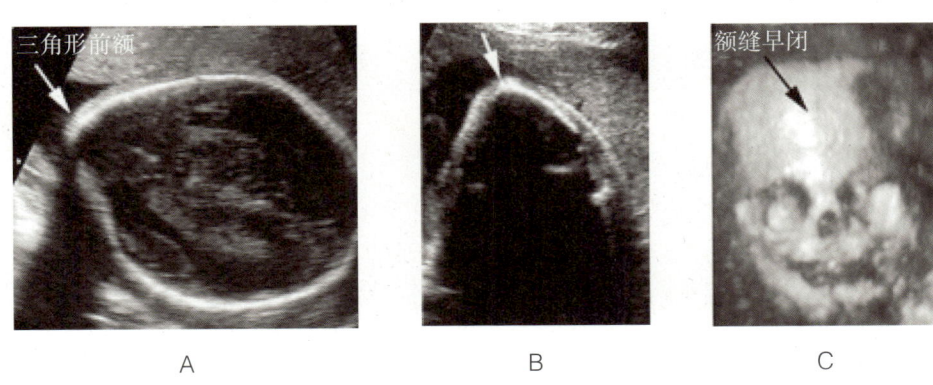

A. B超示三角头畸形的前额形状;B. B超示断面图像;C. B超示患者面部三维图像。
图22-12 胎儿期超声检查中可以发现三角头畸形

此畸形因头颅前额部像古代船三角形船头一样而得名。患者的额头呈三角形缩窄,因而赋予三角头畸形这个由形及义的专用名词。起自鼻根到前囟的垂直正中骨嵴分外显著。扩展到面部的前额三角形狭窄和双颞间间距的缩短造成明显的眶距缩窄症(图22-13)。

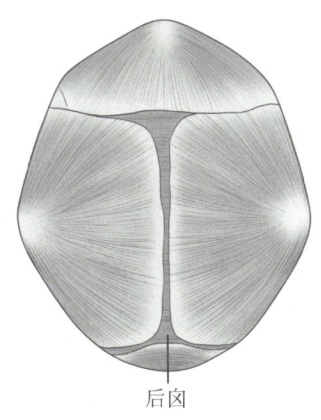

图22-13 三角头示意图

75%的男性易发此病,多于女性。三角头畸形有6.8%的双胎和5.3%的臀位发生率,因而有学者提出机械性"宫内压迫"致病的假说,其理由是早闭的矢状缝和额缝都是纵行的骨缝。

Haywand 提出，罕见的综合征型三角头畸形依据临床表现可以分为三个类型，即 Opitz 综合征、Frydman 综合征、Say-Meyer 综合征，其预后都极差。有作者报道，产妇常用抗癫痫药（丙戊酸钠）会生出伴有上肢畸形的综合征型三角头畸形患儿，有抗癫痫药丙戊酸钠的依赖性，预后很差。

在非综合征型颅狭症中，三角头畸形伴随其他大脑或躯干畸形的发病率相对较高（表22-5）。这些附带新基因异常的三角头畸形患儿，包括染色体组型畸形在内，其智力障碍还有待进一步研究。

三角头畸形的患者中，高颅压的发生率低于舟状头畸形，Marchac 组为7.3%，视神经乳头水肿2例，占0.4%。

有学者指出，三角头畸形的发病率近年有所上升，1990年后在全部颅狭症中，其发病率从此前的10%上升到20%。一些儿童神经外科中心也有发病率增加的报道。

表22-5 颅狭症（包括综合征型在内）主要临床类型联合其他畸形的占比

类型	神经系统/%	心脏/%	泌尿系统/%
舟状头畸形	0.6	0.8	0.7
三角头畸形	4.3	6.6	11.9
斜头畸形	2.2	1.3	0.9
短头畸形	4.5	2.3	1.5
尖头畸形	1	1.5	1.5
复合畸形	3.2	2.1	3.2
Apert 综合征	14.5	11.8	2.4
Crouzon 综合征	25	0.8	0.8
Saethre-Chotzen 综合征	2.4	3.7	2.9

（三）斜头畸形

斜头畸形（plagiocephaly）是指头颅水平方向上的不对称。

斜头畸形可以分为两类：一类为与单根冠状缝骨性融合相关的额面不对称畸形，另一类是与先天性斜颈及位置性高颅压所造成的顶枕部颅后不对称畸形。Alarn Cronny 和 Cormene Hottolere 对第二类位置性扁头畸形进行过详尽的描述。

第一类畸形是临床上常见的畸形，在亚洲人中多见。它是由单根冠状缝的骨性融合而引起的额面不对称性斜头，在骨性融合的一侧，额突消失，前额后缩，眼眶向上移位并后缩，常伴有颞部隆凸，鼻根向患侧偏斜。健侧面额部一般仍正常，但颞部隆凸比较突出，从而加剧额面的不对称，造成眼眶水平轴失去平衡，鼻纵轴失去垂直位的平衡，而使面部呈失衡畸形（图22-14）。这种畸形在新生儿时已经十分明显，因此婴儿出生后早期进行手术矫治很有必要。

骨性融合的冠状缝在患儿头上即可看见，也能摸到。大多数的斜头畸形患者伴有斜视。在 Marchac 组356例非综合征型额缝骨性闭合的斜头畸形病例中（占非综合征型颅狭症总数的13%），右

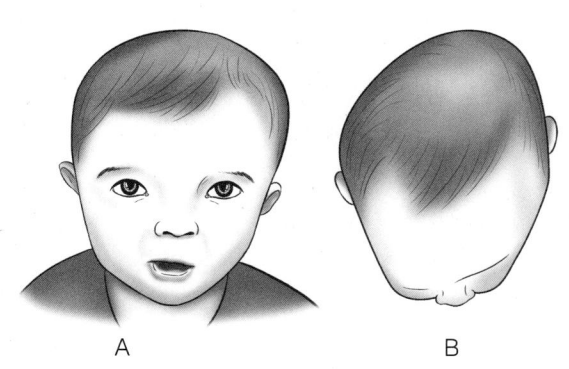

A. 正面观；B. 顶视观。

图22-14　斜头畸形示意图

侧218例（61%），左侧138例（39%）。

与纵轴发生早闭的颅狭症不同，斜头畸形女性居多，占69%；双胎者占3.5%，臀位者占3.8%。

综合征型冠状缝颅狭症（单侧发生为斜头畸形，双侧发生为短头畸形）临床的发病率要高于其他综合征型颅狭症。联合伴发其他畸形的发生率不高，但在单侧或双侧冠状缝发生早闭的颅狭症中，可偶发眶距增宽症，并多见于综合征型冠状缝颅狭症。

据报道，前额部位的斜头畸形患者中12.7%伴发高颅压症状，而高颅压患者中又有0.8%的患者会出现眼底的视神经乳头水肿，一般发生在2岁以后。

（四）短头畸形

短头畸形（brachycephaly）与双侧冠状缝早闭有关。临床上表现为额骨向前方的伸展出现障碍，特别在眶上区膨出不够而造成眉弓退缩，额下部眼眶带后缩、扁平，甚至内陷。由于额骨下部的过度后缩，额骨上部反而显得前突，犹如突出在面前的悬挂物，或上额向前向上突出，超过了尖头畸形。有些病例还有不同程度的双颞部隆起。总体而言，头颅显得扁平而宽阔（图22-15）。

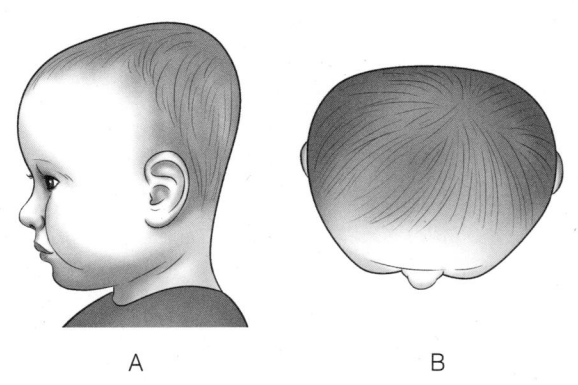

A. 侧面观；B. 顶视观。

图22-15　短头畸形示意图

短头畸形患者数占全部非综合征型颅狭症患者数的5.3%。与斜头畸形相似，综合征型短头畸形并不少见。短头畸形的双胎者占3%，臀位者占2.3%，女性占66%，联合畸形发生率一般。

Muenke和Lajeunie在介绍冠状缝早闭的短头畸形时指出，合并短指（趾）畸形和明显的颞膨出者，其短头畸形特别严重。有研究表明，FGFR3基因内P250R突变和短头畸形的严重程度有相关性。

与多条早闭颅缝的颅狭症一样，包括综合征型在内，短头畸形患者中的高颅压发生率高达31.3%。

（五）尖头畸形

与上述畸形不同的是，尖头畸形（oxycephaly）在新生儿中很少发现，这是因为畸形通常要到2～3岁后才出现。尖头畸形在北非好发，常伴有佝偻病史（图22-16）。

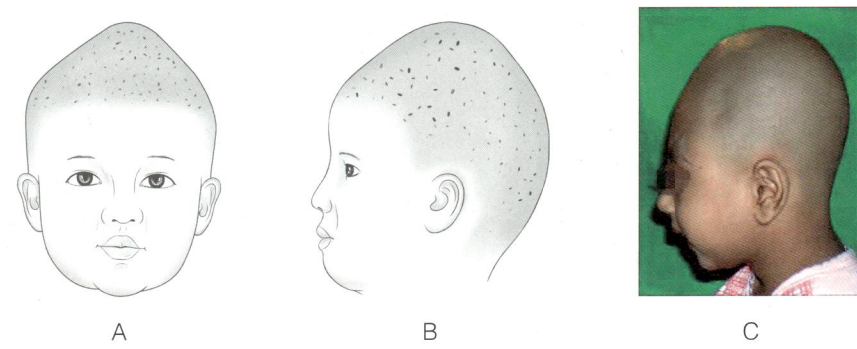

A、B. 正、侧面观示意图；C. 患者照片。
图22-16　尖头畸形

尖头畸形在临床上表现为眉弓后缩，扁平的前额反常地向后倾斜，颅盖侧壁偏向中心，头颅整体向前囟点高处抬起，形似梨状。鼻额角过度开阔，时常出现突眼症状（图22-17）。

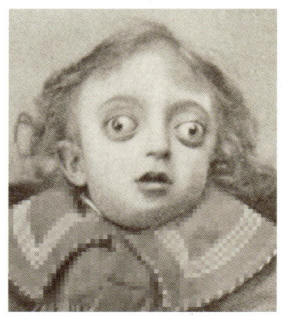

图22-17　出现突眼症状的尖头畸形
（选自 John H. Parson 的 *The pathology of the eye*，1904年出版）

半数患儿可合并累及矢状缝的双侧冠状缝早闭，大多数病例至少有2条颅缝发生骨性闭合（图22-18）。

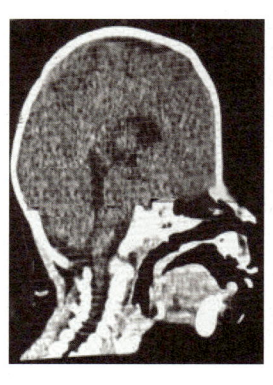 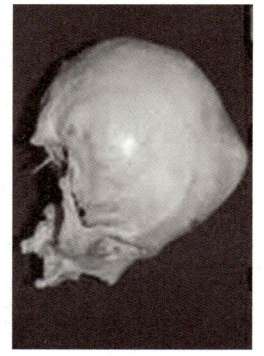

A. CT矢状扫；B. 颅骨标本。
图22-18　尖头畸形的CT矢状扫和颅骨标本

高颅压好发（61.6%）且严重，其中视神经乳头水肿占10%，视神经乳头水肿中有13%已发展到视神经萎缩。

文献记载有因全颅骨手术后颅骨再形成而发生尖头畸形。

（六）后枕扁平头畸形

后枕扁平头畸形是后枕部的人字缝（lambdoid suture）早闭颅狭症所致，较为罕见，一般占颅狭症患者的0.8%。单侧人字缝早闭引起患侧顶枕骨扁平和对侧顶骨的过度膨隆，为后斜头畸形。双侧人字缝早闭后整个枕骨扁平，形成欧美一些学者称为高尔夫切杆样枕部的后枕扁平头畸形（图22-19）。较少发现高颅压病例。

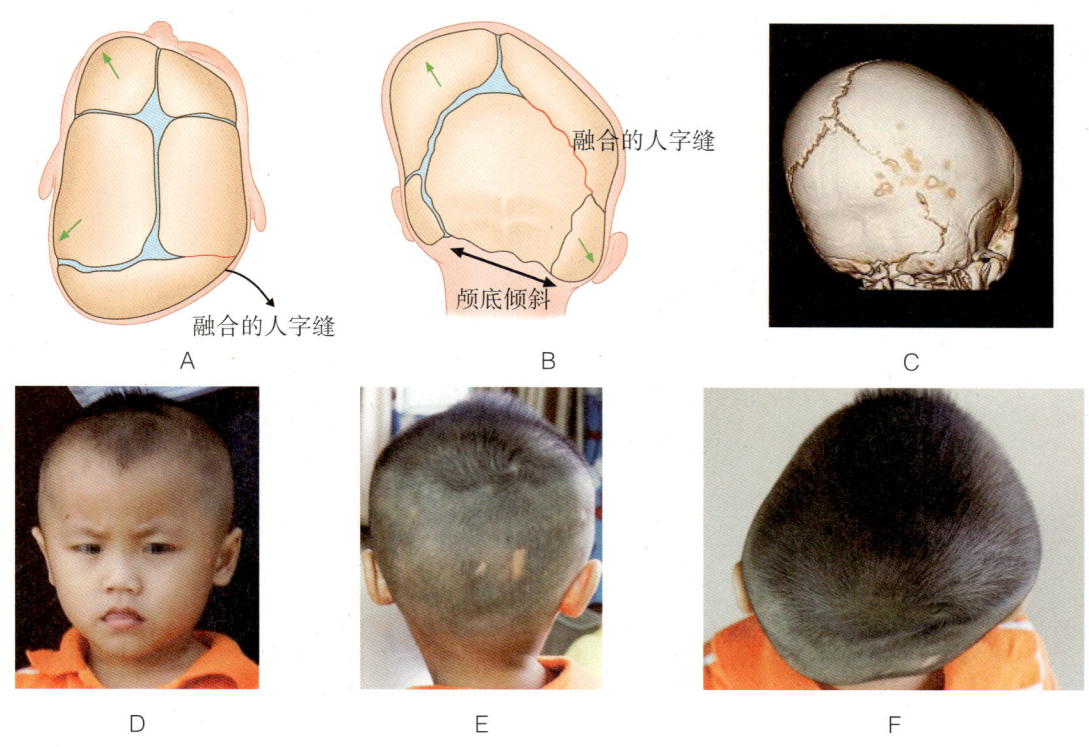

A、B. 示意图；C. 头颅CT三维重建；D~F. 患儿正面观、背面观和顶视观。

图22-19 后斜头示意图、CT三维重建片和病例照片

在单侧人字缝早闭颅狭症的临床诊断中，主要问题是如何鉴别位置性后斜头畸形和早闭性后斜头畸形。位置性后斜头畸形系由于产道挤压所致，经矫正头颅不良位置以后，可以自行消失，无须手术。

值得一提的是，产科医师为了防止婴儿突发死亡，会在产前告诫妈妈把胎儿置于仰卧位置；这项措施确实降低了新生儿的猝死率，但其副作用是增加了位置性后斜头畸形的发生率。文献中位置性后斜头畸形患儿中，71%为男性，双胎占9%。伴发先天性斜颈为35%。右侧后扁平头占59%，其中97%为枕顶骨扁平，同时伴发额骨扁平者为3%。

应该指出的是，一些学者所报道的人字缝早闭颅狭症的高发病率，显然是和没有区分位置性后斜头畸形有关。

（七）组合型颅狭症

有各种各样的组合型颅狭症，如舟状头畸形就可与斜头畸形并存，也可与三角头畸形或（和）人

字缝早闭畸形同时出现。这种复合畸形，可以占颅狭症总病例的4%~5%。组合型颅狭症畸形是先天性重症颅颌面畸形，其中矢状缝早闭占75%，冠状缝早闭（2/3为右侧早闭）占25%；复合人字缝早闭（双侧人字缝骨化居多）占27%，复合额缝早闭占23%，矢状缝、额缝和冠状缝（右侧居多）三者同时发生早闭的发病率为11%，两条以上颅缝受累者占14%。通常组合型颅狭症累及的是相邻的多条颅缝。

文献报道，组合型颅狭症的高颅压发生率高达44%，其中4.3%（占20%的病例）发生视神经乳头水肿。

在颅狭症中，非综合征型颅狭症还是占多数的。巴黎Necker儿童医院统计的3 199例颅狭症中，85%（2 721例）为非综合征型颅狭症病例（见表22-4）。

（八）总结

在非综合型颅狭症中，最多的是矢状缝早闭，占48.6%；以男孩为主，占78%；和其病因相似的三角头畸形（纵向发生早闭）也属于高发病种，占75%。相反，在冠状缝早闭颅狭症中，女孩发病率是男孩的2倍多，其中斜头畸形男孩发病仅为31%，男孩短头畸形只有34%。尖头畸形在男孩中更好发。人字缝骨化罕见，应与体位性枕部后扁平头畸形鉴别。在多颅缝早闭的组合型畸形中，男性多于女性（与舟状头、三角头畸形相似）。应当引起注意的是，在组合型颅狭症中，常累及多条颅缝，在这些受累颅缝中，总能发现一条纵向的颅缝，如额缝和（或）矢状缝的早闭。

在临床诊断中，还应把涉及额面部的畸形（如短头和斜头畸形）与头顶和枕部的畸形有所区分（如尖头、舟状头和人字缝早闭的畸形）。因为额面居中位置的畸形，有时还可合并眼眶、鼻和中面部的畸形，如三角头畸形常合并发生眶距狭窄症。

鉴于致病基因的突变在颅狭症中的重要作用，颅狭症的分子遗传学研究也越来越受关注。根据各种早闭颅缝的染色体异常和基因突变规律，现已形成一套基因筛查方案（图22-20），以用于颅狭症患者的临床诊断与风险评估。

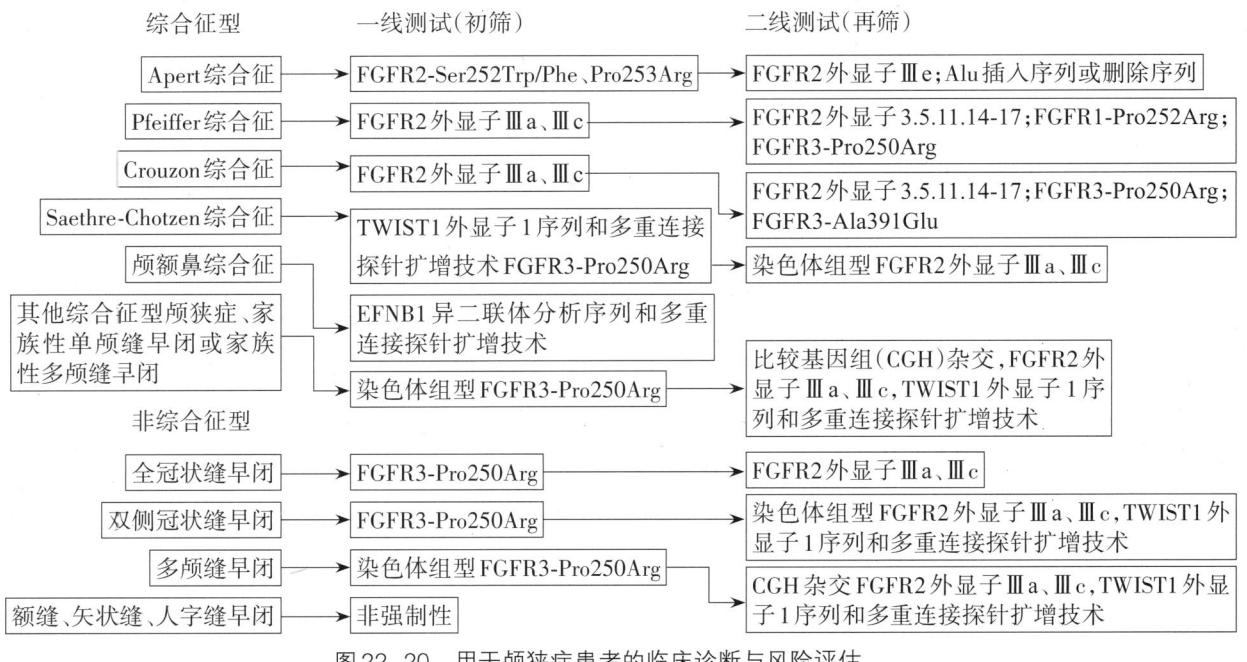

图22-20 用于颅狭症患者的临床诊断与风险评估

二、综合征型颅狭症

颅狭症有单纯头颅畸形和伴有面部和四肢畸形的颅狭症两种，后者称为综合征型颅狭症。有从百余种文献中归纳出的综合征，也有来自医学杂志的少数病例报道后命名的综合征，但尚无有关综合征型颅狭症病例资料的综合性分析报道。Marchac在巴黎Necker儿童医院收治的3 199例颅狭症病例中，综合征型颅狭症共487例，占15.2%。临床多见的有Crouzon综合征、Apert综合征、Saethre-Chotzen综合征、Pfeiffier综合征和颅额鼻发育不良综合征。

（一）Crouzon综合征

回顾1911年Fletcher所报道的7例命名为尖头畸形的病例，几乎全部在1年以后由Octare Crouzon描述并命名为遗传性颅颌面成骨不全的Crouzon综合征。其畸形主要表现为颅狭症和额面发育不全。颅狭症有不同的类型，但双侧冠状缝早闭总是存在着的。面部畸形特征是眼球突出，前额、上颌发育不足而后缩及反颌（图22-21）。

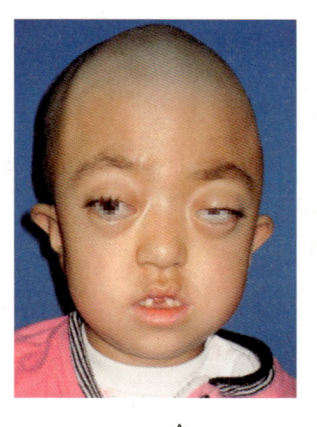 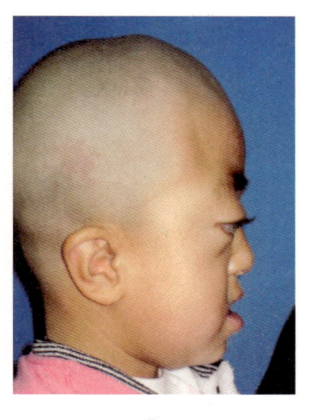

A. 正面；B. 侧面。

图22-21　Crouzon综合征的常见特征

有学者报道，在Crouzon综合征中合并眶距增宽症，实际上并不多见，即使出现，眶距增宽严重程度也很轻，不像在颅额鼻发育不良中所表现的那么严重。

产前超声检查，可以早期发现一些较为严重的畸形（图22-22）。

这里介绍一位患儿，出生后逐渐出现症状和体征，在2岁后才明确诊断，以后病情加剧，虽然偶有早发型先天性Crouzon综合征的报道，表现为可影响呼吸的重症上颌骨发育不良和严重的眼球突出（图22-23）。也有特殊Crouzon综合征的介绍，即出生1年内表现为舟状头畸形，而在1岁以后才逐渐出现以面部成骨不全为特征的Crouzon综合征的体征，并伴有其他颅缝的延迟闭合。

不同程度颅颌面部的成骨不全，决定了颅颌面部结构畸形出现的早晚和形成畸形的速度。应该指出的是，与其他综合征型颅狭症不同，Crouzon综合征具有进行性发病的特点，发病越早，病情越重。有产前或产后立刻发病的重症Crouzon综合征，其眼球突出严重，以致无法闭眼而影响眼球的活动，从而需要急诊做眼睑成形手术以达到眼睑可以临时覆盖而保护眼球的目的；也有患儿因呼吸困难而要

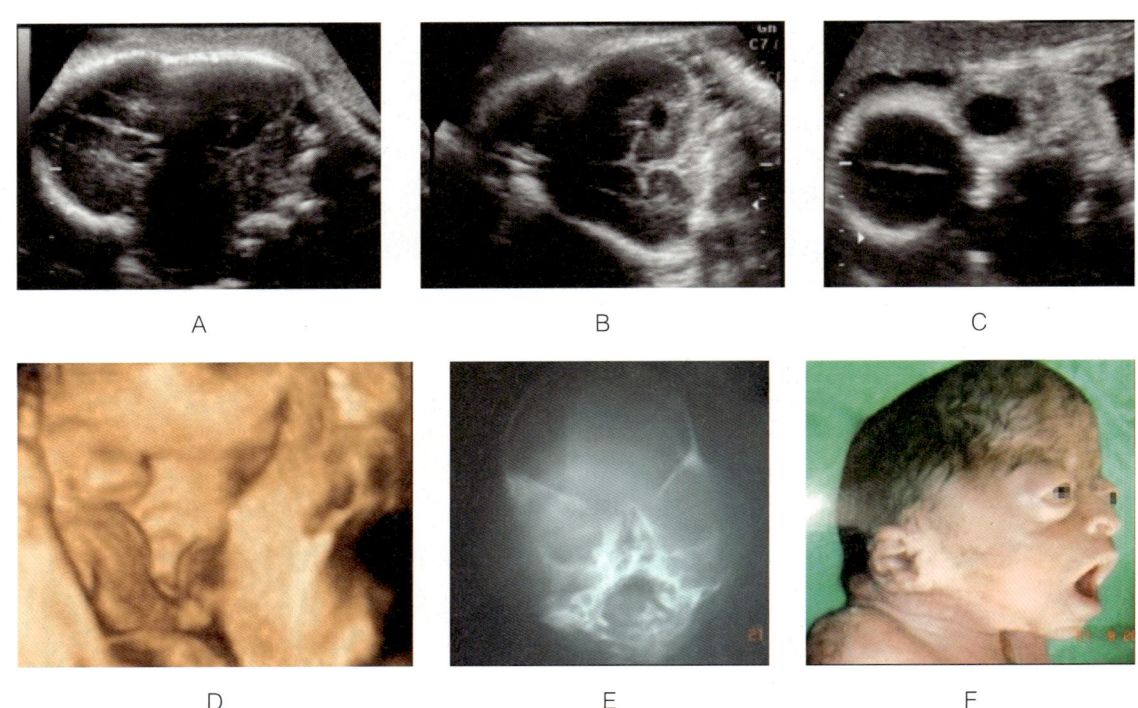

A~C. 产前超声诊断图像；D. 产前三维超声图像；E. 新生儿头颅X线影像；F. 新生儿患儿侧面观。

图 22-22 产前超声检查可发现较严重的畸形

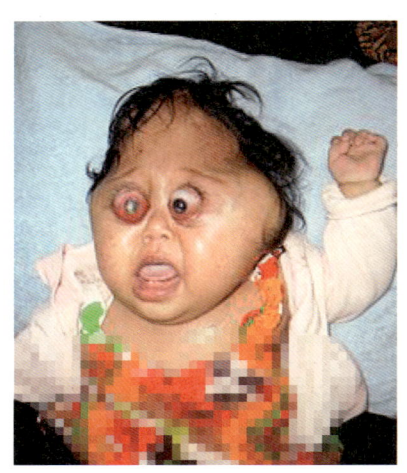

图 22-23 有些 Crouzon 综合征可以有非常严重的突眼

求急诊行气管切开。虽然产前或产后早发型 Crouzon 综合征较为罕见，但一旦出现，应该选择早期行额面前移术；对较小的患儿可以选择简单的面部牵引，即用较粗的钢针横穿双侧颧面部，在床边做外置式悬挂牵引。

常见的 Crouzon 综合征在就诊时一般无明显的功能性症状，但有病情逐渐加重的临床类型，先是出现冠状缝早闭，继而累及矢状缝。轻型 Crouzon 综合征早期没有任何颅狭症畸形表现，但出生后面部就可出现特征性的突眼、外斜视和反颌症状，直至1~2年后才出现典型的颅颌面部畸形。

Crouzon 综合征高颅压的发生率很高，有文献报道其发生率可高达68.6%，视神经乳头水肿为17%，视神经萎缩为3.4%，脑积水为25%。

脑积水可分颅脑性脑积水和机械性脑积水两种，前者为后破裂孔阻塞所致，后者为小脑扁桃体嵌入压迫引发脊髓空洞症所致。开放枕骨大孔可有效地治疗脊髓空洞症,但对脑积水患者应行脑室-脑池分流术以缓解症状。Cinalli 指出小脑扁桃体疝综合征的患者还可伴有进行性骨性人字缝早闭症。

本病有伴发椎间融合型颈椎畸形的报道。

以皮肤畸形改变为特征的另一型 Crouzon 综合征是伴有黑棘皮病的 Crouzon 综合征,皮肤改变主要是位于颈部和关节屈曲部位的皮肤,临床表现为皮肤增厚和色素加深。此类伴皮肤病变的 Crouzon 综合征的基因特点为 FGFR3 基因的突变,而其他类型的基因突变还有 *FGFR2* 基因突变。

(二) Apert 综合征或尖头并指(趾)畸形

法国 Emile Apert 在 1906 年报道的综合征是一例伴有四肢并指(趾)畸形、尖头畸形等的颅颌面部复合畸形,并以他的姓命名。

Apert 综合征在新生儿时即出现明显的尖头、并指(趾)畸形,每个病例均可发现双侧冠状缝早闭症的病变,而纵行方向的额缝和矢状缝通常保持正常开放,有时这些纵向颅缝在出生后几个月内反而呈代偿性颅缝扩大(图 22-24)。

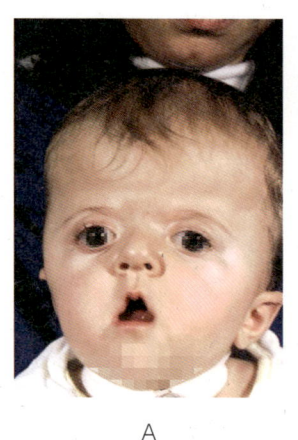
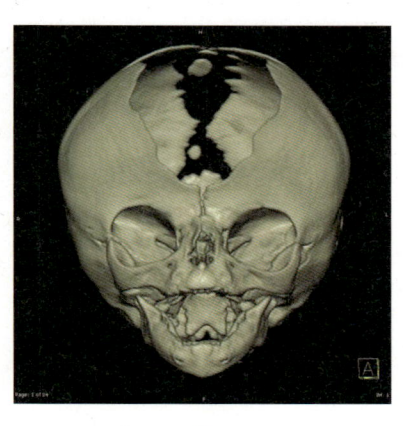

A. 外貌;B. 头颅 CT 三维重建。
图 22-24 Apert 综合征病例

颜面部畸形主要为严重的上颌骨发育不良,临床表现为:①安氏Ⅲ类反𬌗(图 22-25)、鹰钩鼻、颜面宽阔、眶距增宽症和严重突眼。②睑裂呈反蒙古眼型向外向下倾斜。③上腭盖深而狭长,有文献报道 27% 的患者可伴发腭裂。④有张口畸形,其原因可能是上颌骨发育不良引起的呼吸道阻塞后代偿性张口呼吸。⑤并指(趾)的皮肤和指(趾)骨同时合并,会影响心理和社交,可以表现为第 2、3、4 指合并成为一个形似团块的巨大中指,拇指(趾)关节可呈骨性融合。

Apert 综合征的并指(趾)畸形可以分为三型:Ⅰ型并指的拇指(通常足趾无异常)以一层皮肤和团块状的中指相连,后者居中为第 2、3、4 指合并而成的团块状中指。Ⅱ型拇指(趾)活动自由。Ⅲ型五指(趾)合成一团(图 22-26)。

还可以出现脊椎融合畸形,特别是颈 5 与颈 6 之间的融合较为常见,Thompson 组的 Apert 综合征中颈椎融合的发病率为 67%,并认为其病变可能是进行性的。其他骨性畸形累及肩关节、肱骨、肘关节、髋关节、膝关节和胸廓,也有上呼吸道(如气管)畸形的报道。还可能存在其他部位的畸形,如口腔、牙齿和上腭畸形。

本综合征的头颅呈尖头畸形改变，可以有颅底前后径的短缩。Cohen报道1例头颅呈三角头畸形改变。

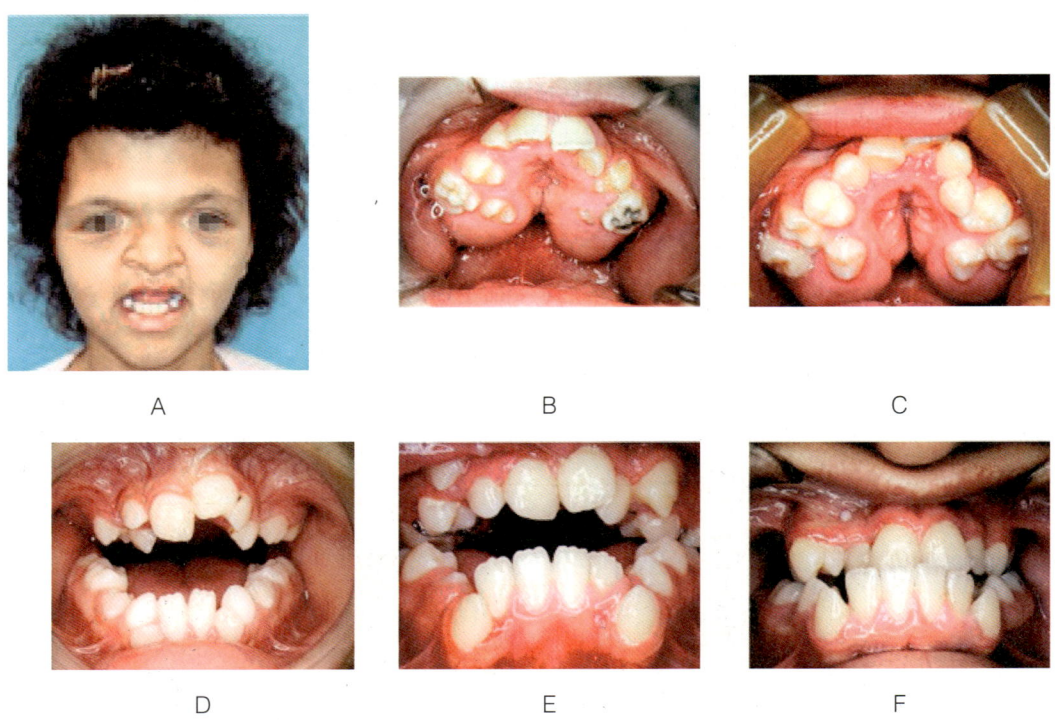

A. 正面观；B. 上腭狭窄；C. 高腭弓；D. 开𬌗；E. 𬌗紊乱；F. 反𬌗。

图22-25 以安氏Ⅲ类反𬌗为主的紊乱的上下牙列咬合关系

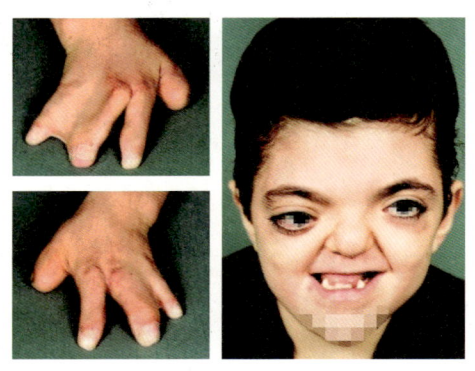

图22-26 伴发手畸形的Apert综合征

Apert综合征的发生与染色体或基因突变有较大关系，动物（大鼠）实验提示，*p38 MAPK*信号通路与本综合征的发生关系十分密切（图22-27）。

皮肤方面的病理改变为多脂、增厚和皮肤痤疮。

本综合征患者可有大脑发育畸形，其典型病理改变为脑实质变大。其脑室有扩大，但非进行性扩大，文献报道有进行性脑积水的情况发生。有报道Apert综合征伴发内脏错位、肠旋转不良、透明隔畸形等。需要注意的是，当发现有透明隔缺损和囊变时，提示Apert综合征的预后极差。躯体畸形的发生率一般，心脏畸形发生率为10%，泌尿生殖系统发生率为9.6%，听力减退发生率为56%，高颅压发生率约为45%。

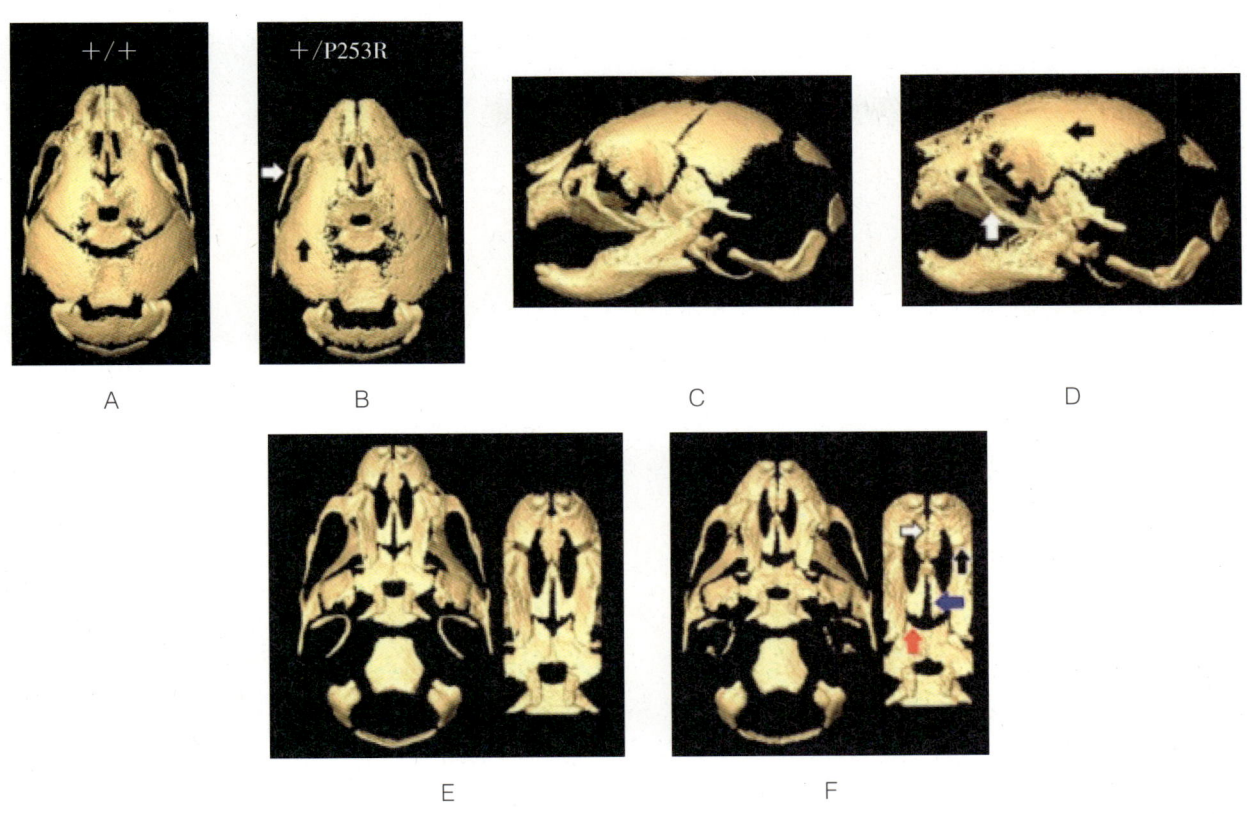

A、C、E. 野生小鼠 micro-CT 正、侧面和颅底影像；B、D、F. FGFR2+/P253R 突变小鼠 micro-CT 颧突和上颌颧骨融合（B、D 白箭头）、冠状缝融合（D 黑箭头）、腭板上颌变短（F 白箭头）、上颌骨缝融合（F 黑箭头）、腭板横向融合（红箭头）、中线骨缝未融合（蓝箭头）。

图 22-27　大鼠 Apert 综合征模型实验中 p38 MAPK 信号通路的路径表现

（三）Saethre-Chotzen 综合征

Saethre 在 1931 年首次报道一例颅狭症患者，其特点是发际很低、面部不对称、短指（趾）、部分并趾（指）、小指屈曲畸形和脊椎多发畸形（图 22-28）。患者的母亲、父亲、妹妹及其儿子患有并指（趾）和头颅畸形。1 年以后，Chotzen 报道了另一例男性患者和他的两个儿子，除患有颅狭症畸形以外，还伴有面部不对称、眶距增宽症、上腭畸形、侏儒、失聪和智力障碍。该复合畸形（图 22-29）后来便以上述两位医师的名字来命名。

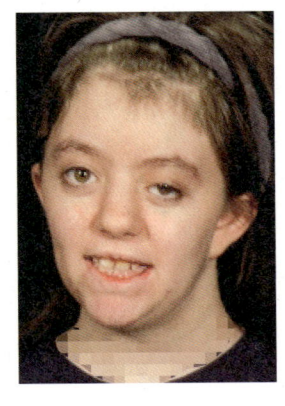 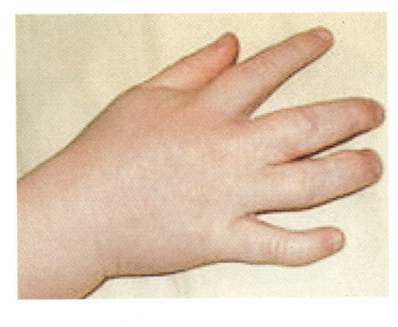

A. 面部畸形；B. 并指畸形。

图 22-28　Saethre-Chotzen 综合征

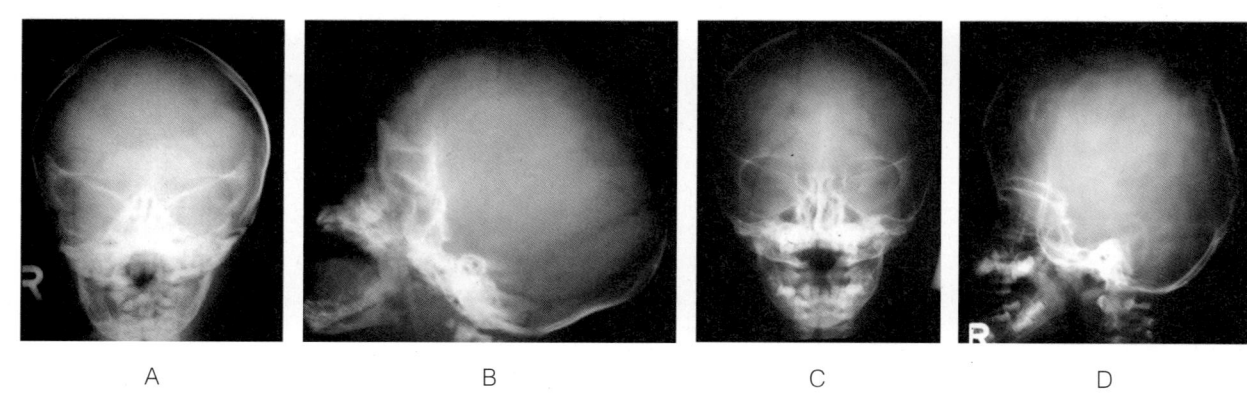

A. 术前正位；B. 术前侧位；C. 术后正位；D. 术后侧位。

图22-29　Saethre-Chotzen综合征头部X线下表现

Saethre-Chotzen综合征（SCS）也称为尖头并指（趾）综合征（acrocephalosyndactyly syndrome）Ⅲ型。临床上表现多样，复合出现的畸形也多有不同，给诊断带来许多困难，因此每个病例应该追查家属中是否有类似的畸形。本综合征可以在任何一条颅缝发生骨化早闭，因此颅狭症所导致的畸形也各不相同，但多数早闭发生在双侧冠状缝，造成额部扁平和鼻额角呈直线样畸形。

颜面部可出现单侧或双侧的上睑下垂，面部不对称和眶距增宽症是常见的面部畸形；耳朵畸形表现为小、圆和缲边的耳轮，以及被横越耳甲的圆锥所隔开的方舟状耳甲（crux cymbac）。四肢短小而拇指巨大。拇指有时呈劈裂畸形，但不偏斜。在第2和第3指（趾）之间常可见到膜性并连（图22-30）。综合征的另一特征是巨大拇指（趾）呈外翻畸形，末节指（趾）骨有骨性切迹阴影。多见皮纹异常，特别是手掌独纹畸形、指纹三角位置偏向远端等。隐睾多见。

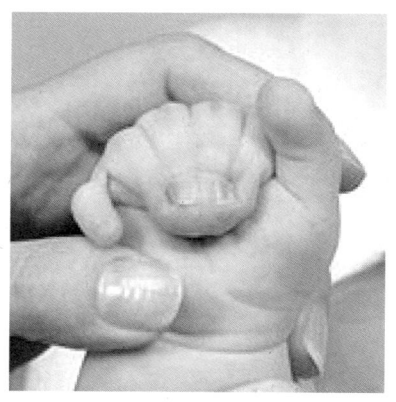

图22-30　Saethre-Chotzen综合征的手畸形

（四）Pfeiffer综合征

1960年由Pfeiffer提出的伴有手足膜状并指（趾）、拇指（趾）变粗内翻偏弯畸形的短头畸形综合征。X线片可见第1掌跖骨肥大，以及内翻巨指（趾）和第1指（趾）骨呈三角形改变。巨大拇指（趾）常常一分为二。短指（趾）畸形、肘关节融合和指（趾）关节粘连也可同时出现。

Pfeiffer综合征中的短头畸形表现各异，但临床上多会出现冠状缝早闭症和矢状缝早闭症。可出现上颌骨发育不良，并伴有眶距增宽症和睑裂外侧向下倾斜，呈反蒙古眼样。可以发生眼球突出，如突出严重可以导致无法闭眼而丧失眼睑保护眼球的严重问题。常见斜视，像发生在 Crouzon 综合征的斜视一样，这是在畸形的眼眶内，由于眼内肌附着错位所形成的斜视（图 22-31）。这些畸形在程度上要比 Apert 综合征所表现的轻微。

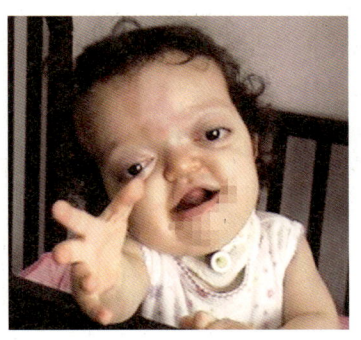

图 22-31　Pfeiffer 综合征的斜视

耳朵变小。鼻咽腔缩窄，常引起鼻后孔漏斗部狭窄，可造成令人担忧的呼吸困难问题。常有气管软骨钙化畸形的报道，像发生在 Crouzon 综合征的气管畸形一样。脊椎畸形较为常见，特别是伴发颈椎融合和骶尾骨异常。

与 Crouzon 综合征类似，Pfeiffer 综合征颅内畸形主要有脑积水、小脑扁桃体嵌梗和因后破裂孔阻塞所造成的颅内静脉回流障碍。重症 Pfeiffer 综合征呈三叶草头畸形。其严重的颅颌面畸形表现为颞窝特别突出，伴发额顶区壁层狭窄，造成具有特征性的三叶草头畸形。先天性脑积水是较为常见的并发症。这类重症畸形也可见于 Apert 综合征，表现为早发型 Crouzon 综合征和恐惧性侏儒症。

Cohen 把 Pfeiffer 综合征分成三种临床类型：Ⅰ型为显性常染色体典型散发性综合征；Ⅱ型为三叶草头综合征，常并发严重中枢神经系统畸形；Ⅲ型类似Ⅱ型，但无三叶草头综合征（图 22-32）。Ⅱ、Ⅲ型均为散发病种，常是致命的。

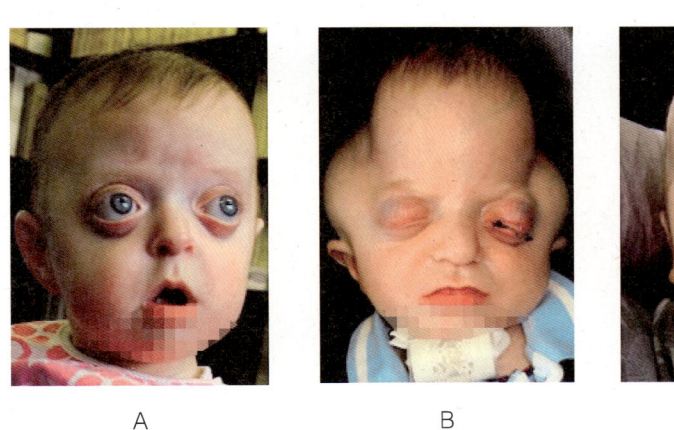

A．Ⅰ型；B．Ⅱ型；C．Ⅲ型。
图 22-32　Pfeiffer 综合征的三种临床类型

（五）颅额鼻发育不良综合征

颅额鼻发育不良综合征是由 Cohen 从额鼻发育不全病中挑选出来的一种多症状同时出现，由双侧或单侧（罕见）冠状缝早闭造成，伴有重症眶距增宽症和巨型鼻裂的严重颅额鼻畸形。有膜状并指

（趾）和指（趾）甲分开的报道。

本综合征的临床表现在女患儿中比较突出；在男患儿中症状和体征比较轻微，可有轻度的眶距增宽症（图22-33）。

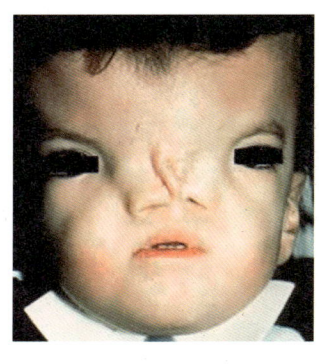 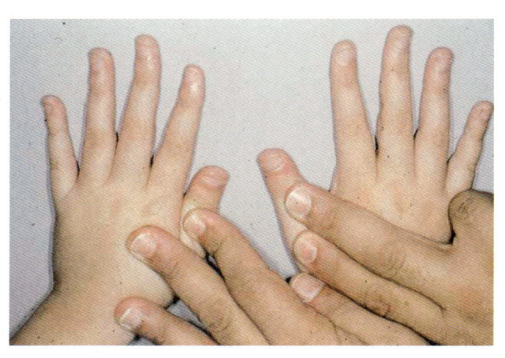

A. 面部畸形；B. 膜状并指。

图22-33 颅额鼻发育不良综合征

本综合征患者数占总颅狭症患者数的15.6%。法国Necker儿童医院收治的综合征型颅狭症病例489例中各个类别所占的百分比、性别分布情况见表22-6。

表22-6 法国Necker儿童医院489例综合征型颅狭症患儿的性别分布

综合征类别	病例数/例	百分比/%		
		总百分比	男	女
Crouzon	145	29.7	51	49
Apert	124	25.4	52	48
Saethre-Chotzen	88	18.0	49	53
Pfeiffer	53	10.8	55	45
颅额鼻发育不良	30	6.1	3	97
其他	49	10.0	—	—

（六）罕见的综合征型颅狭症

罕见的综合征型颅狭症的个案病例报道很多，如涉及染色体标位和基因位点异常的Greig综合征、Jackson Kleiss综合征、Boston型综合征和Adelaide综合征。

1. Carpenter综合征 由Carpenter在20世纪初提出，并在1966年被正式命名为Carpenter综合征。表现为患者首先出现人字缝和矢状缝早闭，这种早闭继而逐渐累及冠状缝而造成综合征型颅狭症（图22-34）。如果畸形突出而明显，还可以表现为三叶草头畸形和突出的颞突。手指短胖弯曲、足趾并合和多趾畸形是本综合征的特点（图22-35）。

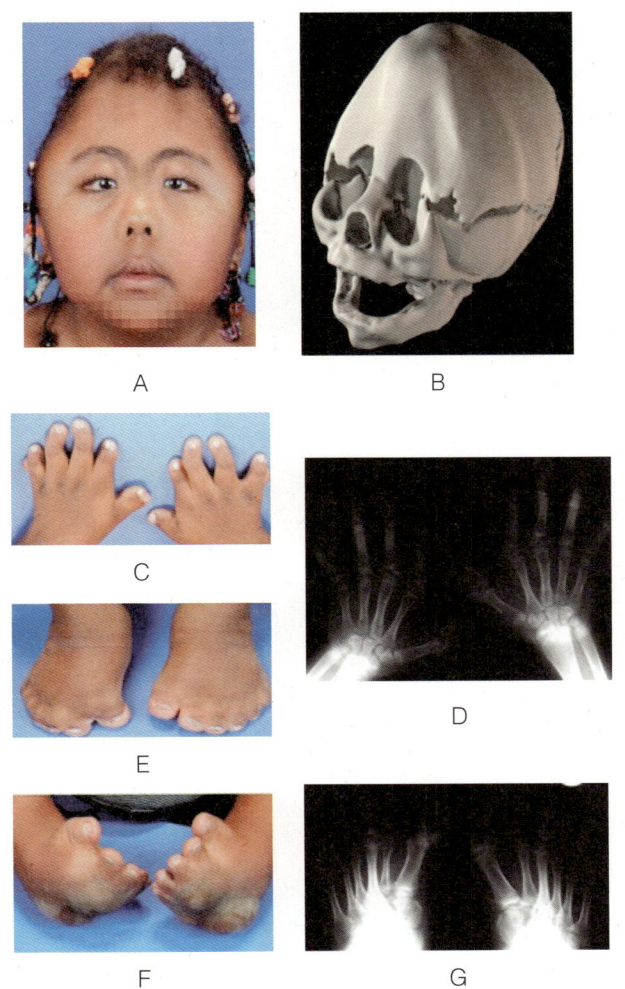

A. 面部表现；B. 3D打印头颅模型；C、D. 并指及X线影像；E～G. 并趾的足背、足掌面及X线影像。

图22-34 Carpenter综合征的骨骼和手足表现

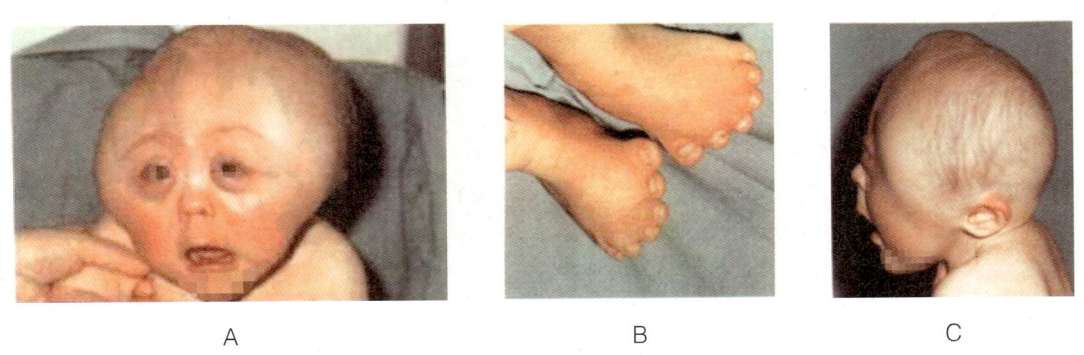

A. 正面照；B. 并趾；C. 侧面照。

图22-35 严重的Carpenter综合征也可以表现为三叶草头畸形

2. Antley-Bixler综合征 Lacerate（1974）把Antley-Bixler综合征命名为类尖头并指（趾）畸形，表现为联合面部狭窄、肱桡骨骨性融合、蜘蛛脚样指（趾）畸形和股内屈曲畸形的颅狭症。患儿耳朵短小、颜面后移和后鼻孔狭窄。患儿还有心脏、泌尿生殖系统、脊柱和肛肠方面的畸形，包括脊椎发育不全、肛门闭锁。脊髓脊膜膨出和骶骨畸形等均为常见伴发病症。放射学病理改变除冠状缝、人字缝和额缝的早闭以外，尚有对本综合征具有特征性体征的肱桡骨骨性融合，常并发病理性骨折的股骨内屈曲畸形和常见的蜘蛛脚样指（趾）畸形。

3. Baller-Gerold综合征 这是一种伴有拇指和桡骨生长不全、面部表情不稳定的综合征型颅狭症（图22-36、图22-37）。心脏、肛管、泌尿生殖系统畸形较为多见。面部表情变化无常。本综合征与一些丙戊酸钠药物依赖性胚胎病有诸多相同点。

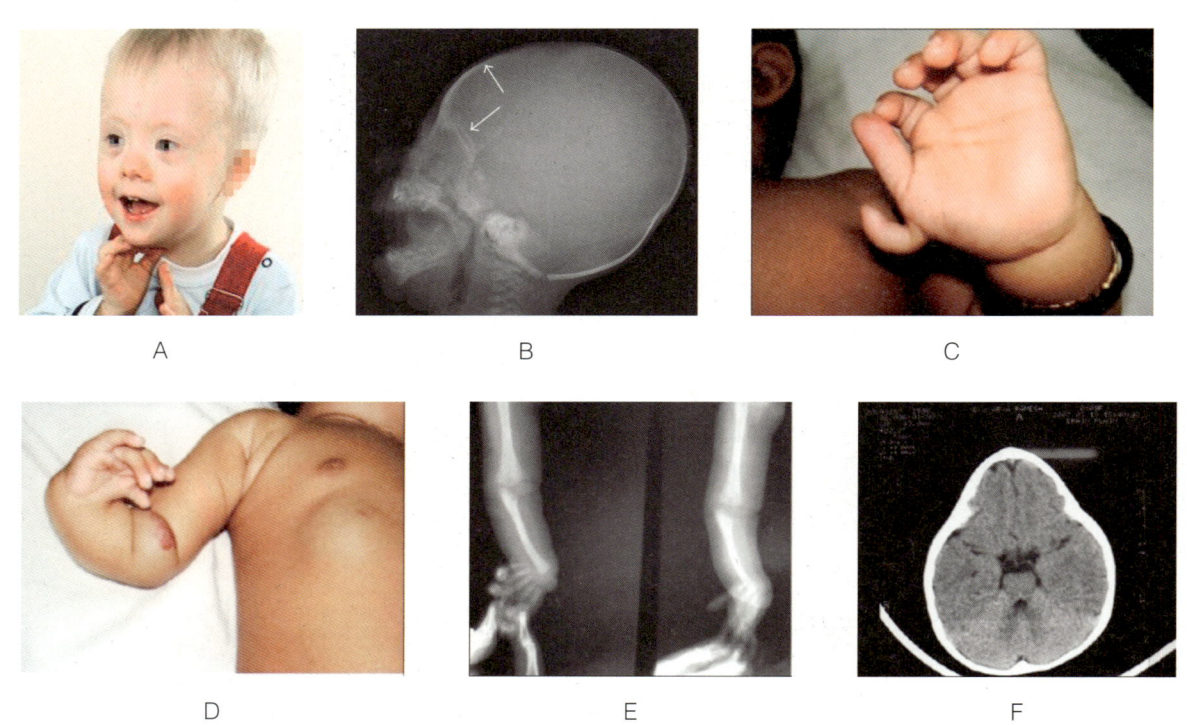

A. 外貌；B. 头颅X线侧位片；C、D. 手指表现；E. 手X线片；F. 头颅CT片。
图22-36 Baller-Gerold综合征的临床表现

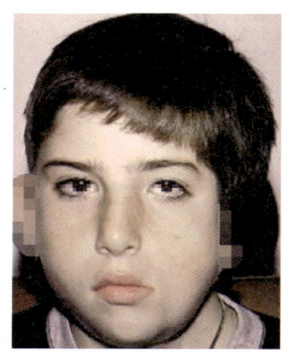

图22-37 Baller-Gerold综合征的青少年表现

4. Jackson-Kleiss综合征 这是一种以伴发趾关节骨性融合为特征的染色体显性综合征型颅狭症。首次报道（1976）的患者见于Amish大家族，患此综合征的竟多达130人。头颅畸形有短头、尖头等多种形式，个别患者甚至无头颅畸形。与Pfeiffer综合征类似，本综合征是否符合染色体自由组合定律是有争议的。

5. Opitz综合征 Opitz综合征表现为伴发面部畸形、多种骨畸形和内脏畸形的三角头畸形。面部畸形特征为睑裂外侧向上偏斜、鼻根发育不良、耳朵后翻、牙槽弓缘增宽、进行性小头畸形，常伴随多指畸形和第2、3指（趾）发育不良性并、多指（趾）畸形（图22-38）。新生儿患儿皮肤松弛，背部皮肤特别宽阔，多见关节强直。患儿有背伸运动障碍，开始表现为肌张力降低。患儿内脏表现包括心脏畸形和多囊肾病（图22-39）。

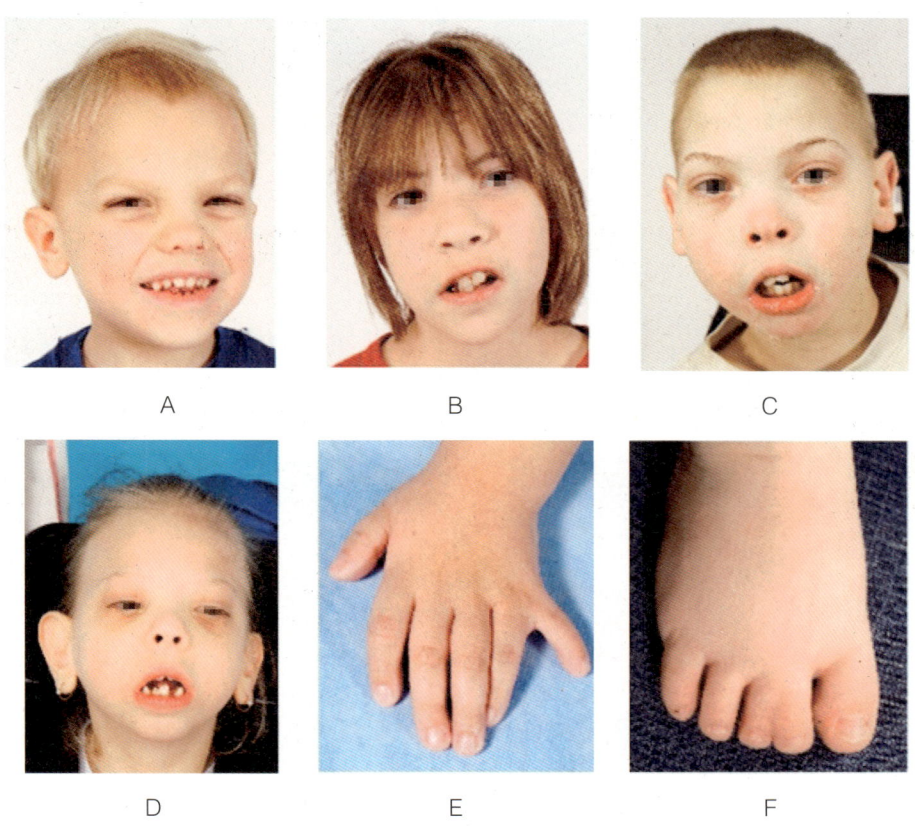

A～D. 外貌；E、F. 并指、多指、并趾。
图22-38　Opitz综合征临床表现

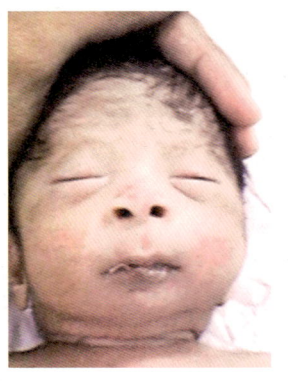

图22-39　新生儿Opitz综合征

6. Adelaide综合征　近似Jackson-Kleiss综合征，其主要区别是本症没有跖骨关节融合。这是由Hollway命名、Adeo报道，在同一家庭三代共累及16人的颅狭症畸形。

7. Boston型综合征　这是1993年从Boston大家族中发现的一种常染色体显性遗传，历经三代累及19人的颅狭症畸形（图22-40）。

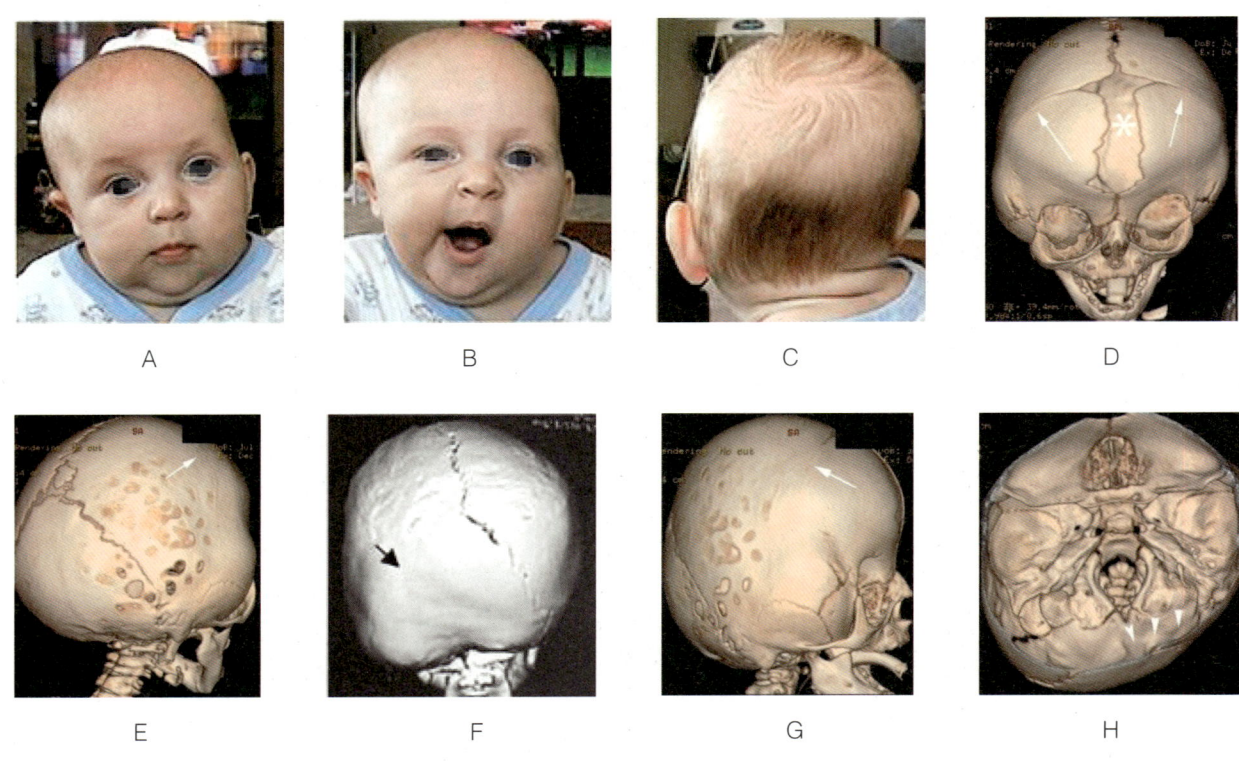

A~C. 外貌；D~H. 头颅 CT 三维重建。

图 22-40　Boston 型综合征的临床表现和 CT 三维重建

8. Greig 综合征　Greig（1926）报道的综合征是一类伴有颅颌面畸形和四肢异常的颅狭症。唯一的夹杂病是跗前多趾、跗后多趾或并指（趾）畸形。其中患巨头症者，颅狭症发病率只有 5%。

9. 小头畸形　大多为脑发育不良所致。其特征是头围（head circumference，HC）小于同龄同性别正常儿童 2 个标准差。其发病与基因异常有关。

（七）联合畸形

法国 Necker 儿童医院收治的颅狭症患者中，有 22% 的患者至少伴有一种复合畸形。

非综合征型颅狭症的躯体或大脑联合畸形的发病率为 1%～7%，三角头畸形的复合畸形发病率最高，心脏畸形为 6.6%，泌尿生殖系统占 4.9%，四肢异常为 6.3%。妊娠期服用抗癫痫药丙戊酸钠（商品名为德巴金）与患儿发病有明显关系。与丙戊酸钠有关的 35 名患儿中，伴大脑畸形者占 3.6%，伴心脏畸形者占 20%，伴泌尿生殖系统畸形者占 11.4%，伴四肢畸形者占 20%。在无丙戊酸钠药物依赖的新生儿颅狭症病例中，三角头畸形的复合畸形的发病率最高，心脏畸形者占 6%，四肢畸形者占 6%。

在综合征型颅狭症病例中，复合畸形相当好发，脑积水发生比例较高，可以表现为进行性脑积水，多见于 Crouzon 综合征和 Pfeiffer 综合征。Apert 综合征常并发大脑畸形，有进行性脑室扩大、透明隔缺损（或囊变）和胼胝体发育不良。Crouzon 综合征伴小脑下部、脑干下部和第 4 脑室畸形的 Arnold-Chiari 畸形者，可高达 36%（图 22-41、图 22-42），有时伴有颈椎脊髓空洞症。Cenallia 证明小脑嵌顿与人字缝早闭有关。Apert 综合征腭裂和唇腭裂并不罕见，法国 Marchac 的资料中 Apert 综合征患儿累计有 20 例，占 16%。

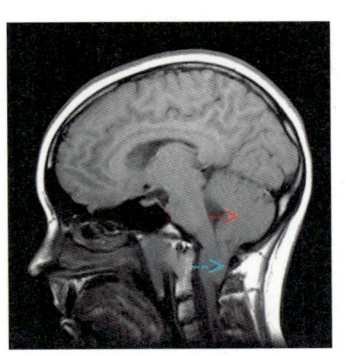

图22-41　Chiari病示意图：小脑下部、脑干下部和第4脑室畸形

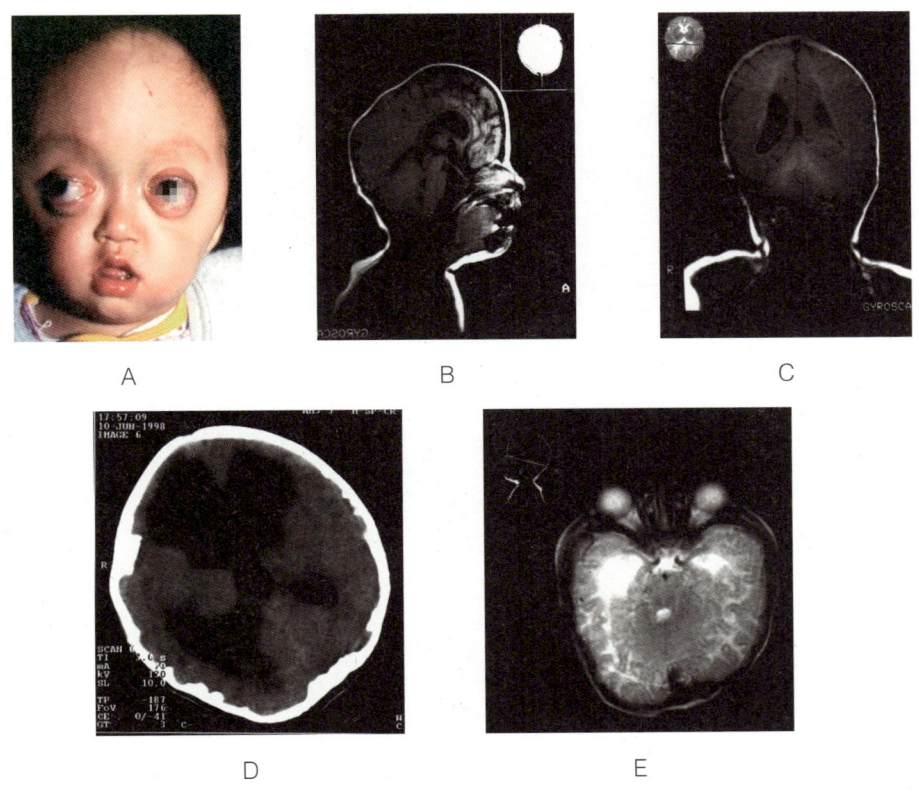

A. 外貌；B～E. 头颅影像。

图22-42　Crouzon综合征伴Chiari病

综合征型颅狭症从临床症状来区分有时比较困难。近年来，随着基因诊断技术的日益发展，用染色体的基因定位和筛选可以发现在一些相似的综合征型颅狭症中，存在不同的畸变基因位点，这对于明确诊断有很高的参考价值（表22-7）。

表22-7　不同的综合征型颅狭症的突变基因和相应临床表现

病名	症状	突变基因
尖头并指（趾）综合征（SCS）	宽眼距、低发际、眼睑下垂、厚指蹼、耳畸形、斜视、睑裂水平呈八字形下垂	TWIST1
Robinow-Sorauf综合征	宽眼距、鼻中隔偏曲、枕部扁平、耳畸形、斜视、下颌前突、双耻骨	TWIST1

续表

病名	症状	突变基因
Muenke综合征	冠状缝早闭颅狭症，宽眼距，大头，脱发，面颊扁平，耳下垂	FGFR3
Crouzon综合征	颅狭症，特别是冠状缝，尖头，中面部发育不全，眼眶变浅，宽眼距，前额短，脱发，突眼，鹰钩鼻，耳下垂，斜视，牙列拥挤，牙齿异位萌出，下颌前突，肱骨或股骨变短	FGFR2和FGFR3 FGFR2突变热点位于第8~10号外显子
Pfeiffer综合征	颅狭症，特别是冠状缝，宽眼距，颌骨发育不良，鹰钩鼻，听力丧失，突眼，牙列拥挤，腭弓过高	FGFR1和FGFR2
Apert综合征	颅狭症，特别是冠状缝，宽眼距，额头前突，枕部扁平，突眼，中面部畸形，牙列拥挤，腭裂，耳下垂，扁平或凹陷面容，拇指短或有指蹼	FGFR突变集中于S252W、S252F、P253R
单侧冠状缝早闭颅狭症	颅狭症的症状。如左侧受累，其症状近似尖头并指（趾）综合征（SCS）	FGFR
Baller-Gerold综合征（BGS）	头颅短平，突眼，额头扁，皮肤异色病，手指数有改变伴桡侧畸形，桡骨（或拇指）发育不良或缺失，智力发育不良	—
Beare-Stevenson综合征	颅狭症，分叶状颅	FGFR2
Saethre-Chotzen综合征	颅狭症，特别是冠状缝不对称的扁平前额，发际线低	TWIST
Boston型综合征	颅狭症，分叶状颅，前额后移，额部隆起	MSX2
颅额鼻发育不良综合征	颅狭症，特别是冠状缝早闭颅狭症，额骨中线缺损，眶距增宽	EFNB1突变：T155P、M158V、M158I

第五节 颅狭症的诊断

一、临床诊断

诊断主要是依靠临床表现。在各种类型的颅狭症中，头面部畸形的特征可以确定哪一条或哪几条颅缝受累，以及是否为骨性早闭。通常只有某些综合征型颅狭症才需要鉴别诊断。

几乎全部患儿在出生时已经出现头面部畸形，继而可由影像学检查来辅助验证临床诊断，或许可以用于排除一些颅狭症诊断。一般而言，诊断较为简单而明确。诊断方面容易产生混淆的问题有二：其一为非颅狭症性颅盖不对称，其二为继发性颅狭症。

（一）体位性头颅畸形

体位性头颅畸形表现为单侧或双侧的顶枕部颅骨扁平。其特点是发病率很低，由人字缝早闭造成的头颅畸形只限于枕骨的扁平。体位性畸形指的是出生前和出生后头颅因局部承受外力压迫而造成的暂时性的可逆性的颅骨扁平畸形。与人字缝早闭症产生的枕骨扁平畸形相比，体位性顶枕骨扁平程度较轻，有同侧额部突出，使人感到体位性扁平的半个颅盖整体突向前方，而人字缝早闭的额部突出与扁平枕骨的对侧相邻。体位性斜头畸形的扁平侧耳朵向前移位，而人字缝早闭颅狭症的扁平侧耳朵移向后方。

用保守的方法可以纠正患儿的体位性斜头畸形，即在病侧背部放一靠垫，使2/3背部倾斜到健侧，使头部脱离接触性压迫，以便纠正患儿体位性斜头畸形，体位性扁平有望消失，或至少在一定程度上得到改善。

头帽支具是较为有效的保守治疗方法。另外，矫正不良体位还可以选择的方法是，睡醒时让患儿取卧位，把灯光、玩具放在扁平侧的对侧，以鼓励患儿把头转向健侧。如果伴有先天性斜颈畸形，务必及早做物理治疗，切勿耽误，因为在出生6个月以内疗效最佳，以后疗效逐渐降低，16个月以后很少还能有治疗效果。

对个别重症体位性斜头（或扁头）畸形，严重影响外形者，可考虑在出生后15～18个月内，接受矫正手术。手术区域内有颅骨静脉窦，应注意手术区域内的重要解剖结构，此手术创伤很大，务必严格掌握手术指征。可以采用矫形头盔的保守治疗方法，但是其效果并不比体位改变法明显多少。

对单侧额骨扁平的患儿，优先考虑的诊断是单冠状缝早闭性斜头畸形。其特征性的头颅畸形表现为单侧额骨扁平，同侧眉弓反而压低，鼻中线向健侧偏斜。头颅X线后前位片显示单早闭颅缝性前额斜头畸形病侧的蝶骨小翼抬高（图22-43）。

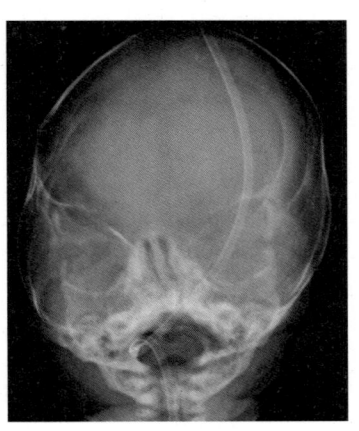

左侧体位性斜头畸形的眉弓下垂，鼻根偏向健侧；右侧早闭颅缝性斜头畸形的眉弓抬起，鼻中线向病侧偏斜。

图22-43 前额斜头畸形头颅X线后前位片影像

（二）继发性颅狭症

诊断标准较为明确，但有时畸形并不严重，或者畸形非常轻微，需要依靠影像学资料仔细检查才能发现畸形。

如前额狭窄和额嵴发育不良畸形，在婴儿早期的颅骨上可以见到颅缝，但由于大脑停止发育生长，其临床表现和三角头畸形相似，颅缝逐渐发生骨性融合。CT和MRI检查可见到颅骨和大脑的解剖学损害。

脑室分流术后由于大脑发育不良，可出现类似颅缝逐渐骨性融合的现象。继发性颅狭症并无明显的临床体征，往往需要依据颅骨X线片作出颅狭症的临床诊断，这种情况只有当发生脑室分流后综合征时才能被发现。在某些接受早期脑室分流的患者，特别是早产儿，可出现与舟状头畸形相似的重症颅脑畸形。

（三）继发性综合征型颅狭症

诊断的主要依据是患者的临床表现。

除了头颅外形异常以外，面部的症状还可以表现为有眶距增宽症、突眼、上睑下垂和上颌骨发育不良。应认真检查耳朵的形状、大小和对耳轮的轮廓，以排除早期畸形。四肢方面要注意的畸形有：膜性并指（趾）、短指（趾）畸形、拇指屈曲畸形、巨大拇趾偏斜畸形和多指（趾）畸形。需详细检查腕关节和膝关节活动，以排除畸形。

二、影像学检查

影像学检查的目的旨在根据临床症状初步诊断，结合头颅骨骼畸形的影像学特征，以明确诊断和鉴别诊断。影像学检查还有助于非综合征型颅狭症及综合征型颅狭症的分类，追查相关的颅内外畸形。头颅X线正位、侧位、斜位片是首选的检查方法，头颅CT和头颅CT三维重建是对实质性器官和骨骼结构检查必不可少的检测手段，必要时应做MRI三维成像，以了解脑组织等软组织的改变。对综合征型颅狭症更要求进行MRI、血管造影（检测静脉回流）、全骨骼X线片和心脏、脊髓超声检查等相关检查，以对畸形作全面的评估。

（一）各型颅狭症的影像学共性

颅缝的病理性变化主要是颅缝骨性融合，也等同于颅缝消失。在病变早期，尚可见到颅缝。随着病变的进展，颅缝开始变窄，并逐渐失去线性特点和正常的颅缝线性弯曲的形态。头颅CT扫描检查可以发现，早闭的颅缝增厚，向颅内、外的缝缘突起。头颅CT三维重建可以追踪到一根或多根骨性

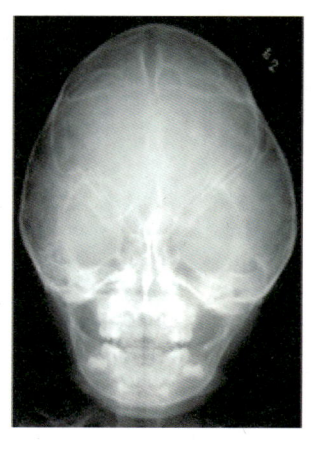 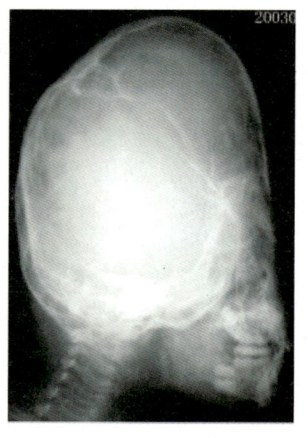

A   B

A. 头颅X线后前位片；B. 头颅X线侧位片。

图22-44　颅狭症中弥散的指压切迹

融合的颅缝。只是偶尔会发生人字缝骨性融合的X线假象。

局限于早闭颅缝区域呈弥散性分布的指压切迹是高颅压的X线典型征象。婴儿指压切迹的加深可造成颅骨呈腔隙状变薄（图22-44）。在重症高颅压CT颅片中，颅骨呈腔隙状变薄而形成的颅骨骨刺可以深入大脑实质内（图22-45）。

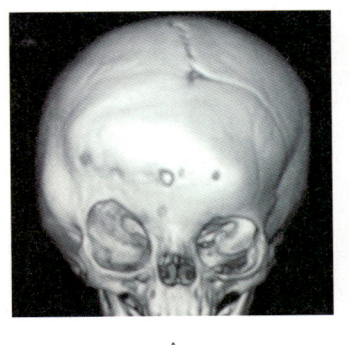
A

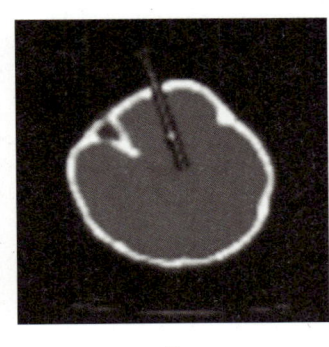
B

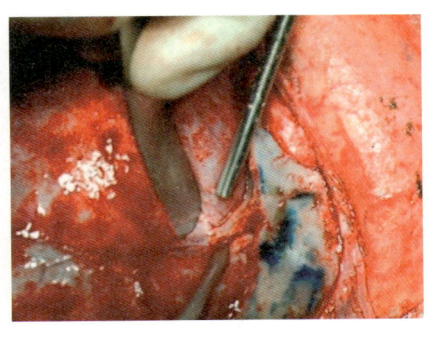
C

A. CT三维重建显示右侧冠状缝早闭；B. 平扫CT显示蝶骨体和眶上缘联合嵌入脑组织内；C. 术中所见嵌入脑组织内的蝶骨体。

图22-45　斜头畸形的眶上缘与蝶骨体（颅骨骨刺）一起嵌入脑组织内

（二）各型综合征型颅狭症的影像学特征

1. **舟状头畸形**　头颅X线后前位（正位）片可以发现颅腔正面狭窄明显，颅骨在顶骨区更为突出。侧位片发现头颅前后向拉长，颅底呈水平向扁平，前颅颅底拉长。CT常见蛛网膜下腔增宽。

2. **三角头畸形**　头颅X线后前位片可见前额变窄。三角头畸形的X线特征性征象是眼眶主轴线偏向内上方，而眶内壁的垂直向变短和眶距缩窄使三角头畸形患者表现为一副浣熊眼样眼神。侧位片可明显看到增厚的额缝（图22-46）。

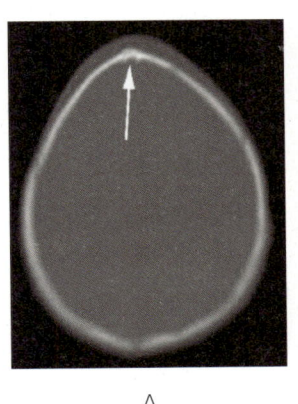
A

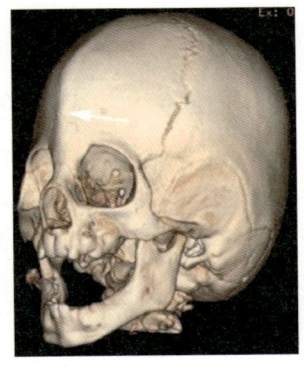
B

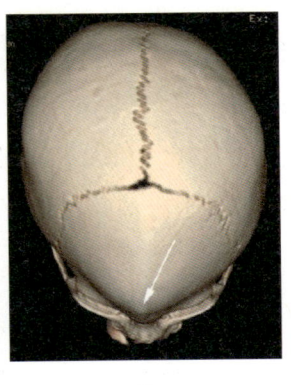
C

A. CT；B、C. CT三维重建。

图22-46　三角头畸形侧位片可见额缝变厚（箭头所指处）

3. **短头畸形**　X线侧位片可见颅前后径缩短，前额下部扁平或前凹，上部突出。X线正位片可见双颞膨隆和蝶骨小翼高升，后者是双冠状缝骨性融合的X线下特征。CT三维重建中向上向外伸长的眼眶给人一种魔鬼眼神的观感（图22-47），CT片可见左、右颞窝扩大。

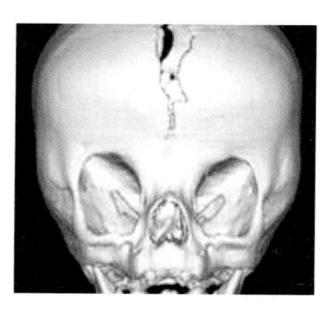

图 22-47 双侧冠状缝早闭性短头畸形的魔鬼眼神 CT 三维重建

4. 前斜头畸形　X 线正位片可以清晰地显示前斜头畸形的特征性征象，表现为双侧额面高度上的不对称，患侧眼眶向上向外牵拉，眶上缘上移和蝶骨小翼抬高。鼻根向患侧偏移。整体形成名副其实的额面侧突。CT 片可见颅底严重的畸形结构影像，特别是患侧颞窝扩大和颞骨岩部前方移位。需要注意的是，在少见的体位性前斜头畸形的颅片中，眼鼻部结构的改变表现为眶上缘下移和鼻根偏向健侧。

5. 后斜头畸形　绝大多数后斜头畸形为单侧发生。在单侧人字缝早闭症中，X 线斜位片会显示人字缝已消失。

6. 双侧人字缝骨性融合　孤立的双侧人字缝骨性融合非常少见，X 线片可见双侧人字缝消失，常见与矢状缝骨性融合并存。

7. 尖头畸形　常见早闭的冠状缝和矢状缝已消除。额鼻联合和额骨一起倾向后方，顶骨内倾，整个额鼻顶骨向前囟点靠拢。非典型的尖头畸形并不少见，畸形程度较轻或没有任何体征。颅骨弥漫性指压切迹是 X 线的常见征象。

8. Apert 综合征　几乎全部由双侧冠状缝早闭引起，X 线侧位片可显示上颌骨发育不全。MRI 是必不可少的检查手段，可以发现颅内组合型畸形病变。常见脑室扩大，或有脑积水的 X 线征象。常见透明隔囊变或缺损。可见胼胝体发育不良或缺损。小脑延髓池常扩大，小脑扁桃体嵌顿少见。

四肢 X 线片主要是检查并指（趾）的骨性改变。

9. Crouzon 综合征　可见多条早闭颅缝，骨性指压切迹多见，颅后窝缩小，MRI 常发现小脑扁桃体嵌顿及其因影响颈椎而引起的脊髓空洞症。CT 血管造影可以发现在后破裂孔区静脉回流障碍和代偿性静脉回流。脑积水是常见的进行性病变。头颅 X 线侧影定位片和头颅侧影测量可以发现颅底结构、上颌骨相对下颌骨的发育不良。

（三）动态影像学检查

不论手术与否，对早闭颅缝的跟踪性检查及对颅骨指压切迹的随访都是必要的，以便监控高颅压及其他临床症状的严重程度，特别是预防高颅压性眼病的出现。舟状头畸形和 Crouzon 综合征的颅缝骨性融合常常是进行性的，其随访检查是必要的。

手术以后的病例，则应定期检查手术拼接的转位颅骨板的动态变化，即是否已形成良好的头颅外形、是否有过大区域的颅骨缺损，以及是否出现不良再骨化的颅骨。

三、颅狭症的产前诊断

颅狭症的产前诊断目前已逐渐有所报道,但文献多只限于严重的综合征型颅狭症的产前诊断个案报道,不够系统,辅助检查也只是以胎儿超声检查为主。

胎儿超声检查,能对颅缝做形态方面的分析,于产前间接判断是否有颅狭症或是否是严重的综合征型颅狭症。

羊水内基因突变研究有助于颅狭症的诊断,并可预测疾病预后。

(一)颅缝和囟门的超声解剖学

从事产科超声工作的医务人员,包括超声医技人员、产科医师和助产士在内,都熟悉胎儿颅缝和囟门的解剖。根据超声回波反差原理,无回波空间的颅缝、囟门与有回波功能的周围骨化点之间,颅缝和囟门的超声定位标志应该是显而易见的。

采用中轴切面的超声标记图是常规操作技术就可以做到的,但观察时不是十分清楚;虽然冠状缝平面能见度清晰,但需要是熟练的超声工作者才能掌握。至于二维超声检查,要进行颅缝和囟门的探查,须采取技术难度很高的切面扫描后才可以看到比较清楚的超声图像。三维超声技术,是一种可以修改、矫正和控制超声容量的新技术,可以显示病理性颅缝和囟门,在发现畸形和测量方面更为精确(图22-48)。

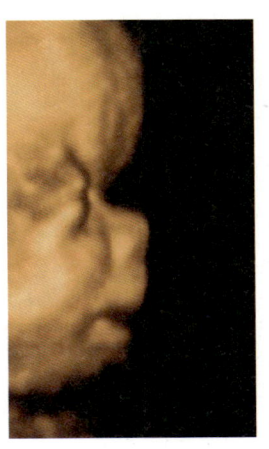

图22-48 三维超声检查图像

普通超声中轴切面有控制超声图像质量的功能,但切面扫描技术难度大,从而影响超声成像质量。较新的三维超声仪,操作方便,操控性强,不但可以促进出生前颅狭症检出率的提高,而且有助于对颅骨生长过程中可能发生的病理生理现象得出新的认识。

(二)颅狭症的产前诊断要点

1. 单颅缝受累的颅狭症

(1)短头畸形:冠状缝早闭会造成尖头畸形的高额顶头颅畸形。超声二维中轴切面显示表达颅盖轮廓变化的颅指数增高（>0.9）。二维正切切面，与三维成像一样，在显示冠状缝消失的同时，常常出现额缝增宽的影像。

（2）舟状头畸形：这是矢状缝融合后造成的颅盖过度伸长，顶区变窄，涉及额突和（或）枕突。超声二维中轴切面显示头颅呈高度椭圆形，颅指数下落到0.6以下。超声二维、三维正切切面中矢状缝都会消失，冠状缝可以增宽。单个囟门的扩大是一种反常的征兆，它提示病理学上的颅缝将闭合。

（3）斜头畸形：这是由单一冠状缝闭合所造成的重症颅颌面不对称，表现为患侧额扁平、眶抬高和鼻根侧移。超声二维中轴切面示，主要畸形是颅盖不对称（图22-49）。

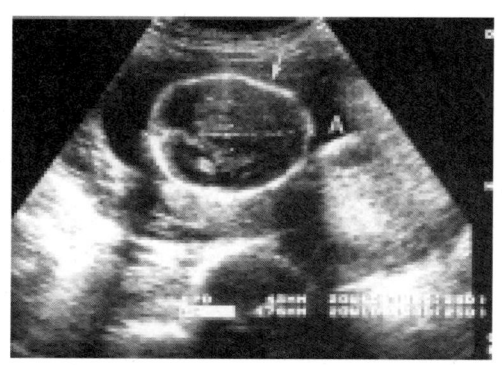

图22-49　胎儿21周超声检查发现单侧冠状缝早闭

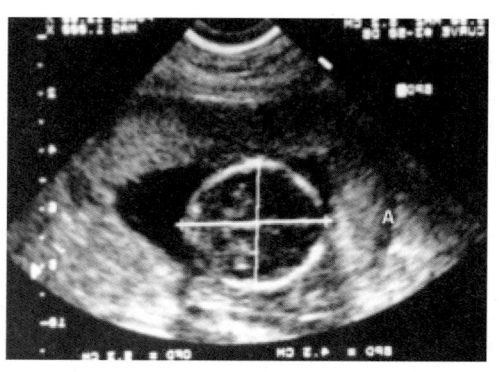

图22-50　胎儿18.8周时发现额缝早闭呈船头状突起

（4）三角头畸形：病因是额缝融合。在狭窄的额骨上有一指向前方的正中垂直的骨嵴。失去正常额骨隆起加上眶距狭窄，使面容显得格外狭窄。在超声二维中轴切面上，额骨呈船头状尖锐地突起（图22-50）。三维超声图像示额缝已失去无回声反射功能的缝隙空间，并见到位居额中线的骨嵴浮雕。

如伴染色体异常，提示其预后凶险。

（5）三叶草头畸形：这是一种由尖颅缝融合所造成的重型颅狭症，其病例几乎全部伴有脑积水。超声中轴切面显示形似三叶草形状的头颅轮廓畸形改变。超声二维、三维正切切面显示，消失了的颅缝被由连接斑状骨突形成的骨性"谷地"所替代。

2. 综合征型颅狭症　综合征型颅狭症是指以颅狭症为主的并发多部位畸形的综合征。在多发复合畸形中主要表现在颅颌面部和四肢的畸形。

产前诊断中Apert综合征、Crouzon综合征、Pfeiffer综合征（图22-51）、Saethre-Chotzen综合征、Greig综合征和Antley-Bixler综合征的个案报道较多，系列报道并不多见。

在所有综合征型颅狭症中，最多见的是冠状缝融合，最少见的是矢状缝闭合。

产前诊断中最多见的畸形为颅颌面部的形态畸形和四肢手足的畸形。

颅颌面部形态畸形可以分为四个阶段的连续性畸变过程：①阶段Ⅰ，畸形可见；②阶段Ⅱ，额突畸形；③阶段Ⅲ，额突加鼻根隆凸；④阶段Ⅳ，额-中面部的骨发育不全导致伴发眶距增宽症或眼球突出。上述各畸形并非具有特异性，有时可表现为不同程度的畸形发生在同一患者身上的综合征的临床表现。

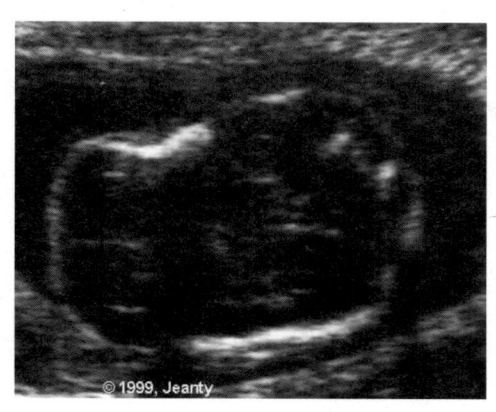

图22-51 胎儿超声检查时发现双侧冠状缝早闭,可能为Pfeiffer综合征

四肢和手足的畸形:并指(趾)畸形中,足趾膜性并趾的诊断比较困难,而手指骨性并指比较容易发现。拇趾畸形在Pfeiffer综合征中显得粗圆而偏离其他足趾。多指(趾)畸形有中轴后位和中轴前位六指(趾),后者多见于Carpenter综合征。此外,在Antley-Bixler综合征中应注意是否有股骨失去内弯正常弧度的病理情况出现。其他罕见的并发畸形有Apert综合征中的胼胝体发育不全、Carpenter综合征中的心脏畸形和Pfeiffer综合征、Apert综合征中多见的骨嵴融合畸形。

(1)Apert综合征:这是由冠状缝骨性融合造成的短头畸形,伴发中面部发育不良。一经胎儿镜检查诊断为Apert综合征之后,其他检查应该用超声设备来完成。有膜性或骨性并指(趾)的超声图像,其中并指的图像形似连指手套,后者在3个月胎龄患儿的超声检查中即可见到。

出生前即可做脑室扩大的诊断。有报道指出产前还可发现左心发育不良和大动脉缩窄等心血管畸形。

有报道,在超声诊断中先发现膈疝,继而才发现Apert综合征的例子,其最终诊断通过分子生物学检查得到了证实。

在胎儿3周龄时,其四肢的超声回声图像并不很清晰。如此时怀疑颅狭症,可抽取血样做分子生物学检测,如发现FGFR2突变,对明确诊断有重要的帮助。值得重视的是,Apert综合征如有FGFR2突变,其预后极差。有报道怀有Apert综合征胎儿的产妇,超声检查的死胎率较高。

(2)Crouzon综合征:冠状缝骨性融合是确定无疑的病因。患儿面部畸形严重,伴有突眼,后者常常具有特征性的临床症状,可以作为确定诊断的第一症状。有因家族成员基因突变病史而在3个月胎龄内用宫内胎儿滋养层活检才明确Crouzon综合征诊断的,也有用分子生物学诊断技术得出伴有黑棘皮病的Crouzon综合征诊断的报道。

(3)Pfeiffer综合征:Hill首次在1994年介绍产前做Pfeiffer综合征诊断的病例报道。Pfeiffer综合征的症状出现较早,畸形较为严重,特别是Pfeiffer Ⅱ型综合征,畸形更为明显,给产前诊断提供了有利条件。有关胎儿综合征的病例屡有报道,其中头颅、面部畸形和眼球突出都很严重。常常是因为偏位的巨大拇趾畸形为第一体征而得出Pfeiffer的定位性诊断的。因此,在胎龄12周,没有出现头颅畸形以前,也可以根据其拇趾畸形而得出正确的综合征诊断。

最近的文献报道,特别强调胎儿连指手套状手部畸形在产前诊断三叶草头畸形中的关键性和重要性,同时指出气管扩大畸形也是超声诊断Pfeiffer综合征的辅助性体征。三维超声有助于手指和气管畸形的早期诊断。也有产前诊断中发现骨嵴融合畸形的报道。有报道用三维超声和多层扫描技术，查出与脊柱主轴高度成角的骶骨畸形。多层扫描也可发现肘关节骨性融合。

（4）Antley-Bixler综合征：首次产前诊断家族性Antley-Bixler综合征是在1983年完成的，超声检查提示肘关节失去活动能力，肱桡骨骨性融合和股骨变形，临床表现多变，包括中面部发育不全所造成的耳朵畸形、鼻后孔漏斗状闭锁、心脏畸形、泌尿生殖系统异常和肛门闭锁。产后主要危险是由上呼吸道阻塞性畸形造成的足以立刻威胁生命的呼吸道并发症。四肢畸形主要为长细指畸形。

（5）Carpenter综合征：产前诊断的报道很少，但有胎儿镜诊断（1994）、Carpenter综合征超声诊断等的报道。主要畸形为结合冠状缝早闭颅狭症的中面部发育不良、中轴前六指（趾），偶见心脏疾病。

（6）Saethre-Chotzen综合征：Saethre-Chotzen综合征的相关畸形是中度额突畸形和冠状缝骨性融合。在畸形高危产妇中，妊娠3个月时就可发现胎儿的头颅畸形改变。至于本综合征特征性的膜性并指（趾），不是超声检查所能发现得了的。

总之，通过产前超声检查能筛查出颅缝畸形是明确无误的。超声检查时，通过颅缝还可以观察颅内大脑是否有良好的发育。对颅狭症高危人群进行超声普查，可以发现早闭的颅缝。在颅狭症高危家族人群中，超声检查颅狭症是否发生，是安全而可靠的。相反，对颅狭症的低危人群而言，超声检查颅狭症的发生概率较低，无实际意义。至于综合征型颅狭症的诊断，重在对相关复合畸形，特别是颅颌面部和四肢畸形的发现，从而列出症状不明显的早期综合征型颅狭症的诊断，并告知患儿家属患儿应该注意的事项。

四、颅狭症的功能问题

（一）高颅压

对颅狭症患者进行定期的颅内压监测有助于明确是否有进行性高颅压的存在。

事实上，任何一种类型的颅狭症均有发生高颅压的风险。可以确定的是，高颅压的发生率与颅狭症类型有关（表22-8）；同时，高颅压发生率随着患儿年龄的增长而增高。

眼底变化、颅骨板的病变和高颅压之间并无很明显的相关性。在被确诊的高颅压患儿中，85%眼底正常，35%有颅骨指压切迹的X线表现。

高颅压与神经心理状态的关系比较密切，高颅压患儿的生长发育指标和智商都明显低于正常儿童。

Thompson发现在综合征型颅狭症中，后破裂孔区静脉回流梗阻的发生率为51%～99%。

Gunzaler认为上呼吸道阻塞与综合征型颅狭症的高颅压可能有一定的相关性。

综上所述，在颅狭症手术以前，特别是对手术指征尚有不确定性时，测定颅内压是一项有益的措施。

表22-8 高颅压发生率与颅狭症类型的关系

畸形类型	检查次数	高颅压/%
舟状头畸形	256	15.2
斜头畸形	38	7.9
三角头畸形	63	12.7
短头畸形	32	31.3
尖头畸形	99	61.6
人字缝早闭	6	0
复合畸形	18	44.4
Crouzon综合征	32	68.8
Apert综合征	20	45
其他综合征	31	29

注：表22-8是法国Marchac的临床统计资料，其中通过硬膜外传感器测量595次，包括晚睡眠时间在内，不少于12小时的颅内压监测资料。超过15 mmHg定为高颅压。在高颅压曲线中，把高达45 mmHg的反常睡眠期颅内压平台高度也包括在内。

（二）眼科问题

各种临床类型的颅狭症所引起的眼科方面的相关问题，都应该做全面的检查和分析。综合征型颅狭症所造成的眼科并发症最多。伴发散光的发病率高达40%，散光所造成的弱视是无法矫治的。在综合征型颅狭症中伴发的散光，可能是上睑下垂、眶解剖异常和眼睑闭合不良后角膜暴露性损伤的结果。

任何类型的颅狭症，不论是否为综合征型，都常会并发斜视，其原因可能是眼眶解剖异常所造成的差视性外隐斜视。在综合征型颅狭症中的斜视常为水平型斜视，仰望时斜视更加突出，双眼视觉备受制约。经详细分析眼外斜肌运动功能之后，进行手术有助于斜视的改善。在斜头畸形中垂直性斜视发病率可高达67%。

散光患儿往往怕光。

在综合征型颅狭症患儿中，眶距增宽是其特征性的症状，通常发生在Crouzon综合征、Apert综合征、Pfeiffer综合征中，但严重程度多为Ⅱ度。

未及时矫治高颅压的眼底视神经乳头水肿，易进而发生视神经萎缩，同样是眼科一个严重的并发症。不同类型的综合征型颅狭症中，视神经萎缩的发生率并不相同，其中以尖头畸形和Crouzon综合征患儿受到的威胁最大（表22-9）。Staveou指出，晚期或复发的颅狭症患者的高颅压和视神经萎缩的发生率最高。

表22-9　主要颅狭症类型并发高颅压视神经乳头水肿和视神经萎缩的发生率

畸形类型	视神经乳头水肿发生率/%	视神经萎缩发生率/%
舟状头畸形	0.4	0.1
三角头畸形	0.3	0
斜头畸形	0.8	0
短头畸形	0	0
尖头畸形	9.8	12.7
复合畸形	4.3	0.9
Apert综合征	3.2	0
Crouzon综合征	16.6	3.4
Saethre-Chotzen综合征	0.4	0.1
Pfeiffer综合征	5.6	1.9
颅额鼻发育不良综合征	0	0
其他综合征	4.1	0.9

有文献指出，颅狭症并发的呼吸障碍、睡眠呼吸暂停所造成的慢性缺氧也与视神经萎缩有关，或可造成严重的视敏度障碍。

在Saethre-Chotzen综合征中经常见到的上睑下垂，其手术矫治虽有难度，但对恢复视敏度而言，手术是唯一的选择。

（三）智力反应

在法国Marchac的资料中，测定智力程度的方法为Brunet-Lezine试验（年龄为1～2.5岁）、Brunet-Lezine量表（2.5～3岁）、新智力量表（大于3岁）。对语言障碍患儿，可采用Wechsler儿童智力量表做智力应答测定。被测试的患儿有：没有接受任何治疗的颅狭症患儿1 417例、手术2年后共1 419例、接受术前和术后检查的715例。

往往有多个因素影响颅狭症患儿的智力反应。

1. 高颅压　Marchac对469名未接受任何治疗的颅狭症患儿进行颅内压和智力测定中发现，颅内压正常患儿的智力障碍发生率为25.8%，而在高颅压（>15 mmHg）患儿高达49%（$P<0.0001$）。

2. 儿童的年龄　确诊时患儿年龄越小，智力障碍越严重，这个规律适用于各种类型的颅狭症。

3. 合并脑畸形　并发脑畸形的颅狭症患儿智力发育较差，脑小畸形患儿早期表现为头围很小，很容易与一些颅狭症（如短头畸形）混淆（图22-52）。

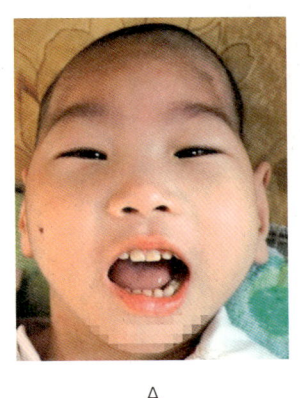
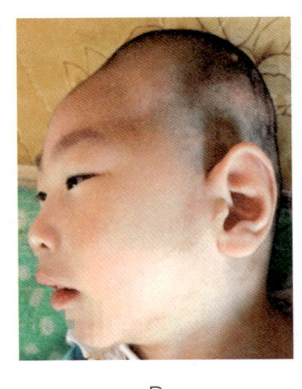
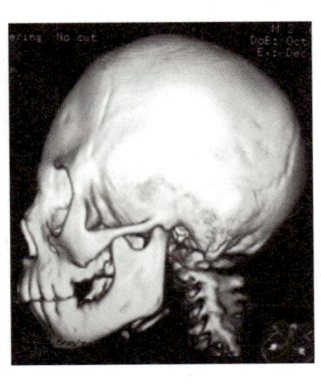

A、B. 正位和侧位照片；C. 头颅CT三维重建侧位片。

图22-52　脑小畸形的头围变小

这种影响在Apert综合征、三叶草头畸形及并发脑透明隔畸形中得到验证，其预后很差。如并发脑积水，即使手术成功以后，60%的患儿智力值也仍小于90%（图22-53）。

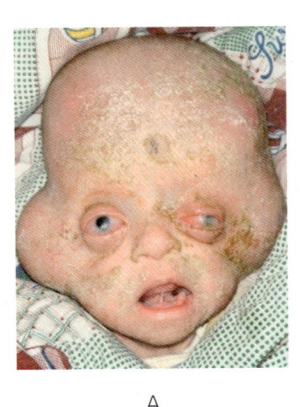
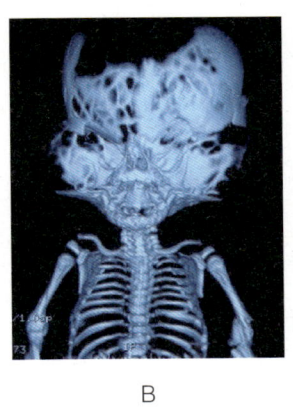
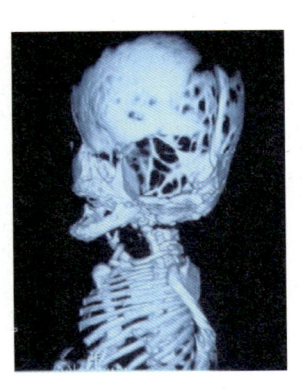

A. 正面照片；B、C. CT三维重建正、侧位片。

图22-53　三叶草头畸形

4. 合并神经感觉障碍　主要为视觉灵敏度减退，多见于尖头畸形。其次为听力减退，好发于Apert综合征中，表现为传导性听力减退，也可见于有FGFR3内P250R突变的冠状缝早闭症。

5. 儿童的心理影响　Ropero、Salyer等对患有颅颌面部畸形的患儿与母亲之间的关系进行研究，并与正常儿童进行比较后发现，以父子（女）之间接触次数、微笑的频率、对话长短为客观指标，畸形患儿与正常儿童的差异非常明显，并证明患儿与母亲之间出现了感情依恋的破裂和母子（女）关系的破坏。学校教师对畸形患儿教学和生活方面的歧视也非常有害，并影响颅颌面畸形儿童的学习成绩。Galli指出Apert综合征患儿并不一定存在智力障碍，切勿把颅颌面畸形儿童等同于智力障碍者。作者认为，应当把畸形儿童心理障碍列为手术指征之一。

智力发育延迟多见于综合征型颅狭症。在非综合征型病例中，多颅缝早闭颅狭症对智力的危害高于单颅缝早闭颅狭症，尖头畸形最为多发。伴有FGFR3基因P250R突变的冠状缝早闭颅狭症的预后很差。在对Saethre-Chotzen综合征所进行的分子生物学检测中发现TWIST基因的畸变对患者神经心理学发育的影响很大，染色体中间缺失的患者，其智力障碍的危险性比基因内突变者要高出8倍（表22-10）。

表22-10 不同年龄不同颅狭症在接受治疗前所测智商

畸形类型	病例数/例	小于1岁		大于1岁		P
		病例数/例	智商	病例数/例	智商	
舟状头畸形	503	275	93.8	228	78.1	<0.01
三角头畸形	289	158	82.9	131	80.9	NS
斜头畸形	197	114	90.4	83	80.7	0.08
短头畸形	60	37	89.2	23	52.2	<0.01
尖头畸形	130	—	—	53	45.8	—
复合畸形	49	11	86.4	27	59.3	<0.04
Apert综合征	38	11	45.5	27	3.4	<0.05
Crouzon综合征	75	10	80	64	65.6	NS
其他综合征	77	30	70	47	48.9	0.07

注：所检患儿共1 418例，尖头畸形患儿都在1岁以内，"NS"表示不统计，"—"表示没有数据，智商无单位。

（吴颖之　穆雄铮）

参考文献

[1] AGRAWAL D, STEINBOK P, COCHRANE D D. Scaphocephaly or dolichocephaly?[J]. J Neurosurg, 2005, 102(2): 253-254.

[2] AVIV R I, RODGER E, HALL C M. Craniosynostosis[J]. Clin Radiol, 2002, 57(2): 93-102.

[3] BANNINK N, M JOOSTEN K F, VAN VEELEN M L C, et al. Papilledema in patients with Apert, Crouzon, and Pfeiffer syndrome: prevalence, efficacy of treatment, and risk factors[J]. J Craniofac Surg, 2008, 19(1): 121-127.

[4] BANNINK N, NOUT E, WOLVIUS E B, et al. Obstructive sleep apnea in children with syndromic craniosynostosis: long-term respiratory outcome of midface advancement[J]. Int J Oral Maxillofac Surg, 2010, 39(2): 115-121.

[5] BARONE C M, JIMENEZ D F. Endoscopic craniectomy for early correction of craniosynostosis[J]. Plast Reconstr Surg, 1999, 104(7): 1965-1973.

[6] BLOUNT J P, LOUIS R G, TUBBS R S, et al. Pansynostosis: a review[J]. Childs Nerv Syst, 2007, 23(10): 1103-1109.

[7] BRISTOL R E, LEKOVIC G P, REKATE H L. The effects of craniosynostosis on the brain with respect to intracranial pressure[J]. Semin Pediatr Neurol, 2004, 11(4): 262-267.

[8] CARMICHAEL S L, MA C, RASMUSSEN S A, et al. Craniosynostosis and maternal smoking[J]. Birth Defects Res Part A Clin Mol Teratol, 2008, 82(2): 78-85.

[9] CEROVAC S, NEIL-DWYER J G, RICH P, et al. Are routine preoperative CT scans necessary in the management of single suture craniosynostosis?[J]. Br J Neurosurg, 2002, 16(4): 348-354.

[10] CHUMAS P D, CINALLI G, ARNAUD E, et al. Classification of previously unclassified cases of craniosynostosis[J]. J Neurosurg, 1997, 86(2): 177-181.

[11] COHEN M M, MACLEAN R E. Craniosynostosis: diagnosis, evaluation, and management[M]. Longdon: Oxford University Press, 2000.

[12] COLLMANN H, SÖRENSEN N, KRAUSS J. Hydrocephalus in craniosynostosis: a review[J]. Childs Nerv

Syst,2005,21(10):902-912.

[13] CUNNINGHAM M L, HEIKE C L. Evaluation of the infant with an abnormal skull shape[J]. Curr Opin Pediatr,2007,19(6):645-651.

[14] DE JONG T,BANNINK N,BREDERO-BOELHOUWER H H,et al. Long-term functional outcome in 167 patients with syndromic craniosynostosis; defining a syndrome-specific risk profile[J]. J Plast Reconstr Aesthet Surg,2010,63(10):1635-1641.

[15] DELASHAW J B, PERSING J A, BROADDUS W C, et al. Cranial vault growth in craniosynostosis[J]. J Neurosurg,1989,70(2):159-165.

[16] DUKE B J, MOUCHANTAT R A, KETCH L L, et al. Transcranial migration of microfixation plates and screws. Case report[J]. Pediatr Neurosurg,1996,25(1):31-34.

[17] EIDE P K. Assessment of quality of continuous intracranial pressure recordings in children[J]. Pediatr Neurosurg,2006,42(1):28-34.

[18] FEARON J A, MUNRO I R, BRUCE D A. Observations on the use of rigid fixation for craniofacial deformities in infants and young children[J]. Plast Reconstr Surg,1995,95(4):634-637.

[19] FRANCEL P. Metopic synostosis[M]//CHRISTOPHER E W, DANEL K R.Neurosurgical Operative Atlas. 9th ed. Rolling Meadows IL: American Association of Neurological Surgeons,1999:91-111.

[20] FRANCEL P. Evolution of the treatment for sagittal synostosis: a personal record[M]//Anon. Craniofacial Anomalies: Growth and Development from a Surgical Perspective. New York: Thieme,1995.

[21] GARDNER J S,GUYARD-BOILEAU B,ALDERMAN B W,et al. Maternal exposure to prescription and non-prescription pharmaceuticals or drugs of abuse and risk of craniosynostosis[J]. Int J Epidemiol,1998,27(1):64-67.

[22] GAULT D T, RENIER D, MARCHAC D, et al. Intracranial pressure and intracranial volume in children with craniosynostosis[J]. Plast Reconstr Surg,1992,90(3):377-381.

[23] GHALI G E, SINN D P, TANTIPASAWASIN S. Management of nonsyndromic craniosynostosis[J]. Atlas Oral Maxillofac Surg Clin North Am,2002,10(1):1-41.

[24] GOLDSTEIN S J, KIDD R C. Value of computed tomography in the evaluation of craniosynostosis[J]. Comput Radiol,1982,6(6):331-336.

[25] HONEIN M A, RASMUSSEN S A. Further evidence for an association between maternal smoking and craniosynostosis[J]. Teratology,2000,62(3):145-146.

[26] HUANG M H, GRUSS J S, CLARREN S K, et al. The differential diagnosis of posterior plagiocephaly: true lambdoid synostosis versus positional molding[J]. Plast Reconstr Surg,1996,98(5):765-774.

[27] HUNTER A G, RUDD N L. Craniosynostosis. I. Sagittal synostosis: its genetics and associated clinical findings in 214 patients who lacked involvement of the coronal suture(s)[J]. Teratology,1976,14(2):185-193.

[28] JACOB S, WU C, FREEMAN T A, et al. Expression of Indian Hedgehog, BMP-4 and Noggin in craniosynostosis induced by fetal constraint[J]. Ann Plast Surg,2007,58(2):215-221.

[29] JENTINK J, LOANE M A, DOLK H, et al. Valproic acid monotherapy in pregnancy and major congenital malformations[J]. N Engl J Med,2010,362(23):2185-2193.

[30] JIMENEZ D F, BARONE C M. Endoscopic craniectomy for early surgical correction of sagittal craniosynostosis [J]. J Neurosurg,1998,88(1):77-81.

[31] JOHNSONBAUGH R E, BRYAN R N, HIERLWIMMER R, et al. Premature craniosynostosis: A common complication of juvenile thyrotoxicosis[J]. J Pediatr,1978,93(2):188-191.

[32] KABBANI H, RAGHUVEER T S. Craniosynostosis[J]. Am Fam Physician,2004,69(12):2863-2870.

[33] KÄLLÉN K. Maternal smoking and craniosynostosis[J]. Teratology,1999,60(3):146-150.

[34] KAPP-SIMON K A, SPELTZ M L, CUNNINGHAM M L, et al. Neurodevelopment of children with single suture craniosynostosis: a review[J]. Childs Nerv Syst,2007,23(3):269-281.

[35] LENTON K A, NACAMULI R P, WAN D C, et al. Cranial suture biology[J]. Curr Top Dev Biol,2005,66:287-328.

[36] KIMONIS V, GOLD J A, HOFFMAN T L, et al. Genetics of craniosynostosis[J]. Semin Pediatr Neurol, 2007, 14(3):150-161.

[37] LAJEUNIE E, LE MERRER M, BONAÏTI-PELLIE C, et al. Genetic study of scaphocephaly[J]. Am J Med Genet, 1996, 62(3):282-285.

[38] LENTON K A, NACAMULI R P, WAN D C, et al. Cranial suture biology[J]. Curr Top Dev Biol, 2005, 66:287-328.

[39] MOKRI B. The Monro-Kellie hypothesis: applications in CSF volume depletion[J]. Neurology, 2001, 56(12):1746-1748.

[40] MOLONEY D M, WALL S A, ASHWORTH G J, et al. Prevalence of Pro250Arg mutation of fibroblast growth factor receptor 3 in coronal craniosynostosis[J]. Lancet, 1997, 349(9058):1059-1062.

[41] MULLIKEN J B, GRIPP K W, STOLLE C A, et al. Molecular analysis of patients with synostotic frontal plagiocephaly (unilateral coronal synostosis)[J]. Plast Reconstr Surg, 2004, 113(7):1899-1909.

[42] OLSHAN A F, FAUSTMAN E M. Nitrosatable drug exposure during pregnancy and adverse pregnancy outcome[J]. Int J Epidemiol, 1989, 18(4):891-899.

[43] PANCHAL J, MARSH J L, PARK T S, et al. Sagittal craniosynostosis outcome assessment for two methods and timings of intervention[J]. Plast Reconstr Surg, 1999, 103(6):1574-1584.

[44] PANCHAL J, UTTCHIN V. Management of craniosynostosis[J]. Plast Reconstr Surg, 2003, 111(6):2032-2048.

[45] KHANNA P C, THAPA M M, IYER R S, et al. Pictorial essay: The many faces of craniosynostosis[J]. Indian J Radiol Imaging, 2011, 21(1):49-56,.

[46] PASSOS-BUENO M R, SERTIÉ A L, JEHEE F S, et al. Genetics of craniosynostosis: genes, syndromes, mutations and genotype-phenotype correlations[J]. Front Oral Biol, 2008, 12:107-143.

[47] PERSING J A. MOC-PS(SM) CME article: management considerations in the treatment of craniosynostosis[J]. Plast Reconstr Surg, 2008, 121(4):1-11.

[48] RENIER D, LAJEUNIE E, ARNAUD E, et al. Management of craniosynostoses[J]. Childs Nerv Syst, 2000, 16(10-11):645-658.

[49] SANDRA S, JEANTY P. Cloverleaf skull or kleeblattschadel[OL]. (1999-06-07)[2007-02-03]. http://thefetus.net/content/cloverleaf-skull-or-kleeblattschÃ-del.

[50] SLATER B J, LENTON K A, KWAN M D, et al. Cranial sutures: a brief review[J]. Plast Reconstr Surg, 2008, 121(4):170e-178e.

[51] SPELTZ M L, KAPP-SIMON K A, CUNNINGHAM M, et al. Single-suture craniosynostosis: a review of neurobehavioral research and theory[J]. J Pediatr Psychol, 2004, 29(8):651-668.

[52] TAMBURRINI G, CALDARELLI M, MASSIMI L, et al. Intracranial pressure monitoring in children with single suture and complex craniosynostosis: a review[J]. Childs Nerv Syst, 2005, 21(10):913-921.

[53] WILKIE A O. Craniosynostosis: genes and mechanisms[J]. Hum Mol Genet, 1997, 6(10):1647-1656.

第二十三章

非综合征型颅狭症的诊治

非综合征型颅狭症，是指一条或多条颅缝发生过早闭合，但未出现身体其他部位畸形的颅狭症。通常是指斜头畸形、短头畸形、三角头畸形、小头畸形、舟状头畸形等。

在许多存在明显畸形并有（或可能具有）大脑受压迫风险的病例中，是否采取手术治疗的问题，应予慎重考虑。笔者认为，进行前额和颅部的重新成形手术是应采用的手术方法。这个手术大大地优越于传统的颅骨切开术。但对于畸形并不严重、功能影响并不太明显者，是否应该进行手术治疗，应按照在功能基础上的衡量结果进行抉择：X线片是否显示颅骨内板有指压切迹，眼底检查是否有视神经乳头水肿，是否有高颅压。颅内体积可应用纵向切面的CT片来计算。

颅内压是否增高是最重要的手术指征。确切测定是有创而非必需的，可以在头皮上做一小切口，用骨钻钻开一小孔，将记录针插入此孔内，并与测压仪连接，在12小时内测出颅内压的变化。此外，也可以在X线片上获得相同的信息。但在可疑病例中，还必须进行更多的比较性研究，以判断X线片上的测定结果是否可以替代颅内压直接测定。如颅内压明显增加，应立即进行手术。如颅内压正常或略高，且无功能问题，还应征求家属意见以决定是否愿意接受手术。但必须告知家长的是，如延后进行手术，手术就将更为困难，而且到那时再手术的最后效果亦不如在婴儿期进行者为佳。

从手术年龄看，短头畸形患儿可在2~3月龄、体重5 kg时进行，可采用浮动前额骨瓣前移手术；其他非综合征型颅狭症患儿，手术适宜在6~8月龄进行，通常应在患儿1岁以前完成。

前额部的重新成形原则，迄今仍未改变。矫正各种类型的颅狭症仍然需要按照1973—1977年Marchac等提出的一些理论和技术来进行处理，但改进了一些内容：

（1）在三角头畸形和短头畸形手术时，应更牢固地进行固定。

（2）切口应在冠状缝前切开。

（3）颞部的形态必须细心地予以重建。在前额上方常需安置一块植骨片。

（4）在骨切开线后方的颅骨畸形，可在它的边缘上做垂直切开，形成青枝骨折后再矫治。

（5）余下的颅骨缺陷可用劈开颅骨后的外层骨板或混有骨胶的骨条片予以修补。

第一节　斜头畸形的诊治

斜头畸形（plagiocephaly）是指一类涉及颅骨（包括额颅及枕颅）、眼眶和面部的不对称畸形。其致病原因较多，但都表现为颅颌面部一侧的塌陷和另一侧的隆起。有的学者将原因不明、出生时就存在的颅缝骨化称为原发性颅狭症，而将继发于身体其他疾病的颅缝早期骨化称为继发性颅狭症，如伴随过度使用甲状腺素替代治疗的克汀病患者出现的早期颅缝骨化症。事实上，用"斜头"这个名词并不很确切，因为这类畸形不但累及额颅部和枕颅部，同时也影响中面部和下面部，为此，以前在诊断方面曾出现过扭转头（twist deformity）、偏斜头等较为混淆的名词。另一方面，斜头的概念较为笼统，该词既可用以描述前额的畸形，也可用以描述枕后部的畸形。为此，笔者将斜头畸形分为额部的前斜头畸形和枕部的后斜头畸形来进行描述。

到目前为止，斜头畸形的病因尚不十分明了。颅缝骨化源于何处，以及骨化如何扩展、相应的颅穹隆、颅底骨缝及硬膜情况如何等尚待进一步研究。

婴儿出生第一年内大脑高速生长，主导着额面部的发育，新生儿在出生后第一年内大脑生长速度最快，大脑体积增加1倍，头颅长度增加4 cm。大脑重量在出生后半年增加85%，出生后1年时增加135%。出生后1年内，头围可完成整个预计能增大范围的50%。11个半月时婴儿额叶的体积已达成人的47%。斜头畸形主要涉及眼眶上缘和额部颅骨；发育的张力，对婴儿头颅起着一个从内向外的强大推力，支配着颅骨的发育。当单侧或双侧冠状缝发生早闭时，额部和眼眶上缘的骨骼生长与扩张受到限制，而大脑继续生长，颅骨薄弱处代偿性扩大有限，即会出现高颅压，从而影响脑组织的正常发育，严重者可引起各种脑功能障碍。

上述发病机制中，颅底的发育异常对颅颌面部畸形的发生和发展影响很大；也可以这样认为，眼眶上缘的额眶骨带塑形和前移是斜头畸形治疗中的关键所在。

一、额部前斜头畸形的诊治

额部前斜头畸形（frontal plagiocephaly）主要是指额颅部、上面部的不协调。它包括颅颌面结构和器官在三维空间的上下不齐、前后突度不一和左右位置的不对称。其特点是畸形很少局限于某一器官或解剖结构，而呈现多部位、多器官的不协调，给人一种扭曲和变形的直观印象。

前斜头畸形主要为两类原因所致：一类是单侧颅缝早闭颅狭症引起的真性前斜头畸形；另一类是源于某些外力因素而形成的继发性前斜头畸形。临床上需手术治疗者多为真性前斜头畸形。

真性前斜头畸形（synostotic frontal plagiocephaly，SFP）是颅狭症的一种，受累颅缝为单侧冠状缝。畸形的早闭颅缝首先发生于冠状缝的额顶缝下份很小的区域内，这种早闭过程向上发展，逐渐出现前颅底内侧邻近骨缝的过早骨化和融合，如蝶额缝、筛蝶缝、蝶颧缝和筛额缝等。颅骨和相应面骨的发育出现三维方向上的不平衡，进而形成头颅和面部的歪斜和扭曲（图23-1）。

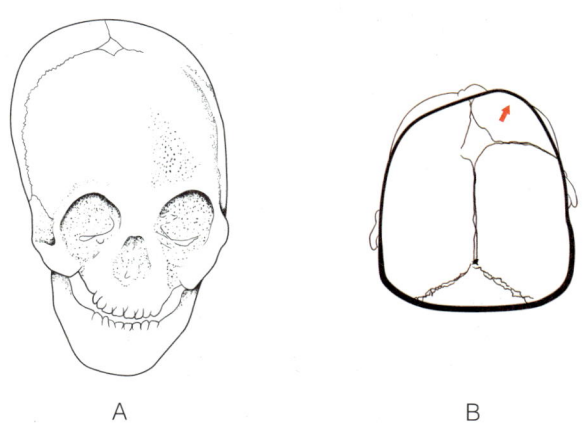

耳朵和颧颊部在额扁平侧向前；枕部很少歪斜。
A. 正面观；B. 顶上观。
图23-1 真性前斜头畸形示意图

继发性前斜头畸形（deformational frontal plagiocephaly，DFP）又称压挤性前斜头畸形，在新生儿中较为多见，占正常新生儿的5%～48%。大多数新生儿的头形经父母亲的按摩可自行好转。只有极少数患者表现较为严重。畸形发生于胎儿入骨盆时或出生时产道的挤压或用力过度的牵拉。与正常胎儿85%为左侧枕前位相对应的是，75%的新生儿继发性前斜头畸形发生于右侧。另一方面，挤压的作用还可造成臀部异位、招风耳、小颌等其他的不对称畸形（图23-2）。

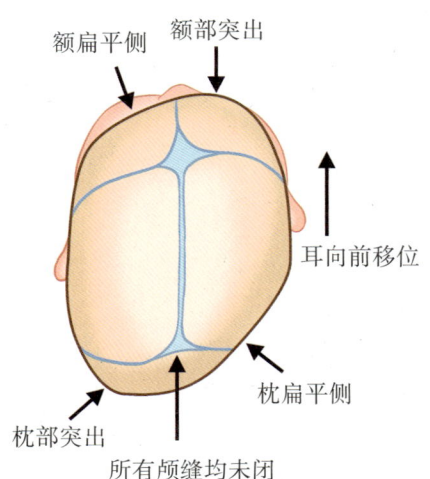

多数情况下颌部向扁平侧的对侧偏斜。
图23-2 继发性前斜头示意图

诊断方面，真性前斜头畸形（SFP）和继发性前斜头畸形（DFP）均表现为额颅和整个面部的歪斜，但在额部扁平侧和整个面部歪斜的方向方面，SFP和DFP有着截然不同的临床表现。真性前斜头畸形，其两侧额部高低不平，一侧隆起，另一侧塌陷。在冠状缝早闭侧，表现为额部塌陷，眼裂的上下径较大，眶上缘和眉毛上抬并后移，同侧耳朵位置较高，鼻根向额扁平侧偏斜（图23-3）；颌部可位于正中，但多数情况下颌部向额扁平侧的对侧偏斜。从顶上观，耳朵和颧颊部在额扁平侧显得向前而得以显露；枕部较为正常，很少歪斜。头颅X线正位片上最典型的特征是受累的眶上缘和蝶骨大翼向上翘起，呈典型的丑角眼畸形（harlequin eye deformity）。有时头颅X线片上可见一侧冠状缝明显，而患侧冠状缝不明显。临床上除眼眶不齐外，还可伴有眶距增宽症。CT冠状扫描可获得明确的诊断。

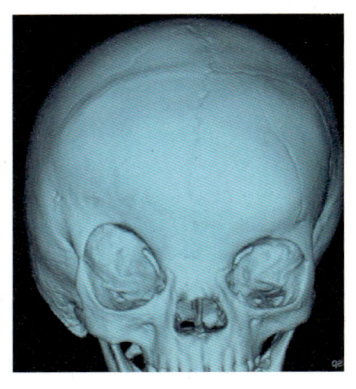

图23-3 头颅CT三维重建可以清晰地发现早闭的冠状缝和上翘的眼眶外上缘

继发性前斜头畸形患者，从正面观额部扁平侧的眼裂较小，眉毛的位置偏下，同侧的耳朵位置下移。顶上观，头颅似被压后的平行四边形，额部向一侧前突，枕部向对侧后突；颞颊部在顶上观会向额扁平侧后缩。X线片上较少有特异性的发现，有时可见双侧额部致密的冠状颅缝影。真性前斜头畸形和继发性前斜头畸形的区别主要是患者的面部外形。其比较见表23-1。

表23-1　真性前斜头畸形和继发前斜头畸形的外形比较

鉴别点	真性	继发性
同侧眶上缘位置	上	下
同侧耳朵位置	前，高	后，下
鼻根偏斜	同侧	对侧
同侧颞颊部	向前	向后
颏部偏斜方向	对侧	同侧
同侧眼裂	大	小
前囟偏斜方向	对侧	无

（一）手术指征

继发性前斜头畸形（DFP），虽然在正常新生儿中有一定的发生率，但大多数无须手术治疗，只要父母给予合适的按摩，或让婴儿在睡眠时保持一定的位置，即可改善头形。较严重者可预制矫形头盔，在6个月以前佩戴。只有极少数有严重前斜头畸形和面部不对称畸形的患儿，才需要手术治疗。

真性前斜头畸形（SFP）应在患儿6个月至2岁时选择手术治疗。手术目的主要是将高低不平的前额展平，尽量减少由于斜头畸形而继发的鼻根、眼眶和中面部的歪斜。通常手术时的年龄越小，塑形越容易，以后的继发畸形也相对较小。

一般单侧冠状缝早闭很少伴发高颅压，也不致继发智力发育障碍，因而大多数患儿的治疗目的主要是改善额部和眼眶的外形，而非单纯扩大颅腔。只有极少数有高颅压的患儿，或伴发综合征型颅狭症的患儿，需要手术扩大颅腔以减小颅内压。

前斜头畸形的手术治疗包括额颅的塑形、眼眶的矫治和对中面部颌骨畸形的正颌手术。对于婴幼儿患者，手术的基本内容是额颅形态的塑造和额眶骨带的重置。

眼眶的矫治和面部歪斜的矫治（如正颌手术），须待患儿6～12岁后或发育完成后，再行考虑。

（二）手术方法

额颅形态的塑造和额眶骨带的重置按照其沿革，通常有两类方法可供选择：一类为单侧额颅截骨术（Hoffman 和 Mohr 法、Whitaker 法、McCarthy 法等）；另一类为双侧额颅截骨术（Marchac 法、Mulliken 的改良 Marchac 法等）。目前以后者最为流行，并积累了数千例的临床成功经验。

1. Hoffman 和 Mohr 法（属单侧额颅截骨术）　为了去除早闭的冠状缝，扩大颅腔以促进大脑的正常发育，Hoffman 和 Mohr 于1976年报道了该手术方法（图23-4），即在早闭颅缝侧（额部扁平侧）的眶上额骨带和颅顶部截骨，将眶上缘和眶外眦块折断后前移。截骨的边缘包覆以硅胶薄片，以防止颅缝再次融合。此法又称为外眦前移法（lateral canthal advancement），其缺点是对眶上缘的塑形效果欠佳。

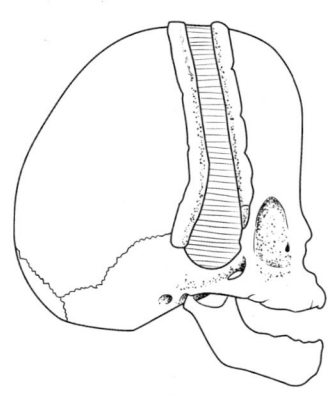

图23-4　Hoffman 和 Mohr 法：去除早闭的冠状缝，截骨缘用硅胶膜包覆

2. Whitaker 法和 McCathy 法（属单侧额颅截骨术）　Hoffman 法中眶上缘和额颅瓣固位不良，为此 Whitaker（1977）设计了一种带眶上缘舌骨瓣的用以楔式固定的单颅瓣截骨法（图23-5）。在此基础上 McCarthy 对额瓣的截骨进行了改良，使额瓣的截骨范围超过中线，而使眶上额骨带的中份发生青枝骨折，使眶外缘和颞部骨带可以尽量前移并同时获得良好的固定（图23-6）。

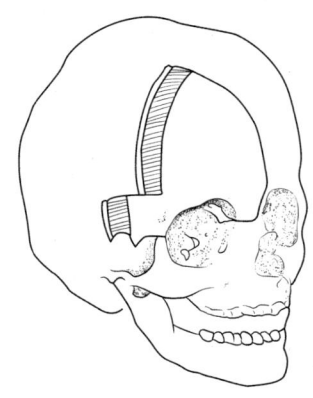

图23-5　Whitaker 法：带眶上缘舌骨瓣，以楔式固定

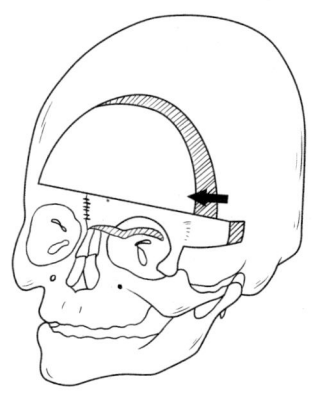

图23-6　McCarthy 法：额瓣的截骨范围超过中线，使眶上额骨带的中份发生青枝骨折

3. Marchac法（双侧额颅截骨术） 为使前额部能被塑形成正常而自然的弧度，Marchac于1978年设计了双侧额眶部的截骨成形术，其目的是在扩大和前移扁平后缩的患侧额颅的同时，将代偿性过度膨出的对侧额眶部予以重新塑形，以达到整个额眶部的协调和一致（图23-7）；此种截骨法，可以使额骨和眼眶在前后、上下方向上的不平衡同时得到纠正。

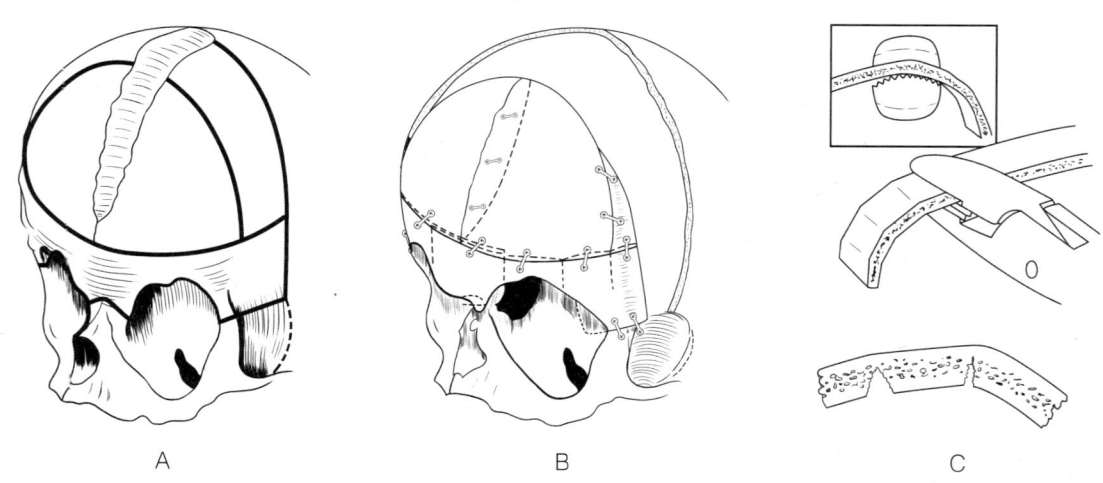

A. 手术设计图；B. 术后额眶前移固定后；C. 术中骨塑形示意图。
图23-7 Marchac法双侧额眶部的截骨成形术

近来，诸多学者倾向于用Marchac法治疗前斜头畸形，其长期随访结果与单侧法比较，效果比后者更好。有些作者对Marchac法进行改良，取得了更好的效果（Mulliken改良Marchac法，图23-8）。一般来说，5岁以后的就诊患者，前斜头畸形多伴有相应的鼻、中面部、颏部的畸形，一次大的手术以后，还需进行一些其他的手术（如正颌截骨术、颏成形术、鼻成形术等），以进一步改善颅颌面部形态。

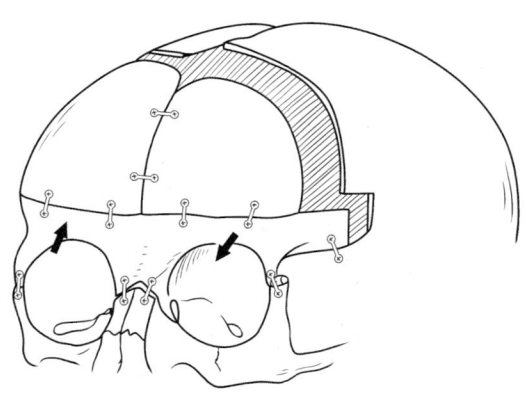

图23-8 Mulliken改良Marchac法的双侧额颅截骨术

笔者较多选用Marchac法的双侧额颅截骨术，同时对一些前斜头畸形伴眼眶高低不齐的患者，进行单侧眶周截骨后的眶移位术（图23-9）。

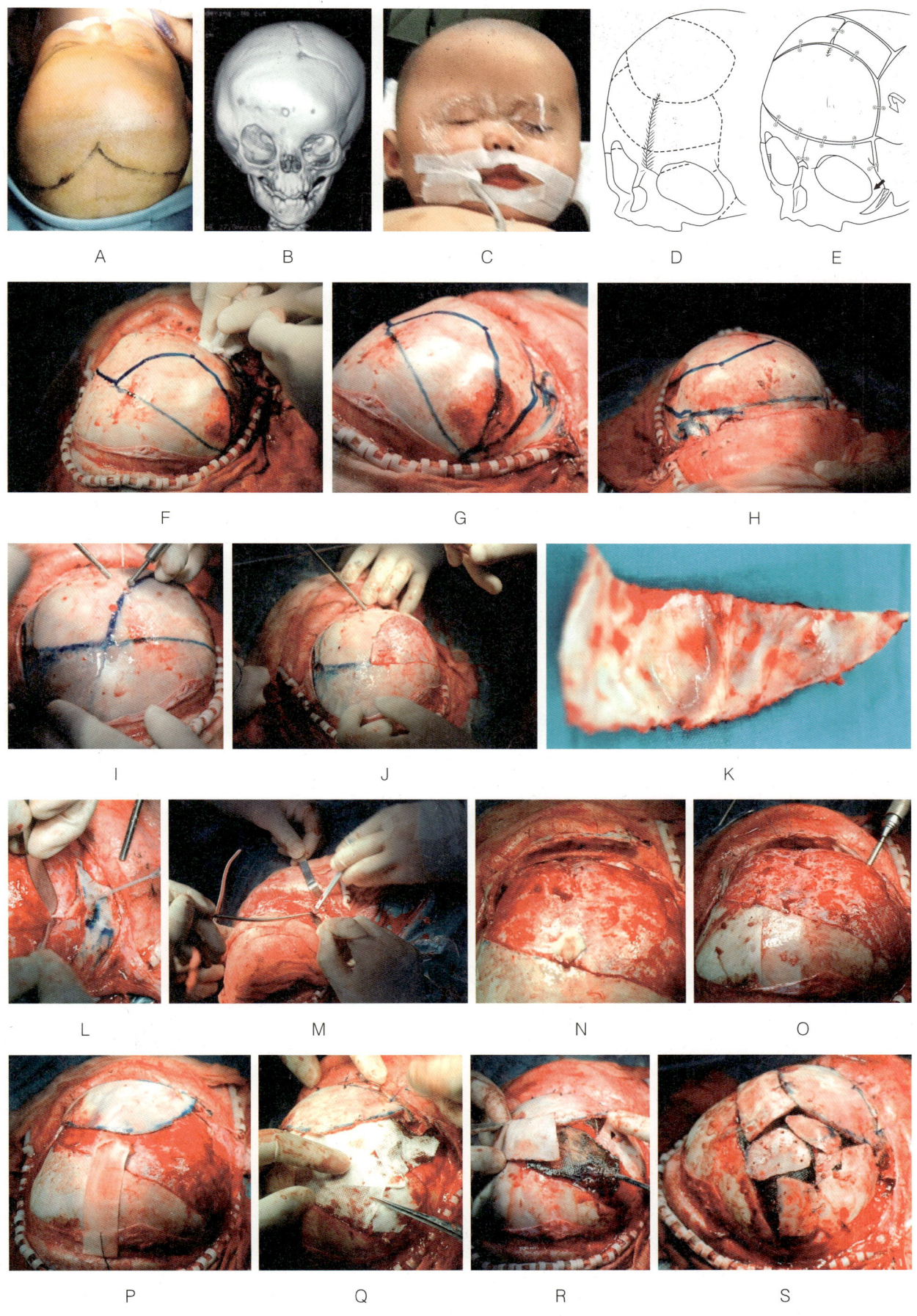

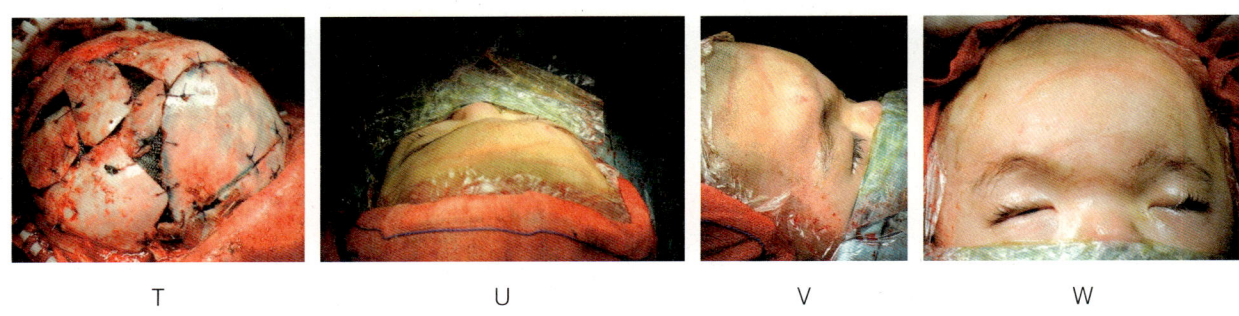

A~C. 术前照片及 CT 三维重建片；D、E. 术前截骨手术设计示意图；F~H. 术中显露颅眶骨后设计截骨线，其中 H 为正面观，显示眶边缘的设计线；I、J. 开颅取下颅骨板；K. 显示取下的颅骨内板有指压切迹，提示存在慢性高颅压；L. 在早闭侧眶外缘，有骨性切迹深入颅中窝；M. 用小骨凿断开额眶骨带；N、O. 双侧额眶骨带断开后患侧向前向下移位，与对侧眼眶对称后，重新固定额眶骨带于新的理想位置；P、Q. 按设计取下预留的前额骨板，固定于额眶骨带上；R~T. 重置额眶骨带和额板后留下的颅骨间隙，用取下的颅骨板分块拼接，可吸收固定板或线分别固定；U~W. 缝合头皮后俯视位、侧位、正位观察额眶部外形。

图 23-9　右冠状缝早闭症所致斜头畸形手术治疗

4. 牵引成骨在单侧冠状缝早闭中的应用　鉴于早闭颅缝切开后有迅速再闭合的倾向，以及在截开额眶骨带并前移后仍有矫正不足的临床问题，笔者自 2008 年开始应用直线型内置式牵引器，结合传统颅眶截骨术方法治疗斜头畸形，得到较好的效果（图 23-10、图 23-11）。

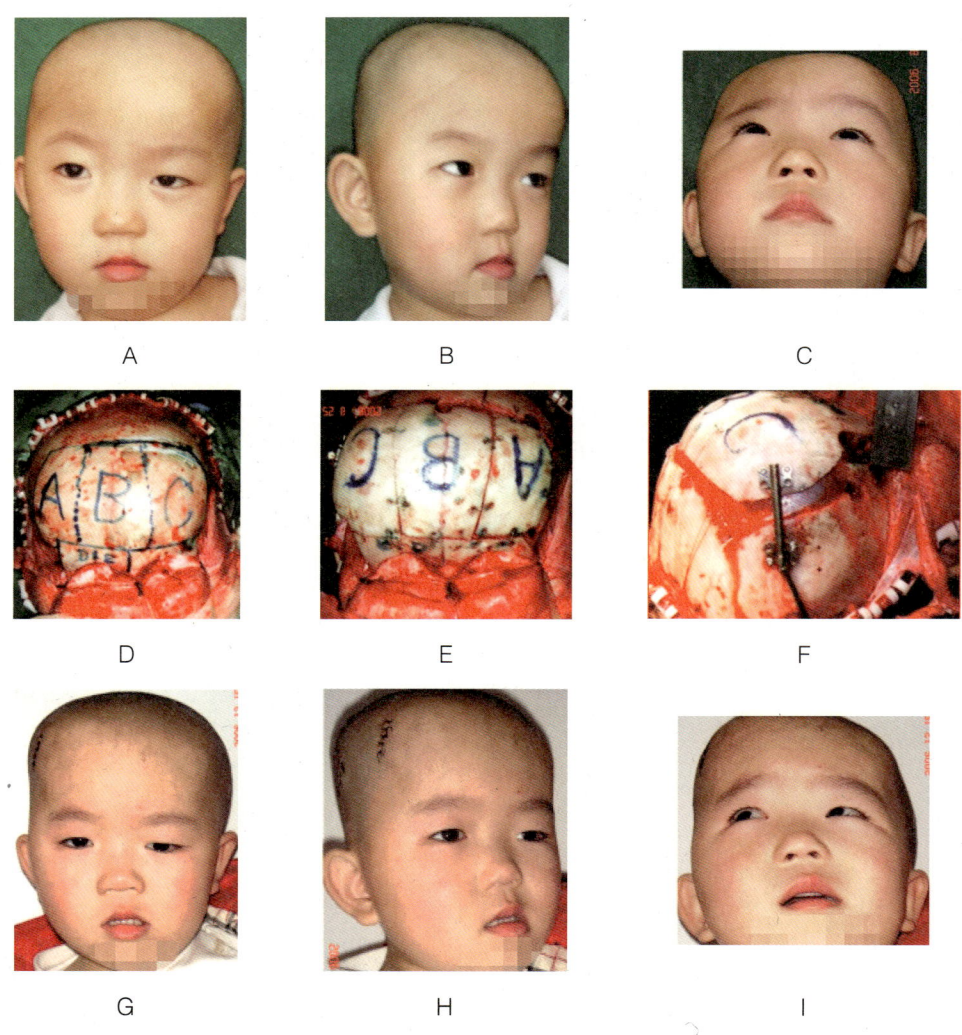

J　　K　　L

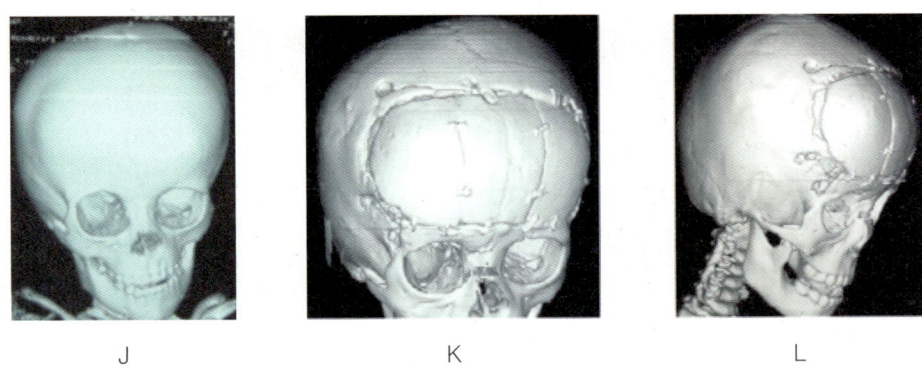

A～C. 斜头术前外形；D、E. 设计额部的翻转骨板并重置；F. 先固定内置式线型牵引装置，转动牵引器的旋转杆推开患侧的额颅骨板和额眶骨带，显现颅骨间隙；G～I. 术后颅颌面外形；J. 术前 CT 三维重建图像；K、L. 术后 1 个月 CT 三维重建图像。

图23-10　应用内置式牵引器和传统截骨术治疗斜头畸形（一）

A　B　C　D　E　F　G　H　I　J　K

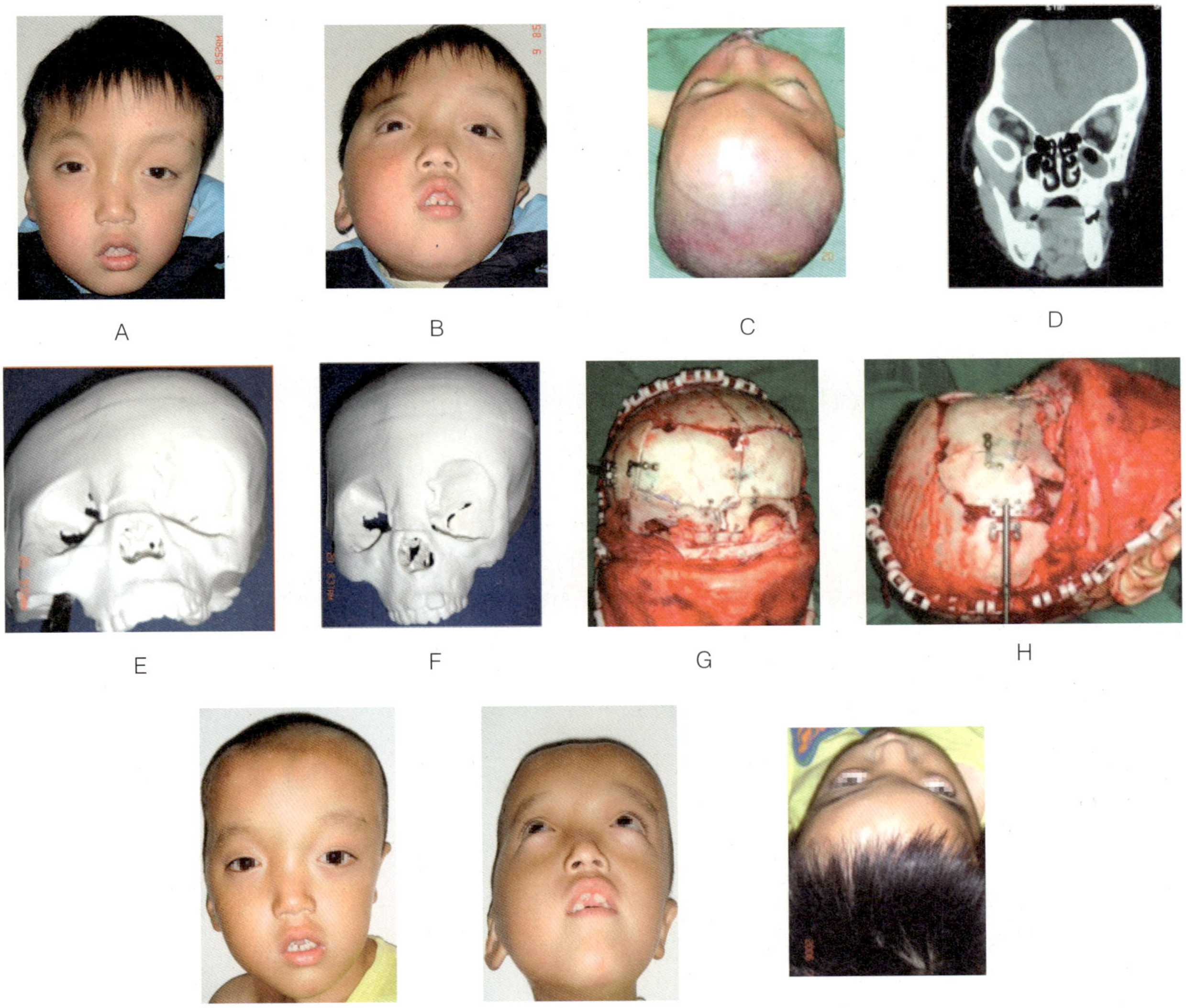

A～C. 术前患者各角度照片；D～F. 术前头颅 CT 冠状位扫描和根据 CT 资料打印的畸形头颅模型；G、H. 术中设计额骨板和安装内置式牵引装置；I～K. 术后 2 周患者各角度照片。

图23-11　应用内置式牵引器和传统截骨术治疗斜头畸形（二）

手术中的截骨按照术前或者术中即时设计。其方法是，前额和额眶骨带需翻转或分段截开，用连接片固定；在患侧安装直线型牵引装置；牵引杆从头皮发际穿出。术后1周开始旋转牵引杆，通常是每天进行2次操作，每次前移0.5mm（一圈）患侧骨缝。当牵引至预定位置时（可以做影像学检查来确定）停止牵引。3~6个月后取出牵引装置。

手术后6~12个月随访时CT显示，在牵引后前移的额骨和眶骨骨缝中可以见到新骨形成。与各传统截骨的手术方法相比，牵引成骨的方法在手术后的复发程度最小。

法国Eric Arnaud和Daniel Marchac发明了内置式专用的额眶骨带和中面部牵引成骨装置（图23-12），通常需要在头颅两侧各安装2个。内置式牵引器的牵引杆经头皮引出体外，以便手术后定期牵引。

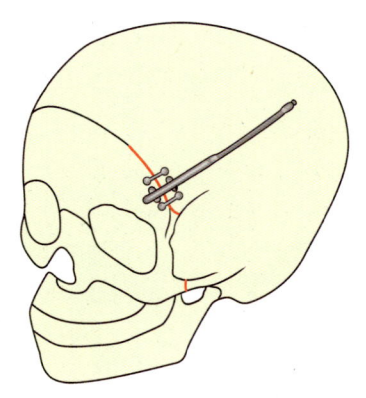

图23-12 Arnaud 和 Marchac 牵引装置

日本Sugawara设计了一种外置式的颅骨牵引和塑形装置，他在头颅外侧固定一个支架，在支架中间做一个与正常头颅形态相似的片状网架。从每个网架间隔中用钢丝牵引小块状离断的额部颅骨板。

瑞典Lurenz在截开早闭的冠状缝后用2~3个Ω形弹簧圈撑开骨缝。

（三）手术注意点

1. **手术年龄和适应证** 如果早期发现斜头畸形，建议早期进行治疗。这是因为斜头畸形不仅涉及额颅部外形、限制部分颅前窝的发育，有些严重的病例还会有颅内压的增高，引起相关症状。当然，临床总结证明，前斜头畸形更多的是影响外形，真正发生颅脑相关功能性问题的比例并不很高（不到1%）。早期手术矫治的优点有：一是由于婴幼儿颅骨比较薄，塑形容易；二是因为1岁以内的婴幼儿，面部发育刚刚开始，如果早期矫治额眶畸形，可以降低斜头畸形对面部发育的负面影响，或可引导中面部较为正常的发育。

对于CT扫描明确诊断的冠状缝早闭症，应在1岁以内进行手术矫正。有时虽然囟门尚未关闭或甚至囟门过大，而一侧冠状缝发生早闭，或累及颞鳞缝、眶颧缝等，仍应早期进行额颅骨和额眶骨带的重塑。

2. **基本步骤** 经鼻或口腔插管全麻。头皮冠状切口入路，在帽状腱膜层分离。设计截骨线。开颅，截骨，取下患侧的额颅骨瓣和额眶骨带，塑形改造后，将额眶带和额颅骨带复位，固定于右侧前移位，同时患侧行眶周截骨，去除宽5mm的眶下缘骨条使整个右眼眶下移5mm，用钢丝固定。分层缝合软组织和皮肤。建议小儿患者用可吸收材料固定。

3. **治疗关键** 离断额骨-眶上缘骨带并前移、外展是手术的关键，这个手术步骤决定了重塑后的额部颅骨形态和位置，同时扩大了因颅狭症而形成的颅骨最狭窄部，扩大了颅腔容积，可以降低较高的颅内压。临床经验表明，只有将额眶骨带足够地前移、适度地下降，才能维持额颅和眼眶上缘的良好发育，并可引导中面部较为正常地发育。

4. 额眶骨带过度前移的估计和作用　对于较为严重的斜头畸形，患侧额眶骨带的过度前移十分必要。早闭的冠状缝有很明显的再闭合倾向，如果单纯切开早闭的颅缝，3～6个月后切开的颅缝将会重新闭合，相关研究也证明，此现象与颅狭症中成纤维细胞生长因子（FGFR）过度表达有正相关性。即使固定了额眶骨带，当头皮复位以后也仍有向内的皮肤张力，对额眶骨带造成向内的推力。通常过度前移的幅度在5 mm以上。

5. 牵引成骨的适应证　对于重症斜头畸形，患侧额部突度和额眶骨带与健侧前后向距离相差10 mm以上者，可考虑使用牵引成骨技术。

6. 并发症及处理　手术后并发症主要为脑脊液漏，通常为手术中取下颅骨板时撕裂硬膜所致。在单侧冠状缝早闭颅狭症的患侧眼眶外侧、颞部、鼻根和正中额眶骨带区域，由于硬膜和颅骨粘连较紧，分离时很容易撕裂硬膜；尤其是有些患者的眶外侧会形成异常突出的骨嵴，嵌入硬膜中，用颅骨铣刀时在这个部位会出现停顿，此时应从另外的方向再用铣刀开颅，避免太用力操作而撕裂硬膜。从鼻根和正中额眶骨带至鸡冠，有时在颅内可以发现有条索状硬膜嵌入正中筛板和前颅底，此时应该小心，一手用镊子或蚊式血管钳夹住硬膜条索，另一手使用脑膜剥离子将此嵌入的条索从颅骨上慢慢剥离出来。一旦出现硬膜撕裂，在可能的情况下就应该尽量仔细修补。修补区域最好再用脑膜补片覆盖，以策万全。

手术后应头高30°平卧。手术后如有脑脊液漏，尤其是出现脑脊液鼻漏者，应保持鼻腔的清洁和通畅，控制补液量并使用脱水剂，大多数在1～2周后可以自愈。脑脊液漏还需要与手术区域的血肿和血清肿鉴别。少数硬膜撕裂较为严重，持续1个月以上的脑脊液漏，应该考虑再次手术修补漏口。

7. 效果评定和随访　手术前、后的头面部CT和头颅CT三维重建的图像的对比可作为效果评定的指标。

在CT平扫中，冠状面的平扫和定位测量有良好的应用价值，可测定两侧眼眶水平的高低差异、眶间距离、眼球间距离等。手术时年龄较小的患儿，应追踪观察其颅颌面发育情况和智力发育水平。通常手术后的1～2个月、3～6个月，以及术后5年内应该定期安排随访（图23-13）。

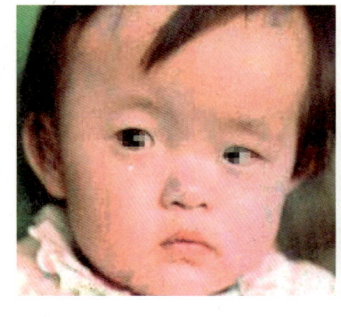
A
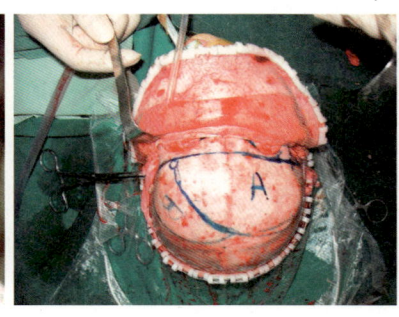
B　　　　　C
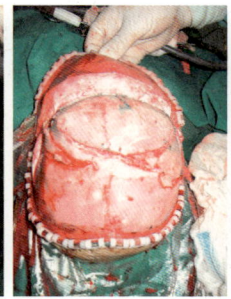
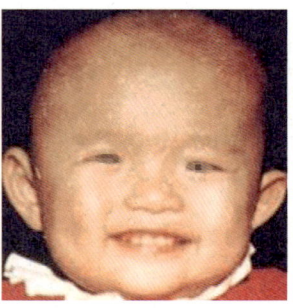
D

A. 术前正位照；B、C. 术中设计和颅骨板移位；D. 术后1个月随访正位照。
图23-13　3岁斜头女患儿矫正术

患儿在早期手术以后，尤其是1岁以内患儿，由于大脑有足够的发育空间，额骨和眼眶可以得到自身发育的塑形，智力发育或也可能有所进步（图23-14）。

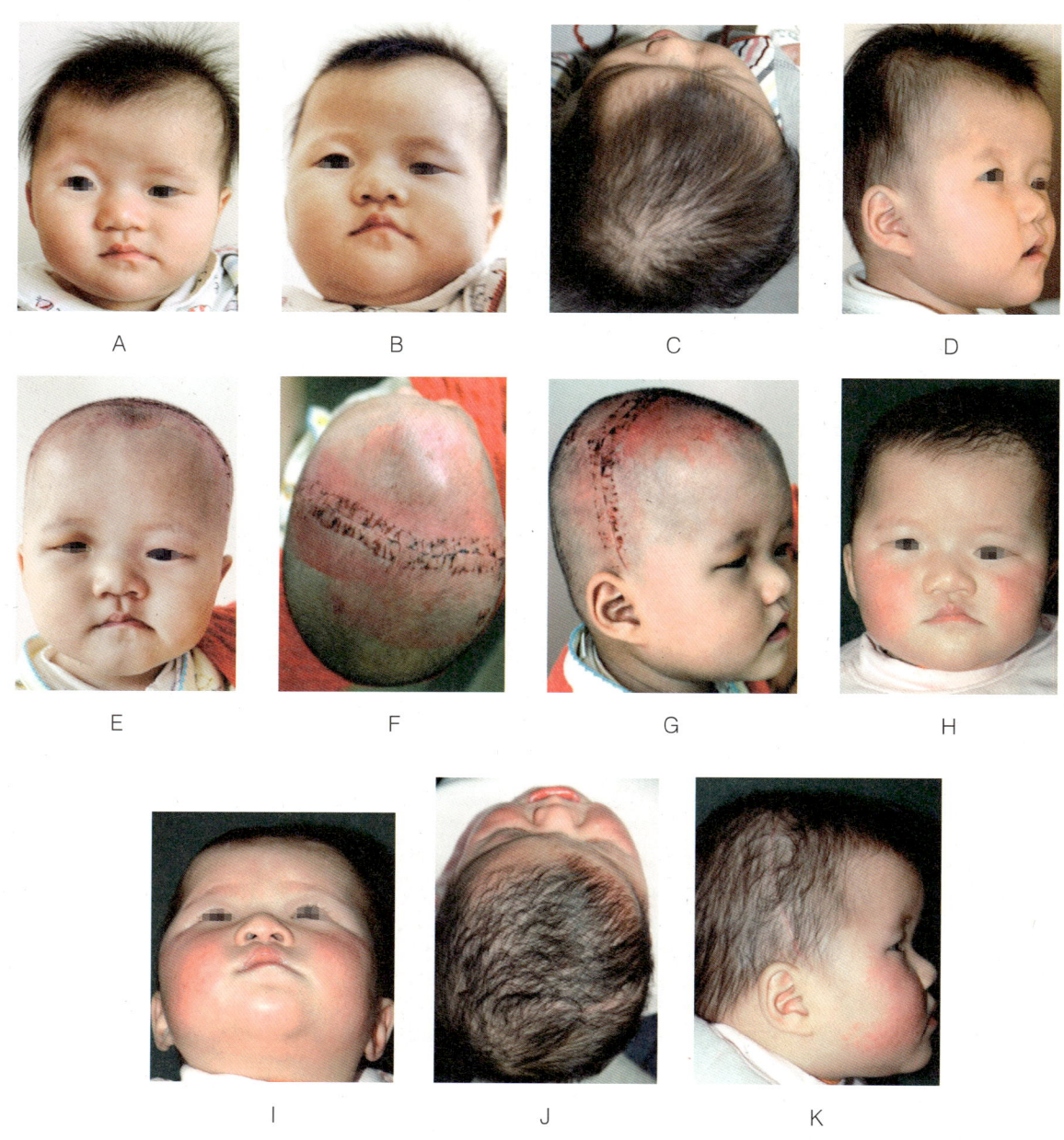

A～D. 术前；E～G. 术后10天；H～K. 术后2个月随访。

图23-14 斜头治疗后2个月随访

依笔者的经验，术中前移的额眶骨带和额颅骨板最多与对侧正常颅眶位置对齐。从随访结果来看，2～3个月后2/3的患者患侧额眶部有2～4 mm的回缩复位（图23-14），但1年以后的变化甚少。

近年来笔者在术中过度前移额眶骨带和额颅骨板，通常前移幅度较正常侧多3～5 mm，术后随访效果显示，额颅和额眶部形态良好（图23-15）。

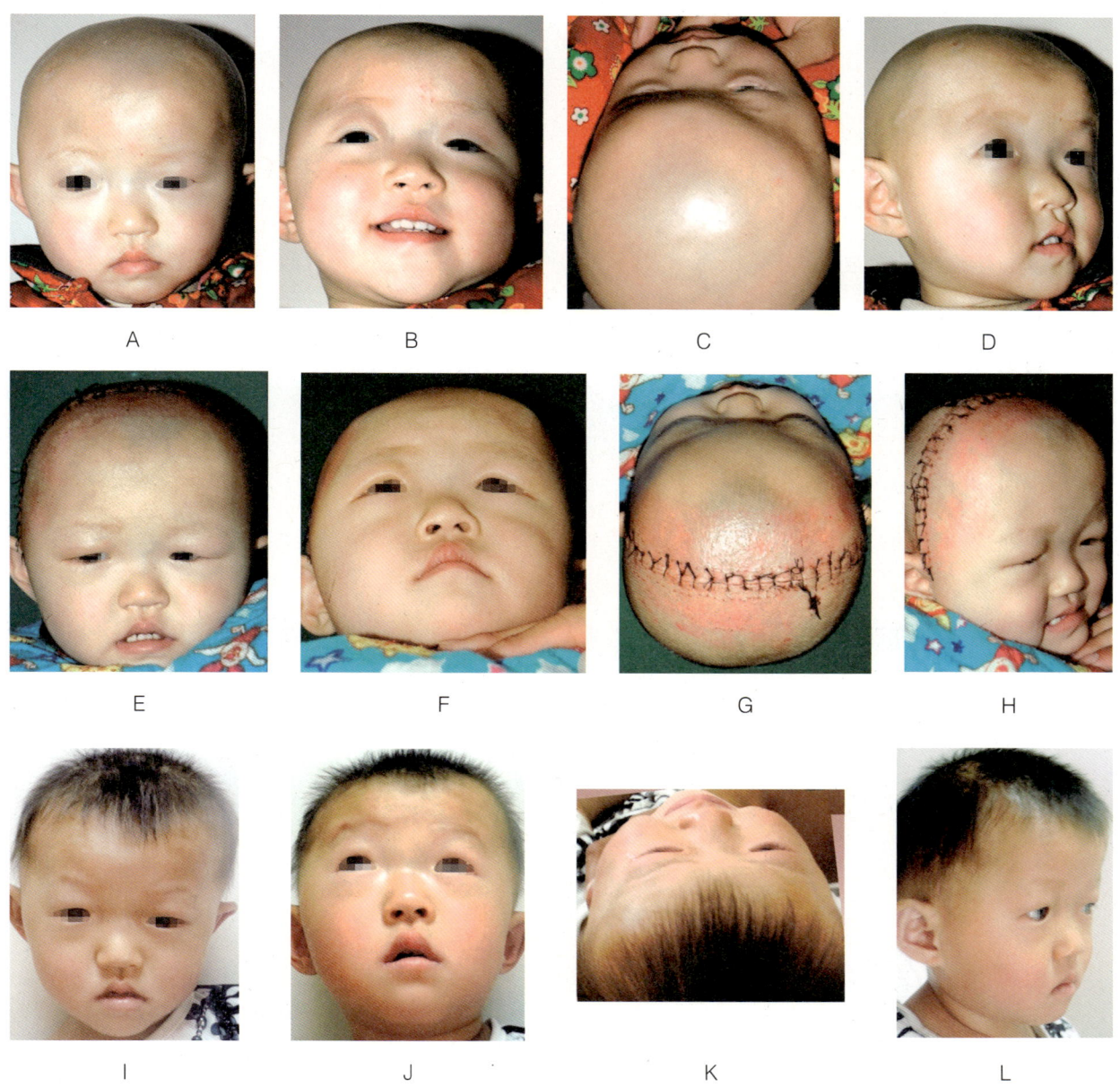

A~D. 术前；E~H. 术后1周；I~L. 术后6个月随访。

图23-15 斜头过度前移治疗6个月随访形态良好

二、枕部后斜头畸形的诊治

枕部后斜头畸形（occipital plagiocephaly）可由单侧人字缝早闭症或产道的不对称挤压导致。两者有时不易鉴别，从X线片里不一定能见到早闭的人字缝。通常枕部扁平一侧的耳朵位置较靠前，同侧额部前突。大多数患者没有明显的高颅压。由于枕后部头颅歪斜，有时会出现代偿性的颈、肩部歪斜。正面观察时，面容较为正常。头颅CT三维重建片可以明确诊断。

（一）手术指征

不明显的轻度后斜头畸形可不手术，或使用头帽支具塑形。

较为明显的后斜头畸形，早期发现应早期手术治疗，最好能在出生后的6~12个月完成。

(二) 治疗方法

1. 非手术治疗　对于轻度后斜头畸形，可以通过频繁地变换患儿的睡姿，从仰卧改为侧卧，即可完全矫正。还有一些斜头畸形并不需要任何处理，当患儿能够坐立时，即能逐渐恢复。

产道挤压所致的中重度畸形，可以通过头颅塑形带、矫形头盔（或称为塑形头盔）纠正，但是需要在患儿6～12个月内进行。美国哈佛大学医学院附属麻省总医院儿童物理治疗中心建议在进行矫形头盔定制前，必须请神经外科医师对患儿的脑部发育进行全面评估，尤其是要排除颅狭症等疾病；由神经外科医师、矫形专业医师、儿科医师共同决定患儿是否需要佩戴矫形头盔。患儿应直接在医院由专业医师实地进行物理测量，以确保矫正质量。佩戴时长通常应为每天18～20个小时，维持3～6个月；每个患儿的治疗时间稍有不同，应该根据患儿月龄、畸形程度等而定。佩戴后应定期由医师调整，一般每2～3周调整一次。

矫形头盔外层是硬的保护壳，内层是泡沫材料。头盔通过给患儿头部施加持续、温和的压力来限制后枕部突出区域的生长，促进平坦区域的自然生长。头盔的作用，是使头部在生长发育过程中随着不间断调整，在一个规则的塑形空间中渐趋于正常外形。近来，3D建模设计的头帽支具可按设计思路进行阶段性头形矫正。这已在临床中广泛采用。

2. 手术治疗　Hoffman和David等建议切除早闭侧的人字缝以纠正畸形（图23-16），同时在截开骨缝的边缘包以硅胶薄膜，以防止骨缝的再次融合。

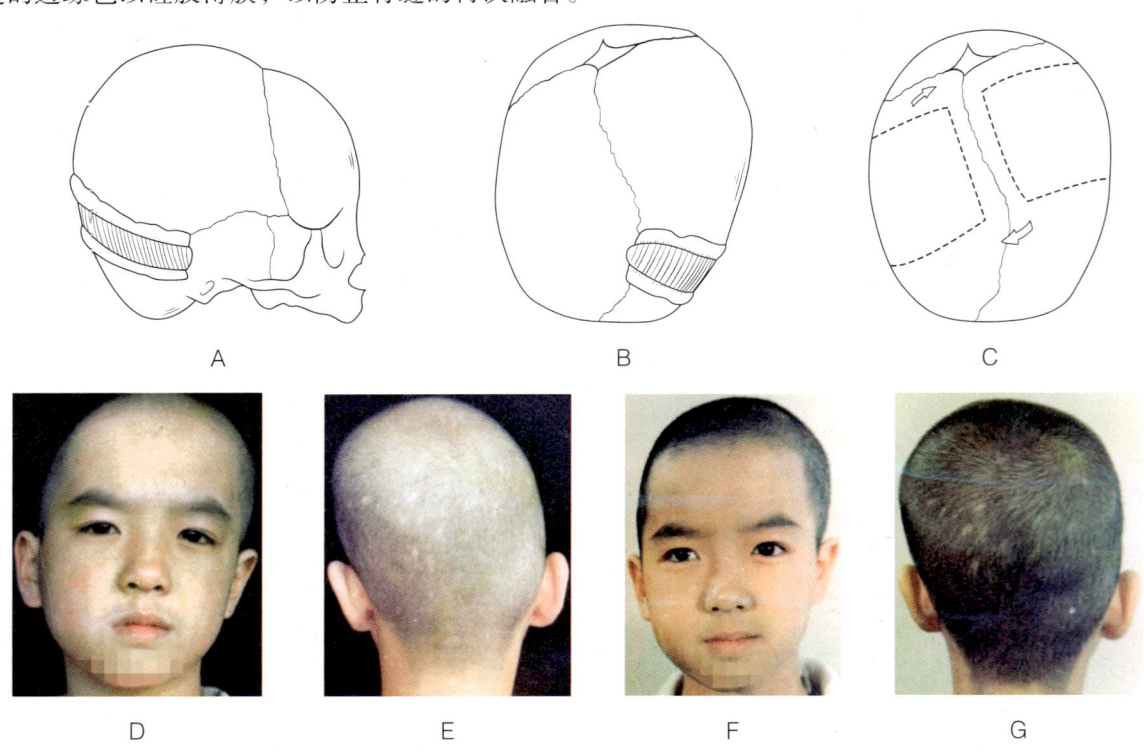

A～C. 手术设计思路、原理；D、E. 术前；F、G. 术后。

图23-16　Hoffman和David法：切除早闭侧的人字缝来矫正后斜头畸形

也可以对后斜头畸形进行顶枕部颅骨瓣的移位和重新塑形，但手术以后需要用头帽固定，或保持侧卧位1个月，效果良好（图23-17）。

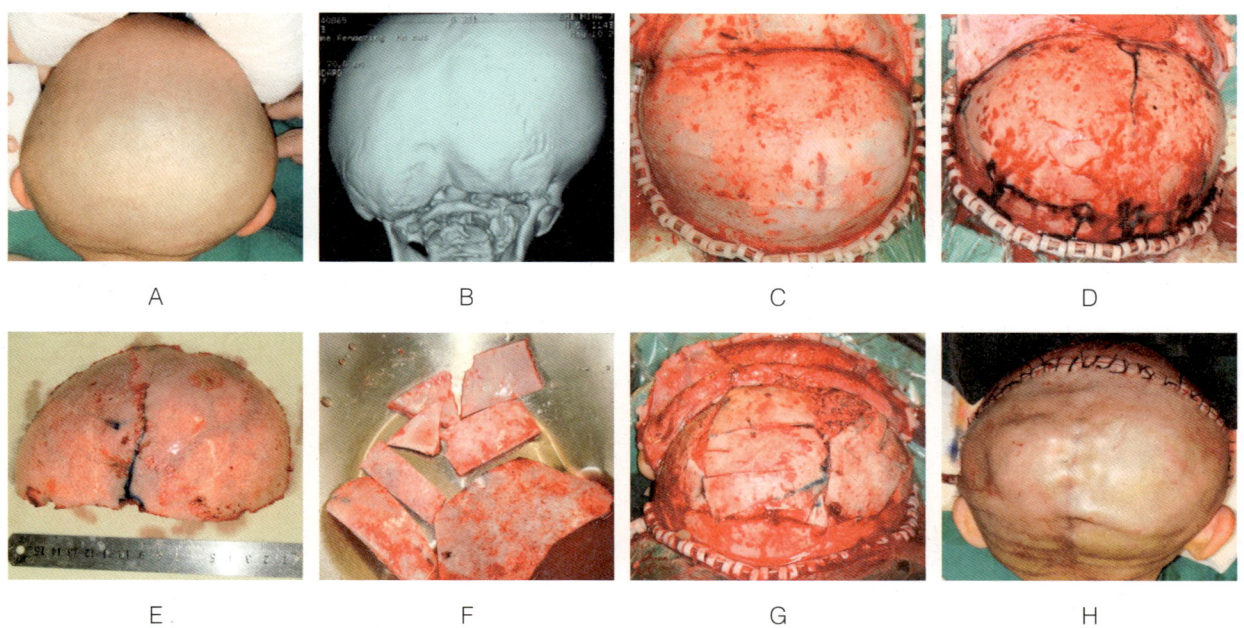

A、B. 术前照片及CT三维重建；C. 显露后颅见早闭的人字缝；D. 设计截骨线；E、F. 取下后枕颅骨并分成数块；G. 后枕部重新拼接塑形；H. 头皮缝合后即刻。

图23-17　移动顶枕部颅骨瓣并重新塑形来矫正后斜头畸形

第二节　短头畸形的诊治

短头畸形（brachycephaly）是指由双侧冠状缝早闭导致的额头平坦而高耸、无额颅部突出的头颅畸形，其外形异常从侧面观察尤为明显。

短头畸形主要为双侧冠状缝早闭所致，但有时也可有多颅缝受累，如Crouzon、Apert和Pfeiffer综合征中常同时伴有短头畸形，因而也有人认为它是一种复合的颅狭症，或为颅颌面畸形综合征的一种形态。本病中双侧冠状缝常完全发生早闭，并可一直向下累及颅底的蝶骨大翼和颞下嵴。McCarthy等（1978）的尸检结果表明，有些患儿甚至在蝶颧缝处也已发生了骨缝早闭。

短头畸形表现为额颅部的扁平、高耸，额颅部无正常突起甚至向后倾斜。由于受累颅缝较多，许多患者有智力发育迟缓和视力减弱。有些短头畸形患者伴有上睑下垂、并指（趾）畸形、鸡胸等全身其他部位的畸形。

头颅CT片，尤其是头颅CT三维重建片，是诊断的主要依据。头颅X线片可以作为短头畸形的辅助诊断依据。在影像学资料上可见整个头颅外形高耸，额颅部扁平无突起，可有额部后倾。多数患者在X线上可见指压切迹，提示存在慢性高颅压。短头畸形伴有其他早闭颅缝时，可伴发相应的颅骨征象，如眶上缘斜向外上抬起、眶口变小等。在高颅压的病例中，可见脑室变小，甚至有脑积水等征象。

一、手术指征

短头畸形的治疗中应重视手术时机的选择。

一般在1岁以内发现疾病,应尽早完成颅腔的扩大和前额的改形,使脑组织得到正常发育的空间,同时重建颅额部前突的正常外形。

3岁以后,学龄期甚至青春期的短头畸形患者,治疗主要以改善颅颌面外形为主,手术结果与改善大脑发育的相关性十分有限。

综合征型短头畸形,应该尽早手术,以增加颅底的前后径,有效扩大颅腔容积,同时改善颅颌面外形。

伴有颞鳞缝、突眼等症状的短头畸形,一旦发现,应尽早手术。

伴有脑积水的短头畸形,可以先做脑积水分流手术。

后颅扩大时扩大颅腔容积,改善高颅压的作用可能优于前颅扩大。

二、手术目的

单纯短头畸形,主要是截开额眶骨带和额颅骨板,重新塑造额部的突起和鼻额角,达到正常的颅颌面外形。

综合征型短头畸形的手术方案应预设主要手术目的和次要手术目的,尤其是伴有颞鳞缝、突眼等症状的短头畸形。主要手术目的是治疗中必须达成的目的,如为了扩大颅腔容积、增加颅底前后径而应完成眶上额骨带的足够前移和固定;次要手术目的是手术中应尽量达成的目的,如扩张颞部、改善面部外形等,手术过程中如果风险过大可以适度放弃。

三、手术方法

法国Daniel Marchac短头矫正术是经典术式,包括额眶骨带和前额颅骨板前移手术(图23-18),是目前较为有效的方法。关键点有二:一是眶上额骨带的重叠和单点固定,眶上缘和额骨板可以随额叶

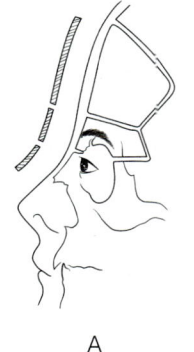 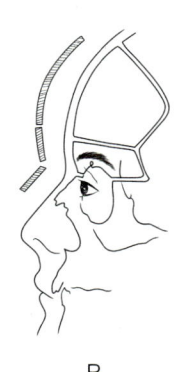 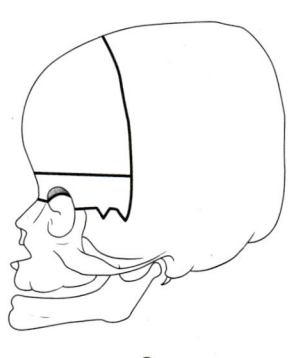 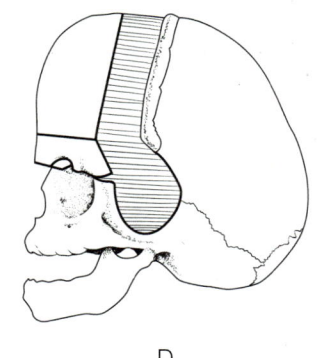

A　　　　　　　　　　B　　　　　　　　　　　C　　　　　　　　　　　D

A. 术前平坦或后倾的额颅部;B. 应该形成的良好鼻额角;C. 短头术前设计;D. 前移眶上额骨带和前额颅骨板。

图23-18　Marchac短头矫正术,重塑额部突起和鼻额角

大脑的发育而向前移动；二是选择和形成有良好弧度的完整前额颅骨板，以重塑前额的良好形态。

小儿短头畸形通常会伴有其他畸形，或其他颅缝的早闭。在额颅高耸或额部向后倾斜的病例中，可在形成额眶骨带的同时，取下其前额颅骨板，进行塑形改造，拼接成有正常弧度的前额颅骨板；有时为了过度矫正，可以制成有正常突起弧度或过度前倾的额颅骨板，然后重新固定在额眶骨带上（图23-19）。

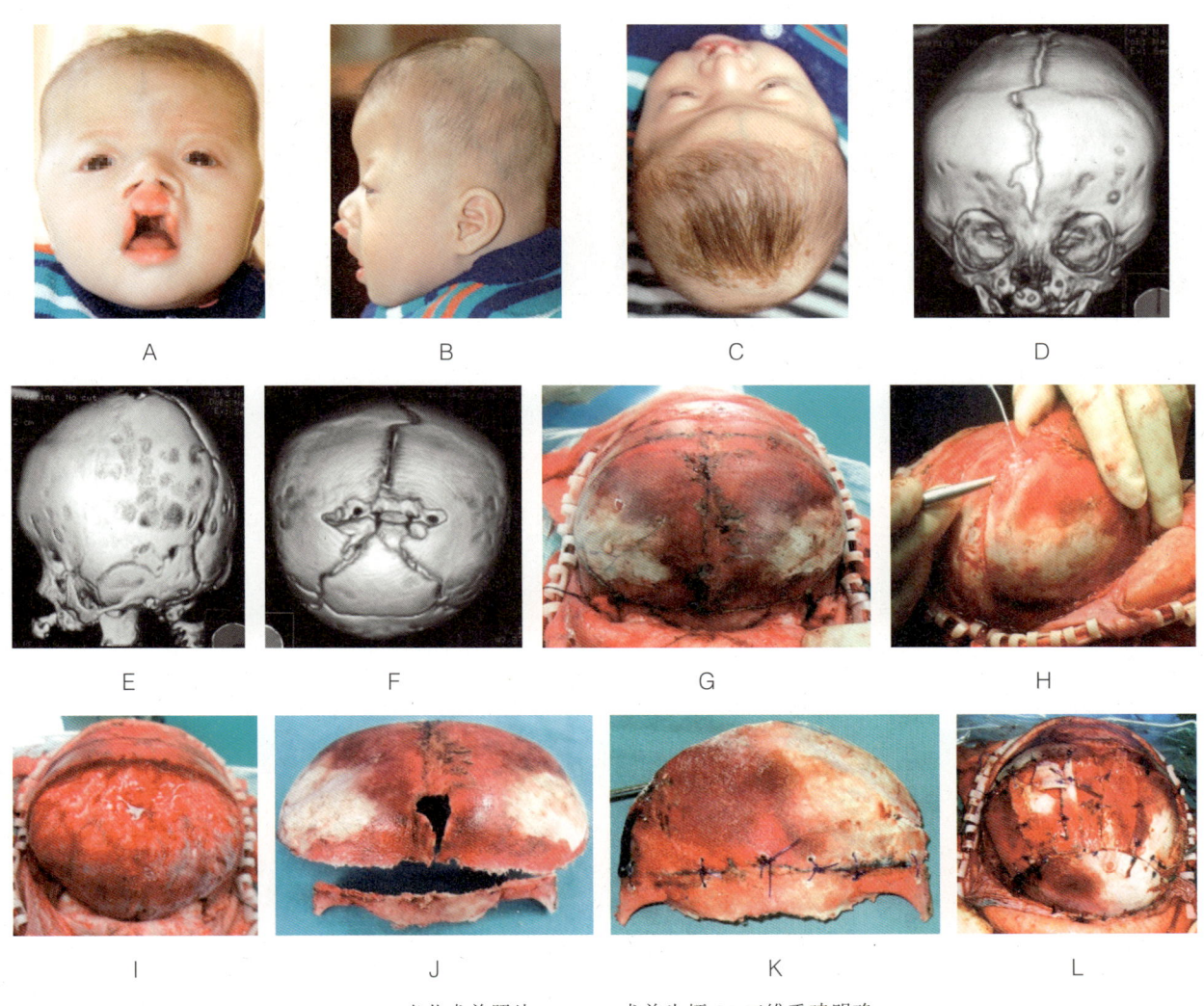

A~C. 患儿术前照片；D~F. 术前头颅CT三维重建明确诊断；G~L. 设计、切取、塑形、重新固定额眶骨带。

图23-19　短头畸形手术治疗过程

婴儿患者额顶部颅骨板成形复位后的间隙可不予植骨或固定。成年患者，塑形前移后的额颅骨板间隙可用2~3条骨板，采取桥样连接固定，其余间隙可不予植骨。

对短头畸形合并有其他颅颌面畸形（如Crouzon综合征）的患者，手术的关键是最大限度地前移额眶骨带以扩大颅底的最大直径，从而增加颅腔的容积，以容纳大脑的发育。临床上也有因为额眶骨带前移不充分而导致复发的病例，可以作为最大限度前移这一观点的反证。多次复发病例在出生后8月龄前即会因为双侧冠状缝早闭而发生短头畸形，同时伴有颅底和中面部发育不良的Crouzon综合征，在其他医院做了较为彻底的全颅重建手术，当时手术医师截开颅缝，并留下较大的空隙以防复发，额眶骨带也锯开了，并有前置固定，但锯开的额眶骨带位置较高且前置的距离较小。手术以后2个月，患儿家属即感觉头颅外形逐渐变回原样，1年以后患儿头颅完全恢复手术前的形状，即来本院做第二次头颅重建手术（时年2岁）。术前全头颅CT三维重建片提示，全部颅缝都已经闭合，局部有颅骨缺损（第一次手术后留下的较大的颅骨间隙处），伴脑积水。手术中形成的额眶骨带下移至鼻根部，考虑到额眶骨带的前移可能不够充分，故手术中将额眶骨带尽量前移并固定在鼻骨位置。手术后随访1年余未见复发（图23-20）。

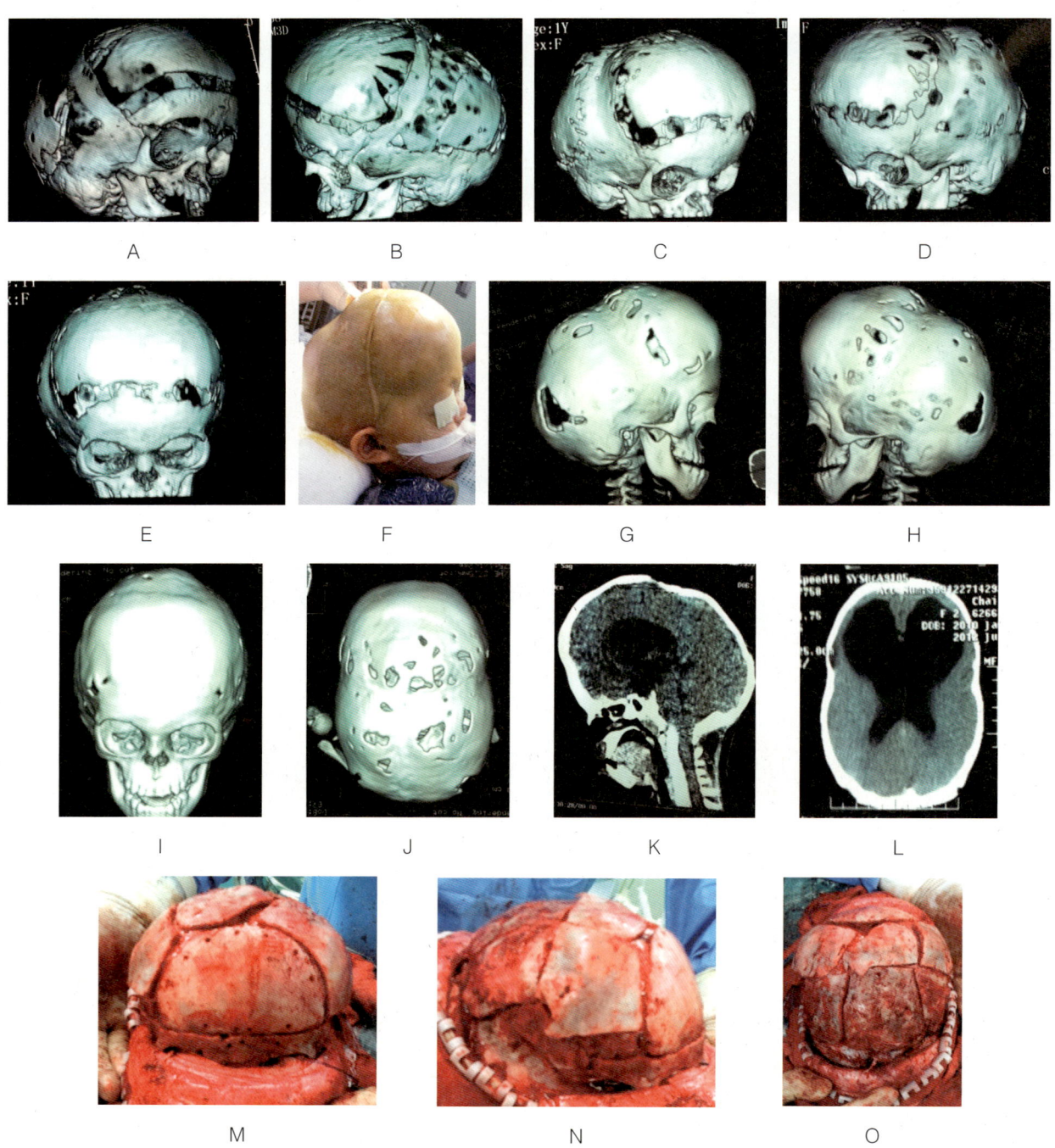

A、B. 患儿8个月龄时第一次全颅重建手术后1周CT三维重建片；C～E. 第一次手术后2个月CT三维重建片；F. 第二次手术前侧位照片；G～L. 第二次手术前CT三维重建片，CT横、纵切面扫描提示脑积水；M～O. 第二次手术中全颅骨塑形。

图23-20　短头畸形伴Crouzon综合征的二次复发手术

四、手术关键点及注意点

短头畸形高颅压和智力发育异常的发生率较斜头畸形稍高，有些短头畸形还会伴有多颅缝早闭颅狭症或综合征型颅狭症，早期手术很有必要。随着儿科麻醉和监护技术的提高，1岁以内手术的安全性大大提高，因而应该争取一旦发现畸形即尽早手术。

就手术过程而言，早期手术的术中出血相对可以控制，发生颅骨缝和硬膜粘连的机会比较少，因而手术中发生硬膜撕裂的机会相应比较少，术后的并发症出现的机会也随之比较少。其次，年龄越小的患儿，颅骨越容易截开，甚至用手术剪刀也可剪开骨片，操作难度较小，可以缩短手术时间，减少手术创伤。

当然，患儿越小，全身血容量也相应较小，手术中应注意止血，并随时监测血容量的变化。

由于额眶骨带是颅底的一部分，是颅狭症重建后的最大颅骨直径区域，手术中的关键步骤是额眶骨带的形成和尽量前移。额眶骨带位置不能仅在眶上缘。额眶骨带在眶外侧部位应在眼眶外缘的中上1/3，在眶内侧部应在鼻根或眼眶内缘的中上1/3位置。形成额眶骨带后，应该尽量前移，并将额眶骨带的内侧板固定在鼻根的外侧骨板上，或者将额眶骨带和鼻骨重叠固定，随后将额眶骨带的两侧眶外缘和原截骨端的眶外缘前置重叠固定（最好用可吸收材料的坚固内固定）。

青春期或成人期的短头手术，以头颅外形重建为主，手术不再以扩大颅腔为首要目的，而应该以形成有正常外形的额部骨板为主。

形成额部有正常形态的骨板，应该首选顶颅或者颞颅有完整弧度的整块半圆形骨板，将之固定在额眶骨带上，半圆形骨板的高度一般和发际线相当，其长度应该和额眶骨带的正面宽度相当。半圆形骨板应该有向前微膨出的弧度，和正常人的额部形态相似。当半圆形额颅骨板固定在额眶骨带上时，应该形成正常的鼻额角（图23-21）。

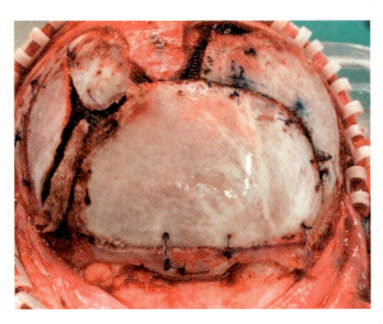
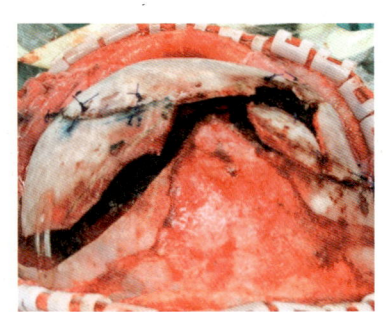

A. 正面观：额骨板高度与发际线相当，长度和额眶骨带相匹配；B. 顶视：额骨板要有稍微向前的弧度

图23-21 半圆形额骨板的形成

有些短头畸形虽然双侧冠状缝发生早闭，但患儿的囟门很宽大，额缝未闭而影响额部半圆形骨板的完整性。此时最好在顶颅或者颞颅部寻找有合适弧度和大小的完整半圆形额骨板，移置于额眶骨带之上并予以良好的固定。如果无法形成完整的额骨板，权宜之计是将分开的额缝两侧的额骨板分别取下再进行拼接，但需注意：拼接应该完整并且坚固，最好用2~3块可吸收连接片在额骨板的内侧

做坚固固定，切忌用钢丝固定。手术中应注意的是，头枕部截骨不能用钢丝做骨板间的固定，因患儿手术后如果仰卧的话，极有可能因钢丝磨破头皮而需二期进行无谓的取钢丝、修正头皮等手术；另有些短头畸形患者经过手术以后，颅腔虽然有所扩大，但是额部形态欠佳，或额部中间凹陷成角，或额部高耸，影响美观（图23-22）。

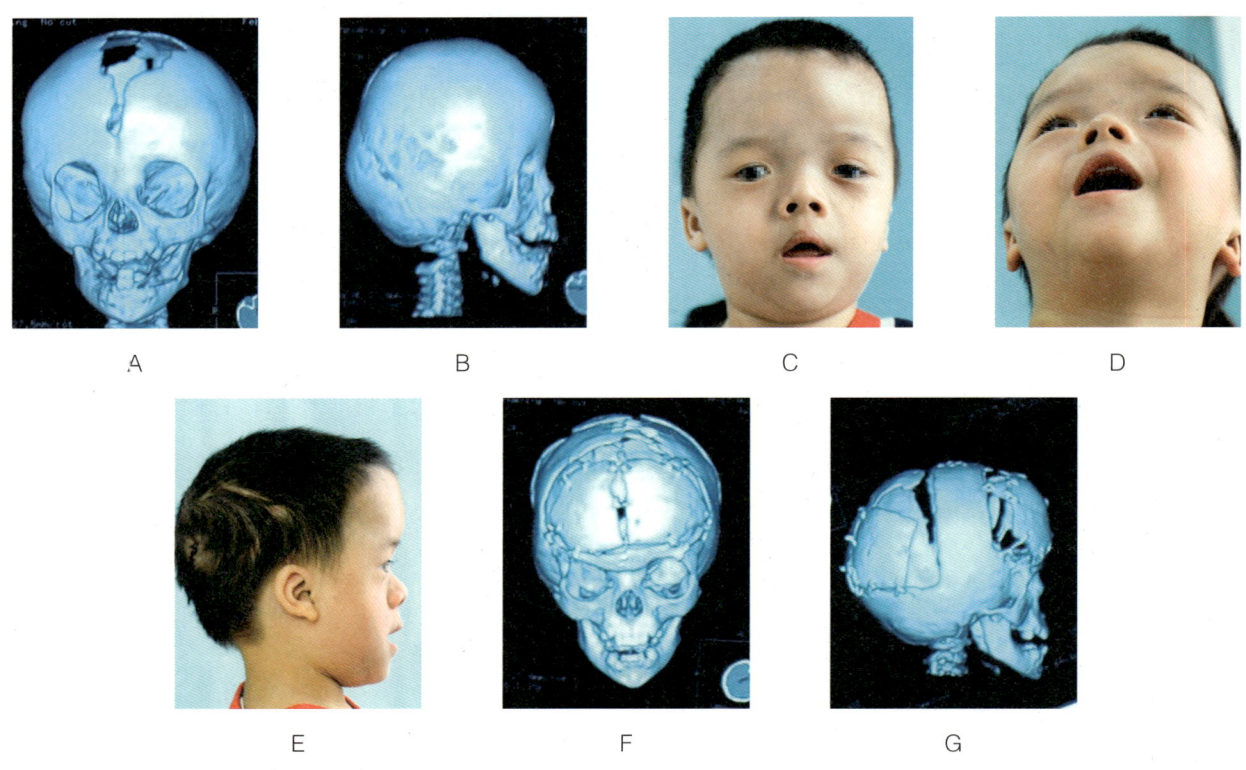

A、B. 术前短头畸形的头颅 CT 三维重建片；C～E. 手术后半年因取头枕部钢丝行二次手术，正面观和抬头观可见额部正中凹陷，侧面观额头过高；F、G. 手术后头颅 CT 三维重建片，可见前额正中部连续性中断且缺少正常前突的弧度，后枕部见多枚固定的钢丝。

图 23-22　短头畸形术中需要注意的问题

法国 Marchac 曾对大病例组双侧冠状缝早闭症的患儿进行系统随访，分析扩大颅腔和手术重建颅骨的效果，其结果表明，在大多数病例中，颅骨外形重建的意义比单纯扩大颅腔更为重要。

五、手术效果及评估

应用法国 Marchac 的方法矫正短头畸形，目前已经成为国际上治疗该疾病的首选术式。Marchac 的随访资料提示，虽然目前我们并不完全理解短头畸形患者的发育过程，但是早期手术改造了头颅外形以后，干预了短头畸形的发育过程，其长期（20余年）随访结果非常令人鼓舞。可以这样认为，额眶骨带和以前额为主的额颅骨板外形经过改造以后，头颅前部和额眶，包括鼻根、中面部都得以向正常面部外形的形态发育（图23-23）。

当然，这需要更长时间的随访和资料积累。青春期和成人的短头畸形，主要是改善额部外形，手术以前应告知患者手术的风险（图23-24、图23-25）。

瑞典 Lauritzen（1998）利用 Ω 形弹簧圈张开后的回缩弹力，应用于短头畸形、舟状头畸形等的治

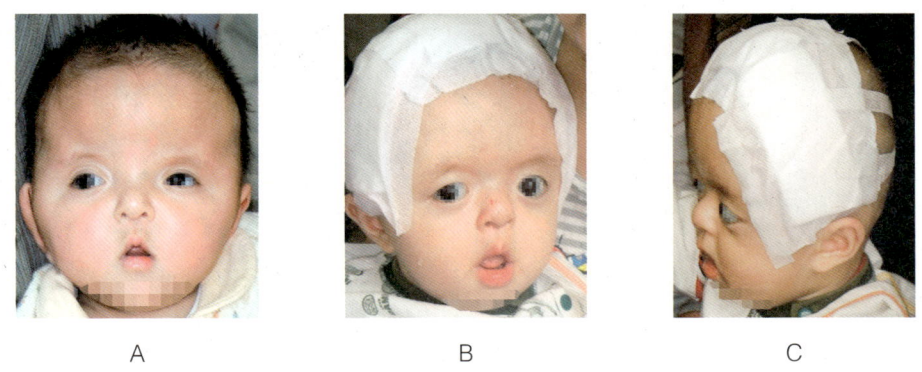

A. 术前正位；B、C. 术后1周鼻根、中面部更接近正常外形。

图23-23　短头畸形矫正（10月龄幼儿）

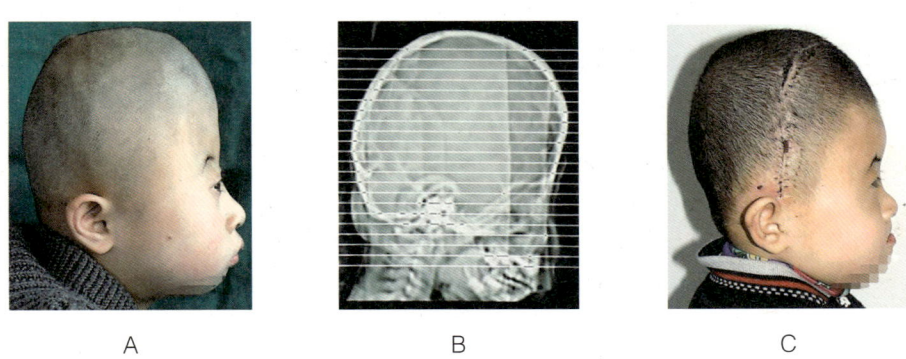

A. 术前侧位；B. 术前头颅CT纵切面；C. 术后2周侧位，额部外形改善。

图23-24　短头畸形（2岁幼儿）

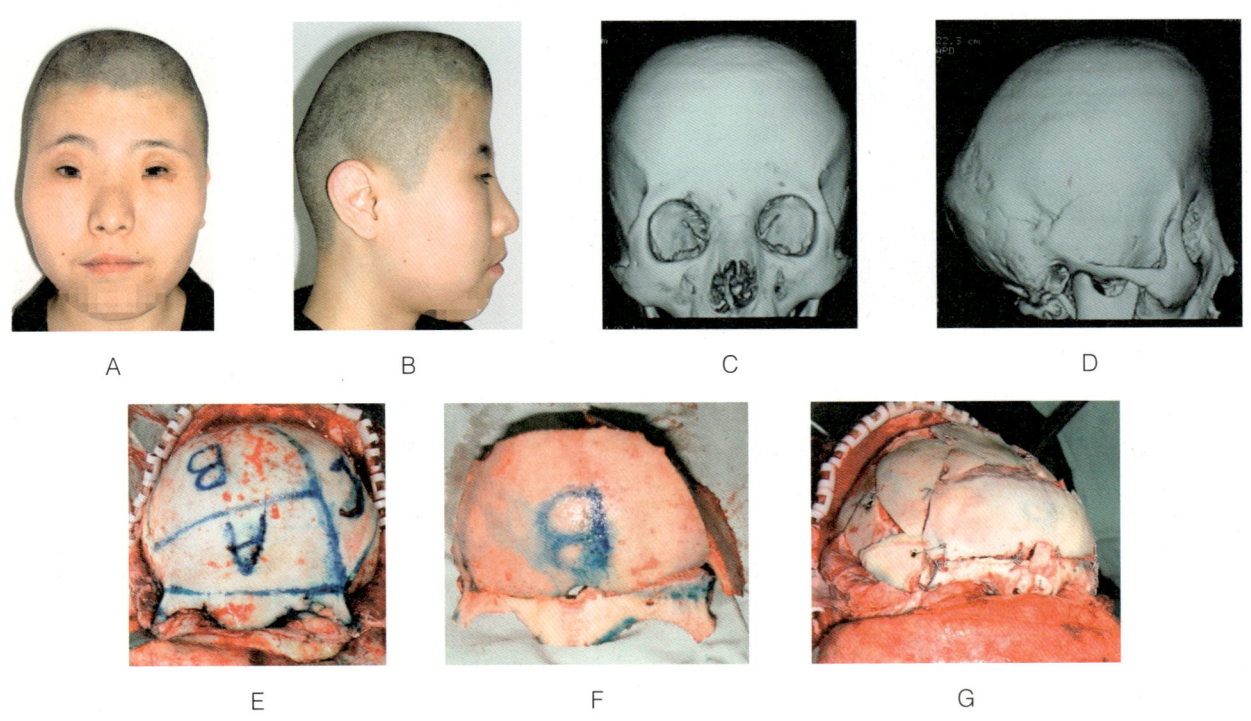

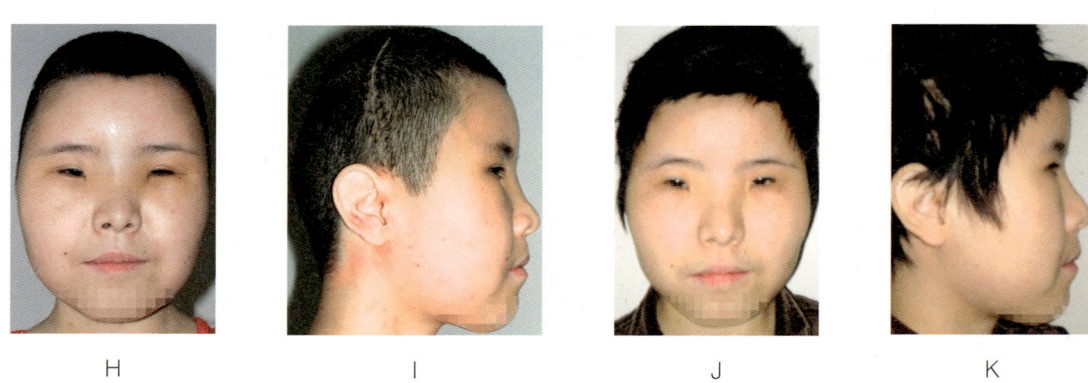

A~D. 术前照片及 CT 三维重建片；E~G. 术中截骨设计、取下的截骨块、重塑颅骨后；H、I. 术后 2 周额部外形趋于正常；J、K. 术后半年额部外形改善。

图 23-25　短头畸形（成人）

疗，取得了一定的效果。该方法切口较小，但是弹簧圈的拉力依赖医师的经验，而经验只能在临床实践中逐渐摸索和提高（图 23-26）。

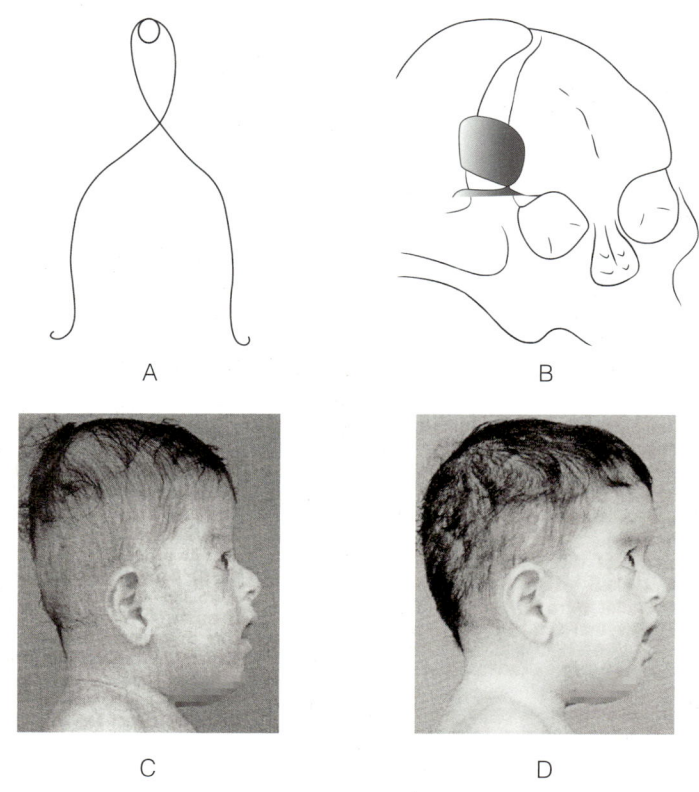

A. Ω 形弹簧圈牵引装置示意图；B. 双侧额眶部各置 2~3 个弹簧圈，图示为单侧装上后的效果图；C. 术前；D. 术后（Lauritzen 供图）

图 23-26　应用 Ω 形弹簧圈改善额部外形

手术以后的疗效评估，主要依靠手术前、后 CT 资料的对比，用计算机辅助设计或者评估软件，可以轻松地测量出手术前、后额部头颅的变化，包括点、线段和平面。

术后随访非常重要，一般 6~12 个月应该有一次随访，包括面诊和 CT 检查。

（穆雄铮）

第三节　三角头畸形的诊治

三角头畸形（trigonocephaly）系额颅正中的额缝过早闭合所致的一种前额部畸形，其主要特征为头颅前额部呈三角嵴状。这种先天性的额骨畸形可延及眉弓、鼻根和眼眶，并出现额、眶、颞部的相关畸形。其发病率近来有明显上升，位居颅狭症第三位，约为1/15 000。

多数学者认为三角头畸形是眶上额缝在出生以前过早闭合所致。也有学者（如Anderson、David等）认为形成三角头畸形主要是额骨内层骨板受筛骨的影响及其外层骨板发育不平衡所引起的。

正常额缝闭合的时间通常认为是在出生后的3～9个月，早于此时间的额缝闭合即为额缝早闭症。该病的病因仍不明确，有文献认为伴有综合征的三角头畸形，其病因与FGFR1、CER1及CDON基因突变有明显的关系；但单纯额缝早闭的病因和上述基因突变似无明显因果关系。有作者（如Anderson、Kolar等）对额缝早闭症患儿的颅内容积进行了测量，结果显示，三角头畸形患儿的颅内容积低于同龄正常儿童，因而认为三角头畸形可影响大脑发育。但临床上，多数三角头畸形患儿智力发育较为正常，高颅压的病例并不多见；这可能是因为额部大脑发育虽然受限，但枕后部大脑会代偿性发育来补偿。

临床上，患儿额部及眼眶呈三角形，前额狭小，中央部向前突起，患儿双眼眶内移，眶距过短。由于额部狭窄，双侧颞部也相应狭小。同时由于额部狭小、筛部发育不良，患儿双眼眶才会内移，故多伴有眶距过窄症。轻症病例即使在成人以后畸形也不致引人注意。重症病例的额骨严重缩小，外眦角上移（如丹凤眼），眉向上移位，呈三角眉，部分患儿有内斜视畸形。头围指数较低，为62～80，平均为72.8。部分患者可有枕部的代偿性增大。

影像学方面，头颅X线后前位片上可见额部正中的一条高密度影。CT平扫上可见前额外形呈三角形。在CT三维重建片上，可直观地看出额骨呈明显的三角形，或伴有眶距过窄症。Salvador应用CT三维重建测量对三角头畸形进行严重程度的评估，他通过经颅底到颅顶，从3个面进行测量，设定三角头畸形严重程度指数（trigonocephaly severity indices，TSI）和额部严重程度指数（metopic severity index，MSI）来综合评估三角头畸形的严重程度。如TSI在0.32～0.39且MSI在0.07±0.03以下，为严重畸形；如TSI在0.5～0.52且MSI在0.19±0.05，为正常。

一、手术目的

手术治疗的目的主要是改善前额部颅面的外形。有些学者关于减轻颅骨对额叶大脑压迫的观点缺乏循证医学证据的支持，笔者认为在手术前与患儿家属的谈话中应明确这一点。

二、手术年龄

手术年龄以3岁以内为宜。

如果出生后即发现严重的或者明显的三角头畸形，为防止由额骨畸形造成的大脑额叶受压迫，可以在出生后2个月就选择手术治疗。

严重程度较轻的病例可在6个月至3岁选择手术整形。

三、手术方法

目前有四类手术方法可供选择。

（一）额缝切开术

这是早期有些作者选用的手术方法。Matson（1960）曾以切开额缝，截骨缘包以硅胶片的方法来防止骨缝更新愈合。David等对此法进行改良，认为效果尚好（图23-27）。目前已较少采用此类手术。

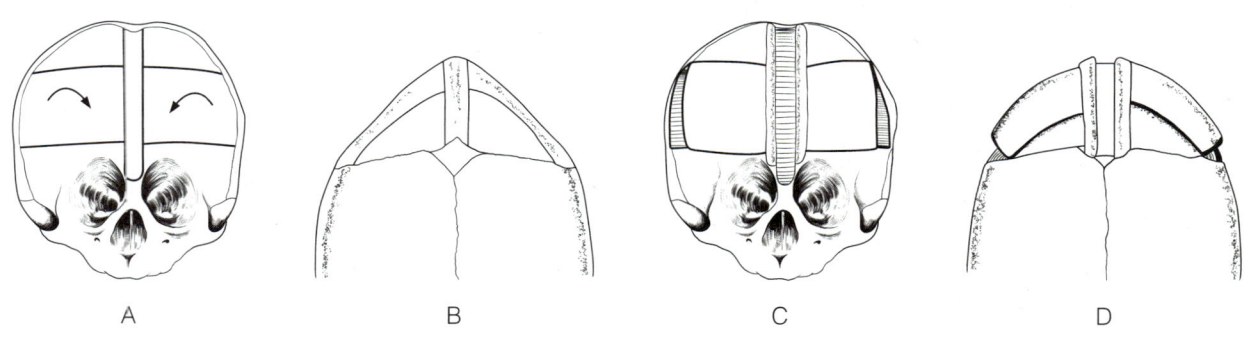

A、B. 设计截骨线；C、D. 切开颅缝，截骨缘包以硅胶片来防止骨缝更新愈合。

图23-27 三角头手术示意图（David改良法）

（二）额骨瓣和额眶骨带前移重建额眶

法国Marchac（1978）介绍了一种额骨瓣和额眶骨带同时前移并做骨片成形的手术方法。先将额眶骨带截下，在两侧做青枝骨折塑形后前移固定，骨间隙植骨使得额眶骨带保持前移位置；然后将整块额骨前移固定在额眶骨带上，留下额顶部较大的空隙，可以容纳额叶大脑充分地向前发育生长（图23-28）。

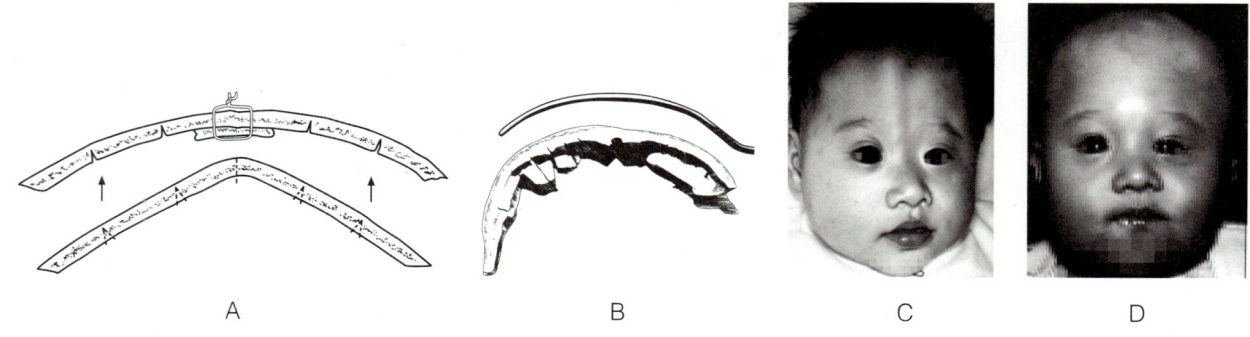

A. 额眶骨带外展；B. 在眶外侧颞侧塑形；C. 患儿三角头术前；D. 患儿三角头术后额头饱满。

图23-28 三角头额眶骨带的塑形示意图（穆雄铮供图）

Thomas Rodt应用三维可视化术前设计指导进行截骨,从开放未闭的冠状缝处着手游离额骨。在眶上缘以上1.2 cm处横断额骨以便取下眶额骨带,其中间部很厚,特别在额骨连接处的骨带可厚达1 cm,切断困难。把眶额分为3块共6个骨块,重新塑形、眶前移和额骨成形,以精确矫正畸形,同时术后用CT三维重建进行评估(图23-29)。

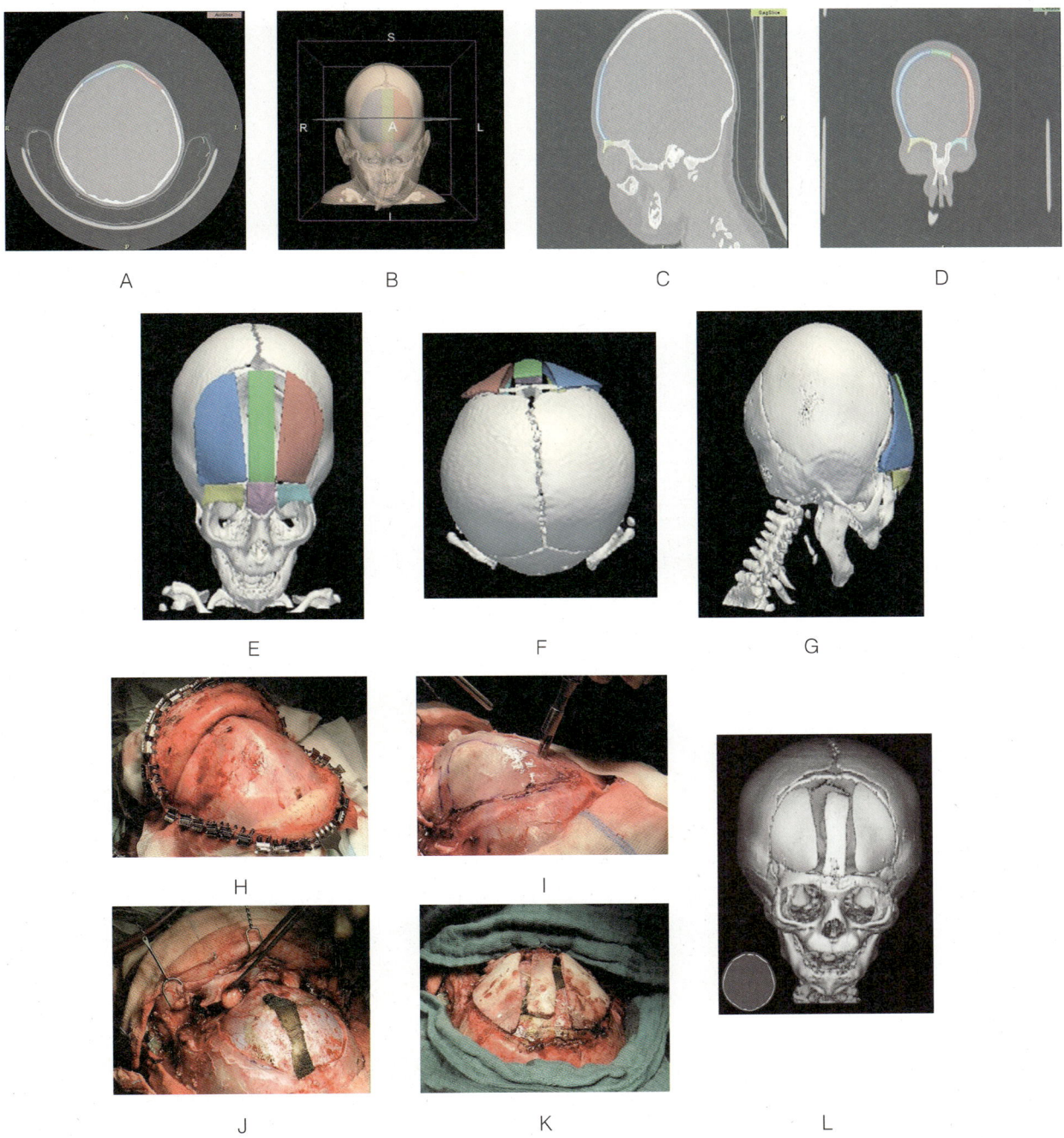

A~D. 术前CT三维重建图像;E~G. 术前CT三维重建手术设计图;H~K. 术中按设计截骨的情况;L. 术后CT三维重建反映修复效果的图像。

图23-29 应用三维可视化设计进行眶前移和额骨成形(Thomas Rodt供图)

Michael将整个额骨切成多条骨条重塑额形,把额眶骨带截成4块,先从眶间中央截开,再从眶顶斜行截骨,重新对眶额骨带塑形,形成一个有正常弧度的眶额骨带。同时取2小块额骨垫高颞部,以改善颞部的凹陷,同时较好地矫正呈三角状的眉,但手术操作烦琐(图23-30)。

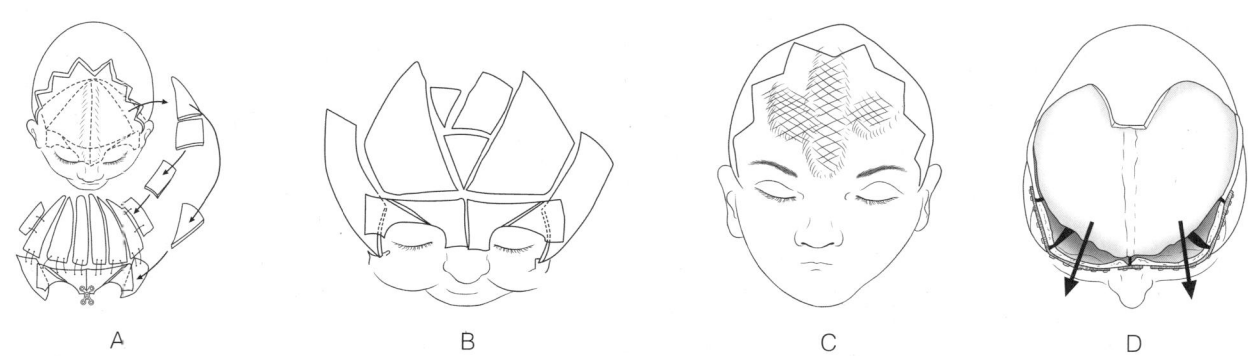

A. 将额眶骨带截成 4 块；B. 塑形额眶骨带；C. 对位缝合；D. 俯视观示扩张的额眶骨带。
用多条骨条重塑额形，同时取 2 小块额骨垫高颞部，以改善颞部的凹陷。

图 23-30　Michael 的手术设计图

为了解决三角头畸形术后颞部凹陷的问题，Jesse Selber 设计了一种新型的眶骨成形的方法，使额颞分出了角度，解决颞部凹陷的问题（图 23-31）。

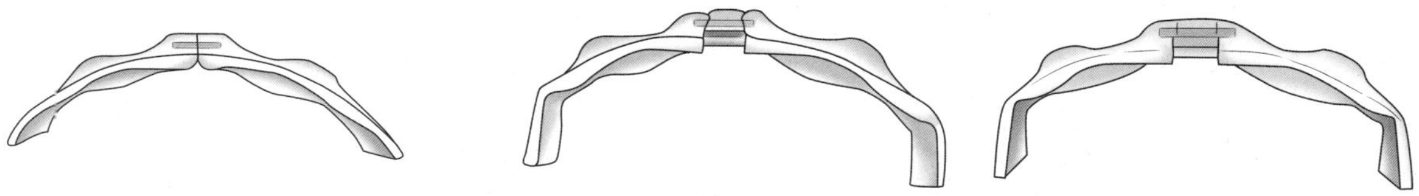

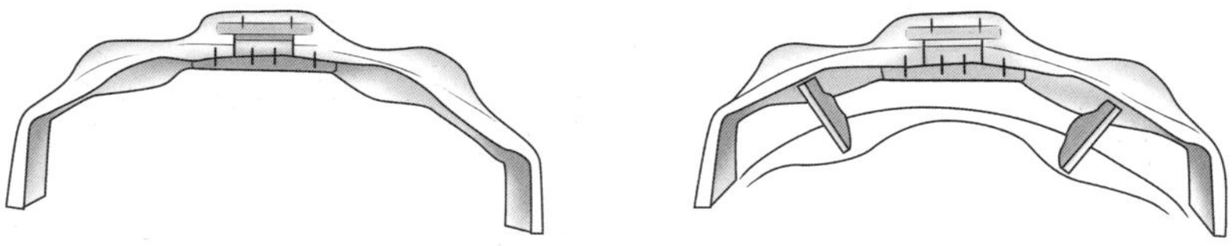

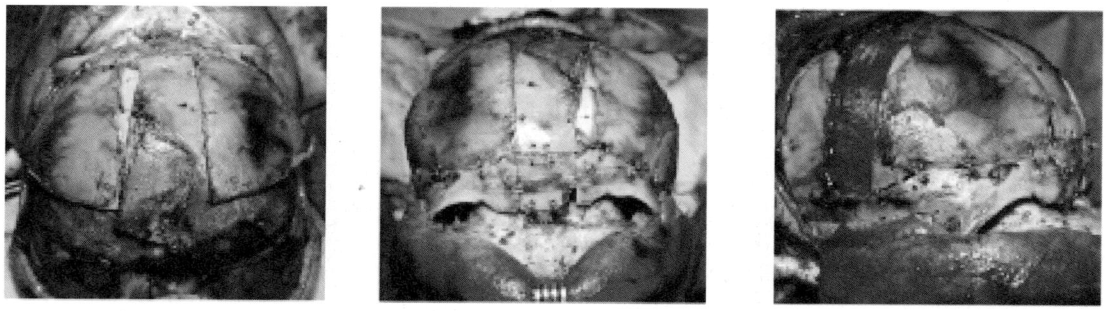

A～E. Jesse Selber 设计的三角头畸形矫正眶骨重塑方法示意图；F～K. 术中截骨，并按设计思路重塑眶骨。

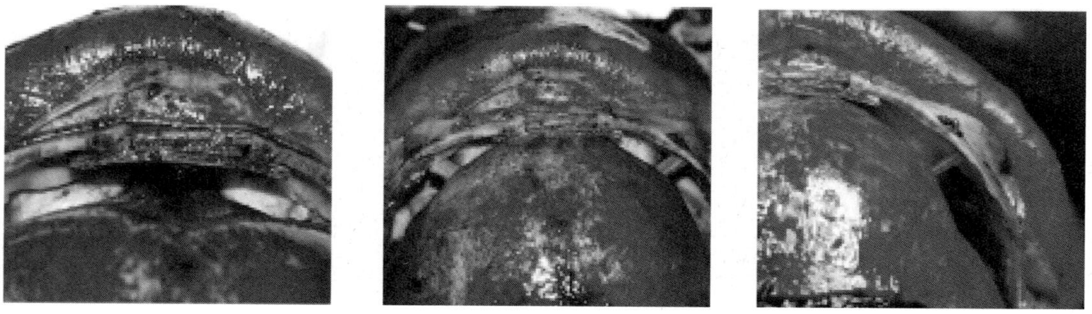

图 23-31　Jesse Selber 设计的眶骨成形的方法

(三)矫正三角头畸形的同时矫正眶距过窄的术式

Posnick(1993)设计了在矫治三角头畸形的同时,改善眶距过窄和额部狭小的手术方法。该手术方法较为复杂,方法如图23-32所示。骨膜下分离范围应包括两侧的整个眼眶周围,以及上颌骨上份和颧骨颧弓、鼻骨、筛骨等。截骨后,额眶骨带从中间分开,留下间隙以改善眶距过窄,将额眶骨带及截开的眶架前倾并外移后重新固定,双侧额部截骨块也相应向两侧扩张后重新固定。此法的优点是手术不仅改造了畸形的额眶部,同时还使与三角头畸形有关的眶距过窄和额部狭窄同时得到改善,使术后外形更接近正常人。但由于手术方法较为繁复,应由操作熟练的医师主刀,且术后可能发生额骨块吸收、脑脊液漏等并发症,应予注意。

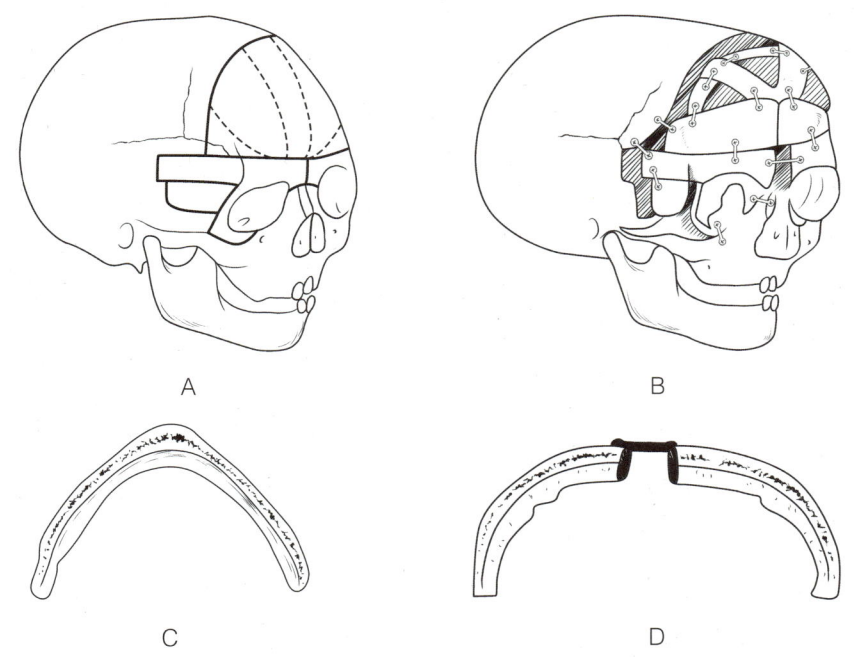

A. 截骨设计;B. 截骨后额眶骨塑形;C. 术前的三角形额眶骨带;D. 塑形后的额眶骨带。

图23-32 Posnick三角头和眼眶、颞部同时塑形手术

Giovanni Maltese用弹簧扩张器在矫正了三角头畸形的同时固定在两个眶骨之间,由弹簧的弹力延长眶距来矫正眶距过窄(图23-33)。

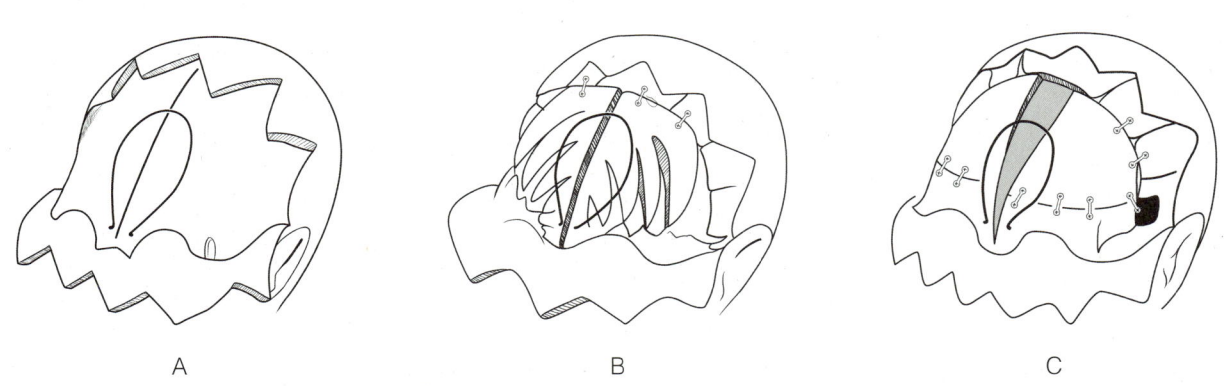

A. 弹簧安置于正中;B. 截骨线设计和截开;C. 弹簧扩张后。

图23-33 Giovanni Maltese弹簧扩张额部颅骨板法

Charles Davis 用弹簧扩张器在矫正了三角头畸形的同时固定在两个眶骨之间，由弹簧的弹力牵拉鼻额缝以延长眶距来矫正眶距过窄（图 23-34）。

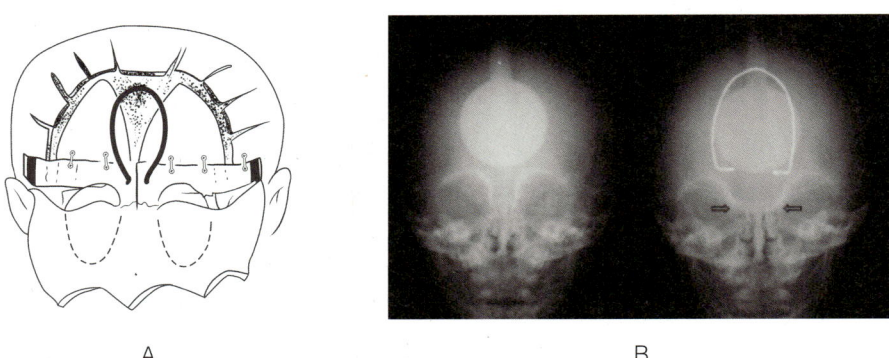

A. 弹簧设计示意图；B. 安装弹簧后的 X 线影像。
图 23-34　Charles Davis 弹簧牵拉鼻额缝延长眶距法

（四）内镜微创手术

应用内镜操作额缝再造手术的疗效尚有争议。Barone 和 Constance 报道采用内镜进行额缝再造治疗三角头畸形效果较好，但有年龄限制，越早治疗效果越好，同时要佩戴矫形帽。David F. Jimenez 报道采用内镜用额骨瓣再造额部治疗三角头畸形获得较好效果，同时在舟状头畸形和斜头畸形的治疗上取得疗效。

四、小儿颅形异常的动态支具治疗

小儿颅形异常的支具治疗由来已久，Clarren S. K.（1979）描述了一种用头盔型颅形支具来治疗颅形异常的方法，这种医疗器械 2001 年在 FDA 注册，其编号为 21 CRF 882.5970。William J. Barringer 对美国 12 家儿童医院的颅颌面中心中使用颅形支具的情况进行了随访，认为它是一种较好的颅颌面手术术后固定器，它可以弥补手术的不足。Stephen Higuera 对 6 例术后用这种颅形支具治疗的患儿进行了细致的观察和测量，认为是有效的，在将来能被广泛应用。

治疗的时间和年龄的选择：在国外，年龄多控制在出生后 13 个月内，治疗的时间多控制在 1 年。也有报道开始治疗时间在出生后 6 个月内，治疗的时间共 6 周。笔者认为只要手术完成颅缝再造后，都可用颅形支具矫形，只是佩戴矫形器的时间要长些，一般在 1.5 年；但非手术方法矫正头颅畸形，应该在 6 个月内就要佩戴颅形支具，开始治疗的年龄越小，效果越好，最小年龄不应小于出生后 2 个月，笔者认为治疗时间也应控制在 1 年以内；如果外形改善，但还有缺陷，可再延长半年，也可认为是进行第二个疗程的治疗。

颅形支具矫形的应用范围及适应证的选择：笔者认为颅形支具可用于非颅狭症的头形异常和颅狭症术后的再矫形和固定，也可用于内镜颅缝再造后的头形矫正。单颅缝颅狭症较轻症的婴儿，早期也可试用颅形支具，作为手术前的辅助治疗。

颅形支具使用方法及观察指标：根据患儿年龄及头形可以制作适宜的支具。将颅形支具打开，戴在头上,用尼龙搭扣粘紧。颅形支具佩戴时间一般为1年,但每天可拆下对头部进行按摩,防止头部皮肤受压迫,每天按摩15分钟,之后再戴回头上。每2~3个月由主诊医师调整支具的大小。可用电吹风把用低温塑料板制作的颅形支具吹软,再调整头形即可。

颅形支具治疗应注意:①支具制作时应以头颅模型为基准,但支具内要留出空间作为畸形部颅骨生长的代偿空间。②支具制作时低温塑料板不宜加热太久,操作时不宜过度拉伸以免固定时影响其强度。边缘用电吹风吹软并磨光滑,以免划伤皮肤。③注意保护头帽颅形支具内头颅有突出点部位的头皮免受压伤。有时为固定颅形支具,尼龙搭扣可能收得太紧,使突出的颅骨表面皮肤受压,短头畸形的患者表现为两颞部皮肤破溃,斜头畸形表现为额颅部皮肤破溃。解决的方法:收紧尼龙搭扣时不要一开始就太用力,要逐渐加力,并可在这些突出点内加衬海绵垫作为缓冲。

动态支具是目前使用比较多的颅形支具款式。材质方面可分为硅胶类和硬海绵两类,硅胶类的佩戴起来较舒适,但有时要额外充气才能起到制止畸形颅骨的生长的作用。外形方面颅形支具可以分为开放式、全密闭式、充气式三种(图23-35)。

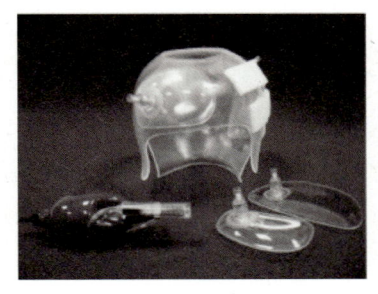
A

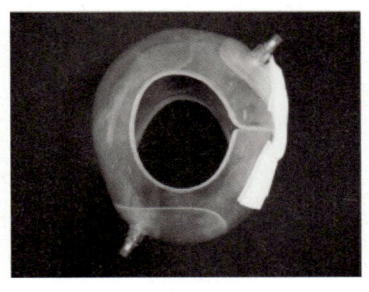
B

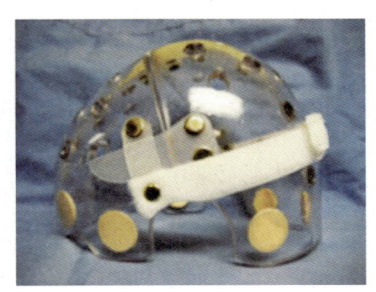
C

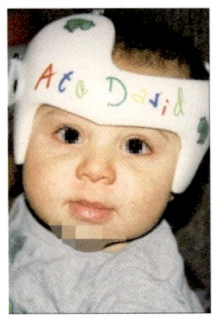
D

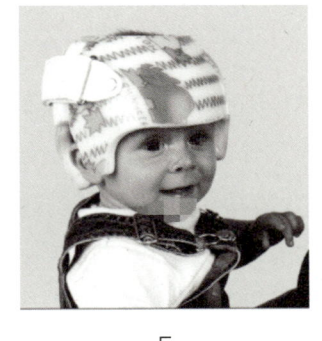
E

A. 硅胶型动态充气型颅形支具正面观,突出部位为充气阀;B. 硅胶型动态充气型颅形支具侧面观;C. 全密闭式动态颅形支具;D. 开放式动态颅形支具正面观;E. 开放式动态颅形支具侧面观。

图23-35 内镜颅缝再造后用颅形支具维持颅形矫正

五、并发症与疗效评估

(一)并发症

文献报道有死亡、脑脊液漏、骨肠炎、植骨吸收、头皮瓣坏死和视神经损伤等并发症,但发生率并不很高。即使在Posnick采用较为复杂的手术方法的病例中,也未发生死亡、脑脊液漏、骨髓炎等并发症。

（二）疗效评估

这类畸形主要以外形改善与否作为评定的指标。可用照相、X线片、CT片等作为测定的依据。

Waitzman等测定CT片上颅腔、眼眶、中面部上份，以及颧骨区的骨性标志点和线距，以观察手术前、后前颅部的平面上的改变，测定内容包括外侧眶间距离（lateral orbital distance）、颞骨间距（inter-temporal distance）、眼眶内侧壁间距（medial orbital wall distance）等。

Salvador读取CT三维重建片上三角头畸形严重程度指数（trigonocephaly severity indices，TSI）值和额严重性指数（metopic severity index，MSI）值，其难度在于如何选取空间立体坐标和相关平面，需要计算机工程师和临床医师反复校对确定测量点的立体位置和平面，以此来综合评估三角头畸形的术后矫正情况，其结果才能更为精确。

（沈卫民）

第四节　舟状头畸形的诊治

舟状头畸形（scaphocephaly）是由于头颅矢状缝早闭和囟门早闭导致的颅部畸形。患儿头颅呈舟状，前后径长，左右径狭窄。严重者头颅呈马鞍状畸形，枕极及额极均过度膨出，前额亦高耸突出。颅顶中央部有一道前后向的骨嵴隆起。舟状头畸形亦可见于Crouzon综合征及Carpenter综合征中，矢状缝可部分或全部发生早闭。一般来说，舟状头畸形仅见于有颅骨的发育异常，而不影响面部外形。畸形的程度常有差别，严重病例在出生时即被发现，但大部分病例在出生时仅有轻度颅形异常，以后随年龄增长而缓慢发展。很少存在高颅压者，故对大脑发育和智力方面的影响不大。整复手术的目的主要在于矫正颅骨畸形，以解除患儿及家属心理上的压力。如同时存在冠状缝早闭，可引起颅狭症的一些症状，如高颅压和眼底视神经乳头水肿等，但临床上十分少见。

舟状头畸形的发病率有明显的人种差异。在欧美各国，舟状头畸形的发生率似乎较高。Shillito-Matson（1968）的一组颅狭症例中舟状头畸形高达56%，Anderson-Geiger（1965）的报道中舟状头畸形达57%，德国Krenkel（1968）报道舟状头畸形达17.5%，法国Montaut-Stricker（1977）报道舟状头畸形达21.7%，英国Till的统计数字高达40%，澳大利亚David的统计数字则为35.1%。

亚洲学者的报道中，舟状头畸形的发生率较低。

在群体发生率方面，加拿大有一组资料为畸形占总的出生人数的0.24/1 000，而澳大利亚的数字约为0.12/1 000。男性多于女性。在澳大利亚David一组59例舟状头畸形中，男性占80%，而在Shillito-Matson病例中，男性亦高达73%，均提示发病率方面存在性别的差异。

临床上，严重的舟状头畸形在出生时即可明确诊断。头形呈扁长形，横径缩短，前后径增长，头颅呈哑铃状畸形。枕后隆凸特别显著。头颅中央部位可扪及由前向后的相当于矢状缝部位的骨嵴隆起。前囟门狭小或早已闭合。有人指出舟状头畸形患儿的头围常大于正常头围，这可能是大脑代偿性发育的结果,以此获得正常的大脑容积,这种代偿性的头围增大常被误诊为脑积水。极少数舟状头畸形可合并其他畸形存在,如Crouzon综合征及Carpenter综合征。斜头畸形患者亦可能有不同程度的舟状头畸形表现。

但应注意大部分较轻的舟状头畸形并不能在出生时被发现,而往往在发育后由于智力发育延迟,特别是语言学习能力很差而引起父母注意,在求医诊治过程中被诊断。

X线头颅侧位片上可见到额部前后径明显增长,特别是在枕部。颅底部有比正常弧度更为夸张的弧度,头颅顶位片可见到明显的矢状缝闭合(多见部分或全部早闭)。增生的骨质不但在颅骨外板见到,而且可见于颅骨内板上。偶尔可见到指压切迹,但并不一定在临床上出现高颅压的现象。头颅CT或者头颅CT三维重建片上可以发现明显的矢状缝早闭形成的骨嵴(图23-36)。

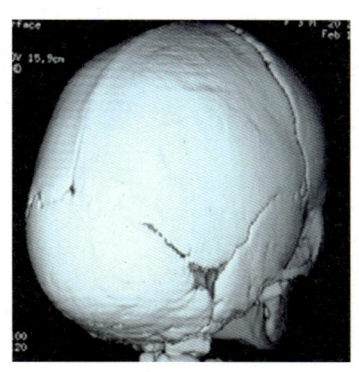

图23-36 头颅CT三维重建片可以发现早闭矢状缝处明显的骨嵴

一、颅骨指数

颅骨指数(cephalic index),特别是水平指数有助于诊断舟状头畸形的严重程度及评估预后(图23-37)。水平指数以下列公式计算:

颅骨水平指数=头颅最大横径/头颅最大周径×100

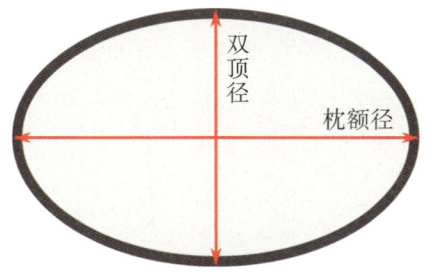

图23-37 颅骨指数示意图

舟状头畸形的颅骨指数比正常值低。其正常值是76~80。在David的一组病例中,颅骨指数为56.5~74,平均为66.1。手术矫治后畸形得到改善,则可望颅骨指数有所上升。

二、手术目的

舟状头畸形是一种以头颅外形异常为主，对智力发育的损害较轻或不十分明显的颅颌面畸形。手术目的以改善头颅外形为主，大多数病例治疗效果较好。有语言障碍的病例，术后症状常可望得到改善。手术治疗有助于患儿心理状态的改善。

三、手术时机选择

手术可有早期和后期两种时机。

早期手术是指在出生后3个月进行，但原则上只适用于出生时就发现的最严重型的舟状头畸形，或发现同时存在有冠状缝早闭的病例，以预防出现颅狭症。

后期手术指在4个月到4岁患儿，或在任何年龄较大的病例中进行的手术。手术主要以改善头颅外形为目的。

四、手术方法

（一）早期手术方法

澳大利亚David J. David（1954）参照Ingraham和Matson的方法进行改良。其操作技术如图23-38。

置小儿于半坐位。在头颅正中部纵行切开头皮，从前囟前1~2 cm开始直达枕后人字缝尖后方3~4 cm处。在矢状缝两侧分别做颅骨切开术。在纵行颅骨截除的中间部分保留2~3 cm宽的颅骨板，以保护矢状窦免受损伤。截除部位应超越矢状缝及人字缝至少1 cm，截除的颅骨宽度约在2 cm。如前囟仍开张未闭，则可在人字缝部位将两侧截骨部位联合，此时中央部的颅骨条便得到游离，此步骤有利于此后大脑的发育。

截骨完毕后，必须使用硅胶薄膜将两侧骨缘包覆，防止术后骨性融合而复发。但Till（1975）建议仍可采用中央部截骨的技术，术中必须保护好矢状静脉窦，以免破裂出血。此种术式对低月龄婴儿较为安全。

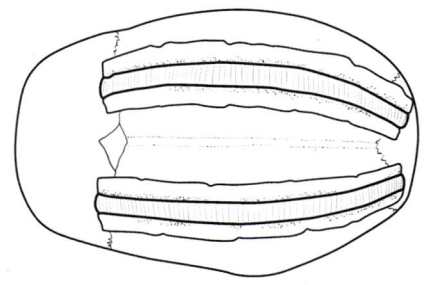

图23-38 舟状头畸形矫正术David法：在矢状缝两侧各做颅骨切开术。中间部分保留2~3 cm宽的颅骨板

此手术方法对外形改善效果较好，可使舟状头畸形消失。定期X线片检查可显示顶骨向外扩张。David建议做矢状缝两侧的颅骨截开，除了外形改善以外，颅骨指数在手术以后也会有所改善，其典型病例颅骨指数由手术前的61，随访至6岁时已达到71。

（二）后期手术方法

Rougerie（1972）根据年龄不同略有变化，手术在患儿4月龄到4岁时进行。手术原则是在中央颅顶部保留颅骨带，再将两侧颅骨平分成2个骨瓣，前端超过冠状缝，后方到人字缝。未满6月龄的婴儿，骨瓣保持不动（图23-39A、图23-40）；超过6月龄的儿童，则把骨瓣掀起，把此骨瓣的前端重新安置和固定在额骨后缘，中央缘则用几片植骨片与中央骨带固定，其他2个边缘则任其游离（图23-39B、图23-41）。颞骨鳞部则掰成青枝骨折向两侧撑开以扩张颅腔。

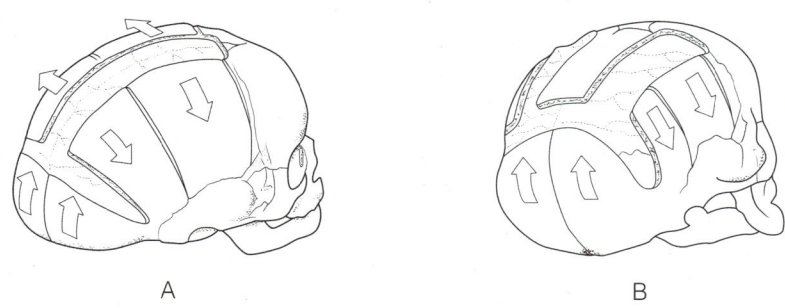

A. 小于6月龄的婴儿，不留中间骨板的截骨法；B. 大于6月龄的儿童，留中间骨板的截骨法。

图23-39　顶枕部做多个T形截开的Rougerie法

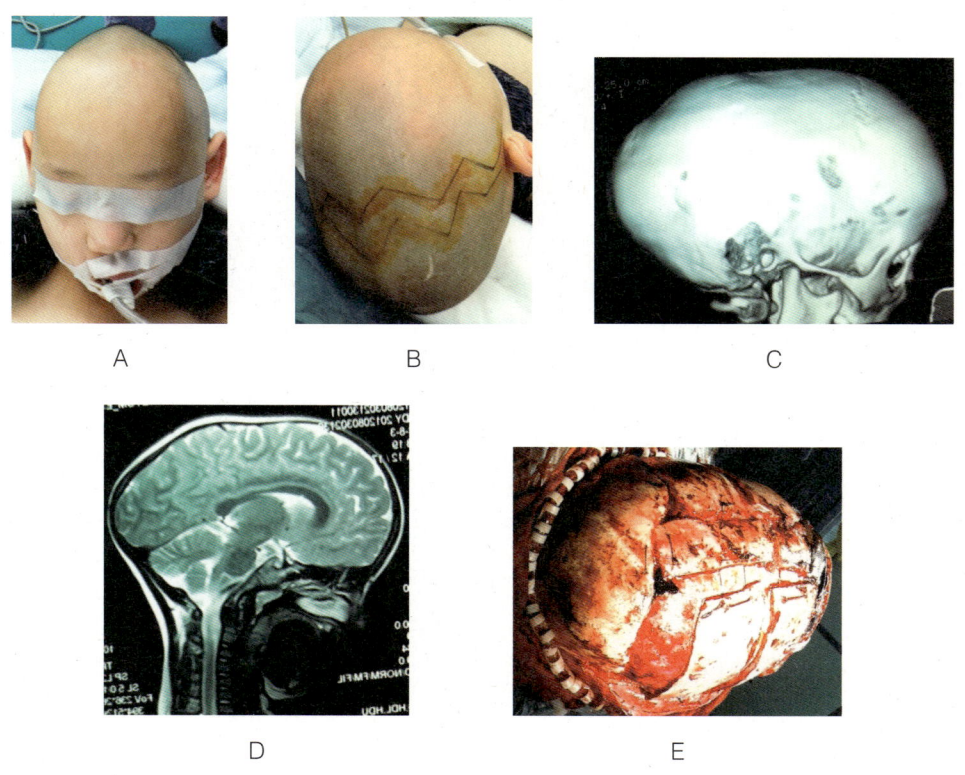

A、B. 术前设计；C、D. 术前头颅CT三维重建片和MRI检查；E. 术中截骨，不保留中间骨板。

图23-40　5月龄舟状头畸形患儿选用Rougerie法

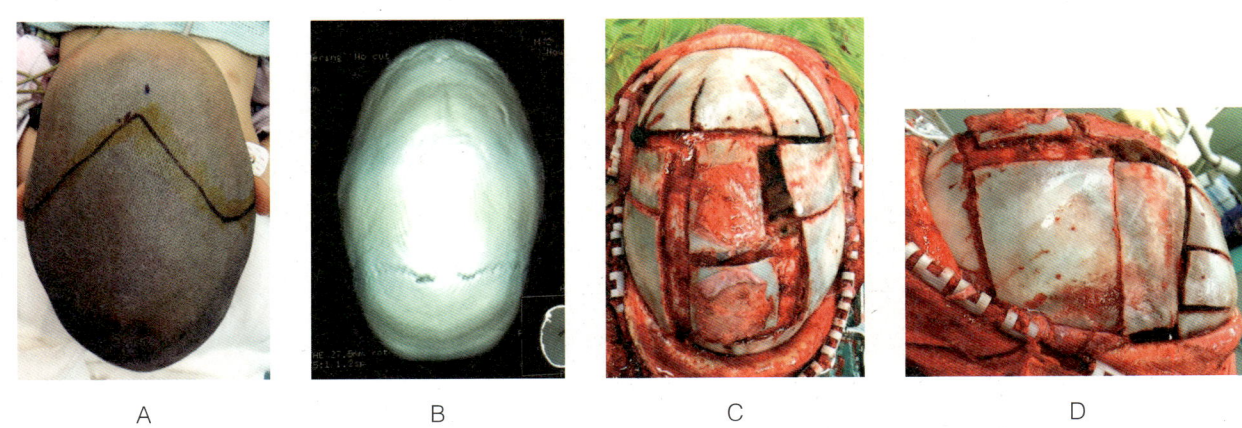

A. 术前设计；B. 头颅 CT 三维重建片；C. 手术中截开颅骨顶视观，可见中间骨板被保留；D. 手术中截开颅骨侧面观，可见中间骨板。

图 23-41　18月龄舟状头畸形患儿手术治疗选用 Rougerie 法

此手术方法在矫正头颅横向狭窄方面效果良好，但无法解除枕极部的隆凸畸形。矫正枕极部隆凸的方法是将枕骨骨瓣截下后做青枝骨折，也可全部折断，然后矫正复位，但手术剥离时有损伤横窦而引起出血的可能性。

（三）Marchac（1976）手术法

Marchac（1976）手术法适用于以额部畸形为主的舟状头畸形。术前应先进行颅骨畸形的全面分析设计，以确定手术方案。手术原则是后推和下放额极部，抬高颅顶、前移枕部和增宽头颅横径。

手术时先做一长而偏后的冠状切口，充分暴露整个颅骨穹隆，确定前额及顶骨各最佳骨瓣的位置，并画线定位。如前额不太狭小，则只要将它后旋就足以矫正额极部的前突畸形，否则应采用骨瓣移位术。在前方起自眶上区，后方止于枕鳞基底，设计4～5块横行游离颅骨骨瓣。分离时应特别注意避开上矢状窦，以避免大出血。特别危险的步骤是在分离枕极部时，慎防损伤横窦。最后可进行移位和重新组合，以矫正头颅畸形。

（穆雄铮）

第五节　小头畸形的诊治

小头畸形（microcephaly），也称头小畸形（不是脑小畸形），是指头围较正常小儿小超过2个标准差的全头颅发育畸形。

引起小头畸形的原因较多，如母亲妊娠早期感染、营养不良、中毒或接触放射线等，有可能影响胎儿颅骨和大脑的发育；代谢异常、染色体畸变、家族遗传性畸形也常合并小头畸形。即使出生时头颅正常，但在出生不久发生缺氧、感染、外伤等，也可能引起脑损伤、脑萎缩、颅骨异常等，使头围变小，从而形成继发性小头畸形。

患儿头顶部小而尖，前额狭窄，颅穹隆小，枕部平坦，面部及耳部看起来相对较大，前囟及骨缝闭合过早，可有骨间嵴。

小头畸形患儿如为脑发育不全所致者，可以表现为体力发育和智力发育落后，但并非所有小头畸形的患儿均伴有智力低下，约有7.5%头围小于正常2~3个标准差的患儿的智力尚正常。

部分患儿合并惊厥和（或）脑性瘫痪。CT可见脑萎缩、脑室及蛛网膜下腔增宽，也有仅表现为脑体积小，而其他结构正常。

一、手术指征

如为脑小畸形所致的小头畸形，手术没有意义；如为多早闭颅缝所致的小头畸形，扩大颅腔，尤其是扩大颅底的容积，有利于颅骨和大脑的发育，尚有手术指征。但对较小的患儿，评估是否存在脑小畸形，较为困难。CT扫描可以发现严重的脑发育不全畸形，但是很多患儿早期如果没有脑积水等征象，很难判断是否有脑发育异常。有时患儿的智力测定可以作为参考指标之一，但不能作为手术的依据。

二、手术目的

手术的首要目的是扩大颅腔，以改善脑发育的外部环境。如果患儿家长坚持的话，头颅外形改善可以作为手术的次要目的。

三、手术方法

通常选用治疗短头畸形、三角头畸形等时用的手术方法。基本手术内容是前移额眶骨带，扩大额颅和颞颅部容积，重塑额部骨板的外形。

第六节　手术效果评价

颅部前额的重新成形手术治疗颅狭症的效果，须从功能和形态两方面来进行评价。

一、功能性效果评价

功能性效果评价要基于是否发生某些症状，如阵发性抽搐、头痛、视力障碍及智力水平如何等。虽然在患儿身上很难评出智商，但心理学家已研发了一系列有效的测验，其结果提示：①在婴儿期进行手术的患儿，其智商常高于晚期手术者；②如同时并发其他畸形，则手术预后往往较差；③进行全颅骨手术后,二期复发的机会较少。

功能性磁共振(functional MRI)是近来了解动态脑功能变化的有效工具。

二、形态效果评价

形态效果评价是依据整形外科医师对所有整形手术的外观效果所做的评价。应在50 cm距离外(正常谈话距离)观察患儿,并在一般日间光线下进行。如有可能最好安排一位并非医师的第三者在场,此第三者如果能不知道患儿过去的情况则更佳。

评价标准按下述几种分级:①优,无不正常情况存在,未见畸形,无瘢痕形成;②良,有畸形或瘢痕,较显著地存在某些问题,或仍有修整的必要;③差,存在显著畸形,须考虑再次手术矫正。

事实上,理想的评价应由独立第三方来进行,而并非由医师本人进行。医师的评价要求可能较一般人的要求更高,这或者是由于从医师角度出发,更容易发现一些较小的不完美情况。评价的主要依据是手术治疗区域,而并不考虑未手术的正常区域。在Crouzon综合征中,如曾做过前额部手术,则仅评价前额部位,而并不同时对仍然存在凹陷的中面部进行评价。因为这部分须继续进行手术。

以表23-2为例,对颅狭症进行前额前移手术后的功能重建效果评价,表明已达到很满意的结果。

表23-2　对颅狭症患者进行额颅塑形后的远期形态结果评价

畸形类型	效果满意/例	效果良好/例	效果中等/例	效果差/例
三角头畸形	4	2	—	—
斜头畸形	9	8	—	—
短头畸形	6	5	1	—
总计	19	15	1	0

注:共35例随访患儿:①手术时年龄均小于18月龄;②均选非综合征型颅狭症患儿;③均施行额眶骨带和前额的移位;④均为远期(10年后)随访结果。

(穆雄铮)

参考文献

[1] 沈卫民,王刚,崔杰,等. 斜头畸形的颅成形术[J]. 中华整形外科杂志,2007,23(6):459-462.

[2] 刘迎曦,于申,孙秀珍,等. 鼻腔结构形态对鼻腔气流的影响[J]. 中华耳鼻咽喉头颈外科杂志,2005,40(11):846-849.

[3] 王吉喆,张军,孙秀珍,等. 鼻腔流场数值模拟与鼻声反射相关性研究[J]. 医学与哲学(临床决策论坛版),2007,28(10):52-54.

[4] MATHES S J. Plastic surgery[M]. 2nd ed. Philadelphia: Saunders, 2005.

[5] MELING T R, DUE-TØNNESSEN B J, HØGEVOLD H E, et al. Monobloc distraction osteogenesis in pediatric patients with severe syndromal craniosynostosis[J]. J Craniofac Surg, 2004, 15(6):990-1000.

[6] BRADLEY J P, GABBAY J S, TAUB P J, et al. Monobloc advancement by distraction osteogenesis decreases morbidity and relapse[J]. Plast Reconstr Surg, 2006, 118(7):1585-1597.

[7] COHEN S R, BOYDSTON W, HUDGINS R, et al. Monobloc and facial bipartition distraction with internal devices[J]. J Craniofac Surg, 1999, 10(3):244-251.

[8] COHEN S R, BOYDSTON W, BURSTEIN F D, et al. Monobloc distraction osteogenesis during infancy: report of a case and presentation of a new device[J]. Plast Reconstr Surg, 1998, 10(7): 1919-1924.

[9] MELING T R, TVETEN S, DUE-TONNESSEN B J, et al. Monobloc and midface distraction osteogenesis in pediatric patients with severe syndromal craniosynostosis[J]. Pediatr Neurosurg, 2000, 33(2): 89-94.

[10] MATHIJSSEN I, ARNAUD E, MARCHAC D, et al. Respiratory outcome of mid-face advancement with distraction: a comparison between Le Fort III and frontofacial monobloc[J]. J Craniofac Surg, 2006, 17(5): 880-882.

[11] RUIZ P C, RUIZ F C, LÓPEZ A C, et al. [Computational fluid dynamics simulations of the airflow in the human nasal cavity][J]. Acta Otorrinolaringol Esp, 2005, 56(9): 403-410.

[12] ISHIKAWA S, NAKAYAMA T, WATANABE M, et al. Visualization of flow resistance in physiological nasal respiration: analysis of velocity and vorticities using numerical simulation[J]. Arch Otolaryngol Head Neck Surg, 2006, 132(11): 1203-1209.

[13] HENTSCHEL B, BISCHOF C, KUHLEN T. Comparative visualization of human nasal airflows[J]. Stud Health Technol Inform, 2007, 125: 170-175.

[14] BAILIE N, HANNA B, WATTERSON J, et al. A model of airflow in the nasal cavities: Implications for nasal air conditioning and epistaxis[J]. Am J Rhinol Allergy, 2009, 23(3): 244-249.

[15] ISHIKAWA S, NAKAYAMA T, WATANABE M, et al. Visualization of flow resistance in physiological nasal respiration: analysis of velocity and vorticities using numerical simulation[J]. Arch Otolaryngol Head Neck Surg, 2006, 132(11): 1203-1209.

[16] XIONG G X, ZHAN J M, JIANG H Y, et al. Computational fluid dynamics simulation of airflow in the normal nasal cavity and paranasal sinuses[J]. Am J Rhinol, 2008, 22(5): 477-482.

[17] GARCIA G J M, BAILIE N, MARTINS D A, et al. Atrophic rhinitis: a CFD study of air conditioning in the nasal cavity[J]. J Appl Physiol, 2007, 103(3): 1082-1092.

[18] LEE H P, POH H J, CHONG F H, et al. Changes of airflow pattern in inferior turbinate hypertrophy: a computational fluid dynamics model[J]. Am J Rhinol Allergy, 2009, 23(2): 153-158.

[19] GUO Y F, ZHANG Y N, LIU S H, et al. Relationship between computational fluid dynamics simulation and acoustic rhinometry and rhinomanometry in nasal cavity[J]. Journal of Shanghai Jiaotong University (Medical Science), 2009, 29(7): 845-849.

[20] HUANG X Z. Otorhinolaryngology[M]. Beijing: People's Medical Publishing House, 1995: 24.

[21] VAN DER MEULEN J, VAN DER HULST R, VAN ADRICHEM L, et al. The increase of metopic synostosis: a pan-European observation[J]. J Craniofac Surg, 2009, 20(2): 283-286.

[22] VU H L, PANCHAL J, PARKER E E, et al. The timing of physiologic closure of the metopic suture: a review of 159 patients using reconstructed 3D CT scans of the craniofacial region[J]. J Craniofac Surg, 2001, 12(6): 527-532.

[23] ANDERSON P J, NETHERWAY D J, ABBOTT A, et al. Intracranial volume measurement of metopic craniosynostosis[J]. J Craniofac Surg, 2004, (6): 1014-1016.

[24] MENDONCA D A, WHITE N, WEST E, et al. Is there a relationship between the severity of metopic synostosis and speech and language impairments?[J]. J Craniofac Surg, 2009, 20(1): 85-88.

[25] RUIZ-CORREA S, STARR J R, LIN H J, et al. New severity indices for quantifying single-suture metopic craniosynostosis[J]. Neurosurgery, 2008, 63(2): 318-324.

[26] RODT T, SCHLESINGER A, SCHRAMM A, et al. 3D visualization and simulation of frontoorbital advancement in metopic synostosis[J]. Childs Nerv Syst, 2007, 23(11): 1313-1317.

[27] SELBER J, REID R R, GERSHMAN B, et al. Evolution of operative techniques for the treatment of single-suture metopic synostosis[J]. Ann Plast Surg, 2007, 59(1): 6-13.

[28] KELLEHER M O, MURRAY D J, MCGILLIVARY A, et al. Non-syndromic trigonocephaly: surgical decision making and long-term cosmetic results[J]. Childs Nerv Syst, 2007, 23(11): 1285-1289.

[29] GIOVANNI M, TARNOW P, LAURITZEN C G. Spring-assisted correction of hypotelorism in metopic

synostosis[J]. Plast Reconstr Surg,2007,119(3):977-984.

[30] DAVIS C,K LAURITZEN C G. Frontobasal suture distraction corrects hypotelorism in metopic synostosis[J]. J Craniofac Surg,2009,20(1):121-124.

[31] BARONE C M,JIMENEZ D F. Endoscopic craniectomy for early correction of craniosynostosis[J]. Plast Reconstr Surg,1999,104(7):1965-1973.

[32] CLARREN S K,SMITH D W,HANSON J W. Helmet treatment for plagiocephaly and congenital muscular torticollis[J]. J Pediatr,1979,94(1):43-46.

第二十四章

综合征型颅狭症的诊治

颅狭症中有些畸形可表现为颅颌面部和全身其他部位（如四肢、躯干等）多部位畸形，通常用一些综合征来命名。各种综合征的病因不尽相同，治疗方法也各有差异。本章介绍常见的综合征的治疗，如Crouzon综合征、Apert综合征等。

第一节 Crouzon综合征的诊治

Crouzon综合征的主要畸形发生在中面部；上颌骨块呈严重后陷，出现中面部断层。颅骨部分一般会较为正常和协调。但在少数病例中，也可同时存在颅部和中面部畸形。

从遗传学方面观察，Flippen（1950）曾报道有4代遗传的家族。Dodge（1959）曾见到3代遗传的家族。

Crouzon综合征的发病原因主要为多颅缝早闭，其中以蝶骨发育不全为关键因素，它会造成颅底狭窄；如合并有双侧冠状缝早闭，并伸展到颅顶部及侧颅缝，可以造成上颌骨发育不全，从而导致反殆、中面部突度不明显及颅中窝突入眼眶的眼球代偿性膨出。眼眶的发育不全和异常尤为明显，表现为眶上壁所在的前颅底前后径变短、眼眶变浅，以致不能容纳整个眼球，故而出现严重的突眼症状。

法国医师Stricker（1994）曾按疾病的严重程度将Crouzon综合征分为五种形式：上颌型Crouzon综合征、假性Crouzon综合征、颜面型Crouzon综合征、颅型Crouzon综合征和颅颌面型Crouzon综合征。

Crouzon综合征的典型症状是由于上颌骨发育不全，特别是眶骨发育不良而造成的突眼。少数病例亦合并有眶距增宽症，但常被中面部后缩和额部的后倾掩盖。

颅部畸形可以表现为前额及颅部正常，但在颅颌面型中，由于涉及较多的早闭颅缝，故可出现尖头畸形或短头畸形。有时在颅中央部可出现纵行骨嵴，向下直抵鼻根部。如两侧冠状缝全部早闭，亦可出现额部突出的骨嵴。

面部畸形最为典型，临床表现为中面部扁平，有时呈凹陷的盘形脸，颧骨及眶顶部发育不足，眶窝极小而不能容纳眼球，造成突眼，貌似青蛙眼。笔者统计的45例中，Crouzon综合征患者的突眼度（图24-1）平均为左眼18.6 mm，右眼19.9 mm，而中国正常人突眼度为13～14 mm。可存在共同性斜视。从下面观，可见鼻根平塌，鼻梁及鼻孔宽阔。侧面观则可见鼻尖弓状隆起，呈鹦鹉嘴状。

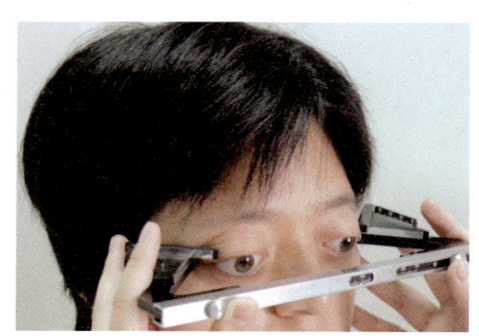

图24-1 突眼度测量：平视时用Hertel突眼计测量骨性眶外缘到角膜的前后向距离

另一典型症状是严重牙齿反𬌗畸形。下颌骨虽属正常，但由于上颌骨严重后缩，可表现为下颌骨的相对前突。在儿童时，上、下颌骨的畸形关系并不明显，但青春期或成人后这种不协调就显得十分突兀，牙列不齐，上、下牙弓不匹配，上腭狭长，腭盖高拱，上、下牙齿咬合关系呈反𬌗状。

软腭及腭垂较正常人长。鼻咽腔很小，有时会影响呼吸，导致口呼吸习惯及打鼾。作者统计Crouzon综合征患者（$n=45$）的后鼻嵴至咽后壁距离平均为9.56 mm，而正常人后鼻嵴至咽后壁距离为27.79 mm；严重者会造成睡眠时呼吸困难，即阻塞性睡眠呼吸暂停综合征。由于鼻咽腔很小，大多又伴有牙齿咬合异常，故患者可以出现发音不准、共鸣音含糊、辅音不清等语音障碍。有些病例可以存在外耳道狭窄甚至闭锁，导致听力障碍；如同时存在上呼吸道感染，欧氏管（耳咽管）口阻塞，亦会进一步影响患者听力的发育。

视力方面的影响，主要来源于眼睑闭合不全，缺乏眼球的保护组织，长期角膜暴露导致暴露性角膜炎，严重者可致角膜白斑，导致失明。目前，应用角膜移植技术可望重获"光明"。在少数病例中，由于存在视神经管狭窄，视神经发生继发性损害，就可以出现真性视力障碍。

智力障碍在Crouzon综合征患者中并不多见，这与多条颅缝发生早闭有关。高颅压严重，则可能发生智力发育迟缓，这种情况早期手术仍属必要，头颅X线片上明显的指压切迹可以作为重要的参考指标。有癫痫发作史的病例较少见。

除以上这些常见的症状外，还可能存在少见的症状，如脊柱裂（Moretti及Steffen报道）、椎体弯曲、关节半脱位或粘连（Krecborg于1981年报道，David于1982年报道）、心室扩大、脑积水等。

在X线片上，颅顶部的异常依早闭颅缝的数目而定。与短头畸形、尖头畸形相似，可以见到明显的颅顶骨嵴。额骨呈垂直型或向后倾斜。骨壁薄，冠状缝及矢状缝消失。大脑切迹多而显著。颅底部筛骨呈曲线状，前下部凹陷，蝶骨小翼增大，而蝶骨大翼在长、宽两方面都缩小，整个颅底部呈拱背状，这是Crouzon综合征的一个特有症状。整个颅骨底部呈拱背状，有手指样的切迹，提示有慢性高颅压。头颅X线的定位测量在诊断和治疗Crouzon综合征时都有重要意义。常用的为X线侧影定位测量。Crouzon综合征患者的头颅测量常呈短头畸形形态。在法国南锡（Nancy）市的一组病例中，患儿头围较正常儿童小，一般缩小 2～3 cm；平均颅顶指数与短头畸形相似，平均为 86.6；颅底和颅基底（枕大孔）夹角缩小是造成颅底拱背的原因，该夹角平均为 109°；面角增加 8°～10°（Bertelsen 1964 年报道）。作者统计 Crouzon 综合征患者（$n=45$）平均颅颌面角 ∠SNA 为 70.9°，颅颌面角 ∠SNB 为 85.1°，颅颌面角 ∠ANB 为 $-14.2°$，前颅底长（SN）为 61 mm。

头颅 CT 扫描和 CT 三维重建同样对 Crouzon 综合征的诊断和测量有重要意义。在 CT 横断面平扫的眼眶断面上，可以测定眼球的突出度，同时可测量眼眶壁变浅、前颅底前后径变小的程度。

需要注意的是，Crouzon 综合征有被过度诊断的倾向，临床上会将有突眼、中面部凹陷、反𬌗者称为 Crouzon 综合征，实际上 Apert 综合征、Pfeiffer 综合征等尖头并指（趾）类综合征也常有类似的颅颌面部表型，但畸形所在的基因异常位点有很大的差异。

一、治疗目的

一些较为严重的患者，出生后早期即有双侧冠状缝早闭、高颅压、脑积水等，并伴功能性障碍所致的临床症状，如高颅压引起的头痛、突眼引起的角膜和球结膜炎症、上颌骨发育不良引起的阻塞性睡眠呼吸暂停等，一经发现，就应立即手术治疗，应当以解决功能障碍为第一手术目的，同时兼顾颅颌面外形的改善。

有些 Crouzon 综合征患儿，出生时颅颌面畸形并不很明显，1 岁以后逐渐出现尖颅、突眼、反𬌗、碟形脸等特征，给患儿和家属带来心理阴影，故改善容貌常常是患儿和家属的第一手术目的；此类患儿的手术既能改善外形，又可以扩大颅腔，减少可能继发的功能障碍。

二、手术时机

随着颅颌面外科手术技术的成熟和完善，目前针对 Crouzon 综合征患者的治疗分为三个阶段。

（一）婴幼儿期

在 1～2 周岁内，一旦发现此综合征患者，就可考虑额眶前移和颅骨塑形术。这是因为 Crouzon 综合征畸形伴发的双侧冠状缝早闭症既限制了颅腔和眼眶上缘的向前发育，又影响了颅颌面部上 1/3 的容貌外形，而此时颅中面部尚未开始发育，上颌骨结构比较薄弱，无法承受 Le Fort Ⅲ 型截骨前移后的固定。额眶前移术可以将眶上缘向前移 10 mm 左右，骨性眼眶的上半部分容积可以得到扩大，眼球会相应地向后陷落，从而改善一部分突眼症状；同时，前额骨板随着额眶骨带前移，颅前窝的容积增大，可以有效地改善高颅压的问题；对一些颞部狭窄或后枕突出的患者，在颅骨塑形术时，也可以同时扩大颞侧骨板，后颅扩大是近来普遍开展的手术，可以重塑后枕部，减小颅内压，扩大颅底、颅腔容积。如上颌后缩特别明显，以至出现严重阻塞性睡眠呼吸暂停者，可以考虑做简易的中面部牵引前移。

如果伴有颅脑其他畸形，如第 4 脑室狭窄（Chiari 征）等，可以做枕颅部的牵引扩张或截骨扩大手术。

如果患儿在2~6岁时来就诊，同样可以进行额眶前移和颅骨塑形术，但需要注意的是，患儿年龄越大，硬膜和颅骨的粘连就越严重，开颅手术的难度越大，手术中的出血也会越多。笔者曾遇见一例因硬膜与颅骨内板高度粘连而出现硬膜多处钙化的患者（图24-2），开颅时极易撕破硬膜。

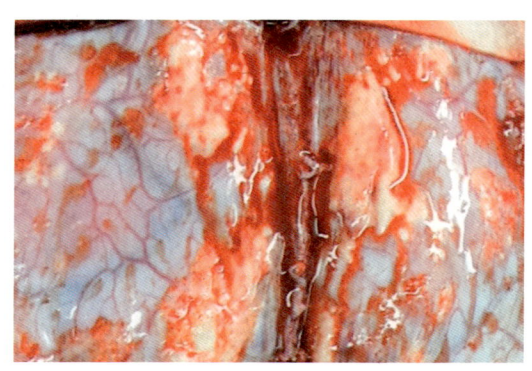

图24-2　术中在严重粘连的颅骨下面，见硬膜表面有多个钙化点

（二）学龄期

学龄期患儿如果已经在早期做过额眶骨带前移和颅骨塑形，仍有中面部发育障碍者，可以考虑做Le Fort Ⅲ型截骨术加牵引成骨术。这是因为手术截骨以后，中面部骨块仍在原位，但如果做中面部的整体前移，创伤较大。选用牵引成骨技术，只做截骨而不做中面部的整体前移，可以减少手术创伤，等1周的手术不应期过后，应用牵引支架每天定期定量地前移中面部松动骨块，可以平缓而匀速地将松动的中面部上颌骨块拉出安放到预计的位置。在这个牵引过程中，颅底和上颌骨后缘逐渐增大的骨间隙内会形成与自身成骨速度相匹配的新骨，同时扩大了鼻腔的骨性腔隙，进而改善呼吸状态。如为存在严重呼吸道阻力者，术前应该做气管切开术，并经气管切开处插管麻醉。

学龄期患儿也可采用自体脂肪注射充填眶下缘以改善部分突眼症状。

患儿在10周岁以后，可以辅以牙科正畸治疗，矫正上牙列狭窄和不齐，同时为之后的正颌手术，如上颌骨前移或下颌骨后退，做牙列术前准备。

如存在阻塞性睡眠呼吸暂停者，可以考虑做咽腔成形手术或增加血氧饱和度的保守治疗。

严重的颅颌面型Crouzon综合征患儿，可伴眶距增宽、外眦下移、上颌高拱和牙列不齐；有些Apert综合征患儿也表现为相同的临床症状。这些病例可以行monobloc和bipartition联合手术。

（三）青春期（及成人）

患儿青春期以后，甚至等到成人后，再来就诊，如果已经做过额眶前移和颅骨塑形者，可以考虑做中面部截骨前移，即Le Fort Ⅲ型截骨前移术；如果已经在学龄期前做过额眶前移、颅骨塑形、中面部牵引成骨术等，但还存在较为明显的反𬌗，可以做正颌手术，即Le Fort Ⅰ型截骨前移手术，或者同时行Le Fort Ⅰ型截骨前移和双侧下颌支矢状位截骨后退术；如已经做过上述手术，但仍有轻度突眼、中面部凹陷、鹰鼻畸形等症状者，可以做梨状孔周围充填术（使用自体骨、人工材料等）、自体脂肪充填术、鼻成形术等。

此年龄段就诊者如果尚未做任何治疗，可以根据症状行一期颅颌面成形手术：

（1）如果额骨、上眼眶、眉弓、额窦等发育良好者，突眼并不十分严重但伴反殆者，可以行传统的单纯颅外法Le Fort Ⅲ型截骨前移术。通常可以前移中面部前后向10～15 cm。如存在严重呼吸道阻力者，可行气管切开插管全麻术。

（2）如果双侧冠状缝早闭致额骨发育不良，或额窦较小、眉弓后倾而有严重突眼畸形、额颅后缩等症状者，可行额眶前移术，并同期完成Le Fort Ⅰ型截骨术，也可行monobloc颅颌面整块前移手术。

三、术前准备

（一）术前检查

手术前常规检查心、肝、肺、肾等功能，均应在正常范围内。

一般需准备术中输血，术前可准备婴幼儿做额眶前移和额颅成形手术，可以准备200～400 ml的全血或成分血。学龄期患儿如行中面部牵引成骨术，可以准备400～600 ml的全血或成分血。青春期患儿或成人患者行Le Fort Ⅲ型截骨前移手术者，可以准备1 000～1 200 ml全血或成分血。

术前需完善相关影像学检查，包括头颅X线正侧位片、头颅X线侧影定位片、全头颅CT平扫和头颅CT三维重建片。用DICOM 3.0格式保存的CT原始数据可以在相关的软件中运行，做数字化测量和术前模拟，也可以用此CT原始数据打印出头颅模型（prototyping），以利于手术前的精确设计；纸质模型价格较为便宜，可以作为初步的模拟，但要在模型上做截骨模拟比较困难；石膏粉模型相对较为精细，但遇水易碎；聚酯模型既精细，又可以做切割操作，但价格较贵（图24-3）。

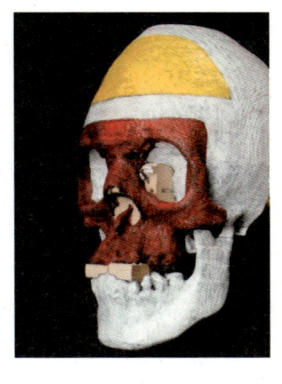
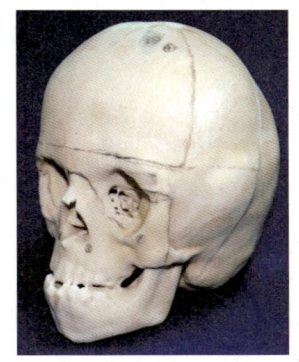

A　　　　　　　　　　　　B

A. 头颅纸质模型；B. 头颅石膏粉模型。
图24-3　按照CT原始数据打印的头颅模型

照片资料是必不可少的。目前多用数码相机拍摄照片，注意拍摄的距离不能太近，如果是单反数码相机，建议用50～90 mm的镜头拍摄；如果是简单卡片机，建议用3倍以上变焦状态拍摄。通常照片包括六个方向：正位、抬头位、左斜位、左侧位、右斜位、右侧位。

石膏牙模对Le Fort Ⅲ型截骨前移术十分重要。术前可以将石膏上、下牙模固定在牙咬合架上，在石膏模型上进行截骨模拟。通常要达到正常咬合关系，上颌骨可前移9～11 mm。在石膏模拟后，制作按正常咬合关系的术后塑料咬合牙垫（图24-4），以备手术中矫正咬合关系之用。术前应告知患者，术后需做4～6周的颌间结扎，其间应维持流质饮食，其目的在于使患者有心理上的准备，从而在术后颌间结扎期间得到患者的良好配合。数字模拟软件，如MIMICS、SURGICASE等可以完整地模拟手术过程，并制作数字𬌗板，提高了术前规划的精度。

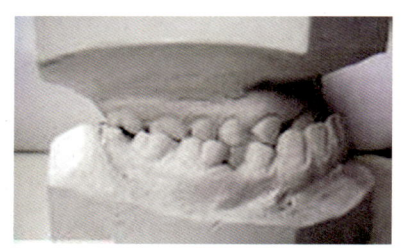
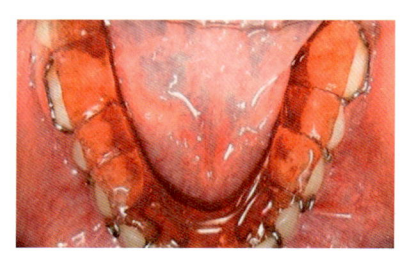

A. 石膏牙模；B. 塑料咬合牙垫。

图24-4　术前准备的石膏牙模和咬合牙垫

（二）麻醉选择及监护准备

通常选用经鼻咽腔插管的全身麻醉。

对中面部截骨前移的病例，术前或术毕之前应放置胃肠管，术后做胃肠减压，以吸去口腔分泌物和胃肠反流物，这是因为有些病例术后要做颌间结扎，在全麻后尚未完全醒转时，胃肠道和口腔分泌物易逆向流入呼吸道导致窒息。近年来，术中坚固内固定技术已得到广泛应用，大多数病例术后无须做即时上、下颌骨的颌间结扎。

术中留置中心静脉压监护，可以及时补充血液及体液的丢失。颅内外联合手术者应做颅内压监护，简便的方法是经硬脊膜下留置管测定颅内压，术中必要时可经此管放出脑脊液以降低颅内压，但这种有创方法近年来已不常用。术中麻醉医师应密切注意鼻咽部插管是否损伤；Wolfe（1993）报道，手术医师全麻术中切断鼻插管导致呼吸危象，应在术中注意避免粗暴操作。

（三）风险评估

风险评估通常需要多学科专家集体讨论来完成。婴幼儿患儿更应该由儿科麻醉医师和儿科PICU专家参与手术方案的讨论和评估，尤其是失血估计、患儿代偿能力预估、是否使用自体血回输、是否使用成分输血等，进行术前规划。有些呼吸道阻塞较为严重的Crouzon综合征患儿，应根据麻醉医师和耳鼻咽喉科医师的会诊意见，决定是否需要做气管切开麻醉、术后是否需要延期拔去气管插管、术后是否需要带管在SICU观察。

即使手术后安全返回常规病房，床边的应急设备也还是必需的，包括气管切开包、吸氧装置、负压吸引装置、口腔雾化器等。医护人员应该经过心肺复苏训练和口腔手术后观察护理的培训，及时排除可能发生的术后隐患。特别需要注意的是，术后各种通气管、引流管、监护管的整理、记录和清洁十分重要。笔者曾遇一例术后带鼻腔通气插管回病房，因未接三通接口而发生肺部通气阻塞意外致气胸的病例，起因是当班护师见氧气管自鼻腔通气管脱出，"好心"地将氧气管用宽胶布紧密固定于鼻腔通气插管出口处，未留任何呼吸的通道，以致该通气插管只有外源氧气进入而无法呼出气体，肺部张力过高，最终发生气胸。

良好的医护团队和长期密切的合作经验，是减少手术风险的重要因素。

（四）术式缘起和演进

Crouzon综合征的治疗开始于英国Gillies（1942），他应用Le Fort Ⅲ型手术截断上颌骨，并前移以矫正突眼和反殆畸形。但Gillies的截骨手术过于简单，骨块前移后的空隙未予植骨，因而手术效果不佳。当时Gillies认为此手术过于危险，且效果不良，曾私下告诉同事，建议放弃此类手术。

直到20世纪60年代后期，Tessier（1969）采用颅内-颅外联合入路方法，进行了Le Fort Ⅲ型截骨前移术的尝试，才获得了满意的效果，并在1977年首次报道。在Tessier成功经验的鼓舞和启发下，Converse等首次尝试将额骨和眶、上颌骨整块截骨前移，并称之为整块（en bloc）手术。其后Tessier本人也开始了额眶和上颌骨的分次前移手术，两次手术间相隔3个月。

Converse和Tessier的额眶、上颌同时前移手术均有较高的感染率，且手术风险大，可能出现死亡、失明、骨吸收等严重的并发症。1978年墨西哥F. Ortiz-Monasterio首次报道了颅内、外同时手术行额眶、上颌前移的整块性（monobloc）手术，7例手术中有5例为4~6岁儿童，获得良好的效果。其后Tessier等重复了monobloc手术，认为效果良好，可以推广。对于这种较为复杂而难度很高的monobloc手术，褒贬不一，如德国Muehlbauer（1983）和法国Marchac（1985）认为此类手术过于危险，建议尽量少做。而美国Wolfe和法国Tessier（1993）认为在小儿Apert综合征中应用monobloc手术效果最佳，并可同时行中面部及眼眶的中间劈开、骨块内旋的中面部劈开术（bipartition）手术以纠正Crouzon综合征和Apert综合征中伴有的宽眶距、高腭弓畸形；并认为只要手术熟练，完全可以减少严重的并发症发生。法国Eric Arnaud（2013）报道，在210例monobloc手术和bipartation手术中发生脑脊液漏或感染的百分比在27%左右。作者在45例Crouzon综合征的治疗中曾有3例行monobloc手术，效果良好，仅有短暂性脑脊液鼻漏，无感染和骨吸收发生，但作者认为此类手术只应该由手术经验非常丰富的医师来操作。

（五）术式选择

按Stricker的分类法，各类Crouzon综合征（包括部分Apert综合征）可选用下列不同的术式：

1. 上颌型和假性Crouzon综合征　青春期或成人患者可选用颅外法Le Fort Ⅲ型截骨前移术（即Tessier Ⅲ型手术，自身稳定型）。此类患者前额或额窦相对突出，仅中面部后缩，伴轻、中度突眼。

2. 颜面型Crouzon综合征　青春期或成人患者可行颅外法Le Fort Ⅲ型截骨前移术。严重额部后倾或平坦者，可考虑行monobloc手术或以Tessier法行二期额眶、上颌前移术。

3. 颅型Crouzon综合征　小儿患者可仅行单纯的额眶前移术，待成年以后再行Le Fort Ⅲ型截骨前移术。成人患者可行monobloc手术。

4. 颅颌面型Crouzon综合征　多伴有眼眶向外侧倾斜分开，伴眶距增宽症和腭部正中高拱，甚至有腭部裂开者。学龄期患者可行monobloc和bipartition联合手术以一期矫正上述畸形。

四、手术方法

（一）额眶前移及额颅塑形手术

在婴幼儿期，此类手术可以降颅内压、重塑额颅骨板外形、充分前移额眶和眉弓、改善眼眶上半部分过短所致的突眼畸形。

平卧，取头高位（图24-5）。经口腔插管全身麻醉。如果后鼻腔狭窄明显，而无法正常插管者，可以考虑气管切开后经气管切开口插管，施行全身麻醉。器械方面，应在术前准备气管切开包、深静脉埋管包、静脉切开包、腰穿包、胸穿包、导尿包等。

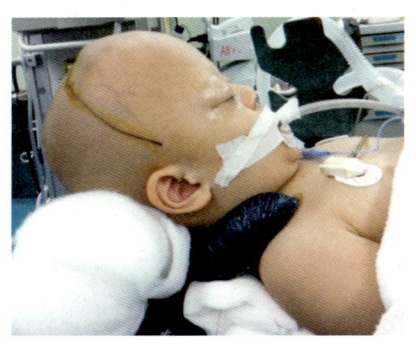

图24-5　手术头位抬高和固定，头枕用软垫

冠状切口入路。切开头皮后，在帽状腱膜层分离，两侧至颞区。正中及眶上、颅顶部"工"字形切开颅骨膜，由正中向两侧掀起颅骨膜并尽量保持骨膜的完整性（图24-6A）。在颞肌附着处用电刀切开致密的肌腱和颅骨的联结，在颞肌下、颞部颅骨表面分离颞肌和颅骨膜瓣；向前，分开颞肌与眼眶外缘的肌性附着；向下，分开颞肌与颧骨颧弓的附着，并显露骨性眼眶上缘和外缘，以及颧骨上缘和颧弓的前1/3。前额中央部位从骨膜下分离，宜向前至额眶缘上2 cm处，切开额眶部骨膜，然后在骨膜下剥离，由中央向两侧骨膜下剥离显露眶上缘、眶上窝、眼眶内侧壁和筛骨纸板、泪囊窝；向下分离，显露鼻根部的鼻骨和上颌骨鼻突。

设计截骨线，包括额眶骨带设计、前额颅骨板设计、确定移动额眶骨带和前额颅骨板的固定位置等。掀起骨膜后，可以用亚甲蓝笔标记截骨线，也可用电刀尖标记截骨线。图24-6B、C截骨线的眶带至少要达到眶外缘的中份，最好包括整个眶外缘。可以在额眶骨带的后缘做一个舌状带，以利于额眶骨带前移后的固定。

前额颅骨板的弧度和宽度应该在原颅骨上经过选择，最好在能够形成自然前额颅骨板弧度的部位选择宽度和高度与额眶骨带相匹配的颅骨板，经标记后保留此颅骨板备用。如果前额弧度僵硬扁平，可以在取下前额颅骨板后经过2～3次折断，形成既有合适前突弧度，又能和前移的额眶骨带相匹配的前额颅骨板（图24-6C、D）。

前移的额眶骨带在中央部位应该与鼻根部截骨端前移重叠固定。两侧眶外缘应该用可吸收板和眶颞未截骨部位做坚固内固定。前额颅骨板和前移的额眶骨带骨板之间可以用3-0或者4-0的PDS线缝合固定，无须用坚固内固定（图24-6E）。颅骨截开后其他部位的颅骨间隙，可以用剩余的颅骨碎片贴着硬膜安放，用生物胶固定（图24-6F）。

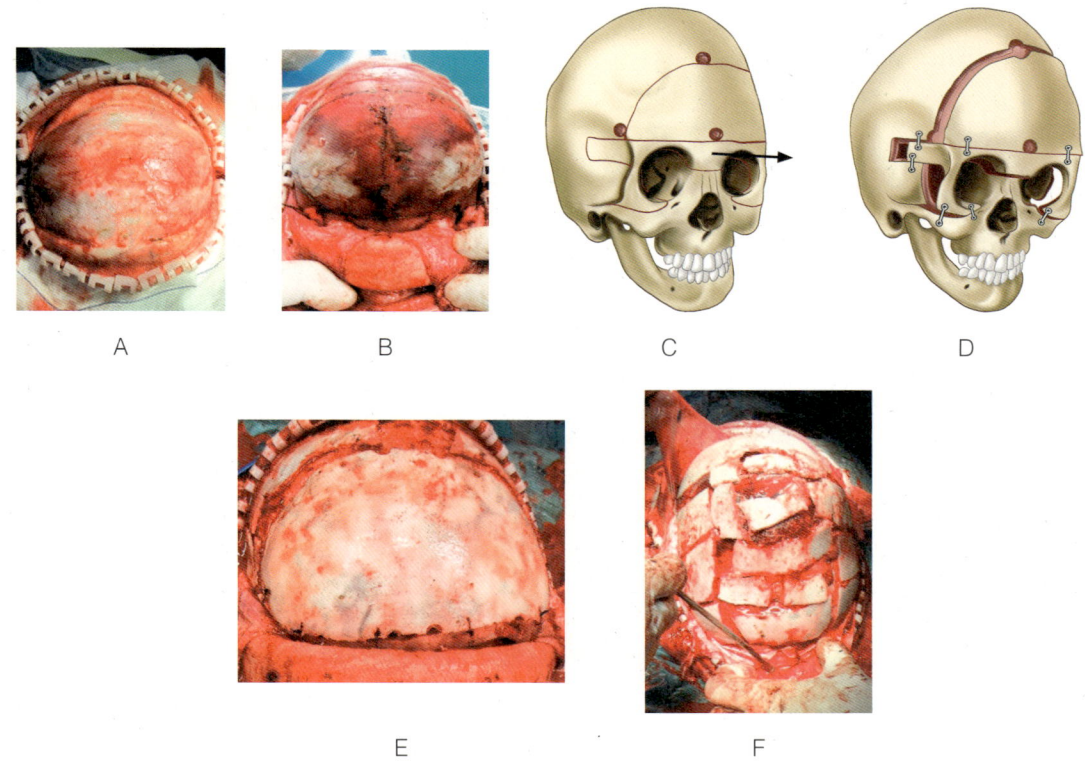

A. 显示颅骨膜剥离范围；B. 掀起颅骨膜后做截骨的标记；C. 截骨线设计示意图；D. 截骨前移术后效果示意图；E. 前移的额眶骨带和前额颅骨板；F. 截骨后间隙用颅骨片覆盖。

图24-6 额眶前移及额颅塑形手术

婴幼儿期的Crouzon综合征，多伴有短头畸形。有些患儿囟门和额缝在3～5月龄时尚未闭合，但双侧冠状缝早闭非常明显，或伴有颞鳞缝早闭而致颞部凹陷，以致明显高颅压，囟门反而更大，额缝也无法正常闭合。此时前移额眶骨带非常必要，前移的幅度应该足够大，以尽早去除限制颅底发育的狭窄因素。

Crouzon综合征伴发严重的双侧冠状缝早闭症或其他颅狭症者，应该尽早手术。如果延迟到学龄前甚至学龄期再手术，手术操作难度会大增，手术效果也不如早期进行者好。笔者在一例5岁Crouzon综合征伴尖头畸形患儿的手术中发现，颅骨内板和硬膜有非常紧密的粘连，取下颅骨板后，见整个前颅部的硬膜有多个钙化点，颅内压很高，以致必须前移额眶骨带15 mm（图24-7）。

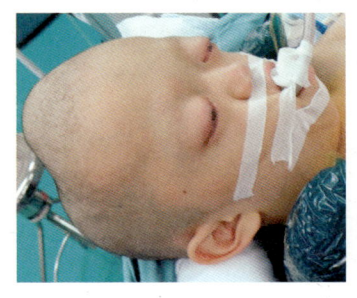
A

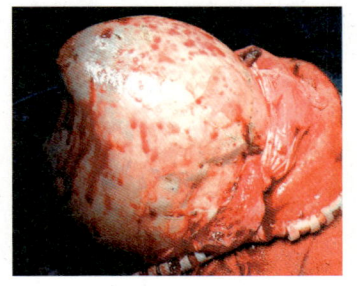
B

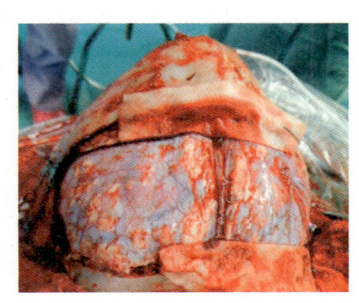
C

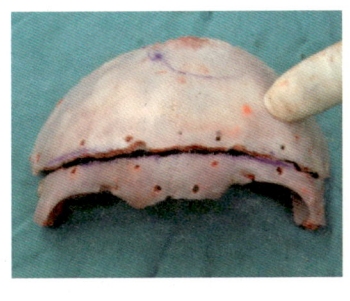
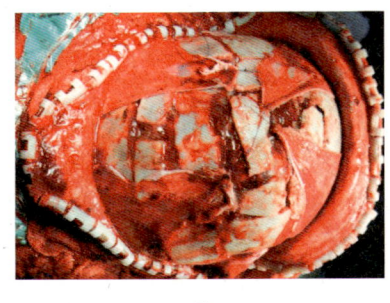

A. 术前；B. 颅骨膜剥离后；C. 术前见硬膜上多个钙化点；D. 额眶骨带和前额颅骨板；E. 额眶骨带和颅骨板前移，骨间隙用剩余颅骨片覆盖。

图24-7　5岁Crouzon综合征患儿术中发现颅骨内板和硬膜紧密粘连，硬膜上有多个钙化点

当Crouzon综合征伴有脑干下部及第4脑室畸形的Arnold-Chiari病时，早期就会出现明显的高颅压，脑室增大，加重了突眼症状。在做额眶骨带前移和颅骨塑形前，应该与神经外科医师会诊，根据高颅压和脑积水的严重程度，决定何时做脑积水腹腔引流术。

过度前移额眶骨带是必需的。以笔者的经验，这类患者因为颅内压非常高，颅骨内板吸收比较明显，以致无法形成完整的前额颅骨板。可以扩大开颅范围，甚至做全颅截开，以便在整个头颅部先选择较为致密的颅骨作为前额骨板，而剩余的颅骨板可以分块安放在硬膜表面，以浮动形式随大脑发育自行形成新的颅骨外形（图24-8）。

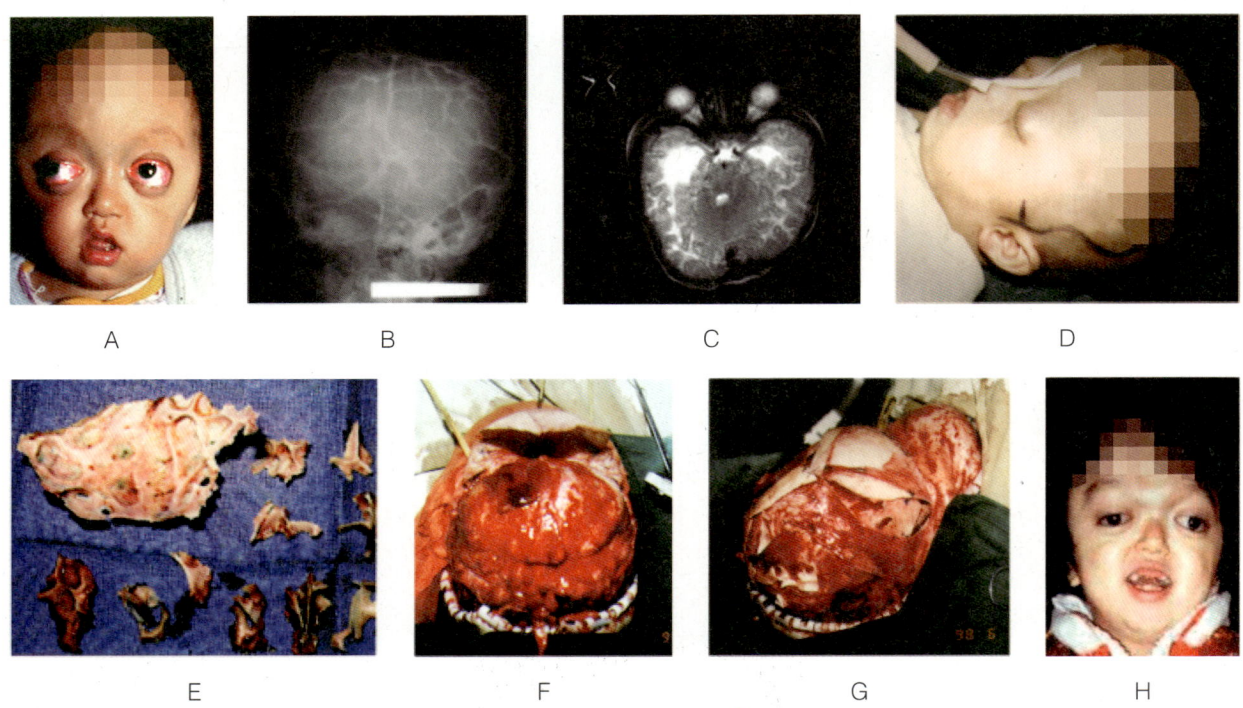

A. 术前正位照；B. 头颅X线后前位片见广泛的指压切迹；C. 头颅CT平扫见明显颅前窝前后径短伴后颅Chiari病；D. 术前保持气道通畅，设计截骨线，取头高位；E. 术中取下的颅骨板已成虫蚀状；F. 术中额眶骨带和前额颅骨板前移20 mm；G. 重新组合颅骨板，头皮缝合前；H. 术后3年随访正面照。

图24-8　8月龄Crouzon综合征伴Chiari病患儿

（二）颅外法 Le Fort Ⅲ 型截骨前移术（自身稳定型的 Tessier Ⅲ 型截骨术）

颅外法 Le Fort Ⅲ 型截骨前移术适用于：学龄期 Crouzon 综合征患者如果额部发育良好而需行中面部整块牵引成骨前移者；青春期或成人患者额部发育良好，而拟行一期中面部截骨前移者。

平卧，经鼻插管全身麻醉。横颅冠状切口入路。

切开头皮后，在帽状腱膜层分离，两侧至颞浅筋膜下、颞肌之上；向前到额眶缘上2cm处，切开额眶部骨膜，然后在骨膜下剥离，于眶外侧缘、眶耳平面水平切开骨膜和颞肌浅层，止血后用剥离子钝性分离，向两侧达颧骨颧弓表面，剥除颧弓上附着的颞肌和翼内肌。在骨膜下完全剥离眼眶的外侧壁、内侧壁，注意凿开眶上孔以显露眶上神经血管束，并游离之。用骨膜剥离子从眼眶的内、外两侧向眶底和眶下缘剥离，并交通眶下缘的内、外侧。额部在骨膜下剥离直至鼻根部或鼻侧软骨处。如此整个眼眶、颧弓和上颌骨的骨膜已完全剥离开。彻底止血后，用亚甲蓝或着色笔在骨面上设计截骨线，包括额颅部、中面部、颧骨颧弓等。

用电动或气动往复锯或摆动锯进行鼻根、眶外侧缘、眶内下缘及颧弓的截骨。截骨完成后用 Kawamoto 骨凿（弯头长骨凿）插入口内的上颌结节后方，轻轻凿开上颌结节和翼板间的联结。然后用 Rowe 上颌持骨钳插入双鼻孔和上腭之间，夹持整个上颌骨和中面部，并上下、左右摇动整块中面部骨块，使之完全松动后向前拉出，使中面部骨块前移后达成正常的咬合关系（图24-9）。在上、下牙列间置入咬合垫，用颌间结扎固定上颌中面部骨块，固定时应呈轻度超𬌗以防术后骨块后缩。最后，在中面部骨块截骨前移后的骨间隙内植骨，即眶外侧缘、眶上缘、颧弓、鼻根部及上颌结节后各间隙内植入自体髂骨或肋骨。植骨后各骨块间须行钢丝结扎或小钢板固定。

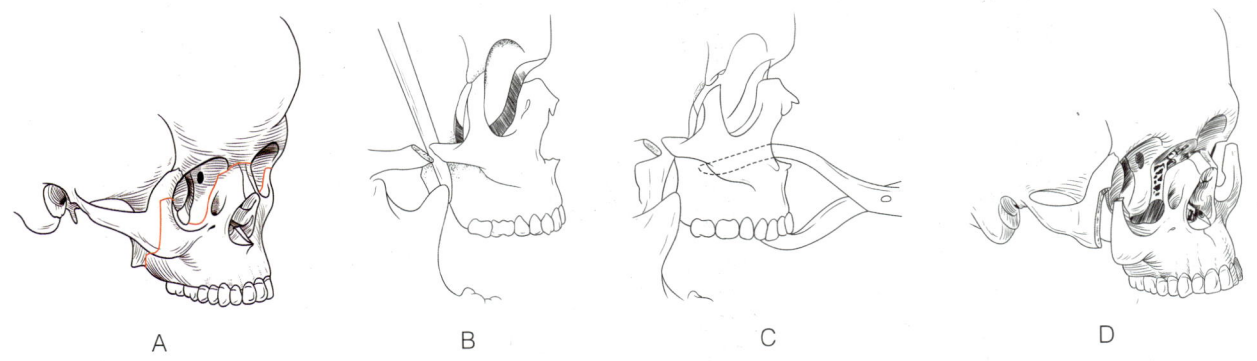

A. 截骨线设计；B. 断开颧弓，凿断翼颌联结；C. 用上颌骨持骨钳拉出中面部；D. 上颌骨前移到适当位置。

图24-9 Le Fort Ⅲ 型截骨前移术

应注意的是，凿开上颌结节后的植骨较难固定，有时骨块可滑落至咽后壁的咽旁间隙中而达不到骨固定目的，为此 Wolfe 建议在上颌结节处植入的骨块上可以固定一根引线，植骨后将引线缝扎于前方牙槽骨，一旦骨块滑脱，就可提起固定线，拉起移植骨块，这不失为一种简单有效的骨固定方法（图24-10）。

此手术因术后行颌间结扎，当麻醉未完全清醒时易致口腔分泌物和陈旧性血性分泌物倒流产生的窒息。术前或术中应置胃管，术后2天内行持续胃肠减压以减少口腔内分泌物。术后可在头皮瓣内置负压引流，2~3天后去除。术后流质饮食2~3周。颌间结扎固定6~8周后去除。头皮切口7~10天拆线（图24-11）。

A. 术前；B. 术后。

图24-10 Crouzon综合征患者放置引线植入骨固定术后前额发育良好

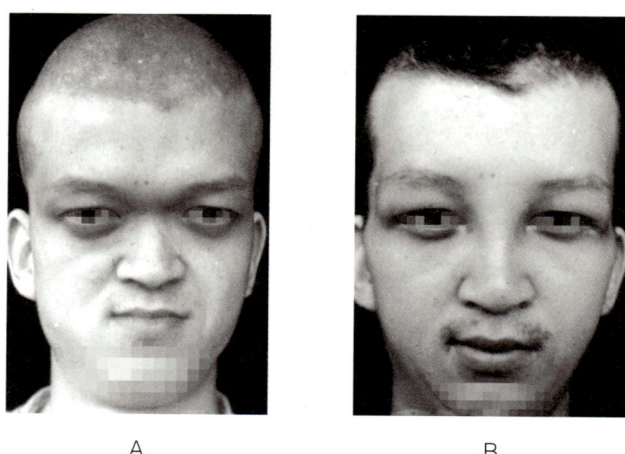

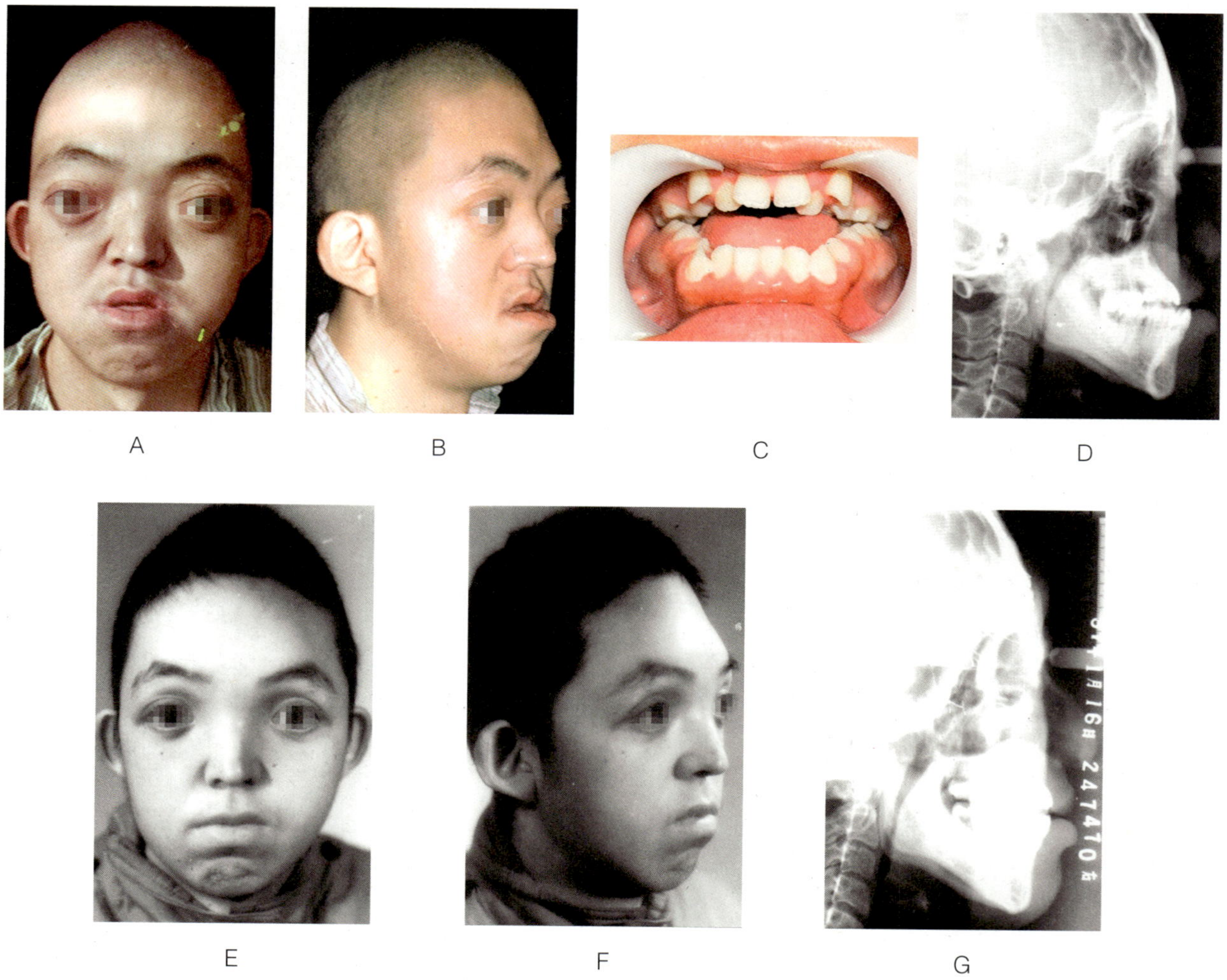

A~D. 术前；E~G. 术后。

图24-11 前额较为丰满的Crouzon综合征病例术中术后胃肠减压引流口腔分泌物恢复较好

（三）颅内-外联合前移、额眶部 monobloc 截骨术

小儿（6岁以下）病例可进行额眶前移法以扩大颅腔、前移眶顶部。如高颅压较为明显，或伴短头畸形、塔头畸形，或额窦发育很差者，可行颅内-外联合前移、额眶部 monobloc 截骨术。额眶面截骨，形成额颅块、眶带块及上颌块三大块向前移动，因而也有人称此法为三块法前移。前移骨块间分块固定，在额颅、眶两侧、额眶骨带两端及颧弓断开处分别植骨、固定。复位头皮瓣，分层缝合（图24-12）。

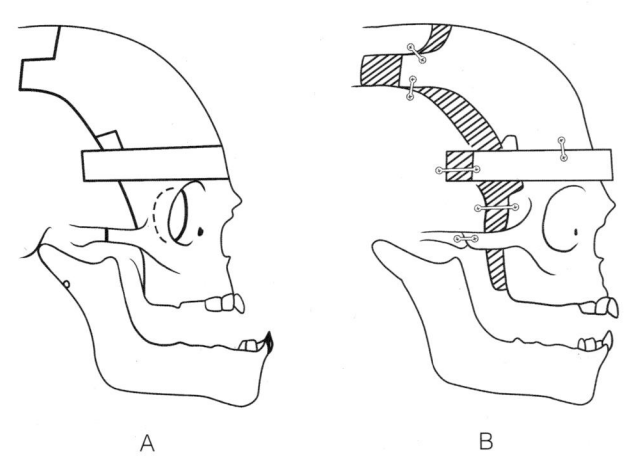

A. 截骨线设计；B. 颅颌面截骨前移后固定。
图 24-12　monobloc 截骨术示意图

monobloc 方法一次前移颅眶及上颌部，有效地增加了前颅底长度，增大了眼眶容积，同时也改善了颅部的外形，是较为有效而彻底的手术方法。但由于此法将颅颌面及额颧等部位的联结打断，尤其是额眶面前移后存在较大的额鼻间隙，使颅前窝（颅内）与鼻筛部（颅外）交通。通常手术中会产生颅底的硬膜撕裂，如当时不予修补或修补不严，可形成脑脊液鼻漏，进而使颅内外交通和脑脊液鼻漏成为较为棘手的术后并发症，同时增加了颅内感染的机会，严重者可致脑膜炎、额骨大范围吸收坏死等。Fearon 和 Whitaker（1993）比较了 Le Fort Ⅲ型截骨前移术和 monobloc 手术的感染率后指出，前者的感染率仅5%，而后者的感染率为50%。

为减小额鼻间隙的无效腔，进而减少感染和持续的脑脊液鼻漏，笔者在截骨前移后的颅底之额鼻间隙中植入大块的髂骨，并将植入骨块的边缘修成楔形嵌入颅底。笔者在5例 monobloc 手术中应用此方法后，脑脊液鼻漏1周即自愈，无感染及骨吸收发生；6个月后外形维持良好（图24-13）。术后负压引流应置于颞肌下而不能放在额部，以防止负压过大而使额鼻间隙增宽，致颅内、外交通更明显（图24-14）。

有趣的是，1985年 H. Kawamoto 和 S. Anthony Wolfe 来上海第一次全国颅颌面外科学习班中作为演示手术的一例学龄后期 Crouzon 综合征患者，10年后来随访。当时两位美国医师行颅颌面联合截骨后，整块前移过度，在场观看的中国医师均以为是东西方审美差异。从10年后的随访看，这种过度颅颌面前移也不失为预防复发的好方法（图24-15）。

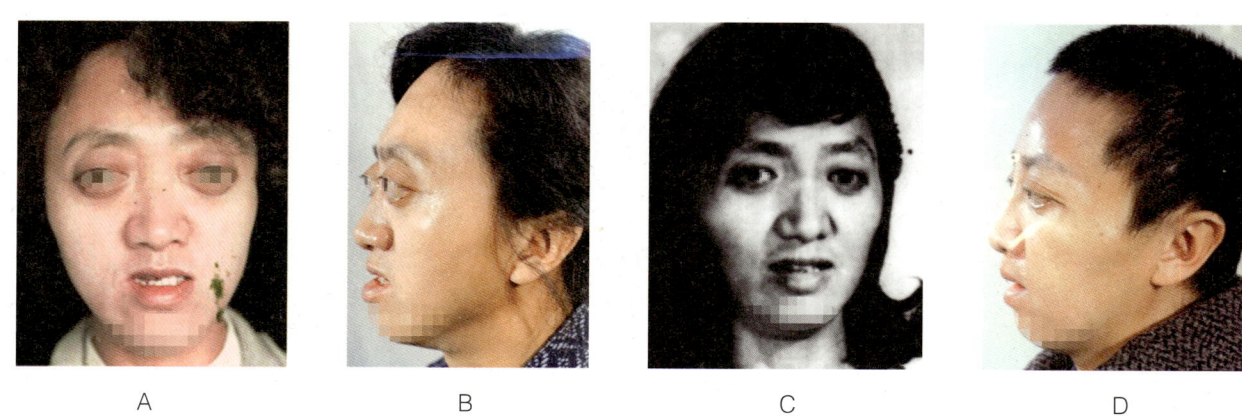

A. 术前正位;B. 术前侧位;C. 术后正位;D. 术后侧位。

图24-13　颅颌面型Crouzon综合征病例术后6个月外形维持良好

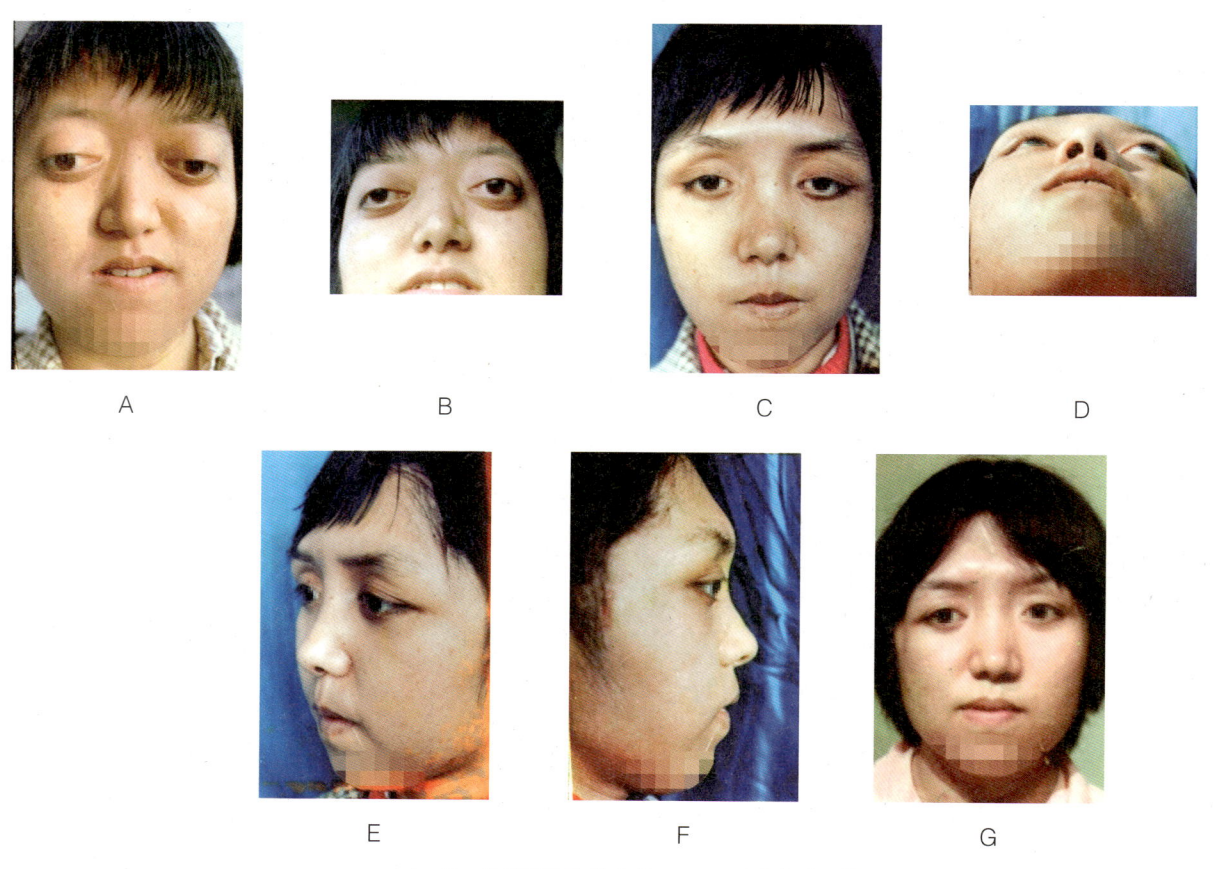

A、B. 术前正位和抬头位;C~G. 手术后2周。

图24-14　颅颌面型Crouzon综合征病例颞肌下负压引流额鼻间隙无效腔不明显

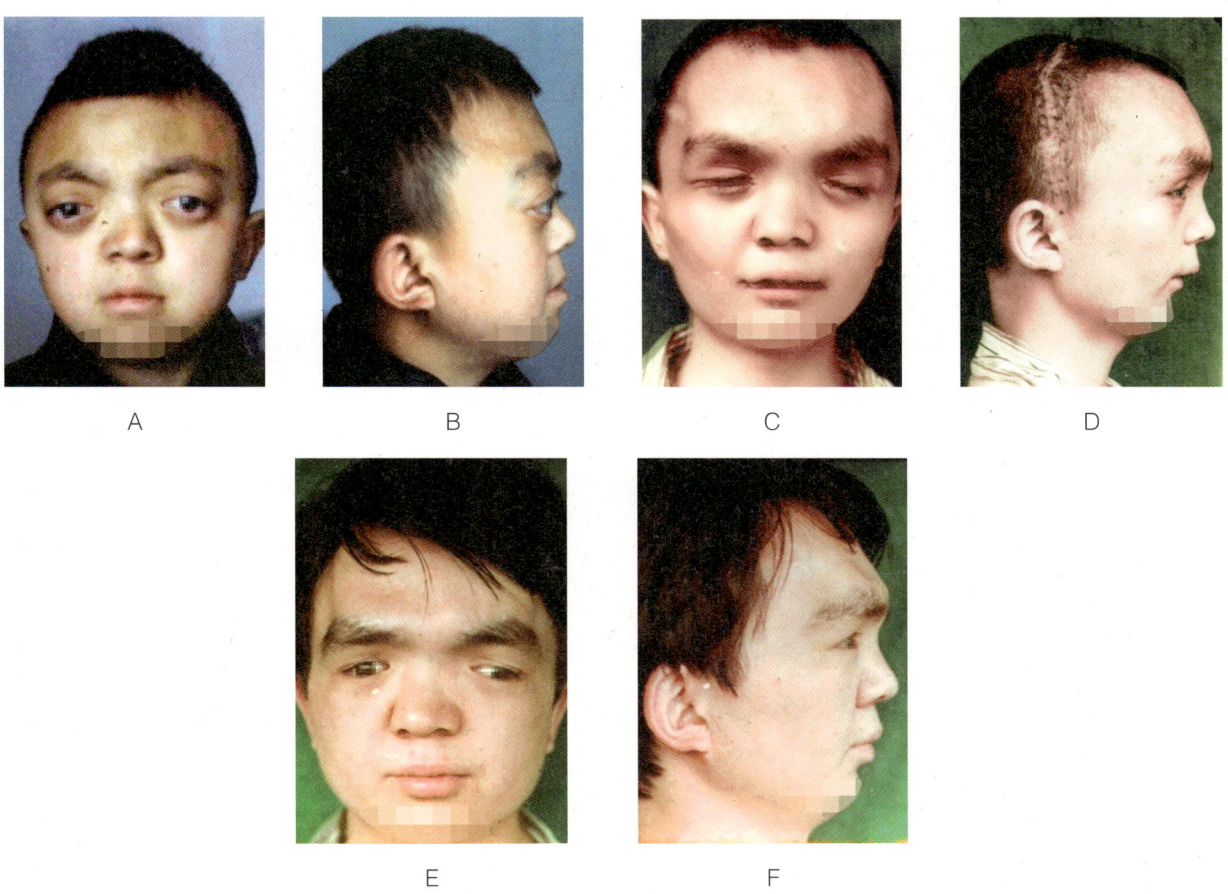

A、B. 术前；C、D. 术后2周；E、F. 术后10年随访。

图24-15 颅颌面联合前移术后随访

（四）一期行额眶面前移和眶中面部中间劈开术

Tessier将monobloc手术和bipartition手术联合使用（van der Meulen法，1979），用以治疗颅颌面型的Crouzon综合征和Apert综合征（1979）。手术中如图24-16所示，进行复杂的截骨术，同样注意植骨和骨固定。Tessier认为，进行此种联合手术，由于bipartition手术减少了额鼻间隙的无效腔，故可以降低颅内感染和骨吸收的发生率。但应注意下列几点：①额眶骨带应弯曲成良好的弧度，最大限度地减少额鼻间隙的无效腔；②用颅骨膜关闭鼻筛部的黏膜缺损以隔开颅内、外之间的交通；③双鼻孔插入鼻通气管3～5天，让空气能自由进出以免气体由筛部缺损口进入颅内；④术后不使用脱水剂，使大脑能充分膨胀，以充满额鼻间隙的无效腔。

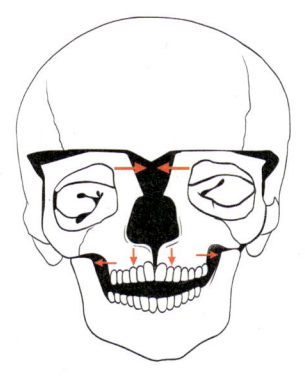

图24-16 bipartition手术示意图

Tessier 认为对于一个训练有素的颅颌面外科医师而言，monobloc 手术要较 Le Fort Ⅲ 型前移术来得容易；增加一个 bipartition 手术也只是增加了约 2 个小时的手术时间，而效果远超预期，同时能减少感染等并发症。Wolfe 共施行 14 例，Tessier 共施行 65 例，这 79 例中仅 2 例发生感染，1 例发生骨吸收，总体效果良好。

（五）颅颌面牵引成骨技术

牵引成骨技术，是指应用传统颅颌面截骨手术如 Le Fort Ⅲ 型截骨术、monobloc 截骨术等以后，不马上做即期的中面部或者颅颌面部前移，而是等到 1 周以后，应用外置或内置的骨牵引装置，每天逐渐地前移已离断的中面部或颅颌面骨块，并使这种前移速度和牵引后骨间隙中成骨的速度匹配；当中面部或颅颌面部到达理想的位置时，即停止牵引，并固定数月，以使骨间隙中新生骨质良好成骨，以有效地防止复发。

中面部牵引成骨技术可以用于学龄期的 Crouzon 综合征患者，或者中面部后缩极为严重预计应用传统颅颌面截骨手术一次前移后极有可能复发者。Bradley 和 Kawamoto 认为 monobloc 截骨牵引术主要适用于一部分严重综合征型颅狭症的患者，他们不但有严重的中面部凹陷和额部后缩，还存在严重的上呼吸道阻塞（如严重的阻塞性睡眠呼吸暂停低通气综合征）、气管插管依赖，以及严重的眼球突出、角膜暴露、继发性角膜炎、角膜溃疡、失明等。Meling 认为在 Crouzon 综合征患者出现高颅压、夜间睡眠血氧饱和度低至 75%、上呼吸道反复感染、反𬌗畸形严重、进食困难时，可以考虑对患者进行 monobloc 截骨术加牵引。

牵引装置分为内置式和外置式两种。

美国的 Bryant A. Toth 和 Martin Chin（1998）较早应用内置式中面部牵引器。该装置采用冠状切口入路，主要埋置于颧突和颞颌部，虽然其牵引杆需从面颊部穿出，但是仅会留较小的面部瘢痕（图 24-17）。

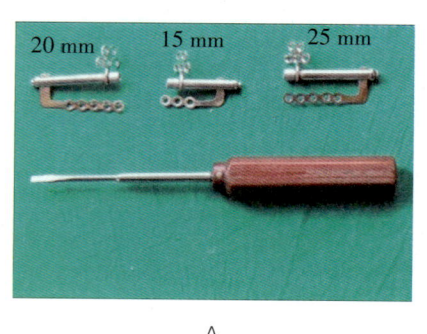 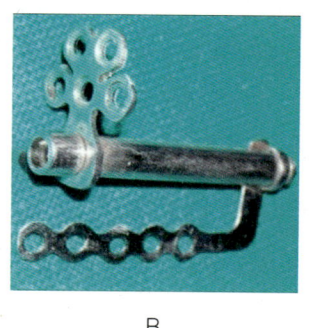 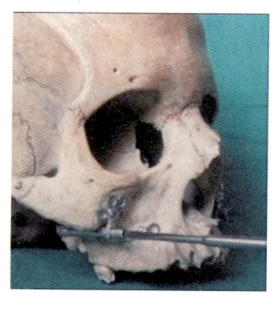

A. 装置和配件；B. 牵引主杆；C. 内牵引在颅骨处放置位置演示。

图 24-17　Bryant A. Toth 和 Martin Chin 的内置式中面部牵引器

法国 Eric Arnaud 和 Daniel Marchac 设计的内置式装置（由马丁公司代理产品）同样由冠状切口置入，其操纵杆由耳后引出，避免了面部的瘢痕。为了颅颌面同时牵引，需要 2～4 个牵引装置（图 24-18）。

中面部外置式牵引装置，主要以 Halo 系统的装置为主，较为著名的是"RED"（图 24-19）和"BLUE"，前者为德国马丁公司产品，后者为美国 Water Lorenz 公司产品。国内宁波慈北公司的产品与上述产品相近，但价格便宜。

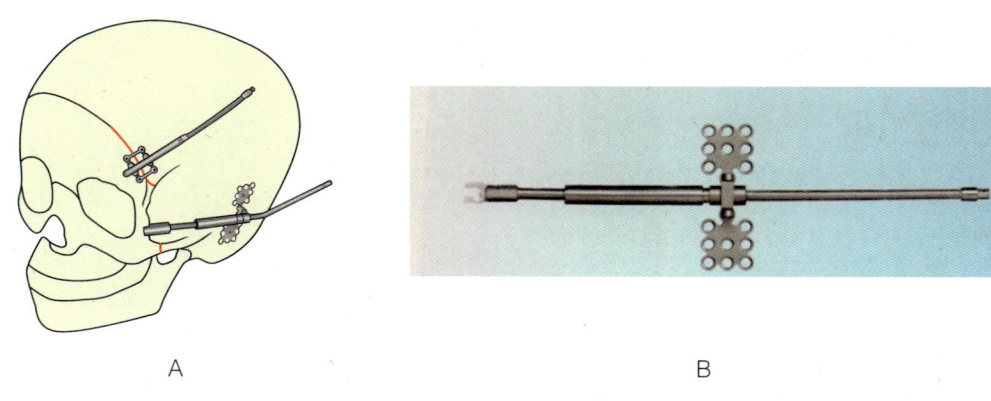

A. 内牵引放置示意图；B. 牵引装置。
图24-18 Eric和Marchac内置式牵引器

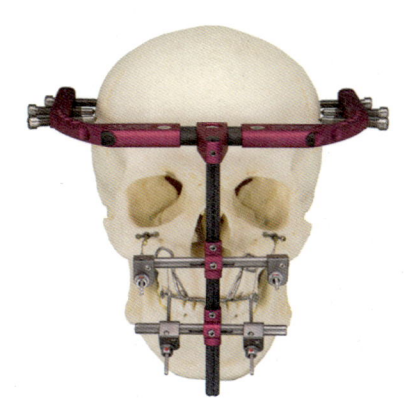

图24-19 中面部外置式牵引成骨支架（德国马丁公司RED）

关于内置式或外置式牵引器的选择，Cohen提出了内置式牵引器的诸多优点，包括易于被患者接受、固定且牢靠、便于切口的护理。Bradley和Kawamoto也认为内置式牵引器易于被患者接受，有利于获得一个较长时间的牵引巩固期，有利于患者获得较稳固的骨。同时他们还认为患者不易接受外置式牵引器的装配，外置式牵引器调整较为复杂，而且难以获得一个较长的牵引巩固期，可能牵引巩固期只能达到3周。外置式牵引器的应用会给患者及其家人带来诸多的不便，如在日常生活中都必须小心谨慎地保护外置式牵引器，需要其家人找专人看护患儿数月，患儿无法上学。此外，外置式牵引器装配比较复杂，尤其是为了将外置式牵引器装配于一个正中的位置需要反复地调整。

笔者较常应用外置式牵引器，其优点有：一是价格便宜；二是牵引方向可以随时调整，有利于在颅颌面牵引前移成骨的同时获得一个较好的咬合关系；三是外置式牵引器牵引力量确实可靠；四是在患儿能够较好配合，家属看护细致的情况下外置式牵引器能够获得一个足够长的牵引巩固期；五是拆除牵引支架不需再次打开冠状切口。此外应用外置式牵引器需在患儿两侧外眦角下方0.6cm处和双侧鼻唇沟部旁做约0.4cm长的皮肤切口，术后会留下瘢痕，需与患者家属说明。

操作方法如下：

1. 术前设计　术前按照CT获得的DICOM 3.0格式数据，在电脑上做中面部截骨三维重建模拟图（图24-20）。打印头颅模型。经鼻腔插管，并全麻。双侧冠状切口入路。按照传统Le Fort Ⅲ型截骨术或monobloc术式进行中面部截骨，但截骨后只做中面部折断而不做前移。

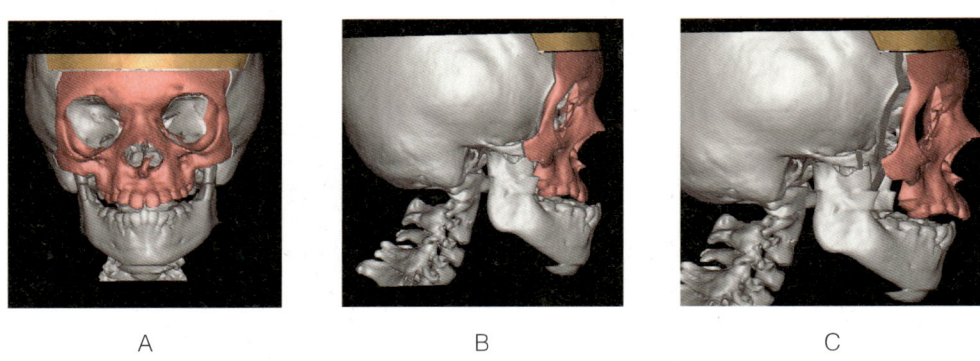

A. 术前截骨设计正面；B. 术前设计侧面；C. 中面部拟前移到的位置。
图24-20　基于CT数据资料以三维重建图像做术前设计

2. 牵引器安装　于双侧外眦角下方0.6 cm处和双侧鼻唇沟部切开0.4 cm的皮肤，剥离至骨膜下，固定牵引钉于颧骨和上颌骨上，将牵引架用固定钉固定于颅骨上，随后用钢丝将牵引钉和牵引器支架连接起来，通过调整牵引杆来获得一个合适的牵引方向，牵引方向为向前稍向下。调试牵引器并确认能够前移20 mm，两侧中面部骨段移动较一致、阻力相近后才能结束手术。

3. 牵引过程　术后观察及恢复。到第七天开始牵引。牵引速度为每天1 mm。笔者多使用国产外置式牵引器（宁波慈北公司），旋转杆每转1圈，牵引器伸长0.5 mm，每天分早上、下午两次进行，并详细记录。

当连续牵引，中面部前移到达理想位置，且上下颌骨所对应的牙列咬合关系较为良好时，可以停止牵引前移。以笔者经验来看最多可前移27 mm（图24-21）。出院后保持牵引器3～4个月。回访拆除牵引架，去除牵引钉。

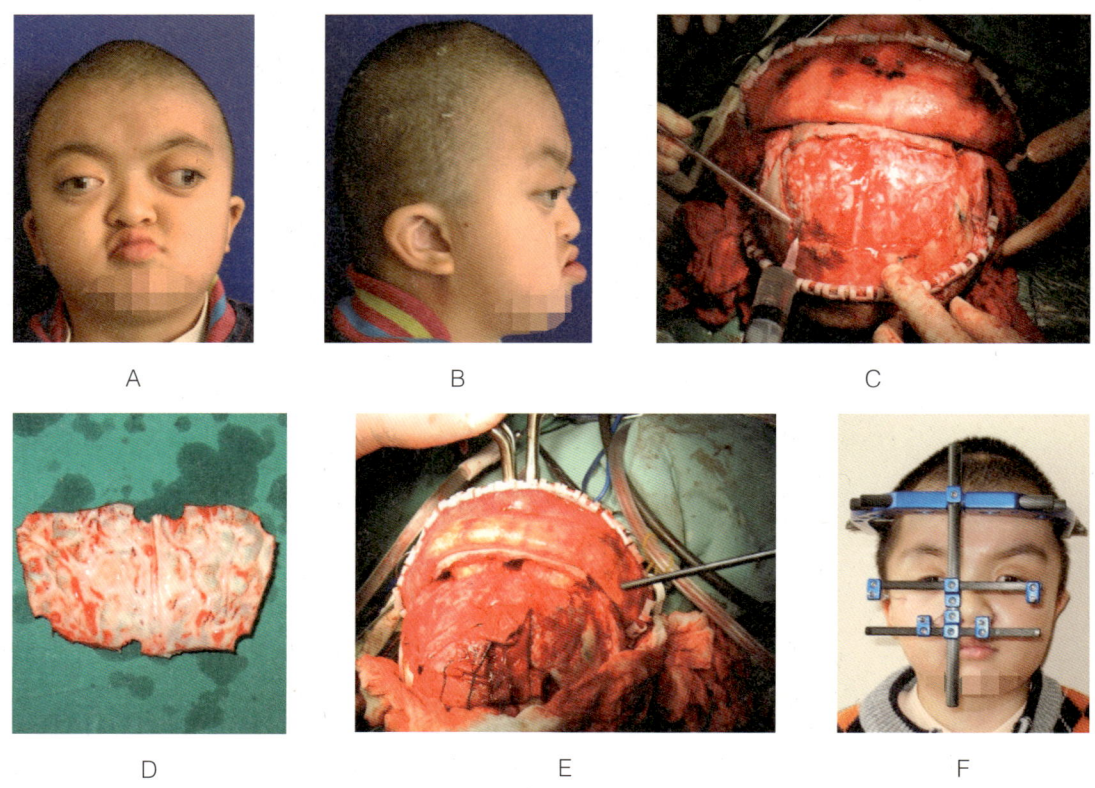

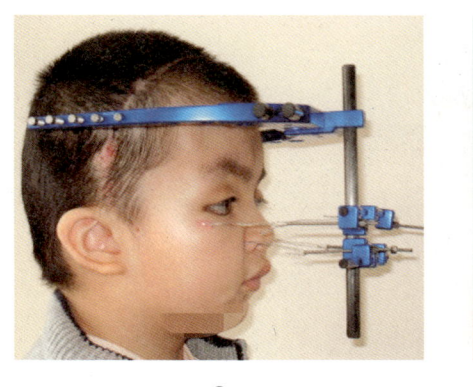 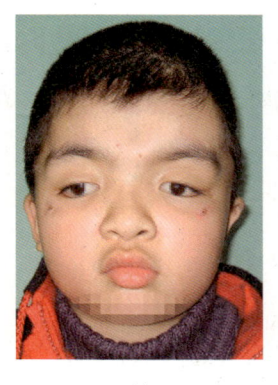 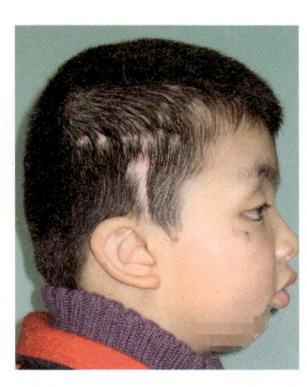

A、B. 术前；C~E. 术中开颅截骨并前移骨块；F、G. 术后中面部牵引过程；H、I. 牵引完成后保持3月余后拆除。

图24-21　颅颌面联合截骨后牵引成骨治疗学龄期Crouzon综合征

对于冠状缝早闭而导致前额后缩明显的病例，可以做前额颅骨板切开后在外置式中面部牵引器支架的横向主杆上方另置一牵引横杆，安放左右两侧的牵引杆，同时牵引额骨板和中面部（图24-22）。

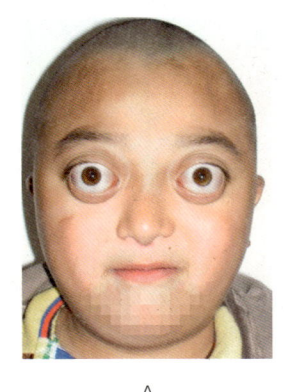 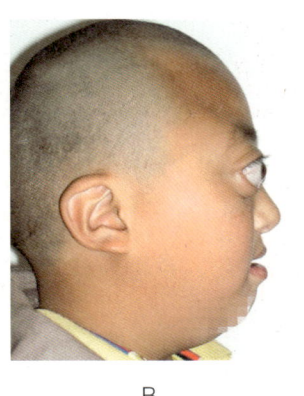 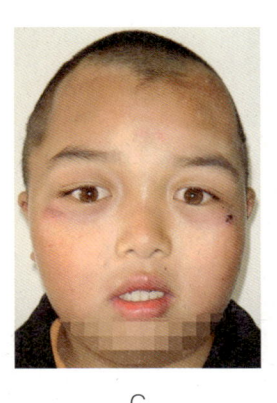 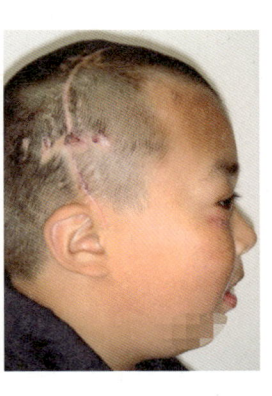

A、B. 牵引前正侧位；C、D. 牵引后正侧位。

图24-22　中面部牵引成骨技术治疗Crouzon综合征，同时牵引额骨板和中面部

对于青春期或成人较为严重的Crouzon综合征，如果术前估计中面部所在的上颌骨需要在前后方向上前移超过15mm以上者，为防止术后复发，应选择中面部截骨后的牵引成骨技术，虽然治疗周期较长，但是手术完成以后的远期复发率要明显低于单纯采用传统中面部截骨前移者（图24-23）。

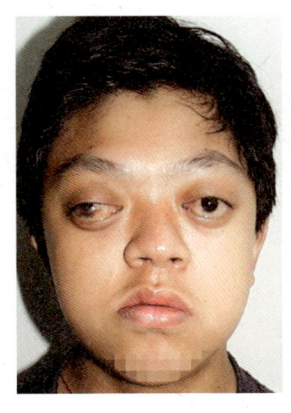 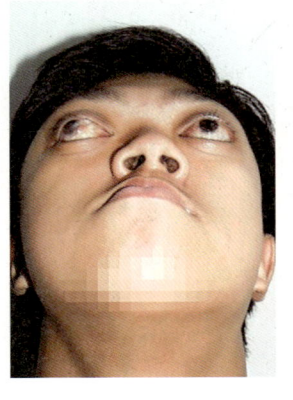 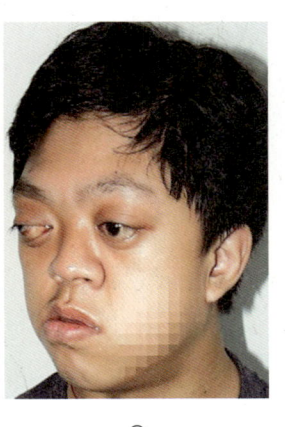 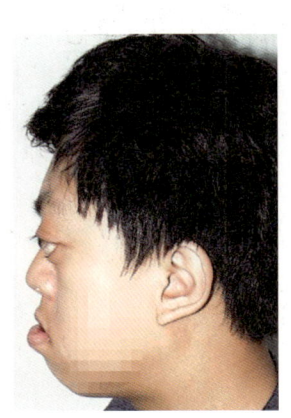

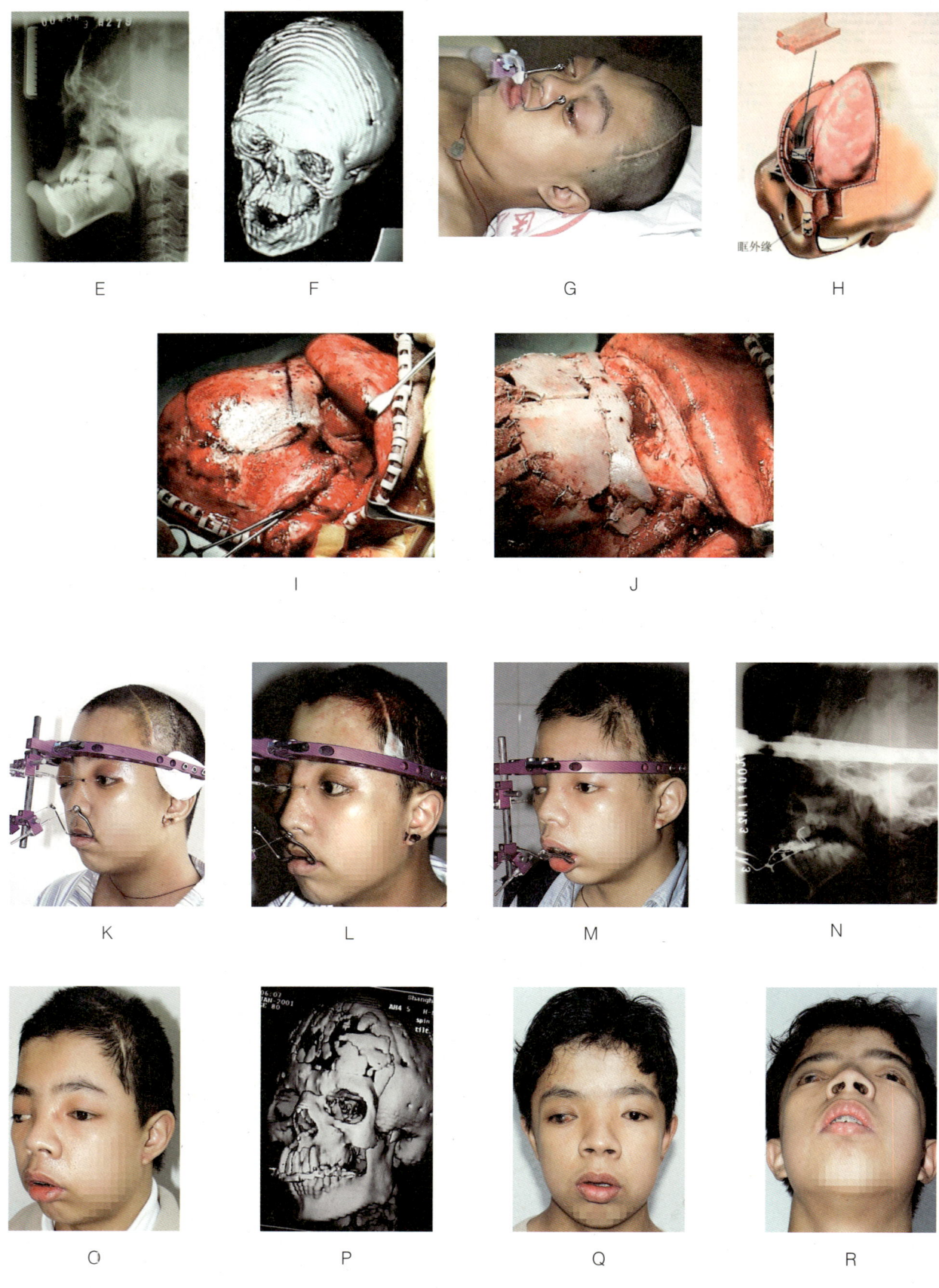

E F G H

I J

K L M N

O P Q R

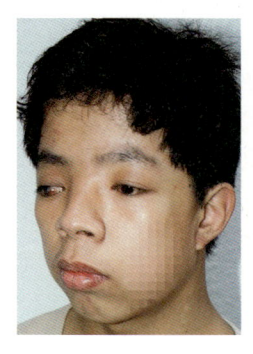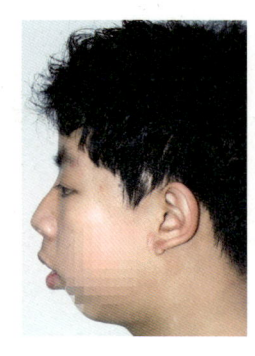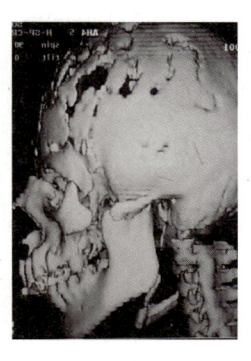

S　　　　　　　　　　　T　　　　　　　　　　　U

A~F. 术前照片、头颅X线侧影定位片和CT三维重建片；G~J. 手术设计及术中；K. 术后2周牵引中；L. 术后3周牵引中；M、N. 术后3个月牵引后维持中；O、P. 术后5个月去除外置式牵引器支架后；Q~U. 术后14个月随访。

图24-23　成人Crouzon综合征的颅颌面截骨后牵引成骨治疗（1999）

（六）婴幼儿简易中面部牵引前移

婴幼儿中面部极度后缩影响呼吸者，因骨骼脆弱又不易固定，很难用常规的牵引器和截骨方法，故可选用此法。此类患者呼吸道十分狭窄或已变形，如经口腔或鼻腔插管困难者可以选用经气管切开插管后的全身麻醉。简易的方法是选用较粗的克氏针，经一侧颧颊部横穿整个中面部，到另外一侧颧颊部穿出。用较长的细钢丝分别固定在左、右两侧穿出的克氏针外露端。将患儿置于有支架的床上平卧，将面部左、右穿出的两根细钢丝向上引出，继而向床尾经滑轮向下与计重的秤锤连接。秤锤可以从50~100g开始，每天逐渐增加重量，直至患儿中面部牵引到位为止。呼吸状态改善后，此牵引装置还需固定1~2个月。

（七）后枕部牵引成骨

对综合征型颅狭症伴枕颅扁平、第4脑室根部狭窄（Chiari病）的病例，可以将后枕部颅骨以倒U形截开，截开部可达枕骨大孔水平以完全解除后颅压迫。用Ω型弹簧圈或直线型内置牵引器（Eric和Marchac装置）将截开的倒U形枕颅逐渐牵开。Eric等（2013）等报道，牵开后枕颅部，可以有效改善第4脑室的梗阻，进而改善脑脊液循环。但此方法仍有一些并发症，如硬膜撕裂、出血等。

五、术中注意事项

患者年龄越大，硬膜和颅骨的粘连就越严重，开颅手术的难度就越大，术中的出血也会越多。笔者曾经在一例5岁Crouzon综合征患儿的开颅手术中发现，不但硬膜和颅骨内板有非常紧密的粘连，而且在硬膜表面发现多发的钙化灶。

六、并发症

（一）死亡

Crouzon综合征的手术治疗较为复杂，有些需要行颅内、外联合手术，有一定的死亡率。死亡原因可为心血管异常、脑血管异常、脑水肿、颅内血肿、呼吸道阻塞（如窒息）等。死亡率为0.31%～0.37%。

（二）脑脊液漏

颅内、外联合入路的截骨前移术，可因撕破硬膜或因硬膜修补不善而产生脑脊液漏。此种情况在monobloc手术中发生率较高。额眶面前移后在颅底部会出现筛板断开，筛窦开放，鼻黏膜因鼻根前移破裂而有较大缺损，一般很难缝合修补。此种情况可用大腿阔筋膜或额部颅骨膜修补鼻筛部的黏膜和骨缺损，以隔开颅内、外交通。脑脊液漏的发生率为1.5%～3.2%。在笔者团队的60余例Crouzon综合征手术患者中，仅有2例有脑脊液漏，体位引流后1周消失，无持续性脑脊液漏形成。一般来说，对于持续不愈的脑脊液漏应保持鼻腔通畅，不予堵塞，以防止逆行感染而引发颅内感染；必要时应进行硬膜修补术。

（三）颅内血肿形成

有些患者因有脑血管畸形，或因手术中凿骨而形成颅内血肿。笔者团队曾有1例术后48小时后出现颅内小血肿（5 ml），经保守治疗后自愈的患者。手术中轻柔的操作和手术者之间的默契配合可防止此并发症。

（四）感染

据报道monobloc手术的感染率极高，半数病例可形成硬膜外脓肿和死骨形成（以额眶骨带为主），但Wolfe和Tessier的报道，死骨形成及脓肿发生仅有3.1%～5.9%（1993）。笔者做过2例monobloc手术，术后未发现感染及死骨形成，这可能与手术方法和手术的熟练程度有较大的关系。

（五）失明或视力减退

失明或视力减退并不多见，但一旦发生，就较难恢复。多数发生在眼球突出明显，甚至眼球突出于眼眶之外者。另外也可发生于手术不慎而损伤视神经者。

（六）血肿或血清肿

由于术中止血不彻底或术后引流不畅，会形成局部血肿或血清肿。有些深部血肿或血清肿不易被吸收，可形成局部的继发感染，影响移植骨的成活。一旦发现血肿或血清肿可行局部穿刺抽出。笔者60余例患者中有2例发生颞眶深部的血肿和血清肿，经局部吸出后好转。

(七)其他并发症

其他并发症还有上睑下垂、斜视、眼眶不齐、移植的鼻骨外露、角膜擦伤、呼吸道不畅等。其中的眼部并发症待截骨手术完成以后的 1~2 个月时可以请眼科医师会诊解决。颌间结扎期间呼吸道不畅者可置鼻通气导管,呼吸道阻塞严重者可行气管切开术。

七、手术效果评估和二期整复术

Crouzon 综合征的术后效果评价应从三个方面考虑:软组织外貌、颅颌面骨结构改变、是否需行二期整复术。

(一)软组织外貌的改变

术后颅颌面软组织改变,或者说面部轮廓的改变,最为直观而明确的观察方法仍然是手术前、后照片的对照。

计算机的广泛应用为软组织外貌的定量分析提供了可能。目前可应用计算机辅助模拟成像系统对术前的畸形进行预测和手术设计,也可应用此系统对术前、术后的面部外形轮廓进行比较分析。其关键是确定颅颌面部的标志点、线段、平面角,以此作为分析的依据。

突眼度测量是评价眼眶深浅和眼球突出情况的客观指标。常用 Hertel 突眼计,测定眶外缘至角膜的垂直距离。正常中国人的突眼度为 13~14 mm;女性略低于男性,相差约 1 mm;儿童突眼度较小,12 岁以后开始接近成人;38.6% 的正常人两眼突出度不等,右眼略大于左眼,有时可相差 3 mm(许尚贤,1958)。笔者统计 45 例 Crouzon 综合征的突眼度,术前左眼平均值为 18.6 mm,右眼平均值为 19.9 mm;术后左眼平均值为 13.2 mm,右眼平均值为 13.9 mm,均接近正常。从外形改变上看,术后 Crouzon 综合征的突眼均得到明显的改善。

(二)颅颌面骨结构改变

颅颌面骨结构的评价基于 X 线片(主要为头颅侧影定位片)和 CT 扫描片的资料分析。

笔者测定 60 余例 Crouzon 综合征的头颅侧影定位片,术前、术后的改变见表 24-1。中面部骨块的术后改变趋势是向前向下,其标志点的改变见表 24-2。

表 24-1 手术前、后面角和线段的改变

平均值	术前	术后	改变量	正常参考值
∠SNA	70.9°	74.5°	3.6°	81.8°
∠SNB	85.1°	80.8°	4.3°	79.2°
∠ANB	−14.2°	−6.3°	7.9°	2.6°
SN	61 mm	71.1 mm	10.1 mm	76.9 mm
PNS-咽后壁	9.56 mm	18.89 mm	9.33 mm	27.79 mm

表24-2　手术前、后中面部主体骨块标志点的改变

标志点改变	前移量/mm	下移量/mm
Or	10.8	1.1
ANS	10.1	2.2
PNS	9.6	1.6

上述两个表中，∠SNA为上颌骨与颅底的关系角，∠SNB为下颌骨与颅底的关系角，∠ANB为上、下颌骨的关系角，SN为前颅底长度，PNS-咽后壁为后鼻嵴至咽后壁的垂直距离（代表咽腔的直径），Or为眶底点，ANS为前鼻棘点，PNS为后鼻棘点。

中面部骨块经截骨前移后，鼻根点（N）、上齿槽座点（A）均有位置改变，使∠SNA增加，∠SNB减小，∠ANB减小，上述三个关系角，术后较术前有4°～8°的改变，其值均较术前更接近正常值。同时鼻根点（N）前移后，前颅底长度（SN）也增加10 mm左右，提示眼眶的上壁伸长，眶容积增大，使眼球得以被眼眶容纳。另外，头颅X线定位片上PNS-咽后壁与患者咽腔大小，以及是否存在上呼吸道阻塞有关，中面部前移后，后鼻嵴（PNS）也同时前移，使患者咽腔扩大，能有效地改善上呼吸道阻塞。

测量头颅X线定位片上各颅颌面角、线段、座点的意义在于：①确定手术的效果，并进行定量分析。②作为评价畸形复发的基础。Bachmayer和Ross等（1986）报道19例Le Fort Ⅲ型截骨术后的长期随访结果，发现中面部骨块在水平方向可有9.4%的复发，在垂直方向可有5.5%的复发，尚属较为稳定。作者发现，代表中面部骨块的三个标志Or、PNS、ANS前移和下移的幅度与畸形是否复发有关，有5例术后为水平前移或轻微上抬者，发生前牙轻微开𬌗，上下𬌗不能良好锁定，最终前移的中面部骨块较其他病例更易发生回缩，导致部分复发；这可能与术中鼻根至筛板的截骨线没有向下倾斜，以及鼻根缺乏足够的植骨有关。③在儿童病例中，可以追踪其术后的颅颌面发育是否正常。Bachmayer和Munro（1986）发现，Le Fort Ⅲ型截骨前移术的儿童病例一般5～6年以后对中面部发育的影响主要是水平方向发育不足，垂直方向则与正常人相同，因而建议到成人以后手术，或待二期进行Le Fort Ⅰ型截骨前移术。关于Le Fort Ⅲ型截骨前移术对下颌骨发育的影响，Bu和Kaban等（1989）认为，尽管术前畸形患者的下颌角（gonial angle）增加、MP-SN距离增加、下颌支长度变长、下颌支和下颌体的长度比大于正常人，但发育期的儿童行中面部手术以后对下颌角的形状和长度均无影响，只是下颌骨相对颅底的关系角增加了。④前移后鼻嵴（PNS），扩大咽腔通呼吸道的测量有利于配合患者进行改善呼吸道阻塞、提高发音效果的有关辅助治疗。

实例测量分析（图24-15）：患者任××，男，颅颌面型Crouzon综合征。12岁时被施以颅内外联合入路的Le Fort Ⅲ型截骨前移术（monobloc法），当时额眶及上颌骨平均前移10 mm，下移11 mm。牙列咬合由安氏Ⅲ类咬合关系（反𬌗），变成安氏Ⅱ类咬合关系（轻度超𬌗）。术后9年随访的头颅侧影定位测量显示，由于手术干预了畸形的颅颌面骨架结构，使额颅和中面部能按照较为正常的轨迹完成颅颌面部的生长发育。表24-3所示为该病例的头颅测量比较。

表24-3　Le Fort Ⅲ型截骨术7年后的颅颌面部标志点轨迹

年龄	∠SNA	∠SNB	∠ANB	ANS-PNS	N-ANS	N-S	Ar-Pg	N_1-N_2	Or_1-Or_2	A_1-A_2
12岁	77.5°	81.5°	−4°	42 mm	40 mm	55 mm	92 mm	—	—	—
19岁	71.5°	69.5°	2°	55 mm	45 mm	80 mm	100 mm	25 mm	22 mm	15 mm

从表24-3可见，随着年龄的增长，下颌骨长度增加，Ar-Pg的距离由12岁时的92 mm，增加至19岁时的100 mm。因Le Fort Ⅲ型截骨术（monobloc法）在额颅和中面部进行，以下颌骨及Pg点为不变的参照点，颅中面部有下述改变：①∠SNA由77.5°减少至71.5°，减少量为6°。∠SNB由81.5°减少至69.5°，减少量为12°。∠ANB由−4°增加至2°，增加量为6°。上述三角的改变，给我们一个提示，尽管手术7年后的∠SNA、∠SNB与正常值相差甚远，但不应忽视手术对N点和A点的影响，可以完全改变上述两角的值，因而∠SNA和∠SNB不能作为决定畸形改善与否的观察指标。另一方面，∠ANB反映了上、下颌角的协调与否，其角度的改变与手术对骨性标志点的改变关系不大，因而可作为较为客观的观察中面部变化的指标。②ANS-PNS表示中面部的长度（深度）。本例中该值由术前的42 mm，增加至7年后的55 mm，去除手术前移10 mm的值，实际生长发育过程中，中面部的长度增加了3 mm。另一方面，N-ANS表示中面部高度，本例中由术前的40 mm，增加至术后7年的45 mm，增加了5 mm。面长度和中面部高度的改变提示，Le Fort Ⅲ型截骨术不但不会影响上颌骨的生发中心，相反能使中面部沿着较为协调、正常的轨迹生长发育。③从同为颅颌面部长度（深度）的线段和一些标志点的比较来看，N-S（代表前颅底长度）由55 mm增加至术后7年的80 mm，去除手术前移的10 mm，实际生长发育性前移的量为15 mm。Or点前移的量为22 mm，A点前移的量为15 mm；去除手术前移10 mm的量，N点、Or点、A点前移（生长发育性）的值分别为15 mm、12 mm、5 mm。若以N、Or、A三点代表前移上颌中面部的整块，可以发现，Le Fort Ⅲ型截骨术后，颅中面部生长发育的轨迹是一个向前、向下的旋转弧。这种手术干预后的颅颌面生长发育现象，提示颅内、外联合入路的Le Fort Ⅲ型截骨前移术（monobloc法），打开了早闭的额颅骨缝、颅底骨缝和中面部各骨缝，同时并不影响颅骨和中面部骨块的生发中心。截开骨块的发育轨迹是逐渐趋向于正常的颅颌面结构，即N点和N-S的最大增加，可以改善前颅底和鼻根部长度的不足，进而增加眶上壁的深度。Or点的适度前移，可以使眶下壁深度增加，眼眶能容纳正常眼球，进而改善突眼症状。A点的少量前移是为了维持上、下颌关系的正常锁定，同时能保持一定的颅突度。

该随访病例的头颅测量比较提示了颅内、外联合入路的Le Fort Ⅲ型截骨术对颅颌面骨发育前期（14～16岁以前）的患者可能同样有效，它使得颅中面部截骨块，呈向前、向下旋转弧的发育轨迹，表现为额颅部有了最大的向前发育的空间，眶底、上颌骨中份有中度的前移，而上牙槽点（上颌骨下份）的前移量最小，这些改变既能达成颅颌面部的正常外形，又能维持良好的前颅底长度、眼眶深度和正常的咬合关系。而在面部各角的测定中，以∠ANB的改变较为有观察价值。

（三）基于CT分析中面部截骨前移术对Crouzon综合征患者鼻腔结构的改变

目前基于CT扫描的DICOM 3.0格式资料已经非常通用，且易于保存。在二维CT平面上，笔者选用后鼻棘点（PNS）、腭垂尖点（U）、会厌尖点（EPI）、气管食管分叉顶点（OES）的切面，分析中面部截骨前移手术前、后的面积改变。结果显示，手术前、后上述各点的截面积有显著改变（图24-24），如在后鼻棘点（PNS）的呼吸道截面积，手术后平均增加了210.3 mm²±219.3 mm²；腭垂尖点（U）的呼吸道截面积，手术后平均增加了65.1 mm²±42.2 mm²。

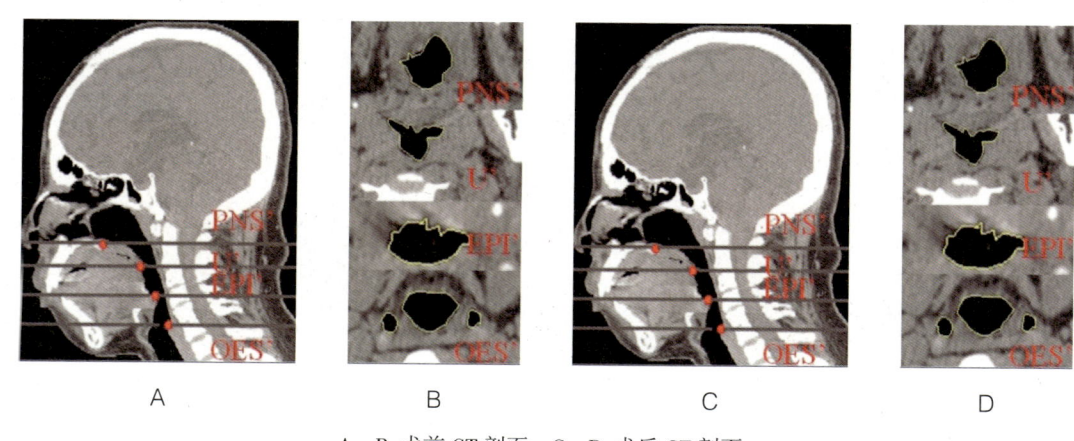

A、B 术前CT剖面；C、D 术后CT剖面。
图24-24　中面部前移对上呼吸道剖面的影响

应用计算机处理CT资料后对上呼吸道三维体积进行测量的结果显示，中面部截骨前移手术以后，上呼吸道的体积增加明显，如在气管食管分叉顶点（OES）的呼吸道流量平均增加了9.1 ml±6.9 ml（图24-25）。

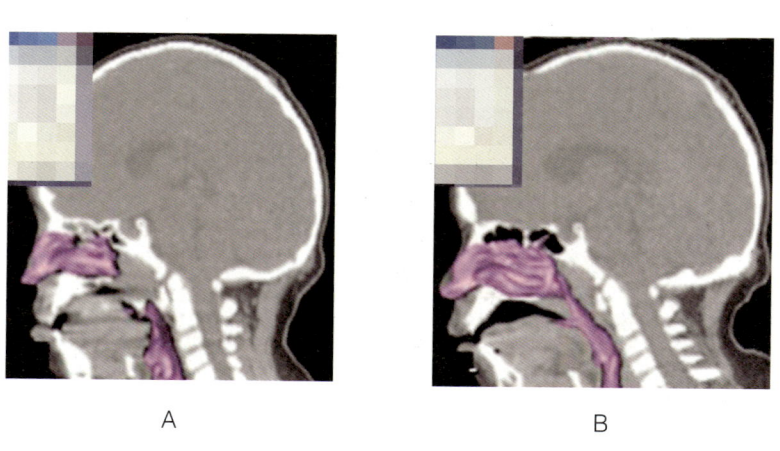

A. 术前；B. 术后。
图24-25　中面部前移对上呼吸道三维通道的影响

（四）基于流体力学和有限元分析手术对Crouzon综合征患者鼻腔结构的改变

首先采用CT扫描获取DICOM 3.0格式数据文件，建立颅颌面畸形（craniofacial deformity，CFD）的有限元模型（图24-26），在ANSYS Fluent软件中模拟并分析静态吸气相Crouzon综合征患者鼻腔的流场特征，并对患者的术前、术后鼻腔流场变化信息进行对比分析。其结果显示：Crouzon综合征患者鼻腔呈现前后径较短并且较为高拱的结构特点；鼻瓣区为鼻腔最为狭窄的区域，静态吸气相局部呈现较高的气流流速（平均2.47 m/s）及鼻腔壁面剪切力，是产生明显压强的关键区域；随着距前鼻孔距离的增加，鼻腔内压力逐渐下降，下鼻甲前端（大约距前鼻孔2 cm处）以前的鼻腔压强已占有整个鼻腔压强的大部分（占总鼻腔压强的69%～88%，平均79.24%）。吸气相压强分布大部分集中在鼻腔前段，尤其在鼻瓣区至下鼻甲前端平面，鼻瓣区压强变化明显，压强占总鼻腔的45%～87%，平均值为77.90%，鼻瓣区为鼻腔截面积最小区域，气流通过所产生的压强变化很明显（图24-27）。

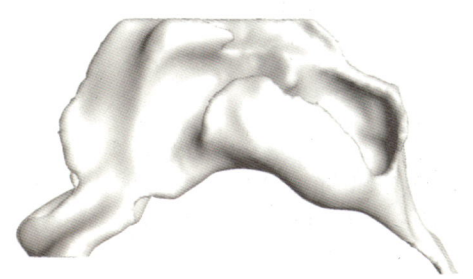

图24-26　Crouzon综合征的颅颌面畸形鼻腔有限元模型

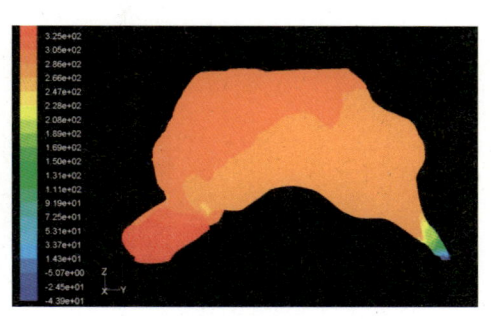

图24-27　吸气相气流数值模拟压强分布

鼻腔前后径较小（平均值为5.7 cm），上下径相对较长，鼻腔底多呈弓状拱起，水平位置较前鼻孔高，总体呈现前后压缩并且较为高拱的鼻腔结构特点，相对流出道的后鼻孔及鼻咽部来说，则相对狭小，多数患者有不同程度的鼻中隔偏曲。

模拟气流从双侧前鼻孔进入，从鼻咽部流出，分析发现11例鼻腔模型总鼻道气流速度较下鼻道及中鼻道大，最大流速位置位于鼻瓣区附近，平均2.47 m/s，下鼻甲前端平面平均流速1.66 m/s，越往后鼻孔流出道，流速逐渐降低，在鼻中隔偏曲侧发现流速明显大于对侧鼻道，较小的鼻腔截面积和鼻中隔偏曲造成狭小的通气道均会影响气流流速，产生较高的鼻腔侧壁剪切力，截骨前移或牵引成骨术增加了鼻腔前后径，改变了鼻阻力。通过有限元分析，可以直观地认识到Crouzon患者鼻腔内气流分布状况，以及手术对鼻腔结构和气流场的影响，鼻瓣区对鼻腔气流场分布起关键性作用，截骨前移或牵引成骨术会改变鼻阻力并改善鼻腔通气功能，但不影响鼻腔气流场的分布（图24-28）。

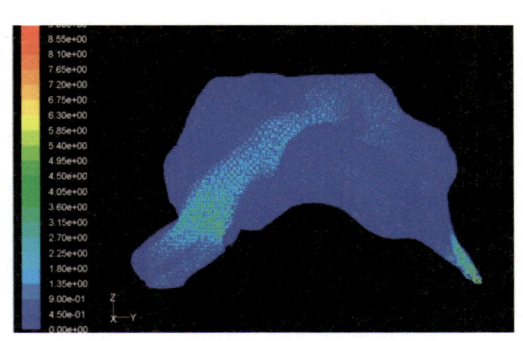

图24-28　吸气相气流速度分布云图

Crouzon综合征鼻腔高拱，鼻腔上下径较大，气流轴向流动上、下方流速差别较大时，更易产生涡流现象，多发生在鼻腔顶前端和下鼻道上部（图24-29）。

手术前移中面部后Crouzon综合征的鼻腔结构发生明显改变，中面部前移使鼻腔前后径明显增大，由术前的平均5.59 cm增加到术后的7.28 cm。随着鼻腔前后径的增加，鼻腔整体压缩高拱的形态得以改善，接近于正常鼻腔形态，尤其是后鼻孔及鼻咽部容积也得以扩大，极大地改善了鼻腔流出道的面积大小，该部位的面积由术前的平均0.26 cm²，改善为术后的平均0.68 cm²。影响整体鼻腔气流分布的鼻瓣区，其术前、术后截面积大小发生改变，由术前的平均 $0.68\ cm^2$，改善为术后的平均 $0.85\ cm^2$（图 24-30）。

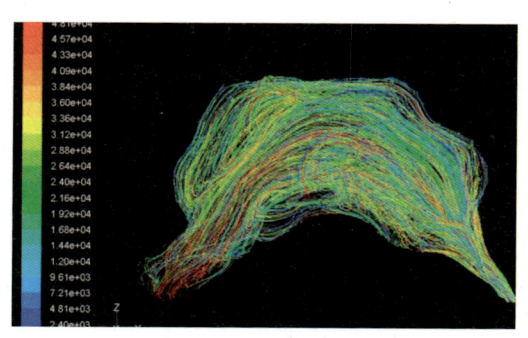

图 24-29 吸气相鼻腔气流迹线图（左侧位观）

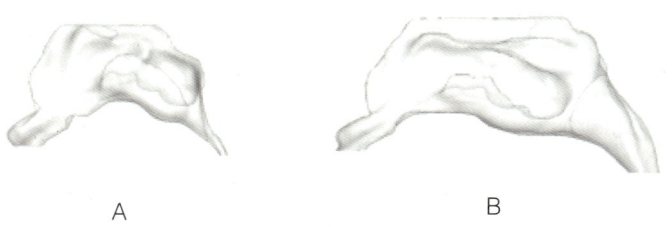

A. 术前；B. 术后。

图 24-30 Crouzon 综合征治疗前后鼻腔结构变化（左侧位观）

术前、术后鼻瓣区压强的比较显示局部压强在术后明显下降，术后鼻瓣区仍为影响鼻腔整体气流分布的关键区域，局部鼻瓣区压强下降仍明显，压强占总鼻腔压强的 52%～87%，平均值为 71.60%，距前鼻孔 1 cm 以内距离鼻腔压强下降明显，距离越远，压强下降越不明显。手术后，在鼻瓣区和鼻咽部流出口处速度分布显示较术前有明显下降，平均值分别为 4.35 m/s 和 2.25 m/s，可能与术后鼻瓣区和流出口横截面积的改变明显相关（图 24-31）。

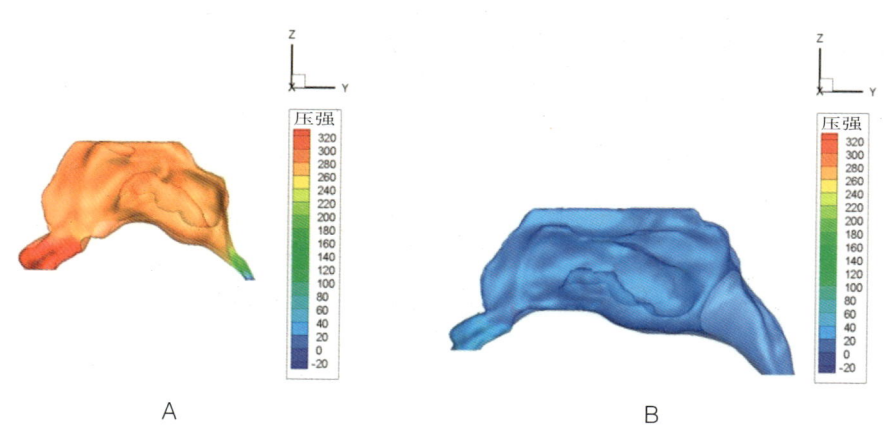

A. 治疗前；B. 治疗后。

图 24-31 同一患者治疗前、后鼻腔气流压强分布的改变

吸气相气流分析中，术后气流轴流方向分布与术前相比，基本没有变化，总鼻道中部流量比中、下鼻道内气流流量相对较大，鼻腔顶前端和下鼻道部位术前多发生涡流现象，术后鼻腔结构的改变均有不同程度的改善，鼻腔顶前端尤为明显（图 24-32）。

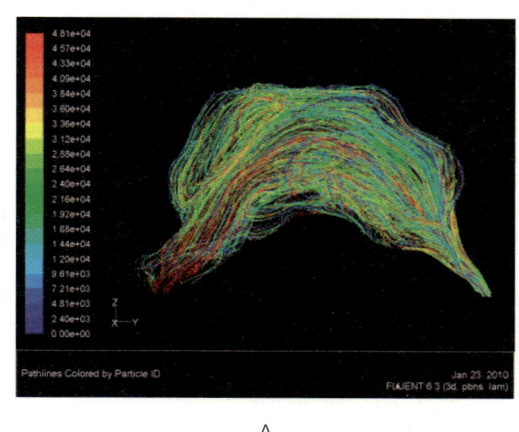 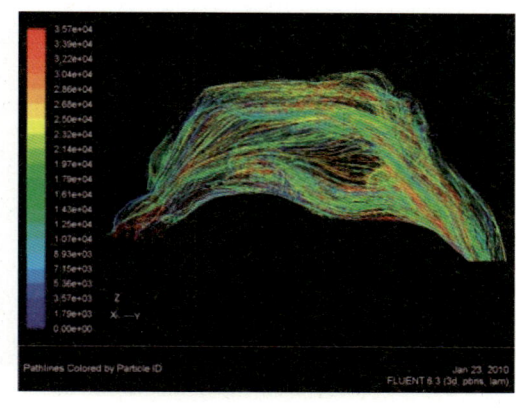

A. 术前；B. 术后。

图 24-32 同一患者术前、术后鼻腔气流迹线图比较

连续呼吸气流在计算机上用离散的方式处理（有限元体积法），可以按照流体力学分析（computational fluid dynamics）的基本思路。Crouzon 综合征颅颌面骨性结构的特点决定了鼻腔呈前后压缩高拱状，研究数据显示，鼻腔最小截面积通常发生在鼻瓣区，平均值为 0.83 cm²。下鼻甲前端处截面积平均为 1.16 cm²，仅次于鼻瓣区的最小截面积，相当于距前鼻孔 1 cm 范围，为鼻腔最狭窄的区域，其压腔变化明显，压腔占总鼻腔的 45%～87%，平均值为 77.90%。一般而言，鼻腔内的呼吸气流阻力与鼻腔横截面积成反比，证实了气流场分布及迹线图中显示的相对宽阔的总鼻道、下鼻道和中鼻道交界处会流过大部分气流的现象。Crouzon 综合征手术治疗后，鼻腔整个形态结构上有明显改变：手术前 Crouzon 综合征患者鼻阻力平均值为 0.80 kPa·s/L，明显高于正常人鼻阻力（$Rn=0.13 \sim 0.33$ kPa·s/L）；手术后鼻阻力较术前明显减小，平均值为 0.21 kPa·s/L，属于正常人范围，说明术后患者主观上鼻腔通气明显好转。

（五）二期手术及其评估

Crouzon 综合征手术以后可有不同程度的复发。疗效评价的另一方面是通过观察是否进行二期手术，以及二期手术的大小间接反映复发的程度。

Whitaker 提出评价 Crouzon 综合征矫正术成功与否的三度标准：

一度（优）：不需行二期手术。

二度（良）：二期需行 Le Fort Ⅰ 型或颧部扩大等中型手术。

三度（差）：二期需行 Le Fort Ⅲ 型截骨前移术或 monobloc 手术。

在 Whitaker 本人的资料中（Fearon 和 Whitaker 发表于 1993 年），34 例随访患者，共有 24 例做过手术，其中，一度 8 例占（33.3%），二度 11 例占（45.8%），三度 5 例（占 20.8%）。笔者 45 例手术共 29 例获得随访，均未行二期整复手术。虽然可以评价为一度，但这与医疗福利状态、患者家属支付能力、患者对畸形的容忍程度等有关。

（穆雄铮　韦敏　徐海淞　汪涛　王珮华　詹明坤）

第二节 Apert综合征和三叶草头畸形的治疗

Apert综合征又称为尖头并指（趾）畸形（acrocephalosyndactyly）Ⅰ型，是一种多早闭颅缝所致的综合征。其特征是较多伴发并指（趾）畸形和三叶草头畸形（cloverleaf skull syndrome 或 Kleeblattschadel 征，图24-33）。如果用三维超声检查可以发现Apert综合征手、脚和脸部畸形。本病与双侧冠状缝、颅底多条颅缝的早闭有关，伴发典型的并指（趾）畸形和面部痤疮等。Apert综合征的基因异常是位于FGFR2的第2、3位点的基因突变。其发生率略小于Crouzon综合征，在1/300 000～1/100 000。颅颌面部的症状与Crouzon综合征相似，表现为颅狭症所致的头颅畸形、突眼和中面部严重发育不良。

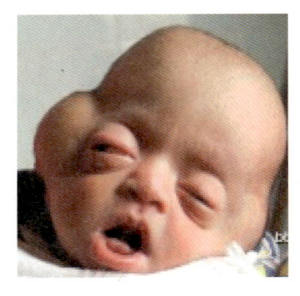 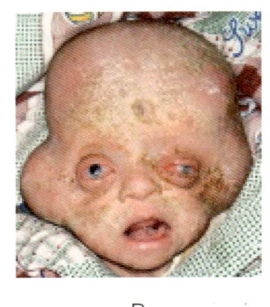 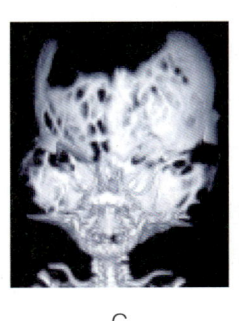 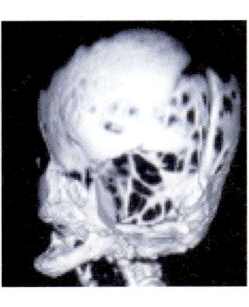

A　　　　　　　　B　　　　　　　　C　　　　　　　　D

A. 出生3个月；B. 出生8个月；C、D. 出生8个月时CT三维重建影像。

图24-33　三叶草头畸形

通常可以在孕26周应用B超和MRI检查出三叶草头畸形（图24-34）。

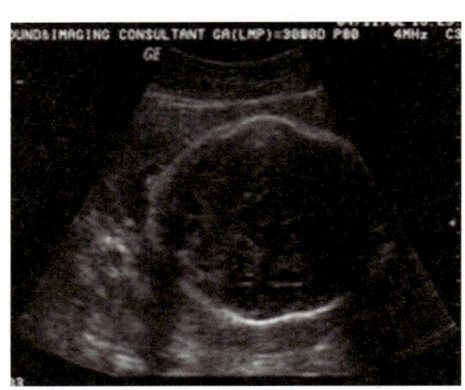

图24-34　B超显示三叶草头畸形

在Apert综合征中，头颅畸形多为尖头、短头、三叶草头。婴儿时期前额部明显的扁平和后倾，前囟膨突，枕部扁平无正常突起。Cohen等（1971）指出颅指数较高，为90.8～95。中面部，可见额部很高。轻度突眼，伴有中度的眶距增宽症，且眼眶水平轴线的外侧向下倾斜（反蒙古眼畸形）。中面部凹陷，腭盖高拱，可有腭裂、牙列拥挤和开𬌗、反𬌗畸形。成人患者面部有典型的痤疮。手的并指畸形或足的并趾畸形，常发生在第2、3、4指（趾）。指（趾）骨融合为仅有一个指（趾）甲，手指短小。其他伴发畸形有腭部牙弓黏膜下隐裂、动眼神经麻痹、不对称的突眼和上睑下垂等。神经系统方面，多数患者有智力发育迟缓，但有些作者报道显示患者的智力处于中等水平，智商接近正常人。

三叶草头畸形虽然在Apert综合征中多见，但也并非唯一在此综合征型颅狭症中独见，它也可见于Crouzon综合征、Pfeiffer综合征、Carpenter综合征、侏儒症、II型致死性侏儒症、青年窒息性胸营养不良、羊膜破裂序列征等。

一、治疗原则

对于颅颌面部畸形，2岁以前患者可行额眶前移术和全颅成形术。如伴发颅后窝狭窄（如Chiari症）者，可以行颅后窝扩大或者牵引。如有较严重脑积水者，可行脑室-腹腔分流术。学龄儿童患者可按Tessier、Wolfe等的观点，行颅颌面联合前移的扩大Le Fort III型截骨，同期做中面部劈开去骨以矫正眶距增宽症。成人的手术选择同Crouzon综合征。对于并指（趾）畸形，可按照分指（趾）的整形原则进行一期或分期的分指（趾）手术，如Z形组织瓣改形、植皮等。

婴儿时期前额部明显的扁平和后倾，前囟膨突，枕部扁平可以没有正常突起。婴儿的头骨异常或后期闭合可能引起神经系统继发的病变，但缺乏特异性变化，表现为高颅压、头痛（或惊厥）、程度不同的智力低下、嗅觉（或听觉）消失、继发性视神经萎缩等，但具体程度因人而异。有时可出现脊柱和四肢发育不全，如椎骨融合（尤其是$C_5 \sim C_6$）、脊柱裂或可伴有短颈畸形。肩和肘部常有骨性结合和关节固定，骨骼肌异常，身材矮小。成人患者面部有典型的痤疮。异常厚的皮肤让骨骼异常更加明显，青春期早期皮脂溢出和面部痤疮很明显。同时可合并肾脏、心脏等重要器官的病变。Apert综合征患者中，48%的人智商高于70，20%的人智商在50，可见大脑发育不良在Apert综合征患者中不容忽视，这可能与嗅区-边缘-间隔-胼胝体结构有关，临床上曾观察到发育不全的胼胝体、间隔缺损和无嗅脑畸形、脑回异常、发育不全的白质、锥体束异常和巨脑、脑室畸形和脑积水等。脑积水是Apert综合征患者可能出现的问题，其危害极大，可引起精神发育迟缓及早期婴儿死亡。头围测量不能很好地评估颅内量，早期的三维重建影像检查很有必要。

二、手术治疗

手术目的、术前检查和Crouzon综合征相同。但如伴有高颅压或较严重的脑积水，则治疗的预后较差。如果颅内压较高并伴有较严重脑积水者，建议先做脑室-腹腔分流术以改善脑积水症状。如果脑积水并不十分严重或者脑积水脑室-腹腔分流术后6个月以上，可以对三叶草头畸形进行治疗。三叶草头畸形的治疗目的主要是减小颅内压、改善视力、改善颅颌面外形。通常突眼症状和眶距增宽症的严重程度不如Crouzon综合征那么明显，而三叶草头畸形从正面看不仅外形不佳，同时还有颅前窝的形态异常。其他症状如鼻根扁平、中面部发育不良等需要到青春期后再进行二期相关治疗。

三叶草头畸形形态异常表现在短头畸形和两侧颞部凹陷。开颅手术后，额眶骨带形成和过度前移，是重塑颅骨外形的第一个重要步骤，一般额眶骨带最好能够前移1.5~2.0 cm，这样可以让颅底径能够足够宽大以增加颅腔容积，同时鼻额角的外形也可以渐趋正常。前移额眶骨带以后，开颅取下颅骨板的范围应该向上超过颅顶、向两侧跨过颞部颅骨（图24-35）。

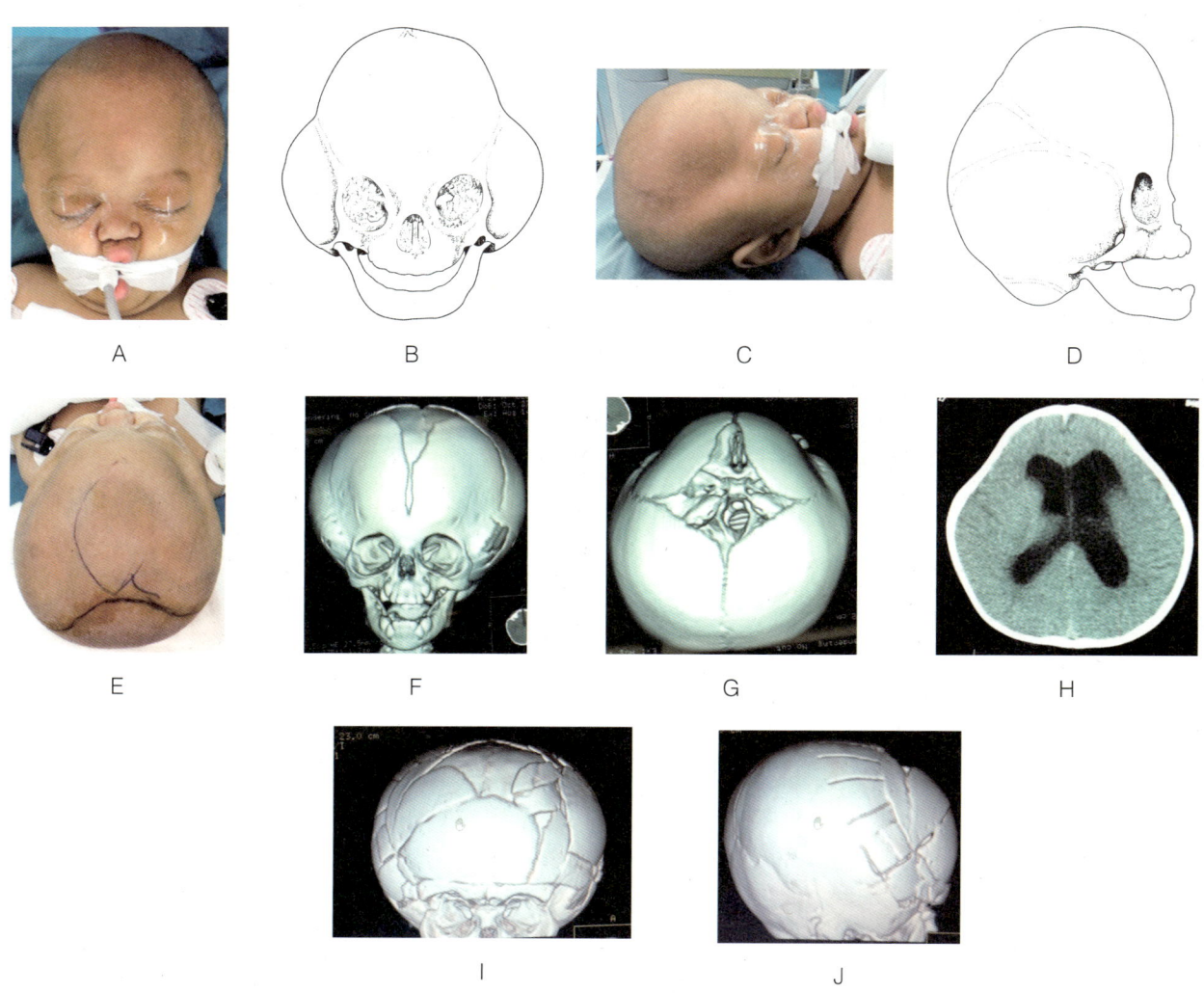

A、B. 术前正位照片及正位示意图；C、D. 术前侧卧位照片及侧位示意图；E. 术前顶视位照片；F～H. 术前CT三维重建；I、J. 术后CT三维重建。

图24-35　三叶草头畸形患儿（11个月）手术治疗前后

年龄稍大的患儿手术难度也相应增大，早闭颅缝与其下的硬膜有较多的粘连，开颅操作中容易撕裂硬膜而产生脑脊液漏，尤其是颞部凹陷区域所对应的颅前窝和颅中窝交界处，会有增生的颅骨板嵌入硬膜之中，手术中应注意（图24-36）。

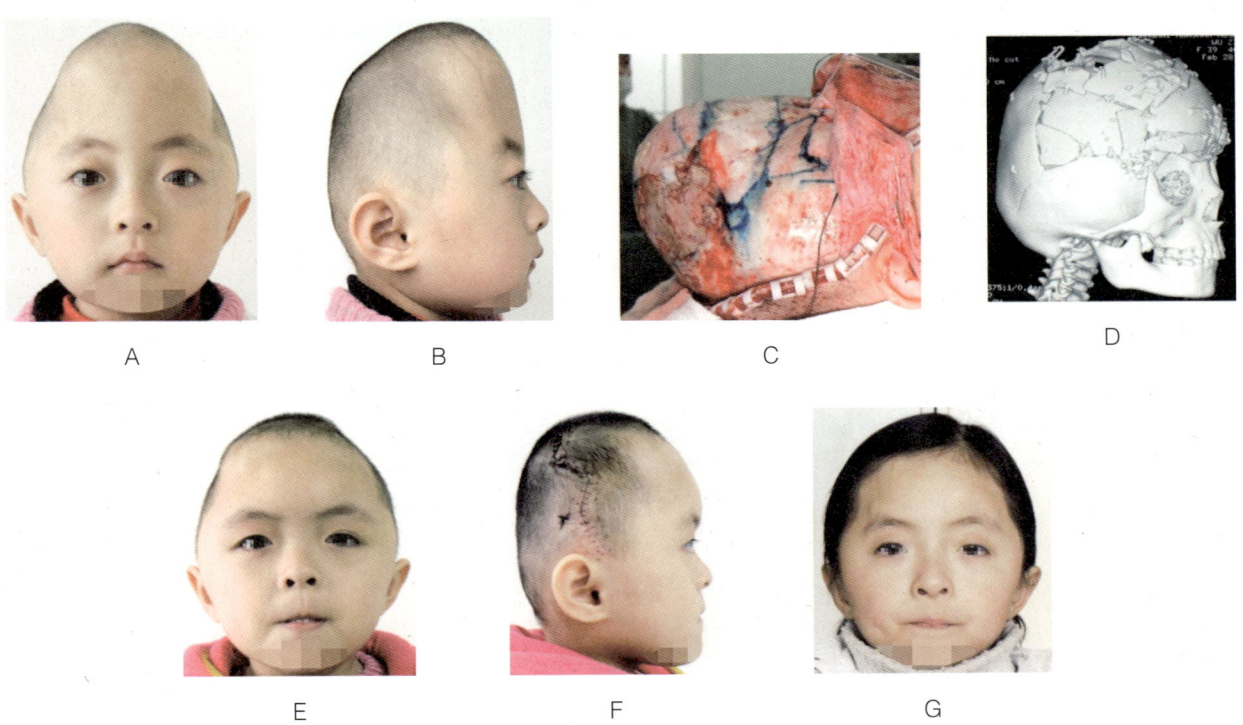

A、B. 术前正侧位；C. 术中截骨设计；D. 术后CT三维重建；E、F. 术后正侧位；G. 术后3年随访正位。

图 24-36　三叶草头颅畸形患儿（5岁）手术治疗前后

第三节　小头综合征的诊断

Rett综合征也可表现为头小。根据1984年维也纳国际专题学术会议制定的诊断标准如下：①女孩发病；②产前及围产期正常，出生后6～18周神经、精神及运动发育正常；③出生时头围基本正常，出生后6个月至4岁进行性发育迟滞而呈小头；④1岁半至4岁智力逐渐退步，与周围的联系减少；⑤1～4岁逐渐失去已获得的手的技能，出现重复刻板的特异性双手拍打、搓洗及拧绞动作，伴阵发性过度换气、咬牙或凝视；⑥行走减少，步态改变或共济失调；⑦病程中可有稳定期，进而出现癫痫及锥体束征。本综合征病因不清，无特异性治疗方法。

（穆雄铮）

参考文献

[1] 徐海淞,穆雄铮,俞哲元,等. Le Fort Ⅲ型截骨牵引术后上气道不同截面面积变化的研究[J]. 中华整形外科杂志,2008,24(3):181-183.

[2] 穆雄铮,俞哲元,韦敏,等. 中面部外置式牵引成骨治疗Crouzon综合征[J]. 中华整形外科杂志,2007,23(4):277-280.

[3] 穆雄铮,计菁,王毅敏,等. 突眼和颅面部发育不良的外科矫治术[J]. 中华眼科杂志,2004,40(6):380-384.

[4] 冯胜之,张涤生,穆雄铮,等. 先天性颅狭症的治疗[J]. 中华整形烧伤外科杂志,1995,11(6):406-411.

[5] 刘迎曦,于申,孙秀珍,等. 鼻腔结构形态对鼻腔气流的影响[J]. 中华耳鼻咽喉头颈外科杂志,2005,40(11):846-849.

[6] 王吉喆,张军,孙秀珍,等. 鼻腔流场数值模拟与鼻声反射相关性研究[J]. 医学与哲学(临床决策论坛版), 2007,28(5):52-54.
[7] KOLK C V, MENEZES J. Craniofacial Syndromes[M]// MATHES S J.Plastic surgery.2nd ed. Philadelphia: Saunders,2005.
[8] MELING T R, DUE-TØNNESSEN B J, HØGEVOLD H E, et al. Monobloc distraction osteogenesis in pediatric patients with severe syndromal craniosynostosis[J]. J Craniofac Surg,2004,15(6):990-1000.
[9] BRADLEY J P, GABBAY J S, TAUB P J, et al. Monobloc advancement by distraction osteogenesis decreases morbidity and relapse[J]. Plast Reconstr Surg,2006,118(7):1585-1597.
[10] COHEN S R, BOYDSTON W, HUDGINS R, et al. Monobloc and facial bipartition distraction with internal devices[J]. J Craniofac Surg,1999,10(3):244-251.
[11] COHEN S R, BOYDSTON W, BURSTEIN F D, et al. Monobloc distraction osteogenesis during infancy: report of a case and presentation of a new device[J]. Plast Reconstr Surg,1998,107(7):1919-1924.
[12] MELING T R, TVETEN S, DUE-TONNESSEN B J, et al. Monobloc and midface distraction osteogenesis in pediatric patients with severe syndromal craniosynostosis[J]. Pediatr Neurosurg,2000,33(2):89-94.
[13] MATHIJSSEN I, ARNAUD E, MARCHAC D, et al. Respiratory outcome of mid-face advancement with distraction: a comparison between Le Fort III and frontofacial monobloc[J]. J Craniofac Surg, 2006, 17(5): 880-882.
[14] RUIZ P C, RUIZ F C, LÓPEZ A C, et al. Computational fluid dynamics simulations of the airflow in the human nasal cavity[J]. Acta Otorrinolaringol Esp,2005,56(9):403-410.
[15] ISHIKAWA S, NAKAYAMA T, WATANABE M, et al. Visualization of flow resistance in physiological nasal respiration: analysis of velocity and vorticities using numerical simulation[J]. Arch Otolaryngol Head Neck Surg, 2006,132(11):1203-1209.
[16] HENTSCHEL B, BISCHOF C, KUHLEN T. Comparative visualization of human nasal airflows[J]. Stud Health Technol Inform,2007,125:170-175.
[17] BAILIE N, HANNA B, WATTERSON J, et al. A model of airflow in the nasal cavities: Implications for nasal air conditioning and epistaxis[J]. Am J Rhinol Allergy,2009,23(3):244-249.
[18] ISHIKAWA S, NAKAYAMA T, WATANABE M, et al. Visualization of flow resistance in physiological nasal respiration: analysis of velocity and vorticities using numerical simulation[J]. Arch Otolaryngol Head Neck Surg, 2006,132(11):1203-1209.
[19] XIONG G X, ZHAN J M, JIANG H Y, et al. Computational fluid dynamics simulation of airflow in the normal nasal cavity and paranasal sinuses[J]. Am J Rhinol,2008,22(5):477-482.
[20] GARCIA G J M, BAILIE N, MARTINS D A, et al. Atrophic rhinitis: a CFD study of air conditioning in the nasal cavity[J]. J Appl Physiol,2007,103(3):1082-1092.
[21] LEE H P, POH H J, CHONG F H, et al. Changes of airflow pattern in inferior turbinate hypertrophy: a computational fluid dynamics model[J]. Am J Rhinol Allergy,2009,23(2):153.
[22] GUO Y F, ZHANG Y N, LIU S H, et al. Relationship between computational fluid dynamics simulation and acoustic rhinometry and rhinomanometry in nasal cavity[J]. Journal of Shanghai Jiaotong University (Medical Science),2009,29(7):845-849.
[23] HUANG X Z. Otorhinolaryngology[M]. Beijing:People's Medical Publishing House, 1995:24.
[24] OCAMPO R JR., PERSING J A. Chapter 9: Hypertelorism[M]// BENTZ M L.Pediatric Plastic Surgery. Stamford,Conn.:Appleton & Lange,1998.
[25] MAUTNER V F, KLUWE L, FRIEDRICH R E, et al. Clinical characterisation of 29 neurofibromatosis type-1 patients with molecularly ascertained 1.4 Mb type-1 NF1 deletions[J]. J Med Genet,2010,47(9):623-630.
[26] JACKSON I T.Chapter 28: Orbital Hypertelorism[M]// SERAFIN D, GEORGIADE N G.PACS: Pediatric Plastic Surgery: Volume I .St. Louis:Mosby,1984.
[27] TESSIER P, GUIOT G, DEROME P. Orbital hypertelorism. II. Definite treatment of orbital hypertelorism (OR.H.) by craniofacial or by extracranial osteotomies[J]. Scand J Plast Reconstr Surg,1973,7(1):39-58.

[28] VAN DER MEULEN J C. The pursuit of symmetry in cranio-facial surgery[J]. Br J Plast Surg,1976,29(1):84-91.
[29] VAN DER MEULEN J C. Medial faciotomy[J]. Br J Plast Surg,1979,32(4):339-342.
[30] RICHARDSON D,THIRUCHELVAM J K.Craniofacial surgery for orbital malformations[J].Eye,2006(10):1224-1227.
[31] APERT M E.De l'acrocephalosyndactylie[J].Bull Soc Med Hop Paris,1906,23:1310-1313.
[32] HOHOFF A, JOOS U, MEYER U, et al. The spectrum of Apert syndrome: phenotype, particularities in orthodontic treatment, and characteristics of orthognathic surgery[J]. Head Face Med,2007,3(1):10.
[33] SOANCĂ A,DUDEA D,GOCAN H,et al. Oral manifestations in Apert syndrome: case presentation and a brief review of the literature[J]. Rom J Morphol Embryol,2010,51(3):581-584.
[34] HSU C M,LIN M C,SHEU S J. Manifested strabismus in a case of Apert syndrome[J]. J Chin Med Assoc,2011,74(2):95-97.
[35] ALLAM K A,WAN D C,KHWANNGERN K,et al. Treatment of apert syndrome: a long-term follow-up study[J]. Plast Reconstr Surg,2011,127(4):1601-1611.
[36] TESSIER P. The definitive plastic surgical treatment of the severe facial deformities of craniofacial dysostosis. Crouzon's and Apert's diseases[J]. Plast Reconstr Surg,1971,48(5):419-442.

第二十五章

颅面裂畸形的分类

第一节 胚胎发生和分类

颅面裂是指颅骨、颜面部软组织或骨骼结构的缺损、裂开、易位，或在解剖学上表现为颅颌面与线性裂开相关的组织变形或畸形，它们是所有颅颌面畸形中变化最多的畸形。颅面裂以不同的严重程度和形态各异的方式存在。虽然它们表现奇特，形象怪异，但大多数颅面裂的发生还是遵循一定的胚胎学发生规律的，即临床发生的裂隙符合我们所知的胚胎发育会在一定的方向上形成一定部位和深浅的裂隙的规律。颅面裂可单侧或双侧出现。另外，也可出现一侧面部为一种类型的裂隙，同时另一侧存在不同类型裂隙的情况。

一、相关的胚胎发生学

畸形的发生时间和唇腭裂相似，但发生的部位有所差异（图25-1）。在额突的鼻侧部分、额突的中央部分、上颌突、下颌突等诸多突起之间，由于中胚层发生融合障碍，可能发生从骨结构到软组织的裂开畸形，或表现为沟状裂开，或表现为局部的凹陷或发育不良（图25-2）。

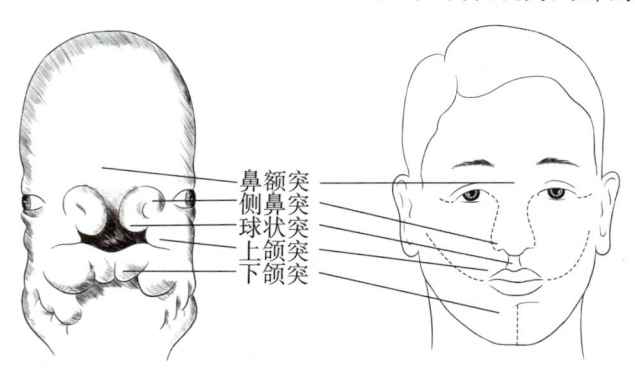

左．胚胎；右．成人。
图25-1 与胚胎发生相关的面部区域示意图

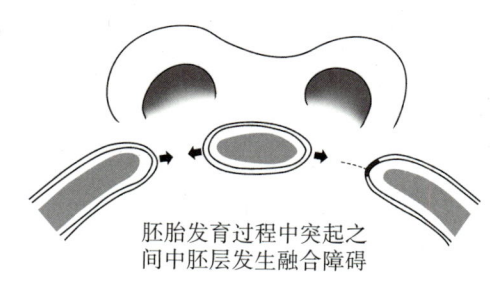

图25-2 因为中胚层发生融合障碍，发生了从骨结构到软组织结构的裂开畸形

目前超声检查已经能够发现胚胎发育中的异常。G. Pilu 等发现，胎儿在 18～23 周时就能被发现一些颅面裂畸形，如正中裂、面斜裂（图 25-3、图 25-4）；李胜利等（2004）报道了 26 周时显示胎儿良好的面部冠状面和矢状面的面部结构。

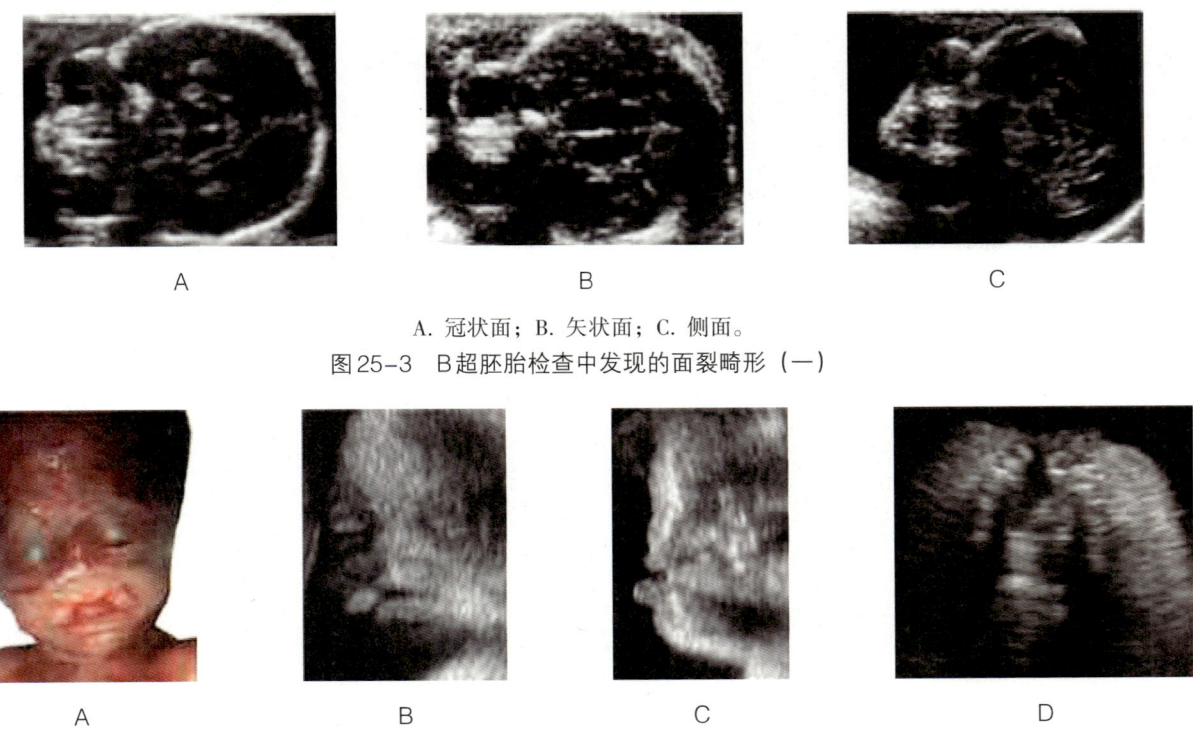

A. 冠状面；B. 矢状面；C. 侧面。
图 25-3　B 超胚胎检查中发现的面裂畸形（一）

A、B. 胎儿正面；C. 胎儿侧面；D. 胎儿在子宫中。
图 25-4　B 超胚胎检查中发现的颅面裂畸形（二）

二、分类

颅颌面畸形总的发病率较低，文献中的个案报道往往是不完全的，这更增加了分类命名中存在的困扰。不同的命名法描述的胚胎异常发育、遗传病因学和解剖标记也可用于指出相同的或形似的颅面裂畸形。将看似不同类的裂隙畸形做系统分类，无论是对理解形态学，还是对了解手术解剖，都是十分必要的。兹概述分类系统如下。

（一）美国腭裂康复协会分类

1962 年美国腭裂康复协会（American Association for Cleft Palate Rehabilitation，AACPR）通过了 Harkins 提出的分类系统。颅面裂畸形按照病理部位被分为四类：下颌突裂、鼻眶裂、口眶裂和口耳裂。下颌突裂将下颌骨和下唇的畸形归为一组。鼻眶裂包括位于鼻翼和内眦之间的畸形。口眶裂由连接口腔到内、外眦之间眶的裂隙畸形组成。口耳裂代表的是包含在口角到耳屏之间区域的畸形。

新加坡的邱武才进一步定义了 AACPR 的分类表，将骨骼解剖标记与表面解剖标记联系起来分类。口眶按眶下孔的位置被分为两个亚型，可称为 I 型（口内眦裂）和 II 型（口外眦裂）。I 型口眶裂位于眶下孔的内侧，起始于丘比特弓的外侧，不累及鼻而沿鼻唇沟向上止于内眦或下睑。I 型口眶裂的骨骼部分起始于外侧切牙和尖牙之间，延伸到梨状孔和眶下孔之间。II 型口眶裂起始于口角联合的内缘，延伸至眼眶，止于外眦或下睑中部，往往以缺损的形式存在。Ⅱ型口眶裂的骨骼部分起始于尖牙和第1磨牙之间，向上穿过眶下孔的外侧。

（二）Karfik 分类法

Karfik 分类法以胚胎学和形态学为基础，将颅面裂分为五组：A组，鼻颅畸形；B组，第一，二鳃弓畸形；C组，眶睑畸形；D组，头颅畸形，如 Apert 综合征和 Crouzon 综合征；E组，因胶原性肿瘤、萎缩或增生造成的非典型畸形、与胚胎融合线不相关的真性面斜裂（表25-1）。A组，鼻颅畸形，又分为两个亚型：A_1组，源自额鼻突的轴线畸形；A_2组，邻近鼻部区域的轴线旁畸形。B组，第一，二鳃弓畸形，也分为两个亚型：B_1组由外侧口颅畸形组成，包括半面短小症、Treacher Collins 综合征、Pierre Robin 序列征和耳畸形；B_2组包括下颌中线畸形。

表25-1　Karfik 颅面裂分类法

分组		所包含的畸形
A组	鼻颅畸形	A_1：轴线畸形（如畸胎瘤、神经胶质瘤、正中唇裂、正中裂鼻缺损）
		A_2：轴线旁畸形（如典型唇裂、闭锁鼻）
B组	鳃弓畸形	B_1：外侧口颅畸形
		B_2：中轴下唇裂-下颌中线裂
C组		眼-眶畸形（如无眼畸形、上睑下垂、眼眶部分缺损）
D组		头颅畸形（如 Apert 综合征、Crouzon 综合征、皮肤发育不良）
E组		非典型面部畸形（如面斜裂、半面萎缩症）

（三）van der Meulen 分类法

van der Meulen 尝试从胚胎学来解释颅面裂。他应用"发育异常"的名词来代替"裂隙"，因为有些畸形不出现真正的裂隙。他将畸形归因于某一发育部位（或几个部位）的发育异常或发育停止。缺损应用其所包含的发育部位（面部突起和骨骼）的名称来命名。正是这些部位在出现正常面部突起的融合过程之前、过程进行之中或骨化开始以前产生异常变化，才导致产生各种畸形，如无眼球畸形（图25-5）。这大概是发生在胚胎期顶臀长度为 17 mm 的时期（表25-2）。

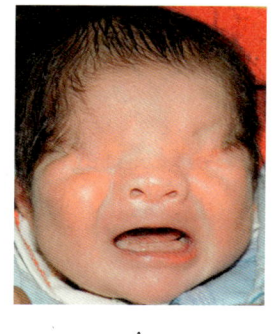
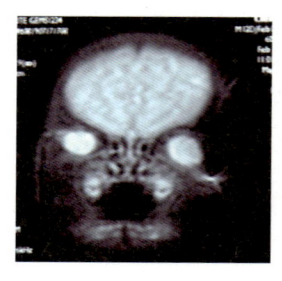

A. 患儿正面照；B. MRI 图像。

图25-5　无眼球畸形，乃是与裂隙有关的发育畸形

表25-2　van der Meulen分类法

颅颌面异常	分类	
脑颅面发育异常	鼻颅（眶间）发育异常	
	眼-眶发育异常	
颅颌面发育异常	有裂隙形成	侧方或正中鼻上颌裂
		上颌间
		上下颌间
	有骨发育不全	蝶额发育异常
		额鼻发育异常
		额鼻筛发育异常
		鼻间发育异常
		鼻发育异常
		鼻上颌发育异常
		上颌发育异常
		颧上颌发育异常
		颧发育异常
		颧额发育异常
		颧颞发育异常
		颞耳发育异常
		颧颞耳下颌发育异常
		颞耳下颌发育异常
		上下颌发育异常
		下颌发育异常
		下颌间发育异常
	有骨缝早闭	颅缝早闭
		颅面缝早闭
		面部骨缝早闭
	有骨发育不全和骨缝早闭	Crouzon综合征
		Apert综合征
		三叶草头畸形综合征
	有软骨发育不全	软骨发育不良
其他来源的颅颌面发育异常	骨来源（如骨硬化症、颅导管发育异常、纤维发育异常）	
	皮肤来源（如外胚层发育异常）	
	神经皮肤来源（如神经纤维瘤）	
	神经肌肉来源（如Pierre Robin序列征）	
	肌肉来源（如舌裂）	
	血管来源	

（四）正中面裂的分类

正中面裂可以根据组织缺损或组织过多来分类。有组织缺失和部分器官缺失的正中组织缺损被称为鼻脑缺失畸形。嗅球和嗅束的缺失被认为是这一系列大脑畸形疾病中较常见的畸形。以后的研究者认为前脑正常分裂的失败是导致这类发育异常的根本原因。DeMyer等提出用"前脑无裂畸形"的名词来表示未分裂的前脑。正中面部结构和前脑是相关的，因此，面部畸形的严重性会反映脑部发育的程度。Elias等提出对前脑无裂畸形的五类分类法的改良，应用几种亚组来区分这种大范围的畸形。Ⅰ～Ⅲ组与无叶脑相关，Ⅳ组与分叶脑相关，而Ⅴ组与正常脑相关。

正中组织过多是正中面裂的第二种情况。这类畸形在面部畸形和相邻近的大脑畸形之间并无高度相关性。畸形谱涵盖了从轻微的上唇中线切迹到最严重的眶距增宽症之间的所有畸形。正中面裂以七种体征为特征：眶距增宽、V形额部发际、颅骨分裂、上唇正中裂、原发腭的正中裂、继发腭的正中裂和眦距增宽。智力发育在典型的病例中基本正常，然而在眶距增宽和其他六个体征的一种或多种同时存在时，患者有轻微的智力发育迟缓。

（五）Tessier颅面裂的分类法（1973）

1967年Tessier提出以颅面裂为基础的分类原则，把颅面裂分为0～14型。以后由Tessier和Kawamoto逐步发表了分类法的详细内容。这是一套基于临床观察的针对少见颅面裂的分类法。虽然还有其他分类系统存在，但Tessier的分类法是最完整的，并且经受住了时间的考验。由于这种独特的分类法是基于研究者本人的丰富经验，而不是对文献上病例的搜集，于是，这使其命名规则一以贯之，并且可以详细列出病例特征。另外，这种分类法还与临床上术中所见的相邻近的骨骼畸形相联系。最近，术前CT三维重建已经应用于证实骨骼形态特征。临床表现与手术解剖所见的相关性，证明了CT三维重建对颅颌面外科医师的临床价值。

裂隙根据精心划分的"时区"以数字0～14来标号（图25-6）。眼睑和眼眶定义为此系统中的基本轴线，将面部分为上半球和下半球。Tessier使用这些标志是由于眼眶同时属于颅部和面部。眼眶将颅部（或称为"北界"裂隙）与面部（或称为"南界"裂隙）区分开来。所有的颅面裂由北界裂隙和南界裂隙组合而成。从上唇正中线开始，以眼眶为中心，顺时针或逆时针地（指从左、右两侧）向前额部中线旋转，而在面部各个部位形成各种类型的先天性裂隙畸形。例如，一般的面斜裂即属于4号裂，面横裂属7号裂。如为0-14号裂，就形成了眶距增宽症。不言而喻，发生在单侧或双侧的面部裂隙也就形成了各不相同的各种面部畸形。在临床上也可以见到以下的组合：1-13、2-12、3-11、4-10、5-9及6-8。穿过9号裂的5号裂被认为是外侧裂，因为它们通过了眶下孔的外侧。7号裂是最外侧的颅面裂。虽然颅面裂易于同这些"时区"相一致，但血管供应和胚胎学过程不一定遵循相同的规律。

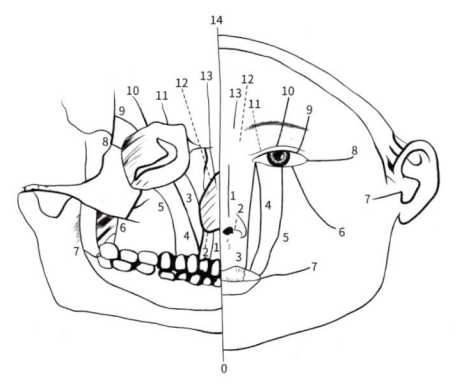

图25-6　Tessier颅面裂分类示意图

图25-6的左半面是标号的裂隙的骨骼定位，右半面标出了裂隙的临床定位及其在软组织上的标志。面裂标为0～7号，颅裂标为8～14号。

颅面裂的临床表现具有高度变异性。Tessier观察到发育不良并不发展成为面裂；然而，面裂总是拥有发育不良的组织。他发现受累的软组织和骨骼很少具有相同的范围。而且，骨骼标志比软组织标志更为恒定而且易找到。眶下孔内侧面裂的软组织受侵犯程度比眶下孔外侧的裂隙更严重。相反地，眶下孔外侧面裂的骨骼遭受破坏的程度比眶下孔内侧裂隙的更严重。另外，面裂的双侧形式可存在不同的组合。依据这种分类法而出现的各种正中裂及旁正中裂的各种畸形将在以后章节中进行详细描述。

然而，Tessier分类法并未表述病变受累组织的种类及其轻重程度，在临床应用上对治疗的指导意义仍有欠缺。穆雄铮等（2005）对1982年6月—2004年1月收治的颅面裂畸形患者共81例的相关病例资料进行回顾性分析，提出了基于Tessier颅面裂分类法的STO亚分类法，为颅面裂畸形的治疗提供了依据。这种亚分类法中，对颅面裂畸形的病例，先依据Tessier分类法确定颅面裂的位置，用阿拉伯数字0和罗马数字Ⅰ～ⅩⅣ表示Tessier分类法中0～14的类别，再用STO亚分类法对具体的受累组织和程度进行分类诊断。

STO亚分类法的具体方法如下：

（1）以受累组织分类：S表示皮肤受累，局部皮肤的切迹或裂隙。T表示皮下组织受累，皮下组织的裂隙或缺损，包括肌肉、软骨、韧带及非骨性支持结构，如睑板等。O表示颅颌面骨受累，局部骨组织在CT扫描检查中表现为裂隙或缺损。

（2）以严重程度分类：0表示正常，无任何裂隙、切迹或者移位。1表示轻度异常，可表现为皮肤出现切迹或皮下组织轻度裂开或移位，或者骨组织少量缺损，但无明显裂隙可见。2表示异常，有明显裂隙或者有移位出现。例如，Ⅳ号面裂，睑板轻度下移，颅颌面骨组织较正常薄弱，可表示为Ⅳ$_{S0T1O1}$。运用STO亚分类法对颅面裂畸形的诊断分类是Tessier分类的有效补充，可以对畸形的累及组织及严重程度作出初步判断。此分类法可以为学者之间的交流提供新的平台，对手术治疗具有指导意义，也可作为术后评估的客观标准。

本章将根据临床常见的颅面裂病例，参照Tessier分类法，采用较为简捷的面中裂、面斜裂、面横裂、眶面裂来描述，其对应的Tessier分类法及边界如表25-3、图25-7：

表25-3　颅面裂简捷分类、Tessier分类及边界对照表

简捷分类	Tessier分类	边界
面中裂	0、1、2、3、13、14	中线、鼻翼-内眦
面斜裂	4、5、6	内眦、外眦
面横裂	7	口角、耳屏
眶面裂	8、9、10、11、12	眼裂水平线

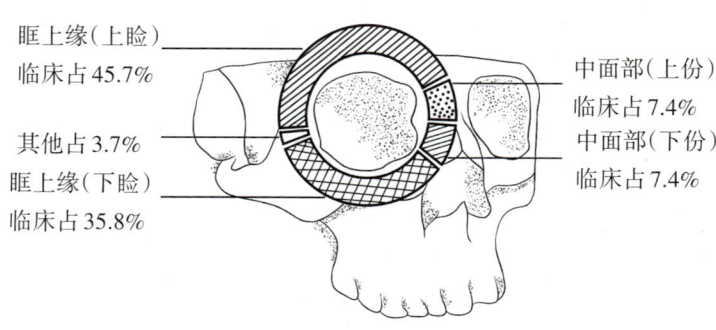

图 25-7　笔者的颅面裂分类示意图

第二节　面中裂

面中裂涉及 Tessier 分类中的 0、1、2、3、13、14 号颅面裂，顾名思义，裂隙发生于面部正中，畸形较为明显。上述颅面裂以两侧内眦和鼻翼为界，其中 0、1、2、3 号裂隙发生于眼裂水平线下方，13、14 号裂发生于眼裂水平线上方，可以单独出现，也可同时出现对应的 0-14、1-13 号颅颌面复合裂隙。

一、Tessier 0 号裂

Tessier 0 号裂发生在面部及颅中缝部位，包括正中部许多颅颌面畸形，如中缝部面裂、额鼻骨发育不全、中面部裂隙综合征等（图 25-8）。一些较小的上唇下唇部畸形，如上唇下唇正中裂、上唇唇红部缺口、正中唇裂、正中切牙间裂隙、齿槽裂、腭裂等亦可归入本类。此外，鼻裂、鼻梁宽阔平坦、鼻中隔肥厚、筛窦扩大、低位嗅板、鸡冠增大等亦属本类。有些学者将分叉鼻也归入 0 号面裂（图 25-9）。

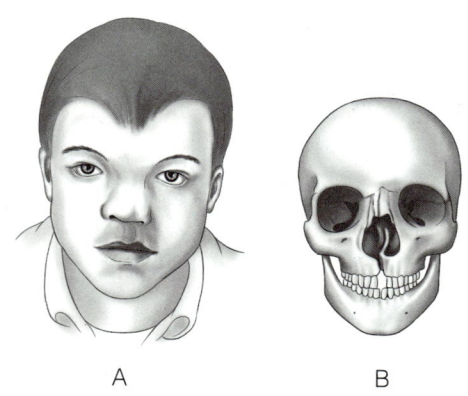

A. 外貌；B. 颅骨畸形。
图 25-8　Tessier 0 号面裂畸形示意图：裂隙主要在面部

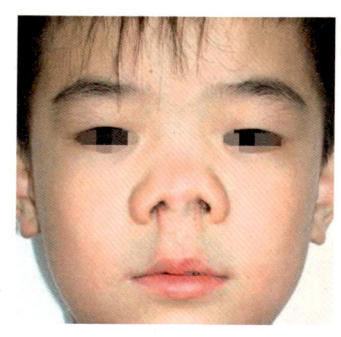

图 25-9　Tessier 0 号裂患儿：中缝部面裂、分叉鼻畸形

如眼眶亦被侵犯，并与14号裂合并发生，称之为Tessier 0-14号颅面裂，临床上表现为严重的眶距增宽症的症状（图25-10）。下唇有时亦可被波及，但一般只有软组织畸形，而不侵犯骨骼。

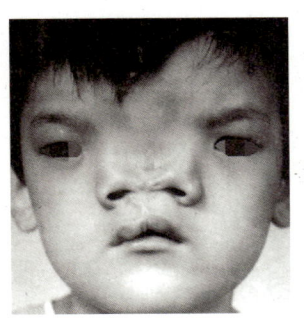

图25-10　Tessier 0-14号裂：如眼眶亦被侵犯，并与14号裂合并发生，则可出现严重眶距增宽症的症状

二、Tessier 1号裂

Tessier 1号裂的裂隙多出现在唇弓部位，相当于一般唇的裂隙，始于唇弓（cupid bow），可直抵鼻孔部（图25-11、图25-12），但目前尚未查出致病基因的位点。它可能向上展现，通过鼻、眉内而直达眼裂水平以上的额顶颅部，最后形成和Tessier 13号裂的复合裂，即单侧的眶距增宽症。骨性裂隙可开始发生在牙槽骨，向上穿越鼻底展开（图25-13、图25-14），裂隙多出现在唇弓部位，向上穿越鼻底展开。

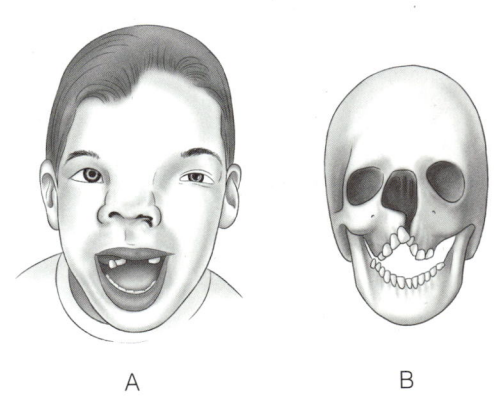

A. 外貌；B. 颅骨畸形。
图25-11　Tessier 1号裂示意图

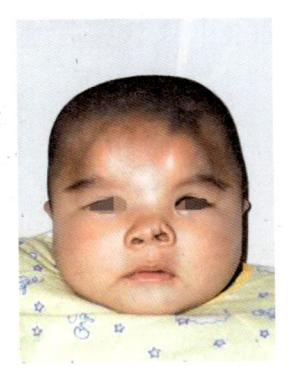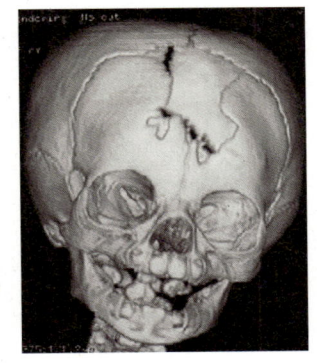

A. 患儿外貌；B. CT三维重建图像。
图25-12　轻度Tessier 1号裂患儿

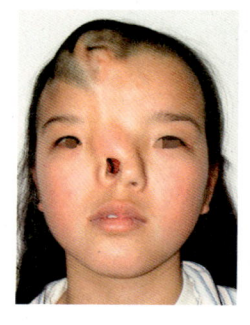 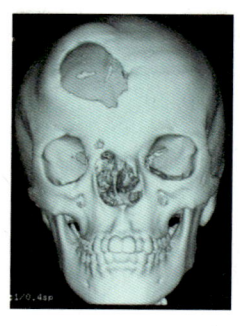 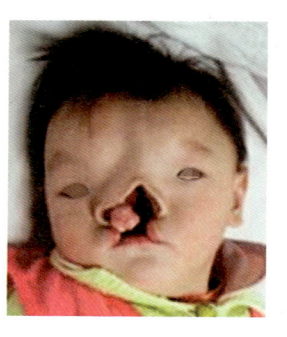 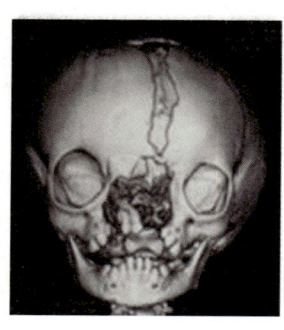

A. 患儿外貌；B. CT 三维重建图像。

图 25-13　严重 Tessier 1-13 号裂患儿

A. 患儿外貌；B. CT 三维重建图像。

图 25-14　Tessier 1 号裂患儿

三、Tessier 2 号裂

Tessier 2 号裂极为少见，Tessier 只报告了 3 例。它可能仅是 Tessier 1 号裂或 3 号裂之间的一种过渡形式，故在分类中只能以虚线表示（图 25-15）。此裂隙位于鼻骨和上颌骨额突之间。患侧鼻部平塌，鼻梁宽平，并呈眶距增宽症状。如有内侧端异位及前额异常则已有和 12 号裂合并出现的现象。鼻翼变形是其特征，鼻缺失或稍短小，可与 1 号裂的切迹和 3 号裂的缺失相对应。患侧鼻侧面平坦，但无 3 号裂中的眼睑变形。异位鼻是 2 号面裂和 12 号颅裂复合发生时的一种变异形式（图 25-16），临床表现为一侧鼻的异位生长，其异位的鼻可以有鼻孔或者为管形鼻；有时两侧鼻翼存在，而表现为一侧的鼻孔闭锁和内眦部的赘生鼻孔（图 25-17）。眉毛缺损亦是 2 号裂特征之一。

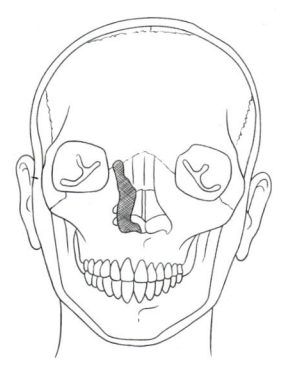 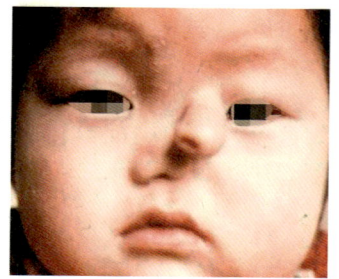

图 25-15　Tessier 2 号裂示意图：裂隙位于鼻骨和上颌骨额突之间

图 25-16　Tessier 2 号裂患儿：异位鼻为颅面裂的变异形式

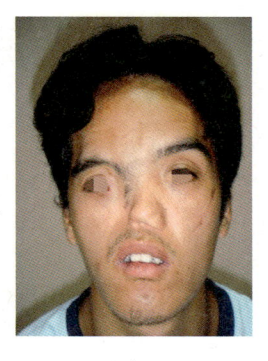 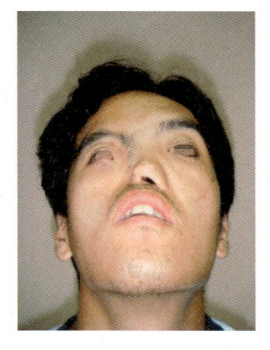 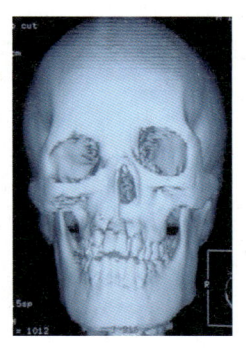

A、B. 患者外貌，右鼻孔闭锁；C. CT 三维重建图像。

图 25-17　Tessier 2 号裂患者

四、Tessier 3 号裂

　　Tessier 3 号裂是一种波及眼眶的常见裂隙畸形，可称为眶鼻裂。裂隙位于中鼻、侧鼻及上颌突的联合部。眼眶畸形十分典型，内眦角向下移位，下睑缘缺损，出现"兔眼"，眼睑闭合不全，泪道口异位（图 25-18）。这种裂隙发生于中、侧前鼻突的闭合部位，可产生多突起的闭合不全、中胚叶的嵌入不全和包括泪管在内的鼻眶系统而形成各种各样的畸形和缺损。鼻翼基部和内眦角间距缩短，鼻泪管闭锁不全，通常引起泪囊炎。内眦角下移，内眦韧带发育不佳，眼球发生变形亦为畸形之一。如有小眼球症时可显示面部不对称。如长时期不予修复，可导致角膜白斑，造成视力障碍，甚至失明。牙槽骨缺损从侧切牙及单尖牙间开始，直抵梨状孔外侧部的上颌和鼻腔之间，筛板亦有缺失（图 25-19）。严重者眼眶、鼻腔及上颌窦和口腔全部连成一片（图 25-20）。有些病例有一定的遗传倾向（图 25-21）。

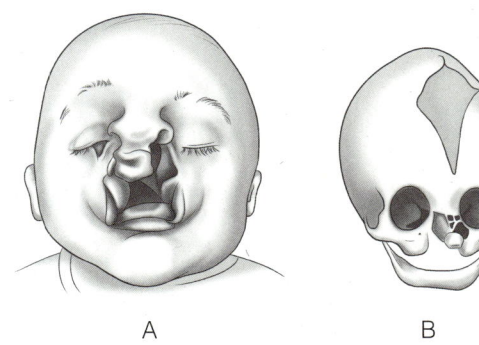

裂隙位于中鼻、侧鼻及上颌突的联合部。
A. 外貌；B. 颅骨畸形。
图 25-18　Tessier 3 号裂示意图

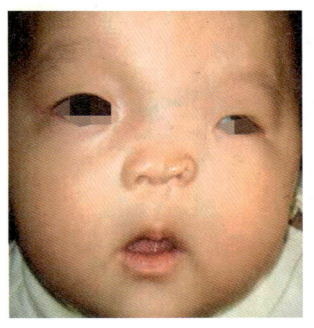

图 25-19　Tessier 3 号裂，裂隙位于中鼻、侧鼻及上颌突的联合部

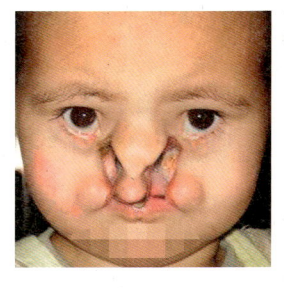 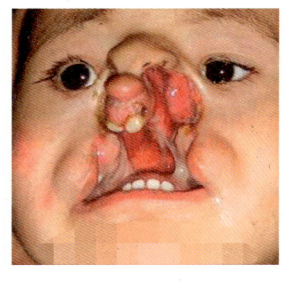 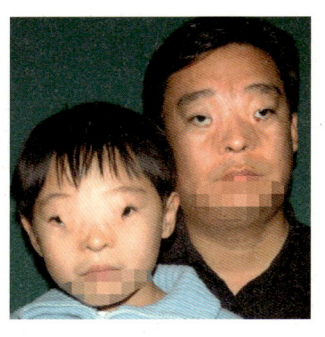

A. 患儿正面照；B. 患儿仰视位照片。
图 25-20 双侧Tessier 3号裂、眼眶畸形十分典型

图 25-21 父女患同样的 Tessier 3 号裂

五、Tessier 13号裂

Tessier 13号裂是面部 Tessier 1 号裂的颅部的向上扩展。它从筛板开始，嗅沟增宽为其特征，故筛板亦有横向增宽。如有旁正中前额脑膨出，则可将筛板推向下方。这种畸形单侧多见。如发生在双侧，可以发生最严重的眶距增宽现象。亦可同时存在筛窦扩张、额窦广泛气化，眉的鼻侧端被剖裂，并明显向下方移位。双侧 Tessier 13号裂也可以表现为眶距增宽症畸形（图25-22）。

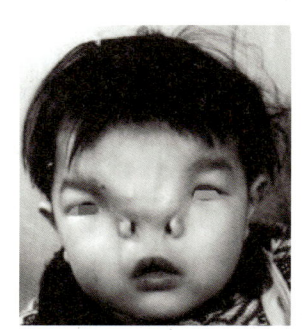

图 25-22 双侧 Tessier 13 号裂患儿眼距增宽

六、Tessier 14号裂

Tessier 14号裂与面部 Tessier 0 号裂相连接。可存在组织缺失或组织过多（图25-23、图25-24）。如为缺失引起，则可见眶距增宽症，以及包括独眼畸形、头颅发育不全畸胎、猴头畸形等。van der Meulen 把它归纳为脑-颅颌面发育不全症中的眼球间骨发育不全。头颅呈小头畸形或三角头畸形。颅底中央部结构有时可能全部缺失，导致发育错乱，两侧眼球并合在一起而形成独眼症。面部畸形的严重程度显然影响前脑组织的发育，而导致中枢神经系统的损害。畸形胎儿往往只有几小时或几个月的存活期。

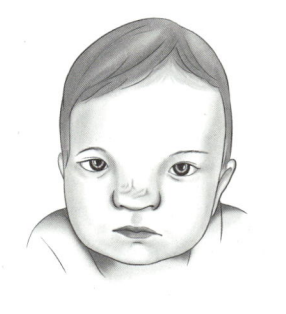 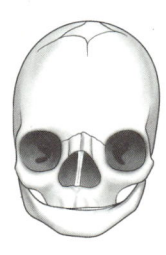 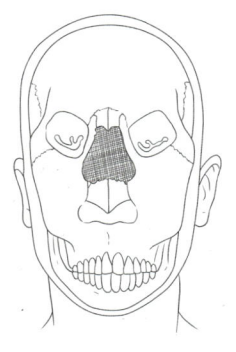

A. 外貌；B. 颅骨畸形。

图25-23 Tessier 14号裂示意图（一）

图25-24 Tessier 14号裂示意图（二）

在组织过多的类型中，两侧眼眶常被中央增宽的颅缝推向外侧，中央部出现额鼻型脑膜脑膨出或中央型额部脑膨出。van der Meulen将其归入额发育不全或额鼻筛发育不全症。两侧嗅沟间距增宽，嗅沟由于颅正中闭合不全而造成鸡冠增大或形成双冠，但有时亦可消失。如鸡冠过大，则在手术时几乎很难保留嗅神经的完整性。筛窦迷路的扩张可使眶距增宽和眼球视力下降伴外斜视，结果使原本在眶顶下10～15 mm的水平位，向下降到20 mm以下位置。额部多平坦，明显缺少眉间部。如存在脑膨出，则可在额骨上出现大块骨缺损。X线片可见有额骨典型性不含气现象（图25-25）。

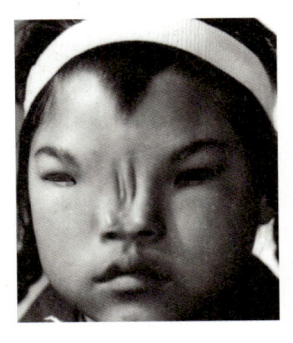 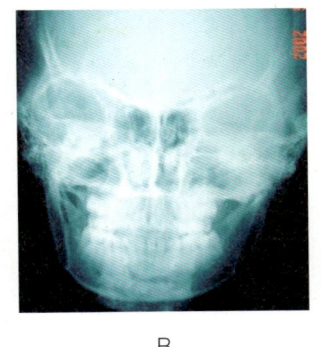 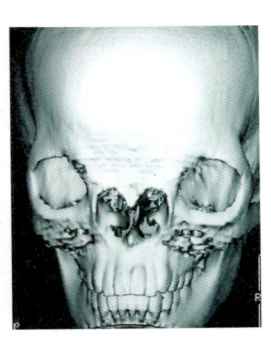

A. 外貌；B. X线片；C. CT三维重建。

图25-25 Tessier 0-14号裂患儿

第三节 面斜裂

1732年，von Kulmus首先用拉丁文报道了面斜裂（图25-26）。法国的Delpech（1828）和格拉斯哥的Walter Dick（1832）分别报道了类似的面斜裂畸形。1887年Morian集中报道了文献及其收集的34例面斜裂。1970年新加坡的邱武才复习了Morian的文献并报道了43例面斜裂畸形。以后文献陆续报道了面斜裂畸形，其发生概率大概为面裂畸形中的0.25%。美国腭裂康复协会将面斜裂分为两类，即鼻-眼裂和口-眶裂，口-眶裂依据裂隙位于眶下孔的位置不同又分为中央型口-眶裂和侧方型口-眶裂。

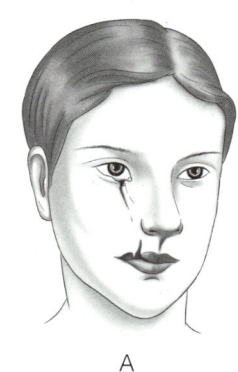
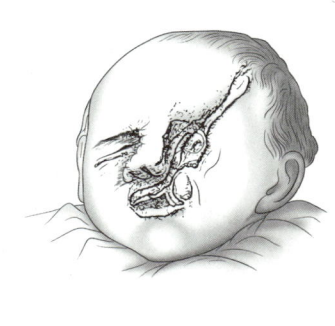

A. 成人；B. 儿童。

图 25-26　von Kulmus（1732）首先报道的面斜裂畸形示意图

从胚胎发育来看，口-鼻裂发生于中胚层的移行失败，或者是中鼻突、侧鼻突、上颌突的融合障碍。因而，临床上有时可表现为梨状孔至内眦部的裂开或皮肤凹形沟，或者骨和皮肤的切迹。

面斜裂涉及 Tessier 分类中的 4、5、6 号面裂。裂隙发生于面部侧方，通常伴有单侧面部发育不良。上述颅面裂以眼裂的内眦和外眦为界，裂隙发生于眼裂水平线下方，可以单侧出现，有时也会双侧同时出现。

一、Tessier 4 号裂

从 Tessier 4 号裂开始，后面的裂隙已离开旁中央部而扩展到眶下孔内侧部位，但不波及梨状孔，而成为一种口-眶裂或面斜裂。新加坡的邱武才（1970）将口眶裂分为两型，Ⅰ型为 4 号裂，Ⅱ型则是 5 号裂。

裂隙位于口角与人中嵴之间，向上侧方延伸到颊部，但鼻及鼻翼并未被波及，故梨状孔仍保持正常。再向上抵内眦部而止于下睑。如继续向上裂开，则与 10 号裂相连，横越上睑和眉的中 1/3。鼻泪道及泪囊正常，但泪点恰处于裂隙中。内眦韧带及眼球位置正常。大部分病例中眼球正常存在，偶见无眼球的病例。牙槽裂隙与 3 号裂相同，始于侧切牙和单尖牙之间，向上可直达上颌窦，并穿过眶下孔，而穿越眶下缘及眶底部。裂隙如过大，眼球内容物可陷入此裂隙中而进入上颌窦。再向下后方则可波及上腭而造成腭裂，但上颌窦和鼻腔间骨板仍存在。有时可发生鼻后孔闭锁。严重病例可出现口腔、上颌窦和眼眶连成一片。可发生在单侧，或双侧同时存在（图 25-27）。在双侧病例中，前颌部可被牵拉而前突，鼻部显得较小（图 25-28）。

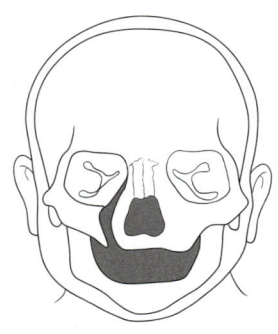

图 25-27　Tessier 4 号裂示意图

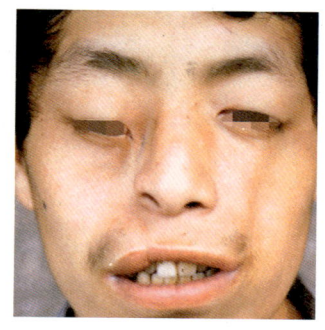

图 25-28　双侧 Tessier 4 号裂患者：裂隙离开旁中央部而扩展到眶下孔内侧部位

二、Tessier 5号裂

Tessier 5号裂的裂隙位于眶下孔外侧,较4号裂更为外侧的部位,故亦属于一种面斜裂(图25-29)。邱武才(1970)将其命名为口眶裂Ⅱ型(van der Meulen则称之为上颌骨侧部发育不良)。在所有面斜裂中,Tessier 5号裂最为少见。

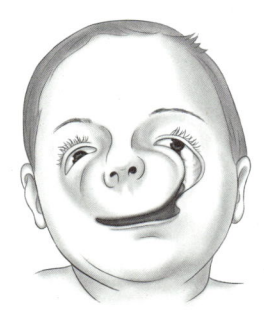 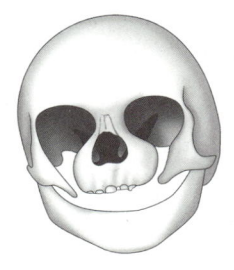

A. 外貌;B. 颅骨畸形。

图25-29 Tessier 5号裂示意图

口腔上缘和下睑的距离明显缩短、挤在一起。牙槽骨的裂隙和变形具有特殊性,在单尖牙和前磨牙间裂开,经上颌骨而达眶下缘的中1/3,在眶下孔的外侧进入眶底部。眼眶内容物可嵌入此裂隙中而进入上颌窦(图25-30)。

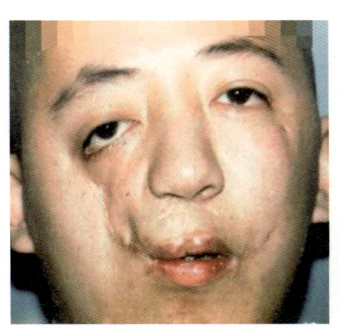 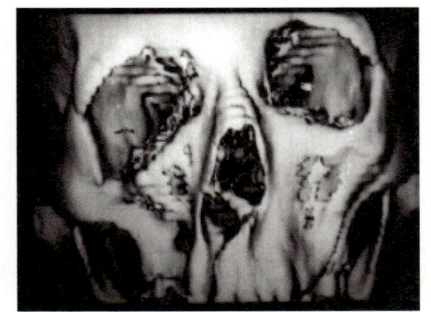

A. 外貌;B. CT三维重建。

图25-30 Tessier 5号裂患者

三、Tessier 6号裂

不完全性的Treacher Collins综合征是最典型的Tessier 6号裂,van der Meulen认为它是上颌骨-颧骨发育不全症。Tessier 6号裂患者常无外耳畸形,但听力不佳发生较多。呈现轻度眼外角倾斜症状(反蒙古眼型倾斜)。眼睑缺损位于外1/3部位,有闭眼不全。仔细触摸眶下缘,可摸到该部存在切迹。裂隙各向外下方伸展,直达口角及下颌角。骨骼缺损表现为颧弓缺失,但颧骨仍存在。眶下缘的下外部有骨性凹陷,颧骨和上颌骨联合处有裂隙。牙槽骨常完整无缺,但在磨牙区可见骨发育不全情况(图25-31、图25-32)。下颌畸形表现为鸟嘴畸形。

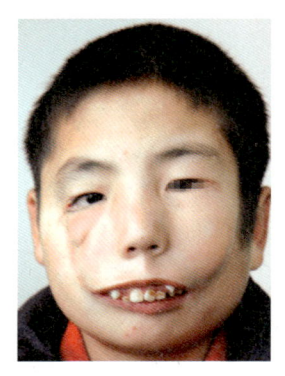 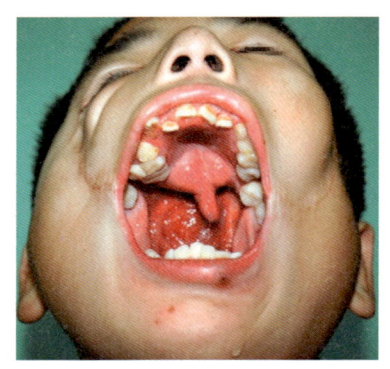 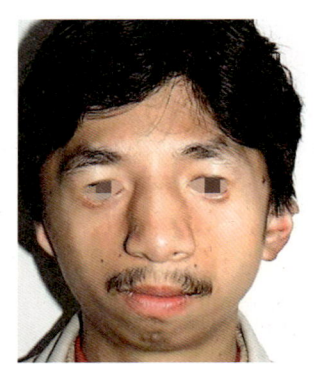

A　　　　　　　　　　　　　　B　　　　　　　　　　　　图 25-32　Tessier 6 号裂患者

A. 正面照（闭口）；B. 仰视照（张口）。

图 25-31　Tessier 6 号裂患儿

第四节　面横裂

面横裂的提法，至今仍在沿用，对于以口裂为中心的软组织裂开，向两侧耳旁延伸，用面横裂来描述相当形象，Tessier 7 号裂的提法相对较易被遗忘。面横裂有时还与其他裂隙同时发生。2002 年，Y. Shima 报道了一例极为严重的面横裂合并颅颌面正中裂畸形，患儿容貌已失去基本的人类外形（图 25-33）。

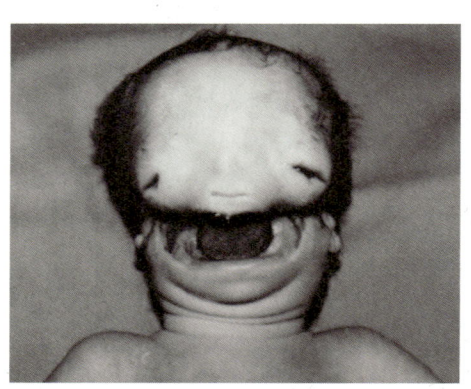

图 25-33　Y. Shima 报道的严重面横裂合并颅颌面正中裂畸形患儿

Tessier 7 号裂较为少见。Poswillo（1974）报道发生率为 1∶3 000，Grabb（1965）报道则为 1∶5 642。它有着较多的同义名称，如单侧面部发育不全症、耳鳃弓原发性骨发育不全症、半脸短小症、第一、二鳃弓综合征、口下颌耳综合征、巨口症、口耳裂症等。顾名思义，Tessier 7 号裂的主要症状是从口角到耳郭的裂隙：从轻微的外耳畸形，到从口角至耳郭连线整条裂开。此外，还可波及中耳、上颌骨、颧骨、颞部及下颌骨的髁突，这些部位都可出现发育不全。患侧可有传导性耳聋、无腮腺、无外耳道，第 5、7 对颅神经及其所支配的肌肉可存在功能障碍（图 25-34）。

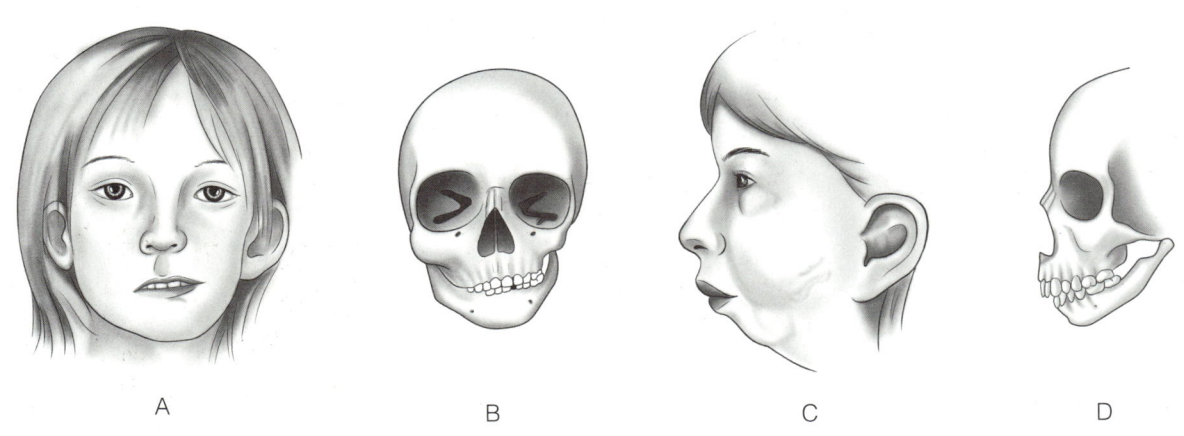

A、B. 正面外貌和颅骨畸形；C、D. 侧面外貌和颅骨畸形。

图 25-34　Tessier 7 号裂畸形示意图

如颞肌受累，则可见髁突。牙齿咬合面向后上方倾斜，表明上颌骨发育不佳、下颌支的短缩和整个颞下颌关节消失（图 25-35）。Tessier 认为这是以颞颧部为中心的发育畸形。颧弓小而变形，使患侧眼裂向外下方下垂，并使眼眶的上外角亦有下垂症状；严重者甚至可以出现眼眶错位，或正常侧眼眶的相对高位。在牙槽骨上可见到在上颌结节部有裂隙。口唇的变形从单纯的巨口症直到耳的完全裂隙，但一般多止于咬肌前缘，而向外耳部的裂隙仅呈现一条深沟。

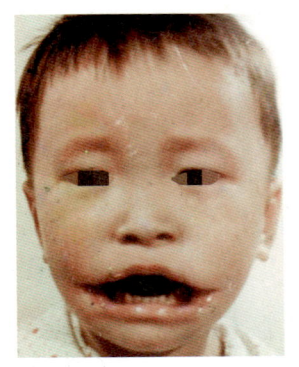

图 25-35　Tessier 7 号裂

Tessier 7 号裂临床所见变化多端，不仅存在轻度面部不对称、外耳轻微畸形，通过 X 线片还能发现有关的骨骼畸形。故此，对于有不很严重耳赘（ear tag）的儿童，临床医师一定要仔细检查，以明确诊断。

临床上，单侧多于双侧，比例约为 6∶1，又以女性居多。

第五节　眶面裂

一、Tessier 8 号裂

Tessier 8 号裂极少单独出现，常与唇裂和其他颅面裂同时出现。裂隙从外眦角开始，斜向颅侧及颞部（图25-36）。有外眦角部眼睑缺损及闭合不全，并伴有皮内囊肿。骨骼缺损多在额颧缝部位，该处有凹陷性畸形，相当于van der Meulen分类的颧额部发育不良性面裂（图25-37）。

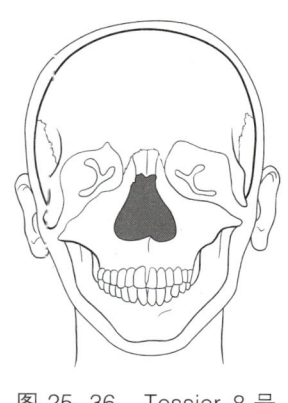

图25-36　Tessier 8号裂示意图

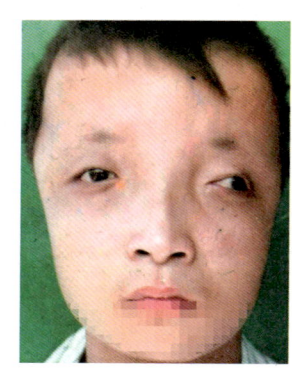 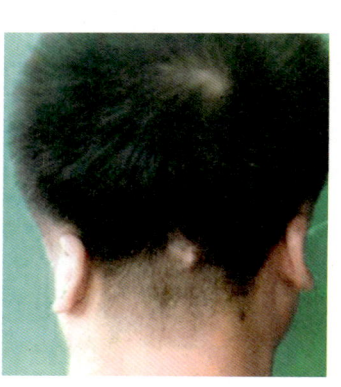

A　　　　　　　　　　B

A. 正面观；B. 背面观。

图25-37　Tessier双侧8号裂患儿

临床上更常见的是Tessier 6、7、8号裂三型合并出现的畸形。如发生在双侧，即成为典型的Treacher Collins综合征。病损发生部位在颧上颌缝、颞颧缝和额颧缝。Tessier认为这三条骨缝合并发生裂隙畸形可以用来解释未能正常发育的颧骨。颧骨发育不全是Treacher Collins综合征的主要症状。其中，6号裂的发生可以解释下睑外眦部缺损及闭眼不全，下睑缘的内2/3睫毛较少或缺失。7号裂可解释颧弓发育不全、颞肌及咬肌发育不全、外耳畸形和发际的向前移位。8号裂又增添了眶侧壁及眶外缘的缺损，弯形的眶外侧壁往往只由蝶骨大翼形成。由于外眦韧带附着点缺失，故可形成反蒙古型下斜眼（图25-38）。

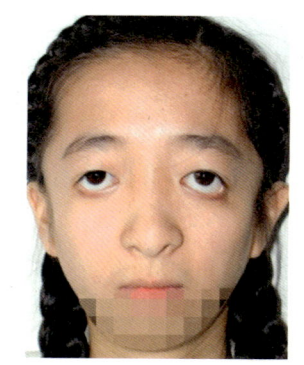

图25-38　Treacher Collins综合征

二、Tessier 9号裂

颅面裂从Tessier 9号裂开始，眶上半球被累及，出现眶上区侧角畸形，包括眶上缘和眶顶，造成该部位外2/3的缺损（图25-39）。上睑外1/3、眉都可能会分为两份，直抵颞部发际。van der Meulen称其为额蝶部发育不全症。在临床上特别少见（图25-40）。

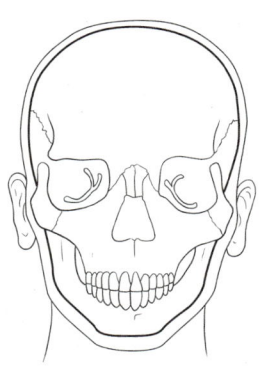

图 25-39　Tessier 9 号裂示意图

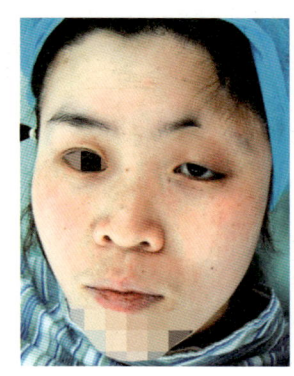

A

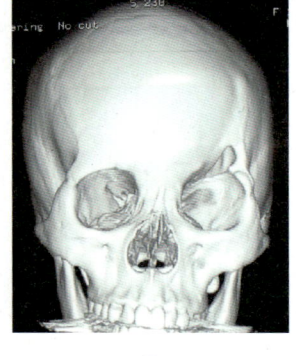

B

A. 外貌；B. CT 三维重建。
图 25-40　Tessier 9 号裂患儿

三、Tessier 10 号裂

Tessier 10 号裂集中在上睑及眶的中 1/3，可与 Tessier 4 号裂的延伸部连成一片（图 25-41）。

van der Meulen 将其命名为前额发育不全症。缺损出现在上睑中央部分，直抵眶顶及额骨。可在此部位出现额眶脑膜脑膨出，严重者同时形成眶距增宽症。有时可发生眼眶的侧下方旋转移位（图 25-42）。

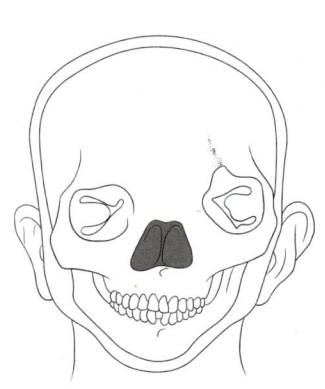

图 25-41　Tessier 10 号裂示意图

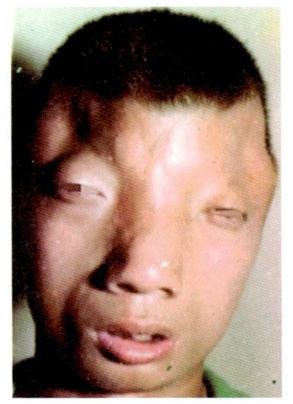

A

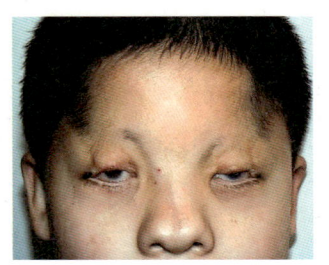

B

A. 眼眶骨骼受累；B. 仅眼睑和眉部软组织受累。
图 25-42　Tessier 10 号裂患儿

四、Tessier 11 号裂

文献上很少单独出现 Tessier 11 号裂的报道（图 25-43）。常与 Tessier 3 号裂合并发生。van der Meulen 称之为前额发育不全症。

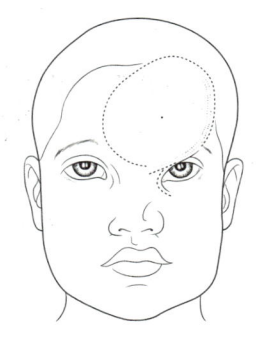

图 25-43　Tessier 11 号裂示意图

裂隙在上颌骨的额突部和 3 号裂合并，形成眶距增宽症。

裂隙从眼睑内侧 1/3 部位，越过眉及前额，穿过发际的内 1/3 部位，向下方展开，而在上颌骨的额突部和 3 号裂合并。它分成两条路线下行：一条是通过眉及眶裂隙的中 1/3 部位，另一条则是通过筛骨迷路下行。后者即形成眶距增宽症（图 25-44）。

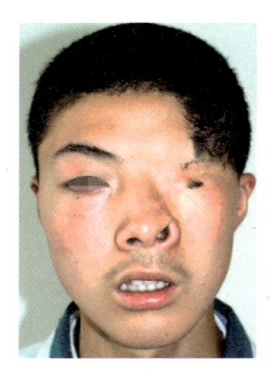
A

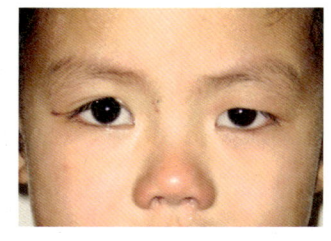
B

A. 眼眶骨骼受累患儿；B. 仅眼睑和眉软组织受累患儿。

图 25-44　Tessier 11 号裂患儿

五、Tessier 12 号裂

Tessier 12 号裂是面部 Tessier 2 号裂的延伸性畸形，常出现眶距增宽畸形。裂隙可将眉的内侧端割裂。在鼻根部，裂隙通过上颌骨的前额突，或在前额突和鼻骨之间向下方裂开，并波及筛窦迷路使它的横径增宽，导致眶距增宽。但裂隙多在嗅沟及嗅神经外侧，故筛板仍保持正常宽幅（图 25-45）。裂隙可将眉的内侧端割裂。通过上颌骨的前额突，向下方裂开，并波及筛窦迷路，导致眶距增宽。

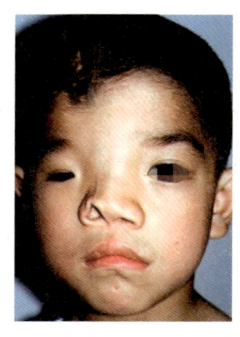

图 25-45　Tessier 12 号裂患儿

第六节 颅面裂相关综合征

临床上，有些颅面裂可能伴随一些全身症状，而有些颅面裂可以表现为以某型裂隙为主，同时出现其他的类裂隙畸形或功能障碍。兹介绍如下。

一、Treacher Collins综合征

Treacher Collins综合征又称下颌骨颜面发育不全（mandibulofacial dysostosis，MFD），是一种先天性的颅颌面复合畸形，主要累及中面部和下面部，既存在骨结构异常，又有典型的软组织畸形，如眶外下缘骨的裂隙或缺损、外眦角下移呈反蒙古眼、睑缘及睫毛的中外1/3缺失等（图25-38）。

（一）病因

Treacher Collins综合征发生的病理机制主要为颅颌面复合裂隙畸形，目前多数人认为这是Tessier 6、7、8号裂的复合裂。也有人认为这是第一鳃弓、第二鳃弓发育畸形的一种。

Treacher Collins综合征虽无明显的家族性（60%无家族史），但目前已证实，这是一种常染色体显性遗传，其染色体异常的位置位于5号染色体长臂的5q31.3～5q33.3范围内。用酵母人工染色体法（YAC）原位杂交的荧光分析显示，其近端为D5S519和IG90，远端为SPARC（Dixon等，1993），但也有人报道，其异常位置位于该范围之外的3p、46、xy、"del(3)(p23-p24.12)"（Arn等，1993）。

（二）症状和诊断

Treacher Collins综合征患者有明显的反蒙古眼外貌，即整个眼眶横轴线向外下倾斜，同时伴外下睑缘和睑板发育不良、睫毛缺失、颧上颌发育不良。

轻度Treacher Collins综合征的病例，仅有眶骨的发育不良和外眦轻度向外下倾斜，有时可伴有眶侧壁的发育不良。严重病例，眶外下缘和眶侧壁的发育不良甚至可延伸到后面的蝶骨大翼，呈楔形骨裂隙；颧骨很小，甚至缺失；颧弓可以完全缺失或仅留有颞骨颧突残存的骨突起。眶下神经孔侧方的上颌骨颧突亦发育不良，整个眼眶骨架呈向外下倾斜的卵圆形，外侧眶底低下，可有颌窦发育不良。中面部狭长前突（图25-46）。

临床上，骨裂隙可出现以下三种形式：①裂隙通过颧弓；②裂隙在颧额缝平面；③裂隙在眶下缘，通常恰在颧额缝的侧面，当颧骨缺失时，眶裂向侧方暴露。

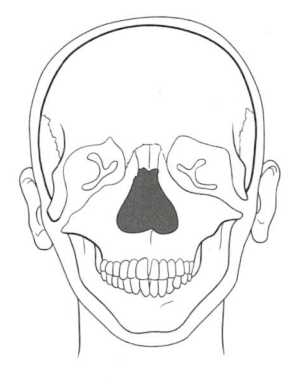 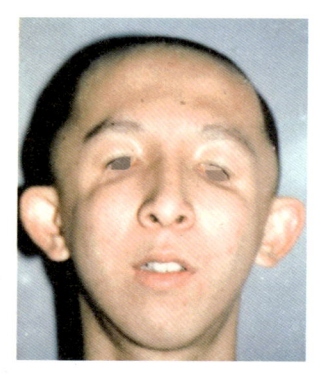

A. 颅骨畸形示意图；B. 外貌照片。

图 25-46　Treacher Collins 综合征

除上述症状，尚可伴有听力丧失、小耳畸形、鼻额角不显或呈鹰钩鼻、下颌支发育不良而呈鸟嘴畸形。其症状见表 25-4。

表 25-4　Treacher Collins 综合征的临床表现

部位	症状
外眼	眼睑裂向下的反蒙古眼、外下睑缘和睑板发育不良、睫毛缺失、外眦附着不良、眼裂缩短、上睑缘和眉毛有切迹
颧骨	发育不良和缺失、颧弓缺失
上颌骨	狭小和过度前突、腭弓高而窄
下颌骨	发育不良、𬌗平面垂直、Ⅲ类错𬌗伴前牙开𬌗、颏部长而后缩、鼻骨前突且宽阔、鼻额角平坦
其他	外耳畸形、外耳道缺失、中耳异常、听力丧失、巨口症

X 线有很好的诊断价值，可取头颅侧影定位片、头颅后前位和鼻旁窦华氏位片、颌骨全景片等。CT 和 CT 三维重建可以很好地显示骨裂隙部位和骨的发育不良（图 25-47）。

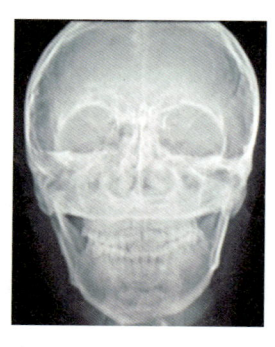 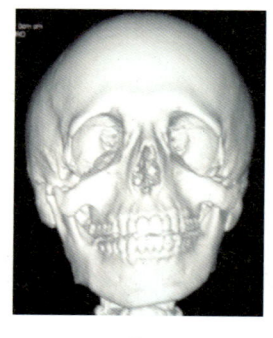 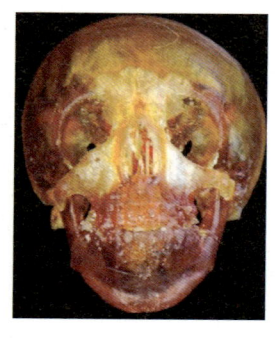

A. 头颅 X 线正位片；B. 头颅 CT 三维重建片；C. 依照 CT 数据打印的树脂头颅模型。

图 25-47　Treacher Collins 综合征的术前影像资料和模型

由于下颌骨发育不良，咽后腔狭小，可导致阻塞性睡眠呼吸暂停低通气综合征，故必要时应测定和评价咽后腔功能或做睡眠呼吸监测。

目前，随着超声技术的发展，人们已能在胎儿中筛查出 Treacher Collins 综合征。Milligan 等（1994）发现患该畸形的胎儿与正常胎儿比羊水过多，无胎儿的吞咽活动，双侧顶部颅径和头围的发育较正常胎儿差。

二、Binder 综合征

Binder 综合征又称上颌-鼻发育不良（maxillo-nasal dysplasia）畸形，是累及上颌骨前部和鼻梨状孔区域的骨发育异常。这类畸形较为少见，病因仍不明了，但可能还是与基因异常有关，有人认为与遗传和胚胎发育时维生素 D 缺乏有关。在唐氏综合征或脊柱畸形中也可以发现此综合征。

临床上，上颌骨前部和鼻中隔软骨、前鼻棘受累，上唇和鼻底的肌肉也发育较差，表现为中面部扁平甚至凹陷，鼻梁塌而变短，鼻小柱特别短小；同时上牙槽也发育不良，相对地，有下颌和下牙槽显得前突，牙齿的咬合关系可以表现为安氏Ⅲ类反𬌗或切刃𬌗。常伴额窦过小和眼位不平衡。X 线片可以发现典型的上颌骨结构缺失或异常，鼻中隔软骨很薄甚至消失，以至梨状孔变形。Binder 综合征患者很容易发生鼻旁窦炎症，可能继发于牙槽感染和鼻中隔感染。严重者可以出现腭部感染而发生上颌骨部分缺失。有伴发智力发育较差的报道（图 25-48）。

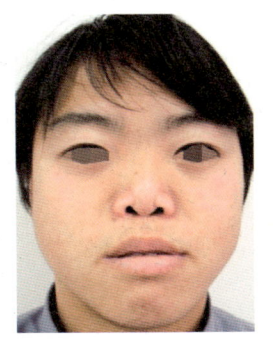 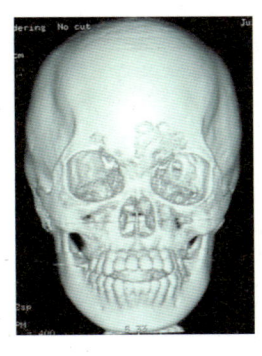 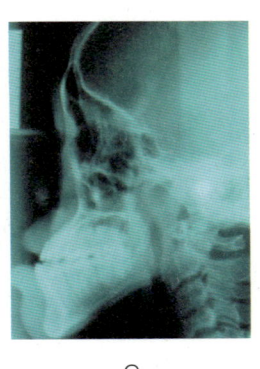 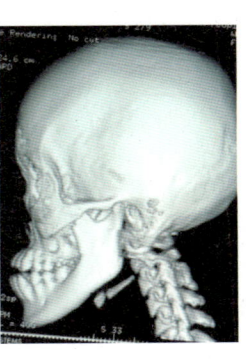

A B C D

A. 患者正面；B. CT 三维重建正位；C. 头颅 X 线侧影定位片；D. CT 三维重建侧位。

图 25-48 Binder 综合征患者

三、Pierre Robin 序列征

Pierre Robin 序列征（简称 PRS，又称 Pierre Robin 畸形），为出生即可发生的下颌骨过小、舌后坠而导致呼吸困难的下面部畸形。其三个主要症状为腭裂、小颌（micrognathia）、舌后坠（glossoptosis），其次要症状为由前三者引发的呼吸困难。此类畸形目前已发现明确的基因异常，其异常基因位点位于 2、11、17 号染色体。其发生率为 1/14 000～1/8 500。

Pierre Robin 序列征可以独立发生，但大多数情况下，它会合并其他一些综合征，如 Stickler 综合征、Velo-cardio-facial 综合征、婴儿酒精综合征、Treacher Collins 综合征等。

患儿出生后很容易被发现，通常患儿呼吸困难，尤其在仰卧位时，呼吸困难更为明显。腭裂通常为 U 形，较一般腭裂来得宽，腭弓较高。下颌很小，下巴很尖，且后缩明显。患儿可因小颌而经常咽

鼓管堵塞，并发耳感染。张口较小，而致喘气式呼吸，并可很快发展至呼吸阻塞症状，严重者可致死。有些患儿出生即有牙齿。舌体相对于下颌显得较大（图25-49）。

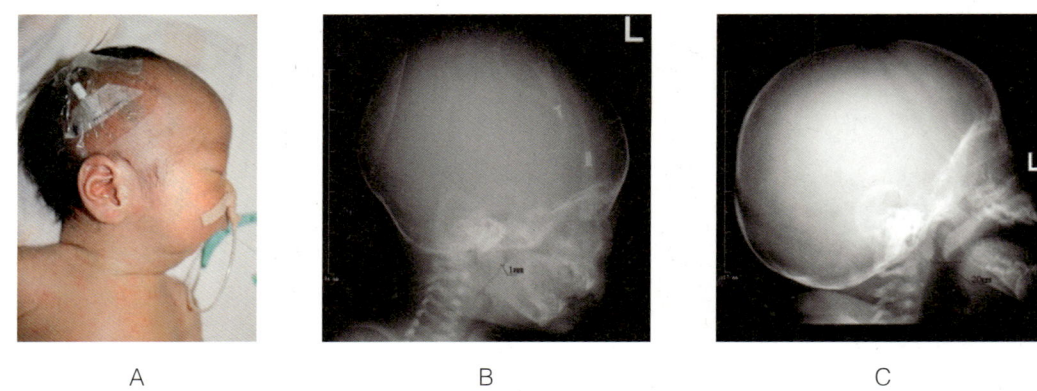

A. 婴儿只能靠氧气管持续维持氧气的输入；B. 术前的头颅X线侧位片，可见下呼吸道受阻，下颌极小；C. 采用牵引成骨技术，在短期内牵拉下颌体部和角部，术后1个月，下呼吸道明显打开，患儿可以自主呼吸，移去氧气管。

图25-49　Pierre Robin序列征患儿（沈卫民供图）

有呼吸问题的Pierre Robin序列征患儿如果度过了婴幼儿期，如果再未得到及时治疗，仍存在阻塞性睡眠呼吸暂停低通气综合征，颜面外形就会表现为严重的小颌畸形（图25-50）。

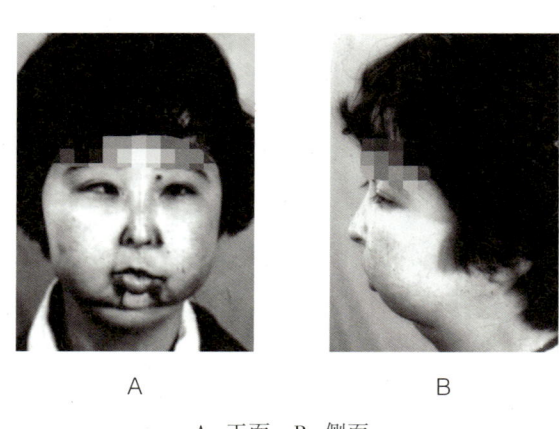

A. 正面；B. 侧面。

图25-50　Pierre Robin序列征患儿

（穆雄铮）

参考文献

[1] LI S L, CHEN C Y, LIU J L, et al. Ultrasonographic evaluation of fetal facial anatomy（Ⅰ）: ultrasonographic features of normal fetal face in-vitro-study[J]. Chin Med J, 2004, 117(3): 361-365.

[2] 归来, 王吉昌, 张智勇, 等. 下颌骨外板修复面斜裂鼻眶骨畸形[J]. 中华整形外科杂志, 2005, 21(2): 85-87.

[3] SHIMA Y, OGAWA K, KUWABARA Y, et al. Newborn with transverse facial cleft associated with polyhydramnios[J]. J Perinatol, 2002, 22(1): 91-92.

[4] PILU G, NICOLAIDES K, XIMENES R, et al. Fetal Doppler[J]//Anon. Diploma in Fetal Medicine & ISUOG Educational Series: The 18-23 Weeks Scan. ISUOG, 2007.

[5] NOYES F B. Case report[J]. Angle Orthod, 1939, 9: 160-165.

[6] BINDER K H. Dysostosis maxillo-nasalis, ein arhinencephaler Missbildungskomplex[J]. Deutsche Zahnarztuche Zeitschift,1962,17(3):438-444.

[7] HOLMSTRÖM H, KAHNBERG K E. Surgical approach in severe cases of maxillonasal dysplasia (Binder's syndrome)[J]. Swed Dent J,1988,12(1-2):3-10.

[8] OLOW-NORDENRAM M A, RÅDBERG C T. Maxillo-nasal dysplasia (Binder syndrome) and associated malformations of the cervical spine[J]. Acta Radiol Diagn,1984,25(5):353-360.

[9] DYER F M V, WILLMOT D R. Maxillo-nasal dysplasia, Binder's syndrome: review of the literature and case report[J]. J Orthod,2002,29(1):15-21.

[10] FERGUSON J W, THOMPSON R P. Maxillonasal dysostosis (Binder syndrome); a review of the literature and case reports[J]. Eur J Orthod,1985,7(2):145-148.

[11] OLOW-NORDENRAM M, THILANDER B. The craniofacial morphology in persons with maxillonasal dysplasia (Binder syndrome). A longitudinal cephalometric study of orthodontically treated children [J]. Am J Orthod Dentofacial Orthop,1989,95(2):148-158.

[12] OLOW-NORDENRAM M,VALENTIN J. An etiologic study of maxillonasal dysplasia — Binder's syndrome[J]. Scand J Dent Res,1988,96(1):69-74.

[13] GORLIN R J, PINDBORG J J, COHEN M M. Syndromes of the head and neck[M].New York: McGraw-Hill,1976.

[14] HOWE A M, WEBSTER W S, LIPSON A H, et al. Binder's syndrome due to prenatal vitamin K deficiency: a theory of pathogenesis[J]. Aust Dent J,1992,37(6):453-460.

[15] DEMAS P N, BRAUN T W. Simultaneous reconstruction of maxillary and nasal deformity in a patient with Binder's syndrome (maxillonasal dysplasia)[J]. J Oral Maxillofac Surg,1992,50(1):83-86.

[16] WINTER R M, BARAITSER M. Multiple Congenital Anomalies: A Diagnostic Compendium[M]. London: Chapman & Hall,1991: 75-76.

[17] HORSWELL B B, HOLMES A D, BARNETT J S, et al. Maxillonasal dysplasia (Binder's syndrome): a critical review and case study[J]. J Oral Maxillofac Surg,1987,45(2):114-122.

[18] MCCOLLUM A G, WOLFORD L M. Binder syndrome: literature review and long-term follow-up on two cases [J]. Int J Adult Orthodon Orthognath Surg,1998,13(1):45-58.

[19] KISLING E. Cranial Morphology in Down's Syndrome: A Comparative Roentgen-Cephalometric Study in Adult Males[J]. Copenhagen:Munksgaard,1966.

[20] SANDIKCIOGLU M, MØLSTED K, KJAER I. The prenatal development of the human nasal and vomeral bones[J]. J Craniofac Genet Dev Biol,1994,14(2):124-134.

[21] CICERO S,CURCIO P,PAPAGEORGHIOU A,et al. Absence of nasal bone in fetuses with trisomy 21 at 11-14 weeks of gestation: an observational study[J]. Lancet,2001,358(9294):1665-1667.

[22] SIEROSZEWSKI P, PERENC M, BAŚ-BUDECKA E, et al. Ultrasound diagnostic schema for the determination of increased risk for chromosomal fetal aneuploidies in the first half of pregnancy[J]. J Appl Genet, 2006,47(2):177-185.

[23] ZOPPI M A,IBBA R M,AXIANA C,et al. Absence of fetal nasal bone and aneuploidies at first-trimester nuchal translucency screening in unselected pregnancies[J]. Prenat Diagn,2003,23(6):496-500.

[24] CICERO S, LONGO D, REMBOUSKOS G, et al. Absent nasal bone at 11-14 weeks of gestation and chromosomal defects[J]. Ultrasound Obstet Gynecol,2003,22(1):31-35.

[25] GÁMEZ F, FERREIRO P. Fetal nasal bone as ultrasonographic marker for trisomy 21 in a low-risk population between 18 and 22 gestational weeks[J]. The Ultrasound Review of Obstetrics & Gynecology, 2005, 5(3): 171-177.

[26] COOK K, PREFUMO F, PRESTI F, et al. The prenatal diagnosis of Binder syndrome before 24 weeks of gestation: case report[J]. Ultrasound Obstet Gynecol,2000,16(6):578-581.

第二十六章

眶距增宽症的诊治和相关脑膨出症

眶距增宽症是一种临床症状，与五种可能的病因有关，但是其中约有2/3的患者由颅面裂畸形引起。其矫正手术是颅颌面外科中较为经典而有一定难度的手术，也是Tessier（1967）突破颅底屏障而实施颅内外联合入路的标志性手术，成为颅颌面外科有划时代意义的典范。张涤生（1978）首次在国内开展眶距增宽症颅内外矫正手术，获得成功。继之，西安毛天球、北京王大枚等相继完成此类手术。

第一节　眶距增宽症的诊断和治疗

一、病因及分类

眶距增宽症是指两眼眶间骨性距离过度增宽的一种疾病。此病过去一直被认为是一种独立的颅颌面畸形，但经过近年的仔细观察和分析，现已证明两眼眶间距离的增加只能说是一种症状，它可以出现在许多类型的颅颌面畸形中，因而并不是一种独立的颅颌面畸形，如在Tessier颅面裂的分类法中，Tessier 0、10、11、12、13、14号裂都可以产生眶距增宽的症状。

（一）病因

Tessier提出有五种可能的病因：①中面部或颅颌面原发性发育不良；②单侧颅面裂；③颅颌面正中裂或鼻裂；④额鼻部的鼻筛型脑膜脑膨出或额窦肥大；⑤颅狭症，如见于Crouzon、Apert综合征患者。

Cohen等亦曾描述额颅骨发育不良综合征，它实际上是一种累及颅、额、鼻及颌骨的骨发育异常，症状之一就是眶间距离较正常人宽。

颅颌面外伤后也可引起眶距增宽症，但多为单侧或不对称者。

在眶距增宽发生的分子机制研究方面，致病基因的发现与发病机制的分析是该类疾病研究的重点。已经发现FGFR基因突变与Crouzon综合征、Apert综合征之间的关系。而EFNB1也被发现与颅额鼻发育不良综合征（craniofacialnasal syndrome，CFNS）有关。其他可能与原发性眶距增宽相关的基因有ALX3、ALX4等，但是尚无明确的证据证明两者的确切关系。

（二）眶间距离的测量

确定眶间距离正常及异常宽度的标准基于眶间距离的精确测量。

测量两眼眶的骨性标志以眶内侧壁的泪点（Dacryon点）为测量基准。图26-1为泪点，是上颌骨鼻突、额骨及泪骨的交会点。此点可用食指在眶内侧皮下扪得。两侧泪点间的距离称为眶间距离（interorbital distance，IOD）。应参考患者内眦角间的距离来确定眶距增宽的严重程度。头颅骨的正位片亦可测定这个间距，但可能因X线投射角的差异而造成误差。如进行X线片（如头颅定位片）观察，必须具有相同的投射角和摄距。采用头颅CT横断面扫描及冠状面扫描，以确定左右眼眶及眼球在前后突度及高低距离方面的差异，这对于眶距增宽症的诊断有较高的价值（图26-2）。Jackson则认为头颅X线下的IOD测量，仅适用于对称性眶距增宽症。对于不对称的眶距增宽症，如斜头畸形所致的眼眶高低不齐同时伴有眶距增宽症者，应画出面部中线，然后分别测定左右两侧眼眶骨性泪点到中线的距离，两者相加的值为真实的骨性眶间距离（图26-3）。

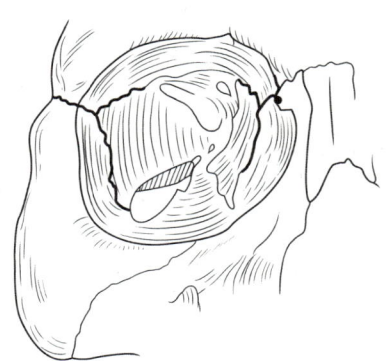

图26-1 泪点示意图：上颌骨鼻突、额骨及泪骨的交会点

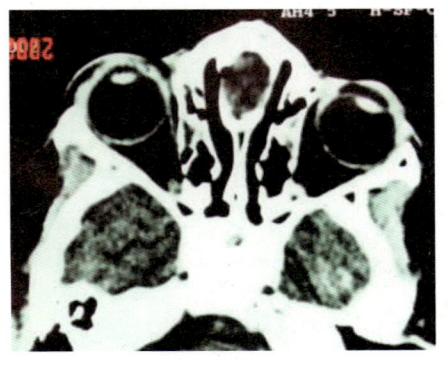

图26-2 头颅CT片上确定眶间距离（横断面扫描片）

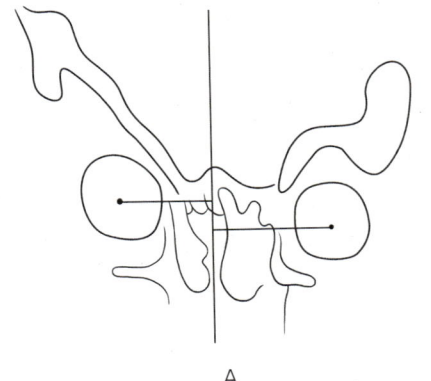

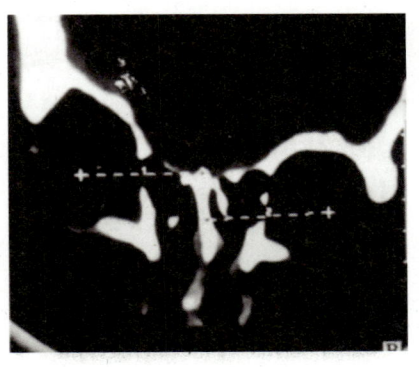

A. 两侧眶间距离示意图；B. CT冠状面扫描测量眶间距离。
图26-3 眼眶不对称的眶间距离测量方法

骨性眶间距离的宽度随种族、年龄、性别而有所不同。正常婴儿出生时，骨性眶间距离平均为 16 mm，以后随年龄增长逐步增加。女性至 13 岁左右，男性至 21 岁左右，眶间距离基本恒定而不再改变。

东方人的眶间距离较西方人的宽。西方人女性正常值是 25 mm，男性则约 28 mm。笔者曾测量 150 例东方人正常头颅 X 线片的眶间距离，并将其结果与轻、中、重度眶距增宽症患者比较，发现东方人女性正常的眶间距离为 23～28 mm，平均 27.88 mm；东方人男性正常的眶间距离为 24～29.5 mm，平均 28.87 mm。同样的，在一些轻度的眶距增宽症患者中，眶间距离为 32～36 mm 的患者，有些本人或家属并不认为是畸形。由此可见，东方人对眶间距离略宽的心理耐受性较西方人大，眶间距离为 25～30 mm 者均可视为在正常范围内。

（三）眶距增宽症的病理机制

CT 片上可见宽大的筛板。

除眶间距离增宽外，眶距增宽症患者的颅颌面骨和颅前窝也有改变，可观察到鼻中隔、鼻骨、筛骨、筛板及嗅窝等部位均宽于正常人。鼻根部宽阔平坦，无正常鼻梁隆起。有时在脑膜脑膨出病例中，可以发现鼻根部存在正中沟状裂隙。

筛窦的水平方向增宽是眶距增宽症的主要病理机制，但仅限于筛房的前部分增宽，不涉及筛房的后部及蝶窦部分增宽。此外，还可见到筛板的脱垂，即筛板超过正常额骨缝水平而向下方脱垂。这在 X 线片上可得到明显的证实，CT 片上可见宽大的筛板（图 26-4）。此外，可见到嗅沟变圆，鸡冠重复或消失，但视神经孔一般在正常位置，因此造成两侧眼窝呈向外侧扩张状。在严重眶距增宽症的病例中，这个扩大角度可达 60°，而在正常人仅为 25°（图 26-5），这样既加重了畸形，又导致双眼协同视物功能的丧失。依据视神经孔多在正常位置的解剖特点，手术时，可在离眶顶 8 mm 范围外进行眼眶周围截开，使眶缘骨架游离及移位后在新的矫正位置固定，而不致造成对视神经的任何损害或压迫。

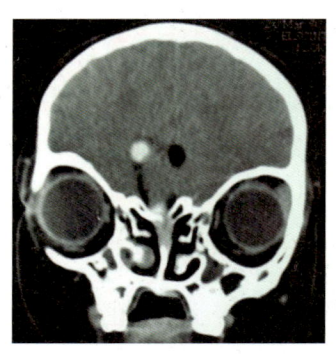

图 26-4　CT 冠状位扫描片上见筛板宽大

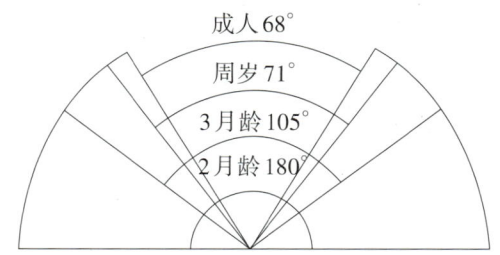

图 26-5　视神经夹角示意图

在额筛部脑膜脑膨出症中，其眶距增宽的程度，即两侧瞳孔间距离增大的程度，不如面中裂所致的眶距增宽明显，原因是前者完全由脱垂的脑组织的机械作用所致，而畸形的程度完全取决于脑组织脱垂的程度。

在 Cohen 综合征的病例中，由于早闭颅缝而使中面部显得格外短小，加上眶间距离增大，故当发育完全时常需进行二期手术治疗整复。

面裂的中鼻部支架受到破坏，呈现鼻部变宽伴有双重鼻中隔，同时往往有双重鼻尖，鼻翼软骨常见发育不良。眶距增宽症眶间距离（IOD）增大导致双眼视轴的间距相应变大，这样既加重了畸形，又导致双眼协同视物功能的丧失。

（四）眶距增宽症的分度

1. Tessier分度　眶距增宽症按Tessier的严重程度分度有三度：

（1）Ⅰ度：轻度眶距增宽症，IOD为30～34 mm。

（2）Ⅱ度：中度眶距增宽症，IOD为35～39 mm。

（3）Ⅲ度：重度眶距增宽症，IOD大于40 mm，或IOD虽在35～39 mm，但伴有眼球横轴歪斜或高低不平。

2. 笔者分度　东方人的眶间距离较西方人宽，故笔者认为眶距增宽症的分度标准应与Tessier分度略有不同。参照Tessier的分度标准，笔者提出适合中国人的眶距增宽症分度标准。

（1）Ⅰ度：轻度眶距增宽症，IOD为32～35 mm。

（2）Ⅱ度：中度眶距增宽症，IOD为36～39 mm。

（3）Ⅲ度：重度眶距增宽症，IOD在40 mm以上。

除上述分度外，正确的IOD测量还可依赖于在手术时直接测量两侧泪嵴间的真性骨间距离，一般此距离较X线片上的测量值小。

（五）眶距增宽症的鉴别诊断

眶距增宽症是一种症状学诊断，可通过病史、临床症状及影像学检查结果对其进行鉴别诊断。

1. 中面部或颅颌面原发性发育不良　其所导致的先天性眶距增宽症程度较重，除眶距增宽外一般伴有较重的鼻畸形，包括鼻骨发育异常、鼻背平坦、鼻头低平、鼻尖缺如、鼻背软组织嵴状堆积、额部、旁正中部的皮肤、骨骼裂隙及V形发尖等。患者头颅CT上没有明显的颅面裂。

2. 颅面裂　主要特征为颅颌面不同部位的裂隙，可以完全裂开，也可以部分裂开，累及范围从表面软组织到颅颌面骨骼。除眶距增宽症外，还可能伴有单侧或双侧的鼻裂、唇腭裂等。

3. 颅狭症　颅狭症导致的先天性眶距增宽，一般眶距增宽程度及鼻部畸形程度较轻，同样可以表现为鼻背平坦、鼻尖分裂，但一般没有鼻背软组织嵴状堆积；这些患者通常会有额部畸形，头颅CT可以看到颅狭症表现。单侧颅缝颅狭症所致畸形的临床表现通常为单侧的眼眶和眼球移位。

4. 脑膜脑膨出　患者的眶距增宽程度中等，可以见到鼻根部有圆形或椭圆形的囊性肿块膨出，触诊质软而有弹性，按压有波动感；CT片上可见有软组织从盲孔中向外突出，而不是与颅面裂有关的骨缺损。

5. 继发性眶距增宽症　可由外伤、肿瘤、骨纤维异常增生引起。患者有明确的病史，眼眶整体位置基本正常。

二、眶距增宽症的治疗

（一）眶距增宽症的手术年龄

大多数作者认为手术治疗眶距增宽症亦不宜过早。一般来说，一期手术在患者5~6岁时进行最佳。Converse曾主张在婴儿早期进行手术，在他的一组病例中，最小年龄仅为4月龄，还只是个婴儿。过早手术，不仅在进行眶缘下截骨时会损伤恒牙牙胚，还会影响颅颌面骨骼的正常发育。在5~6岁时进行手术矫治，可有助于学龄前儿童的心理改善；但最主要的是，由于此时骨组织较薄软，手术操作远较成人方便。Tessier建议，在眶下缘截骨时，其水平截面应在眶下孔血管神经束以上的部位进行离断，这样就不致损伤牙胚。这个位置相当于恒牙单尖齿和儿童时高位的上颌窦，因为上颌窦的最后发育下降，要等到恒牙萌出后才开始。术后可用钢丝将上、下颌间两侧单尖牙结扎，就可获得足够的固定作用。

（二）术前评估及术式选择

对于轻度畸形，有时并非真性眶距增宽症，而属于遗传性或创伤性内眦角畸形（如内眦赘皮）所致。在东方人中，如鼻梁过于平坦，亦会呈现轻度眶距增宽症的症状。轻度患者一般无须进行眶距截骨手术，只要纠正内眦畸形或填高鼻梁就可得到矫正或改善。

在中度眶距增宽症中，并不存在眼球真性移位和偏斜。但患者面部呈现较宽大，X线片显示眼眶外形正常，眶间距离未见缩小，眼眶亦没有侧向移位。本型病例一般只需采用颅外入路手术，如O形或U形截骨手术即可矫正或改善。但如存在筛板脱垂，则亦需采用颅内入路进行截骨矫治手术。

在重度的眶距增宽症中，两侧眼眶存在真性侧偏移位，造成两侧外眦角和外耳道口距离缩短，呈金鱼状脸型。这时患者可以发生双眼不能集中视物及斜视等功能障碍，此属于真性眶距增宽症，必须采用颅内外联合入路的眶周矢状截骨术以彻底松解和游离眶缘骨架，截除眶间多余骨块后，眶架在新的位置重新固定。

对于中度或重度眶距增宽症伴眶纵轴倾斜、腭弓高拱的严重病例，可选用中面部劈开法，在眼眶周围方盒状截骨内移的同时，劈开硬腭，并向内旋转眼眶以矫正畸形。

（三）基本手术操作

1. 切口选择　颅内外联合入路选用横颅冠状位切口。颅外入路的U形截骨和O形截骨也选用冠状位切口，而眶内侧壁截骨内移既可选用冠状位切口，又可选用鼻根内眦部的局部切口。

2. 颅外入路截骨手术　颅外入路手术的特点是截骨不涉及眶上缘，因而无须做开颅手术。

3. 颅内外联合入路截骨手术　手术截骨涉及眶上缘，截骨操作如由外向内，就无法估计颅骨厚度，且无法保护颅骨之内的脑组织，因此，开颅只是为了剥开额叶大脑组织后，在直视下由颅内和颅外一起先行截开眶上缘和眶上壁，避免损伤大脑组织；然后分别截开眼眶的其他各壁，将眼眶如方盒状截开后，向中线靠拢，以矫正过宽的骨性眶间距离。

（四）手术方法

1. 眶内侧壁截骨内移术　属于颅外法。先截除鼻中隔的过宽鼻骨及筛窦，然后将部分或全部眶内侧壁和鼻眶缘截断后连同内眦韧带向中央靠拢，最后进行钢丝结扎固定，或应用微型钢板固定（图26-6）。两旁的截骨后间隙则进行嵌入植骨。这种手术仅游离部分眶内侧壁和眶内缘，并不包括整个眼眶，也不改变眼球的位置，故实际上只是将两侧内眦韧带及其附着骨块向中央靠拢而纠正了内眦间的过宽畸形。手术切口如在鼻背部外侧进行，会留下较明显的瘢痕，故可选用冠状切口入路（图26-7）。

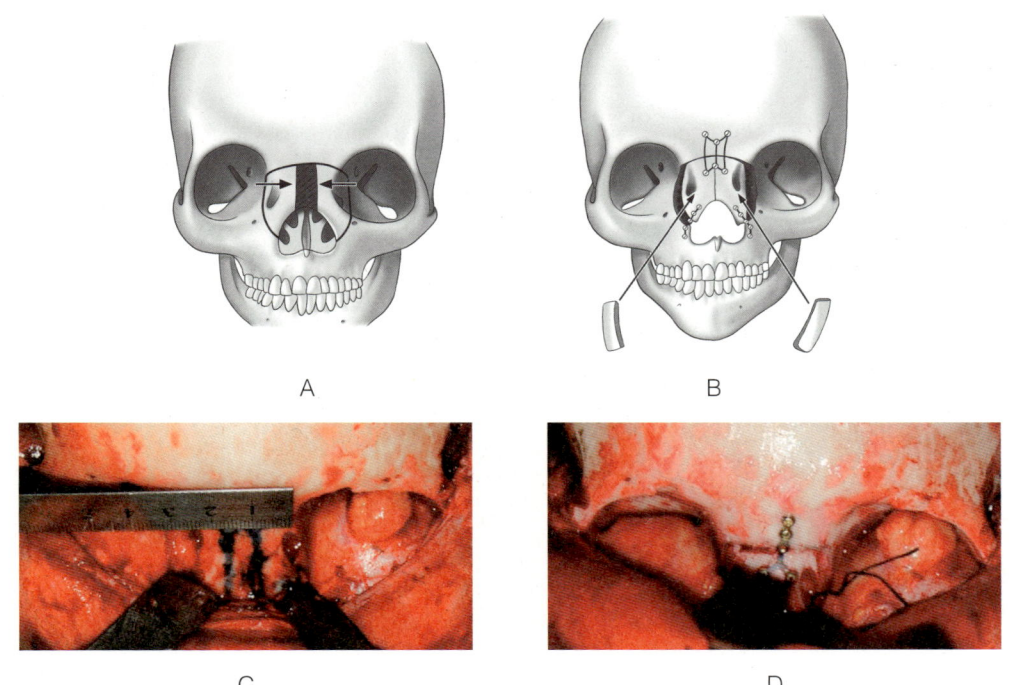

A、C. 眶内侧壁截骨设计示意图及术中所见；B、D. 内移固定后示意图及术中所见。

图26-6　单纯眶内侧壁截骨术

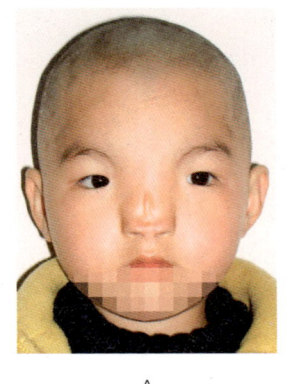 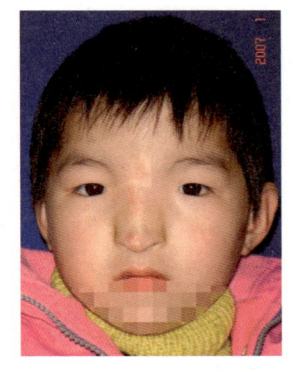

A. 术前；B. 术后。

图26-7　眶内侧壁截骨内移术治疗眶距增宽症

2. U形截骨术 属于颅外法。在眶内侧壁、眶外侧壁、眶下缘和眶底进行截骨，截下骨块呈U形，同时截除中央部过宽的鼻根部及筛窦组织，将眶下部向中央靠拢，结扎固定，并在留剩的两侧骨间隙中进行植骨。手术切口沿眶周外下区进行，术后瘢痕较少（图26-8）。本术式适用于Ⅱ度眶距增宽症，且筛板位置较高及无脑膜膨出的病例。据Converse和Munro的意见，U形手术可以缩短IOD的距离1 cm左右，故适用于IOD小于40 mm的病例（图26-9）。

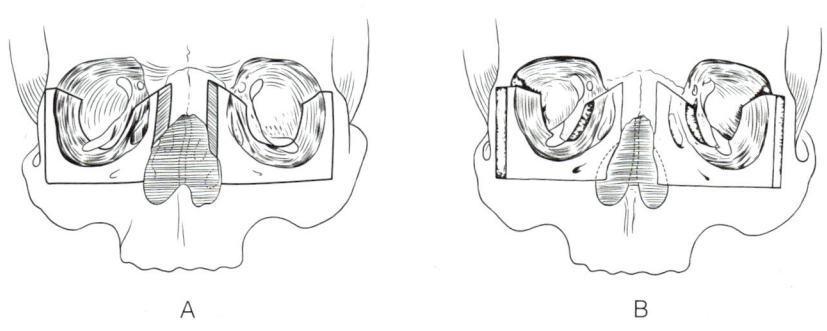

A. 设计截骨线；B. 下方U形眶缘内移固定。

图26-8 U形截骨示意图，截骨线在眶下缘及眶的两侧

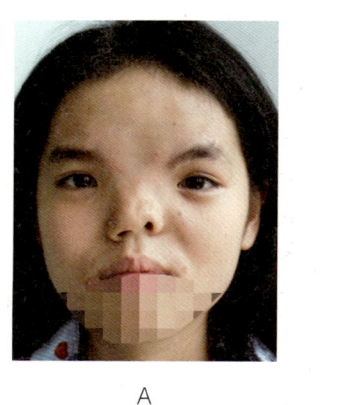 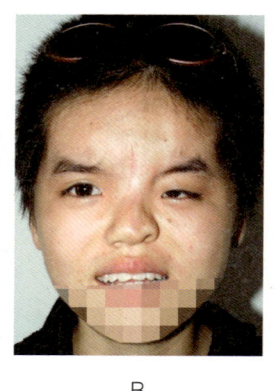

A. 术前；B. 术后。

图26-9 颅外U形截骨法治疗眶距增宽症

3. O形截骨术 属于颅外法。这是一种在U形手术的基础上扩大、连同眶上缘及额窦的底部一并截断，向中央拉拢固定的术式。该术式较U形截骨手术更为彻底，适用于中度眶距增宽病例而额窦尚未完全发育者。7～8岁内的患儿不宜采用，否则可能造成颅前窝的暴露。

4. 保留鼻骨中央和部分筛骨正中板的旁正中截骨术 属于颅内外联合入路法。Converse等于1970年发展了这种一期截骨术，它类似于Tessier的术式，但又做颅骨矢状缝旁侧切割，可使筛板及嗅觉器不受损伤。在操作中眼眶截骨必须在眶轴的后侧进行，并尽可能地靠近后外侧，但不进入颅中窝，这样便能有效地移动眼球及眼眶，保留正中鼻骨结构与筛板相连。如需旋转或垂直位移动眼眶，须截去上部或下部骨组织。其基本手术操作步骤有前额开窗（图26-10）、前额眶上骨桥制备、眼眶截断并向中央靠拢、植骨等。它包括双侧眼眶周壁及眶底的截骨术，但应保留鼻骨中央一条骨块与额眶骨带的完整性，即中面部截骨形成2个游离的眶架和中央骨条的3个骨块（图26-11）。

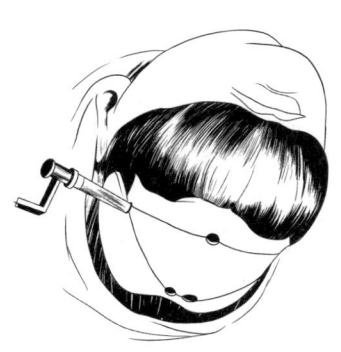

图26-10 冠状位切口掀起头皮瓣以后,先做额颅开窗

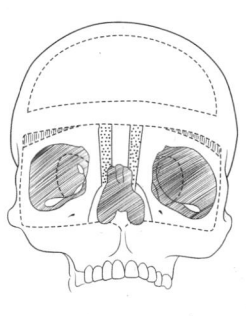 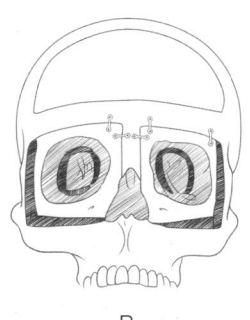

A　　　　　　　　　　B

A. 设计截骨线；B. 眼眶旁正中截骨以后,游离的眼眶骨架内移,并用小钢板或钢丝结扎固定,缺损处植骨充填。

图26-11 眼眶旁正中截骨示意图

此方法可以保留完整的额眶骨带,以备游离后骨性眼眶固定之用(图26-12),同时保留了足够多的嗅丝,以避免发生手术后的嗅觉障碍。其缺点是眼眶向内移动不彻底,鼻额角的角度无法重塑,因而无法形成有一定立体感的额眶形态。

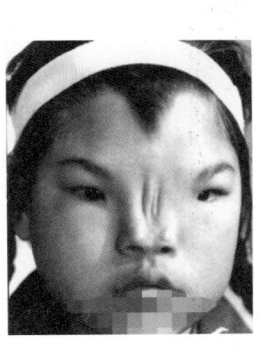 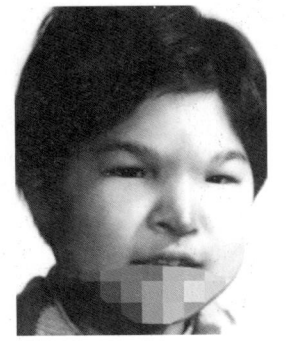

A　　　　　　　　　　B

A. 术前；B. 术后。

图26-12 眼眶旁正中截骨术治疗眶距增宽症

5. 不保留中央鼻骨条的方盒状眼眶截骨内移手术　属于颅内外联合入路法。Tessier在1967年描述了这种颅内入路方法的眶距矫正术以确保脑及眼球的安全。Tessier最先开展了二期手术操作。一期先截开颅骨,把额叶从颅前窝翻起,同时修补硬膜以防止脑脊液漏。二期进行眶周截骨术,同时切除鼻部中间的部分骨组织,包括筛板和鼻中隔。操作步骤同上,包括冠状头皮切口、额颅开窗、骨性眼眶周围截骨等。其特点是：在两眼眶中央可以去除足够多的骨性增宽,截开后游离的眼眶可以旋转,

与O形截骨相似（图26-13）。

颅狭症（短头畸形）伴眶距增宽症者，可选用此术式（图26-14）。

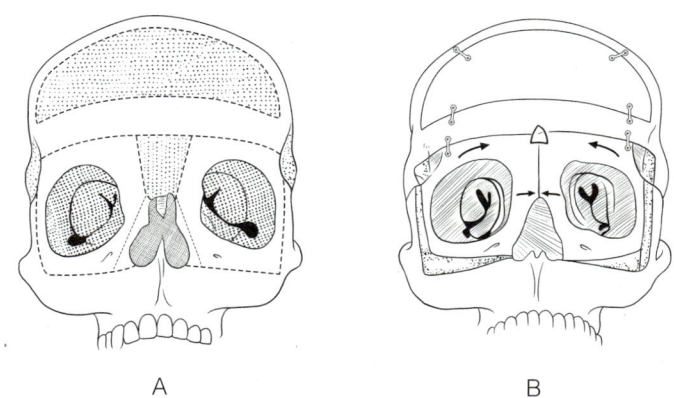

A. 截骨设计；B. 方盒状眼眶内移固定以后。

图26-13 Tessier眶距增宽症矫正示意图

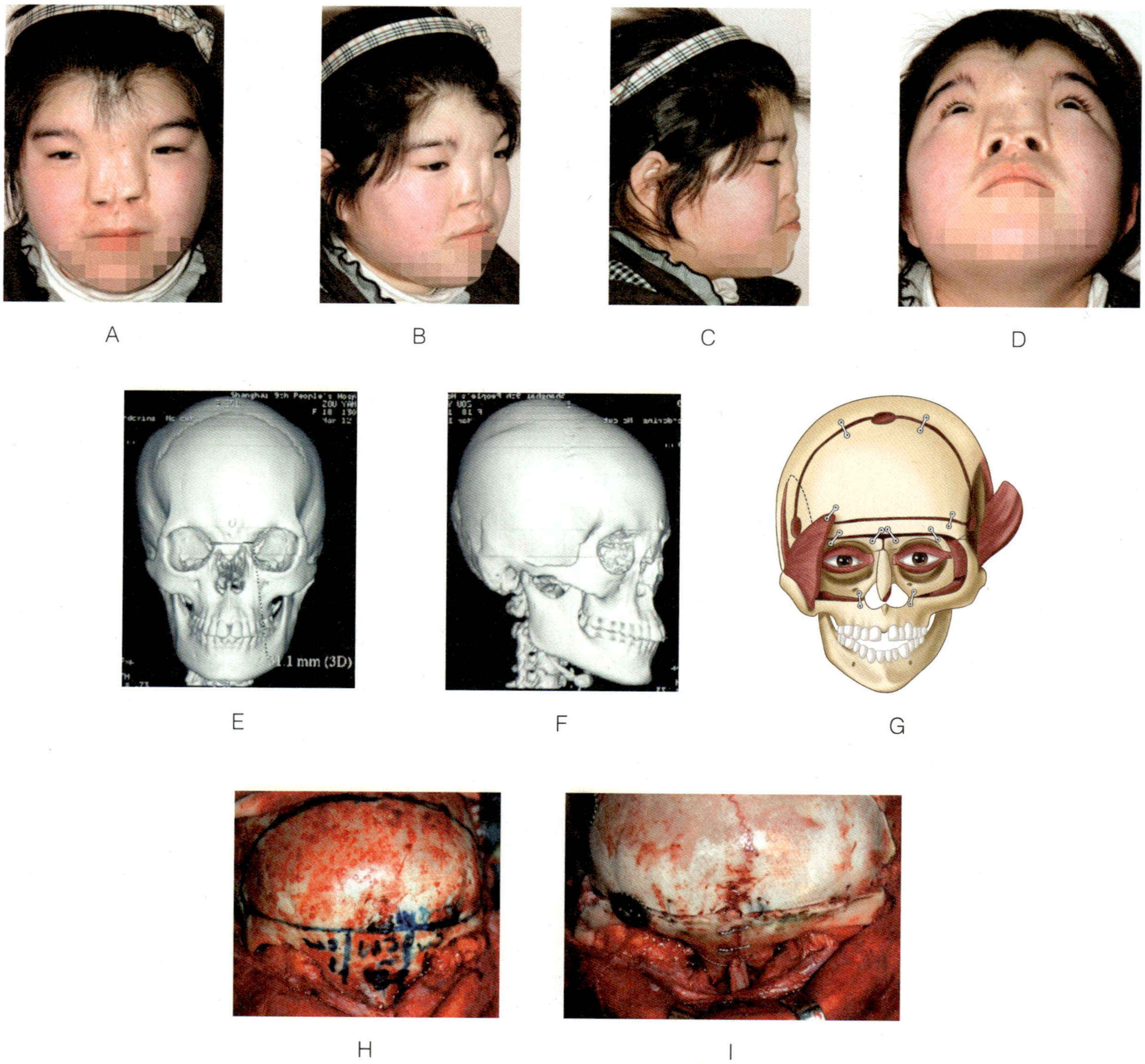

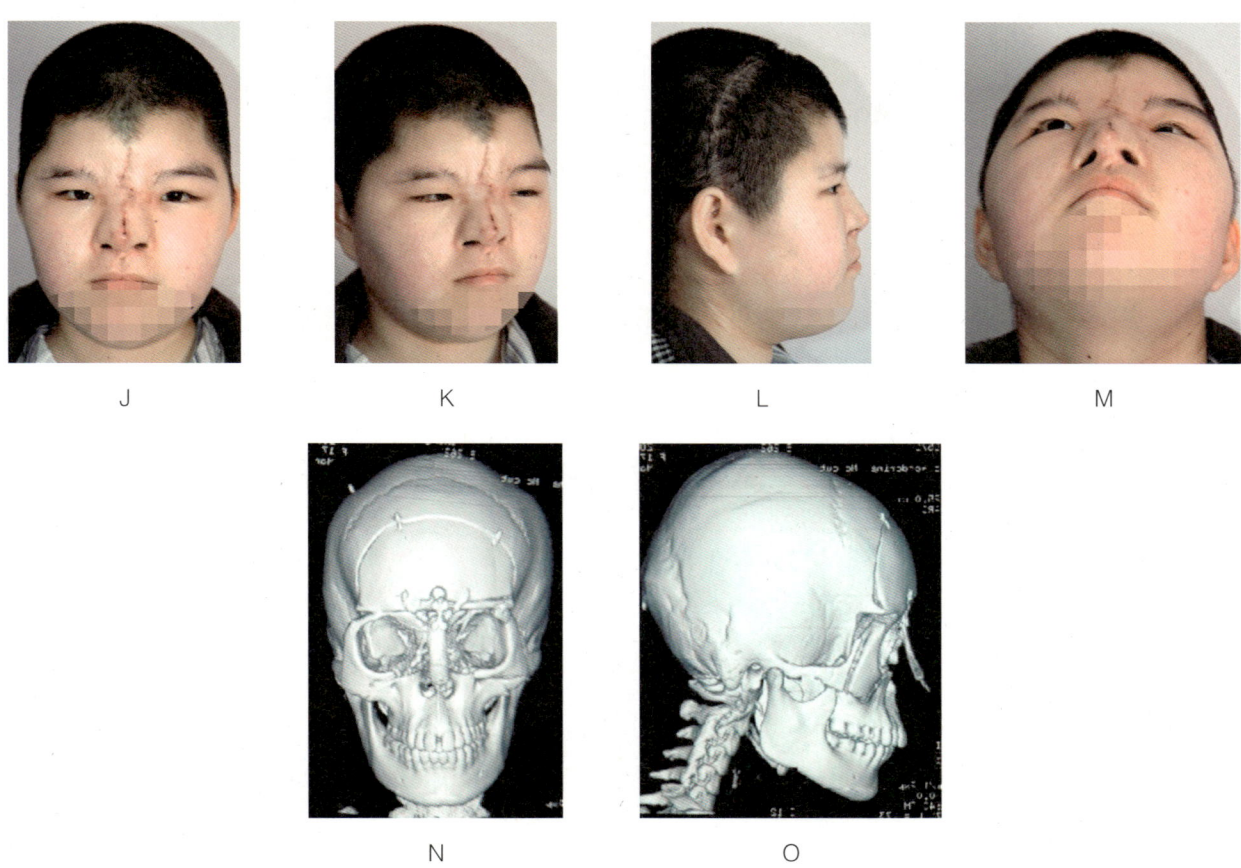

A~F. 术前照片及CT三维重建片；G~I. 术中设计及截骨；J~O. 术后照片及CT三维重建片。

图26-14　应用Tessier眶距增宽矫正术

6. 中面部劈开手术　属颅内外联合入路法。这一手术方法是由van der Meulen于1979年首先开展的。主要适用于伴有腭弓高拱、颜面正中呈V形眶距增宽症者，也适用于综合征型颅狭症伴眶距增宽症者，其畸形不但有骨性眶间距离的增宽，而且涉及颧骨、硬腭和眼眶的轴线。此种情况选用中面部劈开手术可以达到良好的效果（图26-15）。

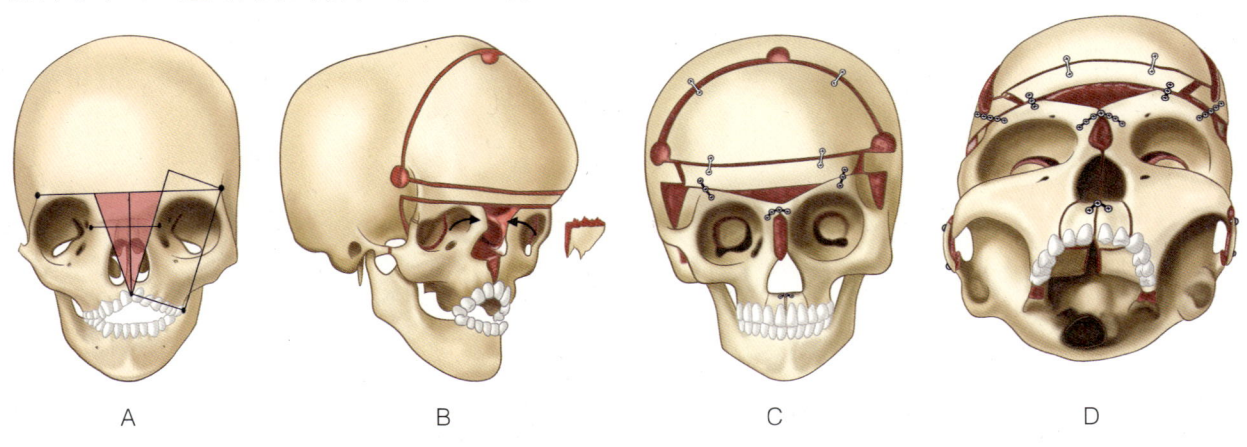

A、B. 设计截骨线，取下截骨块；C、D. 眼眶和上颌骨拼接后。

图26-15　中面部劈开手术

7. 眶外缘前移眶内缘内移的眶周截骨术　针对东方人额鼻角扁平的特点，笔者设计了一种颅内外联合入路的改良眶周截骨内移手术。其基本思路基于Tessier的术式。手术操作要点包括额眶骨带的适度前移、眶周截骨形成方盒状眶架后前移眶外缘并内移眶内缘、额眶骨带适度覆盖眶内缘和鼻根区（图26-16）。对于较宽面裂畸形所致的眶距增宽症，后移眶外缘同时内移眶内缘的手术操作可以增加面部立体感，但是手术操作需要去除足够的筛板，向颅内分离的范围几乎达到鸡冠处，有一定的难度（图26-17）。

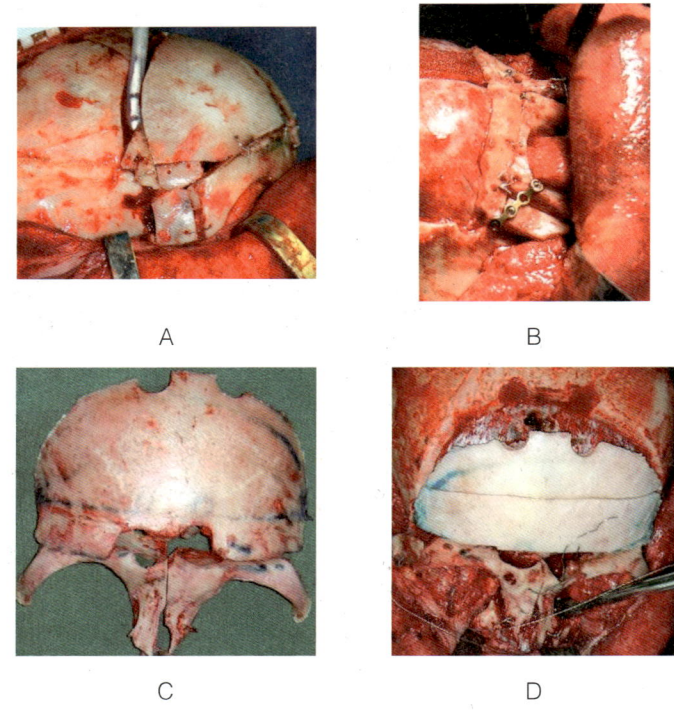

A、B. 眶外缘向前旋转，其后间隙植骨；C、D. 眶内缘向内旋转，额眶骨带向前覆盖眶内缘及鼻根部，形成良好的鼻额角。

图26-16　眶外缘前移、眶内缘内移的眶周截骨术术中操作示例

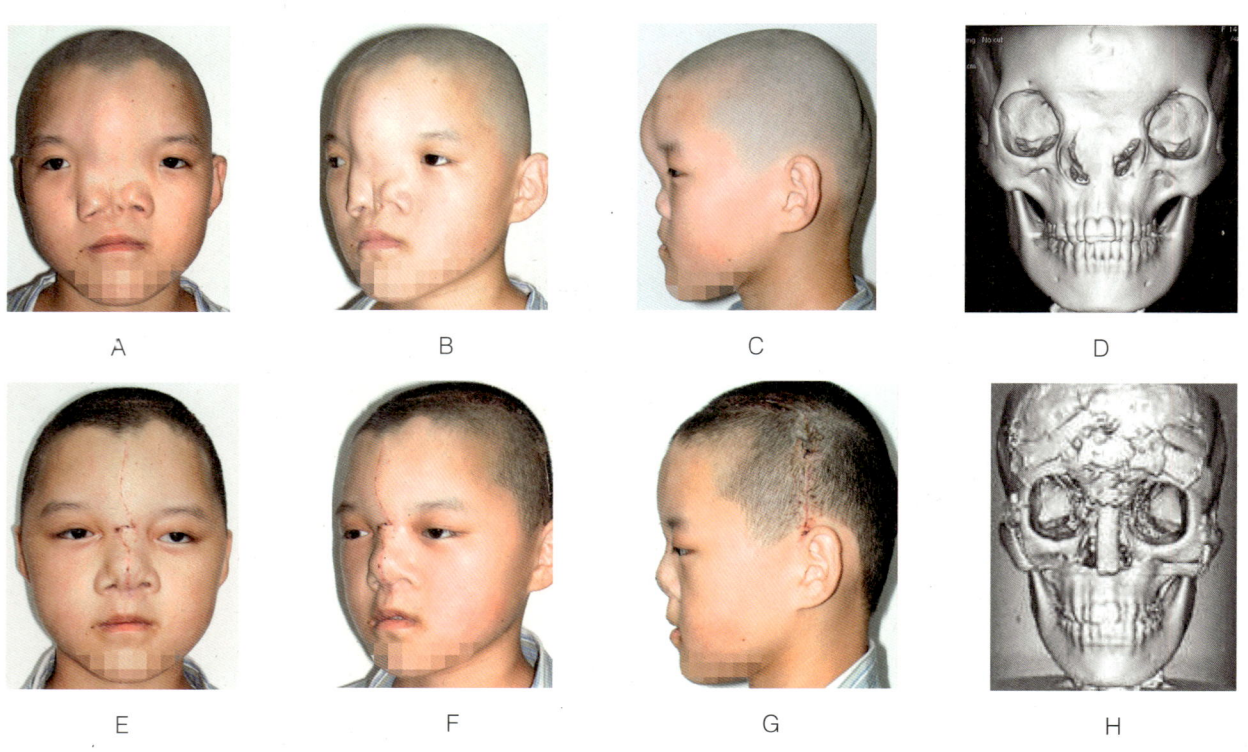

A~D. 术前；E~H. 术后。

图26-17　眶外缘前移、眶内缘内移的眶周截骨术示例术前术后对比

8. 组织扩张的作用　传统颅内外联合入路手术矫正重度先天性眶距增宽症可以取得良好的矫正效果，但术中如何更好地处理眶间软组织及术后眶距增宽畸形的复发，是临床关注的问题。澳大利亚颅颌面外科中心Moore、David J. David等（1992）报道的资料显示，因复发需要进行二次手术的病例占到总数的31.5%，国内张涤生等报道的复发率为14.8%。其中软组织常常限制眼眶的内侧移位，而当鼻缺损需再造时又没有足够的软组织量可加以利用。因此，组织扩张对于矫正眶距增宽症可以起到有效的辅助作用（图26-18）。

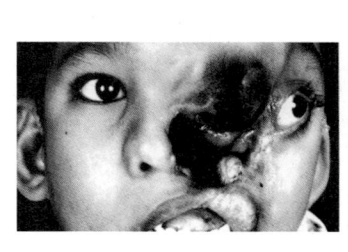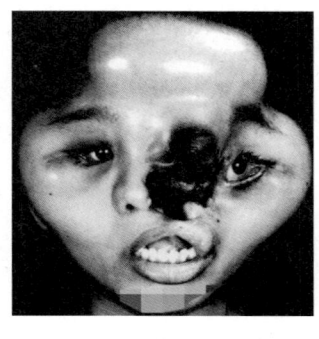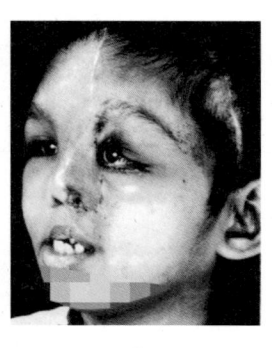

A. 术前；B. 软组织扩张中；C. 术后。

图26-18　应用软组织扩张器辅助治疗眶距增宽症（David J. David供图）

具体操作是在术前1个月分别在颧弓区的骨膜下和在前额部区的骨膜上分别置入组织扩张器，可以有效地克服软组织的内在张力并防止术后复发。充分了解所治疗疾病的病理自然发展过程是至关重要的。由颅裂所致的眶距增宽症病例随着面部的发育将持续呈现畸形，且一直要到生长发育结束才会有一个稳定的结果。这通常意味着需再次行内眦固定术、再次进行鼻部的植骨和对发育不良的额窦再次植骨。在额筛部脑膜脑膨出的病例中，早期对脱垂的脑组织的去除及局部的整复将使颅骨的发育恢复正常，可能其后最多也只需要再进行较小的手术，如鼻部植骨和额窦的小手术等，就可以了。因为所有病例事先没有测定是否有单眼视物障碍，所以无法知道在手术后视觉上是否能得到改善和恢复。在David J. David所有病例中没有失明的情况，却有一定比例的病例出现外直肌的不完全麻痹，其中2例是永久性的。这可能是由于眼眶较大范围的移位对第6对脑神经造成牵拉。

软组织扩张技术应用于临床，可以进行颧颞部软组织扩张，获得了充足的眶外侧软组织量，可以充分地切除眶间多余软组织，减轻术后眶外侧软组织对眶内移后的拉力，眶内移后，可以在无张力的情况下进行精确稳定的内眦韧带固定，使移动后的眶架和眶周软组织更为稳定。但扩张作用对于眶距术后复发有多大影响，仍需要进行进一步统计学研究和长期的临床随访来证实。

（五）手术经验及注意事项

颅内外联合入路矫治眶距增宽症的手术，比较复杂和困难，且具有一定的危险性。Tessier（1974）报道的65例中，曾有2例死亡，其中1例死于术中输血不足，1例死于脑水肿。3例由于术后未能做眼睑暂时性缝合，致角膜摩擦伤而形成角膜溃疡。Converse（1972）报道的52例中，有1例死于出血过多，5例术后并发神经性抽搐、长期脑水肿和硬膜下血肿。Edgerton（1974）报道的14例在6岁内进行手术的病例中，亦有1例因术中失血过多而死亡；1例术中发生心搏骤停，虽经抢救恢复，但留下永久性的脑损害。Marchac亦曾报道，他为一名24岁女性患者进行眶距增宽症矫治手术时，患者不幸死亡，终生引以为戒。

由于此种手术具有带有一定危险性的并发症，故术中及术后必须谨慎小心，操作技术轻柔、准确和熟练，手术组密切配合，使手术能够顺利地进行并完成。术后加强护理，严密观察，防止感染，及时发现出现的异常情况，给予处理，这些术中、术后注意要点均是非常重要的。兹先将术中注意点补充如下：

在眶架后方截断眶壁时，截骨术必须在眶顶部的眶上裂部位距蝶骨嵴8～10 mm处进行。如截骨线过于靠近视神经孔，将导致眶架移位后压迫视神经和血管，造成视神经损害；但如截骨线过于在眶缘前方，不能有效地矫正畸形，或可导致术后复发。笔者经验中，曾有一例由于术前眶间距离过宽（IOD达65 mm），在将两侧眶架向中央拉拢结扎时，造成眶缘骨架对眼球造成压迫，导致眼球突出，眼压增加；不得已，只得拆除钢丝固定，并用一块宽约0.6 cm的骨片嵌植在鼻中央骨缝部，以减轻眶缘骨架对眼球的压力，眼压立即恢复正常，最后进行结扎固定。

在鼻部中央及颅前窝进行截骨时，其范围应包括筛板、筛房、鼻根和上颌骨额突等组织。一种是连同鼻梁、鼻中隔、筛板、鸡冠、嗅窝全部截除（Tessier法）；另一种则是保存鸡冠、嗅窝和鼻中隔，分别在它们的两侧做旁中央截除术（Converse法）。目前都趋向于后一种手术操作，这种手术由于保留了嗅板及嗅神经，术后患者仍保留了正常的嗅觉；且鼻中隔仍被保留，故左、右鼻道仍保持了正常解剖形态。手术时，一般无须切除中鼻甲，但如患者有中鼻甲肥大，就应做截除术，以免阻碍了眶架的靠拢而阻塞鼻道通气。

在截除颅前窝骨组织时，保护脑组织和精细的脑膜修补是手术成功的关键之一。术中可通过过度换气以降低颅内压，以有利于良好暴露颅前窝诸结构，包括鸡冠、筛板及蝶骨嵴。对过度换气后仍不能有效地降低颅内压者，可用20%（0.5～1 g/kg体重）甘露醇静脉快速滴注，或放出一些脑脊液，直到颅内压出现明显降低，足以良好地暴露颅前窝为止。如有硬膜破裂，则应细致地进行修补，这样可以防止术后脑脊液漏或颅内感染。在手术最后关闭颅腔以前，更应小心检查有无细小的硬膜破裂和脑脊液漏。

笔者的128例临床资料表明，随着围手术能力（包括麻醉技术）提高、手术经验增加、操作熟练度提高，以及手术团队之间配合更良好，对于经过一定时间训练的颅颌面外科医师，基本都可以掌握眶距增宽症的矫正手术（表26-1）。

表26-1 眶距增宽症的畸形种类、患者性别、严重程度统计的病例数

诊断		性别		严重程度			病例数（$n=128$）
		男	女	轻度	中度	重度	
面裂畸形	Tessier 0-14号裂	30	36	2	18	46	66
	Tessier 1-13号裂	4	7	1	3	7	11
	Tessier 2-12号裂	2	2	0	2	2	4

续表

诊断		性别		严重程度			病例数（n=128）
		男	女	轻度	中度	重度	
颅狭症	非综合征型	1	3	0	2	2	4
	综合征型（如Crouzon、Apert综合征）	2	3	0	2	3	5
额鼻发育不良		7	5	0	8	4	12
脑膜脑膨出		3	2	0	4	1	5
眶面部肿瘤		4	3	0	4	3	7
原发性眶距增宽		5	8	1	7	5	13
额眶骨纤维异常增生		3	4	0	4	3	7
小眼眶症		2	2	1	3	0	4
Cohen综合征		0	2	0	0	2	2
颅眶外伤		5	3	2	6	0	8
颅颌面骨化症		5	3	2	6	0	8
其他		2	3	1	3	1	5
总数		58	70	7	51	70	128

注：因为128例中有些病例兼具多种畸形，所以各畸形病例数相加超过128。

由于手术熟练度提高，手术时间相应缩短（平均3.8小时），手术中的平均失血量也可以得到良好的控制（平均21.1%），发生严重并发症和二次手术的病例也有所减少（表26-2）。

表26-2 眶距增宽症患者手术情况统计

手术相关统计指标	轻度	中度	重度	总数
病例数/例	7	51	70	128
进颅例数/例	0	22	68	90
平均手术时间/小时	0.8	3.2	4.5	3.8
平均术中失血量占全身血容量的百分比/%	4	18	25	21.1
严重并发症例数/例	0	1	4	5
二期手术例数/例	0	2	9	11

术后发生并发症的比例近年明显减少。笔者开展眶距增宽症手术早期，有过1例死亡病例，系由于术后脑水肿、基底动脉破裂所致（尸解报告）。脑脊液鼻漏是术后常见的并发症，通常2～4周后可以自愈，笔者一直没有遇到因脑脊液鼻漏而再次做脑膜修补的病例。嗅觉减退较为常见，一般不会影响患者的功能，少有患者为此抱怨（表26-3）。

表26-3　眶距增宽症术后并发症（$n=128$）

并发症种类	发生数/例	发生率/%
死亡	1	0.8
颅内血肿	1	0.8
高颅压	2	1.6
颅内感染	3	2.3
脑脊液鼻漏	8	6.3
失明	0	0
复视	2	1.6
眼球运动障碍	3	2.3
嗅觉减退	6	4.7
泪道损伤	1	0.8

手术中有些注意点应予重视。

1. 术中止血　术中止血问题非常重要，由于手术范围大，术中良好而有效的止血实在很重要。头皮切开的冠状切口，出血量较多，一次性塑料头皮止血夹是方便有效的材料。Whitaker（1980）报道由于手术熟练度提高，手术时间由平均7.5小时缩短到4小时，术中失血量由平均全身血容量的86%（最大为173%，最小为26%）减小到56%（最大为117%，最小为10%）。在笔者所在科室40名病例中，平均失血量为65%，手术时间亦已从原先的平均7.5小时缩短到5小时。对年龄较小的患儿，应特别注意术中的出血量，并及时进行输血。

2. 颅内压问题　高颅压是术中及术后应特别注意的问题。笔者曾在半数开颅病例的手术时进行颅内压测定，术中及术后48小时未见明显高颅压。死亡的那1例，术中并未见到高颅压，但术后出现了，甚至48小时后发生了死亡。尸体解剖提示：广泛脑水肿、上脑干弥散性颅内出血点、基底动脉出血，死亡诊断为脑水肿和脑疝。笔者认为防止脑水肿和高颅压的关键是在术中尽量减少对脑组织的牵扯和避免压迫。这包括适当地降低颅内压、与神经外科医师的密切配合以保护好脑组织，以及在硬膜表面良好地止血以防止血肿形成等。Yokon等的研究表明，脑牵拉，特别是在颅内压较高时的过度压迫、持续牵拉，都会造成严重的脑损伤，其中包括脑电活动和形态学的改变。

为了防止高颅压，可在手术开始前先做腰椎穿刺术备用，手术后仍保留数天，随情况变化放出部分脑脊液以降低颅内压，但目前已不作为常规应用。

手术中由于颅底筛板被凿断，致颅腔与下方鼻腔相通，可发生暂时性脑脊液鼻漏，这也可能成为术后的感染途径，发生脑膜炎等严重并发症。术后可以自愈。但Munro曾提出，为了防止术后颅内血清肿或血肿的形成，为便于术后引流，颅前窝底部术后不应做闭合式缝合。

3. 角膜的保护　在手术中，由于不经意地碰触眼球，或在术中眼角膜长时间暴露，可使角膜受到损伤，导致术后发生角膜溃疡，长期不愈时可致形成角膜混浊和白斑，导致视力障碍。术中放置眼球保护器或隐形眼镜可以保护角膜不受损伤（千万别忘记在手术结束时取出）。暂时性的上、下睑缘缝合亦是保护角膜的一个方法（指在手术过程中）。眶距增宽症患者多伴有各类斜视，可待手术矫治后请眼科医师予以纠正。之所以在术后纠正斜视是由于大多数患者在眶架移位后，有眼球易位，眼内、外斜肌必须在术后建立新的平衡，以调节眼球活动功能，故必须等待眶架位置定型后再进行视力纠正较妥。Diamond曾于眶壁整复前先做斜视纠正，但效果并不理想。

4. 脑膜脑膨出的处理 伴脑膜脑膨出引起的眶距增宽症病例中，膨出物可以与眶距增宽在同时进行手术切除及修复（图26-19）。Daivd则主张在婴儿期可先进行脑疝或脑膜疝的回复和修补，并同时修补眶内侧裂孔，以便有利于眶组织的正常发育；待长大到幼儿时再进行眶距增宽畸形的矫正（图26-20）。这一主张并不和在5~6岁时一次性进行矫治手术的原则相矛盾。

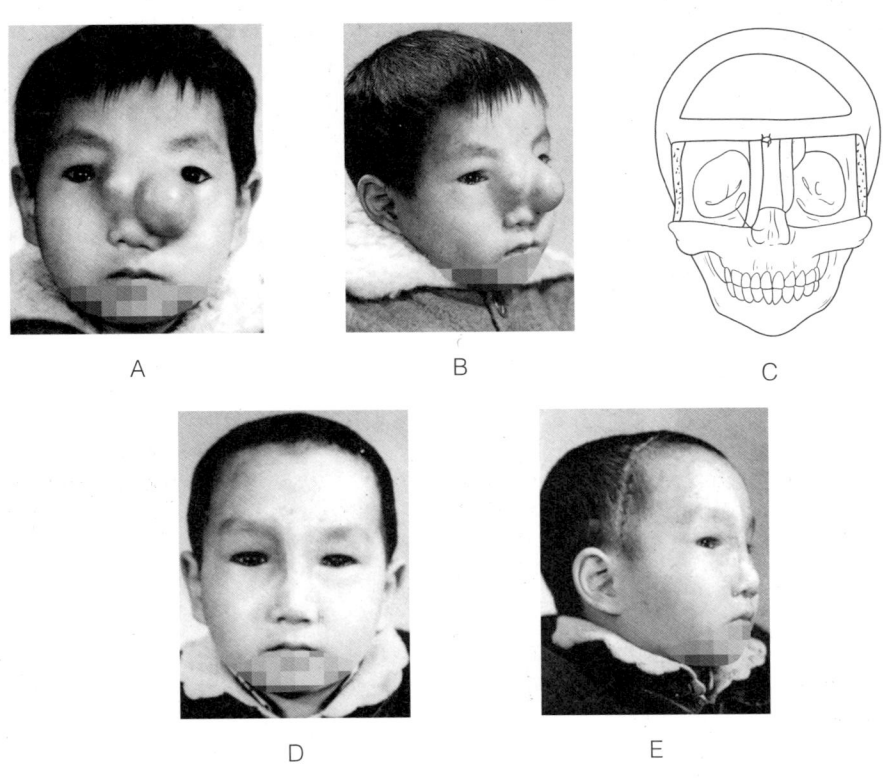

A、B. 术前；C. 手术设计；D、E. 术后。

图26-19 脑膜脑膨出伴眶距增宽症的治疗

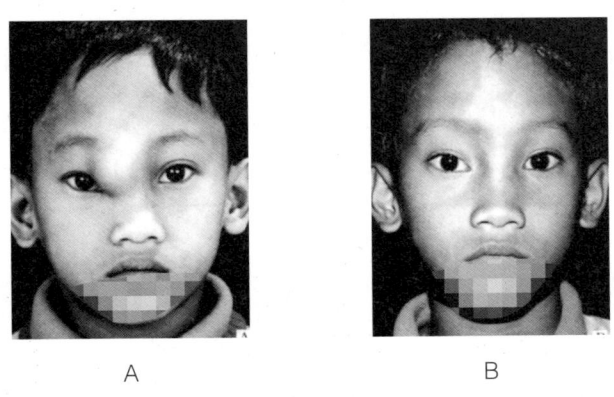

A. 术前；B. 术后。

图26-20 脑膜脑膨出伴眶距增宽症（David J. David 供图）

5. 鼻切口的处理 Tessier在最初做眶距增宽症手术时去除鼻背多余皮肤后做了大的Z字改形，在收拢眼眶骨性眶架的同时，鼻背皮肤也可以相应收紧，但是日后鼻背会留下瘢痕。David等尝试为中度眶距增宽症患者做眼眶截骨内移后不加做鼻背皮肤切除，以免形成瘢痕；在一些随访患者中发现，随着眼眶骨性结构的内移，原来鼻背多余的皮肤会自行收紧，无须再次切除整形。

笔者曾选择在鼻旁做切口，切除条状星月形皮肤，对东方人而言，其日后此处瘢痕相对不是很明显（图26-21）。有时去除鼻背多余的皮肤以后，只做简单的直线缝合，等待二期再进行鼻背整形也不失为一种"宁少勿多"（less is more）的明智选择（图26-22）。有时眶距增宽症伴鼻翼部分缺失，可以将多余的鼻背皮肤略做旋转，以修复缺失的鼻翼（图26-23）。

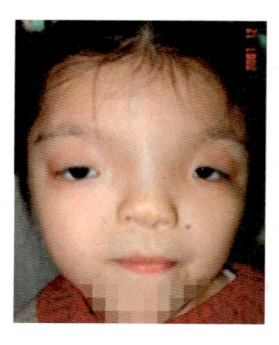
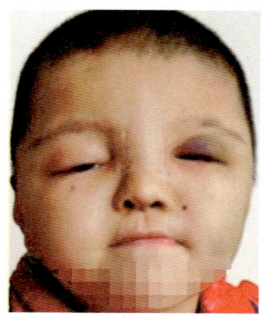
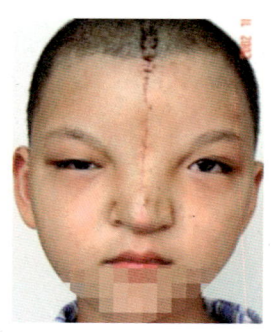

A 　　　　　　　　　　B

A. 术前；B. 术后见鼻旁切口瘢痕不明显。

图26-21　鼻旁切口收紧皮肤

A 　　　　　　　　　　B

A. 术前；B. 术后。

图26-22　鼻背切除多余皮肤后简单直线缝合

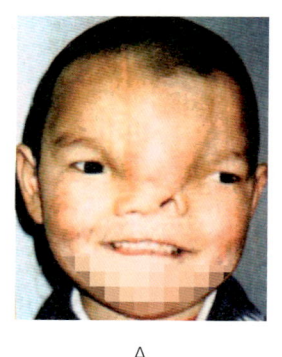
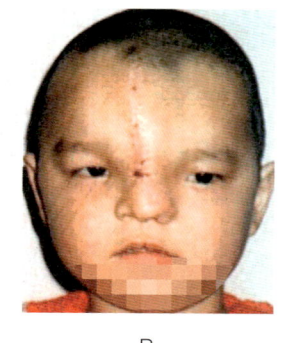
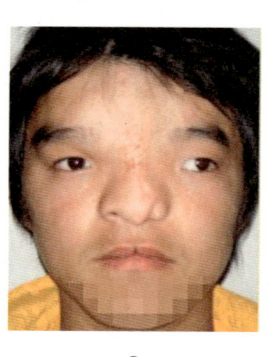

A 　　　　　　　　　B 　　　　　　　　　C

A. 术前；B. 术后，鼻背多余的皮肤略做旋转，修复鼻翼缺失；C. 术后12年随访。

图26-23　伴鼻翼缺失的眶距增宽症

由于在重度眶距增宽症中鼻部皮肤过多且较厚，笔者等早年曾采用鼻背部的V-Y推进皮瓣，希望利用多余的鼻背皮肤增加鼻尖的软组织支撑。随访结果表明，远期很难形成良好的鼻尖，且瘢痕在鼻背中央形成切迹，后期修复较为困难（图26-24）。

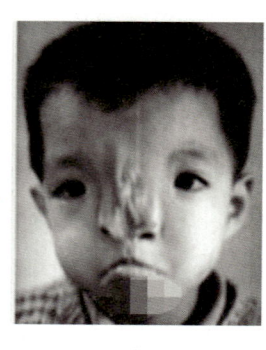
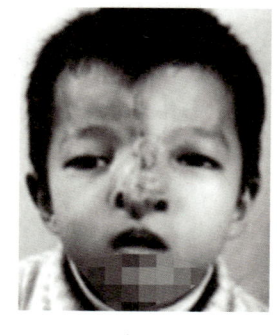
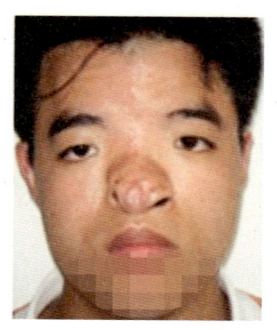

A 　　　　　　　　　B 　　　　　　　　　C

A. 术前；B. 术后当年鼻背中央瘢痕明显；C. 术后10年鼻背中央瘢痕依旧。

图26-24　鼻背部多余皮肤用V-Y成形法推向鼻尖

由于东方人面部较为扁平，眉弓较欧美人浅，除了方盒状眼眶周围截骨后游离的眼眶骨架需要眶内缘内移、眶外缘外移以增加立体感以外，去除鼻背皮肤后做传统的Z字改形，既可以最大限度地缩短双侧眼眶间和内眦间的距离，又减少了鼻额角的平坦度，进一步增加了面部的立体感。远期随访，鼻背部的瘢痕并不十分明显（图26-25）。

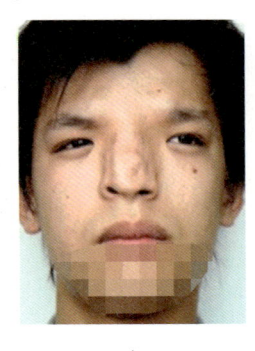 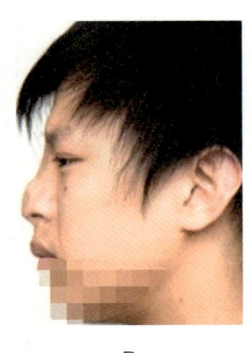 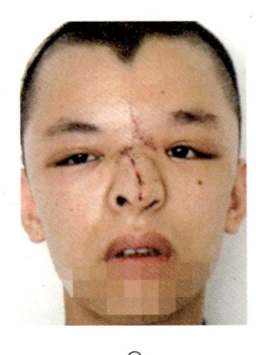 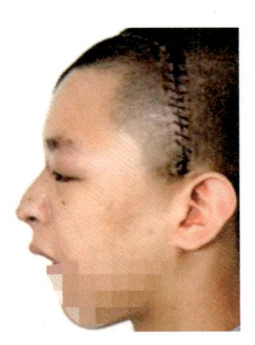

A　　　　　　　　B　　　　　　　　C　　　　　　　　D

A、B. 术前；C、D. 术后即刻鼻背瘢痕不明显。
图26-25　鼻背皮肤切除后Z字改形

三、术后护理要点

治疗眶距增宽症的颅内入路手术是一个大型手术，术后的妥善护理、及时处理危象和任何并发症，对手术成功至关重要。术后应严密观察患者的生命体征，包括呼吸、脉搏、血压及颅内压变化。最好能进入重症加强护理病房（ICU）观察1周。应重点注意患者的意识状态、双侧瞳孔变化、四肢活动情况等。应有一组经过专业培训的护师进行特别护理。随时进行眼、鼻、口腔的清洁，鉴别有无脑脊液从鼻孔中流出，防止感染和褥疮的形成。如有脑水肿、血容量不足、瞳孔异常等情况出现，应及早报告医师进行紧急处理。

神经外科和麻醉方面的术后护理及注意点见有关章节，本章不予赘述。

术后常规给予广谱抗生素静脉滴注7天。术后10天拆线。如有暂时性睑缘缝合，可在术后5天拆除。

四、手术效果评估

（一）评估项目

1. 面部标志点测量　中国人传统审美观念中，可以用"三庭五眼法"来描述比较理想的面部形态，即良好面部形态总是表现为面宽相当于五个眼裂宽，面部高度可以用发际至鼻根、鼻根至鼻小柱、鼻小柱至下巴进行三等分（图26-26）。基于此古老学说的合理性，笔者设计了通过测量内眦宽度、单眼眼裂宽、面宽（眼水平线的最大面部宽度）、鼻额角，以及评估一些能反映眼眶局部相对于面部的畸形关系（用测量线段长度、角度、比例的方式），如眶间距离/眼裂宽、眶间距离/面宽、鼻额角（图26-27）等。对于正常人来说，一般符合面宽五分法，则眶间距离／眼裂宽接近1，眶间距离／面宽接近1/5，鼻额角应该接近120°（115°～130°）。

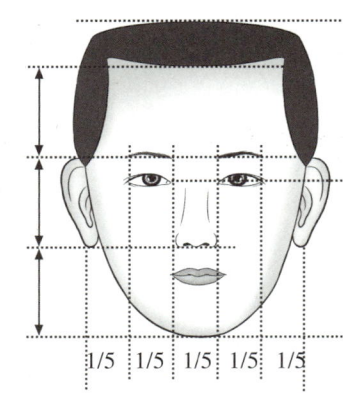

图26-26 面相说的面部三庭五眼法

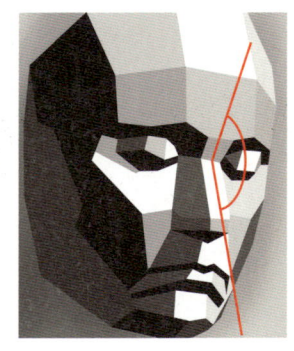

图26-27 鼻额角示意图

2. 头颅X线后前位片　头颅X线后前位片，可以很好地显示眼眶的结构，包括眶内缘、眶外缘等，但有些骨性结构会重叠。定位头颅后前位片或眼眶鼻旁窦柯氏位片，因为X线拍摄球管与患者的头颅位置相对固定，X线片的放大比例较为恒定，手术前、后的测量结果就相对比较准确（图26-28）。Tessier的眶距增宽症分级标准也是基于头颅X线后前位片的资料，与真实骨性头颅、眶距相比有一定的放大比例。

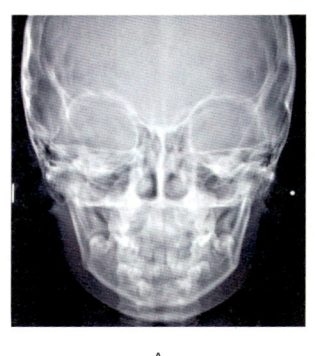
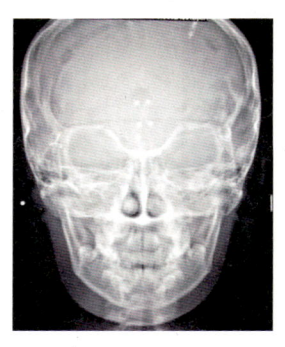

A. 术前；B. 术后。

图26-28 头颅X线后前位片

3. CT平面扫描和CT三维重建成像　CT的资料较X线片准确，尤其是经过软件处理的头颅CT三维重建片，能够直观地表现头颅的立体形态（包括眼眶、眶距等结构）。目前CT的数据资料已经有统一的DICOM 3.0格式可以随机获取，因而可以在此数据基础上进行三维测量和定位、设计。CT数据获得的测量值可以认为和真实骨性头颅数值是1∶1的关系。

4. 头颅模型（prototyping model）　头颅模型是基于CT的DICOM 3.0格式数据，转换成可以打印的TTL格式后而制成的。头颅模型对于术前设计、手术风险预估，以及年轻医师的培训和讨论很有价值（图26-29）。

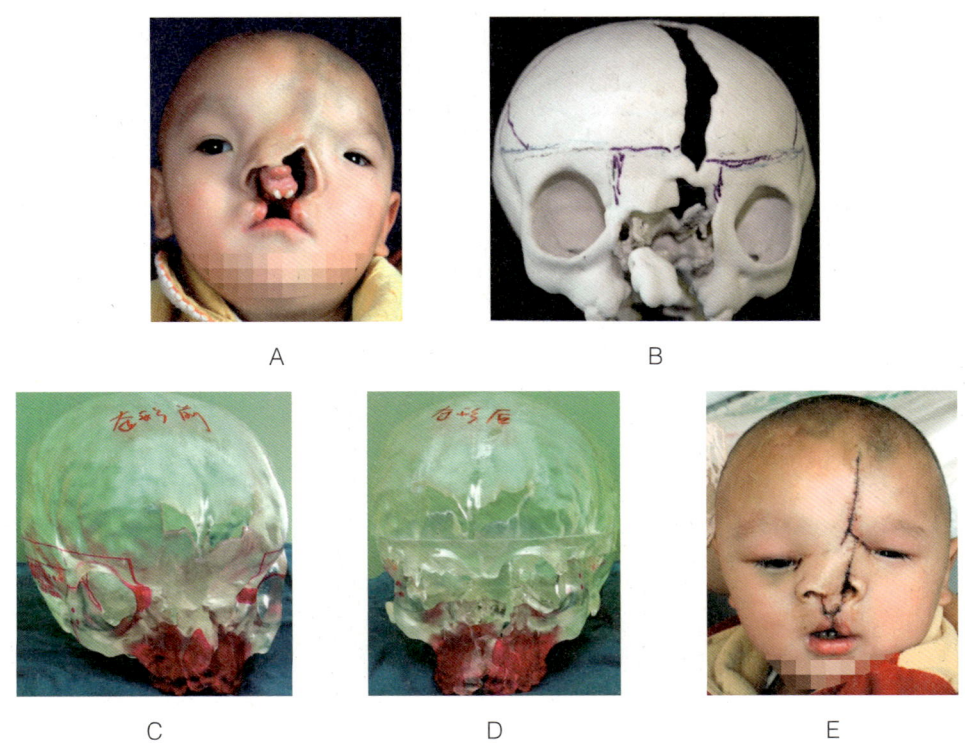

A. 患者术前；B. 石膏粉头模；C. 树脂头模术前设计；D. 树脂头模模拟术后；E. 患者术后。
图26-29 应用立体头颅模型做术前设计（Kenneth E. Salyer供图，为其慈善手术患者）

（二）疗效评估

1. 面部标志点、线段测量 在笔者128例眶距增宽症病例的随访评估中，手术前、后面部标志点和一些相关的面部形态发生了明显改变。眶间距离、眼裂宽、面宽等测量的结果，手术后基本接近正常人（表26-4）。

表26-4 眶距增宽症的面部标志点、线段测量

年龄/岁	例数/例	术前			术后		
		眶间距离/mm	眼裂距/mm	面宽/mm	眶间距离/mm	眼宽/mm	面宽/mm
<8	34	45.51	25.62	126.43	28.24	26.53	126.43
8~15	29	55.44	29.32	138.23	42.27	31.27	138.23
>15	27	52.23	30.21	143.38	35.84	32.19	143.38

2. 面部比例、角度测量 按照传统面部三庭五眼法，笔者设计的眶间距离与眼裂宽之比，正常人应接近1，眶间距离与面宽之比应接近0.25。笔者测量的128例眶距增宽症患者中，手术前、后上述两个比值有明显的改变，且术后的比值更接近正常人（表26-5）。

表 26-5　眶距增宽症的面部比例、角度测量

年龄/岁	例数/例	眶间距离与眼裂宽之比			眶间距离与面宽之比			鼻额角/°		
		术前	术后	P	术前	术后	P	术前	术后	P
<8	34	1.77	1.07	<0.01	0.36	0.23	<0.01	150.24	129.13	<0.05
8~15	29	1.82	1.32	<0.01	0.40	0.29	<0.01	143.78	131.35	<0.05
>15	27	1.69	1.13	<0.01	0.37	0.25	<0.01	148.35	138.67	<0.05

上表中，眶间距离与眼裂宽之比显示了眼裂宽和眶间距离过宽在患者面部的显眼程度。当眶间距离明显增宽时，就给人畸形的感觉，眼裂就显得过小。手术在恢复骨性眶架的同时，也缩小了眶间距离，手术有明显效果（$P<0.01$），术后患者给人的视觉印象更接近正常人（图26-30）。同理，眶间距离与面宽之比，显示了眶间距离在整个面部横向宽度中的显眼程度。当眶间距离明显增宽时，给人畸形的感觉，两眼裂有向外、向后倾斜的视觉反应。手术在恢复骨性眶架的同时，缩小了眶间距离，手术有明显效果（$P<0.01$），术后患者给人的视觉印象更接近正常人（图26-31）。

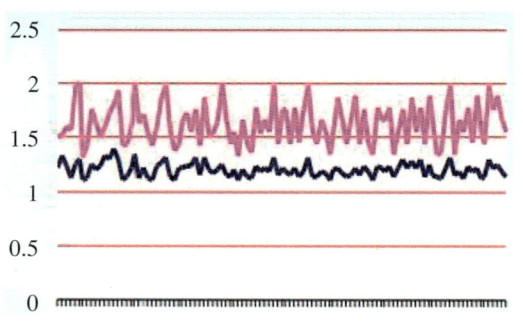

图26-30　眶间距离与眼裂宽之比手术前、后比较（128例）：红色线为术前，蓝色线为术后

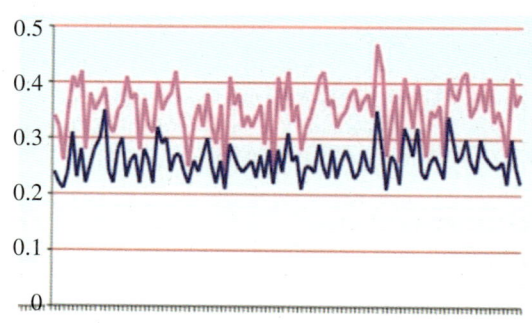

图26-31　眶间距离与面宽之比手术前、后比较（128例）：红色线为术前，蓝色线为术后

鼻额角是显示面容侧貌的一个重要特点。在眶距增宽症患者中，如果眶间距离过宽，再加上鼻额角平坦（接近180°），会加重面部畸形，给人以愚型脸、扁平脸的视觉印象。经过矫正手术以后，如果稍微过度前移额眶骨带，同时尽量内移眶内缘，可以使得鼻额角更为显著，侧面观脸部的立体感更明显（图26-32）。

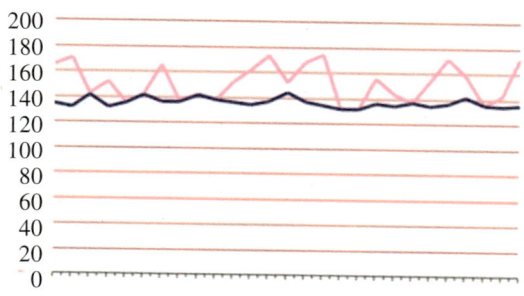

图26-32　鼻额角手术前、后改变：红色线代表术前鼻额角；蓝色线表示术后改善的鼻额角

3. 眼眶手术前、后CT数据的骨性测量　如果获得了CT扫描资料的DICOM 3.0格式数据，就可以通过建立空间坐标系进行颅颌面结构的立体测量。基于CT数据的三维测量相对比较准确，可以认为

与患者实体接近1∶1的比例。术前和术后可以测量内眦距和外眦距。测量结果显示，手术后骨性眼眶向内侧有大幅度移动，因而手术前、后骨性内眦距和外眦距都有明显的变化（图26-33、表26-6），其中尤以内眦距的变化明显，达到16~17 mm。

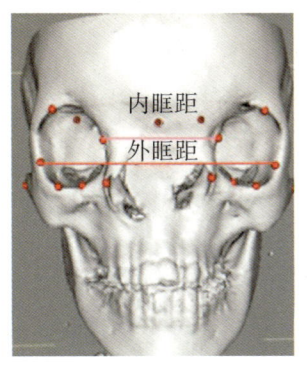 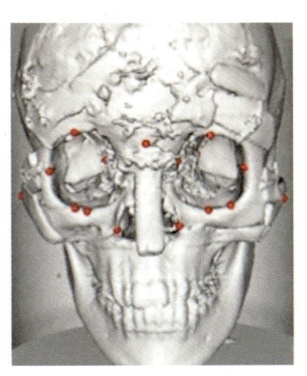

A. 术前；B. 术后。

图26-33　骨性CT三维重建片资料测量内眦距和外眦距

表26-6　内眦距和外眦距在手术前、后的变化

年龄/岁	例数/例	骨性内眦距/mm				骨性外眦距/mm			
		术前	术后	差异	P	术前	术后	差异	P
<8	36	35.23	19.19	16.04	<0.01	110.31	102.52	7.79	<0.01
8~15	22	37.89	20.40	17.49	<0.01	118.76	110.23	8.53	<0.01
>15	27	37.98	20.05	17.93	<0.01	119.34	109.94	9.40	<0.01

4. 二期手术　二期手术提示患者或者医师对手术效果不满意，或医患双方对手术效果有更高的追求。在眶距增宽矫正手术后，仍存在一些较小的、不甚满意的面部缺陷，如斜视、鼻梁低塌、眼内眦畸形等。严重者可能发生植骨片坏死脱落、局部感染性窦道或瘘管、颅内小血肿、脑脊液漏、眶距逐渐增宽复发等（图26-34）。这些情况都必须根据检查情况分别进行处理，或再做小手术进行矫正恢复，以增加美容效果，例如斜视纠正术、内眦成形术、鼻梁填高植骨术、鼻尖部或其他整形小手术等。

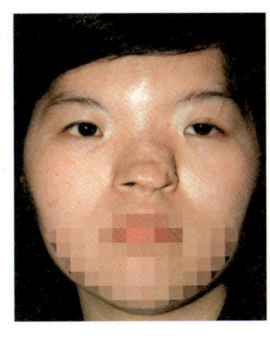 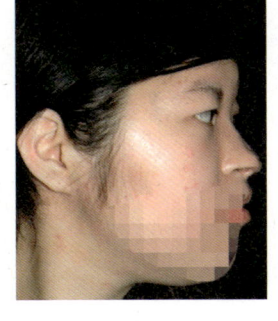 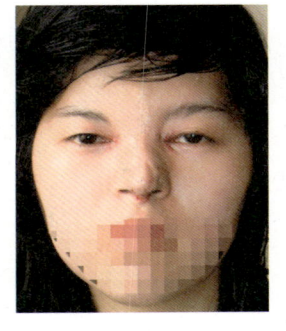 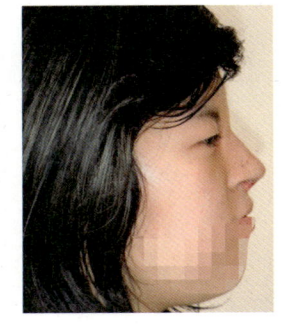

A、B. 一期术后眶距增宽症复发；C、D. 二期鼻整形、内眦整形术后。

图26-34　眶距增宽症二期修整

（穆雄铮　张涤生　柳大烈　冯胜之）

第二节 眶距增宽症相关脑膨出症

脑膨出是颅腔内容物通过颅骨缺损向颅外的突出，根据膨出物的不同，可分为脑膜膨出（含脑膜和脑脊液）、脑膜脑膨出（含脑膜和脑组织）及脑囊性膨出（含脑膜、脑和部分脑室）。为叙述方便，一般将上述三种类型统称为脑膨出。

脑膨出形成的真正原因尚难确定。一般认为是胚胎期间神经管闭合不全所致。其发病率有明显的地域性，欧洲人的发病率较低，每10 000例成活新生儿中约有1例；非洲和南亚为高发区，据泰国Suwanwela报道，其发病率为泰国总人口的1/5 000～1/4 000。发生部位方面，欧洲人80%～90%的脑膨出位于枕后区，而亚洲与非洲人大多位于颅腔的前部。本节只讨论颅腔前部的脑膨出，重点是鼻根部的脑膨出，顶部及枕后的脑膨出患者则不在讨论之列。

根据膨出的部位，脑膨出可分为三组、十二型（表26-7）。

表26-7 脑膨出按部位分类

分组	类型	颅骨缺损部位	膨出物来源	膨出囊部位
穹隆组	前囟型 额间型 颞型	额、顶骨之间 额缝 翼点或侧前囟	额上部 前额部 额颞部	中线发际附近 前额中线 眶侧缘后部
额筛组	鼻额型 鼻筛型 鼻眶型	鼻、额骨之间 鼻骨和鼻软骨之间 额、筛、泪、上颌骨之间	颅前窝 颅前窝 颅前窝	眉间至鼻根部 内眦间至鼻背部鼻侧或双侧内眦部
颅底组	蝶眶（眶后）型 蝶颌型 鼻咽型 经筛（鼻内）型 蝶筛型 经蝶型	视神经孔或眶上裂 眶下裂或眶上裂 筛骨筛板 筛骨、蝶骨之间 蝶骨	颅中窝 颅中窝 颅前窝 颅前窝 颅中窝和垂体窝	球后，搏动性突眼 翼腭窝、下颌支内侧 鼻腔，前后鼻孔 鼻腔后部，鼻咽腔 鼻咽腔

一、前囟脑膨出

膨出囊通过2块额骨和2块顶骨之间的颅骨缺损部向颅外突起，可伴有胼周动脉向骨窗内的移位，有时伴有胼胝体缺如。应与前囟部位的先天性皮样囊肿相鉴别。

二、额间脑膨出

位于额部中线，经额缝部位的骨窗向前膨出，膨出囊基底部在鼻骨上方，鼻骨不受累，上方可并入前囟，偶尔伴有颅内异常。

三、颞部脑膨出

脑膨出在眶外缘的后面,骨缺损在翼点或侧前囟、额顶颞骨及蝶骨大翼的联结点。其发病率较低,不足全部脑膨出的1%。它可逐步扩大而影响眶外缘及外耳,有时越过颧弓而影响面部。虽然有时伴有神经系统的损害,但预后良好。头颅X线片可见眶侧壁及蝶骨大翼骨质缺损,脑血管造影可见大脑中动脉的分支向膨出囊内疝出。颞部脑膨出的手术修复多无困难。

四、额筛部脑膨出

额筛部脑膨出分为三型:鼻额型、鼻筛型和鼻眶型。颅骨缺损的内口在额骨和筛骨之间,鸡冠在内口的后缘。约50%的患者为单一的中线开口;25%为单侧开口;25%在筛板前面的两侧开口,两个开口之间有一骨板。上述三型都伴有不同程度的眶距增宽。三型脑膨出的外部表现各不相同。

(一)鼻额型脑膨出

颅外开口在鼻根部,经额骨和筛骨之间穿过,将鼻骨和筛骨向下压迫移位;外口在额骨和鼻骨之间,鼻骨、鼻软骨和上颌骨额突的关系正常,眶内侧壁向两侧移位,鼻根部增宽。颅前窝中部通常较低,与两侧眶顶比相对更向下推移,颅骨缺损的内口和外口较接近,骨性通道较短,单一的颅外膨出囊位于眉间或鼻根部。

(二)鼻筛型脑膨出

鼻筛型脑膨出骨缺损的外口位于鼻骨和鼻软骨之间(图26-35),脑膨出的骨性通道较长。骨性通道由鼻骨、上颌骨、上颌突构成其上壁,鼻中隔软骨部、骨性鼻中隔筛骨构成下壁,眼眶的内侧壁构成其外侧壁。眶内侧壁常被吸收,代之以一层薄膜,颅外膨出囊的位置较鼻额型脑膨出低,常使眦间距明显增宽,形成一个双叶的肿块,因而使基底更宽(图26-36)。

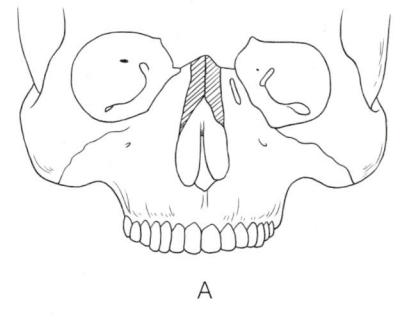

A

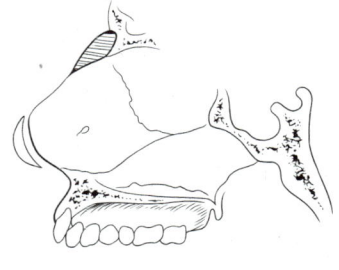

B

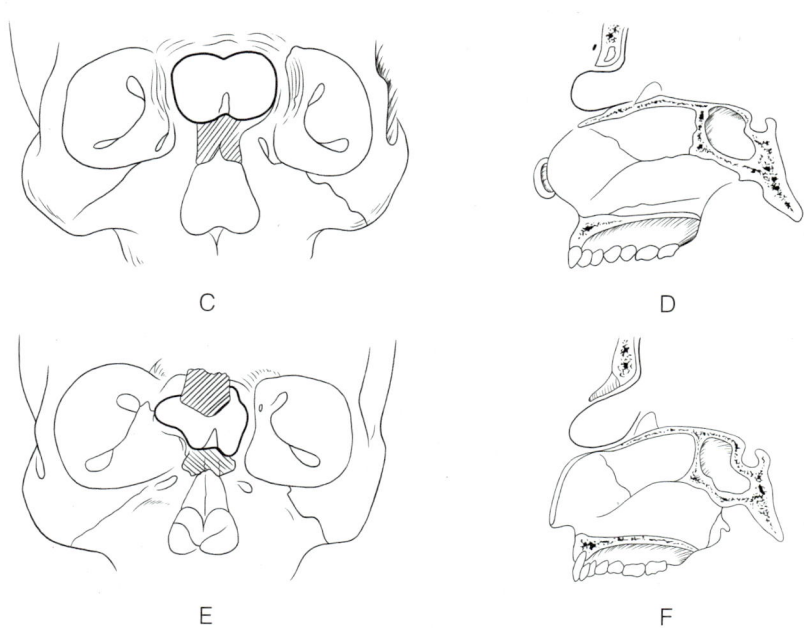

A、B. 正常人颅颌面正位及矢状位；C、D. 鼻额型脑膨出，额骨在膨出囊的上方，鼻骨和筛骨在下方，骨通道较短，内、外口较接近；E、F. 鼻筛型脑膨出，额骨和鼻骨在膨出囊上方，筛骨在下方，骨通道较长，内、外口距离较远，外部可有两侧囊性肿块。

图26-35　鼻额型和鼻筛型脑膨出示意图

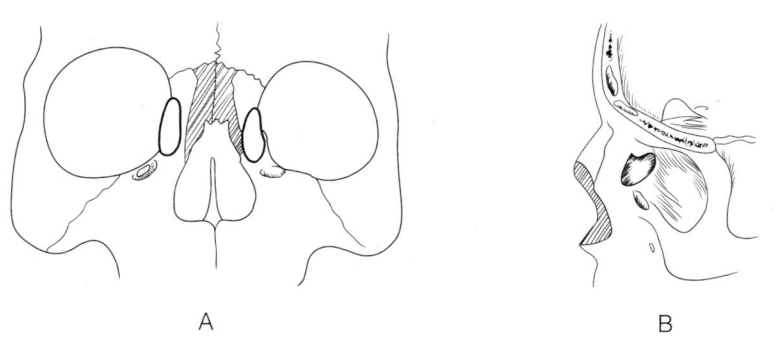

A. 正位；B. 侧位。

图26-36　严重鼻筛型脑膨出的特点：颅外膨出囊的位置较鼻额型低，常使眦间距明显增宽，形成一个双叶的肿块，因而使基底更宽

（三）鼻眶型脑膨出

鼻眶型脑膨出骨性外口在一侧或两侧眶内侧壁的前下部，而额骨、鼻骨和鼻软骨处于正常关系状态。膨出囊的通道和颈部较长，上颌骨的额突构成骨性通道的前壁，泪骨和筛骨纸板构成其后缘。颅外隆起部为单侧或双侧，充满在眼眶的前内侧，眼球受压向上、向外侧移位。

五、膨出囊和脑的伴发畸形

脑膜膨出是额筛部脑膨出的最常见类型，而鼻额型脑膨出多为脑膜膨出。通常额筛部脑膨出的疝出脑组织是没有功能的。绝大部分患者精神及躯体发育正常。额叶脑组织常受累，同时伴有嗅球和嗅丝的疝出，额叶下部脑组织和第三脑室、前交通动脉可向前下移位于鸡冠水平，并造成视神经在视神经管后方被牵拉变形。颈内、外动脉亦可向前下移位。严重者膨出囊内包含两侧额叶、大脑镰，甚至伴有大脑发育畸形，如前脑畸形、四叠体板过长、导水管成角畸形等而造成脑积水、脑干和下视丘延长、大脑颞叶在蝶骨翼上方疝入颅前窝、胼胝体畸形、胼胝体脂肪瘤，甚至发生小脑回（microgyria）和无脑回（agyria）畸形。有10%～20%的额筛部脑膨出伴有脑积水。畸形越严重，脑积水的发生率越高。

（一）临床表现

额筛部脑膨出可为单个或两个类球形膨出物，位于眉间、鼻根部或眶部。除个别畸形严重的患者外，肿物皮肤覆盖良好，局部皮肤光滑，或有皱褶、色素沉着。透光试验可呈阳性，患儿啼哭或压迫颈静脉时肿物张力增高，体积增大。肿物巨大时可影响视力并使鼻腔阻塞。

（二）辅助检查

头颅X线片包括颅底位片及断层片，可显示颅骨缺损，边缘清晰光滑，无骨质侵蚀。鼻额型脑膨出可见V形额骨缺损，眶壁上内侧缘弓形向外移位，额骨和筛骨之间敞开，筛板下压，鼻骨与一圆形软组织影重叠。鼻筛型脑膨出表现为眶间圆形骨缺损和眶距增宽。鼻眶型脑膨出可见一侧或两侧软组织肿块，鼻骨、上颌骨额突和眶内侧壁围绕成骨缺损。筛骨水平板、筛窦、额骨和鼻骨关系正常，CT图像和三维重建能清楚地显示骨结构的影像，头颅CT可显示膨出囊内的组织结构，脑水肿及其他脑伴发畸形。脑池碘剂增强造影可见蛛网膜下腔及其他囊内物的延伸。MRI可极好地提供脑组织及膨出囊的关系，更便于判断可能存在的伴发畸形。

（三）鉴别诊断

额筛部脑膨出必须与其他伴发眶距增宽的鼻根部肿块相鉴别：

1. 鼻部神经胶质瘤　鼻根部肿块比脑膨出更坚硬，无搏动。啼哭或压迫颈静脉时肿块张力不增高、不增大，患儿眶距增宽多不明显。CT及MRI检查肿块与颅内常不连通。

2. 嗅沟脑膜瘤　发生于幼儿和少年时的嗅沟脑膜瘤可致眶距增宽，X线片可见颅前窝底骨质破坏，CT及MRI可发现颅内肿瘤的特征性表现。

3. 先天性皮样囊肿　多发生在枕部，少数位于额部中线附近，局部稍隆起，常有一皮窦，内部长毛。皮窦通过窦道与颅内皮样囊肿连通。除局部损害之外，常伴有神经系统症状。头颅摄片，CT及MRI均有助于诊断。

4. 颅骨骨膜窦　是一种病因不一的病变，发生在额部时，在头皮下有一个可压缩的软性肿物，无搏动。有的患者局部有小血管瘤、毛细血管扩张或血管痣。啼哭或压迫颈静脉时肿块增大。头颅片可见局部有大小不等的骨孔，脑血管造影时可在静脉中发现病变。局部穿刺造影可见上矢状窦与肿物同时充盈。

（四）手术治疗

大多数脑膨出皮肤覆盖良好，手术是选择性的。术前应周密计划。手术应由有经验的颅颌面外科手术组执行。原则上手术要求达到三个目的：消除膨出囊、成功地修补硬膜和骨性缺损、纠正颅颌面畸形。为达到上述目的，颅颌面外科手术矫治是处理额筛部脑膨出优选的治疗方法。传统的方法无论是颅内入路，还是颅外入路，均无法达到上述三个目的。

膨出囊的切除应从颅内和颅外入路分别进行，如果可能，应将膨出的脑组织回纳入颅腔。如果认为膨出的脑组织已丧失功能，有明显的机化或粘连，退回颅腔是困难的；如勉强为之，不仅会影响颅内正常脑组织的功能，还会使硬膜张力过高，不易修补，增加术后脑脊液漏的概率。在这种情况下，在囊颈部切除脑组织较为安全。离断的脑组织予以切除时硬膜囊应仔细分离，尽可能多地保留囊颈处的硬膜，以便于缝合。脑组织离断面务求彻底止血，以防止发生颅内血肿。

严密的硬膜缝合是手术成功的关键之一，硬膜的缝合张力不能太高，针距要小，要求达到不漏水的程度。必要时使用硬膜修补材料，如大脑镰、颞肌筋膜、人工脑膜等。精心设计的带蒂颞肌-骨膜瓣，取材方便，密封性能好，有较强的抗感染能力。如处理不善，脑膨出有复发的倾向。颅骨缺损的修补材料可取自颅骨的颞下部，经验证明对婴儿或儿童来说颞下部作为供骨部位后，颅骨会很快再生。颅骨外板、肋骨或髂骨等自体材料亦常常被采用。一般不主张应用人工修补材料。

面部畸形的纠正请参考本章第一节。

除脑积水外，其他颅内伴发的畸形不是手术指征，如果脑积水症状明显，应在脑膨出处理之前，先期行脑脊液分流术。

六、颅底脑膨出

颅底脑膨出包括蝶眶型（或眶后型）、蝶颌型和鼻咽型（经筛型、蝶筛型和经蝶型），其总的发病率不足脑膨出患者总数的5%。其分类的主要依据仍然是颅骨缺损的部位。颅底脑膨出可伴有眼部畸形，如视神经乳头扩大、小眼畸形和视神经萎缩等。脑部的伴发畸形有胼胝体发育不良。曾有伴发垂体功能不足的报道。

（一）临床表现

颅底脑膨出可以没有任何外部表现，有外部表现者多有鼻梁较宽，偶尔表现为眶距增宽和两颞部稍降低。蝶眶型有单侧搏动性突眼。鼻腔内或鼻咽部的膨出囊会造成呼吸道受阻及异常呼吸声，常有呼吸道感染及流涕。偶尔发生脑脊液鼻漏并可能导致颅内感染。误诊为鼻息肉的例子并不少见。活检是脑脊液漏的重要诊断依据。

鼻咽部检查对鼻咽型脑膨出的诊断是重要的。鼻腔内膨出囊位于中鼻甲内侧近鼻中隔处，表面鼻黏膜覆盖良好，而鼻息肉多在中鼻甲外侧，且有一个明显的蒂部，使用探子可沿息肉的内、外两侧到达蒂部。脑膨出基底宽阔，与鼻中隔关系密切，并可随呼吸及心跳同步搏动。压迫颈静脉可见肿块扩大（Furstenberg征）。鼻息肉很少发生在婴儿或儿童身上，这个年龄组的患儿应多考虑脑膨出的可能性。

(二) 辅助检查

常规行头颅X线检查，包括颅底X线片及颅前窝CT片，以显示脑膨出对鼻部的影响。筛骨、蝶筛和蝶窦区可见颅骨缺损。在鼻内或咽部可见肿块。视神经孔位X线片对蝶眶型和蝶颌型有诊断意义，膨出囊可导致视神经孔、眶上裂或眶下裂扩大。CT三维重建可显示颅骨缺损的确切部位和有关骨结构的相互关系。CT及MRI对评价肿块内容物、脑积水伴发畸形很有价值。

(三) 手术治疗

颅底脑膨出如不伴有面部畸形（如眶距增宽），一般应采用颅内手术。膨出囊的处理、硬膜及颅骨缺损的修补原则与额筛部脑膨出相同。但颅底偏后的脑膨出，如经蝶型和部分蝶筛型，可能是手术治疗的反指征。因为疝出内容物可能包括颈动脉、大脑前动脉、垂体、下丘脑、视神经和视交叉，以及第3脑室的前部，勉强做颅内修补不仅操作困难，还可能造成术后死亡。蝶眶型和蝶颌型脑膨出宜采用额颞入路，以便暴露膨出囊颈。

(郭智霖)

参考文献

[1] 张涤生,冯胜之,穆雄铮,等. 颅面外科17年回顾与展望[J]. 中华整形烧伤外科杂志,1994,10(6):428-432.
[2] 孙志刚,郭树忠,鲁开化,等. 皮肤伸展术对皮肤生物力学性质的影响[J]. 中华整形外科杂志,2003,19(2):123-125.
[3] 韦敏,张涤生,冯胜之,等. 兔下颌骨牵拉成骨动物模型的建立及初步观察[J]. 中国修复重建外科杂志,1999,13(6):377-381.
[4] 袁强,柳大烈,金福德. 眶周软组织扩张术对眶距增宽矫正后骨愈合的影响[J]. 中国实用美容整形外科杂志,2004,15(3):162-164.
[5] MOORE M H,TROTT J A,DAVID D J. Soft tissue expansion in the management of the rare craniofacial clefts[J]. Br J Plast Surg,1992,45(2):155-159.
[6] TESSIER P. Orbital hypertelorism. Ⅰ. Successive surgical attempts. Material and methods. Causes and mechanisms[J]. Scand J Plast Reconstr Surg,1972,6(2):135-155.
[7] ZHANG D S. Craniofacial Surgery[M]. Shanghai:Shanghai Scientific & Technical Publishers,1998:136-138.
[8] VAN DER MEULEN J,MAZZOLA R,STRICKER M,et al. Classification of Craniofacial Malformations[M]//STRICKER M,VAN DER MEULEN,RAPHAEL B,et al.Craniofacial Malformations. New York:Churchill-Livingstone,1990.
[9] COHEN M M,RICHIERI-COSTA A,GUION-ALMEIDA M L,et al. Hypertelorism: interorbital growth, measurements,and pathogenetic considerations[J]. Int J Oral Maxillofac Surg,1995,24(6):387-395.
[10] ZHANG D S,FENG S Z,MU X Z,et al. Surgical correction of hypertelorism: Report of 40 cases[J]. Chin Med J,1993,106(5):339-342.
[11] TESSIER P. Anatomical classification facial, cranio-facial and latero-facial clefts[J]. J Maxillofac Surg,1976,4(2):69-92.
[12] KAWAMOTO H K. Rare craniofacial clefts[M]//MCCARTHY J G. Plast Surgery:Vol 4. Philadelphia:Saunders,1990:2922-2973.
[13] MAZZOLA R F. Congenital malformations in the frontonasal area: their pathogenesis and classification[J]. Clin

Plast Surg,1976,3(4):573-609.

[14] TAN S T, MULLIKEN J B. Hypertelorism: nosologic analysis of 90 patients[J]. Plast Reconstr Surg,1997,99(2):317-327.

[15] GREIG D M. Hypertelorism: a Hitherto Undifferentiated Congenital Craniofacial Deformity[J]. Edinb Med J,1924,31:560-569.

[16] COSTARAS M, PRUZANSKY S, BROADBENT B H. Bony interorbital distance (BIOD), head size, and level of the cribriform plate relative to orbital height: I. Normal standards for age and sex[J]. J Craniofac Genet Dev Biol,1982,2(1):5-18.

[17] WAITZMAN A A, POSNICK J C, ARMSTRONG D C, et al. Craniofacial skeletal measurements based on computed tomography: Part II. Normal values and growth trends[J]. Cleft Palate Craniofac J,1992,29(2):118-128.

[18] YAREMCHUK M J, WHITAKER L A, GROSSMAN R, et al. An objective assessment of treatment for orbital hypertelorism[J]. Ann Plast Surg,1993,30(1):27-34.

[19] FARKAS L G, KATIC M J, FORREST C R, et al. International anthropometric study of facial morphology in various ethnic groups/races[J]. J Craniofac Surg,2005,16(4):615-646.

[20] GUPTA V P, SODHI P K, PANDEY R M. Normal values for inner intercanthal, interpupillary, and outer intercanthal distances in the Indian population[J]. Int J Clin Pract,2003,57(1):25-29.

[21] QUANT J R, WOO G C. Eye position and head size in the Chinese population: a comparison of the Chinese from Hong Kong with the Chinese from Guangdong Province[J]. Optom Vis Sci,1992,69(10):793-796.

第二十七章

唇裂和腭裂畸形整复术

第一节 唇腭裂畸形

一、单侧唇裂整复术

唇裂和腭裂都是面裂中最为常见的先天性畸形，也是口腔颌面部最为常见的畸形。除有显而易见的外观解剖形态畸形和口腔颌面部生长发育影响外，这些患者几乎都不同程度地存在着咀嚼、吞咽、言语、性格等方面的异常。因此，关注唇腭裂的治疗不应局限在外科治疗方面，目前已形成了一套较为完整的治疗体系。20世纪30年代由欧美人首先提出的团队（team approach）工作形式，已被国内外唇腭裂医疗工作者广为接受。历史的教训、工作的经验、无数被治疗后的结果进一步证实：欲要获得满意的唇裂或腭裂治疗效果，需要各专业学科的相互配合和不懈努力。唇裂和腭裂虽都为面裂，但它们可单发，也可并存，后者的畸形，以及在影响功能的畸形程度等方面的工作，都是今天唇腭裂工作者必须尽快做好的一项课题。

（一）适应证与禁忌证

提及单侧唇裂整复术的适应证和禁忌证，笔者认为要讨论的内容应该远远超出"什么能做""什么不能做"的简单范畴，应该更加注重如何做好和如何有效地避免一些并发症的发生。约在公元390年，由中国人首先记载唇裂手术以来，至今这个课题都存有争议。尽管国内外学者在这方面都做了大量的临床工作，但很少有用自己的数据来说明情况以解决问题。笔者认为，关于单侧唇裂整复术的适应证与禁忌证不能一概而论，它是相对的。医师所在的科室、医院设施及专业人员的技能等因素都会不同程度地影响适应证与禁忌证的制定。无论如何，都应有个度。

1. 适应证　主张坚持四个"10"的原则：患儿体重大于10 lb（约合4.54 kg）；患儿（除早产儿外）年龄大于10周；患儿的血红蛋白在10 g/dl以上；白细胞计数在$10×10^9$/L以下。另外，手术患儿近2周内无上呼吸道感染、消化道功能异常等疾病的存在；也不应忽视术区皮肤、黏膜，应该确保无皮疹或溃破。应该指出的是，唇裂隙宽大者尽可能等患儿年龄大一些再手术是值得提倡的，不宜只注重患儿年龄小时做手术的优点。

2. 禁忌证　随着现代医学的发展、麻醉药物的更新，以及术中、术后监测手段的改进，今天很难再定出该手术的绝对禁忌证，但术前对有以下疾病者应特别注意（至少要在相关学科的专业人士的配合下才能进行手术）：先天性心脏病在临床上最为常见，主张对严重先天性心脏病患儿应先进行先天性心脏手术，再行唇裂整复术；血液系统的疾病，比如血友病、凝血功能障碍，术前常规检查正常，甚至于血块收缩试验也可正常，但在此必须强调指出：对每一例将接受唇裂手术者必须仔细询问有无血液系统异常史；对一些综合征型唇裂的病例行唇裂整复术，一定要慎重，尤其要请麻醉科医师术前仔细访视患者，不应盲目手术；至于胸腺肥大，目前不再被认为是手术禁忌证了，术前给予激素，当天即可手术。

总而言之，单侧唇裂整复术的适应证、禁忌证不应一刀切，应根据术者所在医院的医疗设施情况、专业人员所掌握的专业技能而定。但是，这并不等于说专业人员操作技能好、医疗设施一流，就可不顾一切。相反，有着这些一流的设施、技能高超的专业人员保障，更应仔细、全面地检查你将完成的每一个病例。尤其对那些年龄较大的初次手术者，一定要多问几个为什么。既要相信患者及家属所提供信息的可靠性，又要加以思考，才能避免一些术中、术后的意外发生。

（二）术前准备

单侧唇裂整复术的术前准备主要包括两个方面：全身与局部。全身方面的准备主要是喂养方面的指导，尤其是同时伴有腭裂的患儿更应注意。目前国内有唇腭裂患儿专用的喂养器具。局部方面的准备指对一些裂隙宽大、畸形严重的患儿提倡尽早行术前矫正，尤其是对于完全性唇腭裂患儿，显得尤为重要。国外和国内有些学者主张行术前矫形（presurgical orthopedics）术和唇粘连（lip adhesion）术。近来有学者主张用鼻塑形器（nasoalveolar molding）。笔者不主张在国内广为推广唇粘连术，因至今未见有行唇粘连术后单侧唇裂整复术效果远比单纯单侧唇裂整复术好的临床数据和文章。正畸科术前矫正可以提倡，但其治疗效果要可靠，尤其是鼻塑形器的治疗效果，由于患儿口腔局部解剖的畸形，应该是一大难题，若固位不佳，其治疗效果不乐观。在单侧唇裂是否行鼻塑形器治疗上，笔者在国内尚未见用与不用之间有明显的差异，但不应盲目否定其作用。

（三）麻醉与体位

1. 麻醉　单侧唇裂整复术应选择气管内插管全身麻醉，术中应有血氧饱和度和呼气末二氧化碳监测，其详细内容见麻醉章节。

2. 体位　患儿取平卧位，肩胛骨区略垫高。

（四）单侧唇裂整复术的方法

唇裂整复术已有悠久的历史，但最早文字记录唇裂整复术的应该是中国人（图27-1）。只有认真回顾唇裂整复术的历史，今天才能进一步清醒地看到，唇裂手术是一项尚需不断改进的整复手术。手术修复由早期（1918）的Brown裂隙关闭（图27-2）和Mirault（1930）简单皮瓣旋转（图27-3），到应用几何学原理进行局部旋转推进瓣修复、肌功能重建等的整复方法，其中以Millard（1957）旋转推进瓣的方法（图27-4）为集大成者。纵观这些整复方法，均有其优缺点，笔者从事唇腭裂治疗工作多年，深知洋为中用的道理，严格遵循"切口符合局部解剖""最少切除局部组织"的原则。经过近3年的临床操作实践，获得了比较满意的效果。

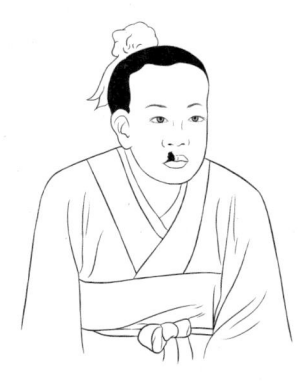

图27-1 中国古代记载的唇裂修复

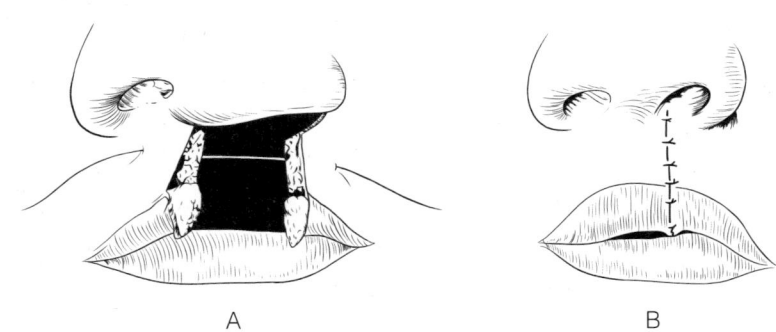

A. 术前；B. 术后。

图27-2 Brown（1918）修复法：裂隙关闭

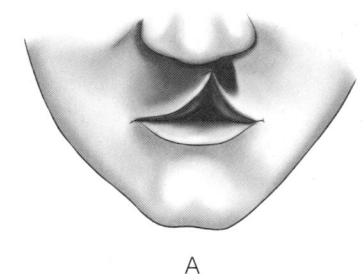
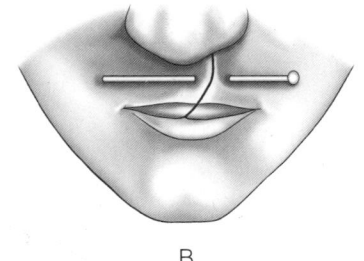

A. 术前；B. 术后。

图27-3 Mirault（1930）的简单皮瓣旋转裂隙封闭方法

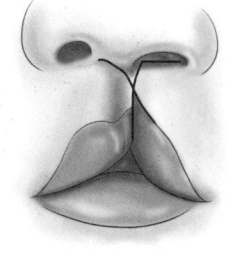
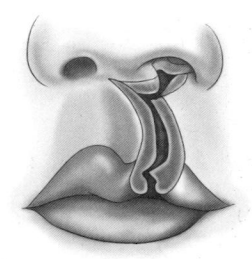
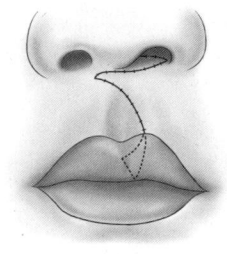

A. 术前设计；B. 术中旋转推进唇瓣；C. 术后效果。

图27-4 Millard（1957）旋转推进瓣法示意图

笔者的方法充分吸取了Tennison和Millard，以及其他多种单侧唇裂整复术的方法。其主要优点是：切除组织少、切口符合正常人的上唇解剖结构。该方法的主要缺点是：定点灵活、对术者的操作技能要求高、患侧上唇偶尔会显得比较短。

目前国内、外在单侧唇裂整复的术式上都主要推崇Millard术式，也有一些医师习惯Tennison唇裂整复术，或在这两种基本术式上进行改良的方法。单侧唇裂整复术的手术术式难以用"行"和"不行"判定，长期从事这一专业的医师常常会有的感觉是：同样是我做的手术，为什么有的患者术后效果特别满意，有的患者术后效果不够满意？这充分说明单侧唇裂整复术术式虽然是固定的，然而每个病例都有着细微的变化。这些因素都会影响单侧唇裂的术后效果。这一临床结果也进一步证实，单侧唇裂整复术仍然存在着效果提升的空间。笔者近几年来原创了单侧唇裂整复术术式，对现有的单侧唇裂整复术术式做了大胆改进，对长期沿用的定点做了大胆的调整，将Tennison和Millard术式灵活结合起来，具体方法是：患侧鼻翼基底部内侧不再设切口点，此点根据鼻孔大小可随意调整，在健侧上唇黏膜与皮肤交界处，唇线处分别定1、2、3，即术后的唇峰，故1、2的距离应该与2、3的距离相等，在患侧红唇皮肤交界处定点4，应该指出的是，这一点是该术式最不易定的标记点。"在患侧唇红缘最厚处。"以往的经典教材常常是这样描述的。此点如定为4，使"点4与口角的距离"与健侧"点1与口角的距离"相等。但在长期的临床实际工作中几乎永远没那么幸运，对点4的明确标记笔者至今仍感到困难。这一个点的确定在单侧唇裂整复术中至关重要，至今笔者仍然没有一种成熟的经验可告诉大家，仍需不断探索，并及时、认真加以总结（图27-5、图27-6）。

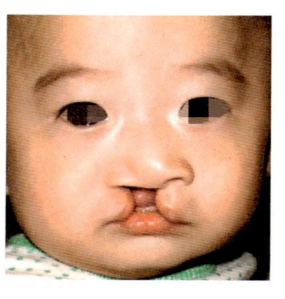
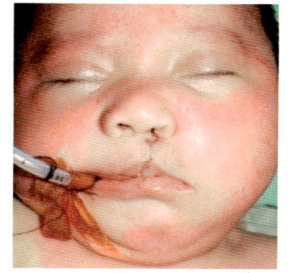

A. 术前；B. 术后。

图27-5　一例单侧完全唇裂

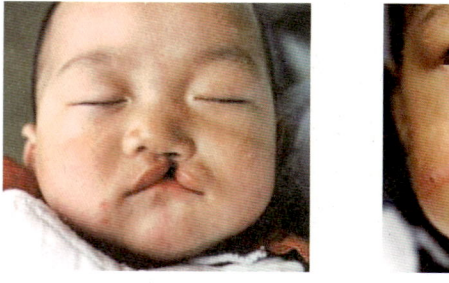
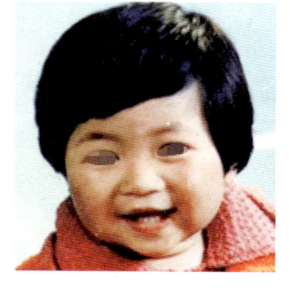

A. 术前；B. 术后1周；C. 术后2年。

图27-6　另一例单侧完全唇裂（朱昌供图）

二、双侧唇裂整复术

双侧唇裂在临床上远比单侧唇裂少见,在手术操作上也远远比单侧唇裂整复术复杂和困难。尤其是那些完全性双侧唇裂,其裂隙宽大,畸形严重,加之由于双侧牙槽突裂,前牙槽突更加前突、上翘,这类患者常常同时伴有完全性腭部裂开。双侧完全性唇裂患者的上唇、牙槽突和上颌骨被裂隙分解成互不相连的三个区域,有些患者上唇的前唇部分和前颌骨完全与双侧上唇组织分离,如同孤立的岛屿,更有甚者,前突的前颌骨部分可以呈现不同程度的偏斜,其形态和位置都受肌肉附丽的牵拉,以及舌体向前、向上、向外抻压,这些不利因素加重了前唇和前颌骨的畸形程度。裂隙的增宽,加重了局部位置的改变,这些因素为双侧唇裂整复术增加了操作上的难度,也加大了双侧唇裂整复术的复杂度。

临床上双侧唇裂整复术的术式有很多,但至今单靠某一种手术术式,仍不能获得公认较好的效果。早在20世纪50年代便有学者呼吁,应该尽早开展双侧唇裂患者的综合序列治疗,但真正与其他学科展开配合治疗还是在正畸技术引入后。20世纪90年代中期鼻塑形器技术的引入使双侧唇裂整复术的效果有了质的改变,国内尽管在20世纪末也有一些医院引入了这一技术,但至今未见他们有真正令人满意的病例报道。是国内患者双侧唇裂的局部解剖结构与国外患者有差异,还是国内同行在技术掌握上存在着问题?是选择适应证方面有问题,还是由于家属配合度不够的关系?看来也许若干年后才会有一些令人可以接受的临床数据、病例来向同行说明或解释对这些难题的推测。

对双侧唇裂的治疗,至今意见和观点仍难一致。众多学者各自为政,是选择一期手术还是分期手术、对肌肉功能性修复的程度和术式、前唇组织的设计和重建、挽救皮瓣(saving flap)的应用,以及对那些过度前突颌骨的处理方式、时机的处理等,似乎找不到一个主流声音,也得不到一种权威说法。Kenneth E. Salyer在32年里共对1万余例唇腭裂患者进行手术,他认为亚洲人的鼻部修复更加复杂,比高加索人种患者困难。

(一)适应证与禁忌证

由于双侧唇裂的畸形程度较单侧唇裂严重,在外科治疗上也远比单侧唇裂复杂和困难,遍览国内、外目前已发表的文章和专著,很难找到单纯靠外科手术使双侧唇裂恢复至正常(或接近正常)上唇、鼻外形的临床报道。因此,双侧唇裂整复术在适应证方面与单侧唇裂整复术有所不同,目前的主要不同点在于患者的年龄和体重上,一般认为应该行双侧唇裂整复术的患者年龄宜在6个月以上,体重宜在8 kg以上,其他方面则与单侧唇裂整复术的适应证相似。

应该特别指出的是,适应证、禁忌证都是相对的,不是绝对的。由于双侧唇裂畸形的程度比单侧严重,尤其是那些双侧完全性唇裂、前颌骨外翘畸形严重、上唇组织短小者,手术的难度增加,所需整复术的时间也较长。术者除了正确对待患者的全身、局部情况外,也应权衡麻醉设施和麻醉人员,以及术后护理人员的整体专业水平。当然,也不应忽视术者的操作技能,这些因素可直接或间接影响双侧唇裂整复术的效果。

目前有争议的热点如下:

1. 术前应用鼻塑形器　对有条件的医院和家属，患儿发生双侧完全性唇裂时应进行鼻塑形。它除了可以限制和减小畸形的程度外，还可有效地延伸鼻小柱的长度。随着这一技术的成熟和普及，笔者认为也许在若干年后，国内将会有一些令人满意的病例可以展示给同行。

2. 双侧唇粘连术和凿断犁骨　这在以往的书中有报道，但笔者不赞同术前粘连术和凿断犁骨来完成双侧唇裂整复术。多数临床资料可证实，目前常用的双侧唇裂整复术术式可成功整复任何一种双侧完全性唇裂。

3. 一期手术还是二期手术的选择　上海交通大学医学院唇腭裂治疗研究中心的临床资料提示：除在双侧混合型唇裂整复术时可选择二期手术外，其余均以一期手术为佳。应该指出的是，双侧混合型唇裂分次手术时，应先整复畸形严重一侧，二期手术可在一期手术后6~8个月随同腭裂整复术时同时进行。笔者认为，双侧唇裂分次手术对临床医师的要求远高于一期手术，尤其对唇珠的整复远比一期手术困难、复杂得多，但鼻小柱、上唇形态比一期整复术后的效果理想。

（二）双侧唇裂整复术的术前准备

基本同单侧唇裂整复术的术前准备，但若在术前行正畸治疗者，应仔细检查口唇部、鼻唇部的皮肤、黏膜有无破损或红肿。若这些部位有异常者应暂缓手术。

（三）手术年龄

由于双侧唇裂整复术比单侧唇裂整复术复杂得多，所需手术时间较长，故手术月龄以6~12月龄较合适，但对那些全身情况差或畸形严重者，笔者建议尽可能延迟手术，不应盲目追求手术月龄。因此，手术月龄应该根据患儿的全身情况、喂养状况和生长发育情况而定。

（四）麻醉与体位

同单侧唇裂整复术。

（五）双侧唇裂整复术的方法

有以下两种：

1. 双侧唇裂原长整复术　是目前国内最为流行的双侧唇裂整复术术式，适用于患儿及前唇较长的大年龄患者，此术式与国外学者Brown、McDowell等报道的相似。该术式在术后当时常常会有上唇不足的现象，但在笔者的随访中发现，随着手术整复上唇部功能的恢复，随着患儿年龄的增长，原来短小或不足的上唇几乎都可逐渐接近正常。

双侧唇裂整复术的定点：双侧几乎相同，仅叙述一侧为例：前唇红唇缘中点，也是术后的人中切迹处为点1，点2位于前唇缘，国外学者点1和点2的距离一般不应超过3 mm，国内在这一距离上尚未见有明确的说法和限制，但在临床上随访的患者中，唇峰过宽现象普遍存在。笔者建议点1与点2的距离可根据患儿的裂隙情况适当放大，但不应大于4.5 mm；鼻小柱基底部略偏外侧定点3，点2和点3连线即是整复后的人中嵴，点1和点2的连线即是一侧的唇峰；在裂唇缘皮肤黏膜线处定点4，不论是初学的医师还是熟练的手术医师定点4都是不容易的，过远或过近不仅影响手术操作，还可直接影响手术效果。笔者不建议传统的点4定点标记在侧唇的红唇最厚处的说法，点是不可移动的，但在向下连线时的角度是可掌控的。由此完全可以得出点4无须定位在裂唇缘最厚处的理论。患侧鼻翼基底部内侧定点5；定点结束后，手术医师应该在再次确认无误后，双唇、鼻部在无任何干扰的静态下，确认各定点是否正确，两侧是否对称，然后用亚甲蓝进行画线，点1、点2、点3相连，点4、点5相连；然后用7号细针用亚甲蓝分别在点2、点4上画出明确的标志，完成切开、缝合等步骤。

2. 双侧Millard法（图27-7） 又称叉形瓣（fork flap），这一方法曾经在国际上较流行，设计其中C形瓣为储备瓣，旨在以后能延伸鼻小柱用，但该方法用于亚洲人的报道甚少，尤其是国内的报道甚少，尚未见此方法效果的详细报道（图27-8）。笔者在数年前曾经用此方法整复双侧唇裂的患者，可在术后的随访中发现当时手术设计微小的C形瓣，往往以瘢痕样的组织，此组织瓣能否真正用于鼻小柱的延长，还待进一步探讨。

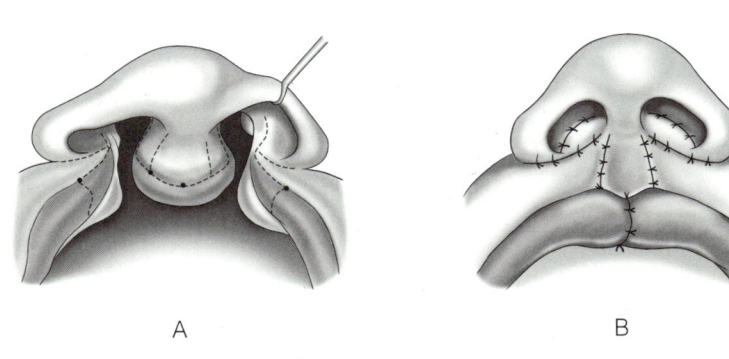

A. 术前设计；B. 术后。

图27-7　双侧完全唇裂修复示意图

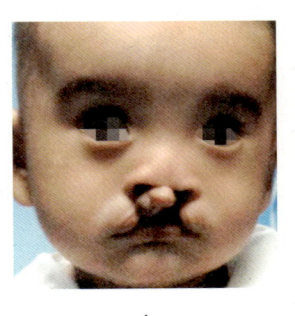 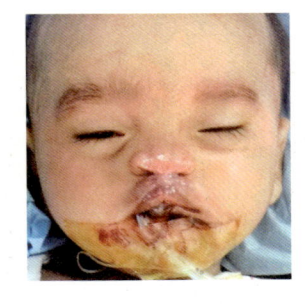

A. 术前；B. 术后。

图27-8　双侧完全唇裂修复实例（穆雄铮供图）

三、唇裂二期整复术

（一）单侧唇裂术后畸形二期整复术

单侧唇裂术后畸形对任何一位从事这项工作的临床工作者都是一项挑战性极强的工作。单侧唇裂术后畸形整复术是唇腭裂序列治疗中既重要又复杂和棘手的临床治疗工作。国内外长期从事唇腭裂治疗和研究的专家无一不认为单侧唇裂术后畸形的二期整复术较一期手术困难得多。正如美国学者

Kenneth E. Salyer 和国内袁文化所指出的那样：单侧唇裂术后畸形由于畸形程度不同，可使用的术区范围十分有限，尤其是那些因术后感染，或前一次手术切除了过多组织的病例，唇裂术后畸形二期整复术的效果常常令人失望，形态和功能上的恢复常常难以令人满意。

手术指征：单侧唇裂术后畸形的临床表现非常复杂，而且常常都伴有不同程度的鼻部畸形。目前国内外对其治疗范围和治疗时间仍有不同的观点，远不如单侧唇裂整复术那样相对统一。不同学者和医院几乎均有着各自的治疗计划和相应的适宜的手术年龄。国内外众多的文献报道均指出：鼻生长发育完成的年龄男、女有别，前者一般在15～18岁，而后者一般是14～17岁。由此可见，单侧唇裂二期整复术的手术指征，主要难点除鼻唇部的畸形程度判定外，对手术的年龄也不应忽视。笔者根据临床经验，结合一些对国内外同专业学者所报道文献的复习，提出一些不成熟的观点。对单侧唇裂整复术后局部畸形而且家长有强烈要求者，可予二期手术；对单侧唇裂整复术后轻微畸形而且家长也有要求者，可在学龄前进行二期手术；对单侧唇裂整复术后出现局部组织不足时，二期手术必须慎重，如要采取局部邻近组织瓣转移者，一般应在成年以后；对鼻唇畸形者，应根据畸形的程度、术区的组织情况，以及术者的操作技能等因素而定，唇鼻畸形的临床表现十分复杂，既有鼻翼软骨支架发育畸形、错位的影响，又有局部、周围软硬组织解剖结构、形态等因素的影响（图27-9）。综上所述单侧唇裂整复术后二期整复术的手术指征，难以简简单单地罗列几条，对唇裂整复术后二期手术不提倡一次性解决所有的问题，应提倡有计划、分年龄段、有目的地对每例患者实施有针对性的整复术。

笔者不主张对单侧唇裂整复术后二期整复术只行局部麻醉，建议全身麻醉。

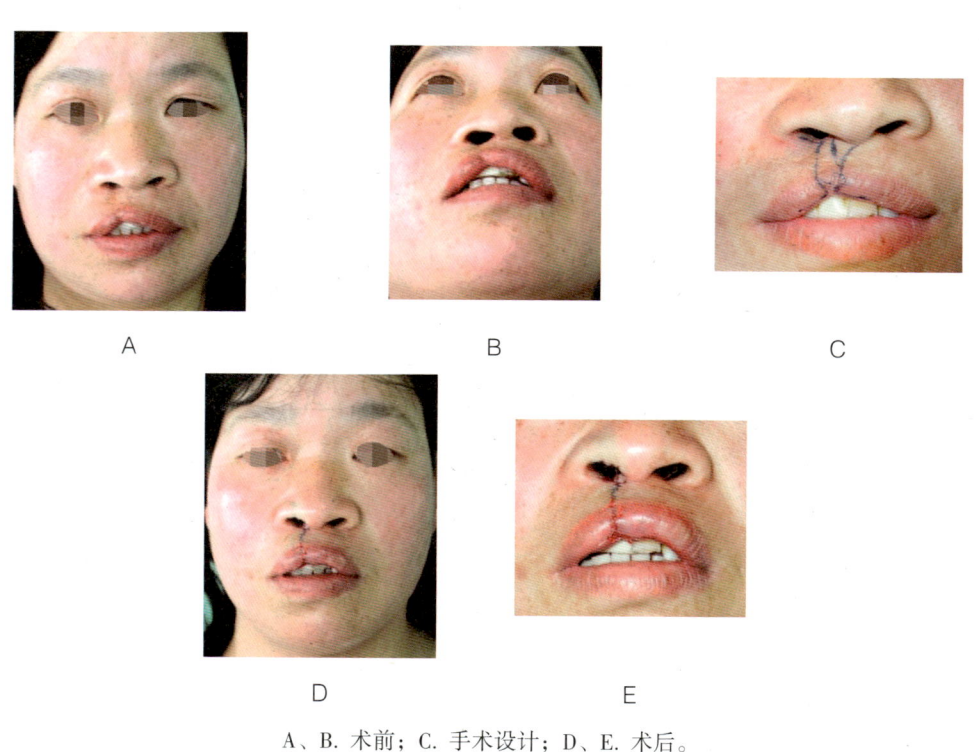

A、B. 术前；C. 手术设计；D、E. 术后。

图27-9 单侧唇裂二期修复

（二）双侧唇裂术后畸形整复术

双侧唇裂整复术后出现的鼻唇部畸形产生的原因，主要分为两大类：①术式和术者操作技能的原因；②双侧唇裂患者本身局部畸形的原因，如唇、鼻、牙槽突裂，局部软、硬组织的附丽改变，以及这些部位的软、硬组织的生长发育畸形障碍的程度都可不同程度地加重双侧唇裂术后畸形。双侧唇裂患儿因裂隙程度不一，临床表现也难以一致，那些双侧完全性唇裂患儿往往前唇短小，局部肌肉组织缺损，双侧唇部裂隙宽大且左右距离不一，前颌骨过度前移、偏斜，前唇组织严重发育不足合并外翻畸形，鼻小柱缺失或短小等，这些在临床上最为常见。

近年来国外针对双侧完全性唇裂的畸形程度主张在术前行正畸治疗，常用的有鼻塑形器和腭护板。这类治疗已逐一被外科医师视为行之有效的辅助治疗。目前在国内有不少医院已开展这类治疗，但笔者至今尚未见这类治疗后真正有良好临床效果的双侧完全性唇裂整复术后畸形二期整复术方面的报道。由于双侧唇裂的畸形特点，现有手术方法和术者操作技能等各种因素的影响，双侧唇裂整复术后的畸形在所难免。根据国内外的文献报道，结合笔者所在中心的临床病例，双侧唇裂整复术术后常见的畸形主要有以下几个方面：①由于在行双侧唇裂整复术时对口轮匝肌和红唇缘处理上的不妥，常常致双侧唇裂整复术后出现唇珠的缺损，在临床上又称口哨畸形，产生这一畸形的主要原因是术者操作上的不熟练。②上唇过紧在双侧唇裂整复术后也比较常见，笔者认为造成这一畸形的主要原因与术者所选用的方法和术者的操作技能有密切的关系。③上唇唇珠过厚也是临床上十分常见的畸形，这与患者上唇组织量和术者操作技能也有一定关系。④上唇过短或过长。上唇过短的患者常常还伴有上唇沟与唇珠相粘连，这类患者在行二期手术时往往比较困难；因上唇过长而以加长法做双侧唇裂整复术的患者尤为常见，二期手术既困难，效果又不令人满意，上唇过长患者的鼻小柱形态一般比较正常，但部分患者可出现上唇过紧的现象。⑤人中部解剖标志不明显和双侧切口瘢痕广泛。双侧唇裂术后人中标志不明显临床上较普遍，这与双侧唇裂畸形的严重程度成正比，即双侧唇裂畸形越严重，术后人中部位解剖标志越不明显；双侧切口瘢痕过大与减张和术后感染有一定的关系。⑥唇峰过宽或消失，唇峰过宽与手术设计有关，欧洲学者认为在行一期双侧唇裂整复术时，唇峰宽度不宜大于 3 mm，但以往国内学者所采用的方法是几乎完全保留上唇组织，从而造成术后上唇过宽畸形。⑦前庭沟过浅在临床上也比较常见，这与一期手术设计有着不可分割的关系，这类患者的唇珠形态各异，可为口哨畸形，也可为上唇过紧，临床上可见上唇活动严重受限。

上唇过短、过紧或唇珠缺损的手术方法：这类患者有一个共性，即上唇组织不同程度不足，具体临床表现为人中部分上唇组织严重不足、人中部分肌肉缺损、口哨畸形、唇红缘两侧肌性隆起等。

在临床上若要进行双侧唇裂术后继发畸形二期整复术，对其是否要进行整复术，应有综合权衡，至今难以有一种统一和权威的标准。对口哨畸形，临床上有以 Abbe 瓣转移整复能改善口哨畸形为观点的学者，他们认为应在患儿成年后再进行手术才比较合适（图 27-10）。对那些口哨畸形而上唇组织较多者，可将两侧红唇缘形成推进瓣向中线做较大幅度滑行、推进，原有的红唇瓣分离后，可向下方推移，从而使前唇部和两侧唇部都得到一些延长，改善上唇的高度，从而恢复上唇的形态，但在临床上发现用此方法整复双侧唇裂术后患者常常出现上唇人中部的唇红缘有过度肥厚的感觉。是否要同时行鼻小柱、外鼻畸形整复术？笔者认为，小年龄患者应慎重，但在成人患者应同时进行。

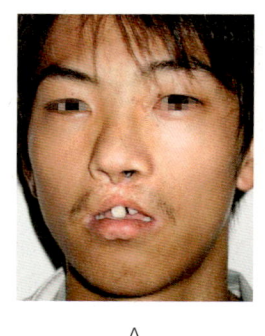 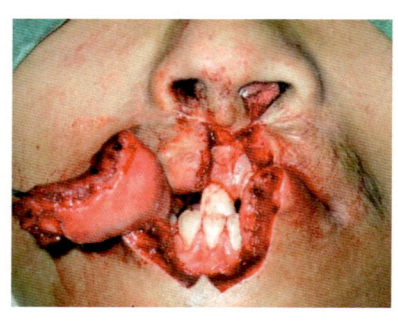 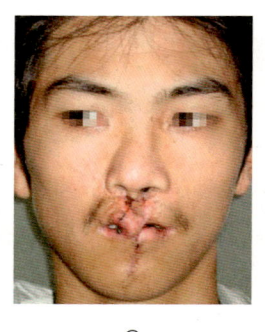 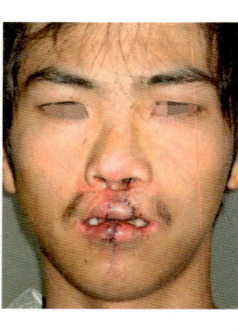

A. 术前；B. 术中形成带蒂唇瓣；C. 术后唇瓣未断蒂时；D. 下唇瓣断蒂后。

图27-10　上唇缺损畸形严重者二期选择Abbe瓣转移整复术（穆雄铮供图）

　　双侧唇裂整复术后鼻唇部继发畸形整复术的方法在国内外有着较大的差异，亚洲人和欧美人由于鼻唇部存在着显著的差异，故那些适用于欧美人的方法，并非完全适合我国鼻唇部畸形的患者。欧美唇裂术后鼻畸形患者由于局部组织量和结构形态上较多而明显的畸形，从而导致在手术年龄的选择上会出现一些差异，国外有学者认为，双侧唇裂术后行畸形整复术的年龄可在6~7岁，而在国内目前多数学者建议成年以后再进行此手术。

　　腭心面综合征（velo-cardiofacial syndrome）是一种先天性疾病，其发生率为1/4 000~1/2 000，远较唇腭裂罕见。加之其临床表现错综复杂，有局部的，有全身的，但国内外缺少统一的明确诊断标准，使这些患者的首次确诊年龄偏大，1995年美国学者John报道该综合征患者首诊平均年龄为9.2岁。笔者曾对国内110例该综合征患者做临床统计分析，其首诊平均年龄为13.9岁。由此可见，国内、外同行对该综合征的认识都仍有待于进一步提高。应该特别指出，腭心面综合征常伴有全身性的疾病，常见的有先天性心脏病、学习或行为能力低下等，有些还有语音障碍，因此，手术与行为治疗（比如语音治疗）缺一不可，必须有机地整合为一体，才能真正达到治疗目的。

（王国民　杨育生）

第二节　先天性腭裂

一、介绍

　　文献报道最早的先天性腭裂（cleft palate）手术是由腭部组织缺损的修复逐渐发展而来的，早在15—17世纪，欧洲由于梅毒（syphilis）、维生素C缺乏症、结核（tuberculosis）等疾病的并发症致腭部组织缺损患者比较多见，在当时通过外科技术修复腭部组织缺损也较为流行。1556年，Franco最早报道先天性腭裂外科手术方法，他通过外科手术修复先天性腭裂畸形获得了成功。经过数百年，各国该专业人员对腭裂手术方法等技术进行了不断改进和发展，后来的腭裂外科手术方法与原先的方法已经有了很大的区别。但目前被国内外同行认为是临床的难题的早在当时就已被认识和重视。腭裂是目前临床上比较常见的口腔颌面部先天性畸形，对它进行治疗已有500多年的历史，它经历了长时间的实践，百家争鸣，发展到今天的临床水平是经历了多少代专业人员不懈努力的结果，面对目前临床种种难以乐观评价的治疗现状或结果，也充分说明腭裂整复术仍有很大的改进空间，对当今从事该专业的人员既是机遇又是挑战。

众所周知，腭裂整复术的主要目的是改善进食（improve feeding）、达到正常的语音（achieve normal speech）和最小限度地影响上颌骨的生长发育（minimize maxillary growth restriction）。在腭裂整复术的初期专业人员就已经意识到：在腭裂治疗方面单纯依靠外科医师一方是远远不够的。已被报道的手术方法难以计数，有些学者主要报道手术方法或操作技能，有些学者报道自己的研究结果或临床数据等，但其结果还是难以令人满意。因此，近年来，国内外学者不断总结前人在这一领域的经验和教训，最大限度地吸取前人的经验和教训。现代医学治疗腭裂的最终目的是：通过外科方法整复腭部形态的缺损畸形；改善腭咽闭合功能。手术方法的不同和操作技能的熟练度等因素将直接或间接地影响每位患者的治疗结果。两者与外科医师虽然有着密切的关联性，但治疗结果因人而异，因为其还涉及深层次的医疗与功能康复领域，如腭咽闭合功能、咀嚼功能、吞咽功能，这些以往被忽视或未被重视的功能康复问题如今已显得十分重要。近来，国内外该领域的专业人士已充分认识腭裂术后功能恢复理应与外科手术的结果同等重要，这不仅是每个腭裂患者和他们家人的期盼，更是每个医师应该追求的主要目标之一。

回顾国内外长期从事该专业且有影响力的学者所发表的文章和专著，腭裂术后语音和上颌骨生长发育受影响的患者仍然不少。这些年医学和科学技术虽然突飞猛进，有些临床难题已经得到了解决，但新的临床难题正在源源不断地产生，如：以往在国内并不被重视的语音和心理问题，现在在临床显得前所未有的重要，备受广大患者及其家属和该领域专业人员的高度关注。其实早年欧美、日本等发达国家和地区的临床治疗模式无疑告诉我们，腭裂的临床诊断并不是最困难和最复杂的，其治疗方法和过程既复杂又长久。一些成功的医疗模式也被不断证实：在有条件的医疗机构应该积极提倡综合序列治疗，这是一种科学、实用、合理的现代治疗模式，在患者不同阶段都有着针对性的治疗模式，也是一种当今在国内值得推广的治疗模式。

二、手术年龄

腭裂整复手术的年龄问题至今仍有争议，这是一个讨论了几个世纪的话题。不同的年代，不同的学者，其观点有很大的差异，话题的焦点主要在语音功能和上颌骨生长发育两方面。一些国内外专业人士认为有争议是好事，因为只有那些真正长期进行临床实践者才能提出观点，这也是推动发展的主要原动力。近年来，腭裂整复术在出生后12个月左右完成的主张几乎已是国内外专业人士的共识。随着现代医学的发展和科学技术的进步，腭裂手术方法的改进，操作技能的不断提高，麻醉药物的改进和创新，麻醉检测仪器的精确性与可靠性的快速提升，术后监护和专科护理制度的规范化，小年龄完成腭裂整复术的安全性获得了前所未有的提高。上海交通大学医学院唇腭裂治疗研究中心的临床数据显示：该中心4万余例唇腭裂整复术的患者无一例因麻醉或手术原因而致死亡或造成术后严重并发症。目前对于腭裂整复术，讨论的内容已较少涉及术后穿孔、复裂等并发症。上海交通大学医学院唇腭裂治疗研究中心对在该中心接受腭裂整复术的491例不同裂型、不同年龄组患者进行了术后1～60个月的随访，有2例穿孔，2例复裂，穿孔部位都在软硬腭交界处，复裂部位都在腭垂。穿孔和复裂均发生在术后第一个月内，穿孔大小2～5 mm，复裂4～7 mm。值得注意的是其中一例腭裂术后复裂者，同时也做了唇裂手术，唇裂术后也发生了唇部复裂，该病例同时是笔者从业以来唯一唇裂术后复裂的病例。该案例中，在行腭裂整复术时患儿17月龄，术前常规检查结果均在正常范围，手术过程非常顺利，局部张力并不大，术后第三天患儿局部伤口红肿明显，并出现线头感染，手术后10天软腭出现7 mm复裂。

国内外大部分专业人员赞同腭裂整复术的时间在出生后12个月左右，但不主张盲目提倡所谓"腭裂手术的最佳年龄"的提法，而建议使用"腭裂整复术合适年龄"。每个患者由于全身情况和局部畸形的程度完全不同，反对以年龄为能否手术的唯一标准的观点。由于腭裂整复术是择期手术，并非急症手术，手术安全永远是第一位的。手术安全和质量同等重要，前者比后者更重要，没有安全，谈何质量？对腭裂整复术的年龄提倡因地制宜，不应该盲目主张所谓"腭裂手术年龄越小越好"的观点。那些西方国家同行曾走过的弯路国内同行无须重复实践。笔者建议术者最好综合考虑每一位患者的客观和主观条件，既要全面考虑术者、麻醉医师、术后监护人员等方面的硬条件，也要重视患者术前全身和局部的每一项常规检查结果，不宜盲目或教条式地提倡到了出生后12个月就该完成腭裂整复术的观点，尤其是患儿的家属，常常误认为患儿年龄就是手术的唯一条件。上海交通大学医学院唇腭裂治疗研究中心总结了近5年来在该中心接受腭裂整复术患者的临床资料，结果显示，不完全性腭裂患者有明显增多的趋势，占各种腭裂的40%以上。临床上不完全性腭裂伴有综合征者远远多于完全性腭裂。因此，即使对一位出生后已经12个月的腭裂患儿，手术医师也应尽可能全面、仔细地向家长询问病史，排除一些系统性疾病，如先天性心脏病，询问清楚进食时有无呛咳、睡眠时的姿势等；更应仔细检查局部的体征，如患儿的下颌是否过小。临床上最多见的是Pierre Robin序列征，查看两侧扁桃体有无肥大、充血或炎症，咽后壁黏膜有无增生或炎症等。近年来该中心治疗的Pierre Robin序列征的不完全性腭裂患儿非常多见。笔者的经验是：对每一位小下颌的不完全性腭裂患儿必须仔细全面询问喂养方面的内容，询问进食时有无呛咳，睡眠时是什么姿势，有无鼾声、憋气，有无肺炎史等，这些患儿的全身生长发育和营养状况常常是不良的。在有条件的医院，笔者提倡对小下颌患儿进行睡眠氧饱和度检测，由护师记录患儿夜间睡眠时的姿势，观察并记录有无呼吸暂停症状或口呼吸现象，这些观察结果能给手术医师一些重要的提示，并可规避一些术中或术后的并发症，建议每一位手术医师重视。

至今对腭裂整复术的适宜施行年龄的争论依然存在。不同的年代，不同的学者观点也各异。目前国内在这个领域上的观点同样有分歧。纵观国内外，其争论的焦点主要在语音功能和上颌骨的生长发育两方面。强调"语音"优先的学者竭力主张应该早期进行腭裂整复术；为了避免或减少手术创伤影响"上颌骨生长发育障碍"者呼吁或建议3岁以后手术，甚至有学者主张7岁以后再做腭裂整复术。从20世纪70年代后主张"语音"优先的学者几乎占了主流。大部分国内外学者赞成在小年龄进行腭裂整复术。这与近年来材料科学、正畸技术等方面的发展有密切的关系。早期腭裂手术时对上颌骨的创伤，以及术后局部不同范围的创面裸露、伤口愈合过程中瘢痕收缩等因素，都能不同程度地影响上颌骨的生长发育。随着患儿年龄的不断增长，患者可出现颞下颌关系紊乱，由于下颌骨正常生长发育，而患者的面中1/3常常受到不同程度的影响，患者临床上出现反𬌗、腭弓过狭和上牙列不齐等临床表现。近年来，随着国内正畸诊疗技术的普及和提高，以往有些难以治疗的反𬌗、牙列畸形的患者得以治疗，其效果也令人满意；语音功能的恢复与患者的年龄有着十分密切的相关性，国内外一些有意义的临床数据也进一步证实，学龄前进行语音治疗的效果远远优于年龄大后，这已是国内外同行的共识。由此可见，"多快好省，扬长避短，权衡利弊，主张出生后12个月行腭裂整复术"为何是主流也就不难理解了。笔者认为不能简单地一概而论"最佳手术年龄"，应该提倡综合分析，全面评估；确保每位腭裂患者的安全和手术效果是该领域永恒的主题。长期从事该领域的国际著名学者同样认为：最佳手术年龄是难以界定的。

三、外科修复技术

腭裂手术如同人体其他部位的外科手术一样有其共性，也有它特殊的一面。应该特别加以指出的是，由于其手术的部位在口咽部，这既是消化道的开口，又是呼吸道的入口，因此，在十分强调过硬的手术操作技能的同时，不应忽视其安全性。腭裂整复术与人体其他部位的外科手术相比几乎难以被认为是大手术，但由于上述解剖上的特点，对手术和麻醉医师，以及专科护士的要求较高；安全和手术后功能恢复的程度是外科治疗的主要目的。回顾腭裂整复术500余年的历史，由最初的以腭裂修补为主的直接拉拢缝合术式，发展至如今提倡和强调个体化功能重建腭裂整复术术式。几个世纪国内外该领域的医师做了大量的科学研究和临床工作，手术方法不断改进和提高，但其最终目的始终是围绕着形态和功能的恢复。大量文献报道提示，早期腭裂以修补拉拢为主，这一阶段术后穿孔、复裂、腭瓣坏死的并发症非常普遍。1900年以来，von Langenbeck 术式和后退（pushback）术式广泛用于腭裂整复术。后人在这个基础上进行了一些改良和提高，代表性的术式是V-Y腭裂整复术。这一术式充分考虑使软腭有足够的延伸，从而使患者在发音时获得良好的腭咽闭合功能。1954年英国学者 Wilfred Hyners 建议在行V-Y腭裂整复术的同时做咽成形术，使患者术后语音效果得到明显的改善。尤其是在软腭过短的病例，更值得提倡做此手术。

两瓣腭裂整复术是腭裂修复术最常用和最流行的术式，目前这些术式虽然都进行了一些改良，但其最基本的手术原理仍然是"有效延伸软腭的长度"和尽可能"关闭裂隙"。对两瓣龈缘的松弛切口近来有学者认为在部分病例中可以省略，笔者认为一些完全能够关闭腭部裂隙，并使软腭有足够后退的病例没有必要行松弛切口，但反对一味追求不做松弛切口而增加腭裂术后穿孔或复裂的风险。1978年美国学者Furlow首先报道腭裂整复术的新方法——逆向双Z瓣腭裂整复术（double opposing Z-plasty palate repair）。这一术式被报道后，国内外同行纷纷把这一术式应用于腭裂整复术，并认为它是腭裂整复术的一次技术"革命"。Furlow术式在临床上已应用了30多年，也是目前国内外在腭裂整复术中比较流行的一种术式，回顾文献和国内外同行的学术交流中不免能听到不同的声音，有肯定，也有否定。笔者20世纪80年代中期曾在日本以研究唇腭裂为主的著名高等学府学习，当时大家都为会做Furlow术式而自豪，并认为这是一种优于其他术式的腭裂整复术方法。但进入20世纪90年代初期，很多以往热衷做Furlow术式者纷纷回归原来的两瓣腭裂整复术术式，究其原因，有人认为Furlow术式术后穿孔、复裂的病例有所增多，也有人认为Furlow术式术后语音功能恢复不如以前传统的两瓣腭裂整复术，一些医师认为Furlow术式术后腭部瘢痕过大，等等。笔者认为，任何一种腭裂整复术都有各自的优缺点，尤其是该方法的早期，不足之处难以避免，回顾几百年腭裂整复术的历史，至今我们只能说哪些腭裂整复术术式为主流，不宜简单地认定非主流术式就是糟糕的手术方法。一些学者的临床研究报道认为，腭裂整复术在整个大外科领域中并非十分复杂或大型的手术，操作技能也并不复杂，但同样一种腭裂手术方法，术者对操作技能的熟练程度、对局部解剖的掌握程度等因素，给患者带来的影响可以完全不同。为了避免由于外科手术创伤对上颌骨生长发育的影响，1944年德国学者Hermann提出二期手术方法，即先关闭软腭部分，直到12～15岁后再关闭硬腭。1960年他的儿子Wolfram延续了他父亲的治疗计划，并在1978年报道了用这种腭裂整复术术式25年的临床经验。57%腭裂术后患者的发音基本正常，37%的术后患者出现了异常语音，5%的腭裂术后患者进行了咽成形术。这种腭裂整复术术式目前在欧洲有些国家仍有开展，但在国内尚未见报道。综上所述，通过外科手术虽然可以修复目前临床上任何一种复杂或严重畸形的先天性腭裂，但那些软腭肌肉发育差、裂隙宽大、腭弓高而深或上颌骨狭窄的病例，要特别注意术中彻底减少局部张力等不利因素，以防术后穿孔或复裂。

（一）兰氏术

兰氏术（von Langenbeck operation）是目前在国内外广为流行的一种腭裂整复术术式，尤其在我国一些院校医院仍然习惯用此方法修复腭裂，值得说明的是目前国内外学者采用该术式时都在原有的基础上做了一些改良。该术式的主要优点是操作比较简单，腭侧松弛切口裸露创面不大，因此认为此术式对上颌骨生长发育影响较小。正是由于这些优点也折射出它的主要缺点是软腭的后退非常有限，国内曾有学者对兰氏术和两瓣腭裂整复术术后患者进行语音评估，其结果：兰氏术组的腭咽闭合不全数明显多于两瓣腭裂整复术组。

①局部注射含适量肾上腺素的0.25%利多卡因（10 ml溶液内滴1～3滴，6号注射针）。②切开腭部黏骨膜。建议翻瓣时应该从"点"突破，分别完整翻开双侧腭黏骨膜瓣，翻瓣时应该注意瓣的完整性，术者应该注意：切忌在操作时损伤牙胚；保护好血管神经束（大年龄患者应特别注意）；在完全性腭裂整复术时应注意，在分离血管神经束时动作幅度不宜过大；血管神经束分离的范围可按各个患者的需要而定，但在分离血管神经束时必须轻、巧，切忌盲目、粗暴地分离。③分离鼻腔黏骨膜瓣。④完全性腭裂患者切开犁骨瓣。⑤完整分离犁骨瓣，笔者建议在犁骨瓣的末端缝合一针，以防术后此处渗血。⑥充分游离翼突钩表面与周围肌肉的附丽，不主张推断翼突钩。⑦确认彻底止血后，按鼻腔黏膜层、肌层、口腔黏膜层分层缝合。⑧两侧松弛切口处可放置可吸收止血纱布，在个别大年龄患者两侧松弛切口处可置碘仿纱条（图27-11）。

术后医嘱：在有条件的医院，建议把患者送入苏醒室，待清醒后拔除气管内插管，观察2～3小时后若无异常即可送入一般病房，然后需要密切观察患者全身和局部的情况。

全身主要观察内容：①体温、血压、心率、呼吸、血氧饱和度等；②尿量、皮肤弹性等；③全身可用止血药、抗生素，手术当天可用地塞米松肌内注射1～2次，术后患者（或患儿）如有烦躁、哭闹不停等，应积极寻找原因，不宜忽视患者或家属的任何一个主诉。

局部主要观察内容：①伤口有无出血或渗血；②声音有无嘶哑；③进食时有无呛咳；④睡眠时有

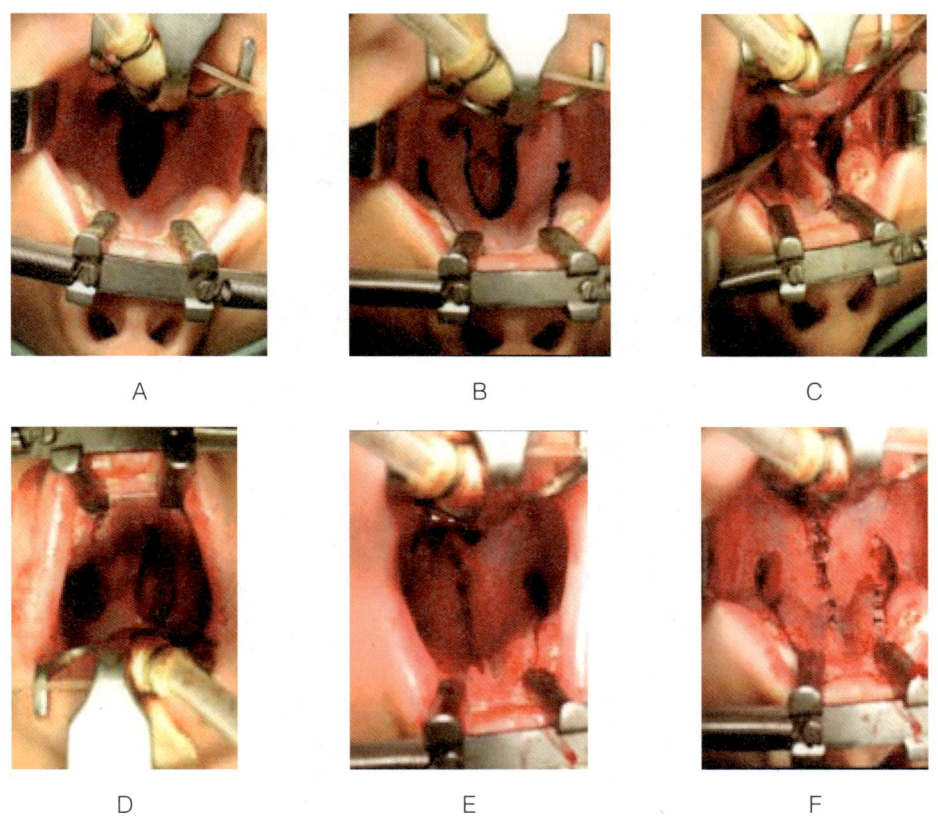

A. 术前裂隙；B. 裂隙缘标记；C. 两边做松弛切口；D. 松开腭部肌肉；E. 缝合中央裂隙部的肌肉；F. 缝合鼻腔黏膜。

图27-11　兰氏术

无张口呼吸等。

（二）单瓣V-Y腭成形术（Vean-Wardill-Rilner pushback）

此腭裂整复术的主要优点是软腭有足够的后退，从而有利于患者术后获得良好的腭咽闭合功能，从而大大改善患者术后语音功能。该方法自1922年Ganzer等报道以来，在国内外临床上主要使用该术式修复软腭裂和不完全腭裂患者。笔者在20余年前曾使用此术式修复不完全腭裂和软腭裂患者，虽然这是一种操作简便的腭裂整复术术式，但真正后退的距离或延伸的软腭长度非常有限，尤其在一些U形的不完全腭裂病例，不适合用此术式；临床上软腭后退的距离一旦过大，术后腭部骨面暴露的创面就会过大，硬腭中央末端术后易穿孔等是其主要不足之处，初学者手术的受术者术后在该部位非常容易穿孔。术中，后腭瓣固定不佳时容易发生腭瓣与口腔黏膜或硬腭间的分离，影响伤口愈合，术后容易出血或渗血，一旦发生这种并发症应及时处理，重新将腭瓣与鼻腔黏膜行"横褥式"缝合，既可固定腭瓣，又可有效清除该区域的无效腔（图27-12）。

值得指出，目前国内外较为流行的腭裂整复术术式，主要外科原始设计原理是从Vean-Wardill-Rilner pushback术式改良而来。

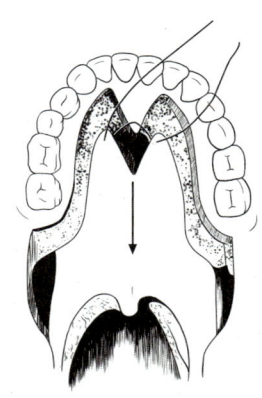

图27-12 单瓣V-Y腭成形术示意图

(三) 两瓣腭裂整复术

临床上习惯称两瓣腭裂整复术（two flap palatoplasty）为"两大瓣腭裂整复术"（图27-13），是目前国内外最为流行的腭裂整复术方法之一，也是一期关闭软硬腭裂的常用外科手术方法，故被国内外同领域专业人士称为腭裂整复术的最基本术式。以下是其手术主要步骤：笔者认为临床上无论是何种腭裂整复术术式，除切口外，其最基本操作和手术步骤都大致相似。

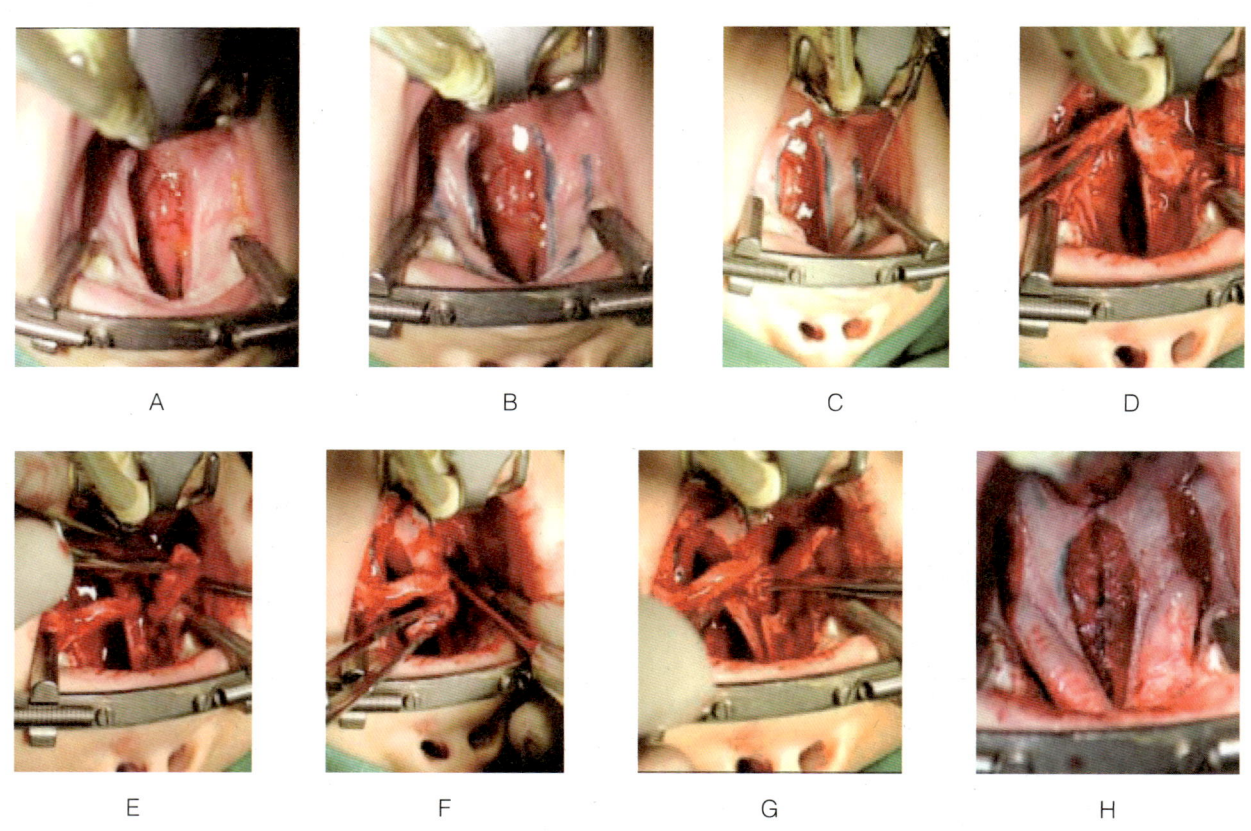

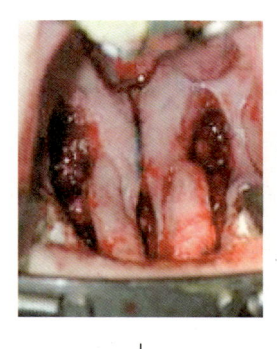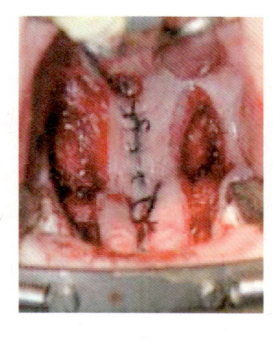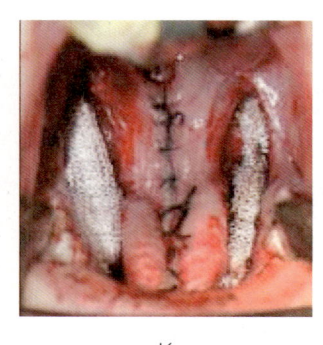

A、B. 术前和切口设计；C～G. 术中分离；H. 缝合鼻腔黏膜；I. 缝合肌层；J、K. 口腔黏膜缝合后。

图27-13 两瓣腭裂整复术

1. 体位　平卧，垫肩头后仰40°～45°。

2. 切口　腭部用含适量肾上腺素的0.25%利多卡因或生理盐水行局部浸润麻醉，以减少术中出血，方便操作。用11号尖刀片从腭舌弓外伸翼下颌韧带稍内侧开始绕过上颌结节的后方至硬腭部，根据裂隙畸形的程度而沿牙龈缘1～3mm处向前切开黏骨膜到侧切牙；此时应特别注意，切开必须彻底，勿伤及牙胚、血管神经束；也勿超越翼下颌韧带外侧，以免颊脂垫露出。沿裂隙边缘剖开，由前向后直抵腭垂末端，仔细地将边缘组织剖开。软腭尤其腭垂肌肉发育差者剖开时应特别小心进行，用力适中，刀刃必须锋利。由于这部分组织十分娇嫩，术中极易造成撕裂，笔者建议在行软腭裂切开时，镊子可夹住鼻腔黏膜，切口略偏向鼻腔侧，缝合后腭垂形态较好。

3. 分离黏骨膜瓣　局部浸润麻醉注射得好，分离黏骨膜瓣就比较容易，反之剥离黏骨膜瓣比较困难。用剥离器插入松弛切口，建议"点"突破，向内侧完整剥离，将硬腭的黏膜组织与骨面分离。剥离黏骨膜瓣时出血比较多，尤其是成年人出血量更多，可用双极电凝止血，对瓣边缘和末端活动性出血或渗血应彻底止血。

4. 松弛翼突钩处的肌腱　在松弛切口的后端，上颌结节的后上方，用骨膜分离器从外侧向内侧轻轻向内下剥离，可视翼突钩上肌腱膜包绕，不主张"推"断翼突钩，仔细锐性分离在翼突钩上和周围的肌腱膜，使提肌失去应有的张力，有利于两侧腭组织瓣游离，并有明显使肌肉向后、向中央延伸的作用。

5. 腭瓣后推　分离腭前神经、腭降血管时，要使腭瓣能得到足够的向后延伸余地，临床上尽量延伸软腭的长度，同时有效地减小或消除硬软腭交界处的张力，必须足够分离和保护好血管、神经束，这不仅是软腭向后延伸的必需条件，更是确保术后腭瓣组织正常愈合的必备条件。应该特别指出的是：在大年龄患儿行腭前神经血管束分离时应特别仔细，大年龄患儿腭大孔周围的骨面远较小年龄患儿复杂，血管神经束周围组织常常也不比小年龄患儿清晰，如果因术者术中强行将该血管神经束损伤或术中被误损伤，可直接导致该侧腭组织瓣坏死，严重者可致腭部不同程度的洞穿缺损。故在术中应特别注意确保分离血管神经束的同时，切忌盲目粗暴地分离血管神经束，尤其是局部渗血较活跃时，更应特别仔细操作。

血管神经束损伤或拉断时的处理：一旦术中由于种种原因、意外致一侧或双侧血管神经束损伤或断裂时，就应彻底止血，可用锋利的剪刀从腭侧的远心端逐步向近心端修剪，仔细观察断面组织瓣有无渗血，一旦腭瓣末端有渗血就可停止修剪，不宜盲目修剪直接或强行拉拢缝合。

6. 切断或剪断腭肌腱膜　在软硬腭交界处，将黏骨膜向外、向上侧提起即可显露腭腱膜，可用细长弯头组织剪或15号小圆刀行锐性分离。术中根据裂隙的大小决定切断或不切断鼻腔黏膜。

7. 分离鼻腔黏膜　用专用剥离器沿硬腭裂隙边缘切口，紧贴硬腭骨板鼻腔侧面插入，行充分分离，使鼻腔黏膜充分分离、松弛，该操作应轻巧，向中线缝合时应无过度张力，以便关闭鼻腔侧创面。在分离时应特别注意剥离器的刃面应紧贴骨面，不然极易造成鼻腔黏膜破损。

8. 缝合　用3根0号丝线或可吸收线按鼻腔层黏膜、肌层、口腔层黏膜逐层缝合。在软硬腭交界和C-C连线处各用1号线从腭黏膜向肌层至鼻腔黏膜行双圈缝合，缝合组织必须彻底，在软硬腭交界处缝合时必须确认无误，切勿带入血管神经束，这两针既可固定腭黏膜瓣，又可去除无效腔，有利于减少创面渗血。

9. 松弛切口的处理　除个别成年人可在松弛切口处放置碘仿纱条外，笔者所在中心98%以上的患者在双侧松弛切口处放置可吸收止血纱布。同时用1号线缝合关闭两侧的松弛切口。

（四）双反向Z字成形腭裂修复术

1978年由美国学者Furlow首先报道该腭裂修复术术式，通过口腔面和鼻腔面的两个方向相反、层次不一的Z字成形黏膜肌瓣交叉移位，从而有效地达到肌纤维复位和软腭延长的目的，是目前在国外和我国台湾省较流行的一种腭裂修复术术式（图27-14）。

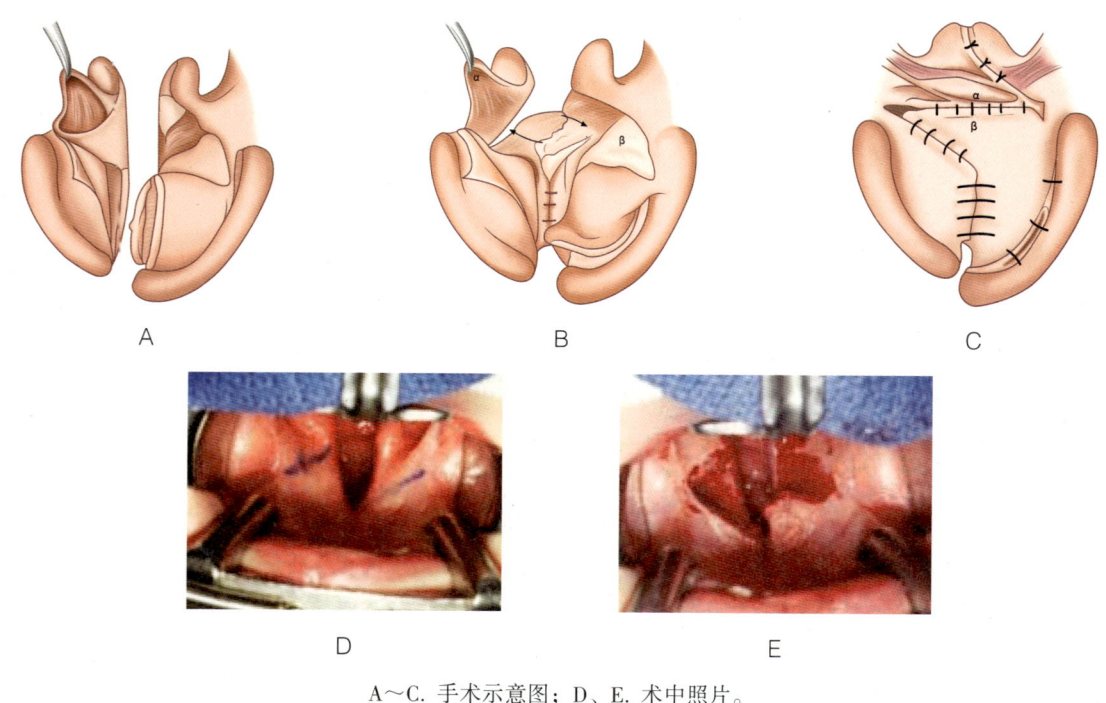

A~C. 手术示意图；D、E. 术中照片。
图27-14　双反向Z字成形腭裂修复术

2008年Don Larossa对他所在的宾夕法尼亚儿童医院1979—1996年治疗的262例患者进行了随访，随访最短为术后5年，81.7%术后患者语音基本正常，8%的病例有腭咽闭合功能不全（velopharyngeal incompetency，VPI）。2008年在一次国际学术会上笔者和Furlow教授进行了面对面的交流，并向他请教了有关该方法的一些问题，Furlow教授根据自己的临床经验和教训坦言，临床上以下几类腭裂患者应该慎重进行该术式：①腭心面综合征患者；②腭裂裂隙宽大的患者；③软腭肌层发育差的腭裂患者；④术者操作技能尚不熟练者。

主要操作方法：剖开裂隙在口腔软腭的裂隙两侧各做一个约60°的斜形切口，形成Z字形组织瓣，蒂在前面（近硬腭）的组织瓣切口仅切开口腔黏膜层；蒂在后方（近软腭游离末端）的组织瓣切口应切断肌层达鼻腔侧黏膜。分离组织后，在口腔侧形成逆向对偶三角组织瓣，即一蒂在前的口腔黏膜瓣和一蒂在后的口腔黏膜肌瓣。接着在鼻腔面做两个方向与口腔面逆向的斜形切口，以形成鼻腔侧两个层次不一的对偶三角组织瓣，即一蒂在前面的鼻腔转移瓣与一蒂在后面的鼻腔转移瓣。最终分别把鼻腔面和口腔面的对偶组织瓣交叉转移缝合，裂隙两侧的肌纤维方向也将随组织瓣的移位交叉而恢复到水平位，并相对重叠接近正常，因Z字成形组织交叉既不易裂开又使软腭滑到一面延长。

（五）腭咽肌肉重建术

最近有学者选用腭垂肌肉重建腭咽闭合，对手术的发音有较大帮助（Sommeriand法），其手术方法和两大瓣法基本相似，在缝合鼻腔黏膜以后分离腭垂肌肉，并向中央缝合（图27-15）。

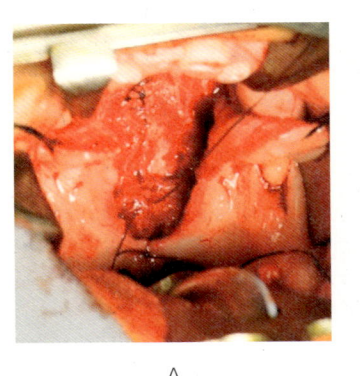
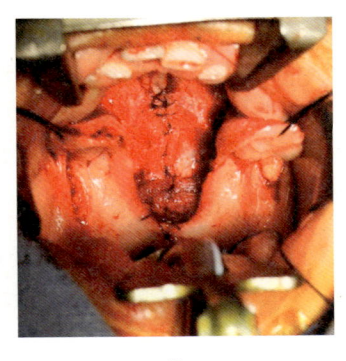

A   B

A. 分离腭垂肌肉；B. 两侧腭垂肌肉向中央缝合。
图27-15 Sommeriand法重建腭咽闭合（穆雄铮供图）

四、并发症及处理

腭裂术后并发症有两类：近期和远期，目前大家关心的主要是前者，其实后者带来治疗上的难度和影响都是不小的，由于当时没有足够的重视或由于某些操作上的失误等因素，其潜在的问题因人而异。对后者的认识有些方面目前仍有争议，是当时手术操作或方法的问题，还是腭裂患者本身的畸形？要清晰或明确回答这些问题并不简单，但如果一个长期从事唇腭裂治疗的专业医院，其患者中普遍出现一些其他医院没有的问题，如腭裂术后腭咽闭合功能不全的发生率明显高于同行医院，或者腭裂术后患者的上颌骨生长发育障碍者较他人多，并且存在的问题也多于同行医院等时，就应回顾资料，总结经验，提高技术。由此可见，对后者的评价并非马上可以清晰得知，需要时间的等待和对患者的随访，对腭裂术后的随访应作为腭裂治疗中的一部分，不应忽视。

近年来，唇腭裂手术患儿以婴幼儿多见，由于这个年龄段患儿的解剖、生理、药理等特点与成人不同，手术医师熟悉婴幼儿呼吸道的生理特点显得十分重要和有必要。婴幼儿头部、舌体相对较大；

颈部短，鼻腔狭窄，同时鼻咽部淋巴组织丰富；喉头高，位于C_3～C_4平面，会厌部下垂，不易暴露声门，增加了麻醉医师的难度；手术医师要了解麻醉的过程；婴幼儿气管直径小，仅3.5～4.5 mm，支气管平滑肌量少，常常使支气管扩张药无效。另外，婴幼儿存在缺氧的潜在可能性，二氧化碳蓄积的潜在可能性也较成人大；每千克体重氧耗量是成人的2倍；呼吸肌弱，主要靠膈肌呼吸，膈肌被抬高、腹膨隆、纵隔宽都可影响肺部换气量；婴幼儿保水功能也较成人弱，一般至2岁时才能接近正常。

腭裂术后临床上常见的并发症如下。

（一）出血

近年来，临床上腭裂术后患者发生大出血者罕见。但对婴幼儿患者，出血量虽然不多，有时如果处理不及时或不妥，也可引起严重的后果，故术后应密切关注局部有无出血。术后早期出血一般与术中止血不全或其他因素有关，可根据出血的色和量判断，积极查找出血点和出血原因至关重要，在处理上一般不困难。在一些广泛渗血者，应尽早确定出血的原因。

（二）咽喉部水肿

麻醉过程中的损伤、手术过程太长、手术对咽部有损伤等原因都有可能引起咽喉部的水肿，如处理及时，严密观察，一般不会引起严重的并发症。反之，可造成呼吸困难，严重时可发生窒息，甚至死亡。防治：根据患儿年龄选择合适的气管插管，气囊压力不应过大，防止导管对气管壁持续压迫；气管插管时动作要轻巧，尽可能减少或避免因操作产生的损伤；手术时，尤其是行咽成形术时，操作务必仔细、轻巧，止血要彻底，缝合要正确。术后根据病情可给予激素，可减轻或防止发生咽喉部水肿。值得指出的是：一旦因出血再次全麻插管止血者，术后就应到ICU观察，可以维持气管插管，不宜马上拔管；必要时应做气管切开术。

（三）窒息

腭裂术后发生窒息非常少见，一旦发生窒息，其后果就不堪设想，常可危及生命，必须足够重视，积极预防窒息的发生。腭裂术后患者应平卧，头偏向一侧，有利于口腔内分泌物渗出及渗血，胃内容物流出。腭裂整复术后患者的咽腔明显被缩小，同时由于局部的肿胀（尤其多见于手术时间过长者），使患儿在吞咽时有疼痛的主诉，应认真检查，积极处理，严密观察。对手术时间长或有小下颌（多见于Pierre Robin序列征）者，更应特别注意观察。防治：同咽喉部水肿的处理；必须在完全清醒后4～6小时再进流食，第一次进食可在专科护师指导下进行，进食的速度不宜过快，一次进食的量也不宜过多；患儿哭闹和咳嗽时不要进食。如果发生窒息，应迅速吸清口腔内、鼻腔内、咽喉部液体，并迅速请麻醉科医师会诊，必要时可行气管插管，并请相关科室人员共同抢救。

（四）腭裂术后复裂或穿孔（腭瘘）

腭裂术后发生复裂或穿孔在临床上比较多见，常常发生在腭垂和软硬腭交界处，也可在硬腭部位，临床上很少见腭裂术后患者整个腭部或大部分腭部全部裂开者。前者可能与患者局部张力过大或术者操作和手术方法等原因有关；后者在临床上非常少见，其原因主要是操作者缺乏经验。临床上出现腭裂术后复裂或穿孔不应马上再次手术，至少要在一期术后6~10个月，根据患者局部瘢痕和缺损等情况来决定手术，再次手术术前应该充分制订手术方案。对个别缺损过大和小年龄患者不建议马上手术，必要时可请修复科专业医师会诊，制订切合实际的治疗方案。

（五）感染

腭部血流丰富，故在临床上很少有腭裂术后感染者，偶有局部感染。严重感染者往往可见于患儿抵抗力差、手术时间过长、操作者不熟练等情况。因此，术前对每一位腭裂患者都要做全面检查，都不应忽视，只有在健康（指无其他疾病）的前提下才能进行腭裂整复术。术后注意护理，鼓励患者进食后多饮水，保持口腔清洁在腭裂术后不应被忽视。

（六）睡眠呼吸暂停

腭裂术后很少发生真正睡眠呼吸暂停的患者，常见咽成形术术后的患者，早期可能由于局部组织肿胀所致，一些患者可随组织肿胀消退而呼吸逐渐恢复至正常。如出现永久性呼吸困难者应给予再次手术。

远期并发症目前还没有在国内受到足够的重视，有人认为是腭裂患者本身的畸形所致，也有些学者认为是手术方法或局部瘢痕的原因。远期并发症远较近期并发症的潜在危害要大，如果不引起国内同行足够的重视，若干年后或者在不远的将来腭裂术后患者的畸形将给相关专业人员带来新的挑战。

唇腭裂术后患者常伴有不同程度的面中1/3发育障碍，主要是前后向发育不足，临床上常表现为上颌后缩，多见于唇裂整复术后，可能与唇肌张力异常增加和瘢痕组织收缩有关。腭裂整复术对上颌骨的影响主要表现为牙弓宽度的减小，而对上颌骨前后向和高度的影响并不明显。苏才琼等的报道也认为腭裂修复术并不会导致上颌后缩的角度和距离进一步增加。Diah等认为唇腭裂患者上颌发育不足是由于其裂隙侧组织自身存在发育不全，因为其非裂侧矢状向的生长发育同正常人类似。

唇腭裂患者裂隙侧先天性缺牙的发病率明显高于非裂患者，裂隙侧上颌恒侧切牙缺失常见，Suzuki等报道裂隙侧恒侧切牙缺失的发病率高达70%以上，同国内周恒等的报道一致。裂隙侧恒侧切牙缺失的原因，有可能是胚胎时期裂隙区上皮严重缺失使牙胚不能发育导致牙齿先天缺失；也有可能与胚胎发育期面突融合障碍有关，与唇腭裂的病因机制类似，可以认为是唇腭裂的一种不完全表现形式；也有人认为有可能是早期裂隙区手术干扰了恒牙胚发育，但周恒等认为患儿早期接受的手术治疗更易导致牙齿硬组织的发育不良而非牙胚缺失。

除环境因素外，遗传因素在先天性缺牙中也占有重要地位。嵇国平等的研究提示，多数牙先天缺失可能与外胚叶发育不全有关。先天性缺牙也是许多具有遗传背景的先天性疾病如Axenfeld-Rieger综合征、少汗型外胚叶发育不全、家族性锁骨颅骨发育不全等的常见表征之一。从遗传学角度讲，唇腭裂患者牙缺失的发病率比常人高6倍，但下颌牙缺失仅见于合并先天性上颌牙缺失患者。Larson等的研究也表明，唇腭裂患者发生上、下颌第2前磨牙先天性缺失的可能性较常人更高。

唇腭裂修复术后患者继发上颌严重发育不足者，早期常用上颌正畸前方牵引技术，通过牵引装置作用于牙齿，影响上颌骨骨缝的改建，促进上颌骨向上向前移位。对于重度上颌发育不足者，临床上常首选牵引成骨技术,通过外力作用于两块相连的骨使其分离,并诱导骨连接处新骨形成,但其术后复发问题仍有待解决,Harada等研究提示儿童上、下颌骨的生长发育会影响其牵张的长期稳定性。为了避免损伤恒牙胚和颌骨的发育,正颌手术常要等到上、下颌骨的生长发育停止后才能进行。

患者因上颌前牙区多颗牙缺失,牵引装置难以安装,正畸牵引难以实现;且其正处于生长发育期,手术会影响其上、下颌骨的生长发育,后续治疗有很大难度。目前尚未见无牙牙槽发育情况的相关报道,亦无行之有效的治疗方法。唇腭裂序列治疗本身就是一个时间跨度很长、需多个科室共同协作的综合性治疗过程。婴幼儿时期手术治疗的并发症会给后续治疗带来不同程度的麻烦,患者的先天性畸形和生长发育不可避免,但是治疗过程中需注意减少并发症,努力降低后续治疗的难度。翻阅国内外众多相关文章、教科书、参考书,几乎唇腭裂术中、术后的并发症都包括出血、穿孔、复裂、上颌骨生长发育障碍、语音障碍等。几乎很少有学者报道在行腭裂整复术时可能由于当时术者操作上的不慎或其他原因,损伤局部颌骨或牙胚。

近10年来,国内在唇腭裂的诊治水平上已有了前所未有的进展,但其整体水平仍然有待进一步提高,尤其应该重视和认真做好每一个与唇腭裂治疗相关的环节。笔者呼吁对有些畸形程度严重,伴有综合征者不应盲目急于做外科手术,术前应和相关专科医师有面对面的互动讨论,共同制订切合实际的个体化治疗方案。事实证明,多学科的序列治疗模式是目前治疗唇腭裂的理想模式。传统的外科手术医师独大的年代理应成为过去。回顾我国唇腭裂治疗的发展史,应该从中总结经验,吸取教训,尽快制定唇腭裂序列治疗的"金标准"已是一项迫在眉睫的重要临床课题,也可规范国内唇腭裂序列治疗的可操作性文本。唇腭裂的治疗既需要序列治疗,又必须各自承担好自己的角色,任意一个并不引人注意的不慎,给患者和团队其他专科医师带来的麻烦都可以达到难以用文字来表达的程度。因此,尽快制定符合我国国情又接近国际同领域技术水平的规范唇腭裂序列治疗临床操作指南,势在必行。

(王国民)

第三节　唇腭裂伴发的颌面骨畸形治疗

唇腭裂患者一般均伴发不同程度的颅颌面发育障碍、颌骨畸形,以及口颌系统的语音、咀嚼、呼吸等功能障碍。由于先天固有的发育缺陷、异常的牙𬌗功能机制及唇腭裂修复术的创伤和瘢痕限制等原因,唇腭裂患者中面部畸形较一般的颌面发育畸形更为严重复杂。这些形态畸形和功能障碍的治疗有其特殊性,需要整形外科、口腔正畸和修复科等通力合作予以完成,它已成为现代唇腭裂序列整体治疗中的一项重要内容。

一、唇腭裂伴发中面部骨骼畸形整复治疗史略

虽然唇腭裂修复手术已有千百年的历史,但是,唇腭裂伴发的中面部骨骼畸形的整复外科治疗却

始于20世纪初叶。1932年，Axhausen最早论述了针对唇腭裂伴发的上颌骨后缩畸形的Le Fort Ⅰ型截骨前徙手术。1954年，Gillies和Rowe首先应用Le Fort Ⅲ型截骨术治疗唇腭裂伴发的颅颌面畸形患者。1959年，Tessier首先应用Le Fort Ⅱ型截骨术治疗唇腭裂伴发颅颌面畸形。1964年，Converse首先报道应用上颌前部截骨术矫治唇腭裂伴发的上颌骨后缩畸形。以上均为个别病例报道。

20世纪60年代末期，颅颌面外科开始兴起，大型截骨、植骨技术迅速扩展到相关学科领域。Obwegeser（1969）倡导应用Le Fort Ⅰ型和Le Fort Ⅲ型截骨术治疗唇腭裂伴发的中面部发育障碍、碟状脸畸形，并根据此类畸形特点提出了高位Le Fort Ⅰ型截骨术和改良Le Fort Ⅲ型截骨术术式。1970年，Converse等创用了适合继发性鼻-颌复合体发育不良的锥形鼻-眶-颌截骨前徙术。Psillakis（1973）提出了仅前徙发育不良的鼻-颌复合体而不破坏牙𬌗关系的改进术式。1973年，Henderson和Jackson明确提出唇腭裂伴发的上颌后缩和安氏Ⅲ类错𬌗及鼻-颌发育不良畸形可以用Le Fort Ⅱ型截骨术治疗。

上述学者的开创性工作，极大地推动了唇腭裂伴发颌面骨骼畸形的颅颌面外科治疗和研究工作的开展。20世纪70年代以后，国外该领域的研究和临床报道逐渐增多。20世纪90年代后，国内学者相继报道了在这一领域的研究和治疗经验。Cohen（1997）、Molina（1998）等将颅颌面牵开成骨技术应用于唇腭裂中面部骨骼畸形矫治获得满意的效果。

二、唇腭裂伴发中面部畸形的发生机制和特点

唇腭裂患者，虽然骨质缺陷在上颌骨，但由于眶周的上颌骨、颧骨、鼻骨在胚胎发育和解剖结构上密切相关，上颌骨先天性固有生长发育缺陷及唇腭裂修复术所致的生长发育受限常波及面部所有骨骼。Converse（1977）将这种唇腭裂伴发中面部骨骼畸形连带发生机制解释为多米诺骨牌效应。患者常表现为：上颌骨在三维方向上发育不足，鼻-颌复合体、梨状孔四周和眶下缘后缩，颧骨因发育不足而突出度减小，上颌牙弓缩窄、前牙及后牙反𬌗，下颌骨真性或假性前突，呈鼻根部平塌、面中1/3凹陷的碟状脸面貌。

三、手术年龄选择

手术的年龄应结合唇腭裂类型、颅颌面骨生长发育状态、正畸治疗，以及其他硬、软组织整复手术所能起到的效果予以全面考虑。

上下颌骨截骨手术应该在面部生长发育完成（女性约18岁、男性约20岁）后进行。但唇腭裂患者的上颌骨缺乏正常生长潜力，当体检、骨骼X线检查证实在18岁（女性）或20岁（男性）之前颅颌面骨生长停止，且有手术适应证时，手术即可施行。如果患者有心理创伤和压力，颌骨手术亦可提前。目前多数学者认为，合适的手术年龄为女性14~16岁、男性16~18岁。近来也有学者提出，大年龄的腭裂患者可以将腭裂修复术与正颌手术同期施行，一则减少手术次数，二则避免术后瘢痕对正颌手术造成的困难。

唇腭裂本身中间无骨连续，左右截骨不能按正常进行。应在尖牙萌出之前（9~11岁）或截骨术前6~8个月行齿槽突裂植骨修复术，这样既不影响颌骨继续生长发育，又使牙槽骨弓连续性恢复，

上颌骨成为一个稳定的整体而有利于截骨正颌手术。

四、手术入路的选择和改进

唇腭裂修复术后，腭大血管神经束可因手术受损，瘢痕增生挛缩更加重了腭黏骨膜血运不良；唇腭裂修复术遗留的厚重瘢痕使得腭瓣剥离困难易致口鼻痿；瘢痕的牵拉使上颌骨截骨段移动范围严重受限且易于复发；上颌骨截骨前徙术使得软腭前移常可导致或加重腭咽闭合不全。因此，需要慎重选择和改进手术入路、术式以避免出现口鼻痿、腭咽闭合不全、截骨段血供缺乏而坏死，并获得充分的上颌骨截骨段移动度。

1. 结膜囊切口眶下入路　可显露上颌骨、颧骨体，可避免下睑缘切口遗留的面部皮肤瘢痕。

2. 头皮冠状切口入路　用于显露鼻根、颧骨施行 Le Fort Ⅱ型截骨、Le Fort Ⅲ型截骨。头皮冠状切口较眉内或鼻旁切口有更清楚开阔的视野，便于手术操作，且不留颜面皮肤瘢痕。

3. 口内黏膜切口前庭沟入路　①Le Fort Ⅰ～Ⅲ型截骨术、下颌支截骨均需由此入路操作。由于唇腭裂腭部黏骨膜蒂血运不佳，宜采用上颌前庭沟黏骨膜纵行切口，在黏骨膜下隧道剥离以保证中面部骨段唇颊侧来源血供。②由于唇腭裂术后腭部瘢痕的牵制使得中面部截骨段前移受限，过多的前移（10 mm 以上）一则导致腭咽闭合不全，二则颌骨畸形更易复发。因此，Converse、Pool、唐友盛等对腭黏骨膜切口、腭骨截骨方式做了改进。Converse的做法是：掀起硬腭黏骨膜瓣，水平凿断腭颌缝，Le Fort Ⅰ型截骨线不变，将带有腭大血管神经束的腭骨、软腭保留在原来位置，上颌骨段则可在无张力牵制下前移至预期位置。Pool等认为，上述做法使上颌骨失去了腭大血管的血供。Pool则在腭大血管神经束浅面掀起部分厚度黏骨膜瓣，不影响腭大血管对上颌骨的血供，在硬、软腭交界处横行切断腭腱膜但不切透鼻腔黏膜。前庭沟处做垂直切口，在骨膜下隧道剥离颌骨前、外侧壁，鼻底剥离与硬腭后缘切口相连通，使硬、软腭完全分离。上颌骨各壁按经典 Le Fort Ⅰ型截骨线截骨，上颌骨前移时软腭位置不变，使上颌骨段保持充分的血供，使软腭不随上颌骨段前移而导致腭咽闭合不全。

五、Le Fort Ⅰ～Ⅲ型截骨术及改良术式

自 Obwegeser（1969）倡导应用 Le Fort Ⅰ型截骨术和 Le Fort Ⅲ型截骨术治疗唇腭裂伴发的中面部后缩畸形以来，一些学者相继报道了应用 Le Fort 各型截骨术治疗唇腭裂患者中面部骨骼畸形的经验，根据此类畸形的特点提出了一些改良术式。

（一）Le Fort Ⅰ型截骨术及改良术式

1. Le Fort Ⅰ型截骨、齿槽突植骨和口鼻痿修复一期完成　对于错过了齿槽突最佳植骨期（9～11岁）的唇腭裂术后中面部后缩畸形患者，Posnick 主张一期手术同时完成 Le Fort Ⅰ型截骨前徙术、齿槽突植骨及口鼻痿修复术。与多数学者的手术入路不同，Posnick 采用齿槽突裂隙切口和前庭沟水平切口，但不剥离腭黏骨膜瓣和腭大血管神经束，不损害上颌牙-骨段的血供。截骨后将各上颌骨段过矫数毫米，靠拢关闭牙列间隙。以钛板螺钉内固定（图27-16）。术后戴定位殆板、颌间弹性固定6

周。对于双侧唇腭裂，Posnick 自腭侧凿断前颌骨，保留唇侧黏骨膜蒂血供来源，两侧颌骨段按 Le Fort Ⅰ 型截骨，移动3块截骨段形成完整牙弓，植骨封闭口鼻瘘和齿槽突裂隙。他用此术式治疗单侧唇腭裂66例，双侧唇腭裂33例，无一例出现颌骨截骨段和牙齿坏死、脱落及其他严重并发症。

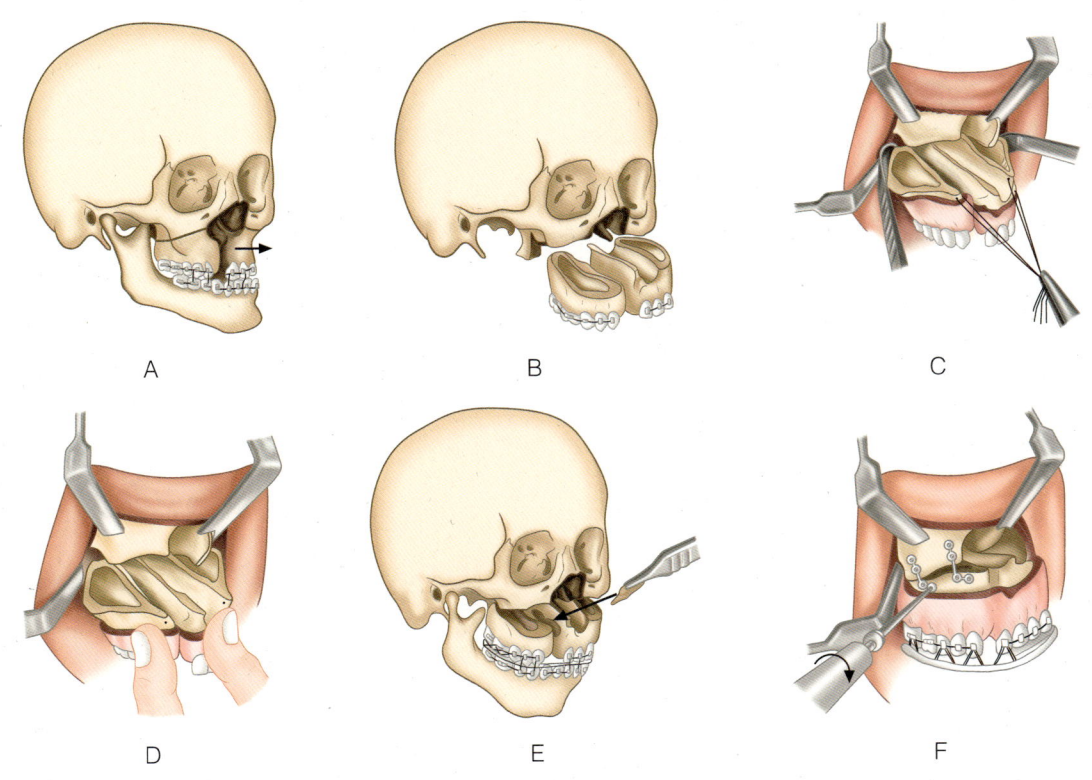

A. 设计截骨线；B. 按裂隙左右分段上颌骨；C～E. 将分段的上颌骨靠拢；F. 前移上颌骨后用钛板坚固内固定。

图 27-16　Posnick 改良 Le Fort Ⅰ 型截骨术矫正单侧唇腭裂术后中面部后缩

2. 非对称性 Le Fort Ⅰ 型截骨术　单侧唇腭裂中面部、颌骨常两侧不对称。健侧颌骨段可有正常咬合关系；患侧颌骨缺乏支持，并受到瘢痕限制影响，常呈不同程度开𬌗、反𬌗和上颌弓塌陷。对此，Tideman 等提出应用非对称性的 Le Fort 截骨术予以矫治。通过患侧龈颊沟切口行单侧 Le Fort Ⅰ 型截骨术，使腭黏骨膜完整无损以保证颌骨血供。截骨段就位于定位𬌗板，将髂骨块植入截骨间隙、齿槽突裂隙内，行骨间及齿间固定。

3. 高位 Le Fort Ⅰ 型截骨术　唇腭裂患者常呈现鼻旁、眶下区、颧骨体后缩凹陷，针对这种畸形，Obwegeser（1969）首先提出高位 Le Fort Ⅰ 型截骨术（high level Le Fort Ⅰ osteotomy），Converse 等（1977）将其称为 Le Fort Ⅰ 1/2 型截骨术，其截骨线在上颌骨前壁斜行向上尽量靠近眶下孔，内侧抵梨状孔侧缘，上颌骨外侧壁、后部截骨线与经典截骨线相同。笔者等将此术式应用于唇腭裂术后继发中面部发育不足的患者，获得良好的面部形态和咬合关系（图 27-17）。

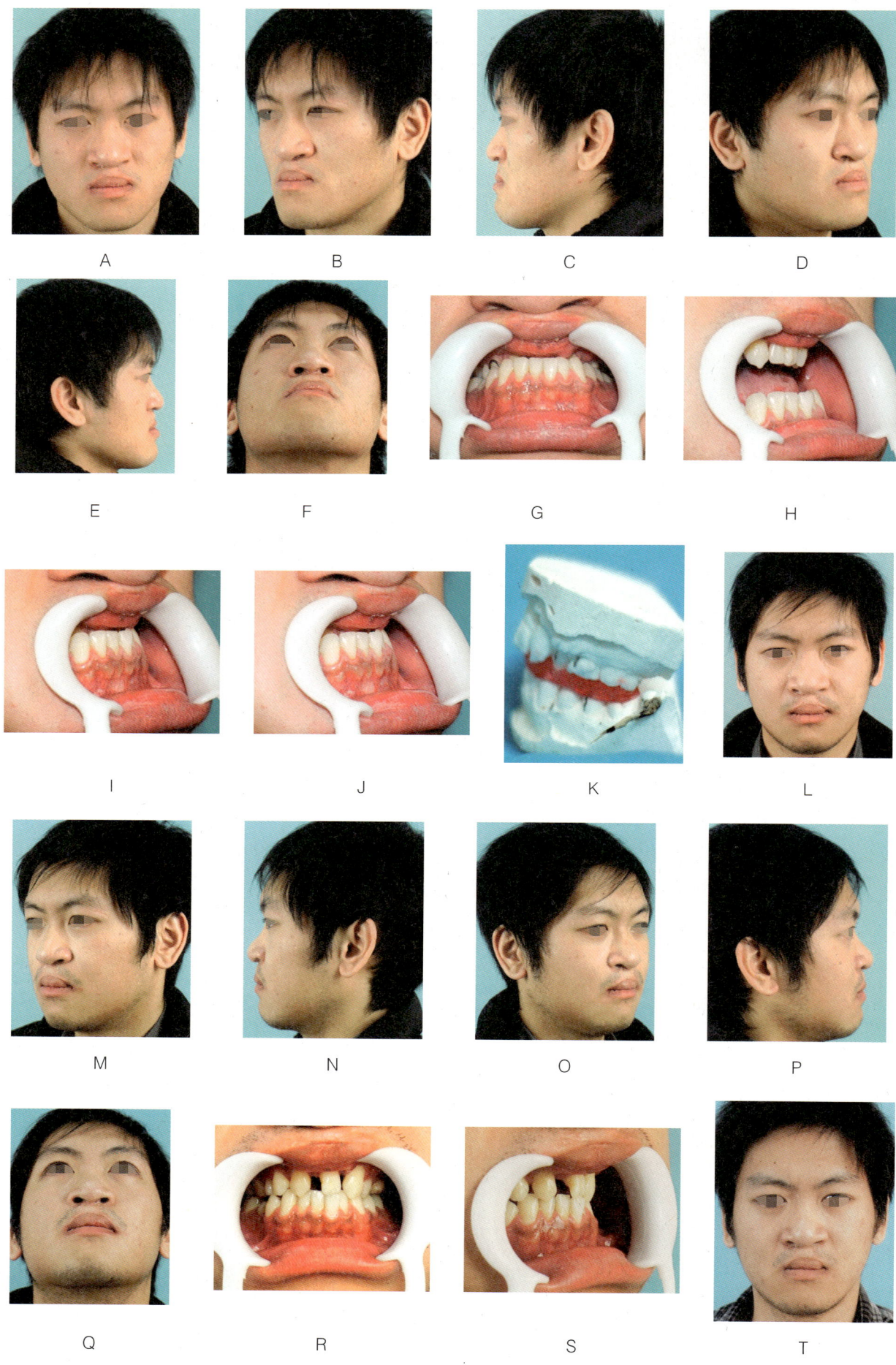

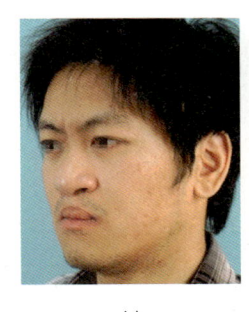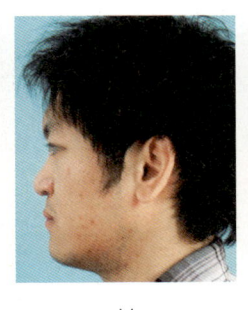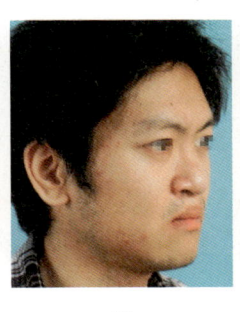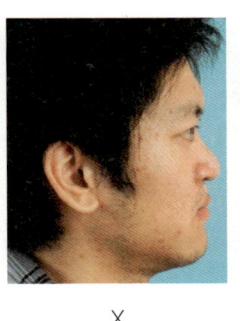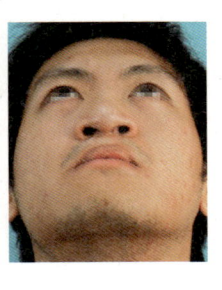

U　　　　　　　　　V　　　　　　　　　W　　　　　　　　　X　　　　　　　　　Y

A～F. 术前照片；G～J. 术前咬合示反𬌗畸形；K. 牙模术前模拟；L～Q. 术后 1 个月照片；R、S. 术后 1 个月上下牙咬合接近正常；T～Y. 术后 16 个月随访，未见复发。

图 27-17　用高位 Le Fort Ⅰ型截骨上颌骨前移术治疗唇腭裂二期中面部凹陷畸形（穆雄铮供图）

Keller 等（1990）提出"四边形 Le Fort Ⅰ型截骨术"的高位 Le Fort Ⅰ型截骨术，截骨线呈水平状恰位于眶下孔之下，两侧延伸到颧骨颞突，形成四边形截骨段，可同时矫正颧骨后缩畸形。有学者将这种高位 Le Fort Ⅰ型截骨术用于唇腭裂患者颧-上颌发育不良的矫治获得良好效果。由于截骨段旋转可使颧骨较上颌骨前徙更多。高位 Le Fort Ⅰ型截骨术有造成眶下神经、鼻泪管损伤的潜在风险，需加以重视。

（二）Le Fort Ⅱ型截骨术

唇腭裂有时伴发鼻颌发育不足、鼻根平塌、眶内侧壁和眶下区后缩、安氏Ⅲ类错𬌗，而颧骨未累及。这是 Le Fort Ⅱ型截骨术的适应证。对于双侧唇腭裂患者，关闭口鼻瘘和牙槽突植骨使三部分颌骨成为一个整体后才可行 Le Fort Ⅱ型截骨术。应用双冠状切口入路联合口腔前庭入路。显露上颌骨额突、眶内侧壁，分离保护泪囊和内眦韧带。沿 Le Fort Ⅱ型截骨线截骨，截骨间隙需植骨。需行颌间固定和颅颌固定。

归纳 Le Fort Ⅱ型截骨术的优点如下：①眶下缘可以前移；②鼻颌基底部的前徙使鼻梁、鼻尖前移效果较 Le Fort Ⅰ型截骨术更明显；③可与鼻整形术结合进行；④可增加颌骨垂直高度；⑤对于牙槽突有更为安全的血供，对于腭成形术损害了血供的患者非常有利。

（三）Le Fort Ⅲ型截骨术及联合术式

唇腭裂中面部骨骼畸形有时需要分部截骨矫治。中面部上半的移动度主要取决于面貌美容效果；中面部下半部的牙-颌骨段常需要不对称地移动和旋转，以获得较好的咬合关系。因此，需要同时采用 Le Fort Ⅰ型截骨术式和 Le Fort Ⅲ型截骨术式，将中面部上、下 1/2 骨段分别做不同程度的移动或旋转，以获得功能和形态俱佳的效果。如果患者上颌牙弓狭窄，可在 Le Fort Ⅰ型截骨、Le Fort Ⅲ型截骨的同时，向外侧扩展上颌骨的两个截骨段，以获得上、下颌牙弓宽度的协调。

六、锥形鼻-眶-颌截骨术和改进术式

其适应证为伴发于唇腭裂的鼻-颌复合体发育不足，但上、下颌磨牙关系基本正常。先在鼻额缝横行截骨，截骨线沿眶内侧壁泪囊后方垂直下行至眶底壁内侧部分，截骨线经泪沟与眶下孔之间（保

护泪器和眶下神经不受损伤）继续下行经过上颌窦前壁，直达前磨牙之间。将蒂在后方的腭黏骨膜瓣掀起，横行截断硬腭，上述截骨线两端在前磨牙间牙槽嵴处交会。此时，形成锥体形鼻-眶-颌骨段，前移至预期位置，利用后部稳定的上颌磨牙借助矫正器将截骨段固定。

Psillakis等针对一些鼻颌发育不良但上下颌咬合关系正常的患者提出改进术式，即两侧垂直截骨线未抵达牙槽突，在前牙根尖和前鼻棘之间做一水平截骨线与两侧垂直截骨线相交会。截骨段仅含鼻-眶内壁-颌骨，而不包括前牙-牙槽骨段。手术既可矫正鼻-颌后缩畸形，又不破坏良好的上下颌咬合关系。

七、双颌手术

唇腭裂患者上颌后缩常伴下颌假性或真性前突。前移上颌骨距离较大会引起缺血坏死、腭咽闭合不全，复发率亦随上颌前移距离增大而增加。因此，常需要同时行上颌前徙术和下颌后退术。

单纯下颌前突可采用下颌支矢状劈开或垂直截骨；下颌角角度增大、前牙开𬌗则宜采用下颌骨体部或牙槽骨段截骨；颏后缩者宜采用滑动颏部截骨成形术（图27-18）。

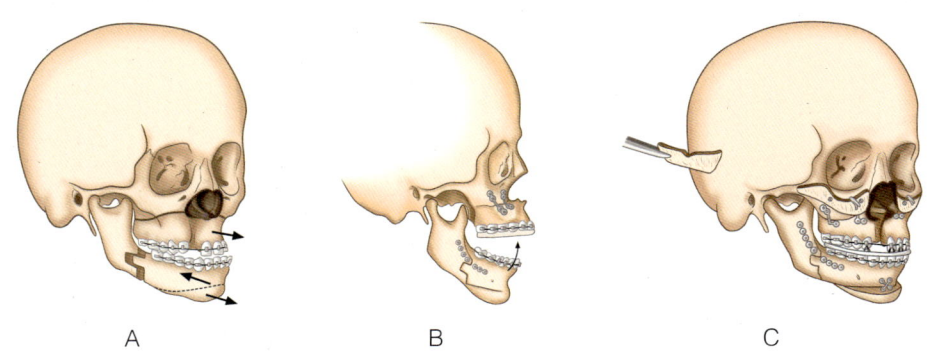

A. 先行下颌骨体部截骨后移和颏截骨；B. 下颌骨后退，以下颌为参照，行上颌骨截骨前移术；C. 最后行颏截骨移植填充中面部。

图27-18　上颌骨Le FortⅠ型截骨前徙+双下颌支矢状纵劈后退术+颏成形术

八、颅颌面牵开成骨术

颅颌面牵开成骨术（distraction osteogenesis，DO）可以用于矫正唇腭裂中面部骨骼畸形。

墨西哥医师Molina于1994年首先将上颌-中面部牵开成骨术应用于唇腭裂伴发的上颌骨发育不足的矫治。与正颌外科手术不同，牵开成骨术可以在唇腭裂患者混合牙列期即施行。

牵开成骨装置包括口内固定矫治器和口外颅颌牵开装置（图27-19）。固定矫治器作为牵开的承力部分。颅颌牵开装置可由正畸科的Petit面具改制而成，由一纵向面弓作为牵开的支持部分。将弹力带联结前庭沟和纵向面弓产生弹性牵开力，即可水平前移上颌。

安装上颌骨牵开器的手术操作：

采用Le FortⅠ型截骨（图27-20），避开恒牙胚，仅截开上颌窦前、外侧骨安氏壁，截骨越过颧牙槽嵴，但不凿开翼上颌联结部。然后牵开上颌骨前移，直到面部形态满意、呈现安氏Ⅱ类磨牙关系时为止（轻度过矫），固定保持2个月。

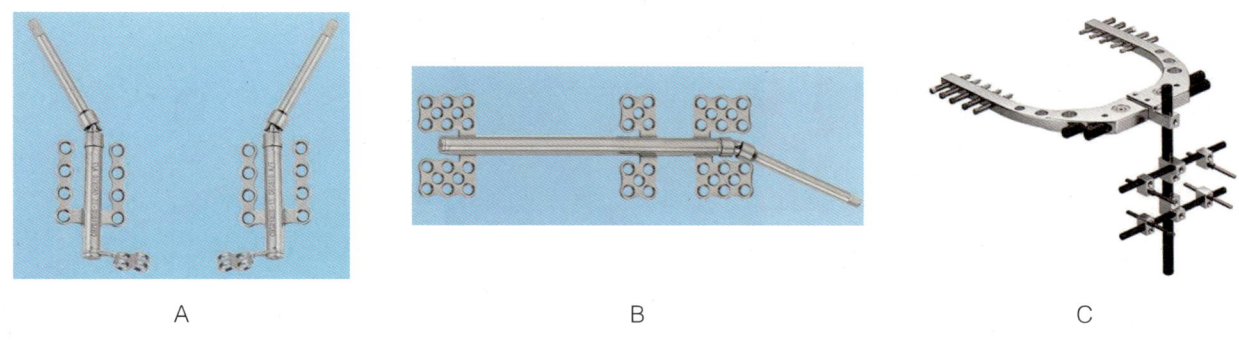

A. 内置式上颌骨牵开器；B. 内置式下颌骨牵开器；C. 外置式中面部牵开器。

图27-19 各种颅颌面牵开装置

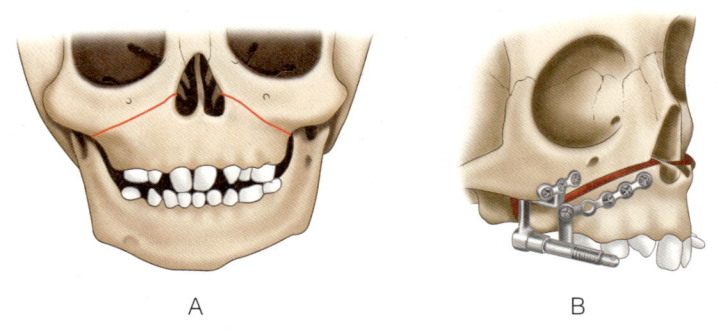

A. 上颌骨截骨线；B. 离断上颌骨后安装内置式牵开器。

图27-20 上颌骨Le Fort Ⅰ型截骨后牵开示意图

应用牵开成骨术矫治唇腭裂颌骨畸形具有良好的形态和功能改善效果：①上颌骨牵开成骨的同时，软组织亦得到相应扩张，口周皮肤、肌肉组织分布，以及鼻、唇、舌位置改善，获得较好的面容美学效果；②牵开成骨增加了鼻咽通气道容积，改善了呼吸功能；③与上颌骨截骨前徙术不同，牵开成骨在逐渐前移上颌骨的同时缓慢牵伸肌肉组织，改变了腭咽闭合动力机制，在上颌前移牵开完成后，患者腭咽闭合功能反而有所改善。

Cohen等设计了一种微型牵开装置并对中面部截骨做了较大改进。牵开器由正畸用扩展螺丝联结钴铬钼合金板预制而成。使用时扩展螺丝杆置于发际后皮肤外，而固位板和不锈钢延伸臂置于骨膜下。延伸臂可以弯曲成各种角度，产生朝向不同方向的牵开力量。

Cohen等将这种微型牵开器应用于中面部发育不良和安氏Ⅲ类错𬌗畸形的唇腭裂患儿。采用改良Le Fort Ⅲ型截骨术或高位Le Fort Ⅰ型截骨术，截骨后将牵开器前部固位板紧贴颧骨和上颌骨前面，后部固位板则置于颞骨表面，用螺钉将固位板分别固定于颅骨、颌骨上。术后3天开始拧动螺丝杆以牵开中面部骨段，牵开速率为每天1 mm，当前移牵开距离达11~12 mm时为止，固定保持6周，待骨质愈合后，再次手术取出牵开器。

笔者应用牵开成骨术矫治唇腭裂中面部骨骼畸形，初步取得面部形态和𬌗功能的满意效果，未出现严重并发症或短期复发。其远期效果如何尚待进一步观察。

九、唇腭裂中面部骨骼畸形整复手术并发症及防治

（一）术中并发症

颌骨血运障碍是唇腭裂中面部截骨术中的特殊问题。术前血管造影有时得不到满意的结果，需要在术中决定。如果黏骨膜呈灰白色，则预示黏骨膜、截骨段及牙齿有坏死脱落的可能，这种严重并发症极少出现，约占唇腭裂正颌手术的2%。此时宜将截骨段复位，延迟数周，待骨段血供改善后再次施行手术，或在截骨后3天借助弹力牵开将截骨段移至预期位置。

上颌结节后方出血一般经暂时填塞和植入骨块后即可停止。

（二）术后早期并发症

1. 出血　最严重的并发症可能就是出血，它可发生于任何类型的中面部截骨术中。出血大多来自鼻旁窦，最多见的是颌内动脉出血，其发生率低于1%。

2. 术后感染　极少发生。一般为局部感染，可以通过冲洗和引流治愈。

3. 截骨段松动　Freihofer认为行骨间内固定即可，不必再用颌间结扎。Jackson则强调需要稳固地固定。

（三）术后远期并发症

唇腭裂患者中面部截骨术后由于其腭部软组织瘢痕化和腭咽部病理解剖特点，其最为多见和严重的并发症是畸形复发和腭咽闭合不全。

1. 畸形复发　Le Fort Ⅰ型截骨术与Le Fort Ⅱ型截骨术两种术式复发倾向相似。Le Fort Ⅲ型截骨术与Le Fort Ⅰ型截骨术联合应用比Le Fort Ⅲ型截骨术单独应用能获得更好的咬合关系，而有利于稳定疗效和减少复发。

防止畸形复发的有效措施有：正确地选择病例和手术适应证、轻度过矫、有效植骨、建立稳定良好的咬合关系和做合适可靠的固定。

2. 腭咽闭合不全及相关问题处理　约10%的唇腭裂患者在颌骨前徙术后会发生腭咽闭合不全。当原来的咽后壁瓣有功能时，可在做上颌前徙术的同时延长此咽后壁瓣。当原来的咽后壁瓣已纤维化并限制上颌前徙或妨碍气管插管麻醉时，可切断之，待后期行咽成形术。Jackson主张将咽括约肌成形术（sphincter pharyngoplasty）用于颌骨前徙术后，此术式将腭咽肌肉移向中线部位而对硬腭没有任何牵制。Converse等对比唇腭裂上颌前徙术前、后X线头影测量结果后提出：软腭的改变更多的是上下位置的改变，而不是其与咽后壁间距离的改变。因此，他认为一般上颌前徙术后腭咽闭合和语言功能通常不会受到严重影响，但上颌前徙程度较大时，会出现腭咽闭合不全而需要行咽成形术来修复。

唇腭裂患者中面部骨骼畸形的颅颌面整复手术治疗是唇腭裂序列治疗中较为特殊和复杂的问题，此项工作在我国方兴未艾，尚待进一步研究和临床探索，使之不断完善。

（杨斌）

第四节　腭裂术后语音障碍的临床分类、评价和治疗方法

近年来，临床上腭裂患者或其父母在医院就诊时经常向医师提问的问题已发生了一些变化，他（她）们关心的是术后患者语音功能恢复的程度。事实上，目前国内同行对腭裂术后异常语音或语音障碍的认识也有了长足的进步，在语音病理治疗学方面更有了快速的发展。腭裂术后患者腭咽闭合功能不全（VPI）是我国目前腭裂术后患者中造成语音障碍和异常语音的主要原因，由于VPI，患者常常自我纠正或调整至自己能够发音的方法，就是临床上所称的"不良发音习惯"。在发一些辅音时由于VPI的原因，患者的口鼻腔不能或难以瞬间有效地分隔，从而不同程度地影响了患者的语音清晰度，一些严重的腭裂术后患者临床上常常有过度鼻音和语音清晰度差表现，部分典型的患者在发一些辅音时，面部的表情肌常常同时不由自主地参与活动。因此在国内外临床上常常把腭咽闭合功能不全患者所发的异常语音称为腭裂语音。国内外的文献报道尽管都已认识到腭裂患者的手术年龄应有所提前，手术操作技能和全身麻醉的药物也不断有创新，术中、术后的监测仪器更是不断地在改进，使腭裂整复术的安全性得到了很大的提升，但腭裂术后仍有5%～44%的患者出现腭咽闭合功能不全。换而言之，在目前要完全根除腭裂术后腭咽闭合功能不全几乎难以实现。因此，如何更好地治疗临床上这一常见的疾病，并采取行之有效的诊治方法，是一项需要用真情实感去钻研的平平凡凡、专业性又很强的临床工作，我们能够做，也是应该能做好的，因为国内有众多的患者需要通过这些行之有效的治疗才能发出正常的语音，随着语音的纠正，他们的身心健康也会不同程度地得以改善，语音治疗已被视为腭裂治疗中的一个重要部分。

一、引起语音障碍的主要原因——腭咽闭合功能不全

腭咽闭合功能不全是引起语音障碍最主要和最常见的原因之一。在发爆破音（也称塞音）或摩擦音及其他一些辅音时出现过度鼻音，或有鼻漏气时，即可确诊为腭咽闭合功能不全。除有上述临床症状外，患者的语音清晰度往往较差。通过临床局部专科检查，可发现患者在发/α:/音时腭咽腔往往过大，有的腭咽腔虽然不大，但难以检测，这是由于这些患者的腭咽腔很深，不易清晰见到咽后壁，有的患者虽然没有显而易见的腭裂和隐裂畸形，但在发/α:/音时，软腭动度微弱或毫无动度。腭咽部在发音和吞咽方面十分重要，临床症状如此复杂，而且国内外至今在临床上还难以找到一个统一、明了的检测或影像学检查评判标准。经过近年来在该领域的临床实践，国内临床医师诊断和治疗典型的腭裂术后腭咽闭合功能不全并不困难，但对一些边缘性和综合征型的患者，及时或早期明确诊断仍有一定的难度。VPI的临床表现看似相同，但如病因不同，其实还是有质的差异，临床治疗中的一些病例也能说明这一现象，这也就不难理解为何在英语文献中腭咽闭合功能不全常常有不同的名称，如velopharyngeal dysfunction、velopharyngeal inadequacy、velopharyngeal incompetence、velopharyngeal impairment、velopharyngeal insufficiency等。而这些专业名词，翻译成汉语几乎都可译成"腭咽闭合功能不

全"。国内学者曾和美国北卡罗来纳州立大学颅颌面治疗研究中心的 D. W. Warren 教授等专家讨论过这些专业名词的确切含义，但最终难以真正用汉语明确其确切的定义，更难找到汉语确切的对应词，由此可见，至今临床上对过度鼻音、鼻漏气都用"腭咽闭合功能不全"同一专有名词确有不够全面之处。对规范的"腭咽闭合功能不全"相对应的专业用词，还需国内同行学者共同努力，相互合作才能确定。

应该指出的是：到目前为止，还很难找到一种国内外统一的腭咽闭合功能不全的临床分类方法，回顾已报道的文献，可把其分成先天性腭咽闭合功能不全和后天性腭咽闭合功能不全两大类，临床上以先天性者为主。但近年来以往在临床上很难见到的后天性腭咽闭合功能不全患者有不断增多的趋势，由于在我国传统的医学教学尚未涉及这些内容，使国内同行对后天性腭咽闭合功能不全患者的认识程度还远远不足。因此，无论是在诊断上，还是在治疗上，后天性腭咽闭合功能不全患者都比先天性患者困难和复杂得多。

目前在我国的先天性腭咽闭合功能不全患者中，腭裂术后患者占大多数。口腔颌面部综合征型的腭咽闭合功能不全患者，在临床上较常见的有腭心面综合征。此外，还有腭咽部括约肌麻痹及肌张力减退等患者均属此类。

后天性腭咽闭合功能不全包括：口咽部、舌部等恶性肿瘤手术切除后腭咽区组织缺损的患者；口腔颌面部外伤后口咽部瘢痕挛缩者；部分鼻咽癌放疗后的患者（尤其是那些生长发育前的发病者）；脑出血后部分失语症的患者等。特别应该强调的是：近年来，这类患者在临床上不断增多的趋势已很明显，应引起国内相关决策机构和从事这一领域医务工作者的足够重视，尽可能通过及时、有效的医疗诊治，提高他们的生活质量。

二、腭咽闭合功能不全的诊断方法

临床上对典型的腭咽闭合功能不全患者的诊断较为明确，然而，对非典型的腭咽闭合功能不全患者的早期明确临床诊断至今仍有些困难，尤其对那些综合征型的腭咽闭合功能不全患者。国内外都有文献报道，临床上经常遇到有些患者往往已有多次就医和在其他科室治疗后仍无效果的经历，轻者被告知长大后会自行改善，重者被疑为是舌系带过短而多次行舌系带修正术，也有的被误认为是鼻炎或过敏性鼻炎所引起的过度鼻音，在临床上长期以慢性鼻炎治疗，这些患者的过度鼻音和语音清晰度差依然毫无改善。由此可见，临床医师要及时、正确诊断固然非常重要，但事实上有些病例并不那么简单。

目前，国内外采用的腭咽闭合功能不全检测方法大致可归纳为主观和客观评价两大类。在现代科学技术突飞猛进和医疗检测仪器不断更新的时代，难免使有些临床医师过度依靠仪器的作用，我们在相信医学技术无比威力的同时，更不应该忽略仔细检查每个患者全身和局部的体征，尤其是对口咽、腭咽部的动、静状态，认真审听发音清晰度等非常重要，因为至少目前在国内外还没有任何一种医疗仪器能替代专业人员的审听方法。

腭咽闭合功能是指在发音过程中软腭与咽后壁协调运动，在发某些音时软腭后 1/3 与咽壁形成广泛而紧密的接触，瞬间使口腔与鼻腔完全隔开，以维持所发语音的共鸣平衡需要，同时在口腔内形成一定的呼吸气流压力。正常的腭咽闭合功能是人类获得正常语音的先决条件。如果在发音时因腭咽闭合功能不全，而使鼻腔成为一个额外的共鸣腔，使口腔内压力达不到发清某些辅音的要求，从而影响了对所有浊辅音、摩擦音的语音清晰度，形成过度鼻音，患者发这些辅音就会出现不同程度的鼻音化或鼻漏气。同时，由于在发音时患者的口鼻腔不能按正常生理要求有效地瞬间分隔，也不可能在口腔内形成足够的气流压力，造成在发爆破音、摩擦音时的发音困难，还可能导致语音变形（指声学图像），临床最常见的是辅音弱化或脱落，声门部的替代音，也进一步加重了患者不良发音的习惯，这些患者的语音清晰度差是其共性，了解或熟悉这个过程后也就不难理解为何改善VPI后还需做语音治疗。

（一）口腔和腭咽部的常规检查

口腔与腭咽的解剖形态与发音有着极其密切的关系。现代医学可以把裂开的腭部畸形通过手术修复使解剖形态达到或接近正常人的腭部外形，但其功能还难以完全恢复正常，术后部分患者可发生VPI。被检患者取坐位，头后仰至45°，嘱患者发/ɑ:/音时，仔细观察软腭、咽侧壁、帕萨万特嵴在发音时的收缩程度，重点观察它们的活动度是否有力，能否闭合，腭咽腔有无过深，两侧扁桃体有无过大，增殖体有无增生、充血及咽后壁区有无瘢痕等。另一方面，医学传统的问诊也不应该被忽视，患者的病史与异常语音有着密不可分的关系。1992年Riski等学者曾报道，6岁以前（不含6岁）完成腭裂整复术者术后有10%可发生VPI，6~12岁时行腭裂整复术者术后有27%可发生VPI，13~18岁时接受腭裂整复术者术后有30%可发生VPI，18岁以后（不含18岁）再行腭裂整复术者术后发生VPI者百分比高达53%，由此可见，同一腭裂患者手术以后语音清晰度与接受腭裂整复术年龄有密切的相关性，单纯的腭裂整复术目前还难以完全避免腭裂整复术后异常语音的发生。

（二）语音清晰度测定法

1. 清晰度评估　这是目前国内外评价语音清晰度最重要的方法之一。其方法有实用、操作简单、容易推广、无交叉感染等优点，但由于需要一定的文字量，故学龄前儿童和文盲一般难以应用，可以选择带有相应语音的图片给予替代，对检测者有较高的要求等是其主要不足之处。自1993年上海交通大学医学院唇腭裂治疗研究中心和华东师范大学中文系所建立的汉语语音清晰度测试字表用于临床以来，已在国内外一些同行医疗机构应用。受过一定训练的专业人员或经过多年唇腭裂临床治疗的医护人员，基本能在临床熟练地应用这套汉语语音清晰度测试字表。值得注意的是在测听时应该特别强调：患者的身体应放松（处于自然放松状态）；环境应安静（室内外无噪声，一般在密闭性能良好的专业录音室内进行）；被检者的读音速度不宜过快、过轻；被检测者的口腔距麦克风一般在5~8 cm；审听者在记录和审听的同时，必须密切注意被检者在发音时口腔颌面部的发音动态，如额部、面中1/3的肌肉有无在发音时参与运动等。必要时对每个可疑发音进行多次慢读，建议同步录音，供评价和音声分析用。附1为语音测试表，附2为语音审听表。可供临床应用。

2. 气流气压测定法　它能直接测定在发指定音时和呼气时口腔和鼻腔间的压力、气流流量，以及腭咽腔的面积，是一种无损伤性检查。现已有专业软件可供临床诊断或检查用。该方法的优点是：能比较客观评价发音时口腔、鼻腔的压力和气流流量，也可以检测腭咽腔的大小。仪器价格昂贵、临床上难以观察VPI的形态，以及置于口、鼻腔的管口受堵时可以影响其检查结果是其主要不足点。

3. 吹水泡试验　这是目前临床上最为常用和有效的检测方法之一，具体检查方法是在杯内放入1/3水后，将一根吸管立于水中，然后用嘴噙着吸管向水中慢慢吹水泡，并记录每一次吹水泡维持的时间。向患者清晰地说明吹水泡的方法不应忽略，必须强调水泡要吹得小，时间应维持得长。同时要求患者或家长不定期记录最长一次吹水泡的时间。正常人一般可维持20秒以上，VPI者往往只能维持2～5秒或更短。

4. 雾镜检查法　用一块有刻度的特制不锈钢板（雾镜），嘱患者发某些辅音或吹水泡时，平行放置在患者的鼻底部，视其金属板面上雾气的程度，VPI越严重，雾镜（钢板）上的雾气范围越大，临床上还能提示VPI以哪一侧为主，其结果可以为临床医师设计咽后壁组织瓣提供重要的理论依据。如果没有雾镜，现在还可用废光碟的反面，同样可以检测，但难以定量。患者或家长也可用这个方法了解自己或患者在发音时鼻腔有无漏气。

5. 鼻流计　这是目前临床上较常用的语音检测专用仪器，能了解患者在发音时过度鼻音和鼻漏气的程度，从而客观反映患者VPI的程度、被检测音音声的物理量和特有的图像，但需要特定的被检测音。这一检测方法目前在国外使用较普遍。其优点是有助于了解口腔、鼻腔的共鸣状况，也可作为治疗仪器；临床上需特定的词句和被检测音、需要经过培训后的专业人员、仪器比较昂贵是其主要不足之处。

6. 头颅侧位片　自1987年Scheier报道了X线检查腭部运动以来，这一检查已被广泛运用于临床检查和科学研究中。曾经由于X线仪器分辨能力较差，而需用软腭造影，但目前临床上即使是一般头颅侧位定位平片也能较清晰地显示软腭、咽后壁区域的解剖标志，上海交通大学医学院唇腭裂治疗研究中心临床常规检查静态、发/kɑ:/和发/m/三个不同的位置，从这些不同的发音可以比较客观地了解软腭的活动度、腭咽腔的深度及软腭肌层的厚度。这个方法用于小年龄和合作较差的患者会比较困难，同时有放射性等不足之处。

7. 鼻咽纤维内镜检查　自1969年Pigott报道用此方法对正常成人腭咽部的动态观察以来，国内外纷纷发表这方面的临床和基础科学研究方面的文章。近年来结合摄影技术，能同时将所见腭咽部的运动状态记录在仪器上或定格在电脑的视屏上。图像为临床医师在诊断和治疗时提供参考。这一检查方法的最大优点是临床医师能直接观察腭咽部在动、静时分别的状况，但需要操作者有一定的专业技能，而且在小年龄或配合程度较差的患者中检查尚有一定难度。对鼻咽纤维内镜的消毒也是一个要引起重视的必须正确对待的临床课题。

8. 计算机语音分析仪　这是近年来被语音病理学家广泛应用在临床的一种无创、可视、可定量的音声语音分析仪器。目前国内外最为普及的是由美国Kay公司生产的CSL-4300B和CSL-4400等型号。它既具备语图仪的功能，又结合计算机高科技优势，可用来分析检测各类异常语音，能有效地使瞬间发出的辅音得以图像化，可客观评价各类语音。由于它无创伤性，无医源性交叉感染，是目前音声医学领域中最为流行的专业语音分析仪器。它能使动态的音声客观地转换成音声图像，可定量并保存每个被检测的音声。不仅能使一闪而过的异常语音视觉化，还能对不同的异常语音进行迅速和准确的定量。它对声压、共振峰、辅音的发声起始时间（voice onset time，VOT）等都能进行定量分析和客观评价，为临床工作者和从事语音病理学研究的学者科学地评价异常语音提供重要客观的理论依据。

三、汉语语音清晰度测试字表的建立和临床应用

我们人类的发音器官虽然相同，但不同的语言因习得语言的国家或民族和内容并不一致。一种语言所用的最小语音单位不过几十个，奇妙的是发音器官可以把它们组合成种种不同的复杂语音形式，代表着无数词语，使我们人类的语言获得无比丰富的表现能力。如果人类没有这种能力，就不会有如此高度发展的语言，更不存在高度发展的文明。

传统的语音病理学主要是从听音、记录音声入手来研究语音，也就是凭耳朵审听或辨听语音，用一定的符号把听到的声音记录下来，然后加以分析，说明所研究的这种语音或异常语音一共有多少个不同的语音单位，这些语音单位是在发音器官的什么部位用什么方法发出来的，如何有效、快速纠正他们的不良发音习惯，临床上怎样评估他们语音障碍的严重程度。这些问题都急需一套语音清晰度测试字表来解决。

凭耳辨听语音，临床上要求辨音能力越强越好，记录语音越细越好。因此，从事语音或病理语音学专业的人员必须经过比较严格的听音、记音的训练。然而，人耳辨听语音的能力总有一定的限度，即使是一位经过严格训练的语音病理学家，所记录的也只能是他所听到的声音的主观印象。为了更客观、更精确地记录和描写语音，笔者使只能听而看不到的语音视觉化、图像化和定量化了。然而，在音声医学领域内，对中国人语音障碍的客观评价及诊断与治疗效果的评价，至今尚无一套能在临床上应用的汉语语音清晰度测试字表（简称字表）。此外，如何帮助因口腔疾病而引起的语音障碍患者恢复或改善说话能力，如何训练因腭裂术后异常语音患者恢复正常发音，都是现代医学界迫切希望解决的临床问题。这项既复杂又艰巨的工作自然需要相关学科间的密切配合才能取得进展，由于需要解决的是发音和说话问题，如何比较客观地评价其语音清晰度就显得十分重要和必要了。

在以美国和日本为代表的发达国家，早就根据母语国家的民族文化、语言文字等特征，研究出适应本国的统一语音清晰度测试字表，并应用在日常语音障碍的临床诊断与治疗中。因此，笔者团队充分根据国外制定语音清晰度测试字表的科学理论，以及他们在临床应用和研究中的一些经验，结合临床长期积累的临床资料，以及在日本、美国工作时的所见所闻和积累的临床体会，借鉴音声医学研究方面的先进技术和临床经验，针对我国汉语言文字的文化特征，在华东师范大学中文系实验语音学朱川教授的鼎力协助和热情帮助下，设计了一套适用于临床的汉语语音清晰度测试字表。

（一）研究对象

被检者均是已行腭裂整复术术后语音障碍或异常语音的患者，能配合检查和有要求进行语音训练或治疗的患者，他（她）们能熟练地说普通话，经检查都是无严重听力障碍、无智力障碍的患者，共60名。其中，男性30例，女性30例，年龄最小6岁，最大34岁，平均14.2岁，录音时无感冒、咽喉炎及鼻炎等影响语音功能的疾病。

对照组为正常语音、能熟练说普通话的在校学生30名，男、女各15名。录音时无影响发音的疾病。

1. 审听者的要求 审听者为3名听力正常、熟练掌握普通话，并有8年以上口腔颌面外科相关临床工作经验的专业人员。

2. 检查方法 在室内，无任何干扰，一对一地进行录音。录音前，尽量让被检者身体处于自然放松状态，在儿童或过分紧张的被检者中尤为重要。同时预先让被检者熟练朗读字表，确认无生字、难以发清的字（音）或不易发准的字（音）。审听者确认无误后，嘱被检者取坐位，发声时被检者的口腔距麦克风5~8 cm，按提示要求逐行、逐字、逐句朗读。录音时速度不宜过快，每1~2秒一个音，音量要适中（录音机能调试至要求的范围），过强和过弱都可能影响语音清晰度测试结果。因此，在检测被检者时应该特别强调每个被检者的"发音要到位，一丝不苟，患者要尽可能放松"。

3. 审听方法 长期的临床实践结果告诉从事音声医学的临床医师，其实语音仅仅是语言感知的外壳。人们就是通过听觉感知来接受语言所传递的信息。由此可见，判断正确与错位，也应该通过人们的听觉感知来实验。审听，是目前该领域听觉感知非常重要的手段。但是，笼统地说"审听"似乎又欠缺科学性，使结果的客观性、真实性、可靠性有所下降。众所周知，不同的审听者和不同审听方法所得出的结果是有差异的，这也是一个难以回避也不应回避的事实。由专业研究语音学的专家审听的结果与一般人听过后所找出的问题显然不全相同。为了避免主观判断误差，提高结果的可信度，应该注重审听的环境，并由2位以上专业人员各自按其所听清楚的语音逐字记录在特定字表中，然后将记录所得结果与字表逐一认真核对，找出其不同的字（音），这不同的字（音）也就是患者异常的发音，最后算出两审听结果及其平均值，即汉语清晰度测试的百分比。

4. 汉语语音清晰度测试字表 在语音病理学或语音学研究中，字表是不可或缺的重要工具之一。无论是语音病理学中的语音训练（或治疗），还是外国人学习汉语时的语音测试，都需要有一份尽可能完备、理想的字表。如同检测视力那样，能有一张（或套）在国内被大家接受的语音清晰度测试字表。但字表完全不同于视力表。字表必须以各国特有的文字为背景，不能像"视力表"那样，套用别国的字表。为了客观评价审定被检者语音障碍的程度，根据临床上语音障碍患者最易或最频繁出现的异常语音而设计制成字表Ⅰ，同时按我国汉语语音病理学理论设计成字表Ⅱ（图27-21）。字表Ⅱ与字表Ⅰ选用汉字的数量一致，都是100个，其中包括：①所有汉语普通话的声母和韵母。②所有汉语常用音节14个及次常用音节33个。③能反映汉语音位结合规律，如/n/、/l/、零声母、四呼，而其他各组均不能搭配的。④能反映汉语音位对立关系，如舌尖前与舌尖后对立前后鼻音对立及/f/与/h/对立、/n/与/l/对立、/i/与/ü/对立等。所选用的汉字考虑到学龄前后的小学生较多，因此，绝大多数汉字选自北京语言学院（北京语言大学的前身）所编《实用汉语课本（第一册）》，极少数选自《实用汉语课本（第二册）》。换而言之，这些字表所出现的字，都是日常生活中最频繁出现的汉字，语音治疗师试图通过它最大限度地了解每个患者不同的调音点，审听语音障碍的类型，以及审定语音障碍的程度。

汉语语音清晰度测试字表Ⅰ									
拜	杯	奔	别	冰	抱	三	粗	四	赛
爬	盼	盆	胖	票	片	算	知	这	张
大	带	刀	掉	端	点	争	吃	愁	帅
特	偷	汤	听	吞	贪	少	瘦	山	师
泣	给	狗	跟	光	公	日	肉	然	人
渴	考	看	康	夸	快	瑞	蓉	陈	猪
家	叫	剪	中	觉	军	宽	国	不	热
切	求	曲	圈	裙	穷	凶	藏	催	休
瞎	小	秀	先	许	自	灾	鸡	找	嫂
贼	祖	坐	亲	村	松	终	常	量	谢
汉语语音清晰度测试字表Ⅱ									
波	白	杯	报	本	怕	表	票	不	夫
门	忙	没	法	朋	走	词	在	宿	坐
三	四	字	德	到	他	大	地	点	对
哪	你	路	女	绿	了	来	里	两	题
至	这	中	吃	产	村	程	住	说	春
是	少	授	上	日	生	人	睡	据	去
向	熊	七	小	先	进	京	学	泉	群
几	家	介	九	见	观	光	快	哭	画
客	和	个	工	国	银	迎	用	无	我
埃	二	一	也	要	有	喂	晚	翁	语

快、三、四为Ⅰ、Ⅱ共有字。

图27-21 汉语语音清晰度测试字表

汉语语音清晰度测试字表的计算方法：

$$清晰度值（\%）=[（Ⅰ值+Ⅱ值）÷2]×审听者人数×100\%$$

Ⅰ值＝字表Ⅰ各审听者核对正确音的相加数

Ⅱ值＝字表Ⅱ各审听者实得核对正确音的相加数

（二）结果

1. 语音障碍组　字表的检查可包括两个方面，即所谓选择性语音清晰度检查和诊断性语音清晰度检查，前者是通过字表的检查，便可比较迅速地了解哪些音是被检者不易发准或发清楚，以便找出其规律，如发含有/s/的语音出现异常时，对它的相近语或音，如/x/、/q/、/z/、/c/、/j/等要特别注意观察在发音时患者的口唇、舌及下颌的动态，以帮助和提高所测异常语音的清晰度。而后者是在前者的基础上，经反复检测，观察分析所得的较客观的评价量。腭咽闭合功能不全的患者，在发爆破音（又称塞音）和摩擦音时，几乎都难以发清这些音，并伴有其他不良发音习惯。反之，腭咽闭合功能良好的患者，虽然他们的语音清晰度较高，但在发摩擦音时往往也可暴露无遗。60例语音障碍患者的检查结果见表27-1。

表27-1 语音障碍与语音清晰度的关系

分级	语音障碍与语音清晰度的关系	清晰度[①]/%	被检者/例
0	大部分会话内容基本容易理解。常伴有腭化构音或侧化构音和轻度的鼻腔构音	71~96	14
1	大部分会话内容不容易理解。常伴有腭咽闭合功能不全,可有声门爆破音或侧化音	36~70	35
2	会话内容要反复试问才能勉强理解。几乎所有的患者都存在着腭咽闭合功能不全,所发辅音几乎难以听清辅音部分,发爆破音时面部表情肌可参与运动。常有典型的声门爆破音、咽喉摩擦音和过度鼻音	≤35	11
	合计	—	60

注:①本组资料中审听字表Ⅰ、Ⅱ的平均值,两人审听一致率≤±7%(平均)。

2. 正常语音组 在校学生30名,男、女各15名,除1名为山西籍贯的学生外,其余均为上海籍贯的学生。在上述同一环境下,经3位审听者审听、检测后,评价其清晰度字表测听结果,计算所得结果如下:语音清晰度都≥97%,2位审听者一致率达97%。

(三)讨论

1. 汉语语音清晰度测试字表的组合 早在20世纪70年代,著名日本语音病理学家田口先生就曾指出,通过对某些语音的检测,可以帮助我们客观了解患者在发音时的构音能力,尤其是那些语音障碍患者的检测结果,都相对更为确切和可靠。在字表设计和制定的过程中,都应尽可能多地反映被检者的异常语音信息,即汉语特有的声、韵、调、拼合规律、常用音节等,但同时亦应该尽可能地数量小,具有一定的代表性,既能使患者乐于接受,又便于在临床检查,临床上在不同层次的医院都容易推广应用。更重要的是字表应具有本民族语音和变化的特征、较高的科学性,应避免烦琐,容易掌握,且有较大适用范围。

前述汉语语音清晰度测试字表Ⅰ和字表Ⅱ,各选用汉字100个。字表Ⅰ是根据语音障碍患者在临床上常见的异常语音,并结合其音声语音病理特性与音声物理特性经分析研究归纳而成,由于它能通过不同的异常语音来反映语音障碍的程度和类型,有助于临床上对语音障碍患者做比较客观的音声评价和类型诊断。字表Ⅱ是根据汉语普通话的声母、韵母,以及汉语常用音节和次常用音节等为基础而制成(表27-2)。

字表Ⅱ的排列和顺序,使被检测的百字形成一定的规律,从上到下反映声母发音部位从唇到咽(从前到后)、从外到里的变化(/b/—/z/—/d/—/n/—/zh/—/j/—/k/—零声母),尽量能反映唇—舌尖前—舌尖中—舌尖后—舌面—舌根—咽各个部位,而从左到右大致反映开口呼、齐齿呼、合口呼、撮口呼四呼。每个声母的组成成块分布。同时将容易混淆的音节尽量就近安排,从而自然形成难点检测区。例如将"本朋表票"放在一起,如果被检测者有送气与不送气混淆的不良发音习惯,就容易很突出地表现出来。又如把"哪了""你里""女绿"等分别放在一起,前一音节是鼻音/n/,后一音节是边音/l/,如果在临床上被检者有/n/和/l/不分的习惯,就会集中反映出来。另外,如字表中央偏右两列音节放在一起,比如"衬程""人生""进京""观光""银迎",每一对音节都是前鼻音和后鼻音的组合——/en/和/eng/、/in/和/ing/、/an/和/ang/,这一方阵是前后鼻音检测区。字表下部的"向熊七小先,几家介九见"是舌音检测区。字表右部的"绿题说春"可以检测介音/i/、/u/、/ü/是否到位;"剧泉去裙"都包

表27-2 汉语语音清晰度测试字表Ⅱ的分布

声\韵	开口呼 -i a o e ê er ai ei ao ou an en ang eng ong	齐齿呼 i ia ie iao iu ian in iang ing iong	合口呼 u ua uo uai ui uan un uang ueng	撮口呼 ü üe üan ün	按韵汇总
b p m f	波 白 杯 报 本 朋 怕 没 门 忙 法	表 票	不 夫		波白杯报本表不 怕朋票 没门忙 法夫
d t	大 德 到 他	地点 题	对		大德到地点对 他题
n l	哪 来	你 里 两	路	女 绿	哪你女 来里了两路绿
g k h	个 客 和		工 国 观 光 快 画		个工国观光 客哭快 和画
j q x		几 家 介 九 见 进 京 剧 七 小 先 向 熊	剧 去 学	泉 裙 学	几家介九见进京剧 七去泉裙 小先向熊学
zh ch sh r	志 中 吃 产 村 程 是 少 授 上 生 日 人	中 春	住 说 睡		志中住 吃产村程春 是少授上生说睡 日人
z c s	字 在 走 坐 词 四 三 宿		坐 宿		字在走坐 词 四三宿
y w	一 也 用 我 要 有 晚 翁 五	银 迎	五	语	二埃 一也要有用银迎语 我喂晚翁五

注：常用字（14个）为不、德、到、他、里、了、儿、字、志、是、人、一、有、我。次常用字（33个）为门、大、地、你、来、个、工、国、客、和、家、介、九、见、进、小、先、向、字、说、上、生、晚、中、住、产、村、坐、在、五、要、喂、语。

含了撮口呼韵母或介母/ü/，可以帮助检测圆唇度，与它相对的方阵"志吃是日"是临床上检测的难点——/zh/、/ch/、/sh/、/r/和汉语特有的舌尖韵母。

2. 语音障碍与语音清晰度　对声的强、弱，音的高、低，可用音声周波数分析器来检测，但对语音清晰度的检测，目前国内外最为有效的方法都仍是靠人耳的判听。高科技使计算机应用技术目前已经发展到人工智能水平，如何做到人机对话，使电子计算机不但能听懂人的说话，而且能在人的指令下说话，这是近几年与语音识别和语音合成密切相关的科学研究工作。这些年所取得的科学研究成果和发展速度令人赞叹不已。目前，让计算机识别某个特定的人的声音所说出的某一些特定的词或句，已经是完全可以做到的事了。然而要让计算机对不同的人说出的自然的语音都能识别，似乎还远远办不到，困难重重。这不但是因为自然语言里出现的语音和句式极其丰富复杂，瞬间变化多端，而且因为每个人说话的声音都不一样，如此复杂多变的信息，要想通过计算机完全、无误地识别出来，至少在短期内还有困难。我们都能够对自己熟悉的每一个人的特有语、声分辨得非常清楚，就是连牙牙学语的婴儿都能做到这一点，这足以说明人类对语、声识别的能力是非常惊人的，现代的计算机还远远比不上人类这最基本和特有的本能。

由此可见，因为听觉是人类的一种感觉，所以它的判定率会不同程度地受主观因素影响，为了淡化不足之处，所选用的字音都是不成词、句的单个音。为了有利于审听者的判听，读汉语语音清晰度测试字表时的语速要控制适中，不宜过快或过慢。需要强调逐行、逐字读音，经2位审听者判定后，加以记录，然后对照字表进行逐一仔细核对，这样在很大程度上就能降低主观因素的影响。正常语音的语音清晰度，据国外文献报道，数人间的判听不一致率<±3%，但在语音障碍者的发音时，对他的语音清晰度数人间的判听不一致率<±9%。这是语音障碍者的语音清晰度差、元音的音声不稳定等因素所致。

语音障碍与语音清晰度在程度上有密切的关系。本组研究资料中，轻度14例，重度11例，其余都是中度的语音障碍，这一结果优于日本学者降矢教授报道的结果。笔者认为这可能与汉语的语系中特有的四声和大年龄患者有关。由于汉语具有四声的特点，尤其是大年龄患者在中度语音障碍者中占相当大的比例，几乎普遍存在着不同程度的代偿发音习惯，因此使一些语音在音声上已有问题，但在单个音中几乎接近正常的音，但它的调音点完全不同于正常人，这一现象发生的机制尚有待下阶段从音声角度进一步来阐明。

（四）结论

为了对口腔疾病引起语音障碍者的语音清晰度进行检测并对异常语音类型进行判断，在华东师范大学中文系的支持和协助下，笔者团队建立了这套汉语语音清晰度测试字表。经临床应用，部分研究成果不但在临床上得到应用和证实，而且在对外汉语的教学中获得了一定的效果。替代了以往"优、良、中、差"的粗略主观评价。这套字表的长处主要有以下几点：

（1）根据汉语的文字特点，首次制定了百字表，并用百分率值表示，与国际同学术领域的评判标准相一致，为汉语语音病理学早日跨入国际同学术领域起推进作用。

（2）汉语语音清晰度字表的评分，由3人以上审听，减少了主观因素的影响。

（3）本套字表从理论上看几乎适用于所有原因引起的语音障碍患者，如失语症、听力障碍，以及口腔肿瘤术后、口腔颌面部外伤后等引起的各类语音障碍或异常语音的患者。

（4）临床上可用于观察与评价语音治疗的治疗效果与过程中存在的问题。

（5）无痛性检查，便于患者接受和在在校患者中推广应用。

（6）可供来自不同国家留学生学习汉语用。

当然，它也有不足之处：如需要正常听力和具有2人以上的专业审听者；对环境的要求比较高，不能有噪声，并要有专门的设备；仍可受主观因素影响（可出现±9%的结果偏差）；学龄前的儿童、文盲的检测尚有困难。

四、腭裂语音的临床治疗

改善和恢复腭裂整复术术后每一位患者语音功能是当今腭裂治疗的主要目的之一，更是唇腭裂综合序列治疗中的重要组成部分。近年来，国内众多长期从事唇腭裂的专业医师越来越关注腭裂术后的语音功能的恢复程度。在国内同行20余年的努力下，国内有些院校在语音病理学方面与发达国家之间的差距正在逐渐地缩小，但也应该清醒地认识国内在该领域的整体水平还是比较落后，各地区的发展速度和水平还不平衡。分析其原因，既有长期以来历史遗留的一些问题——我国特有的一些不利于语音病理学发展的客观因素，如长期以来重外科手术而忽视功能和康复治疗、缺乏专业人员及收费不规范等，又有从事该专业人员自身知识结构存在的问题，如缺乏扎实和系统的语音病理学专业基础知识及相对应的专业职称等。这些因素虽然不同程度影响着国内腭裂术后语音治疗的整体发展，但腭裂术后语音治疗被视为整个腭裂治疗中的一个重要组成部分，其专业人员也正在日益增多。患者有要求，临床上治疗有需要和目标。因此，如何进行规范腭裂术后语音治疗已经显得尤为重要和迫切。

目前腭裂术后患者语音障碍在临床上十分常见，过度鼻音、鼻漏气和辅音清晰度低等也是其主要临床症状。在发正常的语音时，尤其是在发辅音时，需要口腔与鼻腔间有瞬间的分隔，从而获得正常的鼻腔共鸣和口腔压力的生理条件，这就是腭咽闭合，也是人类要获得正常发音必需的生理条件。器质性障碍（如局部解剖形态畸形或神经运动功能障碍）使发音时出现过度鼻音和不同程度鼻漏气，就是临床所称的腭咽闭合功能不全（VPI）。VPI有先天性和后天性两大类，前者主要由颈椎畸形和一些颅颌面综合征等造成，后者常见的有腭裂术后、口腔肿瘤术后腭咽部缺损和口腔颌面部外伤等原因所造成者。尽管它们产生的原因各自不同，但临床表现几乎一致，因此，治疗方法也十分相近。国内外学者的临床经验和教训显示：后者无论是在外科手术治疗上，还是在行为治疗上，都比前者困难和复杂得多，这与目前临床上后者的患者不多和该医疗项目刚开展不久也有一定的关系。1984年Riski和Paone首次称某些临床上有鼻漏气习惯者为功能性VPI。怎样正确鉴别器质性VPI和功能性VPI呢？从笔者的临床资料数据看，功能性VPI患者有以下临床特点：

（1）整句或日常会话中几乎很少有鼻漏气。

（2）鼻漏气常常固定在一些特有的音，以爆破音和摩擦音最为常见，仔细检查患者发爆破音时口腔内压力几乎为正常，并可清晰地检测到患者的气流是从口腔逸出。

（3）咽腔造影或气压气流测定检查示：除爆破音、摩擦音外，发其他音时腭咽闭合几乎正常。

（4）会话中/s/音常常是鼻漏气最敏感的音之一。经过这些年国内同行在语音病理学领域的不断探索，诊断VPI和非VPI一般不十分困难，但要及时、正确诊断功能性VPI还有些困难应该是不争的事实，上述四点可供国内同行专业人士参考。

（一）腭裂语音分类

语音障碍的分类方法很多，但国内外对腭裂语音临床分类都主要根据产生的原因、异常语音音声的特点和治疗方法进行分类（表27-3）。目前，国内的语音障碍临床分类方法与美国和日本的相似。由于腭裂语音的临床类型不同，语音治疗方法也完全不同，及时明确腭裂语音的临床分类是语音治疗行之有效的关键。

表27-3　腭裂语音的分类和音声特点

VPI型	鼻漏气	语音清晰度	敏感音	治疗方法
声门爆破音	有	低	/d/、/g/、/j/、/z/、/n/列音等	改善VPI后，语音治疗
咽喉爆破音	有	低	/g/、/d/、/j/、/z/列音等	改善VPI后，语音治疗
咽喉摩擦音	有	低	/d/、/k/、/j/、/z/、/n/列音等	改善VPI后，语音治疗
非VPI型	鼻漏气	语音清晰度	敏感音	治疗方法
腭化构音	无	高	/z/列音等	语音治疗
侧化构音	无	高	/j/列音特别敏感，/z/列音等	语音治疗
鼻腔构音	无	高	/n/列音等	语音治疗
置换构音	无	高	/g/、/k/列音等	语音治疗

检查VPI型腭裂异常语音患者口腔时常常可以发现软腭不同程度的过短，有的软腭区瘢痕广泛，有的软腭形态失对称，有的患者软腭或咽侧壁活动度微弱，严重者软腭常常毫无活动度，在发/ɑ:/音时腭咽腔大；这些患者在发音时除语音清晰度差外，在发敏感音时面部表情肌几乎都有不同程度地参与活动，尤其可看到患者鼻翼旁或鼻根部等部位的肌肉在发音时常常是情不自禁地参与活动，部分严重异常语音患者在发音时下颌可不由自主地向前伸；发/i:/音时构音点过高，并带有明显的过度鼻音和鼻漏气。有些患者在发/pɑ/、/tɑ/、/kɑ/时辅音脱落或弱化，语图上可见辅音的发声起始时间（VOT）过短或没有，鼻咽纤维内镜可直接观察患者在发音时腭咽腔形态和大小及活动度，吹水泡试验小于5~8秒。应该强调的是，临床上只有首先改善患者腭咽闭合功能后才能有效或真正意义上进行语音治疗。

非VPI型腭裂异常语音是20世纪80年代以来逐渐被国外语音病理学家所重视的异常语音，这种异常语音的出现与腭裂手术小年龄化有着密切的关系。近年来，在发达国家这类异常语音患者远远多于VPI型腭裂异常语音患者，笔者所在中心最近几年这些患者也有不断增加的趋势。由于这些患者在发音时语音清晰度高，又没有过度鼻音，也无鼻漏气，和传统的腭裂语音有着很大区别。近年来国内临床上最常见的是腭化构音，是一种腭裂异常语音。口腔检查可见这些患者常常有腭弓过高和狭窄，下颌有不同程度的反𬌗，在临床上/z/、/c/、/s/是最易被检测的敏感音，这类患者在发这些被检测音时，舌体往往向后收缩。近年来在临床上，腭裂术后异常语音患者中，侧化构音的患者在本中心有不断增多的显著趋势，而以学龄后的患者更为常见，侧化构音在临床上有单侧和双侧之分，临床上以单侧者较多见，并常常可伴有腭化构音，/j/、/q/、/x/是最易被检测到的敏感音。患者在发这些敏感音时一侧口角有过度收缩是其主要临床特征，发音时气流从被检者磨牙区口角溢出。鼻腔构音在临床上不多见，但他与过度鼻音完全不同，/n/发成/kun/，或嘱患者发/i/、/u/时捏住鼻孔就难以发出声。近年来，置换构音在临床上并不少见，有时被一些非本专科人士和家长误认为是舌系带过短引起的异常语音，置换构音在正常人群中也非常多见，这类患者临床上常常在入学前的季节容易被发现。这类患者习惯把/g/、/k/发成/d/、/t/，主要原因是患者在发这些音时舌尖用力过大或不正确，常常把"老公公"发成"老东东"，把"小哥哥"发成"小豆豆"，把"可口可乐"发成"头投头乐"等。

（二）腭裂语音的主要治疗方法

临床上在有效地改善了患者的VPI功能后，在发音时，过度鼻音会有所减弱，但患者在日常会话和发辅音时，术前、术后变化甚微，这是因为患者的不良发音习惯依旧存在，也就是临床上常常提及的不良代偿发音习惯。人类在正常发音时要获得正常辅音必须完成以下三个过程：口腔内形成阻力、保持阻力、突破阻力。腭咽闭合不全型异常语音患者的主要问题在第二个过程，即口腔内保持阻力过程。针对性制订个体化语音治疗方案是不应忽视的关键点。笔者曾对20例年龄为20～38岁的VPI型异常语音患者做了完整的总结，软腭裂和左完全性腭裂各6例，右完全性腭裂、双侧腭裂、腭心面综合征和不完全性腭裂各2例，平均年龄23.5岁，他们的平均汉语语音清晰度在50%。吹水泡试验维持时间在3～21秒（平均12秒）。有4例在语音治疗过程中出现了不同程度的腭化、侧化构音。经过3～38个月（平均8.6个月）的语音治疗后，每个患者几乎都获得了正常语音，语音清晰度由治疗前的平均50%，上升到平均93%（最高99%）；吹水泡试验由原先的3秒，上升到51秒（平均24秒）。此临床数据结果显示：语音治疗有原则，但不应忽视个体化治疗方案。特别值得指出的是：同一个异常语音患者在治疗过程中都需要随时调整针对性训练方法。

非腭化构音的语音检查和治疗方法不同于VPI型异常语音患者，在语音治疗上前者比后者简单一些，但应根据患者的年龄和其他综合因素（如咬合关系和智商等）进行，两者之间一般没有可比性。临床上很少看到腭化构音有单独发生的情况，常常可同时伴有不同程度的侧化构音，在及时和正确语音治疗腭化构音的同时，不应忽视对侧化构音的治疗。对有些因牙弓形态或咬合关系异常者，笔者建议由正畸科专业医师会诊或治疗后再进行语音治疗，不应急于行语音治疗。

五、我国腭裂语音病理学的现状与展望

近20年来，我国在腭裂语音治疗方面的重视和情感投入是前所未有的，除了在一些历史悠久或有传统特色的医学院校外，一些地区医院也纷纷开展了有关语音治疗的临床工作，但临床第一线的大部分语音治疗师和国外同行有着很大的区别，国外的语音治疗师都经过专业课程的系统学习，而我国目前在口腔院校医院工作的大部分语音治疗师没有经过系统和专业的学习。

我国目前每年在音声医学领域投入了多少科学研究经费尚不明了。1996年笔者在美国学习期间，仅美国国立卫生研究院（National Institutes of Health，NIH）一年就资助了200个与音声医学领域有关的研究课题，每个课题资助经费在194 336～1 719 672美元。这足以说明NIH对音声医学和语音病理

学学术领域的重视，腭裂语音病理学是生命科学和康复医学中必不可少的重要组成部分。在不断提高临床诊治水平的同时，应该提高特殊人群的生存质量。欲想达到这些目标，离不开相关基础学科和其他学科的支持与合作，也必须尽快加大投入这方面的研究力度和深度。当今引领国际腭裂语音病理学的是美国爱荷华大学（the University of Iowa），该大学是目前世界上在这个学术领域中最强盛的医、教、研机构，腭裂语音病理学也是该大学的传统优势学科之一。

最近，国内一些大学的唇腭裂治疗研究中心在语音治疗方面的工作有所起色，使以往单纯重外科手术、轻功能治疗的观点有所改变。对腭裂术后语音功能的关注程度也正在不断提高，但其相关研究的项目数量还非常有限，临床效果更值得关注，有待进一步增加。腭裂术后语音功能的恢复程度除与术者的操作技能、手术方法等有关外，还与患者接受手术时的年龄、局部组织畸形的程度等因素有着密切的相关性。来自国内不同时期、不同医院、不同学者对腭裂术后患者的随访结果证实，腭裂术后异常语音的患者仍然不少，报道结果数据也各异。最近腭裂术后强烈要求接受语音治疗的患者每年有不断增加的趋势，腭裂术后语音治疗会成为一种新兴的医疗和康复项目。

语音治疗是一项无创伤性的康复或行为治疗，但要在国内真正普及或开展这项临床工作并非易事。即使在今天的发达国家，从业者们也并非100%能真正获得正规和合格语音治疗师的训练。因为，腭裂语音障碍患者的临床表现十分复杂，治疗前正确的临床分类非常重要，并非任何腭裂术后语音异常患者都可以直接进行语音治疗。近来，有关这方面的文章不少，但有些内容缺乏实质性有临床意义的结果，具体内容针对性不强，实际临床作用很难评价。值得指出的是，目前国内外在临床诊断VPI方法上基本一致，但在检测方法上还是有所区别。美国诊断VPI的常规方法有鼻咽纤维内镜检查法（约占79.4%）、动态录像法（约占20.5%），以及气流气压测定法、鼻流计法；日本的语音病理治疗师常常习惯用吹水泡试验法、雾镜检查法，以及清晰度评估法等方法。笔者认为：现在国内一些医院专业人员要诊断腭裂术后语音障碍类型并不困难，通过吹水泡试验法、雾镜检查法及汉语语音清晰度检测等方法，完全能做明确的诊断。临床上有些不典型的病例，或为了科学研究需要，可用上述仪器进行检测。但是否在每一位患者都有必要进行这些仪器检测，笔者持保留意见。增加患者费用先不论，国内患者数量多、鼻咽纤维内镜的消毒困难、患者的配合程度不一、医源性交叉感染等都是目前难以避免的日常实际问题。我们认为简单、实用、可行、结果可信度高、可供他人重复应用和验证的简单临床检查方法，容易在一般基层医院推广应用，应视为是有生命力的临床检查方法。

语音病理学在我国还是一门非常年轻、尚未被普遍重视和有待建立的边缘新学科。然而目前在我国口腔医学领域还没有相对应的专业职称，当今国内活跃在该专科临床的主要人员几乎都是口腔颌面外科和整形外科医师，以及一批非常优秀的护师。因此，在我们思考如何促进该领域学科发展时，更应该结合目前各专业学科发展的优势和薄弱环节，尽快确定语音病理学专业的发展空间，也是临床医学平衡发展的社会性需求。我们生活在医学、生命科学突飞猛进的时代，医学和患者都需要有这门新学科——语音病理学。学而时习之，我们将任重而道远。

附1

上海第二医科大学唇腭裂治疗研究中心

语 音 测 试 表®

编号：　　　姓名：　　　性别：　　　出生年月：　　　籍贯：

地址：　　　　　　　　　　　　电话：　　　邮编：

诊断：　　　　　　　　　　　　　　　　录音者：

录音日期：

咽成形术前　　　　　咽成形术后

置语音辅助器前　　　置语音辅助器后

语音训练前　　　　　语音训练中　　　　　语音训练后

异常构音诊断：　　　　　　　　异常构音音素：

过度鼻音：无　　轻　　中　　重

语音清晰度：训练前　　训练中　　训练后

一、音节测试

/m/、/pa/、/si/、/ti/、/zhi/、/ju/、/ku/

/zi/、/ci/、/si/、/ji/、/qi/、/xi/、/ge/、/ke/、/bo/、/de/、/le/、/fu/

二、字表测试

	1	2	3	4	5	6	7	8	9	10
1	波	白	杯	报	本	怕	表	票	不	夫
2	门	忙	没	法	朋	走	词	在	宿	坐
3	三	四	字	德	到	他	大	地	点	对
4	哪	你	路	女	绿	了	来	里	两	题
5	志	这	中	吃	产	衬	程	住	说	春
6	是	少	授	上	日	生	人	睡	剧	去
7	向	熊	七	小	先	进	京	学	泉	裙
8	几	家	介	九	见	观	光	快	哭	画
9	客	和	个	工	国	银	迎	用	五	我
10	埃	二	一	也	要	有	喂	晚	翁	语

三、词组测试

1. 诗词　2. 司机　3. 稀奇　4. 机器　5. 可口　6. 哥哥　7. 批评
8. 爬坡　9. 棒冰　10. 吐痰　11. 电灯　12. 商店　13. 大叔　14. 拉链
15. 算术　16. 操场　17. 粽子　18. 学校　19. 铅球　20. 京剧

四、短句测试

1. ●5113794，请问有人在家吗？
   ●跑跑跳跳，宝宝最喜欢吃葡萄。
   ●猜一猜，我是谁？
   ●爸爸哥哥，常常唱歌。

2. ●姐姐，您去哪儿啊？
   ●上街买东西。
   ●给我买一把雨伞吧。
   ●好，我一定给你买。
   ●您真是我的好姐姐。

附 2

上海交通大学医学院唇腭裂治疗研究中心

语 音 审 听 表®

编号：　　姓名：　　性别：　　出生年月：　　籍贯：
地址：　　　　　　　　　　　电话：　　邮编：
诊断：　　　　　　　　　　　　　　　录音者：
录音日期：
咽成形术前　　　　　咽成形术后
置语音辅助器前　　　置语音辅助器后
语音训练前　　　　　语音训练中　　　　语音训练后
异常构音诊断：　　　　　　异常构音音素：
过度鼻音：无　　轻　　中　　重
语音清晰度：训练前　　训练中　　训练后

一、音节测试

____、____、____、____、____、____、____

____、____、____、____、____、____、____、____、____、____、____、____、____

二、字表测试

	1	2	3	4	5	6	7	8	9	10
1										
2										
3										
4										
5										
6										
7										
8										
9										
10										

三、词组测试

___、___、___、___、___、___、___

___、___、___、___、___、___、___

___、___、___、___、___、___

四、短句测试

1. ● ___
   ● ___
   ● ___
   ● ___

2. ● ___
   ● ___
   ● ___
   ● ___
   ● ___

(王国民)

参考文献

[1] 王国民,吴忆来,陈阳,等. 腭-心-面综合征的诊断与治疗的临床研究[J]. 口腔颌面外科杂志,2007,17(4):324-327.

[2] 邱蔚六. 口腔颌面外科学[M]. 6版. 北京:人民卫生出版社,2008:426-436.

[3] 王兴. 唇腭裂继发颌骨畸形的外科矫治[J]. 中华口腔医学杂志,2004,39(5):362-364.

[4] 洪流,林久祥. 唇腭裂术后𬌗面继发畸形的修复治疗[J]. 中华口腔医学杂志,1999,34(5):301-303.

[5] 王国民,陈阳. CSL在异常语音分析中的临床应用和评价[M]//新世纪的现代语音学——第五届全国现代语

音学学术会议论文集.北京:清华大学出版社,2001:45-47.
- [6] 王国民,杨育生,蒋莉萍,等. 改良咽后壁组织转移瓣在VPI患者的临床应用和研究[J]. 实用口腔医学杂志,2001,17(6):519-521.
- [7] 王国民,朱川,袁文化,等. 汉语语音清晰度测试字表的建立和临床应用研究[J]. 上海口腔医学,1995,4(3):125-128.
- [8] 王国民,袁文化.咽后壁组织瓣转移术[J]. 口腔颌面外科杂志,1997,7(4):282-285.
- [9] BURT J D, BYRD H S. Cleft lip: unilateral primary deformities[J]. Plast Reconstr Surg, 2000, 105(3):1043-1055.
- [10] SALYER K E, BARDACH J. Salyer & Bardach's atlas of craniofacial & cleft surgery[M]. Philadelphia: Lippincott-Raven Publishers, 1999.
- [11] BARDACH J. Correction of secondary bilateral cleft lip and nasal deformities: bardach's technique[M]// BARDACH J, BARDACH S.Altas of craniofacial cleft surgery: Vol Ⅱ: cleft lip and palate surger. Philadelphia: Lippincott-Raven Publishers, 1999:611.
- [12] WYSZYNSKI D F. Cleft lip and palate: from origin to treatment[M].New York: Oxford University Press, 2002.
- [13] AMERICAN CLEFT PALATE-CRANIOFACIAL ASSOCIATION. Parameters for evaluation and treatment of patients with cleft lip/palate or other craniofacial anomalies[J]. Cleft Palate Craniofac J, 1993, 30:S1-S16.
- [14] MCCARTHY J G. Plastic Surgery: Vol 2 & Vol 4[M]. Philadelphia: Saunders, 1990:1343.
- [15] STEINHÄUSER E W. Historical development of orthognathic surgery[J]. J Craniomaxillofac Surg, 1996, 24(4):195-204.
- [16] ORTIZ-MONASTERIO F. Notes on the history of craniofacial surgery[M]//Jackson I T. Atlas of craniomaxillofaical surgery. St. Louis:Mosby, 1982: Ⅶ-ⅩⅣ.
- [17] OBWEGESER H L. Surgical correction of small or retrodisplaced maxillae. The "dish-face" deformity[J]. Plast Reconstr Surg, 1969, 43(4):351-365.
- [18] CONVERSE J M, HOROWITZ S L, VALAURI A J, et al. The treatment of nasomaxillary hypoplasia. A new pyramidal naso-orbital mazillary osteotomy[J]. Plast Reconstr Surg, 1970, 45(6):527-535.
- [19] PSILLAKIS J M, LAPA F, SPINA V. Surgical correction of midfacial retrusion (nasomaxillary hypoplasia) in the presence of normal dental occlusion[J]. Plast Reconstr Surg, 1973, 51(1):67-70.
- [20] HENDERSON D, JACKSON I T. Naso-maxillary hypoplasis—the Le Fort II osteotomy[J]. Br J OraI Surg, 1973, 11(2):77-93.
- [21] COHEN S R, BURSTEIN F D, STEWART M B, et al. Maxillary-midface distraction in children with cleft lip and palate: a preliminary report[J]. Plast Reconstr Surg, 1997, 99(5):1421-1428.
- [22] MOLINA F, ORTIZ-MONASTERIO F, DE LA PAZ AGUILAR M, et al. Maxillary distraction: aesthetic and functional benefits in cleft lip-palate and prognatic patients during mixed dentition[J]. Plast Reconstr Surg, 1998, 101(4):951-963.
- [23] CONVERSE J M, MCCARTHY J G. Reconstructive plastic surgery: principles and procedures in correction, reconstruction and transplantation[M]. Philadelphia: Saunders, 1977.
- [24] NØRHOLT S E, SINDET-PEDERSEN S, JENSEN J. An extended Le Fort I osteotomy for correction of midface hypoplasia: a modified technique and results in 35 patients[J]. J Oral Maxillofac Surg, 1996, 54(11):1297-1304.
- [25] HENDESON D. A colour atlas and textbook of orthognathic surgery[M]. London: Wolfe Medical Publications Ltd., 1985:284-311.
- [26] ALBIN R E. Maxillary and mandibular surgery for cleft lip and palate[M]//MARSH J L. Current therapy in plastic and reconstructive surgery: Head and Neck. Philadelphia: Decker, 1989:210-213.
- [27] POSNICK J C, TOMPSON B. Modification of the maxillary Le Fort Ⅰ osteotomy in cleft-orthognathic surgery: the unilateral cleft lip and palate deformity[J]. J Oral Maxillofac Surg, 1992, 50(7):666-675.
- [28] POSNICK J C, TOMPSON B. Modification of the maxillary Le Fort Ⅰ osteotomy in cleft-orthognathic surgery: the bilateral cleft lip and palate deformity[J]. J Oral Maxillofac Surg, 1993, 51(1):2-11.

[29] EPKER B N, TURVEY T, FISH L C. Indications for simultaneous mobilization of the maxilla and mandible for the correction of dentofacial deformities[J]. Oral Surg Oral Med Oral Pathol, 1982, 54(4): 369-381.

[30] POOLE M D, ROBINSON P P, NUNN M E. Maxillary advancement in cleft palate patients. A modification of the Le Fort I osteotomy and preliminary results[J]. J Maxillofac Surg, 1986, 14(3): 123-127.

[31] FREIHOFER H P. Latitude and limitation of midface movements[J]. Br J Oral Maxillofac Surg, 1984, 22(6): 393-413.

[32] POSNICK J C, TOMPSON B. Cleft-orthognathic surgery: complications and long-term results[J]. Plast Reconstr Surg, 1995, 96(2): 255-266.

[33] WANG X X, WANG X, YI B, et al. Internal midface distraction in correction of severe maxillary hypoplasia secondary to cleft lip and palate[J]. Plast Reconstr Surg, 2005, 116(1): 51-60.

[34] KOZÁK J, HUBÁCEK M, MÜLLEROVÁ Z. Midface distraction in patients with cleft palate[J]. Acta Chir Plast, 2005, 47(3): 71-76.

[35] FIGUEROA A A, POLLEY J W, FRIEDE H, et al. Long-term skeletal stability after maxillary advancement with distraction osteogenesis using a rigid external distraction device in cleft maxillary deformities[J]. Plast Reconstr Surg, 2004, 114(6): 1382-1392.

[36] RISKI J E, PAONE C A. Functional velopharyngeal inconpetency diagnosis and management[M]//WINITZ H. Treating Articulation Disorders: For Clinicans. Baltimore: University Park Press, 1984: 224-234.

[37] WARREN D W, DUBOIS A B. A PRESSURE-FLOW TECHNIQUE FOR MEASURING VELOPHARYNGEAL ORIFICE AREA DURING CONTINUOUS SPEECH[J]. Cleft Palate J, 1964, 16: 52-71.

[38] HULTMAN C S, RISKI J E, COHEN S R, et al. Chiari malformation, cervical spine anomalies, and neurologic deficits in velocardiofacial syndrome[J]. Plast Reconstr Surg, 2000, 106(1): 16-24.

[39] RISIK J E. Evaluation and management of speech, language, and articulation disorders[M]//WYSZYNSKI D F. Cleft Lip & Palate. Oxford: Oxford University Press, 2002: 354-368.

[40] HOFER S O P, DHAR B K, ROBINSON P H, et al. A 10-year review of perioperative complications in pharyngeal flap surgery[J]. Plast Reconstr Surg, 2002, 110(6): 1393-1397.

[41] YSUNZA A, PAMPLONA C, RAMÍREZ E, et al. Velopharyngeal surgery: a prospective randomized study of pharyngeal flaps and sphincter pharyngoplasties[J]. Plast Reconstr Surg, 2002, 110(6): 1401-1407.

[42] KUEHN D P, MOLLER K T. Speech and Language Issues in the Cleft Palate Population: The State of the Art[J]. Cleft Palate Craniofacial J, 2000, 37: 348-351.

[43] MARSH J L. A 10-Year Review of Perioperative Complications[J]//HOFER S O P, DHAR B K, ROBINSON P H, et al. Pharyngeal Flap Surgery. Plastic & Reconstructive Surgery, 2002, 110(6): 1398-1400.

[44] KNOWLES C C. The place of mandibular osteotomy in the treatment plan for cleft lip and palate conditions[J]. Br J Plast Surg, 1969, 22(4): 365-369.

[45] EPKER B N, WOLFORD L M. Middle-third facial osteotomies: their use in the correction of congenital dentofacial and craniofacial deformities[J]. J Oral Surg, 1976, 34: 324-342.

[46] OBWEGESER H L. Surgical correction of maxillary deformities[M]//GRABB W E, ROSENSTEIN S W, BZOCH D R, et al. The cleft lip and palate. Boston: Little Brown, 1971: 516-556.

[47] EPKER B N, TURVEY T, FISH L C. Indications for simultaneous mobilization of the maxilla and mandible for the correction of dentofacial deformities[J]. Oral Surg Oral Med Oral Pathol, 1982, 54(4): 369-381.

第二十八章

颅面裂畸形的治疗

第一节 颅面裂畸形的修复原则

Tessier的颅面裂分型法对临床上有很大的指导价值。但从治疗角度看，由于畸形有轻、中、重等程度上的不同，有颅颌面各区域的部位上的差异，因而手术修复方法千变万化，难易不等：既有用简单整形原则如V-Y成形、植骨等可以解决的问题，也有需进行颅内外联合整复手术等高难度颅颌面外科技术才能纠正的畸形。依据Tessier分类法，从9号裂开始畸形已波及颅部，这时有些严重裂隙畸形的矫治手术就有采用颅内或颅内外联合入路进行整复的必要。

一、一般原则

首先，从年龄方面看，如畸形程度不太严重、尚未危害患儿生命体征或严重影响功能的，手术矫治可以略为推迟。但如存在严重影响患儿功能者，则应及早进行手术，以恢复功能或减轻功能障碍。

早期修复一般仅限于对裂隙软组织的修补和复位。软组织的早期修复亦可以有助于矫正面部的扭曲，以及骨组织框架的复位。此外，软组织及硬组织的复位还在于获得美容的目的，以使幼儿及家属得到心理上的宽慰和满足。

较轻的颅面裂修复可在患儿1岁以内进行，范围较大而有严重畸形者则可推迟到1~2岁进行软组织修复手术。

二、软组织畸形的整复原则

修复手术应着重于裂隙组织的解剖学复位。裂隙边缘常有先天性瘢痕组织存在，手术时需将它们切除干净。裂隙缘切开后按层次和部位准确复位，仔细分层缝合，这样可以防止缝合部位出现凹陷。

进行修复手术经常出现局部组织的容量和长度不足的问题，这时应充分游离周围的软组织，并设计多个Z形切开和交错缝合来得到组织的良好复位和缝合。

三、硬组织畸形的整复原则

裂隙的硬组织畸形通常呈现受累区域的骨发育不良或者凹陷、骨的缺损。可以依据正常解剖结构或者健侧结构设计修复方案，采用截骨、自体骨移植、人工材料替代骨移植等。

第二节　正中颅面裂的修复方法

一、Tessier 0号面中裂和Tessier 14号颅中裂

Tessier 0号裂发生于鼻额的正中线上，按轻、中、重度不等，在修复0号正中唇裂时，原则上和一般唇裂相似，进行切开和分层缝合。如有轻度鼻裂，可按照鼻翼软骨修正原则予以矫治；合并有眶距增宽症时，则应按照后者的矫治原则，在年龄较大时做另一次整复手术。

（一）轻度

此类软组织畸形以前称为鼻裂（bifid nose）畸形。手术原则为：将分开的鼻大翼软骨脚分离，重新选择一个鼻尖高点后拉拢缝合（图28-1）。手术入路可选鼻尖V-Y切口、鸟形切口等。如无鼻小柱皮肤的短缺，建议选用鼻前庭切口，瘢痕较为隐蔽。

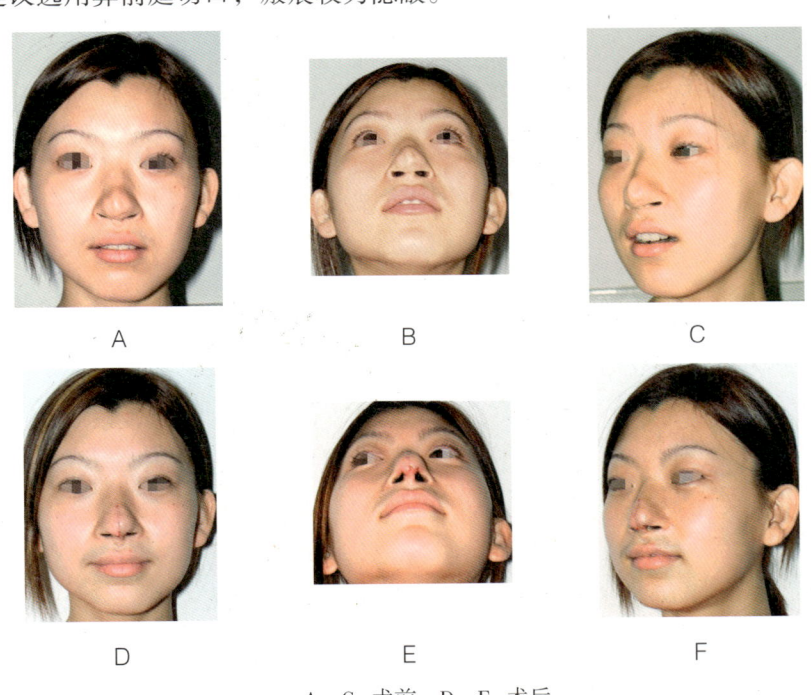

A～C. 术前；D～F. 术后。

图28-1　Tessier 0号面中裂伴鼻裂修复术患者

(二) 中度

此类畸形是以软组织畸形为主的鼻中部裂开，但裂隙较为明显，可伴有鼻小柱皮肤的短缺、严重鞍鼻或宽鼻畸形等。手术原则以植骨为宜。一般取 V-Y 切口或鸟形切口。最好在鼻背和鼻小柱做自体骨移植（髂骨或肋骨），应形成带有鼻小柱形状的 L 形植入体（图 28-2）。幼龄患儿进行此类植骨一般较难一次完成。依据笔者的经验，儿童期植骨的患者，随着年龄的增大，移植的鼻背及鼻小柱骨块虽有随鼻发育增大的趋向，但远期仍需行二期植骨术，以使鼻外形与已发育的面容相协调。

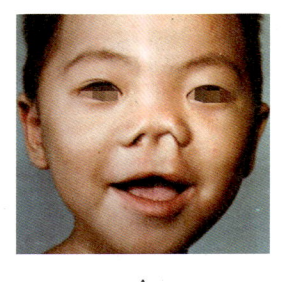 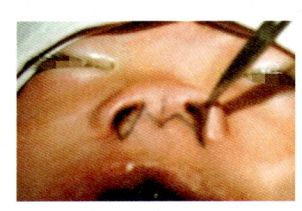 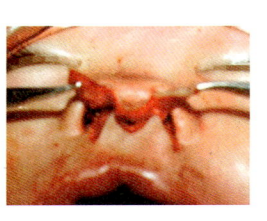 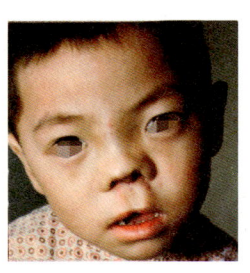

A　　　　　　　　　B　　　　　　　　　C　　　　　　　　　D

A. 术前；B. 术前设计；C. 按设计提起的鼻部皮瓣；D. 术后。

图 28-2　正中面裂的治疗案例

(三) 重度

颅颌面骨裂开畸形与软组织裂隙几乎同时存在。面中下部的 Tessier 0 号裂常向上伸展，与上面部的 Tessier 14 号裂合并，而出现颅颌面中线结构上的裂隙或骨发育不良，多因鼻额部裂隙而继发重度眶距增宽症。Tessier 0-14 号裂的特点是，裂隙所导致的眶距增宽症十分严重；在所有眶距增宽症病例中，几乎所有重度眶距增宽症患者均为颅颌面正中裂所致。其临床表现为：双眼眶分开或外斜、鼻部膨隆或鼻扁平而宽大、筛板宽大而下垂、鼻尖低平裂开或鼻尖扁平无鼻小柱、鼻中隔低平宽大、腭弓中央裂开或高拱。

此类畸形应按眶距增宽症的治疗原则，进行颅内外联合入路的眶周截骨内移术，同时去除多余的鼻额正中部骨块，将眼眶向中线靠拢固定。手术设计如图 28-2 所示。大多数患者的眶口向外、向下倾斜，故手术中除了去除两眼眶之间多余骨、软骨外，两个截开松动的眼眶骨架宜分别向内旋转靠拢（图 28-3）。

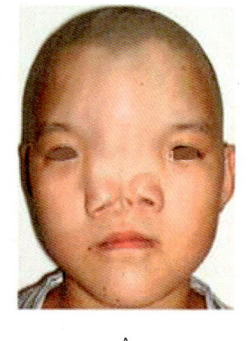 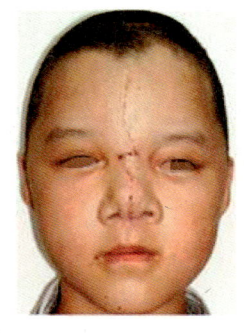

A　　　　　　　B

A. 术前；B. 术后。

图 28-3　颅颌面正中裂所致眶距增宽症手术前、后对比

对Tessier 0-14号裂所致眶距增宽症，两眼眶如果有明显的对称性外斜，可以选用van der Meulen和Tessier（1977）等提出的颅颌面中央劈开后的眼眶旋转内移法（bipartition，图28-4）。此方法是在Tessier颅内外入路眶口盒状截骨基础上，按几何学原理，将鼻筛中央部连同高拱的腭中央部一起劈开，截去眶上外侧的楔形骨块和眼眶中央部的三角形骨块，在眼眶周围截骨松解后，将原外斜的眼眶和上颌骨向中线靠拢，同时舒展高拱的腭部，在整复眼眶的同时，使颅颌面部包括牙颌系统达到新的协调。Tessier、Kawamoto、Wolfe等的联合统计资料表明，此种颅颌面中央劈开术，虽然同时开放了颅底和口腔，但是术后并发症和常规的颅内外入路眶距增宽矫正术相似。事实上，这个手术在技术上还是有一定难度的，同时手术时间会增加1～2小时，血容量补充可能要多200～400 ml。笔者建议手术最低年龄不要小于6～8岁，以利于骨架的良好固定。

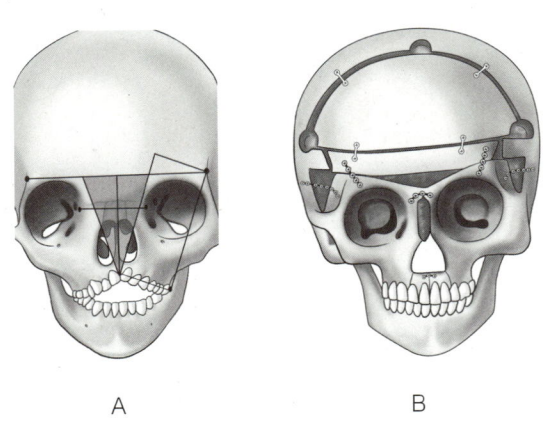

A. 颅颌面中央劈开、截骨示意图；B. 眶区旋转。
图28-4 颅颌面中央劈开后的眼眶旋转内移法示意图

（四）涉及梨状孔的Tessier 0号裂

此种裂隙畸形较为少见。可视病情将鼻中部皮赘去除，并做多个Z字改形。鼻嵴或者牙槽正中的裂隙可以直达两个中切牙之间。如仅出现中切牙中间缝隙过大而中央无牙胚者，可以做义齿修复；如中切牙缝隙和鼻基底裂开同时存在者，可行鼻基底部植骨术和义齿修复。

二、Tessier 1号面中裂和Tessier 13号颅中裂

（一）轻度

软组织裂，临床表现为鼻翼外侧近正中的裂隙或切迹。手术治疗时可行鼻背部邻近皮瓣转移修复，也可用耳郭复合组织瓣游离移植。

（二）严重的单侧Tessier 1号裂或伴Tessier 13号裂

裂隙位于单侧鼻筛骨区，软组织与颅颌面骨裂复合存在，眼眶代偿性向外侧移位。软组织裂隙明显者可分两期手术，首先修补面裂，做内眦固定术；以后可以做眼眶的截骨内移术以矫正畸形。修复方法的选择视畸形严重程度和手术医师的经验而定。

内眦成形术（图28-5）的方法有多种，笔者倾向经鼻骨下两侧细钢丝交叉固定内眦韧带的方法，此法固定牢固，不易脱落，但术后有部分患者会因泪囊被挤压或损伤而发生泪囊炎。

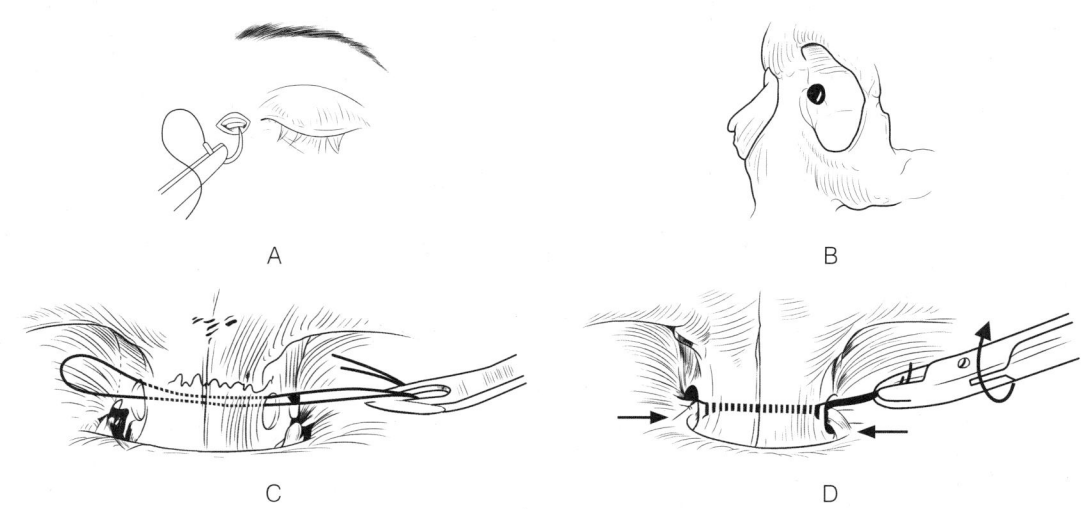

A. 内眦皮肤切口；B. 眶内壁打孔；C. 细钢丝穿过两侧眶内壁；D. 双侧内眦韧带经眶内壁骨孔结扎固定。

图28-5　内眦成形术示意图

裂隙位于鼻根侧面、伴有眼眶间骨性距离较宽者，眼眶的截骨宜在6～8岁以后进行，需行颅内外联合截骨术。截骨的方式有两种：一种是单侧开颅和单侧的眶周截骨（图28-6），另一种是在正中部取下颅板行单侧眼眶截骨术。如果程度较轻，可以在鼻骨侧植骨，固定内眦，以补偿裂隙侧缺损骨之不足。

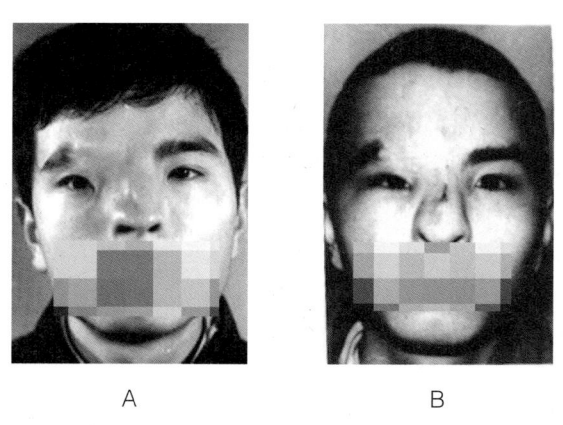

A. 术前；B. 眼眶截骨手术后。

图28-6　Tessier 1-13号颅面中裂所致单侧眶距增宽症患者（冯胜之供图）

有时Tessier 1号裂伴发Tessier 13号裂，表现为从额部发际开始连续向下直达鼻翼部的相关裂隙状畸形，如骨性眶间距离增宽、鼻翼缺损，以及和鼻翼缺损相关的向额部延伸的洞穿状骨和软组织裂开畸形，或类裂隙状凹陷、增宽畸形。术前CT检查可以发现额部颅骨缺损。手术治疗还是以减少骨性眶距、内眦成形、缩小两眼角之间的间距，以及修复骨和软组织的裂隙缺损为目的。

图28-7展示的是1例Tessier 1-13号裂的正中颅颌面裂隙畸形。手术行头皮冠状切口，经颅内外联合入路，行眼眶的缺损修复和眼眶距离缩短术。手术中发现额部颅骨有裂开后的裂口状缺损，此种骨裂口边缘圆钝而光滑，与脑膜无粘连，也没有高颅压的表现。裂口的边缘有隆起，如弹坑状，骨质增厚。无脑膜脑膨出。行单侧眶距增宽矫正术，同时用颅骨外板修复裂隙部位的颅骨缺损。在缝合头

皮以后，选用鼻背部带蒂邻近皮瓣，修复患侧鼻翼的洞穿状缺损。

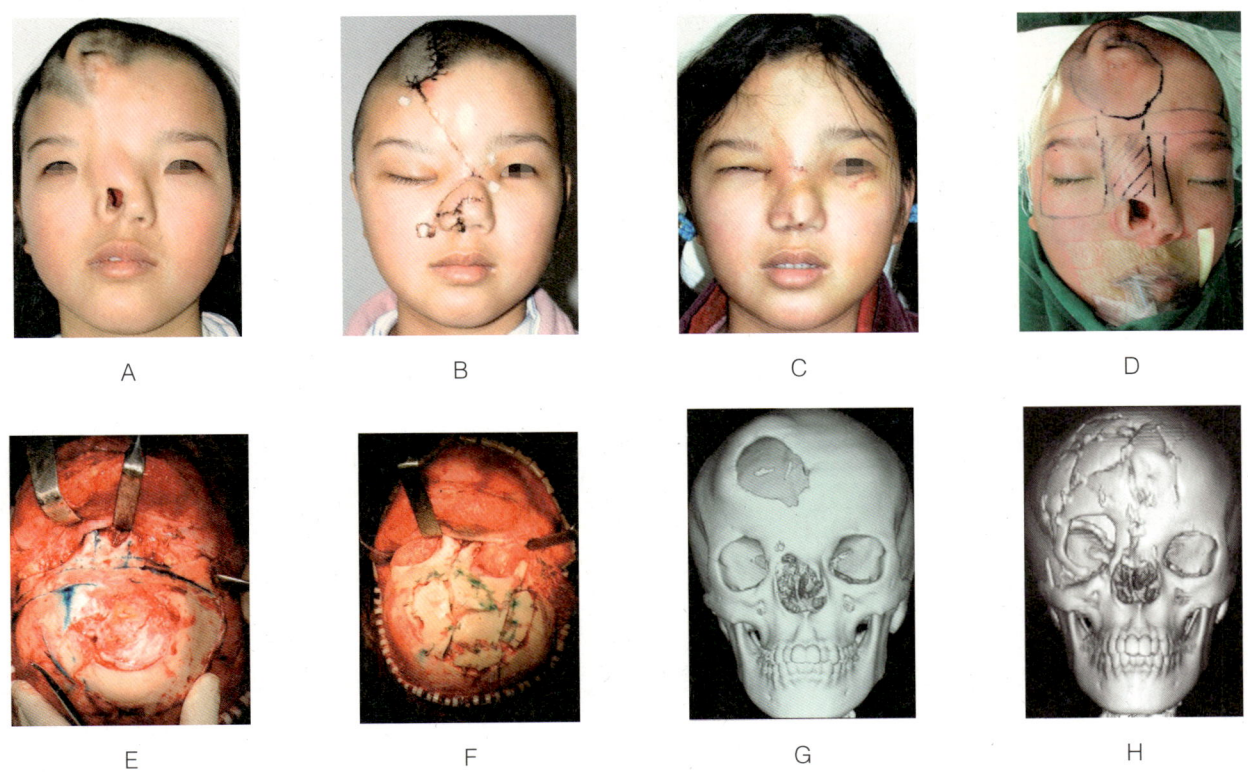

A. 术前；B. 术后1周；C. 术后6个月；D～F. 颅骨修补＋眶距矫正＋鼻翼修复术中；G、H. 手术前、后CT三维重建比较。

图 28-7　Tessier 1-13 号颅中裂患儿

（三）严重的单侧或双侧 Tessier 1 号裂（或伴 Tessier 13 号裂）

此类畸形可发生严重颅颌面骨裂。裂隙位于双侧鼻骨部，可伴发眶距增宽症。如果非常宽的裂隙、估计软组织无法覆盖修复者，可以选用颅颌面联合截骨的方法，先移动骨性结构向中间靠拢，再利用松弛的皮肤和软组织修复裂隙。

鼻筛型脑膨出或脑膜膨出是否和颅颌面裂隙畸形有关尚有争议。David J. David 认为这是两种不同的畸形，只是临床表现有些近似而已。事实上，有些额部颅骨发生较宽大裂隙畸形的患者，并未出现脑膜脑膨出；而出现脑膜脑膨出的患者，其颅骨的裂隙并不很大，临床表现为蒂小、膨出物大，在颅颌面正中发生而膨出物向侧面疝出等特点。因此，笔者同意 David 的观点，认为这是两个不同病因引起的先天性畸形。

严重的单侧旁正中面裂可以表现为半鼻缺失，其治疗可以选用周围蒂的鼻再造，也可以用额部皮瓣半鼻再造（图28-8）。

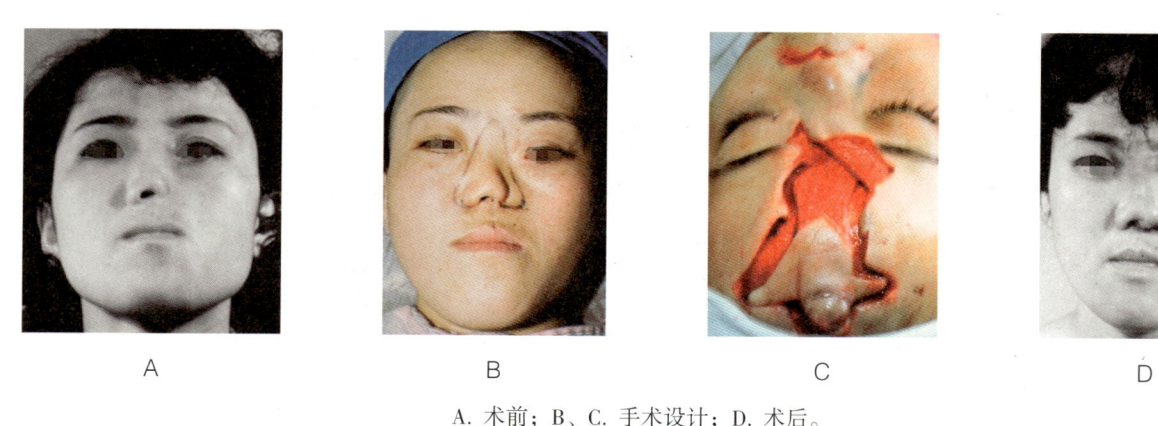

A. 术前；B、C. 手术设计；D. 术后。

图28-8 严重鼻旁裂所致的半鼻缺失（周丽云供图）

（四）涉及额、鼻、眶、上颌骨的巨大Tessier 1-13号颅面中裂畸形

此类颅颌面复合畸形由于裂隙宽大，骨骼和皮肤肌肉全层裂开，伴有洞穿，临床上罕见，修复难度极高。兹介绍病例如下。

患儿，男，父母有药物成瘾史。出生即见面部正中巨大裂开，自额部直至上唇，并可见到宽大的上腭裂开。就诊时患儿2岁，身体健康。术前检查除梅毒（＋）外和肺部少量干啰音外，余皆正常。手术选用仰卧位，麻醉选择经口腔插管全身麻醉（图28-9）。手术前讨论认为：鉴于面部裂隙极宽，早期想要关闭宽达50 mm的颅颌面部裂隙，首先需要让因裂开而过宽的骨裂隙向中央靠拢，如此才能有机会修补软组织裂隙。为此，手术设计颅内外联合入路，先将眼眶截开后向中央靠拢，同时在上颌

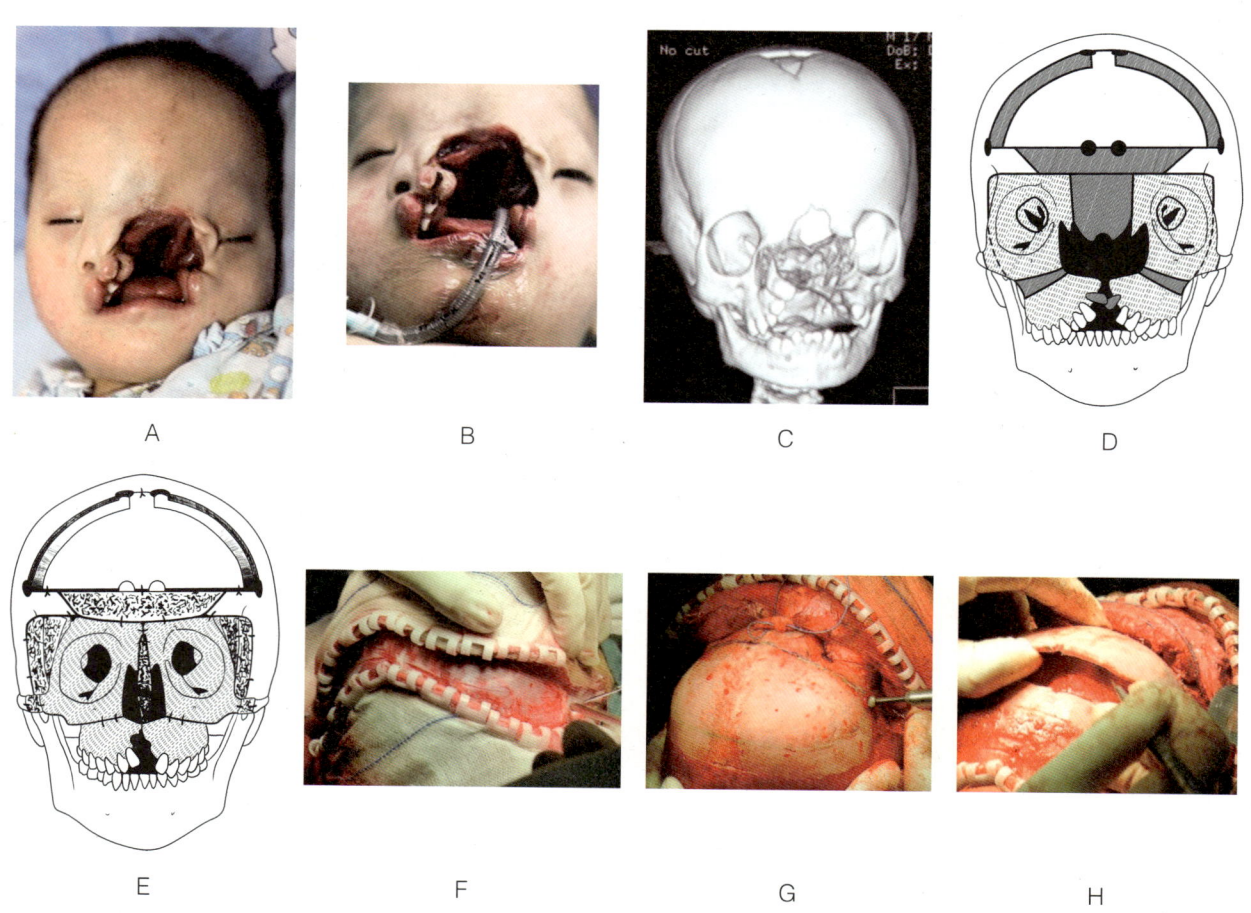

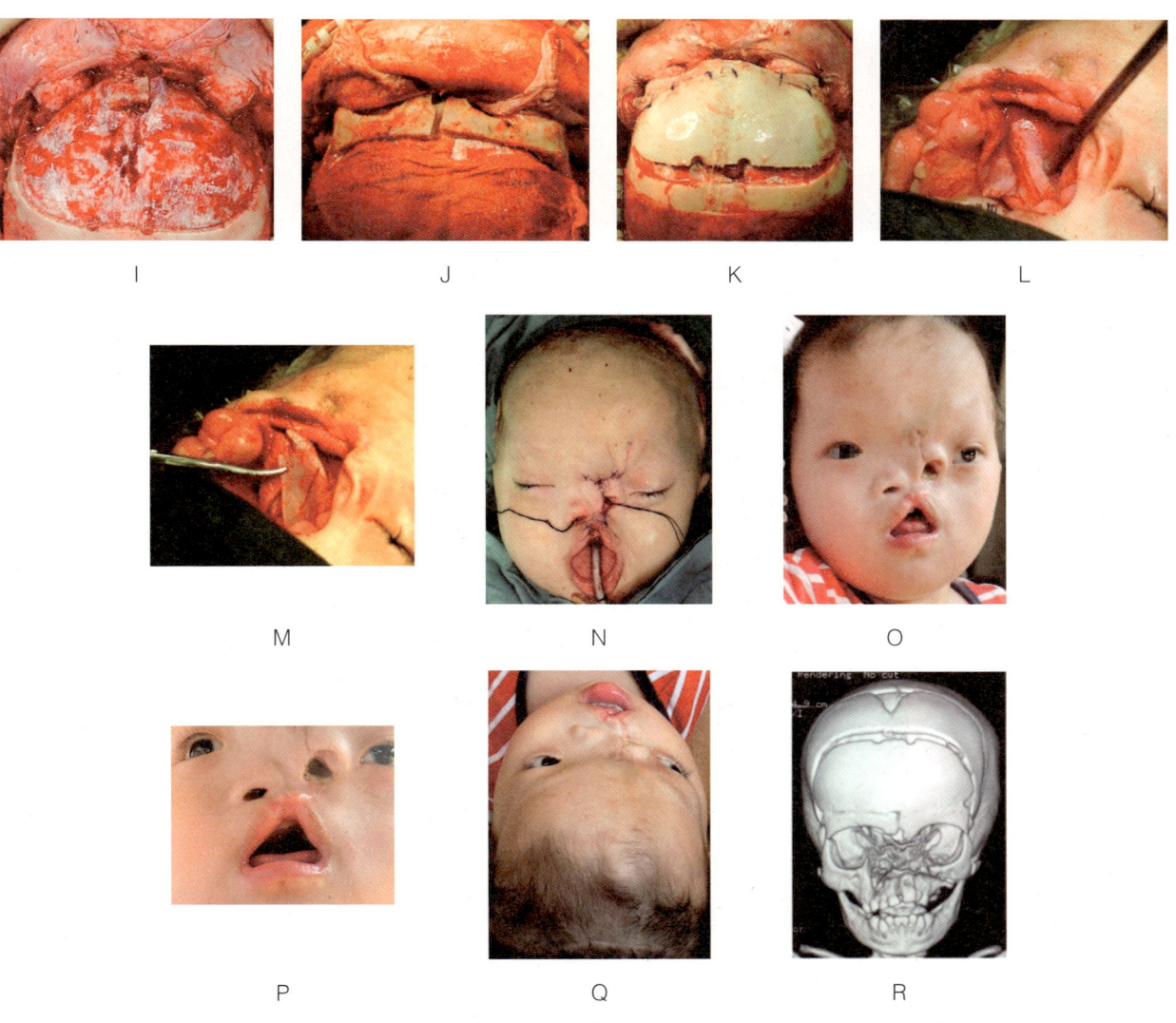

A~C. 术前照片及CT三维重建；D、E. 术前设计；F~N. 术中；O~R. 术后5个月随访。

图28-9 巨大Tessier 1-13号颅面中裂

中部截断，将眼眶和上颌牙槽段分开，在内移眼眶骨架的同时，将上颌牙槽向中央靠拢，借此一期关闭宽大的腭裂和唇裂。

手术过程基本按照术前设计进行，眼眶骨架向中央靠拢后，软组织张力减小，因而得以下降患侧鼻翼和分层缝合皮下和皮肤组织。腭部上颌牙槽段向中央靠拢后用2号可吸收线固定，口腔腭部黏膜得以松弛后可以对位缝合，关闭了口腔的腭裂。最后做双侧唇裂修补术。手术过程历时5小时，手术中输全血600 ml，手术以后在ICU待1周，输全血400 ml。手术5个月后随访，中面部裂隙、腭裂、唇裂修复后愈合良好，已经能够用调羹喂食。

三、Tessier 2号面中裂及Tessier 12号颅中裂

（一）轻度

此类畸形为软组织裂，可表现为鼻翼外侧的裂隙或缺损。一般应用整形外科的基本原则，如Z字

改形、邻近转移皮瓣等即可予以修复。

（二）中度

软组织裂表现为鼻翼外侧、鼻小柱的塌陷和部分缺损。可用邻近皮瓣、鼻前庭双叶皮瓣、鼻唇沟皮瓣、耳郭复合游离皮瓣等择善而用之以修复鼻翼的缺损。也可用Wilson法（1972）修复（图28-10）鼻小柱可行植骨以改善外形。

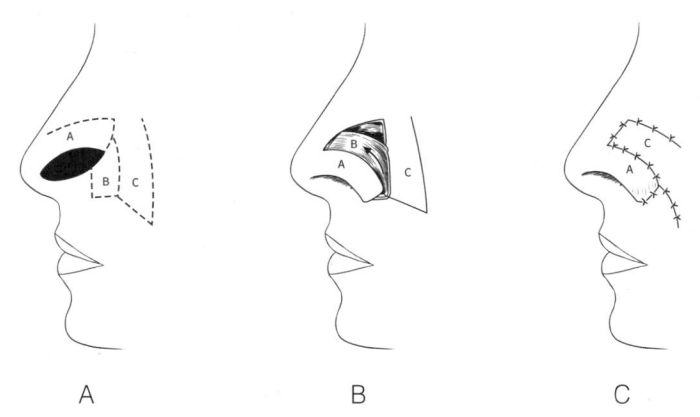

A. 在裂隙处设计双叶邻近皮瓣；B. 术中切开，皮瓣移位；C. 术后缝合。

图28-10　Tessier 2号裂做 Wilson手术示意图

（三）重度

如仅有颅颌面骨隐裂可不予处理，或做局部骨质充填。重度Tessier 2号裂向上延伸可合并Tessier 12号裂，此种情况可行植骨修补骨缺损，但应注意勿损伤视神经和硬膜。多数Tessier 2号裂表现为半鼻缺失或管状鼻等半侧无鼻畸形，治疗宜以半鼻重建为原则；以额部皮瓣用作半鼻重建效果较好，包括额部扩张后皮瓣的转移修复、带滑车上动脉的额部皮瓣修复，或颊部或鼻部的皮肤扩张后行半鼻重建术等（图28-11）。半鼻再造术较难的问题是鼻腔内衬里的重建，可以先期在皮瓣上植皮，也可用缺失鼻侧的皮肤翻起作为鼻腔衬里。当然也可用游离皮瓣和预制皮瓣等行半鼻再造。但应注意，鼻再造的目的是恢复近似正常人的鼻外形，良好的塑形常是十分重要而困难的。

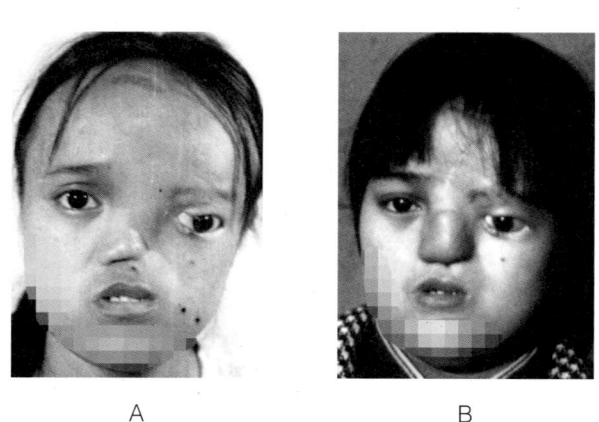

A. 术前；B. 鼻再造术后。

图28-11　Tessier 2-12号颅面中裂致半鼻畸形伴眼睑缺损患儿（张涤生供图）

第三节 面斜裂的修复方法

一、Tessier 3号面斜裂

（一）轻度

软组织裂表现为内眦或泪点的外翻、鼻翼外侧裂隙，但鼻眼裂尚未连在一起。

如仅有轻度的内眦或泪点外翻，可做V-Y推进、鼻唇沟转移瓣、上睑缘转移瓣等修复。

（二）中度

软组织裂与颅颌面骨裂同时存在。其鼻眼裂是一种较严重的面裂畸形。裂隙多从鼻翼外侧与内眦或泪点的裂隙相连，并使内眦角下移，一侧鼻部分缺失（但多存留鼻翼缘）。由于鼻翼及内眦的间距缩短，故设计Z形切口成为必要，亦可另外设计一个局部组织瓣修复。Tessier建议将四周软组织做广泛分离，直达上颌骨及颧弓部位，这样可以获得软组织充分的松解，以使缺损得以修复。如眶底存在骨缺损可进行植骨。口鼻腔的衬里组织可来自鼻底或鼻中隔黏膜。如泪道系统已被破坏，必要时可进行彻底切除。内眦韧带常有发育不全或位置过低，复位较困难，必要时可做两侧贯穿性复位固定（图28-12、图28-13）。修复眼球暴露极为重要，以防止角膜溃疡而导致失明，从这点来看早期手术实属必要（图28-14）。也可分次进行手术，先期修复眦裂和鼻翼裂，如用内侧上睑带蒂皮瓣转移至内眦下部，以修复内眦裂隙，并下降鼻翼缘；二期手术时用鼻唇沟皮瓣或鼻背皮瓣修复鼻翼缺损。骨缺损者宜在患者成年以后进行骨充填，以重建美观的外形。

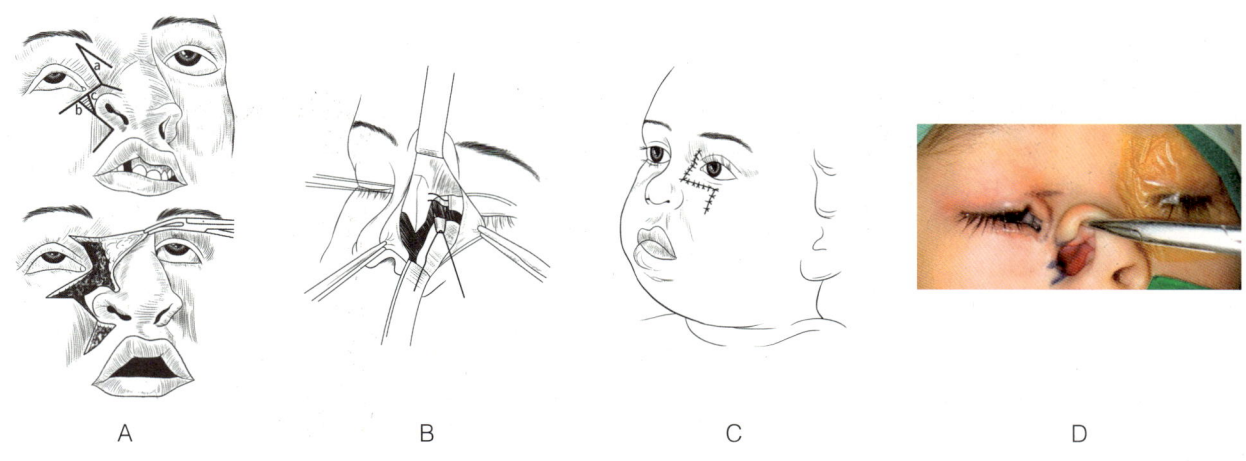

A. 切口设计；B. 内眦重新固定；C. 术后；D. 术中设计。

图28-12 Tessier 3号面斜裂修复手术示意图

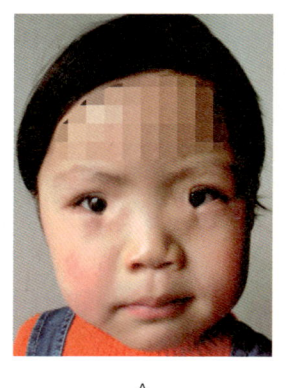 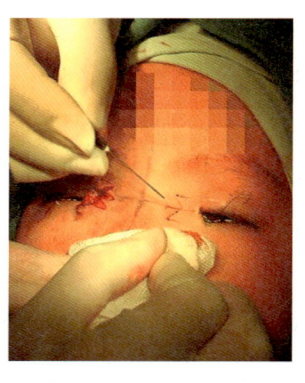 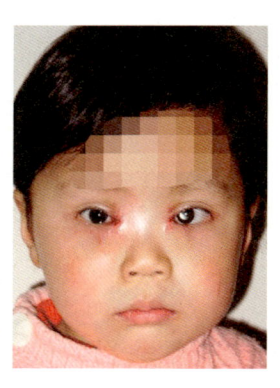

A　　　　　　　　　B　　　　　　　　　C

A. 术前双侧内眦部位畸形；B. 术中用墨氏法设计；C. 术后。

图 28-13　Tessier 3 号面斜裂

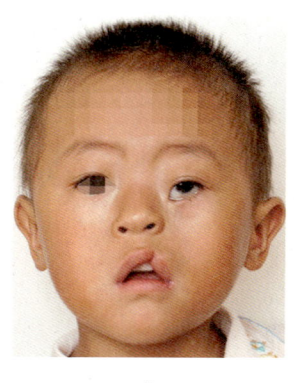 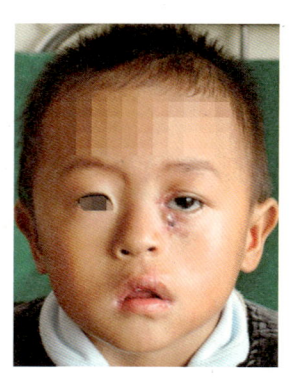

A　　　　　　　　　B

A. 术前；B. 术后。

图 28-14　Tessier 3 号面斜裂病例

（三）严重或双侧裂

裂隙的软组织修复原则与前面所述相同。但由于双侧鼻翼均有部分缺损，局部修整疗效往往不佳，故必要时可按全鼻再造的方法进行鼻部整形术（图 28-15、图 28-16）。

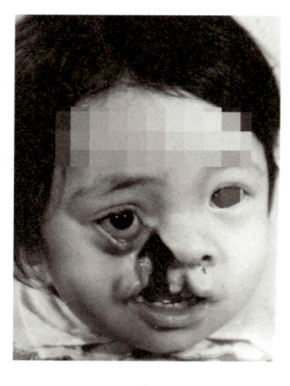 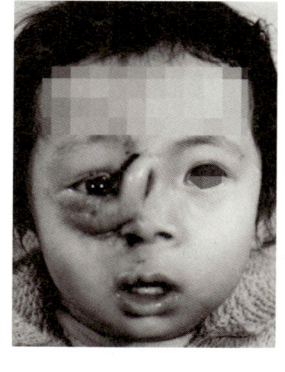 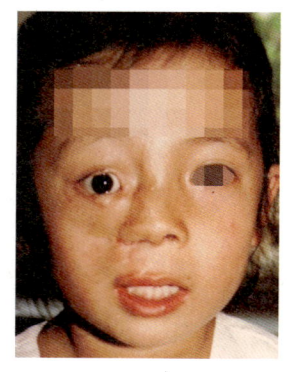

A　　　　　　　　　B　　　　　　　　　C

A. 术前；B. 修复中；C. 术后。

图 28-15　Tessier 3 号面斜裂导致鼻翼和眼角位置异常（周丽云供图）

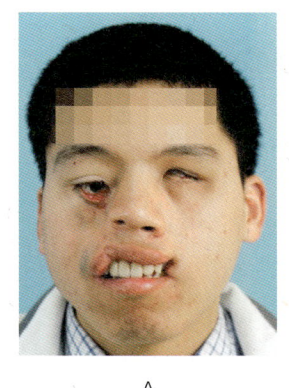
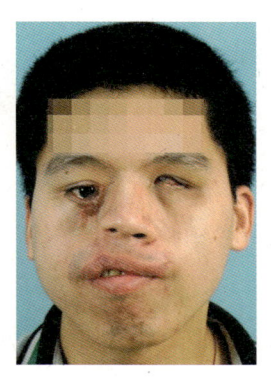

A. 术前裂隙累及眼球、下睑、鼻翼、口唇；B. 术后，部分改善的眼睑和口唇畸形。

图28-16　双侧Tessier 3号面斜裂病例

二、Tessier 4号面斜裂

Tessier 4号面斜裂的缺损位于下睑正中偏内侧，从上唇唇弓部开始，不涉及鼻子及梨状孔，口角及眼睑中1/3距离缩短，有时伴有眼球萎缩、隐性眼球或眼球缺失。多有中面部（上颌骨）的隐裂或发育不良（可合并唇腭裂），骨的裂隙经上颌骨达侧切牙和尖牙间。

（一）轻度

软组织裂的治疗原则与上述相同。修复时内眦韧带常属正常，下泪小点存在，故修复时可作为固定的铆点。唇部的缺损修复可以选用Gabka（1964）的手术设计（图28-17）。

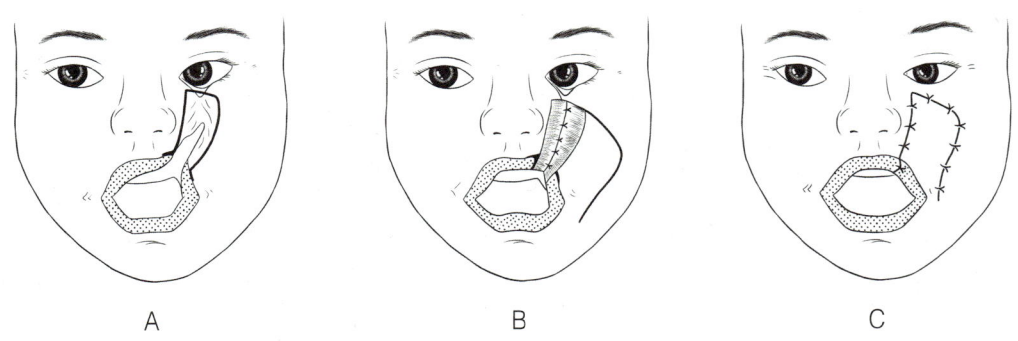

A. 口唇裂口示意图；B. 面颊部皮瓣形成口腔面黏膜瓣和皮肤瓣；C. 缝合后的效果。

图28-17　Gabka（1964）设计的面斜裂唇弓修复示意图

（二）中度

软组织裂和颅颌面骨裂合并存在。原则上应先修复颅颌面骨架结构，包括中面部植骨、眶底部植骨等。幼儿患者可先期修复软组织的裂隙和缺损如Z字改形术等，待发育后再行颅颌面骨裂隙的充填，如眶下区、眶底（图28-18）等。成人患者，可一期行裂隙修复。眼部的整形包括结膜囊成形、义眼修复等。

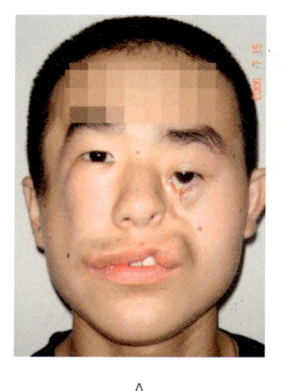 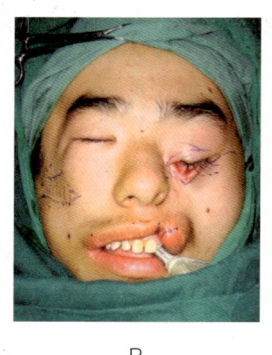 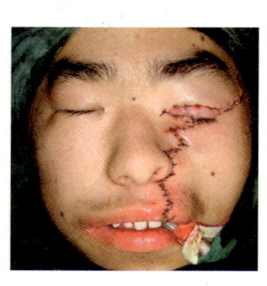

A. 术前；B. 术前设计；C. 术后缝合。

图 28-18　Tessier 4 号面斜裂患者

（三）重度或双侧裂

严重的裂隙修补应将下睑裂外侧缘的皮瓣转移修复整个下睑缘，同时下降侧鼻部，以颊唇部多个 Z 字延长裂隙部软组织，做良好的对位缝合；也可设计多个 Z 形组织瓣以加长组织的长度（图 28-19）。术中应注意避免损伤鼻泪管和泪囊，尽量多地保留原有软组织，并注意眼轮匝肌和口轮匝肌的对合修复，以恢复其正常开闭的生理功能。对有骨凹陷或存在骨裂隙者可以用自体肋骨或者髂骨进行骨移植。半年后可行二期骨裂隙的整复，如植骨、内眦成形等一些小的整形手术。双侧 Tessier 4-5 号裂的软组织有时因为裂隙过宽，修补较为困难，宜早期手术以避免面部裂隙随发育而增宽。双侧裂隙一期修复后，面部的外形仍较难趋于正常，建议做二期及更多次的整形手术（图 28-20、图 28-21）。

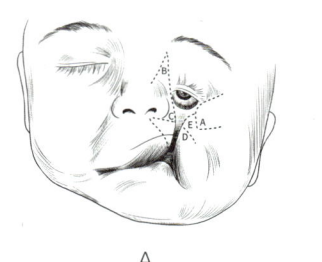 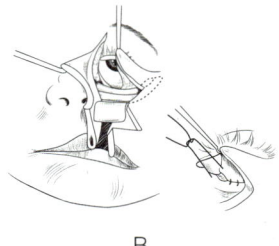 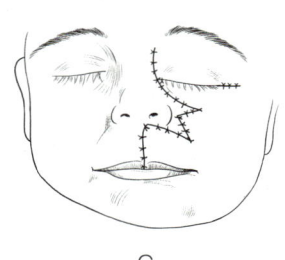

A. 手术切口设计；B. 裂隙植骨和皮瓣旋转；C. 术后。

图 28-19　Tessier 4-5 号面斜裂修复示意图

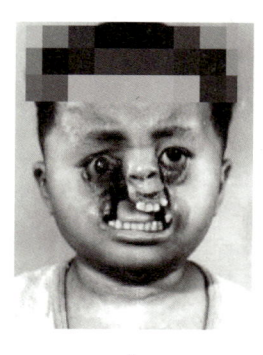 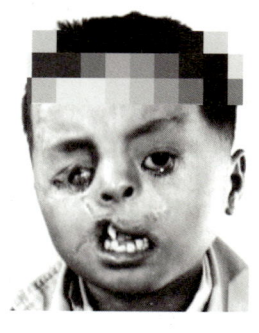　　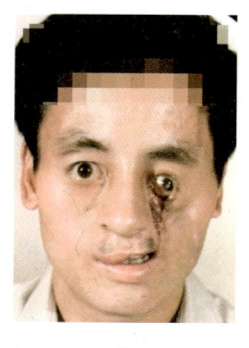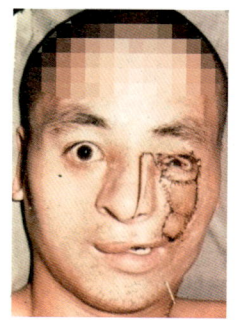

A. 术前；B. 手术后 2 个月。

图 28-20　双侧 Tessier 4-5 号面斜裂患儿（赵平萍供图）

A. 术前，裂隙累及眼睑、上颌骨、口唇；B. 术后。

图 28-21　严重 Tessier 4-5 号面斜裂患者（张涤生供图）

三、Tessier 5号面斜裂

裂隙位于睑正中偏外侧，有软组织的裂隙或发育不良。与Tessier 4号面斜裂的区别在于：骨裂隙经上颌骨直达前磨牙。治疗原则与4号面斜裂相似，以软组织和骨裂隙的分次修复为主，包括皮肤Z字改形、植骨术等（图28-22）。由于畸形更接近面颊中部，一期手术后仍可存在局部凹陷，可进行皮肤下的软组织充填，包括颞筋膜蒂瓣、真皮脂肪游离移植、大网膜带血管游离移植，甚至脂肪颗粒注射等。

自体脂肪经过沉淀或过滤后的脂肪颗粒进行自身注射，临床效果良好。通常每次每个部位注射经过处理的自体脂肪颗粒10～30 ml，可以得到局部良好的外形。但是，自体脂肪注射后有50%～70%的吸收率，半年左右基本不再吸收，故每半年需要再次注射自体脂肪。笔者的经验，最先3次注射的自体脂肪均有程度不等的吸收，3次以后的自体脂肪注射吸收率会有明显的减少，临床效果也会有明显好转。

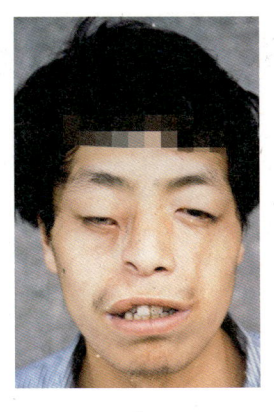 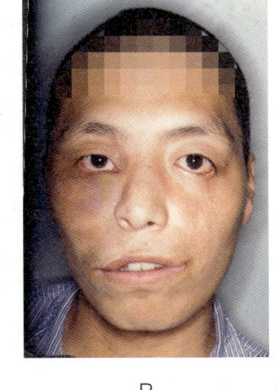

A　　　　　　　　　B

A. 术前左侧为Tessier 5号面斜裂伴右侧3号面斜裂；
B. 术后。

图28-22　Tessier 5号面斜裂患者（张涤生供图）

四、Tessier 4-6号面斜裂

此型面斜裂已累及侧面的面颊部，其发生比较少见，有时双侧畸形和Tessier 7、8号裂同时发生，形成典型的Treacher Collins综合征，临床表现为倒八字眼、鸟嘴、鹰鼻畸形。

Tessier 4-6号复合面斜裂，可以表现为面颊部的凹陷，有些累及上颌骨和颧骨。如果裂隙出现于颅颌面骨骼，修复用的充填材料当以自体髂骨和颅骨外板为首选，因其吸收较少；其次为自体肋骨移植。近来人工骨替代材料也是一个发展方向。目前生物相容性较好的人工合成材料有羟基磷灰石（hydroxyapatite，HA）、磷酸三钙、骨形成蛋白复合物等。

双侧严重的Tessier 4-6号复合面斜裂，可以表现为面具脸畸形，其原因可能是两侧上颌骨侧面有裂隙状沟形成，但尚未影响上颌骨生发中心，以致上颌和牙槽部不受下颌制约地向前发育。

面具脸的临床表现为：两侧面颊部很深的凹陷，整个中面部、上颌、前牙槽过度前伸，上、下牙

列呈极度深的覆盖，腭部可见两侧磨牙中间有明显的裂隙，下颌骨所在的下面部相对过度后缩，失去了面部的协调性（图28-23A～D）。

手术治疗分两期进行。一期先行下颌骨角部斜形截骨，选用牵引成骨技术前移下颌骨。半年后二期取出牵引装置，同时选用Le Fort Ⅲ型截骨术后退上颌骨。事实上，后退上颌骨的难度远大于前移上颌骨，即使手术中按照术前设计去除足够多的骨组织，但软组织的嵌顿和阻滞，使得松动的骨段较难就位（图28-23E～G）。术后外形改善十分明显，腭部的磨牙间隙消失（图28-23H～O），上、下牙列的咬合关系已接近正常（图28-23P～S）。

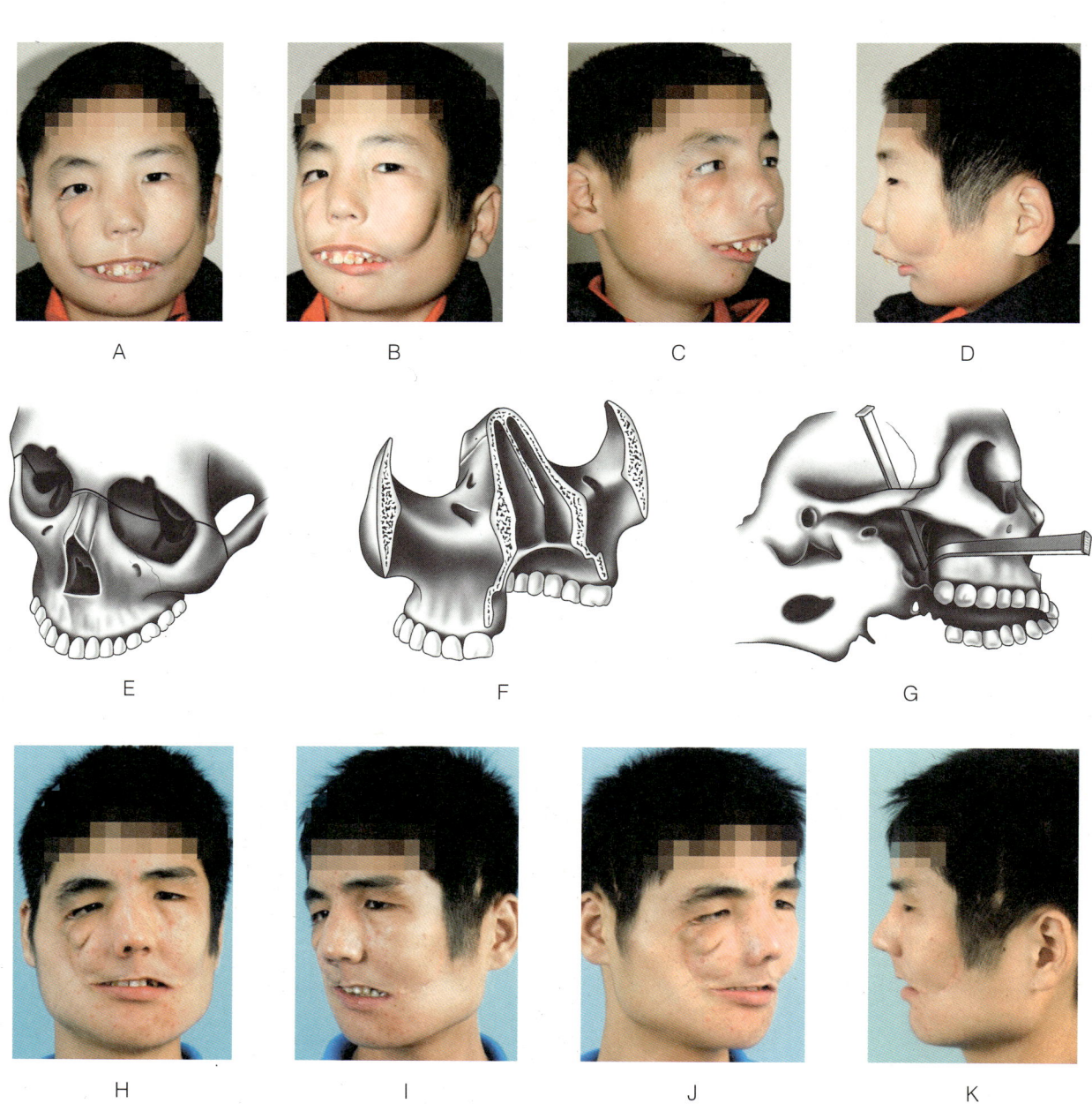

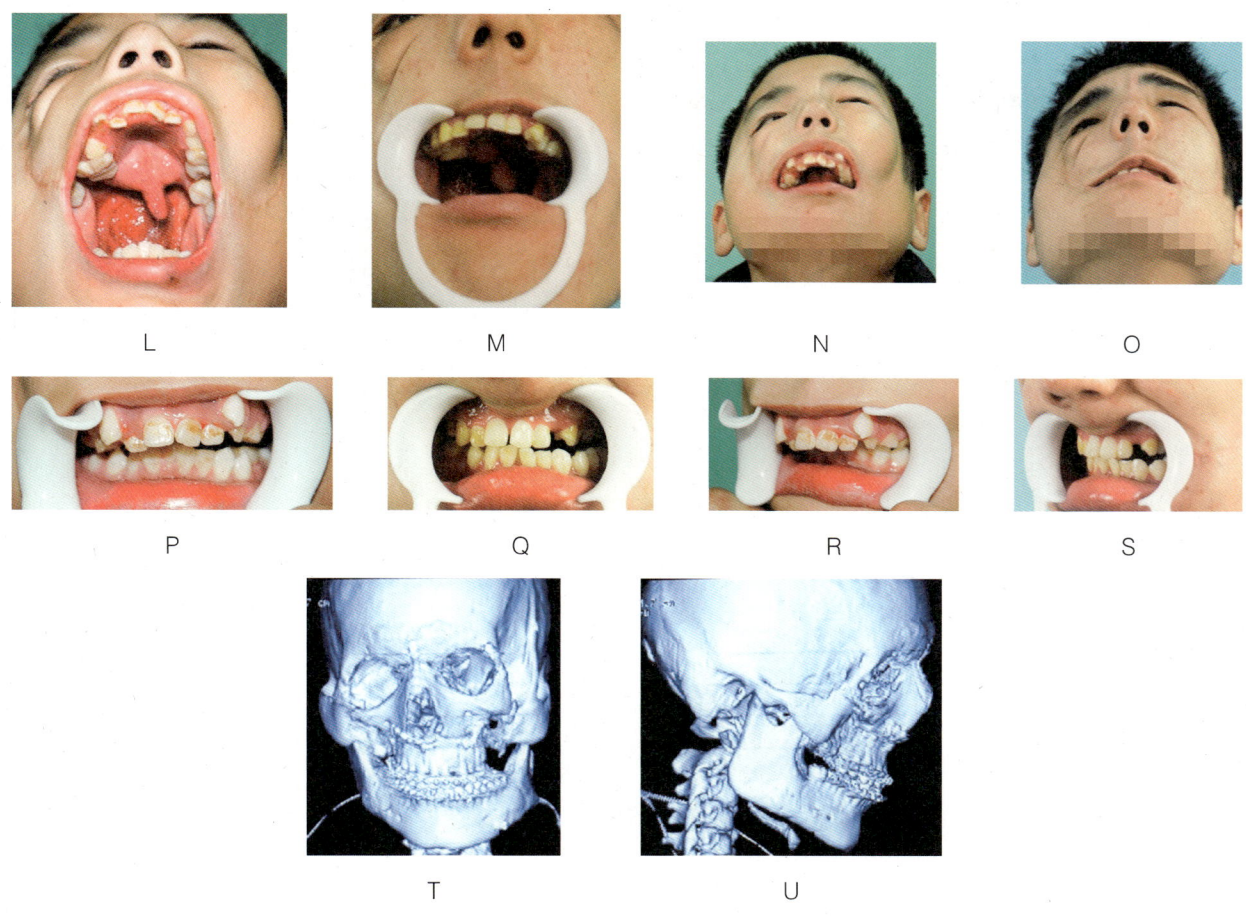

A～D. 术前正侧位；E～G. 术前设计；H～K. 术后正侧位；L～O. 手术前后抬头位；P～S. 手术前后上、下牙列咬合正侧位；T、U. 术后正侧位 CT 三维重建。

图 28-23　Tessier 4-6 号复合面斜裂所致面具脸畸形

第四节　面横裂的修复方法

Tessier 7 号面横裂如仅表现为软组织畸形则修复手术较为简单，口轮匝肌应准确对合、分层缝合以恢复口角形态。如单侧裂隙，可用量尺测定对侧正常口角宽度和部位来决定新的口角位置，进行切开和缝合；切开多采用多个 Z 形切口（图 28-24）。

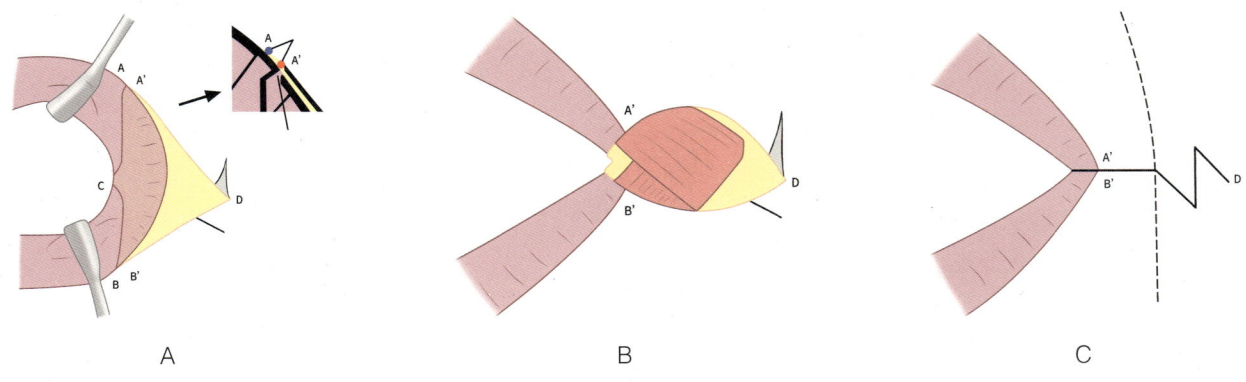

A. 口裂部分异常轮匝肌；B. 口轮匝肌复位；C. 口角皮肤切口设计。

图 28-24　面横裂的口角修复示意图

如为双侧巨口症，则可先寻找黏膜和唇红的交界点，依上法做Z形切口和交错缝合（图28-25）。亦可设计下唇瓣转移修复上唇的手术（运用Abbe-Estlander瓣，1962）来完成，这时下唇瓣的蒂部即成为口角。

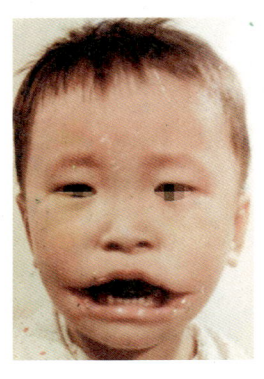 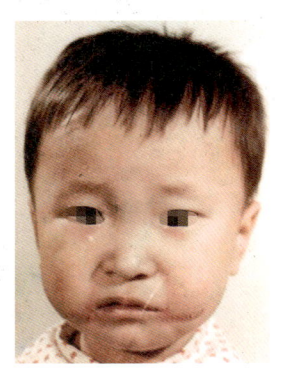

A. 术前；B. 术后。

图28-25　Tessier 7号双侧面横裂修复示意图（朱国献供图）

严重的Tessier 7号面裂表现为骨发育畸形的单侧半面短小症，常有下口角裂开、下颌支和喙突的发育不足甚至缺失、小耳畸形、上下牙咬合平面倾斜等的综合征表现。

半面短小症的大部分症状和以前描述的"第一，二鳃弓综合征"重复。目前学界已采用半面短小症来代替"第一，二鳃弓综合征"。

治疗方面，口角裂开可以在出生后的3个月修复（图28-26）。其他相关的面部畸形治疗应采用序列治疗方式，如可在学龄期进行下颌骨的牵引成骨术、10~12岁进行规范的口腔正畸治疗。青春期后较轻的面部歪斜畸形可以做一些颜面骨骼的轮廓修改手术以达到使面部对称的目的，如一侧的下颌骨去除或植骨、颏截骨移位、一侧的颧骨缩小或充填术等；如较为严重的面部歪斜畸形，应进行正颌手术，以改善颜面外形和修复牙咬合功能，如Le Fort Ⅰ型截骨术和双侧下颌支矢状截骨术（图28-27）。

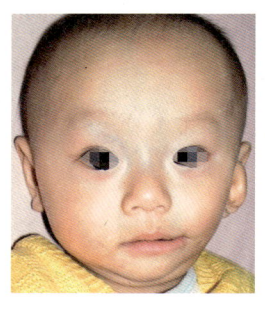 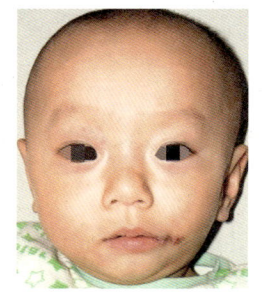

A. 术前；B. 口角裂修复术后。

图28-26　单侧Tessier 7号面横裂常伴发半面短小症

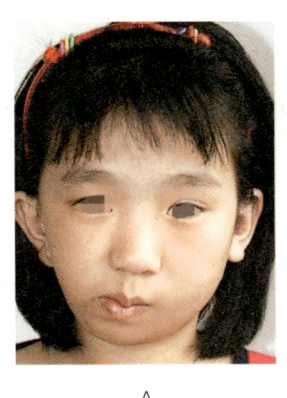 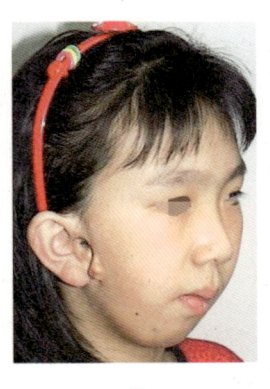 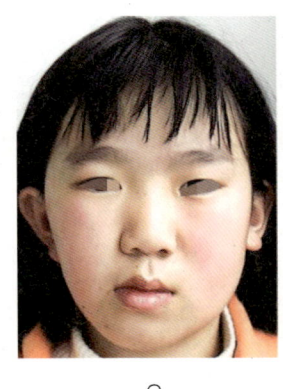 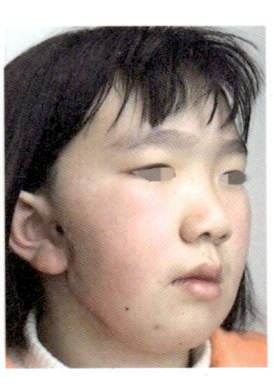

A、B. 术前；C、D. 术后。

图 28-27　半面短小症选用外置式牵引成骨治疗

第五节　眶面裂的修复方法

严格意义上讲，累及眼眶的有些面中裂和面斜裂也和眶面裂有关，但已如前述。这里所描述的眶面裂特指发生于眼眶外上部位的裂隙畸形。

一、Tessier 9 号眶面裂

此类患者较为少见，可表现为外眦或眼睑外侧睑缘、睑板等的皮肤裂开或睑板缺失或软组织蹼。软组织裂隙可以 Z 字改形修复之，注意如外眦下移应做外眦固定成形术（图 28-28）；一旦出现眶上外缘的骨裂隙，就行局部植骨术。较大的裂隙宜采用颅内外联合入路，以免损伤脑组织。

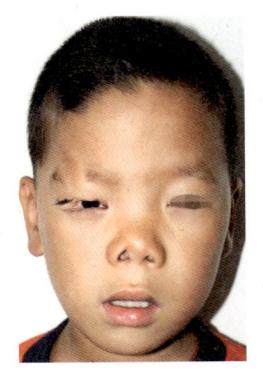 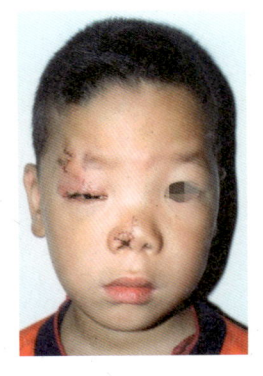

A. 术前；B. 术后。

图 28-28　Tessier 9 号眶面裂

二、Tessier 10 号眶面裂

此类患者也不常见，由于上睑皮肤及睑板结膜的缺损，球结膜、角膜等的暴露易致暴露性角膜炎

而影响视力，故应尽早手术治疗。

可选择邻近皮瓣、睑部双蒂滑行皮瓣、额部皮瓣或下睑板部分移植等方法以修复缺损（图28-29）。Tessier 10号眶面裂的骨缺损较为少见，一旦出现，多伴有严重颅眶裂的骨缺损畸形，宜以颅内外联合入路行眼眶骨架的重建（图28-30），可以选用自体颅骨外板或自体肋骨分层片修复额眶部位的凹陷畸形，但开颅手术中应避免撕裂硬膜，在深部操作过程中应避免损伤视神经。

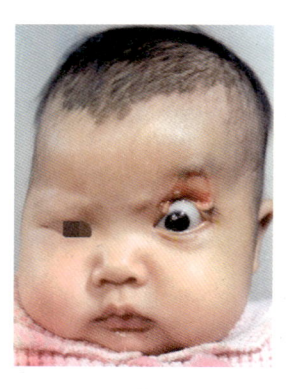
A

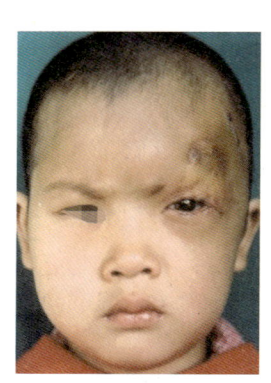
B

A. 术前；B. 术后。

图28-29　Tessier 10号眶面裂病例（冯胜之供图）

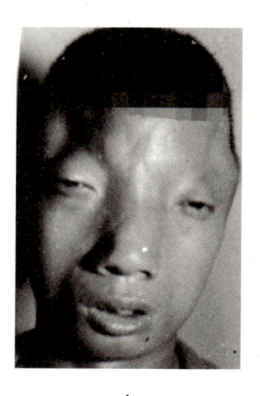
A

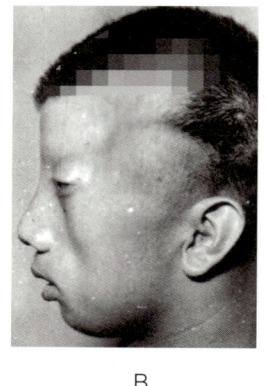
B

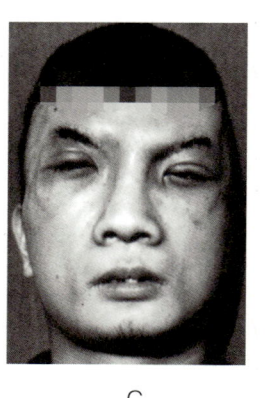
C

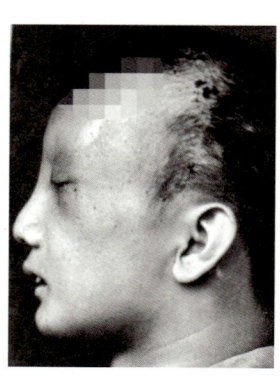
D

A、B. 术前；C、D. 手术修复后。

图28-30　Tessier 10号颅眶面裂（张涤生供图）

第六节　面裂相关综合征的治疗

一、Treacher Collins综合征的手术治疗

（一）手术年龄选择

睑缘修复可以在1岁以内进行。中面部截骨、颧骨颧弓的重建和眼眶、眼睑的再造可以在4～10

岁时进行。颌骨手术可以在6～10岁时进行，也可以在颌骨发育完成以后进行。外耳成形一般在6岁以后进行，以获得足够的软骨支架。

（二）治疗方法

对眶面部复合畸形可联合进行整复治疗，也可按部位分次进行手术整复。兹按部位叙述。

1. 下睑缘发育不良　上睑皮瓣转移修复Treacher Collins综合征下睑缺损。下睑缘的全层缺损，最好用上睑皮瓣以外眦为蒂转移修复下睑，该皮瓣既能修复全层的下睑外侧缺损，同时也将外眦角上移。若外眦再予重新固定，可同时矫正外眦下移的反蒙古眼畸形。

上睑皮瓣可沿双重睑的切口设计，皮瓣长宽比例可为1:5～1:3。皮瓣掀起时应稍厚，带部分眼轮匝肌，以充填下睑全层的组织缺损。该上睑Z形瓣的外上缘应相当于再造后的外眦角部位，或可稍高于正常外眦角水平2～3 mm，以起矫枉过正之效。

下睑中、外缘切开后可向下分离，跨过眶隔脂肪直达眶下缘骨壁和上颌骨前壁。切开骨膜，向外侧剥离至颧骨、颧弓，向上可显露眶外缘直到额颧处。如此分离后眶外侧和颧-上颌部的骨缺损均可显露在术野中。故对于轻、中度的眶颧缺损，也可经此局部入路进行植骨，即插入L形的眶外下缘骨架，然后将骨架的上端固定于眶外缘额颧缝处即可。

上眼睑蒂瓣转移的同时，应做外眦韧带固定，即在皮瓣切口内分离出外眦韧带束，将其直接固定于眶外侧、额颧缝残存的骨壁上（在眶外缘骨壁上钻孔固定），使外侧眼裂位于正常位置上。

2. 眶颧部骨缺损　一般原则是，在颧骨缺损区植入分层叠加的肋骨片。常规取冠状切口，也可选择上睑蒂瓣的局部入路。一般需准备3～4条全长度的自体肋骨（8～10 cm长）。手术时应在眶下外侧对眼眶外下部进行骨膜下剥离，必要时可部分切开骨膜，以松开眶周组织，有利于形成合适的植骨空间，但注意不要误伤眶下神经。植骨时应注意，须同时矫正外眦部向外下的倾斜。一般来说，骨膜下分离可以十分方便地显露骨缺损或骨裂隙。

Treacher Collins综合征患者手术时需要局部磨改眶缘和植骨，使眶口接近正常。

对于眶口外下角卵圆形的向下倾斜，可以选择磨掉眶上缘的外侧和部分额骨以扩大眼眶外上缘，同时在眼眶的外下角和外侧壁植自体肋骨片，使眼眶由原来向下倾斜的卵圆形，变成眶横轴水平近正方形的正常眼眶形态（图28-31）。

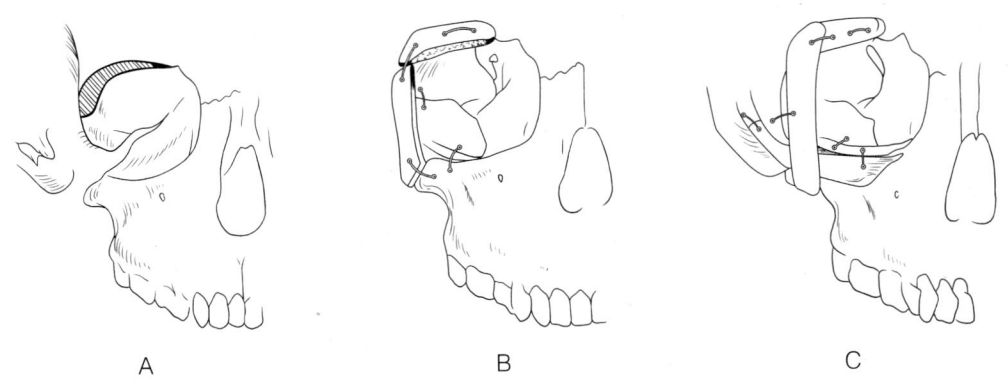

A. 眶外缘缺损；B、C. 眶上外缘植骨。

图28-31　Treacher Collins综合征的眼眶形态重建

在眶外上缘的磨改中，注意眶顶骨壁较薄，慎勿穿破而误入颅内。对于眶外下缘缺损严重的病例，该部位的植骨片可向外下延伸，同时修复颧骨、颧弓的缺损或不足。移植肋骨片可互相镶嵌，或做鸽尾状的分层镶嵌固定，固位效果较好，可同时行下颌支纵劈前移术和颏截骨前移术。另外，还应在眶底外侧充填肋骨片以抬高眶底，使眼眶的外形更趋正常。

用自体肋骨片移植，塑形较为方便，但也有其缺点，如远期骨吸收较多、取骨量大、骨源不足给二期修复带来困难等。故近来多数学者建议采用颅骨外板进行眶颧骨结构重建。可以取游离的颅骨外板，也可以取颅骨膜带颅骨外板的复合骨瓣转移修复。带颅骨膜蒂的颅骨外板一般取自颞顶部，颅骨膜蒂向下延伸，与颞浅筋膜相连。但要注意，由于Treacher Collins综合征的颞眶发育不良，有时也可伴有颞部软组织的发育不足、颞浅筋膜蒂过薄等情况。有鉴于此，一方面，在分离颞浅筋膜蒂时可带部分的颞肌，旋转90°，折叠充填于颞窝的凹陷区以达到术后颞部丰满的目的。另一方面，从颅骨板的解剖来看，其血供的80%来自硬膜，20%来自颅骨膜，而对于带颅骨膜的颅骨板，一般来说，颅骨膜也只能给予颅骨板60%的血供，因而笔者认为，与其进行复杂的颅骨膜-颅骨外板切取术，还不如做简单颅骨外板游离移植，应该同样能起到较好的效果（图28-32）。

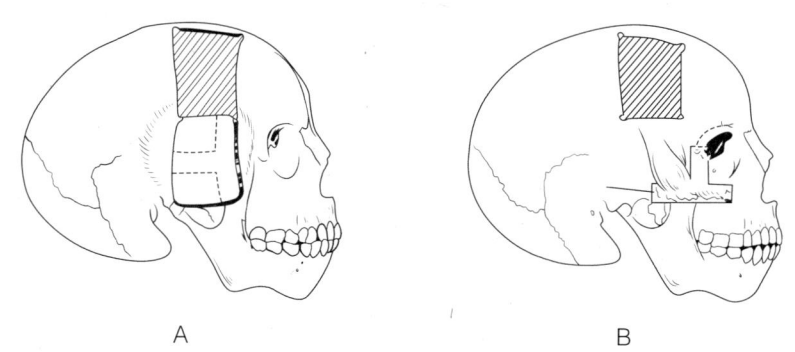

A. 术中设计颅骨外板；B. 将磨改过的带颅骨膜蒂的颅骨外板旋转90°充填颞窝凹陷区重建后。

图28-32 带颞浅筋膜的颅骨外板重建Treacher Collins综合征的颧骨颧弓

较早重建缺损的颧弓对颅颌面发育有良好的促进作用。Fuente Del Campo等（1994）的动物实验（鼠）表明，与对照组比，早期颧弓缺失的实验组，中面部更向前突出而呈狭长形，这与Treacher Collins综合征的中面部突出、上腭弓狭长相似。因而，如能在颌骨发育以前完成颧弓的重建，可能有利于整个颅颌面的协调发育。

3. 上颌骨狭长前突　上颌骨所在的中面部畸形特征是，前后向过于前突，同时因缺乏横向发育而使上颌骨和腭弓狭长，加之颧突、颧弓发育不良，使整个颅颌面更加不协调，缺乏立体感。

对于上颌骨鼻突宽且前伸而导致鼻额角平坦或鹰钩鼻畸形的患者，有两种方法可供选择。

轻度畸形可选用类似驼峰鼻矫正的手术方法，即凿去鼻正中骨块，在两侧梨状孔边缘（上颌骨鼻突）处截骨，使两侧鼻背骨块折断后向下、向后移位，这样既矫正了鹰钩鼻畸形，又可形成较理想的鼻额角。

对于颧弓缺损和上颌前突较严重的病例，可选用Tessier的上颌骨截骨法，其截骨线相当于不典型的Le Fort Ⅲ型截骨线。截骨后上颌骨整块与中面部和颅底脱开，然后以鼻根为支点向前旋转。该手术最好配合下颌支截骨或下颌骨体部截骨前移手术同时进行，以保证面部外形和咬合关系的协调。

Tessier方法有如下三个特点：向前移动上颌牙列、扩大鼻咽腔、扩大眶容积，对严重畸形患者的功能改善尤为重要。

4. 下颌短缩畸形　对轻度畸形，主要是改善颜面外形，可以做下颌体部的植骨（丰满双侧下颌部）、颏部的植骨，甚至是颏截骨前移术。

对较严重的病例，在考虑外形修复的同时，应进行生理功能的重建，手术目的是改善咬合关系、扩大咽腔以减少呼吸阻塞、改善下面部外形轮廓。术式可选用Tessier方法中的上颌体部旋转前移术（图28-33）和下颌支矢状纵劈术（sagittal split osteotomy）。当然也可选用下颌外支的T形截骨、C形截骨、L形截骨术等。截骨后可在下颌骨体部植骨以丰满之。

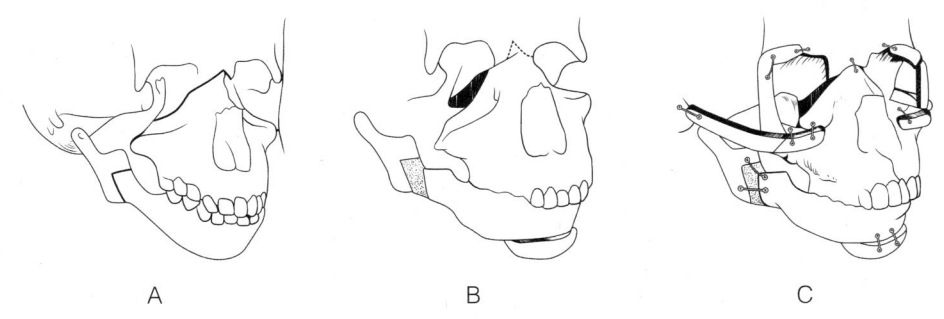

A. 术前；B. 下颌和颏前移；C. 颧骨颧弓重建。
图28-33　一期行颧骨颧弓重建和下颌前移手术治疗Treacher Collins综合征

5. 鹰鼻畸形　伴发鹰鼻畸形的患者，可以用传统的驼峰鼻整形手术进行修复（图28-34）。

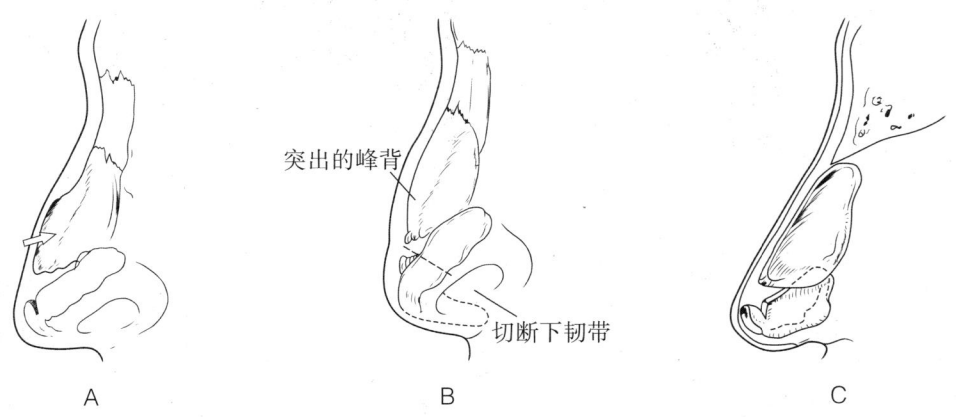

A. 术前；B. 去除突出的鼻骨和软骨形成的峰背，切断鼻软骨下韧带；C. 术后。
图28-34　Treacher Collins综合征鹰鼻畸形的修复

（三）手术治疗中的有关问题

在Treacher Collins综合征的治疗中，应注意下述问题。

1. 麻醉问题　大多数患者口鼻腔和咽腔较为狭小，不易插管，麻醉的难度较高。术后患者尚未清醒时，呼吸阻塞的发生率也较高，故术中和术后监护尤应予以重视。即使局麻下行颏充填术或植骨时，也应特别注意呼吸情况。笔者有1例局麻植骨后行外敷料绷带包扎时患者突然呼吸阻塞的案例，幸及时发现。如此种情况发生在转运患者途中，则后果不堪设想。

2. 供骨问题 Treacher Collins综合征的治疗过程中需要大量的骨移植。对不同类型的患者应合理计划取骨的数量，应估计到多数患者可能因骨吸收或颅颌面进一步发育后，还须行二期植骨术，因而自体骨移植的取骨量有限。另一面，应考虑到对供骨的外形要求，即供骨是否可良好地塑形。一般来说肋骨分层骨片较易成形，作为表面覆盖移植效果较好，但厚度不够，对大的缺损缺乏支撑作用，骨吸收较多（30%~60%）。髂骨移植则不如肋骨片容易塑形，但供骨体积大，可支撑较大的缺损区，骨吸收相对较肋骨少。目前认为较理想的供骨是颅骨外板，它有一定的弧度，可与颧弓、眶缘、眶下壁贴合，骨吸收也最少，且常在术区内，故国外采用较多。但截取颅骨外板相对有些困难，一般可在颅骨上凿下一块外板，也可开颅取下颅骨板后分层劈开。应注意的是，按笔者的经验，中国人颅板的厚度较西方人薄，用骨凿劈骨的方法甚为困难，最好能使用电锯劈开颅骨内外板。

3. 术中固定 植骨的固定，可用钢丝结扎。但有条件的话，最好使用微型钢板和小螺钉固定。

病例：患者男性，18岁，Treacher Collins综合征。术前检查：外眦明显下垂呈反蒙古眼畸形，双侧下眼睑的外中1/3睑板缺损，无睫毛。X线鼻旁窦华氏位片见双侧眶外下缘有楔状骨裂隙，颧骨颧弓发育不良。全麻下，双侧上睑双眼皮切口及下睑缘切口入路，分离至眶缘骨膜下，显露眶下缘、眶外缘、颧骨颧弓的骨缺损区，取肋骨塑形成L形的眶缘支架，固定之。用细长肋骨皮质插入颧弓骨膜下以再造颧弓。双侧上睑皮瓣形成，并转移至下睑缘切口内，分层缝合（图28-35）。

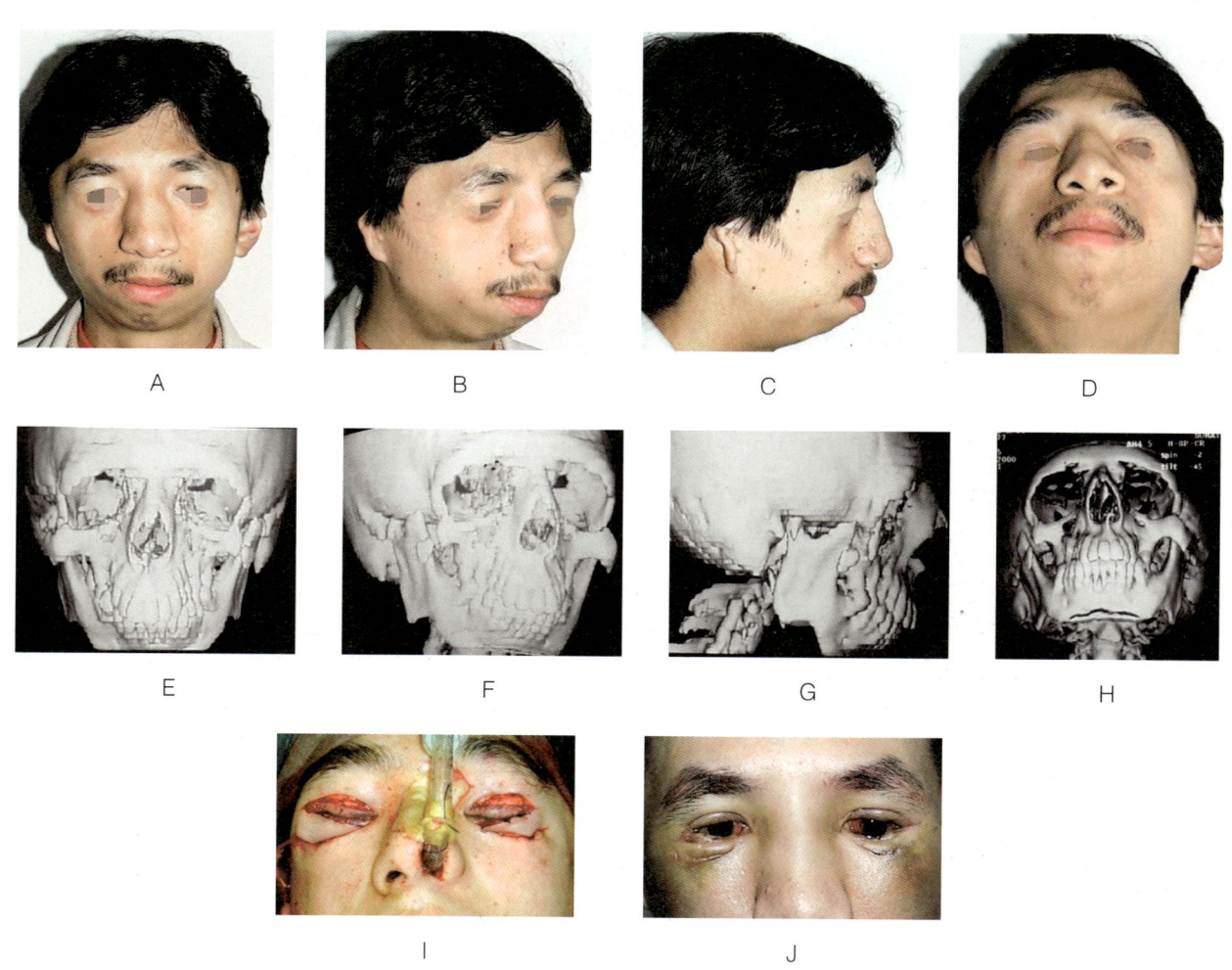

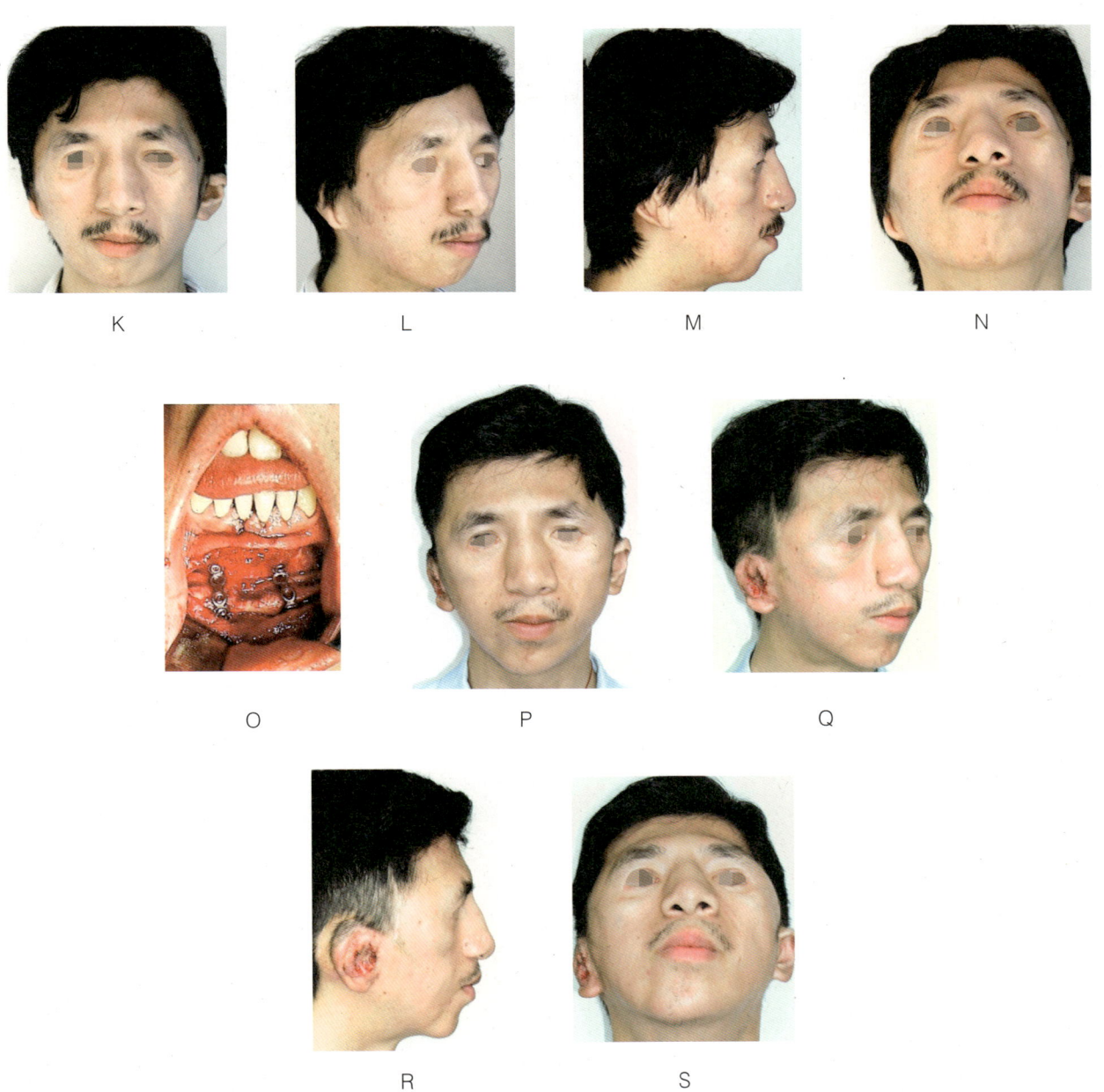

A~H. 术前照片和 CT 三维重建；I. 设计上睑皮肤瓣修复下睑；J. 下睑修复后 1 周；K~N. 一期术后 6 个月；O. 颏截骨前移固定；P~S. 多次修复手术后 12 个月随访。

图 28-35　Treacher Collins 综合征患者的分期修复

二、Binder 综合征的治疗

一般认为对于 Binder 综合征的患者应该在鼻唇部基本发育定型后尽早治疗，通常在 8 岁以后。治疗主要为了解决面型异常和涉及上颌骨的牙颌畸形，如正畸、上颌骨截骨前移手术、梨状孔周围的植骨手术、鼻基底部上颌骨前段的充填手术，以及鼻唇沟部位的软组织 Filler 注射充填技术等。

当然，中面部凹陷的矫正还涉及鼻部的突出程度，有时可以选择鼻腔和鼻整形手术，如自体软骨植入术等、鼻中隔整形术等，以改善外鼻的形态、纠正鼻中隔偏曲等畸形。

（一）治疗原则

Binder综合征主要为上颌骨和鼻腔的发育不良，除了中面部外形，还涉及咬合关系的畸形和鼻通气问题。如果早期即发生咬合关系畸形者，应在8~10岁开始牙列的正畸治疗。涉及颜面外形和鼻腔问题者，需要手术治疗，一般最好在患者成年以后进行。

（二）手术方法

1. Le Fort Ⅱ型中面部截骨前移术　对于存在上下颌关系异常的患者，而有反𬌗或轻度反𬌗者可以考虑采用中位Le Fort Ⅱ型截骨前移术。该方法和典型的Le Fort Ⅱ型截骨线相似，但是在操作过程中有一定困难。一是Le Fort Ⅱ型截骨线已经达到整个中面部，在截骨操作的上颌骨后端，容易误伤腭大动脉、颌内动脉等结构，导致较多出血而无法在明视下止血；二是梨状孔和上颌骨前端骨质较薄，在前移后不易良好固定而容易导致复发；三是由于上颌骨前端的骨发育不良，导致周围的骨膜、筋膜等软组织致密而缺乏活动性，在骨块前移时会受到来自这些软组织的约束而影响前移幅度（图28-36）。

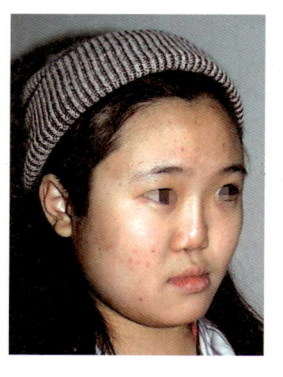
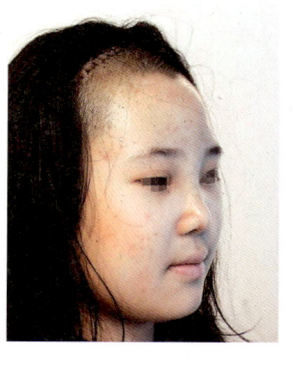

A. 术前侧面，曾行硅胶隆鼻术；B. 手术取出鼻假体，并行Le Fort Ⅱ型截骨术前移中面部，术后2周侧面。

图28-36　Binder综合征患者做Le Fort Ⅱ型截骨术

2. 梨状孔周围自体髂（肋）骨移植术　为了避免中面部截骨的手术风险，也可以选用相对安全而又能够达到中面部前移同样外形目的的术式。周丽云等（1988）选用患者自体髂骨，雕刻成山字形后游离移植于梨状孔周围，并做良好固定，手术后外形改善明显。该手术通常选用鼻尖部鸟形开放切口和口腔内前唇龈沟联合切口，将取下的髂骨雕刻成山字形的底部，移植固定于梨状孔周围；另将L形的髂骨移植于鼻背和鼻小柱，形成一个立体的结构（图28-37）。手术难点为鼻背软组织紧缺，无法很好地覆盖移植的髂骨而易致移植骨外露。解决的方法是，将眉间广泛的皮肤松动以延长鼻部皮肤的长度，一般可使鼻的长度加长1.5 cm左右；在分离鼻背骨膜时从鼻根部切开骨膜，并将鼻骨骨膜瓣下移，以增加鼻内黏膜的长度，以形成较大的移植骨受植空间。

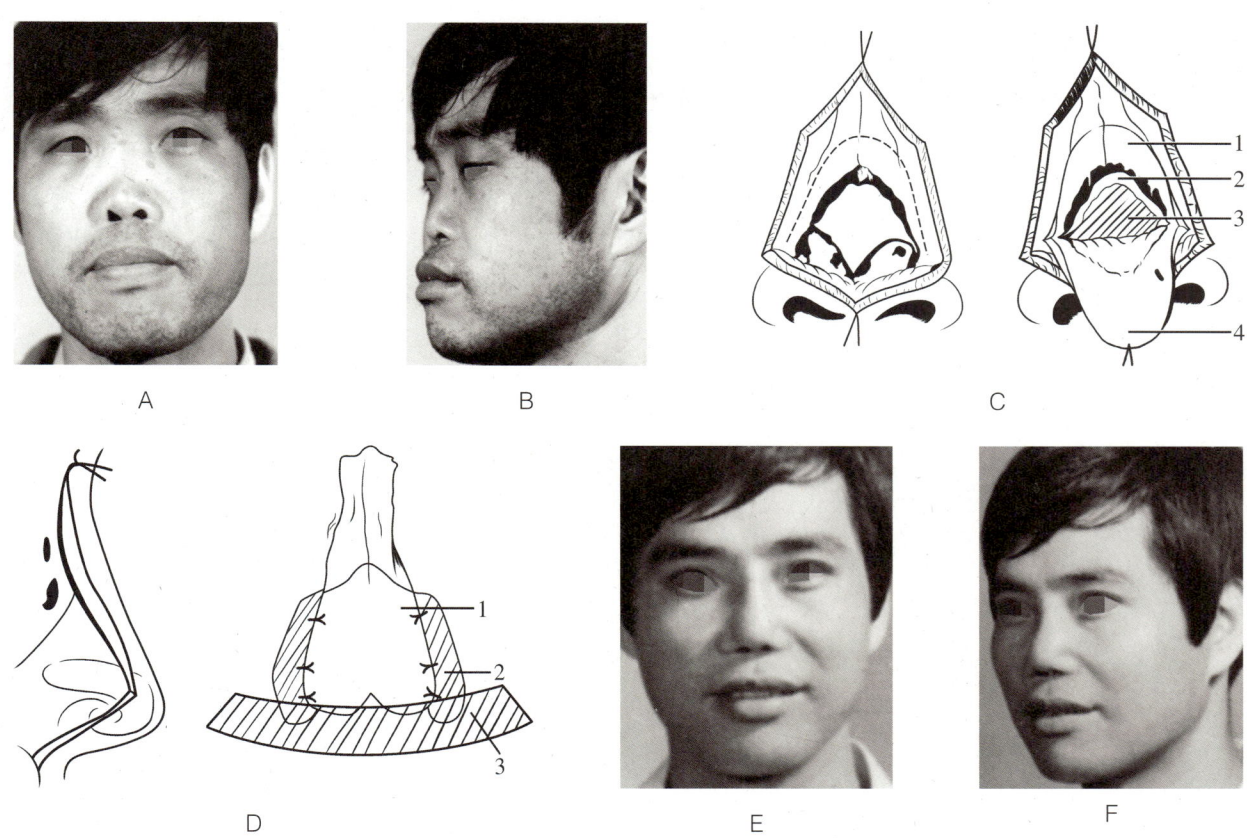

A、B. 术前中面部严重凹陷；C. 软组织松解示意图，其中 1 为鼻骨，2 为鼻中隔黏膜缘，3 为鼻孔缺损区，4 为鼻骨舌形骨膜瓣；D. 移植骨放置示意图，其中左为鼻背和鼻小柱的髂骨支架，其中 1 为梨状孔，2 为结扎钢丝，3 为移植的髂骨；E、F. 手术后 2 个月随访。

图 28-37　梨状孔周围自体髂骨移植术的患者（周丽云供图）

3.局部充填　对于轻度的上颌骨发育不良、Binder 综合征，只要上下牙列没有明显反𬌗，或仅存在上下牙列切刃𬌗者，无须考虑牙颌畸形。此类患者仅以面部美观为主要治疗目的，可以采用简单而有效的美容手术，或者微整形注射，即能达到目的。常用的手术如经口腔内切口进行硅胶或 MEDPOR 人工材料充填梨状孔边缘（或称鼻基底）术、自体脂肪或 Filler 鼻唇沟注射充填等。

三、Pierre Robin 序列征的治疗

Pierre Robin 序列征通常在出生或婴儿早期即有呼吸不畅和喂养困难；随着年龄增长会出现小下颌短颏畸形，并伴发阻塞性睡眠呼吸暂停综合征，其治疗主要应着眼于口腔和呼吸道功能的改善，其次才是面部的美观问题。

（一）早期治疗

出生早期或婴幼儿期的治疗以维持呼吸道通畅和改善喂养为主要目的。如果患者有打鼾、呼吸粗重、呼吸受阻、睡眠呼吸暂停等症状，首先应该吸氧，同时让患儿侧卧或俯卧（prone position），严重者须给予辅助喂养（鼻饲），50%~60% 的此类患者可以逐渐改善。有些同时伴有胃食管反流（gastroesophageal reflux，GER）病的患儿，更应引起重视，可以让患儿保持直立位置，或者在侧卧时

在患儿身边支撑起一个保持头部向上的吊索架，同时喂养时注意分多次和小口喂食，必要时也可以考虑长期鼻饲（nasopharyngeal cannulation）。

当患儿经上述治疗数个月后，如果下颌骨仍没有发育而不能容纳舌体、症状仍未改善者，可以考虑使用舌唇粘连术（tongue-to-lip adhesion operation）、下颌骨牵引术，严重者可以同时行气管切开术。

实施下颌牵引术前应先做头颅CT三维重建，并做严重程度评估、牵引方向设计、确定牵引器安放位置等术前准备。尽量选择口腔内置式的牵引器。手术安置牵引器后在牵引固定板中间截开下颌骨皮质，术后2～3天即可开始牵引，一般牵引6～8周。经过上述治疗，大多数Pierre Robin序列征患者的预后良好，下颌骨可以继续发育，下面部的形态也会有所改善。

（二）后期治疗

Pierre Robin序列征患儿长大以后，均可能存在下颌发育不良所致的颏部后缩或短小。根据严重程度不同，患者出现阻塞性睡眠呼吸暂停综合征的严重程度也不尽相同，其颜面外形与阻塞性睡眠呼吸暂停综合征的治疗见本书后续章节。

第七节　结　语

先天性颅颌面裂隙畸形的修复，是具有挑战性的工作。笔者采用面中裂、面斜裂、面横裂、眶面裂的分类，简化了Tessier的颜面裂分类法，有助于手术前的设计和选用合适的治疗方式。事实上，严重的颅颌面裂隙畸形多发生于面中裂，而临床颅颌面部裂隙畸形多为面斜裂和面横裂。如果术者完美的手术效果可以为广大患儿提供帮助，是幸焉。

（穆雄铮）

参考文献

[1] 周轶群,计菁,穆雄铮,等. 先天性颜面裂隙畸形的诊断和分类[J]. 中华整形外科杂志,2005,21(4)：245-247.

[2] PILU G, NICOLAIDES K, XIMENES R, et al. Fetal Doppler[J]//Anon. Diploma in Fetal Medicine & ISUOG Educational Series: The 18-23 Weeks Scan. ISUOG, 2007.

[3] LI S L, CHEN C Y, LIU J L, et al. Ultrasonographic evaluation of fetal facial anatomy (Ⅰ): ultrasonographic features of normal fetal face in vitro study[J]. Chin Med J, 2004, 117(3): 361-365.

[4] SHIMA Y, OGAWA K, KUWABARA Y, et al. Newborn with transverse facial cleft associated with polyhydramnios[J]. J Perinatol, 2002, 22(1): 91-92.

[5] 归来,王吉昌,张智勇,等. 下颌骨外板修复面斜裂鼻眶骨畸形[J]. 中华整形外科杂志,2005,21(2)：85-87.

第二十九章

颅颌面不对称畸形的诊治

对称是美的象征之一。颅颌面部不对称畸形虽然形成原因不尽相同，但其共同特征为颅部或面部的左右不协调、上下不对称、前后不一致，给人以歪斜、扭曲、不平衡的直观印象。它可以单独发生，也可以在颅部或面部同时发生。头颅不对称畸形包括头颅歪斜畸形（cranioscoliosis）、半面短小症（hemifacial microsomia，HFM）、斜头畸形、某些单侧面裂畸形等。本节主要讨论头颅歪斜畸形和颅颌面短小畸形（craniofacial microsomia）。

第一节 头颅歪斜畸形的诊治

头颅歪斜畸形是指由于头颅骨骼的中线发生偏斜或弯曲而产生的颅骨、颅底及面部骨骼在三维空间上的原对称性的结构偏离中线，进而使颅颌面结构在左右、上下、前后诸方向上呈现不对称或不协调。头颅歪斜畸形尤指颅部在俯视（或顶视）下颅颌面中线结构弯曲或不对称的畸形，这是因为"cranioscoliosis"一词源于加拿大医师Munro和Fitz对头颅CT平扫结果的描述。近来也有人用颅颌面颈歪斜（craniofacial-cervical scoliosis）一词来描述冠状平面上的不对称畸形。

一、病因学

由于至今未在头颅歪斜畸形患者中发现早闭的颅缝和眶上缘抬高等颅狭症的征象，因而此类畸形不能归入颅狭症。有学者认为，此类畸形可能是出生时产道挤压而产生的继发畸形，也可能是存在一种内在的发育不平衡。

二、症状和诊断

症状主要以头颅外形的偏斜和扭曲为主,一侧额颞部塌陷,同侧的顶枕部突出,外形与斜头畸形相似。与斜头畸形的区别在于:头颅歪斜畸形的患侧下颌部偏平,颏部向患侧偏斜,同时患侧眼眶向后移位,患侧耳朵也向后移位。与半面短小症的区别在于:①半面短小症由于单侧的发育不足,无法确立颅颌面中线;而头颅歪斜畸形,存在对称性的颅颌面结构,只是受累侧的颅颌面结构随着颞下颌关节窝的后移而出现下颌外形的旋转。②从畸形出现的平面看,半面短小症表现为受累侧骨发育不良而产生的中面部高度减小,而头颅歪斜畸形表现为单侧颅颌面结构的后缩。

X线片上很少见到早闭的颅缝和眶上缘小丑状抬起的特征性影像。CT水平断层扫描的结果是俯视下的头颅图像(图29-1),为中线偏斜的扭曲状头颅。头颅CT三维重建能直观地表现头颅中线偏斜和不对称的情况,颞部的凹陷尤为明显。

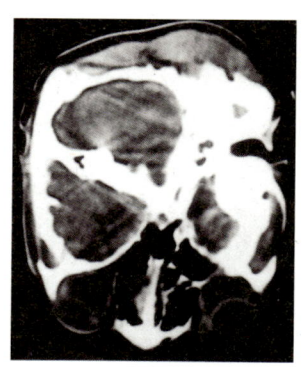

图29-1 CT水平断层扫描的图像

三、手术治疗

轻度的头颅歪斜畸形不一定需要进行手术治疗。可约请有关专科的医师,如颅颌面外科医师、神经外科医师、儿科医师、人类学家、心理学家等,与患儿家属一起研究是否需要手术,以及其他关于手术的问题。保守治疗包括改变睡姿、佩戴颅帽、安装外牵引器等。

一旦确定手术,建议就在1~2岁时进行。此类矫治手术目前开展并不很多,兹介绍Munro和Fearon(1993)颅侧部扩张术的截骨法。

颅侧部扩张术的目的主要是进行顶颞部和眶上缘的楔形截骨,不但要前移额眶部,而且需延长颅中侧的长度。采取冠状切口入路,骨膜下剥离顶部、颞部、眶的四壁及额颅部。先做眶上额骨带的截骨,取下截骨块并使之前移,固定于眶上新的位置。注意,截取的眶上额骨带应较宽大,其后方应至眶顶和眶外壁近眶上缘处,若过于狭小,易致折断。前移眶上额骨带后,一般可在眶底或眶后部做多片状植骨,以防止眶上额骨带前移后可能发生的眼球内陷。随后做顶颞部的颅板扩张。顶颞部截开整块颅骨块,设计含2~3个小舌的楔形骨瓣,其前部固定于已前移的眶上额骨带上,其后部多个小舌固定于顶颞部颅瓣的小舌上,使颅瓣有一定程度的伸展,其伸展的方向为向前、向外。同时于额顶正中部以前囟为中心截开颅骨瓣，必要时可做青枝骨折，以适应顶颞部的向外、向前伸展。应以尽量与健侧对称为骨瓣伸展的标准（图29-2）。

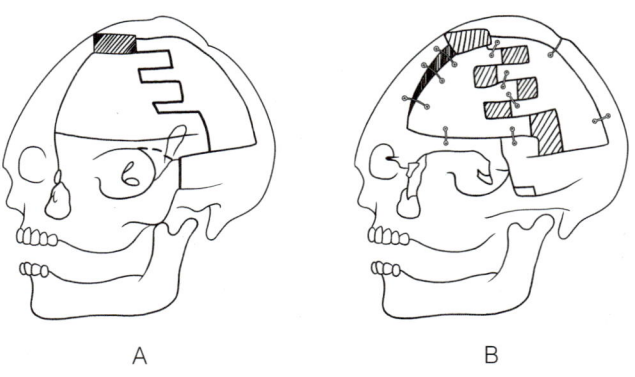

A. 手术目的是进行顶颞部和眶上缘的楔形截骨；B. 顶颞部截开整块颅骨块，设计含2~3个小舌的楔形骨瓣，调整位置，完成扩张。

图29-2　颅侧部扩张术示意图

第二节　颅颌面短小畸形的诊治

颅颌面短小畸形是对一组颅颌面发育不足或过小畸形的广义的统称。作为一类先天性畸形，以前曾有许多描述此类畸形的专有名词，如"第一，二鳃弓综合征"、耳-下颌发育不良、口-下颌-耳综合征，以及近来较常应用的半面短小症（HFM）。从颅颌面外科的角度看，临床上，多数一侧面部的发育不足，或多或少伴有一些颅颞部的畸形，只是面部的畸形较为明显，而颅颞部的畸形常被头发掩盖，不为人注意之故。因而笔者同意McCarthy等的命名，即对此类疾病，统称为颅颌面短小畸形，它包括单侧和较少见的双侧畸形。本节主要介绍与颅颌面不对称有关的单侧颅颌面短小畸形。

一、病因

此类畸形发病原因不明。有作者认为可能与胎儿在子宫内的发育受阻有关，主要涉及第一和第二鳃弓的发育，发生时间为胎龄1~7个月。引起颅颌面短小畸形的原因可能是胎儿局部的血供不良、血肿和某些药物（如抗癫痫药、安眠药等），如沙利度胺（Thalidomide）等；也有可能与神经嵴细胞的异常迁移，基因突变，孕期母亲吸烟，早孕期出血，孕母有高血压、糖尿病或冠心病等有关。从临床特征来看，有些患者符合Tessier颅面裂分类中的6、7、8、9号裂隙畸形。在发病性别方面，男性较高于女性，Grabb（1965）报道的102例中，男性63例，女性39例。

近来的研究发现颅颌面短小畸形仍可能与基因突变或异常有关。文献报道可能的相关染色体有22q11.1、mosaic trisomy 22、1q31.1、5p、14q32等。可能的相关基因有SALL1、SALL4、TCOF1等。

二、临床症状和诊断

Pruzansky（1969）认为颅颌面短小畸形的主要症状为以耳、上颌、下颌为中心的骨骼、肌肉及其他软组织的发育不良，并可向上累及颅底、颞骨、颧骨和乳突等（图29-3），形成如多米诺骨牌效应的整个颅颌面部畸形。

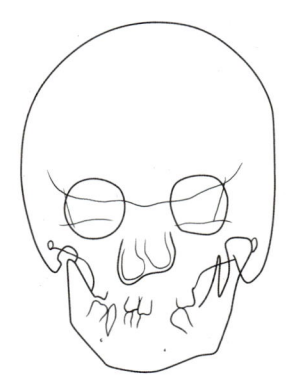

以耳、上颌、下颌为中心的骨骼发育不良，并可向上累及颅底、颞骨、颧骨和乳突等。
图29-3 颅颌面短小畸形

（一）骨骼畸形

以下颌支的发育不良和短小最为常见，严重者可有下颌支的缺损和颞下颌关节髁状突的缺损。下颌颏部偏向患侧，相对来说下颌体部较为正常。按下颌支缺损的多少，Pruzansky将下颌畸形分为三度：轻度为下颌支少量变短，中度为下颌支和髁突短小而扁平或有喙突的缺失，重度为下颌支很小甚至缺失。

患侧上颌骨发育不良而显短小，垂直高度变短，磨牙萌出延迟。由于上颌骨和下颌骨在患侧均显短小，使𬌗平面向患侧抬高，同时上颌窦及患侧梨状孔抬高，但眼眶水平并未改变。

严重的病例可累及患侧的颞骨乳突、颧骨颧弓，表现为乳突气房减少，茎突缺失，颧突消失而显扁平，患侧外眦部塌陷或眶变小。眼眶的改变主要是纵轴变短，如额骨同时发育不足，则可出现小眼眶畸形。有报道（Grabb），颅颌面短小畸形可同时伴发脊柱畸形。

（二）肌肉畸形

颅颌面发育不良的一侧，肌肉发育较差，包括表情肌和咀嚼肌，但与半面萎缩畸形（Romberg综合征）比较，前者肌肉的萎缩并不很明显，有时仅为局部的凹陷。

（三）外耳畸形

许多先天性小耳畸形实际上是颅颌面短小畸形的各种不同程度的表现，常与下颌发育不良的程度同步。轻度表现为贝壳状耳、卷曲耳等，耳郭稍变小。中度表现为半耳畸形或残耳畸形（残留耳垂及部分软骨）。重度表现为无耳畸形。中、重度多无外耳道，听骨链不发育，仅有骨导听力。

（四）其他软组织畸形

多数中、重度的颅颌面短小畸形伴有部分或全部面神经发育不良，可为颊支或下颌缘支发育不良，也可累及眼支或额支。一般很少出现皮肤的异常，有时伴有面横裂者可有口角裂或口角皮赘等。

（五）颅颌面短小畸形的临床分类

1. Pruzansky 分类法
(1) Ⅰ型：下颌支和髁突保留了正常的外形特点，但体积减小。
(2) Ⅱ型：下颌支、髁突和下颌切迹的结构和大小有明显畸形。
(3) Ⅲ型：下颌骨严重畸形或下颌支完全未发育。

2. Kaban 分类法　根据颞下颌关节（temporal mandibular joint，TMJ）的结构和功能，将Pruzansky分类法中的Ⅱ型下颌骨分为两个亚类：Ⅱ$_A$表示与正常侧相比，有可接受的关节窝解剖形态和位置；Ⅱ$_B$表示TMJ错位。

3. SAT 分类法　这是澳大利亚 David J. David 提出的一种结合临床症状和治疗设计的分类方法。其特点是依据面部骨骼畸形、耳畸形、软组织畸形等复合情况作出综合诊断和分类。它是临床上手术设计常用分类法，为基础诊断标准。

4. OMENS 分类法　按照五个解剖部位的临床表现进行评分，根据畸形严重程度打0~3分。O代表眼眶不对称畸形，M代表下颌骨发育不全，E代表耳畸形，N代表神经功能障碍，S代表软组织缺损。评分以传统的X线后前位、侧位、颏下位和全景片，以及临床检查和照片为基础。

5. OMENS（＋）分类法　由于颅颌面短小畸形常累及颅颌面以外的部位，Horgan 等在1995年提出用OMENS（＋）表示出现颅颌面以外的相关畸形的颅颌面短小畸形。

三、治疗原则

手术矫治的着眼点是如何使颅颌面骨结构协调和平衡。如果骨的结构达到了协调和平衡，一些软组织的畸形（如单侧肌肉发育不良而不丰满、外耳畸形等），应用整复外科原则进行治疗就变得较为容易。

（一）术前的评估和制订手术计划

目前较为有效而实用的骨结构评估方法是通过X线头颅定位测量研究颅颌面骨结构的点、线段、颅颌面角的量及相互关系（图29-4）。这种定量的分析可以发现骨结构异常的位置，如颅骨、上颌骨或下颌骨、面部中线的歪斜方向和程度（图29-5）、咬合关系的变化等。手术医师可以通过上述分析，决定手术方案：是进行单纯植骨手术，还是同时进行截骨和植骨手术；是做上颌骨或下颌骨的截骨手术，还是同时进行上、下颌骨的联合截骨手术等。手术方案确定后，可进行手术的模拟，如石膏模拟手术、电脑模拟手术等。

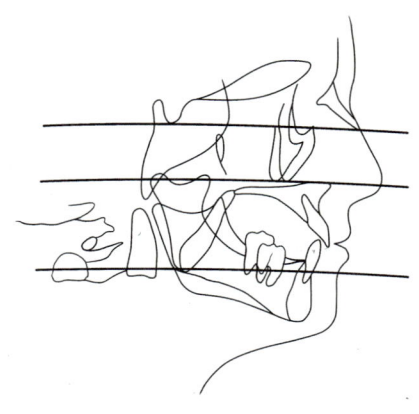

图29-4 术前X线头颅定位测量研究颅颌面骨结构的点、线段、颅颌面角的量及相互关系

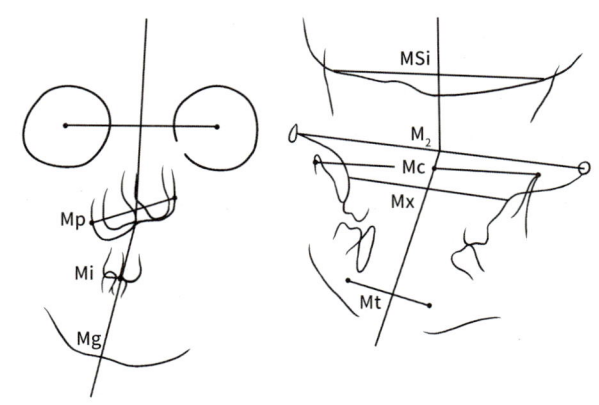

图29-5 基于术前X线研究面部中线的歪斜方向和程度

（二）计算机辅助设计

可以应用计算机辅助设计软件进行面部手术的平面设计，包括头颅正面、头颅侧面的数据化测量、左右镜影对比和重叠、骨段叠加等。

四、颅颌面植骨手术

对一些较轻度的颅颌面不对称畸形，可单纯做骨的植骨充填，如一侧的下颌骨体部、上颌的颧突区或梨状孔侧、颧弓和颞窝等。切口可视部位而定，如下颌体植骨可取口内下唇龈沟切口，上颌骨植骨可取口内上唇龈沟切口，颧弓植骨可取耳屏前切口，颞窝植骨可取颞部T形切口或冠状切口。供骨大多取肋骨，可分层叠加、捆扎后固定于骨缺损区。植骨片一般置于骨膜下，在一些骨膜较紧的部位如下颌骨体部、颧弓区等可不做骨固定。

五、上、下颌骨的正颌手术

严重的面部不对称，多伴有面部中线的歪斜和𬌗平面的极度倾斜。手术矫治除了考虑其面部外形的协调、平衡、中线复归外，更应考虑其𬌗平面的水平和咬合关系的协调。为达到上述目的，上、下颌骨同时截骨是必需的。上颌骨的Le Fort Ⅰ型截骨和下颌骨的双侧下颌支矢状截骨，可使中面部、下面部整体做左右（水平位）、上下（垂直位）、前后（矢状位）三维方向上的各种移动，以达到面部外形和咬合功能的协调（图29-6）。在面部整体各个方向的旋转过程中，截骨后的间隙可嵌入自体植骨块，并固定之。有时，还可进行颏成形术、上下颌骨表面覆盖植骨等手术。

在伴有一侧下颌支、颞下颌关节缺损的严重病例，可在截骨的同时再造下颌支和颞下颌关节（图29-7）。

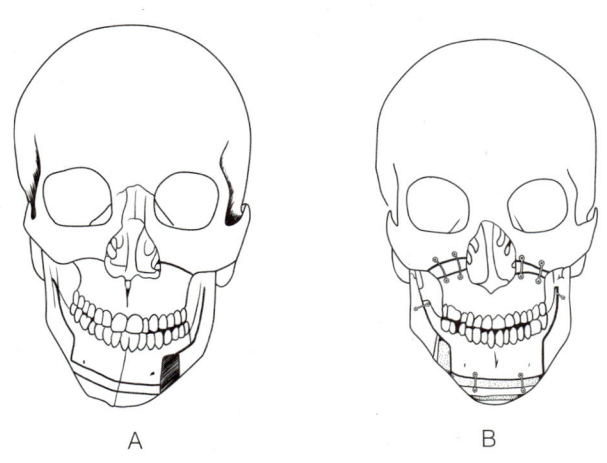

A. 术前;B. 术后。

图 29-6　上下颌骨联合截骨术示意图:上颌骨的 Le Fort Ⅰ型截骨和下颌骨的双侧下颌支矢状截骨,可使中面部、下面部整体做三维方向上的各种移动

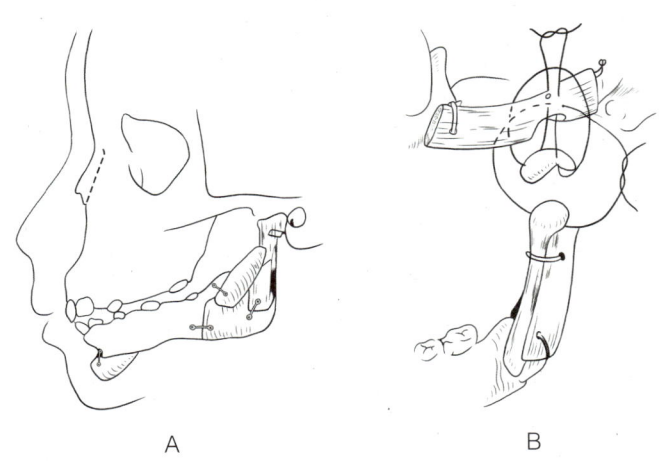

A. Ⅲ类畸形的下颌支和颞下颌关节重建;B. 修复术后颞下颌关节复位。

图 29-7　单侧下面部的整复:下颌支和颞下颌关节的重建

六、软组织重建手术

软组织的整复手术主要目的是改善面部外形。根据病情的需要,常用的手术方法有口裂修复术、局部的软组织充填术(真皮、脂肪、肌肉)、游离组织瓣移植充填术、外耳成形术等。对一些轻度的病例,也可用人工复合材料进行局部充填。Santamaria 等用腓骨肌皮瓣重建下颌骨获得了成功,认为腓骨肌皮瓣安全有效,尤其适用于不能进行牵引成骨的严重颅颌面短小畸形患者。

七、颅颌面短小畸形的牵引成骨治疗

1973年Synder首次报告了利用牵引延长骨生成技术成功地使狗的下颌骨得以延长的实验研究。1990年Karp等的实验研究报告再次证实了下颌骨能被延长的可能性。1992年McCarthy应用口外入路的牵开装置成功地矫正了4例儿童的颅颌面短小畸形获得成功，开始了这一技术延长颌骨的临床应用。此后Takato、Molina均有过类似报告，但上述报告所采用的口外入路牵引技术遗留有明显的面部瘢痕，而且易造成面神经、下牙槽神经的损伤。近年来先后由德国Medicon、Leibinger和Martin公司等研制生产了口内入路的牵开器，避免了口外法的缺点。1995年Block报道了应用口内牵引技术行上颌骨延长的实验研究，1996年、1997年Martin和Chen先后报道成功延长整个上颌骨的临床病例。Chen使用自己设计并根据患者骨骼解剖形态制作的上颌整体牵开器，结合Le Fort Ⅲ型截骨术矫正了9例面中份重度发育不足畸形的患者，并在牵引延长技术方面提出了新观念，即术中延长和术后5天内快速完成牵引延长成骨。他的9例患者平均使上颌骨整体前移达20 mm以上。1997年Monasterio报道在矫正颅颌面短小畸形患者时，采用下颌支截骨、上颌骨Le Fort Ⅰ型截骨、术后颌间结扎固定，使上、下颌骨同步获得牵引延长，为复杂颅颌面畸形矫治增加了新的方法。

（一）治疗年龄

关于手术年龄目前尚无统一认识，现临床治疗年龄一般是1.5～14岁，普遍认为幼年骨的潜在生长能力强，而且早期手术能够更多地恢复颌面骨基质床的正常功能，减少下颌骨畸形对中面部发育的限制。目前临床上下颌骨延长术提倡应用的年龄是2～4岁。

（二）术前检查和准备

1. 对于双侧对称的上、下颌骨发育不足的患者　拍摄头颅侧位定位X线片，进行头影测量分析。

两侧下颌骨长度为Go（下颌角点）至Gn（颏顶点）的距离。

下颌支的高度为Ar（髁突顶点）至Go（下颌角点）的距离。

颅骨与上、下颌骨的关系如下：

∠SNA：蝶鞍中点—鼻根点—上牙槽座点的夹角。

∠SNB：蝶鞍中点—鼻根点—下牙槽座点的夹角。

∠ANB：上牙槽座点—鼻根点—下牙槽座点的夹角。

2. 对于两侧不对称颅颌面畸形患者　采用CT断层影像和三维影像测量分析更为准确、更能反映畸形性质和严重程度。

必要时可采用矢状面、冠状面断层CT影像，对颅颌面骨性解剖标志点间线距、角度、面积和体积进行测量，对颅颌面发育不良畸形进行分析评价。了解骨量或不足缺损，预测颅颌面骨的延长量及牵开的方向。

取全口牙颌模型，记录咬合关系，并对可能出现咬合障碍的牙尖进行磨改，制作佩戴牙垫。

做模型外科，拟定骨皮质截开的位置、牵开器安置和固定的数量部位与牵开方向。

准备牵开成骨延长器。目前口外式下颌牵开器（图29-8）使用逐渐减少，它是由2组牵开钉，通过外固定器与一个带有刻度的横杆相连组成。在横杆尾端有一个调节牵开长度的旋钮。口内牵开器近来更多地被采用，依延长的骨骼、部位、目的的不同而有多种类型的口内式微型牵开器（图29-9）。

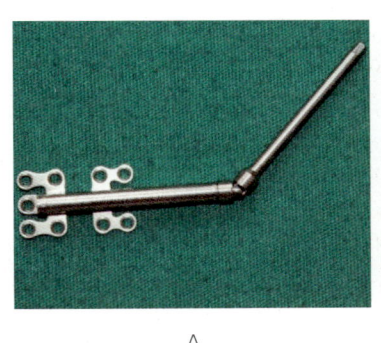
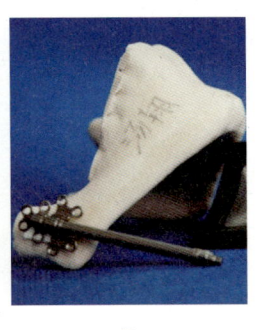
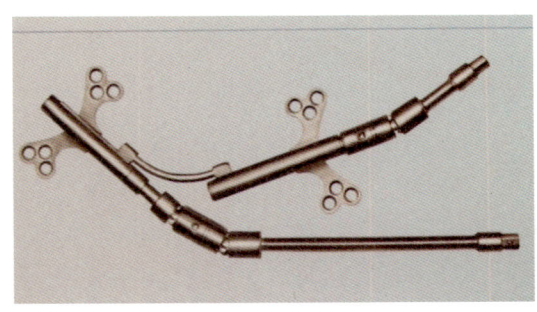

A. 牵开装置；B. 在下颌三维模型上的牵开器位置。

图 29-8　口外式下颌牵开器

图 29-9　口内式微型牵开器

（三）口外入路下颌骨牵开成骨手术方法

1. 手术步骤　全麻下，在患侧下颌下缘 1.5 cm 处切开皮肤、皮下组织、颈阔肌、锐性切断咬肌，在骨膜上平面暴露下颌角。在角前切迹和磨牙后间隙处设计骨皮质切开线，切开线与下颌下缘呈 50° 角。在距此线两侧 1.0 cm 和 1.4 cm 处各打入 2 组直径为 2.0 cm 的 4 个牵开钉。4 个牵开钉的连线与皮质切开线相垂直。然后在骨切开线上打孔，贯穿两侧骨皮质。用 3.0 mm 的骨刀将各孔间的骨皮质横断。操作中注意尽量保护骨膜和下牙槽神经血管束。然后逐层缝合颈阔肌和皮肤。术毕将两组牵开钉与外固定支架相连，保持固定 7 天左右。第 7 天即可开始转动旋钮加力延长。一天 1 次，每次 1.0～2.5 mm，直到延长至完成预期长度和效果后，下颌骨被维持在外固定器上 4～8 周。去除外支架的同时，戴上颌垫，弹性牵开或行二期矫治。时间为 5～10 个月。以引导形成正确的咬合关系，防止复发回缩。

2. 术中的技术要点　对于颅颌面发育不良患者的治疗，最为重要的是增加患侧下颌支高度和形成后牙的开𬌗，打开咬合锁结，向前推进，因而 4 个牵开钉所在的平面几乎与下颌支后缘相平行。2 组牵开钉之间不应包括牙齿和未萌出的牙囊，2 个最内侧的牵开钉之间距离最少要保持 15 mm 以便做骨切开，整个延长器所涉及的骨质长度约 25 mm。牵开延长的长度最少应达 20 mm，使下颌下缘中点（颏点）移至健侧，形成过矫正和后牙开𬌗，经过几个月的可靠矫治后，应逐渐减少颌垫的厚度，以使术侧颌骨牙槽嵴得以生长增高，形成咬合接触。

（四）口内入路下颌骨牵开成骨手术方法

术前取牙颌模型并装上𬌗架，做模型外科设计。拍摄三维 CT，根据 CT 三维重建影像资料做手术模拟设计。骨牵开器的制作选择根据牵开部位、目的、长度和方向来确定。术前制订手术方案要考虑：①骨骼在纵向、横向等多个方向上的移动度；②牵开部位的畸形情况；③截骨和安置骨牵开器的入路；④控制骨牵开器延长调节杆的位置。

下颌骨口内入路牵开术可用于治疗颅颌面短小畸形、小颌畸形、Treacher Collins 综合征等。经皮肤小切口和黏膜切口，经口内截断患侧或双侧下颌骨皮质，保护下牙槽神经血管束，置入骨牵开器，用钛钉于下颌体部或下颌支外侧的黏膜下固定。调节牵开器的旋钮经黏膜穿出后放置于口内。手术后第 5～7 天开始调节旋钮，以每次 1.5～2.5 mm 的幅度，每天 1～2 次的频率，牵开延长下颌骨。根据矫正畸形的需要，逐日延长以达到预期的长度。留置牵开器固定下颌骨 4～8 周，取出牵开器。矫正倾斜的殆平面，改善面形或恢复两侧对称性。笔者应用这项技术于4～10岁的颅颌面畸形患儿，获得良好效果。并能通过骨组织牵开来扩张改善发育不良的软组织。

1. 下颌口外式牵开成骨术　选用口外式牵开成骨装置的主要适用对象是不但存在前后、上下方向上的不足，而且存在下颌支内移的下颌骨。外置式牵开成骨装置通常有一个球状关节，可以做三维方向上的调整，但在牵开过程中会在下颌下缘遗留一条明显的瘢痕，影响美观。其适应证为下颌严重发育不良的病例（图29-10）。

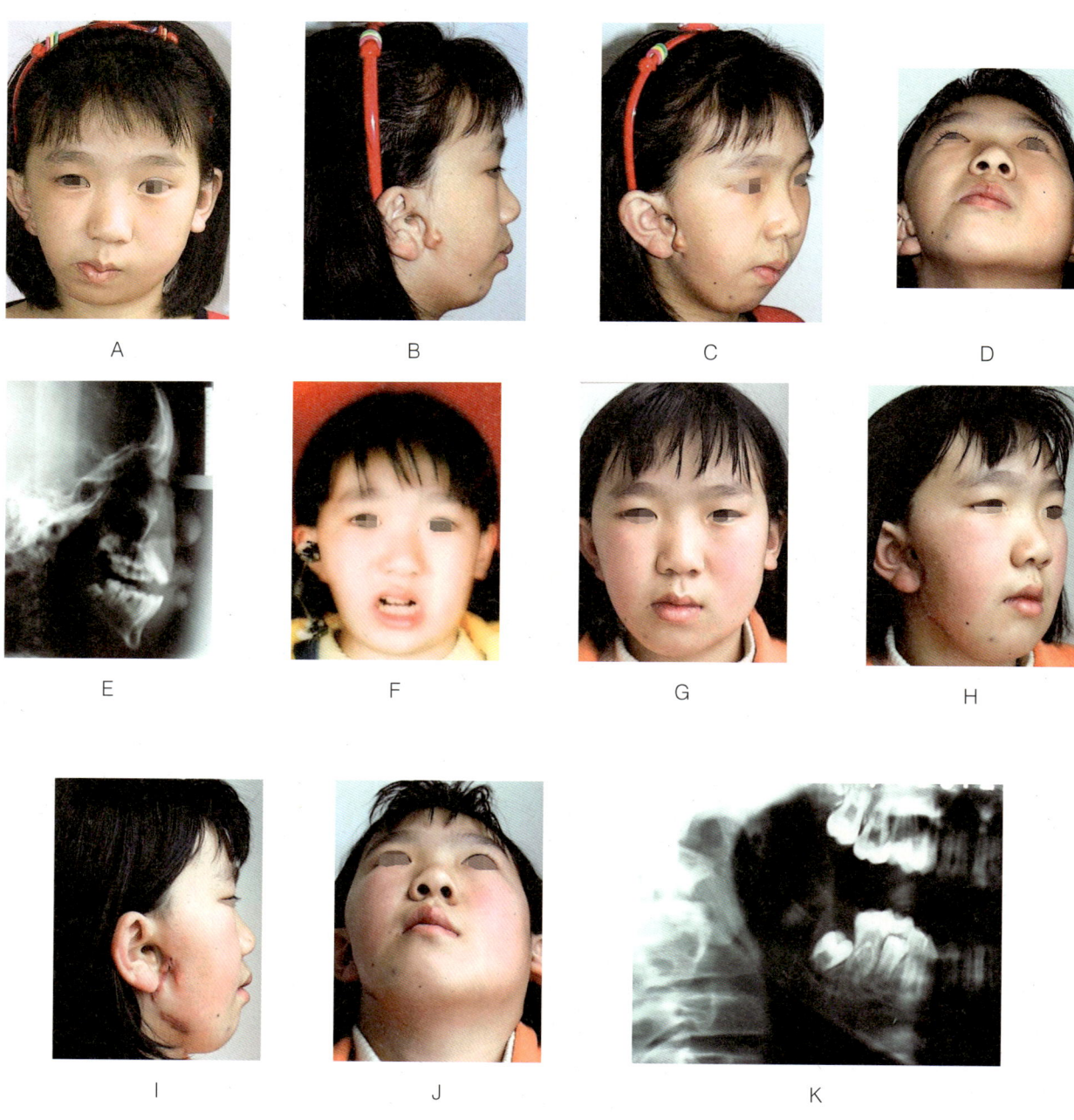

A～D. 术前照片；E. 术前X线片；F. 牵开过程中；G～J. 术后照片；K. 去除牵开装置后的下颌骨X线片，见新生骨形成。

图29-10　口腔外置式牵开成骨术治疗颅颌面短小畸形

2. 下颌内置式牵开成骨术　目前国内外普遍认为，发展下颌骨口腔内置式牵开成骨技术将成为儿童颅颌面畸形治疗的主流技术。口腔内置式牵开器或微型牵开器不但适用于多种形状的骨缺失畸形，而且适用于多种位置的骨缺失畸形；同时不会遗留皮肤瘢痕，并减少神经损伤的可能。手术中需要直视下保护下牙槽神经和舌神经。需注意术后开始牵开的时间晚或牵开速度太慢，易发生骨骼过早愈合，这种情况易发生于年幼的患者。

术前调理肌肉组织，术后加强功能锻炼，可能增强畸形骨纠正术后骨骼的稳定性。目前有关如何以最佳方案获取稳定的神经肌肉功能来支持重建的骨骼仍是有临床意义的课题。此外早期运用骨牵开术治疗骨畸形的长期效果还不清楚，进一步的研究要讨论早期手术对减少代偿性生长畸形的意义（图29-11）。

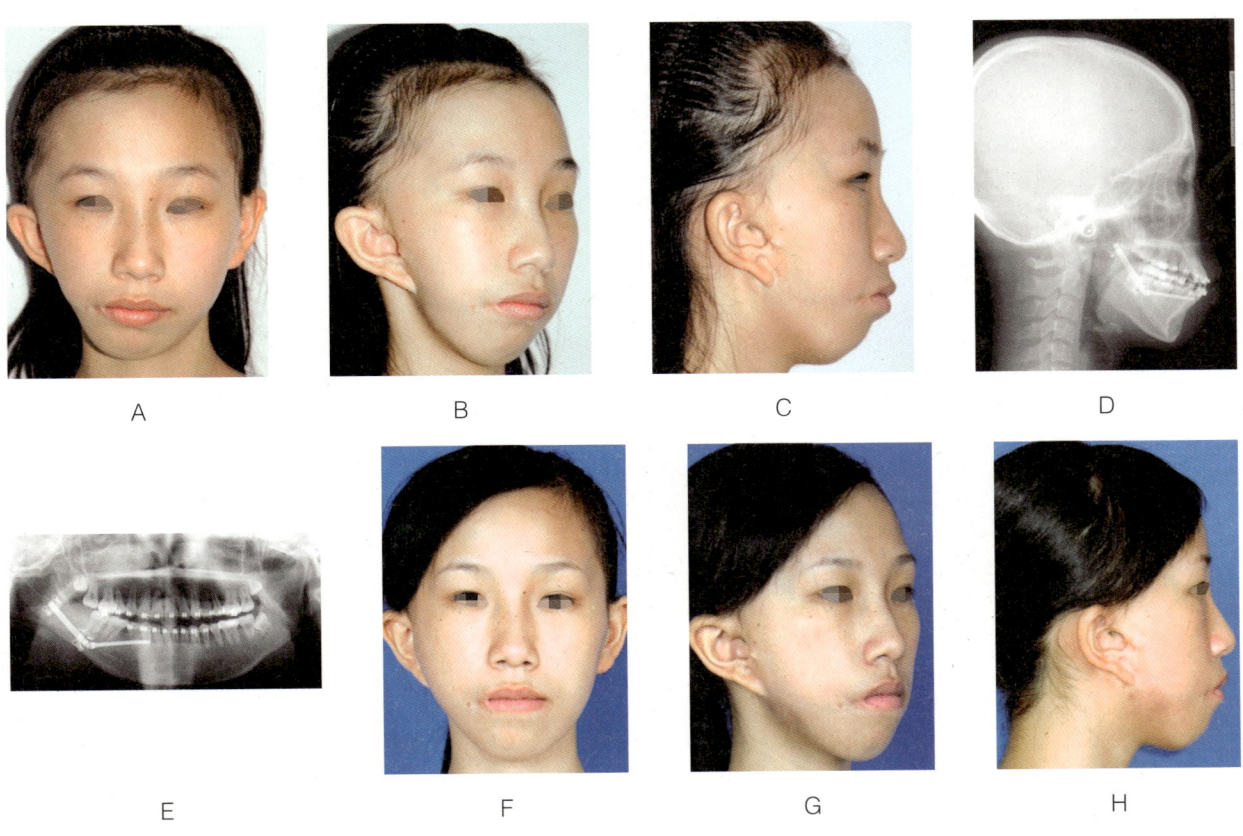

A~C. 术前照片；D、E. 牵开中的X线片；F~H. 术后照片。
图29-11　口腔内置式牵开成骨术治疗半面短小症

（五）牵开成骨器的构成

所有的牵开成骨器基本上都是由固定装置和牵开延长装置两部分组成的。

1. 固定装置　固定装置部分必须确保截骨线两端骨段间具有良好的稳定性。固定装置又可分为牙齿支持式和骨支持式：①牙齿支持式是通过粘接带环、唇弓、舌杆等装置将牵开成骨器固定于牙齿之上，这一方式在牵开过程中常易造成牙移动和骨移动不等量、发生牙齿的倾斜移位等缺点，且稳定性差，易复发。②骨支持式即通过固定针、螺钉或种植体将牵开成骨器固定于颌骨。这种方式稳定性好、容易获得预期效果。一些学者利用能产生骨结合的种植体作为固定装置，既可用于骨牵开延长，又可被日后的种植修复利用。

2. 牵开延长装置　牵开延长装置一般由螺杆和螺旋轨道组成。按照预定的速度和频率旋转螺杆，牵开成骨器连同固定其上的骨段便会沿螺旋轨道移动。在截开骨段间产生张力与拉力，刺激骨组织的生长，同时对周围软组织（包括皮肤、肌肉、血管、神经）同时起到扩张延长的作用，达到软、硬组织同步延长的目的。

不同种类的牵开成骨器，以上两部分的设计均不同。医师应根据患者的具体情况选择适宜的牵开成骨器。

临床运用口内牵开术纠正颅颌面骨畸形还需发展一种微型的骨牵开器，它可以从多个方向上移动小骨块。德国 Leibinger 公司推出了口外入路的双向颌骨延长牵开器，两个不同方向的螺杆，两条截骨线，可使下颌骨按照医师精确设计的不同延长方向而延长，既可水平向延长，又可垂直向延长，还可根据需要随时调整延长的角度。

（六）牵开成骨术并发症及防治

1. 牵开固定钉周围组织感染，固定钉后期松动　防治方法：皮肤、黏膜创口应保持清洁，术后1周可使用抗生素预防性用药。

2. 口外牵开延长术会遗留面部皮肤瘢痕　如有条件，尽量使用口内牵引技术。

3. 牙的松动、倾斜和移位，牙根变形、牙髓坏死、含牙囊肿形成　手术截骨须避开牙根、牙胚。

4. 下牙槽神经损伤　术中谨慎操作避免损伤下牙槽神经，仅截断骨皮质可保护下牙槽神经。术后需严格控制牵开的速度与频率，保持下牙槽神经伴随延长而不致损伤至关重要。一旦出现下唇颏部麻木，应减慢牵开速度。

5. 颞下颌关节（TMJ）功能紊乱　目前的研究证实，下颌骨牵开成骨技术对颞下颌关节有一定的影响，但多可自行修复。

（七）牵开成骨技术在颅颌面短小畸形治疗中的局限性

牵开成骨技术在颅颌面短小畸形治疗中有以下局限性：①无法形成功能性的颞下颌关节；②有可能引起面神经麻痹；③增加了治疗时间和花费；④对于受牵开的下颌骨，其长期的骨骼生长情况仍不甚明了。Iser 对 1 例接受牵开成骨的颅颌面短小畸形患者随访 10 年后发现，牵开侧的下颌骨发育仍显不足，无法赶上正常侧的生长，而且受颅颌面短小畸形患者生长情况的影响，初期的不对称畸形出现了复发。Batre 等则认为，牵开成骨后的长期稳定性并不很好。

（穆雄铮　杨斌）

参考文献

[1] 韦敏,杨斌,张涤生. 颅面牵开成骨实验与临床研究[J]. 口腔颌面外科杂志,1997,7(4):279-281.

[2] 韦敏,杨斌. 颅颌面牵开成骨基础研究进展[J]. 国外医学:口腔医学分册,1997,24(2):96-99.

[3] ROBINSON R C, KNAPP T R. Distraction osteogenesis in the craniofacial skeleton[J]. Otolaryngol Clin North Am,2005,38(2):333-359.

[4] BLOCK M S, BAUGHMAN D G. Reconstruction of severe anterior maxillary defects using distraction

osteogenesis, bone grafts, and implants[J]. J Oral Maxillofac Surg,2005,63(3):291-297.

[5] MEYER U, KLEINHEINZ J, JOOS U. Biomechanical and clinical implications of distraction osteogenesis in craniofacial surgery[J]. J Craniomaxillofac Surg,2004,32(3):140-149.

[6] WALKER D A. Management of severe mandibular retrognathia in the adult patient using distraction osteogenesis [J]. J Oral Maxillofac Surg,2002,60(11):1341-1346.

[7] TUCKER M R. Management of severe mandibular retrognathia in the adult patient using traditional orthognathic surgery[J]. J Oral Maxillofac Surg,2002,60(11):1334-1340.

[8] JENSEN O T, COCKRELL R, KUHIKE L, et al. Anterior maxillary alveolar distraction osteogenesis: a prospective 5-year clinical study[J]. Int J Oral Maxillofac Implants,2002,17(1):52-68.

[9] HIERL T, KLÖPPEL R, HEMPRICH A. Midfacial distraction osteogenesis without major osteotomies: a report on the first clinical application[J]. Plast Reconstr Surg,2001,108(6):1667-1672.

[10] MOFID M M, MANSON P N, ROBERTSON B C, et al. Craniofacial distraction osteogenesis: a review of 3278 cases[J]. Plast Reconstr Surg,2001,108(5):1103-1114.

[11] SWENNEN G, SCHLIEPHAKE H, DEMPF R, et al. Craniofacial distraction osteogenesis: a review of the literature: Part 1. clinical studies[J]. Int J Oral Maxillofac Surg,2001,30(2):89-103.

[12] VAN SICKELS J E. Distraction osteogenesis versus orthognathic surgery[J]. Am J Orthod Dentofacial Orthop, 2000,118(5):482-484.

[13] GATEÑO J, TEICHGRAEBER J F, AGUILAR E. Computer planning for distraction osteogenesis[J]. Plast Reconstr Surg,2000,105(3):873-882.

[14] MCCARTHY J G, SCHREIBER J, KARP N, et al. Lengthening the human mandible by gradual distraction[J]. Plast Reconstr Surg,1992,89(1):1-8.

[15] ILIZAROV G A. The tension-stress effect on the genesis and growth of tissues: Part Ⅰ. The influence of stability of fixation and soft-tissue preservation[J]. Clin Orthop Relat Res,1989(238):249-281.

[16] ILIZAROV G A. The tension-stress effect on the genesis and growth of tissues: Part Ⅱ. The influence of the rate and frequency of distraction[J]. Clin Orthop,1989(239):263-285.

[17] SNYDER C C, LEVINE G A, SWANSON H M, et al. Mandibular lengthening by gradual distraction. Preliminary report[J]. Plast Reconstr Surg,1973,51(5):506-508.

[18] CHIN M, TOTH B A. Le Fort Ⅲ advancement with gradual distraction using internal devices[J]. Plast Reconstr Surg,1997,100(4):819-830.

[19] KARP N S, THORNE C H, MCCARTHY J G, et al. Bone lengthening in the craniofacial skeleton[J]. Ann Plast Surg,1990,24(3):231-237.

[20] ROTH D A, GOSAIN A K, MCCARTHY J G, et al. A CT scan technique for quantitative volumetric assessment of the mandible after distraction osteogenesis[J]. Plast Reconstr Surg,1997,99(5):1237-1247.

[21] MOLINA F, MONASTERIO F O. Mandibular elongation and remodeling by distraction: a farewell to major osteotomies[J]. Plast Reconstr Surg,1995,96(4):825-840.

[22] STAFFENBERG D A, WOOD R J, MCCARTHY J G, et al. Midface distraction advancement in the canine without osteotomies[J]. Ann Plast Surg,1995,34(5):512-517.

[23] COHEN S R, BURSTEIN F D, STEWART M B, et al. Maxillary-midface distraction in children with cleft lip and palate: a preliminary report[J]. Plast Reconstr Surg,1997,99(5):1421-1428.

[24] MONASTERIO F O, MOLINA F, ANDRADE L, et al. Simultaneous mandibular and maxillary distraction in hemifacial microsomia in adults: avoiding occlusal disasters[J]. Plast Reconstr Surg,1997,100(4):852-861.

[25] COHEN S R, RUTRICK R E, BURSTEIN F D. Distraction osteogenesis of the human craniofacial skeleton: initial experience with new distraction system[J]. J Craniofac Surg,1995,6(5):368-374.

第三十章

颅颌面外伤的处理原则

第一节 颅颌面外伤的常规处理原则

颅颌面骨折患者的治疗旨在恢复受损的颅颌面功能、容貌并防止一系列的并发症，其中包括咬合、视力的恢复和感染的治疗，通过创伤早期骨折准确稳定的复位、软组织的修复可以达到上述目的。钝挫伤等低速损伤较少造成组织缺少，修复时只需重新恢复错位的组织；火器伤、枪伤等高速损伤常造成组织的缺失，修复时需要异位组织的插入才能重建损伤部位。随着医学影像、手术固定和修复方法的发展，上述患者治疗的前景将会令人更加满意。

一、概述

（一）损伤后的早期评估和急救

所有损伤患者必须进行彻底检查和评估，并对损伤作出诊断。如合并严重的腹部、胸腔、脑或四肢损伤，必须先于面部损伤进行处理。

面部损伤可能累及气道，急救的第一步即保持气道通畅。严重的脑部损伤将明显增加气道梗阻的风险，必须进行气管插管。对于神志清醒的患者来说，即使面部损伤很严重，也很少需要气管插管或气管切开。如有颈部损伤，应佩戴颈部支架以制动。同时，嘱患者尽可能直坐以帮助他们咳痰和保持正常呼吸。呼吸功能和神志的持续监护可以随时提醒医护人员掌握病情变化。

外伤后的面部往往给人以受到的伤害很严重的印象，但面部损伤很少导致严重的出血。患者如处于休克状态且没有明显的体外出血部位时，应该怀疑存在如肝、脾破裂之类的内部出血并及时加以检查。少数有面部严重出血的情况，局部采用浸有肾上腺素的纱布加以压迫的方法，能起到止血的效果。如果不行，就应及时进行移位骨折的复位手术。最好的方法是采用血管造影并结扎破裂出血的血管，本法具有针对性，同时又能起到诊断和治疗的作用，尤其适用于颈外动脉、甲状舌骨前动脉、上颌动脉和颞浅动脉破裂出血的处理，当然还需要得到有经验的放射科医师的协助。

（二）临床评估

遭受损伤的机制和患者的年龄可以提示损伤的严重程度。枪伤及其他军事性外伤往往造成组织的缺失和坏死，必须进行常规的清创后才能考虑再造重塑的方法。正是第一次世界大战中战场上对各种损伤的手术处理，才使Harold Gilles这些优秀的医师创建了早期的整形外科。那时，一些低速损伤，往往只导致组织的错位而非缺失，整复方法以闭合伤口为主而非重建。

由于婴儿和儿童的面部骨骼较为柔软，相对来说很少发生骨折。而且与颅部相比，面部显得较小，故颅部较易受到损害。

（三）症状和外貌

中面部的骨折常会累及上颌骨，使之向后移位，面部呈现增宽、形似盘状的容貌，侧位观中面部凹陷。

面部遭受急性损伤的患者通常感到的是不舒服而非疼痛。受伤部位在最初的2天会有肿胀产生，因此掩盖了其下方骨骼的畸形。对于鼻中隔和鼻-上颌骨的创伤引起的鼻道阻塞，必须仔细检查是否存在血肿，如有血肿则需要紧急切开引流。如果存在上、下颌骨移位会导致错𬌗，此处的骨折还可能引起口腔内撕裂或牙齿松动。通过移动牙齿和相连的上颌骨并触诊可能的骨折部位，可以发现骨折的上颌骨块。鼻眶筛骨的粉碎性损伤则会引起鼻梁的塌陷，如同时有内眦向前外侧的偏移则会出现内眦间距的增大。

面部神经通行于骨缝和骨小孔之间的这一特点使面部神经易受损伤。如横行穿过上、下颌骨的眶下神经和下牙槽神经就极易受损。面神经损伤、颞骨骨折处的内耳损伤或蝶骨骨折后眶顶部神经的损伤虽不频发但后果较重。神经损伤会导致感觉和运动功能的紊乱和丧失，表现为麻木、耳聋、虚弱、眼球震颤、复视和视力丧失。眶底损伤会引起眶内容物嵌入骨折处并限制眼内肌运动，造成的复视使其不能仰视，原因是下直肌处于强直状态无法松弛。同样的情况，颧弓骨折造成颞肌嵌入则产生牙关紧闭的症状。

颅颌面骨三大窦腔的存在及其周围的气道可以允许空气渗入软组织中。这种外伤性气肿尤其多见于中面部和眼眶的骨折，触诊时膨出的组织呈现松脆的质感。眶内容物有时会突入上颌窦和筛窦，引起眼球内陷。损伤早期的组织肿胀和气肿可掩盖这一症状。眼球的位置可通过垂直位俯视患者面部加以确定。所有眼部损伤的患者都应该进行眼科专科的检查来判断眼球损伤的程度。

颅底骨折可导致脑脊液外漏。患者会感到头痛，鼻腔内有持续性的滴水，体位改为垂直坐位时症状加剧。外漏的脑脊液还有可能积聚在中耳，或者造成患者失聪，或者流入外耳道。

表层组织的撕裂伤常常给人造成组织缺失的印象，然而事实并非如此。相反，这类撕裂伤倒常常提醒临床医师注意可能会损及深部的一些重要结构，如骨骼、面神经、腮腺、眼球及鼻泪管系统等。另外，头发和前额撕裂伤也可同时损伤颅腔和额窦。

颅颌面部损伤的患者，如果未经早期治疗，1个多月以后，损伤处的肿胀会自然消退，但会遗留下明显的瘢痕，且有骨折端的不愈合或错位愈合。由此造成的继发畸形的矫正远较一期治疗时困难，原因是后期瘢痕的收缩加重了原先的错位组织和骨块错位愈合所致的畸形。应注意，如早期处理不理想，将使原先的畸形更加难以处理。

（四）处理前的检查

采用先进的CT和MRI设备虽可以获得头、颈部清晰的影像，但通过系统的体格检查和X线平片仍可取得治疗单纯骨折的足够资料。对于复合性骨折，尤其是累及眼眶或由早期误诊和处理不当导致的继发性畸形，则应选用先进的影像学诊断技术，但其费用将会很昂贵。

完整的面部影像学检查应包括鼻旁窦华氏位片以检查颧骨和上颌窦腔，头颅侧位片以显示额窦和蝶骨平面，颏顶位片以显示双侧颧弓。检查下颌骨最好应用全景片加后前位片、侧位片、斜位片。如果发现有牙齿缺失，建议摄胸片以确诊是否有牙齿被吞入或吸入气管内。

采用CT扫描可以得到所有颅颌面骨清晰的影像。中面部骨折运用矢状位扫描可成功地显示受累的窦腔、骨折线和骨块的移动。其中，矢状位扫描对检查额窦后壁骨折至为重要。冠状位扫描对眼眶骨折的诊断效果良好，它能较精确地显示骨折的部位和大小、错位组织的量或体积，以及可能发生的眼球凹陷。对于颞骨和颞下颌关节等较难判断的区域则需特别加以重视。对于全面部骨折这样复杂的情况，CT三维重建的影像学检查将非常有助于整复手术的设计，因平面CT无法让医师对全面部骨折的类型产生一种整体的印象，也不能显示严重的粉碎性骨折或伴有的骨片缺失；这时依靠CT三维重建影像，可以进行二期整形术的方案设计。

MRI影像能极好地显示软组织的情况，对于诊断检查脑组织及神经损伤有极大帮助。偶尔可以运用其他的检查方法（如Metrisemide扫描）判断脑脊液渗漏部位、做血管造影以诊治广泛性出血或其他血管并发症（如颈动脉海绵窦瘘）。神经传导检查在神经损伤时可用来鉴别神经离断伤和神经机能性萎缩。

（五）治疗原则

（1）准确的诊断需要基于对受损或缺失的结构的良好的解剖学认识。

（2）必须牢记"愈早愈好"这一原则，早期修复可在受到创伤后的2～3周内进行。

（3）手术中应充分暴露以帮助骨骼支架准确、稳定地复位和固定。

（4）无创、微创操作。

（5）评定和恢复咬合关系。

（6）恢复面部的高、宽和前突形态。

（7）较明显的骨骼缺损需行一期植骨。

（8）仔细修复软组织，如神经、肌肉和韧带（内眦韧带）。任何软组织缺损都需加以填充修补。

（9）骨骼固定后需行骨膜和软组织的复位缝合。

（10）早期进行无痛性功能锻炼活动（适用于下颌骨骨折）。

（六）手术步骤

1. 暴露　颅颌面骨的充分暴露目前成为面部不稳定骨折复位的关键步骤。基本的操作是使骨折端在骨膜的包裹下彻底游离。面部上方骨骼（如颅顶骨、鼻筛骨、颧骨）和眼眶上部区域等最好的暴露入路是冠状切口。在分离额顶部皮瓣的过程中，切忌在双侧颞部损伤面神经额支。具体操作是在颧弓上方2 cm处切开颞深膜的外层，并在此层组织下方经脂肪块后继续向下分离至颧弓。

通过下眼睑切口可达眶下缘及眶底。位于下眼睑不同水平的经结膜和经皮切口基本大同小异。笔者倾向于选择位于睫毛下2 mm处的经皮切口，经眼轮匝肌和眶隔之间可达眶下缘。如需探查眶底，可切开位于眶下缘以下2 mm处的骨膜，并在骨膜下继续朝上分离，再向后便可达眶底。这种分离方法可以避免下眼睑的挛缩和睑外翻。

上颌骨的暴露则可选择口腔牙龈缘上方1.5 cm处的上齿槽切口，也较易做到手术结束时的切口关闭。

下颌骨的体部、联合部和下颌支部可经相应的口内切口加以暴露。下颌支部的后上部及髁突部等较难暴露的部位可考虑采用口外切口。在下颌角处利用套管引导，运用新的器械可经皮穿入螺钉进行固定等。

除上述诸多切口以外，还有眉毛外侧切口，以部分暴露额颧骨缝。位于颞部发际内的小切口通过深筋膜下的Gilles入路可达单纯颧骨骨折处，一个刀刺样小切口可用来重新固定移位的内眦韧带。在不得已的情况下，则可采取原位切口以充分暴露深部的骨折范围。

2. 固定　无移位的稳定性骨折一般不需要固定。有些骨折如经过复位后成为稳定性骨折也无须固定，例如眼眶颧骨骨折，以及那些位于额颧骨缝处的未粉碎或未完全分离的骨折，这些往往是低速损伤所致。必须充分意识到骨块之间肌肉相互牵拉的作用（如咀嚼肌的作用），它可使一些稳定度较小的骨折有再次发生移位的可能性。

外固定支架除了用来稳定鼻部骨折外，很少用于面部其他骨折外伤。

目前大都采用内固定法来固定已复位的不稳定性骨折。其中，钢丝、钢板和螺丝钉是常用的材料。钢丝能有效地锁固骨块，使其达到几何平面上的稳定，但很难在三维平面上彻底稳固碎骨块。而大小各异的钢板和螺钉在三维平面上的稳定度大大优于钢丝，且操作时简便快捷。骨折造成碎骨片缺失，往往导致复位后的骨块之间留有腔隙，这种情况必须采用钢板加以固定，且同时能稳固置入其腔隙中的移植充填骨块。钢板的缺点在于局部会有突起感，还可能限制儿童的骨骼发育。临床发现已固定的钢板还会随头颅骨的生长而移动，故应用于颅骨的钢板应该在骨折愈合数月后去除，但学术界尚未对此达成一致意见。一般来说，钢板和螺钉的尺寸在颅颌面部应随水平位置的下移而逐渐增大。眼眶区域可采用微型钢板，上颌骨底部区域可采用小型钢板，下颌骨部位则应使用较大的钢板。

如果骨折两断端面存在前后斜形重叠的情况，譬如下颌骨斜形骨折，应采用松弛性螺钉固定法（图30-1）。这也同样适用于覆盖式植骨的固定。

标准的骨块相拼的固定术，要求在对骨折的外板进行螺钉固定前先在骨块上钻孔至螺钉直径大小；一个松弛性螺钉在其螺钉体上没有螺纹，这就可以减小钻取骨板小孔至螺钉直径的范围。在尽可能地垂直于骨折部位处钻一小孔；小孔处提供与螺钉孔大小相当的槽沟。外板钻孔直径同螺母。这可防止在骨折界面发生嵌入。可以放置螺钉，使螺钉体在整个长度上均有受力。

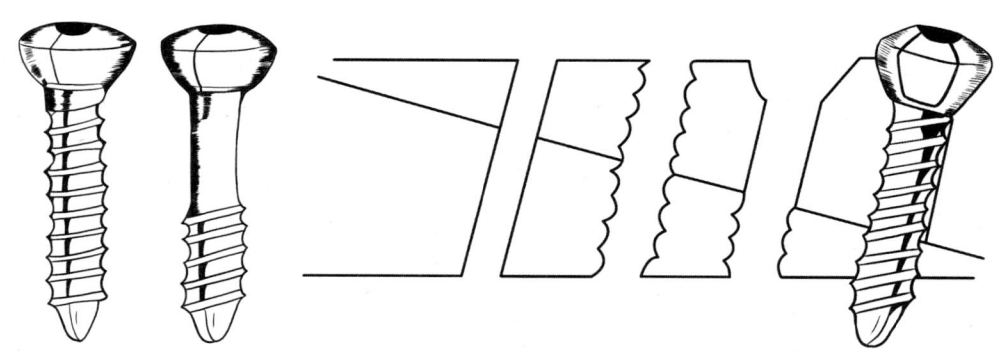

图30-1 松弛性螺钉固定法

在处理与牙齿有联系的骨块骨折时，咬合关系的纠正是一个基本步骤，颌骨结扎仍然是一个重要的手段。但对需要长时间结扎的病例，目前已较少应用。在复位中通常使用暂时性的颌间结扎以确保准确恢复咬合关系。一旦骨折端的骨间内固定完成以后，就可解开暂时性颌间结扎，但应保留结扎用的牙弓，暂不取下，如必要时术后可用橡皮圈进行持续性的上下颌间弹性固定。颌骨骨折中如未运用骨内固定，则颌间结扎在复位中可起到有效地固定咬合关系的作用。而对于牙齿缺失的患者，则采用牢固的内固定以保持复位的稳定性，少数情况下还可采用外固定支架。

一般很少使用外固定方法，除非是类似枪伤等高速损伤并造成大块组织缺损和广泛污染的病例，才需采用外固定的方法作为暂时的手段来稳定主要骨折块的位置。在过去，中面部1/3和全面部骨折通常用外固定金属支架来作为治疗的手段，但复位不够理想，面部畸形仍不能恢复。那时手术的方法很大程度上停留于闭合复位的水平，术后往往仍有面部垂直方向上的塌陷和面部高度的减小，使面部缺乏突起感和正常的面部高度。类似这种骨折目前最好的治疗方法是开放性复位并采用牢固的内固定。

3. 植骨 植骨的最佳时机是骨质缺损的即期修复。在颅颌面损伤的治疗中，骨质缺损的一期植骨是必须较早采取的步骤，它可以对骨折的固定起辅助作用。植骨以自体骨为好。供骨可选颅骨、肋骨和髂骨。颅骨的皮质部较厚，不易被吸收，而且供区往往就在术区以内，是较理想的供骨材料。由于移植骨块的截取会造成潜在的损伤，故在致密坚硬的皮质骨被高速钻头取下后，如采骨机头直接在颅骨松质骨上取骨（图30-2），常易突破颅骨内板，故操作时应该轻柔。如移植骨量较多，比较安全的方法是取下整块颅骨，再将截取的颅骨纵劈成数块骨片。如果只需一小片移植骨（如眶底小缺损等），则可切取颅骨外板小片皮质骨，取下骨片后，使骨膜重新覆盖在下面的颅骨上。操作时槌子的敲打应该轻柔。这样就可获取一小片既薄又可塑形的移植骨片用于小型缺损的充填。运用气动微型冲击器也可取得相同的移植效果。

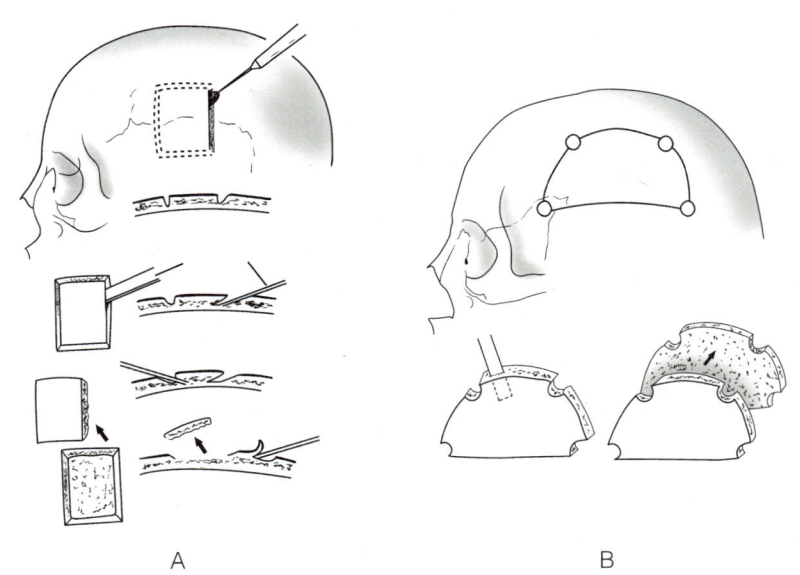

A. 画出要取的颅骨范围，运用钻头以减低供骨区周围的骨块高度；B. 在颅骨较薄的情况下，可用钻头在颅骨上打洞截取全厚的颅骨，再用截颅骨机头将其劈成两层。

图30-2　颅骨板的采取

二、各部位骨折

（一）颅顶部

颅骨骨折的急诊处理，目的是尽可能地减少脑部损伤。即刻的急救复苏措施包括维持氧气吸入，并开放静脉输液和颅脑减压，这些是整个治疗过程的基础。应用CT或MRI以得出快速而准确的脑部损伤位置和损伤类型的诊断。由于儿童的颅骨较薄且相对较软，轻微的外伤后也可导致颅骨部位的骨折。

在很多情况下，儿童往往发生青枝骨折，而没有脑部受损或出血，这无须特殊治疗，只需保持严密观察即可。相反，成人的颅骨较厚，任何颅骨骨折都是较为严重的损伤，需要立刻检查治疗。本文只对颅骨损伤的处理加以论述，而不包括各种脑部损伤的治疗。

显然，如果头部损伤后由于脑部原因需行探查的话，颅骨骨折则应该行准确的复位和固定，但在没有其他明显的探查或手术指征的情况下，处理的方法必须基于任何可能由骨折所致的远期继发畸形而定。没有造成错位的颅骨骨折无须固定。错位的骨折如果可能导致明显的畸形，则需进行复位固定。头发区域内较小的错位骨折触摸时会有一种阶梯样不平整的感觉，但不会很明显。而前额部同样程度的畸形会很明显。一个用来评估畸形的较为合理的标准是：如骨折错位超过骨板厚度的1/2，在无发区域内，将导致较为明显的继发畸形，此时需要进行复位以恢复正常的外形。这是一个较为实用的标准，因为在早期损伤时，头部会因为肿胀而掩盖明显的畸形。

（二）额窦

人的两个额窦从儿童后期开始发育，由额鼻管向上扩展而成。通常男性的额窦稍大于女性的，但个体间形态和大小差异较大，偶尔也有额窦缺如的报道。额窦很容易在直接外伤下受损，尤其是车祸中造成的头部前冲损伤。随着许多国家汽车中安全带的规范使用和防挤压气囊装置的配备，此类骨折的发生率有所降低。额窦骨折的常见并发症是感染，包括软脑膜感染和形成黏液漏。额窦损伤是否累及后壁和额鼻管是决定处理与否的关键。

闭合性额窦骨折如果仅累及前壁且无错位，可暂时观察；但如果骨折造成错位已导致继发畸形，则需行切开复位和固定。

所有开放性骨折都需要仔细地清创。如有严重的污染，可考虑行额窦填塞。填塞额窦时必须去除所有的黏膜，磨平窦壁并在额鼻管中嵌入骨片。一些学者主张用脂肪、肌肉、骨片或骨膜等充填窦腔，但笔者认为无此必要，这样反而会给细菌入侵提供一个潜在的介质。一片小的颅骨膜片或额筋膜瓣覆盖于额鼻管的开放部位便可起防水渗入的作用。

如果窦腔后壁受损，则必须行探查和修复术。后壁受损常常同时伴有前壁骨折。但单纯性的后壁骨折也可发生且预后较差，因为单纯性后壁骨折常会合并广泛性的颅底骨折、硬膜撕裂及脑脊液渗漏，而继发严重的后期感染。

额窦损伤也常伴有额鼻管损伤，术前CT扫描可提示这一损伤的可能性。此外，术中在鼻腔内滴入可卡因液后向额窦腔内灌注荧光液，可得到确诊。如荧光液没有流入鼻腔，则提示额鼻管已阻塞。对额鼻管骨折的处理目前有不同的看法，有的主张行窦腔填塞和额鼻管去除，另外有人主张采用引流以保持它的功能。由于额窦的功能并不重要，故后一种观点也无明显意义。

额窦颅腔化（cranialization of the frontal sinus）的最佳入路是双侧头皮冠状切口，如果额部有较大的软组织撕裂，则可直接从伤口处进入，无须再行冠状切口。额颅显露后，在接近额窦上缘处行开颅术，于硬膜外层进行分离直至能移动额骨破裂骨块为止。分离时如果损伤硬膜，必须用颅骨膜或阔筋膜加以修补。如疑有脑组织受损，则应请脑外科医师配合诊治。额窦颅腔化的处理应包括打开窦腔，去除窦腔后壁及其黏膜，用气动钻磨平窦腔前壁的内面并把骨片嵌入额鼻管。再设计一片额筋膜瓣盖住管口把它封住。最后，当窦腔前壁的缺损都被修补后，再把额骨块原位覆盖。小面积骨片可利用微型钢板来固定，面积大的骨块则应用小钢板或螺丝钉加以固定。由于去除窦腔后所形成的无效腔将会很快被充满脑脊液的脑膜充填，故称为额窦颅腔化。

（三）鼻筛骨

鼻筛骨骨折常导致一种特异性的畸形。正面观时，整个鼻子比原先短且鼻部向前上翘起，类似猪鼻的形态。同时双侧内眦韧带受损常常造成内眦间距增宽。侧面观时，鼻梁显得平塌，鼻尖反而更加向前上翘起。急性时可有局部肿胀，青紫淤血和手术性气肿往往比较明显。

治疗的要点是恢复正常的内眦间距、鼻梁形态、鼻子长度及眼眶容量。鼻骨、筛骨骨折通常是粉碎性骨折，需要植骨加以修复。

手术暴露采取冠状切口，分离额部皮瓣后确认骨折的程度，再行复位。用小型或微型钢板加以牢固固定。对内眦的复位应予特别注意。通常将与内眦韧带相连的断离骨折块进行复位，并用钢板加以固定，即可改善症状。如果骨块太小或内眦韧带没有与碎骨块相连的话，则必须行内眦韧带固定术（图30-3）。这里准确的内眦韧带复位相当重要。常犯的错误是复位的内眦位置偏下且向前方移位。虽然其引起的畸形不太明显，但给以后的再次矫正造成困难。

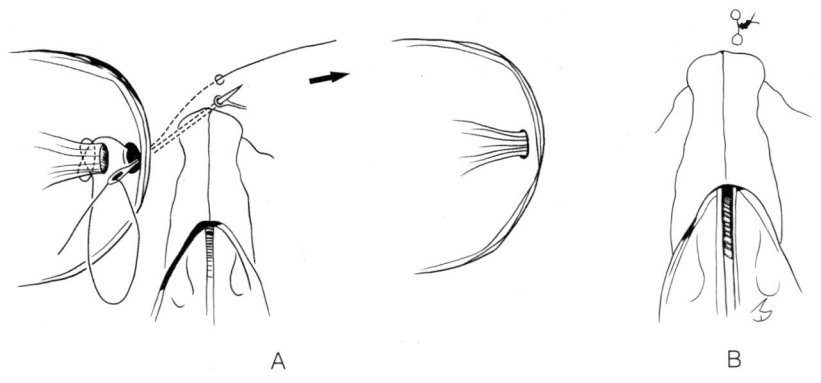

A. 从额鼻区域至后侧泪嵴的前部损伤处钻孔。用 18 号钢丝从内眦韧带穿出，用专用引针做逆向导引穿过孔道。B. 钢丝牢固地固定以保证内眦韧带重新恢复其准确的解剖位置。

图 30-3　内眦韧带固定术

眼眶内侧壁由一层很薄的骨片构成，故一旦碎裂就很难复位，通常在这一位置必须用植骨来重新建立内侧壁并维持眶容量。如不植骨，可造成眼球内陷。

鼻骨如果受到严重损伤可致粉碎性骨折，并且有骨片丢失，则必须进行一期植骨术以恢复鼻骨外形。如一期手术未能使鼻骨外形得到恢复，周围的软组织将产生包囊样压迫，引起继发挛缩和鼻骨塌陷，将对二期矫正造成极大困难。故一期手术时应选用断层颅骨片移植以达到早期修复的目的。

（四）眶尖

眶尖由蝶骨构成，神经、血管在此穿入眼眶支配眼球的视力、感觉、运动和血运。眶尖部骨折较少见，但一旦发生将会造成严重后果。蝶骨内的视神经管中有视神经穿过。蝶骨大翼与小翼之间构成的眶上裂隙中有动眼神经、滑车神经、三叉神经、展神经的眼球支一起穿出（图30-4）。如在出生时由产伤等因素导致眼已失明，则很难有恢复的可能。在眶上裂综合征中，视力可能会有恢复，但要数月的时间。骨折的复位和即期神经减压在一般情况下似乎没有什么效果，但在一些选择性病例中仍可考虑实施。此外，也可应用一些类固醇激素，可以减少水肿和起神经血管束减压的作用。

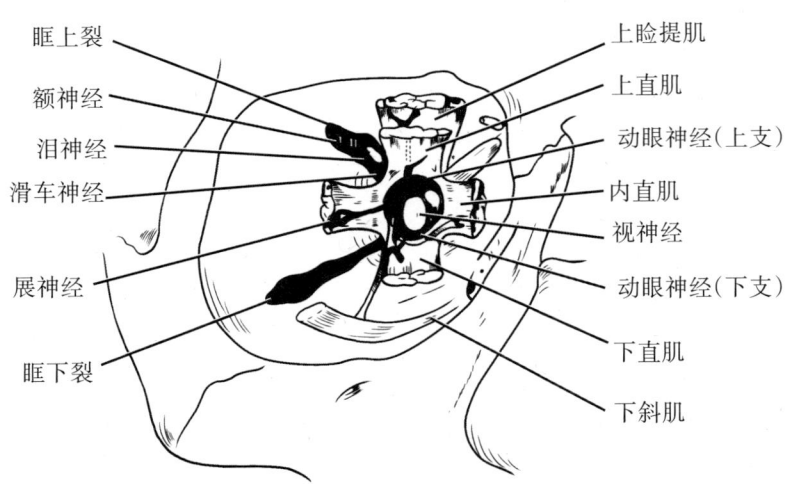

图 30-4　眶尖示意图，图中显示了通过眶尖的多种结构，包括神经、血管

(五) 眶底

眶底骨折可单独发生，也可与其他面部骨折合并存在。

1. 陷落型骨折　单纯性眶底骨折常常属于一种陷落型骨折，即对眼部的钝性创伤造成眶部内侧下方的外突骨折，常由高速移动的网球或强力拳击导致。眶底骨折往往先于眼球破裂，可视为一项保护性机制。明显的眶内容物移位而引起眼球凹陷，在初期肿胀消退后即可出现，因此可作为手术的指征。在眶周脂肪垫之间，纤维隔移位牵拉下直肌会导致复视，尤其在眼球上视时复视更为明显（图30-5）。肌肉本身的内陷很少发生。有的学者对修复眶底是否真能改善复视尚有怀疑，有时手术还能使复视加重，而在一些未予治疗的病例中复视反而在数周后会自行消失。因此，手术与否最好取决于阳性体征（如眼球内陷）或者CT检查提示有明显的缺损，冠状位CT扫描对于其是最好的辅助检查。复视的出现如不伴随显著的缺损则在数周之内暂行观察，如数周后复视没有自行消失，再考虑手术。

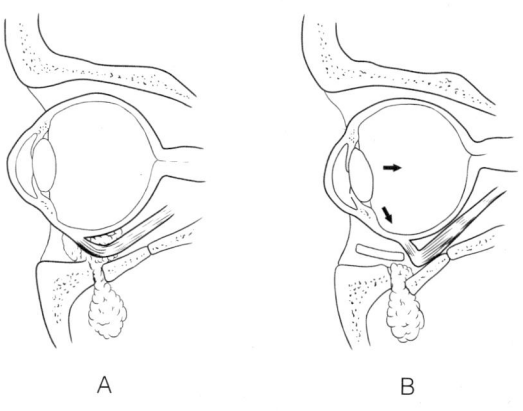

眶底明显下移和内移并伴有鼻侧骨折及上颌窦阴影，可能是出血所致。A. 眶底下移；B. 眶底内移。

图30-5　眶底骨折

不充分的解剖和眶脂肪去除可致移植骨进一步把脂肪挤入上颌窦腔，有可能损伤下直肌。这将导致进一步的眼球内陷和眼球向下旋转，限制眼球的上翻运动。

探查眶底可选择位于下睑睫毛下2 mm处的下睑缘切口为入路。切开皮肤后可向下分离直至眶下缘的眶隔前缘。在眶下缘下2 mm处切开骨膜，因为在此处切开骨膜可便于以后的骨膜缝合。然后在骨膜下平面分离眶底至后部，这样就可暴露骨折区域。此时，可把眶内容物轻轻向后推，以回纳入眼眶，随之复位骨折端。如骨折端不稳定，则行颅骨植骨。此处的断层颅骨移植可分为两类。一类是周边稳定的小面积骨质缺损，可采用削取的移植骨片加以修补，借助骨锯可取得一块带完整骨膜的骨片。这类移植骨片较易切取，也较易弯曲塑形，供区无明显缺损，而且植入的骨片有完整的骨膜覆盖，这也为眶内容物提供了一个较光滑的接触面（图30-6）。另一类是较大的眶底缺损，需要截取颅骨外板较大的移植骨块来进行范围较大的眶底再造。植入的骨块要用钢板固定于眶下缘。在眶下缘部分缺损致移植骨片无法充分固定时，上述操作尤为有用。钛合金网片和其他各种同种异体材料也被不同程度地用来作为眶底充填物，但是任何眶内的同种异体材料的远期效果目前都依然没有得到公认。分离眶底的一个重要步骤是尽可能地向眶内深部分离，以达到硬质骨缘。不充分做到这一点将造成移植骨的错位，眼球内陷更为严重，以及眼球向下方旋转或斜视。

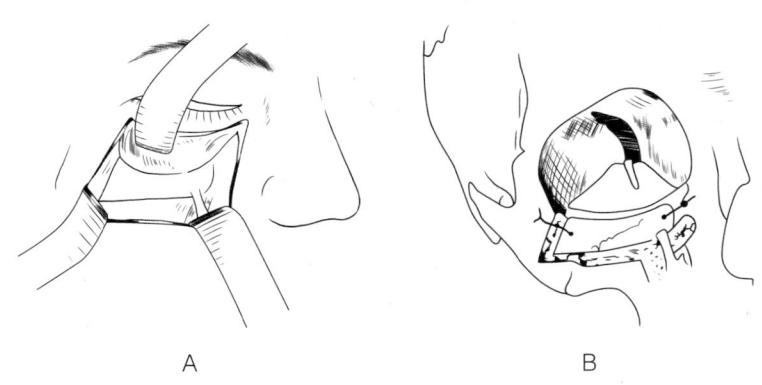

A. 显露眶底骨折区；B. 将自体肋骨或者人工骨安装在眶底。

图30-6 眶底骨折修复

2. 复合型骨折 任何中面部、上面部的骨折都可能累及眼眶。这些骨折处理必须包括恢复正常的眶内容量以防止发生眼球内陷。而要做到这一点，则需对主要的骨折块进行复位，并在必要时采用上述植骨的方法。出现复合型骨折时应对可能引起的眼眶损伤有足够的重视，如一旦有指征，就有必要做探查术。

（六）眼眶颧骨区域

面颊部突起（颧突）在正常面容中占有重要地位，这一部位的错位或缺损将导致明显的面部畸形。也正是由于其具有前突的特征，在撞击中就很容易遭到损伤。颧骨构成眶壁外侧下方部分和眶壁外侧的Whitnall's结节——此结节是眼球上悬韧带的外侧附着点。这一结构的破坏会导致上悬韧带外侧部分的下移，从而改变眼球的水平角度。眼裂外眦部是位于此结节前方的一个相对独立的结构，可能不会因眼球的移动而发生移位，但有时也未必如此。不管怎样，患侧眼裂的上悬韧带的向下移位将引起眼球垂直方向的错位。眶下神经走行于靠近颧颌缝的眶底部，故极易受到损伤，引起上唇和牙齿的感觉麻木。外伤所致的颧弓塌陷可使冠突或者颞肌紧锁，导致牙关紧闭（图30-7）。在极少的情况下，损伤的眼眶颧骨联合体可挤入眶内引起眶内压升高、眼睛疼痛，甚至失明。这种"嵌入性"骨折需要进行即刻复位。

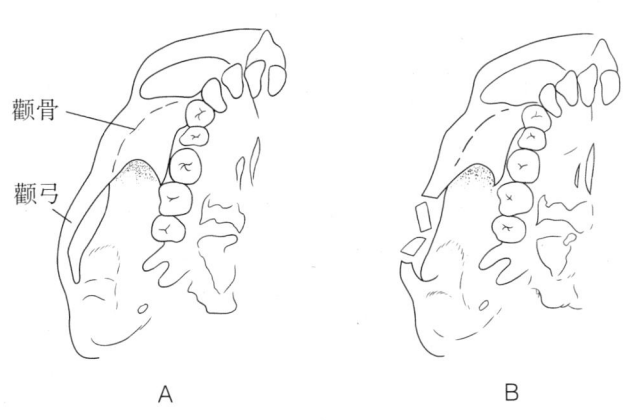

A. 正常颧弓部；B. 骨折后颧弓部。

图30-7 颧骨凹陷骨折示意图

大部分眼眶颧骨部的骨折均为低速钝挫伤所致，故很少会有粉碎性骨折。其中大部分患者只需进行骨折部复位而无须固定，就能获得满意的效果；但必须注意的是复位后咀嚼肌的牵拉会使骨折端重新移位。如果这一区域存在任何粉碎性或不稳定性骨折，则应该在暴露直视下采取精确的复位和固定。手术的入路可采用下睑、眉或颊部黏膜切口等。如果颧上颌严重损伤伴颧弓粉碎性骨折，应采用双侧冠状切口入路，有时还需要移植骨片来进行修复，其治疗原则应根据损伤的机制及矢状面CT摄片的结果来决定，其中以眶内外侧壁受损为阳性指标。

（七）上颌骨

上颌骨构成人体面部骨骼的主要部分。这一区域的骨折损伤一般为双侧性，且骨折水平可各不相同。为便于描述，仍采用Le Fort分类法（图30-8）。高速强力性损伤可致粉碎性骨折和骨块缺失，给手术中解剖复位带来困难，并使骨骼的稳定性受到破坏；而低速轻型损伤仅能造成大块骨折，且没有骨块缺失，故处理相对比较容易。

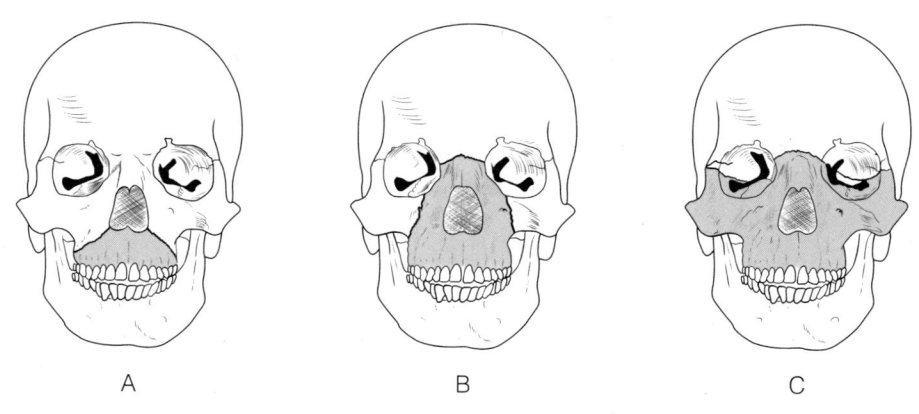

A. 低位Ⅰ型；B. 中位Ⅱ型；C. 高位Ⅲ型。
图30-8 Le Fort骨折示意图：上颌骨骨折的Le Fort分类法

从症状上看，中面部骨折的患者会由于中面部骨骼向后移位而呈现盘状面容。外界暴力使中面部向后推移，相应的受力也使两侧眼眶颧骨部的骨折块被推向外侧，增加了面部的横径，面部侧位则呈凹陷状。上述中面部受损的方式与上颌骨横截面承受的力点有关（图30-9），常常使上颌骨在Le FortⅠ型水平遭到损伤。摇动与骨折块相连的牙齿可同时移动中面部骨骼。

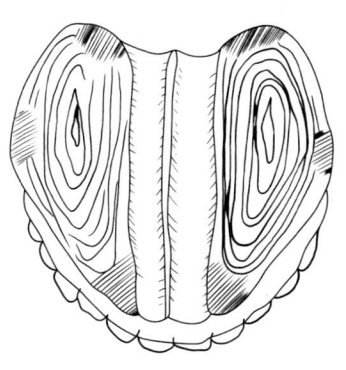

图30-9 上颌骨横截面承受力点示意图

治疗原则包括恢复气道通畅、纠正咬合关系和重获正常面容。术前各项摄片检查、对骨折类型的评估、配取牙模，以及周密的治疗计划，都是取得良好治疗效果的基本要素。粗糙的复位及错误的固定所带来的不良后果，甚至比没有治疗还要严重。

在所有包括上颌骨的骨折中，准确的正常咬合关系的恢复是最基本的要求。如果能获得受伤患者以前的正常牙模的话，对治疗将非常有用。如没有，则在通常情况下，可以根据患者牙齿的分布形态再翻制出接近正常咬合关系的牙模。如果受伤患者的下颌骨完好，上颌骨又是整块骨折的话，正常的咬合关系比较容易确定。首先是进行颌间结扎。切开口腔黏膜上方的口腔前庭，分离至 Le Fort Ⅰ 型水平位置的骨折部分。在骨折区域充分暴露的情况下，采用钢丝或咬合板进行颌间结扎。如果骨折的位置较高，常常会合并眼眶颧骨骨折，这时术区的暴露采取冠状切口和下眼睑切口较佳。

一旦咬合关系得到恢复，骨折区域得到暴露，就可进行骨折块的复位和固定。手术处理时，原则上是把不稳定的骨折块复位于稳定的支点上，把小片骨折块复位于大片骨折块上，并根据骨折块的几何形状加以多点准确固定，其固定的范围是从梨状孔周围的切口至眶上缘内侧的颌面骨骼。前外侧骨骼区指从上颌骨后外侧方至颧骨、眶外侧缘和眶上缘的外侧部。上颌骨的后侧部是从蝶骨区域至颅底。有些学者主张面部横径的恢复先于面部高度的矫正。但不管怎样，两方面的矫正都必须完成才能恢复正常的面部前突形态，而准确地矫正中面部受到破坏的骨架才能达到完全恢复正常的目的。

中面部骨骼如由损伤造成骨片缺失或粉碎性骨折，则应行早期植骨术。最理想的材料是取自颅骨的断层骨片，但在截取时须谨慎操作，尤其是对合并有明显颅内损伤的患者。其他供骨区可选择肋骨和髂骨。应该避免使用异体骨移植。

（八）颅底及颞骨

颅底骨折的结果往往是致命的，因为它可同时损伤脑组织或穿越颅底的大血管。颅底损伤的幸存者常常遗留有永久性的神经系统的损害，并有脑脊液漏和感染的危险性。颅底骨折是由非直接性外力通过面部骨骼（如下颌骨和颅顶）的传导引起的。由于颞骨通过颞下颌关节与下颌骨相连，因此也会有受损伤的风险。

对颞骨骨折的手术处理目前尚存在分歧，效果也尚未肯定。骨折复位似乎对功能和外观没有太大的帮助。如存在面神经压迫症状，则有手术指征，需进行减压。但另一方面，神经的减压手术也可能加重原有的骨折损伤。如有神经离断，早期修复会有很好的效果，故必须对神经离断和神经机能性萎缩加以鉴别。

手术的另一指征是耳内有持续性脑脊液流出。早期应采用如血液封闭等相对无损伤的技术作为治疗手段。如脑脊液仍有持续溢出，运用 Metrisemide 扫描检查可有助于确定脑脊液漏的部位，再行开颅手术，对破裂的硬膜进行修补。如有必要，可用筋膜和骨片移植加以修复。很少情况下，颞骨骨折会引起颈动脉-静脉瘘。一旦出现，最好的治疗方法是采用介入性神经放射技术进行处理。

（九）下颌骨

下颌骨不同于其他面部骨块之处，在于借助于颞下颌关节，它可以上、下、左、右移动。下颌骨在成年人是由坚硬、很厚的皮质骨组成的，而在缺牙齿的老年人皮质骨会变得薄而脆。尽管下颌骨较硬，但由于它向前突出的特点使其很易受到损伤。另外，其外形近似弓形，损伤时往往发生两处以上骨折。

下颌骨骨折的描述必须包括骨折部位、稳定度、粉碎程度、移动情况及软组织覆盖等，此外，与之相关联的还有患者牙齿的情况、患者年龄、受伤机制等。

近年来，对下颌骨骨折的处理，越来越明显的趋势是运用牢固的下颌骨内固定而不是耗时较长的颌间结扎来固定复位的下颌骨，甚至是在合并有感染的骨折首先的治疗也是采用上述方法。其理由是骨折部位的移动可加重感染或使感染持续存在，而牢固的颌骨内固定再辅助以清创和抗生素的运用可获得良好的愈合效果。颌间结扎最好的适应证是齿槽骨折和无移位的稳定骨折。单侧下颌骨髁突下骨折的治疗原则是软食饮食，无须结扎。

一般而言，下颌骨骨折的固定所用钢板要比用于面部上半部骨折的钢板厚一些，可以采用压缩钢板和松弛性螺丝固定技术。口腔内可行暂时性的颌间结扎以保持准确的骨折复位，但固定完成后即可去除之。

（十）面部多发骨折

全面部骨折是指面部2/3以上的颅颌面骨发生多处骨折。这类损伤需要大量的检查，因为这种骨折破坏了原来颅颌面骨骼特定固有的解剖标志，对复位、重建和固定造成很大困难。这类较严重损伤的治疗必须以前述原理和技术方法为原则。最主要的问题是确定面部、颅底与咬合之间的相互关系，使它们重新恢复正常。术前应有完善的治疗计划，包括收集患者家庭的有关情况（如照片等），请牙科医师协助治疗，以及必要的影像学检查和准备用作参考的牙模。

进行骨折复位必须有充分的暴露，以使所有骨折部位得到显露，因为一块骨折骨块的定位发生错误必将引起与之邻近的其他骨块也发生错位。这样的连锁反应式的结果将会使患者最终呈现古怪的面容。

复位的原则是必须从有把握准确复位的骨块着手，再到相对不能确定的骨块。即以较大的骨折块作为定点，使其周围较小的骨折块与之相复位，从而形成较大的骨折块复合体。而较大的骨折块复合体定位就相对容易些。在颅底和咬合关系确定的情况下，面部骨架可得以重建。比较理想的方法是，首先必须使下颌骨或者上颌骨得到复位，形成良好的咬合关系以提供重建面部所需的框架。下颌骨复位时必须特别注意保证下颌骨髁突重新置于颞下颌关节窝内，因为它很容易移位以致造成不准确的复位。本节所述及的髁突下骨折如果是作为合并症之一出现的话，则即便是一侧存在，也须进行固定。

必须特别强调恢复面部的宽度。一个常见的错误是重建的颧弓呈现过于高起的弧度，而正常的颧弓是从颞骨向前方较直地到达颧骨体，显得比较平坦。弧度过分突起的再造颧骨不仅不适当地增加了面部宽度，还削弱了中面部的突度。

（十一）儿童面部骨折

儿童面部骨折一般并不多见，这是由于儿童骨骼相对较软，又有弹性。儿童面部在比例上较头颅小、本身体重较轻等特点使其在冲撞损伤中惯性和动量均较小。当骨折存在时，在处理上因为要避免损伤牙胚和顾及影响面部发育而常常变得复杂。相对来说，轻度错位可被面部的发育代偿，但显著的错位性骨折需要进行如成人一样的复位和固定。一旦骨折得到愈合，对儿童就应再次手术，去除固定用的钢板和螺钉，理由是虽然至今尚未被充分证实，但有一些证据说明留置的钢板可能会限制局部的骨骼发育。

（十二）组织缺损：高能量损伤

高能量损伤是指高速高外力损伤（例如枪炮伤等）往往造成组织的缺损和坏死。重新整复手术的第一步是通过对坏死组织的清创和对残余的有血供的错位组织进行解剖学复位来确定所致损伤的范围和程度。由于创缘组织的成活率有时很难判断，可能需要进行多次清创。另外，创口不可避免的污染要求采取清创、引流和抗生素使用等步骤联合以防止感染的发展。骨折的复位也因为骨质损伤较重和软组织及骨质的缺失等原因而变得比较困难。在进行最终的整复之前，必要的外固定可作为一项暂时的处理措施。

局部损伤所致创面常常比较严重，这使最简便易行的局部邻近皮瓣的修复方法受到影响。严重而广泛的创面缺损最好是运用远位带血管的游离组织瓣移植修复，这需要在损伤区域内进行血管吻合。对于这类整复手术的时机目前尚有争议。有人主张在考虑整复前原先的损伤创面必须完全愈合，它的缺点在于愈合后产生的瘢痕将严重妨碍二期整复手术。笔者倾向于，只要局部的肿胀消退到能基本确定软组织缺损的范围就可以着手进行整复手术。皮瓣的选择取决于缺损组织的特点，有时为了同时修复外表及内面衬里，可选择有血供的带骨块的复合游离皮瓣。良好的游离皮瓣移植也为可能的游离骨块移植提供成活的组织环境。

（十三）面部骨折的后期治疗

由面部骨折的漏诊或处理不当而导致的各种继发畸形，二期的矫正手术都较困难。错位的骨折块由于骨质间的不正常愈合和软组织瘢痕的挛缩而不易被重新移动，为晚期进行面部骨块的再建重塑增加了困难。如果这种情况发生在眼睛周围，问题将更加棘手，因为移位的眼球和内、外眦后期将很难矫正，且二期手术后很易引起复发或其他并发症。对后期眼球凹陷的矫正手术必须要有充分的准备和足够谨慎的态度，因为这将有造成失明的危险。术前借助于CT三维重建对此类修复将帮助甚大，因为早期骨折的形态已在愈合过程中变得不能确定，无法用来作为治疗的依据。对于眼球凹陷，只有这些诊断性的图像检查才能对治疗有所帮助。如果需要重建咬合关系，必须借助于口腔正畸科医师的帮助获取牙模及头颅部的测量指标。

手术运用覆盖式（onlay）或嵌入式（inlay）等各种植骨方法来充填由原发性外伤或错位再生重塑所致的骨缺损。一般在固定上倾向于采用钢板、螺钉、钢丝等的内固定，而不用外固定或耗时较长的颌间结扎。如果有良好准确的术前检查和诊断，这类畸形有望取得很好的治疗结果。

颅颌面骨的各种复合性损伤造成的骨折，采取早期、及时而准确的处理，如骨折块良好的复位与固定、软组织的重建等将有利于面部功能与外形的修复。运用现代医学影像学技术来对各种骨折的类型作出准确的诊断、术中颅颌面骨的充分显露、早期的骨块移植及牢固的内固定等，都是我们应遵循的原则，它们将使颅颌面骨折的患者获得较快的和较完全的康复。包括内固定在内的所有技术应由专科人员仔细操作，因为应用不当将会给患者带来新的问题。

第二节 颅颌面外伤继发畸形的处理原则

颅颌面外科各种手术方法的问世，为颅颌面严重外伤后继发畸形患者的整复带来了福音。颅颌面部严重外伤后继发畸形是指：由于外伤早期对颅颌面部畸形未予治疗，或早期处理不当，使颅颌面结构错位、塌陷，以及颅颌面部外形和功能的异常。时间上，一般是指外伤发生6个月后的颅颌面部畸形。

很多医师在处理急诊颅颌面外伤时，着重于挽救患者的生命和维持生命体征，而忽视了对颅颌面外伤的早期处理，故而遗留许多颅颌面继发畸形。过去在处理这类晚期畸形时，多采用较为保守的手术方法，效果往往不够理想。在颅颌面外科技术充分发展了的今天，采取彻底的手术矫治方案，能获得更好的功能和形态恢复。

一、颅颌面外伤二期修复术的指征

（一）修复时机

一般在颅颌面外伤3～6个月以后。

（二）二期修复指征

（1）一期修复手术后遗留部分缺损、结构错位或畸形，以及有骨突、骨尖或结扎钢丝突出于皮下。

（2）一期修复手术后遗留有软组织畸形或瘢痕畸形。如有面神经部分或全部损伤者，2个月内可行探查吻合手术；2个月后或更长时间则可考虑采用面神经移植修复。

（3）急诊早期未进行颅颌面畸形修复者。

（4）对尚有颅脑外伤后遗症，如癫痫、头痛等神经系统症状而尚未控制者，则应暂缓进行二期修复手术。

二、症状和诊断

颅颌面外形的异常一般较易看出，但由于每个患者的外伤机制、严重程度、是否修复和修复的过程如何等，各有差异，有时较难作出准确的判断。当然，这与医师的临床经验也有很大的关系。

详细询问病史是十分必要的。应了解外伤发生的时间、外力作用的方向和大小、颅颌面部受伤的位置、当时是否有昏迷、执行救护的医院、当时抢救的过程和治疗经过、是否有并发症和后遗症（如复视、脑脊液漏和癫痫等），以及恢复后出现的主要颅颌面部畸形和功能障碍等。

选择必要的检查，如视力、视野、突眼度、嗅觉、脑干诱发电位、牙髓活力等检查。

诊断依据主要是头颅X线片（正侧位、鼻旁窦华氏位）、头颅CT及CT三维重建等。后者能精确地显示颅颌面骨结构异常的位置、大小等的立体形状，这较之单纯X线片的资料，更为清晰，更为立体。

三、手术治疗

（一）切口和入路

1. 头颅冠状切口　该切口暴露范围大，是颅颌面部外伤继发畸形的最佳手术入路。对于选择冠状切口，有些医师担心切口过大，认为眼眶、颧弓等骨折似用局部切口入路即可修复畸形。实际上这种想法是欠妥的，对一些小骨折采用冠状切口入路，可以更好地整复畸形，手术后瘢痕隐蔽，不易察觉，较局部切口有更多的优点。一个熟练的手术医师，每做一个头皮冠状切口手术患者的失血量为100～200 ml，操作时只要注意不损伤面神经眼支，患者一般不会有较严重的并发症。

2. 睑缘切口　此切口能进行额颧部的骨折复位。选用下睑睫毛下切口（Converse，1976）能良好地显露眶下缘和眶底部，瘢痕不明显，但应注意避免造成下睑外翻。Tessier曾提出做下结膜切口入路的眶底植骨，但之后又被他本人否定，认为此切口显露不佳。目前多选用下睑缘下8～10 mm的皮肤切口，正位于下睑板下缘水平，切开皮肤后绕过下眼袋脂肪球，直达眶下缘骨壁。

3. 口内切口　从口内上唇颊沟内切开黏膜，可直达眶下缘。同样，下颌骨折也可取下唇颊沟切口。

4. 局部切口　畸形区域皮肤有明显瘢痕的病例，可直接切除和修整瘢痕，并由此入路进行手术。但手术时应注意仔细保护切缘的皮肤，术毕皮缘应严密对合。

（二）植骨和固定

1. 供骨　颅颌面外伤继发畸形修复中需要大量的骨移植，以恢复正常的外形和功能。近来大多数学者主张颅骨外板为首选的供骨（见图30-2），其次为髂骨和肋骨。由于肋骨的骨吸收较多（30%～50%），因而有些作者（Wolfe等，1993）建议不用肋骨移植。

2. 颌间结扎术　对涉及上颌骨错位的整复，术后需进行颌间结扎。一般选用唇弓法（arch bar）和正畸带环法（orthodontic bands）。

3. 骨间固定　骨间固定可有三种方法，即骨折断端间钢丝结扎固定、钛合金微型钢板骨折断端间固定，以及颅颌面骨外固定。通常两个点以上的固定较为牢靠，不至于移位。近来有报道指出，小儿使用微型钢板系统后可致骨发育不良或部分骨吸收，因而如果可能的话，应在半年至1年以后去除这种固定钢板。

第三节　创伤性颅眶畸形的三维诊断分析与手术治疗原则

一、基于CT三维重建的创伤性颅眶畸形分析

随着现代工业和交通的高速发展，创伤性颅颌面畸形发病率日益增高。创伤当时常由于颅脑损伤、上呼吸道阻塞等严重并发症的急救而未能即刻整形修复颅眶部硬、软组织缺损及器官移位，致使遗留晚期颅颌面畸形。基于上述情况，笔者依据CT三维重建影像资料、临床表现对创伤性颅眶畸形进行诊断和分析，为手术设计和疗效评估提供原始资料。

二、手术设计与治疗原则

Hemmy（1983）首先报道颅颌面畸形的CT三维重建影像结果而将CT三维重建影像学技术引入颅颌面外科领域。Vannier和Marsh（1984）创造性地将此技术应用于颅颌面外科手术模拟设计。十余年来，CT三维重建影像学技术越来越多地被应用于颅颌面形态结构研究、颅颌面畸形诊断分析和手术设计，CT和CT三维重建影像学技术克服了X线定位头影片的局限性，适用于颅眶颧-鼻筛区诊断分析、多视角精确显示颅眶颧畸形三维结构及其相互关系。

杨斌等应用计算机图像处理技术建立了颅颌面外科三维诊断分析和手术设计计算机辅助系统（three-dimensional computer-assisted diagnosis and designing system for craniomaxillofacial surgery，3D-CMFCADS），根据患者的畸形外貌、功能障碍和CT三维重建影像所显示的颅眶骨的畸形，借助于颅颌面外科三维诊断分析和手术设计计算机系统来设计手术整复方案。三维手术模拟较基于X线侧位头影的二维手术模拟具有更接近真实、更为准确的效果，但目前的3D-CMFCADS系统尚不尽完善，与现有的二维手术模拟系统可以相辅相成，共同为颅颌面外科手术提供指导。

为便于做健侧和患侧的对比分析，所有患者均使用笔者研制的头颅定位架，采取统一的定位和薄CT连续扫描方法，将所获得的CT断层资料输入笔者研制的颅颌面外科三维诊断分析和手术设计计算机辅助系统（3D-CMFCADS），对头颅CT影像进行三维重建，用笔者创立的方法测量健、患侧眶腔容积（orbital volume，OV）、眼球-眶尖距离（apex-globe distance，A-GD）。运行测量程序对CT断层和三维影像进行线距、面积和体积的三维测量分析。如对于眼眶畸形，可以沿骨性眶壁描记界定眼眶面积，眼眶的前界为眶内侧缘和外侧缘的连线，后界为眶尖，应用像素求和法计算面积。相邻两个CT层面的眼眶面积的均数乘以扫描层厚即为两个层面间的眼眶体积，眼眶所有层面间的体积和即为眶腔容积。获得健、患侧眶腔容积、眼球-眶尖距离数值。笔者资料证实了Bite（1985）等学者的研究结果和推测，表明系眶壁骨折移位或骨质缺损致骨性眶腔容积增大，使之与眶内容物体积不一致导致眼球陷没。眼球-眶尖距离短缩也证明了眶爆裂性骨折确有眼球陷没的表现，统计分析结果显示眼球陷

没程度与眶腔容积增大存在正相关的相互依存关系，即眶腔容积扩大越多，眼球陷没程度越严重，眶腔容积每增大约10 cm³，眼球-眶尖后极的距离约缩短5 mm。在3D-CMFCADS平台上进行眼眶三维重建、容积及眼球-眶尖距离测量，以健侧眶腔容积为准，计算出患侧眶腔容积扩大的量值，确定拟在眶腔中植入的自体骨或人工骨的体积，以及眼球拟前移矫正的距离。预制眶底或内侧壁骨折修复重建所需要的移植骨的三维模型。按照术前预制的固体模型雕塑骨移植材料。手术着重于还纳眶内容、封闭疝孔、恢复眶腔容积和眼球位置。因为植入模型术前预制，所以术中可最小量地采集移植骨，减少不必要的损伤；移植骨塑形与眶壁骨折修复重建同时进行，缩短了手术时间；植骨形状、大小与眶壁缺损相吻合，形态和功能恢复效果良好。

对于普通眶周骨折，可以用3D-CMFCADS软件进行镜像法手术模拟设计。即以健侧颅颌面结构为模板，以正中矢状面为镜面，采取镜像翻转、逐层匹配的方法进行手术模拟设计。可对颅颌面畸形，缺损区骨、软组织进行三维重建；可构建拟移植组织或植入修复体的三维模型并测算出所需植骨的体积等实际几何参数。根据缺损的纵、横径值，以及面积和体积预制模板，依照模板确定移植组织形态和数量，切取自体骨或预制羟基磷灰石人工骨等生物材料植入体。有助于缩短术时、减少出血和创伤，保证形态与功能俱佳的整复手术疗效。如果无骨质缺损，可采用截开错位骨折线、使骨折段复位的方法。

（杨斌）

参考文献

[1] 杨斌,张涤生,黄洪章,等. 颅面外科三维诊断分析和手术设计系统的建立[J]. 口腔颌面外科杂志,2000,10(4):288.

[2] 杨斌,张涤生,黄洪章,等. 颅面外科三维诊断分析和手术设计系统的临床应用研究[J]. 中华整形外科杂志,2001,17(2):80.

[3] 杨斌,黄洪章,张涤生. 汉族青年正常颅面结构三维测量分析[J]. 中山医科大学学报,2002,23(5S):15.

[4] 杨斌,黄洪章,张涤生,等. 颅面三维CT影像测量分析研究Ⅰ、方法与原理[J]. 口腔颌面外科杂志,2000,10(2):99.

[5] 杨斌,黄洪章. 眶爆裂骨折CT影像学诊断与外科治疗的价值探讨[J]. 中山大学学报(医学科学版),2003,24(5):482.

[6] 王正国. 创伤外科学[M]. 上海:上海科学技术出版社,2002:5-61.

[7] 张益,顾晓明. 我国口腔颌面创伤外科的现状与展望[J]. 中华口腔医学杂志,2001,36(2):88-90.

[8] CONVERSE J M, SMITH B, WOOD-SMITH D. Orbital and naso-orbital fractures[M]//CONVERSE J M. Reconstructive Plastic Surgery: Vol 2. Philadelphia: Saunders, 1977: 748-793.

[9] AMRITH S, SAW S M, LIM T C, et al. Ophthalmic involvement in cranio-facial trauma[J]. J Craniomaxillofac Surg, 2000, 28(3): 140-147.

[10] MCCARTHY J G, MAY J W, LITTLER J W. Plastic surgery[M]. Philadelphia: Saunders, 1990: 1051, 1061, 1597-1601.

[11] BITE U, JACKSON I T, FORBES G S, et al. Orbital volume measurements in enophthalmos using three-dimensional CT imaging[J]. Plast Reconstr Surg, 1985, 75(4): 502-508.

[12] KAWAMOTO H K. Late posttraumatic enophthalmos: a correctable deformity[J]. Plast Reconstr Surg, 1982, 69(3): 423-432.

[13] KINNUNEN I, AITASALO K, PÖLLÖNEN M, et al. Reconstruction of orbital floor fractures using bioactive glass[J]. J Craniomaxillofac Surg, 2000, 28(4): 229-234.

[14] VANNIER M W, MARSH J L, WARREN J O. Three dimensional CT reconstruction images for craniofacial surgical planning and evaluation[J]. Radiology,1984,150(1):179-184.

[15] HEMMY D C, ZONNEVELD F W, LOBREGT S, et al. A decade of clinical three-dimensional imaging: a review:Part Ⅰ. Historical development[J]. Invest Radiol,1994,29(4):489-496.

[16] VANNIER M W, MARSH J L. Three-dimensional imaging, surgical planning, and image-guided therapy[J]. Radiol Clin North Am,1996,34(3):545-563.

[17] TAKASAKI H. Moiré topography[J]. Appl Opt,1970,9(6):1467-1472.

[18] CUTTING C B, MCCARTHY J G, KARRON D B. Three-dimensional input of body surface data using a laser light scanner[J]. Ann Plast Surg,1988,21(1):38-45.

[19] LO L J, MARSH J L, VANNIER M W, et al. Craniofacial computer-assisted surgical planning and simulation[J]. Clin Plast Surg,1994,21(4):501-516.

[20] CUTTING C, GRAYSON B, BOOKSTEIN F, et al. Computer-aided planning and evaluation of facial and orthognathic surgery[J]. Clin Plast Surg,1986,13(3):449-462.

[21] ALTOBELLI D E, KIKINIS R, MULLIKEN J B, et al. Computer-assisted three-dimensional planning in craniofacial surgery[J]. Plast Reconstr Surg,1993,92(4):576-585.

[22] ECHLIN P S, UPSHUR R E, PECK D M, et al. Craniomaxillofacial injury in sport: a review of prevention research[J]. Br J Sports Med,2005,39(5):254-263.

[23] ENISLIDIS G, YERIT K, WITTWER G, et al. Self-reinforced biodegradable plates and screws for fixation of zygomatic fractures[J]. J Craniomaxillofac Surg,2005,33(2):95-102.

[24] KUBLER A C, SPEDER B, ZOLLER J E. Fronto-orbital advancement with simultaneous Le Fort Ⅲ-distraction[J]. J Craniomaxillofac Surg,2004,32(5):291-295.

[25] HOHLRIEDER M, HINTERHOELZL J, ULMER H, et al. Maxillofacial fractures masking traumatic intracranial hemorrhages[J]. Int J Oral Maxillofac Surg,2004,33(4):389-395.

[26] GASSNER R, TULI T, HÄCHL O, et al. Craniomaxillofacial trauma in children: a review of 3,385 cases with 6,060 injuries in 10 years[J]. J Oral Maxillofac Surg,2004,62(4):399-407.

[27] CLAUSER L, GALIÈ M, MANDRIOLI S, et al. Severe panfacial fracture with facial explosion: integrated and multistaged reconstructive procedures[J]. J Craniofac Surg,2003,14(6):893-898.

[28] SCHÖN R, GELLRICH N C, SCHMELZEISEN R. Frontiers in maxillofacial endoscopic surgery[J]. Atlas Oral Maxillofac Surg Clin North Am,2003,11(2):209-238.

[29] ANG E, BLACK C, IRISH J, et al. Reconstructive options in the treatment of osteoradionecrosis of the craniomaxillofacial skeleton[J]. Br J Plast Surg,2003,56(2):92-99.

[30] SUURONEN R, KALLELA I, LINDQVIST C. Bioabsorbable plates and screws: Current state of the art in facial fracture repair[J]. J Craniomaxillofac Trauma,2000,6(1):19-27.

[31] GOLDBERG V M, STEVENSON S. Natural history of autografts and allografts[J]. Clin Orthop Relat Res,1987,(225):7-16.

[32] BREITBART A S, GRANDE D A, KESSLER R, et al. Tissue engineered bone repair of calvarial defects using cultured periosteal cells[J]. Plast Reconstr Surg,1998,101(3):567-574.

[33] SCIADINI M F, DAWSON J M, JOHNSON K D. Evaluation of bovine-derived bone protein with a natural coral carrier as a bone-graft substitute in a canine segmental defect model[J]. J Orthop Res,1997,15(6):844-857.

[34] BRUDER S P, KRAUS K H, GOLDBERG V M, et al. The effect of implants loaded with autologous mesenchymal stem cells on the healing of canine segmental bone defects[J]. J Bone Joint Surg Am,1998,80(7):985-996.

[35] BOYAN B D, HUMMERT T W, DEAN D D, et al. Role of material surfaces in regulating bone and cartilage cell response[J]. Biomaterials,1996,17(2):137-146.

[36] FLEMING J E, CORNELL C N, MUSCHLER G F. Bone cells and matrices in orthopedic tissue engineering[J]. Orthop Clin North Am,2000,31(3):357-374.

第三十一章

额颅外伤继发畸形的解剖、分类和治疗

第一节 额颅的解剖

额颅部由浅到深为皮肤、浅筋膜、额肌、帽状腱膜、腱膜下蜂窝组织、颅骨外膜和额骨（图31-1）。

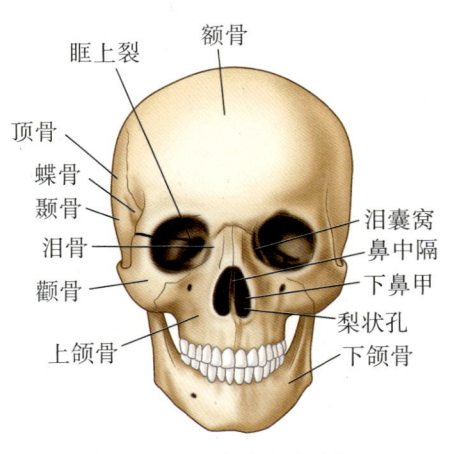

图31-1 额颅部解剖

1. 皮肤　皮肤厚而致密，含大量皮脂腺和汗腺。

2. 浅筋膜　浅筋膜由致密结缔组织组成，它使皮肤与其深面的帽状腱膜紧密相连，形成许多纤维小隔，隔间含有脂肪、血管、淋巴管和神经。距正中线2 cm处有滑车上动、静脉和滑车上神经，其外侧0.5 cm处有眶上动、静脉和眶上神经。

3. 额肌和帽状腱膜　帽状腱膜坚韧致密，前连纵行的额肌。

上述三层结构紧密结合，不易分离，即所谓的头皮。当头皮撕脱或制作头部皮瓣时都是这三层整体与其深面的腱膜下蜂窝组织分离形成的。

4. 腱膜下蜂窝组织　腱膜下蜂窝组织是位于头皮与颅骨外膜之间的一层疏松组织，若此层感染，可波及其深面的骨膜，甚至引起颅骨坏死。也可经其内的导静脉进入颅内。

5. 颅骨外膜　颅骨外膜薄而致密，与颅骨疏松相连，较易剥离。

6. 额骨 额骨为扁骨，厚约0.5 cm，分为外板和内板，外板厚而具有弹性，内板薄而脆弱，容易发生骨折。骨折后，骨折片可能向内刺破脑膜、脑血管或脑实质而发生相应的症状。其下部骨内有一对空腔，为额窦。额骨损伤常发生额窦骨折。

第二节 额窦的解剖

额窦在出生时缺如，2岁前尚未发育。额窦根据气腔形成的来源可以由一个或多个间隔组成。在8岁以前额窦本身不能由X线鉴定，可能至12岁或更大也尚不能达到成人的大小。几乎有1/5的人额窦发育有变异。10%的人额窦是单侧发育的，5%的人额窦呈未发育的结构，而4%的人额窦完全缺如。成熟的额窦约有5 cm宽（图31-2），窦的前壁比后壁厚，强度也更大。其次，筛板、硬膜和额叶三者与额窦后壁紧密附着。在下面有眶顶和额鼻管。唯一引流至额窦的额鼻管位于窦底后内侧的小孔中。其行经是高度变异的，从几毫米一直到2 cm。85%的额窦可能并不存在真正可辨认的导管。在这种情况下额窦引流间接地经过筛骨气房到中鼻道口。一个窦间隔将额窦两侧分开。额窦的重要特征是黏膜衬里，它与筛窦气房和额鼻管黏膜相连续。1911年Mosher就描述了Breschet孔。这种孔是黏膜的静脉引流部位，并且可作为感染向颅内扩展的途径。另外尚发现黏膜会将孔深深地内折，在做窦闭塞时如清除不完全，它还可以是发生黏液囊肿的病灶。

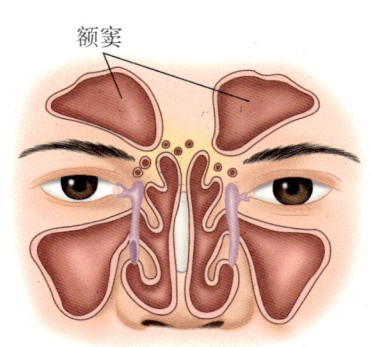

图31-2 额窦示意图

第三节 额颅外伤继发畸形的分类和治疗

额骨所在的额基带区，有水平和垂直的两条骨质较厚的桥状骨带，名额骨带，水平额骨带线被称为Le Fort Ⅳ型骨折线（图31-3）。对额颅部较低能量的冲击伤，会出现Le Fort Ⅳ型骨折；而较大能量的冲击伤，会形成额基带区的大块骨缺损。

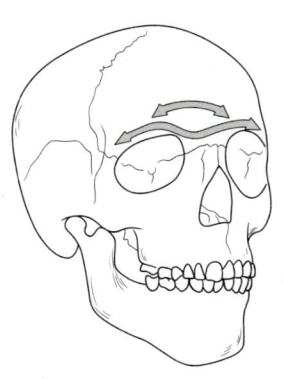

图 31-3 额骨带线或称 Le Fort Ⅳ型骨折线

额窦骨折是相对少见的颌面部损伤,仅占全部面部骨折的5%~12%(Manolidis S.,2002)。额窦骨折常伴随颅内的、眼的和其他颌面的损伤。额窦探查与复位术仅适用于少数非常单纯的小骨折,而大多数额窦骨折需要用额窦闭塞治疗。那些有更广泛损伤、脑脊液漏的病例则需要额窦颅成形。积极的外科处理是避免可以引起显著发病率和死亡率的早期和晚期并发症的关键。

额颅外伤继发畸形主要有额部外形异常、额颅部缺乏颅骨保护和残留额窦内黏液囊肿或脓肿。

一、额颅畸形或骨缺损

额颅畸形或骨缺损在过去是很常见的晚期并发症。这主要是由于在额颅外伤的初期处理时缺乏严格的固定和随后发生的额骨丧失。然而,由于小型钛板或微型钛板的应用和采用初期骨移植,这种畸形或缺损已较少见。

(一)额颅部软组织缺损修复

小的缺损可以做周围组织潜行分离后直接拉拢缝合;缺损较大、不能拉拢缝合者,需做局部皮瓣转移术;如额部缺损区创面还留有骨膜,颅骨尚未暴露,则可采用游离植皮术修复;如额部软组织缺损大而深,颅骨暴露,无法接受游离植皮或局部皮瓣转移修复者,可以在邻近的额肌下埋植皮肤扩张器,待附近的皮肌瓣充分扩张后,再用以修复缺损。宁全龙等(2001)根据颞浅动脉颞顶分支与耳后动脉支、枕动脉支、前额支、眶上动脉支、滑车上动脉支有丰富吻合或与对侧主要血管支直接交通,构筑跨区供血的解剖学基础,设计以颞浅动脉轴型血管及其吻合支为蒂的逆流颞顶筋膜瓣,向前额顶部转移覆盖充填骨外露缺损区,表面行皮片移植术,取得满意效果。

(二)额颅骨缺损修复

在颅颌面骨缺损的修复方面已经报告了各种方法,从采用人工合成材料替代到游离骨移植,再到血管化骨移植。材料上可以选择异质的材料(如聚甲基丙烯酸甲酯、羟基磷灰石、钛板和钛网、高密度多孔聚乙烯、异丁烯酸等)、异体移植物(如AAA骨、冻干软骨)或自体组织(如颅盖、肋骨、髂嵴)等。一些异质材料所具备的实用性强、术前可塑性及解剖形态较好、操作简便、可缩短手术时间及可终生保持形态等优点，使它们在颅骨修复术中的应用率逐年增加。Kuttenberger J. J.（2001）应用微小钛网在颅颌面和（或）眶-筛区骨缺损区进行骨重建。其适应证为：①非承重区粉碎性骨折伴骨缺损初期治疗时的立即重建；②畸形治疗（可结合骨和软骨移植）。这种重建技术的优点是：①普遍的适用性，广泛适用于颅颌面、眶、窦的骨缺损、粉碎性骨折；②容易完成复杂解剖结构的三维重建；③当不需骨和软骨移植时，立即可用而无供区损害；④可能联合骨和软骨移植；⑤很不容易发生感染；⑥重建的长期稳定性优良。

但异质材料在移植后无法被机体吸收，对于受区曾有感染或有瘢痕形成者，易导致修复失败，而且一旦手术后发生感染，就必须去除移植物。

异体移植物或生物材料仍然存在排异（难与宿主组织相容）、炎症反应、手术后感染率高等诸多并发症。

自体游离移植物简单，但在多数病例可能被部分吸收。而采用自体颅骨瓣修复颅骨缺损无异物反应且远期并发症少，即使到了现在，自体颅骨的骨质结构及传导、诱导成骨的潜能，也是异源性生物材料和其他合成材料无法比拟的，因此自体颅骨是颅骨重建优先选择的材料之一。可以采用自体颅骨瓣、自体颅骨碎片和自体颅骨粉末与人体纤维蛋白胶黏合剂联合应用。应用自体颅骨粉末修复颅骨缺损的优点在于：①来源丰富，应用范围广；②能与周围颅骨保持协调一致的弧度、形态、结构、生理功能；③骨性愈合时间短，远期效果好；④简便、省时、安全，能减轻患者痛苦和经济负担；⑤并发症少，感染率和远期吸收率低；⑥避免颅骨缺损导致的脑组织继发性损害引发的继发症状和不必要的心理负担。

de Magalhaes 等（1998）和 Ahmad Sukari Halim 等（2005）均指出血管化颅骨正日益被用于颅颌面骨的重建。已有关于颅盖以转移为目的的血管供应的解剖学研究（如 Casanova 等，1986；Tolhurst 等，1991）。这种轴型骨瓣所自带的增强的血管供应将改善它在缺乏良好血管化软组织（如瘢痕区）时的成活率。颅盖骨可以被全层转移或以部分厚度转移，由于后者供区损害较少而常被首选。部分厚度颅骨移植物的优点包括邻近手术野、类似其他面骨的膜状骨起源、适用于各种形状和大小、供区瘢痕隐蔽和术后疼痛轻微。

二、黏液囊肿

黏液囊肿可以早在初次手术后几个月或晚至几年后发生。黏液囊肿引起骨侵蚀，而且能够侵犯窦、眼眶和脏颅（自胚胎时期的鳃弓发育而来的颅骨部分）。由于它们生长缓慢和症状很少，通常很晚被发现。因此建议伤后10年内长期做临床和CT随访。想要完全去除黏液囊肿，将脏颅与眼眶和鼻腔进行隔离性的重建是可以选择的方法。

三、脑脓肿

脑脓肿在额窦疾病中是罕见的，但可能是致命的并发症。血栓性静脉炎可通过Breschet孔而将来自额窦的轻度感染扩展至颅内。脑脓肿发展可沿着Virchow动脉周围间隙和脑实质的动脉分布扩散。

额部脑脓肿伴随的症状是隐匿的，可有厌食、疲劳、嗜睡及个性上的细微变化，而不是暴发性感染症状。对于这种并发症常需要神经外科处理。

俞嘉怡等（2003）曾报道额窦骨折清创术后迟发性脓肿致眼球突出1例。该病例12年前因车祸撞伤左侧额面部，当时CT显示左侧额窦粉碎性骨折，即刻行碎骨摘除及清创缝合术，术后左眼无异常。12年后患者觉左眼球进行性突出伴视力渐降至0.4（标准对数视力表按小数记录的读数，下文0.6读数照此）。拟行左额窦及左眼眶囊肿摘除联合眶壁修补术。于发际上1 cm做冠状切口，切开皮肤和皮下组织至骨膜后，便有脓液自切口处溢出。见左额窦内积脓，色黄绿，质稠厚。将脓液抽吸净，发现左眶顶壁骨缺损，左额窦前壁骨折。排尽脓液，置一引流条，一端开口于额窦腔内，另一端经筛窦、中鼻道引流。术后1周，眼球回纳，测突度为18 cm，视力恢复到0.6。

四、额骨骨髓炎

额骨骨髓炎是很少见的并发症。这种情况需要完全去除额骨，用抗生素治疗，随后重建。

（毛天球）

参考文献

[1] 宁金龙,孔祥安,李小静,等. 逆流颞顶筋膜瓣翻转修复顶额部缺损[J]. 中华整形外科杂志,2001,17(1)：34-36.

[2] 陈敏建,庄福连,王彪. 自体颅骨修复颅骨缺损的进展[J]. 中华整形外科杂志,2006,22(3):223-225.

[3] 俞嘉怡,陈国辉. 额窦骨折清创术后迟发性脓肿致眼球突出一例[J]. 眼外伤职业眼病杂志,2003,25(5):325.

[4] MANOLIDIS S. Management of Frontal Sinus Trauma[J]. Seminars in Plastic Surgery,2002,16(3):261-272.

[5] ALI F,HALIM A S,NAJIHAH S Z,et al. Combination of vascularized outer-table calvarial bone graft based on the superficial temporal vessels and allomatrix for the repair of an orbito-frontal blow-out fracture in a child[J]. J Craniomaxillofac Surg,2005,33(5):326-330.

第三十二章

眶颧外伤继发畸形的测量和修复

第一节　概述

眼眶（orbit）对称地位于鼻根部的两侧，是容纳眼球及其周围组织的类似锥形的骨性空腔。眼眶由额骨、颧骨、上颌骨、鼻骨、泪骨、蝶骨及筛骨等七块骨构成，深约45 mm，容积约30 mm，入口径宽约40 mm，高约35 mm。眼眶包括骨壁和眶内容物，前方为眶缘，呈开口状，后方为眶顶（apex）。眼眶壁与颅腔、鼻窦毗邻，内壁与筛窦相邻，下壁为上颌窦的顶部，内上方为额窦，而上壁则为颅前窝的底部。眼眶内容物可通过眶顶的裂隙（fissure）与颅腔、鼻窦相通，关系复杂。因此，眼眶、鼻窦和颅腔的某些疾病可相互影响，引起较复杂的临床症状，而其中眼眶外伤和畸形的重建又是临床的一大挑战。

眼眶骨腔容积有限，凡眶内炎症反应、水肿、肿瘤、血肿、眼外肌肥大等，都能使眼眶内容物容积增加。当眼眶内容物容积增加而眼眶骨腔容积没有相对增加时，就会引起眼球突出（exophthalmos）；相对地，当眼眶爆裂性骨折后，眶底和眶内壁裂开外移，使眼眶骨腔容积增加，加上眼外肌和软组织损伤，形成瘢痕和瘢痕挛缩及脂肪受伤后的萎缩，导致眼眶内容物容积减小，最终就可能引发晚期继发性眼球内陷（enophthalmos）。其中，眶底和眶内壁裂开、外移可以说是眼眶外伤继发性畸形最主要的原因之一。因此，早期鉴别诊断和早期预测晚期发生眼球内陷的可能性，是选择恰当手术方式、达到理想治疗效果的关键。

第二节　眼眶容积的测量

眼眶容积的改变与眼球突出和眼球内陷密切相关。曾有学者利用X线测量眼眶容积，由于放大率的影响，结果常不准确。随着三维头颅CT在近20年快速发展，计算机硬件及相关影像软件技术的突飞猛进，三维医学影像系统已变得更容易使用，分辨率与精确度也相对提高。目前三维超声、CT、MRI、PET及单光子发射计算机断层成像（简称SPECT）等影像学检查项目都可进行容积的测量。超声精确度虽好，但对操作者操作技术的依赖性太强；MRI、PET和SPECT的费用较高，远不如CT普及，故在应用上受到了限制；而CT，尤其是螺旋式CT，由于其影像的稳定性及可重复性佳、操作容易、操作时间短及价格相对较低等优点，用其进行容积测量愈来愈受到人们的重视。

一、CT及CT三维重建

应用螺旋CT进行扫描及三维重建扫描时，受检者应平卧于CT扫描台上，头部保持固定，以十字定位光束为基准，使受检者的眶耳平面及正中矢状面垂直于地平面。扫描基线应与受检者的眶耳平面平行，以1mm的厚度进行连续扫描，在取得断层图像后，利用计算机软件进行三维重建。

二、测量的方法

经螺旋CT扫描后，将数据以DICOM（digital imaging and communications in medicine）格式输入计算机中，应用Analyze影像处理软件，对图像进行选择、剪裁及灰阶调整后，按标准程序进行眼眶容积的测量，分别测量受伤眼及正常对照眼的眼眶容积。

至于眼眶容积的界定方法是利用计算机鼠标，沿骨性眶壁做描记，眼眶骨的前缘定义为眼眶外侧颧骨额突至眼眶内侧额鼻突的连线。疝入至上颌窦及筛窦内的眼眶软组织表现为眼眶容积的扩大，在标记时应包括在骨性眶壁的范围内。相邻的两个CT切面（slice），其眼眶面积的平均值与扫描厚度的乘积为两个切面间的眼眶体积，而眼眶所有切面间体积的总和即为整个眼眶的容积（图32-1）。

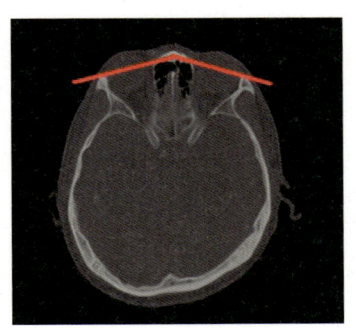

图32-1　眼眶容积的界定方法图示

三、CT三维重建的精确度及准确性

CT测量人体器官体积的方法，是通过对扫描图像中心区面积进行测量之后，加以归总，合成为体积。而构成图像的基本单位是像素（pixel），像素大小是由扫描视野、重建矩阵决定的。像素越小，测量结果越精确。而体素（voxel）是构成图像的最小体积单位，即一定厚度的像素。当层厚为2mm时，体素大小约为0.3 mm^3。厚度越大，体素代表的体积越大，测量产生的误差越大。在扫描中采用减小视野和减小层厚的方法，均能提高测量的精确度。然而相对地也会增加对患者的辐射量、数据储存的空间及数据处理的时间。

容积效应是产生测量误差的另一原因，它使图像中眼眶边缘产生重叠。不适当的窗组合，可掩盖其重叠边缘的密度差，使测量者判断眼眶界线产生困难。薛新生医师等的研究显示在窗位200 HU、窗宽2 000 HU时，为最适当的窗组合，可分清重叠的边缘。操作者通过熟练描记技巧及选择适当的窗组合，可使准确性从63.3%提高到100%，误差控制在－4.60%～4.04%，精确度为0.36%～4.6%。罗伦洲医师团队的研究也显示CT三维重建用来测量距离、面积及体积时，在层厚为1 mm时，可达到0～2.57%的精确度。由此可见CT三维重建是一种精确度高、重复性好的工具。

第三节　测量的意义

眼眶爆裂性骨折发生的机制，常是眼球及眼眶遭受钝性外伤，导致眼眶壁在薄弱处发生骨折。而骨折最常发生在眶底的眶下神经管内侧及眶内侧壁下方。眼眶壁破裂、缺损，使眶内容物嵌入上颌窦及筛窦内，因而造成眼球内陷、眼球运动障碍、复视及眶下感觉神经损伤。在眼眶爆裂性骨折发生后，眼球内陷的原因包括眶底及眶内壁破裂、外移，眶颧骨折错位，导致眼眶容积变大；眶内软组织疝入上颌窦及筛窦内，使眶内软组织容积相对减小；眶内脂肪组织萎缩，以及眼外肌和软组织受伤后瘢痕挛缩。根据Manson等的研究显示，由眶壁破裂、眼眶变形所导致的容积增大，是造成眼球内陷最主要的原因。

矫正眼球内陷是治疗眼眶爆裂性骨折的主要目的。一般而言，当眼球内陷超过2 mm时，患者睑部将出现明显的异常，需进一步手术矫正。外伤后早期进行治疗，可使嵌顿或陷入的软组织尽早获得复位，以避免由组织缺血导致瘢痕形成及坏死萎缩的发生，在功能上及美观上可以获得较好的结果。外伤后晚期，眶内软组织常因广泛性粘黏、瘢痕化使得眼球向后牵引，因而限制了眼球的运动，此时进行手术治疗，受嵌顿的软组织即使完全复位，也无法完全恢复功能，手术的疗效较差。因此，如何在早期对病情作出正确的诊断、客观的评估并且掌握适当的手术时机及手术方法，以避免严重并发症的产生，是治疗眼眶爆裂性骨折最重要的课题。

一、外伤急性期预测眼球内陷的发生与否及严重程度

随着影像诊断学的精进，相较于传统的X线片及CT片，CT三维重建提供了立体的影像，呈现的影像就像肉眼目视的实景一样，搭配不同切面的二维影像，大大地提高了诊断的方便性与实用性。应用适当的计算机软件，亦可精确地计算出特定软组织的容积。临床上，对眼眶容积进行测量，可明确得知骨折后眼眶容积的改变量，从而客观地评估及精确地预测发生眼球内陷的可能性及其严重程度，这对眼眶爆裂性骨折治疗方式的选择具有重要的临床意义。外伤早期，眼眶骨腔容积虽然变大，但眶内软组织肿胀，导致眼眶内容积增大，使眼球内陷并不明显；随着外伤后时间的延长，软组织水肿逐

渐消退，眼眶内容积恢复正常；进而形成瘢痕及导致脂肪坏死、萎缩，使眼眶内容积相对减小，但因此时骨折后变大的眼眶内容积并无改变，导致了眼球内陷的产生。Lee 和 Chiu 应用 CT 扫描测量 10 例眼眶爆裂性骨折患者和 20 例正常人的眼眶容积，发现眼眶骨腔容积的增加量与眼球内陷程度有密切的关联性。眼眶骨腔容积增大超过 8%，提示着较差的预后，因此必须尽早接受手术治疗。

Whitehouse 等应用 CT 扫描测量 11 例眼眶爆裂性骨折患者在受伤 20 天后的眼眶容积，发现此时的眼眶容积改变量与眼球内陷的程度高度相关，眼眶骨腔容积每增加 1 cm³，眼球内陷约 0.8 mm。Fan 等对于 16 例眼眶爆裂性骨折合并眼球内陷患者所做的研究也得到类似的结果，即眼眶骨腔容积增加 1 cm³ 将造成 0.9 mm 的眼球内陷。而最近一项根据 Ploder 等对于单纯眶底爆裂性骨折患者的研究显示，在 CT 上，若骨折的面积达 3.38 cm²，软组织错位的容积达 1.62 cm³，将可预测有 2 cm 的眼球内陷产生。综合文献报告的结果可知，应用眼眶 CT 三维重建测量法，测量眼眶爆裂性骨折后早期眼眶容积的改变量，可预测晚期发生眼球内陷的潜在性及其严重程度，进一步作为临床治疗上的导引。

二、提供眼眶骨折重建的依据

矫正眼球内陷的手术方法，除了将骨折适当地复位外，最重要的是在眼眶内以植骨方式或植入不同材质的填充物，以进行眼眶壁的修复及眼球的复位。在过去，手术的进行主要是根据临床医师个人的经验，评估眶内填充物所需的体积。然而，在术前对眼眶骨腔容积进行测量，可明确得知眼球内陷患者眼眶骨腔容积的改变量，为手术中植入眶内填充物所需的数量及体积，提供客观而准确的依据，进而提高手术的成功率。Fan 等在眼眶爆裂性骨折合并晚期继发性眼球内陷的研究中发现，使用 CT 三维重建测量眼眶容积的改变量，来决定植入眶内充填物的体积，可取得 81% 的成功率。

除此之外，急性期眼眶爆裂性骨折的治疗，也可通过 CT 三维重建影像系统，将骨缺损面积大小及形状描记出来，以方便植入物的剪裁。

三、CT 三维重建临床应用的不足之处

虽然，CT 三维重建扫描影像系统用于眼眶容积测量的数值精确度及位置准确度非常高，而且具有易于使用的优点，但大部分的研究报告，仅止于单纯性爆裂性骨折，以及晚期眼球内陷的预测和应用，对于合并颧骨骨折、下眼眶骨缘骨折、外侧眼眶骨骨折等复杂性骨折，尚未有报告显示其实用性。而且，大部分报告都使用对侧正常眼眶为对照组。但有研究显示，正常人两侧眼眶的容积差异可达 7%～8%，使这个方法的效度令人怀疑。所以，Ploder 等建议只描记疝入至上颌窦或筛窦内的眼眶软组织为眼眶容积扩大的量，来预测眼球内陷的程度，但这样做的缺点是只能用于单纯爆裂性骨折。再者，眼球内陷的主要原因虽为眶底和眶内壁的裂开和外移，但其次要原因如眼球内软组织的瘢痕挛缩、脂肪组织受伤后萎缩，以及手术时对软组织因过度操作而产生的伤害，都会导致眼球内容物体积变小。这也是 Fan 等研究的成功率只有 81% 的可能原因。

第四节 临床应用实例

一个30岁的年轻人于打网球时,被高速网球击中右眼。眼科医师检查发现,患者双眼视力正常,瞳孔大小及反射正常,右眼周围乌青肿胀,无明显眼球内陷,无眼球运动异常,但患者向下、向右看时有明显复视。因怀疑眶底爆裂性骨折,所以安排CT三维重建检查,层厚1 mm眼眶骨细切。CT检查显示左眼眶底单纯性爆裂性骨折(图32-2)。于是将其DICOM图像文件传到计算机工作站,进行三维影像的重建(图32-3)。利用计算机鼠标,沿骨性眶壁做标记(图32-4),应用Analyze影像处理软件测量正常眼眶与受伤眼眶的容积差异(图32-5)。经测量后显示差异为3.38 cm³。预测如不治疗,晚期继发性眼球内陷必会大于2 mm。建议使用植入物来做眶底重建。术后6个月,没有眼球内陷,复视的现象也获得改善(图32-6)。

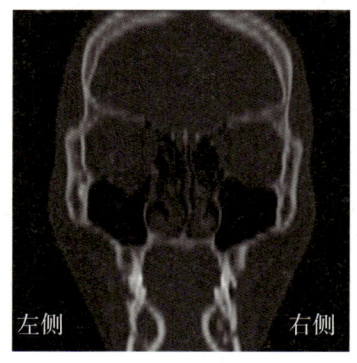

图32-2 检查显示患者为左眼眶底单纯性爆裂性骨折

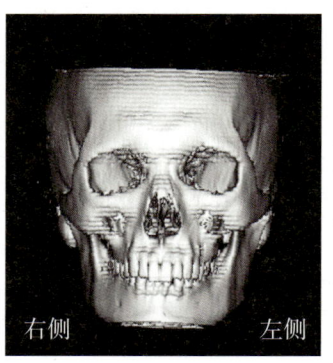

图32-3 将患者DICOM图像文件传到计算机工作站,重建后的三维影像

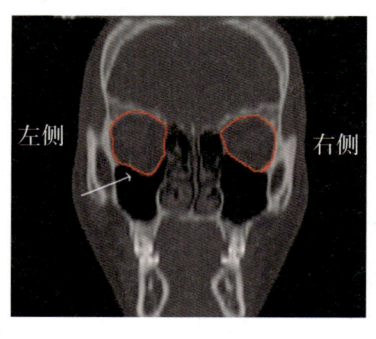

A

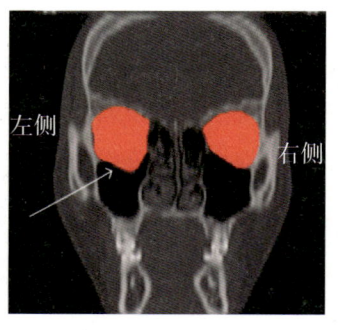

B

A. T_1WI;B. T_2WI。

图32-4 利用计算机鼠标,沿骨性眶壁做标记(箭头所指为显示左眼眶底爆裂性骨折导致眼眶内容物疝入上颌窦)

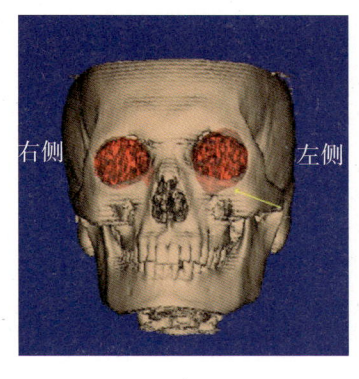 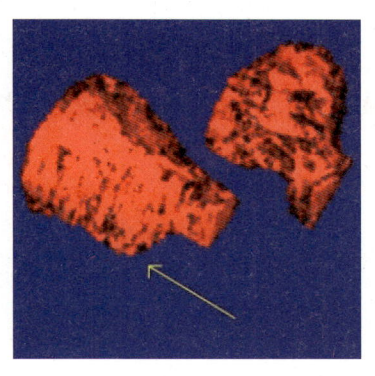

A. 三维重建颅骨；B. 从图像中切出眼眶内容物。

图32-5 应用Analyze影像处理软件测量正常眼眶与受伤眼眶的容积差异（箭头所指为显示左眼眶底爆裂性骨折导致眼眶内容物疝入上颌窦）

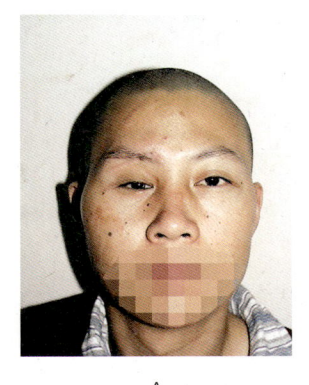 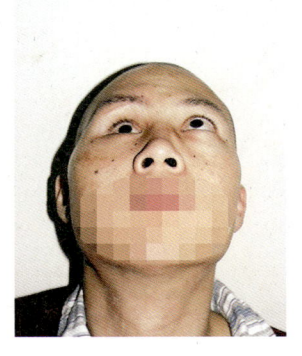 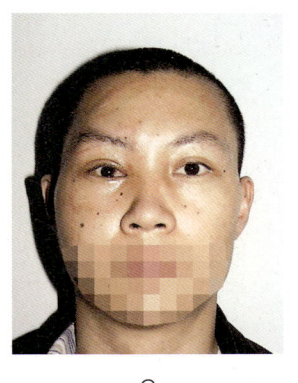 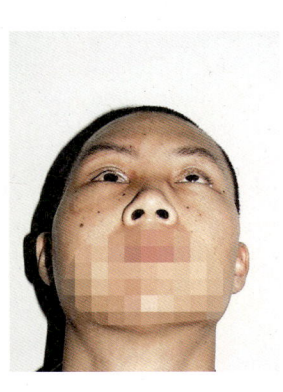

A、B. 术前见右眼球凹陷；C、D. 术后右眼球凹陷明显改善。

图32-6 眶颧外伤后畸形修复（穆雄铮供图）

第五节 结论

由于科技的进步，CT三维重建用于眼眶容积测量的数值精确度及位置准确度非常高，而且具有方便性。综上所述，使用CT三维重建测量眼眶容积的意义，主要在于可预测眼眶外伤后晚期发生眼球内陷的潜在性及严重程度，并为确定治疗方法及手术中植入眼眶填充物的体积与植入物剪裁大小及形状提供客观而准确的依据。

（廖汉聪　陈志豪　陈建宗）

参考文献

[1] 薛新生,应援宇,杨连海,等. 眼眶容积的CT研究[J]. 放射学实践,2002,17(1):35-37.

[2] LO L J,CHEN Y R. Three-dimensional computed tomography imaging in craniofacial surgery: morphological study and clinical applications[J]. Chang Gung Med J,2003,26(1):1-11.

[3] LO L J,LIN W Y,WONG H F,et al. Quantitative measurement on three-dimensional computed tomography:an experimental validation using phantom objects[J]. Chang Gung Med J,2002,23(6):354-359.

[4] MANSON P N,GRIVAS A,ROSENBAUM A,et al. Studies on enophthalmos:Ⅱ. The measurement of orbital injuries and their treatment by quantitative computed tomography[J]. Plast Reconstr Surg,1986,77(2):203-214.

[5] LEE J W,CHIU H Y. Quantitative computed tomography for evaluation of orbital volume change in blow-out fractures[J]. J Formos Med Assoc,1993,92(4):349-355.

[6] WHITEHOUSE R W,BATTERBURY M,JACKSON A,et al. Prediction of enophthalmos by computed tomography after "blow out" orbital fracture[J]. Br J Ophthalmol,1994,78(8):618-620.

[7] CHARTERIS D G,CHAN C H,WHITEHOUSE R W,et al. Orbital volume measurement in the management of pure blowout fractures of the orbital floor[J]. Br J Ophthalmol,1993,77(2):100-102.

[8] 范先群,沈勤,李海生,等. 眼眶爆裂性骨折伴眼球内陷的眼眶容积测量[J]. 中华眼科杂志,2002,38(1):39-41.

[9] PLODER O,KLUG C,VORACEK M,et al. Evaluation of computer-based area and volume measurement from coronal computed tomography scans in isolated blowout fractures of the orbital floor[J]. J Oral Maxillofac Surg,2002,60(11):1267-1272.

[10] FAN X Q,LI J,ZHU J,et al. Computer-assisted orbital volume measurement in the surgical correction of late enophthalmos caused by blowout fractures[J]. Ophthalmic Plast Reconstr Surg,2003,19(3):207-211.

[11] FORBES G,GEHRING D G,GORMAN C A,et al. Volume measurements of normal orbital structures by computed tomographic analysis[J]. Am J Roentgenol,1985,145(1):149-154.

[12] PARSONS G S,MATHOG R H. Orbital wall and volume relationships[J]. Arch Otolaryngol Head Neck Surg,1988,114(7):743-747.

第三十三章
颜面多部位骨折后继发畸形的诊治

第一节 概述

在过去20年，治疗颜面外伤的原则在文献上已经有很清楚的描述，包括充分的颅颌面骨暴露、稳定的迷你骨板内固定及立即性的骨片移植，而目前的趋势已是早期治疗并以稳定的内固定方式恢复并维持颅颌面骨的正常解剖位置，通过这些技术能让多数受创的颅颌面骨在一次修复的手术中就能复原。

外伤所致的颜面畸形可由下列因素引起：①受伤时并发其他威胁生命的病情而无法接受确切的治疗；②当时的诊断错误；③未发现的颜面伤害；④不适当地运用了颅颌面技术，例如手术暴露不够充分、骨折复位不全、骨骼缺损处修补不足，一旦形成继发性的颜面畸形，日后的矫正手术也很难恢复原貌，不仅影响面貌，还可能导致某些功能的限制，例如视力、眼球转动、咬合功能、听力、语言等功能受损，有时引起疼痛感，若发生在儿童也有可能限制日后的颜面骨发育生长。

软组织内挛缩在颜面畸形的发生中扮演着很重要的角色，因此在软组织开始产生瘢痕挛缩之前就建构好颜面骨骼三维立体架构，可以有效防止外伤后继发性颅颌面畸形产生，但是一旦软组织因颜面骨骼的凹陷或缺损而产生瘢痕畸形，这个瘢痕畸形紧紧地贴在变形的骨骼上，往往也限制了二期颜面骨重建的效果。

第二节 诊断方法

要成功地治疗这些愈合不良、骨骼架构错置的颜面部畸形，其成功的基础包括充分了解颅颌面解剖位置、深入而正确的治疗前诊断、完整的治疗计划及对于软组织及骨骼手术有丰富的经验。要达到良好术后结果，其先决条件是提供血液丰富的软组织覆盖、牙齿咬合矫正的准备、骨骼架构的改变及软组织的外观重建。术前准备不足、没有完整的手术计划而仓促进行手术，往往达不到效果。有时一次矫正手术无法完成时应以阶段式的手术方式来达到最佳的效果。

一、临床检查

翔实地询问病史是重要的，应包括当时受伤的机制、骨折的范围、受伤部位的严重程度、当时有无接受手术、手术的范围、治疗的经过、有无并发症的发生，如此才能够了解可能引起颜面骨不愈合或愈合不良和畸形的原因，除此之外还需记录患者主观的意见及客观的理学发现，再与患者做充分的沟通才能制订符合患者需求的治疗计划。

理学检查方面，眼睛及周围组织的检查十分重要，尤其是二期手术，必须牵涉眼眶周围组织及眼窝内眼球位置的移动，最好请眼科专科医师做详细检查，包括眼底、视力、视野范围、眼凹程度、复视现象、眼球外肌肉运动的灵活度。眼窝周围的检查包括眼内眦的位置、眼外眦的位置、两内眦距离、两眼眶距离及两瞳孔间距离的测量。如果是单侧受伤通常可以与正常侧做比较，而两侧受伤必须与正常值比较，通常东方人的两眼内眦距离比西方人宽约 2 mm。当眼内眦韧带断裂或移位而导致眼内眦距离过宽时，常表现眼内眦角变圆钝，睑裂距离缩短；而眼外眦的位置错置，常是颧骨骨折复位不全所致。鼻部的理学检查包括外观对称性、是否有鼻骨的凹凸不规则性、鼻的通畅性及鼻中隔偏曲与否的检查，颅底的骨折或眶尖的创伤也常导致颅神经的伤害，因此也需系列性有次序地检查12对颅神经的功能完整性。至于感觉神经则需检验眶上神经、眶下神经及下牙槽神经是否有麻木感。除此之外中面部的检查还需检视两侧颧骨的位置高低、对称性或是否有不规则骨突出，口内的检查应记录咬合状态、牙齿的数目及牙齿健康状况，咬合面的正常与否可让患者咬着压舌板与两眼睑裂的水平面做比较来确定。

二、照相术

术前患者的照相是基本的要求，它可以用来做术前分析和与术后照片做比较，照相的角度需包括正面、侧面、仰面及咬合面等，如果可能的话可以拿到患者受伤前的照片做对比分析，这有助于术前治疗计划的评估。有些患者在受伤前已有某些程度的不对称，通过照片的分析可以让患者更了解手术可能达成的效果。在现今医疗纠纷增多的情形下，有术前的照相记录可以减少与患者之间的纠纷。

三、影像的检查

传统的X线片常用于辅助诊断急性颜面骨折，一般而言可作为先前的检查或是筛选检查，且价格便宜。但对于多部位骨折后的颜面畸形，尤其是牵涉中面部因骨骼影像太多而重叠的情况，则诊断价值不高。此时应借助于CT，它可形成不同角度的图像，如轴向切面图像、冠状切面图像、矢状切面图像，也可通过计算机重建成三维图像，轴向切面图像可分析颜面骨折是否延伸影响颅内组织，也可辨认骨折片前后位移的程度；冠状切面图像则对于眼眶、眼窝等处的骨折的严重程度的分析具有很高的价值。此外CT的数据也可用于手术前的测量或是手术前模拟手术的数据，以方便决定适当的截骨手术部位或植骨的位置。三维重建影像可精确地显示颜面骨结构异常的位置，让医师更容易向患者解释其病情，同时在现代化的医院可利用这些CT数据导航辅助手术，让外科医师在手术时可以更准确地将畸形的骨折处骨块移动至理想的解剖位置，同时也避免伤害颜面重要解剖结构（如视神经等）。

第三节　手术原则

一般而言，治疗继发性颜面畸形仍需沿用治疗急性骨折的原则：①直接且广泛暴露骨折畸形部位，有时甚至需结合颅内及颅外的路径以接近畸形部位，尤其是额颜部、眼眶顶及上眼眶部的畸形矫正。②以迷你骨板牢固地固定截骨手术部位及植骨部位，不仅可达到初期使骨愈合的目的，还可以降低骨移植片的吸收率，尤其是在二期的颜面骨重建阶段，唯有靠稳定内固定的方法才能有效地抵抗软组织挛缩所带来的压力及牵引力量，并维持住重建好的骨骼架构。③软组织的悬吊。因为二期颜面骨畸形矫正时常常会广泛地剥离骨膜，如果没有做好软组织悬吊，日后会由重力下拉的影响而导致颜面组织下垂，因此在下眼眶骨及深层颞肌膜处需特别注重悬吊的重要性。除此之外，外眦韧带有效地重新附着在外眼眶骨上也可以减小下眼睑外翻的概率。

第四节　骨骼重建

一、手术方式

依患者的畸形状况、严重程度及患者需求的不同可做下列四种选择。
（1）直接将愈合不良的骨骼做截骨复位手术。
（2）将愈合不良的骨骼做不同部位、程度不等的截骨术并加以复位。
（3）以自体骨移植或人工骨代用品移植的掩饰手术。
（4）合并上述三种手术方法。常使用的截骨手术因畸形部位及矫正目的的不同，可分为鼻眶筛部截骨、颧骨截骨、上颌骨Le Fort Ⅰ型截骨术、上颌骨Le Fort Ⅱ型截骨术、下颌骨双侧下颌支矢状截骨术。做错位骨截骨术时，需将接合处的瘢痕粘连区彻底清除，除了骨膜下剥离以外，附着在错位骨上的肌肉组织也需尽量剥离，使整个骨块不受肌肉牵拉而能完全游离后再予复位。有些错位骨因愈合时间过长而已有不规则的骨再生碎片长在接合处，此时也应去除突出的小骨片以利错位骨的复位接合。

一般而言，如果愈合不良的骨骼其外观还算完整，没有严重变形，应以直接复位手术或是截骨手术将畸形部位矫正，回纳至其原来的解剖位置，而骨缺损部位再以自体骨移植方式填充。

47岁男性患者，因车祸后头部受伤而意识不清，3个月后人清醒了但颜面部出现了畸形。临床检查发现左前额上眼眶骨颞侧凹陷，左颧骨平坦，左颧弓向外突出，左眼球内陷，左外眦向下歪斜，经CT检查辅助诊断证实，由此制订了治疗计划。做冠状切口、下睑切口及口腔内上切口，暴露骨凹陷畸形区。在脑外科协助下做颅骨切开术，对愈合不良的上眼眶骨及颧骨做截骨复位手术，并取下部颅骨外板覆盖骨缺损处，并重建左眼窝，最后做外眦固定术。术后半年外观良好（图33-1）。

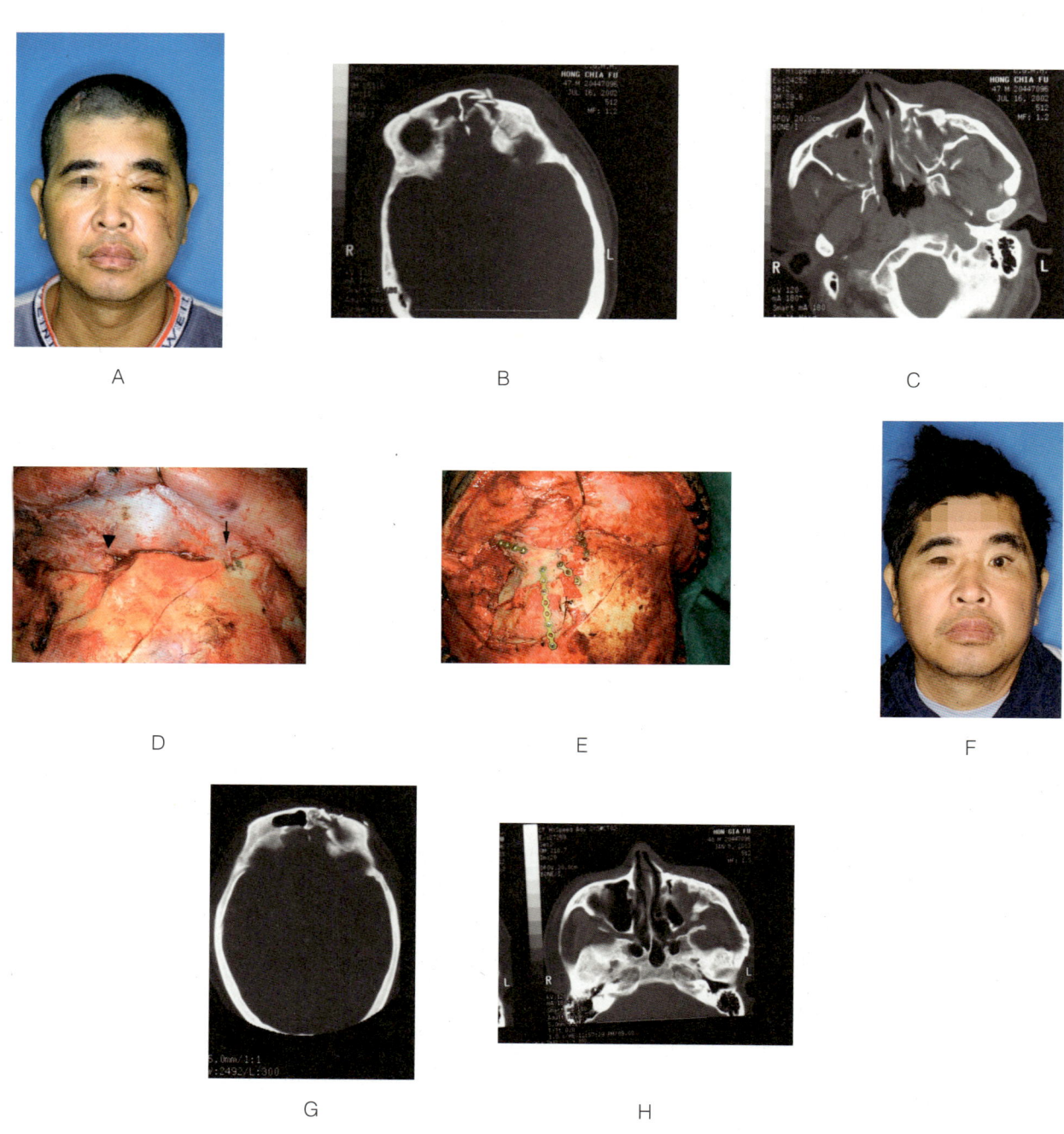

A. 术前照片示左前额及左颞侧凹陷，左颧骨平坦，左颧弓向外突出，左上睑下垂，左眼球内陷及左外眼眦向下歪斜；B. 术前CT影像呈现左前额骨、额窦前壁及后壁骨折，上眼眶骨凹陷骨折；C. 术前CT影像呈现左颧骨体凹陷及颧弓向外骨折畸形；D. 术中粗箭头显示左前额骨、上眼眶骨凹陷骨折，细箭头显示右上眼眶神经；E. 骨折凹陷畸形经截骨术矫正后以迷你骨板固定并以嵌入式植骨填充骨缺损处；F. 术后正面；G、H. 术后CT显示矫正良好的前额及颧骨。

图33-1 额部颧骨、眶骨骨折后畸形病例

因上颌骨或下颌骨骨折后所引起的咬合不正，通常需口腔矫正医师的帮忙，做术前评估、齿模印制及模拟手术以方便找出最适当的殆面，再以上颌骨或下颌骨的截骨术（正颌手术）做咬合关系的矫正。

男性患者，因车祸后头部及颜面受伤初期仅做下颌骨骨折固定及伤口缝合，3个月后因颜面外观畸形产生及咬合不正经转诊寻求治疗改善。临床检查发现鼻部严重下陷、下巴倾斜至左侧、殆面歪斜及前额轻度凹陷。经由CT三维重建得到初步诊断，发现左侧颧骨下骨折向内倾倒、额骨鼻骨骨折、上颌Le Fort Ⅰ型骨折。但因前额下陷程度不大，无须行冠状切口做进一步矫正。与口腔矫正医师合作，在印制齿模后做口腔内上、下切口，进行上颌骨Le Fort Ⅰ型截骨术、下颌骨正中及左侧颧骨下的截骨术（正颌手术）以矫正殆面。第二阶段是在约4个月后，用多孔聚乙烯做隆鼻手术，术后外观得到良好改善（图33-2）。

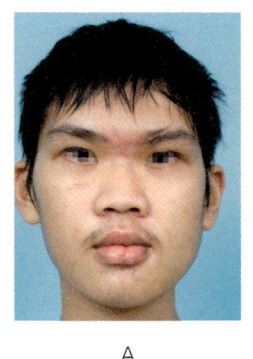 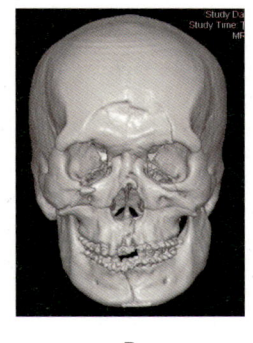 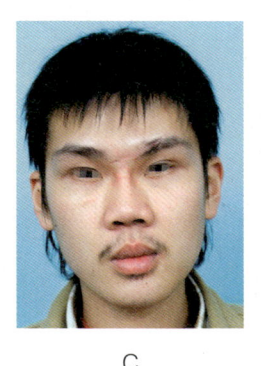 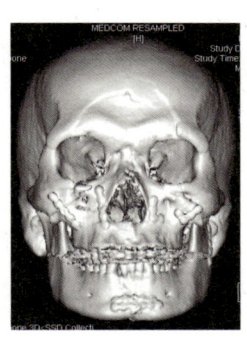

A   B   C   D

A. 额骨鼻骨骨折、上颌骨Le Fort Ⅰ型骨折、左侧颧骨下骨折后颜面变形；B. 术前CT三维重建影像；C. 以上颌骨Le Fort Ⅰ型截骨术、下颌骨正中截骨及左侧颧骨下截骨术矫正咬合不正及颏歪斜，二期手术以多孔聚乙烯做隆鼻手术；D. 术后CT三维重建影像显示矫正良好的上、下颌骨。

图33-2　额部鼻翼及上、下颌骨骨折后畸形病例

但如果为不涉及咬合关系问题的畸形部位，因长期变形而外观凹凸、不完整，或是畸形部位不严重而患者本身也无意愿做大范围的手术变动，则可采用掩饰性手术方式以达到外观面貌的重建。

二、植骨

自体骨移植仍是多数学者赞成的方法，其来源可为自体的颅骨、髂骨和肋骨。研究显示，膜性骨源的颅骨比髂骨或肋骨更不易被吸收，尤其是采用颜面冠状切口做畸形部位矫正手术时，可利用同一切口获取颅骨的外板皮质骨作为植骨的移植物。如果只是执行其他部位的矫正手术，如眼窝骨性结构的重建或是上、下颌骨的重建，可以选择髂骨或是肋骨作为植骨的移植物。如何选择适合的移植物，应术前就与患者做很好的沟通，讨论并解释不同供区自体骨的优缺点后再来决定。如果植骨的量不多，采取颅骨供区可以用骨凿等工具敲出一片片的颅骨外板皮质骨（图33-3）。但如果需要较完整的一大片骨进行移植，应请神经外科医师协助做头颅切开术，将所获取的整片颅骨锯开成为两片，将外板放回供区原位，并以迷你骨板固定，内板则用于植骨，取出的植骨片先雕刻成所需的形状，再依骨缺损部位需求以嵌入式或覆盖式的方式植入，达到重建目的，最后以金属骨板固定，以维持预期的效

果，同时降低骨的再吸收率。

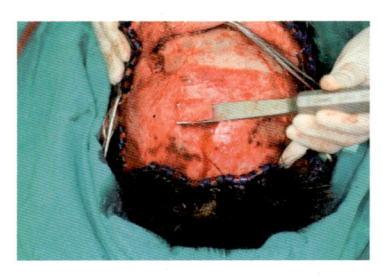
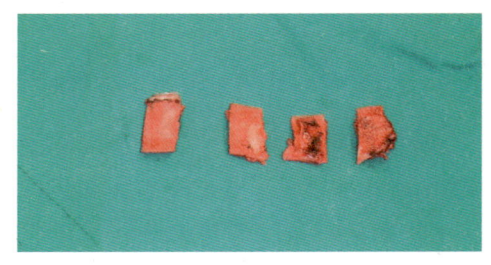

A. 以骨凿等工具敲击颅骨外板；B. 制取的颅骨外板皮质骨植骨片。
图33-3　颅骨外板供区制取皮质骨植骨片

三、骨代用品的移植

近年来随着医学生物技术的进步，生物材料领域发展迅速，其生物兼容性高、排异反应少、材料吸收率低、不易变形或变性、维持长期效果佳，渐渐广泛被多数学者接受及采用。目前常用的人工骨材料包括钛金属片或钛金属网、多孔聚乙烯、羟基磷灰石及生物陶瓷等。一般而言，颅骨缺损或颞侧凹陷可采用羟基磷灰石做骨缺损处的填充，但治疗大量颅骨缺损时可合并钛金属网使用，作为底层架构，上面再铺上羟基磷灰石。羟基磷灰石价格较昂贵，但好处是生物兼容性较好。多孔聚乙烯本身可塑形成颜面骨缺损处的各种样式，常用于眼窝处骨缺损的重建、鼻部整形重建或颧骨垫高术。至于钛金属网，除了上述运用于颅骨重建的用途外，最常使用于眼窝或眼内壁骨缺损的重建。人工骨代用品一般不建议用于上、下颌骨缺损的重建，因为它不会与身体自体骨结合而达到骨愈合的目的，也无法承受咬合所带来的压力及牵引力。

第五节　手术入路

手术切口不外乎开放式切口和隐藏式切口这两种，隐藏式切口包括头皮冠状切口、下睑切口、口内切口、耳前切口或利用局部瘢痕的切口。这几种切口都有其可暴露的术野范围极限及适应证，要采用哪一种切口或是哪几种切口的结合，必须依照所制订的手术计划而定，力求使手术部位得到广泛且充分的暴露，使得手术顺利进行。

第六节 结论

颜面多发性骨折后所引起的畸形牵涉范围很广，通过完整的病史询问、临床检查、术前的照片分析及翔实的影像学检查评估，可依次详列患者畸形的部位及其问题所在，再与患者充分沟通，以了解患者所需要改善的部位，并向患者解释清楚每一种矫正步骤的优缺点、可能带来的效果及相关的并发症，最后才制订手术计划。如果可能的话，尽量以一次矫正手术达到最大的效果，否则考虑以阶段性手术方式来完成。如果需要重建咬合关系，必须借助于口腔矫正医师的协助获取牙模及颜面部的测量指标。至于是选用自体骨移植，还是使用人工骨替代物也应在术前沟通，分析其优缺点及可行性，执行手术时必须谨守上述手术原则，严格按手术治疗计划执行，这类畸形有望获得良好的治疗效果而并发症也可降至最低。

（陈建宗）

参考文献

[1] HARDESTY R A, COFFEY J A. Secondary craniomaxillofacial deformities. Current principles of management[J]. Clin Plast Surg, 1992, 19(1): 275-300.

[2] GRUSS J S. Craniofacial osteotomies and rigid fixation in the correction of post-traumatic craniofacial deformities[J]. Scand J Plast Reconstr Surg Hand Surg Suppl, 1995, 27: 83-95.

第三十四章

牙颌面畸形的诊断和治疗原则

牙颌面畸形（dento-maxillofacial deformities）是指个体在生长发育的过程中由于先天或者后天的因素，导致颌面部各部分形态结构比例及空间位置偏离正常范围，导致的颌骨体积、形态及上下颌骨之间及其与颅颌面其他骨骼之间的位置关系的异常，以及随之伴发的咬合关系及口腔颌面系统功能异常。牙颌面畸形影响了患者的外形和功能，降低了生活质量。随着时代发展和人民生活水平的提高，人们对生活质量的要求日益增高，对畸形的治疗需求也随之增长。人群中牙颌面畸形的发生率非常高，有调查显示中国人的错𬌗畸形发生率约为92%。需要正颌外科治疗的牙颌面畸形患者是一个庞大的潜在群体，美国健康统计中心调查显示：成人严重骨性Ⅲ类错𬌗畸形占其总人口的0.1%，约有5.8万患者需要治疗，而且每年新增加1.2万患者。其他还有开𬌗、偏𬌗、颅颌面综合征等畸形。我国虽未见统计资料，但是若按比例推算，我国14亿人口基数之下需要整复治疗的患者量将非常惊人。牙颌面畸形患者中，牙列紊乱、拥挤，轻度的前突和后缩可以被单纯正畸治疗或青春期功能矫形治疗成功地矫正；而中、重度的牙颌面畸形需要正颌-正畸联合治疗。

第一节 牙颌面畸形的病因与分类

牙颌面畸形的形成因素和机制是错综复杂的，其发生过程可能是单一因素及单一机制在起作用，也可能是多种因素和机制共同在起作用。

一、病因

1. 遗传因素　遗传是生物体的特性，颅颌面形态是由遗传基因控制的，因而具有显著的遗传特征，表现为种族和家族的颅颌面特点，而个体的面型具有同一家族所共有的基本特征。因此，某些牙颌面畸形，如下颌发育过度（骨性下颌前突）、下颌发育不足（骨性下颌后缩）等均可由遗传因素引起，可以是亲代遗传，也可以隔代遗传。

2. **胚胎发育异常** 在口腔颌面部的胚胎发育过程中，由于某些因素，特别是胎儿发育期母体内环境异常，如母体妊娠期营养不良、内分泌紊乱、损伤、感染或某些致畸药物的影响，均可导致各胚突的发育、连接、融合发生障碍，进而引起牙颌面系统的相应畸形，最常见的此类畸形为先天性唇裂、腭裂，亦可引起偏侧小颌畸形。

3. **急慢性疾病** 生长发育期的急性及慢性疾病常会对颌面形态、功能和发育带来不良影响而形成牙颌面畸形。如急性出疹性疾病、结核病、小儿麻痹、佝偻病等，可引起以下颌骨为主的牙颌面畸形；如在骨骼融合前出现脑垂体功能亢进，分泌过量的生长激素，可引起巨颌症；如脑垂体功能低下，可出现颌骨的发育不足畸形。

4. **不良习惯** 儿童时期的不良习惯（如吮吸手指、咬笔杆等）若未能得到纠正，可引起上前牙前突、开𬌗，严重者尚可引起下颌后缩伴上颌前突畸形。

5. **外伤及感染** 颅颌面发育期，尤其是少儿时期，发生的颌面部损伤和感染性疾病，如颌骨骨折、颞下颌关节损伤、由其引起的颞下颌关节强直，以及因颌骨骨髓炎引起的骨质破坏或肿瘤切除等所致的颌骨缺损，均可导致颌面部的生长发育异常，引起牙颌面畸形。

6. **肌功能异常** 口周肌功能对于牙颌面的发育起着重要作用，主要以两种方式影响颌骨的生长发育：一种是通过肌活动影响肌辅助骨骼的生长和改建；另一种是正常功能状态下促进下颌骨向前下生长。如发育过程中吮吸功能异常、喂养姿势不正确，以及与吮吸功能有关的翼外肌的功能状态不当都易形成牙颌面畸形。咀嚼功能异常，如长期偏侧咀嚼，可导致面部不对称畸形。呼吸功能异常，如儿童腺样体肥大引起张口呼吸，可导致牙弓狭窄、开𬌗畸形等。

7. **病因尚不十分清楚的进行性偏面萎缩（progressive hemifacial atrophy，PHA）畸形** 是出生后，主要在个体生长发育期出现的一侧颌部软、硬组织呈进行性的萎缩和生长发育障碍，最终引起严重而复杂的牙颌面畸形。病变开始出现的年龄愈小，牙颌面畸形及功能障碍就愈严重，其治疗难度亦愈大而易复发。

二、分类

颅颌面结构复杂，受多种基因遗传影响，虽遗传基因在决定牙颌面形态方面起重要作用，但许多研究证明，个体出生前及出生后的环境或功能因素亦不容忽视。有些畸形的形成可能是多种因素作用的结果。与其他疾病类似，牙颌面畸形不但可以单独存在，而且可合并身体其他部位的病变，即人体各种综合征的牙颌面表征。因此，想简单进行分类是殊为不易的，目前尚无统一的分类方法。

（一）根据病因分类

1. **先天性畸形** 此类畸形是胎儿在子宫内发育的时候形成的各种综合征在牙颌面的表征。根据文献报道，可并发上颌骨或者下颌骨的综合征，种类很多，本书将不会一一列举，对于常见综合征诊断和治疗详见后续章节。临床常见综合征有："第一，二鳃弓综合征"、尖头并指（趾）综合征、眼睑-颧骨-下颌骨发育不全综合征、颅骨锁骨发育不全综合征等。因此，对于牙颌面畸形患者，治疗前应进行详细的问诊及全身检查,才能较好诊断,并对其预后有明确的判断。

2. 发育畸形　牙颌面组织器官的生长发育形态受遗传基因的影响,如一卵双生形态相似,有些双生的颅颌面各块骨骼虽然相似,却因受不同环境的影响,整体面型并不一样。因此在颜面发育畸形病因中,遗传及环境因素均重要。环境因素不但表现在出生后,而且表现在胎儿于子宫内的环境。如胎儿发育后期,子宫内有不正常的压力,可致发育畸形。在颌面部生长发育中水平方向的生长发育完成得早,一般在6~7岁;前后方向的生长发育大约在青春期后1年完成;垂直方向的生长发育完成得最晚,要到全身骨骼生长停止后才完成。因此,各种致畸因素影响垂直方向生长发育的时间最长。唇腭裂、颌骨周围组织的先天性异常、早期颅颌面外伤、早期颅颌面手术、颞下颌关节强直、颅颌面组织严重感染、上呼吸道障碍、内分泌失调、口腔不良习惯及长期情绪不安定等均可对生长期的个体的牙颌面生长发育造成影响而导致颌骨畸形。

3. 后天获得性畸形　上、下颌骨恶性肿瘤切除,大量骨质缺损可造成严重畸形。上、下颌骨折后错位愈合或骨缺损,外伤性颞下颌关节错位可伴发或不伴发关节强直,其结果均可形成明显的颌面畸形。本书将在后续章节里对后天获得性畸形的诊治做较为详细的描述。

(二) 根据形成机制分类

正颌外科患者按安氏错𬌗分类并不合适,因为安氏错𬌗分类主要是针对牙-牙槽突错𬌗,而正颌外科面对的主要是骨性畸形,即上、下颌与颅底之间的位置不协调。很多患者虽然也存在错𬌗畸形,但错𬌗是由颌骨位置不正常引起的,其面部软组织畸形也比单纯牙-牙槽突错𬌗患者严重。一个理想的疾病分类应能指导治疗方案的选择。牙颌面空间结构是复杂且不规则的三维结构,需要从矢状位、垂直方向及横向进行畸形的描述。

1. 矢状位畸形

(1) 单颌畸形:包括上颌发育过度、上颌发育不足、下颌发育过度、下颌发育不足。

(2) 双颌畸形:包括双颌发育过度、双颌发育不足、上颌发育过度伴下颌发育不足、上颌发育不足伴下颌发育过度。

2. 垂直方向畸形

(1) 单颌畸形:上颌垂直方向发育过度、上颌垂直方向发育不足、下颌垂直方向发育过度、下颌垂直方向发育不足。

(2) 双颌畸形:双颌垂直方向发育过度、双颌垂直方向发育不足。

临床常见:骨性深覆𬌗、骨性开𬌗、长面综合征、短面综合征等。

3. 横向畸形

(1) 单颌畸形:上颌骨横向不足、上颌骨横向过度、下颌骨横向不足、下颌骨横向过度。

(2) 双颌畸形:上颌骨横向不足伴下颌骨横向过度、上颌骨横向过度伴下颌骨横向不足。

临床常见:上颌骨过宽或狭窄、下颌骨过宽或狭窄、双侧后牙反𬌗、双侧后牙锁𬌗等。

4. 不对称畸形

(1) 上颌骨不对称畸形:包括上颌骨横向不对称畸形、上颌骨垂直方向不对称畸形、上颌骨矢状位不对称畸形。

（2）下颌骨不对称畸形：包括下颌骨横向不对称畸形、下颌骨垂直方向不对称畸形、下颌骨矢状位不对称畸形。

（3）双颌不对称畸形。

（4）颅颌面其他组织结构不对称。

临床常见：偏突𬌗、偏缩𬌗、半侧颜面小颌畸形、单侧下颌骨髁突肥大畸形、骨瘤，伴有下颌支及下颌骨过长等。

5. 单纯软组织畸形　牙颌面畸形可为单纯颜面部软组织畸形，颌骨位置及形态基本正常，这种情况较少见，其临床表现与颌骨畸形类似，但必须与后者相鉴别，两者的疗法及预后截然不同。

第二节　牙颌面畸形的检查

牙颌面畸形的正确诊断对于疾病的治疗和预后具有非常重要的意义。颅颌面结构复杂，可受多种基因遗传影响。虽然遗传基因在决定牙颌面形态方面起重要作用，但许多研究证明个体出生前及出生后的环境或功能因素亦不容忽视。有些畸形可能是多种因素作用的结果。牙颌面畸形也可以为人体各种综合征的牙颌面表征。此外，与其他疾病类似，牙颌面畸形不但可以单独存在，而且可合并其他病变，如牙体牙髓疾病、根尖周疾病、牙周病、颞下颌关节病、颌面部肿瘤、颌面部外伤、阻塞性睡眠呼吸暂停低通气综合征、全身性系统性疾病等。因此，对牙颌面畸形进行明确诊断殊为不易，需要做大量的工作才能得出正确的诊断。正颌外科学是一门多学科交叉学科，主要涉及口腔颌面外科学、口腔正畸学及面部美学，同时与牙体牙髓、牙周病学、颞下颌关节病学、𬌗学等其他学科密切相关。

完成诊断需要进行两项工作：一是收集患者相关资料；二是发现并提出需要解决的问题。以问题为导向的诊断和治疗模式尤其适用于牙颌面畸形。正确的诊断与全面、详细的检查密切相关，即采取各种方法、工具及现代仪器对患者的牙颌面进行检查，找出各种异常现象。然而，牙颌面畸形的诊断不能仅仅依赖检查诊断，尤其是不能仅仅依赖以往作为诊断基础的X线头影测量片，医患沟通及直接临床检查在当前医疗模式下显得比以往更加重要。

一、病史采集

（一）主诉

主诉即患者就诊的主要原因。初诊的第一目标就是弄清楚患者就诊的主要原因。对于牙颌面畸形患者，典型的原因一是功能问题，二是美观问题（牙颌面部分不好看）。经常需要提出一系列问题才能知道患者关心的到底是什么，尤其是对于一些表达能力较差或者较内向的患者，需增加沟通询问的时间。需要特别注意的是，牙颌面部畸形患者往往淡化美观问题，因为患者不想承认或者认为以美观作为求诊原因不属于健康保健的范围。功能问题往往伴随着美观问题，重要的是要弄清楚患者的想法。

牙颌面部发育严重异常需要手术治疗的求诊患者可以归为两大类：第一类人介于10～40岁之间，他们往往关心面部和牙齿的美观和功能。虽然主诉集中在美观问题，但是进一步交流后会发现患者希望克服源于面部外观的自卑感和不安全感，改善口腔功能。第二类人介于35～55岁之间，更加关心与全身健康相关的问题，经常与颞下颌关节疼痛和功能障碍、缺牙或者牙周病有关。他们常有关节疼痛、牙周疾病、牙齿折裂，从其他医院或科室了解到只有纠正咬合才能改善这些症状，或者创造条件进行修复治疗。第一类更加关心与牙齿和面部有关的社会交往问题，第二类更加关心牙齿功能，但这不是绝对的。年轻患者的主诉多为影响发展的美观问题，仍然希望改善牙齿功能，减少牙病发生；老年患者也会关心治疗对美观的影响。

（二）心理状况

对患者社会-心理状况的思考是主诉的延伸，可以归纳为两个方面的问题：①为什么就诊，为什么是现在而不是其他时间就诊；②对治疗的期望如何。动机，即为什么就诊，为什么是现在就诊而不是其他时间就诊。广义上，动机包括内部动机和外部动机。内部动机来自患者自己，"我自己需要治疗，使我自己满意"，因此才来就诊。外部动机最初来自他人的劝说，一般儿童患者来找医师治疗的原因是"妈妈让我来看病"，有些成年患者则说："我丈夫希望我矫正过突的牙齿。"医师需要提出足够多的问题来找寻患者的动机，因为外部动机上患者至少在两个方面会出现问题：①与内部动机患者相比，其对治疗及治疗过程的配合程度较低；②对治疗的结果容易不满意（即使开始时还比较满意）。内部动机最好；混合动机，尤其是当内部动机占据主导地位时，也比较理想；纯粹的外部动机是诊断时应该发现的危险信号。期望：对治疗结果的期望是什么。动机与期望密切相关，但是医师需要弄清患者的真实期望如何。牙颌面部问题治疗后，有可能不能获得理想的咬合关系，如上下颌的中线略有不一致、面部不对称不能完全解决、牙龈退缩、颞下颌关节问题等。如果患者期望的与治疗计划的目标不一致，就会给治疗造成障碍，甚者引起纠纷。部分患者希望通过改善外观大大提高交际能力或者生活的总体水平，显然，这些要靠其他因素，包括性格与生活方式，有必要在制订最终方案时与患者进行充分的沟通。

（三）其他病史

其他病史包括现病史、家族史、既往史，了解患者有无其他口腔疾病，如牙体牙髓疾病、根尖周疾病、牙周病、颞下颌关节病等，以及其治疗情况。

二、临床检查

临床检查具有两个目的：①评价美观、软硬组织病理和口颌功能；②决定需要哪些检查。临床检查是收集资料、分析、诊断的最重要内容。此外，临床评价美观、病理、咬合关系的重要性还在于多数情况下诊断资料的不可补救性。

临床检查资料可以分为三大类：①软硬组织健康状况检查及评价，包括牙体牙髓、根尖周、牙周、颌骨、颞下颌关节、口腔及口周软组织的健康状况，原则上上述组织的疾病需在正颌正畸治疗前完成治疗。②面部比例检查，即面部美学观察。面部美学观察对于牙颌面部畸形患者十分重要。美学评价具有明显的主观性。如何来定义诊断中涉及的美观问题的程度和严重性较为困难。临床可参考Durer在公元7世纪提出的艺术家们熟知的一个比例原则，以比例取代美观使其更加精确，不成比例就是问题。一些指标可以在X线头影测量片上测量，但大多数指标不行。对于软组织，直接临床观察胜于间接的X线片。③口腔功能评价。颌骨大小、位置及牙齿位置严重异常时常常伴有口腔功能异常，如咀嚼障碍、咀嚼困难。开𬌗或骨性Ⅲ类错𬌗患者一般很少吃鱼，因为前牙没有正常咬合功能而导致剔除鱼刺困难。颌骨畸形也会影响发音。开𬌗、反𬌗及唇腭裂患者，不能正确发出有些音。坚持肌功能疗法者认为舌与唇功能是解剖问题的首要原因，这种观点的正确性存在较多争议。口内照片及口外照片是记录临床检查信息的最好方法。但是，照片不能反映临床检查到的所有问题，必须伴有文字记录。目前，录像等动态办法已经开始被用于患者的形态及功能状态，对资料的收集有一定的帮助，可以获得动态的信息。

牙颌面畸形与功能异常，可影响颜面的容貌。正畸医师和外科医师应从美学的观点，以本民族、本地区、不同年龄和不同性别的正常标准，对患者进行检查并做美学分析，了解患者现有的颜面软组织及容貌特征，预测手术能达到的美学效果，避免手术时只重视咬合关系而忽视容貌，甚至破坏颜面部的平衡与美观。对颌面部进行直接评估时，要注意鉴别由遗传或先天性缺陷造成的各种颅颌面发育异常综合征。

三、面部美学评价

尽管国外哲学家认为"美存在于观察者心中，每个人对美的看法都不同"，中国古语中也有"情人眼里出西施"的说法，但是由面部的整体几何特征所带来的美感是人类共通的。在临床上，患者除要求恢复正常口颌功能外，更希望通过正颌外科改善外貌，即骨骼畸形造成容貌欠佳可产生负面社会心理影响，强烈要求解决容貌不美观问题是大部分正颌外科患者寻求治疗的动机。

人体美学，是从美学的角度对人体的形态结构、五官容貌、身材体形、皮色及发色等进行研究的一门科学。面部美学，则是针对人的面部进行美学研究的一门科学，包括对人的耳、鼻、喉、口、眉等进行研究。人类的美貌，最精妙之处在于令人痴迷的五官组合！在面部轮廓的框架结构上，符合"三庭五眼"，而正中垂直轴上又有"四高三低"，横轴上符合"丰"字审美准则，达到以上这几个基本指标，那么这张脸可以称为"美貌"了。这样的脸也必定符合人体美的"黄金分割"定律。

但面部美学仅仅是美学界对人类面部进行的关于美的研究。Moss等发现，专业模特，即公认的面部美丽的代表，其女性的面部较平均值更窄，唇和颊部较平均值更突；而男性模特的面部较平均值更宽，鼻、唇、颊和颏部较平均值更突。立体的面容比平直者更有吸引力。Peck等甚至提出，美的标准不应被局限为一种固定的面部轮廓，应该随时代改变而调整。现在随着人们越来越爱美及整形美容热潮的兴起，越来越多的人将面部美学里面的标准作为整形标准。正颌外科手术设计中，要根据每个人面部形态、大小、器官的基本情况而定，每个人都有自己不一样的美，不要千篇一律地整形为同一个面型，追求同样一面美。均衡、和谐才是面部"美"的核心因素。

随着患者对牙颌功能及颜面美容效果要求的不断提高，在正颌治疗中应合理引导患者的审美观，遵循美学与功能相结合的原则，以期达到容貌美和良好咬合关系的双重治疗效果，更好地维护、修复、再塑造患者的容貌美。颜面美学涉及社会和个人观念问题，大多数正颌手术患者要求治疗主要是考虑个人的牙齿与面部外观偏离社会所认同的美观标准，而不是口颌功能的问题，且以面部美观为最主要的求治动机。公众与医师的审美标准显著不同，对美的认识存在差异，而且公众认定的面部美观标准也并非恒定不变，会随时代变迁而不断变化。因此，医师不仅要具备牙颌面解剖结构知识和对容貌美的正确认识，且针对不同心理类型的患者要结合审美意识、要求及具体条件，拟定更符合其个性特征的美学设计。

四、牙颌模型分析

制作牙颌模型是正颌外科研究错𬌗病因、机制、诊断、制订治疗计划及对比治疗前后咬合变化的一项最基本的操作，应该最大可能地反映牙、牙槽骨、腭部、基骨及软组织的形态。通过模型可以更好地观察牙齿关系，提供更多临床上只能粗略观察的细节。作为治疗前状况的永久性记录，模型具有不可补救性。

五、X线片检查及头影测量分析

正颌外科常规X线片检查包括全景片、头颅定位侧位片及头颅定位后前位片。全景片可以观察牙体牙髓、根尖周、牙周、颌骨、颞下颌关节等的健康状况，并能初步判断下颌骨的对称性。头颅X线后前位片及颏顶位片主要观察明显的不对称畸形。牙颌面X线头影测量主要是指利用头颅定位侧位片牙颌面的形态进行定量测量分析。X线头影测量是正畸形态学诊断及研究中重要的基本手段之一。它主要采用头颅定位装置定位患者头部，然后采用定距离、定投射方向的办法，减小误差，以期获得可以重复对比的头颅X线片。临床上主要采用的是侧位片与后前位片，并在上面确定一些能够代表颅骨、颌骨、牙齿及软组织的相对稳定且有代表性的解剖标志点，通过各点之间的连线、距离、角度、比例等进行定量分析，最后将测得的值与标准正常值进行比较，从而从整体上了解个体颅、颌、牙面等方面的特征及变异情况，为治疗的诊断计划提供重要的参考依据。

无论是正畸患者，还是正颌正畸联合治疗患者，首先需要的检查都是头颅X线定位片，通过头影测量，可以得出数据，比对标准值，对牙颌面畸形进行诊断分型并制订相应的治疗计划；可以用于牙颌面生长发育的研究及生长预测；可以用于研究矫治前、后牙颌面形态结构的变化和生长改变，以及判断各种矫治器的作用机制；可以用于外科正畸的术前诊断设计和术后疗效评价，以及下颌功能分析（图34-1）。

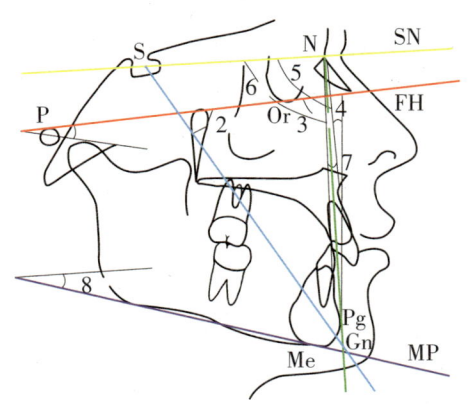

1. 上颌平面角；2. Y轴角；3. 面角；4. 颌突角；
5. ∠SNA；6. ∠SNB；7. ∠ANB；8. 下颌平面角。

图34-1 X线头影测量常用测量角度

六、特殊检查

1. 三维头影测量 研究颅颌面结构以往主要利用头颅X线定位侧位片及后前位片进行二维定量测量分析，由于颅颌面结构的复杂性及不规则性，影像重叠及放大失真往往会影响测量结果。三维头影测量可以从各个角度观察三维影像，并能各自得到不同组织类型的影像，观察隐蔽的深部组织结构，详细了解各解剖结构的空间关系，避免了放大失真及重叠干扰，并可通过对影像的数字分析，精确测量距离、容积、表面积和组织密度。CT三维重建影像对某些高度复杂畸形的诊断，尤其是面部不对称畸形的诊断，有很大帮助。因此，三维头影测量被认为是目前研究颅颌面结构最理想的方法，可用于颅颌面畸形的诊断、治疗设计、预后评估及生长发育的研究。

2. 锥形束CT（cone beam CT，CBCT） 因照射野小、辐射低、分辨率高等特点，能清晰显示颌骨硬组织的细微结构，精度高于传统的检测手段，骨形态计量和三维有限元分析技术也适用，尤其在牙槽骨评价方面，CBCT有很大的优势，目前已经被广泛应用于口腔临床。

3. MRI 使用MRI可以得到机体内部硬、软组织的精确图像，对于软组织的观察具有明显的优势。MRI可用于颞下颌关节疾病的影像学诊断分析，能够清晰再现关节盘与周围结构的关系。

4. 核素扫描 下颌骨不对称畸形的手术治疗，术前可以通过核素显像检查确定非正常发育已停止来决定手术时机。采用 ^{99}Tc-MDP下颌骨吸收测定研究的结果显示，在下颌骨不对称畸形的快速发展期，患侧髁突的 ^{99}Tc-MDP 吸收值明显高于对侧或正常值，而当畸形发展趋于稳定时，双侧下颌骨的 ^{99}Tc-MDP 吸收值则无明显差异。

第三节 治疗设计

通过对牙颌畸形详细的临床检查、牙颌模型和X线头影测量分析，鉴别牙性与骨性畸形，并在此基础上拟订初步的治疗计划。

一、治疗方案的设计原则

牙性错𬌗是牙齿位置异常和牙弓关系失调所致，而颌骨本身生长发育无明显问题，这种牙源性畸形采用正畸方法进行矫治。骨性错𬌗又称牙颌面畸形，是颌骨大小、形态异常或上、下颌骨之间位置关系失调所引起的，这种骨源性畸形对口颌系统功能和颜面美观的影响远大于牙性错𬌗。目前，对骨性错𬌗的治疗方法主要是以下三种：①生长改建治疗。通过牙面矫形的方法刺激或抑制颌骨的生长来改善和矫正上、下颌骨间位置关系的失调，这种方法只能用于处于生长快速期（替牙列期）的患者。②掩饰性正畸治疗。通过移动牙齿或改变牙轴倾斜度来掩饰上、下颌的骨间关系的不协调，这种方法对于处于恒牙列早期的轻度或某些中度骨性Ⅱ类或Ⅲ类错𬌗有效。③正颌正畸联合治疗。通过外科手术恢复上、下颌骨间的正常位置关系，适用于中度和重度成人骨性错𬌗畸形。

一般正颌手术应在颅颌面生长发育停止后再行手术治疗。现在也有学者认为对颌骨发育不足的患儿可早期行手术治疗，以矫正伴随的功能障碍，如阻塞性睡眠呼吸暂停低通气综合征。牵引成骨是近年来发展起来的用于治疗颌骨严重发育不足或整复骨缺损的一种新技术，牵引成骨既可用于成人，又能用于处于生长发育期的儿童。

在制订治疗计划的过程中，应重视患者容貌的个性和审美要求，不同地域、不同种族有其容貌审美特征，设计时切忌千篇一律。同时要注意正颌手术的局限性，如颌骨可以在三维方向移动，但无法改变骨骼局部的曲线。如偏𬌗患者可以通过下颌骨矢状劈开和颏成形手术摆正下颌中线，但对于下颌骨轮廓的不对称无法纠正，需要行轮廓修整术。有时软组织的不对称畸形容易在设计时忽略，在骨骼不对称矫正后这个矛盾可能会被放大，因此在术前设计时要考虑到局部软组织的形态改变。

由于正颌正畸治疗涉及多个学科，因此术前各科医师共同参与商讨制订治疗方案是非常必要的，尤其是外科医师与正畸医师之间建立良好的沟通对获得最好的治疗效果是必不可少的。同时，临床医师要重视与患者及家属的交流，了解患者的要求和期望，在治疗方案和疗效方面达成共识，以避免患者因误解和过高的期望术后不满意。

二、术前预测分析

正颌外科是通过颌骨的骨切开或部分骨质的骨截除后，移动带蒂的牙-骨块复合体至新的位置固定的方式来矫治骨性错𬌗的。因此，正颌外科与一般颌骨外科手术不同，需要在术前就手术部位、牙-骨块复合体移动方向和距离进行精确的设计，通常采用的方法是通过头影描记图的剪裁、移动和拼对模拟手术过程，并预测颜面软组织侧貌变化结果，为选择合理治疗方案提供依据。这种设计手段和预测方法，正畸医师称为模拟治疗目标（visual treatment objective，VTO）分析法，外科医师又称为外科治疗目标（surgical treatment objective，STO）分析法，其内容和形式是一样的，就是具体实施治疗方案前模拟正牙和手术过程并预测术后面型变化，得出一个视觉效果图。术前预测分析的主要目的：①对预订方案进行疗效评估；②筛选最佳手术方案；③为术者提供详细的依据和移动数据；④软硬组织的预测有利于医患沟通。传统的预测方法有VTO分析法，简便直观，适用于初学者（图34-2）。目前随着计算机技术和医学影像学的发展，基于医用CT扫描数据的三维可视化软硬组织形态分析和手术模拟，已越来越多地被临床医师应用。借助专用计算机软件，可以在三维方向进行测量、分析、截骨、移动和预测模拟。其精确性高，可重复性好，界面直观全面，但投入成本和学习时间较长（图34-3）。值得注意的是，无论是哪种预测方法，都不能完全代表术后真实的颌面软硬组织效果，应该跟患者及家属交代清楚，以免造成误解。

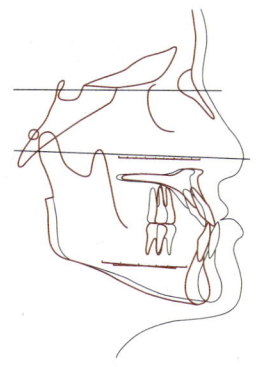 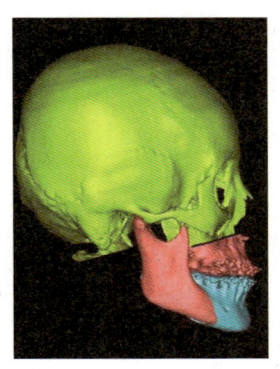

图34-2 适用于初学者的VTO分析法　　图34-3 基于CT三维重建的三维可视化设计

三、模型外科

模型外科是在牙颌模型上进行的一种术前模拟截骨移动及重建咬合的排列试验。准确的牙颌模型提供的是牙列立体形态结构信息，可真实且直观地反映牙及咬合关系，并涵盖了周围牙槽骨、腭骨、基骨弓之间的三维形态关系。模型分析可以补充临床口腔检查的不足，而且操作方便，是正畸与正颌外科医师进行诊断分析、模拟手术、预判治疗结果必不可少的基本方法。通过在牙颌模型上模拟手术时的颌骨移动与咬合对位拼接，可以辅助制订正颌手术计划，包括截骨的部位、颌骨移动的方向与距离，并检查术前正畸是否达到既定要求，预判术后咬合重建的情况。通过定位颌板的制作，可以将手术计划精确地转移到手术操作中，有效地节省了手术时间。因此，模型外科是正颌外科学中不可或缺的关键组成部分。模型外科操作过程一般包括牙颌模型的制取、模拟手术与𬌗板制作三个部分（图34-4）。

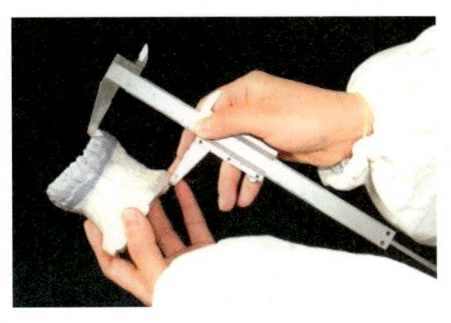 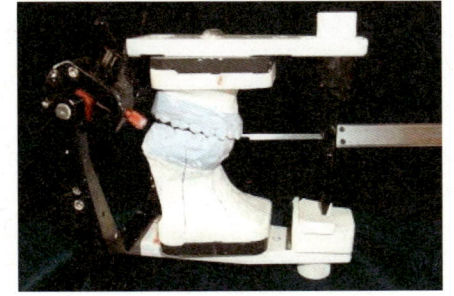

A　　B

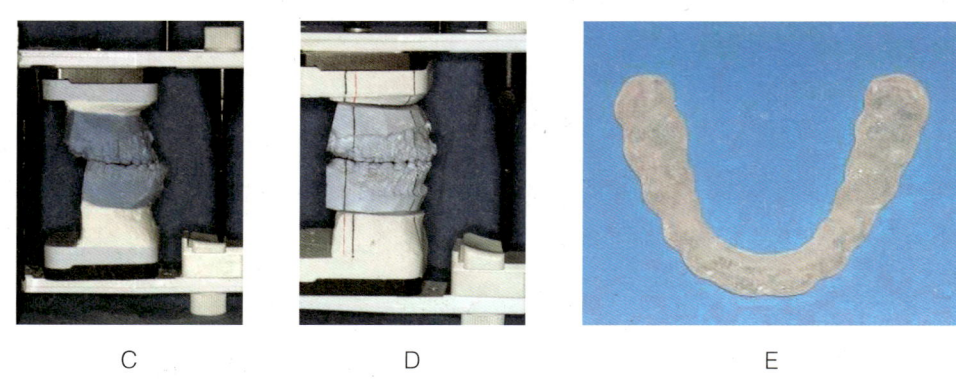

A、B. 牙颌模型的制取；C、D. 模拟手术；E. 𬌗板制作。

图34-4　模型外科操作过程

第四节　常见正颌手术的类型和步骤

一、上颌骨Le Fort Ⅰ型截骨术

Le Fort Ⅰ型截骨术基本上是按照上颌骨Le Fort 骨折分类的Le Fort Ⅰ型骨折线的走向和部位（梨状孔外侧斜向外下，经过牙槽突上方，延伸至双侧上颌翼突缝），切开上颌骨各壁，保留腭侧黏骨膜软组织蒂，使离断的上颌骨段能够向三维方向移动，以矫治不同类型的上颌骨畸形，并常与下颌骨的正颌外科手术配合矫治各种复杂牙颌面畸形。

（一）适应证

1. 上颌骨矢状向发育不足　通过截骨前移上颌骨以矫治畸形。
2. 上颌骨矢状向发育过度　通过截骨后退上颌骨以矫治畸形。
3. 上颌骨垂直向发育不足　通过截骨下降上颌骨以矫治畸形。
4. 上颌骨垂直向发育过度　通过截骨后上抬上颌骨以矫治畸形。
5. 上颌牙弓缩窄　通过分块截骨以扩宽上颌骨。
6. 上颌牙弓过宽　通过分块截骨以缩小上颌牙弓宽度。
7. 颜面不对称或同时累及上、下颌骨的发育性和继发性牙颌面畸形　通过Le Fort Ⅰ型截骨纠正上颌骨偏斜，并配合其他术式进行其他部位畸形的矫正。

（二）手术步骤

1. 切口、剥离与暴露　1%利多卡因加1:10万肾上腺素液，行局部黏膜下浸润麻醉以减少出血。切口从一侧第1磨牙近中颊根至对侧第1磨牙近中颊根，离开附着龈的距离前牙区在5 mm以上，逐步增大，至切口两端处约距附着龈10 mm。在上颌颊侧前庭沟切开黏膜、黏膜下层及骨膜。注意切口不可过高或过于靠后，以免暴露颊脂垫，影响视野。骨膜剥离器紧贴骨面剥离，暴露梨状孔、前鼻棘、

上颌窦前外侧壁、颧牙槽嵴，并沿上颌结节的弧形骨面，向后潜行剥离，直达翼上颌连接。然后剥离双侧鼻底黏骨膜，于上颌结节骨膜下及鼻腔外侧壁处放置脑压板，进行组织保护。

2. 截骨　①标记点的确定。在梨状孔的外侧缘以小定位球钻确定标记点及标志线，便于术中观测上颌骨垂直向和前后向移动的量。②截骨线的设计。从梨状孔边缘起，沿距离上颌牙齿根尖上至少5 mm设计截骨线，至颧牙槽嵴外侧壁。沿设计的截骨线，用往复锯或裂钻自梨状孔边缘开始向后跨过尖牙窝，越过颧牙槽嵴截开上颌骨内侧壁及前外侧壁。以薄骨凿在颧牙槽支柱处顺着上颌结节外侧骨轮廓的方向轻轻凿入，以及在梨状孔外侧轻轻凿入，彻底分离两处的骨连接。

上颌骨后部与翼上颌连接的离断：可以使用弯形骨凿置于截骨线的下方，沿上颌结节弧形外侧面向内后方滑行，使凿刃正对着翼上颌连接。另一手指伸入口腔，触摸与翼上颌连接相对应的口腔上腭部黏膜，以便感觉骨凿的深度并保护腭侧黏骨膜不受损伤。

此外，亦可拔除上颌第3磨牙，以薄骨凿从上颌第2磨牙远中处垂直向上，分离上颌结节后部和翼板之间的连接处，并与颊侧水平截骨线相连通。相比从翼上颌缝处凿骨，这种方法更有利于保护翼腭管内的腭降血管神经束，减少出血，以提高手术的安全性。同时，在上颌结节处截骨，对于唇腭裂继发上颌骨发育不足和上颌骨上后的病例尤有优势。前者可减少术后腭咽闭合功能的下降，后者可较顺利地去骨，达到后退所需的去骨量。

凿断鼻中隔：以咬骨剪剪开鼻前棘；以骨膜剥离子分离鼻底骨膜至鼻中隔；鼻中隔骨凿分离鼻中隔软骨和犁骨与上颌骨的连接处。注意，鼻中隔骨凿刃口方向需向下，以保护鼻底黏膜（图34-5）。

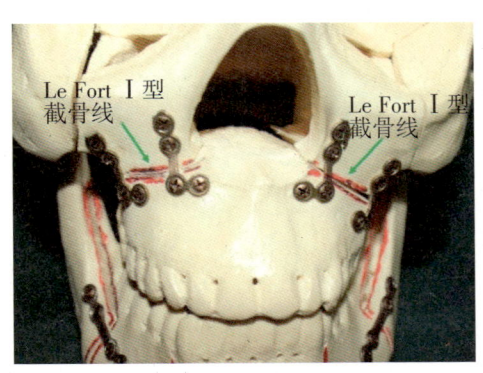

图34-5　上颌骨Le Fort Ⅰ型截骨模型外科设计截骨线（绿色箭头）和钛板固定

3. 降下折断（downfracture）及松解上颌骨　于在前的颌骨处放置一块湿纱布防止打滑，以双手大拇指于在前的颌骨处向下推上颌骨，并折断上颌骨；助手应稳固患者的面中上份组织，以利于上颌骨的向下折断。各骨连接处的充分离断是保证上颌骨顺利折断的前提；切忌使用暴力，以形成不良骨折线，造成颅底结构的损伤。

上颌骨折断并下降后，右手持以弯骨凿插入上颌结节截骨处，适度用力向前挺上颌骨，松解上颌骨。判断上颌骨已达到充分松解的标准是：以血管钳钳夹前牙区的正畸弓丝，能使上颌骨向前、后、左、右、上、下移动，尤其是到达需要前移的位置时。

上颌骨折下后，应仔细检查创腔，特别是上颌后壁来自腭降血管的活跃出血点，用止血钳夹住电凝或结扎。用咬骨钳小心清理腭降血管束周围骨质，保护好该血管以利于上颌骨段术后血运。若腭降动脉损伤，可用电刀电凝或结扎止血，亦不会造成上颌骨块的坏死。

4. **鼻中隔及下鼻甲处理** 对于上颌骨上抬患者，鼻中隔处应去除足够的软骨，以防止上颌骨就位后鼻中隔发生偏曲。切除部分鼻中隔软骨时，应注意保护鼻腔黏膜。也可以磨除部分梨状孔下缘骨质，以扩大骨性鼻腔，避免鼻通气道受阻。鼻前棘对鼻尖有支持作用，尽量不要切除。

对于上颌骨上抬幅度较大的病例（例如超过 5 mm），或下鼻甲肥大者，需行下鼻甲部分切除术。切开鼻底黏膜和下鼻甲黏膜，剥离暴露骨性下鼻甲，以咬骨钳适量咬除下鼻甲骨质，切除部分下鼻甲黏膜，以可吸收线分层缝合下鼻甲黏膜和鼻底黏膜。

5. **上颌骨的就位与固定** 用圆钻或咬骨钳去除骨断面的骨刺或突起。对于上颌骨上抬患者，应在鼻中隔及上颌窦各壁去骨，移动上颌骨段，使之能到达设计矫正位置。待中间殆板与下颌牙列咬合面吻合后，以钢丝行颌间临时固定。

用示指和拇指分别抵在颏部，向上并略向后用力使拴接在一起的上下颌复合体就位。也可将上下颌骨复合体做开殆运动，检查是否在上颌骨的后部存在骨创面的早接触，若有，应进一步修整后再就位。

上颌骨就位后，根据预先设定的标记点或线，检查上颌骨的移动是否与模型外科计划一致。检查无误后，可行坚固内固定。目前多采用微型钛板加螺钉进行坚固内固定。固定的位置在梨状孔边缘及颧牙槽嵴等骨质较厚的部位。一般用中间有一定间距的四孔 L 形微型钛板和 5 mm 长的微型螺钉进行固定。

固定结束后，打开颌间结扎，检查咬合关系是否与模型外科殆板位置一致。若不一致，需重新做颌间结扎，拆除钛板，重新检查上颌骨的骨创面之间是否存在早接触。

6. **植骨** 对于上颌骨前移和（或）下降的患者，在上颌骨就位后遗留了较大的间隙，有时需要植骨。植骨可以提供更大的稳定性，促进骨愈合，防止术后复发。一般来说，对于前移超过 6 mm 的患者，需要在前移后遗留于上颌后壁与翼突之间的间隙内植入自体骨，以阻止前移的上颌骨后退。同样可以在下降遗留的间隙内植骨。

7. **创口关闭与缝合** 对于破损的鼻底黏膜，应用可吸收缝线严密关闭。用生理盐水冲洗创腔，仔细检查有无活跃出血点，用电凝进行止血。Le Fort I 型截骨术后鼻翼基底容易变宽，上唇缩短。因此，需要在关闭黏骨膜切口前进行鼻翼基底的复位缝合。水平黏骨膜切口常规行 V-Y 缝合，以保持或调整上唇的长度及防止唇红内翻。

（三）高位 Le Fort I 型截骨术

1. **适应证** 上颌骨发育不足伴鼻旁凹陷。

2. **手术要点**

（1）切口设计与暴露同常规的 Le Fort I 型截骨术，水平截骨线的前端高于传统截骨线，即高于梨状孔边缘下界。然后在颧牙槽嵴处增加截骨线的台阶高度，这样使水平截骨线的后端不至于过高，仍可安全分离翼上颌联结。

（2）坚固内固定时要注意钛板和螺钉的位置，避免螺钉固定的位置过高而损伤鼻泪管。

(四)四边形Le Fort Ⅰ型截骨术

1. 适应证　伴有颧骨中度或重度发育不足的上颌与面中份畸形。
2. 手术要点

(1) 切口暴露较广泛：上方分离至眶下缘，并仔细解剖游离眶下神经及血管束，向内侧分离至鼻泪管沟，向外侧分离至眶外侧缘。

(2) 截骨部位改变：用摆动锯在眶下神经所在高度，自梨状孔边缘向外侧切开。截骨线越过眶下孔下方，向外侧至颧骨体，然后向下做一个近似直角的转折，切至颧骨下缘再转向后，越过颧牙槽嵴水平，切开上颌骨后部至翼上颌裂。同法行对侧骨切开术。用薄的骨凿在梨状孔外侧及颧牙槽嵴处凿入，凿开未能完全切开的骨质。然后行双侧翼上颌连接截骨或上颌结节处截骨。咬骨钳咬断鼻前棘，鼻中隔骨凿凿断鼻中隔软骨，继续向后凿开犁骨，使其与腭板分离。

(3) 固定与植骨：前移上颌骨，戴预制𬌗板，钢丝行颌间结扎。将两块大小合适的骨块移植于眶下缘切开处，在移植骨块上方眶下孔对应位置磨除部分骨质，以免眶下神经受压。前移量较大的患者应在上颌结节后方植入骨块。用钛板、钛钉行骨间固定，必要时可加用贯穿眶下缘和上颌骨间的钢丝固定（图34-6）。

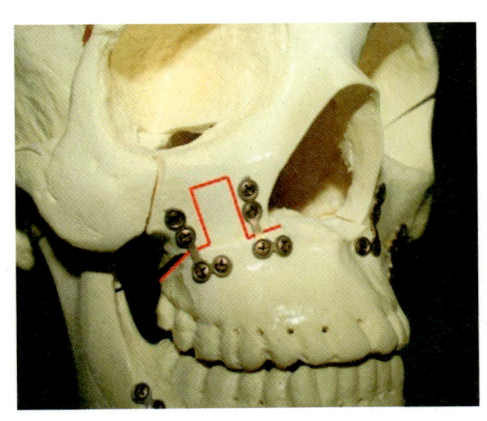

图34-6　上颌骨四边形截骨模型外科设计截骨线（红色线条）

(五)分块Le Fort Ⅰ型截骨术

1. 适应证　包括上、下牙弓宽度不协调，上颌骨司匹曲线（Spee Curve）不协调，上颌前突，上颌前牙轴倾度过大等无法在术前正畸解决的或术前正畸治疗条件不足的复杂的颌骨畸形。

2. 手术要点

(1) 临床上有时需要在尖牙与第1前磨牙（或第1、2前磨牙）间进行骨质切开，使上颌骨分为前、后两段，或附加切牙正中切开，使上颌骨分为三段或四段，进行拼对。在进行分块截骨时，务必保护好腭侧黏骨膜，牙间切开时注意保护邻近牙根。上颌分块越多，形成的牙骨段越小，发生牙齿及骨块坏死的机会越大。

(2) 若为上颌骨需要上抬并且上颌骨后部在分块后还需后退的病例，应在分块截骨前完成上抬后退,以简化手术操作。

(3)坚固内固定时选用较硬的钛板以增强稳定性。术后可将𬌗板固定于上颌牙列1个月左右,以减少功能运动时骨块之间的互动,促进分段骨块的愈合。

二、下颌支矢状劈开截骨术

下颌支矢状劈开截骨术(sagittal split ramus osteotomy,SSRO)首先由Obwegeser在1957年报道。由于其巧妙的手术设计,截骨线符合下颌支的解剖结构,很快被医学界接受并广泛应用于各种下颌骨畸形的矫治中,如通过前伸或后退下颌,矫治下颌骨发育不足和下颌前突畸形;或与其他手术协同,矫治含有小下颌或下颌前突畸形的复杂病例。

手术要点:此手术从口内入路,于翼下颌韧带外侧约1 cm处切开黏骨膜,自骨膜下沿下颌支前缘向上分离至下颌冠突,在下颌孔平面以上,沿下颌支内侧骨膜下分离软组织,至完全显露下颌孔处的下颌小舌及从其后方入孔的下牙槽血管神经束,用隧道拉钩或脑压板牵开并妥善保护。自下牙槽神经孔的下颌小舌之上,用往复锯或长裂钻水平截开下颌支内侧密质骨;截骨线仅深透内侧密质骨层达松质骨层即可,后界止于下颌小舌后0.5 cm处,无须达下颌支后缘。继沿下颌支前缘及下颌骨外斜嵴矢状向截骨达第2磨牙近中位置。取出下颌支内侧的隧道拉钩或脑压板,于下颌体部第1、2磨牙颊侧自骨膜下剥离达下颌下缘,用脑压板牵开软组织并暴露磨牙区颊侧密质骨,用往复锯做垂直于下颌骨下缘的截骨线,截开颊侧密质骨并与下颌骨外斜嵴上的截骨线相交。用骨凿于下颌支前缘及下颌支、下颌骨体交接处的骨沟处锤入完成矢状劈开。注意锤入骨凿时不宜过深,以免损伤下牙槽血管神经束。笔者一般用两把8 mm的宽刃骨凿不超过10 mm深度,仔细做旋转性撬动,分离、劈开近心骨段,此时部分患者可见走行于远心骨段松质骨内的部分血管神经束,应注意保护。如需后退下颌,即可按设计需要切除近心骨段末端相应量的骨质,使远心骨段得以后退。戴𬌗板后,就位固定骨段,缝合黏膜切口(图34-7)。

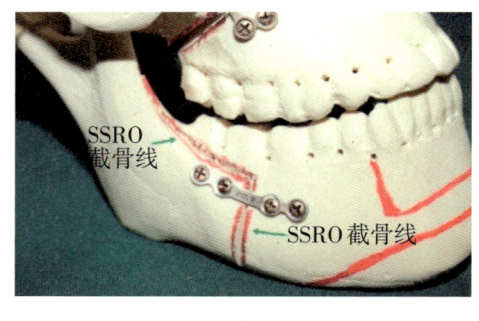 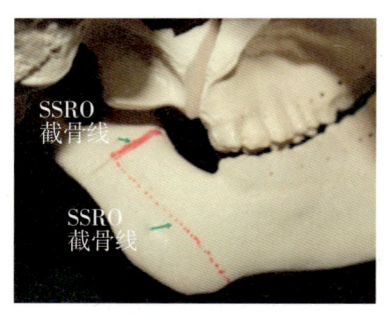

A   B

A. 下颌骨外侧劈开截骨及固定;B. 下颌骨内侧截骨和折断处。

图34-7 下颌支矢状劈开截骨术模型外科设计截骨线(绿色箭头)

三、下颌支垂直截骨术

下颌支垂直截骨术（vertical ramus osteotomy）于1954年由Caldwall和Letterman报道。早期的这种术式由于手术器械的限制，都是口外入路。现在由于光导纤维拉钩和摆动锯的开发应用，很容易以口内入路完成手术。

手术要点：口内切口与矢状劈开术的切口类似，暴露下颌支外侧密质骨后，插入专用Shea拉钩，用摆动锯沿下颌孔后方自下颌切迹到下颌骨下缘完成垂直截骨。此术式的优点是截骨操作容易，截开后的两个骨段可以不做固定，较少损伤下牙槽血管神经束。近心骨段保留其后缘的翼内肌附着，可防止翼外肌张力所造成的近心骨段移位，翼内肌附着的保留也利于维持近心骨段的血供，近、远心骨段重叠接触面大，有利于骨愈合。此手术主要用于矫正下颌前突的畸形，不宜用于矫治下颌后缩需要前移下颌骨的患者。术后需要颌间结扎6周左右。近年来有学者尝试在内镜下行近、远心骨段间的固定，可以不用颌间结扎（图34-8）。

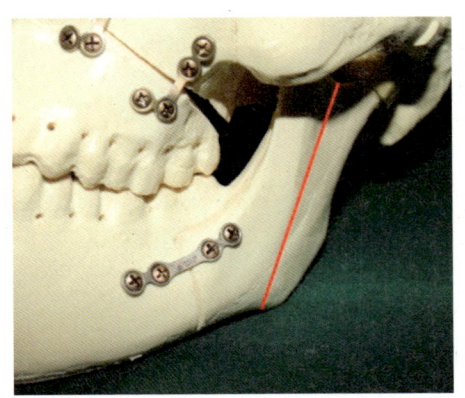

图34-8 下颌支垂直截骨术模型外科设计截骨线（红色线条）

四、下颌体部截骨术

下颌体部截骨术（mandibular body osteotomy）是早期矫正下颌前突畸形的常用术式。von Eiselsberg（1906）、Pickrell（1912）和Pichler（1918）等报道下颌体部进行直线截骨术和阶梯式截骨术矫治下颌前突畸形。以后术式的改进都是围绕保留下牙槽神经和颏神经做不同的截骨。例如阶梯式截骨是为了骨段后退时不损伤神经。1950年，Converse和Shapiro以口内入路完成阶梯式截骨手术并保留了神经，这种术式至今仍有应用，但适应证的范围较窄，主要是因为其截骨位置靠前，截骨后接触面较小，又有着强大的降颌肌群牵拉，使术后远心骨段容易下旋而造成开𬌗。因而术后需要有强有力的固定装置。固定的时间也比一般的术式要长。近年来，骨间坚固内固定技术的应用，弥补了这一术式的缺点，取得了较好的效果。下颌体部截骨术主要适用于下颌前突畸形，又伴有前牙开𬌗而后牙咬合关系良好者（图34-9）。

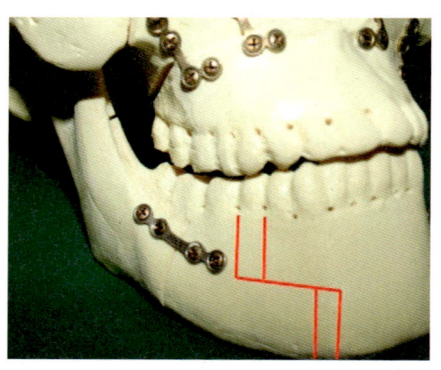

图34-9 下颌体部截骨术模型外科设计截骨线（红色线条）

五、下颌前部根尖下截骨术

下颌前部根尖下截骨术（subapical osteotomy）是一种可以矫治下颌前部牙及牙槽突畸形的多用途手术。多数情况下，是一种与其他手术配合矫治某些牙颌畸形的辅助手术。

手术要点：自一侧下颌第1前磨牙中份相应区，在唇颊沟距离膜龈联合约5 mm处切开黏膜，达尖牙部位后转向前庭沟外侧的下唇黏膜部，距前庭沟底约5 mm做环形切口至对侧第1前磨牙相应唇黏膜部；继续沿黏膜切口斜行向下切开肌层至骨面，用骨膜剥离器分离至下颌下缘，小心分离并显露出自颏孔起的颏神经束，妥为保护。按设计线于下颌牙根尖下约5 mm平面，自一侧尖牙相应部位，用往复锯或裂钻做水平向截骨直达舌侧骨板。在完成水平骨切开后，仔细沿骨面剥离下前磨牙黏骨膜。用往复锯或裂钻分别由已拔除的第1前磨牙区及牙槽嵴顶部，向下垂直切开牙槽骨，直至与水平截骨线相交。慎勿伤及尖牙牙周膜及舌侧黏骨膜。如果需骨段后退，再去除相应的骨质，如需下降则在根尖下沿水平截骨线方向切除计划下降的骨量（图34-10）。

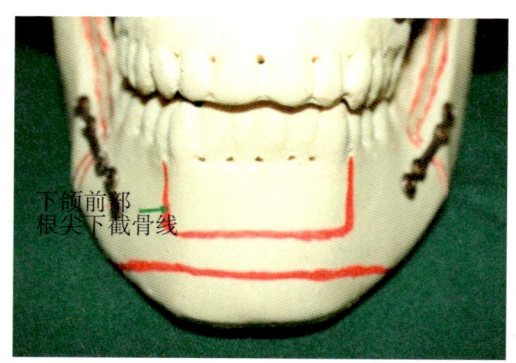

图34-10 下颌前部根尖下截骨术模型外科设计截骨线（绿色箭头）

六、颏成形术

颏成形术（genioplasty）为矫正颏部畸形的主要手术。颏部的形态无论在前后、左右及上下方位都易发生变化，且个体差异很大；即使在同一类的牙颌面畸形中，每个患者之间亦可有明显的不同。

因此，为获得最佳的美容和功能效果，颏部整形必须结合个体病例予以独立设计。

手术要点：口内切口类似于下颌前牙根尖下的切口，按需要可向后延长。用骨膜剥离器自骨面分离软组织向下直达下颌下缘；自切口末端小心向后分离至第1前磨牙后方，显露颏孔及从中穿出的颏血管神经束，并适当游离松解，以减少牵张或意外损伤。为减小牵引前移颏部骨块回位的张力，必要时可横向切开近下颌下缘处已翻起的骨膜。按设计截骨线于根尖下约5 mm，颏孔下方3～4 mm平面，用往复锯或细裂钻由唇侧骨板至舌侧骨板全层切开下颌骨颏部，其切开方向可根据需要呈水平向、斜向上或斜向下，继用骨凿分离，松动颏部骨段；彻底松动骨段后，牵引移动颏部骨段至设计位置；注意使附着于颏部的肌肉和骨膜不致牵拉骨段回位，然后将充分移位的骨块用钛板固定。欲增高颏部垂直高度者，可下移颏部骨段至设计位置，其遗留的间隙用移植骨块填塞；欲降低颏高度者，则可按设计切除相应骨量；欲矫正颏部偏斜者，则将颏部骨段向中线旋转移动至矫正位。必要时可修整颏部骨段外形或适当植骨，以达到两侧平衡（图34-11）。

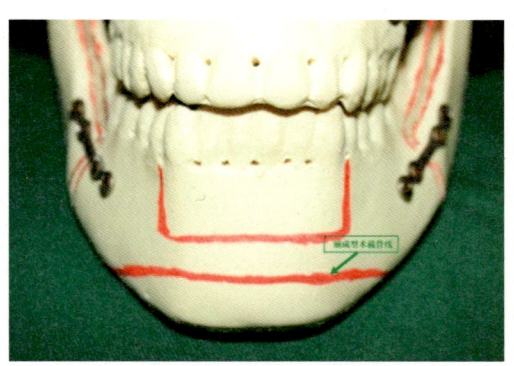

图34-11　颏成形术模型外科设计截骨线（绿色箭头）

第五节　常见的并发症

随着现代麻醉学、手术学、医学影像学与专用手术器械、医疗监护设备的不断发展，以及手术技巧的进步与外科操作经验的积累，使正颌外科手术成为较为安全、易行的常规手术。尤其是计算机辅助外科技术在该领域的快速发展，使正颌外科从术前设计到疗效预测，逐渐步入了更为精确、便捷、快速、全面、可重复的数字化时代。但正颌外科手术的并发症仍时有发生，有些可能导致十分严重的后果。因此，如何预防并处理各种并发症、了解其发生原因是医师应该做的。

一、术前准备不足导致的并发症

（一）术前诊断失误

如患者初诊前未按正规的诊疗途径进行诊断或头影测量分析不准确可导致误诊，影响后续治疗方案的制订，从而导致手术适应证选择的失误。例如临床表现为骨性反𬌗的患者可能由上颌发育不足、下颌发育过度的双颌因素导致，但如单纯诊断为上颌发育不足或下颌发育过度来制订治疗方案，则会导致术后医源性的错𬌗畸形。

术前对颞下颌关节功能的评估也应作为常规检查项目，一些牙颌面畸形可能继发于颞下颌关节疾病，例如髁突自溶性吸收患者可产生进行性的前牙开𬌗，如忽视了这个因素而仅针对牙颌畸形进行治疗，不对关节区进行干预治疗，那术后的复发是不可避免的。

（二）术前正畸治疗不到位

完善的术前正畸可以排齐牙列、匹配牙弓宽度、去除牙齿代偿性倾斜、调整𬌗曲线、去除咬合干扰、为手术创造条件，因此术前正畸的效果决定了正颌外科手术的成败。一旦术前正畸不到位，就会直接影响正颌手术的疗效。例如分块截骨时邻牙间隙不够，易损伤牙根，术后咬合不稳定、咬合创伤等。

（三）手术前准备不全

对患者全身可能存在的潜在手术和麻醉风险估计不足，如凝血功能异常、恶性高热等罕见因素可能导致死亡的后果。对于个别颅颌面综合征患者需要全面检查全身各系统功能，确认是否存在手术禁忌证，例如马方综合征（Marfan syndrome）患者可合并心血管结构及功能异常，术前应仔细检查以避免严重并发症的发生。对围手术期可能需要输血的患者，术前应鉴定血型并备血。术后可能并发呼吸道梗阻的患者需要准备留置气管插管，必要时可联系重症监护室以加强术后监测。这些应作为正颌外科手术的常规进行准备，但凡有一点疏漏都可能导致致命的并发症。

术前模型外科的精确性直接决定了外科手术的精确性，需要主刀医师在术前确认模型外科方案的精确性。另外术前𬌗板的试戴、牙齿的调𬌗、托槽松动及时粘固（以免牙齿移位而影响𬌗板佩戴）、牙周洁治等方面只要多注意就都可以提高手术疗效、降低并发症的发生率。

二、术后并发症

（一）呼吸道梗阻

呼吸道梗阻导致的后果是非常严重的，是临床医师最应当注意的正颌手术后并发症。常见的原因有术后气管插管拔除过早、舌体肿胀、舌根后坠、异物阻塞、口底和咽侧壁血肿、软组织水肿、喉痉挛等。

术中及术后呼吸道梗阻重在预防。麻醉应选用带有气囊的插管，并注意气囊是否漏气。术前可在咽腔填塞纱布以防异物进入呼吸道。术后应密切观察患者麻醉苏醒情况，待患者自主呼吸平稳后才能拔管。如术中出血较多、颌骨移动幅度较大（尤其是下颌后退的病例）、手术时间较长、预计术后肿胀明显或全身情况较差的患者，可以选择术后留置气管插管，并在重症监护病房进行密切观察。可使用激素减轻水肿反应。颌间结扎患者尤应注意观察呼吸道情况，一旦患者有呕吐、出血等情况，就应立即松解颌间结扎，以防误吸或窒息的发生。

（二）肿胀

术后肿胀主要由局部组织反应性水肿和血肿引起。术中应尽可能减小手术创伤，尤其是助手在显露术野时，应注意拉钩等器械不得使用暴力，尽量减少对口角等软组织的创伤，以免加重术后口角糜烂甚至遗留色素或瘢痕。术后局部加压包扎，以减少无效腔或积液。局部预计出血较多的部位可放置橡皮引流片或者负压引流球，以引流积血，减轻肿胀。全身适当应用止血药物和小剂量激素，有利于预防血肿、减轻局部组织水肿。

（三）出血

一般正颌手术颌骨截骨的断面无法彻底止血，主要依靠复位固定后压迫骨断面微小血管凝结止血。因此，正颌手术术后伤口少量渗血属于正常现象。上颌骨异常出血多见于腭降血管损伤，有时截骨使用暴力或方向不准确，可能损伤翼静脉丛。也有意外损伤颌内动脉、颈动脉颅底段导致大出血的报道。下颌骨则多见于下牙槽血管神经束的损伤，此外颌内动脉、咬肌血管等损伤也会导致活动性出血。值得注意的是颏成形手术时有时会损伤颏部内侧的血管，严重者可能导致术后口底舌下区血肿引起窒息、危及生命。

因此正颌手术术前应做好血型鉴定等输血的相关准备。了解颌骨的解剖特征，尤其是针对一些特别的牙颌面畸形及颅颌面综合征患者，应考虑其颌骨及血管的解剖是否存在变异的可能，在术前做到心中有数。一旦术中发现知名血管损伤导致的活动性出血，就应结扎该血管止血。当为渗出性出血而无明显的出血点时，可选用止血材料进行填塞，并及时观察患者血压、心率等生命体征，判断血容量情况，以决定术中或术后是否需要再做对症处理。

（四）骨愈合不良或缺血性骨坏死

正颌手术术后骨愈合不良或骨不愈合多因为牙骨段固定不良、骨段移动后间隙过大、接触面积过小或有软组织长入影响骨折愈合。上颌骨血供丰富，规范的 Le Fort Ⅰ 型截骨术极少发生术后缺血性颌骨坏死。导致术后颌骨延迟愈合甚至并发缺血性骨坏死的因素有：术中损伤到知名血管如腭降血管束、过分剥离上颌后部或腭侧软组织蒂附着、过多地分块截骨与大幅度地移动、腭部黏膜的撕裂术后口鼻腔相通、内固定不稳固等。

术前进行细致全面的手术方案的设计，术前正畸治疗应排齐牙列、去除代偿、协调上下牙弓、尽量避免过多地分块截骨。颌骨骨段的血供主要依靠周围软组织附着，尤其是下颌前牙舌侧软组织蒂，其因缺乏肌肉附着，容易与骨段分离；上颌硬腭部黏膜弹性较差，组织脆性大，容易撕裂。因此，手术剥离显露及骨块移动时应轻柔、准确、精细，避免粗暴操作。如发生骨段坏死，应及时手术清创去除死骨。

（五）感染

颌骨血供丰富，抗感染能力强，因此正颌手术后出现创口感染的概率较低。但是对于术前患有重度牙周炎、口腔卫生较差、上颌窦炎症、外伤后异物残留、存在诸如糖尿病等其他潜在感染因素的患者而言，术后也会发生创口感染等并发症。

术前常规牙周洁治可以有效地预防术后创口感染。如术中发现上颌窦感染，应立即予以上颌窦刮治、脓液清除、抗生素溶液冲洗并做下鼻道引流，以避免术后继发上颌骨感染。

（六）牙周及牙槽骨损伤

牙周及牙槽骨损伤常见于分块截骨手术。可由于术前正畸治疗未创造足够的截骨间隙，即分块截骨线与牙根间距离近；或手术操作过程中未注意邻牙牙根形态不对、截骨器械放置方向不对，都可造成牙根、牙周组织创伤。轻者可引起牙龈退缩、牙周组织萎缩，重者如损伤牙根，可导致牙齿松动、脱落、牙槽骨坏死、骨创伤不愈合。

术前全面设计有助于预防此类并发症发生。术前正畸应控根，保证分块截骨有足够的操作空间，模型外科操作时应将邻牙牙根形态标记出，术中分块截骨时应选用适当的器械、注意操作方向，避免直接损伤牙周组织和牙根。术后邻牙可使用钢丝结扎固定或佩戴𬌗板，以保证分段截骨后牙弓的稳定性。

（七）髁突吸收

髁突吸收偶见于正颌手术后，多数研究发现高角型下颌后缩的患者术后髁突吸收发生率较高，与正颌术后的复发密切相关。其可能为正颌术后关节负荷改变、术后关节盘移位或粘连、颌间固定使关节制动、张口受限等多因素共同作用引起。固定方式和术后颞下颌关节紊乱的发生与髁突吸收无明显关系。虽然正颌手术后髁突吸收的具体机制尚不明确，但合理地制订手术方案、术中尽量使髁突恢复到生理功能位置、减少髁突旋转移位、确保正常的盘突关系和稳定的咬合关系、术后定期随访，可能有助于预防和早期治疗髁突吸收。

髁突自溶性吸收是正颌正畸联合治疗中一个值得注意的问题。对于进行性发展的开𬌗畸形患者，应警惕髁突是否有自溶性吸收。一般应随访观察，进行适当干预性治疗，如佩戴𬌗板。正颌手术应在髁突吸收停滞后进行，或者可选择行受累关节置换手术。

（八）暂时性口颌系统功能障碍

正颌术后短期内，多数患者的张口度、咬合功能、咀嚼肌功能会受到一定的影响。笔者研究发现，骨性Ⅲ类错𬌗畸形患者在双颌手术后张口度减小、咀嚼肌功能有所下降，主要是由手术反应、组织水肿、疼痛、口角糜烂、患者的顾虑等因素导致。一般术后3~6个月后基本恢复正常。𬌗力测定发现术后总咬合力较术前水平有所提高，因为正颌手术恢复了正常的咬合关系、咬合接触面积增加，到术后6个月时咬合力较术前有显著提高。通常，正颌手术患者短期内的口颌系统功能障碍，无须特殊治疗。术中轻柔操作、术后适当应用激素等药物、早期功能训练，都有助于减轻不良反应，尽早恢复相应功能。

三、常见Le Fort Ⅰ型截骨术的并发症

（一）鼻外形改变

上颌骨的移动必然导致覆盖在其表面软组织的形态发生改变，也会对鼻形态产生影响。据研究，Le Fort Ⅰ型截骨术导致鼻唇区形态的改变，包括鼻底增宽、鼻尖的上翘、鼻尖上切迹的加深及上唇的变短、变薄等。在Le Fort Ⅰ型截骨术中，为暴露上颌骨，在剥离骨膜的同时，鼻唇区域的肌肉附着点也被剥离，导致肌肉的萎缩和异位附着，发生鼻底增宽。这些肌肉的进一步萎缩导致上唇变薄、变平。鼻中隔、鼻侧软骨内侧脚和鼻翼软骨形成的拱形结构支撑着鼻尖，这些结构通过鼻前棘和鼻嵴与上颌骨直接相连，任何一种上颌骨的移动都会对鼻的结构造成改变，主要表现为鼻基底的增宽、鼻尖位置的改变及鼻唇角的改变。

通过鼻基底拉拢缝合和切口V-Y缝合可以减少上颌骨手术对鼻外形的影响。也可通过改良的上颌骨Le Fort Ⅰ型截骨术来减少鼻形态的改变，前部截骨线位于梨状孔的基底部，外侧截骨线与经典Le Fort Ⅰ型截骨线相同，保留鼻部肌肉与鼻中隔的附着，从而减少术后鼻形态的改变。鼻背的隆起或凹陷等鼻背的畸形可以通过同期行鼻整形来改善。但由于麻醉插管的影响，鼻尖的位置或形态异常，建议二期手术处理。由于同期行鼻整形，增加了术中更换麻醉插管的风险，同时术中的鼻部比较肿胀，外形仍处在不稳定期，都会影响医师对鼻外形的判断，从而影响手术效果。

（二）腭咽闭合功能与语音功能改变

上颌骨前移会使硬腭及附着于硬腭后缘的软腭随之前移，这会增大腭咽腔深度，有导致腭咽闭合功能不全或加重腭咽闭合功能不全的可能。这主要见于唇腭裂患者接受上颌前移手术后。由于其软腭长度较同龄非腭裂人群短、腭咽腔深度和高度增加，以及腭部手术瘢痕使软腭活动度受限等因素，腭咽部软组织代偿能力有限，在上颌前移后比非唇腭裂患者更易出现腭咽闭合功能恶化。而非唇腭裂性的单纯性上颌发育不足，上颌骨前移对腭咽闭合功能影响很小。患者可通过腭咽部软组织的代偿维持原有的腭咽闭合水平。

唇腭裂患者在上颌骨前移前已存在咽喉摩擦音或（和）声门爆破音等腭咽闭合不全代偿性发音习惯者，即使无过度鼻音，也应考虑其腭咽闭合功能可能处于临界状态，上颌骨的前移可能导致腭咽部软组织无法代偿维持原腭咽闭合水平，从而出现过度鼻音及代偿性不良发音习惯加重。

（三）腭部黏膜撕裂和口鼻瘘

腭部黏膜撕裂和口鼻瘘多见于上颌分块截骨手术中钻针、磨头等器械意外损伤，上颌扩弓幅度过大（>7 mm）导致局部黏膜撕裂，或上颌分块移动后各骨段间有较大台阶产生，都会损伤腭部或鼻底的黏膜。及时缝合撕裂的软组织，如软组织缺损较大可考虑局部转移组织瓣或生物材料覆盖（如Gore-Tex）。术后应避免擤鼻、鼓气等增加鼻腔压力的动作，保持口腔卫生、鼻道应用抗生素滴注也是必要的。

（四）复发

上颌骨 Le Fort Ⅰ 型手术后的复发多见于唇腭裂继发上颌发育不足的患者，由于腭裂术后瘢痕收缩，唇部软组织畸形与瘢痕限制，即使手术使用了坚固内固定，患者术后出现部分复发的情况也时有发生。针对这类患者，术前设计应考虑这个因素，避免设计大幅度的上颌移动手术，必要时可采用下颌后退来建立最终的咬合关系。术中在上颌前移间隙内植骨、术后长时间有效弹性牵引、按时复诊都可有效地防止复发。

上颌骨横向快速扩弓的患者也易出现术后的复发。由于腭部黏膜致密，抵抗扩弓的反作用力较大，如手术没有充分松解上颌骨，术后复发率较高。使用牙支持式扩弓器的患者容易产生牙代偿性倾斜的扩弓假象，导致术后上颌牙弓宽度缩小、横向复发。因此，术中彻底松解上颌骨（翼上颌连接处截骨）、适当矫枉过正、选用新型骨支持式扩弓器可望降低复发的概率。

四、下颌骨矢状劈开术的并发症

（一）下牙槽血管神经束损伤

临床以下颌支矢状劈开术后感觉障碍最为常见。可能导致术后感觉功能障碍的因素有：①神经断裂；②下牙槽神经血管束暴露；③下颌骨移动幅度大；④年龄因素；⑤下颌骨固定方式的影响；⑥颏成形术的影响；⑦下牙槽神经的解剖变异因素。由于所采用的主客观评价手段及评价标准的差异，对 SSRO 术后下唇感觉功能障碍发生率的报告也差别较大。袁灏等研究发现 SSRO 术后 100% 的患者出现下唇感觉功能障碍，85.4% 的患者出现感觉完全丧失，81.1% 的患者 12～24 周内功能得到恢复。多数文献报道术后 6～12 个月感觉完全恢复，术中血管神经束的离断可致永久性神经损伤，但及时的神经吻合有利于术后感觉功能的恢复。而相关研究认为即使神经轴突发生断裂，由于神经内膜保持完整，也可引导近端轴突沿原来的神经内膜管再生，因此预后较好。

（二）骨段移位

骨段移位常见于近心骨段，对于简单的下颌骨移动手术，一般在术中咬合就位后保持下颌下缘平齐、内固定时保持髁突在关节窝后上位，术后发生骨段移位的可能性不大。由于从横断位看，下颌骨是前窄后宽的弧形，故当下颌前移幅度较大时，双侧近心骨段可产生向外侧移位，有研究发现骨段移位的幅度与下颌前移距离有关，但无明显的临床症状出现，与采用钛板或双层骨皮质钉的固定方式也无相关性。一些复杂的移动的病例，尤其是不对称畸形的患者，在下颌移动咬合就位时，近、远心骨段间可能会产生明显的干扰性接触，使骨段发生移位。由于远心骨段的移动可以是三维方向上的，因此在术前模型外科设计时，应注意颌骨移动的三维方向和距离，为术中判断早接触干扰的点的位置提供信息。手术中尽量去除近、远心骨段间的早接触点，使骨段间在固定时有足够的接触面积，必要时可植骨或充填生物材料在较大的移动间隙内，以确保术后的稳定性。

（三）意外骨折

术中下颌骨的意外骨折是下颌支矢状劈开术中常见的并发症之一，是临床医师比较关注的问题之一，据文献报道此并发症的发生率在3%～20%。

常见意外骨折多发生在近心骨段，如下颌下缘、下颌支外板等，有时也可见远心骨段发生骨折。当骨折发生时，应注意检查骨折线的方向、骨折片是否游离、骨折片是否有明显的移位。如果骨折段能够复位，且不影响矢状劈开术的实施及咬合关系重建，则可采用坚固内固定的方法进行骨折部分的固定。应注意髁突位置的保持，并尽量保证近、远心骨段的骨接触面积，有利于术后骨折愈合。如意外骨折范围较大，影响矢状劈开的完成，可选择下颌支垂直截骨的方法，远心骨段移动到位后行颌间固定4周，意外骨折段行内固定复位。

正确规范的截骨是预防下颌骨意外骨折最根本的方法。在手术操作截骨时，应时刻注意锯片或钻头摆放的方向，内侧水平截骨时应平行于𬌗平面，垂直截骨线应到达下颌下缘处。截骨应始终保持适当的深度，过浅无法彻底截断骨皮质，过深则容易直接造成骨折。各截骨线连接处应彻底截断骨皮质，截骨完成后应使用骨凿进一步松解可能残留的骨皮质连接之处，同时检查骨皮质切开的情况。切忌使用暴力操作，当发现无法顺利劈开骨段时，应逐一检查各截骨部位是否彻底松解，可用小号骨凿在可疑处进行进一步分离。在完全松解近、远心骨段前，如发现下牙槽血管神经束位于近心骨段处，应先行分离，以避免进一步劈开的过程中对血管神经束造成过大的损伤。

阻生的下颌第3磨牙是增加下颌骨意外骨折和下牙槽神经损伤风险的重要因素。由于阻生的下颌智齿往往位于截骨线上，会影响截骨操作，手术中如注意到有这种情况发生，应当按照常规截骨路线完成截骨，待劈开近、远心骨段后可拔除该智齿。注意在拔除过程中避免使用暴力，以免造成继发骨折，同时应仔细检查牙齿是否在截骨过程中碎裂，避免残留牙体组织。由于靠近坚固内固定处，故拔除智齿后黏膜应严密缝合，以免术后继发感染，造成内固定材料外露。因此，一般建议术前6个月拔除阻生的下颌第3磨牙。

（四）颞下颌关节紊乱

部分牙颌面畸形患者伴有颞下颌关节紊乱的症状，如关节弹响、杂音、疼痛、运动受限等。髁突发育与面型、咬合关系有着紧密的联系，正颌手术、牙颌面畸形的类型与颞下颌关节功能间的关系有不少研究，但结果不一。

有研究发现骨性Ⅱ类错𬌗患者颞下颌关节疾病的发生率比Ⅲ类错𬌗畸形高。下颌支矢状劈开术对一些术前有关节症状的患者可以起到一定的治疗作用。其可能的原因是通过建立正常的咬合关系，改善了盘突关系，更符合关节运动的生理功能，可以改善颞下颌关节紊乱的相关症状。房兵等应用MRI在手术前、后对患者关节盘的情况进行随访，结果发现矢状劈开术未增加骨性Ⅲ类错𬌗患者术后颞下颌关节紊乱的发生率。当然，术前不可复性的关节盘移位是正颌手术无法改变的，必要时需要进一步到关节专科治疗。也有报道称，矢状劈开术对颞下颌关节有不利的影响，包括关节疼痛、杂音、咀嚼肌压痛、张口受限等功能障碍。这可能是由于颌骨的移动对髁突位置产生了影响、术后关节囊水肿等。固定所用方式对颞下颌关节功能也有一定的影响，有研究发现坚固内固定更有利于颞下颌关节功能的改善。术后长期颌间固定的病例，可能对关节、咀嚼肌功能的恢复有一定的影响。也有报道，固定所用方式的不同与术后关节功能的改变无相关性。

由于正颌手术与颞下颌关节紊乱之间的关系受到多因素影响，包括畸形类型、手术方式、肌动力平衡、颌骨移动方向和距离、骨内固定方式等，这些因素相互作用，机制复杂，目前尚无统一观点。因此，在正颌正畸治疗过程中应注意这个问题。在治疗前需全面检查和记录颞下颌关节情况，包括CT、MRI等影像学检查。在术中有效地去除近、远心骨段间的早接触干扰，内固定时注意全麻状态下患者的体位，以确保髁突在生理功能位，防止髁突脱位。早期的口颌功能锻炼是避免和减轻术后颞下颌关节紊乱症状的有效方法。

五、颏成形手术的并发症

（一）神经损伤

颏神经损伤导致的术后颏部皮肤及下唇感觉减退、麻木是常见的术后并发症。通常这种症状是暂时性的，一般可在术后1~3个月恢复感觉。神经损伤主要是由手术牵拉导致的，因此术中须小心操作，尤其是拉钩暴露时应注意尽量减少对神经的牵拉，必要时可以潜行分离颏神经来减小张力。颏神经发出后是往后外走行，下牙槽神经在进入颏孔前是往前下走行，因此若截骨线设计不合理就可能直接损伤下牙槽神经，导致术后不可逆的感觉麻木。有些患者术后出现下唇运动不对称，可能是由局部运动神经损伤或颏部肌肉损伤导致的，同样，仔细的操作可以有效地避免这种情况的发生。

（二）轮廓畸形

颏成形术可以有效地改善患者侧面下面部的轮廓，但如果前移幅度过大，可导致术后颏唇沟过深而影响美观。对于颏部需要过多前移的病例，可以选择阶梯型截骨前移或者局部植骨充填。从正面看，最常见的术后轮廓问题是远端术区的凹陷畸形，一般是由于颏部骨段移动后产生的台阶所致，在面部消瘦的病例中更为明显。在台阶部位充填部分骨质或生物材料，或者适当延长截骨线至下颌后方可以消除这种局部凹陷畸形的产生。有长期随访发现，颏前移术后的复发率为17%。

（三）软组织萎缩

术中软组织附着处过度剥离、颏肌与骨膜没有对位缝合，都可导致术后局部软组织的萎缩，一旦发生这种情况，就需要重新打开术区再次缝合。另外，术后局部有效的加压包扎是必需的。

六、根尖下截骨的并发症

（一）牙髓退行性变、牙髓坏死

根尖下截骨术后相应骨段上牙槽牙髓供血不足，可导致牙髓组织退行性变及牙髓坏死。手术操作过程中应注意，水平截骨线位置应位于牙根尖下方5 mm处，避免对牙根的损伤，确保牙髓组织有足够的血供。一旦发生了牙髓退行性变或牙髓坏死，就应及时行根管治疗。

在手术操作中，如需同时行下颌根尖下截骨与水平颏成形术时，应注意两者水平截骨线间应保留足够宽度的骨桥，避免下颌骨意外骨折。术前设计与截骨时也应注意下前牙牙根的位置，如颏部骨量不足，无法同时实施两个手术时，可采取分期手术。

（二）骨段缺血坏死和愈合障碍

下颌前牙根尖下截骨时骨段的血供仅依靠唇舌侧纤弱的软组织蒂。因此手术操作时尤其应注意保护软组织蒂，如软组织蒂受到损伤则可能导致术后牙骨段缺血性坏死及骨愈合障碍。手术过程中应时刻注意动力器械摆放的位置、方向，截骨时术者必须提供稳定的支点，以免突然滑脱误伤软组织。由于下颌前牙舌侧缺乏肌肉附着，因此截骨时可用手指感受舌侧进入的深度，以免损伤下颌前牙舌侧。剥离、撬动及移动骨段时应轻柔、缓慢，避免暴力。助手使用拉钩等器械暴露术野时应注意时刻保护软组织，切忌粗暴操作或注意力仅集中在截骨部位，而误伤唇舌侧周围软组织。骨段移动到位时应检查有无早接触，如有，就用小号的球钻小心磨除。由于牙骨段此时已游离，操作时应格外谨慎，避免软组织撕裂而再次造成或加重牙骨段游离。

第六节　少见的并发症

有个别病例报道Le Fort Ⅰ型截骨术后导致失明，是由于在上颌骨截骨时骨凿放置方向不正确及进入过深而损伤了视神经。Lanigan等（1991）报道了Le Fort Ⅰ型截骨术后假性动脉瘤和动静脉瘘的并发症，可能是由翼板骨折所致，表现为术后2周发生鼻出血不止，可行颈外动脉结扎或造影栓塞止血。另有报道下颌支矢状劈开后导致面瘫，是由于使用骨凿进行下颌骨分离时操作不慎，骨凿进入下颌支后缘深面，损伤了面神经分支。

另外值得注意的是，绝大多数正颌手术患者均进行了术前正畸，牙齿上有很多固定矫治器的部件，手术中术者及助手注意力多集中在截骨和咬合关系上，容易忽视因操作不慎导致的细微异物脱落，如托槽、钢丝、牵引钩、橡皮圈等。因此，笔者建议术前磨牙应使用带环，以提供足够牢固度的固位，托槽等容易脱落的部件可以采用钢丝绑扎，以免术中意外脱落而进入切口。手术结束前应全面检查以杜绝异物残留的可能性，尤其是细小的部件，缝合时应核对，如有怀疑，应及时拍摄术中X线片进行排除。

外科纤毛囊肿（surgical ciliated cyst）是一种极少见的术后并发症，在正颌外科术后的相关报道更为罕见。笔者发现了一例患者，在上颌骨Le Fort Ⅰ型截骨术与颏成形术后2年，出现下颌颏部膨隆，影像学检查显示为颏部囊性占位，手术刮除病灶与取出钛板后，病理检查结果为：囊壁为假复层纤毛柱状上皮衬里，结合以往的报道，笔者认为可能为术中上颌黏膜易位所致，如上颌骨截骨术后手术器械携带了少量上颌窦黏膜到颏部，也可能是术中多余的自体上颌骨被移植到颏成形术移动间隙中所致。

（蔡鸣　王旭东　沈国芳）

参考文献

[1] 沈国芳,房兵. 正颌外科学[M]. 杭州:浙江科学技术出版社,2013.

[2] TARTARO G,SANTAGATA M,CORZO L,et al. Tip upturning and maxillary advancement: the UT angle[J]. J Craniofac Surg,2008,19(5):1387-1390.

[3] HONRADO C P,LEE S,BLOOMQUIST D S,et al. Quantitative assessment of nasal changes after maxillomandibular surgery using a 3-dimensional digital imaging system[J]. Arch Facial Plast Surg,2006,8(1):26-35.

[4] ROSEN H M. Lip-nasal aesthetics following Le Fort Ⅰ osteotomy[J]. Plast Reconstructive Surg,1988,81(2):171-182.

[5] BECELLI R,DE PONTE F S,FADDA M T,et al. Subnasal modified Le Fort Ⅰ for nasolabial aesthetics improvement[J]. J Craniofac Surg,1996,7(5):399-402.

[6] 蔡鸣,沈国芳,郁春华,等. 骨性Ⅲ类错𬌗畸形患者正颌手术前后咀嚼肌功能变化的初步研究[J]. 中国口腔颌面外科杂志,2005,3(1):10-14.

[7] 蔡鸣,沈国芳,房兵,等. 骨性Ⅲ类错𬌗畸形患者正颌手术前后𬌗力变化的初步研究[J]. 中国口腔颌面外科杂志,2005,3(1):15-18.

[8] 蔡鸣,沈国芳,程惠娟,等. 骨性Ⅲ类错𬌗畸形患者正颌手术前后下颌运动轨迹变化的初步研究[J]. 中国口腔颌面外科杂志,2005,3(1):19-23.

[9] 李青云,邱蔚六,唐友盛,等. 唇腭裂继发上颌骨发育不足牵引成骨后腭咽部功能变化[J]. 口腔颌面外科杂志,2003,13(3):218-221,234.

[10] KUMMER A W,STRIFE J L,GRAU W H,et al. The effects of Le Fort Ⅰ osteotomy with maxillary movement on articulation, resonance, and velopharyngeal function[J]. Cleft Palate J,1989,26(3):193-199.

[11] MAEGAWA J,SELLS R K,DAVID D J. Speech changes after maxillary advancement in 40 cleft lip and palate patients[J]. J Craniofac Surg,1998,9(2):177-182.

[12] OKAZAKI K,SATOH K,KATO M,et al. Speech and velopharyngeal function following maxillary advancement in patients with cleft lip and palate[J]. Annals of Plastic Surgery,1993,30(4):304-311.

[13] POOLE M D,ROBINSON P P,NUNN M E. Maxillary advancement in cleft palate patients. A modification of the Le Fort Ⅰ osteotomy and preliminary results[J]. J Maxillofac Surg,1986,14(3):123-127.

[14] TURVEY T A. Intraoperative complications of sagittal osteotomy of the mandibular ramus: incidence and management[J]. J Oral Maxillofac Surg,1985,43(7):504-509.

[15] BECKTOR J P,REBELLATO J,SOLLENIUS O,et al. Transverse displacement of the proximal segment after bilateral sagittal osteotomy: a comparison of lag screw fixation versus miniplates with monocortical screw technique[J]. J Oral Maxillofac Surg,2008,66(1):104-111.

[16] MOORE K E,GOORIS P J,STOELINGA P J. The contributing role of condylar resorption to skeletal relapse following mandibular advancement surgery: report of five cases[J]. J Oral Maxillofac Surg,1991,49(5):448-460.

[17] NISHIMURA A,SAKURADA S,IWASE M,et al. Positional changes in the mandibular condyle and amount of mouth opening after sagittal split ramus osteotomy with rigid or nonrigid osteosynthesis[J]. J Oral Maxillofac Surg,1997,55(7):672-676.

[18] 袁灏,沈国芳,王旭东. 下颌支矢状劈开截骨术后下唇感觉功能障碍及其恢复[J]. 中国口腔颌面外科杂志,2007,5(1):13-16.

[19] NAKAGAWA K,UEKI K,TAKATSUKA S,et al. Trigeminal nerve hypesthesia after sagittal split osteotomy in setback cases: correlation of postoperative computed tomography and long-term trigeminal somatosensory evoked potentials[J]. J Oral Maxillofac Surg,2003,61(8):898-903.

[20] VAN SICKELS J E,HATCH J P,DOLCE C,et al. Effects of age, amount of advancement, and genioplasty on neurosensory disturbance after a bilateral sagittal split osteotomy[J]. J Oral Maxillofac Surg,2002,60(9):1012-

1017.
- [21] BOUWMAN J P, HUSAK A, PUTNAM G D, et al. Screw fixation following bilateral sagittal ramus osteotomy for mandibular advancement—complications in 700 consecutive cases[J]. Br J Oral Maxillofac Surg, 1995, 33(4): 231-234.
- [22] KARAS N D, BOYD S B, SINN D P. Recovery of neurosensory function following orthognathic surgery[J]. J Oral Maxillofac Surg, 1990, 48(2): 124-134.
- [23] KRIWALSKY M S, MAURER P, VERAS R B, et al. Risk factors for a bad split during sagittal split osteotomy [J]. Br J Oral Maxillofac Surg, 2008, 46(3): 177-179.
- [24] MEHRA P, CASTRO V, FREITAS R Z, et al. Complications of the mandibular sagittal split ramus osteotomy associated with the presence or absence of third molars[J]. J Oral Maxillofac Surg, 2001, 59(8): 854-858.
- [25] PATTERSON A L, BAGBY S K. Posterior vertical body osteotomy (PVBO): a predictable rescue procedure for proximal segment fracture during sagittal split ramus osteotomy of the mandible[J]. J Oral Maxillofac Surg, 1999, 57(4): 475-477.
- [26] PRECIOUS D S, LUNG K E, PYNN B R, et al. Presence of impacted teeth as a determining factor of unfavorable splits in 1 256 sagittal-split osteotomies[J]. Oral Surg Oral Med Oral Pathol Oral Radiol Endod, 1998, 85(4): 362-365.
- [27] REYNEKE J P, TSAKIRIS P, BECKER P. Age as a factor in the complication rate after removal of unerupted/impacted third molars at the time of mandibular sagittal split osteotomy[J]. J Oral Maxillofac Surg, 2002, 60(6): 654-659.
- [28] FANG B, SHEN G F, YANG C, et al. Changes in condylar and joint disc positions after bilateral sagittal split ramus osteotomy for correction of mandibular prognathism[J]. Int J Oral Maxillofac Surg, 2009, 38(7): 726-730.
- [29] KINCAID B L, POWERS D B, CHILDRESS R W, et al. The use of endoscopy for management of bilateral sagittal split complications[J]. J Oral Maxillofac Surg, 2006, 64(5): 846-850.
- [30] JONES J K, VAN SICKELS J E. Facial nerve injuries associated with orthognathic surgery: a review of incidence and management[J]. J Oral Maxillofac Surg, 1991, 49(7): 740-744.
- [31] 蔡鸣,卢晓峰,沈国芳,等. 上颌 Le Fort I 型截骨与颏成形术后继发下颌骨外科纤毛囊肿:罕见病例报道及文献复习[J]. 中国口腔颌面外科杂志, 2013, 11(5): 433-437.

第三十五章

偏𬌗与开𬌗畸形的治疗

第一节　偏𬌗畸形的治疗

一、定义

错𬌗（cross bite），指下颌牙齿处在相对于上颌牙齿颊侧的位置，或者反过来说，上颌牙齿处在相对于下颌牙齿舌侧的位置，不论是两侧、单侧，还是只与一对牙齿有关。

二、流行病学

目前并没有确切的研究能够指出一般人口的盛行率。

三、治疗计划

（一）乳牙时期

上下牙列横向发育不协调，通常以因为上方牙弓较窄造成后方开𬌗来表现，相对来说在乳牙时期是相当常见的。吃手指和吸吮手指习惯会造成上方牙弓的窄化，尖牙区域比磨牙区域更明显，而且对咬合的干扰会造成下颌向前方及向侧方位移。

学龄前儿童单侧错𬌗形成的原因，并不是骨架轮廓或牙列的不对称，而是对称狭窄的上颌加上功能上的位移。学龄前儿童的颞下颌关节尚未发育到像成人一样有相对中心的位置，要判断儿童在没有下颌位移的情况下能不能正确咬合是非常花时间而且令人灰心的。通常能够找到一个可以重复的位置，但如果不可能找到，最好的方式是把下颌的中线对齐然后以这个位置来设计治疗。如果磨牙间的宽度足够，唯一的治疗可能只需要将尖牙磨合来避免咬合的干扰。但是如果磨牙及尖牙间的宽度太窄，那么便需要扩张上牙弓。这样可以提供上牙弓额外的空间并简化将来的评估，因为功能性的位移会被消除。

（二）早期混合牙列时期

混合牙列时期的儿童有后方错𬌗通常是上颌牙弓过窄造成的，这种现象通常会在改不掉吃手指习惯的儿童中看到。如果儿童在咬合时有位移的情况，早期改正是必要的。如果情况相反，就没有必要尽早改正。特别是如果有其他问题存在，提示在之后需要一个整体的牙列矫正方案，错𬌗的处理可以被延迟到青春期。可移动和固定的装置都可以有效地改正后方错𬌗的问题。不管是用固定的装置，还是用可移动的装置，在装置拿掉之前，上颌牙弓都应该被稍微扩大并且维持新的位置大约3个月。

（三）成人时期

成人要改正错𬌗可能需要一些额外的步骤。因为成人的咬合经常把牙齿固定在一种错𬌗的关系中，松开牙齿使牙齿移动是必要的。

目前有两种方式可以达成这个目的，让患者戴上𬌗板来避免咬合时的接触直到矫正牙齿移动完成，或者是通过咬合磨动来减少对牙齿移动的干扰。

四、治疗方式

（一）青春期前儿童

1. 后方错𬌗　理论上，根据不同错𬌗的成因，治疗的方式也完全不同。骨架轮廓的开𬌗，通常起因于狭窄的上颌骨，偶尔也会起因于过宽的下颌，通常需要用较大力量张开硬腭骨缝合，增加上颌骨宽度来治疗；而牙列的错𬌗只需要较小的力量移动牙齿来治疗。跟青少年时期比较起来，在混合牙列早期硬腭骨缝合的强度较弱，用较小的力量也能产生骨架跟牙列的变化。因此，强力螺旋起重机似的装置被限制在青少年期使用。乳牙及早期混合牙列并不建议使用这样的装置，对幼小的儿童会有鼻子变形的风险。儿童的后方错𬌗经常看起来像是单侧的现象，但是在进一步检查后通常发现，其为两侧上颌牙弓狭窄跟咬合时下颌骨位移到另一边所致。更严重的狭窄可能导致两侧错𬌗而没有下颌骨位移。偶尔可见的是由于牙弓或颌骨不对称产生的真正单侧错𬌗。这些更严重的错𬌗必须被当成更严重的问题来处理。因为下颌骨位移引起的错𬌗应该在被发现时便尽快治疗，这是少数在乳牙时期便应该建议做的治疗。未矫正的下颌骨位移，至少会产生不良的软组织发育、牙齿的代偿，以及乳牙和恒牙的磨损。更进一步来说，下颌骨的位移使诊断复杂化，让牙弓之间的关系难以确定，使上颌骨牙弓缩窄而难以容纳牙齿。

处理患儿中度的后方错𬌗有三种基本的途径：平衡下颌骨的位移，扩大缩窄的上颌骨牙弓，改变个别牙齿的位置来配合上下牙弓的不对称。

在少数情况下，产生后方错𬌗的位移仅仅为乳牙期尖牙引起的干扰所致。这些患儿可以通过下颌骨的重置来诊断。他们只需要有限的尖牙平衡便能消除咬合干扰和由其导致的横向位移。

更常见的是，两侧上颌骨窄缩并带有下颌骨位移的患儿。即使是小小的缩窄，也会造成对牙齿的干扰，迫使下颌骨位移来形成最强的牙齿咬合。更严重的上颌骨缩窄会让上颌牙齿位于下颌骨牙齿的内侧，但不会伴随下颌骨的位移。这两种错殆如果被发现，应该在乳牙时期改正。在那种情况下，最好等到恒磨牙萌发，以便能将这些牙齿一起改正。上颌牙弓的扩张会同时改正错殆并增加牙弓的周长。牙弓周长的增加对改善牙列拥挤和不整齐也有好处。治疗后方错殆，也可以用带有弹簧弓线或是螺旋千斤顶式的可移动装置。但是可移动的装置的成功要依靠患儿的配合度，并且装置需要用钩子固定，也限制可以被使用的力量，因此这种方法的有效性及成本效益不如舌侧的扩张弓装置。

另一种可能性是使用带绑扎的螺旋千斤顶式装置来扩大上颌骨。这种装置可以提供高张力，通常用于明显的上颌骨架缩窄而需要相当幅度的扩张的情况，或者用于年龄大一点的儿童，因为其硬腭骨缝需要较大的力量才能张开。

青春期以前的儿童改正上颌牙弓的缩窄，最适合的器具是可调整的舌侧扩张弓，因为不需要太多患者的配合。W形弓和四螺旋型弓都很可靠并且容易使用。

这些器具会移动乳牙和恒牙并且加快硬腭中线缝正常扩张的速度。因此，骨架轮廓跟牙列都会被改正。

W形弓可通过打开W顶端开始扩张，而且可以轻易调整前、后扩张比例。这个装置当打开到3～4 mm的宽度时可以传递适当的力量，所以在置入前应该被调整以适应腭弓的大小。

扩张腭弓应该以每个月2 mm的速率继续，直到错殆稍微过度矫正。大多数后方错殆需要2～3个月的持续扩张和3个月的维持来保持稳定性（在此期间，W形弓仍然留着）。

四螺旋型弓是一个比W形弓更灵活的版本。它用细钢丝螺旋制造，能够增加装置的范围和弹力。在硬腭里的螺旋体积较大，在帮助阻止"吃手指"习惯时能给予有效的提示。在有后方错殆加上吃手指习惯时，最适合使用这个装置。与W形弓相比较，在这个装置里合并的额外钢丝，可给予更大活动范围，但是张力是不变的。因为前面的部分较有弹性，一些患儿会去扳动装置和钢丝，这会刺激软组织，甚至导致装置破损。装置的调整可以在口外或者口内执行，但是在口内调整时必须格外小心。同样，用这个装置也建议要稍微过度矫正，注意对软组织的刺激和3个月的维持。

有些患儿有真正的单侧错殆，通常是由于单侧的上颌骨缩窄。这种状态，在维持正中位置和最大的牙齿咬合状态时没有下颌骨的位移却能在单侧错殆时被发现。这类患者，最理想的处理是在缩窄的上颌骨侧移动选择的牙齿。完成这种牙齿移动最容易的方法是安排一个正畸装置，使固定点单位里比移动单位里有更多的牙齿。在有限程度上，在W形弓或者四螺旋型上这个目标可以通过使用不同的臂长来达成，但是还是会有一些双侧的扩张。第二个选择是使用下颌骨的舌侧弓来固定下方的牙齿，并且在错位的上颌牙齿中附着交替的橡皮筋。这类安排较复杂，并且需要患者的配合才能成功，但是它的作用较好。第三个选择是使用被不对称分割的可移动装置。当然，这个装置有与全部可移动装置相同的限制：它的成功取决于留置钩的质量和患者的配合。

这里描述的所有装置目标都在于矫正上颌的牙列，而这也通常是问题的所在。如果上、下两个牙列都有些问题，在两个牙列之间利用交替的橡皮筋穿过可以同时矫正上、下牙齿的位置。这样的治疗需要高度配合，因为那些患者必须整天穿上橡皮筋并且至少一天替换1次。弹性拉力的力矩能够同时让牙齿垂直及横向移动，这会把后方的牙齿拉出来并且改正错殆。因此，这种弹性拉力的治疗在长脸或者有限错殆的儿童必须谨慎地使用。同样，过度矫正加上维持期是需要的，直到数周后没有复发，装置才可以拿掉。这种装置最常见的问题是患儿无法合作。

2. 前方错殆　在为前方错殆做治疗计划时，最关键的是区分是因为上颌骨不足、下颌骨过大才有的骨架问题，还是只有牙齿位移所造成的错殆。如果只有牙列的问题而且空间也够，那么应该在遇到问题时改正。造成前方开殆的常常不是骨架问题，而是缺乏恒切牙需要的空间，在治疗上很重要的是要改正整体的空间排列而非仅仅注意错殆的地方。既然恒牙是从乳牙的舌侧萌发，缺乏空间会造成恒牙留在牙弓中线的舌侧，萌发后形成错殆。如果错殆在还未完全萌发前便被发现而且错殆还未定型，可以先将附近的乳牙拔掉来增加必要的空间。两侧乳牙都应该被拔掉，避免只拔一边而造成牙列中线位移。如果牙列错殆在切牙萌发后才诊断出来而且错殆已经建立，便需要加装置治疗才能纠正。首先要关心是否有足够的可供牙齿移动的空间，这通常需要在双侧拔掉邻近的乳牙，或者建立可供牙齿移动的空间。诊断评估时应该决定牙齿向后倾斜是否能提供适度的纠正。如果牙体移动时牙齿向后倾倒，结果的稳定性是可疑的。

在幼小的儿童，最适合上、下颌前方牙齿向后倾斜来纠正错殆的方法，是使用可活动装置，利用弹簧让上颌切牙向面颊一侧移动或是利用主动式唇弓让下颌门齿向舌侧移动。这个可活动装置应该有多重留置钩来固定，但在这个装置应用时唇弓通常是个禁忌证，因为它会干扰切牙在面颊一侧移动并且对稳定性没有帮助。

在矫正错殆的过程中利用殆板来减少深殆通常是不必要的，除非此处深殆是非常深。

一个合理的做法是放置没有殆板的装置并且试图做牙齿移动。如果在2个月之后，对侧齿列与被施力的牙齿朝着相同的方向移动，殆板应该加装到装置上。因为牙齿除了在吞咽的时候，并不是保持在咬合的位置上，除非患儿有磨牙或是咬牙的习惯才会需要殆板。使用殆板会有部分牙齿接触不到装置或对侧牙齿过度萌发的风险。

一个上颌舌侧弹簧装置可以每个月移动牙齿约1 mm。力量太大反而不利于牙齿移动，但力量太小又会不必要地延长治疗时间。装置需要全天候24个小时穿戴来维持效果。错殆的牙齿应该稍微过度矫正并且加上维持期来确保矫正的牙齿位置。用被动装置来维持1~2个月通常是足够的，但是如果牙齿的咬合不够深，装置应该维持下去直到切牙萌发到足够的位置。与这些简单的可移动装置相关的最常见的问题是患者配合度不够、设计不佳造成无法维持，以及不恰当的牙齿活动。牙齿也可以使用固定的装置向后倾斜来改善前方的错殆。与可移动的装置相比较，固定的装置有更大的牙齿活动范围并且是更持续的施力。这种技术可以降低一些对患者配合度的要求，但是没办法克服破坏性抵抗问题（通常发生在儿童）。

（二）青春期

1. 错殆的纠正　纠正的重点是较轻的错殆在治疗的第一阶段就要纠正后方错殆及轻微的前方错殆，但严重的前方错殆常到第二阶段才开始治疗或者等到手术时再处理。不论是后方错殆，还是前方错殆，非常重要的都是要区分是骨架轮廓问题，还是单纯牙列的问题，而且要评估问题的严重程度。

2. 个别牙齿位移造成前方错殆　一两颗牙齿造成的前方错殆经常是牙列过度拥挤的表现，并且最可能发生的原因是牙列缺乏空间,导致上颌骨的侧切牙被迫朝向舌侧(相对于颊侧)。错殆的矫正首先要替歪斜的牙齿打开足够空间,然后使它们进入牙列的适当位置。

咬合的干扰可能让这点不容易做到。患者可能会把位移的牙齿上的牙套咬下来,而且当矫正的力量将牙齿向咬合的另一个方向牵拉时,咬合的力量会把牙齿向那一个方向推。这可能需要一个临时的殆板来暂时分开后方的牙齿并且建立允许牙齿移动的垂直空间。患者年龄越大,越需要使用咬合板。在青春期早期的迅速发育阶段,矫正被锁在错殆的前方门齿经常可以不用咬合板。

3. 利用打开硬腭骨中线缝合来达成横向的上颌骨扩张　在青春期之前及青春期,打开硬腭骨中线缝合来扩张上颌骨是相对容易的事,但是随着患者年龄越来越大,这会越来越难。在15岁前打开缝合的成功率差不多是100%,之后成功率开始下降,因为缝合的交错会越来越紧密。

即使颌骨弓扩张了,这些打开了硬腭骨中线缝合的患者可能还是有牙列过度拥挤的问题,这时拔掉前小磨牙将是必要的。不过在这些患者打开缝合应该是治疗的第一步,在拔牙或是重新排列牙齿之前。即使之后将被拔掉,第一个小磨牙也依旧很适合作为扩张时的支点。

有时,横向的上颌骨扩张就能提供足够的空间,让拔牙变得没必要,可是在牙列拥挤而上颌骨宽度正常的患者,以打开缝合作为治疗手段是不明智的做法。打开硬腭骨中线缝合主要是作为矫正骨架上错殆的手段,让一个狭窄的上颌骨达到正常宽度,并非让一个正常的上颌骨变得更宽。

在恒牙阶段早期,打开硬腭骨中线缝合的基本机制是利用螺旋千斤顶式的装置,而且这个固定的装置能紧密地附着在尽可能多的后方牙齿上。装置可以被做成包括硬腭骨的架子或只有金属骨架,以避免接触硬腭组织。因为盖住硬腭的装置会长时间持续接触软组织,可能会对组织造成刺激。因此,通常使用不接触硬腭的装置。

当上颌牙齿横向移动时,一些向前的倾斜就可能发生,即使没有发生,牙齿移动引起的干扰也会造成下颌骨牙齿向下和向后旋转。对于有深覆殆的发育中的患儿,或者有安氏Ⅲ类咬合的患儿,这可能是有利的,但是在长脸的上颌骨狭窄的患儿会造成问题。在扩张装置增加咬合阻断器是解决这个问题的最好方法。

打开硬腭骨中线缝合可以是快速的,也可以是较为缓慢的,并且同样器具可以用于两者中任何一种。不管扩张是快速还是缓慢进行,这个固定装置都被留置大约相同的时间,因为缓慢扩张仅需要较短的维持期便足够了。快速扩张方式中,扩张的过程大约进行2周,但是之后螺丝应该被固定而且装置需要保留3~4个月作为维持期。缓慢扩张方式中,大约需要2个半月来完成扩张,再经2个月的维持期后装置便可以拿下。

因为硬腭软组织的弹性,可以预期在扩张后会有某种程度的复发,所以最好是一开始就矫正得过度一些。即使装置提供了3~4个月错殆纠正后的维持稳定期,在装置移除后仍需要额外的维持稳定。使用盖住硬腭的可移动式维持器是个不错的方法,只是在利用固定装置继续牙列矫正治疗时,显得有点使用不便。其他可行的方法包括连接在帽盖装置上的唇弓式或舌弓式装置,它们都能在弓线用弹力矫正牙列的同时维持硬腭的扩张。舌弓式的装置可以对牙根位置有较好的控制,唇弓式装置可以被更快速、更容易地组装起来。除非舌弓式装置在扩大器一除去后马上就被安置,否则至少需要临时使用一下唇弓式装置来过渡。

4. 矫正牙列的后方错殆　三种矫正牙列错殆的方式为:舌弓式扩大器、唇弓式扩大装置、交错弹力式装置。移动式的装置，虽然理论上可能做到，但是不适合此时的治疗，应该被保留到混合牙列时期。

面弓的内部当然也是一个唇弓式的装置，并且扩张这张内部弓是扩大上颌骨磨牙的一种简便的方法。在安氏Ⅱ类错𬌗的患者几乎都需要这样扩张，这类患者上颌牙弓都太窄了，在正常位置咬合时无法容纳下颌牙弓，因为上颌磨牙都是向舌侧倾斜的。这张内部弓在每次门诊复诊时只要做简单的调整就可以了，以确认有没有稍微扩张一些。

一个横跨硬腭的舌弓式扩张器需要具有一些弹性和活动性。基本法则是，舌弓式扩张器越有弹性，牙齿移动性就越好，但是会减弱它附着的稳定性。这可能是青少年和成人患者一个共同的重要的参考。如果附着稳定性并不是重要的考虑因素，一个非常灵活的舌弓式扩张器，可以是带有四螺旋型的设计，对矫正牙列性的错𬌗是很好的选择。不过当舌弓式装置需要同时扩张及附着，钢丝加上一个调整环就是必要的选择了。

使用交错弹力式装置，通常从上颌磨牙的舌侧交错到下颌磨牙的颊侧。这些松紧带是有效的，但是要留心它们强大的向外拉力。基本上来说，只有青少年患者能容忍短期交错式弹力装置来矫正此简单错𬌗，因为任何向外倾斜都会为下颌支的垂直发育所补偿，但是对成人使用交错弹力式装置应该非常小心。当任何后方错𬌗被改正时，牙尖端的干扰都会增加后方的垂直距离，因此下颌倾向于向下和向后旋转。松紧带会加强这种趋势。

如果牙齿被紧紧地锁在后方错𬌗的关系里，只有利用𬌗板做垂直分开才会使矫正更容易也更快。在儿童和年龄较小的青少年，很少有人需要这么做。在横向的扩张期间使用一个𬌗板，表示后方牙齿的伸长和下颌的向下后旋转是一种可接受的结果。

（三）正颌手术

1. 横向关系的改正　横向关系的问题包括两个内容：①起因于对称性缩窄或过宽的牙弓；②起因于上、下颌骨不对称的牙弓。

2. 牙弓的扩大和缩小　将上颌骨切开后将各个骨段不论是向中线移动，还是远离中线移动，都是相当容易且稳定的。但是相同运动在下颌骨就很难做到，这是颞下颌关节及软组织的限制所致。

3. 为了舌侧错𬌗的上颌骨扩张　上颌骨缩窄很少不伴垂直面或矢状面的问题。上颌骨缩窄的扩张可以在做Le Fort Ⅰ型截骨术时进行，而且这是很常见的做法。扩张的方法是在鼻底部做平行矢状面的骨切开术。在中线的部位向前延伸穿过中间切牙的牙根。如果需要窄缩上颌骨，骨头就根据术前计划从骨切开处移去。在扩张术中，则可能需要植骨在后方骨段侧向移动后留下的空隙中。

适用于青少年的硬腭骨矫正扩张术对成人而言是不可行的，因为硬腭骨中线和上颌骨侧面缝合的阻力在成人手术时大为增加。在外科手术技术的辅助下，用骨切开术降低阻力而没有把上颌骨骨段完全分离，来帮助硬腭骨的扩张，随后使用螺旋千斤顶式装置来做迅速的扩张，是另一种可能适合成人的上颌骨缩窄的处理方法。这个做法只适合横向面上有问题的状况。

下颌骨可扩张或缩小的范围更为受限。后方的活动受限于颞下颌关节中骨块的相对关系，而在前方的扩张受限于软组织的覆盖。骨延长术似乎提供了下颌骨前方骨骼和软组织扩张的可行方法。是否跨过尖牙的下颌骨扩张术会比较稳定，目前未有定论。因为在嘴角位置，对牙齿的压力似乎是最主要的限制因素。通过下颌骨体的骨切开术来进行前方的缩小是可行的，除非有足够的空间存在，否则拔牙是必要的。改良过的技术和器械操作使以外科手术来改变牙槽骨及牙齿位置的方案变成可能，但是必须在有足够的骨骼支撑的前提下。

4. 面部轮廓不对称　在牙列异常中不对称的问题频繁出现。一份在美国北卡罗来纳大学对数据库数据进行回顾的研究发现，在下颌骨不足的患者中有1/4是不对称的，0~40%的安氏Ⅲ类错𬌗和长脸的患者有某种程度的不对称。不对称主要与颏部有关，但是在1/3的不对称的患者中，中面部（主要是鼻子）也会受影响。下颌骨欠发育或下颌骨过度发育的患者，颏部有较大的概率会偏向左侧。长脸患者颏部偏左、偏右概率相当，目前不知道原因为何。虽然创伤能导致颌骨一侧发育受限而导致不对称，可是在不对称的患者中只有14%有创伤的病史。大多数正常的个人有右侧脸稍微较多发育的现象。

下颌骨的不对称经常导致上颌骨继发性的畸形。下颌骨垂直面的发育都会在同侧引起上颌骨代偿性发育，使咬合面产生明显的倾斜。当下颌骨歪斜时，很可能产生牙槽骨代偿性变化：当发育继续时，牙齿会向后并朝向中线移动，颏部的偏离比牙齿中线的偏离还多。因此，不对称的外科矫正经常需要Le Fort Ⅰ型截骨术来矫正上颌骨的位置，尤其是垂直面的移动比水平面的更多，加上下颌骨矢状劈开术来延长或缩短下颌支。颏部整形术来矫正垂直位及水平位关系也可能是需要的。如果上述手术将颏部带回到中线，在下颌角可能还是会留下些微不对称。

第二节　开𬌗畸形的治疗

一、定义

正常牙齿咬合：通常下颌切牙的边缘与上颌切牙舌面接触，上颌牙齿覆盖下颌牙齿通常有1~2 mm。
开𬌗的牙齿咬合：没有切牙垂直向的重叠，上颌牙齿与下颌牙齿无法闭合，形成开𬌗的表现。

二、流行病学

1989—1994年在美国国家健康和营养调查第三部分（NHANES Ⅲ）的报告中显示，在美国一般人口开𬌗的平均流行率为2.7%。在不同年龄层中流行率相差不大，但是不同人种相差很大，黑人最高（达约4.6%），白人次之（达约2.4%）。不过这份报告并没有涉及亚裔人口。

三、习惯性开𬌗与吃手指习惯的关系

"吃手指"造成前牙开𬌗主要的原因是切牙正常萌发被阻碍而后方牙齿过度萌发。当一个拇指或

者其他手指被放在前面的牙齿之间时，下颌就必须向下移动位置来适应它，因此吃手指的习惯直接妨碍切牙萌发。同时，上、下颌的分离影响了后方牙齿在垂直方向上的平衡，与未分离的情况相比，后方牙齿过度萌发。从下颌骨的几何学来看，后方牙齿每伸长 1 mm 大约会造成前方牙齿 2 mm 的𬌗分离，因此这是开𬌗的一个重要促成因素。

四、功能上的改变

传统观念中，牙齿垂直生长出现问题被认为与功能改变有关，特别是前方开𬌗。中度以上开𬌗的患儿应该假设其有"吃手指"的习惯，除非有反证存在。开𬌗也可能与舌的状态有关，不过这并不是指舌在吞咽时的活动性。另外，鼻塞造成的部分姿势变化可能也在开𬌗这场戏中扮演某种角色。不过，上、下颌骨在垂直方向上的比例，也像前后之比一样，带有某种程度的遗传性。好比前方开𬌗在黑人中流行率较高，而深𬌗在白人中较为常见。这似乎合理地反映了面部形态由遗传决定，而非环境影响所致。或许舌的状态与相关平衡的影响，会与遗传相互作用，造成一部分人的开𬌗或深𬌗。

五、咬合不良的评估

骨架与牙齿在垂直方向上空间关系的评估是咬合不良评估的重要内容。

在垂直方向上，问题可以分为前方开𬌗（切牙无法咬合）、前方深𬌗（切牙过度重叠）或者后方开𬌗（后方牙齿无法咬合）。就像任何的错𬌗一样，最重要的问题是："开𬌗为什么存在？"因为开𬌗可以由环境或个人习惯造成，所以问题包含两个重要的部分：一是在哪个解剖位置造成了开𬌗；二是开𬌗的原因是什么。

如果后方牙齿正常萌发而前方牙齿萌发不足，当然也可以造成前方开𬌗，但这很少是造成前方开𬌗的主要原因。相反，前方开𬌗患者通常至少有一些后方牙齿过度萌发。如果前方牙齿正常萌发，但是后方牙齿过度萌发，前方开𬌗将是不可避免的。后方牙齿的过度萌发会造成下颌补偿性地向下和向后旋转。或许更正确的说法应该是，如果下颌向下和向后旋转，会创造出多余空间，允许后方牙齿过度地萌发。

这可以导出一个重要但是有点深奥的概念：一个骨架上有开𬌗的患者通常会有前方咬合的错位，这种开𬌗的特色是后方牙齿的过度萌发、下颌的向下旋转及前方牙齿的正常萌发。这种面部和牙齿的形态有时被称为长脸综合征。短脸综合征情况恰恰相反，会有骨架上深𬌗的特征。在骨架的部分是由颌骨的旋转程度表现的，反映在硬腭与下颌骨的夹角上。如果这个夹角比较窄，就会在轮廓上有深𬌗的倾向；如果夹角比较大，就会在轮廓上有开𬌗的倾向。

重要的是要记得，如果下颌骨的角度异常大，开𬌗便需要后方牙齿在垂直方向上改变，让下颌能旋转到更正常的角度。在头颅测量法中，骨架和牙齿的关系会被准确地描述。与水平方向上的问题比较起来，垂直方向上的问题需要更多的测量，才能决定缩短或延长的程度，来解决特定个案的问题。

六、治疗计划

（一）乳牙阶段

开𬌗经常在骨架轮廓比例良好但有"吃手指"习惯的孩子中出现。如果骨架轮廓比例良好，那么在"吃手指"习惯改掉后，开𬌗的问题自然会改善。利用各种装置来帮一个学龄前的孩子改掉"吃手指"的习惯并不可靠。到了5岁或更大时，骨架轮廓良好的孩子，"吃手指"习惯不太可能会引起长期的问题。在乳牙阶段，利用正畸器具来关闭开𬌗并不是必要的治疗。开𬌗问题很可能会自然改善，便没理由去尝试正畸器具、改变习惯或者移动牙齿等治疗。当然也可能开𬌗是由骨架轮廓的问题造成的，比如长脸。这类孩子的开𬌗便不太可能自然改善。然而，治疗仍然是不必要的。原因是：即使开𬌗问题在乳牙时期被矫正，当治疗停止后，开𬌗也很可能迅速复发。

（二）早期混合牙列阶段

在这个时期，造成开𬌗最主要的原因是"吃手指"的习惯，治疗的目的最主要就是改掉这个习惯。从这个层面上来说，行为调整疗法是很合适的。有好几种方法可以利用。如果需要一个口内部的装置，较好的选择是上颌弓加舌侧栅栏，这种装置可以使儿童不容易把手指或者其他物体放到嘴里。告诉患儿这是对他有益的举措而非惩罚是非常重要的，还要提供心理支持帮助儿童适应它。在使用这个装置的儿童中，大约一半会很快改掉"吃手指"的习惯，之后前方开𬌗通常会迅速得以纠正。剩下约一半儿童中，"吃手指"的习惯会持续数周，但是最终会有85%～90%的儿童改掉"吃手指"的习惯。在习惯纠正之后，最好还是继续使用装置3～6个月以巩固疗效。

（三）晚期混合牙列及早期恒牙阶段

前方开𬌗的骨架轮廓迹象包含前脸高度增加和"陡峭"的下颌骨平面角度，这两者都反映了上颌骨过度的垂直方向上的生长和下颌的旋转，以及后方牙齿的过度萌发。因为下颌的向下和向后旋转，患者除垂直方向上的咬合问题之外很可能还存在安氏Ⅱ类咬合关系问题。发育调整治疗，专注在控制上颌的垂直方向上的生长和上下牙弓的萌发，是有必要的。

造成更幼小的儿童前方开𬌗的主要原因中包含"吃手指"习惯或其他环境影响。这些因为习惯产生的开𬌗会在混合牙列时期自然改善，而且可以通过简单的治疗来辅助达成。然而如果进入青春期后再出现开𬌗，环境因素就不如骨架轮廓因素重要。单纯由习惯造成的开𬌗，或者不良习惯矫正后开𬌗的自然改善，在青少年时期都是很少见的。

过去，舌前推式吞咽曾经被认为是在青少年阶段造成前方开𬌗的原因，所以曾经有人尝试训练患者正确地吞咽来控制前方开𬌗的问题。不过经过研究，已经证明舌前推式吞咽是对开𬌗的适应现象而非原因。因此，那些改变肌肉功能的治疗是无效并且不被推荐的。

（四）恒牙阶段齿列矫正治疗的重点

1. 结束阶段　像深𬌗一样，重要的是分析开𬌗存在的原因。切牙萌发不足造成的开𬌗是非常罕见的，因此拉长切牙并不是适当的治疗。如果后方牙齿过度萌发造成开𬌗，在结束阶段才矫正是非常困难的。如果后方上颌骨在垂直方向上过度生长是最基本的问题，在上方磨牙处使用高张力的帽套就是最好的方法，并且这个治疗必须持续，直到发育差不多完全。

如果面部发育的轮廓没有严重的问题存在，在结束时期轻度的开𬌗通常由过度平坦的下牙弓造成。这种情况最好的处理方法是延长下方的切牙，并在下牙弓形成轻微的Spee曲线。最好的方式是，在上牙弓处保留全尺寸的方形弓线，但是在下牙弓使用轻的圆形弓线，同时要带有Spee曲线及垂直梯度来改善下方牙嵴的落差。因为后方牙嵴的落差也可能造成开𬌗的问题，所以必须用弓线的梯度来矫正。以较轻的弹力来加强弓线的作用，延长下切牙来矫正开𬌗。这种延长前方牙齿的做法，当然不能取代控制后方牙齿垂直方向上生长的手段。如果过头了，即使达到正常咬合，在美观上也仍然无法令人接受。另外，当必须要延长前方牙齿时，延长下方切牙会比上方切牙在美观上更令人满意。

2. 维持阶段　前方开𬌗的复发可以来自切牙的降低或磨牙的延长。任何给予切牙内侵压力的习惯，都会改变颌骨的解剖构造而影响后方牙齿的萌发，最好的例子就是"吃手指"的习惯。如果在正畸处理之后继续"吃手指"，开𬌗几乎一定会复发。就如同之前提过的，并没有令人信服的证据来支持舌前推式吞咽会造成开𬌗的复发。如果患者没有任何把物体放在切牙间的习惯，也就是切牙上没有任何内侵的压力的证据，开𬌗的复发就只会是后方牙齿延长所致，特别是上方的磨牙。这些患者治疗的关键就是控制上方磨牙的萌发。上方磨牙加上高拉力的帽盖，再加上可移动式的定位器，就组成了一个控制开𬌗复发的有效装置。另一个选择是，为后方牙齿装上咬合阻碍器，产生软组织张力来对抗牙齿萌发。后方牙齿的过度萌发通常会持续到青少年末期甚至20多岁，造成开𬌗的倾向不易控制，需要有良好的患者合作及长时间的努力才能完成。

（五）手术治疗

1. 垂直方向上位置关系的矫正　面部高度的过长或过短，通常伴随开𬌗或深𬌗的问题。手术可以用来改变面部的高度。上颌骨可以稳定地缩短，但是延长通常较缺乏可预测性。同样，下颌骨也可以向上或向下移动。一般来说，面部过长问题最好的解决方法是上颌骨的缩短。这会让下颌骨自动旋转，减小下颌骨平面的角度并且缩短面部的长度。相反，面部过短的问题，就需要下颌支的矢状劈开，让下颌骨可以向下移动，同时增加下颌骨平面的角度而避免髁突的旋转。同时当颌骨的垂直方向上位置关系被改变时，也需要改变前后牙的位置关系。

2. 上颌骨手术　现今对骨架轮廓有开𬌗表现的畸形（长脸畸形）的手术做法是Le Fort Ⅰ型截骨术，之后将上颌骨缩短。要注意的是，鼻中隔也要一起缩短，以避免弯曲，有时候下鼻甲也需要部分切除，不过这很少发生。在下颌骨向上前自动旋转后，面部长度也被缩短了。之后神经肌肉会适应咬合姿态、位置的改变。而下颌骨的手术设计要视自动旋转后面部五官比例及前、后牙咬合关系而定。

通常上颌骨缩短有极佳的稳定性，但是长期来说，因为上颌骨垂直生长造成的复发还是有可能发生的。

3. 下颌骨手术 有长脸畸形、骨架轮廓开𬌗畸形和下颌骨后缩畸形的患者通常下颌支会过短。此时，如果手术设计是利用下颌骨逆时针方向旋转来减小下颌角并且关闭开𬌗畸形，将会非常不稳定。因为这样的旋转会延长下颌支，并且拉长负责下颌骨闭合的肌肉。这种不稳定性来自于这些强力闭合肌对手术结果无法适应，而造成下颌骨的复位。这样的设计应该避免，除非加上上颌骨的缩短来避免下颌支的复位。

长脸畸形的患者通常会有下颌骨前方牙齿过度萌发的问题，在人头测量学上可以看切牙到颏部的距离过长。这个切牙、颏部的垂直方向上位置关系的问题，可以用下颌骨前方部分骨切开术下降切牙垂直方向上的高度来解决。另一个做法是以颏部整形术来缩短垂直方向上的高度，同时向前延长以改善水平方向上位置关系的问题。许多患者加做上颌骨缩短及颏部整形术就能得到非常满意的结果。

（胡岱霖　陈昱瑞）

参考文献

[1] HSU F Y, CHUEH S C, WANG Y J. Microspheres of hydroxyapatite reconstituted collagen as supports of osteoblast cell growth[J]. Biomaterials,1999,20(20):1931-1936.
[2] CORNELL C N. Osteoconductive materials and their role as substitutes for autogenous bone grafts[J]. Orthop Clin North Am,1999,30(4):591-598.
[3] FLEMING J E,CORNELL C N,MUSCHLER G F. Bone cells and matrices in orthopedic tissue engineering[J]. Orthop Clin North Am,2000,31(3):357-374.
[4] ANSELME K. Osteoblast adhesion on biomaterials[J]. Biomaterials,2000,21(7):667-681.
[5] BAUER T W,MUSCHLER G F. Bone graft materials:An overview of the basic science[J]. Clin Orthop Relat Res,2000(371):10-27.

第三十六章

阻塞性睡眠呼吸暂停低通气综合征的诊治

阻塞性睡眠呼吸暂停低通气综合征是指成人与儿童，尤其是颅颌面疾病合并下颌后缩的患者，于睡眠中反复、暂时性、可恢复的上呼吸道阻塞。由于呼吸道反复阻塞所引起的血氧浓度下降及睡眠中断，可导致日间嗜睡、倦怠，同时，增加心血管功能异常的概率。治疗方法可以是保守疗法、药物疗法、正压通气疗法或手术疗法。手术治疗方法可以是对鼻道、下鼻甲、软腭、腭垂及舌头等软组织做缩减，或通过骨骼手术将其位置前移来带动呼吸道软组织，进而增加呼吸道容积。骨骼手术的方法有很多，包括下颌前移、上下颌前移、颏舌骨肌前移，以及舌骨肌肉切割和悬吊。上下颌前移术可将舌后呼吸道扩大到极限，并且可以起到些许扩大软腭后呼吸道的效果。本章主要阐述阻塞性睡眠呼吸暂停低通气综合征的生理变化及正颌手术对此疾病的治疗作用。

第一节 病理生理学、临床表现和诊断

阻塞性睡眠呼吸暂停低通气综合征不论是在成人，还是在儿童，都是一个常见的疾病。临床上可以看到在睡眠过程中出现反复但是可恢复的上呼吸道阻塞。一般5%～15%的中年人有此疾病。然而，也有相当多的患者并未被诊断出来。

一、病理生理学和临床表现

阻塞性睡眠呼吸暂停低通气综合征的致病机制与上呼吸道的狭窄有关。呼吸道的狭窄又可导致咽喉软组织的脂肪堆积、颅颌面的架构改变（如下颌缩小）、上呼吸道周围软组织（舌或咽喉侧壁）增大。基因也是调控每个解剖构造大小的原因之一。

其病理生理机制主要是睡眠中放松的软腭及舌头贴到咽后壁造成反复的呼吸道阻塞。随之而来的是血氧饱和度下降、呼吸肌持续地与呼吸道的阻塞对抗，进而造成患者由睡眠中惊醒，之后又进入下

一循环的睡眠与肌肉放松。

此一病理生理学机制与肥胖息息相关。肥胖患者咽喉的结构功能、中枢神经系统、中心性肥胖等都与其阻塞性睡眠呼吸暂停低通气的形成、发展有关。阻塞性睡眠呼吸暂停低通气综合征患者因为睡眠被剥夺、白天嗜睡及睡眠当中必须完成的新陈代谢被中断，更加重了肥胖的严重程度。如此，形成一个恶性循环。

阻塞性睡眠呼吸暂停低通气综合征所造成的反复惊醒、片段性的睡眠，可能会造成患者白天嗜睡和疲倦。由于睡眠中断和间歇性低氧血症，患者白天在精神功能和情绪上有功能异常的表现。在一项运用感官功能及神经影像所做的研究中发现，大脑前额叶皮质破坏有可能是阻塞性睡眠呼吸暂停低通气综合征患者认知功能异常的病源所在。最常见的异常包括工作执行能力异常、注意力不集中、抑郁，以及可能产生的焦虑。儿童患者可能产生过动症。白天嗜睡则会导致交通事故、工作意外事件发生率明显上升。

阻塞性睡眠呼吸暂停低通气综合征造成白昼与夜间交感神经系统活力增加，这会导致循环系统的后遗症，包括高血压（全身性或肺性高血压）、心律失常、心肌梗死、心力衰竭及脑卒中。许多关于阻塞性睡眠呼吸暂停低通气综合征的研究都显示其与心肺疾病有强烈关联性。也有很多研究描述了阻塞性睡眠呼吸暂停低通气综合征的病理生理学路径对循环系统产生的强烈冲击。

越来越多证据支持，阻塞性睡眠呼吸暂停低通气综合征会造成心房颤动。尽管阻塞性睡眠呼吸暂停低通气综合征患者产生心房颤动的比例并不高，却已经高于一般人。从另一个角度看，有心房颤动的患者至少有32%～49%合并有阻塞性睡眠呼吸暂停低通气综合征。虽然心房颤动的群体及不同阻塞性睡眠呼吸暂停低通气综合征的诊断标准差异会产生不同比例数值，但其相关性是显而易见的。数据显示，在有心房颤动风险的人群中，阻塞性睡眠呼吸暂停低通气综合征会增加心房颤动发生的概率。

阻塞性睡眠呼吸暂停低通气综合征患者的缺血性心脏病的相对风险是一般人的1.2～6.9倍。有35%～40%的缺血性心脏病患者，其睡眠暂停指数达到10以上。23.8%的阻塞性睡眠呼吸暂停低通气综合征患者患有缺血性心脏病。阻塞性睡眠呼吸暂停低通气综合征与脑卒中，以及一过性的脑梗死有相关性。

二、诊断

诊断还要依靠多导睡眠描记（polysomnography）。呼吸停止10秒或以上称为窒息。呼吸变浅30%持续10秒或以上，合并血氧饱和度降低4%（或以上）称为低息。每小时平均窒息、低息次数总和称为呼吸暂停低通气指数（apnea-hypopnea index，AHI；此指数无单位）。

以多导睡眠仪检查，根据AHI判断病情严重程度（表36-1）。

表36-1　多导睡眠仪阻塞性睡眠呼吸暂停低通气综合征病情严重程度判定标准

项目	严重程度		
	轻度	中度	重度
AHI	5～14	15～30	>30
血氧饱和度	≥86%	80%～85%	≤79%

第二节　治疗

一、治疗依据

要判断阻塞性睡眠呼吸暂停低通气综合征患者病情严重程度，以及治疗的必要性，必须基于以下三项标准：①白天嗜睡；②呼吸异常的程度；③心脏血管并发症。

二、治疗原则

治疗可以是保守疗法、药物治疗或手术治疗。首要治疗项目在于肥胖。治疗肥胖可以使阻塞性睡眠呼吸暂停低通气综合征获得明显的改善。体重减轻10%可以使AHI降低26%。

连续性正压通气治疗可以使认知及情绪功能异常获得逆转。然而，某些患者会有持续残存的功能缺陷。即使进行有效的治疗，这个持续性的缺陷也可能会增加大脑微循环损伤的可能性。

手术重建阻塞性睡眠呼吸暂停低通气综合征患者上呼吸道的方法包括鼻中隔重建、鼻重建、扁桃体切除及气管切开术。虽然气管切开术可以很成功地去除阻塞性睡眠呼吸暂停的问题，但对患者的心理及社交也有明显的负面影响。扁桃体切除的高失败率使许多新的手术方法得以发展。

三、手术治疗方法

手术切除软组织的方法包括腭垂腭咽成形术（uvulopalatopharyngoplasty，UPPP）、激光腭垂软腭整形术（laser-assisted uvulopalatoplasty，LAUP）、激光舌中线切除术（laser midline glossectomy，LMG）及使用射频（radiofrequency）处理软腭及舌根。这些手术统称为睡眠矫正术（somnoplasty）。

借助骨骼移动来间接影响软组织位置的手术有下颌前移术（mandibular advancement，MA）、上颌及下颌前移术（maxillomandibular advancement，MMA）、颏舌肌前移术（genioglossal advancement，GA）及舌骨肌切开和舌骨悬吊术（hyoid myotomy and suspension）。

上颌及下颌前移术可以提供舌后呼吸道最大扩张,同时也可在一定程度上扩张软腭后呼吸道。运用Le Fort Ⅰ型上颌截骨术合并下颌骨矢状劈开术,同时将上、下颌前移(图36-1)。阻塞性睡眠呼吸暂停低通气综合征常需要下颌大量前移才能治疗成功,这个术式让下颌得以最大限度地大量前移。然而,患者原有的咬合使手术在细节方面有所差异。美观上的考虑也可能使原本应该要以极大量前移的下颌,前移量打了折扣。

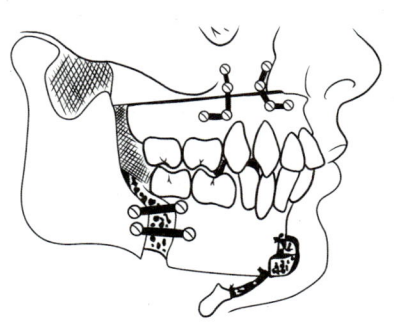

图36-1　上下颌前移术运用Le Fort I型上颌截骨术及下颌骨矢状劈开术将上颌及下颌同时前移

上下颌较后缩、头颅侧面观呈现前突状、舌后呼吸道较小的患者可能有较高的概率对手术治疗有反应。一般只有将呼吸暂停低通气指数下降50%到该指数低于20才能判定为治疗有效。在一组对7例患有严重上下颌后缩和咬合不正的阻塞性睡眠呼吸暂停低通气综合征患者所做的研究中,上下颌前移术作为一线治疗的有效率高达100%。然而,在另一组患者,术前呼吸暂停低通气指数较严重(平均63),且有不定程度的肥胖,其以上颌及下颌前移术治疗,不合并软腭及舌手术的有效率只有40%;若至少合并一项软腭或舌手术,则可以提升有效率到78%。

改良型上颌及下颌前移术(图36-2)适用于阻塞性睡眠呼吸暂停低通气综合征的亚洲患者。运用合并拔牙,以及上颌、下颌前份根尖下截骨术(anterior subapical osteotomies)的手术设计,可以在不过多影响患者颜面外观的前提之下得到较大的上下颌前移量。在一项11例患者的研究中,多导睡眠仪显示手术结果相当有效。然而,呼吸道软组织的变化与其跟睡眠呼吸暂停改善量之间的关系并未被描述。患者主观上的改善也没有被评估。

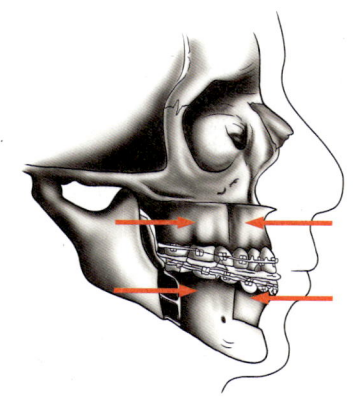

图36-2　改良型上颌及下颌前移术用于阻塞性睡眠呼吸暂停低通气综合征示意图

四、临床案例

林××，28岁，男性，身高168 cm，体重58 kg。于2006年4月到院就诊，主诉打鼾、清晨醒后疲累而有倦怠感。既往无高血压或心脏病史，亦无外科手术史。多导睡眠仪检查显示其呼吸暂停低通气指数平均52.7，在快速眼动睡眠期则高达60。其睡眠结构为：记录时间351分钟，9分钟后睡着，睡眠时间319分钟。第一层睡眠占总时间的30.5%，第二层睡眠占47.6%，第三层睡眠占3.1%，完全没有第四层睡眠。快速眼动睡眠期占总记录时间的9.7%。其间，平均心率每分钟60.9次，有3次心动过速，无心动过缓或心室性期前收缩的现象，打鼾共1 290次，鼾声指数220.5。窒息共201次，每次持续10.4～74.4秒；低息共79次，每次持续10～53秒。平均血氧饱和度93.2%，最低血氧饱和度81.7%。

临床检查，患者正面两侧大致对称，侧面观示下颌后缩。牙列为安氏Ⅱ类错殆。头颅侧面X线片可见到后缩的下颌骨骼、安氏Ⅱ类错殆及窄小的呼吸道。经改良型上颌及下颌前移术治疗，术后可见到侧面观、牙列咬合、软腭后及舌后呼吸道空间改善（图36-3）。

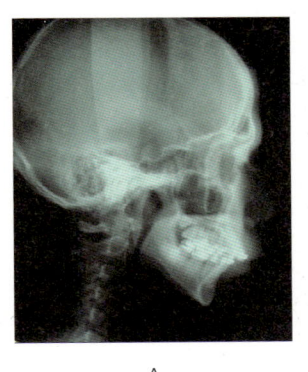
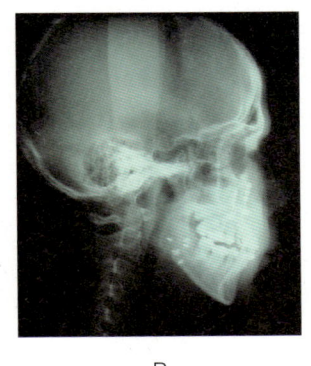

A   B

图36-3　改良型上颌及下颌前移术前（A）、术后（B）头颅侧面X线影像变化

术后3个月，患者体重52 kg。多导睡眠仪检查显示其呼吸暂停低通气指数平均为4.5，在快速眼动睡眠期则高达30.8。其睡眠结构为：记录时间为342.5分钟，11分钟后睡着，睡眠时间277.5分钟。第一层睡眠占总记录时间的21.0%，第二层睡眠占39.9%，第三层睡眠占5.7%，第四层睡眠占3.1%。快速眼动睡眠期占总记录时间的11.4%。其间，平均心率每分钟65.3次，有1次心动过速，无心动过缓或心室性期前收缩的现象。打鼾共272次，鼾声指数58.8。窒息仅3次，每次持续16.6～20.4秒；低息共18次，每次持续13.5～26.7秒。平均血氧饱和度97%，最低血氧饱和度93.5%。一般情况明显改善，且呼吸暂停低通气指数回到正常范围，手术治疗改善了睡眠呼吸暂停的状况。

上颌及下颌前移术对成人阻塞性睡眠呼吸暂停低通气综合征的治疗是相当有效的。合并软腭或舌手术可以增加其手术的有效率。运用改良型上颌及下颌前移术及前部截骨术的手术设计可以在不过多影响患者颜面外观的情形之下得到较大的上、下颌前移量。然而，骨骼前移量与软组织呼吸道增大量之间的关系，以及临床上客观及主观改善量的相关性，仍待进一步研究。

（陈昱瑞　林政辉）

参考文献

[1] EL-AD B, LAVIE P. Effect of sleep apnea on cognition and mood[J]. Int Rev Psychiatry, 2005, 17(4): 277-282.

[2] STIERER T, PUNJABI N M. Demographics and diagnosis of obstructive sleep apnea[J]. Anesthesiol Clin North Am, 2005, 23(3): 405-420.

[3] CAPLES S M, KARA T, SOMERS V K. Cardiopulmonary consequences of obstructive sleep apnea[J]. Semin Respir Crit Care Med, 2005, 26(1): 25-32.

[4] GAMI A S, FRIEDMAN P A, CHUNG M K, et al. Therapy Insight: interactions between atrial fibrillation and obstructive sleep apnea[J]. Nat Clin Pract Cardiovasc Med, 2005, 2(3): 145-149.

[5] SCHWAB R J. Genetic determinants of upper airway structures that predispose to obstructive sleep apnea[J]. Respir Physiol Neurobiol, 2005, 147(2-3): 289-298.

[6] COLLOP N A. Obstructive sleep apnea syndromes[J]. Semin Respir Crit Care Med, 2005, 26(1): 13-24.

[7] SIMON R, TSCHOPP J M. [Obstructive sleep apnoea syndrome][J]. Rev Med Suisse, 2005, 1(23): 1556-1560.

[8] CARSWELL J J, KOENIG S M. Obstructive sleep apnea: Part I. Pathophysiology, diagnosis, and medical management[J]. J Long Term Eff Med Implants, 2004, 14(3): 167-176.

[9] HAMILTON G S, SOLIN P, NAUGHTON M T. Obstructive sleep apnoea and cardiovascular disease[J]. Intern Med J, 2004, 34(7): 420-426.

[10] SALVADOR J, IRIARTE J, SILVA C, et al. [The obstructive sleep apnoea syndrome in obesity: a conspirator in the shadow][J]. Rev Med Univ Navarra, 2004, 48(2): 55-62.

[11] PARISH J M, SOMERS V K. Obstructive sleep apnea and cardiovascular disease[J]. Mayo Clin Proc, 2004, 79(8): 1036-1046.

[12] GAMI A S, CAPLES S M, SOMERS V K. Obesity and obstructive sleep apnea[J]. Endocrinol Metab Clin North Am, 2003, 32(4): 869-894.

[13] KOEHLER U, BECKER H F, GROSS V, et al. Why is obstructive sleep apnea (OSA) a cardiovascular risk factor?[J]. Z Kardiol, 2003, 92(12): 977-984.

[14] MAEKAWA M, SHIOMI T. [Sleep apnea syndrome (SAS) and ischemic heart disease (IHD)][J]. Nihon Rinsho, 2000, 58(8): 1702-1706.

[15] SHER A E, SCHECHTMAN K B, PICCIRILLO J F. The efficacy of surgical modifications of the upper airway in adults with obstructive sleep apnea syndrome[J]. Sleep, 1996, 19(2): 156-177.

[16] FUJITA S, CONWAY W, ZORICK F, et al. Surgical correction of anatomic azbnormalities in obstructive sleep apnea syndrome: uvulopalatopharyngoplasty[J]. Otolaryngol Head Neck Surg, 1981, 89(6): 932-934.

[17] KAMAMI Y V. Outpatient treatment of sleep apnea syndrome with CO_2 laser: laser-assisted UPPP[J]. J Otolaryngol, 1994, 23(6): 395-398.

[18] FUJITA S, WOODSON B T, CLARK J K, et al. Laser midline glossectomy as a treatment for obstructive sleep apnea[J]. Laryngoscope, 1991, 101(8): 805-809.

[19] WOODSON B T, FUJITA S. Clinical experience with lingualplasty as part of the treatment of severe obstructive sleep apnea[J]. Otolaryngol Head Neck Surg, 1992, 107(1): 40-48.

[20] POWELL N B, RILEY R W, TROELL R J, et al. Radiofrequency volumetric reduction of the tongue. A porcine pilot study for the treatment of obstructive sleep apnea syndrome[J]. Chest, 1997, 111(5): 1348-1355.

[21] POWELL N B, RILEY R W, TROELL R J, et al. Radiofrequency volumetric tissue reduction of the palate in subjects with sleep-disordered breathing[J]. Chest, 1998, 113(5): 1163-1174.

[22] KUO P C, WEST R A, BLOOMQUIST D S, et al. The effect of mandibular osteotomy in three patients with hypersomnia sleep apnea[J]. Oral Surg Oral Med Oral Pathol, 1979, 48(5): 385-392.

[23] RILEY R W, POWELL N B, GUILLEMINAULT C. Maxillofacial surgery and nasal CPAP. A comparison of

treatment for obstructive sleep apnea syndrome[J]. Chest,1990,98(6):1421-1425.

[24] RILEY R W, POWELL N B, GUILLEMINAULT C. Inferior mandibular osteotomy and hyoid myotomy suspension for obstructive sleep apnea: a review of 55 patients[J]. J Oral Maxillofac Surg,1989,47(2):159-164.

[25] RILEY R W, POWELL N B, GUILLEMINAULT C. Obstructive sleep apnea and the hyoid: a revised surgical procedure[J]. Otolaryngol Head Neck Surg,1994,111(6):717-721.

[26] SHER A E. Surgical management of obstructive sleep apnea[J]. Prog Cardiovasc Dis,1999,41(5):387-396.

[27] RILEY R W, POWELL N B, GUILLEMINAULT C. Obstructive sleep apnea syndrome: a review of 306 consecutively treated surgical patients[J]. Otolaryngol Head Neck Surg,1993,108(2):117-125.

[28] WAITE P D, WOOTEN V, LACHNER J, et al. Maxillomandibular advancement surgery in 23 patients with obstructive sleep apnea syndrome[J]. J Oral Maxillofac Surg,1989,47(12):1256-1261.

[29] GOH Y H, LIM K A. Modified maxillomandibular advancement for the treatment of obstructive sleep apnea: a preliminary report[J]. Laryngoscope,2003,113(9):1577-1582.

第三十七章

颧骨突出缩窄降低术

第一节 颧骨突出和降低术

一、颧骨审美

颧骨位于面中1/3关键解剖部位，对维持面部功能和形态具有重要作用。它的位置决定了面部轮廓的三维立体结构，即面部的宽度、前突度及面中1/3的垂直方向上的长度。不同种族由于其遗传因素及文化背景不同，对颧部的审美观也各异。西方人正面观面部窄长，经颧弓的横截面其前后径较长而左右径较窄，这种头型被称为长头型（dolichocephlic），在审美上西方人以颧骨突出、富有层次感和立体感为美，因而颧骨整形主要是颧骨增高术。东方人面部相对宽短，横截面前后径相对较短而左右径较长，这种头型被称为中头型（mesocephalic），在审美观上以椭圆形或鹅蛋形脸为美，要求颧骨的位置及高低适中、面部曲线柔和、侧面观具有由颧颊部构成的优美的纵行弧线。颧骨过高，包括颧骨过于前突和（或）颧弓部过宽，常导致中面部与上、下面部的解剖比例关系失调，中面部突出宽大，不能产生美感，整个面部显得瘦削、男性化（图37-1）。

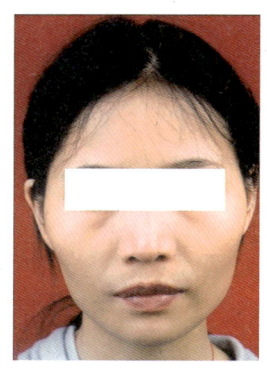 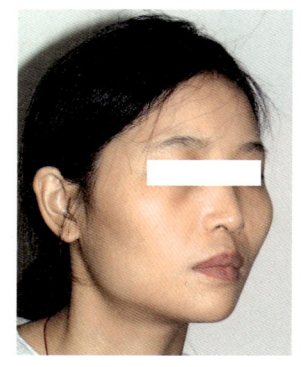

A　　　　　　　　　　　B

图37-1　高颧骨患者正、斜面照片

若同时伴有双侧下颌角肥大，则整个面部呈方形。东方人颧骨整形多以颧骨降低术为主。随着颅颌面外科技术的发展和手术器械的不断完善改进，通过手术的方法对面部骨骼按照美学原则重新塑形是当今整形美容外科的重要发展方向之一。对于颧骨突出的患者，完全可以通过手术的方法将颧骨缩窄降低，必要时结合下颌角及颏骨的截骨整形来重塑一个美丽动人的面容。

二、颧骨的解剖要点

颧骨位于面中1/3两侧，包括颧骨体及颧弓两部分，统称颧骨复合体，是颧部突起的骨性支架，并参与构成部分眶外侧壁及大部分眶下壁。颧骨呈四方形，包括额突、颞突、眶突、上颌突四个突起，通过骨缝分别与额骨、颞骨、蝶骨、上颌骨直接连接。其外表面隆起，构成颧突，具有自然的形态，并有面部重要肌肉等软组织附丽，很难通过手术重建，因此手术设计时应尽量保持其自身的完整性。内侧面凹陷，参与颞下窝的构成。颧弓维持着颧骨的前突度及面部的宽度，其于颞骨颧突及前方颧骨体之间的位置决定了颧骨与颅底的前后、上下及左右间的位置关系（图37-2）。

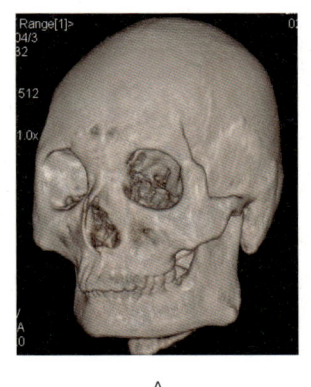
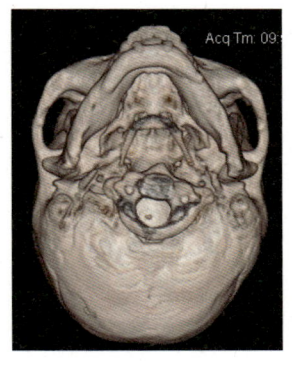

A.斜位；B.颅底观。

图37-2　颧骨颧弓三维重建

从上颌骨的泪囊窝开始，向外经颧骨体达颞骨的颧突构成中面部的横弓，决定着中面部的水平宽度和颧骨的前突度，患者颧骨突出主要是双侧的横弓过于宽大所致，有效缩窄横弓是颧骨降低术的关键所在；由额骨的颧突向下经颧骨体至上颌窦外侧壁的颧上颌支柱构成中面部的纵弓，纵弓维持中面部垂直方向上的长度，构成侧面观颧颊部纵行弧线，决定着颧骨在垂直方向上的位置关系，对于颧骨位置过低者，在行横弓缩窄的同时，尚需将颧骨体的位置提高。对上述颧骨解剖特点的了解有助于颧骨突出的诊断和手术设计。

三、颧骨突出的术前检查及诊断

颧骨突出是颧骨体颧弓发育过度的一种表现，面部轮廓以颧突过高、颧弓宽大、面中1/3过宽为主要特征，与人种、遗传密切相关，主要发生在东方人群，常为双侧。颧骨突出并不影响面部表情、咀嚼、发音等功能，只是从审美的角度来看，不同的审美观有不同的认识。因此，严格意义上讲，颧骨突出如同单睑（单眼皮）一样，不应作为一种畸形病变来看待。颧骨突出的诊断主要是依照颧骨与上、下面部的比例关系而定。

单纯以美容为目的就诊的颧骨突出患者,对手术效果要求较高,术前仔细的检查和缜密的手术设计至关重要。查体时不仅要注意颧骨自身的形态位置,还要注意双侧颧骨是否对称、颧骨与面部其他骨骼的比例关系是否协调,以决定是否同时行其他面骨的整形。颧骨突出可分为单纯颧骨体前突、单纯颧弓突出及颧骨复合体突出。对于双侧颧骨不对称者,要仔细观察对比双侧面部的形态,以决定是行突起侧的颧骨降低还是低侧的颧骨增高。相关辅助检查包括15°位、颏顶位头颅X线片,以及正位、仰头位、左右侧位及斜位彩色照片。根据上述检查结果,通过与患者的交谈,最终确定手术方案。

四、颧骨降低术

颧骨降低术的主要术式包括颧骨磨削术(或颧骨凿低术)和颧骨截骨降低术两大类,各有其不同的适应证和优缺点。

(一) 颧骨磨削术

颧骨磨削术适用于单纯颧骨体前突或单纯颧弓突出且程度较轻者。该方法手术相对简单,不需要特殊的截骨器械。只要适应证选择正确,手术操作仔细,同样能获得良好的手术效果。颧骨磨削术根据入路主要分为两大类:一是口内入路实施颧骨体的局部磨削,该方法由Whitaker于1982年首先报道,国内首先报道的是孙弘教授(1997)。二是口外入路颧骨磨削术,口外入路包括头部的冠状切口和颞部发际内小切口。前者适用于年轻患者,后者适用于同时需要除皱的患者(图37-3)。

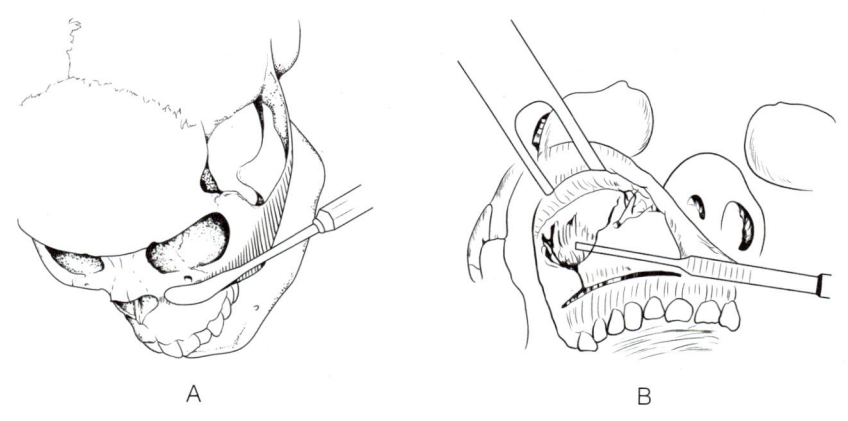

A. 口外入路;B. 口内入路。

图37-3 Whitaker(1982)和孙弘(1997)颧骨磨削术示意图

1. 口内入路颧骨磨削术 经唇龈沟唇侧黏膜做切口,切开黏膜及骨膜,用骨膜剥离子在骨膜下剥离,显露上颌前壁、眶下神经血管、颧骨体,先用较宽的骨凿按设计将突出的颧骨体凿低,再用较窄的骨凿修整,然后用骨锉或圆钻打磨塑形。操作时注意保护眶下神经勿受损伤。用生理盐水及抗生素盐水冲洗,缝合切口,表面弹力压迫包扎。该手术的关键,首先是颧骨体的显露要充分,经此入路可完整地显露整个颧骨体,向上可达眶下缘,向外可达颧骨体与颧弓交界处。其次,操作要仔细,力求凿削后通过塑形使颧骨体具有良好自然的形态并保证双侧对称。

2. 颞部切口入路颧骨颧弓磨削术　经颞部发际内做一长 5 cm 的切口，切开头皮、颞浅筋膜，在颞浅筋膜深面、颧弓上方，向前剥离，于颧弓上 1 cm 处切开颞深筋膜浅层，在颞浅脂肪垫内向下剥离达颧弓上缘，切开骨膜，显露颧弓。用骨凿将突起的颧弓凿低，以骨锉打磨修整。该方法的优点是切口隐蔽、显露较好而能在直视下操作、能避免损伤邻近组织。

口内入路颧骨磨削术具有独特的优点，由于简单易行而深受东方学者的肯定，至今仍有较多的应用。但该方法仅涉及颧骨体前下份的磨削，降低高颧骨的效果有限也不精确，更不能解决颧弓宽大的问题，且容易复发，应严格掌握其适应证。

(二) 颧骨截骨降低术

临床工作中，颧骨突出的患者多伴有颧弓的过宽。颧骨颧弓截骨降低的优点是在不破坏颧突的自然形态的前提下，可同时将颧骨颧弓降低，适用于较严重的病例，缺点是对术者的要求较高，需要特殊的截骨器械。

颧骨截骨降低术根据手术入路主要分为三大类：一是口外入路颧骨截骨降低术；二是口内外联合入路颧骨截骨降低术，涉及颧骨体和颧弓根的直（斜）线截骨降低术；三是口内入路颧骨截骨降低术。

1. 口外入路颧骨截骨术　口外入路的代表性术式是冠状切口颧骨截骨降低术，由 Baek (1991) 首先提出（图 37-4）。

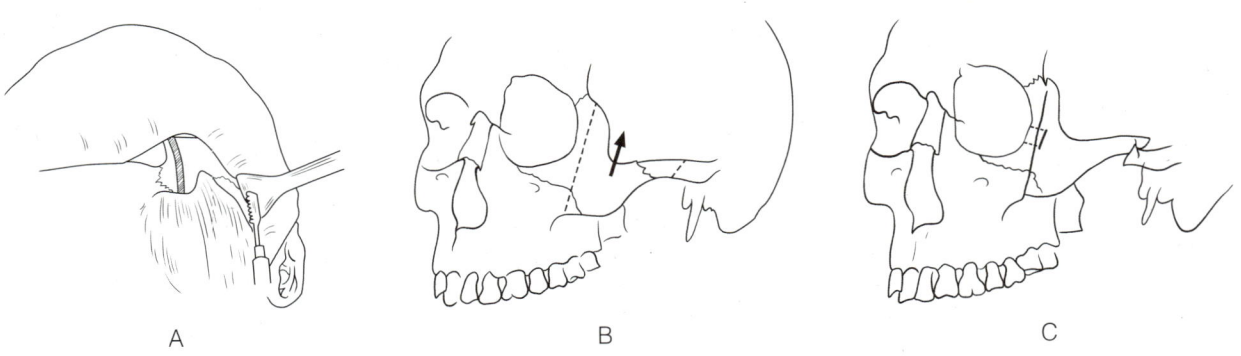

A. 冠状切口掀起头皮瓣后切开颧弓根部；B. 截骨示意图；C. 截骨后骨段向内向上提升后固定。
图 37-4　Baek (1991) 冠状入路颧骨体游离截骨降低术

患者在全麻下经头皮发际后 4~6 cm 做类似除皱切口，切开头皮后在帽状腱膜下向前剥离达眶上缘 2 cm 处，然后切开骨膜在骨膜下剥离至眶上缘，显露眶上缘及眶外缘；颞部先在颞浅筋膜与颞深筋膜浅层之间剥离，达颧弓上 1 cm 时，水平切开颞深筋膜浅层，在颞深筋膜浅、深两层之间的颞浅脂肪垫内向下剥离到颧弓上缘，切开骨膜，显露颧弓。先沿眶外侧壁做一弧形截线，从上将颧骨体截断，再于颧弓颧骨结节处行截断颧弓。将整个截骨游离的颧骨复合体经过适当修整后回植固定，以达到向后向内降低颧突、缩窄颧弓的目的。

值得注意的是，尽管冠状入路颧骨体游离截骨术可以最大范围地降低和缩小颧骨颧弓，但由于完全切断了肌肉附丽和血供，可能导致相应的严重并发症，再加上操作复杂等因素，该术式成为最具争议的手术，而采用该术式的医师也越来越少。因此，在选择该术式的时候应该非常慎重。

2. 口内外联合入路颧骨截骨术　应用口内入路的同时再附加其他口外入路。附加的口外入路包括颞部发际内小切口、耳前切口、下睑睫毛下切口等。口内外联合入路颧骨截骨术使截骨操作变得相当简单，而由于切除并游离了颧骨的相当一部分，其矫正高颧骨和缩小颧弓的效果明显优于传统的磨削术。口内入路联合耳前小切口入路颧骨颧弓截骨降低术由Sumiya（1993）首先报道，是目前采用比较多的术式之一（图37-5）。

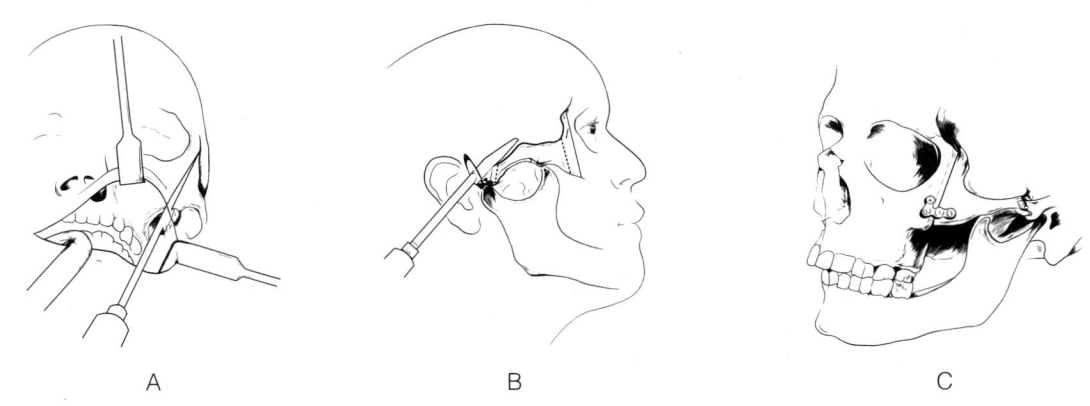

A. 口内入路放入器械；B. 耳前切口入路放入器械；C. 术后固定。

图37-5　Sumiya（1993）口内入路联合耳前小切口入路颧骨颧弓截骨降低术示意图

口内外联合入路颧骨颧弓截骨术比局部磨削的操作复杂了很多，而且截骨的部位和类型也各有差异，尽管比单纯的磨削术效果要好，但均具有各自的适应证和不足。由于颧弓根部解剖的特殊性，其截断后的移位和重新固定常常造成术后双侧颧骨宽度上或高度上的不对称，以及局部凹凸不平等并发症，术后效果往往难尽如人意。随着人们对手术质量的要求不断提高，颞部切口或耳前切口越来越难以被不需要做面部除皱的年轻患者或男性患者接受。另外，近年来颧弓根部截断导致颞下颌关节功能障碍的病例愈来愈多，应该引起高度的重视。

3. 口内入路颧骨颧弓截骨术　目前在临床采用的完全口内入路的颧骨颧弓截骨术主要有两种：一是韩国学者Kim（2000）报道的方法（图37-6）；另一种是归来等（2002）报道的方法。两种完全口内入路的截骨术最主要的差别在于颧骨体的骨块截除及颧弓根部的截断方式的不同。就颧弓根部的截断方式而言，Kim采用一把直骨凿，从口内插入后将颧弓根部凿断。由于颧弓根部解剖结构相当复杂，涉及颞下颌关节和血管等重要组织器官，盲视下操作相当危险。从操作规范的角度审视之，也很难予以重复和统一。因此，在实际操作中应该格外小心。

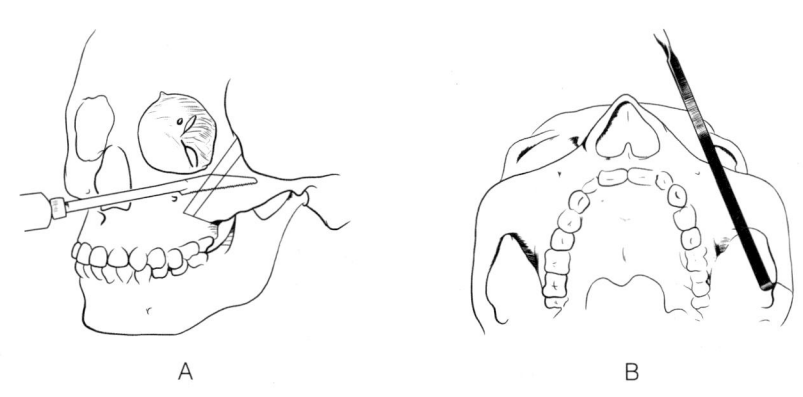

A. 口内入路放入直骨凿；B. 仰视图。

图37-6　Kim（2000）口内入路颧骨颧弓截骨术示意图

4. 口内入路颧骨L形截骨术　为归来等（2002）报道的方法，主要是根据颧骨的解剖特点，设计了一种新型的可完全截断颧骨体的L形截骨术，包括颧骨体上份斜行截开、颧骨体前份垂直截断及颧骨颧弓的青枝骨折式折断。再参考颧骨高出的程度及患者的要求，把颧骨体前下后份切除后将颧骨体和颧弓整体降低。

手术操作：可采取静脉快速诱导、经鼻腔插管吸入、术中控制性低血压维持的全麻方法，也可采用局部麻醉的方法。常规消毒铺巾后切口局部注射0.25%的利多卡因肾上腺素混合液（1:20万）以减少出血。在上颌前庭沟上2 mm处做尖牙窝向后至上颌第2磨牙近中缘作平行于咬合面的黏骨膜切口。在骨膜下剥离，剥离范围包括上颌骨前后份、眶下孔、眶外下缘、颧骨体前中份、颧弓前2/3，采用特制深拉钩可充分显露截骨区。L形截骨线由眶外下缘的斜行截骨和颧骨体前份的垂直截骨两部分组成。垂直截骨的宽度决定颧骨降低的程度。根据术前设计用亚甲蓝标记L形截骨线，并用牙科钻或垂直锯先进行颧骨体部的垂直截骨。一般情况下垂直截骨不会涉及上颌窦。在上颌窦比较大或截骨量比较大的时候，有可能暴露上颌窦。此时应尽量保护好上颌窦内壁骨膜。用长裂钻或往复锯从眶外后缘眶颧接合部，沿着眶外下缘下5 mm斜行向前下与垂直截骨线连接，完成斜行截骨。用直骨凿凿开尚存部分内面骨性连接，并造成颧弓根部的青枝骨折，以使颧骨体和颧弓完整地松动。此时整个颧骨可容易地向前向内靠拢。检查调整降低的颧骨后，用小钛板做坚固内固定（图37-7～图37-10）。在眶外下部降低后形成的阶梯用磨头对其进行打磨，使之自然平滑。同样方法完成对侧颧骨截骨术。用庆大霉素盐水冲洗创面，检查创面无活动性出血后，切口对位缝合一层，不放引流条。常规加压包扎。

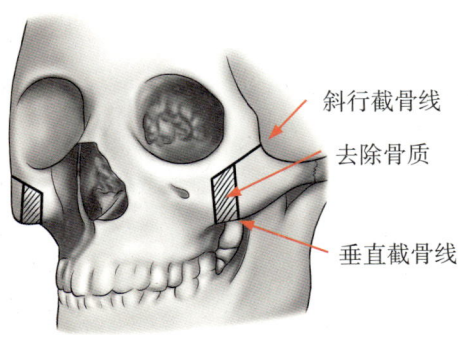

图37-7　颧骨L形截骨术的截骨线设计

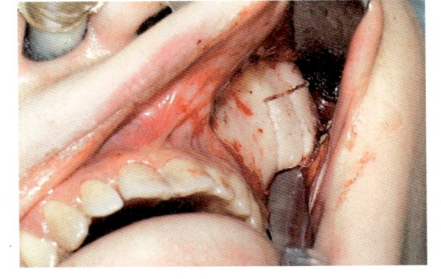

图37-8　颧骨L形截骨术的垂直截骨线

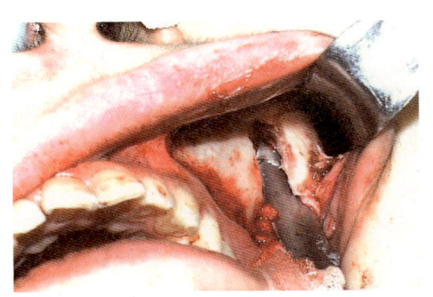

图37-9　颧骨L形截骨术的垂直和斜行截骨

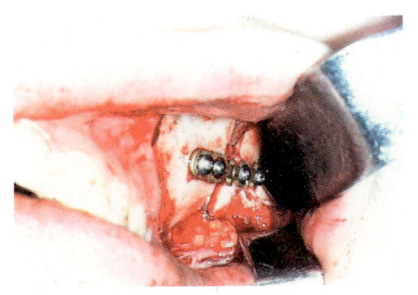

图37-10　颧骨L形截骨术缩小降低颧骨后钛合金下夹板坚固内固定

口内入路L形截骨术依据颧骨特殊的解剖结构和中国人的审美观，在合理设计了符合生理解剖的截骨线的同时，大大简化了截骨方法，并具有以下突出的优点：①截骨量精确；②保证颧骨体和颧弓解剖结构的完整性；③保证颧骨体和颧弓整体的自然降低，达到最佳美学视觉效果；④口内入路无皮肤瘢痕；⑤手术在骨膜下进行，对面部软组织和面神经的损伤概率小。因此，L形截骨术设计合理，操作简单，并发症少，效果良好，是一种比较理想的矫正高颧骨的手术方法（图37-11）。

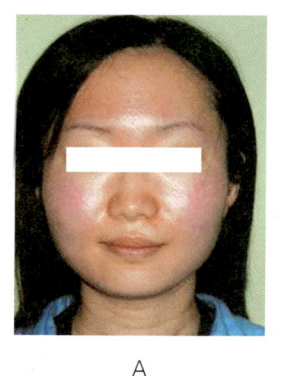 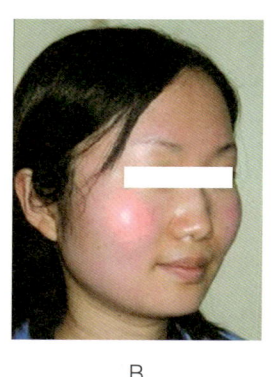 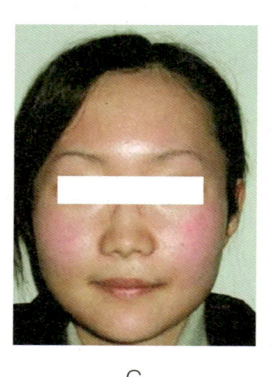 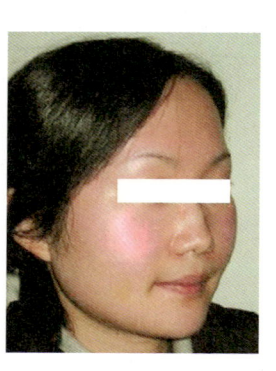

A   B   C   D

A. 术前正面；B. 术前斜面；C. 术后正面；D. 术后斜面。

图37-11　口内入路颧骨L形截骨术患者手术前后正面和右斜面照片

5. 口内入路颧骨楔形截骨内移术　穆雄铮、杨娴娴（2009）改良了Kim的手术方法，提出颧骨楔形截骨内移的方法。手术由口腔上唇龈沟切口入路（图37-12），可以直抵颧骨颧弓部。显露骨面后，不做颧骨颧弓表面的广泛分离，只在颧骨颧弓交接处，由下方做有限骨膜下分离，并置入往复锯从下向上锯开颧骨颧弓联合，并截取楔形骨条。在颧弓根部做青枝骨折，将整个颧骨颧弓向内推移。可用1号缝线缝合固定颧骨体和游离的颧骨颧弓联合（图37-13）。

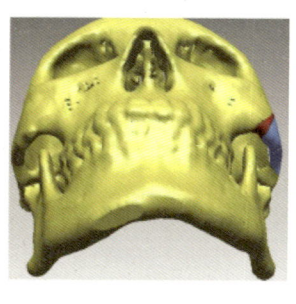 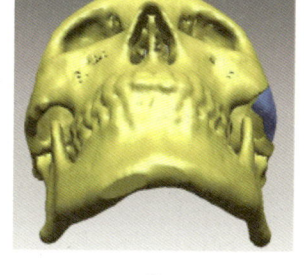

A   B

A. 颧骨楔形截骨示意图；B. 颧骨颧弓截骨内移后。

图37-12　穆雄铮、杨娴娴（2009）口内入路颧骨楔形截骨内移术

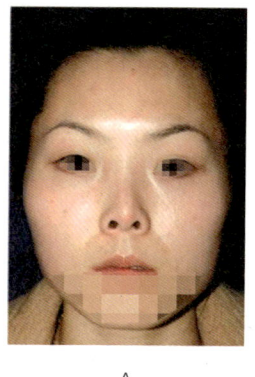 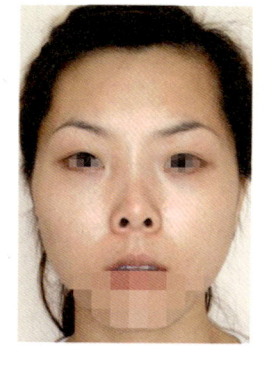

A   B

A. 术前；B. 术后。

图37-13　颧骨楔形截骨内移术（穆雄铮供图）

五、并发症

颧骨降低术根据术式的不同可产生不同的并发症,主要包括局部皮肤松弛、骨愈合不良、颞下颌关节紊乱、双侧不对称、面神经损伤、眶下神经损伤、术后血肿、感染等。正确的截骨方式的选择、术中细致的操作、术后可靠的引流和包扎,以及抗生素的应用是预防上述并发症的关键。

(一)局部皮肤松弛

局部皮肤松弛是颧骨颧弓降低术后出现的一种比较常见的问题。面部皮肤本身已经松弛或者年龄偏大的患者更容易发生,而年轻患者发生率较低。其表现为颧部软组织下垂和鼻唇沟加深。针对年龄偏大而导致或加重的局部皮肤松弛问题,采用常规的颞部除皱可以较好地解决。另外,截骨、剥离等操作不当也是主要原因,而避免术后面部松弛的办法应该是选择正确的截骨方法和规范术中剥离等操作。

(二)骨愈合不良

颧骨颧弓截骨线部位的愈合不良表现为局部凹陷,CT三维重建可比较清楚地显示。颧骨体部的骨组织比较厚,血供也较好,随着时间的推移多数能够良好愈合。这种由于骨愈合不良而导致的局部凹陷在外观上并不明显,多数因为能够被扪及而产生心理上的负担,医师应该多加解释。另外,术中截骨时注意降温及做到可靠的坚固内固定,可以减少或避免骨愈合不良的发生。

(三)颞下颌关节紊乱

颞下颌关节紊乱表现为张口受限、咀嚼无力和关节不适,甚至关节疼痛等。颧弓骨骼细窄,截断后的固定比较困难。如果颧弓移位严重,可压迫颞肌或阻碍喙突运动,造成张口受限。另外,颧弓根部与颞下颌关节关系密切,颧弓根部截骨,特别是采用骨凿的时候,应格外小心,避免损伤颞下颌关节及周围的软组织。

(四)神经损伤

口内入路时,由眶下神经损伤造成的上唇麻木等比较常见。此并发症除了术中多予以注意可减少外,并没有其他可预防的措施,即使发生了上唇麻木等三叉神经损伤的并发症,多数患者也可在1~6个月内恢复。面神经分支的损伤多由颞部入路或耳前入路造成。其修复和恢复都比较困难。

(五)其他

血肿、感染等并发症多发生在术中止血不彻底或术后包扎不牢靠时,若发生此并发症应及时地清除血肿,防止感染。因此,术中应注意冲洗和止血,术后应注意抗生素的应用等。

颧骨颧弓截骨术是目前开展比较多的面部轮廓术式之一。临床工作中应严格掌握适应证,能采用口内入路的尽量不采用口外入路,以尽量减少并发症的发生。

第二节　颧骨颧弓缩小术术式回顾

白人的头颅通常窄而长，而黄种人的脸宽且短，加之相对扁平的鼻子，使得黄种人的脸更缺乏立体感。而在有些地区，人们对于高颧骨的女性又有一些传统观念上的偏见。由于高颧骨让女性的脸看起来显得男性化，因此颧骨颧弓缩小术在亚洲相对流行。术式的演变，从早期的磨削、凿除突出骨组织的简单纠正方法，发展到后来的多点截骨降低。起始时期，Onizuka（1983）介绍了采用口内入路的磨骨或凿骨的术式从而降低颧骨复合体的突度，但是局部颧突的降低，无法改善由于颧弓突出引起的相对脸宽，反而使得面部显得扁平且宽。Whitaker（1991）提出经冠状切口磨削颧骨颧弓复合体突出部分，以改善面宽。对于颧弓突出者，颧弓最薄的位置仅3～5 mm，能够磨削的骨量有限。单纯的磨削骨组织，术后由于骨膜的存在而容易复发，并且还存在术后效果不明显、无法达到理想的自然弧度或者两侧不对称等问题。

到成熟期，截骨并改变整个颧骨颧弓复合体的位置被认为是更有效降低颧骨颧弓突度从而改善脸形的方法。各种不同的手术入路和截骨方式被提出，主要的手术切口有冠状切口、口内切口、颞部或耳前小切口及以上切口的组合；颧骨颧弓缩小术式主要包括磨骨、青枝骨折和截骨。

一、冠状切口颧弓缩小术式

（一）全冠状切口颧骨颧弓截骨

Baek等（1991）用全冠状切口行分类治疗：①对于不对称及严重突出者，采取前方保留眶外侧壁的截骨线，从后外向前内设计截骨线截断颧弓根，游离颧骨颧弓复合体，离体打磨塑形，随后放回原位，并对位置进行调整。②中等颧骨对称突出及颧弓的突出，采用相同截骨线截骨，再将骨片内陷、内旋及上提，随后前端用钛板固定，骨块后端固定在颞骨颧突的内侧。此术式由于使颧部软组织上提，从而达到去皱的最佳效果，同时鼻唇沟问题也得到改善，因此得到广泛推广。Satoh等（1993）对于老年颧骨颧弓突出采用双冠状切口加面部软组织提升术，在颧弓的颧颞缝截除5 mm骨块，将颧骨颧弓复合体整体向后内移位、固定。

（二）双侧冠状切口颧弓根部截骨、颧骨体青枝骨折

Uhm等（1991）综合考虑了中面部与上、下部分的关系，将颧骨颧弓突出分为真性、假性和混合性三种，提出了对于颧弓严重突出（真性）者采用双冠状切口，在关节结节前方截除过长的颧弓体，截骨段前部向后做青枝骨折，使颧弓平坦，颧骨体在口内被凿平或磨平；对于假性突出，采用颞部植入硅胶假体，颊部植入脂肪；对于混合性突出，采用上述两种方法综合使用。

（三）双侧冠状切口颧弓中部截骨、颧弓根和颧骨体青枝骨折

马福顺等（2004）提出了口内切口加颞部或冠状切口降低颧弓高度的方法，通过XY坐标系的确立，确定患者颧弓高与弧长的量化关系。在颧弓最突出部分截除一段定长的颧弓，前方颧骨点和颧颌点连线处截断皮质，后方下颌关键前缘截断皮质，前后青枝骨折，断端相连，中间坚固内固定。这种方法首次指出了降低颧弓的量化指标，为颧骨颧弓缩小术开辟了新的思路。

二、口内加耳前或颞部切口颧弓缩小术式

（一）口内加颞部切口颧弓三点青枝骨折

Yang等（1992）用激进的方式对颧弓进行磨骨但发现对于降低颧弓突出没有明显效果后，对颧骨颧弓突出进行了分类，并提出颞部切口对颧弓行三点青枝骨折，在骨折点施压后使颧弓弧度变平。此方式未对咬肌等附着肌肉进行剥离，但缺点在于青枝骨折愈合后将颧弓压平，可使颞窝凹陷，引起下颌冠状突运动受限，而造成张、闭口困难。

（二）口内加耳前或颞部切口颧骨颧弓截骨

Sumiya等（1997）提出了对于年轻女性颧骨颧弓肥大创伤小的方法——做口内入路截骨在眶外侧垂直截骨，后方用往复锯在关节前截断颧弓根，前面用钛板，后面用钢丝固定。Choi等（1999）将该术式加以改进，眶侧壁截骨线的方向在颧骨颧弓复合体轻度突出的情况下可以是垂直方向上的，在重度突出的情况下是倾斜的。祁佐良等（2001）在颧突下方去除约5 mm大小的三角形骨片，对于年龄较大的皮肤松弛的患者同时进行除皱术。吴一等（2005）做的弧形截骨线由眶外下缘的斜行截骨和颧骨体前份的弧形截骨组成。谢卫国等（2005）做的截骨线斜向后外截除13~18 mm宽的骨块，前、后方均用钢丝固定。

（三）口内加耳前或颞部切口做颧弓根部截骨、颧骨体青枝骨折

Hwang等（1997）采取了类似Uhm（1991）提出的治疗严重颧弓突出的颧弓降低方法，其对原有的术式加以修改，将双侧冠状切口改为通过耳前小切口，做前向后的青枝骨折，无内固定。Yang等（1998）将自己之前的三点青枝骨折的术式进行改进，采取"口内加耳前切口，截断颧弓，前端青枝骨折，后端向内移位"的方法来纠正颧弓突出。重度突出由于颧弓根部移位较大，需要钛板做坚固内固定。Sumiya等（2004）也采用了类似Hwang等提出的方法，前后均不需固定。Lee J. G.等（2003）仅从口内入路做颧弓前向后的青枝骨折，无耳前切口，也未做固定。

（四）口内加耳前或颞部切口做颧骨体截骨、颧弓根部青枝骨折

Kim Y. H.等（2000）提出后方颧弓根部青枝骨折的L形截骨，经口内入路用往复锯从颧牙槽嵴向上颌窦前壁做水平截骨，在眶侧缘做两条平行线截骨，至上颌窦与水平截骨线相交，将两条平行截

骨线中间部分颧骨取出，两条平行截骨线之间的距离取决于颧骨突出程度，平均为 5.5 mm，随后用弯骨凿通过口内切口，在颞窝内，从颧弓内侧至颧弓后方关节结节前，由内向外凿开后，做青枝骨折。最后用钛板在前方做坚固内固定，突出部分予以磨平。

归来等（2002）提出了经口内切口倒 L 形截骨，截骨线由眶外下缘的斜行截骨线和颧骨体前部的两条垂直截骨线两部分组成，两条垂直截骨线间的距离宽度决定了颧骨降低的幅度。由于颧骨降低后，颧骨体体积缩小，对面部皮肤的支撑作用减弱，归来（2004）又对口内切口倒 L 形颧骨截骨的患者于术中联合应用颞颊部除皱术，从而解决术后面部下垂的问题。

Mahatumarat 等（2003）于口内切口前方颧骨体处，过眶外缘垂直的截骨线去除骨条，做从后向前的青枝骨折，于前方做钢丝固定。Lee K. C. 等（2006）也做了类似的改进，只是在耳前 Lee 采用 3 mm 的骨凿经皮刺入颧弓根部截断造成骨折。Yang X. 等（2009）提出了一种新的截骨法，即口内入路在颧骨体下部做楔形截骨，以梯形底边宽度决定颧弓缩小幅度，Yang 在耳前也采用骨凿刺入截断造成骨折。

三、激光或内镜辅助下颞部发际切口颧弓根部截骨、颧骨体青枝骨折

Kim J. W. 等（1998）报道了通过颞部或鬓角处 3 cm 切口，用 Y 形附带激光纤维的弯曲骨凿做颧骨缩小术，在直视下，于颞深筋膜深层到达颧弓并做骨膜下截骨。Lee J. S. 等（2003）通过颞部发际线后 2 cm 做切口，在两个层面对颧骨做截骨。在内镜辅助下，于颞浅筋膜和颞深筋膜浅层间分离到达颧骨体上缘，用往复锯将颧骨体外侧不完全锯开，经同一切口到达颞深筋膜深层，由内斜向外完全截断颧弓。

各种颧骨颧弓缩小术式虽然截骨方式和部位稍有区别，总体来说目前对于年轻患者倾向于伤口较小、手术和恢复时间较快的口内加颞部或耳前小切口的颧弓截骨和青枝骨折方式；对于年龄较大的患者，则采取颞部或冠状切口颧弓截骨联合除皱术。然而，绝大多数颧骨颧弓缩小术缺少对截骨部位、骨块移动方向和距离等重要指标的精确设计，这就难免会造成截骨后的两侧不对称。马福顺等对北京地区出土的古代成人颅骨 76 具，找出适合反映颧骨情况的测量点，设置了面长指数、面宽指数、前面宽指数、侧位颧突指数等测量指数。陈小平等对杭州地区美貌女性和颧骨复合体肥大的求美者面部轮廓进行了测量，筛选出中面宽、下面宽等敏感指标。祁佐良等通过对上海地区年轻女性颧骨、颧弓测量及诊断标准进行研究，提出颧骨、颧弓肥大的检查方法和诊断指标。

高颧骨截骨缩小术式逐渐向术前准确测量计算截骨量，精确预测术后颧骨颧弓降低量的方向发展。我们有必要建立三维几何数字模型，设定合理参数，术前确定颧弓缩小术中的截骨量，以及颧弓推进角度、推进方向、推进距离与实际面部轮廓变化、咬肌支点位置变化之间的关系，优化临床应用。

（归来　穆雄铮）

参考文献

[1] ONIZUKA T, WATANABE K, TAKASU K, et al. Reduction malar plasty[J]. Aesthetic Plast Surg, 1983, 7(2): 121-125.

[2] WHITAKER L A, PERTSCHUK M. Facial skeletal contouring for aesthetic purposes[J]. Plast Reconstr Surg, 1982, 69(2): 245-253.

[3] BAEK S M, CHUNG Y D, KIM S S. Reduction malarplasty[J]. Plast Reconstr Surg, 1991, 88(1): 53-61.

[4] SATOH K, WATANABE K. Correction of prominent zygomata by tripod osteotomy of the malar bone[J]. Ann Plast Surg, 1993, 31(5): 462-466.

[5] UHM K I, LEW J M. Prominent zygoma in Orientals: classification and treatment[J]. Ann Plast Surg, 1991, 26(2): 164-170.

[6] 马福顺, 陈宗基, 袁永胜, 等. 截骨法高颧弓整形术[J]. 整形再造外科杂志, 2004, 1(3): 140-143.

[7] YANG D B, PARK C G. Infracture technique for the zygomatic body and arch reduction[J]. Aesthetic Plast Surg, 1992, 16(4): 355-363.

[8] SUMIYA N, KONDO S, ITO Y, et al. Reduction malarplasty[J]. Plast Reconstr Surg, 1997, 100(2): 461-467.

[9] CHOI H Y, LEE S W, LEW J M. True intraoral reduction malarplasty with a minimally invasive technique[J]. Aesthetic Plast Surg, 1999, 23(5): 354-360.

[10] 吴一, 曾令寰, 江兴容, 等. 口内入路颧骨弧形截骨降低术[J]. 中华整形外科杂志, 2005, 21(1): 22-23.

[11] 谢卫国, 方震, 李鲁阳, 等. 口内入路颧骨缩小术的数点改进[J]. 中华整形外科杂志, 2005, 21(2): 87-89.

[12] HWANG Y J, JEON J Y, LEE M S. A simple method of reduction malarplasty[J]. Plast Reconstr Surg, 1997, 99(2): 348-355.

[13] YANG D B, PARK H S, PARK C G. Technical refinements of infracture for the zygomatic body and arch reduction[J]. Aesthetic Plast Surg, 1998, 22(5): 380-390.

[14] SUMIYA N, ITO Y, OZUMI K. Reduction malarplasty[J]. Plast Reconstr Surg, 2004, 113(5): 1497-1499.

[15] LEE J G, PARK Y W. Intraoral approach for reduction malarplasty: a simple method[J]. Plast Reconstr Surg, 2003, 111(1): 453-460.

[16] KIM Y H, SEUL J H. Reduction malarplasty through an intraoral incision: a new method[J]. Plast Reconstr Surg, 2000, 106(7): 1514-1519.

[17] 归来, 邓诚, 张智勇, 等. 口内入路L型截骨术矫正高颧骨[J]. 中华整形外科杂志, 2002, 18(5): 288-290.

[18] MAHATUMARAT C, ROJVACHIRANONDA N. Reduction malarplasty without external incision: a simple technique[J]. Aesthetic Plast Surg, 2003, 27(3): 167-171.

[19] LEE K C, HA S U, PARK J M, et al. Reduction malarplasty by 3-mm percutaneous osteotomy[J]. Aesthetic Plast Surg, 2006, 30(3): 333-341.

[20] YANG X, MU X, YU Z, et al. Compared study of Asian reduction malarplasty: wedge-section osteotomy versus conventional procedures[J]. J Craniofac Surg, 2009, 20(Suppl 2): 1856-1861.

[21] KIM J W. Laser-assisted endoscopic reduction malarplasty in Asians: quick combined surgery[J]. Aesthetic Plast Surg, 1998, 22(4): 289-297.

[22] LEE J S, KANG S, KIM Y W. Endoscopically assisted malarplasty: one incision and two dissection planes[J]. Plast Reconstr Surg, 2003, 111(1): 461-467.

[23] 马福顺, 陈宗基, 郑永生, 等. 颧部骨性测量及其意义[J]. 整形再造外科杂志, 2005, 2(2): 76-78.

[24] 陈小平, 朱晓华, 宋建良, 等. 颧骨复合体肥大患者正貌面型满意度的测查及分析[J]. 中国美容医学, 2004, 13(1): 65-66, 134.

[25] HINDERER U T. Malar implants for improvement of the facial appearance[J]. Plast Reconstr Surg, 1975, 56(2): 157-165.

[26] POWELL N B, RILEY R W, LAUB D R. A new approach to evaluation and surgery of the malar complex[J]. Ann Plast Surg, 1988, 20(3): 206-214.

[27] WHITAKER L A. Temporal and malar-zygomatic reduction and augmentation[J]. Clinics in Plastic Surgery,1991,18(1):55-64.

[28] SUN H,SUN J,SHEN R. [High-malar plasty through an intraoral approach][J]. Zhonghua Zhengxing Shaoshang Waike Zazhi,1997,13(3):179-181.

[29] SATOH K,OHKUBO F,TSUKAGOSHI T. Consideration of operative procedures for zygomatic reduction in Orientals:based on a consecutive series of 28 clinical cases[J]. Plast Reconstr Surg,1995,96(6):1298-1306.

[30] WATANABE K. Sideburn-lateral canthal approach for reduction malar plasty[J]. Jpn Plast Reconstr Surg,1986,36:305.

[31] WATANABE K. Cosmetic contouring of the midface:Technique for sculpturing the malar prominence[J]. Plast Reconstr Surg,1991,1:643.

[32] SUMIYA N,KONDO S,ITO Y,et al. A new method for facial contouring[J]. Jpn J Plast Reconstr Surg,1993,36:305.

[33] KIM Y H,SEUL J H. Reduction malarplasty through an intraoral incision:a new method[J]. Plast Reconstr Surg,2000,106(7):1514-1519.

[34] GUI L,TEN L,ZHANG Z Y,et al. MALARPLASTY FOR PROMINENT MALAR IN ASIAN PATIENTS[J]. Journal of Cranio-Maxillofacial Surgery,2002,30(S1):70-71.

第三十八章

下颌角肥大症的病因和治疗

第一节 面型和病因

一、面型

东方人和西方人具有不同的面型特点，也具有不同的审美观念。这可能是下颌角肥大在东、西方发病率有较大差别，男、女之间发病率也有很大差异的原因。在欧美，由于文化背景的差异，人们对方形脸具有不同程度的认可。西方人认为下颌角应与面颅骨的其他部位相协调，应该有明显的后界和下界。它可以传达一种情感，使人显得更年轻，更具立体感。所以，至今仍有不少欧美学者把由下颌角肥大造成的方形脸称为良性咬肌肥大。单纯以美容为目的行下颌角咬肌部分切除术的人在欧美等国也并不多见，他们更多的是把下颌角肥大作为咬肌的一种病理性肥大来研究，其治疗一般采用比较保守的方法。东方人崇尚瓜子脸，并以此为美，肥大粗壮的下颌角不具有吸引力。以下颌角肥大为主要特征的方形脸或梯形脸与传统的审美格格不入。在中国，绝大多数下颌角肥大的患者并不将其视为一种疾病，而是一个单纯的美容问题。随着经济生活水平的提高，要求手术矫治下颌角肥大、塑造瓜子脸的患者日益增多。下颌角肥大的手术矫正已成为现代面部整形美容外科的一个重要内容。

下颌角的形态大小及位置对面部容貌的审美极为重要。下颌角肥大或下颌角发育过度，以及在此基础上伴发的不同程度的咬肌肥大可表现为特征性的方形脸或梯形脸。下颌角肥大对人体功能的危害不甚明显，多数的病案主要表现为对面部形象的影响及对患者心理方面的损伤（图38-1）。

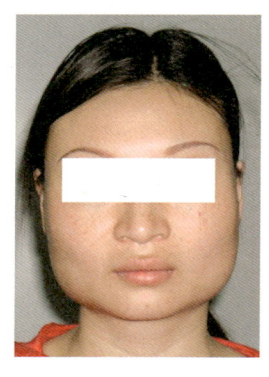 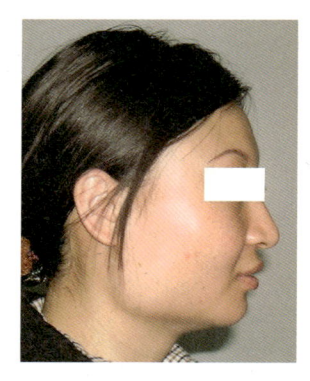

A. 正位；B. 侧位。

图38-1　下颌角肥大患者正、侧位

下颌角位于面部下外侧，由下颌骨水平支与下颌骨体部的连接部组成。其外侧为咬肌粗隆，有咬肌附着。其内侧为翼肌粗隆，有翼内肌附着。左、右两侧的下颌角与中下部的颏骨及两侧的颧部构成面部的基本轮廓，并与面中份鼻、唇等组织器官构成面型的基本特点，是面部容貌特征的重要解剖标志之一（图38-2）。

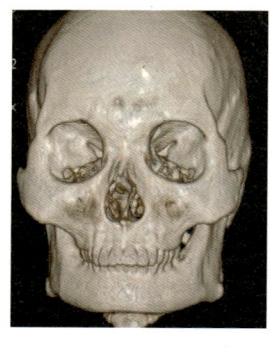 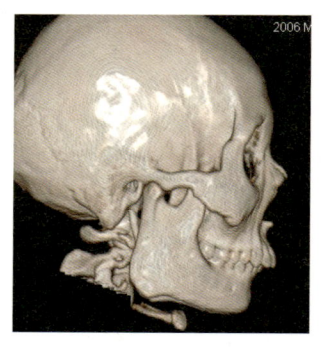

A. 正面；B. 侧面。

图38-2　下颌角正、侧面三维重建

二、病因

引起下颌角肥大的病因主要有"工作性肥大"（work hypertrophy）理论因素和遗传因素两种：

（一）"工作性肥大"理论因素

自从1880年Legg最早报道一个10岁的"咬肌良性肥大"的病例以来，下颌角肥大至今仍被西方学者诊断为"咬肌良性肥大"。对于引起"咬肌良性肥大"的病因也主要集中在咬肌本身的病理性改变上。1947年，Gurney提出了引起"咬肌良性肥大"的"工作性"病因，即"工作性肥大"。他认为习惯性咬牙、睡眠磨牙症和咀嚼肌的过分工作，造成了咬肌良性渐进性的肥大增生。有些学者补充提出牙齿脱落、牙痛、单侧咀嚼、多种咬合关系紊乱、颞下颌关节疾病，以及情绪不稳定时的习惯性咬牙均可能促成"咬肌良性肥大"。1961年，Guggenheim和Cohen试图从神经生理学方面进一步阐述"工作性肥大"的原理。他们认为来自口腔颌面系统的各种刺激因素，通过神经整合过程可能产生一种压力，这种压力干扰了三叉神经中脑核的正常的本体感受反射系统，从而引起睡眠磨牙症、习惯性咬牙等，造成咬肌肥大。Gurney"工作性肥大"的理论一直被众多的西方学者接受。

（二）遗传因素

1986年，南斯拉夫人Roncevic根据自己的实践经验提出了遗传因素造成下颌角肥大或咬肌良性肥大的理论。他不同意"工作性肥大"的理论，他认为：①在下颌角肥大或咬肌良性肥大的患者中确有咬合关系紊乱者，但不能认为咬合紊乱就是下颌角肥大或咬肌良性肥大的诱因。紊乱可能是原发性的，也可能是继发性的，因为有众多的咬合紊乱患者并没有发生下颌角肥大或咬肌良性肥大。②偏侧咀嚼可能是结果，因为一般情况下，在肌肉发育良好的一侧咀嚼更容易；而且许多因一侧牙齿脱落或牙痛而主要用另一侧咀嚼的人，并未出现下颌角肥大或咬肌良性肥大。③咬牙和睡眠磨牙症在正常人中比较常见，在下颌角肥大或咬肌良性肥大的患者中却不多见。④手术并没有去除"工作性肥大"理论提及的下颌角肥大或咬肌良性肥大的诱因，但迄今为止，尚无一例复发。⑤下颌角肥大或咬肌良性肥大患者手术切除的标本，经组织病理学检查，都是正常横纹肌，并没有发现肌纤维肥大。基于上述原因，Roncevic提出，咬肌良性肥大很可能是一种先天性的、由遗传因素决定的由下颌角肥大引起的肌肉畸形，而大部分方形脸或下颌角区域的增大变厚诊断为下颌角肥大更为合理。这一理论普遍被东方学者接受。

第二节　治疗

一、非手术治疗

长期以来，西方学者一直把下颌角区域的增宽诊断为咬肌肥大。Legg（1880）报道了1例双侧咬肌增厚变宽、年仅10岁的患者，并首先提出"咬肌良性肥大"的概念。由于这一病例缺乏典型性，当时并未引起人们的注意。后来，Boldt（1930）和Coffey（1942）又对这一疾病的诊断和治疗进行了报道。一般来说，这时人们对下颌角区增宽变厚的认识主要考虑肌肉本身的病理性增生或肥厚，处理也只是用观察、安慰、镇静催眠药等保守方法，治疗效果很不理想。之后相当一段时间，由于手术治疗主要涉及咬肌切除，而咬肌切除不仅效果不理想，还存在出血、血肿、感染的机会增加，较长时间的肌肉痉挛、牙关紧闭，以及由于肌肉切除量不易掌握而引起两侧不对称和损伤面神经分支的可能等诸多缺点，使得西方一部分学者将大量的研究集中在咬肌肥大的药物治疗。近几年，咬肌肥大的保守治疗取得了一定的进展。1994年，Smyth、Moore和Wood等报道了采用A型肉毒杆菌毒素（botulinum toxin type A，简称A型肉毒毒素）治疗双侧咬肌肥大的经验。他们认为A型肉毒毒素的应用是治疗双侧咬肌肥大的一种革命性新方法。作为一种肌内注射药，A型肉毒毒素没有显著的副作用，与手术方法比具有更多优点。Smyth建议将这一技术作为咬肌肥大的常规治疗方法。

（一）A 型肉毒毒素的药理作用

肉毒杆菌毒素（botulinum toxin，简称肉毒毒素）是梭状芽孢杆菌属的肉毒杆菌在厌氧条件下产生的一种生物毒性较强的高分子蛋白神经毒素。肉毒毒素分为 A、B、C、D、E、F 和 G 七种类型，它们具有相似的化学结构和药理作用，但抗原性各不相同。目前临床上采用的是毒性强而稳定，易于生产、精制和保存的 A 型肉毒毒素。

A 型肉毒毒素主要是通过其局部肌内注射后产生化学性去神经支配或功能性去神经支配而造成肌肉组织萎缩的。A 型肉毒毒素可选择性地作用于外周胆碱能运动神经末梢的神经-肌肉接触点，阻碍钙离子激发乙酰胆碱囊泡的外排，抑制突触前膜乙酰胆碱的释放，使肌肉组织去神经支配，产生废用性麻痹，进而渐进性萎缩。A 型肉毒毒素的这种化学性去神经支配或功能性去神经支配造成的阻断作用被认为是不可逆转的。但由于神经末梢的轴突可以不断地"出芽"并伴随着运动终板的不断新生，神经末梢的神经-肌肉接触点区域可以产生新的接触点，也就是说 A 型肉毒毒素造成的肌肉萎缩是可逆的。临床上采用 A 型肉毒毒素治疗咬肌肥大早期可获得较好效果，晚期常常发现复发的情况与 A 型肉毒毒素的作用机制、神经肌肉组织的生理特征均有密切关系。但采用 A 型肉毒毒素治疗咬肌肥大操作简单、可重复使用、副作用少，再加上不产生中枢神经系统作用等特点，可以作为某些特殊病例的治疗手段。

（二）A 型肉毒毒素的使用方法

A 型肉毒毒素毒性极强，如果入血能引起全身麻痹，除抗毒血清外，尚无有效的解毒药。由于 A 型肉毒毒素是一种神经毒素，早期专用于治疗斜视、眼肌痉挛、面部抽搐、肌肉痉挛性斜颈及痉挛性发声困难等疾病，2002 年被核准用于整形美容（如面部皱纹的治疗），现在已越来越多地用于整形美容。值得注意的是，A 型肉毒毒素用于美容除皱不是一般美容行为（或行业行为），而是医疗行为，甚至是高一级的医疗行为，不是一般美容院可以操作的。即使要用，也要控制在具有医疗美容业务和医疗机构执业许可证的单位。操作人员必须是医师，有处方权，技术水平较高，熟悉面部表情肌的解剖，了解肉毒毒素的结构、功能、性质、使用方法和不良反应处理等。

A 型肉毒毒素的保妥适注射用商品针剂为每支 100 U。使用时在室温下用生理盐水溶解稀释成 50 U/ml 备用。一般每侧选择 1~2 个注射点注射。第一注射点选择咬肌最肥大隆起的部位；第二注射点在第一注射点斜上后方 1 cm 处。治疗不严重的咬肌肥大时，A 型肉毒毒素的注射剂量为 50 U/ml；治疗严重的咬肌肥大时，A 型肉毒毒素的注射剂量为 100 U/ml，但最高剂量一侧最好不超过 200 U/ml。在选择两个注射点的情况下，第一注射点注入的量应控制在该侧注射总量的 70%~80%，第二注射点的注射剂量为注射总量的 20%~30%。注射时的速度应尽可能缓慢，注射后不进行局部按摩和其他特殊处理，一般正常的咀嚼运动即可使药液在肌肉组织内逐渐扩散。国内赵继志报道的 3 例患者采用的 A 型肉毒毒素是由兰州生物制品研究所有限责任公司研制的产品。其配制方法和注射点的选择与 Smyth 和 Moore 报道的方法一致，但注射总量有差别。其报道的 3 例患者中，两例双侧咬肌肥大患者采用 25 U/ml 的浓度，每人使用总剂量为双侧一共 100 U，并分两侧注射；第三例单侧咬肌肥大患者使用总剂量为 60 U。

（三）A型肉毒毒素的不良反应和禁忌证

A型肉毒毒素注入咬肌2周后，患者在用力咀嚼时可感觉咬合力下降，咬肌没有明显的隆起疲累现象，用手触摸咬肌局部也没有明显的收缩。一般注射A型肉毒毒素后1个月即可观察到咬肌萎缩及脸形的改变。根据Smyth、Moore和赵继志等人的报道，注射A型肉毒毒素后局部的不良反应主要包括咬肌过度无力及因肉毒毒素向邻近肌肉组织扩散而引起的其他相应表现，而这些临床表现与注射部位和注射肉毒毒素的剂量有关。一般来说，这些临床表现均为一过性的，并可在数周内自行消失。个别患者注射肉毒毒素以后有发热、不适、疲劳或流感样症状等全身反应症状，但双盲法研究的结果并不支持。A型肉毒毒素没有明确的禁忌证。但基于A型肉毒毒素可选择性地作用于外周胆碱能运动神经末梢的神经-肌肉接触点，阻碍钙离子激发乙酰胆碱囊泡的外排，抑制突触前膜乙酰胆碱的释放，使肌肉组织去神经支配，产生废用性麻痹，进而渐进性萎缩的原理，国内外厂家均建议不用于妊娠期或哺乳期女性、有青霉素过敏史和局部有感染的患者，慎用于脊髓性肌肉萎缩和重症肌无力等全身性神经肌病患者。

A型肉毒毒素治疗咬肌肥大是西方部分学者采用的咬肌病理性肥大治疗的新方法。国内近年来尽管报道比较多，但由于基于长期观察的权威性文献较少，在临床应用中应该严格选择适应证。从发表的病例照片来看，A型肉毒毒素治疗后脸形的改变多为面部肌肉组织消瘦的变化，更不会改变下颌角区域侧面的轮廓或线条，与将方形脸塑造为瓜子脸的现代东方女性整形美容外科的原则仍有相当的差距。

二、手术治疗

（一）下颌角肥大手术治疗的发展

1947年，Gurney首先报道了采用经皮肤切口仅切除咬肌的外侧部分以达到治疗咬肌肥大目的的方法。尽管咬肌切除在一定程度上可以矫治下颌角肥大或咬肌肥大，但由于效果并不明显，这一方法引起了较大的争议。1949年，Adams描述了通过口外下颌下缘入路，在直视下切除肌肉的内层和骨性增生部分的方法。由于切除了部分肥大的下颌角使手术效果得到较大的提高，也给咬肌肥大的诊断和治疗提供了新的思路。但这样操作损伤面神经分支的危险性仍然存在，也同样不能解决遗留皮肤瘢痕这一美容问题。1951年，Converse应用口内入路切除了肥厚的肌肉和下颌角突出的骨质，不仅获得了比较满意的效果，还降低了面神经分支损伤的风险并避免了皮肤瘢痕这一难题（图38-3）。Ginestet、Frezieres和Merville（1959）推广了这一方法。口内入路咬肌及下颌角部分联合切除术，很快成为治疗下颌角肥大的流行术式。尽管这个时期的手术方法仍然以肌肉切除为主，以骨质的切除为辅，但Converse采用口内入路切除肥厚肌肉的同时去除下颌角突出的骨质能够获得比较满意效果的临床事实，已经引起东西方学者对咬肌肥大病因、诊断及治疗等全方位的探讨。

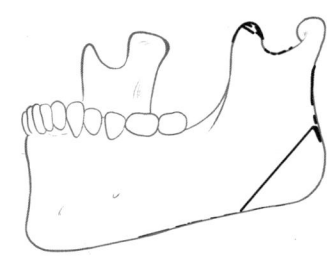

图38-3　下颌角一次性直线截骨术截骨线示意图：Adams（1949）口外入路设计思路和Converse（1951）口内入路设计思路

20世纪80年代末期，随着生活水平的提高，以美容为目的要求进行下颌角整形的患者，特别是女性患者，越来越多。大量的病例积累，使一些东方学者对咬肌肥大这一疾病的认识开始发生变化。Yang和Baek以其在美国和韩国的丰富医疗实践，分别在1989年和1994年发表文章指出，西方学者把咬肌肥大作为方形脸的主要原因，因此他们通常用咬肌部分切除的办法来矫治它；而在东方，方形脸者咬肌并无明显肥大，而是由下颌角向后突出和向外翻转造成的。因此，应采用下颌角截骨整形术来治疗，笔者建议将咬肌良性肥大改称为下颌角肥大。

由于面部解剖的特殊性，口外入路的下颌骨截骨术除了遗留面部瘢痕以外，面神经下颌缘支损伤的概率也比较大；而口内入路的方法对术者和手术器械均有较高的要求。在相当长一段时间里，下颌角截骨术的手术入路一直是国内外学者关注的热点之一。最具代表性的文献有穆雄铮等（1996）报道的口内、外联合入路下颌角截骨术和艾玉峰、孙坚等（2001）报道的耳后入路下颌角截骨术（图38-4、图38-5）。尽管近年来口内入路的下颌角截骨术已越来越成为共识，但值得一提的是，针对需要同时进行除皱的患者，耳后入路的方法仍然是可以考虑的治疗手段之一。

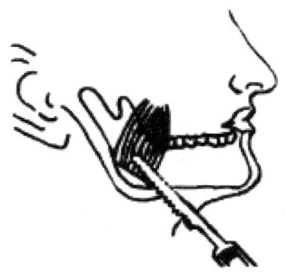
图38-4　穆雄铮等（1996）口内、外联合入路下颌角截骨术示意图

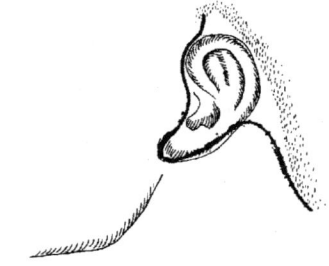
图38-5　艾玉峰、孙坚等（2001）耳后入路下颌角截骨术示意图

与此同时，从以肌肉切除为主要治疗手段的临床实践中，人们发现咬肌切除除了手术效果不理想外，术后还存在以下缺点：①肌肉切除后出血量增加，术后血肿、感染的发生率增加；②发生严重的面部肿胀；③长时间的肌肉痉挛，牙关紧闭；④肌肉切除量不易掌握，术后效果难以预测，易引起两侧不对称；⑤同样存在损伤面神经分支的可能。学者尝试不切除咬肌，单纯行下颌骨截骨术。实践证明，下颌骨截骨术本身就可使咬肌体积减小。由于肌肉附着点短缩以后，随着肌张力的变小，肌肉自发地发生适应性萎缩。20世纪90年代以后，不切除咬肌的下颌角成形术已得到越来越多的专家（特别是东方整形美容外科专家）的认可。

近10年来，下颌角切除的形态和范围也不断趋于合理和完善。Converse（1951）采用的下颌角切除术为一次性直线形截骨术，截骨的范围仅涉及下颌角本身。一次性直线形截骨术对矫正下颌角肥大引起的方形脸取得了较好的效果，被东西方学者应用了近半个世纪。但一次性直线形截骨术仅切除少量的下颌角很难满足东方患者将方形脸改为瓜子脸的美容要求，特别是侧面的线条不圆滑也不自然，常常出现第二下颌角的情况。Baek（1989）提出采用两条直线形截骨术可以使下颌角获得比较圆滑而趋于弧形的形态。但这种二次弧形截骨术仅涉及下颌角本身，其下颌整体外观整形美容效果仍然不能使患者满意。Yang（1991）提出了采用宽直的摆动锯，从下颌支中上段开始，包括下颌角和下颌体，通过三条或四条直线形截骨，必要时配合颏成形术对下颌骨进行整体塑形，即三次或四次弧形截骨术。他认为不要试图将预计去除的骨质一刀完全切除，而应该分三次或四次直线形截骨，来保证下颌骨塑形时两侧对称、下颌下缘线条更加贴近弧形、自然和美观。尽管三次或四次弧形截骨术的手术操作比较复杂，但手术效果常更加完美，特别适合现代东方女性（图38-6）。

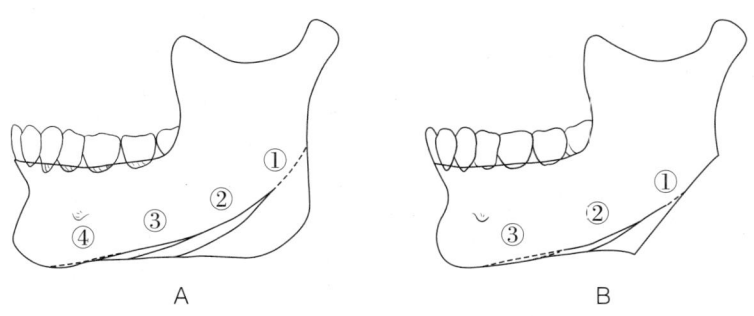

A. 设计分次截骨线；B. 完成第一次截骨时示意图。

图38-6 Yang（1991）三次或四次弧形截骨术示意图

Deguchi等（1997）报道在下颌角截骨术的同时行下颌骨外板劈开切除术可获得良好效果（图38-7）。赵延峰等（2008）采用三维螺旋CT扫描技术对外板截骨术后下颌骨的形态学变化进行了研究（图38-8）。结果显示，在术后6个月下颌骨外板去除区域可观察到凹陷，尤其是外斜线区最为明显。术后的平均凹陷深度为3.64 mm±1.67 mm。术后6个月，整个下颌骨的骨量减少1.7%±0.5%，局部减少55%±9%。在下颌骨外板去除区域可观察到骨再生。与术后即时相比，术后6个月时新生骨的比例为84.6%±7.3%。骨再生的主要区域为下颌角，而下颌骨外板截骨术是一种缩小下面部宽度的有效技术。应该指出的是，面下1/3轮廓塑形的关键解剖位置应该在下颌角区和下颌骨下缘，而单纯的下颌骨外板切除术对缩小下面部的程度是相当有限的。传统的下颌角截骨术已经包括相应区域的外板。下颌角截骨术后下颌骨外斜线和体部外板的处理，就操作原则而言，采用磨削的方法应该更为简单。另外，下颌骨外板劈开后出血量增加和下颌骨远期厚度的变化等均为必须考虑的因素。

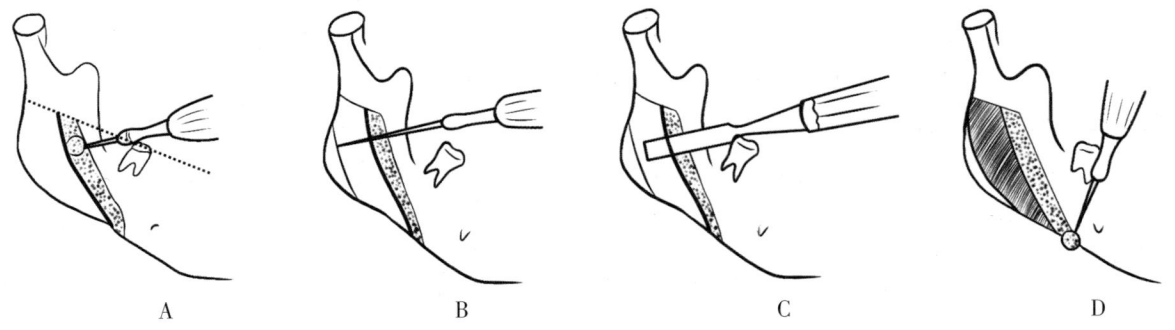

A. 球钻定点；B. 立钻插入骨板间；C. 骨锉平整截骨面；D. 球钻边缘打磨。

图38-7 Deguchi等（1997）下颌角截骨术同时行下颌骨外板劈开切除术示意图

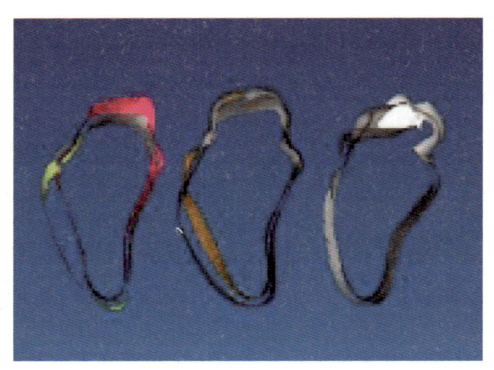

图38-8 赵延峰等（2008）展示的下颌骨外板劈开切除后厚度和体积的变化

近年来，经济水平的不断提高、手术器械和手术方法的不断完善，大大促进了针对现代东方女性（特别是中国现代女性）的整形美容外科的迅速发展。归来等（1997）借鉴以往下颌角整形美容外科的丰富经验，根据中国女性的特点提出了口内入路不切除咬肌的下颌角一次性弧形截骨（图38-9），标志着现代下颌角整形美容外科手术的更加完善和成熟。

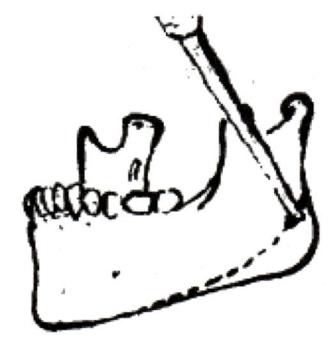

图38-9 归来等（1997）提出的口内入路下颌角一次性弧形截骨术示意图

（二）术前准备

1. 术前检查　下颌角肥大的患者一般具备方形脸或梯形脸的特征，其临床诊断并不困难。多数下颌角肥大的患者就诊主要以整形美容为目的。术前的诊断检查包括：

（1）病史：缓慢起始的单侧或双侧下颌角区增大，青春期后明显，生长发育完成后，增长亦停止。少数患者伴有异常的咀嚼习惯和睡眠磨牙症等。

（2）局部检查：局部检查包括面部的正面和侧面，以及口腔内牙齿情况。面部的正面检查可见患者呈典型的方形脸或梯形脸，单侧或双侧下颌角突出，两侧可不对称，两侧下颌角间距接近或大于两侧颧突间距；静息和咬牙时触摸咬肌的体积，可以表现为增大或正常，可伴有面下1/3短缩。面部的侧面检查可见患者下颌角向后下突出和外翻；下颌支后缘与下颌骨体下缘相交形成的角度明显小于120°。口内检查可见异常的牙齿磨损或其他类型的咬合不协调等。

（3）辅助检查：一般情况下，下颌角肥大患者最重要的辅助检查是常规X线片，包括头颅正侧位片和下颌全景片。通过常规X线片可发现下颌角向后下突出或向外翻转、下颌骨肥大，尤其是下颌角区肥大和下颌平面角平直等。常规X线片可以辅助下颌角肥大的诊断、确定下颌角肥大的程度及下牙槽神经管的位置，并辅助制订手术方案，如截骨量和截骨范围等。特殊的辅助检查包括神经肌电图检查和肌肉活检，但检查结果通常都是阴性的，一般不常规采用。

下颌角肥大的患者主诉明确、局部表现和检查结果都比较清楚，但需要与之鉴别的疾病不仅多，还重要，尤其是肿瘤，误诊后将引起严重后果，应作出鉴别。

2. 鉴别诊断　①腮腺疾病。如腮腺肥大、腮腺炎、流行性腮腺炎、腮腺肿瘤等。②颊脂垫肥大。表现为两颊部丰满，但肥大部位在咬肌前方。③肿瘤和血管瘤。包括良性或恶性肌肿瘤、良性或恶性骨肿瘤、血管瘤、淋巴瘤。④其他。如下颊部炎症、骨化性肌炎、放线菌病等。

一旦遇到疑问，就应再次追问病史，仔细进行体格检查，必要时应增加腮腺造影、CT、MRI等特殊检查，以明确诊断。

3. 术前设计　术前设计需要准备患者面部彩色照片，包括正位和双侧位片，X线片包括头颅正位片、侧位片和下颌全景片等。可研究彩色照片，根据患者美容要求粗略估计截骨量。研究X线头影测量片，决定需要切除的下颌角的骨块大小。下颌全景片与头影测量片对比，可以决定具体截骨线的位置，并避开下牙槽神经管。

术前设计的主要目的在于使患者的整形美容要求与医师的手术效果一致，并尽可能避免大的失误，如切除量太多或太少等。在设计过程中，侧面下颌角区的弧形曲线极为重要，可在彩色照片、X线片上直接描绘或采用计算机成像技术绘制。

4. 患者的选择、评估和计划　跟任何整形美容手术一样，医师仔细询问患者的诉求、患者过去接受过的相关治疗，以及患者的一般性疾病、精神科疾病史和用药史，检查患者颜面骨骼的形状和牙齿咬合状况，与患者讨论手术的方式和可能的并发症，是成功的重要步骤。对于患者特别的解剖构造，医患双方必须要有相同的认知，医师应该评估患者面部软组织和骨骼对面型造成的影响，否则手术后可能无法判断是否获得预期的效果。下颌角突出和咬肌肥厚的患者，下颌角合并部分咬肌的切除，可能获得较佳的效果，如果不切除部分咬肌，要说明手术后可能需做肉毒毒素的注射，或者要说明单纯做下颌角截骨所能起到的有限效果。对于下颌角明显而且颜面软组织肥厚的患者，单纯的骨骼塑形手术可能无法起到预期的效果，而需佐以软组织减量措施。有人认为下颌角截骨后，咬肌会自动萎缩变小，然而Lo（2005）的一项下颌角截骨术患者长期追踪测量研究结果显示，下颌角截骨后咬肌不一定萎缩变小，而下颌角总平均体积最多只会减小5%。

年龄是一项重要因素，年龄大的人软组织可能失去弹性而比较松弛，黏附在颜面骨骼上的能力较差，骨骼内缩手术以后，颜面有可能显现松弛老化，下颌（jowl）皮肤松弛，鼻唇沟（nasolabial fold）变深，因此要跟患者说明可能需要的后续手术，如抽脂或拉皮。Deguchi（1997）和Han（2001）提出也可以采用下颌角外层骨切除术（angle splitting osteotomy, ASO）取代传统的下颌角切除术，保留一些下颌角，避免颜面软组织过度松弛。

患者有时候可能不知道自己除了骨角突出问题外还有其他问题，术前检查和评估以后，要跟患者详细说明，例如下颌骨左右不对称，就要规划好两侧下颌角分别按不同的切除量切除，以达成左右对称的结果。患者如合并有下颌前突和牙齿咬合异常，可以联合颌骨塑形手术和正颌手术（orthognathic surgery）。如患者有正常的下颌骨外形（如具有正常的下颌角），但是觉得下颌太宽或为方形脸，可能有下巴短小，以及鼻子宽、鼻梁平的问题，需要跟医师讨论各种不同的改善面型的治疗计划，包括施行下颌角外层骨切除术（ASO）、下颌加长前移手术或隆鼻梁缩鼻孔手术等。一个重要的前提是，患者需要有清楚而合理的期待，医师要能诚实告知患者手术医师的能力极限，以及手术所能产生的结果。

（三）口内入路一次性弧形截骨术的手术操作

采用静脉快速诱导，经鼻腔插管吸入麻醉。常规局部注射0.25%的利多卡因肾上腺素混合液（1∶20万）。用15号刀片切透黏骨膜。切口自下颌支下前缘的外侧开始，沿前庭沟外侧黏膜向前延伸至下颌第1前磨牙。利用脱套技术自骨膜下剥离，充分暴露下颌支的中下部、下颌角和下颌骨体，解剖颏神经并予以保护。用OBWEGESER拉钩暴露手术区域，按术前设计的截骨线用小圆钻做截骨标记，再用长柄圆钻和摆动锯做一弧形截骨线，仔细截透下颌角外板和内板。尚存的部分骨性连接处用锋利的弯骨凿小心凿开。分离内侧的翼内肌附丽，将肥大的下颌角完整取出。截骨边缘打磨修整，使其光滑流畅。用同样方法完成另一侧下颌角截骨。但惯用右手的医师在切左侧第一刀时向上方进刀有可能比预计的深，因此应倍加小心。截骨完成后，还应将两侧下颌骨进行比较，如果有不对称或边缘不规则的情况，可用摆动锯或打磨球进行修整（图38-10、图38-11）。

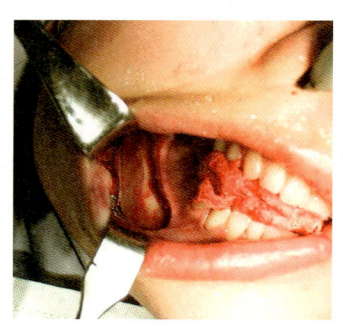

图38-10　术中暴露下颌角及截骨情况

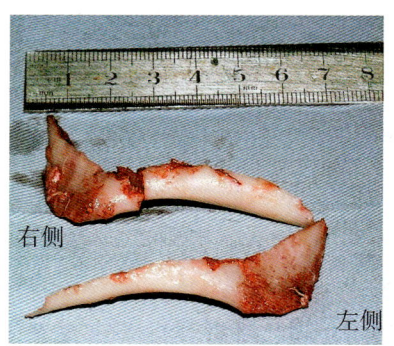

图38-11　截骨块

如果为需要同期进行颊脂垫摘除术的病例，可经同一口内切口完成（图38-12）。当需要行颏成形术时，切口可继续向前延伸至中线，沿着颏孔小心解剖出颏神经血管束，以提供充足的手术空间。根据患者的情况，适当选择削减修饰、前移、短缩、延长等各种术式（图38-13）。通常情况下，颏成形术后形成的骨间隙，可采用下颌角截骨块适当修整后予以充填。

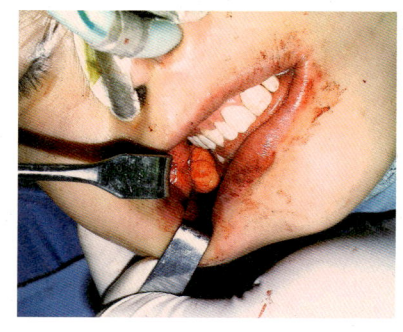

图38-12　颊脂垫摘除术

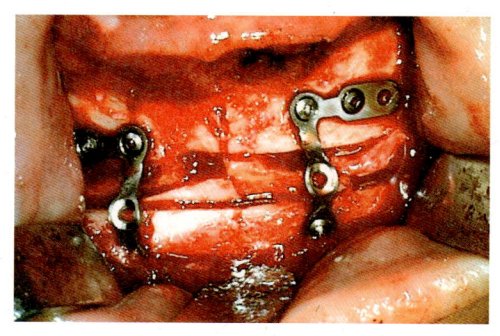

图38-13　颏成形术

彻底止血，以抗生素盐水冲洗伤口，选择性放置口内引流条，以可吸收线缝合。头面部加压包扎5天，常规应用抗生素5~7天。术后1周进流质饮食。一般情况下咬肌在术后3~6个月逐渐发生废用性萎缩。此时患者正面和侧面均可获得自然秀美的线条（图38-14、图38-15）。

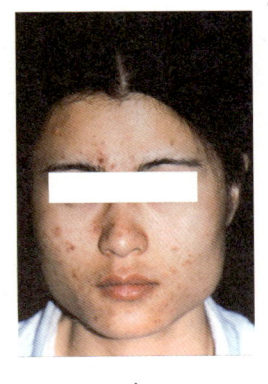 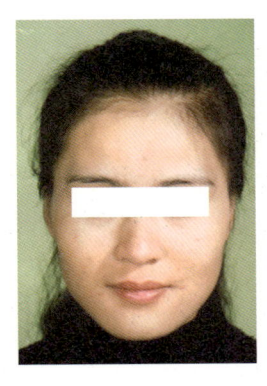 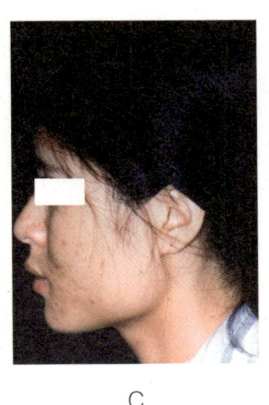 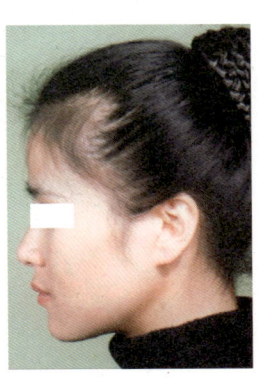

A. 术前正位；B. 术后正位；C. 术前侧位；D. 术后侧位。

图38-14　口内入路下颌角弧形截骨术手术前后正、侧位照片

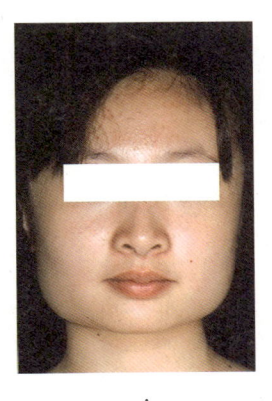 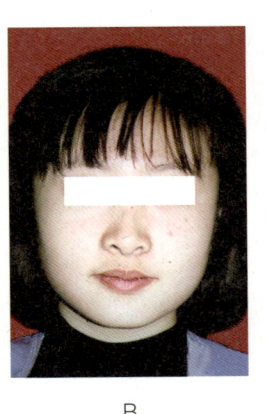 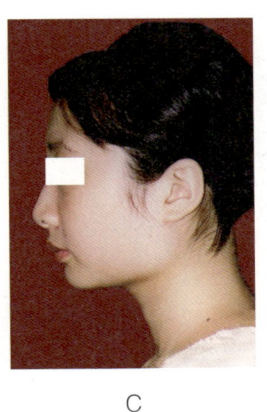 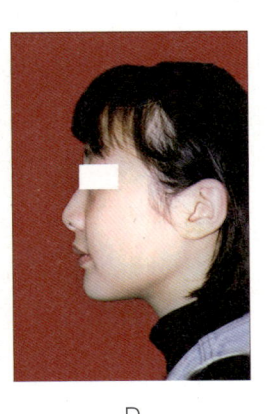

A. 术前正位；B. 术后正位；C. 术前侧位；D. 术后侧位。

图38-15　口内入路下颌角弧形截骨术合颏成形术手术前后正、侧位照片

（四）术后处理

手术后颜面肿胀是无法避免的，会造成患者的不舒服或困扰，颜面的肿胀在手术后48~72小时达到最严重，之后慢慢改善消退，通常术后1周消肿五成，术后2周消肿八九成。减少肿胀的方法有：术后头部垫高30°、术后脸颊冰敷、术后放置引流管等。术后伤口细菌感染概率在2%~4%，感染时局部呈现红肿热痛的现象，伤口感染出现的时机是术后2周左右，偶尔会在手术1个月以后才出现感染状况，一般以革兰阳性葡萄球菌和链球菌较常见。治疗感染，应抽吸去除或引流污血或脓液，投以抗生素治疗。削除下颌角，以不超过骨角宽度的一半为原则，可以避免损伤下牙槽神经和避免过度削除，下牙槽神经如有损伤，可在手术中直接缝合修复。文献报道有病例于手术后出现面神经的下颌支损伤，出现同侧颜面肌肉运动功能不良，患者于6个月后完全恢复。这提示我们手术医师在削下颌骨前下方的时候，要小心保护面神经的下颌支及面动脉。Lo等（2008）认为，手术后颞下颌关节活动不良是暂时性的，一般于手术1个月以后恢复正常，如果持续过久，恢复缓慢，可以利用颞下颌关节

活动器协助快速恢复。Nagase 等（2005）认为截骨术后因为颜面骨骼内缩，对于年龄较大、皮肤较松的患者，可能会发生颜面软组织松弛的现象。如果出现这种现象，可以在 6 个月后接受局部抽脂术或拉皮手术（face lift）来改善。对于削骨手术后产生的不理想结果，如截骨不足、过度截骨或两侧不对称，就需要重做手术，在过度截骨而产生凹陷的部位，做骨组织移植，以骨板螺丝固定。

（五）并发症及处理

口内入路不切除咬肌＋下颌角一次性弧形截骨术是现代女性颅颌面整形美容外科的常规手术之一。该方法简单合理，并发症较少。以往切除咬肌而引起的很多并发症均得到有效的减少，甚至完全避免。目前仍有部分学者采用咬肌切除的方法。因此，现将有关下颌角肥大手术治疗中几种常见的并发症一并列举讨论如下：

1. 牙关紧闭　在行咬肌部分切除时，牙关紧闭是最严重的问题，有时持续时间很长。术中应仔细止血，术后在面部两侧放置冰袋，避免嚼口香糖、吃柔韧或黏稠的食物，避免张口过大或打哈欠。然而规律性的咬合运动有助于避免痉挛。如果发生牙关紧闭，就热敷和冷敷交替，做咬合运动，随时间的推移将有助于解决问题。一般情况下 1 周内可逐渐消失。

2. 血肿　引起出血的主要原因是截骨断面出血或骨膜剥离时损伤了肌肉组织。损伤知名血管引起的严重出血和血肿比较少见。如果确认是知名血管的损伤，应该及时打开切口进行血管结扎等必要的止血措施，颈外动脉甚至还可以结扎。一般情况下可拆除 1～2 针口内缝线引流，也可采用单纯吸引法，然后重新加压包扎。

3. 感染　引起感染的主要原因是局部血肿形成而没有得到及时有效的处理。避免术后感染的主要措施除了注意无菌操作，以及术前、术中和术后合理应用抗生素以外，主要办法为术中仔细操作，彻底止血，以避免血肿形成，以及发现血肿形成后有效处理。发生感染时，可将原手术切口打开，反复用抗生素盐水冲洗，并采用口内碘仿纱条填塞引流。一般情况下 5～10 天即可控制感染。

4. 不对称　早期，当学者们普遍在用切除咬肌的方法时，两侧不对称的情况比较多见。目前，更多学者采用一次性下颌角弧形截骨术的方法，发生不对称的情况大大减少，即使发生，程度也都大大减弱。引起不对称的主要原因是两侧截骨量没有把握好。避免不对称的办法除了术前认真分析病情、合理设计截骨线和截骨量以外，主要还是术中的仔细操作。

5. 神经损伤　口内入路下颌角截骨术中涉及的神经主要为颏神经和下牙槽神经。前者在截骨线超过颏神经孔的病例中比较容易受损。在这种情况下，最好将颏神经完整仔细解剖并予以妥善保护。后者主要也与手术中截骨线的位置有关。术前 X 线片仔细确定下牙槽神经管的位置和走向尤为重要，另外术中同样应注意尽可能仔细操作。一般情况下，术中手术器械对局部神经（主要是颏神经）牵拉导致的轻微损伤所引起的局部感觉障碍，在 3～5 周后可逐渐恢复正常。

6. 下颌骨髁突骨折（condyle fracture）　并不少见，文献上已有多个病例报道。发生的原因是从口内切开以直角锯切开骨角时，下颌支后缘常常无法完全切断，而后以骨凿强行敲断，发生意外性骨折，骨折向上延伸产生髁突骨折。如果发生髁突骨折，可用骨板螺钉固定骨折，或于上、下颌间固定 4～6 周。避免髁突骨折的方法，Morris 等（2007）认为应该是从外部（下颌后方）做个小切口，导入细长往复锯，确定切断下颌支的后缘。

7. 其他 文献中曾提及的其他并发症有唾液漏等。唾液漏在口外入路时可能发生。局部加压包扎5~7天可以愈合。

（归来 罗纶洲）

参考文献

[1] 张熙恩, 琚泽程, 吴江, 等. 口内进路外科治疗下颌角及嚼肌肥大[J]. 中华口腔医学杂志, 1992, 27(4): 237-240, 261.

[2] 穆雄铮, 王炜, 杭榆, 等. 口内外联合进路下颌角肥大截骨整形术[J]. 中华整形烧伤外科杂志, 1996, 12(2): 104-106.

[3] 归来, 侯全志, 张智勇, 等. 口内入路下颌角肥大弧形截骨术[J]. 中华整形烧伤外科杂志, 1999, 15(5): 336-338.

[4] 黄绿萍, 归来, 张智勇, 等. 不对称性下颌角肥大的手术治疗[J]. 华西口腔医学杂志, 2004, 22(1): 40-42.

[5] 吴一, 李伟, 邓颖, 等. 口内入路下颌角弧线形截骨术[J]. 中国美容医学, 2006, 15(10): 1163-1164, 1222.

[6] LEGG J W. Enlargement of the temporal and masseter muscle in both sides[J]. Trans Pathol Soc, 1880(31): 361.

[7] COFFEY R J. Unilateral hypertrophy of the masseter muscle[J]. Surgery, 1942, 11(5): 815-823.

[8] GURNEY C E. Chronic bilateral benign hypertrophy of the masseter muscles[J]. Am J Surg, 1947, 73(1): 137-139.

[9] BECKERS H L. Masseteric muscle hypertrophy and its intraoral surgical correction[J]. J Maxillofac Surg, 1977, 5(1): 28-35.

[10] RONCEVIĆ R. Masseter muscle hypertrophy. Aetiology and therapy[J]. J Maxillofac Surg, 1986, 14(6): 344-348.

[11] BAEK S M, KIM S S, BINDIGER A. The prominent mandibular angle: preoperative management, operative technique, and results in 42 patients[J]. Plast Reconstr Surg, 1989, 83(2): 272-280.

[12] ADAMS W M. Bilateral hypertrophy of the masseter muscle; an operation for correction; case report[J]. Br J Plast Surg, 1949, 2(2): 78-81.

[13] CONVERSE J M. Deformities of the jaw[M]//CONVERSE J M. Reconstructive plastic surgery. Philadephia: Saunders, 1977: 1406.

[14] BAEK S M, BAEK R M, SHIN M S. Refinement in aesthetic contouring of the prominent mandibular angle[J]. Aesthetic Plast Surg, 1994, 18(3): 283-289.

[15] YANG D B, PARK C G. Mandibular contouring surgery for purely aesthetic reasons[J]. Aesthetic Plast Surg, 1991, 15(1): 53-60.

[16] YANG D B, SONG H S, PARK C G. Unfavorable results and their resolution in mandibular contouring surgery[J]. Aesthetic Plast Surg, 1995, 19(1): 93-102.

[17] GUI L. Cured-type osteotomy for the surgical correction of the prominent mandibular angle[C]. Phuket, Thailand: The 7th Asian Pacific Congress of IPRAS, 1997: 127.

[18] SONG H S, PARK C G. Masseter muscle atrophy after ostectomy of the mandibular angle in rabbits[J]. Plast Reconstr Surg, 1997, 99(1): 51-60.

[19] GUI L, YU D, ZHANG Z, et al. Intraoral one-stage curved osteotomy for the prominent mandibular angle: a clinical study of 407 cases[J]. Aesthetic Plast Surg, 2005, 29(6): 552-557.

[20] LI M, GUI L, LIU J F, et al. Changes in the masseter muscle after curved osteotomy of the prominent mandibular angle[J]. Aesthetic Plast Surg, 2007, 31(6): 732-738.

[21] ZHAO Y F, LIU X J, HAO Y F, et al. Morphologic study of mandibular outer cortex osteotomy[J]. Plast Reconstr Surg, 2008, 122(4): 1154-1161.

[22] DEGUCHI M, LIO Y, KOBAYASHI K, et al. Angle-splitting osteotomy for reducing the width of the lower face

[J]. Plast Reconstr Surg,1997,99(7):1831-1839.

[23] HAN K,KIM J. Reduction mandibuloplasty: ostectomy of the lateral cortex around the mandibular angle[J]. J Craniofac Surg,2001,12(4):314-325.

[24] KIM N H, CHUNG J H, PARK R H, et al. The use of botulinum toxin type A in aesthetic mandibular contouring[J]. Plast Reconstr Surg,2005,115(3):919-930.

[25] LEE Y, KIM J H. Mandibular contouring: a surgical technique for the asymmetrical lower face[J]. Plast Reconstr Surg,1999,104(4):1165-1171.

[26] LO L J, CHEN Y R. The volume of muscles of mastication in patients receiving mandibular contouring surgery: a comparative study[J]. J Plast Reconstr Aesthet Surg,2007,60(2):125-129.

[27] LO L J, MARDINI S, CHEN Y R. Volumetric change of the muscles of mastication following resection of mandibular angles: a long-term follow-up[J]. Ann Plast Surg,2005,54(6):615-621.

[28] LO L J, WONG F H, CHEN Y R. The position of the inferior alveolar nerve at the mandibular angle: an anatomic consideration for aesthetic mandibular angle reduction[J]. Ann Plast Surg,2004,53(1):50-55.

[29] LO L J,LIN C L,CHEN Y R. A device for temporomandibular joint exercise and trismus correction: design and clinical application[J]. J Plast Reconstr Aesthet Surg,2008,61(3):297-301.

[30] MORRIS D E, MOAVENI Z, LO L J. Aesthetic facial skeletal contouring in the Asian patient[J]. Clin Plast Surg,2007,34(3):547-556.

[31] NAGASE T, YOSHIMURA K, AIBA E, et al. Angle-splitting ostectomy followed by face lift for elderly patients with prominent mandibular angles[J]. Plast Reconstr Surg,2005,115(2):633-640.

[32] OUSTERHOUT D K. Mandibular angle augmentation and reduction[J]. Clin Plast Surg, 1991, 18(1): 153-161.

[33] SATOH K. Mandibular contouring surgery by angular contouring combined with genioplasty in orientals[J]. Plast Reconstr Surg,1998,101(2):461-472.

[34] TO E W, AHUJA A T, HO W S, et al. A prospective study of the effect of botulinum toxin A on masseteric muscle hypertrophy with ultrasonographic and electromyographic measurement[J]. Br J Plast Surg,2001,54(3):197-200.

[35] YU C C, CHEN P K, CHEN Y R. Botulinum toxin a for lower facial contouring: a prospective study[J]. Aesthetic Plast Surg,2007,31(5):445-451.

第三十九章

颏部整形

在正颌手术、颅颌面部重建或美容手术中，颏部于面部整体协调性评估中占有很重要的地位，对于抱怨自己颧骨或下颌角过于突出的患者，可以通过颏部整形后，使原本突兀的脸形变得较为协调；女性颏部如果较大就会给人男性化的印象，而过小又会显得唯唯诺诺。虽然外貌与个性没有必然的关联，但外形往往给他人某种刻板的印象，甚至影响患者本身的自信与社交生活。

颏部的整形可以通过截骨、植骨或植入其他物体方式，改变颏部的大小与外形，来达到目的。无论用何种方式，术前美学的谨慎评估，是手术成功的关键，以下主要对下面部的美学、手术方式及可能的并发症方面进行探讨。

第一节　下面部术前美学评估

面对颏部需要调整的患者，首先要评估的是颏部及唇表面是否平整、颜面是否有左右不对称的情形、自然状态下（不笑时）与微笑时唇形的变化是否导致前牙过度暴露及是否合并咬合方面的问题，如错𬌗或深覆𬌗。若综合考虑患者种族、文化、年龄、性别、职业等因素，可能需建议患者接受正颌手术，而非单纯颏部整形术，只有这样才能获得理想的效果。

依据人体测量学，可以用面部的发缘点（trichion，Tr）、眉间点（glabella，G）、鼻下点（subnasale，Sn）及颏下点4个体表标志点将面部均分成三等份，分为上面部、中面部及下面部。而根据Farkas的测量结果，成年男性这三个部分垂直高度的比例为1∶1.2∶1.3，成年女性的比例则为1∶1.2∶1.2。下面部还可以按照鼻下点、口裂点（stomion，STO）及颏下点3个标志点分成两份，其垂直高度之比一般为1∶2，Farkas的测量结果中，成年男性此比例为1∶2.3，成年女性此比例为1∶2.15（图39-1）。

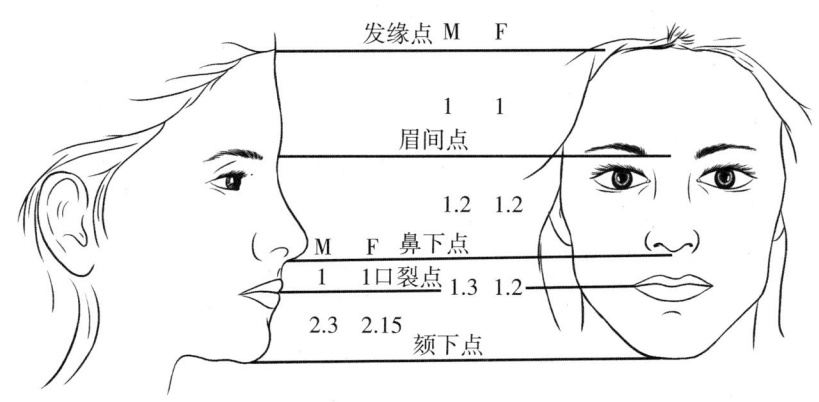

M. 男性；F. 女性。
图39-1　颜面的常用标记比例

临床上，多数医师偏好使用头颅侧位头影测量（lateral cephalometry）来分析并决定颏部的理想位置与比例，如Wolford和Bates使用鼻根点（N）与下牙槽座点（B）连线（N-B line）、上牙槽座点（A）与颏前点（Po）连线（A-Po line）、面部侧影Burstone平面及鼻下点垂线（subnasale vertical）来决定颏部的理想位置；而McCarthy等学者提出使用Gonzales-Ulloa和Stevens所提出的零子午线、Rickettes平面、Burstone平面、Steiner平面和Holdaway角度（图39-2）。

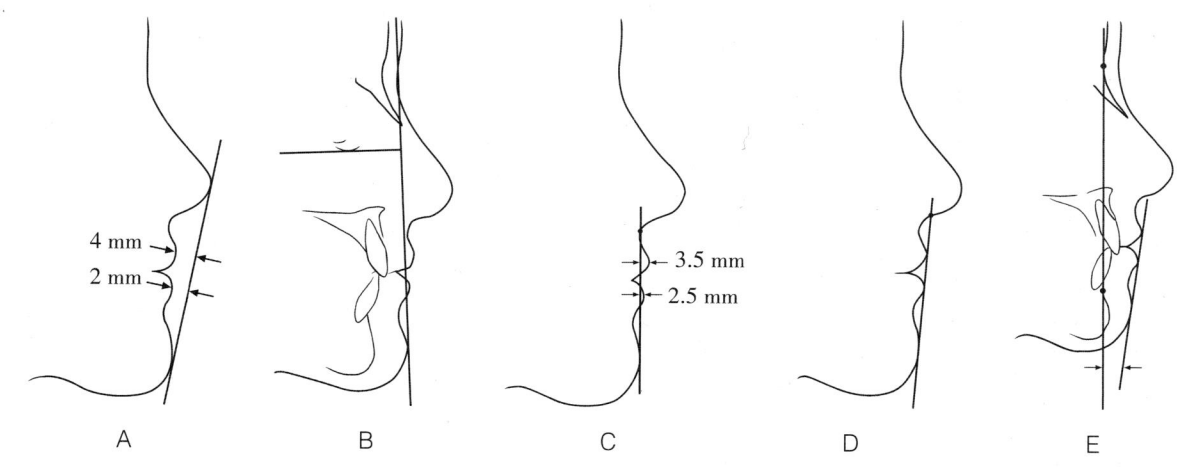

A. Rickettes平面，通过鼻尖及颏前点的正切线，图示上下唇尖与此平面理想相关位置；B. Gonzales-Ulloa和Stevens所提出的零子午线，通过鼻根点（N）所作的眼耳平面的垂线应通过颏前点；C. Burstone平面，通过鼻下点与颏前点的正切线，上、下唇尖理想位置应分别于此线前方3.5 mm及2.5 mm处；D. Steiner平面，通过下鼻部，上唇中点与颏前点的正切线，理想上上、下唇尖都在此平面上；E. Holdaway角度，鼻根点与下牙槽座点连线与通过上唇中点及颏前点的正切线的夹角，应在7°~9°。

图39-2　决定颏部理想位置的各种方法

由于发际线随年龄及性别有所不同，笔者临床上取中面部与下面部比例相等，男性下面部可稍长；下面部依照鼻下点、口裂点及颏下点所成的两段取1∶2的垂直高度比是理想的。依据头颅侧位头影测量及Rickettes平面决定颏部矢状位的移动量。Rickettes学者原先定义的平面是通过鼻尖点及颏前点画一正切线，侧影上下唇尖与此线的垂线段距离分别为4 mm与2 mm。东方人的轮廓不如西方人醒目，因此认为取上下唇尖大约能在此线上为理想的位置（图39-3）。

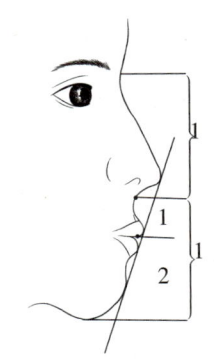

图 39-3 术前评估示意图

此外，为求获得理想的结果，其他注意事项如下：首先，下颌部优美与否，需与颧骨及下颌角等面部较明显特征做整体评估。尤其是对于颏部不足的这类患者通常亦合并面部较窄小的问题，甚至颏部外侧软组织已有凹痕存在，有时只做前置或延长切骨术，会使面部看起来相对变长，而更突显这个缺点，造成所谓下面部沙漏形畸形（hourglass deformity），或所谓过尖的下巴（pointed chin）；然而并非所有的颏部植入物都可以同时加强下颌侧面及后方，需慎选适当的术式与植入物。其次，有些患者鼻下点至口裂点的距离占比较大，造成测量时口裂点至颏下点垂直高度不足的假象，但整体中面部与下面部的比例已经是 1∶1，此时若需要延长颏部，则需非常谨慎，以免造成长脸的外观。

颏部软组织对应于颏部整形后的变化，也是需考虑的变因。据 Krekmanov 等学者的研究，前置术时，软组织与骨做等量变化，后置或缩短时则较难预测；对于长脸畸形及严重小下颌畸形的患者，由于颏部肌肉的作用，更是难以评估术后的改变。

临床上可能遇到客观测量与医师主观判断相左的情况，有经验的外科医师需综合判断，选择对患者最合适的治疗方案，以上应仅作为一般性准则，而非唯一的标准。

第二节　手术方式的选择

依据颏部的术前详细评估，从其在矢状面及垂直面的不足、过多、对称性几个方面整体考虑，选择适当的手术方式，大概可以分为截骨法或植入法，再依据制订的治疗目标及与患者沟通所达成的共识，做合适的选择。而不论是截骨法，还是植入法，考虑瘢痕影响颜面外观，若非同时进行面部其他外部开放手术，如颏部皮下注射物移除，口内剥离会是笔者偏好的方法，可以在局部麻醉下配合静脉镇静催眠药物治疗，安全地完成手术。

手术步骤：

（1）将 2% 的利多卡因复配 1∶10 万肾上腺素，沿着下牙龈前缘 1 cm 处、颏部前缘及两侧软组织注射，至少等待 7 分钟。

（2）于下牙龈前方 1 cm 处切开黏膜，确认颏部肌肉并预留足够组织后，切开肌肉后深及骨膜。

（3）骨膜下剥离软组织，颏部两侧须小心解剖出神经血管束后，在不伤及该组织的原则下，将其周围完全剥离，然后进一步向下颌两侧及后方做足够的剥离。若是采用截骨法，则可以确保截骨面能平行于咬合面；若是采用植入法，只有妥帖地置于下颌骨前下缘，才能维持优美平顺的弧线。

（4）固定，可以用钢丝或钛金属板及螺丝固定。

（5）缝合伤口，须将颏部肌肉与黏膜对齐，分别以可吸收线缝合，不必拆线。

（6）以纸胶带贴敷于组织剥离范围的切口处皮肤外3天，可以减少血肿及肿胀。

一、截骨法颏部整形术

尽管文献记载针对颏部整形的截骨方式可以有许多变式，平行于咬合面的前方水平式颏部截骨术（anterior horizontal osteotomy）仍是主要的术式。对于此种术式，保留截开骨片后方软组织的附着，使之有较佳的血液循环，可以减少骨吸收，有助于术后结果的维持及对应软组织改变的较佳预测。此外，术中伤及下牙槽神经是此术式须特别注意的并发症，因会造成颏部同侧皮肤、同侧下唇及部分牙齿感觉麻木。根据Ritter等学者的研究，该神经于下颌骨的走行有相当程度的变异，建议离前神经孔下缘至少6 cm再施行截骨术，才可降低神经受伤的发生率。

1. 截骨法颏部前置整形术（advancement osteoplastic genioplasty）　用于纠正颏部矢状面不足的问题。

2. 截骨法颏部延长整形术（vertical lengthening osteoplastic genioplasty）　用于纠正颏部垂直面不足的问题，依据延长幅度，可以选择做植骨或植入其他材料来增加稳定度。

3. 截骨法颏部后置整形术（setback osteoplastic genioplasty）　用于纠正颏部矢状面过长的问题，若合并有安氏Ⅲ类错𬌗问题，即为超𬌗畸形，双侧矢状劈开截骨术（bilateral sagittal split osteotomy）或合并Le Fort Ⅰ型截骨术及上颌骨后上缩（Le Fort Ⅰ osteotomy with posterior impaction）为一较理想术式；若无咬合的问题，单纯后置截骨术其结果多不尽如人意，易造成颏部过于肥大及下垂的外观，改善之法为勿过度行骨膜下剥离，适度保留颏部前方肌肉附着。

4. 截骨法颏部缩短整形术（vertical reduction osteoplastic genioplasty）　用于纠正颏部垂直面过长的问题。

5. 截骨法颏部跳跃性整形术（jumping osteoplastic genioplasty）　用于同时纠正颏部垂直面过长且矢状面不足的问题，如Treacher Collins综合征患者的颏部畸形。改变截骨面角度的同时也可以弥补垂直面与矢状面的不足，只需注意避免伤及下牙槽神经。

6. 截骨法颏部偏移整形术（lateral shifting osteoplastic genioplasty）　用于纠正单纯颏部左右不对称的问题（图39-4）。

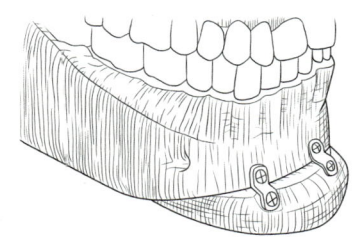

A

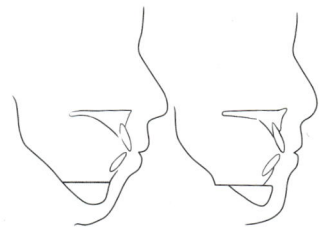

B

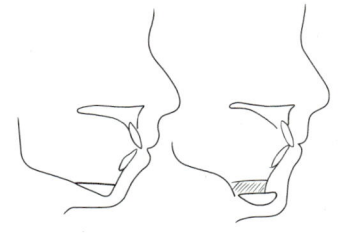

C

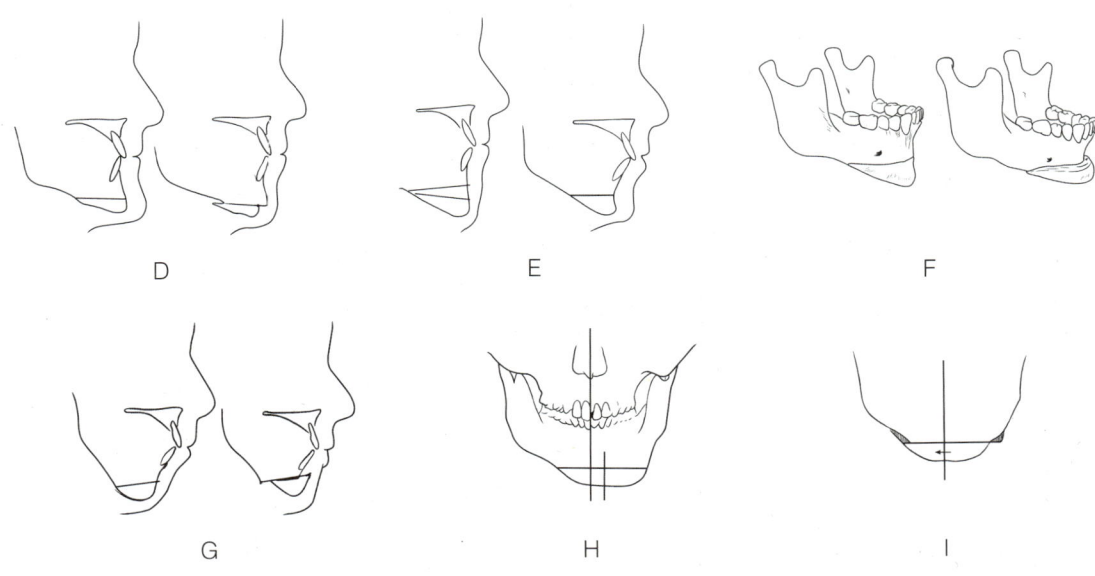

A. 截骨法颏部整形术，截骨面与应距神经孔至少 6 mm；B. 截骨法颏部前置整形术；C. 截骨法颏部延长整形术；D. 截骨法颏部后置整形术；E. 截骨法颏部缩短整形术；F、G. 截骨法颏部跳跃性整形术；H、I. 截骨法颏部偏移整形术。

图 39-4　截骨法颏部整形术示意图

临床上，不少患者的颏部会有多个方向（垂直位、矢状位及水平位）都需矫治的情况，比如常见于复杂颜面不对称畸形的患者，这些较为困难的情况，须审慎评估，善用各种类型的截骨法，以获得相对而言最好的效果。

二、植入法颏部整形术

植入法颏部整形术是一个相对简单且低并发症的手术方式（图 39-5），只需考虑以下几点，植入物必须是无毒、不致敏且不致癌的物质，理想的植入物应该容易按需修剪、容易定型、易于固定且符合经济效益。目前较常使用且较理想的植入物有硅胶、聚四氟乙烯及高密度聚乙烯。硅胶植入有报道会导致其下方的骨侵蚀，最早可在术后数月之内发生，严重者甚至会影响牙齿与下牙槽神经，此并发症可能与导致下唇闭合不良的颏部肌肉张力改变有关。

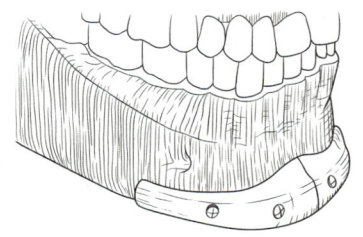

图 39-5　植入法颏部整形术示意图

植入材料选择时还要考虑抗生素的并用。文献记载，在美国约有 30% 的医师不使用或仅于手术中使用静脉注射抗生素，约有 30% 的医师术后继续使用 1~3 天，其余约 40% 医师术后持续使用 4~7 天。关于这些不同使用方式其术后感染率无明确资料，虽然整体上不高，但是不是最经济的使用方式仍没有定论。

颏部整形使用植入法的适应证为矢状面不足，植入法并不适用于改善垂直面不足或水平面不均的问题。但需特别留意一点，目前可取得的颏部植入物有些对于侧方及后方的加强不足，造成单纯颏部过尖，面部整体协调性不足，使手术效果不尽如人意。笔者目前较为偏好 MEDPOR 两片式颏部植入物（一种高密度聚乙烯材料），可以改善此缺点。

第三节 并发症

一般来说，颏部整形术的术后并发症发生率不高，术后满意度在截骨法可达 90%～95%，而在植入法可达 85%～90%。未达预期结果者多半源于术前计划不周或手术技术不纯熟，较少是由伤口愈合问题引起的。处理这些问题并不容易，即使只是把植入物取出，医师也需面对这些已接受过手术的患者对于结果不满意所引发的负面情绪及对二次手术的过度期待。患者可能寻求其他医师的意见。与其轻率地评论负面结果，不如找出问题症结，审慎地进行照相、头部测量分析、临床评估等，才可以避免类似情况发生。

颌面外科医师应熟稔所有可能发生的并发症，了解其后续处理方法，以期一旦发生不如预期的结果时，减少所带来的负面影响。以下就截骨法及植入法独有和共有的并发症加以探讨。

一、截骨法颏部整形术可能的并发症及处理方式

1. 伤口愈合不良　鲜少发生于截骨法颏部整形术，发生的可能原因为牙龈侧组织预留不足，愈合不良的结果是颏部软组织脱垂、下唇闭合不良及下切牙过度外露。避免之法为预留足够的牙龈侧组织（包含颏部肌肉），伤口缝合时须将肌肉及其上的黏膜分层缝合。在发生并发症早期，可以尝试直接缝合伤口；若是较晚发现，尤其是若为无骨外露的情形，则可以将瘢痕组织切除，将肌肉等软组织重新复位，若有骨外露，适度的清创、冲洗及抗生素的使用是必要的。

2. 下缘不规则或阶梯状畸形　在骨块移动量较大时可能发生，应于第一次术中即评估截骨交界处，将之磨顺修饰；若于术后发现，则可以等 6 个月骨头重塑后再行评估，若患者仍不满意，可考虑再次手术磨顺。

3. 不对称　发生的原因可能是术前的不对称并未完全纠正或无法完全纠正、术前没有注意到不对称问题或手术本身造成不对称，必须针对问题症结，加以解决。若仅为非常轻微的不对称或因本身就合并软组织不对称而无法完全矫治者，则可以与患者做好沟通，不用再次手术治疗；对于后者，若能于术前即发现问题并告知患者，则为最佳处理方式。任何须重新矫治的不对称，都应于骨愈合前做治疗。

4. 修正过度或不足　对于原先过大或不足的颏部做过度的修正，皆会导致令患者感到不满意的结果，例如将颏部做过度前置会导致唇颏沟痕过深及过尖的颏部，反之则会造成唇颏沟痕过平及该部软组织脱垂，皆须再次手术修正，一般来说宁可稍微保守也不要过度修正。

5. 感染　为可能的并发症但很罕见，发生时须积极清创，给予适当抗生素，若怀疑有骨髓炎，

需将死骨清除，抗生素治疗也需延长治疗时间。

二、植入法颏部整形术可能的并发症及处理方式

1. 感染　其发生率小于5%。发生早期可给予抗生素，并做好口腔清洁；若不成功，则需将植入物移除并清创、冲洗，待感染痊愈12～14周后，行二次手术，此时以截骨法为佳。

2. 植入物型号不合　可能放入过大或过小型号的植入物，改善的方法则是将不恰当的植入物取出，换成适合患者面部比例的型号，但有几点需注意：第一，对于长脸的患者，若换成较大型号的植入物，须审慎评估，以免突显面部整体过长的缺点；第二，较大型号植入物可能造成唇颏沟痕加深，亦需仔细评估；第三，若原先的切口因瘢痕挛缩而导致牙龈侧剩余组织量不足，影响愈合，则应考虑新切口预留足够组织缝合；第四，若已有包膜生成，需将其切除；第五，应于第一次术后2周内或3个月后施行置换手术，其间因瘢痕尚未成熟，将使组织剥离较为困难。对于多孔性的植入物，比如高密度聚乙烯植入物，取出时组织剥离亦较为困难，但优点是不容易产生包膜。

3. 植入物脱出　可能是第一次手术切口不当，造成牙龈侧组织不足，伤口裂开使植入物脱出。若在发生早期，伤口无明显污染，可以考虑加以冲洗，将伤口重新缝合，并给予抗生素；若是有感染之虞或已经出现感染症状，则只能将植入物取出，前者可立即以截骨法颏部整形术治疗，后者则需清创、冲洗及给予抗生素，延迟8周后再次施行手术，此时亦改成截骨法较佳。

4. 包膜挛缩　常发生于硅胶植入物，对于多孔性的植入物，如高密度聚乙烯植入物，较少发生。处理的方法是取出植入物，切除包膜，降低软组织脱垂及颏部外观不规则的可能性，并改用截骨法颏部整形术治疗。

5. 植入物放置不当或移位　应于2周内重置并固定，若是因前次手术包膜挛缩而难以矫治时，建议改用截骨法颏部整形术治疗。

6. 颏部软组织脱垂　根据Zide和McCarthy两位学者的推论，其原因可能是：①颏部肌肉起点错置；②肌肉延长及复位时不正常地再贴附；③肌肉损伤造成颏部肌肉功能受影响，可通过颏部肌肉重新复位来处理。若合并有颏部不足的问题，可换成较大型号的植入物；反之，可以考虑从颏部下缘切除脱垂组织。

7. 隆起或凹陷不规则畸形　可能是由复位时颏部肌肉不正常再贴附引起的，可通过自体脂肪注射或做颏部下切口于皮下置入自体真皮层植入物来修正。

特别值得一提的是，因病情需要将植入物移除时，若无特别禁忌，应尽可能立即施行截骨法整形术，除可减少非必要的等待时间及再次手术的额外花费外，还可以避免颏部软组织脱垂、隆起或凹陷不规则畸形或下唇运动不良等一旦发生便难以完全矫治的难题。

颏部整形术是正颌手术、颅颌面手术或美容手术等很重要的辅助或独立手术，术后常能给予患者焕然一新的外观。如需要正颌手术的患者，单靠颏部整形术并无法获得理想的结果。因此，只有熟悉术前的评估、各种术式的目的和限制及可能的并发症及处置方式，选择适合患者的整合性术式，才能获得理想的结果。

（朱泳铭　陈昱瑞）

参考文献

[1] FARKAS L G. Anthropometry of the head and face[M]. New York: Raven Press, 1994.

[2] WOLFORD L M, BATES J D. Surgical modification for the correction of chin deformities[J]. Oral Surg Oral Med Oral Pathol, 1988, 66(3): 279-286.

[3] MCCARTHY J G, RUFF G L, ZIDE B M. A surgical system for the correction of bony chin deformity[J]. Clin Plast Surg, 1991, 18(1): 139-152.

[4] VEDTOFTE P, NATTESTAD A, SVENDSEN H. Soft tissue changes after advancement genioplasty performed as pedicled or free transplants[J]. J Craniomaxillofac Surg, 1991, 19(7): 304-310.

[5] KREKMANOV L, KAHNBERG K E. Soft tissue response to genioplasty procedures[J]. Br J Oral Maxillofac Surg, 1992, 30(2): 87-91.

[6] RICKETTS R M. Esthetics, environment, and the law of lip relation[J]. Am J Orthod, 1968, 54(4): 272-289.

[7] VEDTOFTE P, NATTESTAD A, HJØRTING-HANSEN E, et al. Bone resorption after advancement genioplasty. Pedicled and non-pedicled grafts[J]. J Craniomaxillofac Surg, 1991, 19(3): 102-107.

[8] MATARASSO A, ELIAS A C, ELIAS R L. Labial incompetence: a marker for progressive bone resorption in silastic chin augmentation[J]. Plast Reconstr Surg, 1996, 98(6): 1007-1014.

[9] BELL W H, GALLAGHER D M. The versatility of genioplasty using a broad pedicle[J]. J Oral Maxillofac Surg, 1983, 41(12): 763-769.

[10] ELLIS 3RD E, DECHOW P C, MCNAMARA J A, et al. Advancement genioplasty with and without soft tissue pedicle: An experimental investigation[J]. J Oral Maxillofac Surg, 1984, 42(10): 637-645.

[11] ROHRICH R J, RIOS J L. The role of prophylactic antibiotics in plastic surgery: whom are we treating?[J]. Plast Reconstr Surg, 2003, 112(2): 617-618.

[12] PERROTTI J A, CASTOR S A, PEREZ P C, et al. Antibiotic use in aesthetic surgery: a national survey and literature review[J]. Plast Reconstr Surg, 2002, 109(5): 1685-1693.

[13] GUYURON B, RASZEWSKI R L. A critical comparison of osteoplastic and alloplastic augmentation genioplasty[J]. Aesthetic Plast Surg, 1990, 14(3): 199-206.

[14] ZIDE B M, MCCARTHY J. The mentalis muscle: an essential component of chin and lower lip position[J]. Plast Reconstr Surg, 1989, 83(3): 413-420.

[15] COHEN S R, MARDACH O L, KAWAMOTO H K. Chin disfigurement following removal of alloplastic chin implants[J]. Plast Reconstr Surg, 1991, 88(1): 62-66.

[16] LI K K, CHENEY M L. The use of sliding genioplasty for treatment of failed chin implants[J]. Laryngoscope, 1996, 106(3 Pt 1): 363-366.

第四十章

血管瘤和血管畸形的诊治

第一节 脉管性疾病的分类

婴幼儿血管瘤（简称血管瘤）和血管畸形是一组常见的脉管性疾病，涉及了整形外科、口腔颌面外科、血管外科、骨科、眼科、耳鼻喉科、皮肤科等多个学科。口腔颌面部是血管瘤和血管畸形各类病变中最常累及的部位，因此在治疗选择上更倾向于具有美容学效果的非手术或修复重建手术治疗，涉及显微重建外科学、颅颌面外科学、美容外科学、介入医学、激光医学及其他许多学科专项治疗，需要多学科共同参与，相辅相成。

20世纪80年代以前，人们对脉管性疾病的认识较为模糊，缺乏科学而统一的分类标准。一些旧有命名不能准确反映病灶的性质，造成了治疗上的混乱和学术交流的障碍。1982年，美国波士顿儿童医院整形外科Mulliken教授等提出了基于血管内皮细胞生物学特性的分类方法，将血管性疾病分为血管瘤和血管畸形，认为两者的根本区别在于是否存在血管内皮细胞的异常增殖，成为现代分类标准的基础。1992年，国际脉管性疾病研究学会（International Society for the Study of Vascular Anomalies，ISSVA）在匈牙利首都布达佩斯成立。在1996年的大会上，ISSVA制定了一套较为完善的分类系统（表40-1），获得了广泛认同，成为世界范围内不同学科研究者交流的共同参考。

表 40-1　ISSVA 的脉管性病变分类

项目	脉管肿瘤	脉管畸形
病名	婴幼儿血管瘤、先天性血管瘤（RICH 和 NICH）、丛状血管瘤（伴或不伴 Kasabach-Merritt 综合征）、卡波西型血管内皮瘤（伴或不伴 Kasabach-Merritt 综合征）、梭状细胞血管内皮瘤、少见血管内皮瘤（如上皮样血管内皮瘤、混合性血管内皮瘤、多形性血管内皮瘤、网状血管内皮瘤、血管内乳头状血管内皮瘤、淋巴管内皮肉瘤）、皮肤获得性血管肿瘤（化脓性肉芽肿、靶样含铁血黄素沉积性血管瘤、肾小球样血管瘤、微静脉型血管瘤等）	低流量脉管畸形、毛细血管畸形、葡萄酒色斑、毛细血管扩张、角皮性血管瘤、静脉畸形、普通单发静脉畸形、蓝色橡皮奶头样痣、家族性皮肤黏膜静脉畸形、球状细胞静脉畸形、Maffucci 综合征、淋巴管畸形、高流量脉管畸形、动脉畸形、动静脉瘘、动静脉畸形、复杂混合性脉管畸形、CVM、CLM、LVM、CLVM、AVM-LM、CM-AVM

注：C 为毛细血管；A 为动脉；V 为静脉；L 为淋巴；M 为畸形；RICH 为迅速消退型先天性血管瘤（rapid involuting congenital hemangioma）；NICH 为不消退型先天性血管瘤（non-involuting congenital hemangioma）。

在这一分类系统中，脉管性病变分为脉管肿瘤和脉管畸形。其中，脉管畸形依血流动力学的差异又分为低流量脉管畸形和高流量脉管畸形。最为常见的类型为：①婴幼儿血管瘤（infantile hemangioma）。旧称草莓状血管瘤，为最常见的婴幼儿良性肿瘤，具有出生时或出生后不久迅速增生和 1 岁左右开始自发消退的特征性自然病史。典型表现为鲜红色突起的包块，但部分深部血管瘤表面皮肤几乎完全正常。②葡萄酒色斑（port-wine stain，PWS）。亦称鲜红斑痣、红胎记，为先天性的毛细血管畸形，表现为粉红至紫红色、界限清晰的斑片，成年以后位于头面部的病灶常出现增厚和结节。③静脉畸形（venous malformation）。旧称海绵状血管瘤，由异常沟通的薄壁静脉扩张充盈而形成，表现为紫蓝色的柔软包块，具压缩感，体积大小可随体位改变而变化。④动静脉畸形（arteriovenous malformation，AVM）。旧称蔓状血管瘤，是由动脉和静脉直接沟通形成的迂曲扩张的血管团，皮温高，搏动或震颤明显。可出现严重的并发症，如组织坏死、大量出血或充血性心力衰竭，是危害最大、治疗风险最高的类型。⑤淋巴管畸形（lymphatic malformation）。旧称淋巴管瘤，由异常扩张的淋巴管构成，经皮穿刺可见淡黄色清亮的淋巴液。依囊腔大小可分为巨囊型淋巴管畸形和微囊型淋巴管畸形，与治疗效果密切相关（图 40-1）。

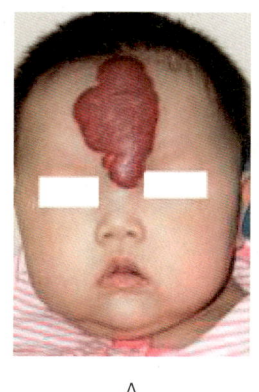 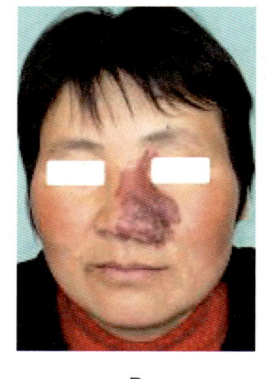 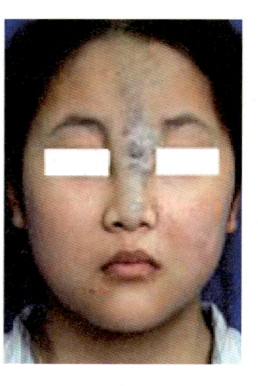 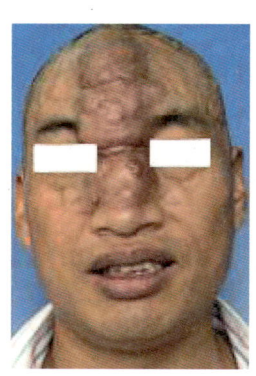

A　　　　　　　　　B　　　　　　　　　C　　　　　　　　　D

A. 婴幼儿血管瘤；B. 增厚型葡萄酒色斑；C. 静脉畸形；D. 动静脉畸形。

图 40-1　鼻额部血管性病变

除上述五种，另有一些病变在临床上也相对常见：①先天性血管瘤（congenital hemangioma）。分为迅速消退型先天性血管瘤（rapid involuting congenital hemangioma，RICH）和不消退型先天性血管瘤（non-involuting congenital hemangioma，NICH）两种。表现为出生时即有明显病灶，在1岁左右几乎完全消退或不消退，其外观、影像学、组织病理学表现与婴幼儿血管瘤有明显的差异（图40-2）。②卡波西型血管内皮瘤（Kaposi form hemangioendothelioma，KHE）和丛状血管瘤（tufted angioma，TA）。与Kasabach-Merritt综合征相关，详见后文血管瘤和血管畸形相关综合征。③化脓性肉芽肿（pyogenic granuloma）。亦称分叶状毛细血管瘤，在病理上并没有炎性改变或肉芽肿样特征。在局部轻微外伤后或孕期较易出现，表现为鲜红色柔软突起的结节，一般不超过2 cm，如表面出现溃疡则极易在触碰后出血，手术后有复发可能。④血管角化瘤（angiokeratoma）。为主要位于肢端的、表面角化的紫红色斑块（图40-3），局限在真皮浅层，无深部组织侵犯，依病灶部位和范围，可分为五种类型。⑤球状细胞静脉畸形（glomuvenous malformation，GVM）。旧称血管球瘤，因在畸形静脉壁上出现球形细胞而得名，可能兼具血管畸形和肿瘤的性质。孤立性病灶主要见于甲床，也可位于肢端、头颈等部位。大小从数毫米至数厘米不等，明显触痛或阵发性疼痛是其显著特征。多发性病灶则为常染色体显性遗传病。

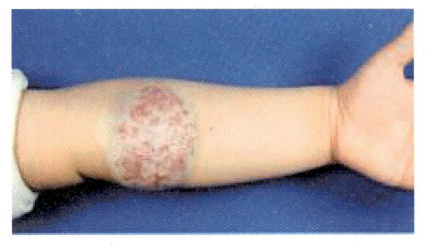
A

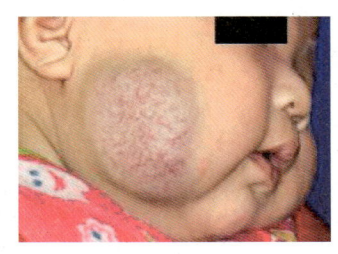
B

图40-2　先天性血管瘤

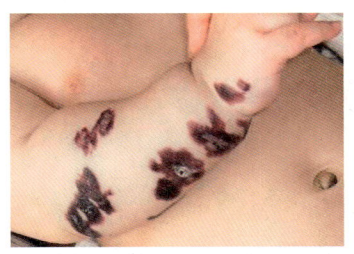

图40-3　血管角化瘤

多数血管性病变依据典型的病史和临床表现即可诊断，也有部分须借助影像学或组织病理学方法才能加以判断。明确分类的意义在于统一了对病变性质的认识，可以作为正确选择治疗方法的重要依据。

（陈辉　林晓曦）

第二节　婴幼儿血管瘤的临床表现和诊治

婴幼儿血管瘤旧称草莓状血管瘤或增殖性血管瘤，是婴幼儿最常见的良性肿瘤，多数于出生时至出生后数天被发现，根据病灶分布的深浅不同，有不同的体表特征。在临床上，按照形态学分类，浅表型在过去被称为草莓状血管瘤（strawberry hemangioma）；深在型完全分布于皮下，外观青紫色，可能被误诊为静脉畸形；同时累及皮下的常被诊断为混合型血管瘤，但它们在性质上都属于婴幼儿血管瘤。

一、临床表现

婴幼儿血管瘤可分布于全身，甚至还累及肺、肝等内脏，在新生儿中发生率高达1.1%～2.6%，此类肿瘤在白人中最为多见，婴儿发生率高达8%～12%，非洲裔美国人为1.4%，亚洲人发病率达0.8%，体重低于1 000 g的早产儿高达30%，因而属于常见病。男女发病比例悬殊，在1∶5～1∶3。病灶往往在出生时或出生后3～5周内发现，少数病例出生时就表现为明确的血管性肿块，大多数病例表现为红色丘疹、红斑、瘀斑、灰白斑或毛细血管扩张，以后逐渐融合、扩张、增厚或向深部生长，因其皮肤病灶通常呈草莓状而命名，界限清楚，呈鲜红或紫色，表面高低不等，多高出皮面，皮下的部分因分布较深在而呈青紫色，质地较韧，故可扪及皮下肿块。婴幼儿血管瘤80%属于单发，20%属于多发，可分布于全身任何部位，但相对好发于头颈部，约占80%。有些婴幼儿血管瘤病灶因为完全分布于皮下，可能到出生后2～3个月才表现出来，质地较松软，呈青紫色，常被称为"海绵状血管瘤"，从而造成与静脉畸形定义上的混淆，但其压迫和体位试验不明显，质地较海绵状静脉畸形硬一些，生长史明确，应予以区别，如临床表现鉴别困难，可借助于CTA和MRI加以鉴别，因为两者的性质和治疗方法是完全不同的。

血管瘤的自然病程可分为增生期、消退期和消退后期。增生期多在4～8个月，但有些病例可长达18个月余。大多在出生2个月内被发现，开始时多表现为蚊咬状或针尖样红点、毛细血管扩张等，周围伴有灰白晕或发白区，也可出生时即为片状，多数在以后数月内向周围扩展，生长速度有的十分缓慢，有的则能在数周内迅速增生，累及大片原本正常的组织，并向深部扩展，破坏性强。体表病灶周围先出现卫星灶，以后与中心逐渐融合，也可多中心生长。有些患儿表现为全身多发、泛发的病灶，此期病灶为鲜红色或深红色，触之皮肤有紧张感，无压缩感，周围常见明显的引流静脉。通常在10～12个月生长进入稳定期。此期病理表现为大量肥大、快速分裂的内皮细胞增生，基底膜增厚呈多层，形成含有毛细血管大小的管腔或无腔的肿块。一般在1岁左右开始进入消退期，生长停滞，当病灶中开始出现灰白点并逐渐扩大或融合时，皮下的肿块就开始软化。但也有少数血管瘤在胎儿期已出现，出生时即已增殖，甚至开始消退。肢体毛细血管瘤的消退较颜面部的速度更快，自然消退是此类血管瘤自然病程的重要特征，其机制尚不明了，病理基础是内皮细胞数量逐渐减少，幼稚的毛细血管变性，扩张管腔形成，内皮细胞变平，血管周围及结节内外纤维组织沉积，形成结节状结构，纤维、脂肪组织逐渐增多。消退是一个漫长的过程，国内学者以光镜下消退表现为依据报道的观察结果与高加索人种的消退规律相似，通常至5岁时50%的患儿血管瘤完全消退，至7岁时70%的患儿血管瘤完全消退，渐进性消退可持续至10～12岁。消退完成期的血管瘤患者，50%恢复至几乎正常肤色状态，因弹力纤维的破坏导致消退后皮肤遗留毛细血管扩张和皮肤松垂。如增生期发生溃疡，则留下皮肤瘢痕。若早期血管瘤肿块大而突起，消退后常遗留纤维脂肪组织和多余皮肤。发生在毛发分布部位的血管瘤常伴有毛囊的破坏而毛发稀疏。此期病理表现为少许毛细血管样滋养血管和引流静脉周围包绕纤维脂肪组织团块，内混有密集的胶原纤维和网状纤维。毛细血管壁内皮细胞扁平成熟，周围仍包绕多层基底膜。

二、诊断和鉴别诊断

婴幼儿血管瘤影像学诊断方面，主要通过CTA、MRI和DSA与其他肿瘤加以鉴别，尽管93%的婴幼儿血管瘤通过临床特征可明确诊断，但影像学诊断在累及内脏的疑难病例、计划手术切除、评价治疗效果、确定伴随异常结构方面非常有效。MRI是首选方法，婴幼儿血管瘤特征为T_1W和T_2W均表现为伴有流空影的软组织肿块，流空影代表供血动脉和引流静脉。T_1W为低信号或等信号，T_2W为高信号，增强后显示为均匀强化的高密度肿块。如MRI无法检查，可选择CTA，特征为界限清楚的持续强化的实质影，可见环绕血管代表供血动脉及引流静脉。这些血管随着婴幼儿血管瘤的消退逐渐消失。偶尔其他影像学检查也有帮助，超声成像作为一种廉价的非侵入手段，可以显示增生期婴幼儿血管瘤的高血流信号，但其信息获取较MRI有限，且对检查者技术的依赖性较大。

婴幼儿血管瘤需要与其他临床表现有混淆的疾病如新生儿红斑、血管畸形、其他婴儿肿瘤相鉴别。

（1）新生儿红斑（neonatal erythema）：为最常见的血管性胎记，高达40%的新生儿发生率，常为红色至淡红色平坦病损，又常被称为天使之吻（angel's kiss）、鲑鱼斑（salmon patch）、鹳咬斑（stork bite）。典型表现为出生时的项部、额部正中、双侧上睑、眉间、人中部位的红斑，并随年龄增大逐渐消退，极少数残留病灶可采用脉冲染料激光治疗。

（2）血管畸形：首先在命名上需根据第一节的最新分类标准加以区分，血管畸形常为血管胚胎发育中出现异常，与血管瘤的区别在于血管内皮不存在过度增生，内皮细胞具有正常的细胞周期。男女发病率相等，临床表现需根据累及的不同类型血管而定，静脉畸形表现为蓝色肿块，需与皮下血管瘤相鉴别。血管畸形受压后血管排空，病灶随身体成比例缓慢增大，对激素水平改变敏感，可以表现为青春发育期和妊娠期病灶迅速增大，感染或创伤可导致其快速地扩张，与血管瘤最大的区别就是血管畸形不会自发消退。影像学表现为界限不清、多发的扩张管腔，组织学检查上血管畸形为含有正常内皮的管腔。

（3）其他血管性肿瘤：①化脓性肉芽肿。临床表现和组织病理学表现与血管瘤极为相似，常发生在大龄儿童和青年人的皮肤和黏膜，病灶突然出现，常无明确外伤史，病灶蒂部长短不一，病程中浅表溃疡形成，反复破溃出血，较小病灶采用电凝或激光治疗，反复出血或较大病灶需手术切除。②卡波西型血管内皮瘤（KHE）。为婴幼儿侵袭性血管肿瘤，常伴随严重的血小板减少（Kasabach-Merritt现象），性别分布均等，出生时或出生后出现，典型病灶位于躯干、四肢和腹膜后，可快速增生，呈紫色硬结样外观，组织学特征为不规则细胞结节或呈片状侵入真皮和皮下脂肪，梭形内皮细胞、微血栓形成，含铁血黄素沉积，周细胞和肥大细胞减少，淋巴样管腔或裂隙存在。腹膜后腔病灶或并发Kasabach-Merritt现象可导致较高死亡率。治疗包括皮质激素治疗、化疗（以长春新碱、环磷酰胺等药物）、栓塞治疗、阿司匹林治疗、放射治疗、手术切除或联合治疗。伴发Kasabach-Merritt现象时，切忌使用肝素钠，防止成纤维细胞生长因子（FGF）释放加速肿瘤生长。③丛状血管瘤。又名成血管细胞瘤，与KHE有许多相似之处，也易伴发Kasabach-Merritt现象，组织学特征为内皮细胞呈加农炮样聚集。④先天性血管外皮细胞瘤（congenital hemangiopericytoma）。为罕见含有良性周细胞的血管肿瘤，典型者发生于新生儿和儿童的四肢，常单发，大小不一，直径为1～4 cm，质硬，呈结节状或斑块，表面皮肤正常，偶见静脉曲张或毛细血管扩张。组织学上在内皮细胞排成的血管腔和血管芽的四周，可见紧密聚集的不规则增生的外皮细胞，细胞呈椭圆形或梭形。在网状纤维染色时，可见网状纤维环绕在毛细血管内皮细胞的周围，而肿瘤细胞在网状纤维环的周围。网状纤维染色对此肿瘤的诊断有相当的价值。⑤血管肉瘤（angiosarcoma）。儿童患儿不常见，常发生在肝脏，极易转移至肺，预后较差。⑥其他。包括纤维肉瘤、横纹肌肉瘤、神经纤维瘤、畸胎瘤、鼻神经胶质瘤、皮样囊肿、Spitz痣、肌纤维瘤病等，CTA、MRI和活检都有助于鉴别。

尽管婴幼儿血管瘤有其自然消退的病程，但病灶位于特殊器官，常会出现各种并发症：①溃疡。为最常见的并发症，发生率达5%～15%，好发于口周、会阴等湿润部位，且溃疡的愈合较慢，导致疼痛、出血、感染、瘢痕形成。②视力缺损。眼周血管瘤病灶因视轴被遮挡，导致弱视、屈光参差；上睑病灶可影响瞳孔发育；血管瘤病灶位于眶内，可引起眼球突出、眼外肌受损引起斜视等。③气道梗阻。鼻内血管瘤可影响患儿鼻式呼吸；声门下血管瘤表现为喘鸣，发生梗阻时可危及生命；位于胡须分布区的血管瘤极易伴发喉部血管瘤，临床需提高警惕。④耳道梗阻。腮腺区血管瘤病灶可阻塞外耳道，引起传导性耳聋，同时影响耳道分泌物排出，发生耳道感染。⑤充血性心力衰竭。常发生于新生儿弥漫性多发性血管瘤或巨大内脏血管瘤，后者常见于肝脏血管瘤，形成动静脉瘘导致心脏失代偿。⑥骶尾部皮肤血管瘤可伴随脊柱和泌尿生殖系统异常，需借助CT、MRI等影像学检查，排除脊髓栓系综合征、脊柱裂、脊膜脊髓膨出等。⑦PHACE综合征。PHACE为颅后窝畸形、节段性血管瘤、大动脉异常、心脏缺陷和主动脉狭窄、眼部异常、胸骨中线异常一组疾病病名英文首字母缩写，临床上面部节段性血管瘤需行详细体格检查，明确该综合征。

三、治疗

鉴于婴幼儿血管瘤的自然病程，在增生期积极抑制其发展，以后等待自行消退仍是一种十分合理的原则，当然，对增长迅速或特殊的重症血管瘤更需积极处理。①系统药物治疗。口服激素敏感比例超过70%，仍是治疗难治性、多发性及危重的增生期血管瘤的首选疗法，从大样本的治疗经验看，用药者很少出现明显并发症。危及生命而激素治疗无效的重症血管瘤，包括Kasabach-Merritt综合征，可考虑使用干扰素或长春新碱治疗，后者已有8年随访报道提示其安全性，值得关注。②局部药物治疗。适用于局限的小面积病灶，皮质类固醇激素瘤体内注射最常采用。较低浓度的抗肿瘤药物如平阳霉素等注射亦有效，主要见于国内报道，急需循证医学数据。③新型免疫调节剂治疗。是新增治疗，如咪喹莫特霜剂局部应用，可诱导机体局部产生细胞因子，如干扰素、白介素、肿瘤坏死因子等，作用于血管瘤内皮细胞，抑制其增殖，并促进其凋亡。笔者临床实践中此治疗有时能达到期待的结果。④脉冲染料激光治疗。建议用于消退后残留的毛细血管扩张或出现溃疡出血的血管瘤，可加速后者愈合。⑤同位素敷贴。对增生期浅表病灶进行及时、短期、微小剂量的同位素敷贴，可不导致任何皮肤损伤，起效和消退迅速，增生期浅表病灶是较好的适应证。⑥手术治疗。适应证灵活，主张对预计消退后外观不良、反复溃疡出血、保守治疗无效的 Kasabach-Merritt 综合征、小增生病灶病例中的适合者采用，手术不作为常规治疗。环形缝扎后二期减小范围的术式，是手术治疗新进展。消退后畸形建议选择整形手术，配合激光治疗。上述治疗中，平阳霉素局部注射治疗、激光（长脉冲 Nd：YAG 激光、染料激光、CO_2 激光等）治疗、手术治疗等均需注意应完全避免新增瘢痕和皮肤质地改变，均需以保证远期外观优于自然消退结果为底线。

对增生早期的血管瘤，除了无明显增殖或增殖十分缓慢的病例，一般应树立积极治疗的观念，此时利用治疗阻断血管生成过程的某一环节对防止病灶增殖造成的种种并发症及后期的外观恢复均有利。尤其在面部等明显累及外观的部位，不宜完全等其自然消退，因为病灶将为患者及家属带来数年甚至 10 年以上的身心创伤。增生期多持续到 1 岁左右，尤其是在半岁以内，往往生长较快。在正确诊断和分期的基础上，根据具体情况决定选择以下方法。

（一）激素治疗

1967 年，Zarem 报道了 1 例面部巨大血管瘤伴发 Kasabach-Merritt 综合征的婴儿采用激素治疗的过程及结果，标志着使用类固醇激素治疗增生期血管瘤的开始。1983 年，Folkman 的实验初步证实，部分类固醇激素在体外对血管生成过程具有抑制作用。据此，口服皮质类固醇治疗及血管瘤局部激素注射治疗的基本原理，可能是通过控制血管瘤毛细血管内皮细胞异常增殖过程及幼稚新生血管生成过程，对增生期血管瘤起治疗作用。

1. 口服激素　口服激素有快速反应的益处，但起效的时间因人而异，短的可能 10 天就能见到血管瘤生长中止，早期疗效表现为血管瘤停止生长，而非立即见到消退，治疗可以使血管瘤提前进入消退期，表现为瘤体变软、表面开始发白、出现皮面皱纹、生长停止等，但完全消退是一个长达数年的漫长过程。值得强调的是，并非所有的增生期血管瘤都对激素治疗敏感，在第一疗程没有有效表现的血管瘤，提示对激素治疗不敏感，不应选择继续使用大剂量的激素治疗。对已进入消退期的血管瘤进行激素治疗是不合理的，因为此时血管形成的过程已经中止。激素治疗疗程长，剂量大，伴有并发症，应较为严格地掌握适应证。一般认为，头面部较大面积增生期血管瘤、全身多发性增生期血管瘤，以及伴有各种并发症和已影响正常生理表现（比如危及视力）的增生期患者，为首选。常规使用泼尼松的方案是：按每千克体重 3~5 mg 计算，隔日早晨顿服，共 8 周，以后每周减量一半，通常给药不超过 2 个疗程，间隔 2~3 周，治疗前应与家长交代可能的副作用并密切随访。总之，目前对难治性、多发性及危重的婴幼儿血管瘤，口服激素是有效加速其自然消退的首选方法。从大样本的治疗结果看，按方案且合规用药者很少出现明显或严重的全身并发症，即使出现肥胖、肾上腺素抑制、发育停滞、胃不适等并发症，也能在停药后逐渐恢复。总之，治疗的目的在于使其增生过程尽早、尽快停止，等待消退过程的提早到来。

2. 局部激素注射　1979 年，Kushner 第一次报道病灶内局部激素治疗眼周血管瘤，之后便开始普及。十分局限的小面积病灶，可选择局部激素注射治疗。通常国外使用曲安奈德（40 mg/ml）和倍他米松（6 mg/ml）50∶50 的混合物 1 ml 局部注射，第 2 周开始消退。笔者常使用复方倍他米松注射液（得宝松）0.2~0.3 ml 局部瘤体内注射，如血管瘤生长不能控制，可于 1 个月后第二次注射。值得注意的是，注射出现的激素并发症有时可能比口服用药更明显。眼周血管瘤的局部激素注射，局部萎缩性钙化、眼睑色素减退、皮下脂肪的线性萎缩已有报道，因注射压力过高，会并发少见的视网膜中央动脉的栓塞，故应慎用。

3. **局部激素外用**　由于血管瘤局部激素注射的致失明和皮肤萎缩的副作用风险较高，限制了其治疗眼周区血管瘤超效局部激素注射技术的发展，但因这些激素皮肤通透性高，又促进了眼周表浅血管瘤局部激素的外用。常用0.05%的氯倍他松油膏薄薄地涂一层，每1~2天使用1次。其起效较局部激素注射缓慢。尽管激素是在局部浓集，但长期使用也会同样产生与系统性激素治疗一样的风险，包括肾上腺素抑制和局部副作用，比如萎缩、色素减退、多毛症等，但这些副作用都不如口服或局部激素注射治疗的副作用显著。总之，局部外用激素不应作为眼周血管瘤的一线治疗，可以选择性地用于尚未发生问题的表浅局限性血管瘤，或作为巨大弥漫性血管瘤的表浅病灶的辅助治疗。

（二）抗肿瘤药物局部治疗

局部注射抗肿瘤药物在临床中的应用也较广泛，其中报道最多的是平阳霉素，这是周期非特异性抗细胞增殖药物，对G_2期作用最显著，对增生期的血管瘤也有明显的治疗作用。在较低浓度下注射治疗的确能阻抑血管瘤的增生，是目前国内在血管瘤治疗中的常见手段，对不少种类的病灶深在的血管瘤的治疗不失为一种较积极主动的有效手段。长春新碱是有丝分裂抑制剂，干扰微管蛋白的合成，使细胞停滞于有丝分裂中期。1988年，Ghadially提出内皮细胞有更高的微管蛋白含量，为长春新碱治疗建立了理论基础，目前主要用于治疗对激素耐受的危及生命的血管瘤。然而，由于药物的化疗原理，过高浓度时在局部注射可导致正常组织的纤维化或坏死，尤其是浅表的病灶更应注意。因此，治疗不应求迅速"治愈"，应以抑制增生为目的，确保治疗不引起包括色素改变和瘢痕等在内的多种外观上的并发症。

（三）放射治疗（包括同位素治疗）

放射治疗有着较为悠久的历史，由于放射治疗对许多增生期的血管瘤有明显的抑制作用，能加快血管瘤进入消退期的时间，对不少病例都发挥了较快消退的作用。先后使用过如X线辐照、同位素敷贴、镭（放射性金属元素，符号Ra）照射及同位素胶体注射等多种方法，并于1930—1950年在美国形成其治疗血管瘤的全盛时期。增生期血管瘤的血管内皮细胞处于幼稚的增殖状态，对放射治疗有较高的敏感性，经治疗后血管生成过程停止，毛细血管闭塞变性，出现类似消退的表现，效果较为可靠和客观。但可能出现局部皮肤色素改变，尤其是色素减退、瘢痕形成和毛细血管扩张等并发症，影响消退后的皮肤最终效果。剂量过大的放射治疗，甚至可造成骨生长中心的阻抑、深部组织损伤及慢性放射性皮炎等并发症。虽然1974年Li曾对较大样本的治疗组进行了长达20年的随访，认为远期的肿瘤发病率并未增高，但许多完整的个例报道发现，20~30年后一些当年接受过很低剂量放射治疗的患者，在治疗区出现了肉瘤；颈部接受低剂量放射治疗后甲状腺、涎腺肿瘤及甲状旁腺功能衰竭的远期累及危险度增加；胸部放射治疗导致后期乳房发育受限等。这些现象给放射治疗的开展蒙上了阴影，尤其是在出现了激素治疗之后，放射治疗的使用大为减少。但国内临床实践已证明，对小面积的增殖期浅表病灶进行及时、小剂量的同位素敷贴，几乎不引起任何皮肤的损伤，至少很少出现色素改变，血管瘤却能迅速有效地停止生长，并大大提前和加快后期消退的过程。除外其狭窄而准确的适应证先不谈，同位素治疗仍是值得推荐的。

（四）激光治疗

继 Apfelberg（1981）把氩离子激光用于增生期表浅皮肤血管瘤治疗之后，应用 480～630 nm 波长的几种激光治疗表浅的血管性疾病已较为普及。其原理主要是依赖选择性光热作用。选择性光热作用是指利用毛细血管内血红蛋白在 580 nm 波长附近存在高吸收峰而周围组织吸收热量较少的特性，以及利用脉冲间期散热的原理，实现对血红蛋白的较高选择性的热凝固作用，最终导致血管闭塞。首选脉冲染料激光，一般较少发生继发的瘢痕形成和色素改变，但由于在此波长范围内的可见光的实际穿透能力较弱，往往有效的穿透深度小于 1.5 mm，未能到达大多数草莓状血管瘤的全层病灶，因而不能作为主要的治疗方法，仅用于表浅、面积较小且生长缓慢或生长已停止的部分草莓状血管瘤，并以不形成任何瘢痕或永久色素改变为前提，因此目前只有为合适的病例、由有经验的人员操作才能满足这一要求。此外，Nd∶YAG 激光、CO_2 激光等本身是利用非选择性光热作用在进行治疗，应趋于淘汰，因为当病灶消退后，可能会看到治疗后留下的凹陷性瘢痕。

（五）干扰素治疗

干扰素治疗对于复杂的重症血管瘤是一种新尝试。干扰素的可能作用机制在于阻抑了内皮细胞增殖及血管生成的其他步骤。White（1989）首先用干扰素 $α_{2a}$ 成功治疗了一例肺部毛细血管瘤病患者。目前认为干扰素治疗血管瘤的主要适应证是：侵及主要器官或通道而危及生命的占位性病变；生长在四肢、有致截肢风险并经皮质类固醇系统性治疗无效的重症婴幼儿血管瘤；Kasabach-Merritt 综合征（作为一线治疗）。由于干扰素治疗时有不可逆的神经毒性，治疗时应严密监测神经系统症状。因病例数少，干扰素治疗尚需进一步的深入研究。

（六）手术治疗

原则上说，对于局限的、能直接切除缝合的小病灶，完全可以在增生早期即进行外科切除，即使是出生后不久的婴幼儿也是可以考虑的。术前应估计在手术后切口应不甚明显，术中保留正常解剖结构，缝合应做到尽可能精细，不仅很可能达到根治，对后期外观的影响还很小。对已消退的血管瘤外观不理想的，如残留纤维脂肪血管瘤或皮肤色泽不一伴松弛等者，也可选择入学前或更晚些时候经手术改善外观。

（七）眼后遗症的治疗

眼周血管瘤的治疗常不能逆转已经发生的眼科并发症，此时这些并发症也必须接受治疗。弱视通常对正常眼睛行遮挡疗法，疗效依赖于初始治疗年龄，一般 3 岁之前都可以达到最大限度的视力恢复，否则会随着年龄增加疗效下降。在不能耐受该治疗的大龄患儿或弱视较轻的患者，可以使用阿托品眼液模糊正常眼睛。如果弱视与屈光参差相关，就有必要配镜矫正。在治疗的急性期，由于屈光度每周都在变化，常推迟至用药稳定期。另外，血管瘤病灶太大时很难佩戴眼镜，而且会摩擦产生溃疡，此时需要个性化的设计。斜视通常也应早期配镜矫正，如若矫正不足，可待血管瘤完全消退后施行眼肌手术。对于上睑下垂，则需等血管瘤消退后手术矫治。

（八）随访

对于增生很不明显或已进入消退期的血管瘤，国内外许多学者都提倡不要过于积极地进行治疗。因为自然消退所留下的是基本正常的皮肤结构，消退后甚至有时难以察觉，即使残留了松弛的表面皮肤，也易于通过后期整形得到矫正。相比之下，如果选择非特异的、损伤较大的治疗手段，则可能不仅对病灶缩小无效，反而还会造成瘢痕或色素改变等不良后果。因此，对于不便于手术或术后外观不良的消退期病灶，以及预计生长较缓慢，甚至已经接近增生静止的增生期血管瘤，随访是一种较理想的选择。

此外，针对血管瘤的男女发生率的明显差异，有些学者通过研究认为，抗雌激素药物三苯氧胺（他莫昔芬）局部使用可起到治疗作用，这些结果还有待于进一步证实。

至今，抗血管形成药物及相关的基因治疗仍是未来血管瘤特异性治疗的主要研究方向，已有研究证实血管瘤内皮细胞和组织VEGFR1表达显著减少，导致VEGF依赖性VEGFR2及其下游信号通路的反应性活化，抗VEGF抗体能阻止VEGFR2信号通路的活化，因此抗VEGF试剂可有效治疗血管瘤，目前VEGF中和抗体贝伐单抗（bevacizumab）已在许多儿童实体肿瘤中进行临床试验，显示良好的耐受，有望用于增生期血管瘤的治疗。

（陈辉　李伟　林晓曦）

第三节　葡萄酒色斑的机制和治疗

葡萄酒色斑（port-wine stain，PWS），俗称红胎记，又称鲜红斑痣，属于先天性毛细血管畸形或微静脉畸形，发病率达0.3%～2.1%。表现为出生时即有的红色或粉红色的皮肤斑块，面积大小不等，可累及全身，75%发生在面颈部，随着年龄增长，颜色逐渐加深，变红变紫，至20岁开始即有高达65%的患者发生明显的病灶增厚和出现铺路石样结节增生。部分结节的破溃反复出血，甚至形成巨大结节（图40-4），严重影响患者的外观和功能，造成患者严重的社会心理负担。

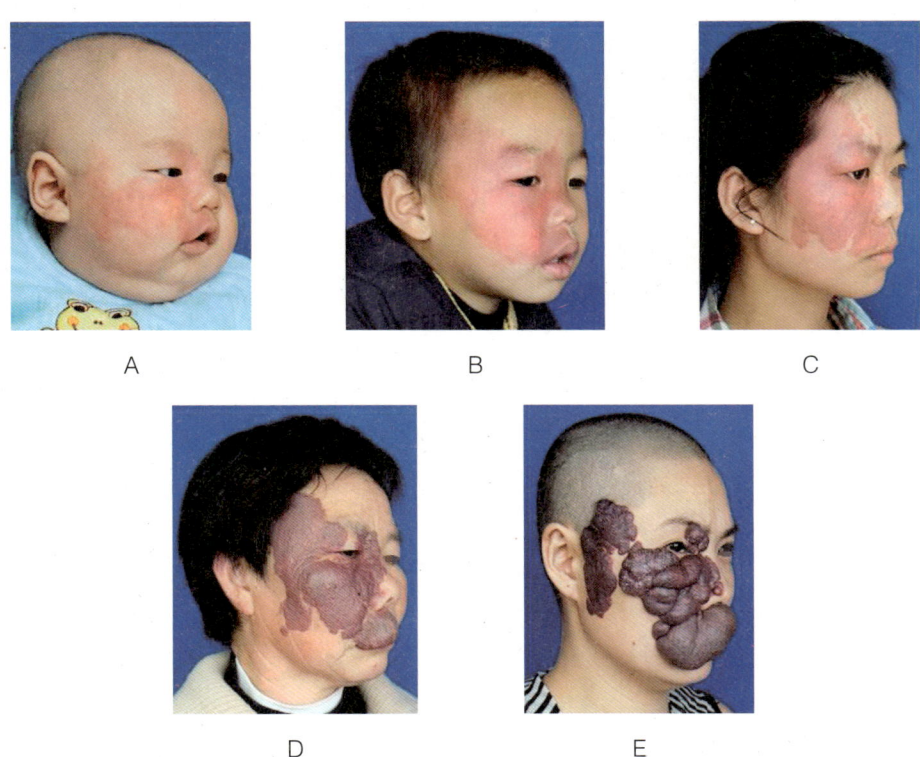

A~E. 不同年龄、类型病例斜位照片。

图40-4 葡萄酒色斑的病程进展（非同一病例），随年龄和类型的不同逐渐增厚，甚至形成巨大的结节，丧失了激光或光动力疗法治疗的机会

一、发病机制

葡萄酒色斑的发病机制至今未明，与治疗息息相关的是其病灶的逐渐增厚及结节形成，此方面的研究仅限于组织病理学观察，初步发现葡萄酒色斑病变血管的神经支配会极度减少甚至缺失，血流逐渐冲击缺少神经紧张性调节的血管壁，产生葡萄酒色斑的血管扩张。另有研究报道年长患者的增厚病灶内不仅存在异常扩张的血管成分，还大量存在上皮、神经、间充质成分的错构改变。因此，葡萄酒色斑宜在早期进行干预治疗。

二、治疗

葡萄酒色斑（PWS）的治疗至今尚无完美的方法，以往的治疗包括冷冻、人工文身、外科切除并修复、硬化剂注射、电凝固、皮肤磨削、敷贴中药、激光非选择性光热作用治疗等。但是，由于上述方法对畸形血管网缺乏特异的治疗效果，所以瘢痕形成和无法消退一直与之伴随，甚至治疗后发生各种继发畸形。随着激光技术的不断发展，选择性光热作用理论革命性地出现，脉冲染料激光治疗应运而生并成为国际上葡萄酒色斑治疗的金标准，尽管各类文献报道治疗有效率不一，并且不断改进激光波长、脉宽，提供冷却装置，多次重叠治疗，以及各种波长激光的组合，但总体病灶消退良好率徘徊在20%左右，而且由于小光斑的重叠不均，治疗后的花斑样外观仍然存在。而且因病灶的未完全清除，深在的大血管仍然残留，它们既可通过血管再生使表浅区域血管增生，又可通过增加血流量和流体静脉压使治疗区域血管再扩张,出现治疗后的复发现象。强脉冲光(intensive pulsed light,IPL)不像激光系统,它产生515~1 200 nm非相干光,使用滤光片除去不需要的波长的光,可以治疗更深层的血管。文献报道疗效高低不等,可减少治疗后的紫癜,对于躯干部位的大面积病灶的病例和脉冲染料激光治疗耐受的病例,可以作为优先选择的治疗方法。

20世纪70年代,光动力疗法(photodynamic therapy,PDT)开始用于恶性肿瘤的治疗,其机制为肿瘤血管的光敏破坏。其原理是经全身给光敏剂后,在一定的时相内光敏剂选择性地蓄积在靶组织中,此时给予一定强度的光敏剂敏感的光源,激发后光敏剂分子与其底物发生一系列的光化学反应,产生一些中间活性物质,包括单线态分子氧等,导致重要细胞内结构不可逆的生物学破坏。PWS由真皮内扩张畸形毛细血管组成,利用PDT嗜血管的特性,血管内皮细胞吸收光敏剂最快,在一定时相内浓度远高于表皮组织,在光激发下高度选择性地破坏扩张的毛细血管网的内皮细胞,使其发生变性、坏死、血栓,导致管腔闭锁、红斑消退,而覆盖其上的表皮不受损伤。顾瑛(1991)首次应用HpD-PDT治疗PWS获得成功。之后随着光敏剂、光源和引导器械的发展,PDT治疗PWS技术日益成熟。对于部分病例,此方法能起到自然的消退结果,而且治疗次数相对较少。对深色及轻度增厚的病灶也能起到一定的治疗效果,瘢痕的发生率低于1%,消退后色泽较均匀,并且不留永久性的色素改变。由于大面积、较平坦的葡萄酒色斑较易取得均匀自然与较理想的消退结果,笔者在1997年已报道使用PsD-007、CVL-5铜蒸气激光578 nm,治疗118例PWS患者,治疗有效率为98.3%,结果评价优、良、中、差,分别为27.1%、46.6%、24.6%及1.7%,且未发生增生瘢痕、永久色素沉着、色素减退等并发症(图40-5)。2003年再次统计光动力学治疗PWS总有效率为97.4%,效果类似。此后,欧阳天祥报道过红光,周国瑜报道了氪离子激光等新开发的光源。临床实践已经证实光动力疗法治疗葡萄酒色斑能起到更自然的消退结果,在多方面具有优势和潜力,但治疗对于医师经验的依赖性更高,而随着光敏剂及匹配光源的不断发展,光动力疗法将是葡萄酒色斑研究及治疗发展的新方向。

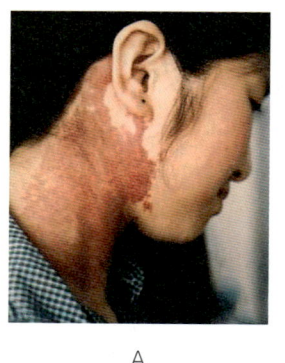 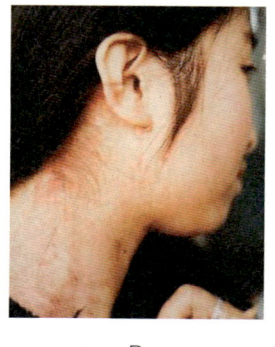

A. 治疗前;B. 治疗后。

图40-5 光动力疗法治疗葡萄酒色斑,可几近完全消退

以上林林总总的非手术治疗方法,造福了处于病程早期的葡萄酒色斑患者,但由于时代和地域的差异,部分患者接受了不恰当的治疗后遗留下永久性瘢痕、色素改变和组织萎缩等继发改变,抑或未采取任何治疗措施,随年龄增长出现病灶的增厚和结节形成,丧失了非手术治疗的时机。对于这一部分患者,病灶大多位于头面部,植皮、游离皮瓣修复手术的外观常常和患者的希冀相去甚远,最后手段的失去可能是对患者的第二次打击。各种皮肤扩张技术因其术后皮肤的色泽、质地、外观等与受区

最为匹配，成为该类患者病灶修复的理想选择之一，辅以激光治疗可以弥补皮肤扩张技术治疗的不足（图40-6）。同时葡萄酒色斑累及上下唇时会导致唇肥厚畸形，通过对肥厚唇的缩小整形术，能够获得较好的外观和功能的改善（图40-7）。

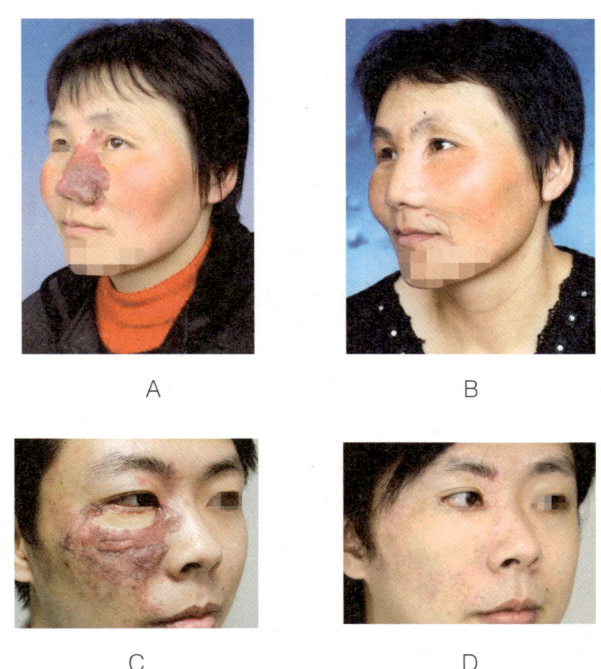

A、C. 治疗前；B、D. 治疗后。

图40-6　应用皮肤扩张技术（预构皮肤扩张、岛状皮肤扩张和常规皮肤扩张等）病例，辅以激光技术可以弥补治疗的不足

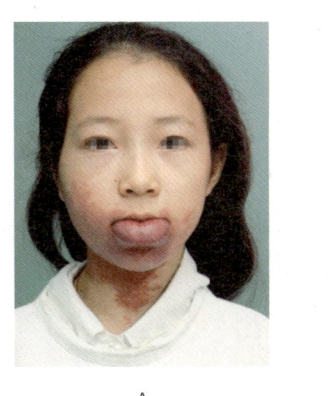 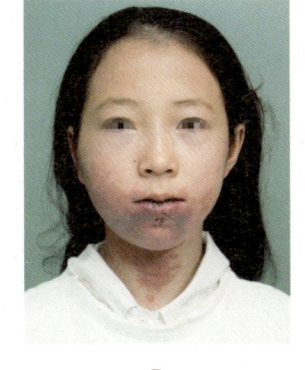

A. 治疗前；B. 治疗后。

图40-7　葡萄酒色斑伴发唇肥厚畸形的病例手术前后

因此葡萄酒色斑的治疗需要全面系统的治疗，病程早期优选光动力疗法、激光、强脉冲光等非手术治疗，随着病变的增厚及继发畸形的形成，丧失非手术的机会，需要选择各种手术修复方法，才能达到理想的美容外观。

（马刚　陈达　林晓曦）

第四节 静脉畸形的临床表现和治疗

一、临床表现

静脉畸形为先天性疾病,但出生时可无任何症状,直至数年后才被发现。大多数静脉畸形位置表浅,质软可压缩,无搏动感,肿物表面皮肤可发蓝。位置深在的病灶,体征通常不明显。静脉畸形病灶稳定,创伤、激素环境改变等可刺激肿物迅速增大。静脉畸形不会自行消退,发病率无性别差异。

头颈部静脉畸形可发生在软组织内,也可发生在骨内。软组织的静脉畸形好发部位依次为颊部、下颌部、舌下间隙、舌体和眶周。骨内静脉畸形在脑颅骨以额顶区好发,面颅骨以下颌骨好发。静脉畸形通常无明显症状,但也可引起外观损害、骨骼发育异常、局部消耗性凝血和出血倾向等(图40-8)。肌肉内和位置深在的静脉畸形常表现为晨起疼痛。头颈部巨大静脉畸形可压迫呼吸道影响呼吸和进食(图40-9),位于眶内则可破坏视神经。面部靠中线区域的静脉畸形应特别注意是否并发颅内静脉异常和颅内外沟通。

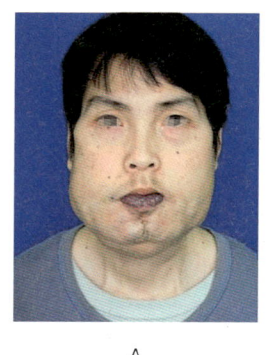 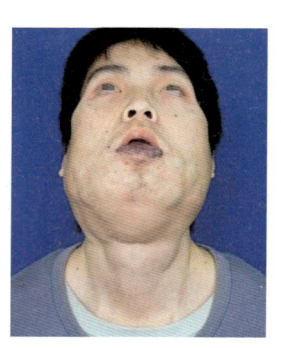 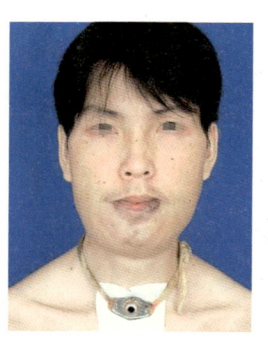 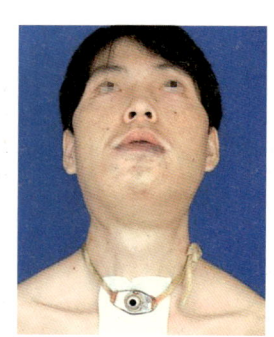

A、B. 治疗前;C、D. 治疗后。

图40-8 头颈部巨大静脉畸形患者(病例一),外观损害明显,病灶皮肤发蓝,累及双侧面颊部、下颌部、口底部及颈上部,睡眠时不能平卧。气管切开后,经无水乙醇和平阳霉素的联合治疗,肿物明显消退

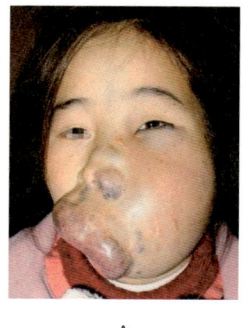 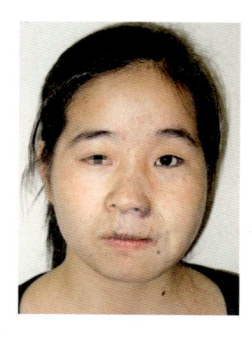

A. 治疗前;B. 治疗后。

图40-9 巨大面部静脉畸形经过多次的栓塞引流、静脉硬化治疗,以及最后的口角整形后好转

二、辅助检查

静脉畸形的超声表现为不均质的低回声腔隙,静脉石是静脉畸形的特征性表现。彩色多普勒超声显示血流流速低。静脉畸形的MRI表现具有特征性。T_1WI中等信号,T_2WI呈明显高信号,增强后可见病灶信号程度不等的增高。病灶内纤维分隔形成的葡萄串样结构是典型的特征,有时可见病灶内圆形的低信号静脉石。静脉石和骨质侵犯通过X线平片和CT可以明确诊断。经皮穿刺瘤腔造影可以良好地显现病灶及其血流动力学特征。如果采用动脉的造影检查,病灶难以显现,通常不必要。MRI能显示有呼吸道累及的静脉畸形,但需行喉镜检查评估呼吸道内受累程度和气管切开的风险(图40-10)。

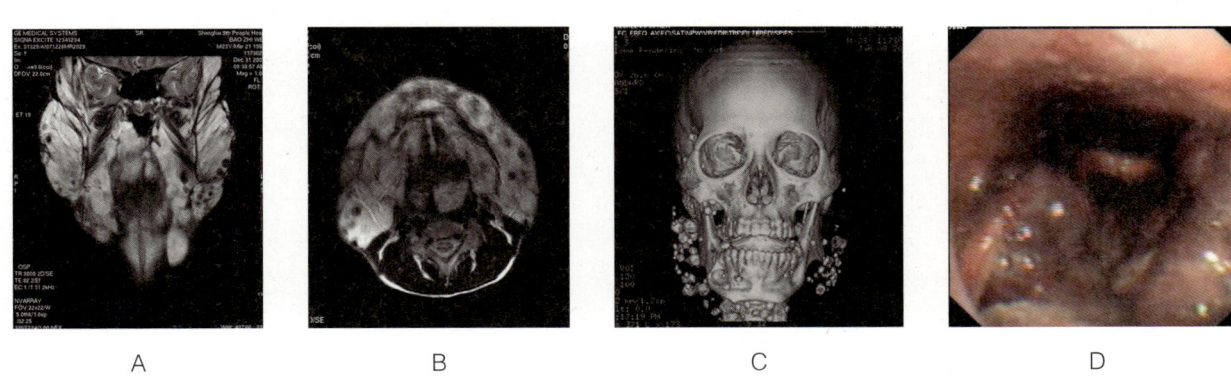

A、B. MRI 的 T_2WI 显示高信号,病灶累及范围广泛,呼吸道明显受压狭窄;C. CT 显示病灶内充满大小不等的静脉石;D. 喉镜检查呼吸道表面可见明显向腔内突起的蓝紫色肿物。

图40-10 病例一的辅助检查

三、治疗

静脉畸形的治疗包括硬化治疗、电化学治疗、激光治疗和手术切除等。抗血管增生药物对静脉畸形无效。不规范的诊断(如海绵状血管瘤),通常导致不恰当的药物治疗甚至放疗等。手术常常复发或因手术创伤过大而引起难以接受的功能和外观损害,效果并不令人满意。直接经皮穿刺的硬化治疗可缩小或治愈病灶,目前成为绝大多数血管性疾病治疗中心的首选。硬化治疗对主诉疼痛、病灶局限的静脉畸形患者尤其有效,即使是治疗后有病灶残留,疼痛也可获得缓解。弥漫型静脉畸形疗效相对较差,治疗目的在于减轻症状而不是完全治愈。硬化治疗看似操作简单,但可能导致严重的并发症,应由经验丰富的专科医师实施。患者在治疗前应被详细告知治疗风险。常用的硬化剂有无水乙醇、鱼肝油酸钠、十四烷基硫酸钠、表面麻醉剂、氨基乙醇、平阳霉素和环磷酰胺等。

无水乙醇因其强侵蚀性、疗效显著、复发率低,逐渐成为治疗静脉畸形的重要选择。无水乙醇可使蛋白变性、原生质沉淀,永久性关闭病灶,是目前临床上被证实的最有效的硬化剂,被破坏的内皮细胞不能再生。多位学者报道无水乙醇可以完全治愈部分静脉畸形患者,治疗有效率高达74%~91%。但是,无水乙醇所致的并发症也不可忽视,包括组织坏死、周围神经损伤、中枢神经系统抑制、低血糖、高血压、溶血、肺栓塞、肺血管痉挛、心肺衰竭等。因为这些可能的并发症,无水乙醇的硬化治疗只能由接受过良好训练、经验丰富的专科医师实施。医院必须有良好的麻醉和ICU配备。治疗过程中，严密监测患者生命体征。无论病灶是何种类型，由于乙醇血清浓度与用量直接相关，因此，剂量始终都不可超过1 ml/kg体重。

鱼肝油酸钠、十四烷基硫酸钠、表面麻醉剂、氨基乙醇等无神经破坏作用。和无水乙醇一样，这些药物注射治疗时要精确定位，误入动脉将引起严重的组织坏死。将硬化剂和空气混合制成泡沫剂型越来越受到关注。泡沫剂型可取得比液态栓塞剂更好的疗效，可能是因为泡沫在病灶内的滞留时间较长。和无水乙醇相比，这些硬化剂也可破坏内皮细胞，导致血栓和纤维化，但是，血栓形成较慢，再通和复发的概率较高。

1977年，Yura等首次将这些硬化剂应用于淋巴管畸形的硬化治疗，并取得了良好的效果。因这些硬化剂安全有效，它们被越来越广泛地应用于该类疾病的治疗。随后，多种抗肿瘤药物也被引入静脉畸形的治疗中。但是，与淋巴管畸形相比，抗肿瘤药物在静脉畸形病灶内滞留时间短，单纯应用抗肿瘤药物很难完全消除病灶，且反复多次治疗应注意药物剂量累积所致的毒性。

上海交通大学医学院附属第九人民医院整复外科应用小剂量无水乙醇栓塞病灶回流静脉，延长随后注入的平阳霉素在静脉畸形病灶内的滞留时间，以充分发挥其硬化作用。这种疗法除了具有较高的安全性，疗效也令人满意，治疗有效率达97.6%（206/211），其中51.2%（108/211）患者肿物消失或接近正常外观。

硬化治疗后肿胀明显，可持续数天至数周。因此对于病灶巨大且有呼吸道累及的患者，硬化治疗前需对呼吸道进行全面评价，确保治疗后呼吸道保持通畅。

其他非手术治疗包括电化学治疗和激光治疗。电化学治疗因其疗效较差、易复发并引起皮肤明显瘢痕残留，已逐渐被淘汰。激光治疗仅适用于位置表浅的皮肤和黏膜静脉畸形，对位置较深的病灶无效。

需要强调的是，硬化治疗效果欠佳和继发有明显骨骼畸形的静脉畸形患者，为了改善外观，除了硬化治疗外，手术整复仍然是不可替代的治疗选择。

（金云波　陈辉　李伟　林晓曦）

第五节　动静脉畸形的临床表现和诊治

动静脉畸形（arteriovenous malformation，AVM）是一种脉管系统胚胎发育异常所致的高流量血管畸形，其显著的特征是存在原始血管巢，能迅速流空至扩张迂曲的回流静脉，动、静脉之间缺乏正常的毛细血管床。

一、发病机制

动静脉畸形的发病机制尚不明确，可能是胚胎发育过程中原始血管丛中的动静脉交通未退化所致。这种胚胎学的理论解释了动静脉畸形在头颈部好发的现象，因为早期胚胎主要由头侧结构组成。

另外，与该理论相符的是面部动静脉畸形的好发部位为颊部和耳部，在早期胚胎结构中比面部其他区域占有更多的表面积。对于罕见的家族性遗传性血管畸形的研究有利于探索基因缺陷是否为其发病原因。尽管绝大多数的动静脉畸形为散发性，但也有少数病例表现为家族遗传性。最近的分子遗传学研究发现，毛细血管畸形合并动静脉畸形的患者染色体5q上表达p120RasGAP33的RASA1基因发生突变。虽然动静脉畸形病情进展的原因不明，但可以推测原始存在的处于休眠状态的动静脉交通、血流动力学的改变和外伤所致的局部缺血促使其重新开放，可能是动静脉畸形病情加重的原因。

二、临床表现

动静脉畸形的发病率男女相当。40%~60%的患者出生时即被发现，30%的患者在儿童时期被发现并早就已经明显。头颈部发生率高于其他部位。依据1990年国际脉管性疾病研究学会（ISSVA）推荐的Schobinger临床分期，动静脉畸形的病程可分为四期：Ⅰ期为静止期。无明显症状，通常从出生到青春期，病灶不明显或仅为红斑或消退期血管瘤的外观。有些患者病灶始终维持在静止期，终其一生未见病情加重。皮温增高、搏动感提示病灶的高流量性质。Ⅱ期为进展期。大多数在青春期开始，病灶增大，颜色变暗，病灶向表面皮肤和深部组织结构侵犯。组织学上表现为动、静脉扩张、纤维化。检查可发现局部皮温增高，可触及搏动和震颤，听诊可闻及杂音。Ⅲ期为破坏期。伴自发性坏死、慢性溃疡、疼痛和出血，可能出现溶骨性破坏（图40-11）。Ⅳ期为失代偿期。巨大动静脉畸形的高流量可能导致心功能衰竭。除了病情具有自发性加重倾向外，一些治疗方式如部分切除、供血动脉结扎、动脉近端栓塞和激光等均可能导致病情进展。

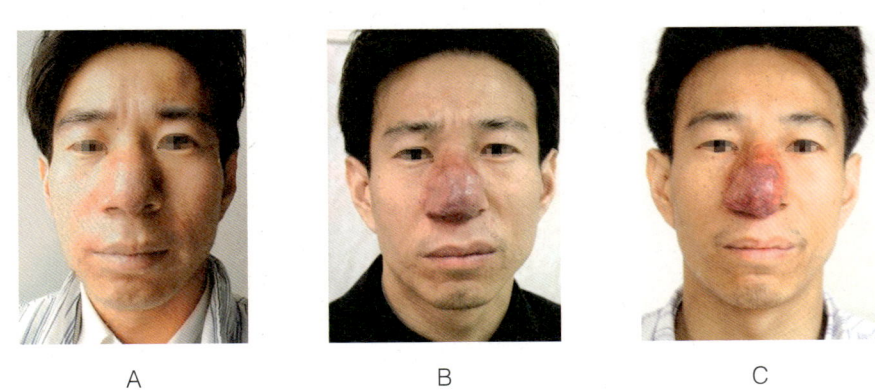

A. Ⅰ期，病灶位于鼻部但不明显；B. 2年后病情自行加重，进入临床Ⅱ期，病灶增大，颜色变暗，病灶向表面皮肤和深部组织结构侵犯；C. 3年后，出现破溃、出血，进入临床Ⅲ期。

图40-11 动静脉畸形的临床分期实例

三、诊断

动静脉畸形的诊断主要依据临床表现和影像学表现。要注意与血管畸形、血管肿瘤和其他少见的肿瘤鉴别。皮温升高、间歇性疼痛和出血等症状有助于诊断，但并非特异性表现。听诊和多普勒超声是有益的检查手段。影像学检查对于明确诊断是必要的，可以描述病灶的范围和血流动力学状态。多普勒超声是常用的初始检查，可评估其血流特征。MRI显示的流空效应可证实病灶高血流存在，可清晰显示病灶的大小和范围，以及病灶与周围组织之间的解剖关系。CTA可显示病灶的血管成分及其与骨组织之间的关系。动脉造影对于术前评价病灶血流动力学特征和术中引导血管内介入栓塞仍然是必要的。

四、治疗

动静脉畸形因其治疗棘手，被国际权威机构ISSVA列为外科学领域尚未解决的重要问题之一。动静脉畸形的治疗原则是彻底去除病灶，不彻底的治疗通常会导致复发，后续治疗也会变得更加困难。动静脉畸形的治疗应该以其临床分期为依据。

病灶局限、体积较小的Ⅰ期患者想完整切除病灶相对简单。病灶体积较大的Ⅰ期患者，因为很难预测病情是将持续稳定，还是进一步加重，是否治疗目前仍有争议。

Ⅱ期或Ⅲ期的动静脉畸形患者，有明显症状，如疼痛、溃疡和出血等，需要积极治疗。体积较小者可直接手术切除和一期手术修复缺损。切除要求彻底，切除物包括供血动脉、动静脉瘘和回流静脉。因为术中无法确定切除是否彻底，需要通过观察切缘出血状态或术中多普勒以明确。术前CTA可较好地呈现动静脉畸形病灶及其和骨骼的关系，可有效用于手术切除范围的参考（图40-12）。手术体积较大的动静脉畸形最好在手术切除之前行选择性介入栓塞治疗，栓塞后24~48小时切除病灶可以减少术中出血，使彻底切除成为可能。组织胶（氰基丙烯酸正丁酯，NBCA）和颗粒性栓塞剂均已成功应用于动静脉畸形的术前栓塞。新一代的栓塞剂，如乙烯醇和可吸收高分子微球，也开始了临床探索。上述的传统介入栓塞治疗后病灶复发和加重常有报道，目前仍然主要作为手术切除前的辅助治疗。

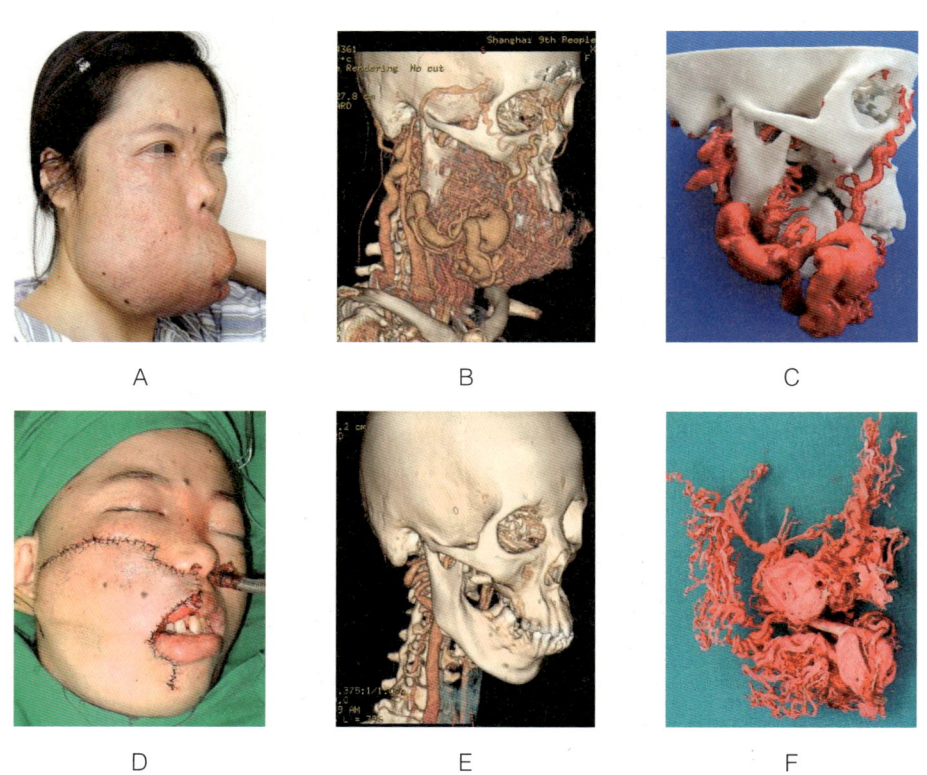

A. 右面部巨大AVM破溃反复出血伴外观畸形；B. CTA示右面部巨大异常血管团；C. 基于CTA数据的快速成型（RP）模型；D. 病灶完整切除后外观；E. CTA示右面部巨大异常血管团已完整去除；F. 完整切除的血管团肿物灌注后形成病灶灌注标本。

图40-12　右面部巨大AVM手术切除及标本制作

基于对介入栓塞治疗后复发的认识,一些学者提出永久性栓塞概念,倡导应用无水乙醇。无水乙醇引入后,非手术方式治愈动静脉畸形成为可能。无水乙醇具有强侵蚀性,可致血管壁内皮细胞层剥脱坏死,有望彻底消除病灶。本治疗组在对该种疗法的探索中,发现无水乙醇具有较强的消除病灶能力、无复发倾向、有良好的美容效果(图40-13)。另一方面,无水乙醇的并发症也引起了广泛关注。误栓可能引起周围正常组织大面积坏死、神经损伤(如面瘫)、重要器官功能丧失(如失明),甚至是肺动脉栓塞而危及生命。Do报道的40例接受无水乙醇血管内治疗的动静脉畸形患者,5例(12.5%)出现严重并发症,分别为感染及肌肉坏死所致的急性肾功能衰竭、永久性正中神经损伤、脑梗死和局灶性膀胱坏死。其安全性问题有待进一步研究。故建议该治疗应在设备精良的医院中由经验丰富的专科医师完成。

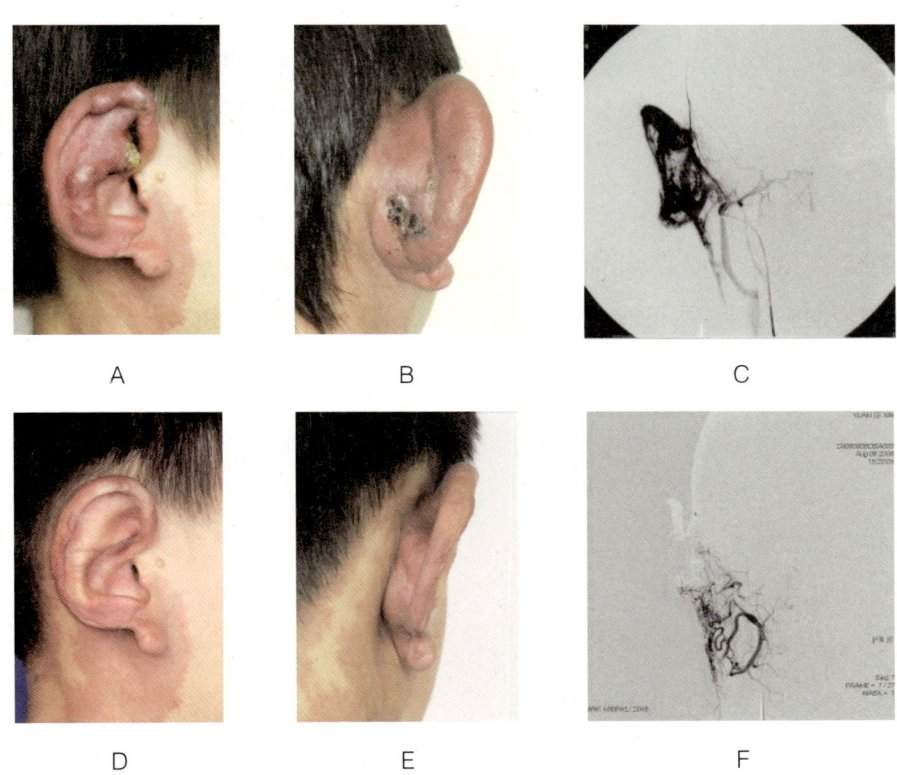

A、B. 右耳AVM破溃反复出血伴外观畸形;C. 治疗前DSA显示右耳郭弥漫性病灶,回流静脉提前显影;D、E. 治疗后破溃出血症状完全控制,治疗后2年复诊,肿物明显消退,获得较好的美容效果;F. 治疗完成后2年DSA复诊病灶被选择性消除,未见回流静脉提前显影。

图40-13　耳部AVM伴溃疡出血无水乙醇选择性血管内治疗前后

需要强调的是,供血动脉结扎或近端栓塞是有害无益的,可导致侧支动脉迅速形成而加重病情,不利于继续栓塞治疗(图40-14)。

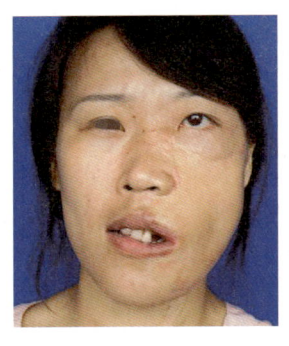
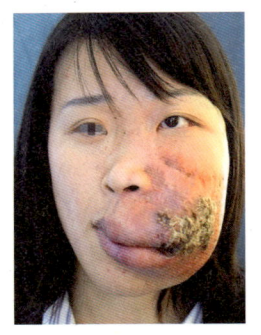

A. 患者左脸 AVM 治疗前；B. 多次治疗后病灶溃疡、坏死。
图 40-14 多次局部切除和动脉结扎的病例往往不能控制病情，反而因为"盗血"导致了经久不愈的溃疡和坏死。接受了介入栓塞后的根治性手术，以及吻合神经的背阔肌肌皮瓣移植和颧骨、上颌骨整形后，6 年随访保持了稳定

从传统手术设计来看，肢体的动静脉畸形在权衡利弊后选择部分或全部切除，其后的缺损区域可用邻近皮瓣或游离皮瓣覆盖。但亦有严重的、范围过大的和已经导致严重出血或坏死的巨大肢体动静脉畸形，最终可能还是需要截肢。异常巨大的病灶切除需要在体外循环和低温麻醉等协助下实施，以减少术中致命性大出血。这些病灶不会因为在主干动脉放入弹簧圈等来栓塞而好转，但利用无水乙醇的介入治疗正在改写这些历史。

（金云波　胡晓洁　林晓曦）

第六节　淋巴管畸形的临床表现和诊治

淋巴管畸形，旧称淋巴管瘤，是一组以先天性淋巴管系统发育畸形、淋巴循环障碍为特征的疾病。依据畸形淋巴管的形态学特点，通常被分为两型，即微囊型淋巴管畸形和巨囊型淋巴管畸形，这两种类型混合性的病灶亦不少见。微囊型者由蜂窝状、多囊性畸形管腔构成，巨囊型者则由体积较大的单个或数个畸形管腔构成，其分型与治疗方法的选择密切相关。

一、临床表现

淋巴管畸形多在幼儿期出现，接近 50% 的病灶位于头颈部，一般生长缓慢。微囊型淋巴管畸形相对常见，可见于眼睑、颈部、四肢近端、舌及口底等部位，表现为隆起的柔软包块，压缩感不明显，体位试验阴性。位于黏膜的微囊型淋巴管畸形可形成紫红色或暗红色粟粒状微小淋巴滤泡。巨囊型淋巴管畸形，旧称囊状水瘤，好发于颈部、腋窝、腹股沟和胸壁，呈囊性肿块，具波动感，可顺着神经、血管和组织间隙延伸至口底、锁骨后，甚至纵隔，少数生长迅速的会压迫气管及食管（图 40-15）。

淋巴管畸形最常见的并发症为感染和出血，可致病灶体积突然增大，皮肤出现瘀斑。位于特殊部位反复的感染肿胀可致功能障碍，如视力损害、吞咽困难等。

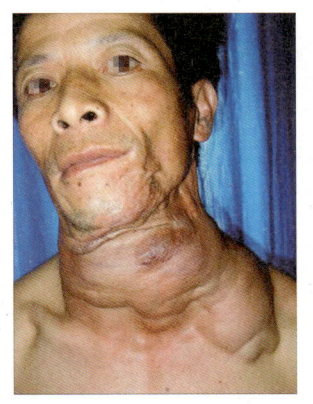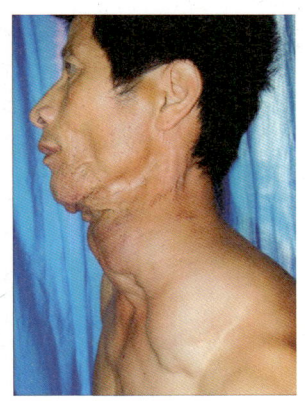

A. 正面观；B. 侧面观。

图 40-15　颈部巨囊型淋巴管畸形（福建医科大学附属协和医院整形外科供图）

二、诊断

淋巴管畸形的诊断主要依靠体检、诊断性穿刺和影像学检查。诊断性穿刺可抽出淡黄色清亮液体。增强 MRI 是最重要的诊断和鉴别诊断方法，在 T_2WI 呈明显的高信号，但不可被强化。如病灶内出血，可见明显的液-液平面（液平）。据上述特点可与婴幼儿血管瘤、静脉畸形等相鉴别（图 40-16）。

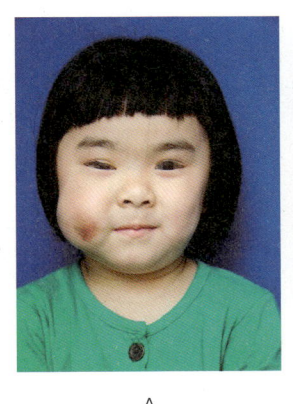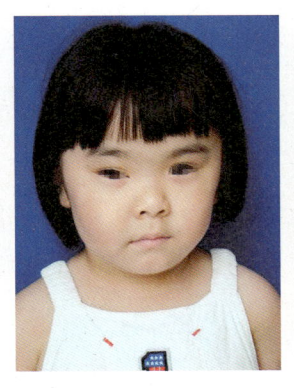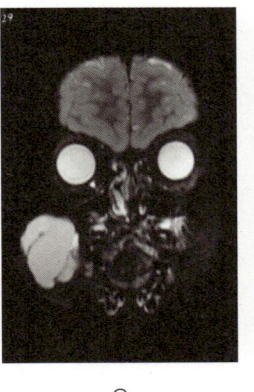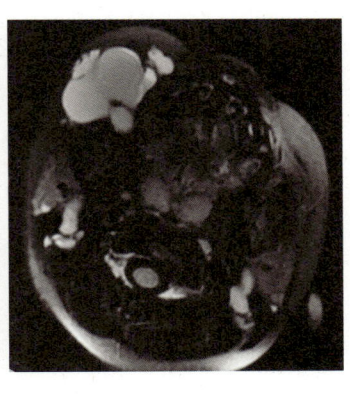

A. 右颊部巨囊型淋巴管畸形，伴囊内自发出血；B. 经平阳霉素硬化治疗后囊腔缩小；C、D. MRI 示右颊部囊性占位，边界清，可见液平。

图 40-16　淋巴管畸形患儿

三、治疗

目前的治疗方法主要为硬化剂注射和手术切除。巨囊型淋巴管畸形硬化剂注射治疗通常可以取得令人满意的效果,目前常用药物为平阳霉素和溶血性链球菌制剂OK-432(国产为沙培林),应根据病灶部位特点选择合适的注射方法,避免组织坏死及损伤重要神经、腺体等。微囊型淋巴管畸形硬化剂注射治疗通常不易使病灶明显萎缩,可配合硬化剂注射治疗实施手术切除。如病灶位于上睑及额部,并影响睁眼,是良好的手术适应证,但多数病灶难以彻底切除。位于黏膜的淋巴滤泡可用Nd:YAG激光或脉冲染料激光去除。

(江成鸿　林晓曦)

第七节　血管瘤和血管畸形相关综合征的治疗

在一些病例中,脉管性病变与其他系统疾病同时发生,并且脉管性病变的类型可能不止一种,构成了多种特殊的综合征。几种相对常见的血管瘤和血管畸形相关综合征介绍如下。

一、PHACE综合征

PHACE综合征是一种神经皮肤异常的疾病,是指在出现面部血管瘤的同时,出现下列一种或多种病变:颅后窝畸形、脑动脉畸形、心血管异常及眼部病变。这五类病变的英文首字母,组成PHACE综合征。临床表现十分复杂,报道的相应系统病变达50余种,如小脑发育不全、颈动脉发育不全、动脉导管未闭、视神经萎缩、小颌畸形等。其中,面部血管瘤的分布区域具有特征性,常呈斑片或斑块状分布在特定区域,如额颞区、上颌区、颞下颌区和额鼻区,这种血管瘤被称为节段性血管瘤(segmental hemangioma,中文为笔者译),提示血管瘤可能是某些区域的发育缺陷所致(图40-17)。

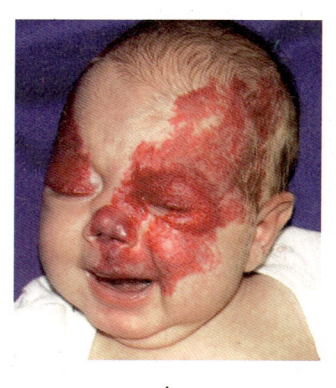
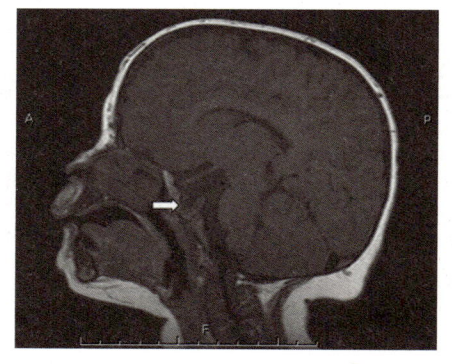

A　　　　　　　　　　B

A. 出生5周患儿,诊断PHACE综合征,面部节段性血管瘤;B. 室间隔缺损、侧脑室不对称、颅后窝囊肿、颈内动脉异常、脑垂体发育不良。

图40-17　PHACE综合征患儿

二、卡萨巴赫-梅里特综合征

卡萨巴赫-梅里特综合征（Kasabach-Merritt syndrome，KMS）是指在血管性肿瘤的基础上发生血小板减少的一种临床现象。长期以来，人们认为这种血管性肿瘤为血管瘤，但病理学研究已证实，其实际为另外两种血管性肿瘤——卡波西型血管内皮瘤（KHE）和丛状血管瘤（TA），并且逐渐用卡萨巴赫-梅里特现象（Kasabach-Merritt phenomenon，KMP）来取代KMS。

KHE为中间性肿瘤，可局部侵袭，但无远处转移的报道；TA则为良性肿瘤。KHE和TA多在出生时或幼年时发病，常累及躯干和四肢。临床表现多样，典型为暗红或紫红色斑片或包块，少数可不完全性自发消退。90%的KMS继发于KHE，血小板的降低与瘤体对其滤过和破坏有关。治疗主要以控制瘤体生长，升高和维持血小板水平为目的。局限性病灶可手术切除，否则可采取局部加压、血小板输注（严重血小板水平降低）和药物治疗（皮质类固醇激素、长春新碱等），多预后良好（图40-18）。

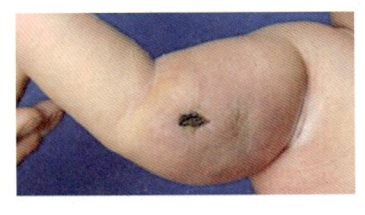 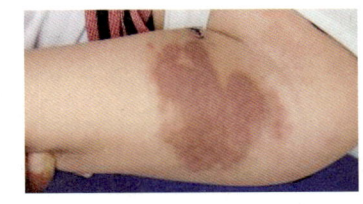

A. KHE呈紫红色质硬包块；B. TA呈紫红色斑片，界限清晰。
图40-18 KMS中KHE和TA的典型形态

三、斯德奇-韦伯综合征

斯德奇-韦伯综合征（Sturge-Weber syndrome，SWS）是一种散发的先天性血管异常，典型表现为面部葡萄酒色斑及同侧软脑膜和脉络膜的血管畸形。除面部红斑外，其他可能的表现包括癫痫、偏瘫、智力低下及青光眼等。葡萄酒色斑的分布与三叉神经的支配范围基本一致，其中位于第一支支配范围（V_1区），即上睑、额颞部的红斑伴发SWS的概率最大，约10%。除皮肤表现外，超过50%的SWS患者会有癫痫发作。眼周红斑的病例，约50%罹患青光眼，并可独立于神经系统病变而出现。

对于以美容目的就诊且红斑位于V_1区的病例，最好行影像学检查以明确诊断。CT可以探测脑实质的体积变化及脉络丛的扩张程度。MRI则能显示病灶的范围及其与周围组织的关系。葡萄酒色斑可采取激光、光动力疗法或手术治疗。对未出现或已出现神经系统症状或眼部症状的病例，建议至相应专科观察随访及处理（图40-19）。

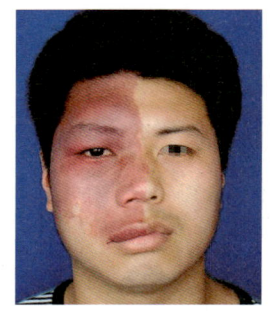 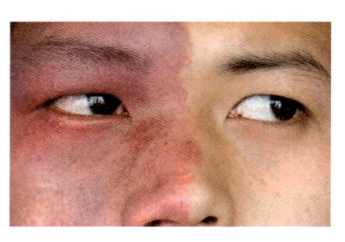 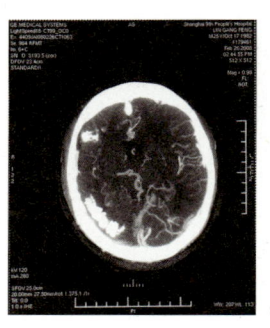 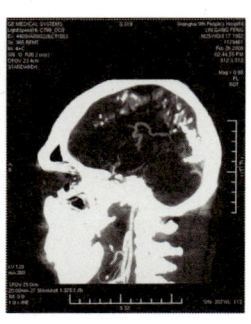

A　　　　　　　　　　　B　　　　　　　　　　　C　　　　　　　　　D

A. 患儿右面部 V_1、V_2 区葡萄酒色斑；B. 患儿右眼伴发青光眼，有反复癫痫发作史；C. CTA 右额顶枕叶脑回见多发迂曲钙化影；D. 右大脑深部见扩张迂曲血管影。

图 40-19　SWS 患儿

（陈辉　林晓曦　李伟　马刚　陈达　金云波　胡晓洁　江成鸿）

参考文献

[1] 马福顺,陈宗基,袁永胜,等. 截骨法高颧弓整形术[J]. 整形再造外科杂志,2004,1(3):140-143.

[2] 归来,邓诚,张智勇,等. 口内入路L型截骨术矫正高颧骨[J]. 中华整形外科杂志,2002,18(5):288-290.

[3] 祁佐良,董佳生,张余光,等. 颧骨、颧弓缩小整复术的临床研究[J]. 中华整形外科杂志,2001,17(3):135-137.

[4] 吴一,曾令寰,江兴容,等. 口内入路颧骨弧形截骨降低术[J]. 中华整形外科杂志,2005,21(1):22-23.

[5] 谢卫国,方震,李鲁阳,等. 口内入路颧骨缩小术的数点改进[J]. 中华整形外科杂志,2005,21(2):87-89.

[6] 马福顺,陈宗基,郑永生,等. 颧部骨性测量及其意义[J]. 整形再造外科杂志,2005,2(2):76-78.

[7] 陈小平,朱晓华,宋建良,等. 颧骨复合体肥大患者正貌面型满意度的测查及分析[J]. 中国美容医学,2004,13(1):65-66,134.

[8] 祁佐良,董佳生,张余光,等. 颧骨、颧弓缩小术的临床研究[J]. 中华整形外科杂志,2001,17(3):135-138.

[9] ONIZUKA T,WATANABE K,TAKASU K,et al. Reduction malar plasty[J]. Aesthetic Plast Surg,1983,7(2):121-125.

[10] WHITAKER L A,PERTSCHUK M. Facial skeletal contouring for aesthetic purposes[J]. Plast Reconstr Surg,1982,69(2):245-253.

[11] BAEK S M,CHUNG Y D,KIM S S. Reduction malarplasty[J]. Plast Reconstr Surg,1991,88(1):53-61.

[12] SATOH K,WATANABE K. Correction of prominent zygomata by tripod osteotomy of the malar bone[J]. Ann Plast Surg,1993,31(5):462-466.

[13] UHM K I,LEW J M. Prominent zygoma in Orientals: classification and treatment[J]. Ann Plast Surg,1991,26(2):164-170.

[14] YANG D B,PARK C G. Infracture technique for the zygomatic body and arch reduction[J]. Aesthetic Plast Surg,1992,16(4):355-363.

[15] SUMIYA N,KONDO S,ITO Y,et al. Reduction malarplasty[J]. Plast Reconstr Surg,1997,100(2):461-467.

[16] CHOI H Y,LEE S W,LEW J M. True intraoral reduction malarplasty with a minimally invasive technique[J]. Aesthetic Plast Surg,1999,23(5):354-360.

[17] HWANG Y J,JEON J Y,LEE M S. A simple method of reduction malarplasty[J]. Plast Reconstr Surg,1997,99(2):348-355.

[18] YANG D B, PARK H S, PARK C G. Technical refinements of infracture for the zygomatic body and arch reduction[J]. Aesthetic Plast Surg,1998,22(5):380-390.

[19] SUMIYA N,ITO Y,OZUMI K. Reduction malarplasty[J]. Plast Reconstr Surg,2004,113(5):1497-1499.

[20] LEE J G,PARK Y W. Intraoral approach for reduction malarplasty: a simple method[J]. Plast Reconstr Surg,2003,111(1):453-460.

[21] KIM Y H,SEUL J H. Reduction malarplasty through an intraoral incision: a new method[J]. Plast Reconstr Surg,2000,106(7):1514-1519.

[22] MAHATUMARAT C,ROJVACHIRANONDA N. Reduction malarplasty without external incision: a simple technique[J]. Aesthetic Plast Surg,2003,27(3):167-171.

[23] LEE K C,HA S U,PARK J M,et al. Reduction malarplasty by 3-mm percutaneous osteotomy[J]. Aesthetic Plast Surg,2006,30(3):333-341.

[24] YANG X X,MU X Z,YU Z Y,et al. Compared study of Asian reduction malarplasty: wedge-section osteotomy versus conventional procedures[J]. J Craniofac Surg,2009,20(Suppl 2):1856-1861.

[25] KIM J W. Laser-assisted endoscopic reduction malarplasty in Asians: quick combined surgery[J]. Aesthetic Plast Surg,1998,22(4):289-297.

[26] LEE J S,KANG S,KIM Y W. Endoscopically assisted malarplasty: one incision and two dissection planes[J]. Plast Reconstr Surg,2003,111(1):461-467.

第四十一章
骨纤维异常增殖症的诊治

第一节 概述

骨纤维异常增殖症（fibrous dysplasia，FD），也称纤维异生症。它是一种良性的骨性疾病，该病最先是由Lichtenstein在约60年前提出来的。骨纤维异常增殖症的准确发生率不明，按照临床经验，占所有骨性肿瘤的2.5%~10%，相对来说算是常见的疾病。骨纤维异常增殖症是一种骨性发育不良的疾病，正常的骨质被纤维化增殖组织取代，病灶中包含部分钙化的骨骼基质。

骨纤维异常增殖症会形成不规则形状的小柱（trabeculae）。有人认为不成熟的骨头是直接由不正常的纤维结缔组织形成的，这种组织无法形成正常的薄层骨。也有人认为是由于有潜在的、不正常的纤维组织母细胞增生，才导致正常的海绵状骨结构被尚未成熟的纤维组织取代，其成因被认为和Gsα基因突变有关。这个基因位于20号染色体的q13.2－q13.3，这种突变最先在McCune-Albright综合征的患者中被发现，但是其后被证实这一类的患者也会有单一骨型或是多重骨型的骨纤维异常增殖症。所有从突变细胞产生而来的细胞都会显现结构不良的特性。疾病较为严重的情形可能和导致突变的事件较早发生有关，因为这样会导致更多数目或是分布更为广泛的突变细胞。这种疾病临床上也会因为突变细胞分布及表现不同而有所差异，这种疾病究竟是全身性的，还是局部性的，取决于当胚胎形成时突变细胞的数目和突变细胞发生在何处。

骨纤维异常增殖症可以分为单一骨型（仅影响身体的一处）、多重骨型（会影响两个以上不相邻近之处）。单一骨型大约为多重骨型的4倍，其常影响肋骨、股骨、胫骨及颅颌面骨。

麦丘恩-奥尔布赖特综合征（McCune-Albright syudrome）是骨纤维异常增殖症的一种亚型，它的表征为皮下色素沉着、内分泌异常、性早熟及骨骼过早成熟。

位于颅颌面的骨纤维异常增殖症与位于其他位置者不同，大部分是多重骨型，约27%的单一骨型和高达50%的多重骨型患者颅骨会受到影响，最常影响额骨和蝶骨，其次是上颌骨、颞骨、顶骨及枕骨。

第二节 临床表现

　　颅颌面的骨纤维异常增殖症通常在约10岁时表现出来,并在青春期时逐渐发展。这种疾病一开始被认为在儿童期后病情会变得不活跃,但是一些随后的报道提示这并非事实。临床上的表现是根据病灶所在的位置、持续时间、范围及病灶本身特性等而有所差异;从轻微局部、无痛的红肿、显著的异常(从眼球突出、视觉障碍,到感觉神经性耳聋等)均会发生。颅颌面骨纤维异常增殖症对视觉的影响尤其引人注意。由于影响蝶骨和筛骨,骨纤维异常增殖症会造成眼球位移。因为影响蝶骨,压迫视神经,骨纤维异常增殖症可能会导致失明,因此在影响视神经管的状况下,完整的眼科学检查包括视觉准确度、视野、颜色感觉及视觉诱发电位试验等,都是必需的;视神经被影响的部分通常都位于视神经管周围的骨内,视神经管最狭窄的部分即视神经管环,在外科学上尤其重要,因为它在任何对视神经减压的步骤里都必须被包含。

　　被骨纤维异常增殖症影响的组织可能会形成囊状的病灶,包含了囊性变及其他囊状的损害(如瘤样骨性囊肿)。关于在颅部的骨纤维异常增殖症的囊性变的报道有许多。虽然这个部位相对来说并不是一个好发位置,但受到骨纤维异常增殖症影响的骨性组织会因为囊性变而急剧变大;这种变大可能会导致灾难性的并发症,如视神经压迫(图41-1)。此类患者通常会有视力突然减退的问题,由于这种急剧变大的特性,囊性变通常会与恶变相互混淆。关于骨纤维异常增殖症的囊性变,目前已经有很好的处理方式:将病灶完全切除会比单纯刮除要好,因为单纯的刮除会有约21%的复发率,因此,

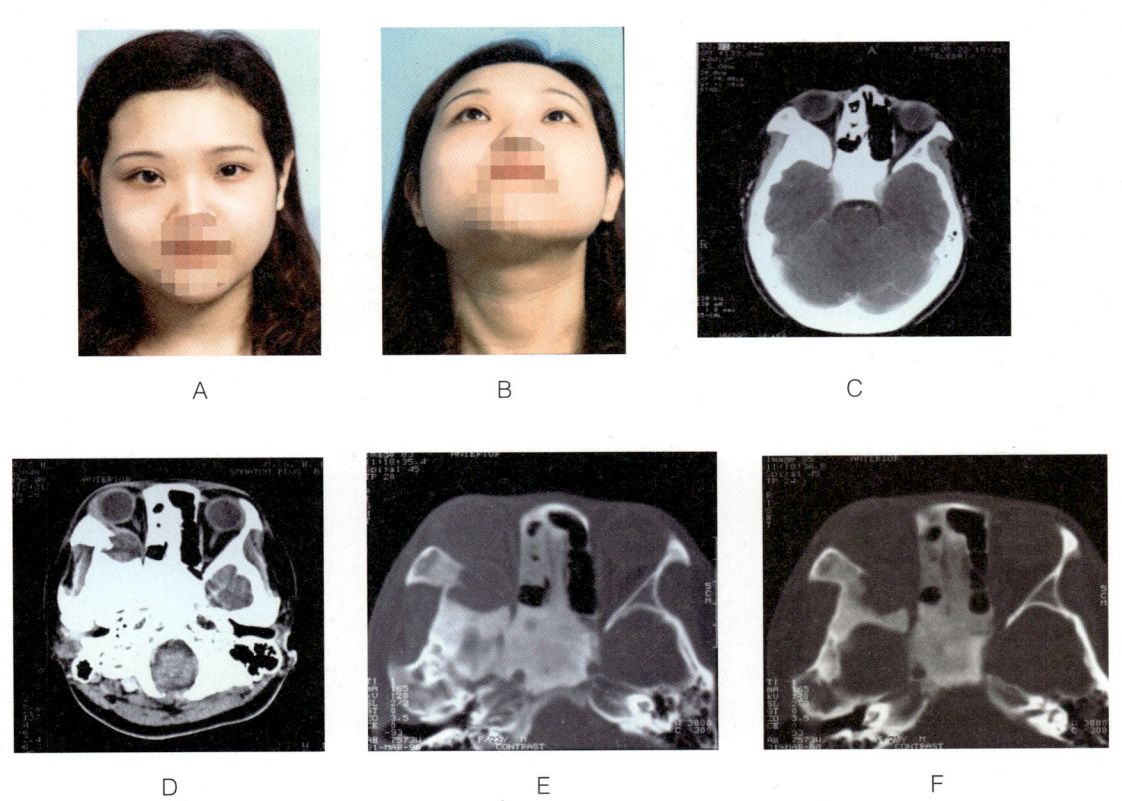

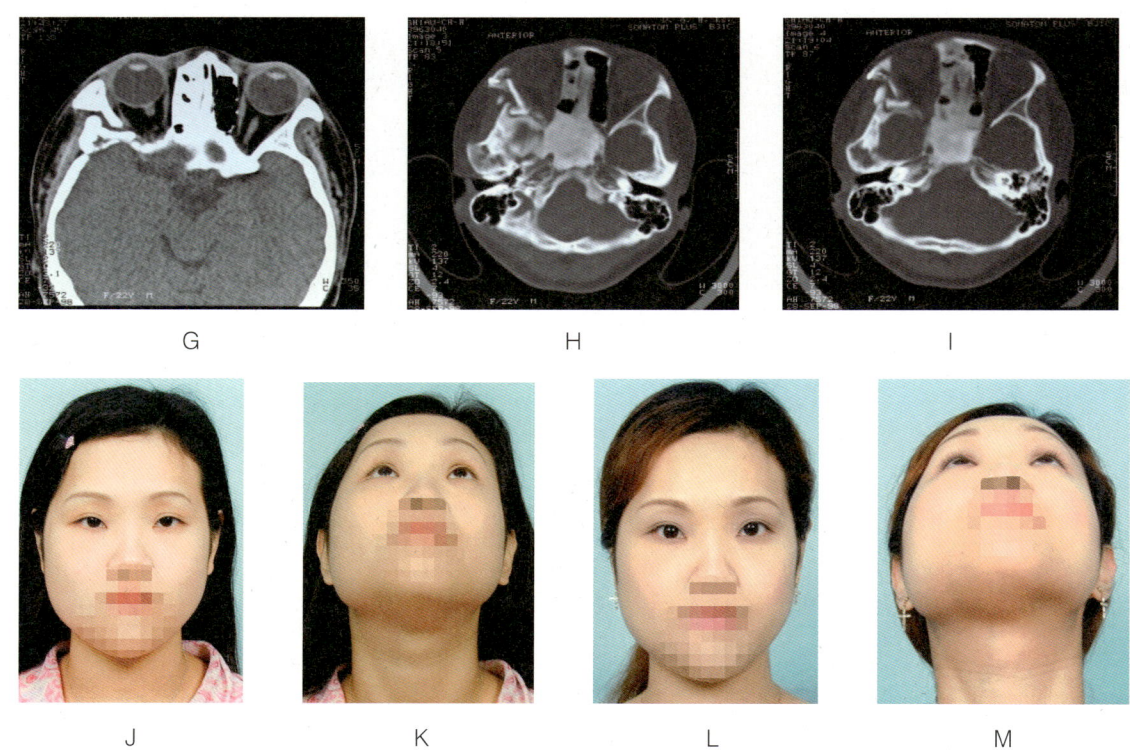

A、B. 早期外观，未压迫视神经；C~F. 早期术前 CT 表现，骨纤维异常增殖处尚未压迫视神经；G~I. 10 个月后术前，CT 下右侧蝶骨棘囊性变范围扩大，异常增殖处压迫视神经；J、K. 压迫视神经后术前外观；L、M. 病灶切除后外观。

图 41-1　22 岁女性患者，囊性变的骨纤维异常增殖症（累及颅底、蝶骨、上颌骨、颧骨和下颌骨）压迫视神经，早期仅为中度，无疼痛，手术切除病灶

在颅颌面骨纤维异常增殖症的囊性变的全切除通常需要较为复杂的重建方式，如游离骨皮瓣手术（游离腓骨皮瓣）重建。

第三节　诊断和评估

除了已经确诊为 McCune-Albright 综合征者之外，很难分别单独从临床表现、影像学或组织学去诊断骨纤维异常增殖症，必须同时考虑这三项因素。影像学上骨纤维异常增殖症的表现通常没有特异性并且差异很大，偶尔，影像学上会有骨质硬化的现象，伴随着细胞溶解的损害。这种非特异性的临床表现使骨纤维异常增殖症要与骨化纤维瘤或 Paget 病等疾病鉴别诊断变得很困难。

CT 是一种较好的影像学工具，尤其是当要评估视神经管受到侵袭时肿瘤的范围时，在术前评估中占有非常重要的地位。虽然单纯靠 CT 并不足够诊断骨纤维异常增殖症，但它也算是一种优良的辅助诊断工具。骨纤维异常增殖症在 CT 下有特别的表现，包含了三种不同的变异：毛玻璃形式（56%）、均质稠密形式（23%）、囊状变异（21%）。许多研究显示 MRI 也是诊断骨纤维异常增殖症的一种很好的工具，病灶处的信号会减低，并且在 T_1WI 和 T_2WI 影像上都会有很明显的界限；然而有些学者强调使用 MRI 会有误诊的可能性，在 MRI 下骨纤维异常增殖症的特征与其在 X 线和 CT 下的特

征不同，而是与X线和CT下肿瘤的特征很类似，特别是病灶处会在T_1WI下显现中信号，而在T_2WI下显现高信号，且在注射造影剂后更加明显。为了提高在MRI下辅助诊断骨纤维异常增殖症的准确性，可以在注射造影剂后即刻记录，此时T_1WI和T_2WI的信号仍然很低。骨放射性核素扫描在诊断及评估骨纤维异常增殖症上也有一定作用，放射性核素扫描的敏感度很高但是准确度很低。单光子发射计算机断层成像术（single photon emission computed tomography，SPECT）被认为在诊断骨纤维异常增殖症上有较高的敏感度。

虽然骨纤维异常增殖症组织学上的表征已广为人知，但是细胞学上的描述依然很少，有报道，骨纤维异常增殖症的细针抽吸组织学涂片上包含了血液，偶尔会有破骨细胞，以及有着中心黑暗及周围光亮的C形纤维状构造，细针抽吸组织学的功能仍然是有限的。

生物标志物对诊断骨纤维异常增殖症也有一定作用，例如血清碱性磷酸酶（alkaline phosphatase，ALP）、尿羟脯氨酸（hydroxyproline，HYP），都是相当有用的标志物，而它们也被用来作为监测非手术治疗方式的指标，而并非单纯用来诊断，结果尚未发表；近年来也有报道指出生长激素可以用来作为这种疾病严重程度的预测指标。

恶性的骨纤维异常增殖症相当少见，但是在单一骨型患者和多重骨型患者中都有可能发生，而其中又以多重骨型的男性患者的发生率最高。恶性的骨纤维异常增殖症会有疼痛，快速生长并且碱性磷酸酶水平会上升。恶性的发生率从单一骨型的0.5%到McCune-Albright综合征的4%，而骨纤维异常增殖症从确诊到转变成恶性的平均时间间隔为13.5年。根据梅奥诊所分析1 122个骨纤维异常增殖症的病例得知，最常见的组织学形态为骨肉瘤（osteosarcoma），其次为纤维肉瘤（fibrosarcoma）、软骨肉瘤（chondrosarcoma）及纤维组织细胞瘤（fibrohistiocytoma）。大部分的肉瘤位于颅颌面骨，其次为近端股骨。有一半的恶性患者以前接受过放射性治疗，因此骨纤维异常增殖症患者不能接受放射性治疗。

第四节 治疗

一、内科治疗

内科治疗在颅颌面骨骨纤维异常增殖症的治疗中也扮演一定的角色，有些学者报道他们使用类固醇的经验，主要是处理由神经受到压迫而产生的视觉症状。有报道，一个患者经过类固醇治疗后视力有恢复，而也有其他团队报道使用类固醇后视力恶化。其他内科治疗方式有使用双膦酸盐（bisphosphonates，BPs），例如帕米膦酸二钠这类的药抑制破骨细胞的活动，许多的经验是由多重骨型或McCune Albright综合征的病例而来，而颅颌面骨骨纤维异常增殖症的数据仍然有限，主要是来源于儿童，通常双膦酸盐是安全的，并且患者较易耐受。虽然曾有报道指出双膦酸盐的副作用是非典型热，不幸的是并没有客观的方法可以评估或预测这种方法的功效。有些症状，如疼痛、肿胀等炎症反应，可以反映在血清 ALP 指标的变化上，以帕米膦酸二钠治疗后会降低，使血清 ALP 成为监测内科治疗反应很好的一个指标。使用尿羟脯氨酸作为标志物也被提到过，虽然关于尿羟脯氨酸的经验很有限。阶段性的 X 线片曾经被用来评估治疗反应，但是结果并不一致。有一项研究的结果表明治疗若有效则破骨区域会被填补起来并且（或者）骨皮质会增厚，但是另有其他研究结果表明内科治疗后在影像学上可能不会有任何反应，局部骨密度被发现在监测内科治疗反应上比起阶段性的 X 线片更为有效。

骨纤维异常增殖症是一种良性的疾病，它会造成显著的不美观及功能上的障碍，尤其是视觉损伤。然而，通过适当的认知、诊断和治疗，通常可以取得很好的结果。治疗结果在过去的 10 年中已经有长足的进步，如发现了与这种疾病的发生有关的基因突变，为了治疗这种疾病，基因上仍然需要继续探索，最近的发现指出视神经管狭窄与失明并非成正相关，因此需要更多的研究来确定对于视神经管被骨纤维异常增殖症影响的病例，预防性视神经减压是否有效。

二、外科治疗

骨纤维异常增殖症的外科治疗包括保守的刮除和完全切除并伴随同期重建，外科治疗方法的选择根据几项因素：累及的位置、生长的速度、外观是否受影响、功能是否受损、患者的喜好、患者的整体健康状况、外科医师的经验，以及是否有多学科医师（神经外科医师、眼科医师、耳鼻喉科医师及整形外科医师）配合。在颅颌面骨骨纤维异常增殖症的外科治疗中，颅颌面骨被分为四个区域，这个分类是根据我国台湾省长庚纪念医院颅颌面中心从治疗 28 位骨纤维异常增殖症患者的经验总结而来，其解剖位置、是否影响外观和功能，以及切除和重建的难易程度都被列入考虑。

第一区域（zone Ⅰ）是上颌牙槽骨之上的面部，包含了骨性眼眶、颧骨和上颌骨的上部。这个区域须考虑以下几点：它是最能体现美观的区域，而且视力有可能因为病灶压迫视神经或眼球而受到影响，然而这个区域也是如今颅颌面外科领域进步最大、在完全切除和重建后有着良好结果的区域（图 41-2）。

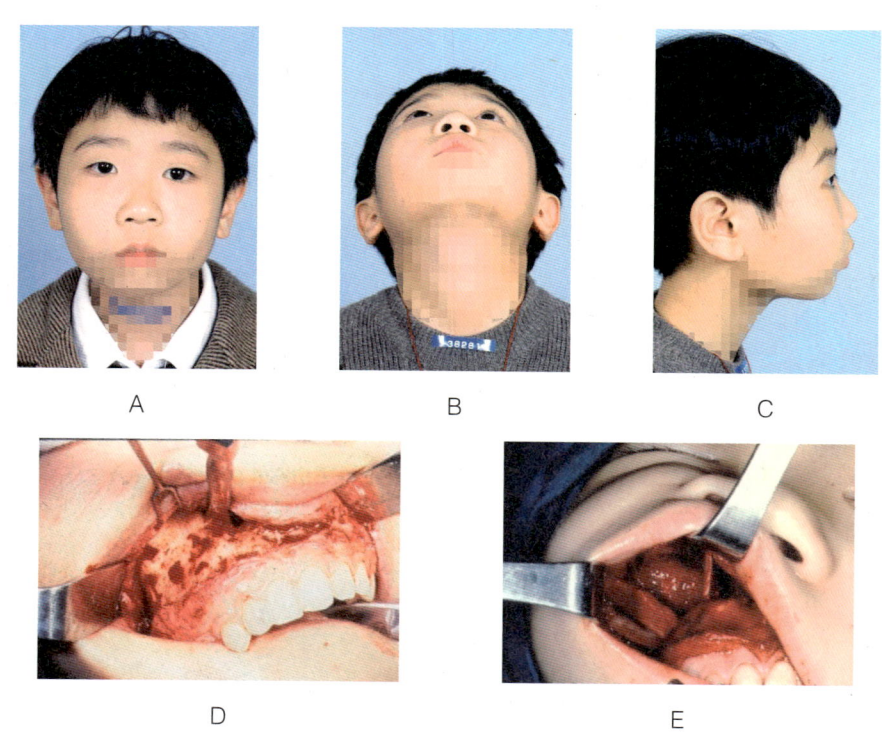

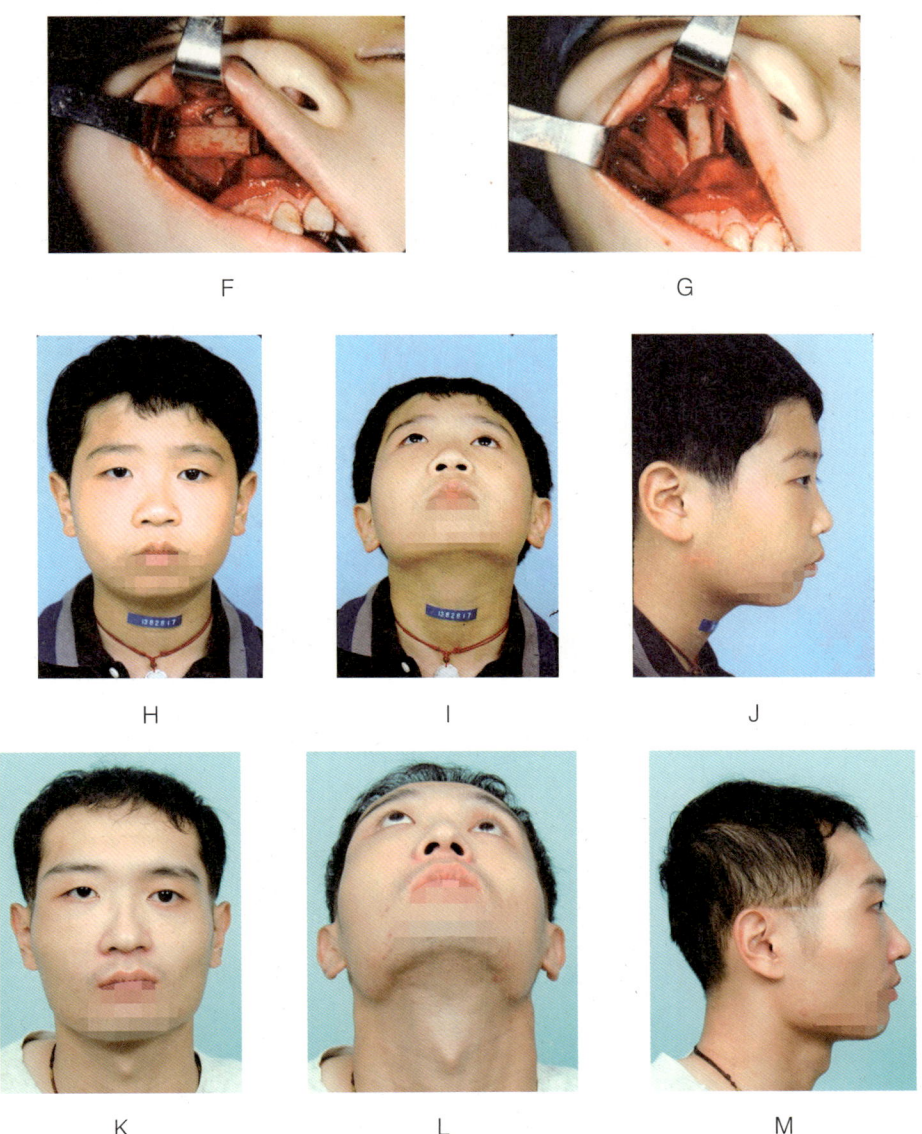

A~C. 术前；D~G. 术中所见，切除右侧颧骨、上颌骨骨纤维异常增殖症病灶，用肋骨移植修复缺损，用钢丝固定；H~J. 术后1年；K~M. 14年后随访。

图41-2　第一区域右侧骨纤维异常增殖症男性患者

第二区域（zone Ⅱ）是毛发覆盖的头盖骨，骨纤维异常增殖症所造成的微小异常可以轻易地被掩饰。并且，这个区域的骨纤维异常增殖症并不会影响重要的面部构造。这个区域的处理方式包括观察、保守的刮除、完全切除同期重建，这要根据外科医师的经验、肿瘤的特性及患者的意愿来选择。

第三区域（zone Ⅲ）是颅底的中央部分，为颞骨岩部［petrous，含后份的乳突（mastoid）］及蝶骨翼突（pterygoid）区域，此区域是颅颌面主要神经和血管经过的区域，因为在这个区域用外科切除十分危险，大部分没有症状的患者是采取观察的措施。视神经管位于这个区域。

第四区域（zone Ⅳ）是指牙齿所在区域，包括上颌牙槽骨和下颌骨，因为如果完全切除这些骨后重建需要用到假牙，所以治疗上倾向于保守刮除而非完全切除。有时骨纤维异常增殖症会造成咬合面变形或下颌骨突出，在这种情况下可能需要正颌手术来矫正（图41-3）。

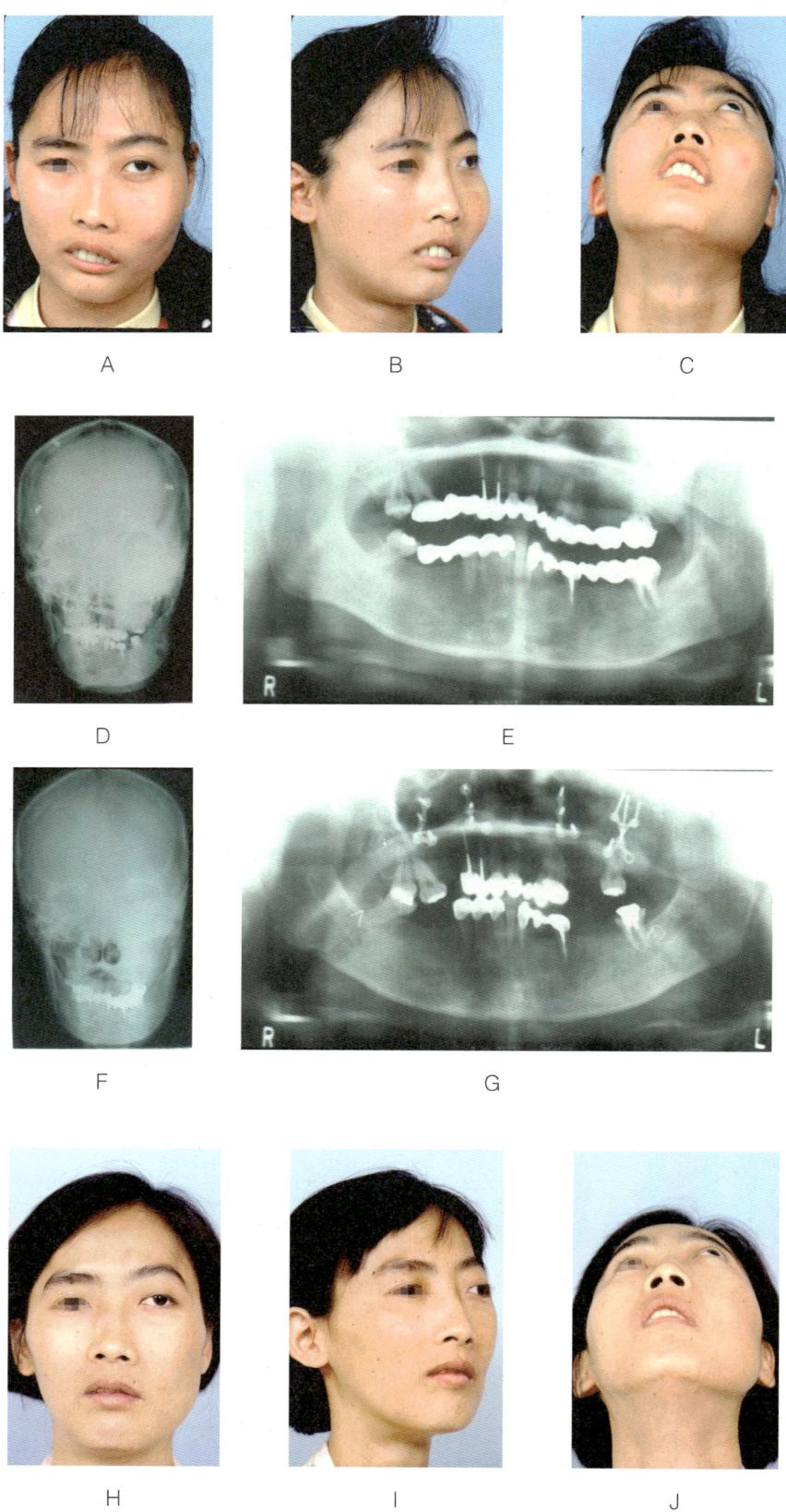

A~C. 术前；D、E. 术前面部X线正位片及口腔全景片；F、G. 手术刮除左侧额眶和上颌部骨纤维异常增殖灶，并行正颌手术（Le Fort Ⅰ型截骨术）6个月后面部X线正位片及口腔全景片；H~J. 术后。

图41-3 第四区域左侧骨纤维异常增殖症女性患者

上述原则应仅视为一般准则，每一个病例都应该被当成独立的个体看待，在第一区域的年轻患者或在肿瘤持续生长的患者中，建议用完全切除发育不良的骨并且重建的方法。年龄在35岁及以上且近期肿瘤没有生长的患者，保留基本轮廓是一种较好的选择，一旦肿瘤复发，就必须切除。另一个必须记住的重要因素是外科复位术对被压迫的眼睛所造成的影响，在骨性眼眶区域的骨纤维异常增殖症患者，眼球被移至前下方，突然的眼球复位会造成复视，在较为年长的患者中，这种变化可能是不可逆的；但是在儿童及青少年中，虽然突然的眼球复位也可以造成复视，但是通常会在几个月内自行缓解（图41-4）。

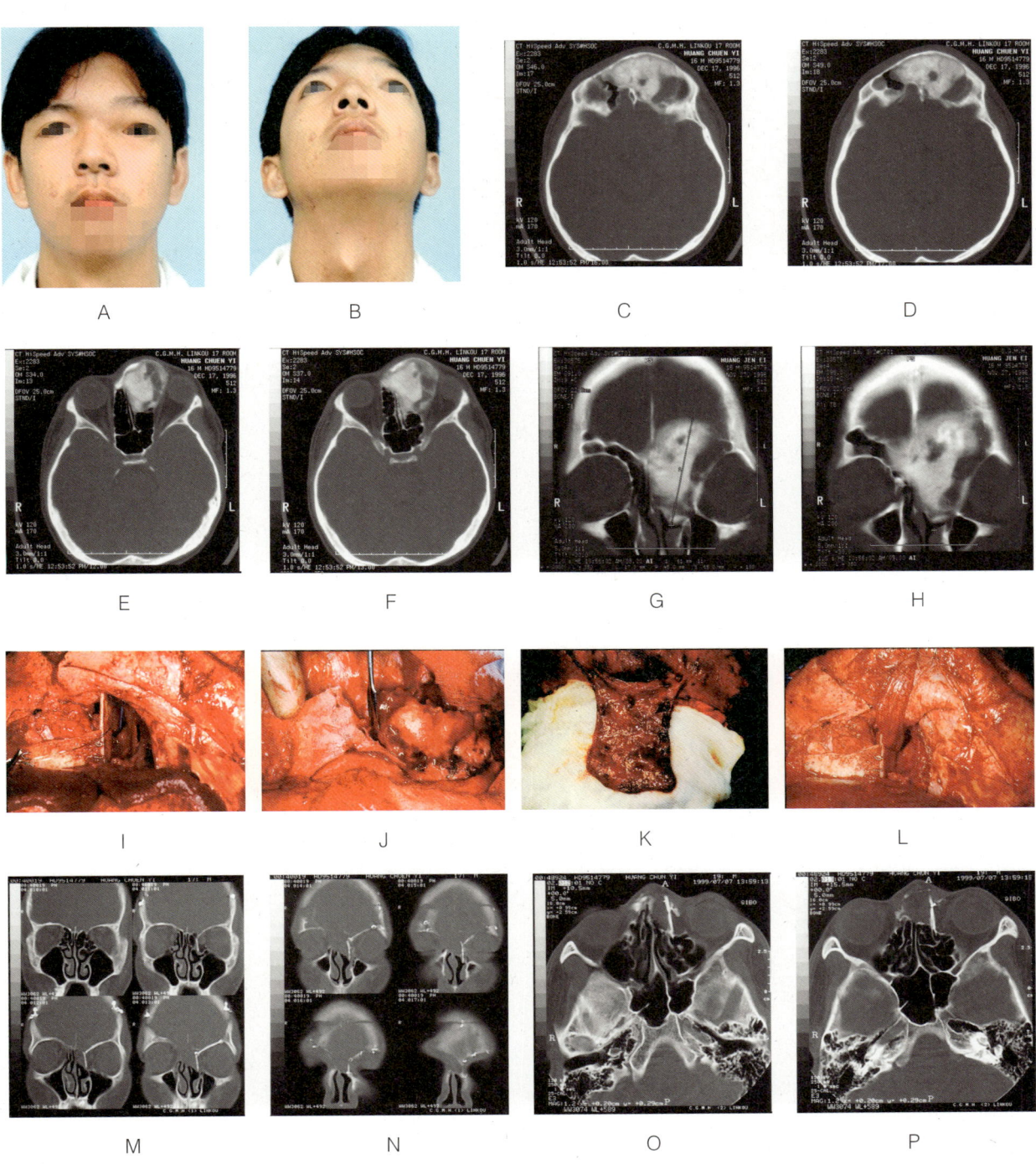

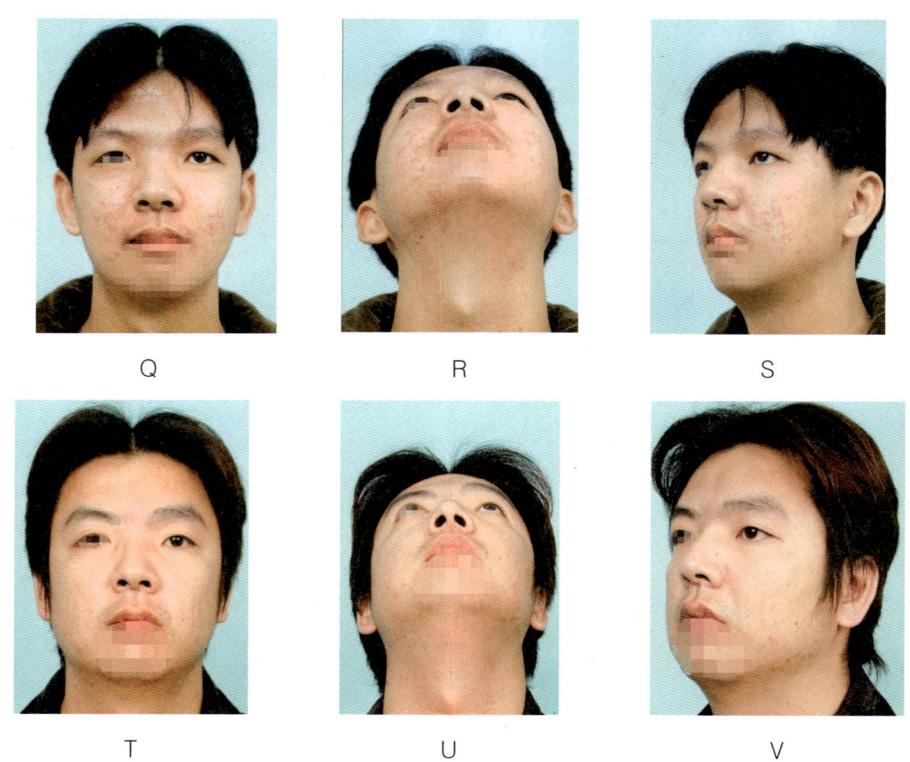

A、B. 术前；C~H. 术前 CT；I~L. 行额鼻筛部骨纤维异常增殖症病灶彻底切除术，用颅骨分层片修复，并用额部骨膜覆盖；M~P. 术后 3 年 CT 复查；Q~S. 术后 1 年外貌；T~V. 术后 9 年外貌。

图 41-4　额鼻筛部骨纤维异常增殖症年轻男性患者

在包括视神经管病变在内的骨纤维异常增殖症病例中，视神经减压通常会被建议用于视力准确度下降的患者。视神经减压可分为治疗性减压和预防性减压。治疗性减压的功效常被人质疑，尤其是在被延误的病例，有研究结果表明超过 1 周后进行减压手术不大可能使视力恢复。在失明超过 1 个月的病例中，减压手术被证明没有一点用处。预防性减压是基于视力丧失源于视神经管狭窄的观点，而目前也有文献验证了它的功效。这种方案一般来说是安全的，虽然它学起来很难，并且其结果取决于执行这种方案的外科医师的经验。近年来对于骨纤维异常增殖症中视神经管狭窄和视力丧失的关联性的认识似乎有所变化，有报道指出，也有视神经管狭窄的患者视力没有受到影响，因此视神经管狭窄和视力丧失的关联性至今尚未被完全认识。有人推测视力丧失是由病灶本身直接造成的或是由间接的效应造成的，而并非是由于视神经管狭窄。鉴于这些发现，未来关于预防性视神经减压功效的研究是必要的。

在处理位于颅颌面骨骨纤维异常增殖症时，肿瘤切除后的重建是很重要的，尤其是第一区域，自体组织（如顶骨或肋骨）作为移植物是较好的选择，分层劈开的骨移植物通常可以取自前额、颞部、顶骨部位。由于这些骨组织在内、外皮质之间有板障（diploe），因此很容易被分开。内皮质（inner cortex）作为移植物，而外皮质（outer cortex）被放回原位，可以用微型钛板来固定。肋骨移植物通常也是以劈开的形式被使用。有一种重建的技巧，即扣环围栏技巧（chainlink fence technique），在重建额眶部位的缺陷时特别有用，尤其是无法取得顶骨移植物时，全厚肋骨移植物（full-thickness rib grafts）在重建眼眶骨上缘时十分有用，这是由于它可以重建骨性眼眶的轮廓（图 41-5）；显微游离皮瓣重建对那些累及下颌骨的病例，特别是接受下颌骨切除术的病例是必需的。累及第四区域的病例可能需要正颌手术，因为这类患者有较高的概率发生咬合不齐。正颌手术可以帮助矫正咬合并使面部变美观，其结果可以长期维持，不易复发。这证明了纤维化发育不良的骨骼在经过标准方式的固定后仍然能够愈合良好。例行的牙科治疗，包括牙列矫正治疗，有学者报道并不会使骨纤维异常增生症发生恶化。

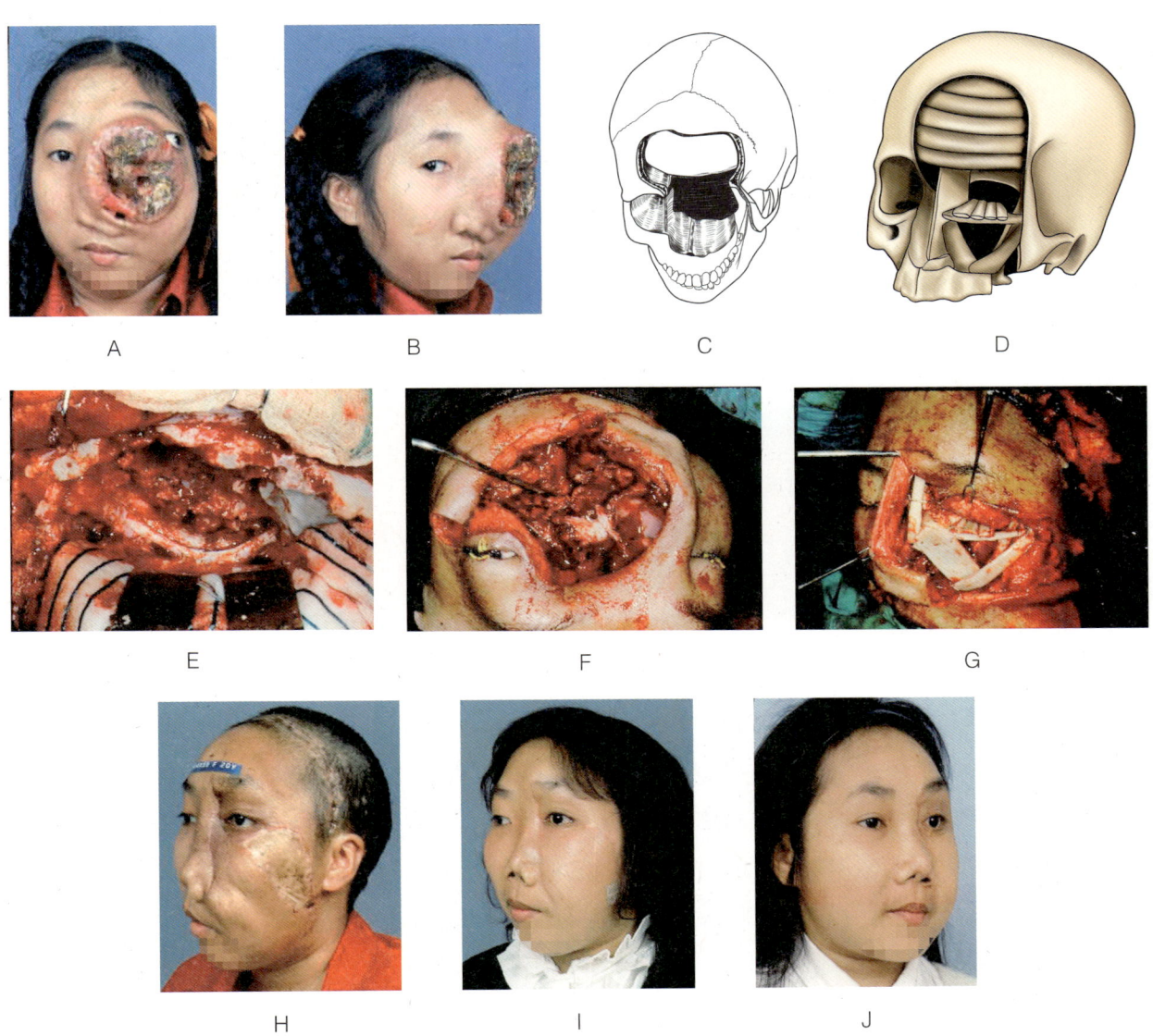

A、B. 左侧病灶突出部分为应用草药而发生的皮肤溃烂，活检未见恶变；C. 切除手术设计；D. 缺损修复手术设计；E～G. 几乎全部切除病灶后用自体肋骨和髂骨修复左眼眶、颧骨和鼻骨；H. 面颊部皮瓣和植皮修复1个月后；I. 19个月后随访；J. 7年后随访。

图41-5　左额眶上颌区骨纤维异常增殖症20岁女性患者

根据我国台湾省长庚纪念医院颅颌面中心的经验：一方面，保守的刮除很明显会有很高的复发率，超过50%涉及位于第四区域牙槽骨的患者会复发，剩余的异常纤维骨需要反复地刮除或做正颌手术。另一方面，在上颌骨和筛骨区域接受过完全切除的患者中没有患者复发，60%在蝶骨区域的病例在完全切除后就没有复发，因此完全切除受累及的骨似乎是最成功的治疗方法。

一般来说，颅颌面骨骨纤维异常增殖症的外科治疗造成的并发症有脑脊液漏、颅内感染、骨移植物被吸引、轮廓不规则、鼻泪管阻塞及眼球运动神经异常。在切除连接硬膜的发育不良骨时有很高的危险性会造成脑脊液漏，因此强烈建议要由神经外科医师的团队来进行手术，通过覆盖高度血管化组织的补片，小心修补破裂的硬膜可以解决这个问题。使用健壮的、高度血管化的帽状腱膜额肌皮瓣（galea frontalis flap）或用游离皮瓣来消除颅内空腔，可以减少颅内感染；通过坚固内固定并使用良好血管化的组织来覆盖，是避免感染造成骨移植物损失的关键。

在鼻泪管区域实行截骨手术必须要小心，眼球运动神经异常可能会在骨性眼眶切除、眶周结构上移，以及骨移植物重建时发生。不管成因如何，大部分患者会自动改善，而任何斜视手术都必须延迟到6个月以后待偏差稳定后才能进行。

（陈昱瑞）

三、额眶侧方入路骨纤维异常增殖症切除和修复术

对于病灶累及前颅底的患者，尤其是额眶蝶骨部复杂畸形和功能障碍的患者，由于部位邻近额叶、眼球、视神经及经眶上裂出颅的神经、血管，传统的局部切除塑形方法操作上不易控制，对眶腔的扩大不足，眼球无法做到解剖学复位，眼眶及额颅外形修复不佳，因此笔者主张采取颅内外联合额颞部开窗入路进行安全切除，目的主要在于安全彻底地切下眶壁，尤其是眶顶、眶尖病灶，充分扩大眶腔，回纳移位的眼球，解除压迫症状，同时骨瓣经塑形后重新固定，重塑了眼眶及额颅外形，避免了自体材料或人工材料的应用，缩短了手术时间，简化了手术操作，消除了应用修复材料导致的并发症；同时该术式可切除视神经管及眶上裂周围病灶，消除视神经及经眶上裂出颅的神经的受压症状，获得最佳的手术效果。值得注意的是，该术式需要经验丰富的神经外科医师操作配合，处理应谨慎，以免手术效果不佳或产生如神经损伤等不良后果。

手术在插管下全麻进行，头皮全冠状切口，帽状腱膜下翻瓣至眶上缘2 cm处，切开骨膜做骨膜下分离，游离眶上血管神经束，术侧颞线剥离颞肌，骨膜下分离至颧骨颧弓，显露额眶颞颧部，见异常增生、增厚的骨质；沿额颞部隆起异常骨质周围设计椭圆形骨瓣，钻3～4个孔，以锐刀、摆动锯、骨凿联合取下骨瓣，保护脑组织，直视下额颞眶硬膜外入路用咬骨钳、骨凿、往复锯、电钻等去除眶顶、眶外壁、眶外侧缘异常增殖骨质，直至视神经管、眶上裂边缘，范围及深度以达到与健侧对称的程度为度，以达到矫正颅眶部畸形、恢复眼球轴位及突度的同时完成视神经减压的目的；额颞部骨瓣上增殖骨质同法去除，经修薄、磨光等修整塑形后重新复位，以钢丝、骨瓣固定器固定，留置硬膜外引流及头皮下负压引流，头皮瓣分层缝合（图41-6）。累及颧、鼻、上下颌者结合口内切口（或下睑缘切口）同期行病灶部分切除和颅颌面骨塑形。术后予抗感染、补液、营养神经、止血等治疗，术后2天拔除头皮下引流，术后4天拔除硬膜外引流，术后10天拆除头皮缝线。

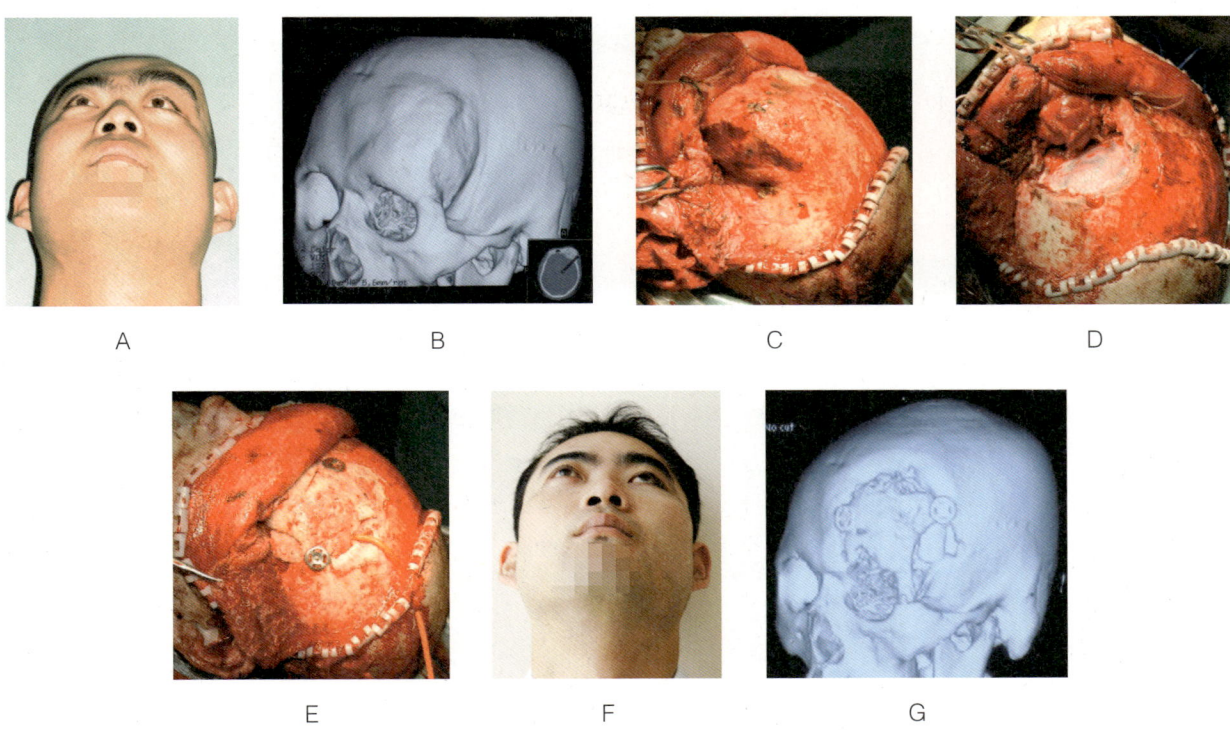

A、B. 术前照片和 CT 三维重建片；C～E. 术中眶侧病灶显露并去除、修复；F、G. 术后照片和 CT 三维重建片。

图 41-6　眶侧入路行骨纤维异常增殖症修复术患者

（四）计算机辅助及术中导航的应用

颅颌面骨骨纤维异常增生症是正常骨基质逐渐被大量增生的纤维组织替代的一种自限性良性骨病，临床表现依病变侵及部位、持续时间、严重程度及引起的骨骼畸形、功能障碍而异。当病变累及颅眶骨时表现进行性突眼、眼球移位，累及视神经管造成视神经受压为本病最具破坏性的并发症之一，可出现色盲、视力下降、视野受损，严重者可致失明。

此类患者是否要进行视神经减压术存在争议。骨纤维异常增生病灶引起的视神经管狭窄中，神经受压可引起慢性视力下降，视神经管压力的增高可影响视网膜静脉回流而降低视网膜灌注，引起如出血、黏液囊肿、囊性变性等也可造成神经管的狭窄进一步压迫视神经引起急性的视力丧失。传统观点认为病变对视神经的压迫呈进行性加重，应行预防性视神经减压。现在有学者认为视神经减压术对视力改善疗效不确定：Lee 等报道病变骨对视神经管的压迫并未导致视力减退；Michael 等的病例回顾分析认为视力减退与出血、黏液囊肿、囊性变性等有关，未能证实与视神经管狭窄相关，进行视神经管减压后的病例仍出现视力进一步减退；陈昱瑞等认为进行性视力下降和短期内失明为治疗性视神经减压手术的绝对适应证，而无视力下降但有视神经管变小的影像学证据的患儿及病变活跃迹象的成人患者是预防性视神经减压手术的相对适应证，对后者，仍以切除病变、矫正畸形和改善功能为主，视神经减压手术应慎重，以免效果不佳而产生不良后果。

为此，计算机辅助手术设计和手术中应用导航技术避免视神经损伤，可以适当放宽手术指征，提高手术精度（图 41-7）。随着新兴技术在医疗临床上的不断应用，手术创伤逐渐减少，手术精度日益提高，为骨纤维异常增生症的外科治疗展现了美好的远景。

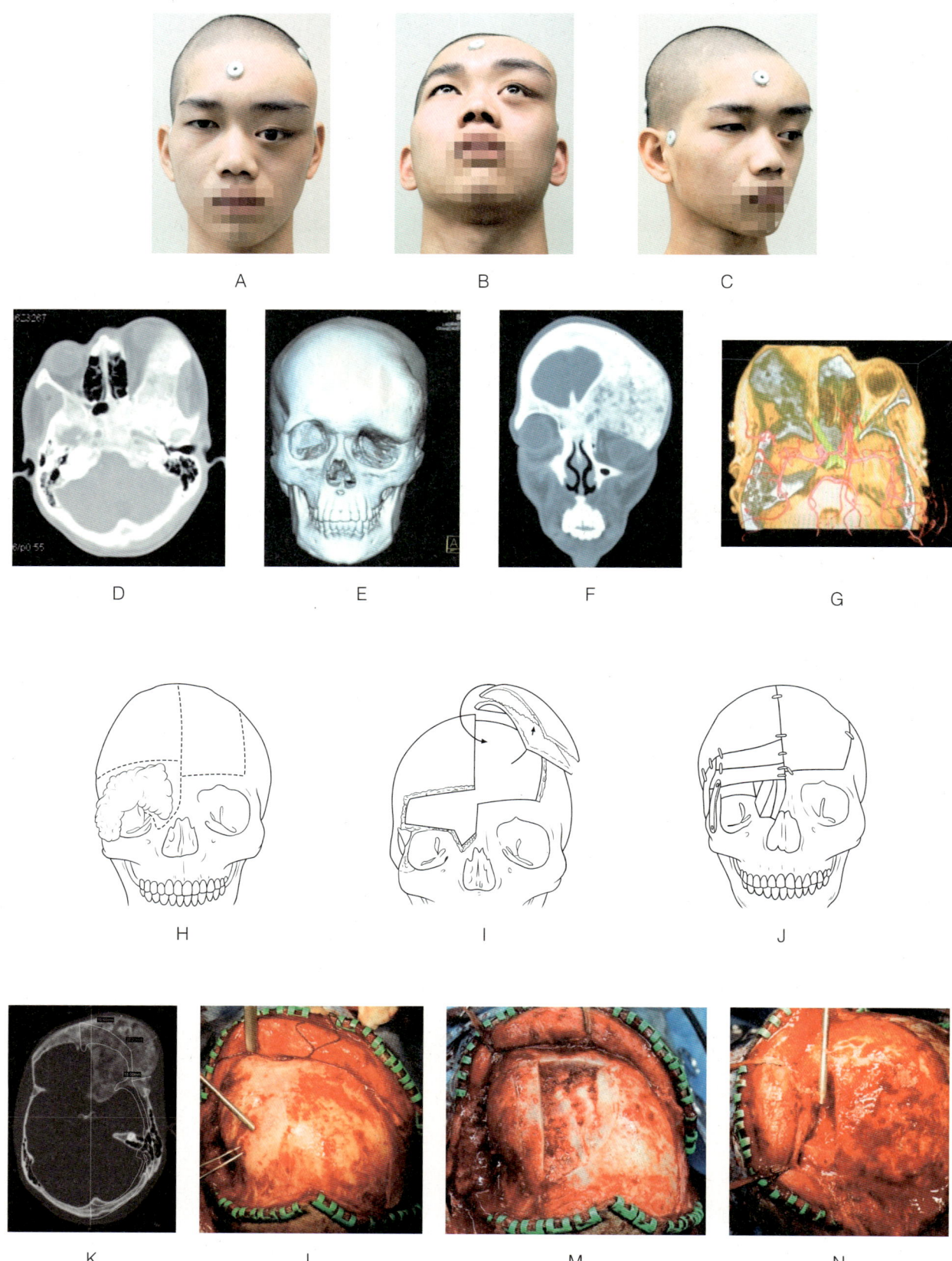

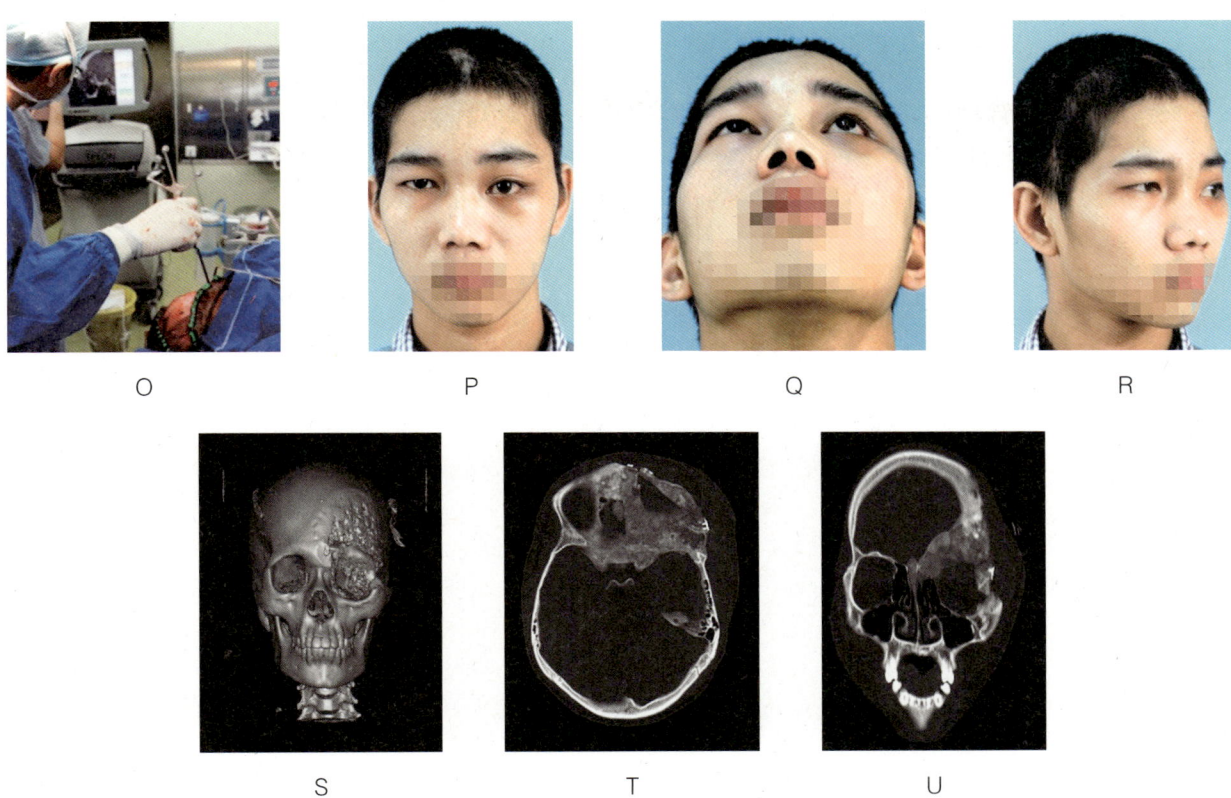

A~C. 术前照片，已做导航注册；D~F. 术前 CT 片；G. 术前虚拟手术演示；H~J. 手术设计图；K. CT 上设计去除的骨纤维异常增殖组织；L. 术中显露病变区；M. 术中按设计去除块状骨纤维异常增殖组织；N. 眶上缘入路，显露额颅顶部，接近眼眶视锥部；O. 术中导航以避免损伤视神经；P~R. 术后 3 个月照片，视神经无损伤；S~U. 术后 3 个月 CT 片。

图 41-7 应用计算机辅助设计和术中导航去除骨纤维异常增殖症病灶和同期修复

（穆雄铮）

参考文献

[1] 冯胜之,穆雄铮,曹谊林,等. 额眶部纤维性骨发育不良的外科治疗[J]. 中华整形烧伤外科杂志,1992,8(3)：199-201.

[2] LICHTENSTEIN L. Polyostotic fibrous dysplasia[J]. Arch Surg,1938,36:874-898.

[3] LICHTENSTEIN L,JAFFE H L. Fibrous dysplasia of bone: a condition affecting one, several or many bones, the graver cases of which may present abnormal pigmentation of skin, premature sexual development, hyperthyroidism or still other extraskeletal abnormalities[J]. Arch Pathol,1942,33:777-816.

[4] STANTON R P,HOBSON G M,MONTGOMERY B E,et al. Glucocorticoids decrease interleukin-6 levels and induce mineralization of cultured osteogenic cells from children with fibrous dysplasia[J]. J Bone Miner Res,1999,14(7):1104-1114.

[5] WEINSTEIN L S,SHENKER A,GEJMAN P V,et al. Activating mutations of the stimulatory G protein in the McCune-Albright syndrome[J]. N Engl J Med,1991,12,325(24): 1688-1695.

[6] WEINSTEIN L S,CHEN M,LIU J. Gs(alpha) mutations and imprinting defects in human disease[J]. Ann N Y Acad Sci,2002,968(1):173-197.

[7] COHEN M M,HOWELL R E. Etiology of fibrous dysplasia and McCune-Albright syndrome[J]. Int J Oral Maxillofac Surg,1999,28(5): 366-371.

[8] EDGERTON M T,PERSING J A,JANE J A. The surgical treatment of fibrous dysplasia. With emphasis on

recent contributions from cranio-maxillo-facial surgery[J]. Ann Surg,1985,202(4):459-479.
- [9] HARRIS W H, DUDLEY H R, BARRY R J. The natural history of fibrous dysplasia. An orthopaedic, pathological, and roentgenographic study[J]. J Bone Joint Surg Am,1962,44-A(2):207-233.
- [10] CHEN Y R, KAO C C. Craniofacial tumours and fibrous dysplasia[M]//VANDER KOLK C A. Plastic Surgery Indications, Operations, and Outcomes: Vol 2. Craniomaxillofacial, Cleft, and Pediatric Surgery. St. Louis: Mosby,2000:729-739.
- [11] LEEDS N, SEAMAN W B. Fibrous dysplasia of the skull and its differential diagnosis. A clinical and roentgenographic study of 46 cases[J]. Radiology,1962,78(4):570-582.
- [12] MORRISSEY D D, TALBOT J M, SCHLEUNING A J. Fibrous dysplasia of the temporal bone: reversal of sensorineural hearing loss after decompression of the internal auditory canal[J]. Laryngoscope,1997,107(10):1336-1340.
- [13] CHEN Y R, BREIDAHL A, CHANG C N. Optic nerve decompression in fibrous dysplasia: indications, efficacy, and safety[J]. Plast Reconstr Surg,1997,99(1):22-30.
- [14] FERRETTI C, COLEMAN H, DENT M, et al. Cystic degeneration in fibrous dysplasia of the jaws: a case report[J]. Oral Surg Oral Med Oral Pathol Oral Radiol Endod,1999,88(3):337-342.
- [15] CHINDIA M L. Fibrous dysplasia of the jaws: a case report[J]. East Afr Med J,1991,68(4):312-318.
- [16] SIMPSON A H, CREASY T S, WILLIAMSON D M, et al. Cystic degeneration of fibrous dysplasia masquerading as sarcoma[J]. J Bone Joint Surg Br,1989,71(3):434-436.
- [17] MICHAEL C B, LEE A G, PATRINELY J R, et al. Visual loss associated with fibrous dysplasia of the anterior skull base. Case report and review of the literature[J]. J Neurosurg,2000,92(2):350-354.
- [18] BILGE T, COBAN O, OZDEN B, et al. Aneurysmal bone cysts of the occipital bone[J]. Surg Neurol,1983,20(3):227-230.
- [19] TILLMAN B P, DAHLIN D C, LIPSCOMB P R, et al. Aneurysmal bone cyst: an analysis of ninety-five cases[J]. Mayo Clin Proc,1968,43(7):478-495.
- [20] FITZPATRICK K A, TALJANOVIC M S, SPEER D P, et al. Imaging findings of fibrous dysplasia with histopathologic and intraoperative correlation[J]. Am J Roentgenol,2004,182(6):1389-1398.
- [21] WAGNER P H, HEILMANN P, SCHULZ A, et al. [Fibrous dysplasia: differential diagnosis from Paget's disease][J]. Dtsch Med Wochenschr,2002,127(43):2264-2268.
- [22] CHEN Y R, WONG F H, HSUEH C, et al. Computed tomography characteristics of non-syndromic craniofacial fibrous dysplasia[J]. Chang Gung Med J,2002,25(1):1-8.
- [23] TEHRANZADEH J, FUNG Y, DONOHUE M, et al. Computed tomography of Paget disease of the skull versus fibrous dysplasia[J]. Skeletal Radiol,1998,27(12):664-672.
- [24] BROWN E W, MEGERIAN C A, MCKENNA M J, et al. Fibrous dysplasia of the temporal bone: imaging findings[J]. Am J Roentgenol,1995,164(3):679-682.
- [25] YANO M, TAJIMA S, TANAKA Y, et al. Magnetic resonance imaging findings of craniofacial fibrous dysplasia[J]. Ann Plast Surg,1993,30(4):371-374.
- [26] JEE W H, CHOI K H, CHOE B Y, et al. Fibrous dysplasia: MR imaging characteristics with radiopathologic correlation[J]. Am J Roentgenol,1996,167(6):1523-1527.
- [27] KHALIL H S, TOYNTON S, STEVENTON N, et al. Radiological difficulties in the diagnosis of fibrous dysplasia of the sphenoid sinus and the cranial base[J]. Rhinology,2001,39(1):49-51.
- [28] CHONG V F H, KHOO J B K, FAN Y F. Fibrous dysplasia involving the base of the skull[J]. Am J Roentgenol,2002,178(3):717-720.
- [29] YUAN Z B, LUO Q Y, CHEN L B, et al. The role of radionuclide bone scintigraphy in fibrous dysplasia of bone[J]. Clin Nucl Med,2004,29(3):177-180.
- [30] NAKAHARA T, FUJII H, HASHIMOTO J, et al. Use of bone SPECT in the evaluation of fibrous dysplasia of the skull[J]. Clin Nucl Med,2004,29(9):554-559.
- [31] LOGRONO R, KURTYCZ D F, WOJTOWYCZ M, et al. Fine needle aspiration cytology of fibrous dysplasia:

a case report[J]. Acta Cytol,1998,42(5):1172-1176.

[32] SCHWARTZ D T, ALPERT M. THE MALIGNANT TRANSFORMATION OF FIBROUS DYSPLASIA [J]. Am J Med Sci,1964,247:1-20.

[33] RUGGIERI P, SIM F H, BOND J R, et al. Malignancies in fibrous dysplasia[J]. Cancer,1994,73(5):1411-1424.

[34] CHEN Y R, NOORDHOFF M S. Treatment of craniomaxillofacial fibrous dysplasia: how early and how extensive?[J]. Plast Reconstr Surg,1990,86(5):835-842.

[35] MUNRO I R, CHEN Y R. Radical treatment for fronto-orbital fibrous dysplasia: the chain-link fence[J]. Plast Reconstr Surg,1981,67(6):719-730.

[36] LUSTIG L R, HOLLIDAY M J, MCCARTHY E F, et al. Fibrous dysplasia involving the skull base and temporal bone[J]. Arch Otolaryngol Head Neck Surg,2001,127(10):1239-1247.

[37] LIAKOS G M, WALKER C B, CARRUTH J A. Ocular complications in craniofacial fibrous dysplasia[J]. Br J Ophthalmol,1979,63(9):611-616.

[38] MURPHEY F, RYCHENER R O. Periorbital fibrous dysplasia[J]. Trans Am Ophthalmol Soc,1955,53:155-170.

[39] GASS J D. ORBITAL AND OCULAR INVOLVEMENT IN FIBROUS DYSPLASIA[J]. South Med J,1965,58(3):324-329.

[40] CHEN Y R, FAIRHOLM D. Fronto-orbito-sphenoidal fibrous dysplasia[J]. Ann Plast Surg,1985,15(3):190-203.

[41] SAITO K, SUZUKI Y, NEHASHI K, et al. Unilateral extradural approach for bilateral optic canal release in a patient with fibrous dysplasia[J]. Surg Neurol,1990,34(2):124-128.

[42] PAPAY F A, MORALES L, FLAHARTY P, et al. Optic nerve decompression in cranial base fibrous dysplasia[J]. J Craniofac Surg,1995,6(1):5-10.

[43] LEE J S, FITZGIBBON E, BUTMAN J A, et al. Normal vision despite narrowing of the optic canal in fibrous dysplasia[J]. N Engl J Med,2002,347(21):1670-1676.

[44] FEINGOLD R S, ARGAMASO R V, STRAUCH B. Free fibula flap mandible reconstruction for oral obstruction secondary to giant fibrous dysplasia[J]. Plast Reconstr Surg,1996,97(1):196-201.

[45] AKINTOYE S O, LEE J S, FEIMSTER T, et al. Dental characteristics of fibrous dysplasia and McCune-Albright syndrome[J]. Oral Surg Oral Med Oral Pathol Oral Radiol Endod,2003,96(3):275-282.

[46] YEOW V K, CHEN Y R. Orthognathic surgery in craniomaxillofacial fibrous dysplasia[J]. J Craniofac Surg,1999,10(2):155-159.

[47] JACKSON I T, WEBSTER H R. Craniofacial tumors[J]. Clin Plast Surg,1994,21(4):633-648.

[48] MOORE A T, BUNCIC J R, MUNRO I R. Fibrous dysplasia of the orbit in childhood. Clinical features and management[J]. Ophthalmology,1985,92(1):12-20.

[49] JACKSON I T, HIDE T A, GOMUWKA P K, et al. Treatment of cranio-orbital fibrous dysplasia[J]. J Maxillofac Surg,1982,10(3):138-141.

[50] OSGUTHORPE J D, GUDEMAN S K. Orbital complications of fibrous dysplasia[J]. Otolaryngol Head Neck Surg,1987,97(4):403-405.

[51] WEISMAN J S, HEPLER R S, VINTERS H V. Reversible visual loss caused by fibrous dysplasia[J]. Am J Ophthalmol,1990,110(3):244-249.

[52] BLAND L I, MARCHESE M J, MCDONALD J V. Acute monocular blindness secondary to fibrous dysplasia of the skull: a case report[J]. Ann Ophthalmol,1992,24(7):263-266.

[53] KOS M, LUCZAK K, GODZINSKI J, et al. Treatment of monostotic fibrous dysplasia with pamidronate[J]. J Craniomaxillofac Surg,2004,32(1):10-15.

[54] COLLINS M T, KUSHNER H, REYNOLDS J C, et al. An instrument to measure skeletal burden and predict functional outcome in fibrous dysplasia of bone[J]. J Bone Miner Res,2005,20(2):219-226.

[55] CHAPURLAT R D, HUGUENY P, DELMAS P D, et al. Treatment of fibrous dysplasia of bone with

intravenous pamidronate: long-term effectiveness and evaluation of predictors of response to treatment[J]. Bone, 2004,35(1):235-242.

[56] PLOTKIN H, RAUCH F, ZEITLIN L, et al. Effect of pamidronate treatment in children with polyostotic fibrous dysplasia of bone[J]. J Clin Endocrinol Metab,2003,88(10):4569-4575.

[57] YANG X X, GUO Z L, MU X Z, et al. A lateral approach at the upper corner of the orbit in fronto-orbital fibrous dysplasia: less invasive and more effective approach for morphologic reconstruction and optic functional restoration[J]. J Craniofac Surg,2009,20(Suppl 2):1831-1835.

[58] KRANSDORF M J, MOSER R P, GILKEY F W. Fibrous dysplasia[J]. Radiographics,1990,10(3):519-537.

[59] LIAKOS G M, WALKER C B, CARRUTH J A. Ocular complications in craniofacial fibrous dysplasia[J]. Br J Ophthalmol,1979,63(9):611-616.

[60] RICALDE P, HORSWELL B B. Craniofacial fibrous dysplasia of the fronto-orbital region: a case series and literature review[J]. J Oral Maxillofac Surg,2001,59(2):157-167.

[61] KATZ B J, NERAD J A. Ophthalmic manifestations of fibrous dysplasia: a disease of children and adults[J]. Ophthalmology,1998,105(12):2207-2215.

[62] TAN Y C, YU C C, CHANG C N, et al. Optic nerve compression in craniofacial fibrous dysplasia: the role and indications for decompression[J]. Plast Reconstr Surg,2007,120(7):1957-1962.

第四十二章

神经纤维瘤病的诊治

第一节 分型

神经纤维瘤病（neurofibroma）约可分为两大型，神经纤维瘤病第一型和神经纤维瘤病第二型。神经纤维瘤病第一型又可称为周围神经型。发生病变的地方是周围神经分布的区域。临床上的表现以多发性的表皮肿瘤与色素沉着斑块等皮肤症状为最大特征。神经纤维瘤病第二型则是中枢神经型，以脑与脊髓的神经肿瘤为主，其中双侧听神经的神经纤维瘤最常见，相对而言，皮肤的神经纤维瘤症状也比较轻微。这两型表现的症状不同，在遗传基因的位置也不一样。本章以介绍第一型为主。

第二节 遗传

神经纤维瘤病第一型在新生儿的发生率约是1/3 000，遗传的形式是自体显性遗传，发生变异的基因位置在17号染色体的q11.2上。因为是常染色体上的变异，所以并没有性别上的差异。再者，因为是显性遗传，所以当父母一方是神经纤维瘤病的患者时，根据孟德尔遗传定律，所生的下一代约有一半会由于遗传而同样罹患神经纤维瘤病。但是在临床上，常发现患者往往没有家族史，而是自己本身的基因发生突变而发病。

第三节 常见临床表现

一、皮肤色素斑——咖啡牛奶斑

咖啡牛奶斑（cafe-au-lait spots）是最普遍的神经纤维瘤病的临床表现，90%以上患者的皮肤上可以发现这种色素斑（图42-1）。这种色素斑通常在一出生就可发现，随着年龄增长，数量有可能增加，大小、深浅也会变化。

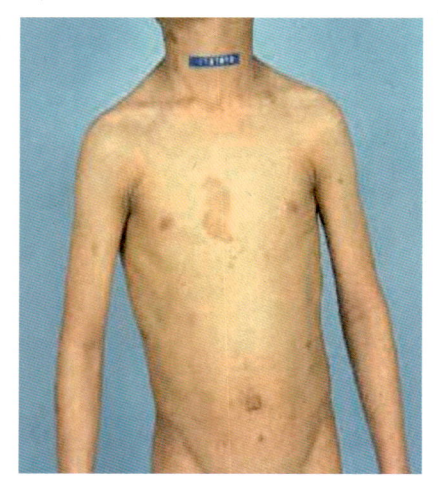

图42-1　咖啡牛奶斑

咖啡牛奶斑在外观上呈现浅棕色的平坦状色素斑块。在医学定义上，色素斑的尺寸在儿童期必须大于0.5 cm，成人期必须大于1.5 cm才可以用来诊断是神经纤维瘤病的咖啡牛奶斑。平常人发生咖啡牛奶斑的概率约有10%，但数量大多只有一两个，而且平常人的咖啡牛奶斑通常出现在会晒到阳光的部位。神经纤维瘤病的牛奶斑则会出现在不常晒到阳光的部位，如腋下或腹股沟。

在治疗上可以考虑红宝石激光治疗来淡化斑点，但是效果不一，也不能免除复发，所以激光治疗的益处至今仍无法确定。

二、皮肤神经纤维肿瘤病

1. 多发性神经纤维瘤病　这也是大部分患者会出现的症状。大部分患者在皮肤表面或皮下表浅处会有一小颗一小颗的结节状的大小不一的肿瘤病灶（图42-2）。其细胞主要是由神经和纤维组织交织形成的，在身体任何部位都有可能出现，而数量、大小等会有所差异。通常在青春期时才起病，持续至中年之后还会有新病灶产生。平常人也有发生神经纤维瘤的概率，但通常是单发。

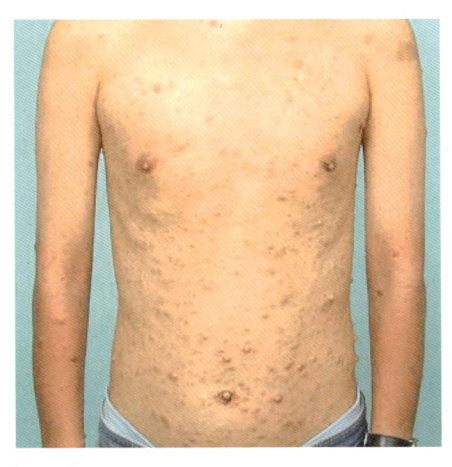

图 42-2　散在全身的多发性神经纤维瘤病

2. 丛状神经纤维瘤病　有时神经纤维瘤病会产生膨大扭曲的神经纤维，同时在皮下或身体内部成浸润状肿瘤，这种情况称为丛状神经纤维瘤病。这种肿瘤有一半以上的概率生长在头颈部，在儿童或青少年早期便可以察觉一些颜面上不对称的问题。由于肿瘤病灶的尺寸比较大，所以常常造成外观的变形与功能的障碍（图42-3～图42-5）。虽然是良性肿瘤，但据以往的文献报道，丛状神经纤维瘤病有恶变的可能性，发生率是2%～5%。

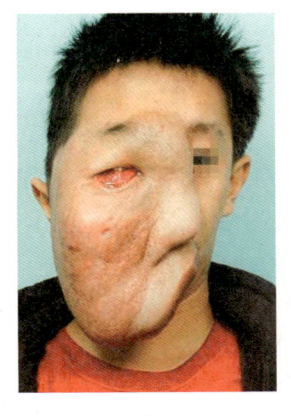
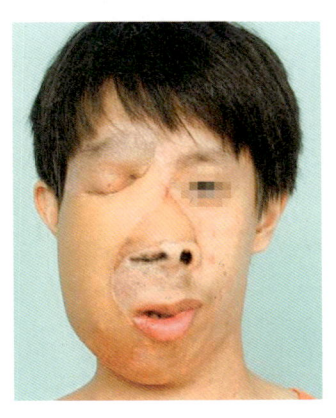

A　　　　　　　　　　　　B

A. 术前；B. 行术前血管栓塞与切除手术后，以显微手术移植大腿外侧游离皮瓣与功能性股薄肌瓣重建术后。

图 42-3　面部严重变形的丛状神经纤维瘤病患者

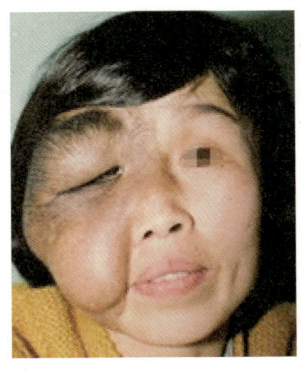
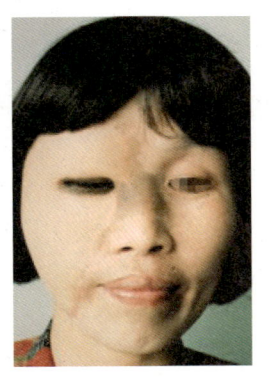

A　　　　　　　　　　　　B

A. 术前；B. 切除植皮后。

图 42-4　右侧眶面部神经纤维瘤病患者（穆雄铮供图）

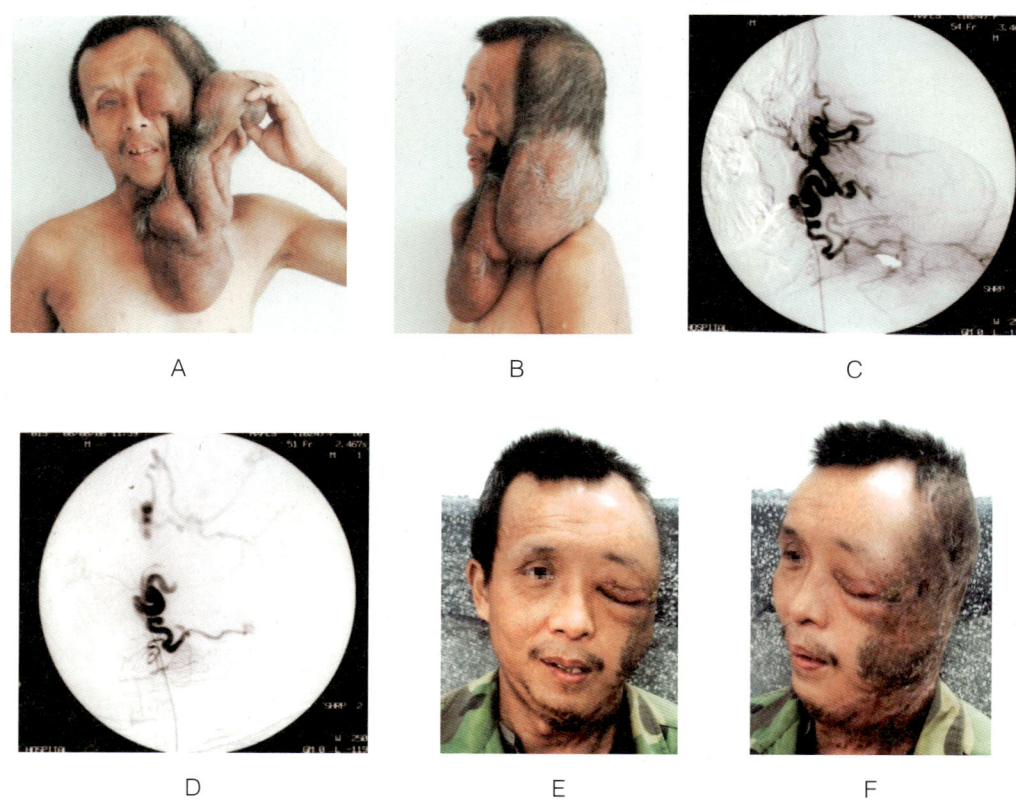

A、B. 神经纤维瘤病累及左侧颅颌面部及颈部外观；C、D. 术前、术后血管造影显示增粗的血管； E、F. 手术切除并植皮后外观。

图 42-5　颅颌面部巨大神经纤维瘤病（王国昌等供图）

三、眼睛相关的肿瘤

1. 视神经胶质瘤　神经纤维瘤患者约有20%会在视神经上合并这种肿瘤。大多是在儿童期因视力下降或眼球突出而发现。因为是视神经上的病变，所以会影响视力。

2. 虹膜上的色素瘤　也称为立舍瘤（Lisch nodule），是分布在虹膜上的淡褐色结节状小肿瘤，并不会影响视力。

除此之外，神经纤维瘤的阻塞造成眼压过高会形成青光眼。而视网膜上的星状细胞瘤，在影响视力的同时也有恶化的可能性。

彻底的眼科检查是最重要的步骤，同时也要保持定期的随访。在6岁之前建议每年定期检查。如果有发现视神经胶质瘤或星状细胞瘤，则需考虑以外科手术切除或激光治疗。

四、骨骼病变

1. 四肢骨的病变　约10%的神经纤维瘤病患者会发生四肢骨的病变。胫骨是四肢骨中最常发生病变的部位。新生儿患者会出现小腿向外侧弯曲而变形。之后容易并发该部位的骨折，之后愈合不良会形成假性关节。

初期以骨科支架来预防骨折的发生。若有骨折发生，必须以外科手术切除骨折处及其周围的组织，再行骨移植或内置钢钉固定来治疗。

2. 脊柱侧弯　脊柱骨上容易出现的问题是脊柱侧弯。这种脊柱侧弯的特征是弯曲的部分呈现一个非常明显的弯曲角度，因此也比较容易压迫脊神经。单纯使用矫正背架改善这种脊柱侧弯，效果会比较不理想。

3. 颅骨缺损　约20%的神经纤维瘤病患者会于颅骨处产生病变。比较常见的是蝶骨与眶骨的缺损（图42-6A）。这些缺损会造成眼球因眼窝变形而内陷或下垂，而脑组织也可能穿过这些缺损，直接压迫眼球，造成眼球膨出，并有搏动的情形。

这些变形的颅骨必须进行切除，缺损处再以患者自己的肋骨或颅骨做骨移植与塑形来重建正常的颅骨轮廓（图42-6B、图42-7）。

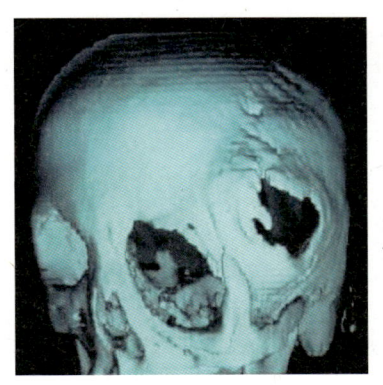 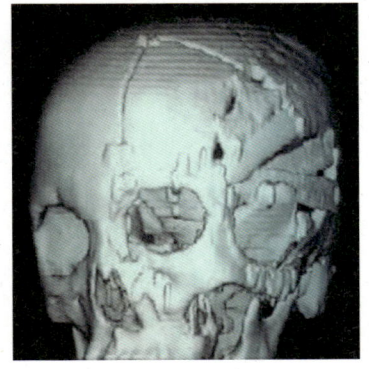

A. 颅骨蝶骨翼部分缺损；B. 经肋骨移植修补缺损部分后。
图42-6　神经纤维瘤病患者颅骨缺损CT三维重建

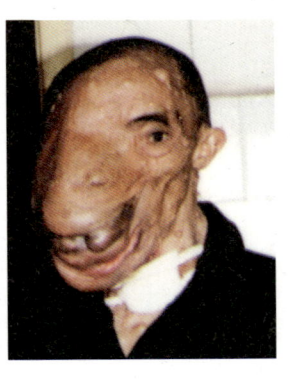 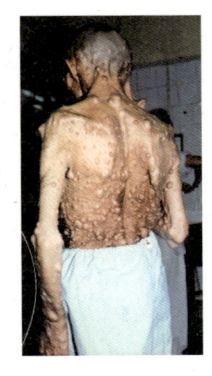

A. 颅骨缺损面部外观；B. 脊柱及背部情况。
图42-7　1例罕见全身神经纤维瘤病（穆雄铮供图）

五、学习障碍

国外的报道曾指出，神经纤维瘤病患者有30%～60%会有"学习障碍"的心理问题。学习障碍指的是虽然智力是正常的，但在读、写、数字概念上会有困难，而且有比平常人高的概率（将近一半）同时罹患多动症。

这方面的问题可以由儿童精神心理科来评估与治疗，而不要把问题认定成只是外观上的不雅所造成的心理问题或智力问题。

第四节　诊断

在诊断上，目前是以临床症状为主要的诊断依据，以美国国立卫生研究院在1987年所认定的诊断标准为主，内容包括：

（1）皮肤有6个或以上的咖啡牛奶斑。儿童期，长度大于0.5 cm；成人期，长度大于1.5 cm。
（2）表皮或皮下有2个或以上黄豆大小的神经纤维瘤或1个丛状神经纤维瘤。
（3）腋下或腹股沟部有雀斑状的小色素斑。
（4）视神经有神经胶质瘤。
（5）眼睛上有2个或以上的虹膜色素瘤。
（6）特定的骨骼病变，如蝶骨缺陷和骨皮质薄化与脊柱侧弯。
（7）父母、子女、亲兄弟姐妹是符合以上诊断标准的神经纤维瘤病第一型症患者。

以上这七项必须有两项以上符合，才可以被诊断为神经纤维瘤病第一型。

第五节　药物治疗

综上所述，对症治疗与定期随访是目前治疗神经纤维瘤病的主要方法。基因层面的治疗或根治性的药物目前都尚在研究中，没有可以实际用于临床的方法。但有部分以干扰素、维A酸、抗血管生成素药物进行治疗的临床试验已经在进行中，希望随着时代的进步可以有真正能够治疗该病的药物或方法出现。

第六节　手术治疗

位于皮肤上的结节性神经纤维瘤通常会造成外观上的不雅与功能上的累赘。但由于其具有良性、多发性、四处散在的本质，积极的外科治疗往往不是首要的治疗方式。治疗这种纤维瘤的原则，比较重要的是定期于皮肤科或整形外科随诊记录肿瘤的变化，间或选择性地对引起功能障碍与外观不雅的肿瘤，施以外科手术或CO_2激光来去除。

丛状神经纤维瘤因为赘生物的情形比较严重，并且会产生浸润性的病灶，比较容易连带造成周围组织的变形。由于生长在头颈部的概率超过50%，对外观与功能的影响会比较明显而且不易被掩饰，连带使患者产生心理适应与社会适应等问题。丛状神经纤维瘤病虽然是良性肿瘤，但据以往的文献报道恶变的概率有2%~5%。常见的症状为肿瘤急速生长，伴随发炎疼痛等。

外科治疗原则，以减轻累赘外观并重建正常外观、功能为首要考虑。由于在头颈部行广泛性切除时容易造成重建之后面部功能受损与外观不够理想等问题，衡量术后残留的变形、功能的影响等并发症与赘生物造成的负面影响，往往是决定手术适应证首先要考虑的因素。

简单表浅的肿瘤可以局部切除并直接缝合。

较大的肿瘤在切除时，术前以选择性血管栓塞来减轻手术时出血过多的问题。行术前选择性血管栓塞的时机是手术前3天。手术切除之后，面对局部皮肤或肌肉等软组织的缺损，重建的原则同头颈部恶性肿瘤术后重建的情形一致。

重建的方法包括简单的植皮手术、切除术前组织扩张器植入与显微游离皮瓣重建等。植皮以较厚的分层皮肤移植体为主，以提供足够的覆盖面积。此方法优点是简单有效地覆盖伤口，缺点是外观容易呈现"皮包骨"的状况，不够理想。

在切除术前可以先评估术后可能的缺损大小，在术前先在周围正常组织部位植入适当大小的组织扩张器，进行一段时间的皮肤扩张。待扩张过程结束，再行切除手术，并以扩张增加的软组织覆盖伤口。由于头颈部的限制，可能单次扩张所得的面积有限。可以再次植入组织扩张器行组织扩张，阶段性地达成完全切除与重建的目的。

显微游离皮瓣重建的原则与头颈部恶性肿瘤的类似。一般可能需要切取肩胛下皮瓣、股前外侧皮瓣、背阔肌皮瓣等，以便提供大面积的皮瓣，才可完整覆盖缺损部位（图42-8）。除表面的皮肤覆盖外，也可以同时行功能性肌肉皮瓣转移以重建受损的颜面神经功能。

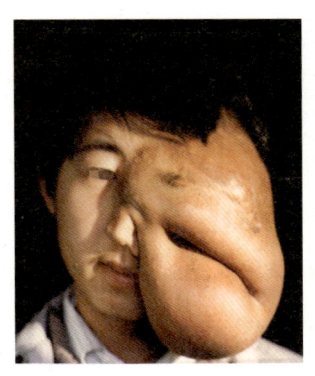
A

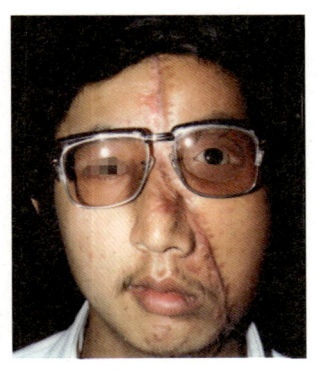
B

A. 术前；B. 神经纤维瘤完全切除后，一期用背阔肌皮瓣修复，半年后安装义眼和佩戴眼镜。

图42-8　面部左侧神经纤维瘤病患者病灶切除后以扩张皮瓣重建（穆雄铮供图）

第七节 结论

神经纤维瘤病为一种显性遗传的疾病，以咖啡牛奶斑与神经纤维瘤为主要特征，诊断上以临床症状为主要依据。丛状神经纤维瘤病为其中比较特殊的一种，它容易造成功能与外观的改变，有50%的概率会在头颈部造成明显的影响。目前并无有效的药物疗法，外科手术虽然可以切除部分肿瘤，但是术后残存的畸形与功能受损仍是治疗时考虑的重点。

（余忠志　陈昱瑞）

参考文献

[1] 李森恺,李鹏程,李强,等. 头面部巨大硬结型神经纤维瘤一例报告[J]. 中国美容医学,2008,17(2):187-189.

[2] 安娜,因维松. 头面部巨大神经纤维瘤一例[J]. 医用放射技术杂志,2004,(8):47-48.

[3] 郭恩覃. 现代整形外科学[M]. 北京:人民军医出版社,2000:476-477.

[4] 张福奎,蒋红,陈召伟,等. 巨大神经纤维瘤的整形治疗[J]. 中华医学美学美容杂志,2006,12(5):310-311.

[5] 汪良能,高学书. 整形外科学[M]. 北京:人民卫生出版社,1989:407-408.

[6] 李万同,柳大烈,刘晓燕,等. 肿胀技术在头面部神经纤维瘤切除术中的应用[J]. 中华整形外科杂志,2003,19(6):476-477.

[7] 秦中平,任莉,李学记,等. 头面部神经纤维瘤病的治疗[J]. 耳鼻咽喉头颈外科,1997,4(4):209-211.

[8] 冯晓玲,王玉荣,易传勋,等. 手术治疗巨大软疣状神经纤维瘤18例[J]. 中华皮肤科杂志,2004,37(6):371.

第四十三章

放射后眼眶发育不良的诊治

第一节　畸形的临床表现、测量和诊断

　　眼部肿瘤，如视网膜母细胞瘤等，早期可以发生在患儿眼部，是一种有一定家族遗传性的肿瘤疾病，发病率约为1/10 000。对这类患儿早期实行眼球摘除术和局部放射治疗，肿瘤的治愈率高于90%，可以有效地挽救患儿的生命。

　　然而，眼球是眼眶的中心，眶内容物产生的眶内压与眼眶及其周围组织的发育直接相关，肿瘤治疗后引起的眶内容物的缺失可导致眼眶及其周围骨结构缺乏有效的力学刺激，引起局部骨骼的发育不良，甚至不发育。另一方面，放射治疗又可造成患侧的颅眶颞区生发中心和滋养结构的破坏及软组织的萎缩，在患者成年后，可以继发面部双侧明显的不对称，对患者的容貌产生破坏性的影响，严重妨碍患者正常的工作与社会交往。

　　此类由于眼内容物摘除及放射治疗后继发的容貌畸形，其临床表现主要包括严重的面部不对称畸形，患侧的颧、眶、颞部的凹陷，甚至上颌骨的凹陷，同时受累区域软组织普遍发育不良，甚至萎缩，皮肤菲薄并有色素沉着，结膜囊狭窄或缺如，无法安放义眼来掩饰外貌畸形。

　　很长时间以来，对于此类畸形往往采用传统的结膜囊黏膜移植、眶周植骨充填等手术方法加以矫正，分期手术重建颅眶颞部的骨组织、软组织及结膜囊已成为手术治疗的常规。然而，一方面，黏膜或皮肤移植虽然手术简便易于实施，却容易远期收缩，需要反复手术，且分泌物量多不利于术后护理；另一方面，单纯的眶周植骨，无论是采用自体材料，还是采用人工合成材料，都面临软组织覆盖不足的问题，术后容易出现"皮包骨"的不良外观，轮廓亦多粗糙，较难为患者所接受。还有学者提出利用各类皮瓣进行眶容积的充填和结膜囊再造，也多有外形估计不足、皮瓣过于臃肿或体积不足等问题，需要反复手术以不断修整外貌表现。凡此种种，使放射后眼眶畸形需要至少3次以上的手术，而术后的骨吸收、软组织收缩往往导致前次手术结果与预期的效果相去甚远，需要对骨组织、软组织或结膜囊区域重复进行手术，以修复和调适外形，有些情况下甚至需要十余次才可达到令患者满意的效果。

另一方面，对于放射后眶面部不对称畸形，目前国内外尚没有诊断标准，更缺乏很好的疗效评估体系；手术成功与否、外形是否理想、需要多少次手术治疗等问题尚未见深入研究的报道，其治疗还处于个别医师的个例经验阶段，对治疗效果的预期无法令人满意。

20世纪80年代，国内外围绕分期（或多期）手术研究结膜囊如何重建及眼眶骨如何充填，如：是应用皮片或黏膜游离移植重建结膜囊，还是应用带蒂皮瓣或游离皮瓣重建结膜囊；是应用植骨法扩大眼眶结构，还是应用截骨法扩大眼眶结构等。20世纪90年代，一些医师开始应用一期手术的方法治疗此类畸形，但是手术病例数不多，手术效果不够理想。

毋庸置疑，多次的手术修复对患者造成了严重的生理、心理和经济负担，极大地浪费了医疗资源，而随着手术次数的增加也越来越难以取得良好的手术效果。为此，经过精细术前评估和设计的一期手术整复，成为眶面部外形重建的热点，它既是对整形外科医师手术能力的挑战，又是近年来各类技术进步综合应用的体现。

骨性眼眶是一个有较多毗邻结构的骨性区域，故称其为眶区。与以往局限于眼眶本身或基于眶腔容积测量的研究不同，本研究小组经过多年的积累和随访观察，对量化数据进行统计比较后发现，放射后眼眶畸形的表现广泛涉及患者半侧的颅、眶、颞部，其临床表现大致可以体现为三个方面：双侧颜面骨组织不对称、患侧软组织菲薄，以及患侧结膜囊萎缩或缺失。

1. 骨组织的不对称　主要表现为患侧眼眶与眶周的多块骨发育不良，可出现眼眶容积缩小、眶口缩小、眼眶和颞部的骨骼及颧骨的后缩、凹陷。

2. 软组织的不对称　主要由患区皮肤、皮下组织、肌肉的萎缩、变薄引起，主要累及颞部和颧颊部，局部皮肤缺乏弹性或有色素沉着，与健侧相比呈现明显凹陷，严重的可出现"皮包骨"现象。

3. 结膜囊狭小　患侧结膜囊狭小甚至缺失，尤以下穹隆缺失多见，此时义眼无法安置（图43-1）。

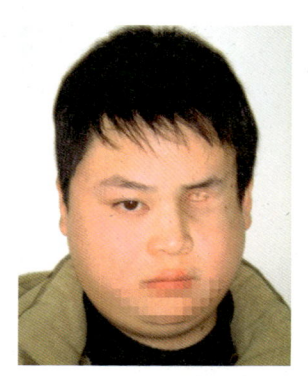

图43-1　放射后左侧颞、颧、眶发育不良，结膜囊狭窄病例

针对眶面部各个不同位置的畸形程度和外貌表现特点，依据CT扫描结果（16排CT，DICOM标准3.0版本）、临床表现等统计、筛选了一组临床测量指标，用以描述、评估放射治疗后眼眶畸形患者的严重程度，并通过对患者的手术随访回顾、疗效评价，建立一期手术治疗的系列手术方法。因为放射后眼眶畸形是一种典型的半面不对称畸形，所以研究选择健侧和患侧测量指标的差值作为测量指标（图43-2）。

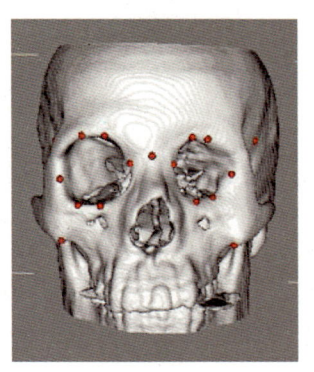

图43-2 基于CT三维重建资料的面部测量标志点

一、主要解剖部位的测量内容

（一）眶口发育的测量

眶宽（OB）：眶内缘点至眶外缘点的距离。
眶高（OH）：平分眶宽且与眶宽相垂直的眼眶上下缘之间的直线距离。

（二）眶的矢状位置测量

同侧耳门上点至眶内缘点的距离（PD）。
同侧耳门上点至眶外缘点的距离（PEC）。
同侧耳门上点至眶上孔的距离（PSO）。
同侧耳门上点至眶下点的距离（POR）。

（三）颧骨测量

1. 颧骨的矢状位置测量
骨组织：同侧耳门上点至颧颌点的距离（PZM）。
软组织：同侧耳屏点至颧颌点的软组织相应点的距离（TZM'）。
2. 颧弓测量 颧颌点至关节结节颧弓外侧骨表面的曲面长度（Z）。

（四）颞部测量

骨组织：蝶点至鼻根点的距离（SPHN）。
同侧耳门上点至蝶点的距离（PSPH）。
软组织：蝶点的软组织相应点至软组织鼻根点的距离（SPHN'）。
同侧耳屏点至蝶点的软组织相应点的距离（TSPH'）。

以上共13项评估指标，在实际临床应用时，列表展示患者的眼眶畸形程度，用以充分评估病变程度，明确手术目的并选择术式。

为进一步确认此13组数据对于畸形评估的有效性，笔者选择了一组临床病例，重建测量，评价这些数据的临床意义。

本组选择病例31例，均为单侧放射治疗后眼眶畸形的患者。年龄最小者10岁，最大者30岁，平均18.8岁。受累眼眶左侧13例、右侧18例。

对照组30例，为双侧眼眶及周围区域无异常变化的正常人群，年龄最小者18岁，最大者34岁，平均24.7岁。

对两组病例行全头颅CT三维重建，检查数据以DICOM标准的3.0版本储存，在个人计算机上利用自写软件平台，分别建立全头颅的骨组织和软组织三维头颅模型。在三维头颅模型上依据测量指标所需标定解剖标志点，由软件自动完成点与点的间距的测量，直接获得单位为"mm"的数据。

对每例患者都分别进行双侧的测量，所有测量指标均测量2次，取平均值。

病例组的同一测量指标用健侧值减去患侧值求取差值，对照组的同一测量指标用左侧值减去右侧值取绝对值为差值。

对两组同一测量指标差值行t检验。其统计结果如表43-1所示：

表43-1　基于CT资料的面部三维测量值

测量指标	实验组均值/mm	对照组均值/mm	P
OB	6.16±2.20	1.14±0.81	<0.01
OH	5.11±1.47	0.66±0.36	<0.01
PD	6.74±4.60	2.17±1.93	<0.01
PEC	7.90±3.46	1.07±1.08	<0.01
PSO	8.18±3.05	1.63±2.54	<0.01
POR	7.71±5.67	1.32±1.44	<0.01
PZM	9.14±3.10	0.91±0.58	<0.01
Z	9.67±5.38	3.74±4.56	<0.01
TZM'	8.34±4.43	2.27±2.57	<0.01
SPHN	4.13±3.56	1.84±2.07	<0.01
PSPH	6.04±3.73	1.21±0.94	<0.01
TSPH'	5.55±6.35	2.16±2.57	<0.01
SPHN'	7.42±3.55	2.45±2.37	<0.01

分析测量结果后可以看到，13项测量指标均提示实验组和对照组数据具有显著的统计学差异，可认为实验组在眶、颧、颞部的这13项测量指标，其健、患侧差异有明显的统计学意义，可用以分区定位、量化评估患者受累眼眶的畸形严重程度，并有助于评价手术的疗效。

二、受累结构的简化表示

眶口大小（OS）、眶缘的位置（OP）、骨组织颧骨颧弓（OZ）、骨组织颞部（OT）、软组织颧突位置（TZ）、软组织颞部（TT）、结膜囊（S）。

三、按严重程度分类

轻度：CT测量差值小于2 mm，结膜囊变浅，但可容纳义眼片。
中度：CT测量差值2~9.99 mm，结膜囊不能容纳义眼片，但上、下穹隆仍存在。
重度：CT测量差值在10 mm以上，结膜囊结构完全消失。

四、分类诊断方法及应用

根据患者的骨组织和软组织受累结构及严重程度，再根据临床检查结膜囊的情况完成分类诊断。
眶口大小：取OB差值和OH差值的平均值作为判断严重程度的依据。
眶缘的位置：对眶的上、下、内、外四缘分别以S、I、M、L标出，分别标明严重程度。
骨组织颧骨颧弓：将颧骨矢状位以ZM标出，颧弓以Z标出，区分表示严重程度。
骨组织颞部：取SPHN差值和PSPH差值的平均值作为判断严重程度的依据。
软组织颧突位置：直接比较TZM'的差值。
软组织颞部：取TPHN'差值和SPHN'差值的平均值作为判断严重程度的依据。
结膜囊：根据临床检查所见作出判断。

利用以上的分类诊断方法，对临床上一组31例放射后眼眶发育不良伴结膜囊狭窄病例的术前影像实施测量分析和量化评估，其详细内容及分布如表43-2所示：

表43-2 放射性眼眶畸形的分类诊断

程度	OS	OP				OZ		OT	TZ	TT	S
		S	I	M	L	ZM	Z				
轻	0	5	0	0	7	0	2	2	1	0	2
中	31	18	22	22	15	22	28	15	24	28	16
重	0	8	9	9	9	9	1	14	6	3	13

在对具体病例的观察中，发现面部同一测量指标差值在2 mm以内的，不对称程度较轻，对外观的影响并不明显；如果两侧相差超过10 mm，不对称程度较重，只有通过截骨前移手术改善对称性才能取得良好的效果，一般的表面植骨手术或充填材料等对外观的改善程度有限，复发率较高。因此，本研究小组最终采用这两个阈值数据作为划分严重程度的标准。

在病例分析中发现，临床所见眶位置的后移程度在各眶缘间并不均衡，在分析判断时需要进行三维立体的诊断。在指导手术对眶缘的截骨或植骨范围、距离时，必须分别分析眶的上、下、内、外四缘，对眶周颅颌面骨做三维截骨和移位，以重塑颅眶颞部的骨架结构，这与既往文献报道的手术设计思路也是一致的。

本组病例均为单侧患者，但放射后眼眶畸形患者中也有少部分的双侧病例。在对这些病例诊断分类时，应将双侧测量数据与同年龄、同性别、同样身材的正常人数据做差值比较，分析判断，做出分类诊断。同时，还应当结合患者本身的畸形表现特点，选择恰当的手术方式，以达到医患双方都能够满意的治疗目的。

由于颅眶颞部发育不良累及的组织结构较多，分类诊断时用一般的文字表示方法不够简洁明了，加之具体数据在手术设计时也需明确，因此应用时用表格形式更加一目了然。

这一分类诊断标准为颅眶颞部发育不良的畸形部位程度提供了详细的信息，有利于指导手术治疗。

第二节　手术方法与选择

手术治疗是改善此类放射治疗后颞、颧、眼眶及眼窝畸形的主要方法。根据骨发育不良的严重程度和放射后皮肤、软组织萎缩程度需要分次进行修复手术。通常原则上先修复骨发育不足，再进行软组织修复，包括增加其丰满程度和形成可以安放义眼的结膜囊。

一期手术同时修复骨发育不足和结膜囊重建可以减少手术次数，适度调整骨重建量和软组织重建量以满足复杂的外形要求，但是从国内外的经验来看，重建后的复发还无法避免，有时仍须多次手术。

下述情况可以考虑一期行骨结构和软组织的修复手术：

1. 对眶区骨结构　以扩大眼眶容积或眶口面积为目的，可以实施两类手术，即截骨前移并扩大眼眶、重建颅眶颞部的骨架结构，此类手术有时涉及眶上缘的截骨，需要开颅手术；或充填植入自体骨或人工骨以增加眼眶骨架的外形。

2. 对眶区侧面软组织　以增加其丰满度和重塑骨结构良好的软组织覆盖床为目的，可以采用带游离血管蒂的远位皮瓣移植，也可用带邻近血管蒂的岛状软组织瓣移植，甚至可以采用单纯真皮（皮下组织）移植，或自体脂肪注射。

3. 对狭窄或缺失的结膜囊　以重建有良好上、下穹隆的包容性软组织窝为目的，以适应之后义眼的置入，可以采用游离远位皮瓣、带蒂岛状邻近皮瓣、游离皮肤或黏膜移植。

然而此类患者由于致病因素往往在幼年时就存在，致病因素本身和早年的干预手段都会影响患者眶区的发育。这种对发育的影响往往因人而异，因此患者成年后眼眶部的畸形涉及的范围和严重程度也往往各不相同，需要针对具体病例先做量化评估，实施分类诊断，明确手术治疗的适应证和目的，再制订个性化手术设计方案。设计时，首先确定手术实施的结构范围，其次根据累及结构的严重程度和差值，确定手术方法及待改善的程度。

一、耳后皮瓣＋颞浅筋膜瓣＋替代材料一期再造术

采用共用颞浅血管蒂的耳后皮瓣和颞浅筋膜瓣，并在眼眶表面植入充填物，一期重建眶区的骨结

构、软组织，并行结膜囊同时重建。此法常适用于中度眶区畸形和结膜囊狭小者。

（一）术前准备

1. 切口　可选颞部发际隐蔽T形切口、结膜囊横切口（或H形切口）、耳后皮瓣切口，视具体需要而定。

2. 术式　耳后皮瓣以颞浅血管后降支为蒂，旋转180°，水平向经眶外侧骨膜下隧道延伸入结膜囊穹隆，缝制成结膜囊以容纳眼球。预制的植入物覆盖移植于眶颧部以再造骨外形。颞浅筋膜瓣以颞浅血管为蒂，旋转90°，水平向经皮下组织覆盖于植入物表面。

3. 预制植入物　利用术前CT三维重建，面部两侧差值位减后获取两侧的差异体积块，结合患者软组织条件适当调整后，与患者及家属交流达成一致的预期效果，快速成型输出后，翻模预制成植入块，其材料可为硅胶、羟基磷灰石、多孔聚乙烯、膨体聚四氟乙烯等。植入块经高压蒸汽灭菌消毒后，于术中备用。

如患者不能接受异种材料植入，可以预先制取模型后，于术中取颅骨外板塑形后做相应充填，其植骨手术操作与异种材料相似，此处不予赘述。但为保证局部组织的健康血运，取颅骨外板时通常建议取健侧颅骨，即需添加对侧的半冠状切口，须与患者及家属做好沟通交流。

（二）手术方法

用多普勒超声血流探测仪，确定患侧颞浅血管及耳后血管（即颞浅血管后降支）的走行。

设计耳后皮瓣，大小约40 mm×60 mm。血管蒂位于皮瓣上份。切取皮瓣，并掀起皮瓣，由蒂部仔细追踪血管走行，经皮下可上溯至颞浅血管。

患侧耳前至颞部发际内做T形切口，其横切口位于颞窝上份，约相当于颞肌附着点水平。T形切口在皮下分离后向两边分开，显露并切取80 mm×50 mm大小的颞浅筋膜瓣。血管蒂位于耳前。颞浅筋膜瓣以此蒂为轴旋转90°，可水平覆盖颧部及眶外侧部。

耳后皮瓣蒂部与颞浅筋膜瓣串联，共用颞浅血管。耳后皮瓣由此可穿过颞部T形切口，旋转180°，从水平方向伸展至眼眶外侧，最远端可达内眦部（图43-3）。

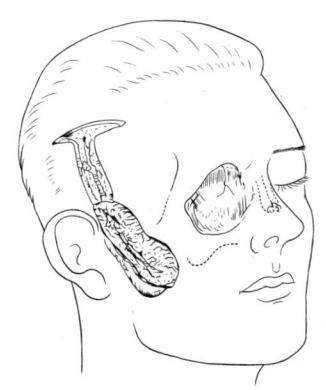

图43-3　制取颞浅筋膜瓣，可附带耳后皮瓣

眼结膜做横行切口或 H 形切口，在结膜下分离，形成上、下结膜穹隆。

掀起颞浅筋膜瓣，在颞窝前缘、眶外侧部位切开颞肌及骨膜，长 40～50 mm。从骨膜下分离，并于眶外侧与已分离的结膜穹隆相交通。耳后皮瓣经此通道移行进入结膜穹隆，使皮肤面向外，以容纳眼座。耳后皮瓣边缘与内、外眦，上、下结膜缘缝合，形成结膜囊（图 43-4）。

取已消毒的预制植入块，经颞部骨膜切口，置于眶外侧、颧部、颞窝区的骨凹陷部位，作为覆盖状骨移植替代；其底部如压迫耳后皮瓣蒂，可磨出一条小槽或切迹。

颞浅筋膜瓣旋转 90°，经皮下或直接在植入块表面从水平方向覆盖植入块，远端固定于眶下缘皮下（图 43-5）。

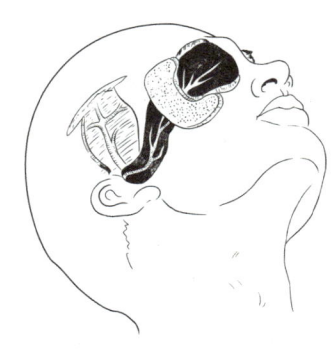

图 43-4　耳后皮瓣经通道移行进入结膜穹隆，形成结膜囊

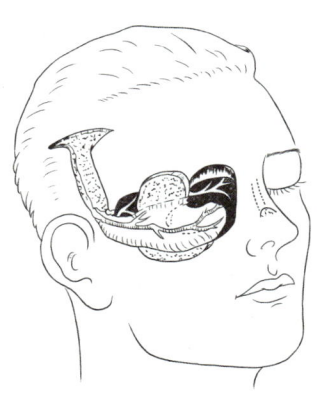

图 43-5　筋膜瓣覆盖材料，颞浅筋膜瓣固定于眶下缘皮下

耳后皮瓣供皮瓣区植皮；颞部切口分层缝合，并置引流；重建的结膜囊内置凡士林纱条填塞（图 43-6）。

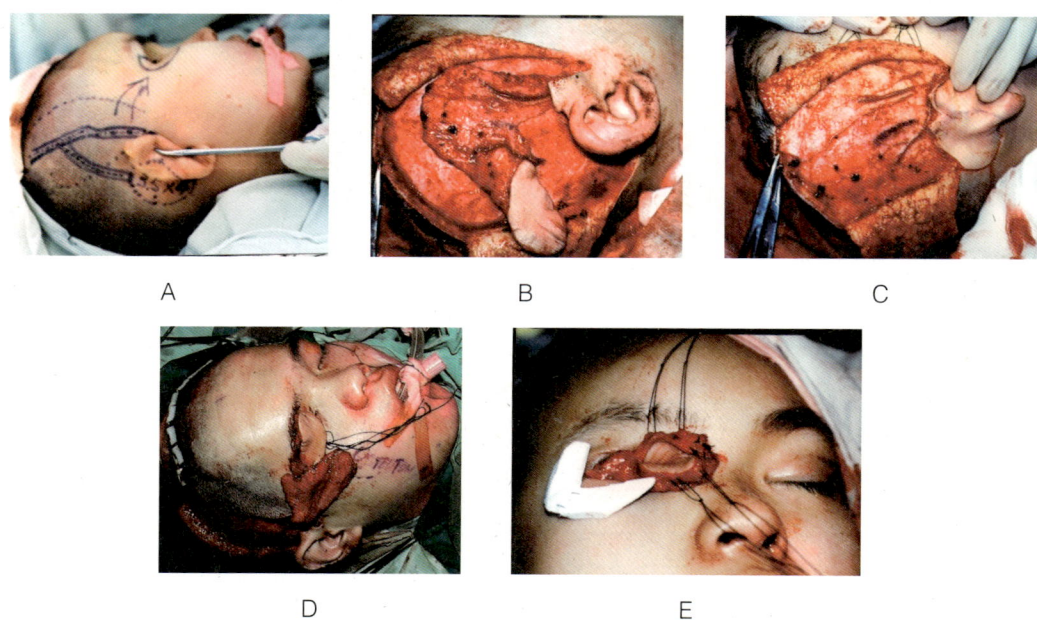

A. 耳后皮瓣和颞浅筋膜瓣术前设计；B. 术中显示颞浅血管蒂及其返支；C. 取下耳后皮瓣，保留颞浅血管蒂；D. 耳后皮瓣从眼窝穿出，颞浅筋膜瓣 90°旋转；E. 耳后皮瓣钱包状缝合，以容纳义眼。

图 43-6　放射治疗后眼眶凹陷畸形一期矫正术经过

(三) 术后放置义眼

术后1周抽去结膜囊内的凡士林纱条。术后2周，待肿胀消退后即可配制合适的义眼并安放，定期予以清洁（图43-7、图43-8）。

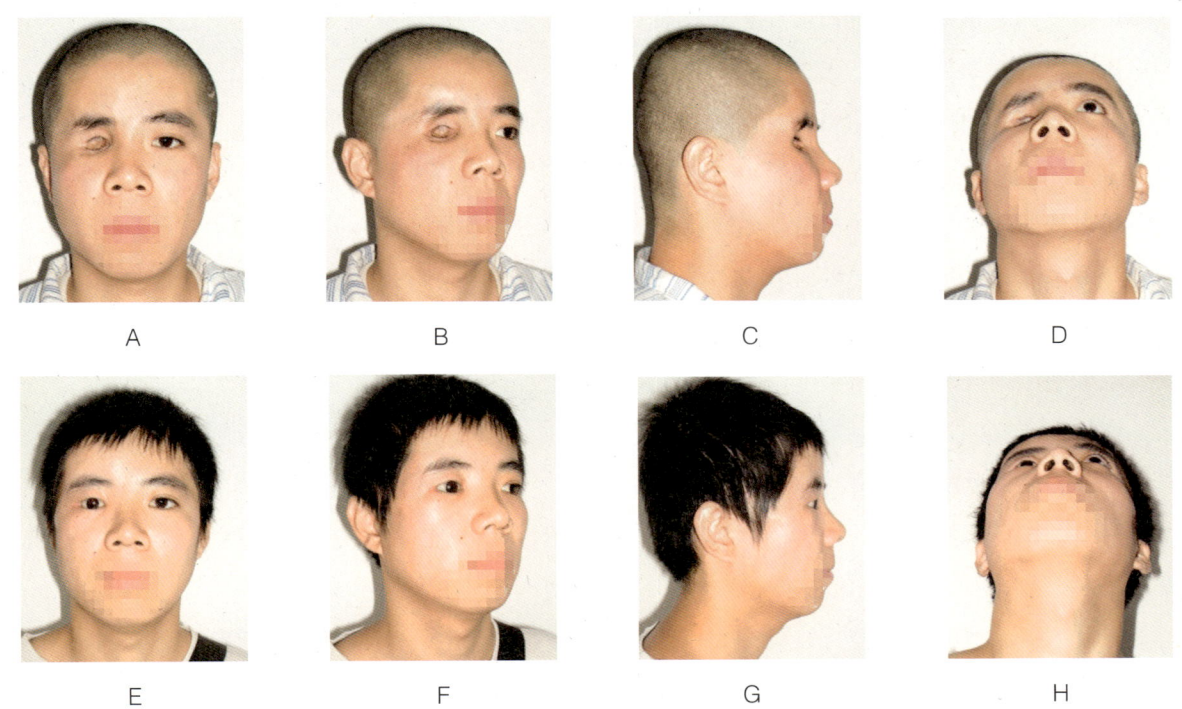

A~D. 术前；E~H. 术后。

图43-7　放射治疗后右眼眶凹陷畸形矫正术后安放义眼病例一

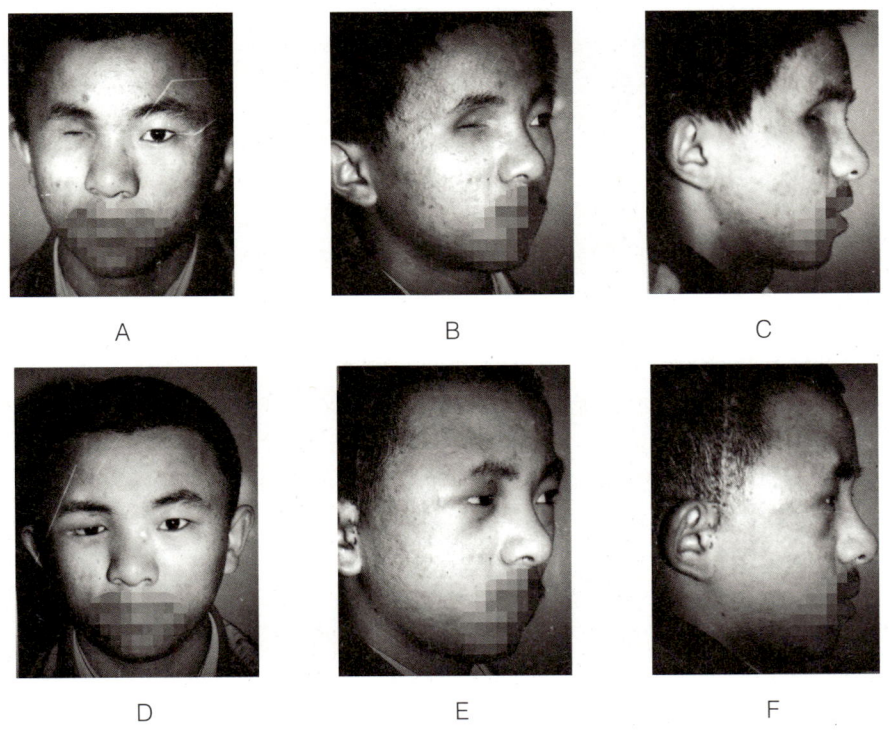

A~C. 术前；D~F. 术后。

图43-8　放射治疗后右眼眶凹陷畸形矫正术后安放义眼病例二

二、眼眶截骨扩大和显微游离皮瓣一期重建术

采用眶缘及多个眶壁截骨＋显微游离远位皮瓣修复手术，一期扩大眼眶＋重塑颞眶颧受累区＋用皮瓣的带表皮区重建结膜囊＋去表皮区充填覆盖＋丰满眶区侧面。此方法适用于严重眶区畸形和结膜囊严重狭小（甚至缺如）者。

术前用多普勒超声血流探测仪，确定颞浅动静脉和面动静脉，以及胫前动脉、足背动脉的走行。

在前发际后二横指设计冠状切口，患侧的切口可向下延伸至耳屏上方。按设计全层切开头皮至帽状腱膜层，注意保护患侧颞浅血管。沿帽状腱膜层分离至眉弓上方 15 mm 处，切开骨膜，于骨膜下分离，凿开眶上孔，保护眶上神经血管束，循序分离暴露患侧眶上缘、眶外缘、颧骨颧弓、眶内缘、眶下缘。操作中注意保护健侧眼眶解剖结构的完整性。

如需采用颅内外联合入路实施手术，可于此时在神经外科医师的帮助下，于患侧眶上方打开一个 40 mm×20 mm 的颅骨窗，硬膜外分离暴露前颅底并加以保护。开颅骨窗时应当避开矢状窦位置。如需取用较多的颅骨外板，可适当加大所开颅骨窗面积。

根据患者术前测量评估的内容，实施全眶 O 形截骨前移，或眶上、外、下缘的 C 形截骨前移、外移操作，根据术前测定的量化数据定位，再予以坚固内固定、间隙嵌插植骨。

于开窗的颅骨块上取下颅骨外板，适当塑形后，反转之，移植于颞部以重建颞窝形态，多余的骨块和预制植入物移植于颧、眶下缘位置，以重建患者中面部形态（图43-9），关闭颅骨窗。

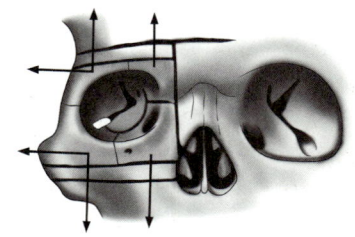

图43-9 眼眶截骨扩大和显微游离皮瓣一期再造术：眶周分层截骨扩大眶腔容积，上缘截骨时需要辅以半侧开颅保护颅底结构

根据多普勒超声检查提示分离准备受区血管，通常为颞浅血管，必要时可换用面动脉供血。

根据重建后的眶容积和眶口面积，设计足背皮瓣，其前部应保留一块约 30 mm×40 mm 大小（相当于新的眶口面积）的皮岛以重建结膜囊；其余皮肤保留原位，以足背动脉和大隐静脉为蒂，设计取下足背皮瓣，面积可达 100 mm×140 mm 左右，如患者颞部软组织明显凹陷不足，可沿足背动脉-胫前动脉继续向上分离串联制取一块胫前筋膜瓣。按受区血管条件制取血管蒂后，断蒂游离皮瓣（图43-10）。

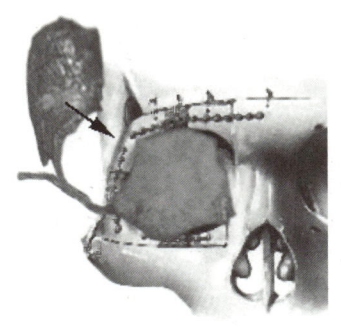

图 43-10 足背皮瓣再造结膜囊，串联的胫前筋膜瓣充填颞、颧部软组织

将游离皮瓣于骨膜下横行植入患侧眼眶补充眶内容物，足背保留皮岛用以重建结膜囊，其上、下方应向前反转，与残余结膜缝合，以再造穹隆，皮瓣应于前方跨过眶外缘，以改善软组织"皮包骨"的不良形态，注意避免血管卡压。多余的足背皮瓣和胫前筋膜瓣充填于颞部，血管蒂继续向外侧沿皮下隧道探至受区血管处，吻合之。

观察皮瓣血运无异常后，于患侧颞区皮瓣下和帽状腱膜下留置负压引流，逐层关闭切口，适当加压包扎，重建的结膜囊内以凡士林纱布填塞。足背创面植皮后加压包扎，并以石膏托固位（图 43-11）。

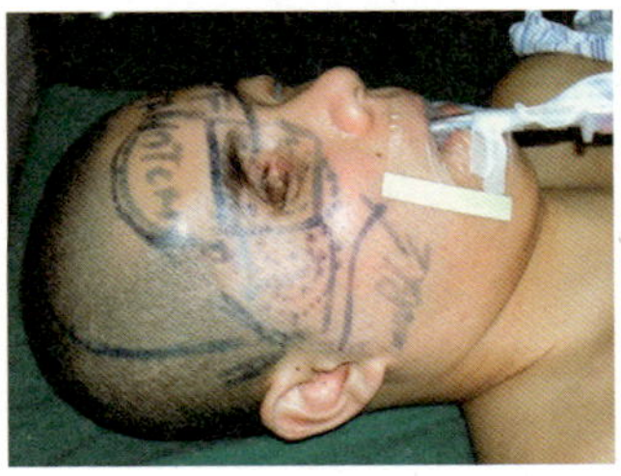

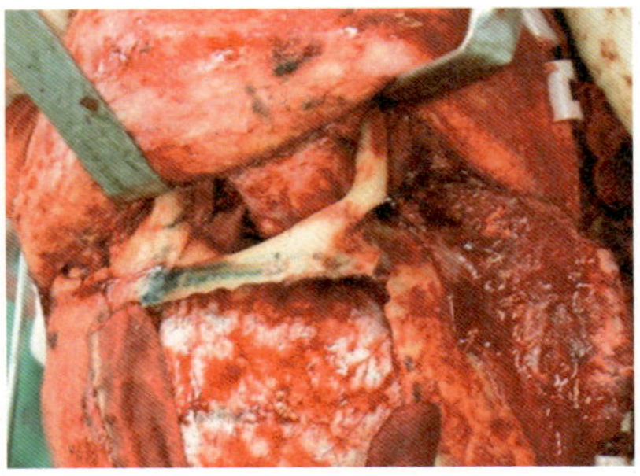

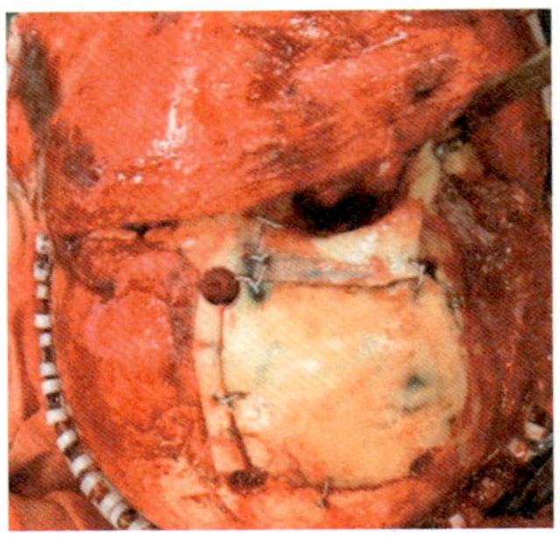

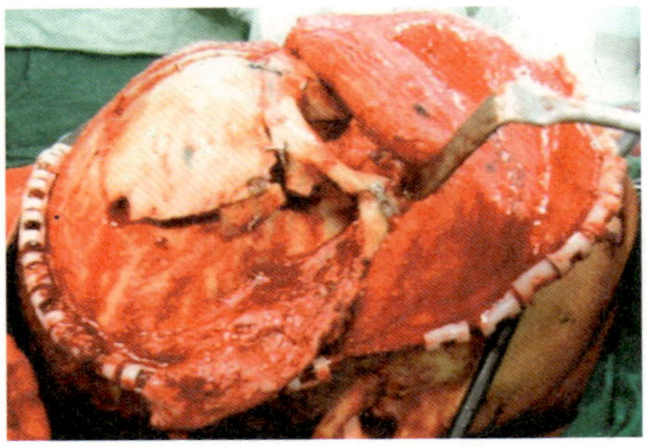

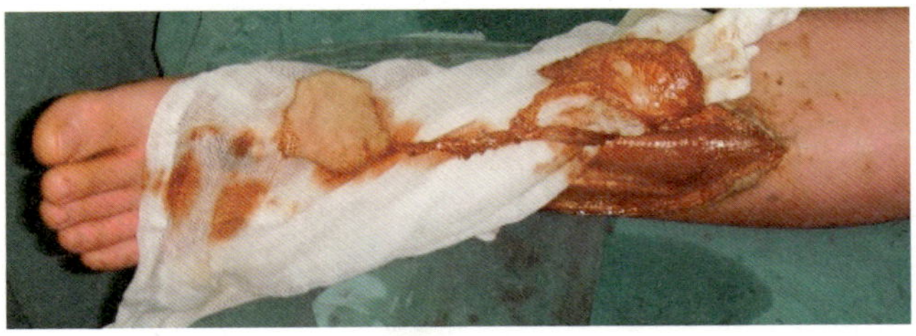

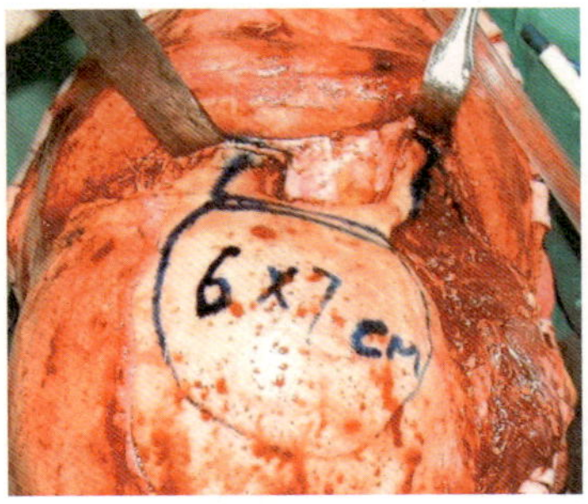

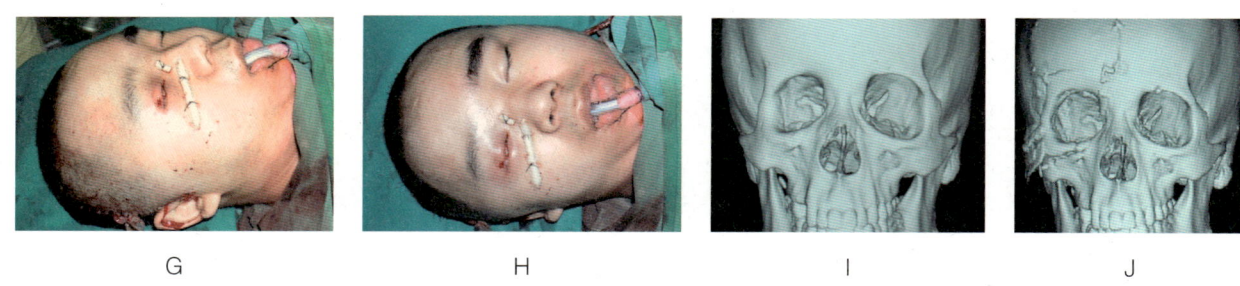

A. 术前设计；B. 开颅及眶缘截骨设计；C. 开颅及眶缘截骨；D. 颅骨板复位；E. 侧位显示前移和扩大的眼眶骨架；F. 取下的游离足背皮瓣和胫前筋膜瓣；G. 术后当时侧位；H. 术后当时正位；I. 术前CT三维重建；J. 术后CT三维重建。

图43-11　眼眶截骨扩大和显微游离皮瓣一期再造术

术后常规补液，显微外科术后护理、抗感染，帽状腱膜下引流量＜10 ml后可拔除，颞区引流应多保留数天，待引流量连续两天＜5 ml后再拔除。

术后结膜囊内的凡士林纱条应定期换药重新填塞，待肿胀消退后即可配置合适的义眼并坚持长期安放，定期予以清洁，门诊随访（图43-12）。

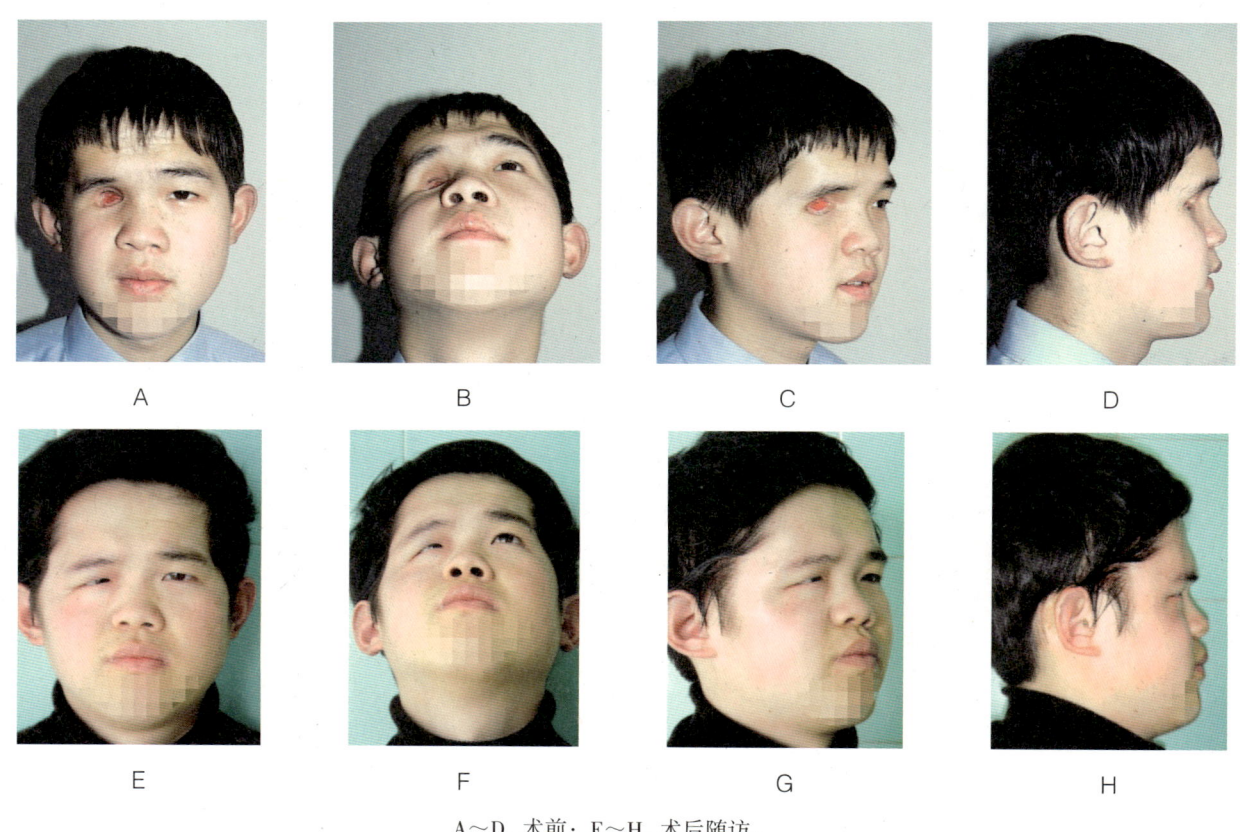

A～D. 术前；E～H. 术后随访。

图43-12　肿胀消退后配义眼长期安放病例

三、分期手术

分期手术通常根据畸形的严重程度不同，分别进行骨和软组织的修复。一般先进行骨结构的重建，以作为面部外形的轮廓支架，再根据受累区域的凹陷程度差异和皮肤的菲薄程度差异，进行面部软组织的修复。

(一)眶缘植骨和义眼座充填

骨性的眼眶、颞部、颧骨颧弓发育不良,可以表现为十分明显的侧面部凹陷,导致面中份的不对称而影响美观。

眼眶及眶周的骨移植是常用的修复手段,包括自体骨移植和人工骨替代材料植入。

自体骨通常选择肋骨、颅骨外板和髂骨,其中颅骨外板较厚,切取较为困难,但是切口隐蔽、骨皮质多而远期骨吸收较少,是较好的供骨源,肋骨和髂骨相对比较容易吸收,但切取方便,塑形也比较容易。

由于视网膜母细胞瘤的患者大多数行眼球摘除术,眼眶容积不足和结膜囊狭窄较为常见,义眼座植入成为增加眼眶容积的主要方法。一般选用聚四氟乙烯类或高密度聚乙烯类的义眼座或者珊瑚人工骨义眼座。手术需要切开眼结膜,将材料植入眼窝中,将眼外肌分离后覆盖在义眼座上缝合。

人工骨替代材料充填眼眶和眼眶周围的颞部、颧骨颧弓部位,应该选择生物相容性较好、容易塑形、不易移动的材料,临床上可以选择硅胶、聚四氟乙烯类的膨体PTFE或高密度聚乙烯、成型羟基磷灰石等人工替代物。

近年来,应用计算机辅助设计的定制人工骨替代材料因其精确性和易用性,在临床上逐渐推广应用(图43-13)。

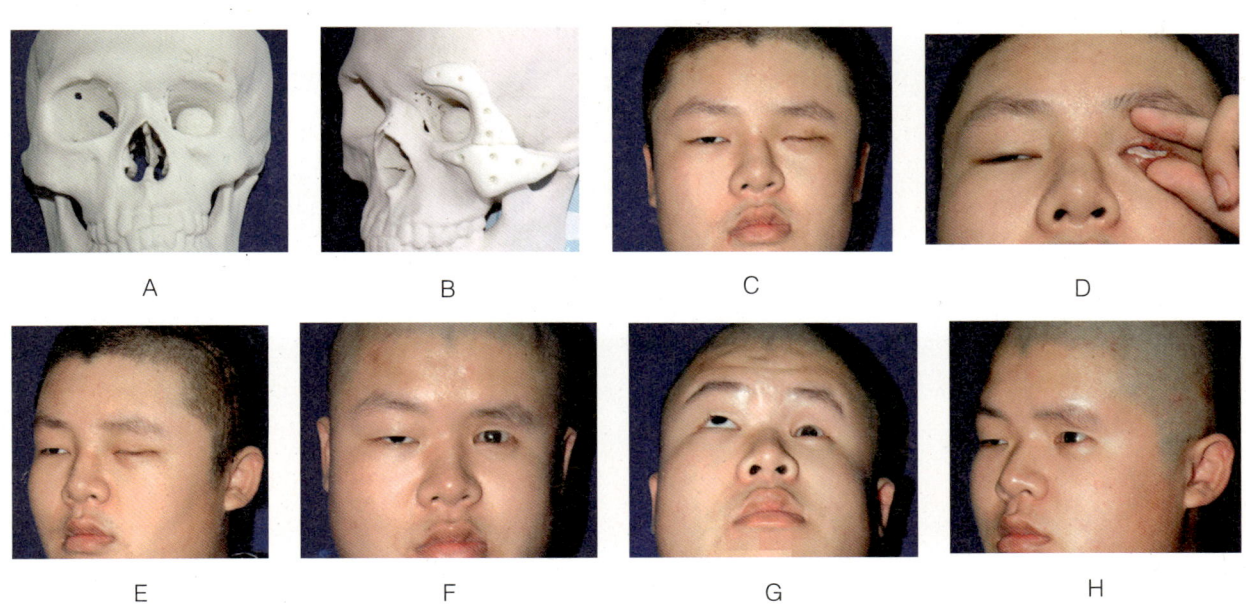

A、B. 术前头模和在眶缘位置以计算机定制人工骨;C~E. 术前;F~H. 术后。

图43-13 人工骨眶缘充填、义眼座植入

(二)结膜囊再造术和眼上下穹隆加深术

很多患者早年眼球摘除后没有及时安装义眼或没有定期更换义眼,导致结膜囊变浅(严重的病例结膜囊缺失),无法安装义眼,严重影响美观。通常可以通过结膜囊再造术或者眼上下穹隆加深术,形成钱包状的结膜囊和上下穹隆,以顺利安放义眼。

1. 结膜囊再造术 对单纯结膜囊狭小或一期手术再造后结膜囊上、下穹隆仍较浅者,可以选用

自体游离口腔黏膜或自体游离分层皮片移植，以加深结膜囊的上、下穹隆。口腔黏膜和薄厚皮片移植，容易成活，但再造后眼窝内需放置足够大的薄壳眼模至少3个月，且每天必须佩戴此眼模，否则极易发生黏膜或薄皮片的挛缩。

2. 穹隆加深术　球结膜做0.5 cm垂直切口，沿切口下分离结膜下组织并直至眶缘，松解球结膜。分离上穹隆时不要太靠近上眶缘以免损伤上睑提肌。缩短下睑以增强下睑的水平张力。用1号丝线在下穹隆结膜做3对褥式缝合，缝线经下眶缘骨膜从下睑皮肤穿出，在下穹隆缝线下及皮肤面缝线下置橡皮条结扎。结膜囊内放置合适的眼模并加压包扎。若眶底软组织堆积，可以做2 cm长水平切口，沿切口分离，切除多余的软组织和瘢痕。

3. 部分结膜囊成形术　水平切开球结膜。沿结膜下向结膜狭窄处的方向分离，切除瘢痕组织。向上穹隆分离时避免损伤上睑提肌，向下分离应至眶下缘。将预先制作的薄壳眼模置入，观察分离是否充分，穹隆形成得又是否充分。根据结膜缺损的面积，切取口腔黏膜或中厚皮片做游离移植。将取下的黏膜或皮片平铺于结膜缺损处，用5-0丝线间断缝合。向结膜囊内置入合适的眼模，使黏膜或皮片充分展开，并形成穹隆，同时眼睑闭合时无明显张力。于睑缘内、中、外，各做1对睑缘粘连缝合。

4. 全结膜囊成形术　沿睑裂水平横向切开结膜囊。切除、松解瘢痕组织，充分分离Tenon囊，使形成能容纳眼模的腔隙及穹隆。将预先制作的眼模置入，观察分离范围是否足够，并保证眼睑对合无明显张力。根据缺损的范围，切取适当的唇黏膜、颊黏膜或中厚皮片，经修剪后，上皮面向内包裹眼模，用5-0薇乔可吸收缝线间断缝合移植片的接合处。将该眼模置入Tenon囊，做3对睑缘融合缝合，加压包扎2～4周。

5. 颞浅动静脉颞肌筋膜岛状皮瓣眼窝再造术　先完成全麻。用亚甲蓝标记颞浅动静脉及其额支的走行，根据耳前至内眦的距离，在颞浅动静脉及其额支走行的轴线上，按结膜囊缺损的大小设计岛状皮瓣。做眼窝水平切口，分离Tenon囊至各眶缘，松解切除瘢痕组织。沿设计线切开皮肤，剥离出岛状皮瓣，保留皮瓣下的组织及血供，沿颞浅动静脉及其额支走行向耳前做皮下剥离，使形成带颞浅动静脉及其额支的蒂部，蒂的宽度应为两侧缘距动脉都在1.0 cm以上。在耳前切口与眼窝间做一皮下隧道，将岛状皮瓣经隧道引入眼窝，保持蒂部不受挤压或不被扭曲。皮瓣分别与眼窝的边缘缝合，置入合适的眼模，做3对睑缘融合。颞部切口分层间断缝合，放置引流条。

（三）颞部和眶颧部自体软组织充填

大部分患者因为放射后皮肤软组织没有正常发育，可以出现局部明显的凹陷、皮下组织变薄，甚至皮肤菲薄的"皮包骨"现象。为此，颞部、眶颧部的软组织充填十分必要，可以很好地改善外形和皮肤软组织质地。严重的皮肤软组织不足，可以选用大块自体组织瓣充填；少量的凹陷，可以选用抽吸过滤后的自体脂肪，多次注射来植入。

1. 颞浅动脉颞肌筋膜瓣眼窝充填术　耳前至颞部发际内做T形切口，其横臂位于颞窝上份，相当于颞肌附着点水平。经切口进行皮下剥离，显露并切取80 mm×50 mm左右的颞浅筋膜瓣，血管蒂位于耳前。耳前至外侧眶缘做皮下隧道，颞浅筋膜瓣游离端做2对预置缝合，旋转90°，经皮下隧道穿行至眶内结膜囊下，预置缝线从内眦部结膜囊上、下穹隆处穿出，在结膜表面进行缝合，使颞浅筋膜均匀充填在眶内结膜囊下。颞部切口分层缝合。结膜囊内置凡士林纱条填塞。6个月后再行全结膜囊成形术。

2. 游离自体真皮脂肪充填术　中度颞眶区畸形或一期再造术后软组织尚欠丰满者，可选用修去表皮的游离自体真皮脂肪移植。

3. 自体脂肪眶区注射　如果是轻度颞眶区畸形而结膜囊尚正常者，可以选用颞眶区自体脂肪注射充填术，每次可以达到30~40 ml；对于中度凹陷者，也可以多次选取和注射自体脂肪，每4~6个月注射1次，一般连续注射3~6次可以取得较好的效果。

四、牵引成骨技术扩大眼眶的分期再造术

放射治疗后继发的眼眶及眶周骨结构发育不良，以及受累区域软组织覆盖部分的萎缩，无论是于一期手术的同时修复骨和软组织，还是分期修复骨和软组织，都较难取得非常满意的效果。从临床随访情况来看，无论为一期再造，还是多期再造，都会有较多的复发。笔者复习文献发现，接受放射区域受植床的生发中心受放射线损害而导致营养不良无疑是一个非常重要的原因。

应用牵引成骨技术，可以提高成骨概率，防止复发，这可能是一种较好的选择，但眼眶单薄而结构复杂，需要设计特殊的骨牵引器（图43-14）。从笔者完成的一例放射后眼眶及眶周畸形应用牵引成骨技术和显微修复技术分期治疗的结果来看，其治疗效果是令人鼓舞的。当然，这还有待临床进一步的经验积累和应用研究。

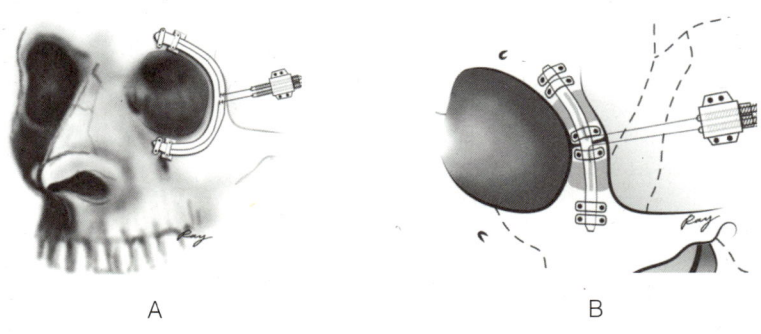

图43-14　眶周牵引器设计示意图（发明专利，杨娴娴、穆雄铮）

一期手术在全麻、冠状切口下行左眼眶外下侧缘的截骨，形成C形的游离骨性眶缘。由结膜囊切开，使掀起的眶区组织瓣和眼结膜囊相通，安置直型的牵引器（用下颌骨口内牵引器替代）。手术中将牵引器张开，使眶缘外展和前移以符合术前设计，分层缝合冠状切口，牵引装置的旋转杆从结膜囊中伸出。

术后1周就开始左眼眶的牵引，牵引方向为向前外侧。每天旋转牵引杆2次（上、下午各1次），牵引幅度与颜面其他部位相同，为每天向前外侧牵引0.8 mm。经1个月左右的牵引，左眼眶的外下缘按照设计方向移动至所需位置，并矫枉过正10%左右。保持牵引装置清洁，并维持最后位置5个月。对比术前、牵引早期和牵引后期，左侧眼眶有明显的变化。

二期手术在半年后进行，此时CT应显示牵引后的间隙内已经有新骨形成。手术方案为：取出牵引器，额颞颅部截骨扩张（开颅），足背皮瓣串联胫前筋膜瓣游离移植再造眼窝结膜囊并覆盖眶颞部。

手术分颅颌面组和显微组两组进行。颅颌面组经冠状切口和左眼结膜囊切口顺利取出牵引器，见牵引后的间隙已经有骨痂形成，向前外方移动的眶架已经良好地固定于其应在的位置。做额部开颅，前移眉弓部位的额颅，并使之固定于前移的外侧眶架上，取颅骨分层内板固定在颞部，以补充颞部的骨量。显微组切取足背皮瓣串联胫前筋膜瓣，足背皮瓣取下后缝制成钱包状，置入眼窝后可以代替结膜囊，以便日后安放合适的义眼。胫前筋膜瓣可以覆盖眶颞区的软组织凹陷，以再造比较丰满的外形。提供串联的胫前血管和颞浅动静脉端端吻合，完成手术。术后2年随访，患者的外形维持良好（图43-15）。

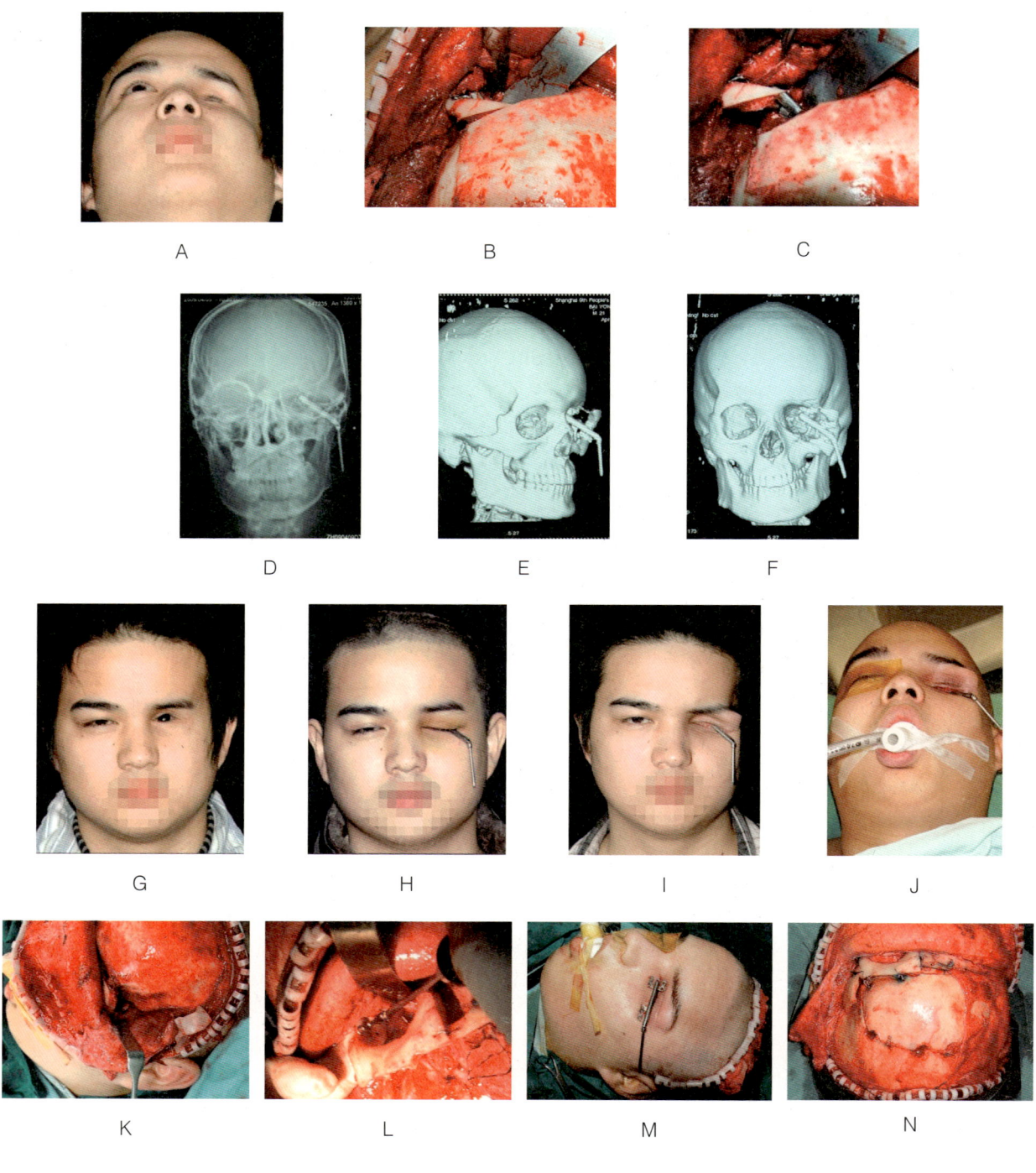

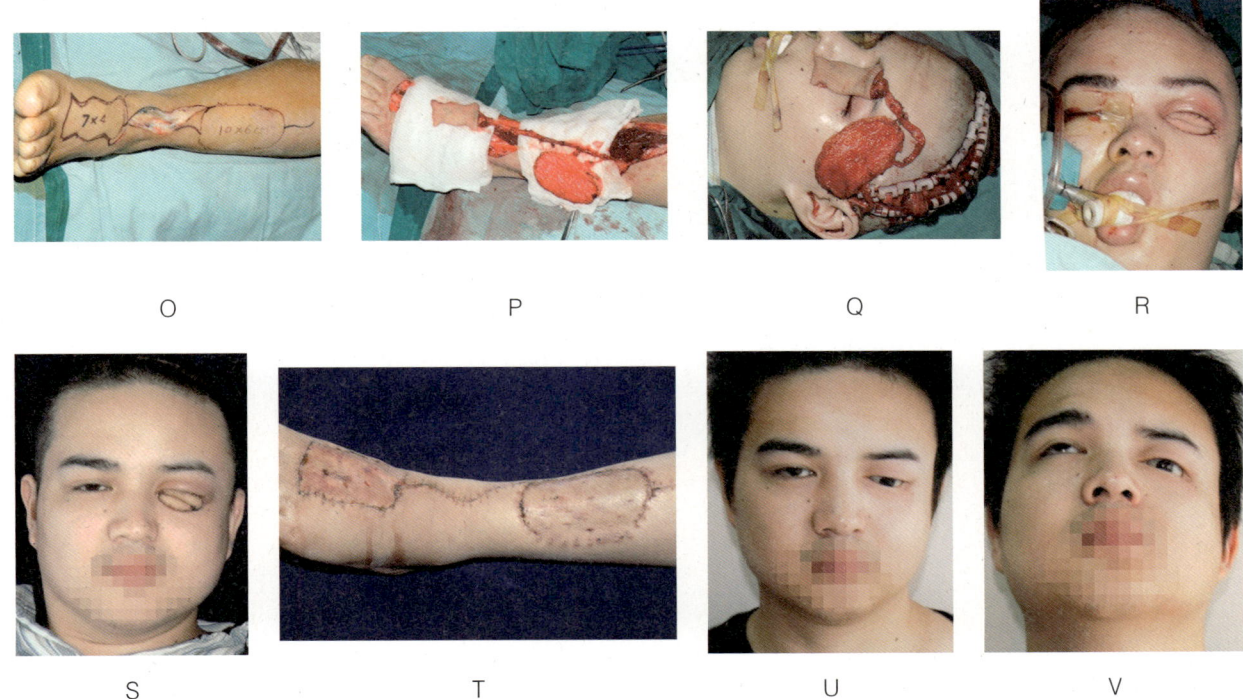

A. 术前；B、C. 术中将牵引器张开，显示眶缘外展和前移符合术前设计；D、E. 术后 2 周的 X 线片和 CT 三维重建片；F. 牵引 1 个月后的 CT 三维重建片；G～I. 术前、牵引早期和牵引后期眼眶有明显的变化；J～M. 二期手术取出牵引器；N. 额颞骨重塑；O～S. 足背皮瓣串联胫前筋膜瓣再造眼窝和充填颞眶部；T～V. 术后 2 年随访。

图 43-15　应用牵引成骨技术和显微修复技术分期治疗放射后眼眶及眶周畸形

五、术式选用标准

对累及骨组织的中度者，可行表面植骨术；重度者可行颅眶截骨前移术。

对累及软组织的中度者，可行邻近组织瓣转移充填术；重度者可行游离组织瓣移植充填术。

对累及结膜囊的中度者，可行邻近皮瓣转移再造结膜囊术；重度者可行游离组织移植再造结膜囊术。

对于累及一定范围的轻度者，可不在一期手术处理完，可待整体外形改善后再做局部整形。

而根据临床数据统计可以发现，骨组织部位受颅眶颞发育不良影响最严重的是颞部，软组织部位受影响最严重的是颧部，中等程度受影响的以结膜囊居多。大多数患者的主要部位的骨组织畸形与软组织畸形的严重程度基本同步，因此，我们可以根据主要的畸形程度将大多数放射治疗后眼眶畸形的患者归结为轻度、中度、重度三种程度，并制订一套相对标准的针对性一期手术治疗方案。

由于一期手术整复研究本身是建立在模块化设计的三维眶面部数字化定量分析的基础上的，在定量评估过程中，针对不同的畸形范围和程度模块，可制定不同的手术方式；在手术设计中，各模块的结合可产生多种新的手术方式，有利于打破传统手术方法的束缚，更精确地恢复眶面部的对称性，产生更好的手术效果。

因此，实际临床应用中，必须事先列表，分析归纳患者的个体化差异变化，灵活地选择手术方式，不能拘泥于以上治疗手段。

第三节 治疗效果分析

笔者共分析31例单侧放射后眼眶畸形的患者。年龄最小者10岁，最大者30岁，平均18.8岁。受累眼眶左侧者13例，右侧者18例。其中，中度畸形者18例，术后外形满意，2周内皆可佩戴义眼片；1例术后局部血清肿，抽取适当加压后痊愈；1例术后3个月余因义眼片过硬磨破再造的结膜囊而使充填材料外露，换药后痊愈，更改义眼片后未复发；其余11例无明显并发症。

以上中度畸形的18例，其一期整复术后13组测量指标的术前、术后情况统计如下，随访时间6~27个月，平均11.3个月（表43-3、图43-16）。

表43-3 中度畸形评估（18例）

单位：mm

测量指标	术前均值	术后均值
OB	4.99±1.03	1.12±0.83
OH	5.68±1.45	0.56±0.37
PD	4.93±4.00	2.41±2.27
PEC	5.75±1.84	1.15±1.31
PSO	6.60±2.31	2.12±3.19
POR	4.41±3.19	1.10±1.42
PZM	7.37±1.34	0.94±0.63
Z	7.13±3.94	3.15±4.48
TZM'	8.66±4.70	2.72±2.96
SPHN	2.73±2.11	1.55±2.29
PSPH	7.48±3.85	1.29±1.06
TSPH'	3.97±3.53	1.82±2.57
SPHN'	6.18±1.81	2.30±2.07

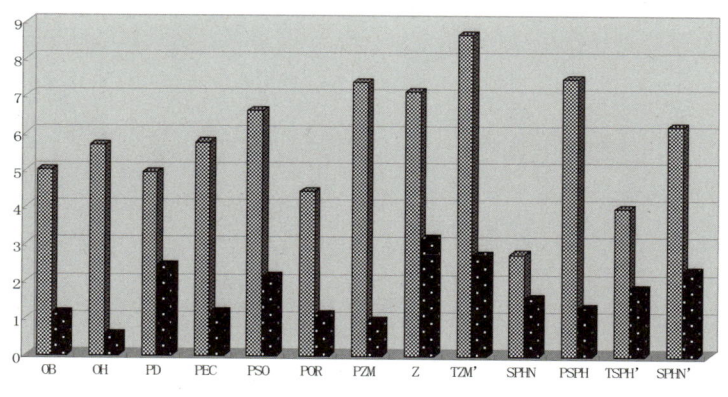

图43-16 中度畸形评估图

重度畸形病例13例，其一期整复术后13组测量指标的术前、术后情况统计如下，随访时间6～17个月，平均8.7个月，失随访1人，完成随访共12人（表43-4、图43-17）。

表43-4 重度畸形评估（13例）

单位：mm

测量指标	术前均值（$n=13$）	术后均值（$n=12$）
OB	7.78±2.38	1.18±0.80
OH	4.31±1.11	0.82±0.30
PD	9.24±4.32	1.82±1.28
PEC	10.86±3.01	0.96±0.63
PSO	10.37±2.60	0.91±0.55
POR	12.28±5.21	1.65±1.48
PZM	11.60±3.19	0.87±0.51
Z	13.19±5.23	4.62±4.74
TZM'	7.90±4.17	1.60±1.76
SPHN	6.07±4.29	2.27±1.69
PSPH	4.05±2.52	1.08±0.77
TSPH'	7.72±8.61	2.68±2.58
SPHN'	9.14±4.61	2.66±2.84

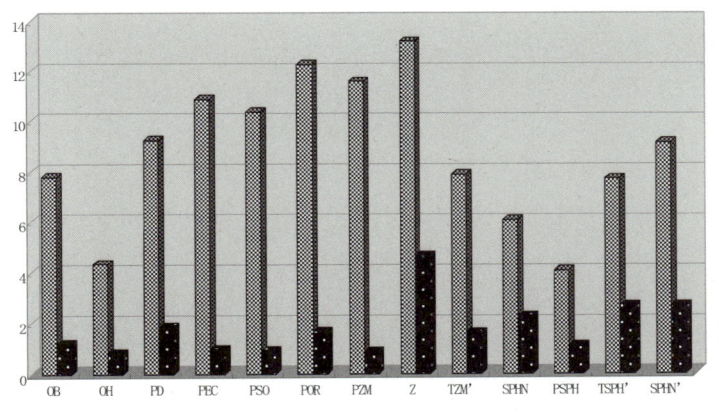

图43-17 重度畸形评估图

从中可见，患者们经过一期整复术治疗后，各项测量指标均有明显改善，本研究所应用的手术方法可以明显地改善放射治疗后眼眶畸形患者的半面不对称畸形情况，有良好的临床应用价值。

以下结合2例典型病例介绍具体的临床治疗流程和随访效果评估：

（一）典型病例一

患者，男，20岁，出生后因视网膜母细胞瘤行右眼球摘除＋局部放射治疗，未复发，临床表现为右眶发育不良，颞、颧、眶缘有后缩、内移，颞颧部软组织萎缩，结膜囊狭窄，义眼不能佩戴。行全头颅螺旋CT扫描，骨组织及软组织做三维重建后测量，分类诊断，列表表示（表43-5）。

表43-5 典型病例一：术前CT三维重建测量结果

单位：mm

项目	OS	OP				OZ		OT	TZ	TT	S
		S	I	M	L	ZM	Z				
差值	6.24	9.24	5.41	5.79	6.05	5.71	7.37	3.73	6.94	4.67	—

根据分类诊断，确认畸形为中度，提出手术方案为眶上外缘分层截骨，向外前移位，扩大眶口，眶下缘、颧骨表面骨组织充填，颞浅筋膜瓣充填眼眶周围软组织，以耳后皮瓣再造结膜囊。截骨移位及组织充填的量以三维测量差值为依据。

手术在全麻下气管插管进行，冠状切口入路，帽状腱膜及骨膜下分离，暴露额、患侧颞、眶周、颧骨，按照术前设计实施手术，术后常规护理，未发生严重并发症（图43-18）。

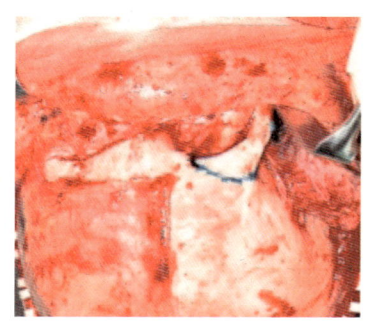 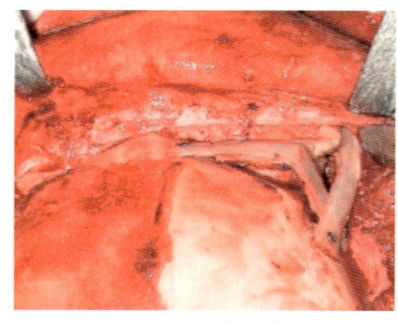 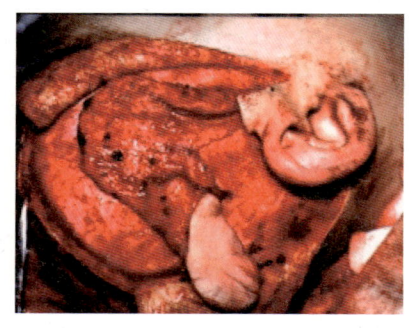

A   B   C

A. 患侧眼眶按设计线截骨；B. 眶外缘移位重塑并充填肋骨；C. 用颞浅筋膜瓣和耳后皮瓣充填颞部，再造结膜囊。

图43-18 典型病例一：放疗后结膜囊狭窄，一期手术再造

术后8个月随访，颅眶颞部外观明显改善，结膜囊可容纳体积稍小的义眼，患者基本满意。重行全头颅CT扫描检查，三维重建后测量，与术前比较，结果如下（表43-6、图43-19、图43-20）。

表43-6 典型病例一：手术后CT三维重建测量疗效评估

单位：mm

测量指标	患侧术前	健侧	患侧术后
OB	36.01	41.87	38.05
OH	32.01	38.87	33.07
PD	97.34	103.16	101.51
PEC	70.56	76.68	76.62
PSO	95.12	104.03	100.17
POR	78.97	84.34	84.36
PZM	67.14	74.17	73.32
SPHN	61.97	66.85	66.27
PSPH	57.88	60.46	60.31
Z	56.38	63.73	61.07
TZM'	71.48	78.14	76.65
TSPH'	59.60	60.43	60.02
SPHN'	63.41	71.73	67.60

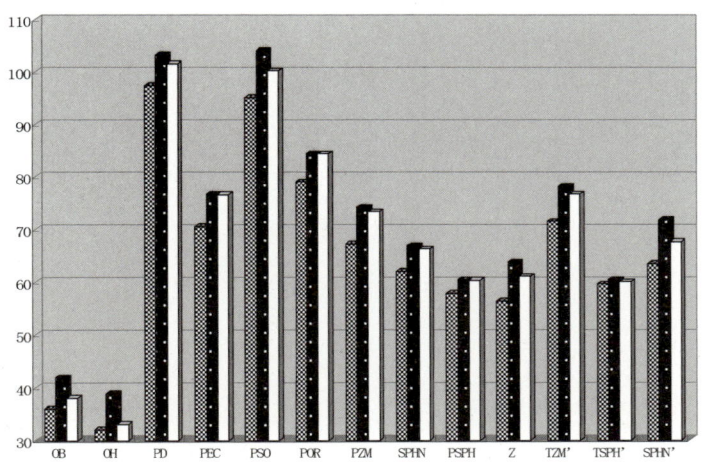

图 43-19 典型病例一：手术后疗效评估

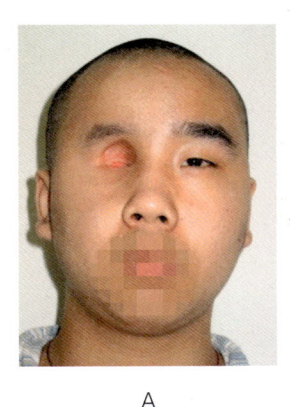 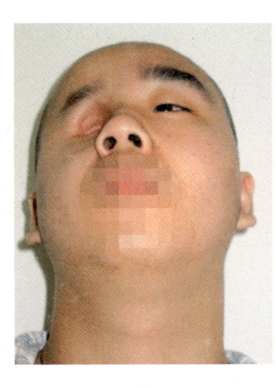 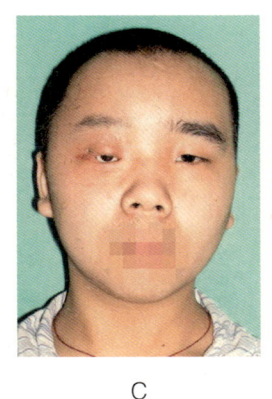 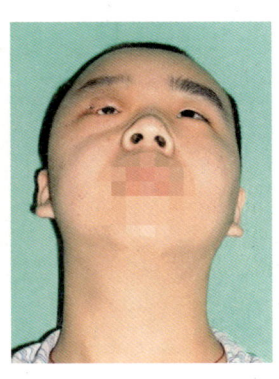

A   B   C   D

A、B. 术前；C、D. 术后。

图 43-20 典型病例一：患者手术前、后对比

（二）典型病例二

患者，男，22岁，左侧视网膜母细胞瘤眼球摘除术后，放射治疗后左眶及颧颞部发育不良，肿瘤未复发。临床表现为左眶口缩小，颞、颧、眶缘后移、内缩，颞颧部软组织萎缩，局部呈现明显的凹陷，结膜囊结构完全破坏，义眼佩戴不了。行全头颅螺旋CT扫描，骨组织和软组织分别进行三维重建后测量，根据前文标准进行分类诊断，列表表示（表43-7）。

表 43-7 典型病例二：术前CT三维重建测量结果

单位：mm

项目	OS	OP				OZ		OT	TZ	TT	S
		S	I	M	L	ZM	Z				
差值	5.21	6.97	11.2	6.5	10.49	9.89	15.33	1.52	8.94	13.53	—

根据分类诊断，确认为重度畸形，提出手术方案为颅内、外联合入路患侧眼眶不完全O形截骨，保留内下的部分眶缘，将游离眶缘向前外移位，颧突表面植骨并以人工生物材料充填，颞部以颅骨外

板充填，以足背皮瓣串联胫前组织瓣再造结膜囊并做颞颧部软组织充填。截骨移位及组织充填的量以三维测量差值为依据。

手术在全麻下气管插管进行，取冠状切口入路，于帽状腱膜及骨膜下分离，暴露额及患侧颞、眶周、颧骨，按照术前设计实施手术，术后常规护理，未发生严重并发症（图43-21）。

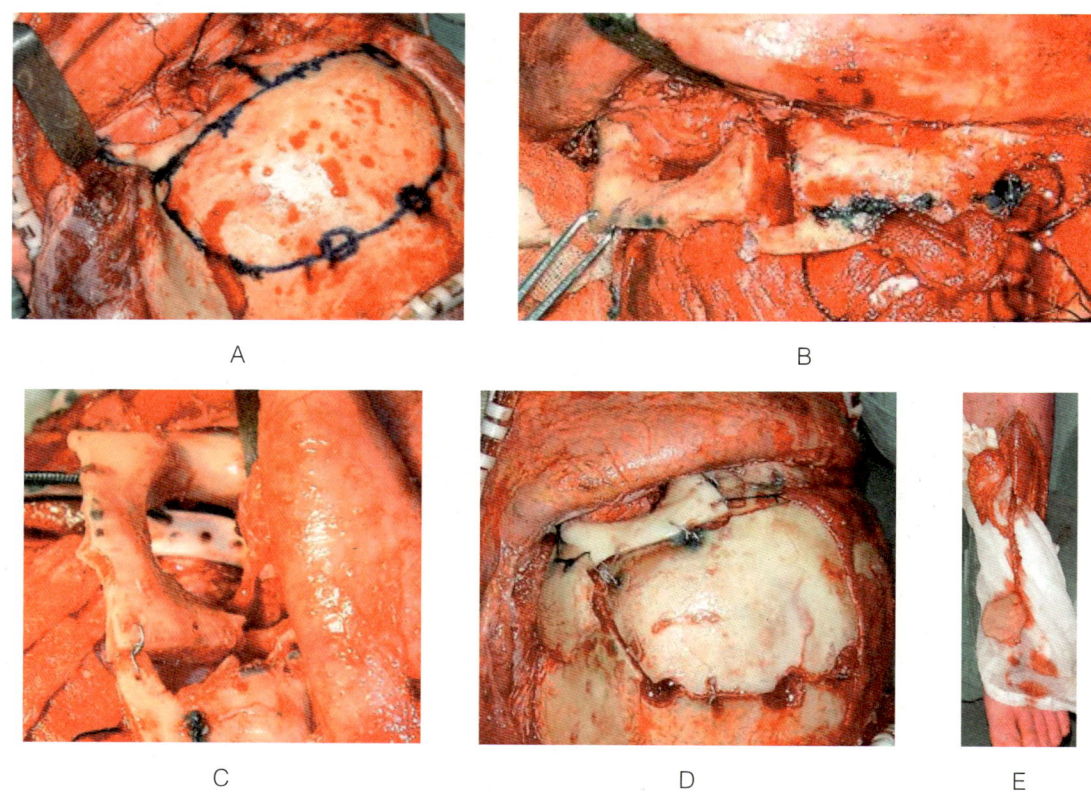

A. 患侧的眼眶及设计的手术分割线；B. 颅顶已经打开，整个眶缘已被游离重新定位；C. 可见重定位的眶缘，血管钳所持为预制的充填材料；D. 可见重新移位固定的眶缘和再造的颞窝，颅顶已经复位；E. 游离的准备用于充填颞部、再造结膜囊的足背-胫前串联皮瓣。

图43-21　典型病例二：放疗后左眶、颧、颞发育不良，一期手术再造

术后9个月随访，颅眶颞部外观明显改善，结膜囊容积较大，患者自觉满意。重行全头颅CT扫描检查，三维重建后测量，与术前测量比较，结果如下（表43-8、图43-22、图43-23）。

表43-8　典型病例二：手术后CT三维重建测量疗效评估

单位：mm

测量指标	患侧术前	健侧	患侧术后
OB	30.85	37.46	35.73
OH	28.08	31.76	31.54
PD	84.92	91.49	87.37
PEC	61.80	72.22	75.38
PSO	87.39	94.12	94.51
POR	69.26	80.48	77.80
PZM	61.38	71.45	65.86
SPHN	63.73	74.06	63.79

续表

测量指标	患侧术前	健侧	患侧术后
PSPH	57.12	59.10	58.28
Z	50.72	66.22	51.94
TZM'	87.50	96.36	94.68
TSPH'	59.20	80.80	64.66
SPHN'	57.71	62.23	61.02

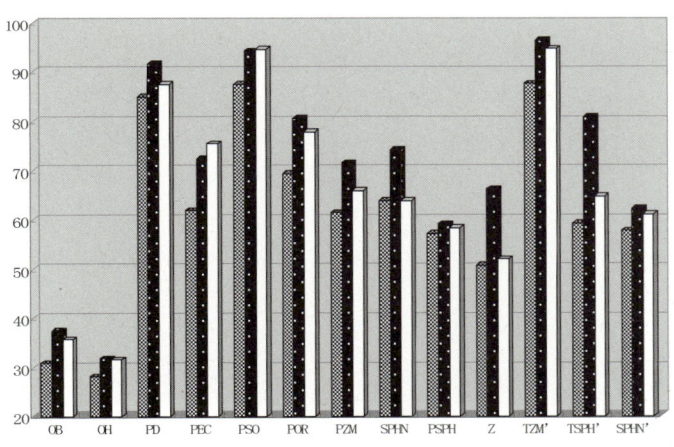

图43-22 典型病例二：疗效分析

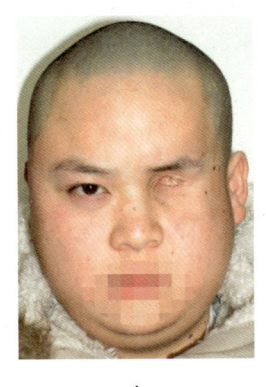
A

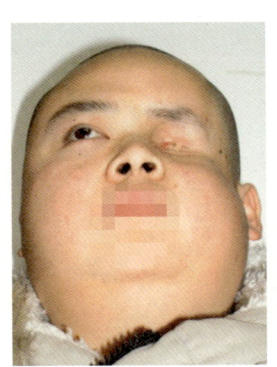
B

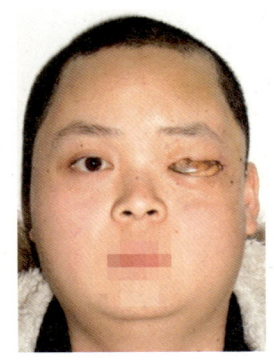
C

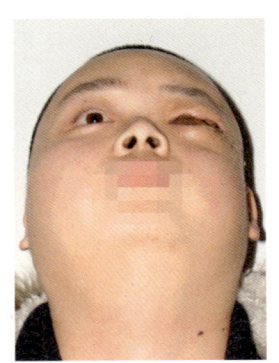
D

A、B. 术前；C、D. 术后。

图43-23 典型病例二：患者手术前、后对比

（穆雄铮　俞哲元　周轶群）

参考文献

[1] 张如鸿,穆雄铮,韦敏,等. 眶周截骨和皮瓣转移修复放疗后眼眶发育不良畸形[J]. 中华整形外科杂志, 2004,20(5):342-344.

[2] 穆雄铮,韦敏,王毅敏,等. 眶缘眶壁分层截骨术治疗眼眶及眶周畸形[J]. 中华眼科杂志,2003,39(9): 524-527.

[3] 穆雄铮,董佳生,王毅敏,等. 一期结膜囊和眶颧重建术[J]. 中华整形外科杂志,2000,16(2):99-101.

[4] 穆雄铮,董佳生,王炜,等. 可塑性医用树脂和羟基磷灰石复合材料在眼眶复杂畸形中的应用[J]. 中华眼科杂志,1995,31(6):447-449.

[5] MU X Z,DONG J S,CHANG T. Correction of the contracted eye socket and orbitozygomatic hypoplasia using postauricular skin flap and temporal fascial flap[J]. J Craniofac Surg,1999,10(1):11-17.

[6] MU X Z,DONG J S,CHANG T. Surgical reconstruction of the contracted eye socket and orbitozygomatic hypoplasia in a one-stage operation[J]. Plast Reconstr Surg,1999,103(2):487-493.

[7] MU X Z,ZHANG R H,WEI M,et al. Surgical correction of orbital and periorbital deformities using lamella and complex osteotomies in both orbital rim and wall[J]. J Craniofac Surg,2005,16(1):144-149.

[8] REEDY B K,PAN F,KIM W S,et al. The direct effect of intraorbital pressure on orbital growth in the anophthalmic piglet[J]. Plast Reconstr Surg,1999,104(3):713-718.

[9] PUTTERMAN A M,KARESH J W. A surgical technique for the successful and stable reconstruction of the totally contracted ocular socket[J]. Ophthalmic Surg,1988,19(3):193-201.

[10] KRASTINOVA D,MIHAYLOVA M,KELLY M B. Surgical management of the anophthalmic orbit, part 2: post-tumoral[J]. Plast Reconstr Surg,2001,108(4):827-837.

[11] TESSIER P,KRASTINOVA D.[Transposition of the temporalis muscle into an anophthalmic orbit][J]. Ann Chir Plast,1982,27(3):212-220.

[12] WEXLER M R,PELED I,KAPLAN H. Socket reconstruction using cross-arm flaps[J]. Plast Reconstr Surg,1981,68(1):18-22.

[13] MCGRAW J B,FURLOW L T. The dorsalis pedis arterialized flap. A clinical study[J]. Plast Reconstr Surg,1975,55(2):177-185.

[14] VISTNES L M,IVERSON R E. Surgical treatment of the contracted socket[J]. Plast Reconstr Surg,1974,53(5):563-567.

[15] JACKSON I T,CARLS F,BUSH K,et al. Assessment and treatment of facial deformity resulting from radiation to the orbital area in childhood[J]. Plast Reconstr Surg,1996,98(7):1169-1179.

[16] LEE Y H,KIM H C,LEE J S,et al. Surgical reconstruction of the contracted orbit[J]. Plast Reconstr Surg,1999,103(4):1129-1136.

[17] KRASTINOVA D,KELLY M B,MIHAYLOVA M. Surgical management of the anophthalmic orbit, part 1: congenital[J]. Plast Reconstr Surg,2001,108(4):817-826.

第四十四章

口腔颌面部肿瘤的手术原则

第一节 概述

口腔颌面部肿瘤的手术治疗，尤其是恶性肿瘤的原发灶切除，经历了从小范围到大范围，再到扩大根治性切除的历史。20世纪60年代以来，破坏性扩大根治术趋于保守，并出现了不同种类、不影响根治肿瘤的改良术式，其发展趋势主要是向着有益于保留口腔颌面部功能的方向发展。同时，随着修复性外科、保存性外科研究的不断深入，对口腔颌面部肿瘤切除后大块组织缺损的处理，自20世纪60年代的局部皮瓣一期修复，到七八十年代的各种带蒂肌皮瓣、游离皮瓣的修复手段相继得到应用，大大提高了肿瘤的切除率，并且最大限度地保留了口腔颌面部的生理功能。近年来，对于口腔颌面部肿瘤的手术治疗更趋于理性，在保存性功能性外科（conservative functional surgery）和修复性功能性外科（reconstructive functional surgery）方面取得了长足的进步。随着放疗、化疗、免疫疗法等在临床的广泛应用，以及对肿瘤的基础与临床研究的不断深入，相继有大量临床经验总结报道，使人们认识到肿瘤的治疗不仅仅局限于外科手术，并逐渐确立了综合治疗（comprehensive treatment）的观点。

一、外科手术治疗

手术目前仍是口腔颌面部肿瘤主要和有效的方法，适用于良性肿瘤，以及放疗或化疗不能治愈的恶性肿瘤。但肿瘤的治疗需要多种治疗手段的综合序列治疗，外科治疗仅仅是诸多方法中的一种，其治疗优势体现在对某些病种或某一病种病理进程中的某一阶段有较好的疗效。因此，手术治疗口腔颌面部肿瘤的优势只能体现在对每一具体患者的治疗中，它占有主导地位，而不可能体现在肿瘤治疗的任何时段。

二、判断手术治疗效果的标准

判断手术治疗效果的标准应该包括肿瘤的治愈率高低、生存期的长短和患者生存质量的高低。前者的基础是最大限度地切除肿瘤，后两者是最大限度地保留正常组织和生理功能。尽可能做到两者兼顾，即在提高肿瘤治愈率的同时，提高患者的生存质量。

三、"无瘤"原则

手术切除的部位、范围、深度、方式均有其利与弊的两重性：一方面肿瘤的切除是有限度的；另一方面，在切除恶性肿瘤的同时，往往伴随着肿瘤细胞的转移，以及局部肿瘤细胞种植可能性的增加。因此，肿瘤外科除遵循一般外科的无菌操作、良好暴露、尽量保护正常组织的原则外，还应遵循"无瘤"操作原则，使其负面作用随手术操作的规范化而降到最低限度。

四、手术范围的局限性

尽管手术范围可从小到大，甚至超大，如颅颌扩大根治术，但仍属于局部治疗的方法，其手术范围不可能无限制地扩大。当肿瘤向生命中枢侵犯时，手术切除就不可能彻底；同时，这种状况即成为手术的禁忌。此外，恶性肿瘤具有向周围浸润和向远处转移的特性，因此手术切除的彻底性是相对的。以舌缘鳞状细胞癌为例，当癌肿侵及黏膜下层时就具有转移的机会。口腔颌面部肿瘤由于局部解剖复杂，尤其是其淋巴管的解剖错综复杂，其颈部隐匿性淋巴结转移的概率明显增加。这些使我们对术前制订合理手术计划的重要性有了更进一步的认识。同时，我们也应明确了解，所谓根治性切除，只表现在术中肉眼明视下最大限度地切除。"根治"仅能体现手术的"彻底"程度，但从根本上来说，尚无法确认其真正的根治程度。

五、手术时效性

单纯手术治疗恶性肿瘤并能获得临床治愈的患者，仅限于未发生区域性或远处转移的早期病例，而临床上我们见到的颌面部肿瘤患者中，中晚期病例较多。单一手术虽可在一定时段内缓解病情，但超过这一时段就会出现局部或颈部的复发与转移。继续发展可发生远处转移，使病情恶化，最后导致死亡。因此，临床治愈的病例往往不是永久性治愈。也就是说，即使手术治疗很成功，也不能达到永久性治愈，尤其是恶性程度很高的中晚期肿瘤。

对于肿瘤的治疗，应首先树立综合治疗的观点。

六、肿瘤的综合治疗

肿瘤的综合治疗是指将包括手术在内的2种以上的疗法根据肿瘤的病理类型、生物学特性及对不同治疗方法的敏感度，依据一定的理论，有计划地运用于特定的个体。综合治疗不是2种或多种疗法的简单叠加，而是质的提高，以延长生存期和提高生存质量。

对于口腔颌面部恶性肿瘤来说，80%以上是上皮组织的鳞状细胞癌或腺癌。迄今为止，仍然强调以手术为主的综合治疗。同时，笔者认为，综合治疗应针对不同性质的肿瘤及其发展的不同阶段，有计划、有顺序地排列。对中晚期的口腔癌患者，笔者主张采取术前诱导化疗、手术切除后补充放射治疗及生物治疗等综合序列治疗。

第二节　原则

一、重视局部与整体的关系

口腔颌面部肿瘤的手术应遵循肿瘤外科治疗原则（principles of surgery），将原发肿瘤、复发肿瘤及区域性淋巴结转移灶一并切除，以期达到治愈肿瘤的目的。

口腔颌面部肿瘤手术后对机体的影响，最终反映在患者的预后及生存质量两个方面。其影响因素多，且相互作用、相互制约和相互依存。显然，一些是肿瘤自身的属性所致，是肿瘤发生发展过程中的必然趋势；另一些是机体防御机制所致，是手术创伤所引起的组织学上的反应。因此，在手术和保存机体抵抗力之间，既相互矛盾，又相互依存。我们应该发挥技术和知识的长处，在局部手术切除的基础上，尽可能少地损伤机体抵抗力，以求得比较满意的生存率和生存质量。近年来，笔者在口腔颌面部肿瘤的治疗过程中始终坚持一个原则，即维护和提高患者的机体抵抗力。无论是在手术治疗、放射治疗或化学治疗中，还是在综合序列治疗的整个过程中，都应掌握这一原则。如果患者因手术导致体质衰弱，机体就会失去抵抗疾病的基本能力，任何方法对这样的患者而言，效果都是微乎其微的，不可能产生预期的良好效果。由此可能造成正面效应得不到发挥，负面效应却进一步扩大，反而使患者病情恶化，甚至完全失去机体抵御能力。手术的"扩大化"应严格掌握。笔者反对的是盲目"扩大化"，因为没有原因地扩大手术范围，就会明显削弱机体抵抗力，所以"扩大化"手术背离了手术的目的和初衷。我们应根据患者的体质所能承受的极限和支持疗法所能达到的力度，进行权衡考虑。

二、正确判断肿瘤的发展阶段

正确诊断是治疗口腔颌面部肿瘤的基础，对恶性肿瘤的误诊会给治疗带来极大的盲目性，由其引发的不恰当治疗或治疗延误，都应被视为一种"罪过"。这将极大地伤害患者的生存质量。

肿瘤诊断的依据包括病史、症状、体征、影像学检查及病理学检查。患者诉说的症状为诊断提供线索。然而，症状只是提供某一器官或系统大体上的异常，常为某些肿瘤所表现的共性，缺乏特异性，而往往只有少数部位的肿瘤能给临床医师提供具有诊断价值的典型症状。因此，口腔颌面部肿瘤与全身肿瘤具有相似的特点，多种疾病其症状可以是相同的；反之，一种疾病也可表现为症状上的多样性。因为口腔颌面部肿瘤的症状常易与非肿瘤症状相混淆，所以单凭某些症状和体征不可能做到恰如其分的诊断，也不可能为制订手术方案提供有力的证据。

近年来，影像学检查使诊断的准确性大大提高。目前的影像学检查诸如CT、MRI、PET-CT等，不仅能显示肿瘤和肿瘤向周围软组织的浸润，甚至能提供肿瘤的定位、定量，以及一定程度上的定性分析。PET-CT还能对微小和隐匿性的转移淋巴结和转移灶做诊断，常能辨别肿瘤与其他疾病在器质和功能上的区别。因此，影像学检查对提高诊断的正确率及为制订手术方案提供了较为可靠的依据。

内镜的引入，除可直接观察肿瘤的形态和肿瘤周围的组织改变外，还可以通过内镜进行活组织检查。在组织病理学检查或细胞学检查中，除了过去的切取、钳取和脱落细胞涂片检查外，目前内镜检查又赋予了新的内容，以尽可能小的创伤获得最为可靠的诊断依据。笔者采用细针，在MRI介入下进入一些以往被认为不可能抵达的部位、某些危险区域或到达后可能引起很大创伤的部位。这一技术为某些肿瘤的诊断提供了可靠的保证。

众所周知，肿瘤的正确诊断为肿瘤外科治疗方案和其他治疗方案的制订保驾护航。因此，肿瘤诊断的准确性可分为三个层次：第一个层次，仅仅是依靠患者的症状和体征。笔者认为它们只能为诊断提供线索，不可能为手术方案的制订提供依据。第二个层次，是依靠影像学检查。影像学检查可以提供肿瘤原发灶和周围病变的部位、大小、形态，以及与周围器官之间的关系等。结合其他检查结果加以综合分析，可对大部分病变做定性诊断或排除其他病变的可能性。第三个层次，是最终的诊断。如果能在术前或术中获取诊断，就能恰当地制订手术方案，但笔者在临床上常遇到病理检查结果与临床表现不符的情况，在这种特定条件下，手术探查不失为一种较为实际的诊断方法，同时也为进一步治疗提供了依据。

三、严格掌握手术适应证及预后判断

口腔颌面部肿瘤与全身肿瘤一样，老年患者占大多数，且常伴有糖尿病、高血压、心血管疾病等疾病；同时，患者的肝、肾、肺功能均有不同程度的下降。因此，对于肿瘤患者应严格掌握手术适应证；而且，适应证选择的恰当与否直接关系到患者的安危，更能体现医疗诊治的水平。手术对肿瘤的切除不仅仅作用于肿瘤的局部，更是对患者全身的一次打击。适应证的选择，应根据患者的生理年龄、肿瘤的临床分期及耐受手术的程度等综合考虑。当然，对于颌面部恶性肿瘤患者而言，没有绝对手术禁忌证，只有相对禁忌证。因此，术前对患者的综合情况做评估，以便术前给予积极的治疗，促使患者的身心处于良好的状态，最大限度地减少术后并发症的出现，从而提高患者对手术治疗的耐受性。

近年来，随着麻醉学科的发展，在多学科的通力合作下，很多以往被认为不可能治疗的患者，不但能接受手术，而且能顺利地度过术后危险期，使患者得以康复。因此，现在人们对手术的适应证有所放宽。

对于肿瘤患者，除严格掌握适应证外，如何正确地选择个性化手术方案亦十分重要。这涉及手术是否成功，也涉及患者能否耐受手术，甚至涉及患者今后的生存状况。因此，术者应充分考虑手术风险的高低和患者耐受能力的大小，以及预后等多种因素，综合考虑后做出正确的选择。在衡量医师的技术水平、道德水准和心理素质的高低的同时，还能直接反映其对手术适应证把握的程度。手术与否不仅仅取决于医师，也应交给患者家属，甚至交给患者本人来决定。

口腔颌面部肿瘤手术由于涉及范围广泛，所累及的颈部血管丰富且复杂，尤其是它可向上侵及颅底，向下侵及胸膜顶，甚至侵犯颈椎等重要结构，使其风险程度明显增大。因此，除手术本身外，尚应重视围手术期的处理。手术无论大小，手术风险始终存在。我们应该在术前准备、术中观察和术后管理上一环扣一环地做出努力，这样才能保证手术的成功，避免术后并发症的出现。

四、依据肿瘤的生物学特征确定切除范围与选择术式

对肿瘤的生物学行为特征和侵及范围的判断是肿瘤外科医师决定采用手术治疗和选择术式的关键因素。随着人们对现代肿瘤外科原则认识的不断深入，在外科治疗中应提倡最大限度地切除肿瘤和所属区域淋巴结，同时必须最大限度地保留肿瘤周围的健康组织。肿瘤的生物学特征对人体危害的程度直接影响手术的成功率和患者的生存率，权衡切除范围、组织功能存留和功能重建对人体的负面反应，也直接影响患者术后的生存质量。因此，在考虑彻底切除的同时，要参照肿瘤的发展和转移规律，以及患者的生存期和生存质量，并根据术中的所见兼顾面容和功能，决定切除范围和术式。

对于口腔颌面部早期（Ⅰ、Ⅱ期）肿瘤患者，在行原发灶根治性切除＋区域颈部淋巴结清扫术后可以达到较高的生存率，大多数患者术后能长期生存。中晚期（Ⅲ、Ⅳ期）肿瘤患者，其切除范围随肿瘤的发展不断扩大，包括区域颈部淋巴结清扫和肿瘤邻近区域的切除；否则，术后在不长的时间内将出现局部或颈部的复发和转移。反之，晚期口腔颌面部恶性肿瘤如进行不恰当的"扩大化"根治，如颅颌面联合根治，并不都能取得理想的疗效，在某种程度上不如姑息性切除。采用综合序列治疗，则晚期患者有较长的存活期。

五、掌握手术治疗的"无瘤"技术

在口腔颌面部肿瘤手术的治疗过程中，由于手术操作不当可以造成肿瘤的扩散和转移。因此，制订一种合理的常规操作规程，有助于消除操作不当所致的负面影响，是肿瘤外科医师的职责体现，工作中应该严格遵循这些规程。所谓"无瘤"原则，其涵盖的内容是防止手术操作所致肿瘤细胞脱落形成残留、局部扩散、种植或远处转移等。

在防止肿瘤扩散方面，应注意手术操作动作的轻柔，切忌对肿瘤灶粗暴挤压或牵拉，避免做分块切除。在行联合根治术时，应提倡原发灶与颈部淋巴结一并清除。解剖剥离肿瘤应采取锐性分离法或电刀切割法，避免钝性分离法。在手术操作时应做到准确、轻柔。

手术探查时应按顺序进行。应从正常部位探至病变区，最后到达肿瘤灶区；与肿瘤接触过的器材应不可再接触正常部位。

在肿瘤离断前应先结扎肿瘤区的静脉，后结扎动脉，以防止肿瘤细胞经血液循环扩散到组织中或癌栓被推挤到血液循环中。在行根治性颈部淋巴结清扫术时，为了防止肿瘤细胞转移至肺，长期以来的经验也是遵循"先结扎颈内静脉下端再结扎颈内静脉上端"的原则。

（张志愿）

参考文献

[1] 周正炎,张锡泽. 颅颌面外科的进展[J]. 中华口腔科杂志,1979,14(4):239-241.

[2] 周正炎. 颌骨畸形的外科治疗方法[J]. 国外医学:口腔医学分册,1983,(3):152-157.

[3] 北京医学院. 口腔组织病理学[M]. 北京:人民卫生出版社,1979.

[4] 张锡泽,邱蔚六. 口腔颌面外科学[M]. 2版. 北京:人民卫生出版社,1980.

[5] WHITAKER L A, RANDALL P. Symposium on Reconstruction of Jaw Deformity[M]. St. Louis:Mosby, 1978.

[6] KNIGHT J S, NORTH J F. The classification of malar fractures: an analysis of displacement as a guide to treatment[J]. Br J Plast Surg,1961,13:325-339.

[7] KRUGER G Q. Oral and Maxillofacial Surg[M]. St. Louis:Mosby,[1970].

[8] ALBRIGHT C R, MCFARLAND P H. Management of midfacial fractures[J]. Oral Surg Oral Med Oral Pathol,1972,34(6):858-879.

[9] WIESENBAUGH J M. Diagnostic evaluation of zygomatic complex fractures[J]. J Oral Surg,1970,28(3):204-208.

[10] ZACHARIADES N, PAPAVASSILIOU D, PAPADEMETRIOU I. The alterations in sensitivity of the infraorbital nerve following fractures of the zygomaticomaxillary complex[J]. J Craniomaxillofac Surg,1990,18(7):315-318.

[11] BELL W H, PROFFIT W R, WHITE R P. Surgical correction of dentofacial deformities[M]. Philadelphia:Saunders,1980.

[12] MARCHAC D. Radical forehead remodeling for craniostenosis[J]. Plast Reconstr Surg,1978,61(6):823-835.

[13] TRESSERA L, FUENMAYOR P. Early treatment of cranio-facial deformities[J]. J Maxillofac Surg,1981,9(1):1-6.

[14] ELLIS 3RD E, MCNAMARA J A, LAWRENCE T M. Components of adult Class Ⅱ open-bite malocclusion[J]. J Oral Maxillofac Surg,1985,43(2):92-105.

[15] HENDERSON D, POSWILLO D E. Color atlas and text of orthognathic surgery: the surgery of facial skeletal deformity[M].[Chicago]:Year Book Medical Publishers,1986.

[16] MERVILLE L C, PRINC G. Postero-lateral expansion osteotomy of maxilla. A case report[J]. J Craniomaxillofac Surg,1987,15(1):20-23.

[17] ROSENQUIST B, SELVIK G, RUNE B, et al. Stability of the osteotomy site after oblique sliding osteotomy of the mandibular rami. A stereometric and plain radiographic study[J]. J Craniomaxillofac Surg,1987,15(1):14-19.

[18] ROBINSON P P, HENDY C W. Pterygoid plate fractures caused by the Le Fort Ⅰ osteotomy[J]. Br J Oral Maxillofac Surg,1986,24(3):198-202.

第四十五章

侧颅底肿瘤的解剖和治疗

第一节　概述

侵犯侧颅底（lateral skull base）区的肿瘤统称为侧颅底肿瘤（tumors of the lateral skull base）。主要病变包括颈静脉球体瘤、颈动脉体化学感受器瘤、鼻咽癌、鼻咽血管纤维瘤、听神经瘤、中耳癌、颞骨巨细胞瘤、颞骨母细胞瘤、脑膜瘤、腮腺混合瘤、斜坡脊索瘤，以及来自颞下区的肿瘤或原发于蝶窦、鼻咽、颅底斜坡而侵犯颞下区与翼腭窝的良、恶性肿瘤。由于该区域解剖复杂，神经血管丰富，位置深在，早期病灶隐匿而不易被发现，加之术野狭小，术区显露困难，又缺乏行之有效的防治出血、感染、脑脊液漏的方法，因此该区域肿瘤一直被认为是神经外科、颌面外科、耳鼻咽喉头颈外科及肿瘤外科的诊治难题。但随着近些年耳显微外科、颞骨影像学与导航外科等方面的进展，侧颅底肿瘤已成为耳鼻咽喉头颈外科边缘学科——颅底外科的主要研究内容之一，其诊疗水平也有所提高。

第二节　应用解剖

一、侧颅底的境界和分区

颅底以颅底骨板为界，有上、下两个面，即颅底上面（也称为颅底内侧面）和颅底下面（也称为颅底外侧面）。颅底上面凹凸不平，支托脑底，骨板从前到后逐渐增厚，位置从前到后逐渐降低；颅底下面粗糙不平，附着肌肉、肌腱、筋膜、韧带等，并连接着脊柱、下颌骨。颅底上面按照传统的分区方法分为颅前窝、颅中窝和颅后窝，而颅底下面缺乏明显的自然标志来与颅底上面的颅前窝、颅中窝和颅后窝的分界相对应，每一位学者的经验、习惯和对颅底的认识又各不相同，颅底下面的分区方法尚不统一，在侧颅底划分上主要有以下几种方法。

（一）van Huijzer（1984）分区法

此法为目前国内外较多采用的一种侧颅底分区方法。即在颅底下面沿眶下裂和岩枕裂各作一延长线，两线向内交会于鼻咽顶，外端分别指向眶外下缘的颧骨后方和乳突后下缘，两线之间的三角形区域称为侧颅底。侧颅底区从前到后依次分为六个小区：①颞下区（area infratemporalis），在咽鼓管区和关节区之间，其上相当于颅中窝，前为眶下裂，外为颞下嵴，内界为茎突，该区内有卵圆孔和棘孔，棘孔后为蝶嵴。②咽鼓管区，位于鼻咽外侧，为咽鼓管骨部及腭帆提肌附着处，前为翼突根部构成的舟状窝。③咽区（area pharyngea），以咽壁在颅底的附着线为界，外侧为Rosenmuller窝，前至翼内板，后达枕髁及枕骨大孔前缘。双侧咽区联合成鼻咽顶。④关节区（area articularis），以颞下颌关节囊附着线为界，囊内有下颌骨髁突。⑤听区（area auditiva），为颞骨鼓部。后界为茎突，前界为鳞鼓裂。⑥血管神经区，在咽鼓管区的后方，有颈内动脉管外口、颈静脉孔、舌下神经孔及茎乳孔（图45-1）。

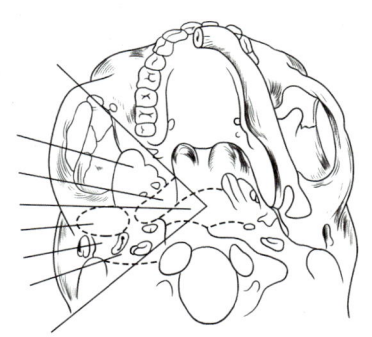

图45-1　van Huijzer（1984）分区法

（二）Kumar等（1986）分区法

从两翼突内侧板分别作一直线与枕骨大孔相切，并将这两条线向前延伸，将颅底分为一个中线区和两个侧区。这两条线向前会并入眼眶内侧壁矢状方向；从颅底内面观，这两条线也将颅前窝、颅中窝、颅后窝均分为中线区和外侧区。在颅底的外面再从翼突内侧板到关节盂作一连线，该线前外侧为颞下区，后内侧为翼腭窝。Kumar等结合颅底病变的CT扫描，临床上认为该分区较为实用（图45-2）。

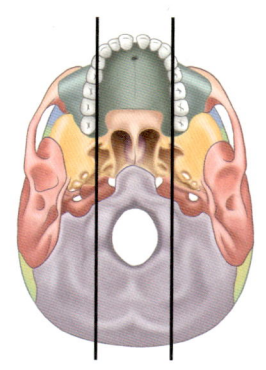

图45-2　Kumar等（1986）分区法

（三）Grime（1991）分区法

Grime（1991）分区法中，以颈内动脉管外口内缘与翼突根部之间的连线将颅底分为两线间的中央区和其外的两侧区。中央区包括蝶骨体、颅底斜坡和上颈椎，而侧区包括蝶骨大翼的一部分、颞骨鳞部和颅后窝。侧区进一步分为前、中、后三段。前段是由颅中窝的前部到颞骨岩部前缘。其内有圆孔及上颌神经、卵圆孔及下颌神经，有颈内动脉颅内段走行通过的破裂孔，有脑膜中动脉走行通过的棘孔；中段为颞骨岩部本身，其内有内听道、颈内动脉管；后段为颞骨岩部后缘以后区域，其内有颈静脉孔、颈内静脉、枕骨大孔。

（四）黄得亮等（1993）分区法

国内，黄得亮等（1993）根据36具颅骨实际解剖测量及临床病例手术入路，结合其他学者分区方法提出：颅前窝对应的颅底下面为前颅底（anterior skull base）；前颅底后缘之后、枕骨大孔前缘之前与翼突内侧板向后延长线之间的区域为中间颅底（medial skull base）；颅底眶下裂和岩枕裂延长线之间与中间颅底以外的区域为侧颅底；岩枕裂延长线之后为后颅底（posterior skull base）。黄得亮等认为这样分区界限清楚，范围明确，有助于判断病变部位及侵及范围和正确选择手术入路。如病变在侧颅底或后颅底区，则主要采用头颅侧方或侧后方手术入路（如颞下窝入路、经耳入路等）。

二、侧颅底的骨性标志

侧颅底主要由蝶骨大翼颞面和颞骨岩部组成。蝶骨大翼颞面构成侧颅底的前部；颞骨岩部形似一横卧的三面锥体，嵌于枕骨与蝶骨大翼之间，其基底部朝外，构成侧颅底的后部。

（一）圆孔

圆孔是蝶骨大翼根部的一个骨性管道口，连接颅中窝和翼腭窝。上颌神经向前经圆孔出颅至翼腭窝，并有圆孔动脉、导静脉通过。

（二）卵圆孔

卵圆孔位于蝶骨大翼的后外侧，下颌神经通过卵圆孔离开颅中窝。卵圆孔内还有脑膜中动脉脑膜副支和下颌神经脑膜支通过。卵圆孔内有静脉丛连接海绵窦和脑膜中静脉。静脉丛可达三叉神经节、上颌神经近脑段和下颌神经颅内段前上半等区域，静脉丛在颅底下方与翼状静脉丛连接。

（三）棘孔

棘孔位于卵圆孔后外方，有脑膜中动脉和脑膜中静脉通过。一侧棘孔可成双或缺失，无棘孔时脑膜中动脉从眼动脉发出。颞骨岩部入路手术时，棘孔是一重要骨性标志。

（四）破裂孔

破裂孔是由蝶骨大翼后缘、蝶骨体侧缘、枕骨基底部前外侧缘和岩骨尖共同围成的不规则孔。孔内有咽升动脉的脑膜支通过，颈内动脉亦从其邻近处进入颅内。破裂孔距鼻咽部的咽隐窝约1 cm，鼻咽癌时，癌组织可以经破裂孔向颅内蔓延，侵犯脑神经，出现相应的神经症状。

（五）茎突

茎突为颅底颞骨鼓部下面伸出的锥形突起，指向下前方，正常长约25 mm，超过此范围者称为茎突过长。茎突的浅面有颈外动脉和面神经，面神经距茎突根部约10 mm；茎突根部内侧有颈静脉孔，两者相距约3 mm。茎突有标志其浅面和掩护其深面大血管和神经的作用，可作为咽旁颞下区的外科解剖标志。

（六）乳突

乳突位于颞骨的后下部，与顶骨和枕骨相接，外观呈锥形。乳突部外面粗糙，为耳后肌、枕肌、胸锁乳突肌、头夹肌和头最长肌附着处。乳突部后缘中点处有一骨孔，称为乳突孔。乳突孔及其管道内有枕动脉发出的升支和伴行静脉通过，乳突部最下方称为乳突尖。乳突尖内面有一前后方向的深沟，称为乳突切迹，为二腹肌后腹的附着处。乳突尖与茎突之间有一孔，称为茎乳孔，是面神经出颞骨的孔道。乳突部内面为颅后窝的前下方，有一深沟，称为乙状窦沟，硬膜的乙状静脉窦（即乙状窦）位于其中。从顶切迹至乳突尖作一假想直线，可以大致标出乙状窦在颅内的走行。顶切迹为乙状窦上膝（上曲）的颅外标志，乳突尖代表乙状窦下膝（下曲）的颅外标志。

（七）颞骨岩部

颞骨岩部形似一横卧的三面锥体，嵌于枕骨与蝶骨大翼之间。颞骨岩部的基底朝外，与鳞部和乳突部融为一体。颞骨岩部是侧颅底的重要组成部分，医师必须熟悉颞骨岩部的显微视野下解剖。颞骨岩部前面光滑，构成颅中窝的后部，外侧与鳞部的内面相连，形成岩鳞裂。颞骨岩部前面近岩尖处有三叉神经压迹，此处并非三叉神经节的压迹，而是三叉神经感觉根和运动根的所在部位。三叉神经压迹的外侧有两条与颞骨岩部锥体长轴平行的小沟，其中，位于后（内）者为岩浅大神经沟，位于前（外）者为岩浅小神经沟，分别容纳岩浅大神经、岩浅小神经。岩浅大神经沟的外侧开口称为面神经管裂孔。面神经管裂孔外2～3 mm为面神经的膝状神经节，面神经管的表面多覆盖有薄骨壁，而无骨壁覆盖、骨管向颅腔开放的占15%，开放的骨管会导致膝状神经节直接暴露于颅中窝硬膜下方。

（八）颈静脉孔

颈静脉孔由颞骨（居前）和枕骨（居后）共同围成，呈不规则的椭圆形，与颈内动脉管外口之间仅为一薄形骨板相隔。颞骨岩部下面有一深窝，称为颈静脉窝，容纳颈静脉球。Rhoton和Buaza对50例颈静脉孔及其周围结构进行了解剖观察：颈静脉孔也分为神经部和血管部两个部分，神经部为滑车神经占据，血管部为三叉神经、展神经和颈静脉球，这两个部分由纤维性桥隔开者占74%，由骨性桥隔开者占26%。在6%的标本中，舌咽神经会通过一个独立的骨管出颅。

在颅底外科手术中，常利用骨性标志作为参照对相关结构定位，保护重要的神经血管。夏寅等选择颧弓点作为颞下窝区的观察点，测量颧弓点到卵圆孔的距离为38 mm（33~45 mm），到棘孔的距离为36 mm（31~41 mm）。张为龙测量颞下颌关节结节附近颧弓上缘与卵圆孔外缘的间距为35 mm，与棘孔间距为32 mm。这些数据有利于手术中定位下颌神经及脑膜中动脉等结构，以明确手术入路的深度。

三、侧颅底的血管神经

（一）颈静脉孔区

出入颈静脉孔的结构有颈内静脉、岩下窦、枕动脉脑膜支、咽升动脉脑膜支、舌咽神经、迷走神经、副神经等重要结构。该区域的解剖复杂，具有重要的临床意义。颈内静脉在颈静脉孔处与乙状窦相接续，该处颈内静脉膨大形成向上隆起的球状结构，称颈静脉球。颈静脉球的毗邻关系为：①上方与外耳道内端、中耳、后半规管下臂、前庭、内听道外端毗邻；②颈静脉球的前方与颈内动脉、耳蜗导水管、岩下窦、咽升动脉脑膜支、滑车神经、三叉神经、展神经、脑膜后动脉毗邻；③后方与乙状窦水平段毗邻；④内侧与枕骨基板毗邻；⑤外侧与面神经垂直段（乳突段）毗邻；⑥颈静脉球下方移行为颈内静脉。

（二）颈内动脉岩部

颈内动脉通过有骨膜被覆的颈内动脉管而入颅，该管位于颞骨岩部内，其外口位于颈静脉孔的前方，内口位于岩尖。颈内动脉除其入口处有致密纤维带使之与岩骨固定而不易分离外，很容易自颈动脉管内的结缔组织分离。颈内动脉岩部分为两段：垂直段（或升段）和水平段。垂直段后方与颈静脉窝毗邻，前方与咽鼓管毗邻，前外侧与鼓骨毗邻；水平段起自颈内动脉膝部，向前行于耳蜗的前内方，达岩尖处穿出岩部，与耳蜗仅隔以薄骨板。水平段顶壁的内侧部是由硬膜或一薄骨板形成，将颈内动脉与三叉神经节相隔。

（三）脑膜中动脉

脑膜中动脉一般起源于颌内动脉，经棘孔入颅，沿硬膜走行，发出分支，分布于硬膜的大部分范围。

（四）动眼神经、滑车神经和展神经

动眼神经在蝶鞍后床突前外侧，即在蝶鞍后床突与小脑幕游离缘的最前端穿过硬膜进入海绵窦。滑车神经在蝶鞍后床突的稍后方，正好在小脑幕游离缘的下方穿过硬膜。展神经从延髓脑桥沟出脑，向脑桥前面走行，向前越过颞骨岩部尖端进入海绵窦。这三对运动神经穿过海绵窦后，经眶上裂入眶。动眼神经支配上睑提肌、上直肌、内直肌、下直肌和下斜肌，其中的交感和副交感神经通过睫状

神经节分别支配睫状肌和括约肌。滑车神经支配上斜肌。展神经支配外直肌。

（五）三叉神经

三叉神经是所有脑神经中除视神经之外最粗大者。三叉神经感觉根与三叉神经节相连。运动根位于三叉神经节深面。神经节后缘凹陷，联结感觉根，前缘凸隆，发出眼神经、上颌神经和下颌神经。眼神经支配眼裂以上皮肤、泪腺、鼻腔前部黏膜及鼻背下部皮肤。上颌神经支配眼裂以下、口裂以上范围皮肤黏膜和牙齿的感觉。下颌神经为混合神经，支配口裂以下皮肤、颞部皮肤、口腔舌部黏膜、下颌牙齿等的感觉，并支配咬肌、颞肌、翼内肌和翼外肌的运动。三叉神经痛最常累及上颌神经及下颌神经。

四、翼状间隙、颞下窝和翼腭窝

（一）翼状间隙

翼状间隙（pterygoid space）位于咽旁，内侧与鼻咽和口咽相邻；外侧是下颌支、腮腺深叶和茎突下颌韧带；上界是颅中窝底，包括蝶骨大翼、眶下裂、圆孔、卵圆孔、棘孔、颈动脉管、颈静脉、颞下颌关节窝和上颈椎横突；下界是二腹肌后腹和颌下腺。翼状间隙内有翼肌、上颌神经、下颌神经、颌内动脉、面神经、茎突及其韧带和肌肉。

（二）颞下窝

颞下窝（infratemporal fossa）是上颌骨后方的不规则腔隙。上界与翼状间隙的上界相同；下界为翼内肌；内壁为翼突外侧板；外壁上部是颞下嵴，下部是下颌支；前方为上颌骨体和颧骨；后方为腭提肌、腭帆张肌和蝶下颌韧带。颞下窝内有翼外肌、翼内肌、翼静脉丛、鼓索、下颌神经和上颌神经。

翼外肌起自蝶骨大翼的下面和翼突外侧，向后外方止于下颌骨颈。翼内肌起自翼窝，向外下方止于下颌骨内面的翼肌粗隆。翼肌与颞肌、咬肌（起自颧弓的下缘和内面，止于下颌骨的咬肌粗隆和下颌支的外面）共同参与咀嚼运动。

翼静脉丛在颞肌与翼外肌之间，与翼外肌深处静脉丛的发育程度和形态差异颇大。有的发育良好，经卵圆孔静脉网与颅内静脉相通，该静脉吻合支众多。有的则发育不良，吻合支颌内动脉是颈外动脉最大的终支，在下颌骨颈附近起自颈外动脉，与颌内静脉伴行并分为三段：第一段在下颌颈内侧向前，分支有下颌牙槽动脉和脑膜中动脉；第二段的分支都是肌支，供应咀嚼肌和颊肌；第三段位于翼腭窝内，分支有上颌牙槽动脉、眶下动脉和蝶腭动脉。

下颌神经自三叉神经节发出后，出卵圆孔至颞下窝，在翼外肌深方立即分为耳颞神经、颊神经、下牙槽神经和舌神经等感觉支，并分出运动支至咬肌、颞肌、翼肌、下颌舌骨肌等。鼓索是面神经出茎乳孔前发出的分支，行向前上，进入鼓室，行经锤、砧骨之间，穿岩鼓裂至颞下窝；行向前下，并入舌神经，支配舌前2/3的味觉。

(三) 翼腭窝

翼腭窝（pterygopalatine fossa）是上颌体后面与翼突间的间隙，向外移行为颞下窝，为许多血管神经的通路：向前有眶下动脉和神经、颧神经入眶；向后有上颌神经经圆孔入颅中窝，翼管神经、动脉经翼管入破裂孔；向内有蝶腭动脉和蝶腭神经的鼻后支经蝶腭孔入鼻腔；向下有腭降动脉、腭神经经腭孔入口腔。

第三节 临床表现

侧颅底区肿瘤的临床表现主要与肿瘤侵犯的区域有关。典型表现如下：肿瘤侵及颞下区，可能仅有下颌区麻木或疼痛；肿瘤侵及咽鼓管区，可有耳鸣、耳闭塞或闷胀感及听力减退等；肿瘤侵及咽区，可有鼻阻塞和脓血涕；肿瘤侵及关节区，主要表现为局部膨隆和张口困难；肿瘤侵及听道区，多有耳鸣、听力减退、耳流脓（或血性分泌物）及面瘫等；肿瘤侵及神经血管区，可出现颈静脉综合征而累及后组脑神经，若舌下神经管受累及，还可有同侧舌肌萎缩和伸舌偏向患侧。

第四节 手术治疗

手术切除目前仍是根治大多数侧颅底肿瘤的有效治疗手段，早期、彻底切除为治疗成功的关键，但由于该区病变解剖部位隐蔽和解剖关系复杂，为临床外科治疗带来极大的困难。这些困难包括：①外科切口不充分时，病变完全显露会有困难；②可以有难以控制的大出血；③颅神经不可逆损伤；④手术切除可造成严重畸形、功能障碍，以及预后不理想等。

一、术前评估

肿瘤能否彻底切除，取决于肿瘤的性质、发病部位、范围和诊治时间。术前早期正确评估颅底肿瘤的位置和范围十分重要。CT和MRI检查是达到这一目的的主要手段，尤其是MRI，它能显示肿瘤在颅内的范围，以及其与颈内动脉岩段和海绵窦段的关系。血管造影可知肿瘤的血供程度和提供颈动脉处理的有关信息。术前如能获取组织学检查结果以明确诊断固然很有用，但实际情况是，只有少数部位（如鼻腔、鼻窦肿瘤）才有可能术前获取活体组织，大多数深部肿瘤只有通过手术才能获取活体组织。在这种情况下，首先考虑通过一次手术达到诊断和根治肿瘤的治疗方案。如果仅仅为取活体组织而做皮肤切口，就会带来瘤细胞伤口种植和创区粘连，给第二次手术造成困难。有的肿瘤影像学表现很有特点，通过影像学特征即可诊断（如脑膜瘤和骨化纤维瘤），因而对于此类肿瘤取活组织检查并非必要。

二、侧颅底手术术式

侧颅底手术是随CT、MRI及带蒂肌皮瓣技术等修复技术的发展应运而生的手术，其临床应用为许多病灶累及颞下窝、翼腭窝、咽旁间隙的肿瘤患者带来福音，该手术能充分暴露病变区域并整块切除肿瘤，使过去认为无法被切除的肿瘤得以彻底被切除。侧颅底手术分两类：一类为切除本区病变，如颈静脉球体瘤、神经鞘膜瘤、颈内动脉瘤、颞下区原发肿瘤，以及从鼻咽、蝶窦、颅底斜坡等部位侵入颞下区的肿瘤；另一类是经侧颅底入路，以从外向颅底中线区为路径，到达鞍旁、颅底斜坡、翼上颌裂、鼻咽等更靠近中线的区域。通常采用的经蝶、经咽和经颈手术入路，向侧方的扩大范围受限，而侧颅底手术有此优势，而且手术路径短，可同时显露颅底上、下两个层面，有利于保护颅内重要组织结构，有效控制和保护大血管、颅神经。

侧颅底肿瘤手术的入路主要有侧方经颞-蝶入路、颞下窝入路、前方下颌裂开颅底入路（属于Biller手术）、颅颈联合入路、颞下窝入路并翻转颧面复合组织瓣、下颌后窝入路等。

1. 侧方经颞-蝶入路（lateral transtemporal-sphenoid approach） 属于Holliday手术。1986年Holliday首次报道，手术切口前上起于颞部发际内，经眶上缘后方弯向后，在颧弓上一横指向后延伸，至耳前区弯向下，止于耳垂附着处。颧弓上3cm处切断颞肌，凿断颧弓两端，连同颞肌翻向下方。取此入路，切口距侧颅底鼻咽部近，可自上而下进入颅中窝而不用行开颅手术；切口暴露的范围大，可达颞下窝、翼腭窝、咽旁间隙、鼻咽腔等，术野清晰；可用同一术野下的颞肌及其筋膜修复颅底及眶底缺损；可用颞肌充填因肿瘤切除而留下的无效腔。该术式适用于鞍旁病变、颅底上斜坡病变和有骨受累的鼻咽部病变、眼眶后外侧病变、翼腭窝病变、颞骨岩部尖端病变和颞下窝病变。

其优点有：①避免面神经改道和麻痹；②避免感音神经性聋和永久性传导性聋；③不需做乳突和中耳切除；④对脑的牵拉小；⑤对面容影响小；⑥可保留咽鼓管功能、减少出血和缩短手术时间等。

2. 颞下窝入路（infratemporal fossa approach） 属于Fisch手术。1978年Fisch对颞骨和侧颅底设计了三种入路术式：

（1）A型颞下窝入路：主要显露术区为迷路下区、颞骨岩部尖端、下颌窝、颞下窝后部。切口同广泛腮腺切除切口，附加耳后切口，延至上颈部，呈Y形。主要特点为永久性面神经前移、封闭中耳腔和无须切除下颌骨髁突。

优点：术野开阔，可显露颈内动脉在颞骨内走行的全程，不至于损伤面神经，消灭术腔，避免术后感染。

缺点：中耳腔填塞后致传导性聋。

（2）B型颞下窝入路：主要显露术区为颞骨岩部尖端、颅底斜坡区、颈内动脉水平段、咽鼓管区。切口同A型颞下窝入路手术，只是在颞区向前延伸，切断颧弓向下反折，必要时切除下颌骨髁突。主要特点为：永久性面神经前移；下颌骨髁突切除；颧弓暂时反折下移；颞骨岩部次全切除，咽鼓管切除，中耳腔封闭；脑膜中动脉分支和下颌神经切断。

优点：枕骨大孔至蝶窦整个颅底斜坡显露良好；咽壁完整，从而避免感染；切除翼突，可扩大术野至鼻咽部。

缺点：有传导性聋、错殆及下颌神经分布区感觉消失。

(3) C型颞下窝入路：主要显露颞下窝、翼腭窝、鞍旁、鼻咽等区域。切口同B型颞下窝入路手术，但略向前延伸，附加颧骨连同其颧突和外眶缘下移，暂时切断腮腺内面神经主支干，以免过度牵拉，并切除翼突等。主要特点为：暂时切断面神经主支干；向上牵拉颅中窝硬膜，显露海绵窦区；眶外缘骨壁连同颧骨眶突暂时性下移；切断上颌神经或（和）下颌神经。

优点：术野开阔。

缺点：暂时性面瘫、传导性聋、错殆，以及上颌神经、下颌神经分布区感觉障碍。

颞下窝入路总的优点：①术野开阔，颅内外肿瘤均可暴露；②入路直观，颈内动脉近、远端均可控制；③不损伤内耳功能；④面神经移位可保留功能；⑤切除肿瘤前可阻断肿瘤处血液供应；⑥可变通联合其他入路。

颞下窝入路总的缺点：①传导性聋；②可能出现面瘫或暂时性面瘫；③脑脊液耳漏；④少见颈动脉损伤，但后果严重。

3. 前方下颌裂开入路（anterior mandibular-splitting approach） 属于Biller手术。1986年Biller首次报道，本术式能良好地显露中颅底侧方自茎突到中线附近的颞骨岩部下部、颞下窝、咽旁间隙顶部、蝶骨和上颈部等区域，能自下而上地分出行经咽旁间隙内颈内静脉及脑神经至颅底孔处的分支，并以颈内动脉为标志，将颈内动脉内侧组织包括肿瘤及咽后淋巴结整块切除。于下唇正中向下切开至舌骨平面，水平向后至胸锁乳突肌，再向上至乳突尖，深达骨面和颈阔肌深面，错开锯断下颌骨，勿损伤面神经下颌缘支、舌神经和舌下神经，于舌外侧切开口底，从咽前柱前外切至腭中线（距牙龈缘1.0 cm），将硬腭整个黏骨膜掀起。切除硬腭后缘，分离翼内肌，可进入颞下窝、椎前间隙、咽鼓管区和咽旁间隙等。Spiro等报道采用下颌骨外旋成功地切除了口咽部肿瘤，并认为前方下颌裂开入路是切除口咽部肿瘤的较好入路。与上述侧方入路相比，其最大优点是不仅可显露颅底下面的外侧方，还可顺利地暴露中线结构甚至超越中线。

4. 颅颈联合入路（combined craniocervical approach） 适用于颞骨岩部及其周围病变，包括颈静脉孔、舌下神经管、枕骨大孔前外侧缘，颅底斜坡背侧、颞骨岩部尖端、颈内动脉管及其延伸至上颈部的病变。手术切口上起耳郭附着缘前上，向后、向下、向前至乳突尖，再沿胸锁乳突肌前缘向下至舌骨平面，耳后切口距耳后沟3.0～4.0 cm，深达骨面，沿骨面向前分离，于骨与软骨交界处横断外耳道，封闭其外端。将皮瓣连同耳郭向前方翻起，如鼓室前方无病变也可不切断外耳道，将其向前推移（图45-3）。然后依病变部位和范围酌情暴露颈静脉孔区、舌下神经管区、枕骨大孔外侧、颈内动脉管，或行面神经改道、暂时性切断等。

优点：术野开阔、重要神经血管在手术之初就得以保护、可处理颅底和颅内病变等。

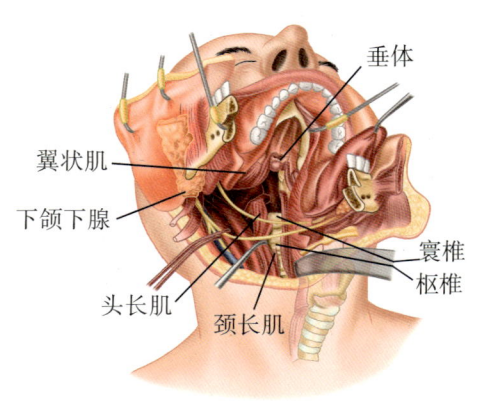

图 45-3　颅颈联合入路

5. 颞下窝入路并翻转颧面复合组织瓣（infratemporal fossa approach via resupination of zygomaticofacial composite tissue flap）　适用于上颌窦、上牙槽、颊后部的恶性肿瘤侵犯颞下窝、翼腭窝的情况，以及接近中颅底者和原发于颞下窝的肿瘤。其切口为鼻侧切口向上在内眦外全层切开下睑，沿下结膜囊穹隆切开结膜，向外至眶外壁，在上睑向内至中线，向上取颞部切口入发际 1 cm，再转向颞侧，并弯向下，止于耳上 5 cm。在骨膜上翻开额颞及上颌前软组织瓣至眶外缘。切断眶上缘外部及眼眶外壁、上颌骨颧突，翻开面额颞复合组织瓣显露颞下窝、颅中窝。

优点：术野开阔、能暴露中线结构（甚至能超过中线）。

缺点：对恶性肿瘤侵及颈内动脉颞骨岩部内段、蝶窦侧壁、海绵窦区者，无法彻底切除或术后遗留面部畸形等。

6. 下颌后窝入路（glenoid fossa approach）　Zixiang Yi（1997）首次报道，适用于侧颅底区巨大病变的暴露和切除。切口设计：于耳后做一个 C 形切口，向上延伸至颞区，向下至颈部，距下颌骨下缘约两横指处做顺颈部皮纹的横向延伸，在骨与软骨联合处横断外耳道，将包括耳郭在内的皮瓣向前掀起。

优点：①能够充分地显露侧颅底区巨大病变；②不易造成颅底颈内动脉和面神经等重要结构的损伤；③能避免面神经改道和麻痹；④能保存中耳的完整性；⑤能保存下颌关节的完整性，能避免术后的下颌功能障碍。Yi 应用该手术入路成功完成 7 例广泛的侧颅底区病变的完整切除（其中一例神经节细胞瘤最长径达 6.5 cm），术后无一例产生严重并发症（图 45-4）。

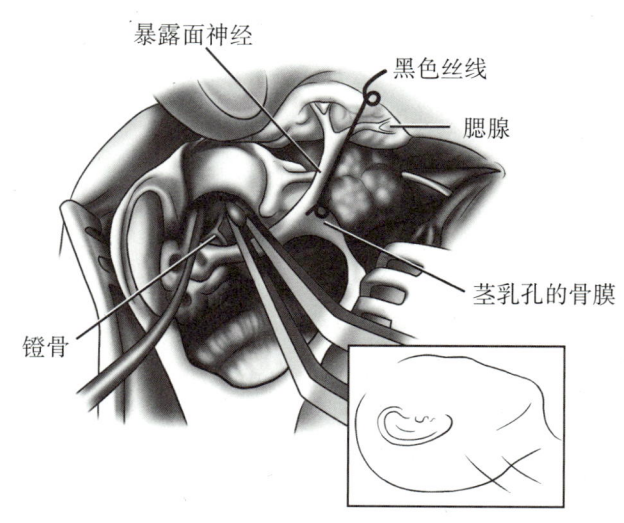

图 45-4　下颌后窝入路解剖术野示意图

7. 其他非典型手术　除上述常用手术入路外，还有经乳突-颈（transmastoid transcervical）入路、颅中窝入路（middle cranial fossa approach）、经耳蜗（transcochlear）入路、经迷路（translabyrinthine）入路等入路行侧颅底区手术。王天铎认为，经颈腮入路或经颈合并下颌正中裂开外旋入路是最佳入路。经颈腮入路适用于咽旁间隙内绝大多数良性肿瘤及少数较局限的低度恶性肿瘤的切除；下颌外旋入路适用于咽旁间隙上区肿瘤或肿瘤侵及颈底者，术中需保留颈外动、静脉，并以颈内动脉为标志切除其周围肿瘤。Browen等介绍对鼻咽血管纤维瘤侵犯颞下窝和翼腭窝者，采用侧耳前颞下窝入路手术获得满意效果。鉴于耳部、鼻咽部、颞骨岩部尖端、颞下窝及其周围组织部位的肿瘤在临床诊断时很少局限在原发区，多已累及周围或更远的部位，王正敏认为一种手术入路很难满足手术操作要求，应在尽可能维护解剖结构和尽可能保存功能的前提下扩大手术范围，以求安全和彻底地切除肿瘤。

总之，各种手术入路都有其特定的适应证。只有在详细了解颅底解剖及颅底体表标志间相互关系的基础上，根据颅底和近颅底肿瘤的具体部位、范围、病理类型进行设计，选择合适的手术入路，必要时辅以颈侧入路、经腭入路等切口或联合其他入路，这类肿瘤的治疗效果才能提高。

三、侧颅底手术中微创外科技术的应用

随着影像学技术的进步、认识水平的提高、手术技巧的发展，我国外科技术水平已经进入了微创外科阶段。微创外科（minimally invasive surgery，MIS）提倡最大限度减少正常组织及功能的破坏，最大可能安全准确和有效地去除病变。微创外科，在技术上包括神经导航技术（neuronavigation）、内镜技术（endoscope）、激光技术等先进技术及其联合应用，具有安全性高、创伤性小、效果好、康复快、费用低等优点，将成为现代外科学的分支学科。

微创外科将导航系统与内镜等先进设备有机结合，具有术前准确定位、手术入路可以设计、术中精确导航、可直视下操作、观察范围广泛、清除病变彻底、副损伤小、并发症少等优点，临床应用前景广阔。导航系统精确性的提高、专用内镜及固定架的使用、各种激光光导纤维的应用等势必推动微创外科的发展。颅底外科手术中，在导航系统精确定位指引下用内镜深入不便暴露、常规手术无法直视的部位，观察并切除病灶，避免大范围颅骨、脑组织、神经血管的暴露，给颅底外科带来了新的突破。神经导航系统是应用计算机分析头颅CT和MRI资料进行三维重建，术前、术中利用三维图像进行精确定位和实时定位导航，主要应用于颅内或颅底肿瘤及颅后窝病变。导航系统术前有助于开颅切口及骨瓣的设计、最短手术路径的选择，术中可为肿瘤的切除定向、定位，在颅底手术中可以使术者随时了解颅底肿瘤与周围重要解剖结构的关系，及时反馈肿瘤切除的深度，从而增加手术安全性，加快手术进程，避免脑重要结构的副损伤。内镜技术主要应用于颅内肿瘤及脑桥小脑三角的病变，具有创伤小、直观的优点。

耳鼻咽喉科影像导航系统的研究始于1986年。1997年以后开始临床应用，发展至今已公布有声导航型、机械臂型、电磁型和光感应型四种类型。Czirják等应用眶上锁孔入路对150位患有动脉瘤的患者进行手术，获得良好效果，认为这种入路下应用影像导航系统降低了手术风险且简单、快捷，与传统入路相比有着无可比拟的优点。随着现代神经解剖的进展、脑脊液减压技术的应用与提高、显微外科技术的发展，眶上锁孔入路影像导航手术治疗前部及基底部动脉瘤，对于一个有经验的神经外科

医师来说，已经是成熟的和相当安全的了。

四、颅底缺损的重建

颅底手术是治疗颅底肿瘤十分有效的方法，但是对于所造成的缺损必须采取有效的重建方法，否则将致死或造成其他严重的后果。颅底重建是颅底外科手术的一个重要组成部分。在制订颅底手术方案时即应同时确定重建颅底的方法。颅底重建的要素之一是正确估计缺损性状，以便合理地选择重建方法。肿瘤切除后残腔的部位和面积对重建方法的选择而言至关重要。术前应慎重选择病例，最重要的是术后移植床要有足够的组织和良好的血运。这些部位做外科重建的目的是：①封闭和覆盖裸露的硬膜，防止术后脑脊液漏和颅内感染；②封闭创口和充填无效腔，恢复吞咽及发声功能；③对大血管、神经提供保护；④提供骨性支持；⑤恢复良好外形。较早的颅底重建技术仅限于采用局部头皮瓣和远端带蒂皮瓣，之后随着颞肌肌瓣、胸锁乳突肌肌瓣、斜方肌肌瓣和胸大肌肌瓣相继出现，极大地推动了颅底重建技术的进步。同时，利用游离的自身组织或同种异体来源的移植物作为重建材料的技术亦得到长足发展。Lorenz等成功地用同种非细胞性皮肤移植物，为8名患者共9处由前、中颅底缺损引起的脑脊液漏实施了内镜下修补术，并认为这种移植物在内镜下易于操作，是一种能有效重建颅底的材料，并且不受供区的限制。Hanasono等利用颞肌肌瓣对13例术后咽侧后壁、软硬腭、口腔、磨牙后三角区域、颅底的缺损进行修复，并对其跟踪观察了5年，认为颞肌肌瓣取材简单、易于变形、成活率高，是一种很实用的、可信赖的颅底缺损重建材料。

目前比较成熟的几种修复手段为：①可用带肌肉蒂的全厚颅骨瓣或分层颅骨瓣进行重建。颞肌紧邻颅底，易于向多个方向旋转，适用于颅底重建的肌骨成形瓣，颞肌通过穿支为颅盖提供丰富的血供。这类以肌肉为蒂的带血管骨瓣也可应用于颌面整形外科，如上颌骨、下颌骨和腭骨的重建及乳突腔的填塞。②应用带骨膜的骨瓣进行重建。颅骨骨膜由外层的疏松网状组织和内层的成骨细胞层组成，富含血管网。骨膜前方的血供来自滑车上动脉和眶上动脉，侧方来自颞浅动脉。带骨膜的骨瓣血供也来自上述血管。骨膜蒂可同前方和侧方进行相应的旋转。骨膜又通过许多小穿支动脉供养骨瓣。可以是全厚或半厚骨膜，以骨膜为蒂从颞肌及筋膜获取血供。③带长血管蒂的复合成骨瓣。可就近取材，根据需要灵活掌握骨瓣的大小及瓣蒂的长短，容易转移，术后很少或无并发症，已被广泛应用于颅盖和颅底骨质缺损的重建。④其他。如应用骨末及碎骨屑、游离骨瓣、缝合骨片、软组织修复骨缺损及应用合成材料进行颅底重建等技术。

五、术后问题处理原则

主要术后问题处理原则如下：①颈内动脉会损伤，需要保护。②面神经会损伤，需要保护。③局部组织缺失、脑膜缺失，可用颞肌筋膜、自体阔筋膜或冻干脑膜修补，术腔充填后缝合切口，伤口加压包扎。④广泛的组织缺失则应采用转移皮瓣加以修复。⑤肿瘤累及脑组织（颞叶、额叶）多在前、下方，可连同受累的脑膜一并切除，对患者术后恢复的影响一般不大，但部分额叶切除的患者可有术后的情绪变化，脑组织切除后的缺损区可用可吸收明胶海绵充填，以防止出血。⑥侧颅底区骨组织缺损因局部软组织较厚，一般不予修补，术腔可用软组织填塞。

侧颅底肿瘤切除手术可能伤及所在区域脑神经，术中对神经完整性进行全程监护可有效预防脑神经损伤，一旦发生，就应及时进行神经吻合或根据相应脑神经损伤程度进行术后治疗或处理。术后可有脑脊液鼻漏、脑脊液耳漏、脑脊液伤口漏或复发性脑膜炎等。术后脑脊液漏量小者多可通过头高位卧床、降低颅内压、禁止擤鼻和合理应用抗生素等促其愈合。脑脊液漏量大者应重新打开伤口做手术修补。

术后疼痛可通过应用镇痛药物或再次手术解决，此时常用手术方法有神经切断术、血管襻减压和某些定向性手术。

六、问题与展望

（一）分子生物学技术在侧颅底肿瘤研究中的应用

随着现代分子生物学及其研究技术的发展，人们正从分子水平研究基因的结构、功能和其调控，以及细胞生长、分化和其代谢规律，进而揭示细胞发生癌变的分子机制，为肿瘤的预防、诊断和治疗提出新的思路。随着限制性内切酶的发现、DNA序列测定方法的建立，以及重组DNA技术、聚合酶链式反应（polymerase chain reaction，PCR）技术和核酸分子杂交技术的诞生，为人类认识和战胜肿瘤带来了新的希望。用分子标记物判断头颈部癌患者的预后或颈部淋巴结转移概率并指导治疗是目前受到广泛关注的研究方向。Yamaguchi等发现了从癌前病变到浸润性病变的演化过程中头颈部癌某些关键性的遗传特征变化，这有助于头颈部癌进展过程的跟踪观察。9号染色体短臂21段（9p21）的丢失是最常见的遗传学变化，而且往往发生在病变进展的早期。p53基因突变在头颈部癌的进展过程中也发挥着重要作用，在由非浸润性病变到浸润性病变的进展过程中约1/2的头颈部癌有p53基因突变，这一变化过程可以导致癌细胞进入凋亡。Ahrendt等用p53基因突变低聚物对常规检查正常的手术切缘进行检测，结果发现，在根治性手术切除而且切缘检查阴性的患者中，约1/12的切缘有p53基因突变，这可能标志着癌细胞的存在。这种遗传标志物检测方法可以给术后辅助放疗提供更为准确的依据。目前在头颈部肿瘤基因诊断方面常用的方法有：①DNA结构异常的检测；②肿瘤相关基因转录翻译异常的检测等。目前肿瘤基因诊断研究中仍存在着特异性不强、灵敏度不高的问题，有待于进一步深入研究，寻找新的技术，开创肿瘤基因诊断的新纪元。

（二）基因疗法

基因疗法是一种将一个或一群有功能的基因导入细胞以纠正有基因缺陷疾病的治疗方法。基因治疗实质上就是基因替代、基因附加或基因控制。常用的方法有免疫基因疗法、自杀基因疗法、多药耐药基因疗法、抑癌基因疗法、癌基因置换疗法和反义基因疗法。1992年，以自杀基因疗法治疗脑部肿瘤的方案首先得到FDA的批准而应用于临床。近年来自杀基因疗法和放疗相结合也成了热点。在过去的10年里，耳鼻咽喉科领域内的基因分子研究取得了很大进展，尤其是在耳科学及头颈肿瘤方面，这些基础研究的成果现在已开始应用于临床。研究结果表明，Ad5-CD/TKrep病毒、HSV-tk/GCV

系统及CD/5-FC系统、放疗几种方式相结合，或许可以使肿瘤明显消退，甚至完全治愈，为肿瘤治疗的临床应用提供了新的思路。然而，头颈部恶性肿瘤基因治疗尚处于初始阶段，有许多问题，如肿瘤不能完全消退、舌的部分肿瘤复发，说明仍有残余的癌细胞未被杀死。因此，提高基因治疗的疗效成了问题的关键，思路主要有：①提高基因的转导效率，寻求开发新一代的载体，使尽可能多的肿瘤细胞能被基因转导，并能反复多次使用，以便更好、更彻底地消除残余肿瘤，同时减少对正常组织的损伤；②采用联合治疗措施，不同机制的基因疗法联合运用、与传统治疗方式联合运用，以取得协同治疗作用；③加强各种基因疗法毒副作用的研究，只有能够有效控制其对正常组织及全身各器官的毒副作用了，基因疗法才有可能进入临床应用阶段。

（三）提高侧颅底手术的质量

侧颅底病变的手术难度大，对颅颌面部的破坏较大，侧颅底恶性肿瘤患者术后成活率较低。J. P. Shah报道侵犯颅底的恶性黑色素瘤患者术后5年成活率仅为不到20%。为了提高手术成活率，有学者建议：①加强术前和术后的管理；②尽量精确地估计术野并限制完全切除肿瘤的结构；③改进手术入路并完善手术程序；④缩短手术时间；⑤减少术中出血量等。

（四）解剖学研究

目前除颈静脉孔区的显微学解剖研究比较完善外，侧颅底其余结构的解剖学资料仍较局限。尤其需要从外科手术角度加强对侧颅底的显微解剖学研究。对侧颅底的平面和断层影像解剖学研究也不够深入。由于断层切片技术的限制，很少同时涉及影像学和基本的断层解剖学领域，迄今为止仍缺乏系统的能与CT及MRI图像相对应的薄层断层解剖学资料。现代外科学发展的趋势是显微化、小型化和局限化，采用生物塑化技术制作的薄层切片标本，同常规冰冻切片相比，可以更精确地显示侧颅底的神经、血管和骨质之间的位置毗邻关系。虽然了解颅底的三维局部解剖和形态是很有价值的，但对于手术的安全性来说这些仍是不够的。形态变异的详细资料是非常重要而又比较欠缺的。了解解剖变异不仅是为了了解颅底区域复杂的血管神经解剖，更是为了区分正常的结构和那些潜在不正常的结构，而对这些变异的错误理解常造成手术中的混淆。因此，需加强这方面的研究，为侧颅底病变的诊断及相关手术入路提供更翔实的解剖学资料。

（王朝晖）

参考文献

[1] 王朝晖,陈锦,李春华,等. 游离组织瓣移植修复头颈部肿瘤术后组织缺损的临床分析[J]. 中国耳鼻咽喉颅底外科杂志,2013,19(2):126-128,131.

[2] 徐婷,岳丽艳,余蓉. 侧颅底肿瘤术后并发症的观察及护理[J]. 华西医学,2011,26(11):1717-1719.

[3] 宋冬惠,袁旭初,张健. 颞下窝咽旁区肿瘤的外科治疗[J]. 交通医学,2007,21(3):317-318.

[4] 程华怡,丁美修. 翼腭窝良性肿瘤的治疗体会[J]. 脑与神经疾病杂志,2007,15(4):274-275,293.

[5] 吴正一. 颅颌面联合切除术在颌面部恶性肿瘤治疗中的应用[J]. 口腔颌面外科杂志,1999,9(4):310-312.

第四十六章

眼眶肿瘤的诊治

眼眶肿瘤可原发于眼眶各种组织成分，常见的有血管来源肿瘤、肌组织来源肿瘤、结缔组织肿瘤和神经源性肿瘤等。眼眶肿瘤也可为邻近组织蔓延所致，如为眼睑、眼球、鼻窦等处的肿瘤组织浸润所致，或为远处组织的转移癌。在眼眶肿瘤中原发肿瘤较多，继发肿瘤次之，转移肿瘤较少见。本章主要介绍几种常见的原发于眼眶组织的肿瘤。

第一节 血管性肿瘤的诊治

一、毛细血管瘤的诊治

毛细血管瘤（capillary hemangioma）是婴幼儿时期最常见的良性肿瘤，特别多见于出生几个月的婴儿，又名婴儿型血管瘤（infantile hemangioma）。毛细血管瘤发生率为新生儿的1%~2%，可发生于身体任何部位，好发于头颈部皮肤和皮下组织，因其局部红色隆起及表面许多小浅凹陷俗称"草莓痣"，多数患者可自行消退。

（一）病理

毛细血管瘤由血管内皮细胞和毛细血管构成。肉眼观察无包膜，肿瘤实质呈灰白色颗粒状，易碎。镜下所见因发展时期不同而有区别。不成熟肿瘤中可见血管内皮细胞聚集成巢，间有较少血管间隙。分化较好的肿瘤中成堆的内皮细胞减少，而毛细血管增多。肿瘤消退期，血管周围纤维增生，毛细血管闭锁，血管成分被脂肪取代。

(二) 临床表现

毛细血管瘤从临床表现上分为表层型、深层型和综合型三种类型：①表层型局限于真皮内，多位于上睑内侧皮下，肿瘤边界清楚，稍隆起，侵犯表皮者为鲜红色，位于皮下者略呈蓝色，无搏动，手压可褪色，轻度擦伤和搔抓可引起出血，患儿哭闹时肿物可增大，颜色更为明显。②深层型侵犯眼睑深层，甚至越过眶隔向眶内侵犯，可引起上睑软性肿大、眼球突出移位、上睑下垂并遮盖瞳孔，影响视觉发育，发生弱视、斜视和散光等，严重者造成永久性双眼视功能下降和外观不对称。原发于眶内的肿瘤多位于眼眶内上象限肌锥与骨膜之间，表现为上睑膨隆、眼球突出并向外下移位、视力减退和眼球运动障碍。③综合型具有表层和深层共有的症状和体征。

(三) 诊断

根据发病年龄和典型的临床表现可诊断毛细血管瘤。深部病变需借助辅助检查：

1. 超声探查 毛细血管瘤病灶在 B 超下会显示边界不规则、边界不清、低反射性和可压缩性声像。多普勒超声显示丰富的彩色血流和肿瘤内循环现象。

2. CT 检查 毛细血管瘤在 CT 下会显示病变形状不规则、边界清或不清高密度区，注射阳性对比剂后，病变呈中度或高度增强。

3. MRI 毛细血管瘤在 MRI 的 T_1WI 病变显示为中信号，在 T_2WI 为高信号，中高信号区内偶有无信号条纹，有时表现为信号混杂或斑驳状。

4. 穿刺活检 对于深部病变，需与横纹肌肉瘤和脑膜膨出等疾病鉴别，可行细针穿刺活检，穿刺见成熟的血管内皮细胞可诊断。

(四) 治疗

对于毛细血管瘤的治疗，目前尚无统一意见，通常认为由于该肿瘤有自愈倾向，对于瘤体较小、发展缓慢或处于静止状态的毛细血管瘤以随访观察为主，等待其自行消退。如肿瘤生长较快或影响功能，则可采取药物、放射或手术的方法进行治疗，应首选损伤较小的治疗方法。

1. 糖皮质激素 口服泼尼松每天 1.5~2.5 mg/kg，2 周后逐渐减量，约 1/3 患者可治愈。儿童期口服激素可能会引起全身并发症，瘤体内局部注射效果更佳。大部分病例经局部注射后肿瘤褪色并缩小，虽不能完全消退，但其生长可被抑制，避免瘤体增大引起的眼部并发症和对视功能的损伤，通常用药至 1 岁之后再待其自发消退。

2. 硬化剂瘤内注射 用于瘤体较小的浅层病变。经常采用的硬化剂有 5%鱼肝油酸钠、50%尿素或无水酒精。硬化剂要在肿瘤内分次注射，注意避免形成皮肤瘢痕。

3. 冷冻和激光治疗 适用于表层病变。冷冻头直接接触肿瘤 60 秒左右，冰融 2 次，术后注意护理，防止感染。

4. 放射治疗 采用小剂量放射治疗可抑制肿瘤生长并促进其萎缩。浅层病变用 ^{90}Sr、^{32}P 等敷贴器直接接触肿瘤治疗，深层病变用 ^{60}Co 照射，注意在角膜前置铅片遮挡，以防止辐射性白内障。

5. 手术切除 肿瘤可自行消退，手术切除并非首选治疗方法，在以下情况下可考虑手术切除：

①皮质类固醇治疗无效者、大范围的血管瘤者、反复出血感染者；②肿瘤较大，会引起上睑下垂并遮盖瞳孔，影响视觉发育者；③肿瘤引起明显的眼睑畸形，影响患儿心理发育者；④眶深部肿瘤诊断不明确，需要对肿瘤切除部位再做病理组织学检查者。手术切除时要注意保护重要结构，避免损伤上睑提肌、眼外肌和泪道。较大的肿瘤可采用大部切除术，残余部分可在术中联合激光治疗。

二、眼眶海绵状血管瘤的诊治

眼眶海绵状血管瘤（orbital cavernous hemangioma）是成人眼眶良性肿瘤中最常见的一种，患病率在眼眶良性肿瘤中占首位。

（一）病理

肉眼观察海绵状血管瘤近似球形，紫红色，有完整包膜，肿瘤切面有大小不等海绵状血管窦腔，将血液排出，肿瘤体积明显缩小。镜下观察肿瘤由大的扩张的海绵状血管窦构成，窦壁内衬扁平而薄的内皮细胞，间质为不等量的纤维组织和平滑肌细胞，按血管的发展过程，属于毛细血管以后更成熟的血管发生的肿瘤。

（二）临床表现

眼眶海绵状血管瘤多发生于成人，女性多见，多发生于一侧眼眶，偶见两侧眼眶。常见体征为无痛性、慢性进行性眼球突出，突出方向依肿瘤位置而定，肿瘤以细小血管与体循环相连，有完整包膜，肿瘤突出且不受体位影响。肿瘤生长缓慢，早期多无视力障碍体征，但如肿瘤原发于眶尖，压迫视神经可早期出现视力下降。

（三）辅助检查和诊断

1. 超声探查 超声对眼眶海绵状血管瘤有较高辅助诊断价值，可测定肿瘤大小、位置，以及其与周围组织的关系。A型超声（A超）探查：肿物边界清楚，回声波峰较高，可达组织灵敏度的60%~95%，是眶内肿瘤中声反射性最高的一种。B型超声（B超）探查：病变呈圆形或椭圆形，边界清楚，回声多而强，分布均匀，中等程度衰减，压之变形。由于眼科专用超声仪穿透能力有限，眼球后1cm距离以外的小肿瘤难以确定。

2. CT扫描 CT可较准确地提示眼眶海绵状血管瘤的空间位置和数量，具有较高的辅助诊断价值（图46-1）。海绵状血管瘤的CT像有以下特征：①多位于肌肉圆锥内、视神经的外侧，视神经多移位；②肿瘤呈类圆形，边界清楚，其内均质，密度略高于邻近软组织；③注射对比剂后增强明显，CT值大于15HU；④伴有眶腔扩大，多数眶尖保留三角形透明区，但起源于眶尖或肿瘤生长向后蔓延者往往缺乏三角形透明区。

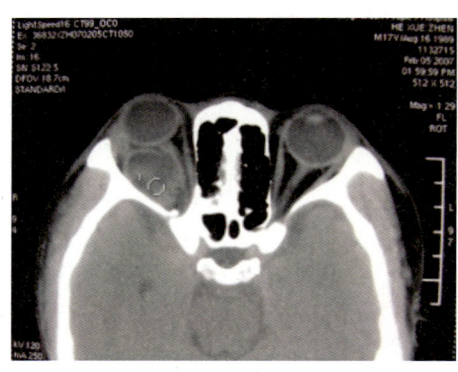

图 46-1　CT 显示右眼眶海绵状血管瘤位于肌肉圆锥内伴视神经移位

3. MRI　T_1WI 眼眶海绵状血管瘤病灶为中信号，信号强度弱于脂肪，与眼外肌信号相似，比玻璃体信号强，T_2WI 为高信号（图 46-2）。

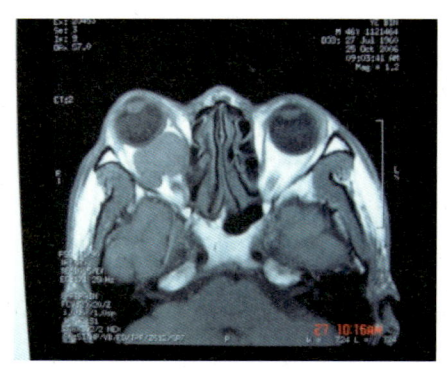
A

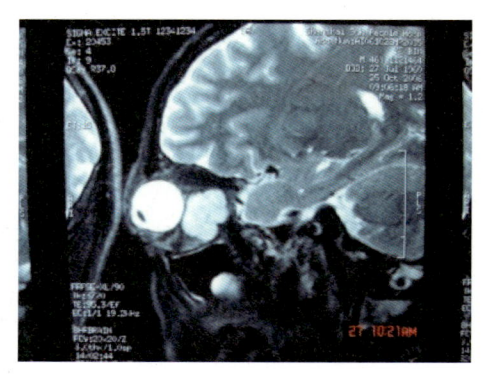
B

A. T_1WI 肿瘤呈中信号；B. T_2WI 肿瘤呈高信号。

图 46-2　右眼眶海绵状血管瘤 MRI

（四）治疗

眼眶海绵状血管瘤罕有自行退化，对体积小、发展慢、不影响视功能的可随访观察，严重者手术切除是首选治疗方法。根据 CT 表现选择手术入路，CT 像上保留眶尖透明区者，肿瘤虽然位置深但通常没有粘连，采用前路开眶，只需暴露肿瘤前部，不必分离肿瘤的周围及后部，便可用组织钳夹住肿瘤并轻轻拖出。凡肿瘤位于眶尖，缺乏透明三角区，或眼眶多个肿瘤的病例采用外侧入路，术中可穿刺肿瘤放出血液使肿瘤缩小，以便观察深部结构，避免损伤视神经等重要结构。位于眶尖粘连较多者，为了保存视力，可行肿瘤大部切除术，虽然保留部分肿瘤，但临床症状和体征往往不再进展，是一种较为安全的摘除方法。

三、眼眶静脉性血管瘤的诊治

眼眶静脉性血管瘤（orbital venous hemangioma）也称眼眶静脉性蔓状血管瘤（plexiform venous hemangioma），在我国比较多见，是儿童时期最常见的眶内肿瘤。

（一）病理

肉眼观察静脉性血管瘤为无包膜的紫红色肿块，与周围组织广泛粘连，切面可见多个较大的紫黑色血腔，互不贯通，血腔内可见血栓形成和静脉石。镜下可见大小不等的静脉管腔及成片的纤维组织，纤维细胞纵横交错，构成肿瘤的主体。

（二）临床表现

眼眶静脉性血管瘤多发生于幼年或青年时期，女孩多见，好发于眼眶内上象限，其次是内下和外上象限。临床表现多为一侧眼球缓慢渐进性向前突出，向下移位，低头时加重，压之可缩小。眶缘可扪及肿块，表面光滑，边界不清，肿物局部眼睑或结膜前隆，略呈紫蓝色。由于肿瘤多位于肌肉圆锥之外，且为软性肿块，视力和眼底一般不受影响。肿瘤可侵犯眼外肌，引起眼球运动障碍。静脉性血管瘤常反复出血或形成血栓，表现为瘤体突然增大，眶压增高，可压迫视神经而引起视力下降，甚至视力丧失，应按急症处理。

（三）辅助检查和诊断

1. 超声探查 B超探查眼眶静脉性血管瘤可发现特异性图像，眶内侧形状不规则实体性占位病变，边界不清楚，回声多少不等，有血管性声学空腔，可压缩或变形。静脉石表现为强回声光点。

2. CT扫描 CT显示眼眶静脉性血管瘤为形状不甚规则、边界不清的占位病变，不均质，CT值一般大于+50 HU，注射对比剂对比明显增强。部分病例可见数量不等的静脉石（图46-3）。肿瘤的继发性改变常见眶腔普遍扩大和眼球突出。

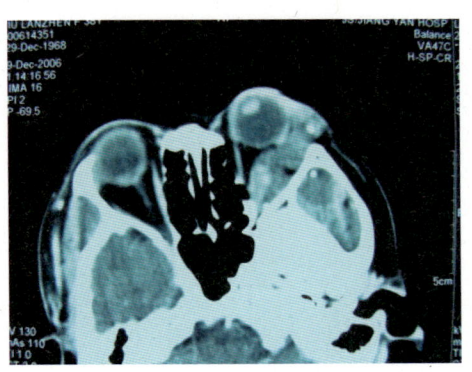

图46-3　左眼眶静脉性血管瘤，CT显示瘤体中静脉石

3. MRI T_1WI信号强度中等，接近眼外肌和视神经；T_2WI信号强度增高，为高信号。颅内蔓延时MRI显示优于CT扫描。

（四）治疗

药物和放射治疗均无疗效，手术切除是眼眶静脉性血管瘤首选的治疗方案。一般采用前路开眶，切开眶隔后可见肿瘤，剥离时注意保护重要结构如上睑提肌、眼外肌和眶上神经。肌肉圆锥内者或接近眶尖者采用外侧开眶或内外联合开眶，肿瘤包绕视神经时可行大部切除，术后症状和体征一般不再进展，如有复发迹象或危及视功能时可再次手术。肿瘤急性出血导致眶压增高危及视力时，可在超声引导下穿刺，以抽吸血液，降低眶压。如不能缓解，应按急症手术，清除血块，止血并引流。病变表浅或术中不能切除的残余肿瘤可局部注射硬化剂，促进其萎缩。肿瘤侵犯颅内而切除困难者，可考虑放射治疗和γ刀治疗。

第二节　肌组织肿瘤的诊治

一、眼眶横纹肌瘤的诊治

横纹肌瘤（rhabdomyoma）是横纹肌的良性肿瘤，好发于成人头颈部，也见于躯干的其他部位，发生于眼眶者较为罕见。

（一）病理

巨检病理检查中，横纹肌瘤瘤体呈圆形或分叶状，有包膜，轮廓清晰，质地较硬，切面呈黄白色或粉红色。镜下可见分化较好的瘤细胞，圆形或多角形，细胞质丰富，嗜伊红，呈颗粒状，可见纵纹和横纹，核位于中央部。

（二）临床表现

眼眶横纹肌瘤同其他良性肿瘤一样，表现为一侧慢性进行性眼球突出。病变位于眶前部可扪及硬性肿物，轮廓清楚，不与皮肤粘连。病变发展至眶尖部或压迫眼球可引起视力下降和眼球运动障碍。

（三）辅助检查和诊断

眼眶横纹肌瘤在B超下显示为非特异性实体性占位性病变，在CT下表现为圆形实体性占位性病变，多位于肌肉圆锥以外，往往粘连某一条直肌。由于该肿瘤具备眼眶良性肿瘤常见的影像学特征，最后诊断依赖于组织病理学检查。

（四）治疗

眼眶横纹肌瘤治疗首选手术切除，采用前路开眶局部完整切除，通常预后好，很少复发。如病灶切除不完全，术后复发时有恶性变的可能，复发病例通常需行眼眶内容物切除术。

二、眼眶横纹肌肉瘤的诊治

横纹肌肉瘤（rhabdomyosarcoma）为儿童最常见的原发性眶内恶性肿瘤，75%在10岁前发病，发病年龄一般为7～8岁。肿瘤进展快，恶性程度高，预后不良，患者如不能得到及时治疗，往往在1年内死亡。眼眶横纹肌肉瘤部分病例有外伤史，但外伤史与发病的确切关系尚不清楚。

（一）病理

横纹肌肉瘤病理检查中，巨检为淡粉色，呈块状，无包膜，质地软，嫩如鱼肉状，可有纤维性假包膜与周围组织分界。镜下检查最具有诊断意义的是横纹肌肉瘤细胞质内发现横纹，但病理学诊断不应完全依赖于横纹的有无，有的病例光镜找不到横纹而电镜可能发现。组织分型有三型：胚胎型、腺泡型和多形性型，胚胎型最多见，腺泡型恶性程度最高，多形性型预后最好。

（二）临床表现

眼眶横纹肌肉瘤可发生于眼眶任何部位，最常见的为眼眶上部或内上部。临床特征是急速发展的眼球突出和眶部肿块，伴有上睑下垂、眼睑水肿、变色、眼球向前下方移位，出现皮肤充血和发热可误诊为眶蜂窝织炎。肿瘤侵犯眼外肌和视神经时，可致眼球运动障碍和视力丧失。多数病例可在眶缘处扪及肿块。早期边界清楚，质软；晚期占据全眼眶，有压痛，眼球闭合不全伴暴露性角膜病变，眼球固定，眼底可见视神经乳头水肿，脉络膜皱褶和静脉扩张，此时多已视力丧失。眼眶横纹肌肉瘤进展速度快，如不及时治疗，肿瘤可蔓延至整个眼眶，破坏骨壁，累及鼻窦，甚至侵犯颅内，眼眶横纹肌肉瘤可早期发生血行转移，多转移至肺、肝、骨髓等组织。

（三）辅助检查和诊断

1. 超声探查　眼眶横纹肌肉瘤在B超下显示为前缘不规则，边界清楚，散在低回声区或无回声区，部分囊样变，压迫眼球病变图像不变形，表示为实体性病变。眶脂肪回声鱼鳞状，眼球筋膜囊加宽，无T形征，显示视神经乳头水肿。A超下可见入肿瘤波峰高，肿瘤内波峰低或中高，出肿瘤波峰高。彩色多普勒探查，瘤体内可发现丰富而杂乱的彩色血流，脉冲多普勒检测肿瘤内可见动脉频谱。

2. CT　多数眼眶横纹肌肉瘤病例肿瘤位于眶上部，形状不规则，边界清楚，呈软组织密影，密度比较均匀，CT值在+34～+60 HU之间，注射对比剂后有轻至中度增强。肿瘤体有坏死腔或出血时密度不均匀。肿瘤接触眶壁可见骨破坏，与眶腔扩大并存。病变位于眶尖部的可见眶上裂扩大，病变向筛窦、颅中窝和颅前窝蔓延。病变位于眶下部的可通过上颌窦或眶下裂蔓延至翼腭窝等处。

3. MRI　MRI显示眼眶横纹肌肉瘤的边界形状同CT显示的形状一致。T_1WI显示为中等或中等偏低信号，T_2WI为高信号，肿瘤内有坏死腔和出血腔区域信号与实质区不一致。

（四）治疗

因眶内缺乏淋巴管，眼眶横纹肌肉瘤很少经淋巴转移，活检或手术操作也存在血行播散的风险。

对于横纹肌肉瘤的传统疗法——眶内容摘除术,目前已不再是首选治疗手段。目前采用手术+放疗+化疗综合疗法。手术采用肿瘤局部切除,将"手术中避免挤压肿瘤,彻底切除,避免术区肿瘤细胞污染,尽可能减少手术时间"视为原则。术后进行多种药物组合、大剂量、多疗程和长期化疗,化疗的首选药物为环磷酰胺和长春新碱,疗程为1~2年。术后2周开始放疗,总量每4~6周40~60 Gy。对于高度眼球突出,CT提示全眶大部受到侵害者入院后即行放疗或化疗,采集活体组织检查,待病理学诊断后行眶内容摘除术,放疗和化疗方法同前。

第三节 结缔组织肿瘤的诊治

一、眼眶纤维瘤的诊治

纤维瘤(fibroma)是发生于纤维结缔组织的良性肿瘤,由分化较好的成纤维细胞和胶原纤维组成。可发生于任何年龄和身体的任何部位,肢体和头颈部较为常见,眼眶发病相对较少,男性发病多于女性。

(一)病理

眼眶纤维瘤在病理检查中,巨检为圆形或椭圆形,其切面呈实性黄白色。镜下观察肿瘤边界清楚但没有囊膜,由分化良好的纤维细胞组成,并有数量不等的细胞间胶原。胶原纤维少的瘤体质地较软,称软性纤维瘤;成纤维细胞少而胶原纤维多的瘤体质地较硬,称为硬性纤维瘤,硬性纤维瘤多发生于眼眶。

(二)临床表现

眼眶纤维瘤是一种生长缓慢的肿瘤,通常沿眼眶内侧壁生长,但也可在泪囊区和结膜下双侧发病。体检可触及光滑、位置固定的硬性肿物,边界清楚,无压痛,往往与骨膜有联系。发生于眼球后者可引起眼球突出和运动障碍。

(三)辅助检查和诊断

眼眶纤维瘤缺乏特异临床表现,在影像学检查中也无明显的特征。超声检查中病变的回声较少,声透性差,衰减显著,无压缩性。CT下病变显示为一边界清楚的圆形占位性病变,密度不均匀,无骨质侵蚀,可见眶腔扩大和肿瘤压迫的继发性改变。

(四)治疗

手术切除是眼眶纤维瘤首选的治疗方法。术前CT能用以确定肿瘤大小和部位,手术切除应完整,不完全切除可能导致复发。肿瘤对放疗不敏感。

二、眼眶纤维肉瘤的诊治

纤维肉瘤（fibrosarcoma）来源于成纤维细胞，多见于四肢、躯干和头颈部的表浅组织，原发于眶内者少见。视网膜母细胞瘤如果接受大剂量放射线照射，就可诱发纤维肉瘤。

（一）病理

眼眶纤维肉瘤病理检查中，巨检形状不规则，呈灰白色，无明显包膜。儿童患者瘤体实质软而脆，边缘呈浸润性；成人瘤体较硬，有不完整的包膜，肿瘤表面有扩张的窦性血管，血供丰富。显微镜下可见肿瘤内有大量不成熟的梭形成纤维细胞，呈交织状或束状排列，细胞胞浆少，核仁显著，呈多形性，为粉红色，有明显的核分裂，细胞间胶原少。

（二）临床表现

眼眶纤维肉瘤临床上以女性患者多见，可发病于各年龄组，年龄不同，临床表现不同。先天性纤维肉瘤患儿出生时可有眼眶肿块、眼球突出、眼睑水肿，进展快，类似横纹肌肉瘤。纤维肉瘤成人患者眶缘可扪及肿块，初期圆形，光滑而可推动，晚期充满眼眶并固定于骨膜。肿瘤位于眼球后者，导致严重眼球突出、视力下降和眼球运动障碍。眼眶纤维肉瘤较少出现远端转移，但局部切除后易复发。

（三）辅助检查和诊断

眼眶纤维肉瘤缺乏特异性诊断方法，超声探查显示形状不规则的占位性病变，边界不清楚，回声少而伴声衰减暗区，透声差而不能压缩。CT显示眶内高密度软组织占位，边界不甚清楚，眶腔可轻度扩大，可见骨质受到破坏。

（四）治疗

眼眶纤维肉瘤治疗首选方案是广泛切除，必要时行眶内容摘除术，但切除后易复发，预后不佳。放疗和化疗的疗效不确切。

三、眼眶脂肪瘤的诊治

脂肪瘤（lipoma）是由成熟脂肪细胞组成的肿瘤，可发生于全身各部位，好发于皮下，眼眶内虽含有较多的脂肪成分，但脂肪瘤发病较少见。

（一）病理

眼眶脂肪瘤病理检查中，巨检呈圆形、哑铃状或分叶状，切面为淡黄色，质软，由纤维分隔成小叶，前部有一层薄的纤维膜，后部囊膜多不完整。镜下肿瘤由成熟的脂肪细胞组成，细胞大小和形状不一，排列紧密，纤维性小梁间隔细胞呈叶状排列。瘤体内有较多纤维组织或血管成分时，分别称为纤维脂肪瘤及血管脂肪瘤。

（二）临床表现

眼眶脂肪瘤多发生于成人，多侵犯单侧眼眶。临床表现为非轴性眼球突出，眼球向下、向内移位。眶缘可扪及表面光滑软性肿块。位于结膜下者如果翻转眼睑，就可通过结膜发现淡黄色肿物。推动结膜肿瘤，瘤体可在眼球表面滑动。

（三）辅助检查和诊断

眼眶脂肪瘤超声下，显示为实体性肿物，边界欠清楚，内回声强且不均匀，轻度可压缩性。CT下，显示为眶内圆形或分叶状占位性病变，边界清楚，低密度，密度与脂肪相同或略高于脂肪，内密度不均匀。注射对比剂后病变区轻度增强。MRI对肿瘤诊断有较大意义，T_1WI和T_2WI均呈斑驳状中或高信号。

（四）治疗

手术切除是眼眶脂肪瘤首选治疗方法。眼眶脂肪瘤虽有明确边界，但囊膜菲薄，极易破裂，肿瘤易与眼外肌粘连，应仔细分离，力求完整切除。如肿瘤后部缺乏囊膜，可部分切除，但术后易复发。肿瘤对放疗和化疗均不敏感。

四、眼眶脂肪肉瘤的诊治

脂肪肉瘤（liposarcoma）是由不同分化程度的脂肪细胞组成的，是脂肪恶性肿瘤的代表。多发生于成人，以深部组织多见，如腹部、腹膜后、臀部等部位，发生于眼眶内者较罕见。

（一）病理

眼眶脂肪肉瘤的病理检查中，巨检所见瘤体呈结节状或分叶状，切面呈鱼肉状，为淡黄色或灰红色，包膜不完整。由于瘤体中脂质和黏液样组织混合，且常有出血和坏死区，在切面上有斑驳样外观。镜下肿瘤细胞呈多形性，细胞质少，嗜碱性，胞核深染，可见核分裂，可见巨型肿瘤细胞。脂肪肉瘤分为黏液型、圆细胞型和多形性型。黏液型分化较好。

（二）临床表现

身体其他部位（除外眼眶）的脂肪肉瘤多发生于50～59岁之间，眼眶脂肪肉瘤患者较年轻，一般在10～40岁之间，以女性多见，偶见于青少年。主要临床表现是单侧眼球突出，进展较快。发生于球后的肿瘤早期压迫视神经，引起视神经乳头水肿和视力下降，肿瘤快速增长可致眼球运动障碍。通常于眶缘可触及肿块，质地软或为中等硬度，光滑且稍可移动。

(三) 辅助检查和诊断

眼眶脂肪肉瘤含有较多脂肪成分，因此影像学检查具有一定特征性。B超检查示瘤体为形状不规则、边界不甚清楚的占位性病变，回声较强，透声性差，肿瘤生长迅速，多有坏死腔，可出现病变内部的强回声光团。CT下，肿物呈不规则形，轮廓尚清，密度较正常脂肪略高，内部不均质，注射对比剂后轻度增强，可见骨破坏。MRI有一定的特异性，表现为T_1WI和T_2WI均有高信号，提示脂肪存在。在超声和CT引导下穿刺活检可明确诊断。

(四) 治疗

眼眶脂肪肉瘤需手术治疗。对于肿瘤较小且边界清楚者，可做广泛手术切除，但局部切除很难彻底，残留的肿瘤细胞易引起复发，眶内容摘除术往往不可避免。术后应进行放疗和化疗，但疗效尚不肯定。

第四节　神经源性肿瘤的诊治

一、视神经胶质瘤的诊治

视神经胶质瘤（optic nerve glioma）是发生于视神经内胶质细胞的良性肿瘤，发生率占眶内肿瘤的1%～6%。胶质细胞分为星形胶质细胞、少突胶质细胞和小胶质细胞，发生于视神经的胶质瘤，组织学上均为星形胶质细胞瘤。视神经胶质瘤可发生于视神经的任何部位，由于眶内段视神经最长，原发于此段的胶质瘤较多见。

(一) 病理

视神经胶质瘤病理检查中，巨检下可见视神经呈淡白色梭形肿大，表面光滑，沿视神经呈哑铃状分布。肿瘤横截面外为增厚的脑膜，内为灰白色细腻而质脆的肿瘤实质，部分标本可见囊样变。镜下见肿瘤由分化良好的星形细胞组成，瘤细胞细长，表面有毛发样突起，细胞间夹杂增厚的软脑膜结缔样组织。

(二) 临床表现

视神经胶质瘤多发于学龄前儿童，无明显性别倾向。一侧眼球突出是视神经胶质瘤的常见症状，眼球突出为无痛性、渐进性、轴性突出，出现瘤内出血或囊样变时，眼球突出程度突然增加，并可伴有视力丧失。肿瘤压迫视神经早期，会引起视神经乳头水肿；晚期肿瘤增大时则会呈偏心性生长，可于眶缘扪及肿块，出现眼球运动障碍。肿瘤向前生长可蔓延至眼内，向后生长可至视神经管内及颅内。儿童视神经胶质瘤与神经纤维瘤病有一定的关系。视神经胶质瘤病例有1/5～1/2可见虹膜淡黄色结节、皮肤咖啡样色素斑等。

（三）辅助检查和诊断

本病多发生于儿童患者，出现慢性进行性视力减退、斜视、视神经乳头水肿或萎缩，如有神经纤维瘤体征或家族史，对诊断更有帮助。

1. 超声探查　视神经胶质瘤在B超下，视神经梭形肿大，边界清楚，回声少而弱，前部稍多而后部较少，轴位扫描不能显示后界，倾斜探头可见后界为中等回声，视神经乳头水肿者可见该处有光点突入玻璃体腔，如切面方向适当，可见肿大的视神经与水肿光点连为一体。视神经胶质瘤在A超下，可见肌肉圆锥内有占位性病变，呈肿瘤波峰，且回声少，波峰较低，波峰连线与基线成锐角。

2. CT　CT是诊断视神经胶质瘤的最主要方法，显示肿瘤形状较超声更为准确。可见神经梭形肿大，边缘光滑，与周围脂肪分界清楚，密度均质，注射对比剂后有轻度或中度增强。如肿瘤内有液化腔，液体部分较肿瘤实体密度低，且不能增强。肿瘤钙化时可见钙化斑。如肿瘤沿神经纤维向视交叉蔓延，则显示视神经管扩大和视交叉部位高密度影。

3. MRI　可显示肿瘤轮廓、范围和实质。T_1WI为中信号或中等偏低信号，T_2WI为高信号，与低信号的骨壁和脑脊液相对。MRI可清晰地显示视神经胶质瘤沿视神经管向颅内蔓延的情况，具有较大诊断价值。

（四）治疗

对于视神经胶质瘤的治疗，至今文献尚无统一看法。不少学者认为儿童视神经胶质瘤是一种良性肿瘤，进展甚慢或到一定程度便停止进展，可以密切观察。放疗对部分视神经胶质瘤可能有一定效果，但尚未得到公认。而对于进展较快、视力减退并不可避免地侵犯颅内者，须手术积极治疗。视神经胶质瘤多局限于眶内，外侧开眶可完全切除。视神经孔扩大时，肿瘤已向颅内蔓延，采用经颅开眶大部切除，术后结合放疗，多数病例长期观察无复发迹象。

二、视神经鞘脑膜瘤的诊治

脑膜瘤（meningioma）是常见的眼眶内肿瘤，占原发瘤的4%～8%。原发于眶内的脑膜瘤来源于视神经鞘的蛛网膜，具有侵袭性，多见于中年妇女。

（一）病理

视神经鞘脑膜瘤的病理检查中，巨检下表现为视神经一致性或不规则性增粗，表面光滑，淡红色。断面可见视神经鞘的灰色部分增厚，视神经实质部分变薄。穿破硬膜的脑膜瘤围绕视神经增长或向一侧增长，缺乏包膜，表面细颗粒状，质硬。组织学分类同颅内脑膜瘤，分为上皮型、砂粒型、纤维型和血管型。上皮型最为多见，占眶内脑膜瘤的50%～75%。

（二）临床表现

视神经鞘脑膜瘤的肿瘤细胞沿视神经蔓延，具有以下特征：早期视力减退、眼球突出、视神经乳头水肿或萎缩、视神经睫状静脉，称为视神经鞘脑膜瘤四联症。肿瘤突破硬膜向眶内侵袭，引起眼球突出和眼球运动障碍。眼球突出是最常见和较早出现的体征，95%的患者早期出现眼球突出。眼球突出多为轴性突出，严重者眼球脱出于睑裂。视力减退和视野暗点也是肿瘤早期症状之一，常误诊为球后视神经炎。眼底改变是视神经鞘脑膜瘤常见的重要体征。视神经乳头水肿早期即发生，并长期存在，视神经乳头表面往往出现视神经睫状静脉，最后发生继发性视神经萎缩。脑膜瘤质地较硬，可妨碍视神经的弯曲移动，而发生眼球运动障碍。影响静脉回流，所致的眼睑和结膜水肿也是脑膜瘤的常见体征。部分患者可伴发视神经纤维瘤。

（三）诊断

视神经鞘脑膜瘤多发于成年女性，具有一侧性眼球突出、视力减退，以及特征性的视神经乳头萎缩和视神经睫状静脉的视神经鞘脑膜瘤四联症，影像学检查具有特征性图像，因此有较大诊断价值。

1. 超声　B超探查，视神经增粗，与眼球间角度加宽，边界清楚，回声较少，而衰减明显，后界常不能显示或回声微弱。肿瘤内偶见强回声斑点，表示钙斑反射，此斑点在其他肿瘤内少见。A超可显示视神经实体性增大，反射不规则。

2. CT　具有特征性图像。视神经肿大呈管状、梭形或锥形，边界清楚光滑，密度均质，当肿瘤穿过硬膜之后，因缺乏包膜，图像上肿瘤的边界可不整齐。利用薄层（1.5 mm）体层成像水平可见铁轨样改变，粗大的视神经两侧为高密度条影，如同铁轨，为肿瘤区；中央低密度条纹为萎缩的视神经纤维区。砂粒型者内含有丰富的钙，在5 mm层厚的图像上，许多砂粒样瘤体重叠成像，如同全肿瘤钙化，肿瘤内可见不规则钙化斑或袖套样钙化。原发于骨膜者可见眶骨增生，肿瘤向后蔓延则可见视神经管扩大，密度增高，至颅内后会呈球形增大，向鞍上发展。

3. MRI　T_1WI显示为视神经肿大，中等低信号；T_2WI为高信号，但位于硬膜内的肿瘤T_2WI仍属中信号。MRI下骨骼被显示为暗区，MRI可清晰显示肿瘤在视神经管内及颅内蔓延的情况，MRI对脑膜瘤眶外部分的显示优于CT。

（四）治疗

脑膜瘤的治疗主要是手术，但由于肿瘤特殊的生长位置和颇为丰富的血供，完全切除比较困难。通常对于老年或早期视神经鞘脑膜瘤患者，病变发展较慢，对视力影响较小，眼球突出也不明显，无颅内蔓延趋势，可临床密切随访观察。儿童时期的脑膜瘤与成人相比更具有侵袭性，进展快，死亡率高，一旦发现，就应尽量手术切除。此外，视力已丧失或眼球突出严重影响美观，肿瘤沿视神经向后进展，有些已接近视神经管和眶上裂，以及有些发生于骨膜的脑膜瘤应及时手术。

根据肿瘤位置、范围及与视神经管和颅脑的位置关系决定手术入路及手术范围。肿瘤位于眶内而未达到视神经管以内者，采用外侧开眶；肿瘤蔓延至视神经管内或颅内者，应采用经颅开眶手术。病变位于眶尖、在视神经管和颅内蔓延、不适合手术或手术未能完全切除者，可用γ刀补充治疗。

三、眼眶神经鞘瘤的诊治

神经鞘瘤（neurilemmoma）是神经鞘细胞所形成的一种增长缓慢的良性肿瘤，发生于眶内者较少见，占眶内原发肿瘤的1%～3%。

（一）病理

眼眶神经鞘瘤病理检查中，巨检可见肿瘤呈圆形、长椭圆形或锥形，黄色或黄褐色，外有薄膜。切面为灰白细嫩的瘤实质，间有黄色软化灶。神经鞘瘤在镜下有两型结构类型：一型为束状型（Antoni A型），细胞呈细长梭形，境界不清，核为长椭圆形，互相紧密平行排列，呈栅栏状或不完全的旋涡状，称Verocay小体。另一型为网状型（Antoni B型），细胞稀少，排列成稀疏的网状结构，细胞间有较多的液体，常有小囊腔形成。以上两型结构可同时存在于同一肿瘤中，其间有过渡形式，但多数以其中一型为主。

（二）临床表现

眼眶神经鞘瘤多发生在中年人，无性别差异。神经鞘瘤生长缓慢，早期缺乏明显症状和体征。若肿瘤位于眼球后，引起眼球缓慢向前突出，因病程缓慢，通常眼睑能闭合，无复视。位于眶上方前部的肿瘤，可在眶上缘处扪及表面光滑、质地中等、实体性感或囊性感、可以推动的肿块，眼球可向前突出伴向下方移位。肿瘤累及感觉神经者可有触痛。肿瘤位于眶尖可压迫视神经，造成视神经乳头水肿，久之萎缩，造成视力下降。个别病例眼球严重前突，眼睑闭合不全，眼球表面受损。

（三）诊断

1. 超声　超声图像中病灶显示为圆形或椭圆形占位性病变，边界光滑，回声较少较弱，可见肿瘤晕。实体区内见液性暗区，声衰减较少，压迫可变形。

2. CT　眼眶神经鞘瘤多位于眼眶中后段，为类圆形、长条形或长椭圆形高密度占位性病变，边界清楚圆滑，密度均质，CT值多在＋35～＋50 HU之间（图46-4）。如有液化区密度较低，瘤体部分注射对比剂后会有轻度或中度增强。长期眶压增高引起眶腔局部或一致性扩大。肿瘤经眶上裂向颅内蔓延，可出现眶上裂扩大。

3. MRI　MRI显示神经鞘瘤的位置、形状、边界、继发改变与CT影像类同。T_1WI呈中低信号（明显低于脂肪，而较眼外肌和视神经信号稍高），T_2WI为高信号或中高信号。MRI可明确显示肿瘤与视神经、眼外肌、眶上裂的关系。

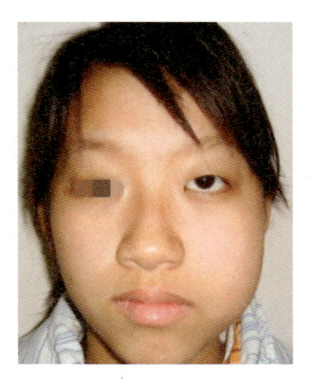
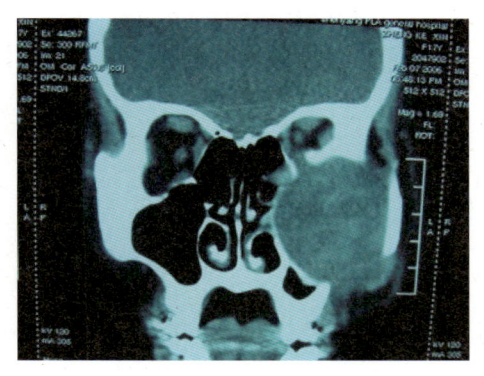

A. 患者正面照；B. 患者CT影像。

图46-4　翼腭窝神经鞘瘤病例

（四）治疗

眼眶神经鞘瘤虽然进展缓慢，但最终会破坏视力，需早期治疗，肿瘤对化疗和放疗均不敏感，有效的疗法是手术切除。手术入路需根据肿瘤位置加以选择，眶前部可扪及的肿瘤采用前路开眶，位于眼球赤道部以后的肿瘤采用外侧开眶。手术操作时要注意保护眶内重要组织，如眶上神经、眼眶滑车、上斜肌和上睑提肌等。这种肿瘤囊壁较薄，在眶尖部与神经、肌腱、眶壁多有粘连，术中分离易致囊壁破裂，使瘤体污染周围结构而引起术后复发，因此手术入路力求宽大，囊壁应完整取出，手术过程尽量避免利用组织钳去钳夹，以免撕破囊壁。肿瘤预后较好，如能被完全切除并取出，复发可能性极小。

四、神经纤维瘤病的诊治

神经纤维瘤病是一种常染色体显性遗传病，一般发生在儿童或少年，肿瘤来源于周围神经的施万细胞、神经周细胞和成纤维细胞，可发生在全身各部位，发生于眼眶的神经纤维瘤病主要有孤立型、弥漫型和丛状型。

（一）病理

神经纤维瘤病病灶多无包膜，即使有也不完整，肿瘤内有神经组织的各种成分的增生，肿块境界较清，质实，切面灰白并可见旋涡状纤维，少有出血和囊性变。肿瘤组织内除有大量纤维组织增生外，还有大小不等的血管和粗大的条索状神经。镜检显示肿瘤细胞由神经鞘膜细胞和成纤维细胞构成，排列紧密，可成束分散于波纹状神经纤维之间，与脂肪组织分界不清。肿瘤间质常伴大量网状纤维、胶原纤维及疏松黏液样基质。其与神经鞘瘤的不同处在于其在镜下无完整的包膜及其肿瘤细胞不呈栅栏状排列（图46-5）。

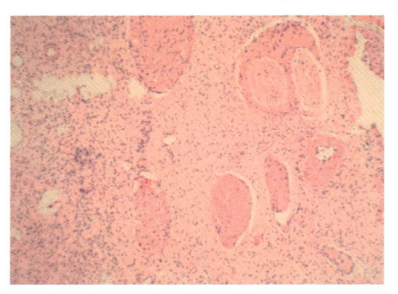

图46-5 神经纤维瘤病的病理改变（HE染色，×100）

（二）临床表现

神经纤维瘤病眼部表现为眼睑增厚、变长，可见皮肤咖啡牛奶斑、虹膜结节、小梁受累（发生青光眼）、脉络膜弥漫性浸润、视网膜的胶质错构瘤。眼眶神经纤维瘤病有三种表现型。

1. 丛状神经纤维瘤病　丛状神经纤维瘤病是最常见的一种类型，常发生在10岁以内的儿童，病变呈弥漫性生长，眼睑过度受累呈囊袋样增生样（图46-6）。上睑下垂，皮肤可见咖啡牛奶斑（图46-7）。蝶骨大翼和颞骨缺损使头面部发生畸形，眶组织（包括泪腺和眼外肌）受累，引起眼球突出，因眶骨缺损而可见搏动性突眼。

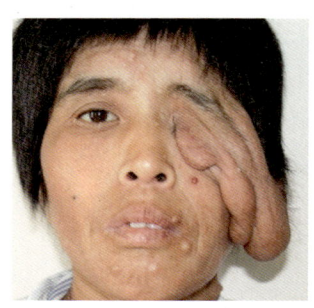
图46-6 眼眶丛状神经纤维瘤病，上睑呈囊袋状增生

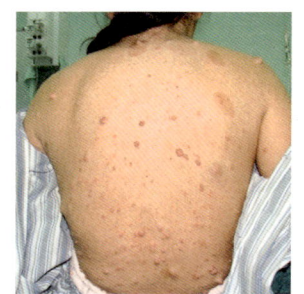
图46-7 丛状神经纤维瘤病，伴背部皮肤咖啡牛奶斑

2. 弥漫型神经纤维瘤病　弥漫型神经纤维瘤病是神经纤维瘤病最少见的类型，周围神经鞘成分浸润性生长，它可侵犯眶内脂肪、眼外肌和其他组织。

3. 孤立型神经纤维瘤病　孤立型神经纤维瘤病多发生在30~50岁的患者，部分有家族史，病变倾向于生长为有边界的肿块，但无包膜（图46-8）。大多数病变可能与三叉神经的眼支有关，故患者感觉眼痛，感觉异常，肿块引起眼球突出、眼运动障碍和视力减退。

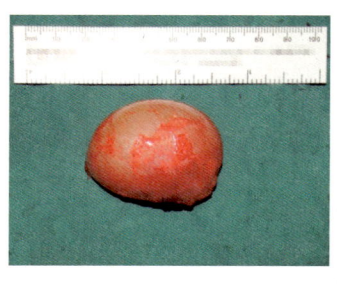
　　　A　　　　　　　　　　B

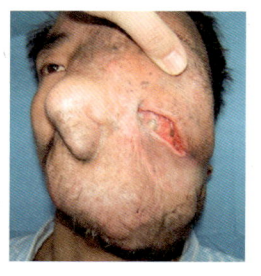

A. 标本；B. 患者侧面照。
图46-8 孤立型神经纤维瘤病大体标本

(三) 诊断

1. B超　神经纤维瘤病病灶表现为边界不清的多回声病变，在粗大神经干的相应区域出现条状回声或少回声区，部分病例在眼球上部尚可发现边界清楚、回声缺乏的搏动性病变，这反映了其眶骨缺失，脑膜脑组织膨入眶内。

2. CT　可见此病患者有软组织病变和骨骼改变：①软组织病变包括颞部和眼睑肥厚，密度增高，眶内多发性斑点状高密度影，眼睑肥厚可与眶内病变相连续，部分病例可见视神经和眼外肌增粗，注射对比剂后增强明显。②骨骼改变包括眼眶增大和眶骨畸形或缺失，可发现额骨、枕骨、顶骨、颞骨的畸形或缺失。

3. MRI　此病的病灶在T_1WI为中信号，在T_2WI表现为高信号或中高信号，图像呈混杂状或斑驳状。

(四) 治疗

手术切除是神经纤维瘤病治疗的首选方法，但由于此肿瘤无包膜，与周围组织边界可不清，故彻底切除较困难，即使能做广泛切除，也可在切除的神经断端复发。Poole等观察了11例患者，认为彻底切除病灶并发症多，建议在适度改善患者容貌的前提下行肿瘤大部切除术。因此，眼眶神经纤维瘤病的手术治疗以减轻症状和消除畸形为主要目的。Hunt等认为神经纤维瘤病是来源于神经外胚层组织的良性肿瘤，生长缓慢，外科手术不会加快它的生长和恶变，但16岁以下患儿因肿瘤生长速度相对较快，手术需慎重，建议以观察随访为主，当肿瘤生长引起严重并发症导致视力下降时可进行手术。

Jackson按照临床表现和肿瘤浸润的程度，将眼眶神经纤维瘤分为三型：Ⅰ型累及眶周软组织，视功能正常；Ⅱ型累及眶骨、眶周软组织，视功能损伤；Ⅲ型累及眼眶、颅骨、眶周软组织，视功能丧失。Ⅰ型患者应行肿瘤切除术联合眼睑整形术，包括上睑皮肤松弛矫正术、上睑提肌缩短矫正上睑下垂；Ⅱ型患者可行眼睑整复术联合眼眶重建术治疗；Ⅲ型患者除行眼睑整复术联合眼眶重建术外，可根据具体情况决定眼球是否保留。

（范先群）

参考文献

[1] 张如鸿,穆雄铮,韦敏,等. 眶周截骨和皮瓣转移修复放疗后眼眶发育不良畸形[J]. 中华整形外科杂志, 2004,20(5):342-344.

[2] 穆雄铮,韦敏,王毅敏,等. 眶缘眶壁分层截骨术治疗眼眶及眶周畸形[J]. 中华眼科杂志,2003,39(9): 524-527.

[3] 穆雄铮,董佳生,王毅敏. 一期结膜囊和眶颧重建术[J]. 中华整形外科杂志,2000,16(2):99.

[4] 穆雄铮,董佳生,王炜,等. 可塑性医用树脂和羟基磷灰石复合材料在眼眶复杂畸形中的应用[J]. 中华眼科杂志,1995,31(6):447-449.

[5] 李凤鸣. 眼科全书[M]. 北京:人民卫生出版社,1996.

[6] 韩仪敏. 眼眶肿瘤学[M]. 兰州:甘肃科学技术出版社,1995.

[7] 吴中耀. 现代眼肿瘤眼眶病学[M]. 北京:人民军医出版社,2002.

[8] 徐乃江,朱惠敏,杨丽. 实用眼整形美容手术学[M]. 郑州:郑州大学出版社,2003.

[9] MU X Z,DONG J S,CHANG T. Correction of the contracted eye socket and orbitozygomatic hypoplasia using postauricular skin flap and temporal fascial flap[J]. J Craniofac Surg,1999,10(1):11-17.

[10] MU X Z,DONG J S,CHANG T. Surgical reconstruction of the contracted eye socket and orbitozygomatic hypoplasia in a one-stage operation[J]. Plast Reconstr Surg,1999,103(2):487-493.

[11] MU X Z,ZHANG R H,WEI M,et al. Surgical correction of orbital and periorbital deformities using lamella and complex osteotomies in both orbital rim and wall[J]. J Craniofac Surg,2005,16(1):144-149.

[12] REEDY B K,PAN F,KIM W S,et al. The direct effect of intraorbital pressure on orbital growth in the anophthalmic piglet[J]. Plast Reconstr Surg,1999,104(3):713-718.

[13] PUTTERMAN A M,KARESH J W. A surgical technique for the successful and stable reconstruction of the totally contracted ocular socket[J]. Ophthalmic Surg,1988,19(3):193-201.

[14] KRASTINOVA D,MIHAYLOVA M,KELLY M B. Surgical management of the anophthalmic orbit, part 2: post-tumoral[J]. Plast Reconstr Surg,2001,108(4):827-837.

[15] TESSIER P,KRASTINOVA D. [Transposition of the temporalis muscle into an anophthalmic orbit][J]. Ann Chir Plast,1982,27(3):212-220.

[16] WEXLER M R,PELED I,KAPLAN H. Socket reconstruction using cross-arm flaps[J]. Plast Reconstr Surg,1981,68(1):18-22.

[17] MCCRAW J B,FURLOW L T. The dorsalis pedis arterialized flap. A clinical study[J]. Plast Reconstr Surg,1975,55(2):177-185.

[18] VISTNES L M,IVERSON R E. Surgical treatment of the contracted socket[J]. Plast Reconstr Surg,1974,53(5):563-567.

[19] JACKSON I T,CARLS F,BUSH K,et al. Assessment and treatment of facial deformity resulting from radiation to the orbital area in childhood[J]. Plast Reconstr Surg,1996,98(7):1169-1179.

[20] LEE Y H,KIM H C,LEE J S,et al. Surgical reconstruction of the contracted orbit[J]. Plast Reconstr Surg,1999,103(4):1129-1136.

[21] KRASTINOVA D,KELLY M B,MIHAYLOVA M. Surgical management of the anophthalmic orbit, part 1: congenital[J]. Plast Reconstr Surg,2001,108(4):817-826.

[22] SMITH B C,NESI F A. Practical techniques in ophthalmic plastic surgery[M]. St. Louis:Mosby,1981.

[23] CHEN W P D. Oculoplastic surgery:the essentials[M]. New York:Thieme,2001.

[24] BOSNIAK S L. Principles and practice of ophthalmic plastic and reconstructive surgery[M]. Philadelphia:Saunders,1996.

[25] JACKSON I T,LAWS E R,MARTIN R D. The surgical management of orbital neurofibromatosis[J]. Plast Reconstr Surg,1983,71(6):751-758.

[26] HUNT J A,HOBAR P C. Common craniofacial anomalies: conditions of craniofacial atrophy/hypoplasia and neoplasia[J]. Plast Reconstr Surg,2003,111(4):1497-1508.

[27] POOLE M D. Experiences in the surgical treatment of cranio-orbital neurofibromatosis[J]. Br J Plast Surg,1989,42(2):155-162.

[28] KWIAT D M,BERSANI T A,HODGE C,et al. Surgical technique: two-step orbital reconstruction in neurofibromatosis type 1 with a matched implant and exenteration[J]. Ophthalmic Plast Reconstr Surg,2004,20(2):158-161.

第四十七章

颅颌面肿瘤的联合根治与修复

第一节 概述

颅颌面联合手术是指原发于鼻窦、上颌窦、颞下颌关节、颞下窝、翼腭窝、咽旁间隙、腮腺、眼眶和耳部等部位，肿瘤已侵犯（或破坏）颅底骨结构，或者颅内肿瘤向外生长已破坏颅底骨结构且侵及上述部位，范围涉及颌面外科、神经外科及耳鼻咽喉科等肿瘤的外科治疗。要求术者只有既熟悉颅底解剖及神经外科手术的技能，又熟悉颌面、眼、耳、鼻的解剖及手术技能，才能彻底切除肿瘤。

上颌窦和筛窦的恶性肿瘤可侵犯筛板、筛骨与颅前窝、颅中窝；腮腺癌可侵犯颞骨；耳部原发性恶性肿瘤常起源于外耳道，侵犯邻近颅骨。晚期癌侵犯颅骨，往往是因为早期手术时为保留面神经、下颌骨、眼球、耳和大血管等重要结构，癌灶切除不够彻底。肿瘤小范围切除后加用放疗是常规的方法，但疗效不佳。在放疗后肿瘤仍可复发，并侵犯相邻的重要组织。只有通过颅颌面联合切除术，才有可能较彻底地切除肿瘤，减少局部复发，提高生存率。

通常，口腔颌面外科医师对颌面部手术应是熟悉的，耳鼻咽喉科医师对耳鼻咽喉手术应是熟悉的，头颈外科医师对颈部手术应是熟悉的，神经外科医师对颅内手术更应是精通的。然而，对于与颅内、颅外都"一板之隔"的颅底，并不属于外科任何专科范畴，因而一度成为医学上无人过问的空白点，被视为"禁区"。

随着社会的进步、医学的发展，20世纪50年代初开始用切除颞骨的方法来治疗耳部的原发性恶性肿瘤，便是颅颌面手术的最早尝试。Ketcham等（1963）对侵犯筛窦的鼻旁窦恶性肿瘤采用了颅内、颅外手术相结合的途径，行以切除筛窦、筛板为主的颅颌面联合切除术，并对手术价值作出了初步评估；Terz等（1969）首先报道了颅中窝切除的颅颌面切除术，使侵犯颅底的肿瘤根治术又向前推进了一步。于20世纪70年代初期由法国Tessier和美国纽约大学朗格尼医学中心的Converse提出颅颌面外科（craniomaxillofacial surgery），也称颅面外科（cranio-facial surgery）或颅眶面外科（cranio-orbital-facial surgery），后两者的名称几乎是同时提出来的。使那些复杂而难治的颅颌面先天性畸形和外伤性畸形，以及颌面部恶性肿瘤向颅底扩散的病例得到了有效的治疗。颅颌面联合切除术已成为具有世界先进水平的新兴临床边缘学科——"颅颌面外科"的重要组成部分。在我国，邱蔚六于1978年率先采用颅（指颅中窝）、颌面（主要是上颌骨、颧骨及眶内容、部分下颌骨）联合切除术治疗1例颞下窝软骨肉瘤，成功地切除了"一板之隔"的颅底结构，突破了"禁区"，开创了一条颅内与颅外相结合的手术途径，达到了有可能整块（en block）切除肿瘤及受累组织，减少局部复发，提高患者生存率的目的。对颅颌面联合切除后遗留的颅底及颌面部大面积缺损，我科于1980年率先采用显微外科技术行血管吻合、血液循环重建、游离组织瓣移植后立即封闭式修复的方法，及时恢复了患者的基本容貌与某些生理功能，有效地提高了患者的生活质量。立即修复获得成功，有力地促进了颅颌面联合切除术的进一步推广应用。

经过了近20年的发展，仅仅在口腔颌面外科专业领域内，全国就已有近10个单位开展此项手术。到1997年为止的临床资料显示，全国已有100余例口腔颌面部晚期恶性肿瘤患者接受了颅颌面联合切除术。据上海第二医科大学附属第九人民医院口腔颌面外科的统计资料显示：1978—1997年46例患者接受了颅颌面联合切除术后，3年、5年、10年生存率分别为48.4%、35.1%和20%，其中1例已无瘤生存14年。这标志着我国的颅颌面联合手术技术日臻完善，其手术效果已接近或达到国际先进水平。

第二节　颅底应用解剖

颅底位于颅内、颅外交界部位，称为"一板之隔"。颅底结构骨质厚薄不匀，由前向后逐渐变厚，颅底有许多孔裂，为颅内外神经血管通过处。组成前、中颅底的颞、筛、额、蝶骨的内部有鼓室、乳突和鼻窦。

颅底的上方（即从颅内观）为颅窝，它可分为三部分：颅前窝、颅中窝和颅后窝（图47-1）。

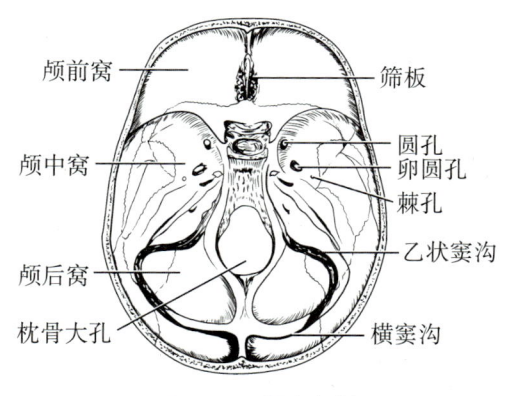

图47-1　颅底解剖

一、颅前窝

颅前窝由额骨眶板、筛骨筛板、蝶骨小叶和体前部构成。鼻腔、筛窦、蝶窦均在颅前窝之下，该区病变有鼻腔症状和眼眶症状，脑脊液漏可自鼻腔流出。

二、颅中窝

颅中窝由蝶骨和颞骨组成,两侧容纳颞叶前部。蝶骨大翼居蝶骨小叶边缘之下的一部分为眶板后部,成为颅中窝底的前壁,大翼后下部分渐厚与颞骨岩部顶延续,组成蝶鞍两旁各自的窝底。前壁大、小翼之间为眶上裂,有动眼神经、滑车神经、展神经和眼神经,以及眼上静脉和脑膜小动脉通过。其眶下裂通翼腭窝,翼腭窝底孔隙有圆孔、卵圆孔和棘孔,从前内至后排列成一斜线。圆孔居眶上裂后,上颌神经经此入翼腭窝。圆孔后为卵圆孔,通颞下窝,内有下颌神经及连接翼丛和海绵窦的导血管通过。棘孔位于卵圆孔外侧,有脑膜中动脉经过。上述三孔连成的斜线内侧,蝶骨体后外与底枕锥体尖之间为破裂孔。颈内动脉由岩锥体尖出颈动脉管内口,经破裂孔入颅。

临床上,原发或继发的侵犯颅中窝底的恶性肿瘤会累及途经的神经组织,而产生一系列神经症状,可以作为早期诊断颅底受累病变的一个重要依据;此外,侵犯颅底骨致圆孔、卵圆孔、棘孔结构遭破坏被视为行颅颌联合切除术的禁忌,这是因为三孔连成的斜线内侧为脑干生命中枢结构,迄今仍被视为手术禁区。

三、颅后窝

颅后窝是三个颅窝中最大、最深的一个,由枕骨,以及颞骨的岩部、乳突这三部分组成。颅后窝中心为枕骨大孔,颅后窝中央有小脑。颅底的脑桥小脑三角、颈静脉孔、颞骨岩部尖端和眶上裂等区是病变好发部位。乙状窦在乳突内侧,下行至枕骨和颞骨岩部间的颈静脉孔,颈静脉微偏向前外,孔内除颈静脉球,还有舌咽神经、迷走神经和副神经通过,孔区占位性病变可使这些脑神经受压麻痹,形成颈静脉孔综合征。

第三节 颅颌面联合切除术

一、适应证和禁忌证

原发于筛窦、额窦的恶性肿瘤或起于上颌骨(含上颌窦)、颧骨、眶区、颞下窝、颞下颌关节区、腮腺区,以及口腔颌面其他部位的恶性肿瘤会波及颅前窝和(或)颅中窝底,无远处转移,全身情况较好。临床上伴有上颌神经、下颌神经分布区域的剧痛或麻木、张口受限,提示肿瘤已侵及颅底结构,均应常规做X线体层摄影、CT,必要时可做MRI等检查。影像学检查证实有翼腭窝受侵,上颌窦后壁及翼板破坏,筛窦、颞下颌关节区或乳突骨质受侵者,均应考虑颅颌面联合切除术。

如确证癌瘤已侵入蝶窦(仅前下壁受累除外)、脑实质,以及鼻咽部、椎前间隙受累及,蝶骨有大片吸收，卵圆孔、棘孔明显破坏扩大，破裂孔区已受累及，或确诊有远处转移者，应视为手术禁忌。

二、病变切除原则

1. 整块切除　切除操作不进入肿瘤组织内，应在解剖结构之间或在肿瘤之外整块切除。比如腮腺及耳部肿瘤，切除范围应包括受累皮肤、腮腺、面神经、下颌支、翼腭窝、颞骨、颈部大块组织、受累的颅底骨及硬膜。鼻窦肿瘤侵犯颅骨，应包括受累的上颌骨、筛骨、筛板、眼眶及硬膜。

2. 手术步骤　应该按"先颅内，后颅外""先无菌，后有菌""先侵入灶，后原发灶"的处理原则进行。

3. 硬膜的切除　硬膜的破坏区一般和肿瘤病灶相对，而且关系密切，手术时应将其一并切除。对于侵入灶，如未累及硬膜，则硬膜作为一道屏障，覆于肿瘤表面，手术操作应在硬膜外进行。

4. 脑内侵入灶的处理　颅外肿瘤破坏了脑的解剖屏障（颅骨和硬膜）之后，逐渐向脑内生长，使脑组织受压移位，一般情况下，如果在术前经查体及CT、MRI等特殊检查明确诊断脑实质已受到侵犯，应放弃做颅颌面联合手术。假如是在术中发现脑实质受侵，应根据受侵部位的脑实质结构情况做酌情处理，最好能将受累脑实质一并切除。

5. 肿瘤侵犯重要结构　譬如在术前怀疑颈内动脉已受肿瘤侵犯，应做颈动脉造影，充分了解肿瘤与颈动脉的密切关系及颅内大脑动脉环（也称Willis环）交通动脉及其患侧大脑血供状况，必要时术前做颈动脉压迫训练2周以上，以确保术中相对安全地切除受肿瘤侵犯的颈动脉或者行颈动脉切除后的重建术。

三、手术主要类型

依据肿瘤部位可分为经额骨、经颞骨和经枕骨入颅的三种手术入路和四种手术类型：

1. 颅前窝入路　主要为切除鼻腔、上颌骨、筛窦和眶内波及的颅前窝底骨板肿瘤所采用的手术途径。手术采用蒂在同侧的额部皮瓣或选用冠状头皮皮瓣切口。由额侧开窗入颅，前颅底骨切开线循健侧筛板外缘向后，通过鞍结节前缘及前床突，在患侧与眶上裂相交于颅中窝凿骨线（图47-2）。

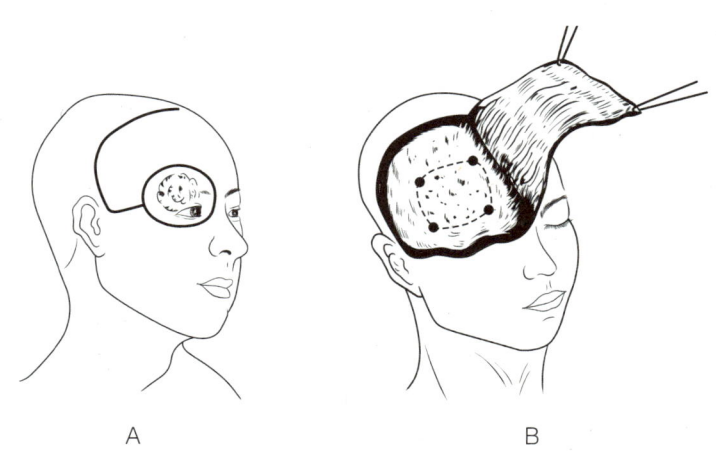

A. 设计冠状头皮皮瓣切口线；B. 由额侧开窗。
图47-2　颅前窝手术入路

2. 颅中窝入路　主要为切除鼻旁窦、上颌骨、颞下窝、翼腭窝部位侵及颅中窝底骨板的恶性肿瘤所采用的手术途径。手术采用蒂在同侧的额头皮瓣联合颌面部Weber-Fergusson切口、Morre切口或加用其他辅助切口。由颞侧开窗入颅，骨切开线循棘孔-卵圆孔-眶上裂-颞下颌关节顶连线（图47-3）。

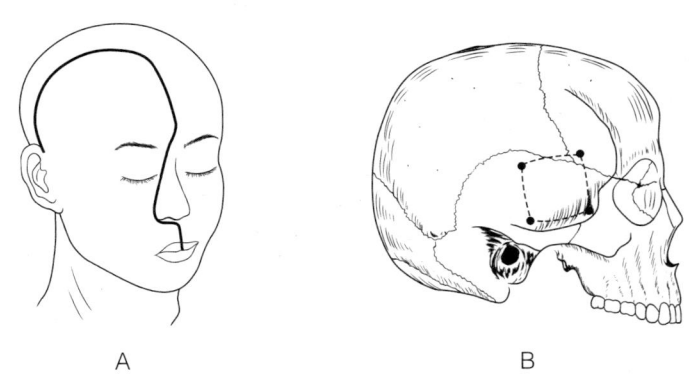

A. 设计额头皮瓣联合颌面部切口；B. 颞侧开窗。

图47-3　颅中窝手术入路

3. 颅前窝和颅中窝入路　主要为切除已侵及颅前窝和颅中窝底骨板的肿瘤所采用的手术途径。切口设计也是采用蒂在同侧的额头皮瓣联合颌面部切口。由额、颞联合骨瓣开窗入颅。骨切开线将上述两者连在一起（图47-4）。

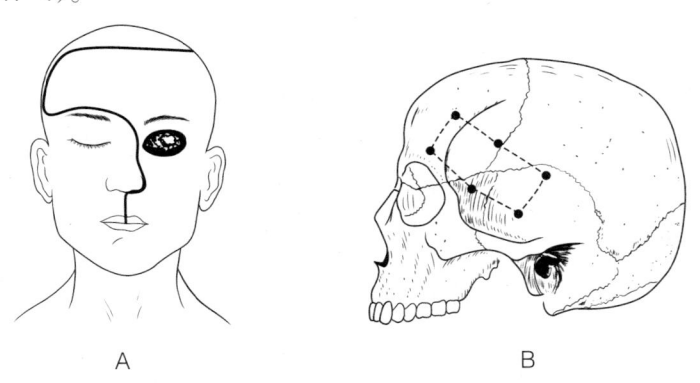

A. 设计额头皮瓣联合颌面部切口；B. 额、颞联合骨瓣开窗。

图47-4　颅前窝、颅中窝联合手术入路

4. 颅后窝入路　主要为切除耳道、颞下颌关节、腮腺区等部位已侵犯颅后窝的晚期恶性肿瘤所采用的手术途径。手术采用耳后枕部迂回皮肤切口，于乳突部位切断胸锁乳突肌，解剖至枕骨基部，使头侧弯，以便暴露位于C_1横突和颞后窝之间的空隙，裸露面神经管和乙状窦后可以切除乳突，直至枕髁，经枕骨开窗入颅后窝（图47-5）。

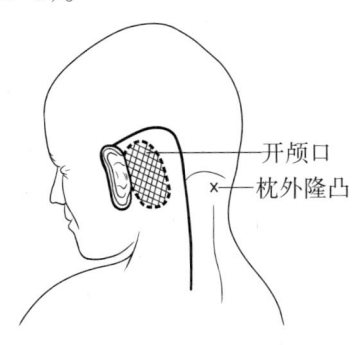

图47-5　颅后窝手术入路

四、手术步骤和方法

（一）术前准备

1. 一般检查　同头颈部大手术、开颅术的准备。

2. 认真查体　根据颅神经功能障碍（如眼球运动情况、三叉神经分布区感觉丧失或减退、面瘫与否、张口开大程度和呛咳与否等）情况，来估计病变的范围。

3. 特殊检查

（1）头颅平片：了解病变对筛板、筛蝶窦、蝶骨、翼突、卵圆孔、棘孔、岩骨和颈椎等处的骨质有无破坏。

（2）血管造影：了解肿瘤的供血情况，比如由哪些血管参与供血、静脉引流情况和其与颅内血管的关系。如血供丰富，可考虑术前先行辅助性颈外动脉栓塞术。

（3）CT和MRI检查：可清楚了解肿瘤的全貌，以及其与周围结构的关系，对估计切除范围、确定术式有重要的参考价值。

4. 应用抗生素　对鼻腔、鼻窦和耳部的原发肿瘤，或经鼻腔、鼻窦和口腔入路的手术，肿瘤有破溃者，都应术前应用抗生素2~3天。局部做口腔清洁护理，必要时做术前连续3天、每天早晨1次的咽拭子采集标本做细菌培养加药敏试验。

5. 备皮　术前1天剃去头发。对于考虑要同期行整复的患者，还要包括供皮区的皮肤准备。

6. 术前护理准备　按气管内全身麻醉术前护理要求准备。

7. 气管切开的准备　对涉及鼻咽部、口咽部的大范围手术者或者有张口困难、估计术后会发生呼吸道梗阻者，应在术前行气管切开术。

8. 鼻胃管准备　对于术后暂不能经口进食的患者，应在术前或术中插入鼻胃管。

（二）麻醉

采用经口腔气管插管降温麻醉。术中维持浅低温（30~32 ℃）可增加机体对创伤及失血的耐受性，有利于缩小脑容积，降低颅内压。此外，在显露和整块切除颅底组织的操作过程中，短暂地适当降低血压，可减少出血，保证术野干净、清晰，有利于安全而准确地操作。

（三）切口设计

（1）按肿瘤外科的要求，所设计的切口应能保证切除所有肿瘤组织，且有一定的安全缘。

（2）所设计的切口应能兼顾颅底骨质切除后保护脑组织的整复措施。

（3）所设计的切口还要考虑到颅外组织缺损的整复方法。

（4）颅颌面联合入路切除术通常由头部切口和面部切口两部分组成。两部分切口手术可以分开进行或联合进行。对于颅前窝切除术，Ketcham等采用发际内冠状切口；Guggenhem等用额部纵行切口；Bridger则采用眉弓处横行切口，翻开皮瓣如蝴蝶形。发际内冠状切口虽然创伤大些，但切口隐蔽，被普遍采用。面部切口通常采用Weber-Fergusson切口。面侧方入路通常采用颞部、耳前、腮腺区、颈部联合切口。总之,头部切口相对恒定,面部切口应视原发肿瘤范围、浸润皮肤等情况而灵活掌握。

(四) 颅内手术

翻开额头皮皮瓣。手术切口选在额部(颅前窝入路)或颞骨鳞部(颅中窝入路),以后者为例:前至额颞交界,后至颞下颌关节窝水平,上齐发际,下平颧弓水平行颅骨钻孔;用线锯锯开,形成上附颞肌的颞骨骨瓣;向患侧翻转,显露颞叶硬膜。如需同时切除颅前窝者,则在额部增加一个蒂在中线、向健侧翻转的额骨骨瓣。

给甘露醇脱水后,从颅中窝外上侧开始沿硬膜外自颅底分离。循脑膜中动脉显露棘孔,结扎切断脑膜中动脉。此后,自棘孔向前寻找卵圆孔,并切断下颌神经,再向前在圆孔处切断上颌神经;再稍加分离,可见眶上裂,于此处分别切断眼神经、动眼神经、滑车神经和展神经。以锐利小骨凿按棘孔→卵圆孔→圆孔→眶上裂→颞下颌关节窝顶的连线凿开颅底;再分别于眶上裂及颞下颌关节鼓板部(如关节窝有肿瘤侵犯,则在骨性外耳道顶部)引出线锯,锯断颞鳞部及额颞交界处骨质。至此,颅中窝切除线即可宣告完成。如欲同时行颅前窝切除时,则从额骨瓣下界起始向下后分离额叶硬膜,切断嗅神经,显露筛窦、筛板,直至鞍结节前缘及前床突。从健侧筛窦外缘开始,通过鞍结节前缘及前床突部凿骨,在患侧与眶上裂相交于颅中窝的凿骨线;再自健侧筛窦凿骨线上通一线锯至健侧鼻腔,锯断剩余的额骨、鼻骨。至此,颅前窝的颅内切除线亦可宣告完成(图47-6)。患侧视神经的切断在标本取下时进行比较安全。

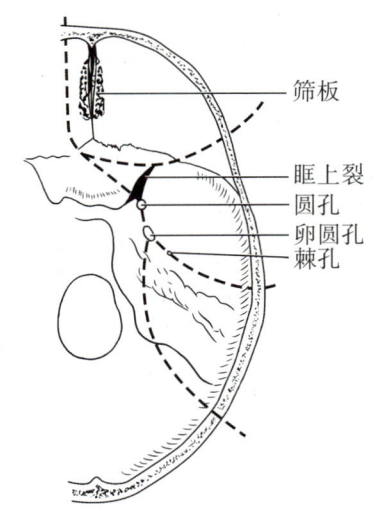

图47-6 颅底骨切开示意图,虚线示凿骨线

(五) 颅外手术

颅外切除术视原发肿瘤波及范围而定。由于病例多属晚期,故一般均包括上颌骨、颧骨、下颌支及眶内容的切除;如欲保存眶内容,则颅内手术分离至眶上裂处不应切断通过眶上裂的颅神经,否则将影响眼球的运动功能。

（六）切除标本及关闭创口

颅内外手术均完成后，肿瘤标本一般可整块取下。彻底止血并细心检查硬膜有无破裂，对有脑脊液漏出的破孔区，应以3-0细丝线做严密缝合；骨瓣复位，缝合骨膜数针或以微型钛板固定；采用含有抗生素的生理盐水冲洗创面；放置引流，关闭创口。

（七）组织缺损修复

1. 脑膜缺损　由掀颅骨瓣造成的硬膜撕裂，通常只要用3-0细丝线直接严密缝合。肿瘤切除后所致的脑膜缺损，多数医师采用颞肌筋膜（本组有10例）或帽状腱膜颅骨膜（本组有4例）修复术，能起到良好的修复效果，均在术后1～2天停止脑脊液漏。

2. 颅底骨缺损的修复　颅底骨缺损的脑膜暴露区，早期以Ketcham为代表，采用硬膜上游离植皮的方法，成活率低。尤其是颅前窝、颅中窝联合切除者，颅底骨缺损面积大，断层皮片移植后更易失败。严重者可导致脑膜炎。因此，颅底骨缺损修复主要着眼于覆盖和保护硬膜，以减少脑膜及颅内感染的机会。我科最早在20世纪70年代曾采用全额皮瓣重建颅底缺损（13例），结果颅底缺损区都获得了良好的修复。然而，由于额部皮瓣转移至颅底缺损区，额部遗留新的创面，早期笔者采用游离植皮或头皮皮瓣修复这一类创面，曾有多例因皮片或部分皮瓣坏死并发颅骨骨髓炎。而且，颅中窝底缺损以额部皮瓣重建效果不佳，难以完全覆盖至颅中窝底缺损区。至1989年7月，我科首次采用显微外科技术行血管吻合使血液循环重建，做游离胸大肌皮瓣移植，立即封闭式修复颅中窝及上颌骨切除后的缺损，既能完全覆盖颅底以保护脑膜，又能将额颞瓣回复原位，获得了满意的外形效果且有效地减少了继发性额骨骨髓炎等并发症。

（1）颅前窝缺损的修复：对该区的颅底骨和软组织缺损，有作者报道骨缺损<4 cm²者，可采用肌浆、皮片填塞或衬垫修复，或用鼻中隔移位修复获得良效；>4 cm²的骨缺损，采用游离颞骨、髂骨，取下的骨块做成楔形，嵌在缺损处，用粗丝线或结扎丝固定，在固定好骨块以后，将预先准备好的中厚皮片衬在颅底鼻腔面，大于骨缺损区1～2 cm²，下填塞碘仿纱条以防滑脱或贴合不紧。此三层材料形成三明治式人工颅底，获得良效。上述修复方法优点是简便，但仅适用于原发于筛窦、部分上颌骨（额鼻窦）切除，上颌骨大部分留存能起良好的支撑和修复组织的作用。如果颅颌面联合切除术大面积缺损采用游离骨和游离皮片移植，就易坏死、脱落而失败。采用吻合血管大网膜修复前颅底缺损，随访3年、5年未复发，所用的大网膜组织瓣的供养血管为颞浅动脉。肿瘤切除后残留的前颅底、眼窝及颌面缺损，有作者采用吻合血管的游离腹直肌皮瓣连带第6、8肋软骨行眼眶下缘及颧弓重建，以维持术后颜面外形完整。另外，眼球摘除后利用游离腹直肌肌皮瓣充填眼窝及患侧颌面部残腔，利用其皮瓣制成小皮岛而与上、下结膜缝合，一期制作假眼床，以使术后在短时间内安装假眼球。血液循环重建的腹直肌肌皮瓣是将腹壁下动、静脉与患侧的颈外动脉分支面动脉或甲状腺上动、静脉做血管吻合。

（2）颅中窝缺损的修复：近年来，由于显微外科技术的迅速发展和广泛应用，多数学者主张采用吻合血管的游离组织移植来修复颅中窝缺损，比如采用腹直肌肌皮瓣、背阔肌瓣、胸大肌瓣、前臂皮瓣、髂骨和肩胛骨瓣等。究竟用哪一种游离组织瓣移植更为合适？应根据缺损面积大小、组织量多少来确定。假如仅仅是颅中窝底缺损,尚有部分上颌骨做支撑,就可设计用组织量少、结构简单、操作方便的前臂皮瓣或肩胛皮瓣携带部分肩胛骨。假如颅前窝、颅中窝联合上颌骨、颧骨切除术后遗留颅及面中1/3组织洞穿型大面积缺损,需要修复颅底、口腔内及颜面部皮肤缺损的重建,必须移植大量组织。据笔者的临床经验,选择由单根供养主干动脉携带2~3块组织瓣(被称为单蒂双叶瓣或单蒂三叶瓣)移植或选择由2块独立的游离组织瓣通过血管吻合后连接起来成为1块(串联皮瓣)修复缺损。最常用的单蒂多叶瓣是由肩胛下动脉携带肩胛皮瓣(或肩胛骨瓣)、前锯肌瓣和背阔肌肌皮瓣重建大面积缺损。最常用的串联皮瓣是游离胸大肌肌皮瓣串联前臂皮瓣(图47-7)。我科自1978—1997年,颅颌面手术46例中,21例采用血管化游离肌皮瓣立即封闭式修复颅底缺损,其中2例为单蒂双叶瓣,5例采用串联皮瓣。成功率为95.2%(20/21),均获得了满意的结果。

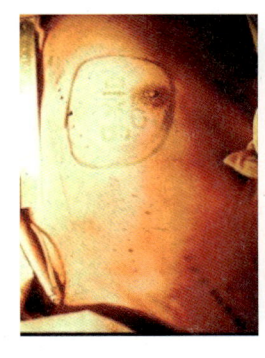 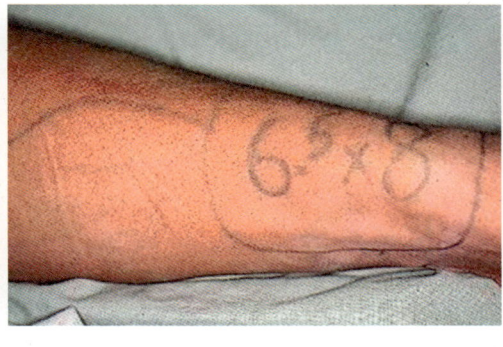 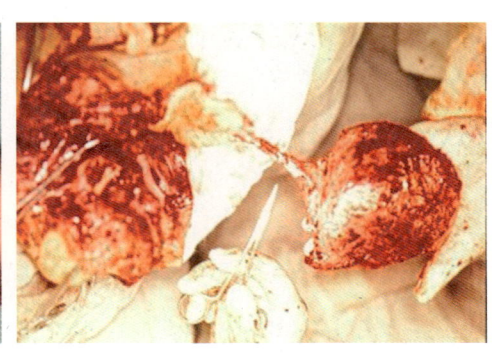

A　　　　　　　　　　　　　　B　　　　　　　　　　　　　　C

A. 设计胸大肌肌皮瓣;B. 设计前臂皮瓣;C. 断蒂。

图47-7　游离胸大肌肌皮瓣串联前臂皮瓣修复颅颌面缺损

3. 颅外组织缺损的修复　早期对于颅颌面肿瘤手术所致的颅外组织缺损,不主张做修复。原因之一是:鉴于晚期肿瘤术后的复发率较高,封闭式立即修复不利于早期发现局部复发灶,有可能延误进一步治疗。原因之二是:显微外科技术尚未成熟。随着颅颌面手术的病例增多,由颅外缺损不修复所造成的面部外形的丑陋,以及口鼻腔相通带来的语音、吞咽等的功能障碍,越来越受到人们的重视。曾有患者因术后丑陋,感觉生存质量太差而自杀,更有患者因此而拒绝接受颅颌面手术,影响了肿瘤的手术治疗。有鉴于此,笔者认为颅颌面手术可以被认为是患者接受的最后一次扩大的根治手术,即使术后出现肿瘤局部复发,一般是难以进一步手术的,因而目前大多数学者主张立即修复。对于口腔颌面外科来说,颅外组织缺损主要是指面中下2/3的硬、软组织的缺损。所谓功能性重建是指除了软组织修复、恢复面部外形以外,重点修复颌骨,牙列重建后恢复咀嚼功能,主要有非手术重建方法和手术重建方法两类修复方法。

(1) 赝复体修复:赝复体修复仍然是常用的传统上颌骨、颧骨、眼耳平面等面中下2/3组织缺损的非手术修复方法。主要由口腔修复科医师采用人工义眼、义颌、义齿联合赝复体修复,一般采用中空式阻塞器和义齿粘接一体式修复体。它具有便于行肿瘤术后检查、便于观察肿瘤是否复发、修复体不合适时可重新制作、对肌体损伤小、简单方便等优点。但是长期以来,其在设计上存在着以下缺点:①修复体体积大,牙槽突区相对较严重,摘戴困难;②阻塞器部分和义齿部分间粘连性差;③义颌边缘封闭性差,固位不良,难以反映肌肉动态的正常外形。之后,Wood、Tanaka和刘新民等分别介绍了利用凹凸嵌合形式、磁性连接形式和负压吸合形式设计制作的组合式修复体,将义颌、义齿分成两部分分装组合戴入具有一定的优点。但是，赝复体的固位、支持和稳定仍然存在一些问题，尤其是颅颌面手术后缺损范围巨大的前提下，赝复体缺乏良好的固位和支撑组织、结构，更难以重建其咀嚼功能。

（2）种植体修复：随着人工种植牙系统的发展，Tidemen 于 1992 年率先开展采用预制的钛网（titanium mesh）托槽在微型钛钉固定下，将自体髂骨碎骨片及骨髓移植储存于托槽内，经紧压缩塑形而恢复上颌骨形态并延期植入人工种植牙。同时，为确保移植骨的成活，采用同侧带蒂的颞肌筋膜瓣作为支架的内、外层覆盖组织，包裹钛网托槽，移植复合骨。该手术为恢复上颌骨缺损患者的解剖结构和生理功能开辟了新领域。手术主要缺点是：骨移植修复种植义齿重建需分两期进行；牙种植重建，必须建立在移植骨成活良好和钛网支架稳固的基础上；由于钛网硬度较大，弯制成型比较困难，特别是在术前不能精确估计颌骨切除的实际体积的情况下，因而影响术前支架弯制的准确性，难以达到与健侧上颌骨外形一致的异体支架。尤其是颅颌面切除后大面积缺损，该方法难以达到恢复外形与咀嚼功能的双重目的。

近年来，以 Bronemark 种植系统为代表的骨内种植体迅速发展，随着新型材料、生物力学、生物技术、信息技术、CAD、CAM 等技术的发展，以骨内种植体为固位基础的颅颌面种植修复重建获得了大发展。颅颌面赝复体种植系统是利用骨内种植方法为颌骨缺损后赝复体提供固位和支持的装置，具有足够的强度和长期稳定性。颅颌面种植体的部件分为牙种植体、赝复体固位支持种植体。植入固位种植体的常见部位是额骨、颧骨、残余上颌骨及上颌结节。至于骨移植后如果采用种植赝复体来修复，白于主要由移植骨承受合力，一般就只需两个骨内种植体。

对于双侧上颌骨切除术所造成的缺损，由于剩余骨量不足，可采用种植体和磁性固位体相结合的上颌种植赝复体修复全上颌骨缺失。在残余颌骨上植入种植体，并以其固定带有磁性固位体的树脂支架，利用支架上的磁性固位体使上颌赝复体获得固位与稳定。

对于颅颌面部贯通式缺损，可利用带有磁性附着体的杆状夹板，将口内外多个赝复体通过磁性附着固位和进行杆卡式附着固位形成一个整体，来重建面部外形和功能。

种植赝复体存在的主要问题是承受垂直合力与水平固位种植体（以颧骨为植入部位）生物力学表现不一致，以及因种植体基台过长，植骨区骨量不足而造成的种植失败。因此，血管化的骨移植重建，不仅可减轻赝复体重量，而且移植骨与𬌗面平行，仅咀嚼的力成轴向传导，有利于咀嚼功能恢复。

（3）组织移植修复：颅颌面联合切除术后会遗留大面积组织缺损，通常会造成患者面部外形丑陋和功能障碍。大多数患者都希望立即修复外形与改善功能，然而前两种修复方法的主要不足之处是要分多期、延期修复。近年来，随着显微外科技术的迅速发展，颅颌面联合切除术后采用血管化组织行移植封闭式立即修复，成功病例日趋增多。Matsui（1995）介绍用吻合血管的游离腹直肌肌皮瓣修复上颌骨缺损重建语言功能；Schmelzeisen 等介绍采用吻合血管的游离肩胛骨骨肌皮瓣，肩胛缘处的厚骨部分是修复眶下缘、颧上颌支柱或牙槽嵴的理想材料，肩胛骨的薄骨板则可用于腭或眶底重建；对同时伴有大面积软组织缺损者，以单蒂双叶复合组织瓣（如肩胛下动脉携带游离肩胛骨骨肌皮瓣，以及背阔肌肌瓣或肌皮瓣）提供足够的骨组织做上颌骨重建，提供软组织以充填缺损区空腔并被覆上皮以修复口、鼻、颊黏膜、皮肤的缺损；还可采用由两块独立的游离组织瓣血管吻合后连接起来成为一块串联皮瓣来修复缺损,最常用的串联皮瓣是游离胸大肌皮瓣(或背阔肌皮瓣)串联前臂皮瓣。该手术主要优点是:保持移植组织原有的血液供应,颌骨重建后能即刻行人工牙根种植,有利于牙列重建而恢复咀嚼功能。其主要缺点是:具有较高的手术操作要求,一旦血管吻合失败,就会带来较大的手术创伤。

五、颅颌面手术的效果评价

众所周知,原发于颞下窝的肿瘤,或于上颌窦后部、口咽部、颞下颌关节及腮腺深叶侵及颅底的晚期恶性肿瘤,常因位置深在,涉及颅内及重要血管、神经,手术途径困难,难以完整地切除。以往通常采用紧贴颅底切除肿瘤的保守方法,导致手术的不彻底性,易复发,预后差。然而,颅颌面联合切除术的成功发展,为侵及颅底的晚期颌面部恶性肿瘤提供了手术治疗的机会,扩大了手术适应证。Catalano等总结了颅颌面联合切除术胜于以往手术的三大优点:①整块切除肿瘤;②直视颅底,有效地保护颅内组织,估计侵犯程度;③充分暴露颅底结构,有利于肿块切除和切除后修复。根据Ketcham报道的54例以颅前窝为主的联合手术,其中位生存期为8年;实际3年、5年的生存率分别为51%和49%。我科资料46例以颅中窝为主,以及颅前窝和颅中窝联合切除术治疗原发于上颌恶性肿瘤25例(其余21例为原发于颌面部其他部位),3年、5年的生存率分别为48.8%和35.1%;其中有1例上颌窦鳞癌患者曾先后2次手术后翼突部位复发,于1984年11月行颅中窝联合颅外手术,1997年12月随访(术后13年又1个月),无瘤生存;2001年10月(术后近17年)随访,无瘤生存(图47-8)。据此,笔者认为:颅颌面联合切除术为涉及颅底的晚期颌面部恶性肿瘤提供了有可能根治的机会,解决了单纯颅外扩大手术难以根治或整块切除的困难及术后复发率高的难题。笔者这里还有1例左上颌窦鳞癌侵犯筛窦及颅前窝、颅中窝底,行颅前窝、颅中窝颅底骨板+眶骨+上颌骨联合根治术,采用游离胸大肌皮瓣修复颅底缺损(图47-9)。

当然,不可否认颅颌面联合切除术难度较大,特别是涉及颅中窝切除术,存在着一定的手术危险

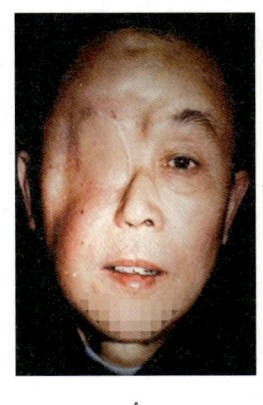
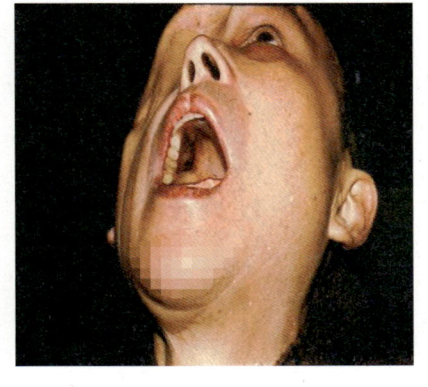

A、B. 术后近17年随访照片。

图47-8 颅中窝、上颌骨联合根治术后无瘤生存近17年

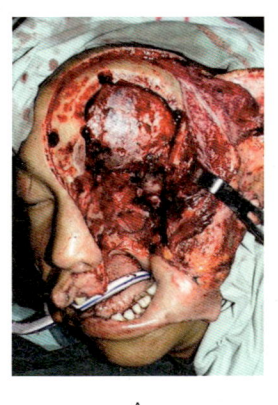 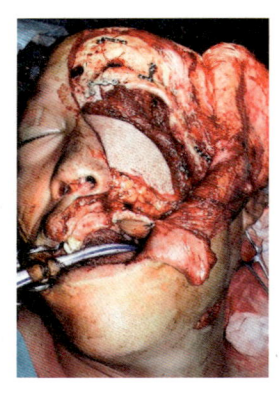

A. 根治术创面；B. 胸大肌皮瓣覆盖。

图 47-9　颅底骨＋眶骨＋上颌骨联合根治术

性，涉及颅后窝手术者危险性则更大。Terz 报道的 8 例中竟有 2 例死亡，笔者组 46 例中死亡 1 例。手术难度大，并发症多。Ketcham 报道颅颌面联合切除术后并发症发生率为 74%。死亡的主要原因是脑膜炎、脑脓肿，其次是脑干受压引起的呼吸、心搏骤停和不易控制的大出血，并发症以感染的发生率为最高，其次为谵妄、昏迷、偏瘫、脑脊液漏、垂体功能不足、颅骨骨髓炎及骨瓣坏死。

20 世纪 80 年代之后，颅颌面联合切除术后并发症发生率有所下降，Cheesman（1986）报道为 12%，Catalano 等报道 1980—1987 年为 52.2%、1988—1992 年为 28%。笔者组 1996 年资料为 19.6%（9/46）。分析认为该手术并发症下降的有关因素为：①放射影像学发展，使术前肿瘤范围更加明确，从而制订了更为精确的方案；②显微外科技术的提高和对颅底解剖的深入研究，大大减少了广泛切除对局部重要神经结构的医源性损伤；③游离组织移植的发展，使颅底缺损整复更为可靠；④对颌面部肿瘤治疗经验的积累和多学科方法的应用。不少学者强调手术患者的适应证选择和围术期的正确处理最为重要，可以减少术后的并发症，降低死亡率。

六、并发症的防治

颅颌面联合切除术最严重的并发症是术中发生意外致死，比如因脑干受压而引起的呼吸、心搏骤停致死和不易控制的大出血致死，其次是术后继发感染和脑脊液漏。

（一）减少脑组织损伤

脑组织损伤主要发生于涉及颅中窝切除的病例，由于颅中窝距脑干很近，暴露颅底术区常需采用脑压板剥离和推移脑组织，若操作不当可造成脑干受压或脑组织不同程度的挫裂伤。避免这些并发症的关键是尽可能地缩小脑容积，操作应小心轻柔。本组病例均采用低温麻醉，术前做腰椎穿刺置入引流管，并连接测脑压装置。手术开始做颅骨钻孔时，即静脉注入地塞米松及脱水剂（20% 甘露醇）。掀起骨瓣时，脑容积已有明显缩小，允许在无张力的情况下分离硬膜，暴露颅底。部分病例脑容积缩小穿刺结果不够满意时，可再滴入第二剂脱水剂，必要时可由腰椎穿刺引流管抽出少量脑脊液。颅前窝联合切除术常在鸡冠处有硬膜撕裂，而脑脊液漏也是颅内压降低、易于暴露颅底的因素之一。为防止术后脑水肿的出现,继续留置测脑压装置2~3天,并使用地塞米松及脱水剂,本组病例未出现术后高颅压表现。

(二)减少出血

设计入颅部位及入颅方式,应尽可能避开容易出血的硬膜静脉窦。颅骨钻孔、剥离硬膜、线锯锯骨均应仔细。硬膜与颅骨板障静脉穿通支断裂出血,可用电凝固烧灼凝固。知名血管,如经棘孔穿入的脑膜中动脉,其筛前、筛后动脉支应予缝扎。部分病例硬膜撕破,在牵拉不当引起脑组织局部的挫裂伤后,应分别用银夹、电凝固止血,清除硬膜下血块后,缝合硬膜裂口。关闭创口前常规做骨缺损周围硬膜与颅皮下悬吊,并于硬膜外腔留置引流,以避免硬膜外腔术后形成血肿。

(三)预防术后感染

颅内是无菌环境,而颅外,尤其是口腔内,是污染伤口。颅颌面联合切除术通常是颅内、外交通,极易造成术后感染,引起化脓性脑膜炎或脑膜脑炎,其中最严重的是铜绿假单胞菌感染,死亡率很高。为此,术前应常规在口咽、鼻咽、结膜囊、肿瘤创面分别做细菌培养、药物敏感试验,术中创腔亦做细菌培养,以备预防性或一旦感染发生就能迅速有效地选择敏感药物。本组46例常规术前连续3天做拭子采样、细菌培养和药物敏感试验,其中2/3的病例有致病菌,如金黄色葡萄球菌、链球菌、大肠杆菌等。术后参照药物敏感试验,预防用药,仅2例发生感染,经加大抗生素用量,有效地控制了感染,未发生严重的颅内并发症。

此外,手术程序严格采用先颅内、后颅外,颅外手术时尽量保护脑膜不受污染。肿瘤切除后,反复使用生理盐水、1%过氧化氢、抗生素液冲洗伤口。术后硬膜外留置负压引流管3~5天;参照细菌药物敏感试验结果应用抗生素5~7天等综合预防措施,获得良效。

(张志愿)

参考文献

[1] KETCHAM A S, WILKINS R H, VANBUREN J M, et al. A COMBINED INTRACRANIAL FACIAL APPROACH TO THE PARANASAL SINUSES[J]. Am J Surg,1963,106(5):698-703.

[2] TERZ J J, ALKSNE J F, LAWRENCE W. Craniofacial resection for tumors invading the pterygoid fossa[J]. Am J Surg,1969,118(5):732-740.

[3] 周正炎,张锡泽. 颅颌面外科的进展[J]. 中华口腔科杂志,1979,14(4):239-241.

[4] KETCHAM A S, CHRETIEN P B, VAN BUREN J M, et al. The ethmoid sinuses:a re-evaluation of surgical resection[J]. Am J Surg,1973,126(4):469-476.

[5] 邱蔚六,刘善学,何荣根,等. 颅颌面联合切除术治疗晚期颌面部恶性肿瘤初步报告[J]. 中华口腔科杂志,1979,14(4):197-201.

[6] 邱蔚六. 颅颌联合切除术后缺损的立即封闭式修复[J]. 实用口腔医学杂志,1985(1):12.

[7] 张志愿,邱蔚六. 颅颌面联合切除术治疗颌面部晚期恶性肿瘤[J]. 中华口腔医学杂志,1999,34(3):133-135.

[8] 王大章,温玉明,王农民,等. 颅颌面联合切除术[J]. 四川医学院学报,1981,12(4):356-363.

[9] 尚汉祚,姚德成. 颅面颈联合手术中的神经外科问题[J]. 中华外科杂志,1992,30(3):149-151,189.

[10] 王模堂,王大章,温玉明,等. 颅颌面联合切除手术的初步体会[J]. 中华口腔科杂志,1983,18(2):94-96.

[11] SHAN J P,KRAUS D H,BILSKY M H,et al. Craniofacial resection for malignant tumors involving the anterior skull base[J]. Arch Otolaryngol Head Neck Surg,1997,123(12):1312-1317.

[12] LUND V J,HOWARD D J,WEI W I,et al. Craniofacial resection for tumors of the nasal cavity and paranasal sinuses-a 17-year experience[J]. Head Neck,1998,20(2):97-105.

第四十八章
颅颌面肿瘤术后缺损的修复重建

颅颌面联合切除术后遗留颅底及颅颌面缺损。在早期颅颌面联合切除手术开展的20世纪60年代，对于硬膜暴露或缺损，以Ketcham等（1963，1966）为代表采用直接拉拢缝合或游离皮片移植的方法。游离皮片移植成活率差，易发生脑脊液漏，严重者可导致颅内感染甚至危及生命，据Ketcham等（1966）报道，游离皮片移植修复硬膜缺损后，脑脊液漏的发生率和死亡率高达71%。随后，邻近局部瓣（local flap，如额瓣、颞肌瓣和各种颅骨瓣等）被用于修复各种颅底缺损，尽管邻近局部瓣修复颅底或颅颌面缺损的成功率较高，但由于组织量有限，仅能修复中、小型缺损。如我科曾采用全额皮瓣重建颅底缺损13例，尽管颅底缺损都得到了良好的修复，但对于额部皮瓣转移后的新创面，采用游离植皮或头皮皮瓣修复后，有多例因皮片或部分皮瓣坏死而并发颅骨骨髓炎。而且，额部皮瓣重建中颅底缺损效果不佳，难以完全覆盖缺损。20世纪70年代，带蒂的胸大肌肌皮瓣、背阔肌肌皮瓣和斜方肌肌皮瓣等区域瓣（regional flap）被用于修复大型的颅底或颅颌面缺损，但受蒂部位置的限制，区域瓣常难以完全转移而覆盖颅底缺损，因而修复的效果并不尽如人意。

随着显微外科的兴起和发展，20世纪80年代起，各种血管化的游离组织瓣移植（vascularized free tissue transfer），如背阔肌肌皮瓣、腹直肌肌皮瓣和股前外侧皮瓣等移植，被用于即刻修复大型的颅底或颅颌面缺损，取得了令人满意的效果。颅颌面复合缺损即刻修复的成功，有力地促进了颅颌面联合切除术的推广应用。加拿大多伦多综合医院的Neligan等（1996）发表了他们超过10年的修复90例颅底不同类型缺损的经验，该论文被认为标志着血管化的游离组织瓣移植在颅底大型缺损或颅颌面复合缺损修复中确立了主导地位，也即现代颅底重建（contemporary skull base reconstruction）观念的建立。他们的研究显示，局部瓣和游离组织瓣的总并发症发生率分别为38.8%和33.5%；而区域瓣的总并发症发生率高达75%；游离组织瓣与区域瓣相比，主要优势在于伤口一期愈合，皮瓣成功率相对高，脑脊液漏、脑膜炎、脓肿的发生率相对低等方面。孙坚等（2001）报道了上海第二医科大学附属第九人民医院口腔颌面外科（1980—1999）采用32块血管化的游离组织瓣，移植修复了25例侵及颅底的恶性肿瘤根治术后缺损的经验，游离组织瓣移植成功率为93.8%，除1例死于急性脑水肿外，其余患者无严重并发症发生，此法有效地提高了生存质量。由此可见，对于中、小型的颅底缺损应首选邻近局部瓣修复；对于大型的颅底缺损或颅颌面复合缺损，则应选用血管化的游离组织瓣移植修复。目前，对于大型颅底缺损或颅颌面复合缺损的功能性重建已经发展到采用血管化的复合组织瓣结合钛网、高密度聚乙烯等材料，以及种植技术和赝复体修复技术进行三维立体修复的全新阶段，极大地提高了颅颌面肿瘤患者术后的生存质量。本章将就颅颌面不同区域和不同类型的缺损的修复方法作简要介绍，并提倡在颅颌面联合切除术适应证、缺损修复方法和供区的选择上均应综合考虑肿瘤根治和患者术后功能、生存率、生存质量的平衡的理念。

第一节　范围及分类

颅底肿瘤或颅颌面肿瘤行颅颌面联合根治术后，由于手术范围较广，往往累及多个器官和不同的解剖区域，因而将导致多个器官的联合缺损，或是包括脑实质、硬膜、颅底骨、黏膜、肌肉、皮肤等在内的不同范围的复合性组织缺损。如果不及时修复缺损，一方面可引发巨大的颅颌面畸形和功能障碍；另一方面如果硬膜暴露于鼻咽腔、口腔或鼻旁窦等窦腔内可发生脑膜炎、脑炎等严重并发症，甚至危及患者的生命。简而言之，颅颌面肿瘤术后缺损修复重建的难点主要有以下几点：①缺损组织量多，范围大；②缺损部位解剖结构极其复杂，生命攸关的神经、血管关系密切；③手术范围包括多种窦腔结构，为污染型手术；④缺乏可用以修复的邻近组织材料；⑤存在隐性无效腔和脑脊液漏的可能；⑥局部感染易引起致命性颅内感染；⑦缺损区域因放疗或（和）多次手术而组织条件差。因此，颅颌面肿瘤术后缺损的重建是一项技术复杂而又风险巨大的挑战。

一、颅底分区

为了明确病变部位和范围，正确选择手术入路，有必要对颅底进行分区。颅底以颅底骨板为界可分为颅内颅底（cranial base）和颅外颅底（skull base），也称为颅底上面和颅底下面。目前，多数学者均赞同Irish等（1994）提出的将颅内颅底分为三个区域的分区法（图48-1），其中Ⅰ区为颅前窝（anterior cranial fossa）、Ⅱ区为颅中窝（middle cranial fossa）、Ⅲ区为颅后窝（posterior cranial fossa）。颅外颅底的分区方法目前尚未完全统一。Krespi等（1984）以两侧颈内动脉横过两侧颞骨岩部处各画一条矢状线，而将颅外颅底分成中间的中颅底（middle skull base）和两侧的侧颅底（lateral skull base，图48-2）。

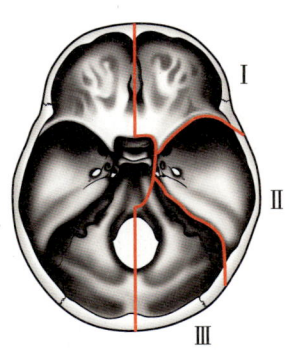

图 48-1 颅内颅底的三分区法：Ⅰ 区为颅前窝、Ⅱ 区为颅中窝、Ⅲ 区为颅后窝

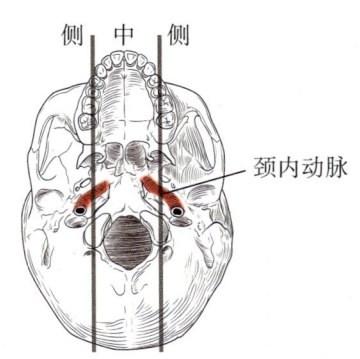

图 48-2 颅外颅底的 Krespi 分区法：中间为中颅底，两侧为侧颅底

二、缺损的范围

如前所述，颅颌面肿瘤术后缺损往往是包括不同范围的复合组织缺损，从不同的角度看，复合组织缺损所包含的内容也有所区别：①从组织类型的角度看，颅颌面肿瘤术后缺损可以包括脑实质缺损、颅底硬膜缺损、颅底骨结构缺损、颅颌面骨组织缺损、上呼吸道黏膜缺损、口腔黏膜缺损、皮肤软组织缺损，颅颌面肿瘤术后缺损往往是由上述组织类型中的不同种类构成的复合缺损。②从冠状位的角度看，颅颌面可以划分为额区、颞区、眶区、颧区、眶下区、鼻区、面侧区等解剖区域，颅颌面肿瘤术后缺损往往是涉及上述区域中的多个区域的复合缺损。③从颅底分区的角度看，颅前窝缺损可以包含硬膜、颅底骨、眶内容、鼻腔、上颌骨和腭部；颅中窝缺损可以包含硬膜、颅底骨、上颌骨、耳前及腮腺区软组织、下颌骨、外耳和颞骨；颅后窝缺损可以包含硬膜、颅底骨、枕骨、耳后区软组织、外耳和颞骨。

三、缺损的分类

由于颅颌面肿瘤术后缺损比较复杂而且范围较广，目前，国内外关于颅颌面肿瘤术后缺损的分类很少。绝大多数文献都是根据颅内颅底或颅外颅底分区来评估颅颌面肿瘤术后的缺损。由于颅外颅底的分区方法并未统一，因此按照颅底分区的方法来对颅颌面肿瘤术后缺损进行分类反而会引起颅颌面肿瘤术后缺损分类的混乱，不利于选择合适的修复方法，以及统一比较分析不同资料的疗效和生存参数。此外，通常颅底分区的方法并未包括紧邻颅底的颅脑、眼眶、鼻腔、鼻旁窦、上下颌骨等解剖结构，而与临床实际有一定的差异。美国纪念斯隆-凯特林（Memorial Sloan-Kettering）癌症中心（2007）根据颅颌面肿瘤术后缺损的不同范围，提出了一种相对简单的颅颌面肿瘤术后缺损分类方法（图 48-3）。他们从水平向上将颅底上面分为颅前窝和颅中窝两部分，颅前窝又分为侧方缺损（lateral defect）、中央缺损（central defect）和前外侧缺损（anterior and lateral defect）三类。在冠状位上，任何一类的颅前窝缺损和颅中窝缺损都可以包括鼻腔、上颌骨（maxilla）、眼眶（orbit）、下颌骨（man-

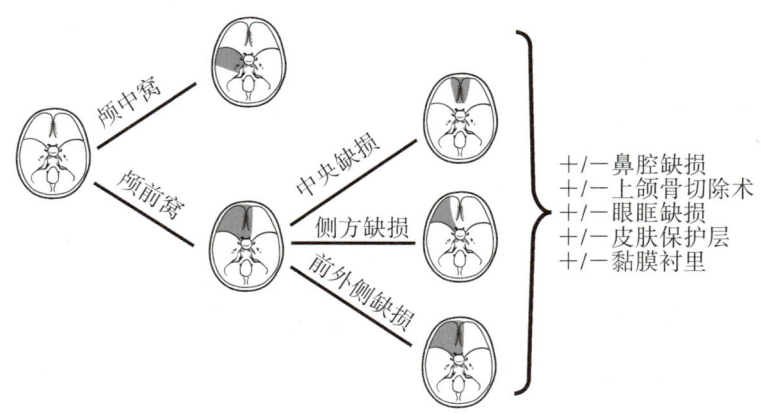

图48-3 美国纪念斯隆-凯特林癌症中心的颅颌面肿瘤术后缺损分类方法

dible)、皮肤（skin）和黏膜（mucosa）中的一种或几种解剖结构的缺损。该分类方法相对简单，但是并未将颅后窝，以及邻近的外耳、腮腺等组织缺损考虑在内。

第二节 功能性重建

无论过去还是现在，对于颅颌面肿瘤的治疗，均十分强调首次治疗的彻底性，并先后出现了整块或大块切除（en bloc resection）、超根治性切除（supraradical resection）或扩大根治切除（extended resection）等概念，以及颅颌面联合根治术、颈动脉切除术、全舌-全喉切除术等术式。然而，上述超根治或扩大根治手术一方面为手术的彻底性提供了一定的保证，但同时会造成颅颌面颈部组织的大量缺失、继发畸形和功能丧失，严重影响患者的生存质量。随着技术的进步和恶性肿瘤治愈率的提高，医患双方在追求肿瘤治愈的同时也迫切希望恢复原有的外形和功能，这种理念的改变促进了颅颌面肿瘤切除与修复重建的发展。颅颌面肿瘤术后缺损的功能性重建，就是对颅颌面肿瘤或外伤所造成的组织缺损或器官丧失进行立即或延期整复，以恢复功能和外形为目的的一种外科内涵与范畴。颅颌面肿瘤术后缺损的功能性修复与重建，是在颅颌面肿瘤外科的基础之上发展起来的新兴技术，是整复外科技术迅速发展、医用生物材料广泛应用，特别是显微外科技术、牙种植技术的应用与肿瘤外科技术相结合的成果。随着穿支皮瓣、筋膜皮瓣和感觉皮瓣的发展，以及可吸收的重建板、螺钉、种植体等材料的使用，现代修复与重建理念要求修复重建外科医师用最小的组织损伤和并发症，量体裁衣，进行因人而异的修复重建，最大限度地恢复颅颌面的外形和功能，提高患者的生存质量。本节将介绍不同范围和不同类型的颅颌面肿瘤术后缺损的修复重建。

一、缺损功能性重建的目标及关键

自20世纪末起，尤其是近10年以来，颅颌面手术缺损的即刻修复已经成为主流和首选术式。这是由于即刻修复具有更多的优点：①对缺损的立即修复有助于保护重要的、暴露的组织或器官，如颈动脉、脑组织等，以减少手术后并发症的发生；②使患者早期恢复基本解剖结构形态和生理功能，有助于其他后续综合疗法的早日实施；③有利于患者的术后康复，消除或减少患者因遗留缺损而导致的心理障碍和精神损伤；④节约医疗资源和医疗费用。

不同类型的颅颌面肿瘤术后缺损，其修复重建的目标和关键也不尽相同。就脑组织小缺损的修复而言，其修复重建的目标是从解剖上恢复颅腔的完整性和保持正常颅压的结构，避免脑及其神经血管作为人体生命中枢而遭受各种物理性创伤（机械性损伤、冷冻损伤、高温损伤和电离辐射损伤等）、化学性损伤和微生物侵害。

而对于大范围的颅颌面肿瘤术后复合缺损，其修复重建的目标是：①修补缺损或覆盖裸露的硬膜，预防脑组织裸露、脑脊液漏、逆行性颅内感染和脑疝。②支撑脑组织和眼球及眶周组织。手术造成的颅骨缺损可能造成患者脑膨出、癫痫等严重并发症，以及眼球突出和眼球凹陷等情况。因而在这类手术中恰当修复颅骨及其附属结构，尽可能使颅腔恢复正常的解剖结构，对于预防颅颌面肿瘤术后并发症，保证手术的成功有着极其重要的意义。③分隔脑组织与口、鼻腔的交通，提供足够的组织来充填无效腔，尽可能恢复鼻腔和口腔黏膜衬里。④重建眼眶、鼻腔和口咽腔，以及颅颌面部骨和软组织的三维形态和功能。从形态美学的角度看，颅骨是构建上面部外形轮廓的基础，对于因手术切除而缺损的颅骨，准确而适当的修复不仅重塑头面部外形，还重树患者的自信心和社会性，对于提高其生活质量起到了极其重要的作用。

二、缺损功能性重建的原则

由于颅颌面肿瘤术后缺损多是包含不同类型组织和不同解剖结构的复合缺损，不同类型的组织有着各自的修复重建原则。如硬膜缺损修复的原则是：完全闭合硬膜囊，无脑脊液漏；修复组织抗感染能力强，无排异反应；减少大脑皮质与修复组织的粘连。而颅底骨缺损修复主要应着眼于覆盖和保护硬膜，以减少脑膜及颅内感染的机会。因此，颅骨缺损重建的原则是：基本恢复骨性颅腔的完整性；隔绝和预防颅外源性的感染；重建头颅的外形。至于软组织缺损修复，应根据缺损的大小和范围选择适合的修复方法。颅底中、小型缺损应首选邻近局部组织瓣修复，而颅底大型缺损或颅颌面复合缺损应选用再血管化的游离组织瓣修复。颅颌面缺损再血管化的游离组织瓣修复的适应证如下：必须修复的巨大软组织缺损，颅底存在明显的无效腔，颌面部解剖形态的严重破坏，颞窝、颞下窝、腮腺床、中面部区域的缺损，颈动脉暴露，有放疗史或颅颌面手术史。

目前，对于颅骨缺损同期行硬组织重建的大小仍存有争议。国内外有学者认为对于颅骨缺损面积$<4\ cm^2$者，可采用肌浆、皮片填塞或衬垫修复，或用人鼻中隔移位修复，以获得良效；颅骨缺损的面积$>4\ cm^2$者，采用游离颞骨、髂骨，取下的骨块做成楔形，嵌在缺损处，用粗丝线或结扎丝固定。在固定好骨以后，将预先准备好的中厚皮片衬在颅底鼻腔面，大于骨缺损区$1\sim2\ cm^2$，其下填塞碘仿纱条以防滑脱或贴合不紧。此三层材料形成三明治式人工颅底，获得良效。上述修复方法优点是简便，缺点是仅适用于原发于筛窦、部分上颌骨（鼻额窦）的肿瘤的切除，而只有让大部分上颌骨存在，才能起良好的支撑作用。如果颅颌面肿瘤术后大范围的复合缺损采用游离骨和游离皮片移植，易坏死、脱落而失败。

Imola等（2003）认为颅颌面肿瘤术后缺损行骨组织修复的适应证是：①导致脑组织疝出的颅底骨巨大缺损；②可引起突眼的全眶顶缺损或近全眶顶缺损；③可引起突眼的眶侧壁缺损或眶底缺损；④缺少足够软组织支持或产生颅颌面部畸形的颅眶缺损；⑤导致面部畸形、咬合错乱、咀嚼功能障碍的上下颌骨及颞下颌关节窝缺损。

笔者认为，颅骨缺损应同期行硬组织重建的指征是：①颅骨穹隆部骨性缺损≥3.0 cm；②颅底骨性缺损≥1.5 cm；③颅底骨性缺损＜1.5 cm，但伴有硬膜缺损，或硬膜外留存有较大无效腔；④颅骨缺损部位有暴露的颅内重要血管神经结构，皮肤软组织厚度不足以安全保护者；⑤额眶等重要部位影响外形美观者。硬组织重建的材料，可以根据缺损情况，选择钛网、非血管化骨移植或血管化骨移植。

三、缺损功能性重建疗效的影响因素

Imola等（2003）认为影响颅颌面肿瘤术后缺损功能性重建方法疗效的因素有：硬膜缺损的大小、颅内容与上消化道（上呼吸道）之间的开放程度（包括颅颌面皮肤、软组织、骨及黏膜缺损的范围）、是否术前放疗或计划行术后放疗、有无影响愈合的局部疾病因素和系统性疾病的因素、局部组织用于修复的可靠性。

（一）硬膜缺损的大小

根据硬膜缺损的大小，可以选择直接拉拢缝合修复，骨膜、肌筋膜修复，人工补片修补，筋膜修补，以及肌皮瓣复合修复。

1. **直接拉拢缝合修复** 自体硬膜组织血供丰富、抗感染能力强，因此若缺损周围的硬膜能够做到密闭缝合，则尽量直接拉拢缝合。

2. **骨膜、肌筋膜修复** 带蒂的骨膜或肌筋膜同样具有很好的修复和抗感染能力，是硬膜修复的上佳材料。尤其是当其外侧直接暴露于窦腔或（和）鼻咽腔时，以双层带蒂骨膜修复硬膜是最好的方法。此法多用于前颅底的修复重建。

3. **人工补片修补** 在术野周围无可取的硬膜修复材料时，一些同种异体材料、异种材料和人工材料补片组织相容性好，而且容易获得，是很好的选择。

4. **筋膜修补** 自体筋膜抗感染能力强，但可能增加患者的手术创伤，必要时是一个良好的选择。

5. **肌皮瓣复合修复** 肌皮瓣是一种常用的组织修复材料，抗感染能力极强。但由于肌肉组织自身有电活动和肌收缩，与大脑皮质直接接触有可能刺激后者，引起癫痫发作。因此不作为首选材料。

（二）颅内容与上消化道（或上呼吸道）之间交通的开放程度

根据颅内容与上消化道（或上呼吸道）之间交通的开放程度，可以将颅颌面肿瘤术后缺损分成局部缺损、单一缺损、复合缺损、广泛缺损几种类型。局部缺损是指单侧的局限于单个解剖部位的颅底缺损＋皮肤黏膜缺损，如单侧眶顶缺损、中颅底缺损、筛板缺损等。单一缺损是指颅骨缺损＋软组织和皮肤黏膜缺损。复合缺损是指颅骨缺损＋硬膜缺损＋皮肤黏膜缺损。广泛缺损则是指局部皮肤黏膜和软组织缺损合并双侧颅底缺损，或颅底缺损同时累及前、中、后颅底中两个区域以上，或仅累及一个颅底区域但还累及中线结构，或颅底缺损合并寰枕关节、颈椎受累者。

（三）是否术前放疗或计划行术后放疗

对于术前曾有放疗史或计划术后辅助放疗的颅颌面恶性肿瘤术后缺损患者，为确保用于修复的组织具有可靠的血供，应选择再血管化的游离组织瓣来修复缺损。反之，对于不需要行辅助放疗的颅颌面良性肿瘤术后中、小型缺损，可以使用邻近的局部组织瓣或非血管化骨移植修复。

四、缺损的常用修复方法

（一）硬膜缺损的修复

根据上述硬膜缺损修复的原则、硬膜缺损的大小，选择自体筋膜或人工补片进行修复。如果严密缝合后仍不能达到水密性（water tight）的，可在硬膜外加用组织胶、游离组织或带蒂组织进行封闭。

（二）颅（底）骨缺损的修复

修复材料可选择游离或带蒂自体骨（常用髂骨或颅骨）等材料，目前更多采用钛网作为颅骨修复的材料。后者材料容易获得、组织相容性较好、刚性强度满足要求，并可任意塑形固定，尤其是基本不影响MRI等影像学检查。手术的要点包括两个方面：①为了保证能够承受分别来自颅内及颅外的应力，修复材料要完全覆盖缺损部位，并牢固固定；②修复材料必须按照缺损部位的原有形状进行塑形，尤其是直接影响外观和周围组织功能的部位，如眼眶、颞下颌关节窝等。

（三）软组织皮肤缺损的修复

颅底广泛和复杂的缺损几乎都伴有更大面积的软组织缺损。因此，闭合裸露的硬膜和修复的颅底结构，修复皮肤、黏膜和软组织是该类型颅底缺损的关键步骤之一。通常应用再血管化的游离组织瓣修复的效果明显优于应用其他方法。当由于各种因素（如解剖的局限、组织缺损范围过大等）无法应用上述方法时，可以应用邻近的带蒂骨膜瓣或肌筋膜瓣，或者多层复合结构同时在硬膜外、颅骨外封闭颅腔与体腔间的连通，再辅以局部碘仿纱条或游离脂肪组织填塞，以达到预防脑脊液漏、逆行性颅内感染的目的，以及支撑颅底局部的目的。

五、典型病例

根据上述原则，以下分别介绍颅颌面肿瘤术后缺损应用邻近局部瓣和血管化的游离组织瓣修复的典型病例各1例。

(一)颅前窝缺损,以邻近局部组织瓣修复

典型病例一:男,56岁,左上颌骨肌上皮癌复发术后放、化疗后复发,侵犯左侧筛窦、眼眶及颅前窝(图48-4),全麻下行颅颌面联合切除+眶内容摘除+颞肌瓣(在此病例中,属于邻近局部瓣)和钛板修复。

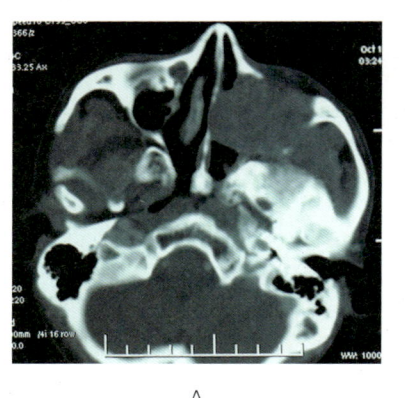
A

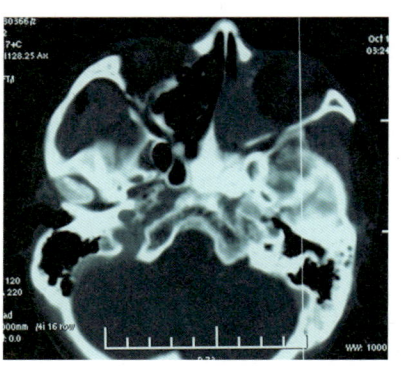
B

A 与 B 扫描的层数不同。

图48-4 术前影像学检查所示左侧病变情况

(1)设计左侧颞顶部冠状切口+Weber-Fergusson切口,注射止血药水后切开头皮切口,上头皮夹止血,将头皮组织瓣翻起,在颞上线切开颞肌附着,向外侧翻起颞肌瓣,并将上唇、颊组织瓣翻起,显露左侧颅颌面额骨、颞骨,在额骨和颞骨鳞部设计开颅切口(图48-5)。

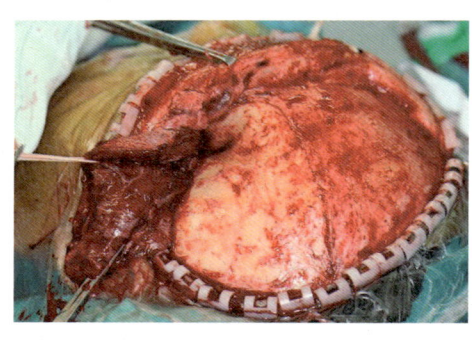
A

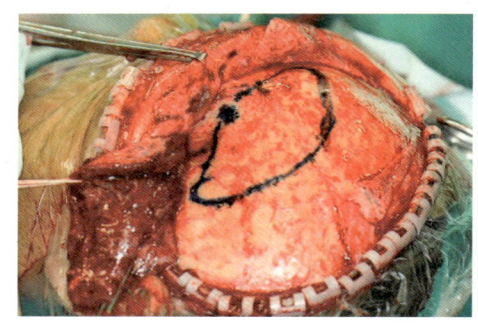
B

图48-5 显露左额骨、颞骨(A),设计开颅切口(B)

(2)按设计线用开颅钻和铣刀钻开并取下额-颞骨瓣,切开硬膜,显露脑实质组织(图48-6)。

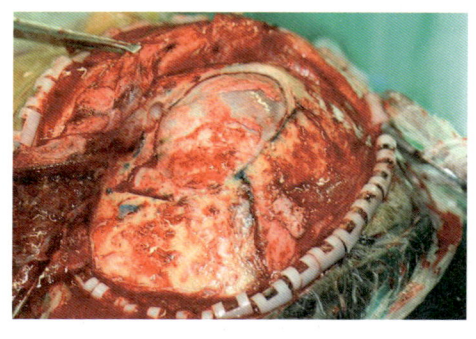
A

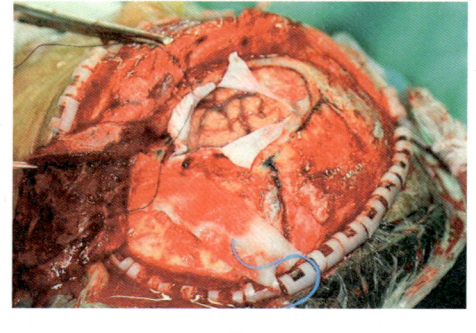
B

图48-6 开颅(A)后切开硬膜(B)

（3）切开硬膜后轻柔牵开大脑额叶，显露并离断视神经（图48-7）。

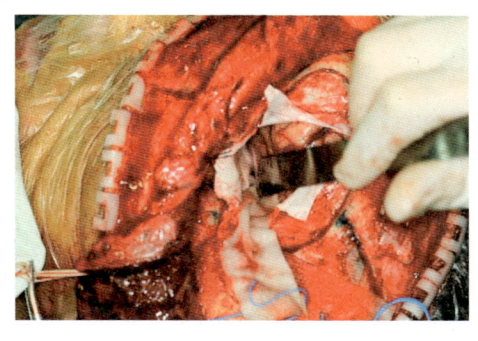
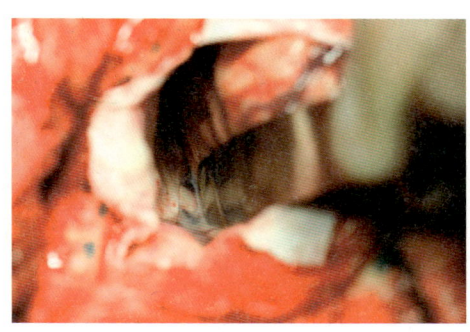

图48-7　牵开额叶（A），显露视神经（B）

（4）再切开Weber-Fergusson切口，并将上唇、颊组织瓣向外侧翻起，显露左颅颌面部的额骨、颞骨、颧骨颧弓、上颌骨（图48-8）。

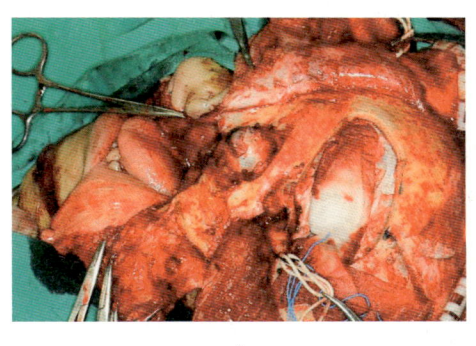
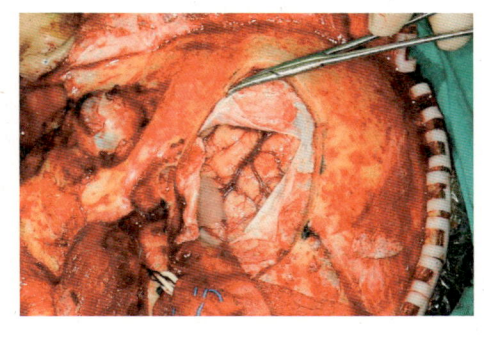

图48-8　显露左颅颌面部的额骨、颞骨（A）、颧骨颧弓、上颌骨（B）

（5）分离脑组织与颅骨，用电锯自上颌牙槽突及腭部中线、颧弓中点、鼻额缝上方额骨处截骨，骨凿凿断翼突上颌裂，结扎切断视神经后将包含肿瘤的左上颌骨、眼眶及眼内容、部分额骨、部分蝶骨切除（图48-9）。

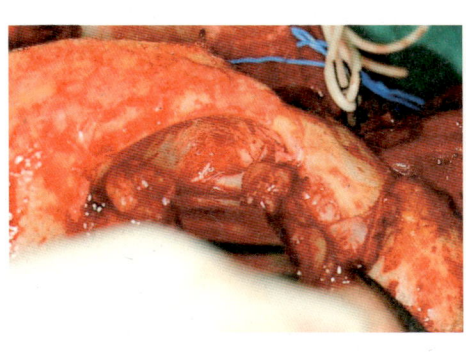
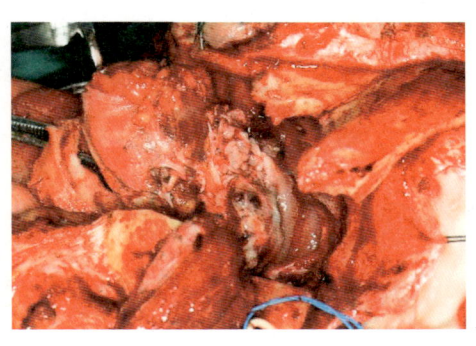

图48-9　截骨（A）并切除病灶（B）

（6）图示为切下的病灶（图48-10）。

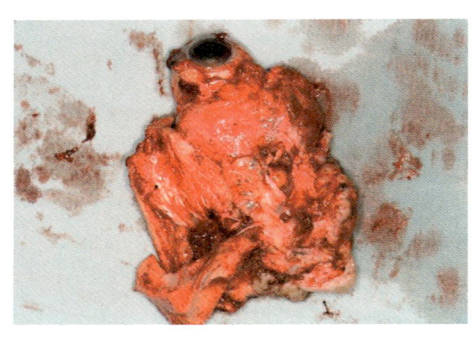 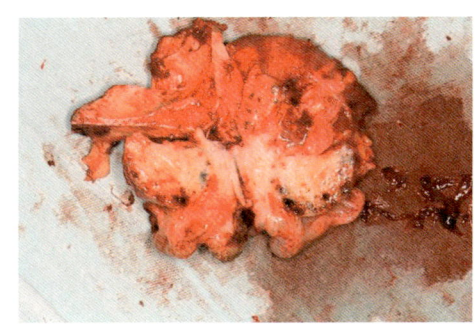

A　　　　　　　　　　　　　　　　B

图48-10　切下的病灶：A、B为从不同角度观察病灶

（7）创面彻底止血，将切开的硬膜复位缝合，用5-0可吸收线悬吊硬膜后，将取下的额骨和颞骨复位后以颅骨固定器固定。切取转移颞肌充填颅底无效腔，切取下腹部全厚皮片覆盖于口腔创面内咀嚼肌表面，碘仿纱条、油纱布打包固定（图48-11）。

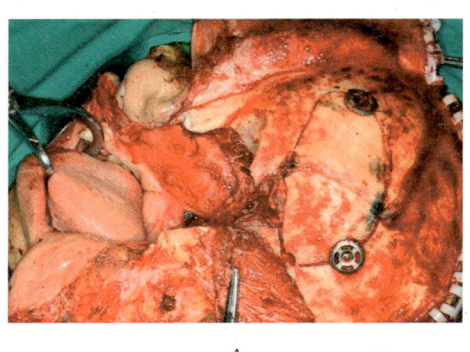 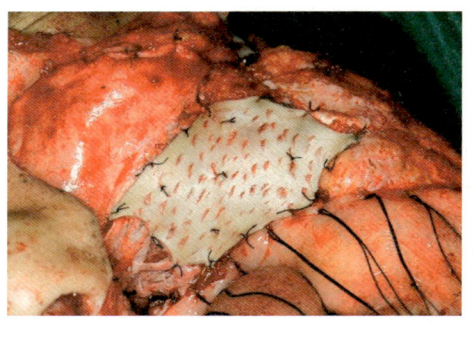

A　　　　　　　　　　　　　　　　B

图48-11　额骨颞骨复位后固定（A），全厚皮片覆盖口腔创面（B）

（8）将头皮组织瓣和唇、颊组织瓣复位后分层缝合，置负压引流1根，图48-12为缝合后侧面观。

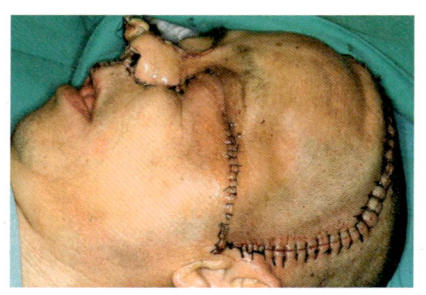

图48-12　关闭切口后侧面观

（二）颅前窝缺损，以血管化的游离组织瓣修复

典型病例二：女性，44岁，左上颌骨骨肉瘤术后放疗后复发，全麻下行左颅颌面联合切除术＋钛网＋背阔肌肌皮瓣修复。

（1）设计左侧颞顶部冠状切口＋Weber-Fergusson切口＋肿瘤周围切口，注射止血药水后切开头皮切口，上头皮夹止血（图48-13）。

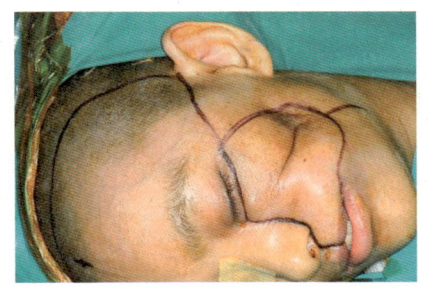
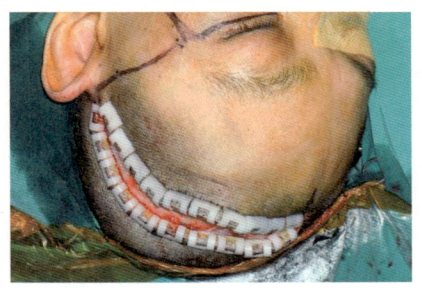

A　　　　　　　　　　　　　　　　　B

图48-13　设计切口（A），切开头皮，头皮夹止血（B）

（2）将头皮组织瓣向内侧翻瓣，再切开肿瘤外侧皮肤切口，沿腮腺咬肌筋膜浅面翻瓣（图48-14）。

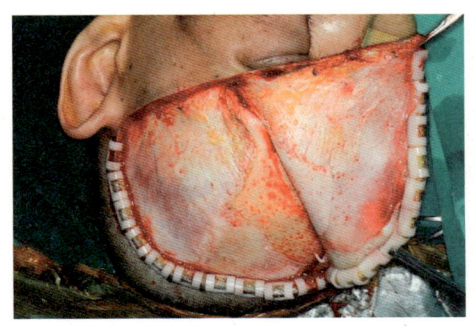
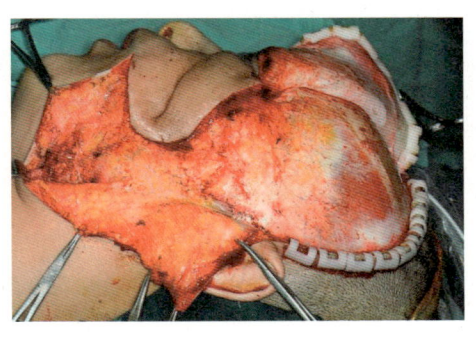

A　　　　　　　　　　　　　　　　　B

A. 翻开头皮瓣；B. 翻开肿瘤外侧皮肤瓣。

图48-14　头皮、肿瘤外侧皮肤翻瓣

（3）在颞上线切开颞肌附着，向下翻起颞肌瓣，显露左侧颅颌面额骨、颞骨，如图设计额颞联合骨瓣（图48-15）。再切开Weber切口。

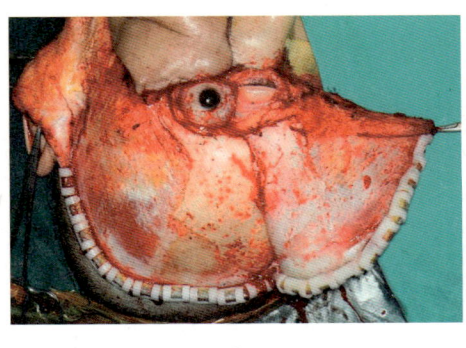
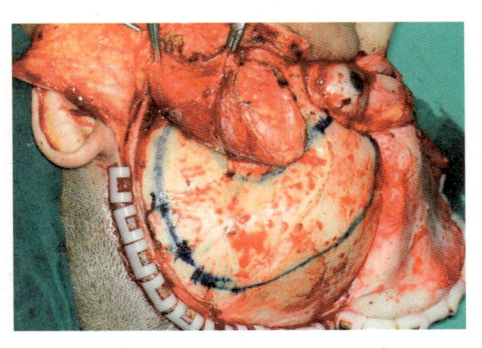

A　　　　　　　　　　　　　　　　　B

图48-15　向下翻起颞肌瓣（A），设计额颞联合骨瓣（B）

（4）按设计线用开颅钻和铣刀钻开颅骨并取骨瓣，使骨窗形成，保护并分离硬膜后，见硬膜未受肿瘤侵犯。在肿瘤外缘正常骨质处用电锯截骨，结扎切断视神经，将包含肿瘤的左上颌骨、眼眶及眼内容、部分额骨、部分蝶骨的病灶切除（图48-16）。

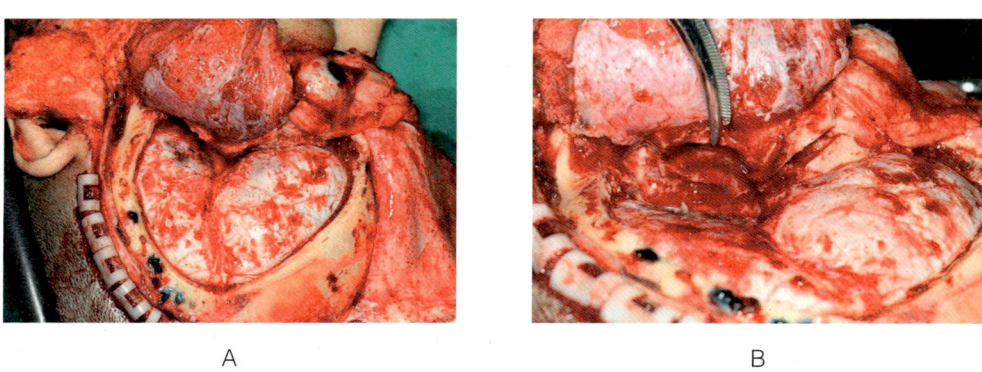

图48-16 开窗，截骨（A），切断视神经（B），切除病灶

（5）图为切下的病灶（图48-17）。

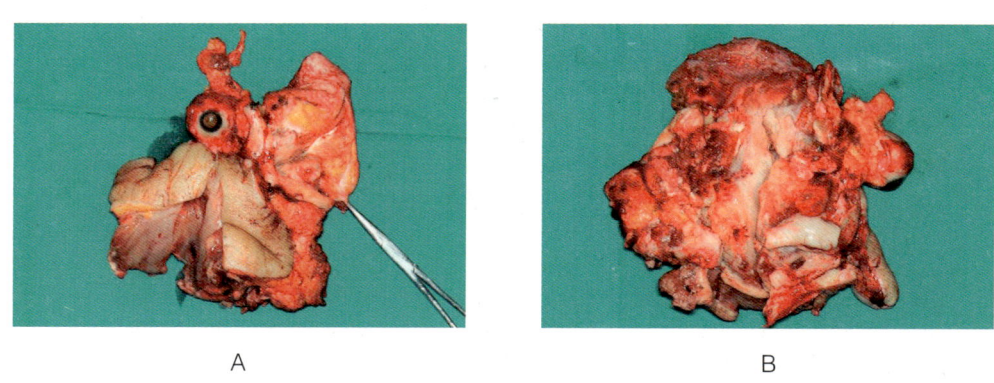

图48-17 切下的病灶：A、B为从不同角度观察病灶

（6）病变切除后的创面，用5-0可吸收线悬吊硬膜，将取下的颞骨、额骨复位，用钛板固位，颅底骨质缺损用钛网修复，用自攻钛钉固定（图48-18）。

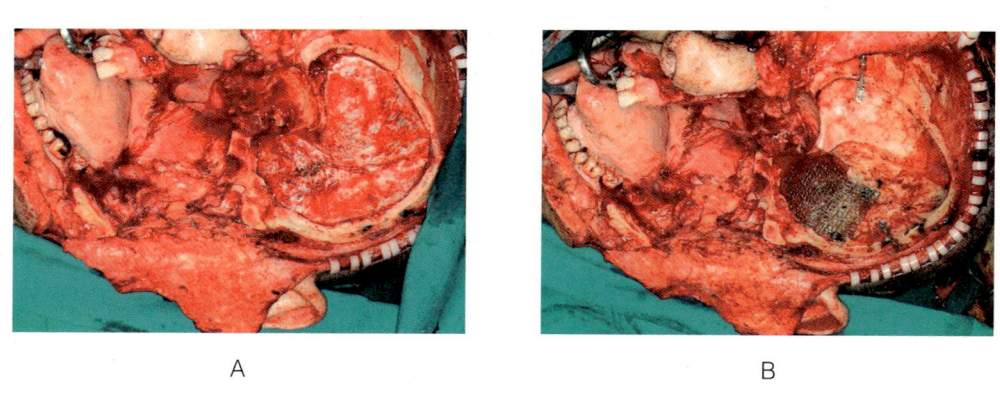

A. 硬膜悬吊于颅骨边缘；B. 钛网修复骨缺损。

图48-18 悬吊硬膜，颞骨、额骨复位固定，钛网修复

（7）更换体位，根据缺损大小在左侧背部设计23 cm×9.5 cm大小的背阔肌肌皮瓣。图48-19为制备完成的背阔肌肌皮瓣及前锯肌瓣，断血管蒂后背部伤口减张后分层缝合（在此病例中，属于血管化的游离组织瓣），置负压引流管1根。

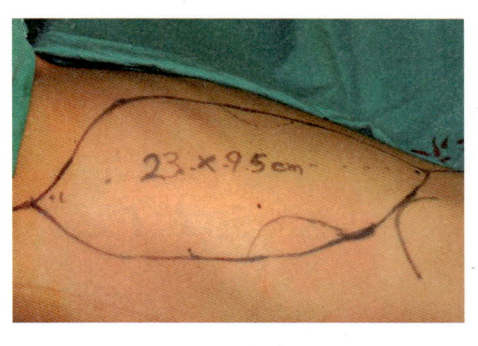
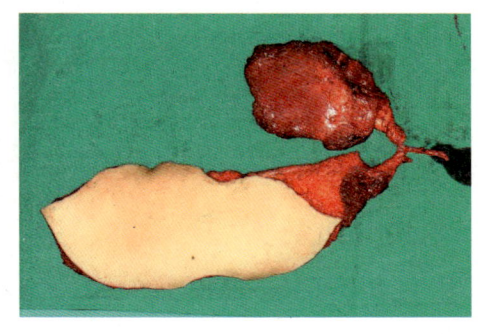

图48-19　设计背阔肌肌皮瓣及前锯肌瓣（A）并制取（B）

（8）再次更换体位，将背阔肌肌皮瓣及前锯肌瓣置于颅颌面部缺损区域，背阔肌与面部肌肉组织缝合固定，前锯肌充填眼眶，解剖面动、静脉作为受区血管，显微镜下将胸背动、静脉与面动、静脉分别吻合，做勒血通畅试验3次，以确认静脉回流良好（图48-20）。

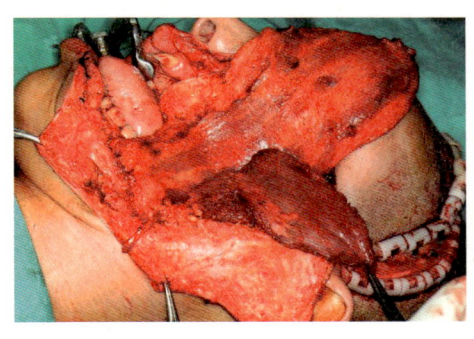
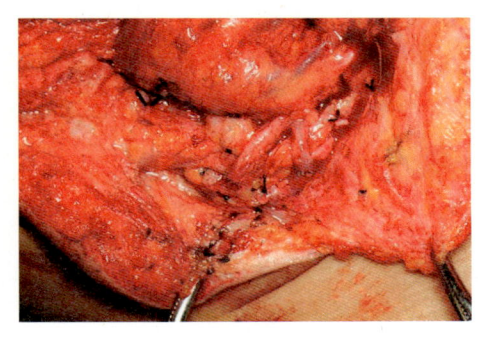

图48-20　缝合肌肉（A），充填眼眶，吻合血管（B）

（9）伤口彻底止血，将头皮及面部伤口复位后分层缝合，并置负压引流管2根和皮片引流管1根。图48-21为缝合后侧面观。拆线后外观如图48-22。

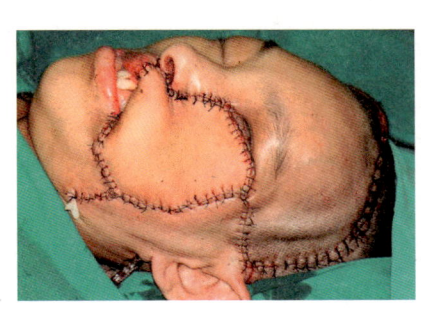
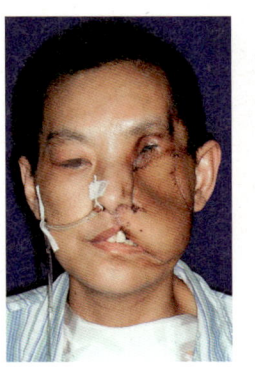
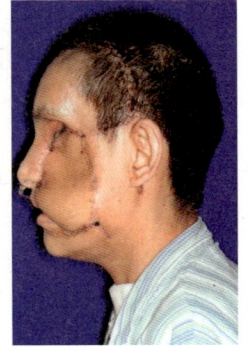

图48-21　关闭创面后侧面观

A. 正位；B. 侧位。
图48-22　术后3周正、侧位像

六、术后处理

术后常规制动1周，根据手术情况酌情给予甘露醇及糖皮质激素脱水5～7天，抗生素宜使用能够通过血脑屏障的青霉素类或头孢菌素类，如注射用头孢曲松钠（罗氏芬）等。若出现脑脊液漏，切忌冲洗或填塞，以免引起颅内感染，可适当调整体位，多数脑脊液漏可以自愈；若为脑脊液漏严重而不能自愈者，应考虑手术封闭。若行血管化的游离组织瓣修复，应按游离组织瓣移植术后常规处理方案而给予抗凝药物。若术后患者出现头痛、恶心、高热等症状，应警惕颅内感染的可能，若不及时处理可能危及生命。

七、经验及点评

颅颌面联合切除术后缺损的修复重建是一个复杂而又风险巨大的手术，手术医师应该严格掌握手术的适应证，加强与相关学科的交流沟通和密切合作；在决定施行手术之前，应充分预估患者术后的生存质量和生存率。对于肿瘤切除后的缺损修复，应在不违反肿瘤切除原则的前提下，进行分阶段、有计划的修复重建。

对于硬膜缺损，能拉拢缝合时尽量拉拢缝合；不能拉拢缝合者，可用人工补片、自体筋膜、同种异体脑膜或者颅周围瓣修复，暴露的硬膜应用1～2层血供丰富的组织瓣覆盖。肿瘤破坏颅底骨，切除肿瘤使硬膜暴露并产生较大颅底骨缺损，所致的无效腔均应修复和覆盖，同时，颅底骨重建也是预防术后脑脊液漏和感染的有效方法。由于硬膜被保存或修补，故颅底骨重建的主要目的是覆盖硬膜、充填消灭无效腔、修复颅底骨缺损和恢复面部外形。有学者建议颅底骨缺损若直径在4～5 cm以下可不予骨修复，进行单纯软组织修复即可；若缺损直径在4～5 cm以上常需行骨修复或用钛网进行坚固的颅底重建。而笔者认为符合以下三种情况的颅底骨缺损，即应考虑行骨修复或钛网重建：①颅底骨性缺损≥1.5 cm；②颅底骨性缺损≤1.5 cm，但伴有硬膜缺损，或硬膜外留存有较大无效腔；③颅骨缺损部位有暴露的颅内重要血管神经结构，皮肤软组织厚度不足以安全保护者。目前，除了重建颞骨关节窝时采用游离的颅骨或髂骨重建外，笔者对绝大多数颅底骨缺损采用钛网修复，术后并未发生颅内积气和脑脊液漏等并发症。因此，笔者认为在颅底骨重建中，钛网与传统的颅骨相比，可弥补其供骨量有限的不足，与髂骨、肋骨相比则避免了新供区的创伤和并发症增加问题及塑形问题。钛网的生物相容性好，辅以CAD/CAM和快速原型技术，能够安全、有效、精确地重建颅底较大的复杂骨质缺损。

应该牢记血管化的游离组织瓣并非必需的修复手段，只有"量体裁衣""因地制宜"地选择最适合特定缺损的修复方法，才是最理想的修复重建方案。笔者的原则是：对于小到中等的软组织缺损或无效腔，可以采用邻近的颞肌系统瓣或"颞肌系统瓣＋胸锁乳突肌瓣"转移，单纯起软组织覆盖保护硬膜和充填消灭无效腔的作用；对于较大的无效腔或大范围的复合性缺损或者以往接受过放射治疗的患者，采用具有足够体积的血管化的游离组织瓣修复。颞肌系统瓣位于术区内、可切取范围大、旋转方便、容易成活、供区隐蔽，还可根据需要制备成带有颞肌、颞深筋膜（或帽状腱膜的延伸部）、颅骨膜等组织中的一部分或者全部，而构成肌瓣、筋膜瓣或肌筋膜瓣，甚至颅骨成分也可以包含在内。笔者推荐对颅底局限的软组织缺损的修复应首选颞肌系统瓣、胸锁乳突肌瓣等邻近的带蒂组织瓣。对于大范围的软组织缺损特别是病变累及下颌骨冠突者，由于切除冠突可能破坏邻近的颞肌系统瓣血供，且组织量不足应考虑股前外侧皮瓣、背阔肌肌皮瓣、胸大肌肌皮瓣等游离组织瓣修复，可提供足够体积的软组织覆盖硬膜、充填消灭无效腔、恢复头面部外形和预防颅内外感染、脑疝等严重并发症。

（孙坚）

参考文献

[1] KETCHAM A S, WILKINS R H, VANBUREN J M, et al. A COMBINED INTRACRANIAL FACIAL APPROACH TO THE PARANASAL SINUSES[J]. Am J Surg,1963,106(5):698-703.

[2] KETCHAM A S, HOYE R C, VAN BUREN J M, et al. Complications of intracranial facial resection for tumors of the paranasal sinuses[J]. Am J Surg,1966,112(4):591-596.

[3] KRESPI Y P, SISSON G A. Transmandibular exposure of the skull base[J]. Am J Surg,1984,148(4):534-538.

[4] 邱蔚六. 颅颌联合切除术后缺损的立即封闭式修复[J]. 实用口腔医学杂志,1985(1):12.

[5] IRISH J C, GULLANE P J, GENTILI F, et al. Tumors of the skull base:outcome and survival analysis of 77 cases[J]. Head Neck,1994,16(1):3-10.

[6] NELIGAN P C, MULHOLLAND S, IRISH J, et al. Flap selection in cranial base reconstruction[J]. Plast Reconstr Surg,1996,98(7):1159-1166.

[7] 张志愿,邱蔚六. 颅颌面联合切除术治疗颌面部晚期恶性肿瘤[J]. 中华口腔医学杂志,1999,34(3):133-135.

[8] CHANG D W, LANGSTEIN H N, GUPTA A, et al. Reconstructive management of cranial base defects after tumor ablation[J]. Plast Reconstr Surg,2001,107(6):1346-1355.

[9] 孙坚,张志愿,邱蔚六,等. 颅颌面联合切除术后大型缺损的游离组织瓣修复[J]. 中国耳鼻咽喉颅底外科杂志,2001,7(1):36-38.

[10] IMOLA M J, SCIARRETTA V, SCHRAMM V L. Skull base reconstruction[J]. Curr Opin Otolaryngol Head Neck Surg,2003,11(4):282-290.

[11] PUSIC A L, CHEN C M, PATEL S, et al. Microvascular reconstruction of the skull base: a clinical approach to surgical defect classification and flap selection[J]. Skull Base,2007,17(1):5-15.

[12] 沈毅,孙坚,李军,等. 颅底—颞下颌关节区骨巨细胞病变的切除及修复[J]. 中国口腔颌面外科杂志,2010,8(6):494-498.

附 录

附录一　颅颌面外科词汇表

尽管颅颌面外科医师能对各种颅颌面畸形表现浓厚的兴趣，并能成功地实施各类整复手术，但绝大部分医师对颅颌面外科专业词汇仅有粗略的了解，他们不清楚疾病命名起源于何种病理解剖学术语，仅以成功矫治各类畸形为目标，认为大可不必费心查阅词典，以搜寻疾病命名的词源细节。然而，词源学有助于从医学术语中精炼疾病的定义，有利于更加精准地诊断与交流。对于一个具备历史文化兴趣的医师来说，医学名词体现了浪漫与非凡的医学文化遗产，架起我们同远古医学先辈间沟通的桥梁。

以下简短词汇表列出了诊断、治疗常用的颅颌面外科词汇，主要源于希腊语及拉丁语，多为解剖学或病理解剖学词汇，少数为人体测量及头影测量词汇。此词汇表摒弃了一些过时、废弃的词汇，力图在所有词汇中注入活力，有助于医学生及低年资住院医师临床工作中使用，词汇掌握应注意避免一知半解。Gr.表示词头来源于希腊文，L.表示词头来源于拉丁文，Ger.表示词头来源于德文，其中希腊文词头已转写为拉丁文。

A

acrocephaly　Gr. *akra* 尖 ＋ *kephalē* 头
　　尖头畸形。冠状缝早闭所致的头颅畸形，常与 oxycephaly、hypsicephaly 互换使用。

ala　复数形式为 alae　L. *ala* 翼
　　翼状结构。*ala parvis ossis sphenoidalis* 蝶骨小翼，*ala magna ossis sphenoidalis* 蝶骨大翼。

alveolus　L. 小的 *alveus* 槽
　　小槽，小孔。该词最初被布鲁塞尔外科医师 Vesalius 用于描述牙槽，后来被意大利解剖学家 Malpighi 用来描述肺泡。近来，该词被用来描述上颌骨嵴。

asterion　Gr. *asterios* 星状的
　　星点。它是颅骨表面人字缝、顶乳突缝和枕乳突缝的交点（图1）。

B

basion　Gr. *basis* 基底
　　颅底点。头影测量词汇：枕骨大孔前缘中点（图5）。

bathmocephaly Gr. *bathmos* 槛状 ＋ *kephalē* 头

  枕部头颅膨隆畸形。它是由后额缝早闭导致的顶枕部颅骨（人字缝）过度发育。

bathrocephaly Gr. *bathros* 台阶 ＋ *kephalē* 头

  梯形头畸形。它是指出生后枕骨鳞部的膨隆畸形，导致枕骨相对于顶骨部的台阶样畸形，与假缝发育异常有关。

brachycephaly Gr. *brachys* 短 ＋ *kephalē* 头

  短头畸形。它是指头颅前后径过短。头颅指数（＝最宽横距 / 最长上下纵距×100）＞81（图1、图2）。

bregma Gr. *brechmos* 头颅前部

  前囟点。它是颅骨表面冠状缝和矢状缝相交的点，由新生儿的前囟门发展而来（图1）。

C

calvaria L. *calvus* 秃

  颅盖。阴性词，复数形式为 calvariae。calvarium 为错误使用形式。

choana Gr. *choanē* 漏斗状的结构

  漏斗状的洞腔，常指后鼻孔。

clinocephaly Gr. *klinos* 倾斜 或 *klinein* 弯曲 ＋ *kephalē* 头

  鞍形头畸形。它是指矢状缝部分早闭所致的颅顶鞍状凹陷，前额高耸。

clinoid Gr. *klinē* 床 ＋ *eidos* 形式

  床形的 anterior clinoid process 前床突；middle clinoid process 中床突，鞍中突；posterior clinoid process 后床突，鞍背后突（图4）。

clivus blumenbachii

  斜坡。垂体窝至枕骨大孔的骨性斜坡。由德国比较解剖学家、生理学家 Johann Frederich Blumenbach 命名（图4）。

concha Gr. *konchē* 甲壳，甲

  鼻甲。concha nasalis superior 上鼻甲，concha nasalis middle 中鼻甲，concha nasalis inferior 下鼻甲。

condyle L. *condylus*，Gr. *kondylos* 髁，关节

  髁。它是圆形的骨性突起，常构成关节部分。如下颌骨髁突、股骨、肱骨、枕骨、胫骨内外侧髁等。

coronoid Gr. *korōne* 钩状或弯曲的

  冠状的。头影测量点。coronion 下颌骨的冠突（图1）。

craniostenosis L. *cranium*，Gr. *kranion* 头 ＋ Gr. *stenōsis* 狭窄

  颅狭小。Virchow（1851）用这个词描述一条或多条早闭颅缝所致的头颅狭小畸形。

craniosynostosis L. *cranium*，Gr. *kranion* 头 ＋ Gr. *syn-* 共 ＋ Gr. *osteon* 骨

  颅狭症。它是指颅缝早闭的过程，也用来表示颅缝早闭的结果。

cribriform L. *cribrum* 筛状的 ＋ *forma* 外形

  筛状的（形容词）。由 cribriform 组成的短语：～plate of the ethmoid bone 即指筛板（cribrum），其

复数形式是 cribra（图4）。

crista galli L. *crista* 嵴 ＋ *gallus* 鸡冠

筛骨的鸡冠。它是筛骨前部中央骨嵴，为大脑镰附着处（图4）。

cynocephaly Gr. *kyōn* 犬 ＋ *kephalē* 头

犬头畸形。它是一种颅骨自眼眶向后倾斜的畸形，非颅狭症，常为新生儿期头颅受压所致。

D

dacryon Gr. *dakryon* 泪

泪点。它是泪骨、额骨和上颌骨鼻突的会合点，X线片上用于测量眶间距离，又称 Broca 头影测量点、泪嵴点（图1、图3）。

dinaric 本意指迪纳拉山脉

解剖上指长头型中短头化的一类，如缩小的后脑颅，呈现短头型的头颅指数。

diploë Gr. *diploos* 两倍的；*diploē* 折叠，褶

板障。它是指颅骨外板和内板间的骨松质。

diprosopus Gr. *dis* 两倍 ＋ *prosōpon* 面

双面畸胎。

dolicocephaly Gr. *dolichos* 长 ＋ *kephalē* 头

长头型。头颅指数小于75。它多指无颅狭症的长头型，可与 scaphocephaly 互换使用。dolichoprosopia 长脸。

dysostosis Gr. *dys* 异常的 ＋ *osteon* 骨 ＋ *osis* 病态

成骨不全。如 mandibulofacial ～ 下颌面成骨不全（属于 Treacher Collins 综合征）、acrofacial ～ 肢面发育不全（属于 Nager 综合征）。过去，dysostosis 和 dysplasia 多互换使用，用于描述颅颌面畸形；现代骨骼生物学家将 dysostosis 用于描述遗传性的局部骨发育障碍。

dysplasia Gr. *dys* 异常的 ＋ *plassein* 形成

发育异常或发育障碍。该词过去一直与 dysostosis 重叠使用，亦作为组织病理学术语描述癌变前的上皮改变，现代骨骼生物学家倾向于用其描述全身系统性遗传性疾病所致的成骨异常，主要为软骨内成骨受累，偶尔为膜内成骨受累。

dysraphia Gr. *raphē* 骨缝

神经管闭合不全。

E

enophthalmos Gr. *en* 内 ＋ *ophthalmos* 眼

眼球内陷。眼球位置相对于眶缘后移，常由创伤后或术后眶容积增大所致，如眶距增宽术后或中面部前移术后。

ethmoid Gr. *ēthmos* 筛 ＋ *eidos* 形式

筛骨。

euophthalmos Gr. *eu* 良好的 ＋ *ophthalmos* 眼

眶缘与眼球之间的正常矢状关系。该词用于强调前额、中面部后缩矫正术中，恢复正常的面上、中部人体测量尺寸。

euryon Gr. *eurys* 宽阔的

颅阔点。它是头影测量点。它是头的两侧最向外突出之点，用于计算头颅指数（图3）。

euryprosopia Gr. *eurys* 宽广 ＋ *prosōpon* 面

阔面畸形。eurycephaly 为阔头，euryopia 为阔眼裂，eurygnathism 为阔颌。

exophthalmos Gr. *exō* 外 ＋ *ophthalmos* 眼

突眼，为眶内软组织肿胀、肿瘤等眼眶变浅所致。概念同 proptosis。

exorbitism Gr. *exō* 外 ＋ L. *orbita* 眶

突眼，为骨性眼眶变浅所致，如双侧冠状缝早闭。

F

fontanelle L. *fontana* 泉

囟门。词源学不清，可能因囟门处扪及脑搏动而得名，或因古代外科医师切开囟门后，颅内液体如泉水般涌出而得名。

foramen L. *forare* 孔

frontal L. *frontalis*; *frons* 额的

G

galea L. *helmet* 头盔

帽状腱膜。因与古罗马军队的头盔相似而得名。概念同 epicranial aponeurosis、galea aponeurotica。

glabella L. *glabellus* 光滑的，无毛的

眉间。

glenoid Gr. *glēnē* 窝 ＋ *eidos* 形式

关节窝，关节盂。

gnathion Gr. *gnathos* 颌

颌下点，颏顶点。头影测量词汇，为下颌下缘正中点（图1）。

gonion Gr. *gōnia* 角

下颌角点。头影测量词汇（图1）。

H

hamulus L. *hamus* 钩

翼钩（图5）。

helix Gr. *helix* 螺旋

耳轮。

hormion Gr. *hormos* 花冠

犁蝶点。头影测量点。它是犁骨后外缘与蝶骨的交点，且为翼外侧板与后颅底下缘的交点（图5）。

hypsicephaly Gr. *hypsi* 高 + *kephalē* 头

尖头畸形。概念同 acrocephaly、oxycephaly、turricephaly。

I

iniencephaly Gr. *inion* 枕部 + *enkephalos* 脑

枕骨裂脑露畸形。

inion Gr. *inion* 枕部

枕外隆凸点（图1）。

J

jugum cerebrali L. *jugum* 隆凸

大脑轭。

jugum sphenoidale

蝶轭（图4）。

K

kleeblattschädel Ger. *kleeblatt* 三叶状 + *schädel* 头颅

三叶草头畸形。概念同 triphyllocephaly。

L

lambda Gr. 希腊字母 λ 的英文名称

人字点。它是矢状缝与人字缝的交点（图6）。

lambdoid Gr. *lambda* 人字 + *eidos* 形式

人字形的。

lamina papyracea L. *lamina* 薄片 + *papyraceus* 纸草

筛骨纸板。

leptocephaly Gr. *leptos* 细小的 + *kephalē* 头

最早由 Virchow（1851）描述，为蝶额缝早闭所致。CT 示单侧局限性基底冠状环早闭，顶额缝未闭。它表现为前额扁平、颅底成角畸形等，常与前斜头畸形相混淆。

lissencephaly Gr. *lissos* 光滑的 + *enkephalos* 脑

无脑回症。概念同 agyria。

lückenschädel Ger. *lücke* 缝隙 + *schädel* 头颅

颅缝闭合不全，多与脑膜脑膨出合并发生。

M

malar　L. *mala* 颧骨

mandible　L. *mandibula* 下颌

下颌骨。

masseter　Gr. *masētēr* 咀嚼者

咬肌。

mastoid　Gr. *mastos* 乳房 + *eidos* 形式

乳突。

maxilla　L. *mala* 颊，颧骨

上颌骨。

meatus　L. *meare* 通过

道，导管。

meloplasty　Gr. *mēlon* 颊 + *plassein* 形状

颊成形术。它是"中面部除皱术"的曾用名。

mendosal　L. *mendosus* 虚假的

mendosal suture

假缝。它是从枕骨侧角向中央的延伸线，常见于新生儿（图1）。

menton　L. *mentum* 颏

颏下点。头影测量词汇。头颅定位侧位片中，它是颏部在正中矢状面的最低点（图1）。

mesaticephaly　Gr. *mesatos* 中等的 + *kephalē* 头

中型头。

mesocephaly　Gr. *mesos* 中间的 + *kephalē* 头

中型头。头颅指数为76.0～80.9。概念同 normocephaly、mesaticephaly。

metopion　Gr. *metōpon* 前额

额中点。头颅测量词汇。它是前额鼻根点与前囟点间的正中点（图1）。

N

nanocephaly　Gr. *nanos* 小 + *kephalē* 头

小头畸形。最早由 Schmaus（1905）描述，为所有颅缝均早闭所致。

naris　复数形式是 nares　L. *nostril* 鼻孔

nasion　L. *nasalis* 鼻肌

鼻根点。头影测量词汇。它是鼻骨与额骨的交点，也是头颅正中线与鼻额缝的交点（图1、图3）。

O

obelion　Gr. *obelos* 叉

顶孔矢状缝交点（图6）。

occiput　L. *ob* 相反 ＋ *caput* 头

　　枕部。

ophryon　Gr. *ophrys* 眉

　　眉间中点。概念同 glabella。

opisthion　Gr. *opisthen* 背，后面

　　枕后点。头影测量词汇。它是指枕骨大孔后缘中点（图5）。

opisthocranion

　　颅后最远点。头影测量词汇。它被用于测量头颅指数（图1、图5）。

orbit　L. *orbita* 轨道，环行

　　眼眶。

oxycephaly　Gr. *oxys* 尖 ＋ *kephalē* 头

　　尖头畸形。概念同 turricephaly、acrocephaly、hypsicephaly。

P

pachycephaly　Gr. *pachys* 厚 ＋ *kephalē* 头

　　颅骨肥厚。Virchow 应用该词描述人字缝早闭所致的头颅畸形。

palate　L. *palatum* 腭

parietal　L. *parietalis*，源于 L. *paries* 壁

　　腔壁，顶骨的。

petrosal，petrous　L. *petrosus* 如石的，源于 Gr. *petra* 石

　　颞骨岩部。

philtrum　L. *philtrum*，源于 Gr. *philtron* 爱

　　人中。

piriform　L. *pirum* 梨子 ＋ *forma* 外形

　　梨状的。

plagiocephaly　Gr. *plagios* 斜的 ＋ *kephalē* 头

　　斜头畸形。它属于头颅不对称畸形：① 外力压迫、位置性或非颅狭症所致的假性前斜头畸形或后斜头畸形；② 颅狭症所致的真性斜头畸形，如单侧冠状缝早闭所致的额部前斜头畸形、单侧人字缝早闭所致的枕部后斜头畸形。

pogonion　Gr. *pōgōn* 胡须

　　颏前点。头影测量词汇。它是指颏部骨组织最前点（图1）。

prosopoanoschisis　Gr. *prosopon* 面 ＋ *ana* 往上的 ＋ *schisis* 裂

　　面斜裂。

pterion　Gr. *pteron* 翼

　　翼点。它位于颅骨表面额骨、颞骨、顶骨和蝶骨大翼的交界处，呈 H 形，是脑膜中动脉前支的体

表投影点（图1、图3）。

pterygoid　Gr. *pterygōdēs* 翼

翼状的。它是指蝶骨外侧和内侧的突起。

R

ramus　L. *branch* 支

下颌支。

S

sagittal　L. *sagitta*，*arrow* 矢，箭

矢状缝的，矢状面的。阿拉伯医师认为冠状缝和矢状缝的外形类似弓和箭，后来用于代表由前向后的平面。

scaphocephaly　Gr. *skaphē* 舟状的 ＋ *kephalē* 头

舟状头畸形。矢状缝早闭所致的头颅前后径延长，头颅指数小于70。概念同cymbocephaly、tectocephaly。

scaphomaxillism　Gr. *skaphē* 舟状的 ＋ *maxilla* 上颌骨

上颌骨狭窄，尤以硬腭前部呈舟状。Tessier在其BETS畸形中提到该名词，BETS包含brachycephaly短头、eurycephaly阔头、telorbitism眶距增宽、scaphomaxillism上颌骨狭窄，是一类 *EPNB1* 基因突变所致的颅额鼻综合征。

schindylesis　Gr. a *splintering* 夹板

夹合连接，楔合关节。一骨的连接面呈嵴状，另一骨如沟槽，互相吻合，如犁骨与蝶骨喙突的连接。

schizoprosopia　Gr. *schizein* 分裂 ＋ *prosōpon* 面

面裂畸形。

sella turcica　L. *sella* 鞍 ＋ *turcica* 蝶鞍

蝶鞍。

sinciput　L. *semi-caput* 半头

头顶部，额部。

skeleton　Gr. *skeletos* 骨骼

骨骼，骨架，一般指干骨。

sphenion　Gr. *sphēn* 楔状的

蝶点。颅骨测量点，在顶骨蝶角部（图1）。

sphenocephaly　Gr. *sphēn* 楔状的 ＋ *kephalē* 头

楔形头畸形。Virchow用以指矢状缝早闭所引起的头颅畸形，表现为前额宽阔，向前膨隆，枕部狭窄，头颅外形呈楔形。

sphenoid　Gr. *sphēn* 楔状的 ＋ *eidos* 形式

楔形的。蝶骨。

stephanion　Gr. *stephanos* 冠

冠状点。它是冠状缝与颞线的交界点（图1）。

styloid　Gr. *stylos* 茎突 ＋ *eidos* 形式

茎状的，柱状的。颞骨的茎突（图1、图5）。

suture　L. *sutura* 骨缝

颅缝。

synophrys　Gr. *syn* 同 ＋ *ophrys* 眉

连眉的。概念同口语 unibrow，是 Brachman-DeLange 综合征的特征之一。

T

telecanthus　Gr. *tēle* 过宽 ＋ *kanthos* 眼角

内眦距离过宽。

temporal　L. *tempus* 颞部

颞的或短暂的。

torcular herophili　L. *torquere* 扭，绞 ＋ Herophilus 希腊解剖学之父希罗菲卢斯

窦汇。硬膜静脉会合之处。

tragus　Gr. *tragos* 耳屏

trigonocephaly　Gr. *trigonos* 三角形的 ＋ *kephalē* 头

三角头畸形。它是指额缝早闭所致的头颅畸形，表现为狭窄、前额正中呈楔状或嵴状突起、眶距过窄，通常头颅指数正常。

triphyllocephaly　Gr. *triphyllos* 三叶的 ＋ *kephalē* 头

三叶草头畸形。概念同 kleeblattschädel。

turricephaly　L. *turris* 塔

塔头畸形或尖头畸形。它是指双侧冠状缝早闭所致的头颅畸形，表现为宽阔高耸的前额，头颅指数大于85，亦可见于双侧人字缝早闭。概念同 acrocephaly、oxycephaly、hypsicephaly。

V

velum　L. *velus* 帆，帐

软腭。

vomer　L. *vomer* 犁头

犁骨。

W

wormian bone　由丹麦解剖学家 Olaus Worm 命名

缝间骨或沃姆骨。它是指颅缝间多余的骨块，多见于人字缝，病理性增多可见于颅锁骨发育不全

综合征(图7)。

Z

zygoma Gr. zygon 隆凸

颧骨或颧弓。

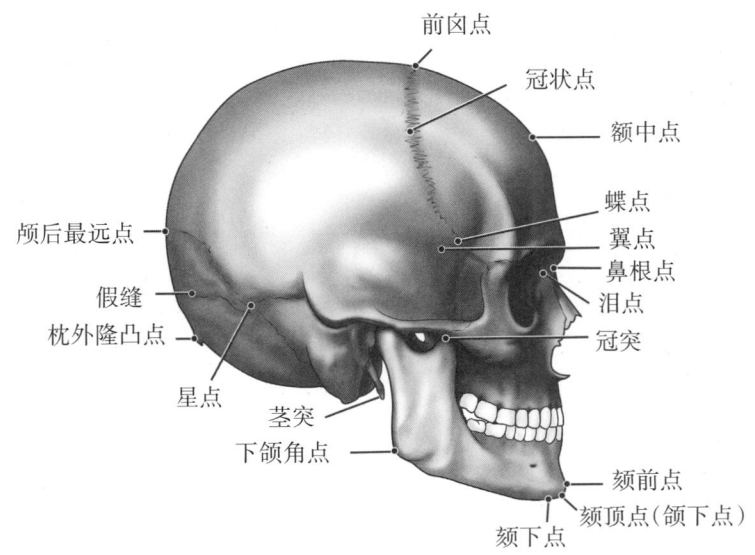

图1 头颅侧位解剖图

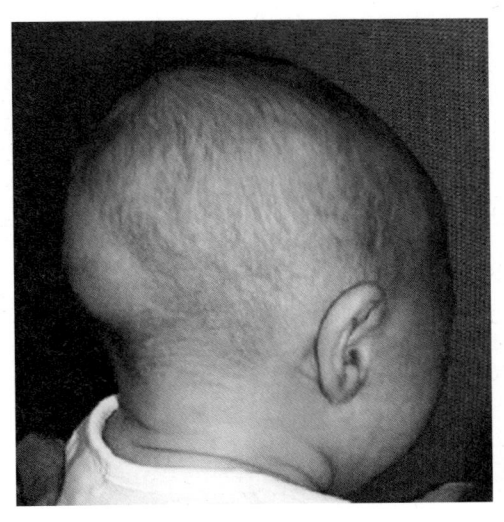
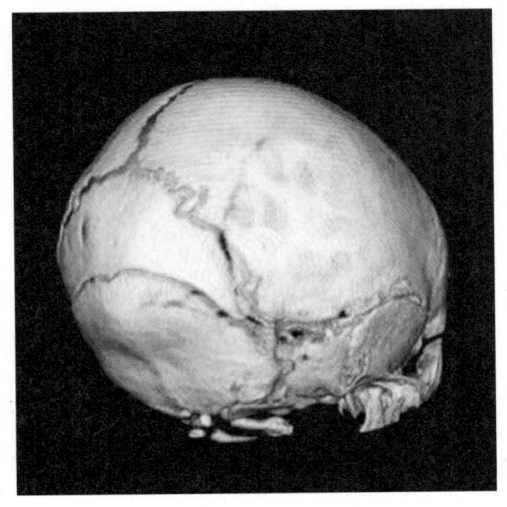

A.外观；B.头颅CT三维重建示：假缝未闭，枕骨部膨隆。

图2 3个月婴儿梯形头

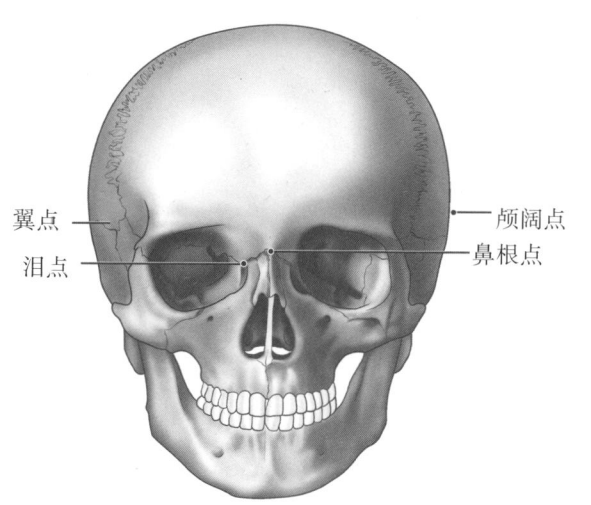

图3 头颅正位解剖图

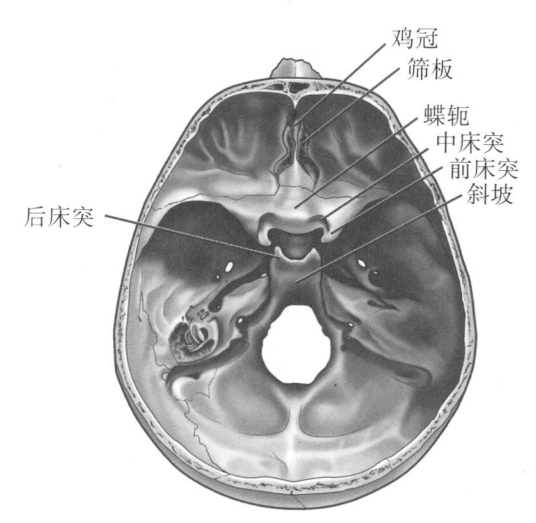

图4 颅底内面观

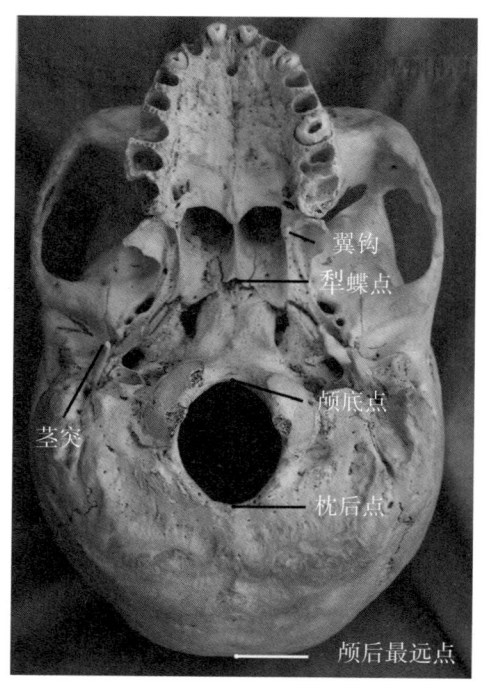

图5 头颅底面观

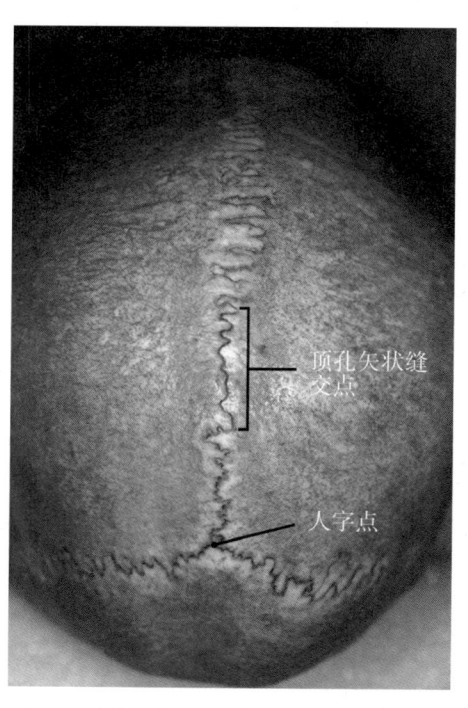

图6 顶孔矢状缝交点，又称顶孔间点。呈曲线形，而非锯齿状

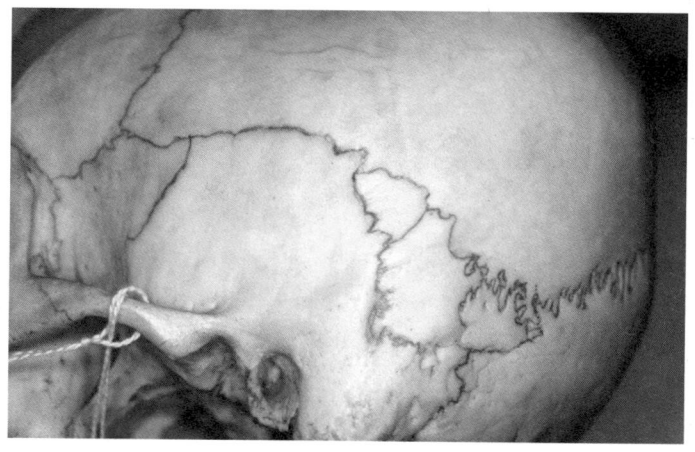

图7 缝间骨

附录二 名词中英文对照

第一章

颅颌面外科（craniomaxillofacial surgery）

国际颅面外科学会（International Society of Craniofacial Surgery, ISCFS）

颅狭症（craniosynostosis）

颅缝（cranial suture）

麻醉（anaesthesia）

颅颌面部（craniofacial region）

颌面部（oral maxillofacial region）

Treacher Collins 综合征（Treacher Collins syndrome, TCS）

第二章

膜内成骨（intramembranous ossification）

软骨内成骨（endochondral ossification）

软骨颅底（chondrocranium）

骨化中心（ossification center）

原始腭（primary palate）

三角头畸形（trigonocephaly）

舟状头畸形（scaphocephaly）

斜头畸形（plagiocephaly）

短头畸形（brachycephaly）

小头畸形（microcephaly）

颅前窝（anterior cranial fossa）

颅中窝（middle cranial fossa）

开𬌗（open bite）

第三章

颅面裂（craniofacial cleft）

尖头畸形（oxycephaly）

颅骨肥厚（pachycephaly）

脑膜脑膨出（meningoencephalocele）

第四章

颅颌面不对称畸形（craniomaxillofacial microsomia）

脑脊髓膨出（encephalomyelocele）

癫痫（epilepsy）

鼻中隔偏曲（deviation of nasal septum, DNS）

偏𬌗（cross bite）

骨纤维异常增殖症（fibrous dysplasia, FD）

额眶部（fronto-orbital region）

第五章

眼耳平面，又称法兰克福平面（Frankfurt horizontal plane）

头围测量（head circumference measurements）

头影测量（cephalometric measurements）

突眼度测量（exophthalmos measurement）

第六章

遮盖表面显示法（shaded surface display, SSD）

CT血管造影（CT angiography, CTA）

葡萄酒色斑（port wine stain, PWS）

静脉畸形（venous malformation）

动静脉畸形（arteriovenous malformation, AVM）

Sturge-Weber 综合征（Sturge-Weber syndrome, SWS）

颅后窝（posterior cranial fossa）

计算机辅助设计（computed assistant design，CAD）

数字减影血管造影（digital subtraction angiography，DSA）

Le Fort 骨折（Le Fort fracture）

第七章

正颌手术（orthognathic surgery）

翼点（pterion）

颅内感染（intracranial infection）

牵引成骨术（distraction osteogenesis，DO）

牵引间隙（distraction gap）

第八章

颅内压监护（intracranial pressure monitoring）

颅外法颅内压测定（extracranial intracranial pressure management）

颅内法颅内压测定（innercranial intracranial pressure management）

颏成形术（genioplasty）

下颌支矢状劈开截骨术（sagittal split ramus osteotomy, SSRO）

第九章

张力拉力法则（law of tension stress）

牵引成骨装置（distraction osteogenesis device，DOD）

下颌垂直骨牵引（mandibular vertical osteodistraction）

下颌水平骨牵引（mandibular horizontal osteodistraction）

下颌斜形骨牵引（mandibular oblique osteodistraction）

过早固定（premature consolidadon）

脑脊液鼻漏（cerebrospinal rhinorrhea）

牙颌面畸形（dentalmaxillofacial deformity）

赝复体（prosthesis）

面瘫（facial paralysis）

第十章

多学科（multidisciplinary）

眶间距离（interorbital distance，IOD）

颅内血肿（intracranial hematoma）

高血压（hypertension）

围手术期（perioperative period）

第十一章

脱水（dehydration）

第十二章

心律失常（arhythmia）

缺血性心脏病（ischemic heart disease）

神经移植（nerve transplantation）

第十三章

视敏度（visual acuity）

针孔板检查（pinhole test）

视野（visual field）

暗适应（dark adaption）

对比敏感度（contrast sensitivity）

干眼症（xerophthalmia）

暴露性角膜炎（exposure keratitis）

第十四章

外鼻（external nose）

鼻中隔血肿（hematoma of nasal septum）

鼻-鼻中隔整形术（septo-rhinoplasty）

后鼻孔闭锁（posterior choanal atresia，PCA）

纵行骨折（longitudinal fracture）

横行骨折（transverse fracture）

毛细血管瘤（capillary hemangioma）

横纹肌肉瘤（rhabdomyosarcoma）

纤维瘤（fibroma）

脂肪瘤（lipoma）

脑膜瘤（meningioma）

化脓性肉芽肿（pyogenic granuloma）

第十五章

牙颌面畸形（dento-maxillofacial deformities）

正颌（orthognathic）

正畸（orthodontics）

正颌-正畸联合治疗（orthognathic-orthodontics combination treatment）

头颅定位仪（cephalometer）

第十七章

神经吻合（dialyneury）

眼-口-面肌联动（eye-mouth-facial muscle synkinesis）

第十八章

组织工程学（tissue engineering）

骨髓基质干细胞（mesenchymal stem cells, MSCs）

被诱导的多能性干细胞（induced pluripotent stem cells, iPS）

磷酸钙水泥（calcium phosphate cement）

骨形态发生蛋白家族（bone morphogenetic proteins, BMPs）

脱细胞胶原海绵（acellular collagen sponge, ACS）

第二十章

头影测量法（cephalometry）

人体测量法（anthropometry）

体绘制（volume rendering）

任意剖面显示（arbitrary section display）

直接三维显示（direct 3D display）

表面显示（surface display）

骨线框图法（skeletogram）

第二十一章

心理诊断（psychodiagnosis）

心理测验（mental test）

智力测验（intelligence tests）

人格测验（personality test）

创伤后应激障碍综合征（post traumatic stress disorder syndrome）

第二十二章

中央底板系统（central gusset system）

颅缝支架（suture hanger）

眼球突出（exophthalmos）

饼状畸形（cake head）

尖头并指（趾）综合征（acrocephalosyndactyly syndrome）

眶距增宽症（ocular hypertelorism）

第二十三章

额部前斜头畸形（frontal plagiocephaly）

真性前斜头畸形（synostotic frontal plagiocephaly, SFP）

继发性前斜头畸形（deformational frontal plagiocephaly, DFP）

小丑眉畸形（harlequin deformity）

外眦前移法（lateral canthal advancement）

枕部后斜头畸形（occipital plagiocephaly）

颅骨指数（cephalic index）

第二十四章

三叶草头畸形（cloverleaf skull syndrome）

额窦（frontal sinus）

睡眠呼吸暂停综合征（sleep apnea syndrome）

第二十五章

面横裂（transverse facial cleft）

面中裂（middle facial cleft）

面斜裂（oblique facial cleft）

眶面裂（orbitofacial cleft）

Tessier 颅面裂分类法（Tessier classification of facial cleft）

第二十六章

面部中央劈裂术（orbital bipartition）

第二十七章

腭心面综合征（velo-cardiofacial syndrome）

先天性腭裂（cleft palate）

单瓣 V-Y 腭成形术（Vean-Wardill-Rilner pushback）

两瓣腭裂整复术（two flap palatoplasty）

逆向双 Z 瓣腭裂整复术（double opposing Z-plasty palate repair）

牵开成骨技术（distraction osteogenesis）

腭咽闭合不全（velopharyngeal incompetence，VPI）

语音清晰测试（articulation assessment）

头颅侧位片（lateral cephalometric radiograph）

第二十八章

鼻裂（bifid nose）

面具脸（poker face）

骨移植（bone transplant）

羟基磷灰石（hydroxyapatite，HA）

第二十九章

头颅歪斜畸形（cranioscoliosis）

颅颌面短小畸形（craniofacial microsomia）

下颌口外式牵引成骨术（mandibular extraoral distraction osteogenesis）

下颌内置式牵引成骨术（mandibular inner distraction osteogenesis）

多向牵引延长器（multi-vector distractor modular system）

眼球内陷（enophthalmos）

第三十章

颅底骨折（basis cranii fracture）

额窦颅腔化（cranialization of the frontal sinus）

鼻筛骨骨折（naso-ethmoid bone fracture）

陷落型骨折（fall fracture）

颧骨骨折（zygomatic bone fracture）

颞骨骨折（temporal bone fracture）

第三十一章

额骨带（buttresses）

额窦骨折（frontal sinus fracture）

第三十二章

眼眶爆裂性骨折（orbit blow-out fractures）

第三十三章

钛金属片或网状物（titanium mesh）

多孔聚乙烯（polyethylene）

甲基丙烯酸甲酯（methyl methacrylate）

第三十四章

进行性偏面萎缩（progressive hemifacial atrophy，PHA）

下颌支垂直截骨术（vertical ramus osteotomy）

下颌体部截骨术（mandibular body osteotomy）

下颌前部根尖下截骨术（subapical osteotomy）

纤毛囊肿（surgical ciliated cyst）

第三十五章

前方错𬌗（anterior cross bite）
后方错𬌗（posterior cross bite）

第三十六章

多导睡眠监测（polysomnography）
腭垂咽喉成形术（uvulopalatopharyngoplasty，UPPP）
激光腭垂软腭整形术（laser-assisted uvulopalatoplasty，LAUP）
激光舌中线切除术（laser midline glossectomy，LMG）

第三十七章

长头型（dolichocephlic）
中头型（mesocephalic）
颧骨磨削术（zygoma grind）
口内入路颧骨L形截骨术（intraoral L shape osteotomy）

第三十八章

下颌角肥大症（prominent mandibular angle）
下颌角外层骨切除术（angle splitting osteotomy，ASO）
下颌骨髁突骨折（condyle fracture）

第三十九章

前方水平式颏部截骨术（anterior horizontal osteotomy）
截骨法颏部前置整形术（advancement osteoplastic genioplasty）
截骨法颏部延长整形术（vertical lengthening osteoplastic genioplasty）
截骨法颏部后置整形术（setback osteoplastic genioplasty）
截骨法颏部缩短整形术（vertical reduction osteoplastic genioplasty）
截骨法颏部跳跃性整形术（jumping osteoplastic genioplasty）
截骨法颏部偏移整形术（lateral shifting osteoplastic genioplasty）

第四十章

婴幼儿血管瘤（infantile hemangioma）
淋巴管畸形（lymphatic malformation）
血管角化瘤（angiokeratoma）
PHACE综合征（PHACE syndrome）
卡萨巴赫-梅里特综合征（Kasabach-Merritt syndrome，KMS）

第四十一章

扣环围栏技巧（chainlink fence technique）

第四十二章

神经纤维瘤病（neurofibroma）
咖啡牛奶斑（cafe-au-lait spots）
立舍瘤（Lisch nodule）

第四十四章

保存性功能性外科（conservative functional surgery）
修复性功能性外科（reconstructive functional surgery）

第四十五章

侧颅底（lateral skull base）
侧方经颞-蝶入路（lateral transtemporal-sphenoid approach）手术
颞下窝入路（infratemporal fossa approach）手术
前方下颌裂开入路（anterior mandibular-

splitting approach）手术

颅颈联合入路（combined craniocervical approach）

颞下窝入路并翻转颧面复合组织瓣（infratemporal fossa approach via resupination of zygomaticofacial composite tissue flap）

第四十六章

眼眶海绵状血管瘤（orbital cavernous hemangioma）

眼眶静脉性血管瘤（orbital venous hemangioma）

静脉性蔓状血管瘤（plexiform venous hemangioma）

横纹肌瘤（rhabdomyoma）

纤维肉瘤（fibrosarcoma）

脂肪肉瘤（liposarcoma）

视神经胶质瘤（optic nerve glioma）

神经鞘瘤（neurilemmoma）

第四十七章

颅眶面外科（cranio-orbital-facial surgery）

钛网（titanium mesh）

第四十八章

现代颅底重建（contemporary skull base reconstruction）

附录三　国际颅面外科学会章程2023

第一章　名称、宗旨、范围

第一条　学会名称定为：国际颅面外科学会。

第二条　学会宗旨

（1）领导并促进颅颌面外科的进步与发展。

（2）提供颅颌面外科专业交流平台。

（3）鼓励开展与先天性或后天获得性颅颌面畸形预防及治疗相关的科研与教学工作。

（4）加强颅颌面外科临床学习与实践。

（5）通过授予会员资格的形式表扬在颅颌面外科专业领域作出贡献的集体与个人。

第三条　颅颌面外科是通过内科或外科方法研究、保护和修复颅颌面形态与功能的学科。

第二章　会员

第一条　学会设有创始会员、活跃会员、准会员、"住院医师、执业医师或进修医师会员"、通讯会员、名誉会员、研究会员、颅颌面正畸会员和终身会员九种会员类型。

第二条　会员身份的取得实行被邀请制，会员资格是一项特权，应始终遵循学会所制定的章程。具备良好的品德并坚持医学伦理学原则者才可被邀请取得并保持会员身份。

第三条 会员资格的授予归学会管理,被提名候选人的确定须经学会干事或理事会审议。

第四条 创始会员

18位创始会员的权利与义务与活跃会员一致。

第五条 活跃会员

1. 资格条件

(1) 具备法定执业资格,积极从事颅颌面外科工作,具有一定知名度并在该领域作出许多有价值的贡献的颅颌面外科医师。

(2) 曾参加学会认可的颅颌面外科学培训课程至少6个月(颅颌面外科进修、儿童颅颌面神经外科或可证明的等效培训)。

(3) 作为多学科团队的一部分,积极从事颅颌面外科临床实践至少5年。该团队应包括:

A. 至少1名神经外科医师或1名颅颌面外科医师(受过适当培训的整形外科医师或颅颌面外科医师)。

B. 如果团队每年处理的病例超过25个,每个专科最好有2个。

C. 医院设有儿科重症监护室和儿科麻醉医师。

D. 建议心理学家、儿科医师、眼科医师、语言病理学家、正畸医师、临床遗传学家和耳鼻咽喉科医师参与。

(4) 需提交过去2年所开展的颅颌面手术列表,并获学会审核认可。上述手术中应包含一定比例的颅内入路手术,一般要求2年内进行18例以上(详见附件)。

(5) 需提交其所属多学科临床团队成员名单。

(6) 应提交申请者简历,包括出版物,在颅颌面外科领域至少发表2篇论文。

(7) 应为本国内医学专业领域的积极会员。

(8) 会员资格不受国籍限制。

(9) 在特殊情况下,理事会可适当放宽上述要求。

2. 权利与义务

(1) 具有投票权,在学会任职,并担任学会委员会成员。

(2) 若连续2次缺席会议,将被转移到准会员资格,特殊原因经理事会批准者除外;若连续3次缺席会议,将开除会员资格,需要重新申请加入学会。

(3) 活跃会员退休后,不再要求缴纳会费或出席会议。若参加会议,仍应支付理事会规定的会务费。他们可以成为终身会员(详见第二章第十一条A关于终身会员申请)。

(4) 如果活跃会员仍然开展临床实践,但不再从事颅颌面外科工作,他们可以继续作为准会员。

第六条 准会员

1. 资格条件

(1) 对颅颌面部疾病的理解和(或)治疗作出贡献的个人,他们不一定要积极从事颅颌面外科手术。在许多情况下,成为活跃会员之前必须首先成为学会准会员。

(2) 临床申请者应具备法定执业资格

A. 应在理事会认可的涵盖颅颌面外科关键能力的项目或机构接受过至少6个月的颅颌面外科培

训（颅颌面外科进修、儿童颅颌面神经外科或可证明的同等学力）。

  B. 需提交过去2年所开展的颅颌面手术清单，供学会审核。

  C. 需提交其所属多学科临床团队成员名单。

  D. 应为本国内颅颌面外科相关学会的活跃会员。

  E. 提交发表文章列表及所作出的科技贡献，附完整简历。

（3）会员资格不受国籍限制。

（4）在特殊情况下，理事会可适当放宽上述要求。

2. 权利与义务

（1）有权参加所有学会组织的学术会议及社交活动。

（2）无权担任学会委员会成员。

（3）无投票权，不能任职或出席理事会会议。

（4）若连续3次缺席会议，将被开除会员资格，特殊原因经理事会批准者除外。

（5）准会员退休后，不需缴纳会费或参加会议。若主动参加会议，仍应支付理事会规定的会务费。他们可以成为终身会员（详见第二章第十一条A关于终身会员申请）。

第七条 通讯会员

（1）此类别专供那些属于颅颌面外科团队成员，但不直接参与手术的个人申请。

（2）权利与义务与准会员一致。

（3）一般情况下，通讯会员是成为研究会员或颅颌面正畸会员之前的预备步骤。

第八条 名誉会员

（1）授予那些在颅颌面外科领域作出突出贡献，或为学会利益长期服务的个人。他们无须出席会议或缴纳会费，亦无权投票或担任公职。

（2）须由2位活跃会员提名，经现任理事会及历届会长（多数出席）会议批准后才可当选。

（3）Tessier奖章获得者将被授予名誉会员资格。

第九条 研究会员

为在颅颌面生物学领域，包括颅颌面正畸形态学、颅颌面遗传学、颅颌面治疗学、颅颌面人类学或相关学科，对颅颌面研究作出贡献的个人。

1. 资格条件

（1）应具备下列法定资格标准以显示对颅颌面研究的浓厚兴趣。

（2）具有哲学博士学位、医学博士学位、兽医学博士学位、牙科学博士学位、骨科医学博士学位或与颅颌面研究领域相关的其他高学位。

（3）在颅颌面生物学或颅颌面外科领域至少发表2篇研究论文。

（4）应提交至少2次既往国际颅面外科会议发表的论文或海报。

（5）研究会员资格不局限于任何特定国家的公民。

（6）在特殊情况下，学会干事和理事会可免除上述规定。

2. 权利与义务

（1）有权参加学会组织的所有学术会议及社交活动。

（2）具投票权，可任职，或参加理事会。

（3）应缴纳理事会制定的年度会费。

（4）若连续3次缺席会议，将被开除会员资格，特殊原因经理事会批准者除外。

第十条 颅颌面正畸会员

为在颅颌面正畸领域作出贡献的个人。

1. 资格条件

（1）应接受过学会认可的正规正畸训练。

（2）具有口腔外科博士学位、牙科医学博士学位或其他与口腔正畸领域相关的高学位。

（3）积极从事颅颌面正畸临床实践至少5年以上。

（4）在颅颌面正畸领域至少发表2篇论文。

（5）需提交过去2年所开展的颅颌面正畸病例清单供学会审核。

（6）需来自颅颌面外科专业团队并提供成员名单。

（7）应提交学会会员出具的推荐信2封，所属颅颌面外科专业团队主任出具的推荐信1封。

（8）应为本国内正畸相关领域的积极会员。

（9）研究会员不局限于任何特定国家的公民。

（10）在特殊情况下，学会干事和理事会可免除上述规定。

2. 权利与义务

（1）有权参加学会组织的所有学术会议及社交活动。

（2）具投票权，可任职，或参加理事会。

（3）应缴纳理事会制定的年度会费。

（4）若连续3次缺席会议，将被开除会员资格，特殊原因经理事会批准者除外。

第十一条 终身会员

（1）会员在颅颌面外科临床退休后，可向学会秘书长提出申请，转为终身会员。

（2）可由活跃会员、准会员或通讯会员身份转变而来。

（3）若成为终身会员之前为学会积极会员，他们可以参加行政会议，但不得投票或担任职务。

（4）不规定终身会员需要参加会议或缴纳会费，但若主动参加会议，仍须支付会务费。

第十二条 住院医师、执业医师或进修医师会员

1. 资格条件

（1）目前正在接受学会委员会认可的整形外科、神经外科、颌面外科、耳鼻咽喉科或正畸专业的培训，该培训涵盖了相关专业的关键能力。

（2）应具备：

A. 提交1封培训机构负责人的签名推荐信，包括：①培训机构名称；②培训领域；③参加培训人员信誉良好；④计划的培训毕业日期。

B. 提交简历及出版物清单。

（3）在所有培训结束后，"住院医师、执业医师或进修医师会员"需重新申请准会员资格，以继续在学会的会员身份。

（4）会员资格不局限于任何特定国家的公民。

（5）在特殊情况下，学会干事和理事会可免除上述规定。

2. 权利与义务

（1）有权参加所有学会组织的学术会议及社交活动，并享受"住院医师、执业医师或进修医师会员"优惠折扣。

（2）参会需支付"住院医师、执业医师或进修医师会员"相应会费。

（3）可参加学会的青年外科医师委员会及理事会批准的任何其他委员会。

（4）非经邀请，不得投票、任职或参加理事会。

（5）应在成为会员后的1年内缴纳理事会制定的年度会费。

（6）若连续3次缺席会议，将被开除会员资格，特殊原因经理事会批准者除外。

（7）在所有培训结束后，提交申请，可晋升为准会员，然后在执业5年后晋升为积极会员。

第十三条 会员选举

1. 活跃会员和准会员

（1）每名候选人必须向秘书长提交以下材料

A. 完整的申请材料1份。

B. 提交申请前24个月内完成的颅颌面手术报告。

C. 所属颅颌面外科专业团队成员名单。

D. 个人完整简历，包括发表文章列表及所作出的科技贡献。

E. 参加学会认可的颅颌面外科学培训至少6个月并获进修培训证书。

F. 2位活跃会员的推荐信。

G. 在本国内颅颌面外科相关社会团体任职的证明材料。

H. 活跃会员必须积极参与颅颌面外科临床实践至少5年以上。

（2）活跃会员与准会员资格需在行政会议上经理事会和学会干事讨论表决确定。

（3）有表决权的会员出席行政会议并通过投票表决，3/4表决赞同，则授予活跃会员或准会员会员资格。有投票权的会员若无法出席行政会议，可以书面委托另一位出席会议的有投票权的会员代表到场代为投票。

2. 研究会员

（1）每名候选人必须向秘书长提交以下材料

A. 含申请者签字的完整申请材料。

B. 提交发表的文章列表并附完整简历。

（2）研究会员候选人至少必须由1位活跃会员提名，并获科学家支持。

（3）研究会员资格需在行政会议上经理事会和学会干事讨论通过。

（4）有表决权的会员出席行政会议并通过投票表决，3/4表决赞同，则授予研究会员会员资格。

3. 颅颌面正畸会员

（1）每名候选人必须向秘书长提交以下材料

A. 完整的申请材料。

B. 学会认可的颅颌面正畸学培训证书（具有口腔外科博士学位、牙科医学博士学位或其他与口腔正畸领域相关的高学位）。

C. 提交发表文章列表（要求至少发表2篇与颅颌面正畸相关的文章）并附完整简历。

D. 需提交过去2年所开展的颅颌面正畸病例列表供学会审核。

E. 所属颅颌面外科专业团队成员名单。

F. 由学会会员提供的推荐信2封，其中1封来自颅颌面正畸医师，1封来自所属颅颌面外科专业团队医师。

G. 提供在本国内正畸专业领域主要社会团体任职证书。

（2）颅颌面正畸会员资格需在行政会议上经理事会和学会干事讨论通过。

（3）有表决权的会员出席行政会议并通过投票表决，3/4表决赞同，则授予会员资格。

4. 通讯会员

（1）每名通讯会员候选人至少须由2位活跃成员提名。

（2）在2年一届的会议上，每位活跃会员只能提名担保1位候选人。

（3）每名候选人必须向秘书长提交以下材料

A. 完整的申请材料。

B. 所属颅颌面外科临床专业团队成员名单。

C. 提交发表文章列表及所作的科技贡献，附完整简历。

（4）通讯会员资格需在行政会议上经理事会和学会干事讨论通过。

（5）有表决权的会员出席行政会议并通过投票表决，3/4表决赞同，则授予会员资格。

5. 名誉会员

（1）名誉会员候选资格至少必须由2位活跃会员提名。

（2）在提交行政会议正式投票选举之前，提名需经现任理事会及历届会长（多数出席）会议审核批准。

（3）有表决权的会员出席行政会议并通过投票表决，3/4表决赞同，则授予会员资格。

6. 住院医师、执业医师或进修医师会员

（1）每名候选人必须向秘书长提交完整的申请材料。

（2）理事会和学会干事在行政会议上批准或否决会员提名，被通过的住院医师、执业医师或进修医师会员将能够以会员价格注册参加学会活动。

第十四条 会员申请

（1）活跃会员和准会员申请需在行政会议前3个月将完整的申请材料提交学会秘书长。

（2）活跃会员和准会员可向学会秘书长递交变更会员类别申请。

第十五条 入会通知

所有新会员将会收到由学会主席、秘书长签署的会员证明书及1份学会章程。

第三章 学会干事及其职责

第一条 学会干事

（1）学会干事由主席、副主席、秘书长、5名当选理事（其中1名需为研究会员或颅颌面正畸会员），以及前任主席作为理事会成员共同组成。

（2）学会干事应负责章程的修订，公平公正地协调每2年一届的选举，并在担任此职位期间不得竞选理事会其他职位。该成员在理事会不具表决权。本职位任期4年，可连任1次。

（3）学会主席可号召志愿者作为学会的历史或档案管理员，任期为2年，理事会可酌情决定是否延长任期。此职位可由现任理事会成员担任。

（4）学会主席和副主席应至少担任活跃会员5年（创始会员除外）。

（5）学会主席和副主席任期2年，秘书长任期4年，任期从本届会议（2年一届）结束之日起计算。

（6）学会主席、副主席和秘书长连任不得超过2届。

（7）理事会成员任期4年。研究会员或颅颌面正畸会员任期4年。

（8）行政会议上，每一职位提名1位候选人。可在场内提出其他提名。

（9）学会干事的选举应由出席2年一次的行政会议的有表决权的成员进行投票，或由不能出席会议的有表决权的成员的代理人进行投票，票数多者获选。

（10）若主席死亡、辞职或丧失工作能力等情况发生，副主席将自动接替主席职位并完成其剩余任期。

第二条　干事或理事会职责

1. 主席

（1）负责主持学会召开的所有会议，并担任执行主席。

（2）负责任命委员会成员（章程中另有说明的当选委员除外），并作为替补委员。

（3）负责委任所有委员会成员，并填补在会议间隙可能出现的职位空缺（章程中另有说明除外）。

（4）负责在2年一届的会议上发表演讲。

（5）负责处理学会中发生的任何意外事件（章程中尚未涵盖）。

2. 副主席

（1）负责协助主席处理各类事务。

（2）须担任提名委员会主席，以避免提名委员会其他成员的利益冲突，并可在主席或往届主席委员会的协助下完成这项任务。

3. 秘书长

（1）负责管理学会的所有公务函件及每届会议的会议记录。

（2）负责管理学会的会员档案，以及2年一届国际会议的会员出席情况。

（3）负责在2年一届国际会议上，向会员发布学会活动报告。

（4）负责向会员发出会议通知，并进行相关的信函交流。

（5）负责发布学会干事的任命通知。

（6）负责发布会员资格授予通知，并分发会员证书及学会章程副本，或指导工作人员进行这些工作。

（7）负责学会的资金管理，并将其存入由理事会或干事指定的银行。

（8）负责支付学会的日常账单、记账并保管发票、收支明细。

（9）负责记录会员会费缴纳情况，向理事会汇报会员未按时缴纳会费情况。

（10）负责保管学会固定资产，每年向理事会提交1份资产档案。

（11）由注册会计师定期审计本会账目，并向会员提交审计报告。

（12）学会将通过直接向秘书长提供津贴的方式来资助和管理秘书处的财务费用，或在理事会正式批准后，招聘适当的公司来资助和管理秘书处的财务费用。

4. 理事

（1）理事会作为学会的行政管理部门，负责学会活动安排及政策制定。

（2）理事会负责接收和审议委员会报告，审查其活动，指导秘书长编写2年一届的工作总结报告以提交给学会会员。

（3）理事会（和干事），有权接纳、拒绝或延缓审核会员申请。

（4）理事会与学会主席、副主席和秘书长共同组成学会的执行委员会。

（5）理事会成员任期4年，分期选举产生。也就是说，在每2年一届的代表大会上，应选出4名理事会成员中的2名。每2年一届的大会将选出正畸会员。

（6）前任主席在结束任期后的2年将就任理事，下一任卸任主席将继续接替其理事职位，任期2年，以此类推。

（7）干事及理事会在诚信行事及排除任何欺诈活动的情况下，不会对因参与本会而引致的任何经济损失承担个人或集体责任。

第四章　委员会

学会主席在向学会执行委员会通报后，可任命委员会在其任期内处理某些事务。新任主席将审查目前的委员会，以决定哪些委员会将在其新任期内继续运作。

第五章　会议

第一条　2年一届大会

学会的会议2年召开一次，举办时间与地点由学会干事和理事会指定。会议应包括执行委员会会议，以及有投票权的会员才可以出席的含科学交流活动、商务活动、社交活动的会议。

第二条　选举

所有选举均应在2年一次的业务会议中举行，章程中另有规定除外。

第三条　特别会议

特别会议的召开可由学会干事和理事会召集，至少在召开前60天通知所有会员，并在通知中告知会议相关内容。

第四条　法定人数

会议具有决定权的最低人数为：至少50%具投票权的学会会员出席，可执行议程。

允许不能出席的会员委托具有投票权的会员代理投票。

第五条　行政会议

行政会议可根据学会主席的决定随时召开。

第六条　会议流程

学会的所有会议需按照章程进行，会议流程需遵照《罗伯特议事规则（修订版）》。

第七条 会议流程

2年一届的行政会议议事流程如下：

（1）关于上一届会议的纪要提出与评价。

（2）学会主席作报告。

（3）学会秘书长作报告。

（4）委员会报告。

（5）选举新会员。

（6）干事选举。

（7）新主席就任仪式。

（8）余留事务处理。

（9）新事务处理。

第六章　会费及入会申请费

第一条　新会员的入会费标准由学会干事和理事会讨论决定。

第二条　会员年费及缴纳办法由执行理事会决定。

第三条　学会秘书长负责会费的催缴工作，逾期2年以上的会员，将被学会干事和理事会免去其会员资格。

第四条　2年一届的会议，所有注册费应由主席决定，并经执行理事会同意。

第五条　执行委员会可提出向会员征收特别捐税，必须在行政会议上2/3投票通过方可批准征收。

第七章　公平、多元化、道德与纪律

第一条　多样性与公平社会声明

（1）本学会建立在完全公平和多样性的原则之上，并完全支持这些原则。

（2）本学会将确保任何会员不会因任何理由而受到歧视或不利。

（3）学会的活动及其时间将予以规划，以确保没有任何一个或多个团体因其重要活动或宗教节日的日期冲突而处于不利地位。

第二条　纪律处分

对任何委员的纪律处分，须由学会干事和理事会决定，包括谴责、通报批评、暂停会员资格、开除及其他处分。

第三条　会员有下列行为之一，作出处分：

（1）违反学会章程规定。

（2）被判重罪。

（3）被暂停或吊销行医执照。

（4）未经授权，擅自在文具、出版物、专题讨论会广告、印刷品或以其他方式使用学会的名称、标识或其他商标。

（5）有损学会利益或与学会宗旨相悖的不道德、不光彩或违反职业道德的行为。

（6）研究中涉及行为准则的不道德行为。

第四条 举报投诉流程

（1）对任何会员的举报投诉及纪律处分要求应以书面形式提交学会主席，并在下一届会议呈交执行委员会。

（2）会议中，若低于3/4的执行委员会成员表决赞成有关举报的调查，学会将通知检举人员其投诉无效并结案。

（3）会议中，若3/4以上的执行委员会成员表决赞成有关举报的调查，将初步确定调查日期，秘书长以注册信或挂号信通知检举人员，进一步明确听证会召开的日期、时间和地点。

（4）听证会可以正式或非正式的形式召开，由学会干事和理事会全权酌情决定，可限制证人到会出庭的时间。

（5）听证会上，若3/4以上的执行委员会成员表决赞成纪律处分，秘书长将在5天内以注册信或挂号信通知受处分会员处分决定。

（6）在诉讼进程中，受纪律聆讯的会员，其会员身份在处分决定作出前仍保持不变。

第八章　辞职

任何会员在履行所有义务后可选择退出学会，需向秘书长递交辞呈。秘书长将在下一届会议向干事和理事会汇报，执行委员会可接受或驳回该辞呈。

第九章　学会解散

在学会解散进行资产清算时，所有偿付债务后的剩余资产应由干事和理事会指定，分配给与学会一致的专门致力于科研教育的公司、基金会或其他组织。

第十章　区域分会

允许组织区域分会，但必须遵守上级学会（国际颅面外科学会）的章程与规则。

第十一章　章程修订

第一条 所有章程修正提议需由3名具投票权的会员签署，至少在下一届会议召开前6个月以书面形式提交秘书长。

第二条 秘书长须在下一届会议前至少2个月将拟议的修正案以电子邮件形式通知具投票权的会员，并在行政会议前2个月在网站上公布。

第三条 章程修订须在2年一届的会议上以无记名投票方式表决，2/3具表决权的会员，或由代理人代表投票赞成，则章程修订通过。

附 件

颅

截骨术（如在"颅狭症"中）

额部前徙

（1）单侧，眶除外。

（2）单侧，部分眶。

（3）单侧，全眶。

（4）双侧，眶除外。

（5）双侧，部分眶。

（6）双侧，全眶。

修复重建

（1）颅骨全层骨移植。

（2）颅骨全层材料充填。

（3）颅骨表面骨移植。

（4）颅骨表面材料充填。

肿瘤切除术

急性创伤

眶

截骨术

（1）单侧，全眶，颅内的。

（2）单侧，部分眶，颅下的。

（3）单侧，部分眶，颅内的。

（4）双侧，全眶，颅内的。

（5）双侧，部分眶，颅下的。

（6）双侧，部分眶，颅内的。

修复重建

（1）嵌入式骨移植。

（2）嵌入式材料充填。

（3）覆盖式骨移植。

（4）覆盖式材料充填。

肿瘤切除术

急性创伤

上颌骨

截骨术

（1）Le Fort Ⅲ型截骨，颅内入路加额部前徙。

（2）Le Fort Ⅲ型截骨，颅内入路。

（3）Le Fort Ⅲ型截骨，颅外经颅。

（4）Le Fort Ⅱ型截骨。

（5）Le Fort Ⅰ型截骨。

（6）分段截骨。

修复重建

（1）嵌入式骨移植。

（2）嵌入式材料充填。

（3）覆盖式骨移植。

（4）覆盖式材料充填。

肿瘤切除术

急性创伤

下颌骨

截骨术

（1）单侧。

（2）双侧。

（3）分段截骨。

修复重建

（1）嵌入式骨移植。

（2）嵌入式材料充填。

（3）覆盖式骨移植。

（4）覆盖式材料充填。

肿瘤切除术

急性创伤

（来源于ISCFS官网，杨娴娴译）